张金哲小儿腹部外科学

浙江科学技术出版社

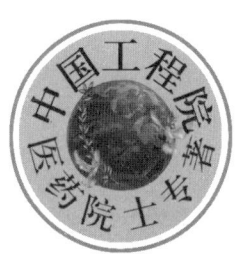

主　编
张金哲

副主编
刘贵麟

特约编写
洪文宗

编　委
(按汉语拼音顺序排列)

陈雨历　黄澄如　李　龙　李振东　李　正　施诚仁　王　果　周　红

主编助理
贾美萍

编写者
(按汉语拼音顺序排列)

常莎莎	陈维秀	陈永卫	陈雨历	郭卫红	洪文宗	黄澄如	黄柳明
贾　均	雷　宇	李　龙	李索林	李　正	李振东	林　蓬	刘宝富
刘　钢	刘贵麟	牟弦琴	牛爱国	钱芳桥	时保军	施诚仁	王　果
王　昆	王淑芹	温　哲	余奇志	张金哲	张　军	张钦明	张潍平
周　红							

组织者
中国工程院医药卫生工程学部

特约编辑
梁晓捷

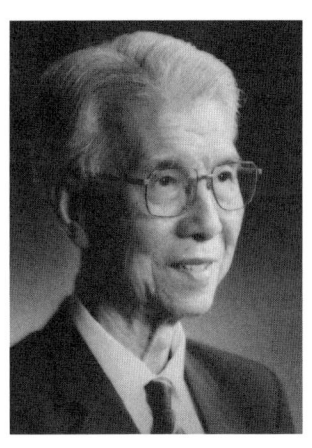

张金哲院士简介

1920年9月25日生于天津宁河县,1946年毕业于上海医学院。现任首都医科大学附属北京儿童医院外科主任医师、教授。1950年在北京大学医学院首建小儿外科专业,为中国小儿外科的重要创始人。1958年开办小儿外科医师进修班,学员多成为各地小儿外科骨干。现为小儿外科学会名誉主委及《中华小儿外科杂志》顾问、《临床小儿外科杂志》名誉主编,曾任国际小儿外科学会委员及杂志顾问多年。有不少外科技术创造,如"张氏钳"、"张氏瓣"、"张氏膜"等,为国际同行所称道。发表论文250余篇,著书40余部,获科研成果奖10多项。曾任第七届、第八届全国政协委员。1997年当选为中国工程院院士。2000年获国际小儿外科最高成就奖——英国皇家学会"丹尼斯布朗"金奖。

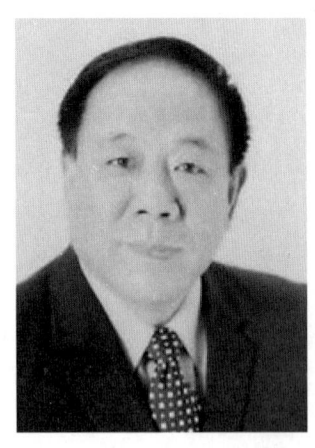

刘贵麟简介

原籍河北省唐山市，1938年出生于陕西省西安市，1962年毕业于北京医学院医疗系。1962年起在解放军总医院普通外科和小儿外科工作，为该院小儿外科主要建科人之一。1988年赴美国加利福尼亚州圣迭戈市儿童医院和佛罗里达州捷克逊维尔市沃伏森儿童医院进修小儿外科。曾先后担任解放军总医院小儿外科副主任、主任。1990年晋升为主任医师、教授。1992年获政府特殊津贴。1994年起任博士生导师。历任中华医学会小儿外科学会常委、副主任委员、主任委员，小儿外科肛肠学组组长，北京医学会小儿外科分会副主任委员，解放军医学会儿科专业委员会委员、顾问，《中华小儿外科杂志》常务编委、副总编，《临床小儿外科杂志》顾问，中华医学会"中华医学科技奖和中华医学青年奖"评审委员会委员，中华医学会医疗事故技术鉴定专家库成员，北京医学会医疗事故技术鉴定专家库成员等职。

在40余年的外科生涯中积累了丰富的临床经验，并以小儿肛肠外科为重点，致力于肛门控制机制及括约肌移植的基础和临床研究，取得了许多成果。先后获得军队科技进步奖一、二等奖3项，在国内外发表论文80余篇，主编及参编著作10余部。

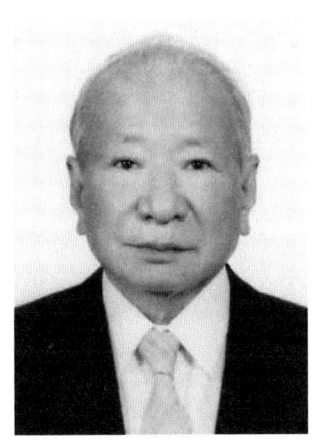

洪文宗简介

　　1923年11月19日出生，系台湾大学医学院医学系学士、德国慕尼黑大学博士。现任：台湾大学名誉教授，台湾大学医学院兼任教授，彰化基督教医学中心客座教授，新光医院小儿外科主治医师，台湾小儿外科外事主委，J. P. S 编辑委员，日本小儿外科医学会特别会员。曾任：台湾小儿外科医学会理事长，太平洋小儿外科医学会理事长，亚洲小儿外科医学会理事长，世界小儿外科医学会联合会理事。

主要作者简介

主编

张金哲　首都医科大学附属北京儿童医院教授,工程院院士

副主编

刘贵麟　解放军总医院教授,中华医学会小儿外科分会主任委员

特约编写

洪文宗　台湾大学医学院教授,台湾小儿外科医学会首任理事长

序言作者

潘少川　首都医科大学附属北京儿童医院教授,前任中华医学会小儿外科分会主任委员

主编助理

贾美萍　首都医科大学附属北京儿童医院教授,中华小儿外科学会秘书

编委(按汉语拼音顺序排列)

陈雨历　山东医科大学第二附属医院教授

黄澄如　首都医科大学附属北京儿童医院教授

李　龙　北京大学妇产儿童医院教授

李振东　河北医科大学教授

李　正　中国医科大学附属第二医院教授

施诚仁　上海第二医科大学附属新华医院教授

王　果　同济医科大学附属同济医院教授

周　红　首都医科大学附属北京儿童医院教授

序

本书主编张金哲院士是我国小儿外科的重要创始人,他学术造诣深厚,创新成果甚多,享誉海内外。张院士数十年设身处地地为患儿着想,辛勤工作,以身作则,一切从实际出发,善于按需要而创新,虽已耄耋之年,仍每日坚持医疗、教学和科研各项工作,紧跟医学快速发展的步伐。现又引领各位专家完成巨作,堪称德高望重的典范。

《张金哲小儿腹部外科学》全书内容极为丰富,分为小儿急腹症、小儿腹部器官疾病、小儿肛肠与尾端疾病和腹部外科第三态问题四大部分,其中包括消化系统和生殖泌尿系统各器官的发育异常、肿瘤、炎症、创伤以及功能紊乱等。作者从病因学、解剖部位、年龄、功能状况以及患儿心理反应诸角度作了详尽分析。书中还介绍了新的理念,如小儿外科第三态问题和透明医学,对新的诊治技术和具体经验,如肝移植和微创手术等均作了详尽的描述,实际上涵盖了小儿外科学的精髓。综览全书,加之与张院士共事50余载,可透视到院士的人格魅力和他的一贯作风。张金哲院士为了小儿外科事业积极开展学术活动和杂志园地,广泛团结国内外儿科工作者。从全国各地的编写人员名单看,不少作者既是老资格的专家,又是张院士的老朋友。在一生不懈的临床工作中和多次组织专业书刊的撰写中,张教授培养了大批进修医师和年轻医师。张教授从医已有60余年,从他的创新精神和本书内容的先进性,不难看出他作为长者的循循善诱和后生们的勤奋好学结出了可喜成果,反映出张教授教书育人、科研和写作三丰收。至于全书的学术观点融会贯通君知其解,不言自明。我从1952年起师承张教授学习小儿外科,后因工作需要转而从事小儿骨科,受专业所限不能参加本书的编写不无遗憾。从个人专业成长而论,张老为吾之良师;从半个世纪密切共事的情感而论,诚为我之良友。今承邀为本书作序,惶恐之余深感荣幸之至。就我所知,本书原计划在2005年出版,由于收稿时间不齐,而现代医学进步迅速,于是于2008年初再一次又经原著者重新审阅修订,力求不失出版质量及时代要求。希望本书早日出版付印,为现代小儿腹部外科学增添一部经典巨著,必将有利于推动我国儿童保健事业和小儿外科工作的进步和发展。

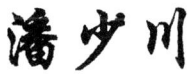

2008年10月

前　言

中国工程院倡议编写"院士冠名"的科学专著,建议我写一本《张金哲小儿外科学》。当时我已经和一些同事正在着手编写两部小儿外科学,一部为浙江科学技术出版社在编的《实用小儿外科学》,另一部为郑州大学出版社在编的《中华小儿外科学》,并且都推我为主编。在此之前人民卫生出版社刚刚出版了由沈阳中国医科大学组织编写的一部大型《实用小儿外科学》,因此我很难再写一部不同风格的大型小儿外科学。于是我提出编写急需普及提高的《小儿急腹症学》和目前排便、排尿问题较多的《尾端器官外科学》,并邀请首都医科大学北京儿童医院急症外科周红教授和沈阳中国医科大学第二医院李正教授组织全国著名专家分别编写。感谢浙江科学技术出版社同志的建议,再加上肝胆脾胰等内容扩大为《张金哲小儿腹部外科学》,就成为目前各医院临床普通外科的基本内容,这可能更符合小儿普通外科医生和一般成人外科医生从事小儿外科工作的实际需要。在前两部分基本完稿时,又邀请河北医科大学的李振东教授组织编写肝胆脾胰部分,北京大学的李龙教授组织编写腹腔镜一章。最难得的是特别邀请了台湾小儿外科泰斗——台湾大学洪文宗教授撰写当年享誉国际的骶部联体儿分离一章。应邀的所有编委及作者们都非常热心,积极响应,精心编写,按时交稿。尽管几次改变计划,拖延了出版时间,专家们都予以充分谅解。如李正教授、王果教授、施诚仁教授、陈雨历教授等都是2004年接到第一次邀请时就立即交稿,拖得时间最长,在这里致以诚挚的道歉。由于种种意外的原因,使本书拖到2008年才得以出版,因此在2008年初由出版社将已编好的样稿寄交主编,分别请有关编者修订,基本上按照再版的要求,务使本书内容符合出版年代。

这本书的内容主要包括小儿急腹症、小儿腹部器官疾病、小儿肛肠与尾端疾病及腹部外科第三态问题。本书以临床实用经验为主,也包括一些有关的临床理论、科研及参考性现代前沿展望。与传统的腹部外科学的写法不同,本书不是按腹部器官系统讲述,而是按目前我国临床工作实际分工编排讲述。小儿急腹症包括儿童及新生儿腹部各种急症情况,可作为从事急症的医生与住院医生经常翻阅的指导书。肝胆脾胰疾病及腹部肿物为现阶段普通外科的基本专业病种,肛肠外科在小儿又与泌尿生殖外科以及脊髓尾端外科不可分割,都是目前小儿普通外科专业的主要工作,也是成人外科医师从事小儿外科工作的基本内容。目前分科较细的普通外科又把肝胆与肛肠再分为两个专业组,各有专人负责,各需专门书籍参考。本书这三部分基本上覆盖了现阶段小儿临床腹部外科的全部内容,并且也可各自成册,便于不同需要的人分别查阅。因为背离了医学书籍的传统编写模式,于是也必然出现一些新的矛盾与问题,使读者感到不习惯,突出的就是某些看来明显重复的问题。腹部外科学中把急腹症集中单写,急腹症中又把腹部创伤集中单写,必然出现三处都有同一器官(如胰、肝、脾)的内容与标题,这是为了不同分工的医生查阅方便,编写角度与重点内容自然有所不同。总的说来,本书追求实用,不拘形式,请读者谅解。

现代医学进步飞快,腹腔镜技术的迅速发展及第三态问题与透明行医的提出,突破了传统腹部外科学的范畴,特别是过去不受重视的非器质性腹痛已成为小儿外科的常见病,因此又补写了这两部分内容,而成为现在的四部分:小儿急腹症、小儿腹部器官疾病、小儿肛肠与尾端疾病及腹部外科第三态问题。

本书所有编者都是当前各个专题方面造诣很深的专家,也是著名医学院校的临床主任医师和教授,又是与我多年共事和合作的老同事,观点基本相同,所以能合写一书。由于每位作者都是临床经验丰富、研究工作深入的专家,各有突出的发展与创造,所以某些不同的经验与观点更是有难得的价值。本书各个章节全面保存了原作者的系统观点内容与编写形式,但为了全书的规范加工,也必须有些更动。本书既是冠名张金哲,又是我主编,难免渗透一些我个人的主观与偏见,诸多不当之处,恳乞读者不吝赐教。

张金哲

2008年9月

目　　录

第一部　小儿急腹症

第1章　基本概念与基本技术 … 3
- 1.1　概述 … 3
- 1.2　基础理论 … 4
- 1.3　诊断学 … 7
- 1.4　治疗学 … 17
- 1.5　预后与预防 … 41
- 1.6　现代化展望 … 62

第2章　器质性腹痛 … 65
- 2.1　概述 … 65
- 2.2　急性阑尾炎 … 75
- 2.3　急性胰腺炎 … 92
- 2.4　急性肠系膜淋巴结炎 … 95
- 2.5　Meckel 憩室 … 96
- 2.6　急性出血性坏死性肠炎 … 99
- 2.7　胆绞痛 … 102
- 2.8　胆道蛔虫症 … 103
- 2.9　肾绞痛与急性肾积水 … 106
- 2.10　肾周围脓肿 … 106
- 2.11　卵巢肿瘤扭转 … 108
- 2.12　卵巢破裂 … 114
- 2.13　处女膜闭锁 … 115
- 2.14　肠套叠 … 117
- 2.15　蛔虫性肠梗阻 … 129
- 2.16　粪石性肠梗阻 … 131

2.17　粘连性肠梗阻 ··· 134
　　2.18　嵌顿性腹股沟斜疝的误诊 ·· 140
　　2.19　原发性腹膜炎 ··· 141
　　2.20　蔓延性腹膜炎 ··· 145
　　2.21　穿孔性腹膜炎 ··· 148
　　2.22　坏死性腹膜炎 ··· 154

第3章　胃肠道功能紊乱 ··· 159
　　3.1　概述 ··· 159
　　3.2　肠痉挛 ·· 164
　　　　3.2.1　原发性肠痉挛 ··· 164
　　　　3.2.2　偶发性肠痉挛 ··· 165
　　　　3.2.3　继发性肠痉挛 ··· 166
　　3.3　麻痹性肠梗阻 ··· 167
　　　　3.3.1　原发性麻痹性肠梗阻 ··· 167
　　　　3.3.2　继发性麻痹性肠梗阻 ··· 167
　　　　3.3.3　局部特发性肠梗阻 ·· 168
　　3.4　肠蠕动紊乱 ·· 170
　　　　3.4.1　原发性动力性肠梗阻 ··· 170
　　　　3.4.2　继发性蠕动紊乱或暂时性蠕动紊乱 ·································· 171
　　3.5　胃食管反流 ·· 173

第4章　新生儿呕吐 ··· 178
　　4.1　概述 ··· 178
　　4.2　食管闭锁与气管食管瘘 ·· 191
　　4.3　先天性肥厚性幽门狭窄 ·· 204
　　4.4　胃扭转 ·· 211
　　4.5　新生儿胃穿孔 ··· 214
　　4.6　十二指肠梗阻 ··· 217
　　4.7　肠旋转不良 ·· 222
　　4.8　小肠闭锁与狭窄 ·· 228
　　4.9　结肠闭锁 ··· 234
　　4.10　直肠闭锁 ·· 236
　　4.11　胎粪性肠梗阻 ·· 237

4.12 胎粪性腹膜炎 ... 241
4.13 新生儿腹水 ... 244
 4.13.1 尿性腹水 ... 244
 4.13.2 胆汁性腹水 ... 245
 4.13.3 乳糜性腹水 ... 245

第5章 腹部创伤 ... 248
5.1 概述 ... 248
5.2 腹壁损伤 ... 252
 5.2.1 腹壁开放伤 ... 252
 5.2.2 穿透伤 ... 253
 5.2.3 内脏外溢 ... 253
 5.2.4 血管损伤 ... 253
5.3 肝破裂 ... 255
5.4 脾破裂 ... 258
5.5 肾损伤 ... 262
5.6 胃肠损伤 ... 265
5.7 肠系膜损伤 ... 268
5.8 十二指肠损伤 ... 270
5.9 胰腺损伤 ... 273
5.10 直肠肛管损伤 ... 278
5.11 膀胱损伤 ... 279
5.12 尿道创伤 ... 280
5.13 膈破裂 ... 283
5.14 隐蔽性创伤 ... 284
5.15 网膜溢出与网膜疝 ... 286
5.16 腹内异物 ... 287
5.17 腹腔残余感染 ... 288
 5.17.1 腹腔脓肿 ... 289
 5.17.2 慢性窦道 ... 289
5.18 损伤后的粘连性肠梗阻 ... 289
 5.18.1 早期急性肠梗阻 ... 290
 5.18.2 晚期突发性肠梗阻 ... 290
5.19 肠内瘘 ... 291

5.19.1　内瘘性急性肠梗阻 ………………………………………………………………… 291
　　5.19.2　内瘘性小肠短路腹泻 ……………………………………………………………… 291
5.20　假性胰腺囊肿 ……………………………………………………………………………… 292
5.21　十二指肠破裂与肠壁血肿 ………………………………………………………………… 293
5.22　直肠周围感染与假性憩室 ………………………………………………………………… 294
　　5.22.1　迟发性急性直肠周围感染 …………………………………………………………… 294
　　5.22.2　假性憩室型慢性肛瘘 ………………………………………………………………… 295
5.23　脾被膜下血肿破裂 ………………………………………………………………………… 295
5.24　腹腔内假性动脉瘤 ………………………………………………………………………… 296
5.25　胃肠道异物 ………………………………………………………………………………… 297
5.26　新生儿腹部产伤 …………………………………………………………………………… 302

第6章　胃肠道出血 ……………………………………………………………………………… 306
6.1　概述 ………………………………………………………………………………………… 306
6.2　食管静脉曲张出血 ………………………………………………………………………… 316
6.3　Meckel 憩室 ………………………………………………………………………………… 318
6.4　肠重复畸形 ………………………………………………………………………………… 319
6.5　消化性溃疡 ………………………………………………………………………………… 320
6.6　多发性息肉与血管瘤症 …………………………………………………………………… 320

第7章　医院内急腹症 …………………………………………………………………………… 323
7.1　概述 ………………………………………………………………………………………… 323
7.2　伤口裂开 …………………………………………………………………………………… 325
7.3　术后大出血 ………………………………………………………………………………… 326
7.4　伤口出血 …………………………………………………………………………………… 328
7.5　腹膜炎 ……………………………………………………………………………………… 329
7.6　气腹 ………………………………………………………………………………………… 330
7.7　肠麻痹 ……………………………………………………………………………………… 331
7.8　粘连性肠梗阻 ……………………………………………………………………………… 332
7.9　术后肠套叠 ………………………………………………………………………………… 333
7.10　嵌顿疝 …………………………………………………………………………………… 334
7.11　应激性溃疡出血 ………………………………………………………………………… 335
7.12　药物性胰腺炎 …………………………………………………………………………… 336
7.13　肠穿孔与肠瘘 …………………………………………………………………………… 337

第二部 小儿腹部器官疾病

第8章 肝脏疾病 341
8.1 肝脏胚胎发育与解剖 341
8.2 肝脏发育异常 343
8.2.1 附加肝叶 344
8.2.2 肝叶发育不良或缺如 344
8.2.3 先天性门静脉缺如 344
8.2.4 Riedel 肝叶 344
8.2.5 先天性肝纤维化 344
8.2.6 先天性肝囊肿 345
8.3 肝脏损伤 346
8.4 肝脏感染性疾病 346
8.4.1 细菌性肝脓肿 346
8.4.2 肝棘球蚴病 348
8.4.3 阿米巴肝脓肿 351
8.5 肝脏肿瘤 353
8.5.1 肝细胞腺瘤 353
8.5.2 肝错构瘤 354
8.5.3 局限性结节性肝增生 354
8.5.4 肝血管瘤 355
8.5.5 肝母细胞瘤 356
8.6 小儿肝移植 360

第9章 小儿门静脉高压症 373

第10章 胆道系统疾病 394
10.1 胆道系统的胚胎发育与解剖生理 394
10.2 胆道疾病的检查 401
10.3 先天性胆道发育异常 416
10.4 胆道闭锁 416
10.5 婴儿阻塞性胆管病 432
10.5.1 浓缩胆栓综合征 432

10.5.2	先天性胆道发育不良	434
10.6	胆管扩张症	435
10.7	胰胆管合流异常	453
10.8	Caroli病	465
10.9	硬化性胆管炎	469
10.10	急性胆道感染	473
10.10.1	急性胆囊炎	473
10.10.2	急性梗阻性化脓性胆管炎	476
10.11	胆石症	479
10.12	胆道蛔虫症	482
10.13	胆道肿瘤	484

第11章 胰腺疾病 ... 487

11.1	胰腺的胚胎发生	487
11.2	胰腺的解剖生理概要	488
11.3	胰腺先天性疾病	491
11.3.1	异位胰腺	491
11.3.2	环状胰腺	493
11.3.3	先天性胰腺囊肿	496
11.3.4	胰腺分隔	497
11.4	胰腺炎	498
11.4.1	急性胰腺炎	498
11.4.2	慢性胰腺炎	507
11.5	胰腺损伤	510
11.6	假性胰腺囊肿	517
11.7	胰腺肿瘤	521
11.7.1	胰岛素瘤	521
11.7.2	胰母细胞瘤	522
11.8	胰腺移植与胰岛细胞移植	523
11.8.1	胰腺移植	523
11.8.2	胰岛移植	527

第12章 脾脏疾病 ... 529

12.1	脾脏的胚胎发育、解剖与生理	529

12.2 脾脏发育异常 ·· 538
　　12.2.1 游走脾 ·· 538
　　12.2.2 多脾和分叶脾 ·· 539
　　12.2.3 无脾症 ·· 540
　　12.2.4 脾生殖腺融合 ·· 540
12.3 脾破裂 ·· 540
　　12.3.1 外伤性脾破裂 ·· 541
　　12.3.2 延迟性脾破裂 ·· 545
　　12.3.3 自发性脾破裂 ·· 546
　　12.3.4 医源性脾损伤 ·· 546
12.4 脾梗死 ·· 546
12.5 脾脏与血液病 ·· 547
12.6 脾脏肿瘤 ··· 554
　　12.6.1 脾囊肿 ·· 554
　　12.6.2 原发性脾脏肿瘤 ····································· 557
　　12.6.3 脾脏转移性肿瘤 ····································· 559

第13章 肾周围肿瘤与其他肿物 ··························· 561
13.1 腹内肿物的鉴别诊断 ······································ 561
13.2 肾母细胞瘤 ·· 564
13.3 巨大肾积水 ·· 566
13.4 腹膜后畸胎瘤 ·· 567
13.5 神经母细胞瘤 ·· 569
13.6 肾脏的其他肿瘤 ··· 572

第14章 小儿腔镜(统称腹腔镜)手术 ···················· 574
14.1 腹腔镜外科的发展史 ······································ 574
14.2 小儿腹腔镜手术的特点 ··································· 576
14.3 胸腔镜食管闭锁食管吻合术 ···························· 579
14.4 腹腔镜贲门胃底折叠术 ··································· 582
14.5 腹腔镜食管黏膜外肌层切开术(Heller手术) ····· 585
14.6 腹腔镜食管裂孔疝修补术 ································ 587
14.7 腹腔镜膈肌修补与折叠术 ································ 588
14.8 腹腔镜幽门环肌切开术 ··································· 591

14.9 腹腔镜肠旋转不良 Ladd 手术 ········· 593
14.10 粘连性肠梗阻松解术 ··············· 594
14.11 腹腔镜阑尾切除术 ················· 596
14.12 腹腔镜 Meckel 憩室切除术 ········· 600
14.13 腹腔镜巨结肠根治术 ··············· 602
14.14 腹腔镜高位肛门闭锁肛门成形术 ····· 604
14.15 腹腔镜胆道造影术 ················· 608
14.16 腹腔镜肝门肠吻合术 ··············· 610
14.17 腹腔镜胆囊切除术 ················· 611
14.18 先天性胆总管囊肿病因与治疗新进展 · 615
14.19 腹腔镜胆总管囊肿根治术 ··········· 620
14.20 腹腔镜脾切除术 ··················· 625
14.21 腹腔镜睾丸固定术 ················· 627
14.22 腹腔镜肾上腺切除术 ··············· 630
14.23 腹腔镜肾切除术与半肾切除术 ······· 633
　14.23.1 腹腔镜肾切除术 ··············· 633
　14.23.2 腹腔镜半肾切除术 ············· 637
14.24 腹腔镜肾盂输尿管成形术 ··········· 639
14.25 内镜膀胱输尿管再吻合术 ··········· 641
　14.25.1 膀胱镜膀胱输尿管再吻合术 ····· 642
　14.25.2 腹腔镜输尿管远端膀胱黏膜下包埋术 · 644
14.26 腹腔镜单纯精索静脉曲张结扎术 ····· 646
14.27 腹腔镜卵巢肿物切除术 ············· 647
14.28 腹腔镜疝囊高位结扎术 ············· 649
14.29 小儿腹腔镜手术的并发症 ··········· 651
14.30 小儿腹腔镜手术的护理 ············· 651
14.31 小儿腹腔镜手术的训练 ············· 655

第三部　小儿肛肠与尾端疾病

第15章　小儿尾端疾病概述 ············ 663
15.1 小儿尾端器官解剖 ················· 663
15.2 尾端器官的胚胎发生 ··············· 673

15.3 尾端器官畸形病因学 ……………………………………………………………… 677
15.4 尾端外科的生理与病理生理问题 …………………………………………………… 680
15.5 小儿尾端免疫反应的特点 …………………………………………………………… 691
15.6 小儿尾端疾病的康复工作 …………………………………………………………… 693

第16章 赫什朋病 …………………………………………………………………… 701
16.1 概述 …………………………………………………………………………………… 701
16.2 婴幼儿巨结肠 ………………………………………………………………………… 715
16.3 新生儿巨结肠症 ……………………………………………………………………… 720
16.4 特殊类型巨结肠 ……………………………………………………………………… 723
16.5 巨结肠的一般治疗 …………………………………………………………………… 725
16.6 巨结肠根治手术 ……………………………………………………………………… 726
16.7 全结肠无神经节细胞症手术 ………………………………………………………… 744

第17章 肠神经元性发育异常疾病 ………………………………………………… 750
17.1 小儿肠神经丛组织学 ………………………………………………………………… 750
17.2 肠神经元性发育异常的基本病理与标准术语 ……………………………………… 753
17.3 肠神经元性发育异常的类型、临床表现与病理 …………………………………… 754
17.4 肠神经元性发育异常的诊断 ………………………………………………………… 755
17.5 肠神经元发育异常的临床病理与外科处理 ………………………………………… 757
17.6 肠神经元性发育异常疾病的临床体会与治疗 ……………………………………… 765

第18章 肛门直肠畸形 ……………………………………………………………… 772
18.1 概述 …………………………………………………………………………………… 772
18.2 胚胎发生 ……………………………………………………………………………… 774
18.3 病因 …………………………………………………………………………………… 778
18.4 病理类型 ……………………………………………………………………………… 782
18.5 病理改变 ……………………………………………………………………………… 787
18.6 伴发畸型 ……………………………………………………………………………… 803
18.7 临床表现 ……………………………………………………………………………… 809
18.8 诊断 …………………………………………………………………………………… 812
18.9 治疗 …………………………………………………………………………………… 817
18.10 术后并发症 ………………………………………………………………………… 832
18.11 预后 ………………………………………………………………………………… 836

第 19 章　肛周感染与杂病 …… 844

- 19.1　新生儿皮下坏疽 …… 844
- 19.2　婴儿臀红 …… 846
- 19.3　肛周化脓性感染 …… 847
- 19.4　肛裂与前哨痔 …… 849
- 19.5　骶窝脓肿 …… 850
- 19.6　幼儿阴道炎 …… 851
- 19.7　小儿肛瘘 …… 852
  - 19.7.1　小儿后天性肛瘘 …… 852
  - 19.7.2　女婴后天性直肠外阴瘘 …… 855
- 19.8　肛门与会阴瘙痒 …… 858
  - 19.8.1　蛲虫性肛门炎 …… 858
  - 19.8.2　真菌性肛门瘙痒 …… 859
  - 19.8.3　慢性湿疹 …… 860
- 19.9　肛门血管瘤与类似病 …… 861
  - 19.9.1　肛门血管瘤 …… 861
  - 19.9.2　肛门会阴淋巴管瘤 …… 864
  - 19.9.3　肛周血管扩张 …… 864
- 19.10　直肠脱垂 …… 865
- 19.11　小量无痛性便血 …… 869
  - 19.11.1　小儿直肠息肉 …… 869
  - 19.11.2　结肠息肉症 …… 872
  - 19.11.3　淋巴滤泡增生 …… 873
- 19.12　会阴创伤 …… 874

第 20 章　尿道下裂与阴茎下弯 …… 879

第 21 章　性别畸形 …… 891

第 22 章　先天性下尿路梗阻性疾病 …… 907

- 22.1　后尿道瓣膜 …… 907
- 22.2　前尿道瓣膜与憩室 …… 911
- 22.3　输尿管膨出 …… 913
- 22.4　膀胱憩室 …… 915

22.5	尿道息肉	916
22.6	尿道缺如与尿道闭锁	916

第23章　会阴器官疾病 … 918

- 23.1 膀胱外翻与尿道上裂 … 918
  - 23.1.1 膀胱外翻 … 918
  - 23.1.2 尿道上裂 … 919
  - 23.1.3 泄殖腔外翻 … 921
- 23.2 睾丸与精索疾病 … 921
  - 23.2.1 隐睾 … 921
  - 23.2.2 睾丸扭转与睾丸附件扭转 … 923
  - 23.2.3 附睾畸形 … 924
  - 23.2.4 急性附睾炎 … 924
  - 23.2.5 精索静脉曲张 … 925
- 23.3 阴茎异常 … 925
  - 23.3.1 包茎与嵌顿包茎 … 925
  - 23.3.2 阴茎阴囊转位 … 927
  - 23.3.3 阴茎阴囊融合 … 929
  - 23.3.4 隐匿阴茎 … 929
  - 23.3.5 阴茎扭转 … 931
  - 23.3.6 双阴茎畸形 … 931
  - 23.3.7 小阴茎 … 931
  - 23.3.8 阴茎与尿道外口囊肿 … 933
- 23.4 女性小儿外阴畸形 … 933
  - 23.4.1 小阴唇粘连 … 933
  - 23.4.2 尿道黏膜脱垂 … 933
  - 23.4.3 处女膜闭锁 … 934
  - 23.4.4 尿道旁囊肿 … 934

第24章　尾端器官肿瘤 … 935

- 24.1 横纹肌肉瘤 … 935
  - 24.1.1 概述 … 935
  - 24.1.2 泌尿生殖系及会阴部的横纹肌肉瘤 … 937
- 24.2 膀胱的其他肿瘤 … 939

- 24.3 前列腺与尿道肿瘤……940
- 24.4 睾丸肿瘤……940
- 24.5 女性小儿生殖器官肿瘤……943
  - 24.5.1 卵巢肿瘤……943
  - 24.5.2 外阴与阴道肿瘤……946
- 24.6 骶尾部畸胎瘤……947

第25章 腹股沟疝与鞘膜积液……955
- 25.1 腹股沟斜疝……955
- 25.2 嵌顿疝……970
- 25.3 鞘膜积液……973

第26章 先天性脊椎裂……978

第27章 肛门失禁……987

第28章 尾端联体双胎……995

第四部 腹部外科第三态问题

第29章 第三态与第四医学……1007
- 29.1 第三态概述……1007
- 29.2 小儿腹部常见的第三态……1008
- 29.3 小儿外科第四医学……1010

第30章 学龄儿童腹痛与透明行医……1012
- 30.1 透明行医概述……1012
- 30.2 学龄儿童腹痛……1014
- 30.3 透明行医的实施与矛盾……1016

第一部
小儿急腹症

Acute Abdomen Among Children

1 基本概念与基本技术

1.1 概述

A1 定义与范畴

急腹症一般是指需外科手术治疗的一组急性腹痛病症,例如急性阑尾炎、急性肠梗阻、肠穿孔等。但这是急腹症的狭义定义。临床上急需外科手术的腹部情况往往不只限于腹痛,例如新生儿的急性肠梗阻、肠穿孔没有腹痛而只表现为呕吐,又如无痛性消化道大出血也常需急症手术。故广义地说,凡需外科紧急处理的腹部情况都应属于急腹症的范畴,因此在腹痛之外还应包括胃肠大出血、腹部钝性创伤以及各种腹部外科合并症。小儿急腹症则还须包括新生儿腹部先天性畸形等一大类疾病。从病理上来看,局限性器质性病变引起的腹痛属于外科急腹症;而功能性弥散性病变,因为没有手术处理的具体目标,则外科也无能为力。在此定义之下,狭义的急腹症学范畴应包括以外科手术为根本疗法的一组急性腹痛疾病,以及这些疾病从基础理论到临床诊疗、预防、预后的全面知识。为了进行充分的系统的鉴别诊断,对可能与之相混淆的非急需外科治疗的腹痛也必须有充分的了解。总之,小儿急腹症目前仍是小儿腹部外科学中的主要病种,而且是必须立即治疗的病种。这是所有儿科工作者不可回避的任务。

A2 临床表现

除腹部创伤及腹部手术合并症各有明确的病史之外,小儿急腹症的主要临床表现有下列3类,各类主诉都有急与不急之分。不能明确者应在外科作密切的观察。

B1 腹痛 腹痛为小儿常见之症状,至少可以分为外科性(或器质性)与非外科性(或功能性)两大类。外科性腹痛既然是器质性,疼痛必须是持续的、固定的,主观疼痛与客观压痛必须相关。但是"持续与固定"须有个时间观念,太短常不能与非外科情况鉴别,太长又恐延误治疗。目前在尚无满意的客观检测手段情况下,根据一般传统经验仍以观察6小时(从开始疼痛算起)为参考,同时尽量寻找其他旁证。如就诊时腹痛同时发现气腹,应该迅速确定或排除紧急手术,不必等待 6 小时。

B2 新生儿呕吐 吐奶是正常新生儿的常见现象,而外科性呕吐是指器质性病变,当然也必须是持续性。通常腹部器质性病变应该表现为腹痛,但新生儿腹痛表现不明显,母亲不易察觉,常因发现呕吐异常而就诊。所谓呕吐异常除持续频繁呕吐外,吐大量黄绿色物也是外科性呕吐的标志之一。

B3 呕血、便血 小儿呕血、便血大多数可以自然停止,但绝不排除需要外科紧急止血的可能,因此首要的诊断在于决定是否立即手术及出血点的定位。出血合并休克、急速贫血则应视为腹部急症(急腹症)。如果常规抢救无反应或病情不稳定,则应立即手术探查。

1.2 基础理论

A1 局部病理

局部有病变多为外科情况,而只有反射性功能紊乱(痉挛)则多为非外科情况。局部病变大体上不外乎以下三大类:

B1 感染 局部器官感染肿胀引起的疼痛属于此类。特别是炎症的分泌物引流不畅可加重肿胀,如阑尾炎、胆囊炎、胰腺炎等。因为局部器官肿胀,检查时可有固定的局部压痛紧张。器官张力过高影响血供,可以发生局部坏死穿孔。感染性分泌物侵及腹膜或邻近器官,可继发炎症。如果分泌物含大量纤维蛋白,则形成粘连而使炎症局限;如果分泌物继续生成,则形成局限性脓肿;如果局限能力不足,则感染扩散而形成弥漫性腹膜炎。婴儿腹膜总面积相当于全身皮肤总面积,大面积感染显然会威胁生命,因此多需早期手术切除病灶。此类引流不畅的器官即使感染痊愈后也常遗留瘢痕狭窄,加重引流不畅,因此容易复发,也需手术根治。

B2 管腔梗阻 腹内管腔器官一旦梗阻,必然引起强烈蠕动,甚至痉挛。管道器官如胃肠、幽门、胆道、输尿管、输卵管等发生痉挛时可引起剧烈的腹绞痛。稍长时间的梗阻可使近段内容物增加,管腔胀大伸长。因管壁四周延伸度不一致,于是发生自身扭转,使梗阻更完全;进而扭转更紧,以致供应血管也被阻塞,于是发生扭绞坏死,在高张力之下穿孔,引发腹膜炎,导致休克、死亡。管腔梗阻的病理机制有两种形式,一为单纯性梗阻,指单纯管腔梗阻,如压迫、曲折、腔内异物等;另一为绞窄性梗阻,指管腔与血管同时梗阻,如绞窄疝、卵巢输卵管扭转、肠套叠等。单纯管腔梗阻也有两种形式,一为管内堵塞,如肠套叠、异物、管内肿瘤等;另一为管外闭塞,如粘连、条索、管外肿瘤等。管内外两种梗阻都可能发生绞窄,但管内堵塞须同时有管壁痉挛才能发生绞窄坏死。

B3 缺血坏死 管腔器官缺血即可引起痉挛,当然也引起腹痛。缺血多因器官绞窄同时阻断血供所致;除此之外,原发性血管栓塞或痉挛,如过敏性紫癜、门静脉高压的合并症等也可引起剧烈腹痛,如无缓解或代偿,则可导致坏死。缺血使器官功能丧失,蠕动停止,造成动力性梗阻,使管腔膨胀。高度膨胀进一步使管壁缺血,导致坏死、穿孔。因此任何形式的管腔梗阻如不能及时解除,最后都可发生缺血坏死。

A2 病理生理

B1 直接反应 直接反应是指腹内器官病变直接引起的功能变化。首先是消化功能受损,除腹痛外,常见食欲缺乏、腹内不适、恶心呕吐、腹胀腹泻或不能排气排便。腹内器官病变本身有压痛,需保护,避免震动,因此腹肌不由自主地紧张,表现为喜卧位,懒于活动,行动小心缓慢,不敢跳跃,直立时保持弯腰。腹膜受到病变器官的持续性刺激也同样会引起腹肌紧张反应。具体器官又有各自的病理生理反应,如肠梗阻吐胆汁、胆道梗阻出现黄疸、肠套叠便血等。

B2 继发反应 消化道是重要的生理功能器官,特别是小儿,消化道一旦发生器质性病变,马上会引起消化吸收的系列生理紊乱。

C1 水与电解质平衡紊乱(water and electrolyte imbalance) 不能喝、不吸收必然导致水的入量不足,呕吐、腹泻或大量肠液滞留在不工作的肠腔内,致使全身缺水,有效的循环血量不足,同时电解质大量丢失,导致低张性脱水、酸中毒。虽然胃肠液中电解质浓度不足1/2张或1/3张,但与血浆电解质比较仍为低张。正常日需求量水与电解质的比例是1/5张,因此腹部病变的损失仍然是电解质多于水而造成低张脱水。由于缺水,循环血量不足,再加摄入热量不足,很快发生酸中毒。

C2 应激反应(stress reaction) 是肾上腺皮质对身体损害的保护性反应,主要通过微循环调节各器官的血液供应,使有限的血液分布到急需的器官,即出现所谓的血液再分配。腹内器官损害,再加上脱水导致循环血量不足,很快引起血液再分配。为了保证生命器官的血供,必须减少部分器官的血供。减少的顺序为:消化道→皮肤、肌肉→肝、肾、肺→心、脑。首先是减少消化道血供,可进一步加重消化器官的损害。在严重局部酸中毒情况下,发生微循环淤积,引起弥散性血管内凝血,黏膜充血渗血、坏死、脱落,形成溃疡。如能很快纠正,黏膜病变可以很快恢复再生。

C3 菌群失调(dysbacteriosis) 消化道活动紊乱影响了消化道内正常菌群活动及菌群之间的平衡,同时局部循环血量不足降低了免疫能力。特别是在休克代偿期,由于肠黏膜长时间缺血,加上抢救后再灌注产生的氧自由基,破坏了黏膜屏障,细菌、真菌、病毒毒素进入血液,于是发生毒血症或败血症。

B3 全身反应(systemic reaction) 任何局部病变都有全身反应,只是明显不明显的区别。一般说来感染性病变总有一些中毒反应,如发热、精神不振、食欲不佳、白细胞增高等,非感染性病变如肠梗阻则全身反应不明显。当然消化道病变引起的食欲不佳可以是消化道的局部反应。但是,腹内器质性病变晚期,不论那种局部病理,都会引起上述全身中毒反应,特别是局部病变引起的继发病理生理反应。有时全身中毒反应可以上升到主要地位,甚至掩盖了局部反应。临床上常见到以中毒性休克(toxic shock)就诊的患儿,抢救无效,最后发现是广泛肠扭转坏死。误诊原因常常是因小儿不能申述腹痛,只表现中毒症状,很快发展为中毒性休克。所以临床上的中毒性休克,如果无明显感染或创伤原因,三大腔(颅、胸、腹)的检查常为必要。抢救休克期间做复杂的检查多有不便,诊断性穿刺(腰穿、胸穿、腹穿)为最实用的诊断方法。特别是腹穿见到混浊性或血性腹水,即可诊断腹内坏死病灶为休克的原发病灶,必须边抢救边开腹,尽早切除病灶,休克的抢救才能成功。

B4 器官衰竭(organs failure) 多器官功能障碍综合征(multiple organs dysfunction syndrome,MODS)的发病机制是两次打击(或称双相预激)的结果。严重急腹症合并休克及再灌注等严重打击恢复后,体内各种免疫细胞被激活,处于一种激发状态,常表现为全身炎症反应综合征(systemic inflammatory reaction syndrome,SIRS)。如果此时再发生感染,如肠内细菌移位,引起脓毒血症,形成第二次打击,使原来处于激发状态的炎症细胞和递质产生瀑布样效应,使全身炎症反应失控和细胞损伤,导致多器官衰竭。MODS 是终末期致命感染或反应,因此只能靠预防,主要是休克的抢救,以缩短消化道缺血的时间。特别是休克代偿期,血压虽然不低,但消化道血供已在血液再分配中被减少。使用阿托品、山莨菪碱等调整微循环药物及抗氧自由基药物,保护肠黏膜;静脉使用大量抗生素;早期切除坏死、感染灶等为临床常用措施。近来有人发现 MODS 与基因突变有关,提出基因工程疗法,但目前临床尚无报道。

A3 病因

器质性急腹症病因很多,为了避免漏诊,明确具体部位、器官后,有必要按外科四大类病因(创伤、感染、畸形、肿瘤)系统地逐个核对。例如学龄儿童急性腹痛,右下腹有局限性压痛紧张,应诊断阑尾炎。为了避免漏诊,要习惯性地把右下腹各类情况复习一遍:局部曾否受伤,有无受伤痕迹,有无血肿;化脓性感染条件是否具备,如有无体温、血象异常以及中毒症状;有无其他感染的可能,如真菌、寄生虫;有无如回盲部囊性肠重复畸形或 Meckel 憩室炎、高位嵌顿疝、局部淋巴瘤等。此外,还要考虑 Crohn 病、川崎病。一般根据病史、体检即可诊断,必要时做特异性检查。小儿急腹症常见病因可参考以下内容:

B1 创伤

C1 忽略性开放伤 腹壁小破口、刺伤(注意伤口流出物),有可能内脏同时受伤。

C2 闭合伤 摔伤、撞伤引起肝脾破裂,肾周围血肿,骨盆骨折引起尿道、直肠损伤。

C3 迟发伤 上腹挤压伤、汽车座带拉伤引起腹膜后胰腺、十二指肠破裂。

C4 生物伤 昆虫(有时进入婴儿衣服内)、毒性植物蜇伤腹壁。

C5 烫伤及化学烧伤 忽略性烫伤,农药、杀虫剂、苛性物。

C6 创伤后遗症 腹腔粘连、脓肿、内瘘,腹壁、膈继发疝。

B2 感染

C1 化脓性 阑尾炎、胰腺炎、胆管炎、Meckel 憩室炎、淋巴结炎、输卵管炎、睾丸炎。

C2 结核性 腹膜结核、肠结核。

C3 寄生虫 蛔虫合并症、蛲虫阑尾炎、棘球蚴病。

C4 其他 胆道贾第虫、幽门螺杆菌、真菌感染。

B3 畸形

C1 胃肠道　狭窄、闭锁、回转不良、重复畸形、胎粪性腹膜炎、疝。

C2 胰胆管　胰胆管合流异常、胆总管扩张。

C3 泌尿系　急性肾积水、肾周围感染。

C4 女性器官　卵巢囊肿扭转、处女膜闭锁。

C5 男性器官　睾丸及附件扭转、鞘膜积液感染。

C6 脊髓　先天性囊肿感染或出血压迫。

B4 肿瘤

C1 良性瘤　囊肿出血或扭转。

C2 恶性瘤　浸润粘连引起管腔梗阻。

B5 其他

C1 免疫异常　Crohn病、溃疡性结肠炎、风湿病、川崎病。

C2 异物　食物及纤维团引起肠梗阻、尖锐物致穿孔。

C3 结石　胆结石、尿路结石。

C4 月经初潮。

1.3　诊断学

急腹症的病种范围很广，一般都以腹痛为主诉就诊，而且要求立即确诊，及时治疗。因此必须有一套系统的分析方法，包括区别腹痛是持续性还是偶然性；腹痛部位是在腹内还是腹外，是在上腹、中腹还是盆腔；是哪个器官的病变；腹痛的病因、具体病理分型分期以及全身反应等级，才能针对当时病情作出治疗决定。

A1 病种诊断

外科疾病一般是局部病变，根据主诉（腹痛）、病史过程、检查所见（必要时有待逐步深入逐步完备），最终必须落实到局部器官。不能落到具体腹部器官则不属于外科急腹症，至少手术没有目标。

B1 临床分析　包括腹痛部位、时间、性质、发展趋势，腹检压痛、紧张、肿物、肠型、肠鸣音。

C1 解剖定位　首先明确疼痛来自腹内或腹外。小儿腹痛多表现为弯腰屈腿姿势，如改变姿势即会引起哭闹。同时还须观察与检查下肢、胸部、脊柱与腹壁等各部位，并对阳性体征予以鉴别。一般说来，腹软、肠鸣音正常多可排除腹内急性病变，局部压痛、紧张、肿物、肠型为器质性病变的典型体征，腹胀、肠鸣异常为参考阳性体征。从局部体征的所在部位进一步区分上、中、下腹及盆腔、腹膜内外各部，从而推测到具体器官。

D1 鉴别腹内外　下肢保持原位不动,轻轻地顺序探查下肢各关节压痛。保护性固定近端关节,检查远端关节活动范围。最后检查髋关节旋转、屈伸与收展,特别注意单向活动是否受限。如果只是伸直引起疼痛,仍不能排除腹膜后髂腰肌刺激征。

胸部疼痛以肺炎为主。肺炎系小儿常见病,通过胸膜反射到胸腹壁产生痛觉过敏。听诊呼吸音弱,胸部皮肤有触痛,则可拍胸片确诊。肋骨骨折时小儿也常诉腹痛。

腹壁疼痛也有压痛紧张,但一般肠鸣音正常。腹壁创伤感染引起腹痛者,检查时总可发现局部阳性体征。但是反射性腹壁痛,如脊髓病变、腹型破伤风等则无腹壁病灶。注意到肠鸣音正常或做B超与腹腔穿刺检查常可避免盲目开腹。

D2 器官定位　证明是腹内器官病变后,则应按阳性体征所在部位区分腹腔内或腹膜后。腹腔内又分上、中、下,空腔器官与实性器官,最后落实到某个具体器官。一般规律是:以压痛为主,压痛紧张表浅(腹膜刺激)的,病变在腹腔内;压痛深、紧张不明显的,病变在腹膜后。剧烈绞痛多为空腔器官,如肠、胆管、输尿管、输卵管;持续胀痛常为实性器官,如肝、肾、胰。根据压痛、肿物所在部位,基本上可以明确病变器官。晚期患儿已经发展到全腹膜炎的全腹压痛阶段,多数也能找到突出的压痛点。

C2 病因分类　明确器官病变之后,就要判断是什么病。按病因可以分为五类:创伤、感染、畸形、肿瘤和其他。

创伤一般有明确的外伤史,开放性伤更有伤口的存在,但小儿往往不能诉述肯定的创伤史,或创伤被隐瞒、忽略,伤处也不明显。陈旧创伤后遗血肿、异物、假性囊肿感染,以及迟发性坏死、穿孔、出血等都应想到,并进行分析。首先要靠仔细的病史与体检。可疑时更应进一步全面检查,如B超见伤,腹穿见血,甚至开腹后腹腔见血均提示应进行创伤的探查。

感染多为化脓菌引起,有发热、白细胞增高等。疼痛系因肿胀所致,多为持续性,局部压痛明显。还必须想到寄生虫与非化脓菌感染,如蛔虫、蛲虫、棘球蚴以及结核等,应根据其各有的特点,结合不同地区的习惯逐个分析。同时也要考虑某些病变的继发感染。

畸形主要是新生儿肠梗阻、腹膜炎,稍大孩子有Meckel憩室、肠重复畸形、内疝、外疝(腹股沟疝)、胆胰畸形、先天性腹腔内粘连等,一般多表现为急性肠梗阻。

肿瘤多有肿物摸到。肠内肿瘤可引起肠套叠,如Peutz-Jeghers综合征。管外肿瘤可以发生压迫、扭转,如卵巢畸胎瘤扭转。B超有助于确诊。

其他病因有胆结石、尿路结石、风湿病、川崎病、Crohn病以及某些化疗的合并症等。

C3 病理定性　明确某器官由某种原因引起的病变后,要进一步了解现实的病理情况。

第一步:肯定现实病变的器质性与功能性。持续性的病史、固定性的体征为器质性。

第二步:区分器官感染与管腔梗阻。腹检有压痛紧张为感染,有肿物肠型为梗阻

第三步:了解病变的局限与扩散。体征范围超出器官本身,中毒症状加重为扩散。

第四步:推测病变恶化或好转。仔细追问患儿的精神、食欲昨天比今天好转或是变坏。

C4 全面诊断　指最后诊断,如伤寒肠穿孔合并中毒性休克。确定器官、病因和病理之

后,必须把局部病理与全身情况结合作出综合诊断以指导治疗。一般分为4个等级:①单纯局部问题。②中毒反应。③中毒性休克。④多器官衰竭。在4个等级中都要明确原发灶的现实重要性。如坏死性肠梗阻合并中毒性休克如何安排抢救休克与手术问题,肠穿孔、大出血合并休克的手术时机与方法做出全面设计等。

B2 检查方法 检查就是寻求客观体征,特别是腹部检查,必须患者合作,回答准确。小儿不能合作,智力不足也难回答准确,因此不同年龄患儿就需要不同的方法与技术。

C1 争取合作 对任何年龄的患儿都要尽量争取其合作。新生儿要哄他不哭不闹,如拍、摇、抚摩和他说话等,都是常用的办法,要向母亲学习,做得熟练自然。大孩子根据他的智力水平与他友好相处,教他怎样正确回答,有的须讲道理,有的鼓励当小英雄。任何粗暴强迫都不可能得到合作,即使偶尔一次粗暴也会留下恶劣印象,就永远得不到合作。有些检查可以由妈妈代做,也可由妈妈哄着偷偷检查。例如医生把手掌捂住小儿肚子,只是捂着不做检查,捂一些时候偷偷活动手指检查;又如妈妈搂着或抱着孩子,医生从背后伸进手偷偷检查。如果检查不允许妈妈在场,只能在麻醉下操作。就连给麻醉也不许强迫,于是就有无痛注射(表面麻醉)、抱娃娃吸入麻醉等,至少也要在妈妈怀抱中注射安眠药。睡眠时的检查只限于深入了解解剖部位,特别是对肿物肠型的检查有利,而对功能反应则为其不足。所以无论如何也不能单靠麻醉下检查而忽略了清醒检查。

C2 不合作患儿的检查法 受到年龄的限制,小儿永远不能提供完全准确可靠的合作,即使是大孩子的话,写在病历上法律也不承认。所以在争取合作的同时,还要熟悉不合作患儿的检查法,这是儿科医生的基本技术。方法很多,个人都有自己的经验与窍门。比较常用的有以下3种:

D1 对比法 是查腹最主要的方法,主要是检查压痛紧张。按压腹部各处,注意小儿的表情反应(图1-3-1)。大孩子和新生儿允许摸时,则轻轻按摸反复观察即可;如果不许摸,扭动哭闹,则需边哄边查。下面介绍一种比较成功的"三步法",一般适用于3岁以下小儿。先使患儿平卧在诊台上,妈妈在诊台头端,不停地和孩子说话,哄孩子不闹;医生在诊台一侧(右侧比较习惯)注意观察腹部外形。第一步,妈妈握住孩子的双手,医生用右手顺序按压腹部4区,注意孩子表情与哭闹变化,常可预知压痛部位。第二步,妈妈放开孩子左手,医生双手同时按压左右两处或上下两处,观察孩子的手保护何处,大概可以探知何处压痛。第三步,妈妈继续哄孩子,医生用一指压迫估计的痛点。患儿自由的左手必然抓住痛点的手指不放,医生的另一手则可顺序按压全腹各处。如果患儿的手对任何按压都不顾,只是不离痛点,则具体压痛点可以明确。如阑尾炎压痛点在右下腹,离患儿的左手最远,但患儿仍然尽力保护右下腹的痛点。

查腹肌紧张也用同样的对比法。妈妈同样的配合,比较按压时的阻力感。第二步最明显,医生双手同时压住孩子腹部两侧不动,注意孩子哭闹,医生可以发现某一只手随着每声哭闹自然下沉(图1-3-2)。如果是阑尾炎则可见左边的手不知不觉的比右边的手压得深。对不合作

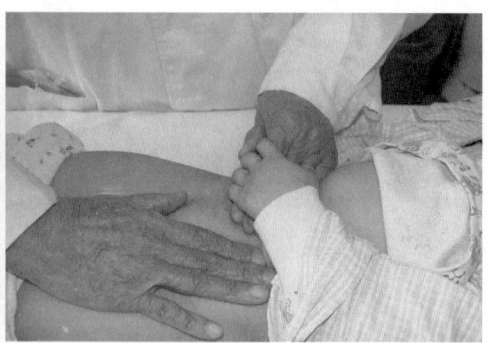

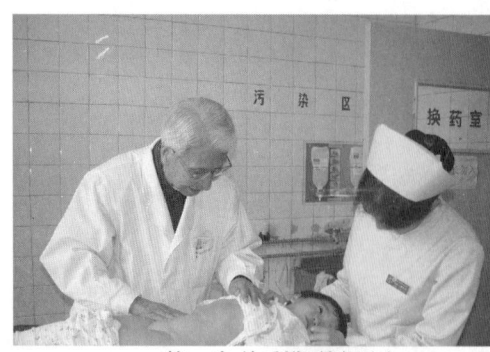

A.第一步,单手摸,观察反应　　　　B.第二步,双手摸,患儿保护痛点

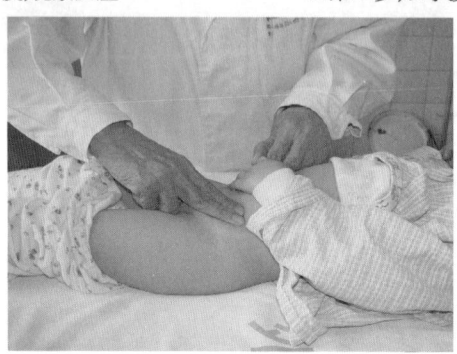

C.第三步,一手压痛点,另一手按压周围

图 1-3-1　查压痛

的孩子要反复对比十来次才能下结论。

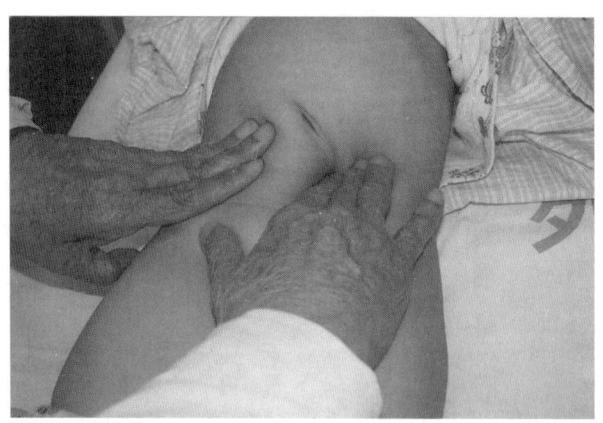

图 1-3-2　查紧张

D2　遥观法　指观察患儿的行动表情,常用于大孩子。虽然孩子能合作,但因智力水平,可能回答不准确,特别是反映疼痛性质与程度不明确;另一方面,也不排除孩子的欺骗,如怕住院、怕手术,甚至想逃学,都可能给你不实的回答和不实的表演。所以从孩子进门就应注

意他的步态。如腹内器官有病变,身形步态一定受限。如果爬上爬下诊台非常自如,特别是检查完毕后孩子跳下诊台非常敏捷自如,大概腹内无大问题。这些所见都是核对检查结果的重要根据。医生也可要求孩子做一些指定动作,如下蹲、跳跃等,观察他的姿势、力度与灵敏度。遥观法只是为了核对检查结果,不能代替检查,更不能只靠遥观做诊断。

D3 代查法　对可能合作但惧怕医生检查的孩子可先由妈妈代查。医生指导妈妈按压某处,听孩子回答,看孩子表情。反复落实后,最后再由医生重复一次检查,以作核对。

以上3法虽然适用于不同年龄的儿童,但任何年龄都可互相配合使用。总的原则必须有赖于耐心、细心与信心。

C3 正常腹检标准　要检查异常首先必须熟悉正常。不同年龄小儿的腹部均有些不同,与成人腹部的差异则很大,主要区别在于青春期前腹肌不发达。小儿腹壁软,腹腔浅,容易摸到后腹壁;此外,肋膈角浅,盆腔浅,均便于检查。平时仰卧时腹与胸平齐或稍低瘪,新生儿食后可能稍高,但压之都很软。从剑突至脐、从脐至耻骨与胸骨长度,三者应该等长,如果中间一段(从剑突至脐)延长,则是慢性腹胀的表现。巨结肠患儿腹中段常为其他两段的和。小儿腹壁表面平滑,没有成人那种腹肌结节。新生儿饥饿时可见细小的肠型,稍大的瘦孩子(营养不良)也可见到此种肠型,但与肠梗阻粗大胀硬的肠型不同。常规腹部检查可分3层。浅层是用手指并拢,轻轻沿腹壁表面移动摩擦,用以检查肠型及皮肤痛觉过敏。正常腹壁应该平滑无痛。中层是向腹壁按压,以探测压痛紧张。深层要压到后腹壁,用以检查肿物肿胀。腹痛患儿在无麻醉情况下很难满意检查深层。若腹部很大,可分为6区检查。中心区从脐部逐渐压至腹主动脉、两侧髂动脉,可触及其清楚的搏动。两髂窝要摸到髂动脉与股动脉。左右脊肋角检查时,一手在前一手在后,双手互相碰拢。最后第6区是盆腔,右手食指在直肠,左手在耻骨上,从左至右双手互相碰拢。正常小儿的腹部6区都能从前腹壁摸到后腹壁,其间不应有任何肿、硬、肥厚的感觉。儿科医生对不同年龄的正常儿童的腹部检查需要多摸多练,只有熟悉正常才能诊断不正常。

C4 病理体征　根据病理体征才能明确局部器质性病变的存在。

D1 四大阳性腹征　①压痛(tenderness):指某处按压引起疼痛。局部压痛反映局部器官有器质性病变。但必须有固定的位置、固定的范围、固定的疼痛程度,并且反复检查、长时间观察所见一致。②紧张(muscular spasm):指某处(一般为压痛区)按压时感到腹肌有阻力,不软。软硬程度可分为阻力、紧张与板硬。反映器质性病变也必须符合上述长时间三固定。③肿物(mass):指腹内摸到硬块,包括部位、大小、形状、硬度、活动度与触痛。当然也要长时间固定不变。④肠型(intestinal pattern):指管腔器官膨胀,在腹壁上可摸到有张力的管状物。同样也要固定性存在,但张力可能因蠕动而有增减。

D2 两个参考征　①腹胀(abdminal distention):腹内器官病变影响肠道功能与蠕动,因此常有腹胀,特别是年幼儿,腹胀发生很快。一般任何中毒性疾病的晚期都有腹胀。②肠鸣音异常(bowel sound abnormality):如肠梗阻早期肠鸣音亢进、尖叫,腹膜炎晚期肠鸣音消失。腹内无声代表肠无蠕动。

四大阳性腹征全无,腹不胀,肠鸣音正常,可以排除急腹症。

C5 动态检查　器质性病变的阳性体征强调了持续性与固定性,并且要了解病理的发展趋势,因此需要动态检查。

D1 三次复检　为了证明检查所见持续存在,至少要在3个不同时间检查3次。3次结果一致,可以说是持续、固定;有一次不符,则须留诊观察,至少再查一次。急腹症属于急症,必须短时间内决定诊断,故要求在1～2小时内安排3次检查。一般是就诊时第一次检查,可以利用查血、尿常规及办其他手续作为等待观察间隙,进行第二、第三次检查。当然也可请家长配合,在候诊室休息,每半小时检查一次。检查内容包括遥观内容都要逐项重复,不可简化。

D2 就诊前后对比　为了判断病程的发展,必须详细询问家长。除观察发病以来患儿精神、食欲的变化以外,还应把现实体检的结果向家长解释,同时询问患儿在家时的表现并进行对比,从而比较全面地判断病情发展的情况与速度。就诊后1～2小时的临时微小变化也不容忽视,特别是要及时发现休克前期的症状。

C6 麻醉下检查　诊断急腹症一般不做麻醉下检查,麻醉下检查只用于开腹探查前的可疑患儿。例如晚期阑尾炎,用以判断局部感染是否已经局限。如果已经局限,手术探查阑尾势必破坏局限,加重扩散;并且粘连浸润严重,分离可能增加损伤。因此在决定手术探查并做好麻醉后,再做一次直肠腹部双合诊,如果摸到右髂窝有广泛、肥厚、肿硬的浸润块(不是张力性脓肿),为了患儿安全,应该当机立断,停止手术。当然,有此考虑时,应事先对家长讲明。麻醉下对深层肿物的诊断或术前最后的穿刺及B超检查,都有利于临时肯定手术的取舍。

C7 留诊观察　尽管有很多方法能在急诊室短时间内作出准确的诊断,但总会有些情况难以在短时间内确诊,常需在诊室观察几个小时再作决定。先决条件是病情不重、不急,可回家又不放心;第二是有可能在几个小时内能得出结论。一般常用于腹痛不足6小时,又无阳性腹征,且3次检查互相矛盾,回家再来条件困难者,以及需做某些治疗或打点滴者。留观患儿必须定时检查,同时给予一些必要的治疗。一般要求禁食禁水。

B3 辅助诊断

C1 B超　随着B超技术的升级换代,B超在急腹症诊断中的地位日趋重要,可用于分辨囊性与实性,腹水、脂肪或胀气;用于阑尾炎、肠套叠、蛔虫团、粪石、腹腔内脓肿、卵巢瘤扭转、胆囊炎、胰腺炎以及实性器官破裂与创伤四区积血(右肝肾、左脾肾、盆腔、心包)等的诊断。彩超、多普勒B超及直肠内探头的使用,几乎覆盖了全部急腹症的诊断。开腹后术中探头及内腔镜置入探头更扩大了B超的应用范围。手提B超机进入急诊室,可能成为急腹症的主要诊断工具。小儿不能安静时可用镇静剂,但须排除休克前期的躁动不安。特别是住院后复诊,可以进一步减少误诊。

C2 X线平片　在B超盛行以前,X线平片是小儿外科有史以来最主要的复查确诊手段,特别是新生儿先天性胃肠道畸形与各种肠梗阻的诊断,靠肠管内气体的分布特征及腹壁各层组织对 X 线透明度不同而显示各种疾病的特有图像。正常新生儿胃肠道全部充气,而大些的孩子(以吃饭为主)则全部小肠均无气。如果小肠胀气,并且在立位片胀气肠襻中见到液平面,则可诊断为肠梗阻。如果充气肠襻张力很高则为机械性肠梗阻,无张力可能是麻痹性肠梗阻。除诊断肠梗阻外,立位片有膈下积气常为胃肠穿孔,若下腹致密上腹清亮则考虑腹水。新生儿倒立侧位平片观察骶骨前直肠充气量可以诊断无肛门及肠梗阻,前者可以见到直肠盲端的高度与第几节骶骨的关系;后者见到骶骨前无气影说明直肠空瘪小肠膨胀,气体不能下降。情况不好的大孩子为避免引发休克,不能直立,可以侧卧位将 X 线机的管球转到侧方,从后向前拍照(一般右侧在上),也可显示气腹及气液面。平卧前后位 X 线平片可以观察腹膜脂肪线,如脂肪线消失表示腹膜发炎;肠间隙增宽说明肠壁增厚或肠壁间有水,同时也应观察肠内气体的分布。

C3 X 线造影　急腹症最常用的 X 线造影是钡剂灌肠造影,可以显示结肠是否无气、空瘪,对比小肠内张力性气液面从而确诊肠梗阻。对可疑腹膜炎的患儿,如不了解其结肠本身病变情况,可以用低压定量钡灌肠,能显示直肠充气即可排除肠梗阻。此外,钡灌肠对肠套叠的诊断早已肯定。急需手术的急腹症很少需要钡餐。需暂时观察的急腹症要求很快决定是否手术,则钡餐常为有效的观察项目。如粘连性肠梗阻全身无中毒症状,局部无压痛紧张,可诊断为非绞窄性不完全性肠梗阻。暂时进行胃肠减压治疗,如能缓解则避免手术,如不见效则立即手术。减压的同时,从胃管灌入稀钡 200ml,夹管 2 小时后继续减压。6 小时后观察钡影位置,包括腹壁投影位置与估计在肠管内的部位(空肠或回肠上、下段),同时按压钡影,注意肠管之间的粘连及与腹壁的粘连,以备急症开腹时对腹内粘连情况有所预料。每 6 小时复查一次,钡影顺利到达结肠则梗阻解除;24 小时钡影不移动,则需立即手术,以免延误手术时机。当然,观察期发现局部出现压痛紧张或全身中毒症状,应随时手术。

有人顾虑钡剂可能引起穿孔或形成结石。硫酸钡与硫酸镁不一样,不是泻药,它不溶解,不形成高张液,不增加肠内容量,故一般不会增加穿孔的危险。硫酸钡本身无凝聚力,钡糊在小肠内只能逐渐稀释,不可能形成结石。结肠内的钡剂和粪便内的其他成分一样,如果大便干燥也很难排出,因此几天后拍片仍可见钡影。临床上并无症状,钡在体内也不会中毒。有人怕钡不能被吸收,于是改用有机碘如泛影葡胺,这是极大错误。因为泛影葡胺 2 小时即可从尿排出,不可能观察 24 小时。30%～70% 的泛影葡胺是高张液,有扩容性泻药作用,反而有引起穿孔的危险。现在有特为肠道造影用的等张可吸收碘溶液,这只为暂时显影之用,不适于长时间随诊复查。此外,手术台上造影如胆道造影可以使用泛影葡胺,为了显示微小管道,也可以使用高浓度溶液,但必须保证引流畅通。如果远端有梗阻,注药后不能排出,则可发生急性膨胀甚至坏死、穿孔。注气造影只在婴儿肠套叠时使用,同时用以复位。腹腔内或腹膜后注气造影在急腹症中很少需要。

C4 CT　在急腹症中的作用与 X 线和 B 超差不多,图像比这两者更清晰。但目前价格较贵,并且不能在床边使用,只在个别需要图像更好一些时偶尔使用。

C5 MRI 能反映软组织变化,对腹部器官成像较好,特别对腹膜外器官、脊髓病变时显示较好。目前也存在价格较贵、设备复杂的问题,很难用于急诊床边。

C6 腹腔穿刺 腹腔穿刺为较小年龄急腹症患儿常用的诊断技术,特别是各年龄的危重患儿。对休克患儿更为有利,不需翻动搬运,操作简单,时间短促,打击轻微,应用范围很广。

D1 穿刺方法 常用方法有两种:一为穿刺抽吸,一为灌注冲洗。

E1 穿刺抽吸 指用一般肌肉注射针在腹部选择部位(多选左、右下腹)刺入腹腔,慢慢抽吸,注意针管内吸出物(液体或气体),边抽吸边拔针。根据吸出物的性质与量的多少,做必要的检查。

E2 灌注冲洗 指刺入腹腔后,先向腹腔内注入 100~200ml 盐水,然后再尽量抽出,对抽出物进行必要的检查。不拔针即刻灌注抽吸多用于穿刺后不能抽出足量可查的物质时。此法取得的吸出液可供多项检查。

D2 穿刺技术 患儿多不能合作,必须妥为固定(休克患儿也必须固定),取仰卧位。为了穿刺稳定,术者左手应稳固地放在患儿的腹壁上,食、中两指弯曲,第一二节背侧顶在腹壁上,互相分开 2cm 留出穿刺点,同时准备扶住穿刺后的针头。右手第一、二、三指持针,第四、五指落实在左手及腹壁上,使两手均与小儿腹壁稳固相连,运动同步。然后进行穿刺,到位后左手第一、三、四指捏住并固定针头部针管,第二指顶住腹壁保证不动。右手靠第一、二指拔针栓,第三指协助顶住针桶作为反动力缓慢抽吸(图 1-3-3)。为了保持稳定,抽吸时右腕或肘尽量落实到小儿身上或治疗台上。以上方法用于快速诊断性穿刺。如果腹水很多,需做治疗性放水,即在针头到位后用弯血管钳齐皮肤表面夹住针头,用宽胶布在针头附近将血管钳固定,反复换针管抽吸,或连接一皮管引流。

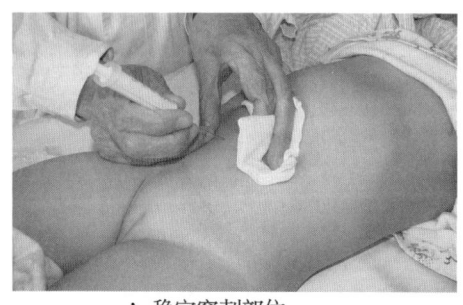 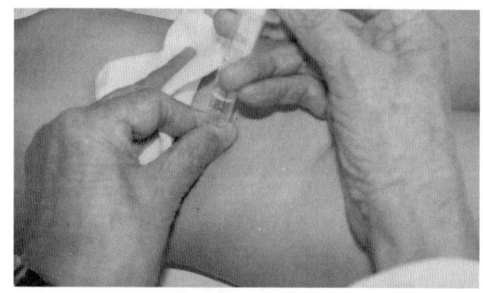

A. 稳定穿刺部位　　B. 稳定针头位置

图 1-3-3 腹腔穿刺

D3 穿刺物检查 穿刺物可能为液体、气体或泡沫。密切注意不同深度的穿刺物是否有所不同,必要时分别收集在不同的试管内检查。

E1 液体 首先估计液体量的多少、黏度、颜色、透明度、气味,以及放置后有无沉淀。检查包括细菌涂片与培养,生化方面包括酸碱度、胆红素、胰酶等,病理方面包括直接镜检与染色切片检查病理细胞。

E2 气体　首先注意抽吸时感到的张力,必须保持针头不动,连续抽吸至负压,才能移动针头。在急诊室只能辨别气体的气味,气体的其他检查须有特殊设备。

E3 泡沫　首先要辨别注射器漏气或过浅的针孔(穿刺孔)周围的漏气。穿出物也按液体检查的步骤进行,量不足时可以注入盐水后再抽吸检查。

D4 穿入肠腔的处理　腹穿误穿入肠腔有引起肠穿孔和腹膜炎的危险,特别是肠梗阻肠腔高度膨胀之时更是危险,因此高度腹胀的患儿不宜做腹穿。抽出气体或黄色混浊液体时都应想到穿入肠腔,此时千万不能拔针,应固定不动,继续抽吸。不论气体或液体,必须抽到负压。稍休息片刻,再继续抽吸,直至肯定负压,才可拔针。保证短时间内不会有肠内容物自针孔流出,可以另换一个位置再穿刺。如穿刺后不能抽出任何内容,必须辨别是负压或是针头堵塞。可以注射1～2ml盐水试探针头是否堵塞或穿入实质性组织中,然后适当拔出,边拔边抽,最后拔出腹外重新穿刺。针头不可在腹内改变方向,以免造成小撕裂伤,引起大穿孔。多年来我们严格遵循上述常规技术,从未发生穿刺漏。多数经穿刺检查的患儿都作了开腹手术却从未发现穿刺的痕迹。特别是危重休克患儿,只要抽出液体,就有立即开腹的指征。抽出混浊液体,多半为绞窄性肠梗阻或其他器官扭转;抽出血性液,无论是从腹腔或是从肠腔抽出,都必须即刻开腹手术。因为不能排除严重的肠绞窄坏死、广泛坏死性肠炎或坏死性胰腺炎。

D5 穿刺的临床应用　婴儿腹痛腹胀,体检又有可疑的阳性征,腹穿抽得少量的稀薄脓液,常可诊断早期阑尾炎。因为婴儿局部免疫力较弱,不待阑尾坏死或穿孔即可发生腹膜炎。此时病理与一般典型阑尾炎不同,临床表现自然也不典型,穿刺有稀薄脓液就是手术探查的指征。任何拟诊腹膜炎的患儿,病因不肯定时都应行腹穿,以减少手术的盲目性。休克患儿要排除腹内病变,最简单的方法是腹穿,因为腹穿不需搬动患儿。严重创伤患儿排除腹内器官损伤也靠腹穿及灌洗。

C7 血、尿、粪常规　常规检查没有特异性,在急腹症中常被忽视,即使查了也不注意看,更不思考。事实上不少病症在常规检查中就可以发现线索,如贫血与失血的关系,血红蛋白高提示脱水,白细胞高提示感染,出凝血时间与紫癜、血友病的关系,特殊血细胞与白血病的关系等都是不容忽视的严重问题。此外,尿中有血细胞提示泌尿系病变,粪中有虫卵提示寄生虫感染。既然做了常规检查,对其结果也要有一系列的常规思考。

C8 生化检查　自从快速微量生化检查普及以后,生化项目也列入急诊检查。如钾、钠、氯、钙、镁等电解质,黄疸系列,胰酶系列,肝、肾功能等都在有关疾病中使用。

C9 特殊检查　各种特殊疾病也有特殊的检查,如疑为腹型癫痫的患儿需查脑电图。还有查幽门螺旋杆菌的呼气试验、结核病的OT试验等,对某些不太急的急腹症常很需要。

C10 腹腔镜及内镜检查　近年来内镜外科发展很快,在小儿急腹症中的应用也日趋广泛。然而现在的使用趋势主要是向治疗方面发展,单纯为了诊断则较少采用。目前腹腔镜在急腹症中多用于已诊断明确疾病的简化治疗。如果脓液太多、粘连较重尚难处理。但在腹部创伤中,腹腔镜对快速清除积血与暂时快速止血都有困难,有待进一步改进。如果单纯为了诊断是否出血,则不比腹腔穿刺提供信息更多。胃十二指肠镜、纤维结肠镜对消化道大出血既有诊断意义,又有治疗的可能,有手术探查做不到的功能。大出血患儿如能排除十二指肠以上部位出血及结肠以下部位出血,必须开腹探查时只需查小肠,则对此类抢救手术极大地减少了打击,缩短了手术时间。可惜目前小儿各年龄组内镜型号太多,器械规格太复杂,价格昂贵,一时尚难普及。

总之,临床诊断急腹症基本上仍靠腹部触诊,必要时辅以 B 超、X 线或腹穿。熟练的小儿腹部检查技术永远是小儿急腹症诊断的基本功,因为任何先进设备的选用也必须在初步诊断的基础上。

A2 病理分型与分期诊断

临床诊断明确了病种,但仍不能决定治疗计划,因为治疗必须针对实际病理,特别是外科手术必须根据当时的局部病理。各种病理发展的过程有不同表现,要求采用不同的治疗方法。因此为了决定外科治疗,还必须作出现实病理诊断,也就是病理分型与分期诊断。

B1 病理分型

C1 分型目的　一个病变常有几种不同变异,即所谓分型。例如急性阑尾炎可分为卡他型、化脓型、坏疽型与痉挛梗阻型,各有其不同的组织学差异和发展过程。然而临床上的病理分型要根据治疗的需要,如果无论什么型的阑尾炎都是手术切除,那就不必分型自找麻烦。但是如果条件允许应尽量避免手术,例如卡他型与痉挛型阑尾炎。粘连性肠梗阻可分为广泛粘连单纯型与条索粘连绞窄型,后者有很快发生肠坏死的危险,必须即刻手术;而前者无坏死危险并且手术困难,非手术疗法多能治愈。因此分型诊断非常重要。除了治疗要求不同需要分型外,预后不同也要求分型。例如外伤性肾胚瘤破裂,急症肿瘤切除后需继续化疗,如果为预后良好型则有可能治愈,如为预后不良型则多不能存活。必须事先使家长充分了解情况。

C2 分型条件　临床上需要病理分型,还要考虑是否可以分型。为了治疗的需要,分型必须能用临床诊断方法完成,包括各型的不同表现、特殊检查以及手术台上冰冻活检,甚至经短期观察,也能临时修改手术与治疗方案。如果临床无法分型,则必须等待术后的病理诊断,并据此修正治疗方案与判断预后。因此说病理分型必须是有需要并且有可能,否则没有临床意义。

B2 病理分期

C1 局限期　也叫局部期,指病变范围不超过局部器官。如阑尾炎的炎症变化仍在阑尾之内。即使是化脓也是在阑尾腔内,临床上称为单纯性阑尾炎,一般为发病 24 小时内的早期阑尾炎。

C2 扩散期　指炎症已扩展到局部器官以外。如阑尾炎已经扩展为局部腹膜炎或穿孔引起弥漫性腹膜炎。临床上称为穿孔性阑尾炎及化脓性阑尾炎。一般为发病 3 天内的阑尾炎。

C3 稳定期　指炎症受到免疫功能的限制,周围组织细胞浸润,纤维蛋白沉积性粘连,使病变局限化。如阑尾炎的浸润期,以后形成阑尾脓肿。一般为发病 4~7 天的阑尾炎。

C4 愈合期　指炎症局限后逐渐吸收,直至后遗粘连而愈合。阑尾浸润或脓肿均可吸收;个别积脓较多或有巨大粪石时不能吸收,则可能再穿破或引流后再愈合。多为发病 1 周后的阑尾炎。

B3 病情分级　阑尾炎或其他急腹症虽是局部器官的疾病,但都有全身反应,有的还很严重。病情分级一般反映局部病变的严重性,但也不绝对平行。可以分为 4 级:

C1 局部反应级　指全身反应轻微,稍有不适,食欲缺乏,但不发热,一切活动照常。

C2 中毒反应级　发热,精神不振,卧床,懒于活动。

C3 重病休克级　高热,不能起床,懒说话,不睁眼,对环境甚至对妈妈都无反应。

C4 病危衰竭级　面色苍白,昏迷谵妄,呼吸、脉搏微弱或不规则。

1.4　治疗学

治疗急腹症的首要目标是保证生命安全。首先考虑全身情况等级、局部危害程度以及病程发展的趋势与速度,然后再考虑处理病灶达到什么目的和效果,最后预计成功与失败的可能性,综合考虑作出全面计划。手术时应事先考虑到具体施行的步骤和准备,尽量缩短手术时间,即所谓深思熟虑,速战速决。

A1 选择疗法与决定手术

B1 基本疗法　首先要明确治疗目的,然后从局部及全身两方面综合考虑治疗方案。手术只是治疗的一部分,但是对外科疾病来说是治疗的主要部分。

C1 治疗目的　解除病灶对机体的损害,恢复器官功能。现代外科的趋势还要尽量恢复正常的解剖关系。

C2 全身治疗　包括维持营养及代谢平衡,抗菌解毒(消炎),解除或减轻身体及精神痛苦。

C3 手术治疗　目标是切除炎性及坏死病灶,解除管道梗阻,补漏止血,纠正畸形。

B2 决定手术　外科手术是破坏性治疗手段,有一定的危险性,必须从三方面综合平衡。

C1 不手术的后果　现实病情若不做手术是否会影响生命,影响功能,影响美观(心理)。

C2 手术的效果　包括手术成功能完全达到目标、部分达标或另有部分损失、手术后基本无改进 3 种。

C3 成功率与危险性　即此次手术的预期成功率与危险性。危险性包括生命危险、残废危险、一般痛苦。

9分制参考：以上三方面各为3级，每级1分，共9分为满分，手术有充分指征；不足5分要慎重考虑手术是否合算。腹痛探查手术也同样应明确探查目的与必要性，探查成功率与危险性。评分时要根据患儿的现实情况、本院成功率与本次手术组的水平来衡量。最后衡量结果与衡量过程应在术前如实向家长说清楚，征求家长的同意并签字，以示家长肯定了解了手术的必要性与医生考虑的周密性。

B3 手术方案的制订　小儿对手术耐受力差，急腹症患儿更差，手术时间应尽量缩短。不是要求动作粗快，而是要求不浪费时间，即所谓深思熟虑，速战速决。

C1 估计（评价）条件　对全身情况级别、局部的分型分期、手术具体内容要求与患儿综合耐受能力的估计。

C2 战略安排　全面安排，手术是一期完成还是二期完成，或先行急救手术，以后再研究根治。

C3 战术安排　指本次手术术式、麻醉、术前准备、术后治疗以及康复计划。特别是对手术台上每一步骤的具体安排与器械准备，特殊情况有必要事先排练一次。急腹症休克开腹探查要求在半小时内完成开腹到关腹，同时积极抢救休克，力争患儿顺利渡过手术关。

A2 小儿开腹手术的技术特点

不同年龄的儿童生理解剖各异，仅举小婴儿为例供参考借鉴。

B1 麻醉

C1 要求　睡眠安稳，腹肌松弛，苏醒快。新生儿中枢抑制过深时必须插管辅助呼吸，时间稍长则难拔管，特别是未成熟儿，有时需2～3天才能恢复自主呼吸。但是急腹症要求腹肌松弛，麻醉太浅使探查与关腹均困难，应该选用浅中枢抑制同时腹肌松弛的麻醉，而肌松剂也难恢复，均须慎重选择，尽量避免。

C2 方法　浅抑制插管、硬膜外麻醉是我们推荐的最好方法。新生儿急腹症极少有危重抢救的情况，不像大孩子休克急救只能用安静不动的快速麻醉。新生儿腹部手术时间较长，要求呼吸通道与腹肌松弛。一般用小量快速吸入剂如恩氟烷等，使患儿安静后，喉部喷少许利多卡因即可插管。然后使患儿侧卧，行选择性硬膜外麻醉或高位骶管麻醉，根据手术时间要求施用一次注射或置管连续注射。此法抑制中枢很浅，基本保存自主呼吸（但是必须给予辅助呼吸以克服插管太细的阻力），并且保证了腹肌松弛，缝合腹壁无困难，拔管后可立即恢复呼吸。如果患儿情况危重而急需快速手术时，若行硬膜外麻醉，即要翻动身体又费时，可能导致死亡，不如直接用浅吸入麻醉快速开腹，必要时行快速强迫关腹技术。但麻醉师与手术者必须事先商定。

C3 静脉通道　急腹症手术多少带些探查性与盲目性，随时有意想不到的变化而需抢救、输液、输血、注射急救药，必须用BD23或BD21以上的带管针头穿刺并妥为固定。最好用导丝穿刺置入软针头，牢固固定。穿刺点应在头皮或前臂暴露部位，不与手术者互相干扰。时间长、危险大的手术最好同时两处置管，或除穿刺外另作一个静脉切开。但是两处置管必须注意输液勿超量。

C4 监测体温　小婴儿身体小,保存热量有限,开腹后散热面大,极易发生低温,以致术后引起硬肿症、肺炎而死亡。所以全部手术时间内必须随时测体温随时纠正,将体温维持在37℃左右,最好用食管内电子体温计,比较适合腹部手术。大孩子同样需要体温监测,但低温情况较少,然术中或术后恶性高热同样是很难抢救的致命合并症。

C5 血氧、血红蛋白　新生儿在麻醉下永远要警惕血氧的变化。麻醉剂的呼吸中枢抑制作用与插管后的阻力肯定会影响氧的交换,长时间低氧可引起心跳突然停止,并且对心脏抢救无反应。婴儿手指皮肤血氧监测器使用方便,但须注意外周循环情况。当然,外周循环不良也肯定存在低氧。

血红蛋白在刚出生时可能很高,在 180g/L 左右,所以必须将术前的实际值作为对比根据。手术中特别是手术后血红蛋白应维持在原来值的一半以上,太高(如高于术前值)则是明显脱水,也是术后严重合并症,并且很难发觉。但是新生儿的高血红蛋白生后很快下降,可能降至 100g/L 左右,此时术中及术后要求不高于 100g/L,也不能低于 60g/L,和一般大些孩子一样(60～100g/L)。

B2 切口　近年来腹部手术以横切口为主,但是急腹症特别是紧急探查手术仍以直切口为宜。因为正中切口或腹直肌劈开切口涉及血管少,出血少,组织层次少,切开快,缝合也快;并且,可以先作一小切口,随意上下延长。如果要做半小时内关腹的探查手术,横切口是不可能的。然而非抢救性手术(新生儿多不太急)仍以横切口逐层切开缝合为宜。

C1 大小　新生儿腹腔小,内脏相对较多,为了探查充分,使腹内操作不受干扰,常需将全部小肠及横结肠等可提出的脏器全部提出腹外,因此需要切口很大,以尽量减少对脏器的牵拉与挤压,特别是对肠系膜的牵拉与压迫。

C2 位置　开腹探查常用切口为右侧腹直肌切口或正中切口。开始先做脐旁或脐上 5cm 的小切口,初步了解腹内情况,再根据需要向上或向下延长。术前明确诊断者,则应根据病变解剖位置选择切口,如剑突下肋缘下弧形切口、肋缘下横切口、下腹横纹切口、麦氏切口等。原则上以腹部外缘斜切口为上选,因为中心切口比外缘切口术后伤口再裂的机会高得多,术后切口下顽固粘连及切口疝机会也高得多。新生儿受腹壁小的限制,很少选用外缘切口。大孩子外缘斜切口一般也不过 5cm,如临时需要可延长切口,也可以延长为腹直肌切口或横切口。例如阑尾切口(麦氏切口)可以行阑尾手术、肠套叠手术、肠穿孔手术(伤寒所致),术后反应比腹直肌切口小,合并症也少。若不幸诊断错误,发现为胆道问题则可将斜切口上端斜向剑突延长,发现为卵巢问题则可将斜切口下端向左延长成为下腹横纹切口。危机快速探查仍以腹直肌切口为常规。

C3 切开　新生儿腹壁很薄,并且多有腹胀,稍有不慎可能伤及内脏,故必须强调逐层切开。一般要求一刀切开皮肤及浅筋膜,暴露深肌膜。切口两侧各用 3～4 把蚊式止血钳等距离夹住浅筋膜向外翻转,压迫皮下出血点。然后切开腹直肌膜,钝性劈开腹直肌,暴露后鞘及腹膜,提起后,切一小口,手指插入腹腔探查后,引导切开全部切口。新生儿皮肤及皮下组织都很薄,浅筋膜、深肌膜都薄而透明,必须仔细辨认皮下脂肪。浅筋膜上的皮下脂肪呈芝麻样黄色颗粒状,而浅筋膜下脂肪则呈淡黄色片状薄层,易于与深肌膜分开而暴露透明的深肌膜。深肌膜下可见红色肌肉纤维。若手术时层次不清,损伤严重可影响愈合,伤口易感染裂开。高频电刀切开必须注意用针状刀头,最小焦点,低功率。功率稍大偶一不慎则可烧穿腹壁,甚至烧伤肠壁而未能发现,以致发生迟发性肠穿孔。即使是小焦点仍可能烧伤表皮,为了愈合完美,可以先切开表皮,再用电刀完成切口。急症手术为了争取时间,则最好不用电刀。

C4 止血 新生儿正常腹壁直切口出血不多,但是为了保证切口无血,必须边切边止血,或发现血管则先止血后切开。止血方法以小焦点双极电凝为首选。对于较深部软组织,估计出血较多时可以用高频或超高频电刀先凝固再切开。肝、肾、胰等实体器官或实体肿瘤都可以先电凝后切开。较大的、可以分离的血管最好是细线结扎切断,必须用蚊式钳,以免结扎时拉断。内脏血管能看清者最好分别结扎。如用电刀止血后再出血则改用结扎,不应反复再烧。深部渗血不止时可暂时用湿纱布填塞。新生儿非动脉出血十几分钟后多可自然止血。用棉球或小纱布填塞必须有可靠的粗黑线尾,并且记数,以免丢失遗忘。如果发现有渗血趋势,于局部或静脉内用些凝血剂,也可与麻醉师合作采用低血压技术。严重创伤被迫实行大块肝切除可用氩气刀之类设备凝固切面,但常常仍以大量填塞更为实用。

填塞止血方法有两大类:可吸收填塞与不可吸收填塞。可吸收填塞用可吸收性止血棉、止血纱布、纤维蛋白膜等覆盖并压迫出血面或填入出血口。为了保证填塞的压力,有时需用可吸收线固定几针。不可吸收填塞一般用盐水纱布垫或碘仿纱布条(大宽条,犹如子宫填塞条),腹壁缝合后3~7天再开腹取出填塞物;也可于填塞后在腹壁缝合时留一小口,露出填塞物尾端,待患儿情况平稳以后,每天拉出一些,3~7天逐渐全部取出,二期缝合遗留伤口。为了避免取出填塞物时再出血,可以在出血面上用一层可吸收填塞,填塞物外再用大量不吸收填塞物加压止血,取出填塞物时可不触及出血面。为了止血而填塞,必须彻底清除出血面上的血凝块及一切杂物,使出血点与填塞物接触;如果填塞后仍然渗血不止,必须尽快重新填塞,不可企图侥幸。

C5 牵开 为了探查彻底,减少损伤,保证切口敞开,建议使用腹壁自控牵开器(压力不可太大),必要时腹腔内部再加用深部牵开器,但新生儿最好的腹内牵开器是手指。探查完毕,及时撤除自控牵开器,以免长时间压迫伤口影响愈合。探查不满意需扩大切口或改变切口方向时不可靠强力牵拉。对实体器官后、巨大实体瘤后以及膈下、盆腔深处的探查,可以利用内腔镜(屏幕操作)。

B3 探查 探查的要点必须事先计划完善,否则就会浪费时间,增加打击。危重患儿要求半小时结束手术,否则会危及患儿的生命。探查过程有无"废步",可反映外科医生的水平。

C1 血腹 新生儿血腹非常少见,偶见于产伤性肝破裂。稍大些的孩子急腹症中最急的是血腹的探查。开腹后如见大量积血涌出,应立刻扩大切口,将小肠全部提出腹外。除非看到小肠有活跃出血急需处理(夹住)外,先不必探查小肠。应快速将腹内积血及血块用手和纱垫掏空,余血用吸引器吸净。首先用手伸入腹腔探查脾、肝表面,如有裂口,马上放入纱垫用深拉钩压住;如裂口很大或摸到动脉喷血感,则先压住出血,然后继续吸净积血。观察两侧肾区及盆底,如有腹膜后血肿,无论大小必须切开清除积血,检查出血点。然后切开大网膜,探查胰、胃及横结肠,最后查看小肠。先在肠襻中任选一点用无损伤肠钳夹住作为标志,顺任何一个方向检查肠管,直到肠管不能再拉出为止,可能为 Treitz 韧带或回盲部。然后从拉不动处开始向腹腔内送还小肠,必须按顺序送入腹腔深处。要捏住肠系膜对缘送入腹腔,边送边注意肠系膜及其他损伤,送到标志钳处为止,并用纱垫压住伤口避免送入的小肠复出。然后从标志钳处开始向另一方向逐段检查肠管,边查边拉直至不能拉动(注意拉肠系膜对缘,不能拉肠系膜)为止,然后逐段顺序送入腹腔,完成全部探查。术中发现出血,随时处理。如果发现肠系膜损伤、肠坏死或可疑,则先外置。全部探查过程中吸引器不停抽吸,积血清除后,吸引器在手术台上接一无菌瓶。注意手术中出血量,及时输血。特别注意探查结束时是否仍有出血,如发现出血不止,在预防休克的措施下再次重复探查。

另外,必须仔细的探查任何膜下的小血肿,并彻底清除,妥善处理。血肿残留可引发严重的后遗症:①渗血不止。②假性囊肿。③假性动脉瘤,如伤及小动脉侧壁可引起周期性反复破裂出血。

C2 腹胀 新生儿急腹症常有严重腹胀,有可能因肠管高度胀气,导致腹胀如鼓。此时如果开腹,有可能肠管突然涌出,并且肠浆肌层横行裂开,使膨胀的肠黏膜管脱离浆肌层,从裂开的浆肌层横口大量涌出,脱离血供而成为悬空的黏膜管(图 1-4-1),最后不得不切除。所以最好事先经过胃肠减压,使腹部变软再切开腹壁。但是也必须警惕,有时晚期患儿肠管胀气过久,浆肌层水肿失去弹性,虽不太胀,也是一碰就破,造成同样后果。因此,腹胀时开腹必须先开一小口(2cm 以内),如果发现肠管有张力,则先做穿刺接吸引器减压,腹软后再扩大切口探查。大孩子暴食后急性胃扩张手术时,企图胃管减压但因贲门痉挛而不能插入,若用大切口暴露胃,可使胃壁挤出而爆破,或用刀轻轻一碰即可爆破,而致急速休克死亡。故也必须先切小

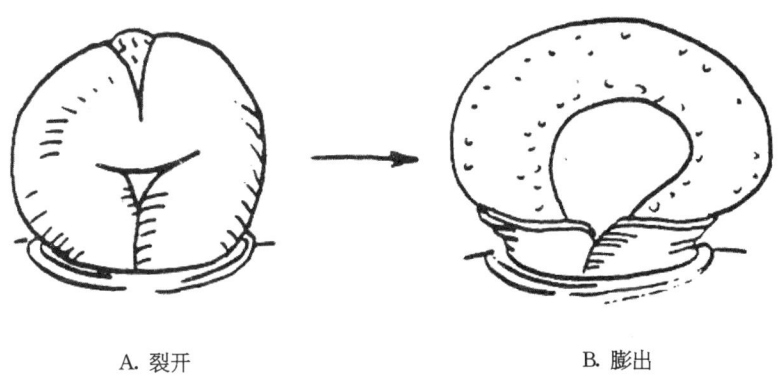

A. 裂开　　　　　　　　B. 膨出

图 1-4-1　肠黏膜管裂开和膨出

口,穿刺吸引减压,同时注意预防休克发生与准备抢救休克。待腹软后一般情况稳定,方可继续扩大切口探查。如见结肠胀气最好是肛管排气,但新生儿肛门闭锁,直肠、乙状结肠膨胀,内含胎便非常黏稠,穿刺不可能吸空。最好在无菌保护之下,将肠壁切开一小孔,将胎便尽量挤空,直肠空瘪后,便于提拉分离,既不妨碍视野,也可避免分离中破裂导致胎便漏出污染腹腔。腹腔内胎便很难清除,最后形成钙化和顽固的粘连。

C3 各部位探查 腹腔探查时,首先用手指探查腹壁下粘连情况,然后根据需要再扩大切口。首先见到的应该是横结肠及大网膜,掀开网膜可见小肠。新生儿因大网膜非常薄而短,开腹则见小肠,但必须在横结肠位置见到横结肠,否则多为先天性肠旋转不良、全肠扭转。提出小肠时,在首先提出处做一标志或置一无损伤钳,然后从此标志开始向一个方向逐步探查,直到小肠固定处(Treitz 韧带或回盲部),以免重复检查,浪费时间。一个方向查完(到固定处),再查另一方向。检查小肠除外观外,还应该查肠管内部,方法是手摸和透光试验,利用床边立灯或带灯牵开器透照肠管。探查腹膜后必须将小肠全部提出腹外,用温盐水纱垫保温保湿。探查左侧时将小肠系膜拉向右侧,同时按摸腹膜后器官,如有可疑,切开降结肠外腹膜,将降结肠掀起,检查肾、输尿管及周围器官。探查右侧腹膜后则将小肠系膜拉向左侧,必要时切开升结肠外腹膜及肝曲韧带,将升结肠及横结肠掀起,暴露右肾周围及十二指肠。探查小囊之前先查胃及横结肠前壁,然后将大网膜切开,检查胃及横结肠后壁,同时检查十二指肠及胰。最后手指插入文氏孔检查胰头及肝十二指肠韧带中的门静脉、肝动脉与胆总管。用手伸入两肋缘后,探查肝脏,如有可疑,切开左右肝三角韧带,使肝脏下垂以便观察,使用可屈性内镜在电视屏幕上观察可减少打击。最后探查盆腔,须切开直肠前腹膜,也可用内镜屏幕观察。探查后腹膜切口不必缝合。

C4 粘连的探查 腹腔粘连的探查有两大危险:损伤脏器(肠穿孔等)与大出血或广泛渗血。腹腔粘连有两大类:腹壁下粘连和内脏间粘连,各类又有多种情况。探查必须有计划、有准备,特别是能随时停止手术,安全下手术台。因此,估计有广泛粘连肠梗阻者,最好事先经钡餐了解梗阻部位、粘连情况及有无自由腹腔。如不能了解情况,则应该远离原切口瘢痕切开,一般选择估计无粘连处的腹外围小切口,切入腹膜腔,用手指深入腹内探查腹壁与脏器粘连情况。根据探查情况,在腹内手指引导下另作合适的切口。如果切开腹壁后根本无法识别腹腔,则须逐层轻轻分离,每深入一层最好先用细针穿刺试探下一层的情况,以免误伤血管及内脏。特别是误入梗阻近端的肠腔后,即使及时缝合也难免再漏。此时只好被迫造瘘,暂时解决梗阻,以后再研究根治。为了肯定是梗阻近端,可以从胃管输入氧气,观察瘘口是否排气。如果患儿条件许可,可以扩大肠瘘口,用手指插入肠腔,作为继续试图分离腹壁与肠管的引导;如仍很困难,则立即停止探查,待造瘘口及腹部切口愈合后再分段造影,研究腹内粘连情况。如果手指能插入腹腔,则可进行腹壁下手指钝性分离,创造较大的自由腹腔,扩大切口或另选合适之切口。如果发现肠管全部粘成一块,无隙可入,称为"冰冻小肠"(iced intestine)。此时千万不可试图分离,寻找梗阻病灶,而应就地行短路吻合,或先造瘘再进行二期短路吻合。因为此种肠梗阻不可能发生扭转绞窄，可在造瘘引流后研究短路方案。经造影或远近段注气，确定邻近之肠襻后可行侧侧吻合。如果造影发现近段较长，那么侧侧吻合必然发生盲端综合征（blind pouch syndrome），可将近段肠分离 15~20cm，切断折叠，并拢缝合，再将共同壁之远段肠壁浆肌层剥除 5cm 做成矩形瓣，最后将此双孔肠端与梗阻远段行端侧吻合（图 1-4-2），可避免盲端综合征的发生。

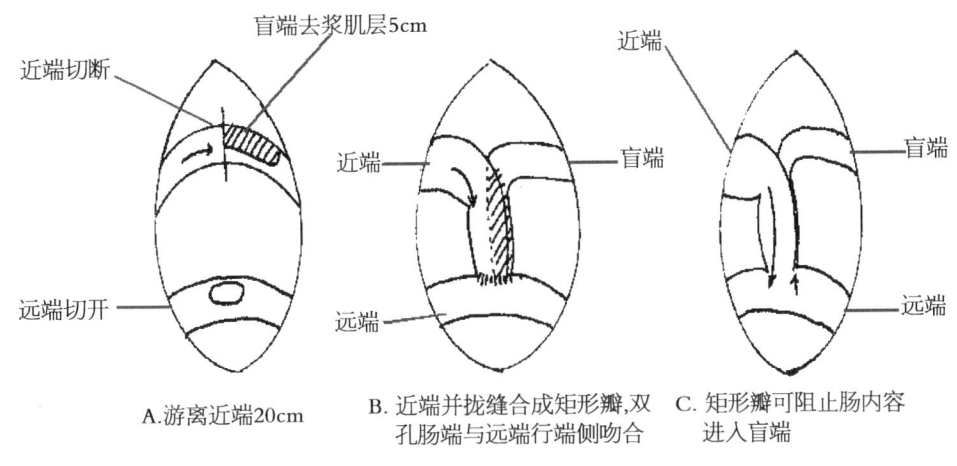

A. 游离近端20cm
B. 近端并拢缝合成矩形瓣，双孔肠端与远端行端侧吻合
C. 矩形瓣可阻止肠内容进入盲端

图 1-4-2 矩形瓣端侧吻合

近些年来小儿腹膜结核病得到了控制，上述严重广泛粘连只见于新生儿胎粪性腹膜炎。一般腹腔粘连，多于开腹后用手指可以将腹壁下粘连分开。现在最常见的粘连是在以前手术切口下，即所谓原切口进入，故皮肤切口必须离原切口瘢痕稍远一些，进入腹腔时则更应稍远。或在原切口两端以外先作小口探查，当可进入腹膜腔后，插入手指分离原切口下粘连，再切开腹壁，探查腹内。分离肠间粘连时最好争取能将全部粘连小肠大块提出，只分离可能造成梗阻的粘连，其他粘连尽量不动。分离粘连尽可能用小焦点电刀，以求减少损伤及同时止血。浆膜损伤特别是浆肌层损伤尽可能争取修复。粘连的探查目标在于寻找肠梗阻点，梗阻点必须是肠管远近端胀瘪界限明确，松解后远段即刻膨胀。无谓的分离粘连是无益而有害的，是技术不高或是不道德的行为。

B4 特殊探查方法

C1 注气探查 指向肠管内注气以了解肠管是否通畅，是否有隐蔽性穿孔。如广泛粘连肠梗阻寻找梗阻的远近段、十二指肠穿孔是否存在与耐压情况、腹膜外直肠穿孔、吻合口是否漏气等。注气试验的方法有胃管输氧气、肛管输氧气、局部穿刺注气、挤压胀气肠管等。新生儿肠管很细很薄，吻合后是否通畅，损伤后是否漏气，都是影响生命的问题。小肠闭锁吻合、幽门狭窄切开后黏膜是否损伤、梗阻是否解除，常需胃管输氧气以鉴别。注气必须连续注入造成高压，因此常需使注气管或注气针连接微调氧气（麻醉机），用小注射器注气常常失败。新生儿须用 50ml 或 100ml 的大注射器。

C2 透光探查 指在手术台上利用组织的透光度了解器官内部情况,适用于疑有肠腔内息肉、异物及出血点等。探查方法有两种:简单的方法是把小肠提出腹外,对着手术台旁立灯逐段查看,同时用手摸挤肠管,观察阴影的活动性与变形。另一种方法是用手术台上的无菌光源牵开器或压肠板伸入不能提出的器官后方,观察透光与阴影。近来冷光源内腔镜可以从胃、十二指肠、胆道、直肠、结肠、膀胱内向外透照,配合腹腔器官外透照,可以从两方面对照观察,检查更多情况。

C3 囊肿探查 小儿腹内囊肿或器官囊性变有时很大,可占据大部腹腔,除大网膜囊肿外多不能提出腹外,特别是新生儿巨大肾积水很难显露器官各方分界线。一般可以先穿一小孔,用吸引器将囊内液体大部吸空,则囊肿瘪缩,便于探查。要探查囊肿周围情况,同时也探查囊肿与器官的连通情况,特别是与肾或消化道的交通,对内引流关系很大。有时囊肿为多房性,不可能全部吸空,则可将较大的囊吸空即可便于探查。由于对囊内感染情况不完全了解,所以穿刺、吸引尽量按保护性无菌操作进行。

C4 巨大肿物探查 巨大实性肿物可占据大部腹腔,并且牢固固定于腹膜后或其他器官,妨碍探查。必须尽量扩大切口,使切口大于肿物,能使肿物切除时不受挤压,自由提出。直切口可延伸到剑突,必要时扩大至一侧第7~8肋间,做胸腹联合切口。横切口两端可达腰背肌,背后垫一腰枕使腹内器官突出切口外。上腹切口某一端也可斜入肋间作胸腹联合切口。切忌在小切口内盲目分离巨大实性肿物,如为恶性瘤则更为禁忌。如果是Wilms瘤破裂,应以急腹症入院,剖腹后已见满腹瘤组织,则可经一般切口尽快将瘤组织从瘤内掏空,冲洗干净后再切除瘤壁,以后做化疗。近来纤维内镜的使用,可以将镜头伸入瘤后,借助屏幕观察瘤后结构。此法有助于探查,但肿瘤切除仍需扩大切口。有时巨大肿瘤侵入腹膜后大血管,虽然切口够大,但稍一掀动即可撕裂血管发生大出血。所以术前应做CT、MRI仔细检查,做好必要的准备。先在可疑点外围进行直视下充分分离,直到有足够的空间可以进行血管缝合或填塞。最后在作好快速输血的准备的同时,小心分离大血管。

B5 关腹

C1 逐层缝合 急腹症切口一般仍要求逐层对合整齐,尽量恢复原来的解剖关系。新生儿腹壁各层均很薄,也要每层对整齐。腹膜用可吸收细线(4-0或更细)连续缝合,肌层(膜)用不吸收的细线间断缝合。浅筋膜是皮下血管之所在,也必须对合,以免患儿醒后挣扎发生皮下血肿。为了不显瘢痕,皮肤可用可吸收细线皮内缝合。此种逐层缝合法,要求患儿一般情况良好,麻醉满意。

C2 张力缝合 有时患儿腹部张力高,虽然麻醉满意,腹壁也能逐层缝合,但估计术后仍会有腹胀;或切口污染明显,感染可能性很大;或切口及附近有肠瘘;或切口缝合留有较大的引流口。以上种种情况都可能导致伤口再裂或日后发生切口疝,特别是新生儿急腹症直切口,因腹壁薄,术后多腹胀,切口张力高,再裂发生率最高。为了避免再裂,除做好逐层缝合以外,还需另加张力缝合。方法是腹膜缝合到最后一针时先暂时结扣,留一小孔,用手指插入腹腔,检查腹膜缝合质量,同时作为引导保护腹膜。以大三棱针不吸收粗线在切缘两侧各1cm贯穿皮肤及肌肉各层留置张力缝线,切口全长共留3~4针,注意勿穿透腹膜伤及内脏。然后缝合残余的腹膜孔,逐层缝合切口。但皮肤不用吸收线皮内缝合,而用不吸收细线间断缝合。最后结扎留置张力线,使稍有张力,但不可太紧。此张力线2周后拆除。如果伤口感染甚至部分裂开,张力线孔也形成针孔脓肿,为了减少皮肤边缘坏死可以拆除切口缝线但不能拆除张力线,即使张力线孔已豁开大半,显得失去张力而成为一个松弛的异物环存在于感染的大针孔之间(图1-4-3)。一般认为拆除异物有利于伤口愈合,但必须牢记,一旦拆除,势必裂开。因为张力线之所以松弛,针孔豁开,说明患儿哭闹时张力所致,而不哭时松弛显得张力线无用,只是假象。必须坚持2周,以待切口下广泛粘连形成,此时即使伤口裂开也不会有大量内脏突然溢出。

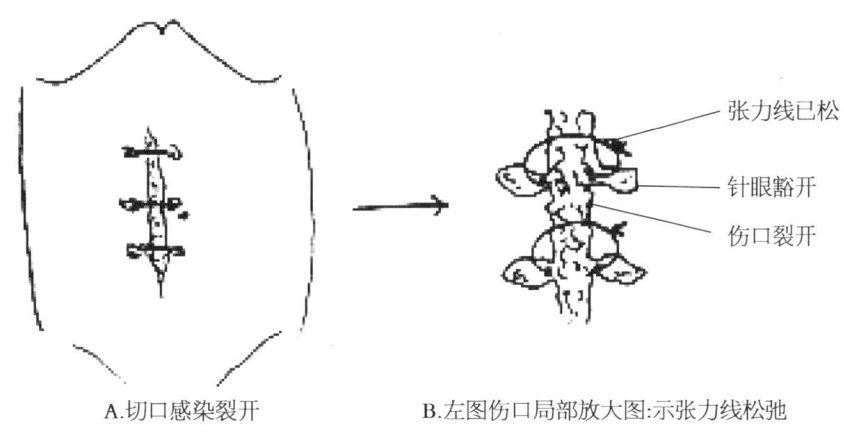

A.切口感染裂开　　B.左图伤口局部放大图:示张力线松弛

图1-4-3　张力缝线豁开

C3 快速关腹　急腹症抢救手术要求速战速决,必须快速关腹。新生儿多有肠胀气,腹腔相对较小,造成关腹困难。办法是:开腹肠管提出后,立刻在切口两侧贯穿缝合4~5针,暂不拉紧,不结扎,而将缝线中段拉至术野之外保护固定。使切口充分显露,保证探查。手术完毕后,随时拉紧缝线同时提起腹壁切口缘,便于肠管还纳。最后从切口一端插入压肠板或压舌板,使伤口与内脏分开,将缝线拉紧结扎(或暂结活扣),以便抢救。情况许可时再拉开贯穿缝线间的切口,从腹膜开始逐层缝合。为了方便在贯穿缝线间的逐层缝合,在结扎张力线前可先在腹膜缘留置牵引线,必要时把张力线活扣解开一针插入压肠板,以保证缝合严密(图1-4-4)。

C4 强迫关腹　急症开腹有时要求紧急关腹,常常同时有麻醉不满意、腹肌紧张、患儿用力,如果时间不允许等待改善麻醉(或麻醉水平较低),则需强迫关腹。方法是:不必企图还纳肠管,暂把腹外的肠管全部推到切口的一端,从切口的另一端贯穿缝合,最后留一小口,再按顺序将肠管送入腹内,然后缝合暂留的小口。等待全身情况好转,或麻醉效果改善。条件许可后再逐层缝合,拆一针缝一段,需要时也可保留两针张力线。

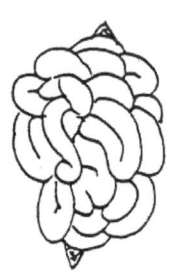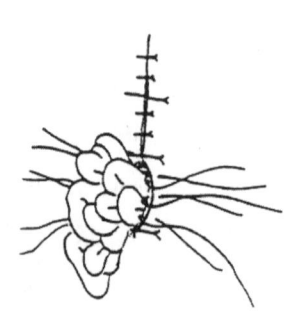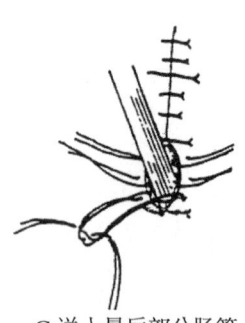

A. 肠在切口外　　B. 将肠压至切口一端,切口大部分缝合,不能缝处先置贯穿缝线,以备送入肠管后拉紧　　C. 送入最后部分肠管后,在压肠板保护下结扎预置缝线

图1-4-4　新生儿关腹

C5　暂时关腹　有时手术中突然情况不好,此时任何增加打击的操作都会非常危险,必须在不翻动内脏的条件下暂时关腹抢救。首先是止血,小出血用纱垫覆盖或填塞,大出血用手指压住不动,一直到情况好转,允许处理出血点为止。暴露的脏器在无张力无挤压的情况下,部分送回腹腔,剩余部分包括止血的纱垫与手,一起用纱垫覆盖,另一手按住纱垫避免肠管外溢,直到渡过危机再继续手术。如果十几分钟后不见好转,则可由助手在纱垫下用两个小巾钳抓住两侧切缘全层,慢慢向一起牵拉,使切口逐渐对拢,暂时缝一两针,情况好转后再拆开处理出血,然后继续手术或结束手术。

B6　外置与造瘘

C1　外置观察　有时很难确定肠管的生活能力,又不能长时间等待而不关腹,这时则需将该部分肠管暂时留置腹外,腹壁做贯穿缝合。外置肠管用温盐水纱垫覆盖保暖,待24小时后一般情况好转再观察肠管的活力,以决定还纳或切除。为了避免外置肠管缩入或涌出(患儿哭闹用力),可在提出肠管系膜近外缘处穿过一段玻璃棒,两端用皮管保护;必要时在外置肠管两端与腹壁固定两针。

C2　二期切除造瘘　有时已肯定肠管坏死,但患儿情况不好急需下手术台,则可将死肠用两个Kocker钳夹住留置腹外,贯穿缝合腹壁。切除钳外的死肠,将钳柄固定于腹壁,24小时后根据情况进行吻合或造瘘。吻合时须切除一切活力不确的组织。造瘘可有3种选择:①情况良好者尽量将远近端开口分开一个距离,做正规双孔瘘。②为了暂时减压与引流,争取肠管功能早日恢复,立即吻合,可以除去钳夹就地固定成为临时造瘘。③经24小时抢救,情况仍不稳定,则3天后去除钳夹任其自然成瘘。但这种瘘日后护理困难,常需二期修瘘。

C3　一期造瘘　由于远段肠管梗阻或炎症尚未解决而需较长时间造瘘,并要求术后便于护理。一般要求近端口位于腰带线上,选5cm直径的平坦腹壁,避开脐、髂骨、肋缘及一切瘢痕。在腰带线上做一个乳头式近端出口,便于固定粪袋。要注意不同年龄的腰带线有所不同,中国人与外国人也有不同习惯。远端开口一般留在腹部切口的一端与皮肤固定;如需远端封闭单孔瘘,则封闭后固定于近端口处皮下,关瘘时便于寻找远端。

C4 减压造瘘　为了保护吻合口的愈合,必要时可在吻合口近段做一个插管减压瘘,要求 1 周内拔管,瘘口自然愈合。末段回肠与结肠减压可通过阑尾插管,向上可插过回肠吻合口,向下可插入结肠,加吸引器引流。上部小肠一般靠胃十二指肠减压即可。严重梗阻时,吻合口径与厚度差异大危险也大,此时近段肠管必然扩张肥厚,即使是小婴儿也可行 Stam 荷包内翻造瘘。只要以后吻合口畅通,拔管后可自然愈合。

C5 喂养造瘘　胃、食管手术后为了维持肠道营养,可经空肠上段插细管喂养,有利于恢复胃肠道功能。插细管同样要求做内翻荷包缝合,并且四面固定于腹壁。新生儿空肠太细,则可做胃瘘插管,管端连一金属头,用手从肠外引导,使管插入空肠固定。以后可用 X 线或 B 超观察金属头的位置。

B7 填塞与引流

C1 止血填塞　目前对术中出血的止血方法已很先进,小出血点用高频电凝、双极电凝,中等出血点可以缝扎或结扎,深部出血可用钛夹,渗血面或出血面可用氩气刀凝固。使用手术放大镜及显微镜可以避免损伤血管,超声振动刀切肝脏可以保护血管、胆管不受损害。现代外科手术要求无血手术野,然而仍有一些出血性手术,如肝脾等脏器破裂、大血管损伤、出血性肿瘤(血管瘤、搏动性肉瘤)以及肿瘤或瘢痕包绕并侵蚀大血管等,稍一翻动则可突然发生大出血。所以,有出血的可疑时必须先穿刺试探,不可盲目试图翻动分离。万一不幸发生措手不及的大出血,不容浪费时间,立刻填塞仍不失为急救措施。新生儿、小婴儿止血填塞物的规格不同于大孩子,手术室内必须常备齐全。常用填塞物一般为纱布垫与纱布条,其物理性能要求为:①有一定的厚度,能保持一个伸展面(垫子或带子),不像绷带填入后见血缩成细绳或纱布块填入后缩成小球,起不到填塞止血的作用反而成为异物妨碍凝血。②质地必须柔软,能填入每一个小角落,使填塞物与出血面完全接触严密,不留无效腔。③有强力的吸水性,出血时能及时吸入填塞物中,不使填塞物与出血面之间出现血肿。④大小形状的设计要便于填入(按顺序反复折叠填塞),日后便于逐渐取出。过去常用碘仿加入填塞物中,目前在抗生素时代已经废止。有时加入凝血剂,也应该有针对性。为了避免取出填塞物时继发损伤性出血,须待 3 天以后取出,基本上很少出血。但仍须非常谨慎,轻轻慢慢拉出,如发现出血立即终止取出,包扎伤口,明天再取。填塞物前端先放一层可吸收性止血绵,也是防止取出时继发出血的办法。单纯用可吸收性止血绵填塞,只限于小出血无法止血时,大量用异物保持无效腔,感染的危险不可忽视。

C2 腹腔引流　小婴儿尽量避免腹腔引流,但以下情况也需使用:局部有可疑的渗血面或感染渗出面,如已有粘连的阑尾切除创面,可留置香烟引流(吸水纱布细卷外包薄橡皮膜),外敷多层吸水纱布,小量的渗出可以吸出,既可引流又有压迫止血的作用,一两天可以拔除。肝门、胆囊床部也同样可置香烟引流,同时腹腔文氏孔处置皮管引流,以防胆汁漏出太多发生胆汁性腹膜炎。特别是严重的肝创伤时,胆汁分泌暂停,引流管无胆汁引出,但拔管后肝血供恢复,胆汁分泌增多易漏入腹腔而形成迟发性胆汁性腹膜炎且常被忽视,导致中毒性休克。因此肝门引流管即使无引流物排出也要保留 7～10 天。

C3 小囊引流 小囊引流多与胰有关。为了避免胰液漏入自由腹腔(大囊),最好将大网膜切口(进入小囊时所切开)与腹壁切口腹膜互相缝合。做袋形缝合,使小囊直接通向腹外而与大囊隔离,然后再按需要放入引流管及香烟引流(为了止血或保留引流口的口径)。如果引流物有胰液,引流管至少保留2周,以免后遗假性囊肿。如果形成胰瘘,有可能需几个月或一年才能愈合。

C4 胆道引流 成人胆道引流多用T管从胆总管戳孔引出;小儿胆总管很细,应尽量避免引流。如果引流管外径与胆总管内径差不多,则戳孔后几乎将胆管前壁断开,拔管后势必形成狭窄与胆瘘,而需手术修复。因此小儿胆管引流多须用细管通过Oddi括约肌插入胆管,从十二指肠戳孔引出;只有严重扩张之胆管可以直接引流。

A3 术后护理与治疗

各年龄儿童要求不同,仍以小婴儿为例类推。

B1 术后医嘱 入院医嘱与术后医嘱项目相似,可按此顺序逐项取舍类推。

C1 病情 指患儿的一般情况,包括一般、病重、病危、护理等级等。

C2 体位 包括自由体位、平卧位、头高位、头低位、仰卧位、腹卧位、侧卧位、蛙位以及特殊部位制动等。

C3 饮食 包括禁食、奶方、流食、半流食、少渣软食以及各年龄食谱、特殊食谱等。

C4 静滴 包括液体、电解质、静脉营养(抢救药物开临时医嘱)。

C5 用药 包括治疗药物、止痛药物、辅助支持药物等。

C6 引流 包括装置(接瓶或袋,接吸引器,接水面下引流)、自由开放或定时开放、观察项目。

C7 记出入量 包括全部量、输液量、尿量、单项计量等。

C8 特殊护理 包括伤口引流护理、肠瘘护理、会阴护理、石膏牵引护理等。

B2 呼吸护理 新生儿术后呼吸护理当视为常规。

C1 深呼吸 每天至少3~4次,使婴儿大哭十余声,使术后的肺有全部扩张的机会。

C2 正压给氧 不哭的孩子可以用面罩加压给氧,避免术后发生肺不张而继发肺炎。

C3 祛痰护理 靠吹(氧)、拍(背)、吸(痰)、喷(雾)、滴(药,如麻黄碱等)五法。吸痰的目的是刺激婴儿哭闹、深呼吸。

B3 体温监护 新生儿术后每小时测量至平稳后4小时。

C1 暖箱或辐射罩 新生儿体温低于36℃应放入暖箱内或辐射罩下,体温高则保证通风(不能直吹孩子)。

C2 热水袋或冷水袋 只能用于循环正常的孩子。循环不良时,外围冷热不能传入体内调节体温,反而造成局部烫伤或冻伤(新生儿可见足跟起泡或黑色)。

C3 输液、供氧时加温 一般输液或吸氧都低于体温,起降温作用。新生儿体温不升则须注意使输液管及输氧管通过加温器(或用热水袋包围输液管)增加体温。高热者也可用降温措施。

B4 体位固定　任何体位固定都必须注意血液循环与避免压伤,并随时活动按摩。

C1 蛙式位固定　要求大腿分开,暴露会阴,便于清洁、通风。有 3 种形式:仰卧、俯卧、吊腿(Bryant 牵引)。方法也有 3 种:膝以下约束带、蛙式衣裤(或蛙式石膏)、悬吊牵引(适用于新生儿)。

C2 侧俯卧位固定　适用于肠瘘早期使瘘口处于低位自然引流,或长期仰卧固定时作暂时两侧休息(要求约束固定)。

C3 肢体局部固定　一般用于点滴时肢体固定。多用夹板胶布固定肢体后再作体位固定,不能只作局部绑扎固定。

B5 会阴护理　这里指会阴手术后的护理,特别是肛门手术后的护理。应该在预防新生儿尿布疹的基础上增加下列措施。总的原则是清洁与干燥。

C1 暴露　暴露会阴的目的是通风与观察,关键在于充分暴露肛门。一般需蛙式位固定,肛门前放一弯盘,以备随时清洁之用。

C2 吸引　分泌物多或随时排便排尿,最好有专人随时用吸引器吸引清除。要求吸引时器械不与患儿接触,以免引起疼痛。固定合适的自动吸引装置也可,但也需随时有人补充吸引,最好是委托妈妈。夜间睡眠时可用尿不湿(化学性吸水)或尿布夹层内加吸引器,保持尿布基本不存水。

C3 清洗　吸引可以清除液体或稀便,定时局部冲洗配合十分必要。冲洗的水压要注意不引起疼痛又能冲掉粪便及分泌物。清洗液以流动清水为宜,用生理盐水或硼酸水亦可,随冲随吸。肥皂或含酒精的溶液均有刺激性,不能使用。冲洗后局部用吸水棉或纱布吸干。

C4 烤灯　会阴有渗出时,在蛙式位用烤灯照射会阴,温度以 40℃左右为宜。随时渗出随时烤干。

C5 吹风　用热风机,温度可用操作者的手背为测定标准,要求温而不热,空气流动而风吹感。

B6 伤口的处理与引流

C1 封闭　小儿无菌伤口应尽量封闭,最好是用胶布封严,以免小儿用手抓伤口。每日观察伤口时须注意胶布边缘有无湿痕或血迹,如果血迹不干说明有持续渗出或出血,必须更换敷料,检查伤口。用棉球轻轻试探压挤缝线,如有渗出或有皮下裂开感,则须警惕切口裂开。切口裂开时不可妄存侥幸,必须急送手术室,在麻醉下从切口一端拆开一针,手指插入腹腔,从腹膜内检查切口线是否牢固。如有松软处或挤压有渗出,则应在手指引导下加缝一排贯穿张力线。否则内脏很可能突然溢出,使问题复杂化。

C2 暴露　不便封闭之伤口只好暴露,如肛门伤口及肠瘘早期,常需随时清洁吸引及烤灯、吹风。暴露伤口时,必须固定患儿的双手。注意保暖及通风,一般要求用支被架或婴儿暖箱。

C3 引流管　小儿腹部引流的护理重点是固定。固定困难有很多原因:小儿不知自我保护,腹壁缝合三四天后易脱落,胶布沾水或过敏也易脱落。此外,腹壁薄引流管不稳、腹围变化大、骨骼突起不明显使腹带常滑动、孩子突然活动及护理操作不慎等,均可使引流管脱出或移位。因此,小儿腹部引流常规要三重固定,并且手足固定。护理操作时要特别注意保护引流管,一旦不幸脱出或移位很难再插入恢复原位,有时可引起严重后果,不得不再次紧急开腹。腹部引流管分直接引出与间接引出两种。直接引出指腹腔引流,间接引出指脏器引流经腹腔引出。如胆道引流时,虽然皮肤固定无移位,但可能有胆汁漏入腹腔(特别是引流管有多个侧孔,其中一个拔出胆道,引入腹腔)。因此手术时尽量将脏器引流口严密缝合于腹壁引流口,使之成为直接引流。一般引流不超过7~10天,最早拔管也不能少于48小时,以免伤口感染。长期引流除有特殊装置外也是用胶布固定,一般要求每天更换胶布清洁管壁及伤口周围皮肤。为了预防引流管沾湿后胶布条在管上滑动以致管的位置深浅不稳,通常先在伤口外管壁缠绕一层胶布,既为插管位置的标志又可避免绑扎后滑动。长期引流管一般每2周更换一次,此时腹壁伤口已形成稳定的慢性瘘管便于拔除与插入,但是要求拔出后立刻插入新管,若时间拖长,伤口很快缩小。停止引流拔管后伤口约1周内愈合,否则应检查有无异物停留或瘘口黏膜化。如有,均需作瘘口切除缝合。

C4 开放引流 腹腔开放引流目前已非常少用,偶尔用于阑尾脓肿的切开与坏死性胰腺炎的小囊引流。很大的慢性脓腔需两三条皮管引流,周围填以油纱布,使引流口保持敞开,内部引流畅通。一般填塞3天后更换填塞物及引流管,以便使大脓腔缩小和保持引流口敞开,最后成为食碟状肉芽面二期愈合。

B7 肠瘘与肠外置

C1 粪瘘 指自然形成的病理性瘘,多为肠穿孔的后遗症。开始都是间接瘘,患儿情况恢复后转为直接瘘,但瘘口处皮肤与黏膜间多保留一部分的肉芽面。此种瘘口多无带粪兜条件,早期只是伤口漏粪,只能靠随时吸引清洁;待单一瘘口形成后(或经手术改为单一瘘口)再根据情况插管或带兜。局部护理重点在于皮肤的保护,开始漏粪时皮肤尚无糜烂,应及时涂油保护;3天以后多有糜烂,则以粉剂或冷霜涂敷为宜。现在针对不同漏液性质有不同系列的保护剂和相应的剂型可以选用,力求避免发生皮肤糜烂。然而由于局部免疫形成的规律,1~2周的糜烂常是必然阶段,很难绝对避免。能使糜烂范围减小,保住伤口不裂开,就是护理的成效。待2周以后局部免疫建立,进行常规皮肤护理,保持局部清洁干燥,多可将糜烂限制在瘘口周边。漏出液多需插管,漏稀粪应带兜,漏粪极少则可用纱布堵塞,及时更换。每日洗澡(包括瘘口一起洗)对身体、对心理、对局部都非常重要。除全身洗澡之外,再随时做粪瘘护理。

C2 造瘘 指正规乳头样造瘘,瘘口高出皮肤0.5~1.0cm,口周围腹壁平坦柔软。有各种规格、各种型号的粪兜,按规定的技术佩带,每日定时更换,清洁护理,可保不漏粪,无臭味,皮肤不糜烂。粪兜藏在婴儿包或小儿衣服内,不妨碍抱出活动。然而造瘘早期也有局部免疫适应过程,即使是乙状结肠造瘘,3天左右流稀便也会使皮肤糜烂。此时的护理与病理性瘘一样,靠随时吸引清洁,一般1~2周后才能带粪兜。为了预防糜烂的发生或扩大,配合粪兜有各种防烂配方出售,并以不同剂型供应,如粉剂、膏剂及粪兜垫板等,可以中和粪液的腐蚀性,保护皮肤干燥,避免糜烂。可惜目前这种系列商品价格仍很昂贵,每日多次使用,一般人尚难承担,可以按此原理变通模拟。

C3 喂养瘘 多数是空肠近段瘘。可作直接插入肠内荷包缝合的 Stam 造瘘(图 1-4-5),也可作扩张的肠壁折叠埋藏一段插管再插入肠腔的 Witzel 造瘘(图 1-4-6)。护理的重点是防止脱管与肠内容物的漏出。防止脱管已在前文引流管的保护中讨论。肠内容物的漏出可有两种情况:Stam 造瘘对腹壁薄的婴儿较易外漏,并且腐蚀瘘口皮肤使瘘口扩大,不但加重漏出,甚至容易脱管。Witzel 造瘘更要及时发现,因折叠之肠壁部分裂开,使肠内容物漏入腹腔,可引起弥漫性或局限性腹膜炎。当然,首先应强调缝合时必须保证瘘口血供良好,同时全部缝合处与腹壁严密固定。造瘘早期免疫反应期必须暴露观察,预防糜烂,直到 1~2 周后方可用一般胶布固定。万一发生严重外漏 2~3 天内不能控制,宁可拔管停喂,改行静脉营养,等待伤口愈合、反应正常再酌情插管。企图边漏边喂必使瘘口扩大,甚至使小肠前壁横断而外翻成为高位肠瘘,对新生儿非常危险。有人为了安全,避免空肠造瘘而经胃造瘘插喂养管间接插入空肠,但也有逆蠕动使管返回胃内的可能,只好等待伤口愈合后经胃镜再次插入空肠。总之,目前喂养瘘对新生儿尚不满意,多用静脉营养后经口鼻插管喂养。

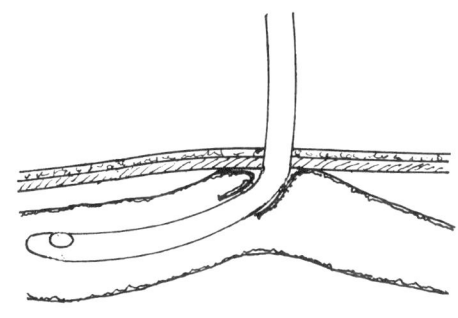

图 1-4-5 Stam 造瘘

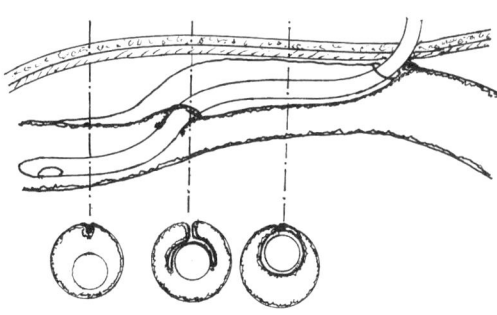

图 1-4-6 Witzel 造瘘

C4 肠外置 多为应急手术的暂时措施,一般观察 24~48 小时后,根据全身及局部情况决定切除吻合或造瘘。在此观察时间内,外置之肠管须用盐水纱垫(或尼龙纱垫)覆盖,保温保湿,并注意渗血量与颜色,作为判断肠管生机的参考。同时注意有无内脏继续溢出与伤口裂开的趋势,以决定是否进行紧急手术。

B8 石膏与牵引　主要为了小婴儿会阴护理。

C1 蛙式石膏裤　最满意的会阴暴露固定是治疗髋脱位用的蛙式石膏裤(图1-4-7),护理、搬动都很方便。但是小婴儿石膏裤制作有一定难度。一般是婴儿俯卧位,先做蛙式石膏裤的后半片,待石膏凝固硬化后,将此石膏片取下烘干至完全坚硬。将患儿仰卧置入石膏壳中修整合适后垫软,再将患儿绑在石膏壳中保持蛙位。为了避免石膏壳折断,可将患儿放入石膏壳中,再如法用石膏做一前壳,将前后壳用绷带或石膏绷带绑紧,任其干燥。这种蛙式石膏裤可以作为一条完整的石膏裤,也可随时拆成前后两片,方便洗澡、护理;还可以将石膏后壳的分叉部用石膏带连成一片,成为蛙式石膏床,用绷带固定,保持蛙位,也便于清洁护理。为了避免石膏受潮,可涂一层防水涂料。

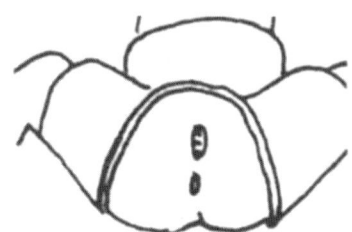

图 1-4-7　蛙式石膏裤

C2 Bryant 牵引　如不需搬动患儿,用 Bryant 牵引(双腿悬吊)法对小婴儿会阴护理更为便利(图1-4-8)。为了减轻双小腿的皮肤反应,胶布宜宽,以分解对皮肤的拉力;在胶布上多处剪孔,以利通风。绷带松紧适度,经常观察双脚的颜色与足趾活动的灵敏度,特别是夜间睡眠时每4小时要引逗患儿双脚活动,以免发生长期缺血。平时使骶部落于床上,做清洁护理时使骶部抬高。小婴儿用移动式 Bryant 架也可带回家护理。

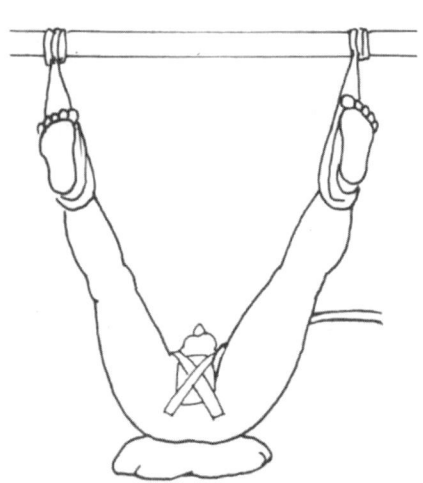

图 1-4-8　Bryant 牵引

A4 营养平衡

急腹症患儿常有脱水甚至营养不良,术前应尽可能纠正,但无论如何术后仍有水与电解质失衡的必然性,只是轻重不等而已。如果有慢性疾病的基础,则营养不良也必然存在。

B1 出入量 严格要求每个急腹症患儿都应该记录出入量,至少不能正常进食者必须记出入量。

C1 输液量 指实际注入之液体,包括静脉及皮下输入者。

C2 饮食 指经口或胃管摄入之液体,包括冲洗胃管的水及灌注的药液。

C3 尿量 有导尿管者可以直接计量,但须注意尿管外排出(尿管下尿布垫的含水量)。无留置尿管者,大孩子可以用尿盆接尿,不合作的则需尿布及弯盘同时接尿,然后测总重量。

C4 排便及呕吐量 一般外科情况吐泻占出入量的比例很小,只能靠估计。严重吐泻则须用弯盘接与尿布称重量记录。

C5 引流量 各种引流量包括胃管引流及肛管引流均可直接记录。大量创面渗出及敷料浸湿也应称重及估计。

C6 出汗与无形蒸发 除出汗很多可以称重估计记录外,无形蒸发有定量(50ml/100kcal* 代谢量)已在计算输液量时计入,不再记录。

B2 饮食与母乳喂养 尽管急腹症患儿多不能进食,但为了保证平衡营养和刺激消化与食欲,仍应尽量鼓励进食与吸吮母乳。可经胃管注入少量米汤,2~3小时后用注射器吸出做碘酒试验,吸出液不变紫色则说明米汤已经消化并已从胃内排出。可以继续灌注并逐渐增加。根据食欲与排便排气情况逐渐改为流食→半流食→软食→婴儿食谱及奶方。母乳喂养的小婴儿术后应尽早恢复母乳喂养。

C1 母乳喂养的条件 患儿必须有食欲(用盐水棉棒或葡萄糖水棉棒接近口唇有吸吮反应),母亲乳汁充足。为了保证母乳充足,患儿停喂期间必须按喂奶时间定时将奶吸出。一般每次只吸空一个乳房,下次吸另一个乳房,交替吸空,这样可以增加泌乳量,不致因停喂而使泌乳减少或停止。

C2 怀抱喂奶 母亲怀抱喂奶对婴儿和新生儿的精神和食欲的恢复有很重要的作用。通过母亲对孩子的感情传导可以促进神经兴奋与消化活动增强。观察吮乳活动可以了解患儿全身情况发展趋势。如吸吮有力无力、吸吮速度、一口气连续吸吮几次、是否需频繁停吸休息深呼吸、吸吮时间长短、吸入量多少,以及面部表情与四肢配合活动等,均可以了解患儿的精神、食欲、体力、心肺功能以及体温变化。只要患儿可以搬动,即使不吃也应按喂奶时间把奶头放在嘴里抱一会。怀抱喂奶时必须注意患儿呕吐,要及时清理干净,再根据食欲表现决定是否继续喂奶。对母乳喂养的计量问题有些争论。一般认为严重急腹症术后需记出入量的患儿若食欲不佳,吃奶很少,喂奶量可以不记;如欲记录,可以先将一侧乳汁尽量吸出测量,以后再喂

---

* 考虑到临床实际情况,本书所有热量单位用"cal",与我国法定计量单位"J"的换算关系为:1cal=4.184J。特此说明。

奶时即可有个量的估计。为了保证母亲乳汁充足,每次只喂一侧乳房,不能吃空时必须将剩余乳汁吸空,下次喂另一乳房。如果一侧乳汁吃完仍感不饱,则可补充喂一些奶方(配合乳),不喂另侧乳房,以增加储量,以免母亲在婴儿术后因心情不佳、身体疲劳使泌乳不良而致断奶。

C3 筐内喂奶　术后患儿不能抱起,可以向在婴儿筐内(婴儿床上),母亲将乳房贴近患儿头部喂奶,但必须特别注意患儿呼吸与呕吐。万万不可在母亲陪住床上喂奶,疲劳的母亲睡着后可以用乳房堵死衰弱的婴儿。其他注意事项与怀抱喂奶相同。

C4 滴管喂奶　患儿可以口服进食,但母亲无喂奶条件时,如母亲产后需休息或患儿在监护室等,可以将吸出之母乳汁(必要时加温消毒)用滴管向患儿口内滴入,每1～2小时5～10ml,诱导患儿吞咽,也有利于口腔卫生。发现患儿有食欲后则可逐渐加量。

总之,母乳对患儿特别是新生儿腹部手术后很重要,可以说有百利而无一害(只要你不勉强灌入)。除一般的母乳优点外,对腹部术后胃肠功能的恢复与早期胃肠道菌群失调的预防有特殊作用。

B3 液体疗法　指为纠正患儿的水和电解质平衡失调而输液。急腹症患儿一般来说术前术后都有不同程度的脱水和酸中毒。术前有一定时间不进饮食,再加上呕吐、肠腔内渗出与滞留,使大量水分脱离循环系统。渗出、呕吐、腹泻虽然都是低张液,但也都会导致电解质的额外损失,因此造成低张脱水酸中毒。术后,理论上应该得到纠正,但事实上内脏长时间暴露蒸发,湿度保持不足,术者及麻醉师担心术后打击性组织水肿,不敢超量输液,结果,多数患儿术后因反应性水肿使液体渗入第三间隙而发生脱水与血浓缩,严重者可以发生外周循环衰竭。若不加鉴别,误认为术中失血性休克而大量输血会增加血浓度与黏度,对改善循环不利反而增加心脏负担。术后患儿血红蛋白增高就是输液的指征而不是输血。

液体疗法的目的是:①调整循环系统中的水量,改善循环不足(血量及血液黏度的变化)。临床上最主要就是输水和适量的钠盐。②调整酸碱平衡。临床上主要是纠正酸中毒,输碱性液。小儿代谢旺盛,细胞内耗氧率高,供氧不足则出现酸中毒,破坏了酸碱平衡。维持血流速度的重要因素是血量与血液的黏度,也就是靠循环系统中的水分。水分在细胞内外及血管内外自由渗出、渗入,由渗透压所控制。渗透压是由细胞膜(生物半透膜)两侧的液体所含的渗透分子浓度(液体的张力或称渗透压)所决定,渗透分子多的一方就吸收水分,使之达到渗透膜两侧渗透分子浓度相等。正常血质及细胞质的渗透分子浓度约为300mOsm/L,其中主要是各种离子,细胞内以钾离子为主,而细胞外以钠离子为主。血浆钠离子为140mmol/L,同时也必须有140mmol/L的阴离子相结合(分别为氯离子103,碳酸氢根25～28,其他为磷酸氢根等),因此钠的改变就左右了280mmol/L的离子,也就是280mOsm/L,基本上左右了细胞内外的渗透压。所以如要控制细胞内外的水分,除供给足量的水分外,必须控制钠离子的浓度,才能使细胞内外水分量保持平衡稳定,从而满足循环的需要。保证循环的最终目的是为了保证细胞的氧代谢与酸碱平衡,因此调整水和钠的同时还必须调整碱的储备,也就是调整碱性钠盐的含量比例,以保证稳定的酸度。这就是调整水分保持电解质平衡的根本任务。

C1 液体疗法需求量的估算 外科患儿维持每日水分与电解质平衡的需要量要从三方面计算:①日需求量:即每日代谢作用基本需要量。水和电解质主要由排尿、呼吸、出汗及蒸发等途径排出。②额外损失量:如呕吐、腹泻、胃肠减压、其他引流量、各腔积存液量(如肠腔、胸腔、腹腔积液)以及组织水肿与创面渗出液量等。③失衡量:纠正当时已存在之失衡情况的需要量,如当时已存在的不同程度脱水或酸中毒等的需要补充量。

D1 日需求量 外科患儿水分与电解质的日需求量与每日平均代谢率有关,而平均代谢率又与年龄、体表面积及疾病的变化有关。在一般正常发育的外科患儿,其代谢率大致与体重成正比,为了简化,除特殊体形外所以一般都按体重计算。

E1 水分的估算 选择性手术患儿,无发热,可轻度活动,首先按平均代谢率计算每日需要热量(表 1-4-1)。

表 1-4-1 外科患儿日需热量计算表

体重范围	第一个 10kg	第二个 10kg	第三个 10kg
热量需要	100kcal/(kg·d)	50kcal/(kg·d)	20kcal/(kg·d)

例如,一个体重 25kg 的患儿是 10kg+10kg+5kg,所以该患儿日需热量就应该是:
100kcal/(kg·d)×10kg+50kcal/(kg·d)×10kg+20kcal/(kg·d)×5kg=1600kcal/d

随着每 100kcal 热量的产生,代谢后废物要随一定量的水分排出。其中形成尿 66.7～86.7ml,呼吸及皮肤蒸发水分 50ml,代谢过程中氧化时能生水 16.7ml。所以平均每 100kcal 需水分 100～120ml。由于外科手术后或局部损伤后有局部水肿趋势,所以一般术后按 100kcal 给予 100ml 水分计算,希望排尿 66.7ml,不足再补充。新生儿 24 小时以内禁食可以不予输液。出生 1 周内代谢率亦很低,每日每千克体重约需水分 50～75ml。一般患儿大手术后一两天内代谢率降低,所需水分应按基础代谢率[50～60kcal/(kg·d)]计算。新生儿术后没有代谢率降低的现象。高热(39℃以上)患儿,体温每增高 1℃,应增加热量消耗 12%。

E2 电解质的估算 维持水分平衡必须同时维持电解质平衡。影响水分平衡的电解质很多,但短期内影响最大的渗透分子中,不外乎钠、钾、氯 3 种离子。

F1 钠 每 100kcal 需 3mmol 的钠,相当于生理盐水 18ml 或 0.17mol/L 乳酸钠 19.5ml。

F2 钾 每 100kcal 需钾 2mmol 的钾,相当于 0.15%氯化钾 100ml 或 15%氯化钾 1ml[氯化钾静脉点滴浓度不能超过 0.3%,速度不超过 9ml/(kg·h)],过浓过快可致心搏骤停。

F3 氯 每 100kcal 需 2mmol 的氯,相当于生理盐水 13ml。

小儿术后第一天多睡眠,代谢率降低,手术部位水肿并有水与钠滞留的趋势,所以水与电解质液的供给应减半量。又因大手术后肾功能较差,并且常常输血,而库存血中钾的含量较高;为了避免患儿血钾过高,所以术后第一天也不给钾,直至排尿量增加后再按需要供给。钾的静脉点滴浓度以 0.15％氯化钾为宜(0.1％～0.3％均可)。术后不能进食在 3 天以上时必须给钾。

此外,长期不能经口进食的患儿也可发生钙与镁的缺乏。术后,尤其是输库血的患儿往往因钙不足而抽搐,较小婴儿甚至发生喉痉挛。所以长期禁食的患儿每日注射 10％氯化钙或葡萄糖酸钙 10ml 是必要的。较小的婴儿有 2 周以上不能吃奶时,则可以发生持续性角弓反张,常是低镁的表现,肌肉注射 25％硫酸镁 2～4ml,每周 1～2 次也是必要的。

除电解质及水分以外,热量供给不足,体内脂肪与蛋白质就要消耗,可以产生酸中毒和低蛋白血症。患儿术后 3 天可以经口进食的,则问题不大;如果患儿原有营养不良或术后长期不能进食,将发生慢性脱水、酸中毒以及低钾血症,所以平日热量的供给至少要满足基础代谢的需要。按上述方法计算水分需要量时,使全部输入液中均含有 10％葡萄糖可以达到最低要求,如有不足,也可以用一些 25％葡萄糖液。但是高浓度的葡萄糖对静脉刺激太大,并且有利尿作用,所以一般禁食 3 天的患儿只给一些 5％～10％的葡萄糖液即可。禁食 3 天以上者,不但热量供给要满足,而且应以静脉高营养补充入量,以保证正氮平衡;同时保证微量元素与维生素的需求量。

D2 额外损失量 外科患儿因病的继续额外损失量包括引流量及第三间隙积存量,如胃肠减压引流液、肠瘘的流出液、脓汁引流液、创面渗出液以及继续增加的水肿、胸水、腹水和腹胀的肠液等。一般至少要等量补充引流量,并准确地收集及检查电解质含量,及时予以补充(表 1-4-2)。

表 1-4-2 一般胃肠减压或肠液引流时需补充的水分与电解质

引流液 (100ml)	5％葡萄糖液 (ml)	生理盐水 (ml)	0.17mol/L 乳酸钠 (ml)	15％氯化钾 (ml)
胃液	40	60	——	0.4～1
小肠液	20	70	10	0.2～1
胆瘘液	——	67	33	0.25～1
胰瘘液	——	50	50	0.25～1
肠瘘液	20	50	30	0.2～1
胃肠减压	25	75	——	0.25～1

D3 失衡量 需急速纠正的失衡情况主要为脱水与酸中毒。

E1 脱水 是指患儿体内水分总量的不足。外科患儿常见的脱水几乎都是低张性脱水。因为平时小儿代谢需水 100ml/(kg·d),而其中需等张含钠液仅为 20ml/(kg·d),所以日需求量的电解质液仅为 20ml∶100ml,即 1/5 张液。如果消耗或排出的体液中所含的电解质高于 1/5 张液,则血液中电解质浓度逐渐降低,水分相对较多,于是血管内水分渗透至组织间,而使组织间电解质浓度亦相应降低。但因细胞内钾离子不能渗出,于是水分又向细胞内渗入,以求张力相等,最后造成各部体液电解质含量不足,故称为低张性脱水。此时可有显著的血量减少及血浓缩,甚至发生休克。此种脱水患儿输入生理盐水提高细胞外钠离子的水平,脱水即可得到纠正。

外科临床上低张性脱水的主要原因是肠梗阻、肠瘘、腹膜炎或其他渗出性感染，主要症状是眼窝深陷、眼闭不严、前囟凹陷、皮肤弹性丧失。实验室检查可见血浓缩，血钠降低（130mmol/L 以下），尿氯降低，非蛋白氮增高，严重者出现血压低及休克现象。

E2 酸中毒　是指血 pH 降低而言，多由呕吐、肠梗阻、肠瘘等引起。此时血浆碳酸氢根浓度（碱储备或二氧化碳结合力）降低，临床上出现呼吸深长而快的现象，严重者出现昏迷。治疗当用静脉补充碳酸氢钠，但是临床上除肝衰竭患儿外，常用 0.17mol/L 乳酸钠补充，因乳酸钠可在肝内分解为碳酸氢钠，更为安全缓和。

E3 计算公式　如果事先有条件快速了解血生化情况，则按下列公式计算，作为纠正失衡量的参考：毫摩尔差（mmol/L）×4×体重（kg）＝所需等张液量（ml）

钠的正常值为 140mmol/L，如果患儿值为 120mmol/L，则差额为 20mmol/L。也就是说，10kg 的患儿需要 20×4×10＝800ml 等张含钠液或生理盐水。这个公式就是说，患儿每千克体重体重差额为 1mmol/L，则所需等张液当为 4ml，也就是每千克体重输入等张液 4ml 可提高电解质 1mmol/L。

C2 输液方案的制订　外科患儿水分、电解质平衡的全面计算，要把日需求量、额外损失量及失衡量三方面的数字加起来，作为全日的总输液量，大约相当于 1/3 张液静滴输入。外科急症患儿为了争取时间早做手术，一般原则是先补充失衡量（用等张液计算），再补充日需要量（用 1/5 张液计算），最后输入额外损失量（一般用 1/2 张液计算）。大量输液（超过 50ml/kg）时，平均浓度不宜超过 2/3 张。输液方案要每天计算，严重者每 8 小时或每 12 小时计算一次。计算时应按当时情况全面计算，前一阶段输液未完成的剩余量（缺少量）不再追补。本阶段输液如果提前输完，则可以休息，不应提前输入下一阶段的计划入量。

C3 输液速度　一般婴幼儿安全点滴速度是 9ml/(kg·h)，新生儿可到 11ml/(kg·h)，大儿童为 7～8ml/(kg·h)，心力衰竭或肺部疾患者以不超过 6ml/(kg·h) 为宜。为了使静脉能持续使用，可以将全日量按 24 小时平均静滴，或通过输液泵等速输入。脱水或休克的患儿，短时间输液速度可加至 20ml/(kg·h)；快速加压注入则以每次 30ml/kg 为限，观察患儿反应，再输第二次。

举例：1 周岁男孩体重 10kg，粘连性绞窄性肠梗阻手术探查。

D1 术前　按脱水 10% 纠正电解质紊乱，10kg 总量为 1000ml。用 2∶1 液（生理盐水 2 份∶0.17mol/L 乳酸钠 1 份）30ml/kg 快速静脉推入，然后按 50ml/kg 快速静脉滴入（1h 内），即可开始麻醉与手术。

D2 术中　按 6～9ml/(kg·h) 点滴上述等张液，手术 1 小时结束。

D3 术后第一天　血钠 130mmol/L，碳酸氢根 20mmol/L，仍有脱水症状。

E1 失衡量　估计脱水 7.5%，计为 750ml。给予含钠液（140－130）×4×10＝400ml，碱性钠（25－20）×4×10＝200ml，计 0.17mol/L 乳酸钠 200ml、生理盐水 200ml、10%

葡萄糖 350ml。

日需求量计 1000ml,术后半量为 500ml,按 1/5 张计。

E2 损失量　先按一般补 1/2 张 500ml(第二天再核对),计 2∶1 液 240ml(或生理盐水 160ml、0.17mol/L 乳酸钠 80ml),10％葡萄糖液 260ml。

总计:见表 1-4-3,分为三组或两组,按 9ml/(kg·h)的速度静滴输入。

表 1-4-3　术后第一天的补液内容

	生理盐水 (ml)	0.17mol/L 乳酸钠 (ml)	10％葡萄糖液 (ml)	15％氯化钾 (ml)	合计 (ml)
失衡量	200	200	350	——	750(约 1/2 张)
日需求量	100	——	400	——	500(1/5 张)
损失量	160	80	260	——	500(约 1/2 张)
合计	460	280	1010	——	1750(约 1/3 张)

D4 术后第二天　血钠 140mmol/L,碳酸氢根 26mmol/L,已无脱水。

E1 日需求量　按 100ml/kg 计算,共计 1000ml 1/5 张液。尿量正常,可给 0.15％氯化钾 20ml(高热 40℃加 12％)。

E2 损失量　第一天胃肠引流 400ml,腹胀明显,估计腹腔内肠液及腹水 400ml,总量按 800ml 1/2 张液补充。

总计:见表 1-4-4。

表 1-4-4　术后第二天的补液内容

	生理盐水 (ml)	0.17mol/L 乳酸钠 (ml)	10％葡萄糖液 (ml)	15％氯化钾 (ml)	合计 (ml)
失衡量	——	——	——	——	——
日需求量	200	——	800	20	1020(1/5 张)
损失量	200	200	400	——	800(1/2 张)
合计	400	200	1200	20	1820(约 1/3 张)

E3 术后第三天　一般损失量下降,胃肠引流为 300ml,腹围不增,发热在 39℃以下,大致按日需求量计即可。

在实际工作中,一般外科输液无论术前术后(特重者例外),均输 1/3 张 2∶1 液,常速滴入。观察患儿的精神变化及尿量变化,好转则停止输液。每日的常规生化测定与计算只作为参考与核对疗效,以便及时纠正偏差。

B4 营养治疗　一般急腹症虽是消化器官疾病,但大多时间很短,液体疗法中用 10％葡萄糖液补充日需热量基本上可以避免营养不良,无需特殊营养治疗。若治疗不顺利,或在慢性病的基础上发生急腹症,则极易发生营养不良,影响伤口愈合和消化功能的恢复,进而发展为恶性营养不良。

C1 恶性营养不良 多见于久病者早期治疗不当,或术后合并症长期不能进食者。长期负氮平衡可导致细胞破坏不能补充,生长及修复能力降低,各器官功能减退,表现为精神委靡,食欲缺乏。此种患儿虽无生命危险症状,但对麻醉与手术的打击应激能力极差,常可意外死于手术台上。此种患儿多表现为极度消瘦,贫血,常有腹泻呕吐,不耐疲劳,血蛋白低并且白球蛋白比例倒置,营养测定为负氮平衡。此种患儿根治必须解决腹内病变,且根治手术以前必先改进营养状态,而彻底改变营养需要时日逐渐等待细胞生长。为了创造初步手术条件,可以用静脉高营养,至少应暂时扭转负氮平衡。此种患儿的治疗在于积极调整营养,抓紧时机尽快进行根治手术,越拖越难活命。

C2 慢性脱水 也是营养不良的一种。患儿不一定消瘦,只是长期电解质紊乱,使细胞内钾降低。细胞外钠必然随之降低,细胞外钠低则不能保留水分,导致脱水。循环水量减少,血液浓缩,循环减慢,供氧不足,特别是应变能力减弱,可以随时发生突然休克,来不及抢救而死亡。临床表现为重病容,衰弱,动作迟缓,眼凹陷,睡眠时眼闭不严,皮肤弹性差,面色苍白但血红蛋白反而很高,血黏度高、比重高,血钠在110mmol/L左右。临床表现为严重的脱水体征(特别是睡眠时),但一般精神比急性脱水者好,直立行路自如,少量输液立刻精神好转,输液稍多马上水肿,眼皮肿起。此种患儿适量输液只能暂时好转,长期下去情况更坏。因为提高细胞外钠后势必使细胞内水分外移以求平衡,造成细胞内脱水加重。排尿后部分钾、钠随之排出,细胞内钾降低,细胞外钠必随之进一步降低,脱水更加严重。应急治疗当然要输液。正确治疗是改善营养,提高蛋白,恢复细胞代谢,使细胞内钾逐渐提高,才能使细胞外钠恢复正常。目前尚无直接输钾的疗法,氯化钾只能低浓度(0.1%~0.3%)静脉点滴输入,并且要求肾功能正常,不可能很快提高细胞内钾。

C3 补充营养 腹部疾病或手术可导致消化功能紊乱,一般饮食不可能维持营养。补充营养的途径有肠道外、肠道内及混合营养。按补充量及补充目的不同又有代替(无消化功能)、补充(功能不足)与支持营养(如腹膜炎大量渗出及高热需额外补充)之分。

D1 基本营养补充 即补充热量与蛋白质。正常儿童热量与蛋白质的日需求量见表1-4-5。

表1-4-5 正常儿童热量与蛋白质的日需求量

年龄(岁)	热量(kcal/kg)	蛋白质(g/kg)
0~1	90~120	2.0~3.5
1~7	75~90	2.0~2.5
7~12	60~75	2.0
12~18	30~60	1.5

E1 蛋白质 小儿平时蛋白质比成人高,氮热量比应为 1:150~1:200(1g 氮=6.25g 氨基酸)。婴幼儿必需氨基酸有蛋氨酸、色氨酸、赖氨酸、颉氨酸、异亮氨酸、亮氨酸、苯丙氨酸、苏氨酸、组氨酸、半胱氨酸、牛磺酸、酪氨酸、精氨酸等 13 种,半必需氨基酸有丙氨酸、胱氨酸、脯氨酸、谷氨酸、门冬氨酸、丝氨酸、鸟氨酸、甘氨酸等。在疾病情况下,有些非必要氨基酸也成为必要,如谷胺酰胺为体内合成嘌呤、嘧啶及核苷酸提供氮的前体,因感染、禁食使小肠黏膜谷胺酰胺迅速消耗,则可发生黏膜萎缩、细菌移位、败血症、多器官衰竭等病变。

E2 脂肪 为非蛋白质热源。必需脂肪酸有亚油酸、亚麻酸、花生四烯酸。脂肪酸分短链、中链、长链。疾病情况下应提供中长链脂肪酸。

E3 碳水化合物 以葡萄糖为主。但 10% 以上均属高渗,可影响水与电解质的平衡,产生高渗综合征。

E4 维生素 日需水溶性维生素为:维生素 B_1(1~2mg)、维生素 B_2(0.8~4mg)、维生素 B_6(0.6~6mg)、维生素 B_{12}(5μg)、维生素 C(100~200mg)。脂溶性维生素为:维生素 A(500~4000 国际单位)、维生素 D(200~400 国际单位)、维生素 E(1.5~15 国际单位)、维生素 K 150μg。

E5 微量元素 除宏量元素钠、钾、钙、镁、氯、磷外,还需锌、铜、锰、铬等微量元素。

以上所述仅供参考。事实上各种营养素的配方(包括静脉用或肠道用)都有成品出售,不需自配,只需按需选择。

D2 静脉营养 适用于估计 2 周以上不能进食,或营养不良,或应激高代谢的患儿。短期可用周围静脉输液,长期须用中心静脉插管。速度由输液泵控制,根据患儿耐受情况由慢而快。输入内容从葡萄糖液开始逐渐添加脂肪,糖脂比例应为 6:4 或 7:3。施用静脉营养时应检测每日出入量、血尿生化,计算氮平衡,常规检查除体温、脉搏、呼吸之外,还需每日测量体重、身长、头围(特别是小婴儿)。静脉营养不宜超过 7~14 天,逐渐过渡到肠道营养。先经胃管注入小量(10ml)10% 葡萄糖液,耐受 30ml 后可改注稀奶,以后过渡到全奶。如不能耐受全奶则需逐渐改为肠道要素营养。

D3 肠道要素营养 适用于有消化功能而不能进食、无食欲、高代谢、吸收障碍的患儿。内容配方按需选择。1 周以内能过渡为经口进食者,可用鼻胃管;长期管饲者,最好经胃造瘘插管。无反流可经胃管喂养,有反流及呕吐者必须将胃管插入十二指肠以下。喂养方法有持续点滴与间断注入两种,都须从小量低张配方开始,逐渐适应。必须保证不吐不泻。每日可用极小量奶或糖水引诱食欲,一旦食欲恢复则可逐渐经口进食。每日检测的项目与静脉营养相同。

1.5 预后与预防

A1 常见急腹症的治愈率

B1 儿童急腹症 当前在现代城市中,儿童急腹症死亡已很少见。北京儿童医院从20世纪80年代至今共收治各年龄段急性阑尾炎10000余例,无一死亡。婴儿肠套叠门诊灌肠治疗,据全国各地报告成功率都在90%以上,晚期肠坏死切除病例死亡率也在10%以下。20世纪50~60年代时期很多常见的急腹症已成罕见。胆道蛔虫症、蛔虫性肠梗阻、阑尾蛔虫、蛔虫性腹膜炎,以及腹部手术后各种蛔虫合并症等只在南方农村尚可见到,并有一定的死亡率。由于小儿外科技术的进步与推广,腹部手术后的粘连性肠梗阻需再手术的也很少见。20世纪70年代我国小儿外科纷纷成立了分专业,如骨科、泌尿科、心血管胸科、脑科、整形科等,选择性手术为主的外科代替了原来以急症为主的小儿外科,小儿腹部外科也以肛肠外科、肝胆外科代替了普通外科。由于病种的转变,人们对急腹症的治疗要求也有了改变,不仅要求成活,而且要求减少痛苦,更加安全、简便。目前急腹症发病率仍为小儿外科的主要病种,阑尾炎、肠套叠等依然是小儿多发病,治疗不及时或不恰当仍然威胁着小儿的生命。遗憾的是,近年来人们误认为小儿急腹症问题已经解决,从而使疗效不能与时俱进,死亡率与合并症反而有所增加,所以不得不提醒人们注意。目前我国以及国际小儿急腹症情况可以总结如下:

C1 死亡已罕见,特别是最常见的阑尾炎包括阑尾穿孔引起的腹膜炎已很少死亡,动力性肠梗阻及Crohn病相对上升为高死亡率的急腹症。大城市中急腹症住院患儿的总死亡率多在1%~2%。

C2 小儿急腹症平均住院日在1周以内,多以学龄儿童阑尾炎为主。动力性肠梗阻及外科性肠炎则常反复多次住院。

C3 除肠套叠多在门诊解决外,小儿腹股沟疝也多在门诊手术,从而基本上预防了嵌顿疝的发生。

C4 近年来腹腔镜应用于急腹症,也减少了晚期患儿,减少了死亡率,减少了住院日,进一步改进了急腹症的预后。

B2 新生儿畸形 治疗新生儿畸形特别是治疗胃肠道畸形技术的提高是现代小儿外科的标志,不少原来不进行手术死亡率为100%的畸形,经手术现在基本上达到全部成活。当前新生儿急腹症的预后概况如下:

C1 一般死亡率 以小肠闭锁和食管闭锁为例,体重2500g以上无其他致命性畸形的患儿术后很少死亡。在有新生儿外科专业的医院,新生儿(包括未成熟儿)急腹症住院总死亡率也都在10%以下。

C2 死亡原因 主要为未成熟儿以及目前不能治的畸形,如心、肺、脑发育不全,也与围术期对新生儿体温、呼吸、营养(水、电解质)等治疗护理不当有关。

C3 后遗症 由于新生儿胃肠道畸形术后长期存活的数量增多,多种多样的后遗症逐渐被发现。20世纪80年代以前,新生儿外科的主要工作是处理和研究腹部畸形术后的远期效果。目前食管闭锁术后的狭窄、反流、气管软化问题,肠闭锁术后的消化吸收功能问题多已得到解决,但胆道闭锁术后的肝硬化问题则尚未解决,不得不依靠肝移植。因为现代小儿外科从 Ladd 和 Gross 以后至今不过50年,第一批患儿也不过50多岁,50岁后还会出现什么问题,尚有待发现。

C4 产房手术与多次手术 新生儿畸形对母亲的精神压力非常大,有的母亲甚至痛不欲生。产房手术必将应运而生,特别是外观的小畸形,医生的举手之劳功德无量,在我国以独生子女为主的前提下尤为深受欢迎,可惜现在还未被重视。另外,我国目前对新生儿严重复杂畸形的态度与国际上有所不同,因为有关孩子的一切负担均需家庭承受,很多情况下家庭不愿接受一个多次手术后的孩子依然是残废的后果。

C5 社会偏见与遗传顾虑 在上述的母亲与家庭所持类似思想基础上形成的社会偏见对畸形儿形成了歧视,患儿入学、择业、结婚都有一定的困难,也有一些人顾虑畸形的遗传性。这都是影响患儿远期生活质量和预后的重要因素。

B3 腹部创伤 儿童创伤基本上皆因成人照顾不周引起。随着经济条件的提高,孩子无人看护的情况已少见。但因时代的进步与儿童玩具的不断翻新,看护人员的知识与经验跟不上时代,因此儿童创伤并未减少,只是伤情病种随之改变。汽车的增多,家庭汽车的普及,使儿童腹部创伤的比例增高。汽车座带伤引起的肝脾破裂及胰腺、十二指肠损伤因其症状隐蔽,常被误诊而造成死亡,成为我国刚刚开始出现的新创伤。和其他发达国家一样,车祸与坠楼创伤仍为儿童的第一杀手。

C1 死亡率 取决于创伤的严重性。一般来说,入院时深度休克的患儿死亡率很高,入院时情况平稳则多可获救。腹部创伤死亡率就数量来说仅次于脑伤,占第二位,具体的预后取决于抢救效率特别是运送伤员的效率。

C2 死亡原因 腹部创伤主要死于大出血休克,特别是肝破裂合并肝静脉或下腔静脉撕裂。骨盆骨折引起的广泛腹膜后出血也是较难快速止血的情况。腹部钝性创伤有时表现轻微,患儿貌似疲劳困倦,但可迅速转入休克而致死。晚期死亡多因肠瘘、感染、营养衰竭所致。

C3 后遗症 腹部创伤的后遗症以肠瘘、胆瘘、胰瘘或假性胰腺囊肿为常见,也可在此基础上引起营养不良,生长发育迟缓。

B4 消化道出血 这里只讨论无痛性大出血发作的预后。因为消化道出血很多为继发性,预后与原发病有关,如肠伤寒出血、坏死性肠炎出血、肝硬化出血、消化性溃疡出血等的预后取决于原发病灶根治的效果。

C1 手术率与死亡率 一般消化道大出血多为一次性,血压(或静脉压)高时发生急性出血,血压降低后,出现代偿性血管痉挛,出血自然停止。经过一定的休息后,出血点愈合,恢复到出血前状态。极少数大出血发生休克后出血仍不停,而需急症外科止血。20世纪80年代初,北京儿童医院收治了约500例大出血入院患儿,经开腹手术止血者为5%(当时该院尚未开展其他止血手段),出血休克死亡率为1.2%。近年来几乎不见因出血性休克而需急症开腹者,也罕见消化道出血直接引起死亡。但是,突发性大出血的死亡威胁永远不可忽视,如果血压急速下降,输血输液积极抢救不能控制,即使血红蛋白下降不明显,呕血、便血也不多,也必须争取时间开腹探查(或内镜探查)止血。

C2 复发率　由于大出血来得突然,常常血止后诊断仍不明确,因此无法保证不再出血。原发病明确者,主要有门静脉高压食管静脉曲张破裂出血,Meckel憩室等病灶不除多会发生再出血。20世纪80年代末,北京儿童医院收治的500例消化道(包括胆道)出血住院患儿再入院者只占5.2%。当时诊断手段及随诊系统均较落后,大多数为原因不明的一次出血而失去联系,但也反映原因不明出血的复发率很低。

C3 带病生存与痊愈标准　由于出血的直接死亡率不高,复发率也不高,带病生存者必然存在。不少肝前型门静脉高压出血患儿反复出血,但十几岁以后不再出血。也有肯定诊断的Meckel憩室患儿,约定下次出血即刻手术而始终不再出血。老人尸解也偶见Meckel憩室而无出血史者。然而尽管带病生存而无任何症状的可能性相当高,如果诊断明确仍应及时根治。一般说来,出血毕竟是个器官的病理信号,如能解决,总以根治为好。因此出血的治愈标准应该包括原发病的治愈。

A2 急腹症的疗效评价标准

随着医学模式的变迁,疗效的评价应包括四方面:医生、家长、社会与经济。

B1 解剖生理恢复　医生的目标是恢复患儿的解剖生理。急腹症治疗的要求主要是生理的正常,平时生活、活动均达同龄的标准,长期效果要营养、生长、发育(包括智力)均达同龄标准。如能做到解剖正常当然更好,但当两者不能兼顾时必须要求生理正常。

B2 母亲满意　一般说来,医生的评价与母亲应该一致,这常常取决于医生的解释工作。然而母亲和其他家长也有他们自己的要求,常见的矛盾有外表与功能、时间与安全、分期手术、后遗症等。总之,家长希望尽早、尽快治好,特别是新生儿先天性畸形引起的急腹症,不但要求生存,而且要求外表无缺陷,一次彻底解决,不留后遗症。有时家长对外表无缺陷的要求高于对生存的要求,即所谓"残活不如速死"。这固然与经济、伦理、道德、法律有关,但主要靠医生妥善解决。

B3 社会认可　医生认为疗效满意,保存了基本生理功能,但常常得不到社会认可,于是可能影响患儿的生活质量。例如肛门畸形或肛门损伤后失控问题,幼儿时期母亲不敢让人知道,不敢送患儿去幼儿园受教育,长大入学受孤立,择业受歧视,恋爱结婚困难。日本的一个调查结果显示,在肛门畸形术后30年的患者中,白领工作者只占10%。事实上不止是后遗症问题,因为从小常住院,耽误学习时间,也造成学习成绩不佳,又因家人和患者自己都以患者自居,生活、学习、锻炼难免放任,于是素质不高,技术不灵,也难怪社会歧视。只有改善医疗工作,提高疗效,保证无明显后遗症,缩短住院时间或保证院内补课,宣传对待小儿疾病的态度与护理、教育方法,才能逐渐改变社会的偏见。医生责无旁贷,不能等待和埋怨别人。

B4 经济合理 由于资本主义以高赢利促生产、促进步,每个新药、新器械的发明必然使价格翻上几倍,10年前曾经使美国医疗保险系统崩溃。后来经过限制,上述情况得到缓解,因此在评定医疗质量时加了一条经济合理,尽量节约。无疑,这是一项有益的举措。一个简单的阑尾炎,在不同医院手术,费用可以差十余倍。根据我国的经济水平,费用计划更为重要。力求快、好、省是我国的优良传统,肠套叠的气灌肠疗法就是很好的例证,降低医疗费用也是我国医务工作者努力的方向。

A3 主要死亡原因

B1 休克

C1 发生原因 休克是指周围循环衰竭。大量渗出引起血量减少、血浓缩、血黏度增加,有效循环血量及速度不足,是急腹症休克的基本病理。发生休克的原因主要是晚期患儿的严重脱水与更晚期的感染败血症。特别是弥漫性腹膜炎,因为小婴儿腹膜总面积比全身皮肤总面积还大,其渗出量可想而知。早期的应激性(或过敏性)休克极少发生于小儿,但创伤性或出血性休克可以发生很早并且很快死亡。因为小儿绝对血量很小,不可不慎。

C2 抢救失败的原因 主要是有效抢救太晚。小儿休克早期表现不明显并且发展很快,与成人比较非常特殊而易被忽视。新生儿、小婴儿表现为安静睡眠或反应迟钝,幼儿及较大儿童常表现为兴奋多话,且条理正常,只到晚期才出现烦躁与谵语。另外,小儿休克基本病理是血浓缩,血量不足,流速缓慢,抢救应靠输液。大量输血疗效缓慢并且增加心脏负担,常常贻误抢救时机。即使是失血性休克也应先输液再输血以争取时间,因为小儿血管细,再加血管痉挛,输血黏度大,很难快速改善有效循环。

B2 败血症

C1 发生原因 新生儿、小婴儿免疫机制不完善,局部局限能力差,易发生败血症,是素因。腹内感染灶(如阑尾炎)或坏死灶(如肠扭转引起腹膜炎)则为最常见的诱因。肠壁缺血再灌注反应及梗阻晚期肠道菌群失衡与转移引起自家感染败血症。肠道术前准备使用抗菌药物不当亦可引起菌群失衡,不可不慎。

C2 病原菌 急腹症晚期败血症可以是任何病原菌。特别是免疫功能低下时很多非致病菌以及真菌、酵母菌等均可引起败血症。尤其在长期大量使用抗生素之后,更要考虑非致病菌的可能。但一般来说,常见病原菌仍为金黄色葡萄球菌、大肠杆菌以及肠道厌氧菌之类。血培养及抗生素敏感试验常是指导用药的依据。

C3 治疗失败的原因 败血症治疗贵在预防与早期发现。治疗失败主要因为治疗太晚或用药不当。特别是较小患儿,免疫力低,身体储量小,热量消耗大,不待明确诊断则已发生中毒性休克或多器官衰竭。选用抗生素不当可使抗药菌猖獗,加重败血症,因此必须随时判断,及时改变治疗方案。输血、补充球蛋白、静脉高营养等支持治疗也非常重要。

C4 并发中毒性休克 小儿败血症常引起中毒性休克,因其症状不典型常被忽视而误诊。中毒性休克多表现为严重脱水,血浓缩,皮肤干燥失弹性,有时可见皮下血管栓塞而出现黑线,患儿多安静但很少闭目睡眠。此时治疗应及时输液以稀释血液,补充血量,迅速恢复循环。然而此时全身血管痉挛,必须当机立断,进行中心插管。应用微循环扩张药如阿托品、山莨菪碱等当为主要疗法。

B3 多器官衰竭

C1 发生原因 多发生于败血症之后,但肠道菌群失衡、肠缺血后再灌注常可直接发生脓毒败血症和多器官衰竭,因此预防肠道菌群失衡、预防肠缺血、预防再灌注反应非常重要。过去急腹症基本上都死于多器官衰竭,现在对肠道菌群与再灌注的认识提高,多器官衰竭的发生率已明显减少。

C2 抢救失败的原因 小儿免疫系统不够健全,严重感染常导致弱应性反应甚至无能性反应。抗生素只能在免疫反应下协助控制病菌,无能性反应下病菌繁殖失控,患儿必不救,因此多器官衰竭主要靠预防。发生多器官感染后,首先要预防及抢救中毒性休克,然后才有条件针对受损器官进行相应的治疗。总之,失去预防机会,抢救很难成功。

B4 营养不能维持

C1 胃肠道衰竭 大部分肠管被切掉,当然要导致胃肠功能受损。至于切除多少就会衰竭,每人情况不同,差别很大,很难估计。一般来说,剩余肠管不足 1/3 即可发生短肠综合征,不足 30cm 即为超短肠,必然导致胃肠道衰竭。这仅能视为参考,不足为据。另一种衰竭是肠功能衰竭,特别是吸收功能衰竭。胃肠道衰竭时不能维持营养及生长发育,必须依靠静脉营养。长期胃肠道外营养可使肠黏膜进一步萎缩,因此必须尽早恢复肠道营养。在全部静脉营养的同时,尽早开始管饲要素营养,并逐渐训练、逐渐过渡到以管饲营养为主。所谓的超短肠仍有可能维持正常口服营养。此外,各种肠管延长手术、扩大吸收面手术,都是在静脉营养纠正了负氮平衡后向口服营养转化的外科措施。当然,同时必须有内科包括药物、营养品、适应消化能力的食谱等配合治疗。

C2 肝衰竭 肝脏是重要的代谢器官,休克、缺血、再灌注以及多器官衰竭都会引起肝衰竭,以致营养失衡,各种维生素缺乏。严重者因营养不能维持、中毒不能排解而死亡;轻者常发生维生素 A、维生素 D、维生素 K 等缺乏以及负氮平衡,影响术后切口愈合及康复。这种患儿常需长期静脉高营养,保肝治疗,等待肝功能恢复稳定。中毒严重者需进行人工肝透析治疗。过长时间的静脉高营养必然导致肝功能衰竭。

C3 急性消耗过重 腹膜炎大量渗出物引流、消化道瘘(肠瘘、胆瘘、胰瘘)以及长期高热大量消耗,而通过正常渠道(胃肠道营养及常规静脉补充)的补充不足,很快发生慢性脱水、营养失衡而衰竭。早期静脉高营养,随时调整水及电解质平衡,逐渐控制消耗方能挽救患儿生命。

B5 新生儿死亡 上述常见死亡原因在新生儿均可发生。此外,还有如下一些特殊情况。

C1 硬肿症 新生儿体积小,储存热量不多,手术中保暖不足而导致体温不升;新生儿皮下脂肪在特定条件下发生半凝固状态,严重者影响全身血液循环与氧代谢。硬肿症死亡率很高,主要靠预防。不幸发生则应逐渐多渠道复温,包括暖箱辐射增温、静脉输液保温、温水灌肠等。热水袋增温只能在硬肿症发生以前协助升温,硬肿症发生部位用温水袋或热水袋不但不能升温,反而容易发生烫伤。治疗硬肿症的同时要强调预防和治疗肺炎。

C2 术后肺炎 新生儿主要靠腹部呼吸,腹部术后影响呼吸,或术后因疼痛不敢大哭,以致肺膨胀不全。长时间部分肺不张,分泌物滞留,则易发生肺炎。因此新生儿术后特别是腹部手术后必须每天定时使肺扩张。正如成人术后强调咳嗽及早下地一样,应设法使患儿大声哭闹几声,常用的方法为定时吸痰。其实经口吸痰不可能把气管内的痰吸出,但是能刺激咽喉引起呕吐、咳嗽、深呼吸则有利于肺扩张。定时给予面罩加压给氧,把肺吹开也是有效办法。不幸发生肺炎则须积极治疗,否则死亡率很高。吹(吹氧)、拍(拍背)、吸(吸痰)、滴(咽部滴麻黄碱)、喷(喷雾增加湿度)五字诀是治疗新生儿肺炎的有效验方。当然,抗生素及其他支持疗法也不可少。

C3 脱水 新生儿体积小,对水分的调节代偿能力有限。术中如不注意常会输液过量,以致术后发生水肿。伤口水肿对愈合不利,如果发生肺水肿、脑水肿则更危险,因此医生及麻醉师应按常规限制输液。但是另一方面,腹部手术无形蒸发量很大,特别是我国北方空气干燥,术后多见脱水而不能发现。另外,术后血红蛋白增高易被误认为新生儿本来就是高血红蛋白,于是把循环不良误认为失血性休克,不予及时输液反而输血,使脱水不能及时纠正,电解质紊乱加重。

C4 慢性消耗 新生儿肠道畸形矫正术后,有时肠道功能恢复很晚,于是出现所谓"四点"现象,即吃点、吐点、胀点、拉点。似乎正在恢复,然而营养肯定不足,又由于时间拖长而导致慢性消耗,最后发生营养衰竭,随时可因合并症而死亡。出现"四点"现象时必须尽早在静脉高营养下治疗,早期刺激肠道功能的恢复,不可企图侥幸任其自然发展。要求随时检测各项生化指标及营养平衡情况。

A4 后遗症

B1 超短肠 超短肠的实际长短并不重要,关键在于口服饮食能否维持营养。

C1 病因 主要是肠扭转坏死或肠血管栓塞,大部分是坏死肠被切除后的结果,先天性肠短缺非常罕见。个别也不排除手术错误所致,这是绝对应该避免的。任何肠切除特别是切断肠系膜血管必须慎重。

C2 营养与排便 超短肠后遗症一般表现在两方面。首先是口服饮食是否能维持营养和生长发育,使患儿各方面维持在正常范围之内。这常常需要很长时间的观察,因为青春期的发育在一生中是最重要的阶段,至少要有长期随诊的数据才能估计患儿的预后。然而近期能维持正氮平衡,短期内能测出患儿的生长(特别是身高的增长),即可预期营养正常。即使需要长期某种营养品或维生素的补充,也应认为满意。其次是能否正常排便。如果大便不能成形,甚至排便失控,或是便秘不能自排(很少见,但确有发生),也都是生活不便的后遗症。这类后遗症多见于手术纠正短肠之后。

C3 补救方法与效果　超短肠的理想补救方法应该是小肠移植,可惜目前尚不能用于临床。现用的手术有:①将短肠纵劈成对等两片,各卷成肠管,行端端吻合,使短肠延长一倍。②将短肠在系膜处纵行劈开,展平,切缘缝合于腹壁腹膜上,等待肠黏膜生长覆盖腹膜,使黏膜面积增加一倍。③若有较长的残余肠管,可以将残肠末段约10cm切断倒转吻合,以期延长肠内容物滞留的时间。以上都是从解剖上改进,药物治疗和从功能及动力方面也可作一定的调节。功能训练对稍大些的孩子也不可忽视,可以训练逐渐延长排便间隙时间,即可延长内容物滞留的时间,从而增加吸收,使大便成形。

B2 肠瘘

C1 定义　肠腔与皮肤相通即为肠瘘,包括胃肠道各部的瘘,但本节暂不讨论食管瘘及肛瘘。肠腔内交通口为内口,皮肤瘘口为外口,内外口之间为瘘管(fistula tract),三部分组成肠瘘。由于各有多种形式,以致肠瘘种类繁多。

C2 分类　可从各个角度分类。

　D1 成因分类　可分为病理性瘘与医源性瘘。病理性瘘系因病形成肠瘘,多为某些严重胃肠疾病的后遗症或合并症。病理性瘘又分为两类,即先天性瘘与后天性瘘。先天性瘘指胎儿期即已形成的肠瘘,常为胎儿发育畸形所致,如先天性脐肠瘘,腹内有Meckel憩室与脐交通。后天性瘘的成因很多,大致可归纳为两种,即炎症或损伤后遗性瘘与医源性瘘。后遗性瘘如Crohn病、肠结核以及腹部创伤肠穿孔,特别是腹膜后损伤的迟发性穿孔,可于腹膜炎治疗之后逐渐发生残余脓肿,以后经腹壁薄弱处发炎穿破形成肠瘘。医源性肠瘘的形成与之相同,只是多数发生在腹部手术或腹腔穿刺之后,吻合口再裂为最常见原因;其次是早期腹壁伤口部分裂开,膨胀之小肠嵌顿于腹壁疝口中坏死。过去腹腔引流、胃管引流、肛管引流的引流管粗硬,时间长,可致压迫穿孔,现在已少见。腹腔穿刺引起的穿孔主要因为穿入高压肠内,未能充分减压所致。内镜下用电刀导致肠壁坏死也可引起迟发性穿孔而成瘘。

　D2 病理分类　可以分为真性瘘(或称上皮瘘,瘘管有上皮覆盖)、假性瘘(或称肉芽瘘,瘘管主要为肉芽)、简单瘘(或称直接瘘,瘘管为一简单管道,粪便从内口直接经瘘管通向外口)与复杂瘘(或称间接瘘,瘘管可能为多支,与脓腔或与其他脏器相通)。

　D3 解剖分类　可分为高位瘘与低位瘘。一般空肠以上消化性强的为高位瘘,空肠以下吸收性强的为低位瘘。但临床上肠瘘被患儿适应之后,生理功能可逐渐发生变化,很难具体从解剖上划定高低。高位瘘对水、电解质平衡及营养影响很大。

C3 临床发展分期　可分为急性期(或感染期)与慢性期(或愈合期)。急性期表现为全身症状加局部感染,有出血、疼痛。慢性期无全身症状,局部糜烂少,不出血,无痛。

C4 病理性肠瘘

　D1 肠瘘的形成与转归

E1 肠瘘形成原因 病理性瘘除极少数为先天性胚胎发育畸形(如脐肠瘘和罕见的骶尾瘘)以外,包括新生儿胎粪性腹膜炎,后遗肠瘘无不是由感染与梗阻的迟发性穿孔引起。感染过程中形成广泛粘连,局部梗阻膨胀压迫引起肠壁部分坏死,最后因高压引起穿孔,肠液溢出但受到粘连的限制,不引起弥漫性腹膜炎,而形成局限性脓肿。如果此时肠管梗阻解除,肠内引流畅通,脓肿逐渐缩小,最后穿孔愈合,则遗留钙化性粘连。多数新生儿胎粪性腹膜炎就是如此转归。如果肠梗阻不能完全解除,脓肿可以蔓延至腹壁,由腹壁薄弱处溃破则形成肠瘘。腹壁薄弱处常见为脐、腹股沟或阴囊。也有少数新生儿出生后仍存在含气脓肿,经切开引流后形成肠瘘。十二指肠瘘的形成也是如此,由于腹部钝挫伤而致部分肠壁坏死,感染过程中与腹膜后形成广泛粘连,最后坏死组织脱落而穿孔,只能在腹膜后形成脓肿。如果十二指肠引流畅通,不久脓肿吸收,穿孔愈合;如果脓肿扩大,则可沿髂腰肌流注至腹股沟,从腹股沟管、海氏三角或股三角穿出。此种肠瘘因瘘管太长,穿孔较小,每天分泌物流出很少,基本上看不出粪汁,往往长期不能确诊,只按一般窦道处理,反复治而复发,长期不愈。一般腹内肠管穿孔多为特殊性肠炎的后遗症,如肠结核、Crohn病。溃疡加梗阻在广泛粘连基础上发生穿孔,形成脓肿,有时同时有两个以上穿孔,肠内引流畅通,脓肿吸收后肠管之间形成内瘘,临床上常发生粘连性肠梗阻,或因短路引起腹泻及营养不良,少数从腹壁薄弱处穿出形成瘘。

最常见的病理性肠瘘是医源性肠瘘,多数为手术后粘连及肠麻痹情况下吻合口裂开,从腹部切口漏出;如果术后有引流管则可沿引流管形成肠瘘。过去由于引流管太硬,再加长期固定压迫,以致肠穿孔成瘘者很多;现在用软管引流,这种肠瘘已不多见。婴儿腹胀,麻醉不满意,关腹时可能把肠壁缝在伤口上,以后沿针孔形成肠瘘;也有时是腹胀后腹壁伤口内层裂开,肠管疝入腹壁,膨胀穿孔而成瘘,直接由腹部切口漏出。腹内异物(如纱布)可以压迫肠壁使之穿孔,从切口漏出;因纱布的过滤,粪汁很难辨别,确诊也很困难;不能确诊肠瘘,很难达到治愈。阑尾炎残端粗线结扎也有异物作用,可形成脓肿,因残端黏膜愈合不良而发展为瘘,但因为其黏膜的分泌物并不与主肠道相通,所以也不漏粪,表现为慢性窦道,但事实上总有微小孔道与盲肠相连,虽经多次搔刮也不能愈合,甚至把结扎的粗线拔出仍不愈合,只能探查切除残端黏膜内翻缝合才能愈合。

E2 肠瘘的发展过程 可以分成几个阶段:①穿孔阶段:一般有发热、腹痛、腹胀、呕吐等轻重不等的急腹症症状,一般两三天后经胃肠减压、静脉输液等抢救措施逐渐好转。如果系医源性瘘则从切口漏出渗液,呈黄色,有臭味,切口面临再裂,拆开一二针缝线则粪液流出,已证实有肠穿孔。如果系肠炎、肿瘤等病理性穿孔,则发现脐部或腹股沟处红肿,以后穿破或由医生切开而流出粪汁。②局限性腹膜炎阶段:全身仍有高热、腹胀、厌食,而局部漏出粪汁量日益增多。一般情况日趋好转,开始退热,能经口进食,能排便,则已形成肠瘘初期。③复杂(间接)瘘阶段:此时局部糜烂严重,有疼痛,不时发热,食欲不佳。如果瘘口引流通畅,漏液排出顺利,大约一二周内肠穿孔逐渐自然移至切口处,漏粪可直接排出皮肤创口。此时一般情况基本上恢复正常,热退,食欲佳,漏出粪便开始固化为糊状,皮肤糜烂减轻。④简单(直接)瘘阶段;再过两三周,伤口日渐缩小愈合,肠穿孔与皮肤伤口之间由一狭窄瘘管相连。此时患儿一般恢复日常生活活动,只是局部漏粪。如果肠穿孔远端无梗阻,则漏粪日趋减少,肠瘘有愈合趋势;如果瘘以肉芽组织为主,则两三周内逐渐不漏,肠瘘自然愈合;如果瘘管已由肠黏膜及上皮覆盖,则瘘管不可能愈合但也无严重症状。也有部分肠瘘患儿因腹压较高(哭闹)致使肠穿孔处自腹壁伤口突出,则肠壁破缘与皮肤创口伤缘互相愈合成为瘘口(非瘘管),如此则更不可能愈合,然而临床上如果原来漏粪较干,随着瘘口日益缩窄,平时可以不漏,貌似愈合,但偶尔腹泻、腹胀则再发漏粪。

以上肠瘘形成过程系治疗顺利的幸运儿,不少因抢救不力,感染不能控制,营养不能维持,引流不畅,死于腹膜炎阶段和间接瘘阶段。临床上所谓自然肠瘘,绝大多数是经医生治疗之后,有目的地促使成瘘,真正自然瘘的顺利愈合非常少见,小儿偶见到脐疝嵌顿破裂或腹股沟疝嵌顿破溃后而幸运生存。十二指肠穿孔的腹膜后流注腹股沟者更为罕见。

D2 肠瘘的诊断 诊断肠瘘(或粪瘘)似乎很简单,皮肤伤口处分泌物有粪便成分即可确诊。但是必须诊断肠瘘的病理形成阶段,不同阶段的治疗要求截然不同。

穿孔阶段有急腹症症状,但因腹内多已早有粘连,典型的肠穿孔后气腹很难见到,因此在诊断不确切、粘连情况不明的情况下,很难决定开腹探查修补穿孔或将穿孔部提出。腹膜炎阶段同样因为不能确诊肠穿孔而不敢开腹探查,诊断一般靠抢救后观察全身及腹部情况,好转则继续保守治疗,明显恶化则考虑探查。前者诊断为患儿有自我局限能力,后者诊断为不能局限而要求引流。漏粪后,要鉴别间接瘘引流是否通畅,若全身情况无好转,局部糜烂广泛,疼痛严重,则诊断为引流不畅,要求手术扩大引流。下一步的诊断就是穿孔的位置,如何使穿孔与皮肤直接连通,粘连的严重性如何,能否进入腹腔分离肠管。口服高浓度泛影葡胺有泻剂作用,可以促进肠管强烈蠕动,使造影剂从穿孔的漏出,进入腹腔,可以观察穿孔位置及腹膜粘连情况,以协助决定手术与否并指导手术的目标,以便创造瘘管引流畅通的条件,或改间接瘘为直接瘘。这步工作是抢救肠瘘患儿最常用的步骤,同时这步诊断也是最重要的。当然造影诊断并不完全可靠,有了初步概念,在手术台上还需进一步诊断,如术前一天服用炭末、术中胃肠内注气等。

肠瘘的高度与营养有关。除上述造影之外,漏出液的分析检查(包括酸碱度、各种消化酶以及粪液中的食物成分),更可以直接了解营养平衡状态,同时作为补充营养的根据,也作为护理皮肤用药的根据。

瘘管形成的过程有时不像上述典型规律,特别是形成的瘘管可以是简单瘘管,也可以是复杂瘘管。常见复杂瘘管的形成原因有下列几种:①典型肠瘘的形成是在原发肠道炎性灶恢复期愈合的基础上发展的,如原发灶仍处于炎症的进行期(如 Crohn 病、结核、肿瘤),瘘管本身就有扩大的趋势,自然很难发展为简单瘘管。②瘘管通向引流不畅的脓肿或多发性腹腔残余脓肿,也不易自然形成简单瘘管。③瘘管原发肠穿孔多为一个,减压后不再穿孔,但长时间不能解决畅通问题,有可能发生第二、第三个穿孔,有时并不在一小段肠管内,也使瘘管复杂。

④如有纱布、蛔虫等异物存留,也使瘘管复杂化,不能自然收缩。凡是临床上情况反复,感染始终不能控制,或无明显原因,引流时好时坏,都应考虑复杂瘘管的可能。诊断方法可以用瘘管内造影,观察瘘管的形态、容积、走向以及内部特殊影像,瘘管搔刮活检与细菌培养也有助于诊断。

D3 肠瘘的治疗 一旦发生病理性肠瘘,治疗的目标首先要保证瘘管畅通。只有改造成简单瘘后才能进行二期手术修复,一期根除肠瘘只是偶然的特殊情况。一般盲目追求一期修复多以失败告终,往往屡修屡漏,屡漏屡修,希望医生与家长共同接受教训。

E1 急性期的治疗 患儿尚在发热,不能正常进食,局部糜烂扩大。如果患儿在1周内做过肠吻合手术,术者比较肯定吻合口漏,可以在支持疗法之下,拆线迅速提出吻合口外置,急速关腹。第二天如果恢复顺利,可以再切除吻合,但必须充分了解上次手术失败的原因,以免重蹈覆辙。一般情况下,只能第二或第三天开放外置肠管造瘘,1个月后再行二期关瘘手术。

如果患儿情况不好,对肠瘘的情况不明,此时既不能手术也不能造影,只能简单稍扩大瘘口以利引流。积极的保守疗法包括胃肠减压、静脉滴注抗生素、增加营养、电解质平衡,床边专人吸引漏液,以保持局部皮肤干燥。如果皮肤尚无糜烂可以涂油或防腐蚀剂;如已经有糜烂只能常洗、常吸,喷些保护性粉剂,一般一两天内情况可以好转。如果腹膜炎情况加剧,在必要时可以造影检查或直接探查,因为情况不好转说明局限能力不足,可能粘连也不牢固。

E2 慢性期的治疗 发炎期已过,瘘口引流通畅,但仍有发热及肠梗阻症状,腹部仍有压痛,进行B超检查发现脓肿。此时应考虑探查引流或B超监视下穿刺,有可能发现瘘管的复杂化趋势。

及时手术剖析瘘管,改复杂瘘为简单瘘,这一步骤为治疗肠瘘的基本技术。方法是探针引导方向,探明腹壁下无粘连之肠管,则切开腹壁,敞开瘘管,继续追踪,用探针寻找腹壁下瘘管,再敞开。如果皮肤瘘口与肠瘘口相距太远,为了避免破坏腹壁太多,可由探针引导作多处小切口,最后找到肠瘘口处置管引流,同时填塞其他部位敞开之瘘管壁,待肉芽愈合形成简单瘘。为了探查方便,可于手术前口服炭末1天,探查时寻找炭末的出口。为了证实,术中可行胃管注气,观察到气泡集中处即为肠瘘内口。如无合并其他复杂情况,这样形成的肉芽管肠瘘只要远端肠管畅通,等到伤口全部愈合只剩瘘管,肠瘘多可自然关闭。少数患儿因瘘管太短形成上皮型肠瘘则需手术关闭,方法见后文讲述。

如果上述方法进行不顺利,必须寻找复杂情况,根据具体病理进行相应治疗。已是肠瘘以外问题,这里也不赘述。

E3 新生儿胎粪性腹膜炎的治疗 新生儿胎粪性腹膜炎初生时可有3种形式:①自由穿孔性腹膜炎:有全腹气腹及全肠粘连,肠穿孔开放于自由腹腔。②局限性气腹:肠穿孔开放于脓腔中。③无气腹:有腹腔钙化灶,有肠梗阻,或无肠梗阻一切正常。除第三种外都属于肠瘘治疗范畴。治疗方法为开腹探查,寻找瘘口。因新生儿时肠管均在腹后部粘连,很难分离,瘘口确切位置很难找到,手术又要求迅速简单,因此一般方法是经胃管注气,发现气泡集中处放置引流管持续低压吸引,迅速关腹,力求形成简单瘘,同时静脉高营养及抗生素支持。只要患儿无肠梗阻,瘘管多能自然愈合。如果事后发现同时存在肠梗阻,经诊断后作相应治疗,而此肠瘘正可起减压引流作用,肠梗阻解决后自然闭合。

C5 医疗性肠瘘 医疗性肠瘘又称肠造瘘,根据不同部位与不同目的,造瘘的种类、方法五花八门,各有其针对性和优、缺点。常用方法分述如下:

D1 胃造瘘 是把胃前壁与腹壁开通,目的是喂养、减压,以及为逆行食管扩张提供入口。一般多采用 Stam 方法,在胃前壁选择部位切一小口,切口周围作 2 个荷包缝合(新生儿作 3 个荷包缝合),插入蕈形管,扎紧使切缘内翻,在对应的腹壁位置戳洞,引出皮外缝合固定。此法属于肉芽瘘管型瘘,拔管后瘘口自然愈合,但按一般要求瘘管长度与直径的比不小于 2.5:1。成人腹壁很厚,无必要考虑此项要求。但小儿腹壁很薄,特别是新生儿更薄,插入直径 1cm 的管要求腹壁及胃壁厚度至少是 2.5cm,否则平时会有胃液漏出,拔管也不可能愈合,所以胃壁要缝 2~3 个荷包,使之翻入以达到要求的长度。

D2 空肠造瘘 目的是喂养。但在新生儿肠闭锁或狭窄时,造瘘可使近端肠管休息回缩;也可用于减压。一般采用 Witzel 方法,先行空肠切口,插入喂养管或细导尿管,荷包缝合。管头插向远端肠管,管尾并向管近端,从荷包缝合开始向近端折叠,将肠壁缝成管道将管尾 5~10cm 包埋于肠壁间,再引出皮肤,拔管后可以自愈。但太小婴儿肠腔小,不可能包埋,新生儿只能用于近端高度扩张肥厚的肠管,所以事实上小婴儿喂养宁可经胃瘘向十二指肠以下插管。必须注意,Witzel 瘘形成后必须将造瘘之肠段从荷包以下到引出皮肤口以上全长妥善固定于腹壁,必须将肠壁两排缝合,全部埋入,以防拔管时万一某处粘连不实而使肠液漏入腹腔。

D3 回肠造瘘 可以和空肠一样,但多数是为了永久性引流,如 Crohn 病或溃疡性结肠炎等。目前国际上通用的是 Kock 手术,方法是将回肠末端 30cm 反复折叠三折,将近端两折中间劈开,造成一大腔;远端一折提出腹外做成乳头状,以便以后带粪兜。为了使粪便不太稀而扩大储存容积,也为了不使稀粪自然流出,Kock 又设计了肠套叠式乳头瓣(图 1-5-1),能定时插管排便,以阻止粪便自然溢出。Bronsther 又利用张金哲设计的矩形瓣代替了肠套叠式乳头瓣,手术更简单而使用方便,然而国内 Crohn 病及溃疡性结肠炎少见故对此法需要很少。

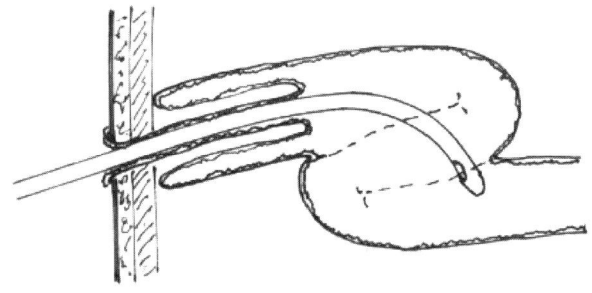

图 1-5-1 Kock 肠套叠式乳头瓣

D4 盲肠造瘘 是指利用阑尾残端插管至升结肠,可灌洗结肠以控制排便,对顽固性失禁及严重便秘均有效。此法称为 Malone 手术(图 1-5-2),方法是保留阑尾 5cm,系膜对缘劈开 2cm,在脐下缘作 2cm 小横口进腹,于切口上缘斜 30°切开小皮瓣,插入阑尾背侧,切口密缝,阑尾端切缘缝于脐下切口皮缘,使该切口内半周为翻入皮肤,半周为阑尾黏膜,可以保证一漏斗形孔,不狭窄,也无分泌物,以后随时可以插管入结肠进行灌洗,平时拔管不需敷料。

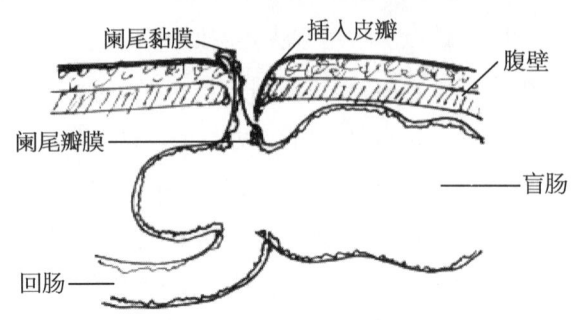

图 1-5-2 Malone 手术

D5 横结肠双孔造瘘 为了引流治疗直肠梗阻(如巨结肠等应急手术或准备手术),以便旷置左结肠及肛门,一般用下腹横纹开腹探查切口,选横结肠中动脉左支处切断横结肠。在平脐腹直肌右缘作 2cm 直径圆形切口,切除中间皮肤及深肌膜,劈开肌肉,进入腹腔,将横结肠近端提出皮肤切口外 3~4cm,周围与肌膜切口缝合固定。将横结肠切端翻转使成 1.5cm 高出皮肤表面的乳头,皮缘下浅筋膜缝于拖出之横结肠壁以防止肠端回缩,皮缘与翻转之结肠切缘对齐缝匀,使此乳头完全贴严、圆滑以便带粪袋。远端结肠切口可稍紧缩为 1.5cm,缝于开腹探查切口之右端(下腹横纹右端),肠缘与皮缘对齐缝平(不做乳头)。主切口逐层缝合(图 1-5-3)。远端瘘口可备以后手术时插管洗肠及造影之用。

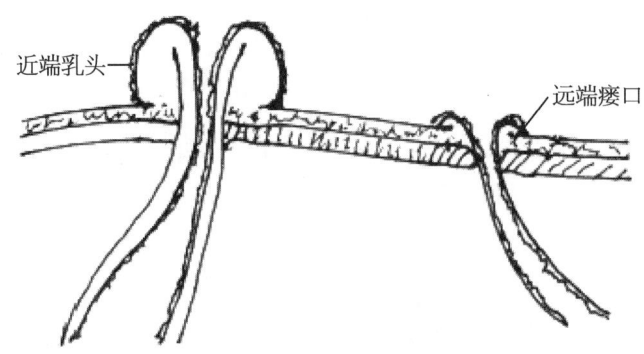

图 1-5-3 横结肠双孔造瘘

D6 乙状结肠单孔造瘘 多用于会阴直肠严重损伤或以粪便转流为目的。远端盲端肠管不多,可以双层内翻关闭牢固,固定于切口左端。近端做乳头,方法与横结肠乳头相同,只是通常开口于脐左平坦部位。单孔瘘对粪便转流作用更彻底,但必须注意单孔瘘的远近端不可弄错,系膜的方向更不可扭转。

D7 临时性肠外置　用于急救。患儿休克或情况不好时,必须减少手术打击,缩短手术时间。开腹后迅速将病变肠管提出腹外,暂时贯穿腹壁全层关腹,继续抢救患儿。如果估计病肠已不能留,则于关腹后在需切除段之远近端各置一钳夹紧,同时将供应血管夹死,以便情况稍好时切除肠管。仍保留钳夹不动,等待 24～48 小时情况完全稳定再行吻合。如情况始终不稳定则 3 天后去钳,将外露之肠端与腹壁皮肤缝合固定,开放肠端造瘘。如果外置是因为局部肠管生机情况不肯定,则不必夹钳,可暂时将肠管与皮肤固定几针,24 小时后情况好转即放回腹内,逐层缝合腹壁;24 小时后无生机则切除吻合或开放造瘘。一般约需 1 个月后开腹吻合关瘘。

D8 临时结肠侧壁瘘　用于患儿有巨大粪石梗阻,非手术方法难以清除时。作左下腹外侧斜切口,至少 10～15cm,暴露结肠。可先将含巨大粪石之结肠(多为乙状结肠)侧壁与腹壁切口三层缝合(腹膜、肌膜与皮肤),暴露出 10cm 长、2cm 宽的肠壁,用油纱填塞。24～48 小时后,切开暴露之乙状结肠侧壁,立刻将肠壁切缘与皮肤切缘密缝,用油纱保护。逐渐用刮匙等器械将粪石清除,如有梗阻可以先开一隧道,使结肠近端气体穿过粪石放出,以后每天陆续清除粪石。待粪石清除之后,可按计划进行根治手术,同时关瘘。如果需等待很长时间(如等待乙状结肠恢复原状需几个月),则可在粪石清除后暂时先关闭大部分瘘口,只留一小口(3～4cm),或关闭此瘘口另行正规乳头状结肠瘘。侧壁瘘护理困难,无法带粪兜,并且容易发生肠瘘疝。

D9 丁字形小肠瘘　多用于新生儿肠闭锁。由于远近端口径相差悬殊,直接吻合是否能通畅不肯定,可将近端粗肠断端与远端细肠侧壁行端侧吻合,再把远端肠之断端外置造瘘(图 1-5-4)。可以由此瘘向近端插管以利引流解除梗阻,向远端插管喂养同时扩张,待吻合口逐渐通畅,造影证实后可以拔管关瘘。

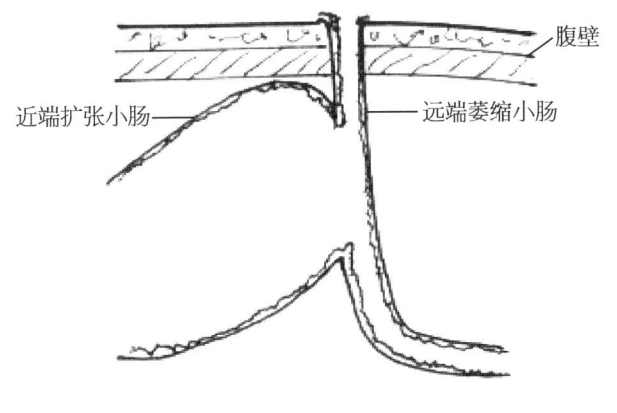

图 1-5-4　丁字形小肠瘘

C6 肠瘘对机体的损害　肠瘘对机体的损害除一般手术损伤打击及感染反应之外,还严重破坏了生理功能平衡,引起一系列反应,突出的有胃肠道活动与消化功能,以及全身性与局部性免疫反应。病理性瘘的发生多伴有腹膜炎,几乎都有肠麻痹及恢复早期的蠕动紊乱,同时发生消化液分泌停止,消化作用停顿,肠道菌群移位,肠内容腐败。临床上出现高热、腹胀及腹泻。如有肠瘘,常常开始无排出,以后排大量水样液。即使是选择性造瘘手术打击较小,也能引起短暂的肠麻痹与功能紊乱,但全身反应比病理性瘘较轻。手术损伤与感染对机体免疫反应也有一定的影响,特别是消化功能的改变可引起消化系统各器官的免疫反应,从口唇、口腔、舌、咽一直到胃肠道黏膜都可能发生感染甚至溃疡,引起发热、疼痛、腹胀、腹泻、食欲缺乏、精神不佳等症状。局部皮肤免疫也有变化,初次接触消化液,产生一定的抗体,形成过敏基础,三四天后出现广泛糜烂,表皮自动剥脱渗出。2周后逐渐脱敏,皮肤反应恢复正常,只有受消化液严重腐蚀的部位有糜烂,其余大部分糜烂与溃疡逐渐自愈。这种免疫反应的变化过程在病理性瘘比医疗性瘘明显严重,高位瘘比低位瘘明显严重。一般2周后全身及局部皮肤对肠瘘已有适应,即使是比较高位的回肠瘘也可排出糊状粪便,营养和电解质平衡也能维持正常。这种反应过程不可避免,必须妥善护理。临床上称过敏期为急性期,脱敏期为慢性期。

C7 肠瘘的护理 护理肠瘘的目的是尽可能恢复正常生活规律以及正常的饮食和活动。

D1 急性期护理 全身方面因患儿精神不振、拒食,口腔炎与溃疡常被忽略。特别是早期减压禁食期间,须注意口腔卫生,经常向口腔内滴些生理盐水,引导患儿口腔活动与吞咽。患儿主要靠静脉营养维持并保证正氮平衡,但要注意引导患儿尽早恢复经口进食。从极小量开始,按反应情况逐渐增加量与品种,直至患儿恢复正常食欲。

局部护理更为困难。发生瘘或造瘘的前三天为过敏前期,皮肤无糜烂,此时应该涂油膏保护皮肤,使其尽量不受消化液腐蚀。一旦发生糜烂(即过敏),任何油膏都不能涂敷,但瘘口周围必须保持清洁干燥,不受消化液腐蚀。不能用棉球擦拭,任何轻微摩擦均能使表皮剥脱,此时只能等待肠液流出时,专人用吸引器在瘘口吸引,但不能用皮管插入口内吸引,同时随时用吹风机微风吹干。严格要求专人精心护理,特别是母亲才比较可靠,应向她讲明重要性,才能保证糜烂不致扩大。如果已经发生糜烂,则更须随时吸引随时吹风。如果企图用各种药物保护,基本上均告失败。为了保持清洁必须常洗伤口,因此用药也只能用粉剂喷撒,以免接触皮肤引起疼痛,同时比较容易冲洗掉。不管任何情况必须每天洗澡,插管戴兜也是如此。加强护理,最多2周基本上可以渡过急性期。此时瘘管排出液也比较稠糊,即可改用粪兜护理。

D2 慢性期护理 全身已不发热,精神食欲恢复,局部糜烂基本控制,瘘口排出物已成糊状,即为慢性期也称粪兜期。

如果造瘘为正规乳头状,用现代化正规粪兜可以保证不外漏,不糜烂,无疼痛,保持患儿衣物清洁、无臭。为了破溃皮肤的保护与粪兜的严密性,肠瘘乳头周围的皮肤可以涂防蚀膏,垫上防蚀防漏软垫,再用胶布将粪兜粘严,外用腰带绑紧,可保万无一失,任何体位也不致漏撒。防腐蚀药物配方要与排出物成分相关,至少酸碱缓冲系统必须符合。高位瘘消化酶的中和也很重要,有的药厂已有各种成品供应。

如果造瘘不是正规乳头状瘘口,则不能用密闭式粪兜,先用厚纱布垫覆盖住瘘口,再将粪兜罩于纱垫外,使漏出物经过纱垫渗入粪兜。稍有漏出及时更换并清洁护理。

病理性瘘如果远端肠已无梗阻,一般漏物不多,平时用纱垫压住即可保持一定时间不漏。漏出时及时更换。也可在纱垫外戴兜。

为了避免排出物水分太多,家长和孩子都可能自发少饮水,多食固体食物,这时要注意发生血浓缩。经常查血红蛋白,肠瘘患儿血红蛋白达到或超过一般正常值,则须提醒医生注意发生血浓缩与慢性脱水。严重慢性脱水患儿可能突然休克死亡。

C8 肠瘘合并症

D1 早期合并症

E1 伤口再裂 急救造瘘引流多为感染病危患儿,愈合能力差,再有肠瘘置伤口中非常容易发生伤口再裂,使内脏溢出,如果发现不及时,死亡率很高。因此术后要随时观察伤口,如果暴露切口有渗液流出、伤口敷料渗液湿透、封闭切口见胶布边缘有渗液,都应立刻更换敷料。用棉棒轻压切口,如能压出渗液或感到缝线下空虚,都应想到伤口再裂。一般肠造瘘切口均应置张力线缝合,如果未置张力线,此时应该送手术室补缝张力线。麻醉下拆1针缝线,探查切口下层是否已裂开,顺便用一手指伸入腹腔内引导贯穿缝合3针贯穿型张力线。如事先未能发现症状,患儿突然哭闹时可见伤口大量渗出,亦表明伤口已裂开,应立刻用纱垫压住伤口,急送手术室。尽量避免掀开敷料直看,因为稍微减轻按压切口的压力,大量小肠就会立刻溢出,增加危险性,所以必须压住切口直到完全麻醉。如果发现时已经有大量小肠溢出,则用盐水纱垫保护内脏,不可企图送回腹内。马上进行麻醉,在手术室内按大手术处理。腹壁缝合针脚应大,直切口可用四五针贯穿缝合,横切口则要求缝严腹膜。肌肉肌膜用大针脚对合拉紧,皮肤与浅肌膜可以再缝数针贯穿。横切口的腹壁全厚贯穿有可能阻碍中心部位血供而致切口中部愈合不良。肠瘘与主切口之间必须有一大针张力线,至少保持2~3周。

E2 瘘口脱开 系瘘口肠管与皮肤间缝合裂开。肠开口缩入腹腔或部分缩入腹腔,粪便流入腹内必须即刻缝合修复,同时引流腹腔。一般缝合多再裂开,甚至引起主切口裂开。必须大针脚贯穿缝合脱开之肠壁全层及腹壁全层,但只求并拢不能扎紧,以免缝线割裂肠壁。如有腹腔引流管,管与主切口之间必须有张力线。一般无感染时3天即可拔管。

D2 晚期合并症

E1 瘘口狭窄 肠瘘引流正常时突然发生腹胀,无瘘液排出,此时用手指或探条可确诊瘘口狭窄(图1-5-5)。先用探条为引导于瘘口外一侧切开皮肤及肌膜狭窄环,以后用粗探子扩张瘘口至必要之大小。一般乳头瘘管狭窄较易忽略,因乳头很大,但其颈部(即皮肤环)瘢痕挛缩,使探子或手指不能插入。必须翻开部分乳头,暴露颈部狭窄环并彻底切开,使手指能自由插入。无论乳头型或平皮型瘘口狭窄都必须切开皮肤瘢痕狭窄环,真正能使手指插入而无阻力,不可强力使用扩张器企图使瘘口扩大。强力扩张可使肠管在狭窄处坏死穿孔,且狭窄也得不到解决。瘘口狭窄的预防靠皮肤开口大小合适并与肠壁缝合整齐。

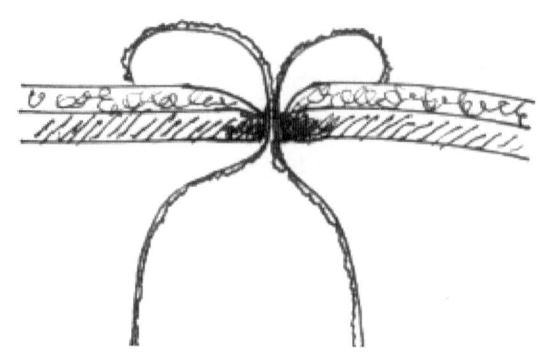

图 1-5-5　瘘口狭窄

E2　瘘口太大　造瘘之近端肠管常因梗阻导致肥厚扩张,造瘘之后梗阻解除,肥厚扩张之肠管恢复正常,原来的皮肤切口不能随之缩小,显得瘘口太大,清洁护理困难,并且常有肠黏膜脱出容易损伤。此时应选择一侧沿皮肤黏膜交界处作半弧形切口,从皮肤切缘中点垂直向外劈开 2~3cm,在切缘两端各掀起三角皮瓣,做楔形切除后垂直缝合使皮口缩小,多余之肠黏膜修剪整齐缝严缝平。

E3　瘘口肠管脱垂　多因瘘口太大所致,近端肠管内瘘口翻出可脱垂几十厘米(图 1-5-6)。开始可以送回,逐渐发炎肥厚,终于不能还纳,甚至顶端因血供不足而坏死。治疗应修剪整缩瘘口,必要时将送回之肠管远端固定于瘘口一侧腹壁内,距离约 5cm。

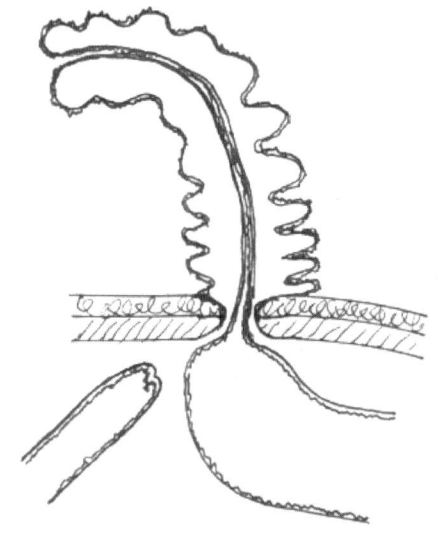

图 1-5-6　瘘口肠管脱垂

E4　肠瘘疝　多见于大口侧壁瘘或大口双管提出瘘。造瘘时肠管肥大,以后逐渐恢复缩小,侧壁瘘或双管瘘的皮肤大口成为腹壁缺损。随着腹压的增高,部分肠管疝入以肠瘘后壁为疝囊壁的腹壁疝中,即成为肠瘘疝,表面形如巨大的黏膜球(图1-5-7)。原来侧壁瘘的肠管本应保持远近端的连续性,粪便基本上能正常通过。因肠瘘疝的发生使造瘘肠管彻底断成双口,远近端开口均在黏膜球的边缘某处,相距很远有时很难找到,漏粪无法护理。治疗须彻底改为远近端双孔瘘,切除成为疝囊的肠壁,逐层缝合两瘘口间的腹壁缺损,两瘘之间各加张力缝合。

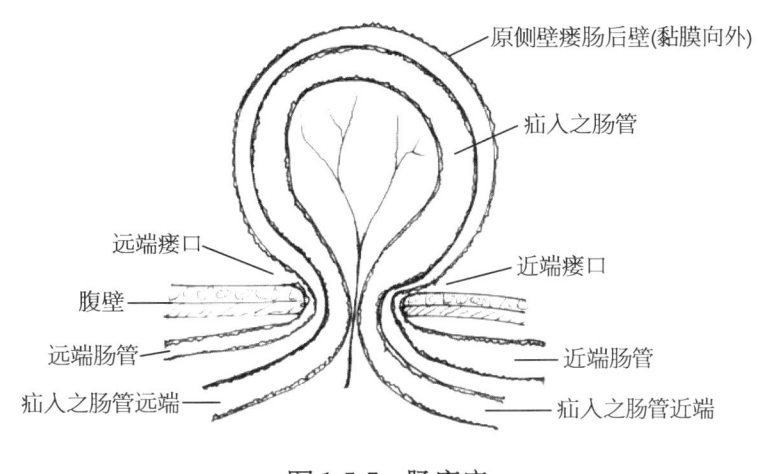

图1-5-7　肠瘘疝

E5 Stam 瘘断开与小肠脱出　新生儿肠管细,腹壁薄,又属于弱应性免疫,行 Stam 瘘后不久即因局部过敏反应而使皮肤及肠管瘘口糜烂扩大,皮管缝线脱落,无法固定,小肠后壁自瘘口翻出,使肠管远近端彻底断成双口,甚至腹壁皮肤继续溃烂,导致腹内肠管自瘘旁溃烂裂口溢出,因此新生儿、小婴儿多不宜行 Stam 造瘘。此时治疗方法是立刻将 Stam 瘘改造为两个单孔瘘,贯穿缝合腹壁。禁食,静脉高营养,待腹壁与肠瘘完全愈合后再考虑下一步手术。

E6 瘘口黏膜溃疡与息肉　瘘口黏膜经常受到摩擦刺激与各种细菌的侵害,小儿免疫反应又多不稳定,因此瘘口常出现小 溃疡及小息肉,前者疼痛甚至有时发热,后者无痛但常有渗血。病理切片均为急性和慢性炎症反应及细胞浸润,溃疡以坏死为主,息肉以肉芽增生为主。此系慢性轻微炎症,影响不大,也多不需治疗,时发时愈,一定时间后多不再发生。目前尚无有效疗法,可进行全身调理,包括补充蛋白营养、维生素与微量元素,保持粪便(或漏出物)通畅,维持食欲、活动、精神正常。局部用激素、抗生素、甲紫、薄荷一类的乳剂以减轻症状。

C9 关瘘手术

D1 关瘘的指征　儿童肠瘘中除极少数属永久性造瘘外所有造瘘均为暂时性瘘,完成任务达到目的即应关瘘。病理性瘘除多数可以自然闭合外,有时也需手术关瘘。关瘘指征可以罗列如下:①引流性造瘘待远端肠道畅通即应关瘘。畅通的条件是远端钡灌肠(顺行及逆行)无狭窄,蠕动正常,钡剂按时排出,排出后无残余滞留。客观上已具备关瘘条件时,最好还要从瘘口收集全天粪便并向远端灌注,观察全身反应及排出功能,一切正常则可以安全关瘘。

②转流性造瘘待远端一切手术及治疗完毕,并且效果满意后即可关瘘。会阴部成形术后须大小便控制正常才能关瘘。如阴道问题暂时不能解决也可先关瘘,以后随年龄增长后再解决阴道问题。因为肛门手术、巨结肠手术直肠肛门管之间吻合裂开后可形成的直肠假性憩室(一部分脓腔壁为黏膜上皮,另一部分仍为肉芽组织),其内口位置隐蔽,造影检查及镜检均难发现。一旦直肠内有粪便,可因括约肌阻力产生肠内高压,将粪便压入憩室而诱发感染,引起高热、腹胀、局部红肿,只能再打开肠瘘。因此必须强调灌粪便试验,认真全量灌注3天,观察患儿自然排便情况是否正常。③喂养性插管肠瘘多能于拔管后自然愈合,平时带管如不妨害生活活动宁可多保留些时间,一般要待精神食欲正常,体重身高增长,生化指标满意,单靠口服饮食1~3个月以后,方可拔管。④临时外置造瘘一般24~48小时后不能放回腹腔则应开放成为造瘘,因为1周左右是肠瘘免疫过敏期或称急性炎症反应期,如果企图关瘘则十有八九失败。关瘘要在1个月左右比较安全,此时一般情况良好,排便已不太稀,局部皮肤糜烂基本愈合,腹内粘连大部吸收,只有瘘口附近有局部粘连。如果仍有些皮肤糜烂感染甚至伤口缝线孔处尚有肉芽,只要没有脓肿,仍可按常规方法开腹关瘘,因为此时局部免疫处于优势阶段,缝合切口仍能一期愈合。延期关瘘最好不超过1年,特别是皮肤早已恢复正常,瘢痕软化者。如果开腹关瘘,则必须严格按结肠无菌手术准备,因此时免疫反应已趋消失,耐受感染能力比肠瘘1个月后相差很多,偶不慎则可引起腹膜炎。⑤胃瘘除减压引流喂养之外,还应保留导线为逆行食管扩张之用。如果食管瘢痕狭窄不稳定,则不能撤除导线,也有可能需几年时间,但至少1年以上。如果早已无喂养问题,只为扩张目的,则可以拔管留线,任其自然关闭。逆行扩张时,扩张器自口腔插入食管,拉动胃瘘瘢痕中保留之导线,将扩张器拉入狭窄处,反复扩张,最后仍由口腔拉出。更换一条新保留导线备用,万一需要打开胃瘘进行喂养或引流,也可用此导线孔插入各号扩张器,使胃瘘口再扩大后插管。早期关闭胃瘘对改进患儿精神和生活质量有利。⑥新生儿丁字形肠瘘只要无肠梗阻,能经口喂奶即可拔管。也可先拔减压管(近端管);保留喂养管(远端管);也可于补充液体时再临时插管。拔管后暂时敷盖瘘口,稍加压力,促使吻合之肠管畅通。漏液多时,应临时更换敷料,更换不及时则可暴露吸引保持干燥。平时争取加压堵瘘(可以用带线的棉球塞堵瘘口),但不可操之过急,从稍加压力开始,循序渐进。基本不漏时,钡餐了解肠吻合通畅情况,证实远端无梗阻则可手术关瘘。经腹腔内或腹膜外关瘘均可,取决于术者技术习惯。⑦结肠侧壁瘘关闭原则与新生儿丁字形肠瘘相同,堵瘘后不再漏即可经腹或腹膜外缝合关闭。

总之,肠瘘关闭的基本原则是:①完成任务达到目的。②通过模拟无瘘试验(向远段灌大便)3天以上证实满意。③关瘘必须能改进生活质量。决定手术必须按一般选择性手术评价原则,对待关瘘手术冒险性要慎重考虑代价。

D2 关瘘的禁忌 瘘远端有梗阻时不能关瘘,也不允许自然闭合。如有营养不良、负氮平衡、局部无愈合能力、免疫状态不正常、局部尚有未控制的感染等,均不宜关瘘。如果关瘘术中发现隐藏脓肿,宁可暂停手术,控制感染后再择期关瘘。

D3 关瘘的基本手术方法

E1 正规乳头瘘关闭法　麻醉下,瘘口消毒后用碘仿纱布塞入瘘口内。先行瘘口周围环形或梭形切开至肌层,将塞碘仿纱条之瘘口皮缘反转缝合,使黏膜及碘仿纱条全部埋入缝合线之内,另行消毒铺单准备无菌手术。经原主切口开腹,但考虑到切口下常有粘连,因此切口应选择愈合比较良好、估计粘连不多的一端,向外(无瘢痕处)延长 3～5cm 切一小口,经无瘢痕处逐层进入腹腔。一手指伸入探查原切口下粘连情况,同时尽量分离粘连松解腹壁,沿原切口瘢痕下缘劈开全部切口开腹。从腹腔内探查瘘口处,分离粘连,直抵瘘口周围腹壁腹膜,再从腹壁原瘘口的环形切口继续切开深入,于腹腔内环绕瘘口周围分离会合。切开腹膜层,将缝闭之瘘口拉进腹内,再从主切口提出至腹外。在主切口之另一端寻找远端肠管,分离后提出,剪除两端原瘘口处部分肠壁,进行端端吻合。最后修剪原乳头瘘处切口,逐层缝合腹壁。

单孔乳头瘘、双孔乳头瘘、外置双孔造瘘均可采用本法。尽量保持无菌手术原则,术后禁食减压(结肠关瘘可用肛管减压),静脉滴注抗生素治疗 3 天,允许经口少量饮水或糖水,以促进肠蠕动恢复正常。

E2 腹膜外关瘘法　只用于基本上废用(不漏或少漏)的肠瘘。局部消毒后,探针插入瘘管为引导,切开瘘口周围的皮肤与瘢痕,尽量作符合皮肤纹理的梭形切口。切开肌膜,保持腹横肌膜与腹膜层完整,向插探针的瘘管处钝性分离暴露瘘管,尽量切除周围瘢痕及软组织,于腹横肌膜与腹膜层外 1cm 处切断瘘管,切除瘘口及附带组织。敞开瘘管口消毒,内翻缝合两层,然后缝合肌层,修剪切口,缝合皮下及皮肤。

此法可用于慢性病理性瘘的关闭,胃瘘的关闭也多用此法。

E3 窦道探查手术　顽固慢性窦道中有一类是隐蔽性肠瘘,病理上与肠腔相通连,临床上表现为盲腔窦道。一般从不漏粪,我们见过的有阑尾残端瘘与腹膜后十二指肠瘘。阑尾残端瘘有两种情况,一是阑尾残端残余黏膜仍维持分泌,在术后脓肿与异物(粗线双重结扎)基础上保持分泌空间,使窦道不能愈合或反复复发;另一种是腹膜后阑尾穿孔形成脓肿自腹股沟穿出,反复不愈。十二指肠穿孔自腹股沟穿出更为罕见。20 余年前曾有 1 例十二指肠憩室(重复畸形)感染穿孔,渗液沿髂腰肌流注腹股沟穿出形成瘘管,多次手术切除缝合均不愈,某次在医院中观察到窦道渗液中有植物纤维(完整韭菜叶),使人想到肠穿孔的可能。首先想到的是阑尾炎,但当年的检查手段无法进一步诊断,便以窦道探查剖开手术进行诊断性治疗。方法是分期逐渐敞开窦道,使窦道口向底部转移,边敞开边愈合,步步靠近盲端,使复杂长管道变成能见底的短道。对此例十二指肠瘘病例,首先向瘘管内插入细管,注射泛影葡胺(或碘化钠),同时混入大量炭末。造影后了解解剖关系,插入探针,沿皮下入路切开瘘管外层,敞开黑色腔道。尽量冲洗敞开之腔道,可以发现有个别黑点永不能冲掉,或冲掉后复现,其中可以找到能插入探针之一点。因不了解瘘管周围的解剖关系,估计是盲肠阑尾附近,瘘管可能通向阑尾,因此将敞开之组织尽量推向内侧,沿髂窝向腹膜后侧壁延长切口,从腹股沟至髂前上棘全部敞开。插管做引流,将管固定在切口最上端,其余伤口内填塞油纱(20年前的方法)。3天后取出填塞的油纱,每日更换敷料,约1周后切口基本上愈合,瘘管已移至髂骨翼以上。因前次探查瘘管未引向阑尾,疑为上部肠瘘,因此口服炭末3天,发现瘘口内出现炭末。通过插管注药造影见碘剂高达腰椎上节、肾前内侧。二次探查从右髂前上棘沿侧腹壁开始,在探针引导下边敞开边探查,始终在腹膜外向内侧推移管道外组织,劈开全部管道(内有炭末),发现管道中段有两处宽大之处约4~5cm,似为管道连通之脓肿。窦道最上端仍有点状孔道,插管很长仍不见尽头,术中注入泛影葡胺造影见药物直接进入十二指肠腔。由于解剖比较复杂,手术暂停。将敞开之黑色管道上部尽量切除彻底,上部残端瘘用可吸收线结扎后电刀凝固,埋入脊柱旁肌肉中。该处置引流管自侧腹壁切口上端引出,切口上端在引流管下缝合2针,以下切口全部敞开填以油纱。3天以后引流管无渗出,填塞之伤口逐渐愈合,瘘管从此封闭未再复发。病理切片见分化不全之肠道黏膜组织,符合胚胎中肠重复畸形的诊断。术后钡餐仍未发现明确之异常。

以上个例虽属罕见,但可借鉴。用此法从腹股沟流注孔探查到腹膜后阑尾则很容易。然而阑尾术后麦氏切口窦道仍应切除瘢痕,从伤口正面探查作为常规。但边探查边敞开的手术原则与基本方法均可借鉴。

A5 患儿的生活评价

不管原有什么病,作过什么手术,小儿生活质量要考虑6个年龄段,要考虑小儿个人身心状态和相应的社会环境适应能力,还应该考虑一生的生活,至少要明确现实的生活水平和学龄时期的生活水平,为提高生活质量作出全面的安排与建议。

B1 婴儿 每周每月必须有生长发育,包括智力反应、肢体活动与正常的喂养习惯。孩子常笑,母亲开心,这就是婴儿的社会环境。

B2 幼儿 吃得香睡得稳,能玩、能笑、能闹,能适应幼儿园的生活环境,与小朋友合群。

B3 入学 文化、体育课能跟得上。有好朋友,有喜欢的老师。逐渐有喜欢的课程与个人的兴趣和见解。

B4 择业 根据患儿身体条件对职业的影响与社会的偏见,预见如何对待的态度与能力。

B5 结婚生育 根据身体实际条件与社会偏见,预见可能的应付办法。

B6 评判 根据原发病的预后与可能存在的后遗症评判健康水平及寿命长短。

A6 目前常见急腹症的预防情况

新中国成立以来,小儿急腹症的发病情况变化很大,足以说明急腹症是可以预防的,甚至是可以消灭的。遗憾的是目前尚未引起人们的重视,病种的变化只是自生自灭。

B1 寄生虫 20世纪50年代国家贫困,卫生水平很低,小儿肠道蛔虫感染非常普遍而严重。蛔虫外科合并症很多,约占小儿急腹症之半,常见的有蛔虫性肠梗阻、胆道蛔虫症、阑尾蛔虫与蛔虫性腹膜炎,发病率高,病情严重,死亡率也很高。70年代以后,城市医院很少见到小儿蛔虫合并症,北方大城市几乎见不到小儿蛔虫感染,南方农村儿童也不再见几十条、上百条蛔虫的肠梗阻以及胆道、肝内蛔虫，腹腔内几十条蛔虫引起的蛔虫性腹膜炎也已绝迹；然而蛲虫性肛门炎尚不罕见，蛲虫性阑尾炎也偶然以急性阑尾炎症状或反复性肠痉挛就诊，与小儿不剪指甲、饭前不洗手有关。目前我国城市儿童寄生虫基本上已绝迹，但农村边远山区的卫生管理仍不完善，人民的卫生习惯也有待提高。

B2 嵌顿疝 痔(痔疮)、漏(漏疮)、阑(阑尾炎)、疝(疝气)原为普通外科四大常见病。由于小儿外科广泛地开展了早期疝修复术，使成人外科很少见疝，小儿外科常见的急腹症之一嵌顿疝也成了少见病种。然而，新生儿、早产儿仍有嵌顿疝并且仍有睾丸坏死甚至患儿死亡，主要原因是对新生儿或早产儿疝的修复开展不力。西方医学界不主张为新生儿非嵌顿疝实行手术，是因为他们行疝手术常规使用全麻插管，麻醉后苏醒困难，新生儿特别是早产儿常需两三天辅助呼吸。我国新生儿腹部手术多用硬膜外麻醉，无呼吸抑制问题，完全可以提倡新生儿疝修复。因为从统计上看新生儿疝嵌顿率在儿童各年龄段中发生率最高，死亡率及合并症发生率也最高，如果推广了产房疝修复，则可基本上消灭小儿嵌顿疝。

B3 结核性肠粘连 20世纪50年代治疗最困难的小儿急腹症是严重的广泛性腹腔粘连性肠梗阻。由于肠管之间广泛坚硬之纤维性粘连并与壁腹膜粘成一块，使腹内无游离腹腔，称之为"冰冻肠管"(iced intestine)。平时不发生肠梗阻，但因为肠内有病变，可随时因蠕动平衡失控而发生肠梗阻，常需手术治疗。因为粘连坚硬，并且无游离腹腔，开腹手术非常困难，必须在钡餐检查准确定位之后定向开腹。为避免不必要的分离，直接处理梗阻，多行短路侧侧吻合(为了避免发生侧吻合后盲囊综合征，可将近段肠管折叠，做一矩形瓣，再与远段肠行侧侧吻合)。此种严重之腹内粘连多为肠结核及腹膜结核引起，这种粘连广泛而坚硬，基本上无游离腹腔，所以不易发生肠扭转或穿孔性腹膜炎，经过胃肠减压及抗结核治疗常可缓解肠梗阻，从而避免了手术。此症在20世纪80年代以后基本上罕见，显然是普遍接种卡介苗预防结核感染的效果。此外，恶性肿瘤腹内广泛转移性粘连、急腹症手术不当(如阑尾炎广泛浸润期或脓肿形成而强行分离、切除阑尾)也可发生广泛严重粘连。随着小儿外科技术不断的提高，必然近一步减少或消灭。

B4 肠伤寒穿孔 随着肠道传染病的控制与诊疗技术的进步，城市内肠伤寒基本绝迹，当然小儿所谓"逍遥型伤寒"肠穿孔也已不见(小儿有时长期发热而不自觉，称为"逍遥型伤寒")。

随着经济的发展、卫生水平的提高、医疗技术的进步，将大大降低急腹症的危险性。在这方面大有文章可做：①减少手术：早期肠套叠基本上均可用灌肠疗法治愈。以此为例，在过去曾有胆道蛔虫症的非手术疗法、早期阑尾炎的非手术疗法，尽管均不算成功，但基本原则仍是我们努力的方向。随着外科技术的进步，腹腔内打击减少，术后顽固性肠粘连基本上可以避免，因此，粘连性肠梗阻也随之减少。随着对粘连性肠梗阻认识的深入，也避免了很多不必要的开腹手术，包括肠梗阻的开腹探查，从而也减少了以后的反复粘连与肠梗阻。②简化手术：腹腔镜手术切口小，打击小，住院日少，虽然也是腹腔手术，但更受家长欢迎，可以说是简化手术的一个突出的代表。开发、发展新的腹腔镜手术将是腹部外科及急腹症研究改进的广阔天地。传统腹部外科手术也有简化的余地,现行的小儿腹股沟疝手术就已经比成人最简单的Ferguson手术还要简单得多。其他腹部手术也都有简化与改进,虽不能预防急腹症的发生,但能预防急腹症的危害性。

1.6 现代化展望

A1 提高疗效的目标

B1 减少发病

C1 消灭病原 急腹症是威胁小儿生命的疾病,也是家长最担心的疾病,最好的办法是消灭急腹症。根据近年来的病种变化,消灭急腹症并不是天方夜谭。蛔虫合并症可以消灭;肠结核合并症可以消灭;如果了解了肠套叠的发病机制,控制了婴儿时期的肠痉挛,也可避免肠套叠的发生。如果能控制阑尾的微循环变化,避免阑尾壁严重水肿造成阑尾腔的引流阻塞,阑尾炎也和一般肠炎一样不需手术。

C2 避免诱因 任何疾病都有诱发原因,特别是急腹症,既是突然发生,必然有个诱发因素。一般印象是受凉、劳累、抵抗力下降,也有人提出环境适应反应与过敏体质。神经血管反射引起局部缺血,缺血引起肠痉挛,导致蠕动紊乱,继而发生肠套叠、肠扭转、肠管曲折、肠壁水肿等一系列病变。但是,这些学说都不成熟,也无控制办法。在这方面目前还缺少研究,仍是空白,正有深入研究的前景。

C3 改正素因 急性阑尾炎是学龄儿童最常见的急腹症,但在一般学生中也是绝对少数,因此使人考虑个体素因的可能。这要靠流行病学、基因学等方面的研究,同时从自我保健医学方面研究防治对策。

B2 早期确诊 现实提高急腹症诊疗水平的关键在早期诊断。

C1 科普宣传 早期诊断首先需早期发现,早发现要靠母亲,因此提高母亲的疾病与健康知识当为首要,这就要靠科普宣传。急腹症的科普宣传必须由专业医生去做,因为他们最需要母亲发现得早,治疗的效果就好。如果医生不做科普工作,空喊提高人民的卫生知识水平是很难收到实效的。具体做法是在患儿住院过程中向家长讲解该病的有关知识,从病因、病理,到症状、预后与治疗,使家长出院时对该病完全了解,并能向别人宣传讲解。家长现身说法做科普宣传工作比医生说教更有感染力。当然,正规的文字宣传,媒体广播宣传也是非常重要的,只有不断的宣传,才能收到提高卫生知识水平的效果,所以不可忽视科普宣传工作。

C2 电脑诊断 现在是数码信息时代,为了准确而快速作出诊断与制订治疗方案,利用急腹症的诊断与治疗方案电脑软件是完全可以做到的。把主要的关键性症状和体征以及有关检验数据输入电脑,就可以读出诊断结果和治疗建议,至少可以作为参考分析的依据和线索。有了初步的软件就可以在应用中不断改进和完善,最终达到诊断电脑化。曾作过美国卫生署长的小儿外科名医 Koop 最近提出他正开发"六维"诊断的电脑软件(解剖立体三维成像加管腔内面,显微放大及功能显示,如电生理、测压、蠕动、流速等)可进行综合诊断并制订相应治疗方案。

C3 定期体检　目前我国已有相当完善的小儿体检系统和健康保障制度,但是执行不够严格认真,特别是在山区、农村及流动人群中。现行的小儿体检系列对消化系统的检查项目较少,所以粪便查虫卵仍不能忽视,普查钡餐尚不现实,腹部 B 超应该逐步普及。近年来不少腹痛患儿经各种检查也不见阳性结果,但患儿有实际痛苦,家长很难摆脱担心。这种情况称为小儿健康的第三态。(第一态为健康状态,第二态为疾病状态,第三态为有痛苦而查无病)。第三态一般指自然良性转化为正常健康,但也有少数恶性转化为真性疾病(第二态)。应该针对常见第三态要求安排几项关键性检查作为保障营养、生长、发育的指标,给家长一个健康保障,以预防从第三态转化为第二态。

B3 避免手术　手术是破坏性治疗,无论从哪个角度说也应该尽量避免。

C1 器官损坏前治疗　手术的目标是纠正器质性损害,如能在器官发生具体破坏之前进行治疗,手术自可避免。肠套叠的灌肠疗法就是成功范例。阑尾炎如能在微循环障碍时诊断,就能及时改善循环、消肿、引流而治愈。

C2 发掘中医疗法　20 世纪 70 年代我国曾一度出现中医热,特别是在急腹症方面,曾有过不少的科学研究、临床实践与实际推广工作的经验。由于当时受到政治运动的干扰,出现很多不实之处,为科学家所鄙视。然而当时不少科学家都参与了中医药的开发工作,积累了不少正反两方面的经验,在此基础上继续研究,应该有肯定的价值。特别是在避免手术方面,在现代高科技手段的基础上,会有突破的可能。从中医方面突破也正是国际上对中国医务界的厚望。

C3 生物技术疗法　如果有朝一日分子医学、基因工程能把疾病消灭在萌芽状态,也许外科手术将发展为另一种形式与目的。现在还很难估计,但从目前胎儿外科与胎儿镜的发展可以看到一部分先天性致命性腹部畸形(如先天性腹裂等)有可能在出生前就得到矫正。

A2 当前现代技术的开发

B1 腹腔镜　要求能快速清除积血,临时应急压迫止血,触觉探查设计,镜下处理程序化、自动化、机器人化(robotics)。

B2 手提 B 超机　轻便可随身携带,便于在急诊室甚至急症现场使用。多探头、多功能探头、三维成像及电脑分析等技术均有待改进,方向是使用便利,不受环境干扰。

B3 生物技术　有改变免疫能力、预防休克及多器官衰竭、发展器官再生(如干细胞移植)等。

A3 诊疗的电脑程序化

B1 腹痛诊断程序　按腹痛诊断规律做成软件,输入症状及检查结果,得出诊断参考。

B2 新生儿呕吐诊断程序　按呕吐诊断软件输入症状及造影结果,得出单项或多项预诊。

B3 腹腔镜机器手　发展基础手术程序,开发专用手术程序,稳定压迫止血器,局部牵开器及持续快速吸引器。

以上虽属希望甚或近乎幻想,但是目前都已看到实现的可能性。必须有医务工作者的强烈要求和参与,才可能有相应的工程技术科学家们的发明创造。

(张金哲)

主要参考文献

1　张金哲,潘少川,黄澄如. 实用小儿外科学. 杭州:浙江科学技术出版社,2003:717-789
2　张金哲. 实用小儿外科新型手术图解. 南宁:广西科学技术出版社,1996:1-18
3　张金哲,陈晋杰. 小儿门诊外科学. 2版. 北京:人民卫生出版社,1999:273-320
4　陈敏章,蒋朱明. 临床水与电解质平衡. 2版. 北京:人民卫生出版社,2000:269-288
5　田力. 外科术后患者家庭护理. 北京:金盾出版社,2001:257-274
6　Rowe M I,et al. Essentials of pediatric surgery. Chicago:Mosby-Year Book Inc,1995:481-545
7　Raffensperger J G. Swenson's pediatric surgery. Appleton Lange Connecticut,1989:843-895

2 器质性腹痛

2.1 概述

A1 病理基础

外科器质性腹痛即指腹内器官有实质性的病理改变并且常需外科手术治疗的一组疾病。因其病理改变多是破坏性的,或可残留潜在病灶,极易复发,因此常需手术切除。

A2 临床分类

器质性腹痛是以急性腹痛为突出表现的一组疾病,可按腹部体征的性质分为 3 类:①腹部有局限性压痛紧张,提示局部器官的灶性病变。②腹部有肠型肿物,提示肠梗阻。③全腹紧张、肠鸣音消失,提示为腹膜炎。

B1 灶性病变(focal diseases) 腹腔内脏器炎症表现为体表局部范围有压痛、肌紧张。临床上根据压痛的位置作出诊断,如阑尾炎在右下腹有局限性压痛。此外,如常见的胆道蛔虫症、胆囊炎、Meckel 憩室炎、胰腺炎、肠系膜淋巴结炎、泌尿系结石、卵巢囊肿扭转也属于局部灶性病变,表现为不同部位之压痛及其他炎症反应。

B2 肠梗阻(intestinal obstruction) 肠梗阻以肠型、腹部肿物为主征,临床上又分为两组进行诊断。

C1 肠腔内梗阻 以摸到肿物为主征,如肠套叠包块、蛔虫团块或食物团块堵塞。

C2 肠腔外梗阻 以摸到有张力之肠型为主征,如粘连、索条及内疝扭绞等。后者之肠型可表现为有压痛之隐约的囊性肿物(即绞窄之肠襻)。

B3 腹膜炎(peritonitis) 腹膜炎时表现为全腹有压痛、肌紧张,听诊肠鸣音消失。临床上又可分为 4 种情况进行分析。

C1 灶性或蔓延性 以病变器官感染为主,逐渐扩散蔓延至全腹,如阑尾炎引起的腹膜炎,以右下腹压痛为突出症状。

C2 原发性血源性　无突出的压痛区,以腹水为主,穿刺涂片多有球菌。主要包括:①腹水感染:腹水混浊,多见于原有肝病或肾病之腹水继发感染。②胆汁性:腹水为胆汁,如婴儿原发性胆汁性腹膜炎或胆道穿孔。③阴道炎性:阴道有脓性分泌物,涂片与腹穿涂片均为球菌。

C3 穿孔性　叩诊呈气腹,X线片见膈下游离气体。主要包括:①伤寒穿孔:有伤寒史,表现为发热、腹胀,穿刺物为粪汁。②溃疡穿孔:有溃肠病史,穿刺物为酸性黏液或混有胆汁。

C4 坏死性　由绞窄性肠梗阻引起,多有腹胀,扣诊有囊肿样闭襻肠型,腹腔穿刺有混浊液或血水。

A3 症状体征

不同病理常有不同性质的腹痛,由于儿童缺乏定位、定性能力,不能准确地叙述腹痛的部位、性质、特点,不能表达成人描述的刀割样锐痛、钻顶样疼痛、反复性刺痛、放射性疼痛等疼痛特征。如婴幼儿罹患急性阑尾炎时,很少诉说转移性右下腹痛,几乎无一例外地将疼痛点指向脐部;而年长儿或家长只能告知疼痛发作的性质,是阵发性还是持续性,是逐渐减轻还是逐渐加重。因此小儿外科急性腹痛依据疼痛的特点大至分为3类。

B1 持续性疼痛　持续性疼痛表示腹膜或腹内脏器有炎症、感染、出血或其他进行性病理损害,如急性腹膜炎、腹腔内出血等。病区多呈钝痛,急性发作,疼痛持续,无间歇期,进行性加重。压痛点和腹肌紧张区固定、明确、局限而显著。

B2 阵发性绞痛　阵发性绞痛多为平滑肌痉挛性收缩或蠕动增加所致。此种疼痛表示空腔脏器有急性梗阻或痉挛,如肠梗阻、胆绞痛、肾绞痛等。此种腹痛突然发生,短时间内可达高峰,发作时手扶腹部、身体屈曲、屈膝抬臀、辗转不安、面色苍白、手足发凉,持续一段时间后可自行缓解,缓解期内腹痛减轻,恢复常态,可入睡或进食,间隔一定时间又反复发作。

B3 持续性疼痛伴阵发性加重　表明炎症或感染的同时伴有梗阻,如阑尾发炎伴腔内粪石梗阻。

A4 诊断分析

小儿腹痛是儿科常见的症状,是小儿内外科之间会诊最频繁的一类症状。它不仅是腹部诸多脏器疾病的共同症状,也是腹部以外疾病的临床征象。小儿腹痛常被比喻为一个未打开的圣诞包裹,人们对其内容只能作大概的猜测,经过认真的询问、检查能够得出初步的答案,但决不可掉以轻心,包裹中很可能隐藏着一颗定时炸弹,随时带来致命的危险。

引起腹痛的病因多种多样,同一疾病可以表现不同的腹痛,不同的疾病也可表现类似的腹痛。有的情况很急,必须在几小时内决定手术。延误诊断,失去手术时机,将会给小儿带来痛苦,甚至终身的损害。

诊断小儿器质性腹痛采用三级分析法。

B1 器质性与功能性腹痛的鉴别(第一级分析)

C1 器质性腹痛(organic abdominal pain)　腹痛具有持续性、局限性、固定性的特点。

即持续6小时以上的腹痛,腹部局部性体征为压痛、肌紧张、肿物、肠型。以上各项必须具有固定的位置、固定的范围、固定的性质,多次检查不变,为典型的急腹症。中医辨证分析,器质性腹痛多为阳证、实证,表现为腹部拒按,喜冷,腹部按摩有痞、满、燥、实、坚之感。

C2 功能性腹痛(functional abdominal pain) 腹痛具有间歇性、泛化性、非固定性的特点。即腹痛呈间歇性发作,腹软,不胀,无固定的紧张、压痛或肠型,可以除外器质性病变。发作过后能正常行走,正常饮食,一般可以排除急腹症。中医辨证分析,功能性腹痛多为阴证、虚证,腹部喜按、喜暖。

B2 器质性腹痛三大类与功能性腹痛两大类的鉴别(第二级分析)

C1 器质性腹痛三大类 器质性腹痛可按腹部体征的性质分为三大类:局限性压痛紧张反映局部器官的灶性病变,有肿物肠型是肠梗阻,全腹肌紧张、肠鸣音消失为腹膜炎。

C2 功能性腹痛两大类

D1 原发性肠痉挛(primary intestinal spasm) 可分为免疫反应性肠痉挛或过敏性肠痉挛两大类,查不出器质性病变。反复发作称为肠痉挛症,发作时最易与外科急腹症相混,但腹部无固定之紧张压痛。肠痉挛发作多在10分钟内自然缓解,很少超过1~2小时,痛过后吃玩正常。常可多日甚至数年中长期发作,但不影响生长、发育、营养。

D2 继发性肠痉挛(secondary intestinal spasm) 器质性疾病引起的肠痉挛大体上可有8种,分别为:

E1 消化道炎症、溃疡、肿瘤、重复畸形的存在,影响蠕动,引起肠痉挛。

E2 胆胰管汇合异常导致胆胰反流、胆总管扩张与结石,都能引起肠痉挛或Oddi括约肌痉挛。

E3 幽门螺旋杆菌或贾第虫感染引起幽门或胆管痉挛。

E4 神经性腹肌痉挛,如腹型癫痫、腹型破伤风、脊髓瘤等。

E5 血液血管病,如腹型紫癜、肠系膜脉管炎、白血病。

E6 代谢性疾病,如克汀病、糖尿病。

E7 慢性免疫性疾病,如风湿病、川崎病等。

E8 农药中毒及食物中毒。

B3 引起器质性腹痛病变器官的鉴别(第三级分析) 无论是急腹症或非急腹症按此步骤分析到某一疾病后,必须按该病的诊断标准反复核对,方可下诊断。如右下腹痛及固定压痛多为阑尾炎的诊断标准,腹痛伴呕吐、血便、腹块多为肠套叠的诊断标准。最后,还需进一步分析现实的病理分型与分期,方可制订治疗计划。如阑尾炎3天以上的局部浸润与脓肿形成或不完全性广泛粘连性肠梗阻等都不宜贸然手术。

A5 诊断技术

腹部检查是腹痛的关键检查,也是难点检查,许多医生对哭闹的患儿束手无策。随着医疗技术的进展,影像学检查、实验室辅助检查方法在急腹症的诊断中占有越来越重要的地位,但临床体检仍为现阶段急腹症的主要诊断手段,至少是初诊手段。

B1 不合作小儿的腹部触诊方法　儿科医生应该善于争取患儿合作,或通过母亲争取合作。即使合作情况下查过,也应再用客观对比法核实(具体操作技术可参见第 1 章 1.3 诊断学)。

C1 三步对比检查法　即反复检查不同部位,观察小儿的反应,以发现压痛紧张。

第一步,先由母亲在患儿床头部哄着孩子,同时握住孩子双手。医生在床旁双手交替按压孩子腹部各处,观察孩子哭闹反应,寻找固定的反应强烈点。

第二步,放开孩子左手,允许其自由活动。医生双手同时按压腹部左右或上下两处,任凭患儿以左手抵抗,抵抗之一侧为压痛部位。如特别反抗右下腹即是右下腹有压痛。

第三步,医生用一手指重按压痛部位,引导孩子抓住医生的手不放。同时医生另一手按压腹部其他部位。如患儿仅抵抗压痛处按压之手指,则可进一步确定压痛部位,并能了解压痛范围及其他部位有无压痛。

同样用对比法观察腹肌紧张,凭手感及压下深度体会肌紧张的程度。双手同时压住腹部两侧,孩子几声哭号之后可以发现左手比右手明显压深,表示右腹为不自主的紧张。反复检查 10 次出现同样结果可以称为阳性。

C2 三层触诊法

　　D1 浅层抚摩　观察皮肤疼痛过敏(如阑尾蛔虫、蛲虫)及急性肠梗阻之张力性肠型。

　　D2 中层按压　以寻找紧张、压痛。

　　D3 深层触摸　肿物及深压痛(深层检查的标志是触及脊柱、腹主动脉及髂动脉搏动)。

C3 三次检查法　婴幼儿腹部检查至少经过 3 个不同时间,以明确体征的固定性。每次检查有一定间隔,若 3 次中有 1 次查为阴性,则不能称为固定性,需要继续观察。急诊室中 3 次检查时间如下:

第一次,就诊时反复检查 10 遍。

第二次,在常规化验返回之后复查 10 遍。

第三次,在取药后回家前或收住院前再复查 10 遍。

C4 镇静法　用上述方法诊断仍不能肯定时可在睡眠后再进行重复检查,阳性者更有肯定意义。门诊患儿每次可给予 10% 水合氯醛糖浆 0.5ml/kg(相当于 50mg/kg),婴幼儿每次最多不超过 10ml。住院患儿为避免术前饮水,每次可静脉推注苯巴比妥钠 0.2~0.3mg/kg。

深部查腹要求触摸以下几个区域:①脐上下触摸主动脉走向及形状。②两髂窝区触摸髂外动脉及股动脉。③两脊肋角及肋缘下双手对压在肾下极。④直肠内食指与耻骨上检查之手双手对摸,腹壁之手能触及直肠手指。两手间处前后双手能互相接触,中间无肿物、浸润或肌紧张为阴性。注意髂窝及盆腔、膀胱、子宫、卵巢及腹股沟斜疝。

C5 直肠指检与双合诊　直肠指检是小儿腹部检查的常规内容之一,对检查下腹部病变很有意义。而双合诊较单纯腹检或直肠指检更为可靠,因小儿的盆腔相对较浅,腹壁较薄,直肠指检时手指与腹壁手指可以互相接触,直肠与腹壁之间的器官均可在两手之间扪到。当腹部其他检查仍不能提供足够的诊断证据时,直肠指检常属必要,其阳性结果与阴性结果同等重要。

D1 直肠指检的方法 小儿取截石位,母亲或护士在床头部握住小儿双膝,屈向腹壁,保持稳定。医生站在床右侧,左手持手纸,右手戴手套以食指插入肛门直肠。新生儿及小婴儿先用小指逐渐扩张肛门,再用食指检查,以免造成肛门损伤。检查时肛门周围及手套要涂满润滑剂,先按摩肛门使患儿逐渐习惯,再插入肛门。检查后左手用手纸遮住肛门后再拔出手指,顺手用手纸擦净肛门(图2-1-1)。

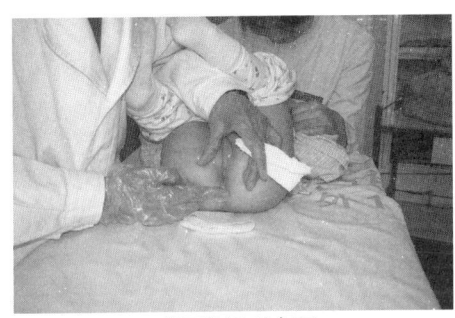
A.截石位显露会阴

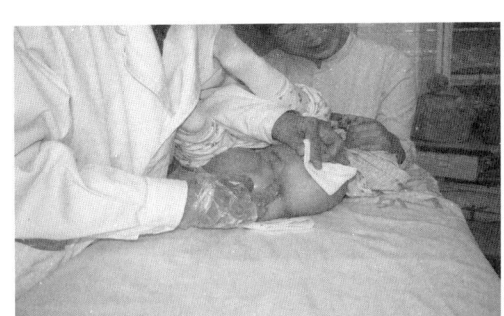
B.手指及肛周皮肤涂油插入肛门

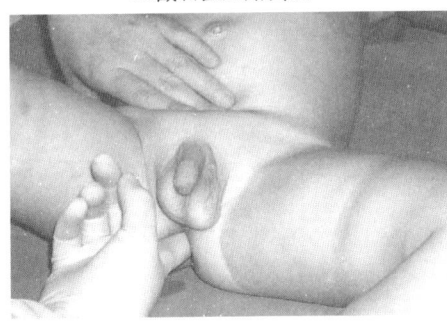
C.双合诊

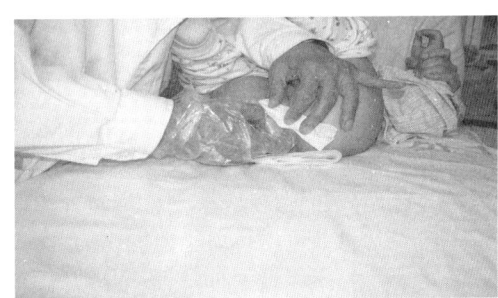
D.拔出手指时,用手纸保护肛门以防粪便喷出

图2-1-1 直肠指检

D2 小儿直肠指检的常规指征

E1 新生儿呕吐 以呕吐就诊的新生儿必须行直肠指检,观察肛门口的位置,会阴部有无瘘口,以发现直肠肛门畸形。注意直肠内有无狭窄,拔出手指后有无暴发性排气排便,以排除新生儿巨结肠。新生儿及小婴儿钳闭性斜疝与鞘膜积液、Nuck囊肿很难鉴别,双合诊比较两侧腹股沟区域,发现深环处有索带状物并向腹腔内延伸,有明显触痛,应考虑为钳闭性斜疝。

E2 女孩腹痛 要常规进行双合诊检查以发现卵巢肿瘤

E3 肠梗阻 如直肠内空虚无便,有裹手感,多提示肠梗阻趋向完全。

E4 便血 观察血便的性质,可初步判断出血的位置。触摸直肠内有无息肉。

E5 腹部创伤 观察直肠有无损伤,消化道有无出血。

E6 晚期阑尾炎 双合诊检查盆腔内有无脓肿或浸润块形成,为制订治疗方案提供依据。

E7 怀疑肠套叠　应常规行直肠指检,以发现血便。晚期肠套叠时,套叠顶端到达直肠,直肠指检可触及子宫颈样物。

B2 辅助检查技术

C1 腹腔穿刺　腹腔穿刺是除手术以外最直接、最迅速获得腹腔内情况的简便手段,对各种腹膜炎特别是婴幼儿阑尾炎有诊断价值。可据穿刺液性质及常规化验确定腹腔内病变。

D1 腹腔穿刺方法及分析　用肌肉注射针在右下腹穿刺抽吸,如穿刺结果为阴性,可注入生理盐水50~100ml灌洗腹腔,再行抽出。穿刺阳性往往为手术探查的可靠依据。根据穿刺液的性质分析:①脓液:腹膜炎。②血性渗液或混浊渗出:绞窄性肠梗阻、出血性胰腺炎、出血性肠炎。③胆汁:胆汁性腹膜炎。④血液:腹腔内脏器破裂出血。此外,穿刺液可做涂片及镜检,观察脓球、白细胞、细菌,并检查淀粉酶、胆红素、酸碱度。

D2 腹腔穿刺的注意事项

E1 可疑时应穿刺两处以对照。如在右下腹穿刺有胆汁,不能排除穿刺入肠,因此应在左下腹或中腹再穿刺作对照。

E2 可疑穿刺入肠时(有气、有胆汁或混有血)不可拔针,须继续抽吸至无张力时再拔针。

E3 叩诊气胀严重者应避免穿刺,以免刺入高张力肠腔。

E4 穿刺阴性并不能否定急腹症的诊断,应结合临床综合分析,但至少可决定不急于手术治疗。

D3 腹腔穿刺的指征

E1 腹膜炎　鉴别腹腔渗液的性质,为诊断提供依据。

E2 肠梗阻　非粘连性肠梗阻时,可根据穿刺液的性质判断肠梗阻的程度。腹腔渗液易于抽出,提示肠梗阻趋于完全。抽出血性渗液,提示肠管发生绞窄坏死。粘连性肠梗阻因肠管与腹壁粘连,易刺入肠腔,应慎重判断穿刺。

E3 腹部闭合性损伤　腹腔内抽出血液为实质脏器破裂;腹腔内抽出混浊液体为消化道破裂,需紧急手术抢救。

C2 影像学检查　有严重的腹部症状如腹痛、呕吐、腹胀及便秘的患儿,都应作影像学检查,辅助确定潜在的病因。当疑有肠壁病变或梗阻时,可拍X线平片或作钡餐造影。如病变涉及腹膜腔、实质性脏器、后腹膜结构、腹壁、盆腔腹股沟区和发现腹部包块时,需作超声、CT或MRI检查。有胃肠道出血的患儿,还应作血管造影和(或)进行介入治疗。

D1 X线立位腹部平片　用于观察肠管胀气、肠管张力、气液面或气腹(图2-1-2)。

D2 X线俯(仰、侧)卧位片　用于观察腹膜脂肪线、肠间隙厚度、肠黏膜皱襞形态、绞窄性肠梗阻的闭襻,腹部异常密度影及腹部包块影。休克患儿避免立位,可摄左侧卧位片或后前位片,观察液面及气腹。

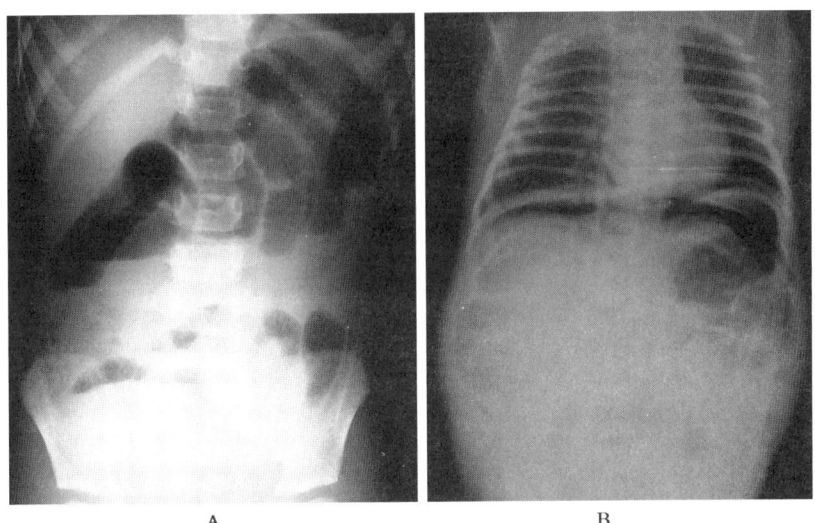

图 2-1-2 X 线立位腹部平片

D3 X 线腹部透视 观察肠管运动,如液面升降、气过水影,以鉴别机械性或麻痹性肠梗阻。

D4 X 线钡灌肠造影 由于 1 岁以内小儿肠道普遍积气,无法确定有无梗阻时,可做钡灌肠造影检查,观察结肠是否干瘪无气(图 2-1-3)。如发现小肠胀大,结肠空瘪,可诊断为机械性肠梗阻。腹有压痛、肌紧张者应避免钡灌肠或只做低压限量碘剂造影注入乙状结肠。

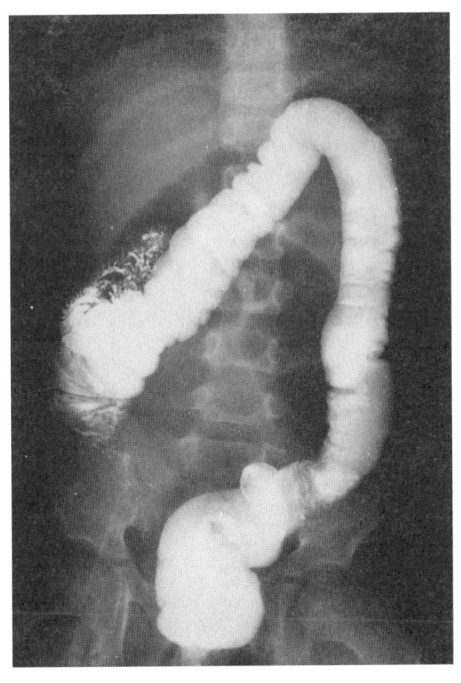

图 2-1-3 X 线钡灌肠造影

D5 X线钡餐造影 钡餐造影只作为不完全肠梗阻的连续观察之辅助方法(非手术治疗时应用)。可口服或经胃管注入稀钡,夹管2小时后继续减压,每4~6小时透视一次,观察肠管蠕动、钡剂下行、钡剂停留部位或梗阻部位,以了解肠粘连程度及与腹壁粘连的情况,为手术提供信息(图2-1-4)。

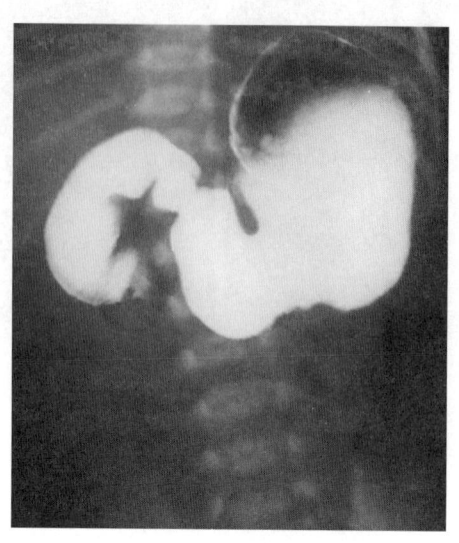

图 2-1-4 X线钡餐造影

D6 X线气灌肠检查 当小儿疑有肠套叠时,以6~8kPa低压气灌肠,可根据结肠内包块影明确诊断,并可结合临床表现逐渐加压至14kPa试行整复治疗(图2-1-5)。病史超过48小时,一般情况差,有腹膜刺激征或疑有肠坏死时,禁忌气灌肠检查。

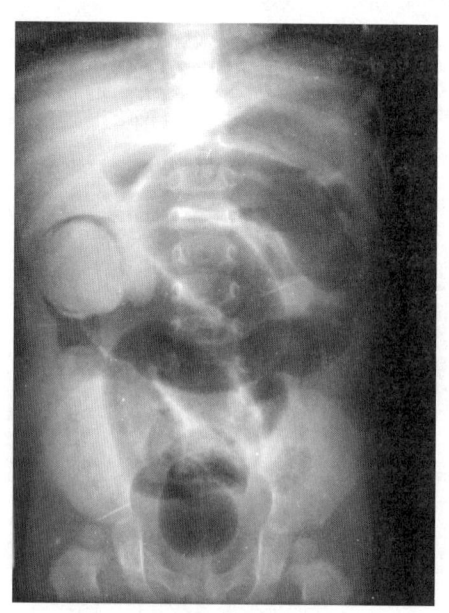

图 2-1-5 X线气灌肠检查

D7　CT 和 MRI 检查　①可显示少量腹腔积液、积气,区别含气脓肿与肠管,可作盆腔包块的定位及定性诊断。②可显示胃穿孔在小网膜囊内引起局部脓肿或胰腺炎的表现。③可显示急性胰腺炎造成的胰腺肿胀、周围脂肪层消失,局部肠淤张及并发的小网膜囊内病变、膈下脓肿、左侧胸膜炎、肺不张和肺炎。④阑尾脓肿可显示右下腹的炎性包块及肠梗阻表现。⑤胸、腹、盆腔创伤时,能全面了解损伤的程度及范围。增强检查还有助于了解大血管的情况。

D8　B 超检查　小儿腹检困难,手提 B 超机检查用以验证腹检或有代替小儿腹检之趋势,可以诊断胆道疾病如蛔虫、结石、囊肿,胰腺炎,肾脏疾病如结石、积水、肿瘤,卵巢扭转,实性囊肿扭转,腹内脓肿、血肿,盐水灌肠下对肠套叠、肠梗阻、阑尾炎及周围浸润都可以通过 B 超明确诊断,而对患儿无损。便携式 B 超机用于门诊急诊室及病房内随诊观察,具有发展之势。

影像学检查的注意事项:①高渗水溶性碘如泛影葡胺经消化道口服可起到强力泻药的作用,对急腹症患者当为禁忌。此类造影剂吸收很快,不利于继续观察。②急性腹膜炎、消化道穿孔是钡造影、气灌肠的禁忌证。③如腹部平片表现异常,要进一步作超声、CT、MRI 和(或)血管造影时,钡剂造影应缓行。

C3　内镜、腹腔镜检查　内镜、腹腔镜可以肯定诊断并且同时能进行治疗,现已能做阑尾切除。此外,还可做胆囊切除、脓肿引流。胃十二指肠镜及纤维结肠镜可以观察腔内并进行活检及造影。

C4　其他检查方法

D1　红外线摄影　对诊断小儿腹内感染或恶性实体瘤有帮助。

D2　放射性核素扫描　^{99m}Tc 对 Meckel 憩室、胃黏膜异位的诊断有帮助。

D3　脑电图　可以诊断腹型癫痫。

以上各法对常见的急腹症无必要性。

附　小儿腹痛的诊断思路

a1　急腹症　急腹症主要表现为持续腹痛,阳性腹征固定。

b1　局部炎症　表现为局限性压痛紧张。部位:阑尾炎在右下腹,胰腺炎在左上腹,卵巢扭转在下腹盆腔。

b2　腹膜炎　表现为中毒症状,腹肌紧张,无肠鸣音。蔓延性腹膜炎表现为局部压痛,穿孔性腹膜炎表现为气腹,原发性腹膜炎表现为腹水或脓性腹水,坏死性腹膜炎表现为肠梗阻。

b3　肠梗阻　表现为腹绞痛、肿物或肠型。粘连性肠梗阻表现为浅层肠型,肠套叠表现为浅层肿物。

a2　非急腹症　非急腹症主要表现为间歇性腹痛,无固定腹征。

b1　原发性痉挛　疼痛时间短,间歇时正常,排除继发因素。

b2 继发性痉挛 病史长,有其他症状。按各系统检查:①胃肠造影。②胆胰 B 超。③胃镜标本。④神经检查。⑤血液血管。⑥代谢检查。⑦免疫检查。⑧中毒检查。

A6 治疗原则

器质性腹痛多需急诊手术,手术治疗的首要目的是抢救生命,甚至在尚未确切了解具体病因时即需对休克、出血的急腹症患儿进行急诊探查手术。对于器质性腹痛患儿,强调诊断与治疗同步进行,尽量避免单纯为了诊断而手术。器质性腹痛患儿的安危、器官功能的恢复及遗留残疾的程度取决于是否进行及时正确的抢救治疗。

B1 器质性腹痛的观察

C1 观察指征

D1 发病不足 6 小时,器质性腹痛诊断不明确者。

D2 器质性腹痛诊断明确,但处于病程早期,炎症较轻,梗阻不完全,如急性单纯性阑尾炎、不完全性肠梗阻。

D3 器质性腹痛诊断明确,但不适宜手术治疗的疾病,如急性胰腺炎、粘连性肠梗阻、泌尿系结石、胆道蛔虫症等。

C2 观察项目

D1 生命体征 包括体温、脉搏、呼吸、血压和神志变化,必要时应用 24 小时心电监测。

D2 症状的进展 包括腹痛程度的改变,呕吐次数、数量、性质的改变,排气排便的改变,胃肠减压液性质、数量的改变。

D3 腹部情况的改变 包括腹部压痛及肌紧张的部位、性质、范围、程度的变化,肠型、肿物的变化,腹胀、腹围的变化,肠鸣音强弱的改变。

D4 辅助检查的动态观察 反复进行腹腔穿刺及直肠指检,观察穿刺液及排出液的变化。

D5 影像学检查的动态观察 复查 X 线、B 超、CT 等检查项目,进行前后对比、动态观察。

C3 观察时的治疗

D1 禁食禁水,必要时胃肠减压。

D2 静滴输液,维持水、电解质和酸碱平衡。

D3 抗生素预防感染,为手术准备及纠正菌群失调。

D4 针对不同疾病予以相应治疗,如胰腺炎时应用抑制胰液分泌的药物,胆道蛔虫症时予以驱虫药物,粪石性肠梗阻时予以液状石蜡,中药治疗等。

B2 器质性腹痛的探查

C1 探查指征

D1 发生休克(有腹征)者。如抢救不利,应边抢救边探查。

D2 腹部有固定的肿物、肌紧张、压痛者。

D3 有血性、脓性穿刺液或穿刺物为胆汁、粪汁或淀粉酶增高者。

D4 气腹诊断不明确,但腹征明显者。

D5 大量呕血、便血,动态观察血红蛋白急剧下降者。

D6 X线片见结肠瘪缩、小肠高度扩张者。

D7 发病12小时以上、诊断不明确,但不能排除肠绞窄坏死及自由穿孔者。

C2 探查原则

D1 病危探查 病危探查要律是深思熟虑,速战速决。休克患儿开腹探查应争取半小时内能暂时关腹,继续抢救。这就必须在术前反复思考,周密计划,开腹后不允许再犹豫不决,浪费时间。紧急盲目探查最好先行腹腔镜检,肯定需开腹时也可帮助选择切口。紧急盲目探查可先选右腹直肌5cm小切口,根据腹腔渗液及所见判断探查部位,发现病变则迅速扩大切口。为了病情突变时方便随时关腹,扩大切口后先将切缘全层置3针粗线,贯穿缝合留置线,急需关腹时,同时拉紧3条缝线结扎。非紧急探查仍以下腹横切口为宜,必要时可向两侧肋缘扩大。探查要全面系统,包括膈下、腹膜后、小网膜囊、盆腔及肝脾胃肠全部。开腹后仍可借助腹腔镜检查腹腔内盲区。

D2 目的及作用 开腹的目的是为了治疗,尽量避免为了单纯诊断而开腹。如果不开腹要比开腹危害性更大,才能选择开腹。要知道开腹后看什么,发现问题如何处理。

D3 危险性 危重患儿开腹探查时,如腹压较高,麻醉不满意,打击更大,必须充分避免。手术失败及探查阴性均能使探查更加危险,但不能过虑意外而拖延探查时间,意外是估计不到的,只能凭经验尽量避免。

2.2 急性阑尾炎

急性阑尾炎(acute appendicitis)是小儿腹部外科中最常见的疾病之一,位居小儿外科急腹症之首位。北京儿童医院在2000~2004年共收治急性阑尾炎2867例,平均每年600例,占外科急腹症患儿的70%,占外科住院患儿的30%。

急性阑尾炎可发生于儿童各年龄组,最常见的是6~12岁的学龄儿童,年龄越小发病率越低,5岁以下明显减少。据北京儿童医院的资料统计,5岁以下占15%,3岁以下占5%,1岁以下仅占0.2%,新生儿极为罕见。男孩发病率略高于女孩,男女之比为6∶4。

500余年前医学书籍上已有与阑尾炎病程相似的临床描述,到18世纪初,人们普遍认为盲肠炎是导致右下腹脓肿、腹膜炎和阑尾坏死的原因。直到1827年,Melier提出阑尾的炎症才是引起右下腹炎症的真正病因,此学说在当时受到了众多的指责和反对。1886年,美国病理学家Fitz证实阑尾炎是引起盲肠周围炎的根本原因,他首先提出"阑尾炎"的命名,并指出剖腹探查术是治疗阑尾炎的主要方法。1875年,Groves成功地实施了第一例阑尾切除术。1889年,McBurney精确地描述了阑尾炎疼痛点的位置,此点被称之为"麦氏点",其切口即著名的"麦氏切口"。1980年,德国医生Semm首次应用腹腔镜实施了阑尾切除术,开创了腹腔镜外科的新纪元。

A1 解剖生理

B1 阑尾解剖 阑尾为一细长的盲管,形如蚯蚓。小儿阑尾的粗细、长短差异较大,长约4～8cm,直径约0.3～0.5cm。阑尾远端为盲端,近端与盲肠肠腔相通,两者交界处有黏膜皱襞成瓣,以阻挡粪便进入阑尾腔内。不同年龄的小儿,阑尾解剖发育有差异。新生儿和小婴儿的阑尾短粗,根部呈漏斗状,基底部宽大,对引流有利,梗阻机会少,这种解剖特点是婴幼儿较少患阑尾炎的原因之一。学龄儿童阑尾腔渐变细呈管状,与成人的阑尾几乎无区别,内容物堵塞管腔后不易被排出。

阑尾被腹膜包裹,本身有系膜,呈三角形,其中有阑尾动脉、静脉、神经和淋巴。系膜一般较阑尾为短,因而易使阑尾呈弯曲状。当阑尾弯度过大,易阻碍远端腔内物排空,则成为炎症的诱因。

阑尾附于盲肠内后位,其根部与盲肠的相对位置恒定,位于三条结肠带的会合部。阑尾远端游离于右下腹腔,其尖端可指向任何方向,常见的指向是盲肠内侧、盲肠外侧、盲肠后位、盆腔位、回肠前位、回肠后位,较少见的是腹膜外阑尾及盲肠壁内阑尾。阑尾在腹腔内的位置取决于盲肠的部位,多数位于右髂窝内;婴幼儿盲肠位置高,较为游动,阑尾位置也随之升高,压痛点可高于麦氏点。

阑尾的血供系由阑尾动脉供给,阑尾动脉是回结肠动脉的分支,为一终末动脉。小儿阑尾动脉细小,因此如血供障碍使阑尾更容易发生坏死。静脉血液通过阑尾静脉、回结肠静脉、肠系膜上静脉汇入门静脉入肝。阑尾发炎时,感染可沿静脉而上,引起门静脉炎和肝脓肿。

阑尾淋巴引流经回盲肠淋巴结或盲肠后淋巴结,至肠系膜上淋巴结。

阑尾受腹腔神经丛分出的迷走神经和交感神经支配,其传入神经与小肠、横结肠都是通过肠系膜上神经节及腹腔神经节经同一后根进入脊髓神经节。因此在阑尾炎症早期,疼痛开始于上腹部,仅是模糊的疼痛(内脏性痛);随着病情进展,炎症波及壁腹膜时,躯体神经受刺激产生疼痛(躯体性痛),才表现出明显的右下腹固定疼痛。

阑尾壁由黏膜、黏膜下层、肌层和浆膜层组成,小儿阑尾壁相对较薄,炎症侵犯容易造成穿孔。婴幼儿黏膜下层淋巴组织增生少,而学龄儿童黏膜下层有较丰富的淋巴滤泡。

B2 阑尾生理 阑尾是人类进化过程中的退化器官,阑尾黏膜具有分泌功能,使管腔润滑。阑尾壁具有蠕动功能,将阑尾腔内的食物碎屑或粪便排至盲肠。阑尾能吸收水分,粪便进入阑尾,水分被吸收则形成粪石,从而成为致病因素。

近年研究表明,阑尾是参与人体细胞免疫的中枢淋巴器官,具有免疫功能。阑尾在发育过程中经历低敏→高敏→成熟稳定的免疫反应阶段。新生儿缺乏局部细胞免疫因素,幼儿和儿童时期,回盲部肠壁淋巴滤泡增生显著,阑尾的淋巴免疫反应逐渐活跃,成为免疫器官之一。但阑尾切除后对人体的免疫功能无太大的影响。

近年来治疗排便失控采用的 Malone 手术,就是利用阑尾造口进行顺行性灌肠,又给阑尾开发了一个可利用的机会,因此预防性阑尾切除术或在腹部其他手术时随意将无病变的阑尾切除是不可取的。

A2 病因

引起小儿阑尾炎的病因与成人基本一致,无年龄的特点,阑尾腔梗阻和病原菌感染是造成阑尾炎的主要原因。

B1 阑尾腔梗阻学说　阑尾腔的机械性梗阻是诱发阑尾炎症的基本原因。小儿阑尾呈细管状结构,阑尾腔相对较细小,任何肿胀或异物都容易使阑尾腔发生梗阻。阑尾一端为盲端,发生梗阻后在梗阻之远端部分形成一个两端闭合的管腔,使分泌物积滞在此无效腔中,腔内压力不断增高使阑尾壁的血供发生障碍,造成局部组织的缺血和坏死,还有利于阑尾腔内细菌繁殖,促进感染的发展。更严重的是充满感染物的无效腔可随时突然胀破,感染准备不足的腹膜,引起弥漫性腹膜炎,常致患儿死亡。这是阑尾炎不同于其他部位肠炎,必须早期切除的理论根据。

引起阑尾腔梗阻最常见的异物是粪石。北京儿童医院收治的急性阑尾炎病例,经手术及病理证实,38%的阑尾腔内有粪石梗阻。粪石形成是由于粪便进入阑尾腔,水分吸收,经阑尾蠕动或痉挛的压迫,逐渐浓缩成小球形干燥粪块。当粪石嵌顿在阑尾腔的狭窄部分或阑尾壁有一时性的痉挛时,梗阻即可发生。淋巴组织增生是引起梗阻的又一因素。阑尾黏膜下有丰富的淋巴组织,当有全身感染时,淋巴组织普遍发生增殖性肿胀,导致阑尾腔发生梗阻。阑尾壁内的淋巴滤泡在青少年时期生长旺盛,故阑尾炎以学龄儿童最多。阑尾梗阻的其他原因有阑尾先天性扭曲、先天性阑尾腔狭窄、先天性或病理性阑尾粘连所引起的压迫和扭曲。阑尾腔内异物及寄生虫是引起阑尾梗阻的少见原因。

B2 细菌感染学说

 C1 细菌侵入阑尾壁的方式

  D1 直接侵入　正常阑尾腔内含有各种肠道固有细菌,如大肠杆菌、链球菌和厌氧菌等。在阑尾黏膜有溃破或损伤时,细菌可侵入阑尾壁,引起急性炎症。

  D2 血行感染　细菌可经血液循环到达阑尾壁内,遂发生急性炎症。小儿急性阑尾炎在春、夏季比较多见,而在此时期小儿上呼吸道感染、扁桃体炎及咽峡炎也较多见。

  D3 邻近感染　急性阑尾炎可因阑尾周围脏器的急性化脓性感染而继发。例如原发性腹膜炎,其脓液常浸渍阑尾,细菌自浆膜外侵入阑尾壁,炎症亦自浆膜层开始而后累及阑尾壁全层。

 C2 致病菌　儿童阑尾炎致病菌主要为大肠杆菌和厌氧菌(脆弱类杆菌多见)混合感染,其他如变形杆菌、绿脓杆菌、链球菌也可成为感染源。

B3 神经支配学说　阑尾的生理和病理变化与神经系统的活动有密切关系。当胃肠道功能障碍时(如便秘、腹泻等),使受神经支配的阑尾肌层和血管反射性痉挛,造成血供障碍,导致阑尾黏膜缺血,促使阑尾的损害或加重已存在的阑尾腔梗阻,引起感染。

以上三方面原因可以相互影响,相互作用。神经反射性肌肉、血管痉挛可以造成阑尾腔梗阻和血液循环障碍,有利于细菌感染;管腔梗阻和局部感染也可以刺激阑尾神经感受器,引起神经反射性肌肉、血管痉挛,如此遂成为一恶性循环。

A3 病理

小儿阑尾炎的病理特点是不同年龄具有不同的病理分型及病理分期。

B1 病理分型 小儿急性阑尾炎依其病理变化可分为3型,即单纯性、化脓性及坏疽性,与成人类似。北京儿童医院收治的2867例小儿急性阑尾炎的病理诊断结果显示,单纯性占27%;化脓性最多,占66%;坏疽性少见,仅占7%。因各年龄组小儿的免疫反应不同,造成了不同年龄组的病理特点,如单纯性及坏疽性阑尾炎仅见于年长儿,化脓性可见于任何年龄,婴幼儿多为此类。

C1 单纯性阑尾炎(simple appendicitis) 单纯性阑尾炎多见于年长儿的阑尾炎早期,病变主要在黏膜层。大体所见阑尾轻度水肿、充血,周围稍有浆液性渗出。组织切片见黏膜水肿、充血,黏膜下层有中性多核白细胞及嗜酸粒细胞浸润,并有淋巴滤泡增生。

C2 化脓性阑尾炎(suppurative appendicitis) 化脓性阑尾炎发病率最高,可发生于任何年龄,婴幼儿多为此型。病变侵犯阑尾各层,早期即有腹膜感染及渗出,特别是婴幼儿,阑尾本身化脓改变可以不重,而腹膜炎则已广泛蔓延。大体所见阑尾明显肿胀,周围有多量脓性渗液,阑尾腔内亦可积脓,发生张力性穿孔,形成弥漫性腹膜炎。组织切片见阑尾各层组织均有多核白细胞浸润,黏膜溃疡坏死,呈蜂窝样炎性改变(图2-2-1)。

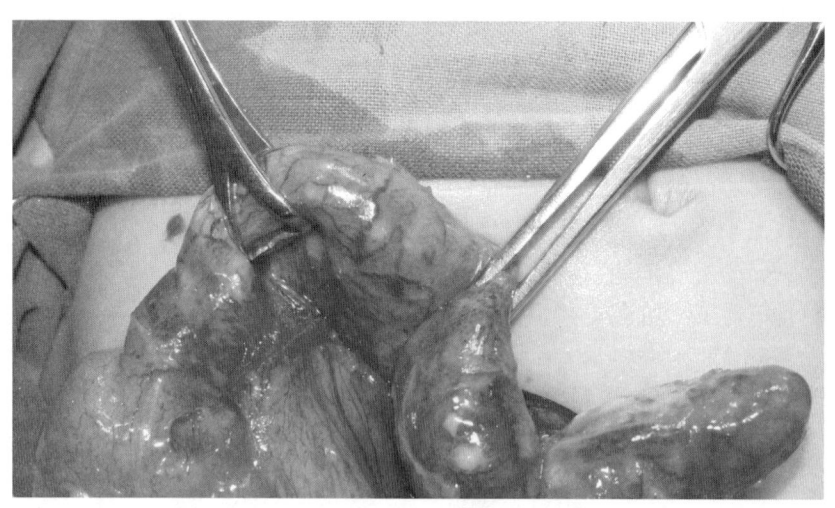

图2-2-1 化脓性阑尾炎标本

C3 坏疽性阑尾炎(gangrenous appendicitis) 坏疽性阑尾炎多见于学龄儿童,病变主要为阑尾系膜血管栓塞和阑尾壁全层坏死。其特点为阑尾壁迅速广泛坏死,阑尾本身渗出不多,而周围组织粘连形成较早,局限而形成脓肿者较多。大体所见阑尾肿硬,暗红色的阑尾上散在黑紫色和黄绿色的坏死区。阑尾腔内积脓血,可发生坏死性穿孔,形成局限性腹膜炎。组织切片见阑尾壁血管栓塞,阑尾全层广泛坏死。

除此3型之外,在临床上还有一型梗阻性阑尾炎(obstructive appendicitis)。此型在病理组织学上并无特点,主要指阑尾腔内蛔虫、蛲虫、粪石引起的痉挛性病变与阑尾扭曲,解剖上的局部狭窄引起的机械性压迫。早期大体所见阑尾基本正常或轻度充血,周围少量清渗液,腔内有粪石、蛔虫或蛲虫留存;晚期在梗阻的基础上可发生化脓、坏疽及机械性压迫穿孔。组织切片早期仅有嗜酸粒细胞浸润及淋巴滤泡增生,晚期亦可发生化脓性及坏死性改变。

B2 病理分期　各型急性阑尾炎发展过程按不同阶段分为5期。小儿急性阑尾炎的病理分期可按一定的规律从临床上反映出来,治疗原则也随之不同。

C1 早期阑尾炎　感染局限于阑尾内部,周围渗出少,反应轻微。根据北京儿童医院收治的2867例阑尾炎资料分析,此期占25%。

C2 局部腹膜炎期　感染已扩散到周围腹膜,局限于右下腹腔。此期在小儿最为多见,占40%。

C3 弥漫性腹膜炎期　感染侵及全腹膜。此期占25%。

C4 浸润局限期　渗液中纤维蛋白沉积于阑尾,与周围器官互相粘连,限制感染扩散。外围渗液开始吸收,阑尾周围形成浸润块。此期在小儿罕见,仅占1%。

C5 脓肿期　阑尾成为坏死异物或粪石存留腹腔,则成为感染核心,形成脓肿。此期占9%。

随年龄的改变,病理分期出现差异。3岁以下婴幼儿很少形成脓肿而多发展为腹膜炎;学龄前儿童则局部腹膜炎期不明显,直接过渡到浸润期;学龄儿童多见坏疽性,阑尾坏死则易形成脓肿。

A4 诊断

B1 临床表现　由于解剖、病理生理及免疫系统的特点,小儿阑尾炎的临床表现有别于成人,不同年龄组儿童又有其各自的特点和规律,应予以区别对待。现代医疗技术的迅猛发展,多项检查手段的不断出现,为阑尾炎的诊断提供了多种检查方法,但小儿阑尾炎的最根本诊断依据仍是持续性腹痛与右下腹压痛。

C1 儿童阑尾炎的临床表现　从学龄期儿童开始其症状类似成人,表现为突发中上腹、脐周的疼痛,6~10小时后转至右下腹,多伴有恶心呕吐、发热和精神食欲差。行走缓慢,身体前屈,惧怕震动,活动减少,均为小儿腹痛的特殊表现。跳动震痛也是判断儿童腹痛的证据,通过观察患儿的自然活动如爬上跳下诊台、走路、下蹲等动作的速度及灵敏度,可以判断腹内有无器质性病变的存在。

腹部查体发现右下腹肌紧张、压痛、反跳痛及叩痛。右下腹固定性压痛对于儿童阑尾炎的诊断具有决定性价值,而成人常用的一些检查方法如结肠充气试验(Rovsing征)、腰大肌试验、闭孔内肌试验等,对于儿童往往不能获得正确的判断,则意义不大。

C2 婴幼儿阑尾炎的临床表现　婴幼儿系指3岁以内的小儿。此年龄阶段的小儿急性阑尾炎的发病率明显较低。3岁以下小儿不能准确地叙述病情,临床表现又与年长儿有很大差异,因此婴幼儿阑尾炎误诊率高、穿孔率高。北京儿童医院在2000～2004年收治3岁以内小儿的阑尾炎137例,占小儿阑尾炎的4.8%(137/2867),穿孔率达39%(53/137),误诊率达46%(63/137)。在诊断时应注意下述几点:

D1 婴幼儿病史叙述不清,遇小儿烦躁不安,哭闹不止,有原因不明的发热、呕吐、拒食、精神委靡,一旦发现腹部有可疑体征时,均应想到阑尾炎的可能。

D2 婴幼儿的腹痛以颠簸痛为特征,即在轻拍或颠簸时疼痛更明显。因患儿腹内有发炎的阑尾,因此越摇越闹,越拍越哭,这种异常的表现常为腹痛的线索。

D3 婴幼儿阑尾炎时恶心、呕吐、腹泻等胃肠道症状显著,且出现较早,甚或可发生于腹痛之前,成为最初的症状,易误诊为胃肠炎。与年长儿不同的是,婴幼儿在疾病早期全身反应即可很重,出现高热、精神差、反应淡漠、嗜睡、拒食等症状。

D4 婴幼儿叙述能力差,病史可靠性低,因此查体更为重要。一定要确定阑尾区的固定性压痛和肌紧张,固定性即固定的性质、固定的位置、固定的范围。婴幼儿腹部检查往往不配合,腹部触诊时患儿常哭闹不止,躁动不安,判断腹部有无阳性体征极为困难。3岁以下小儿只能依靠客观查腹,对不合作的小儿采取对比法、三层触诊法、三次检查法及镇静法,触诊时根据患儿哭声强弱变化、腹部按压深度、抵抗检查的动作可以推断有无压痛及肌紧张。婴幼儿盲肠位置较高,阑尾的压痛点偏上或靠近脐部。婴幼儿腹壁肌层发育薄弱,腹肌紧张不足以反映腹膜受刺激情况,即使阑尾穿孔肌紧张仍可不明显,故腹肌紧张的程度不能反映阑尾病变的严重性。至于反跳痛,在婴幼儿不易获得正确的检查,不作为诊断阑尾炎的主要标准。

C3 新生儿阑尾炎的临床表现　新生儿期阑尾炎极为罕见。北京儿童医院在2000～2004年间仅收治1例,为年仅13天的女婴,占小儿阑尾炎的0.003%(1/2867),国内外文献报道亦很少。由于本病极罕见,多不为临床医生重视,故多在手术时才确诊。

新生儿阑尾炎无特异性的临床表现,常以腹胀、呕吐、烦躁而就诊,腹部压痛、肌紧张均不明显,常误认为是胀气肠管所致。单纯依据临床表现难以诊断新生儿阑尾炎,需依靠腹腔穿刺、B超检查协助诊断。

B2 小儿常用的辅助检查方法

C1 直肠指检　直肠指检对小儿阑尾炎及腹腔其他疾病具有诊断价值,而双合诊较单纯直肠指检更为可靠。当腹部其他检查仍不能提供足够的诊断证据时,直肠指检常属必要,其阳性结果及阴性结果同等重要。

急性阑尾炎时,直肠指检可发现直肠右壁触痛敏感,阑尾在盆位时明显,甚至可能触及索条样肿胀的阑尾,更重要的是了解有无阑尾周围浸润或脓肿形成。女孩要注意除外内生殖器肿物。

C2 腹腔穿刺　腹腔穿刺是除手术以外最直接、最迅速获得腹腔内情况的简便手段。

小儿因腹壁肌层薄弱,腹肌紧张不足以反映腹膜受刺激情况,特别是婴幼儿往往渗出多,而腹部仍柔软,故腹腔穿刺常属必要。右下腹抽出脓性液体(图2-2-2)或腹腔液镜检发现白细胞及脓细胞可明确阑尾炎的诊断。穿刺阳性往往为探查依据。

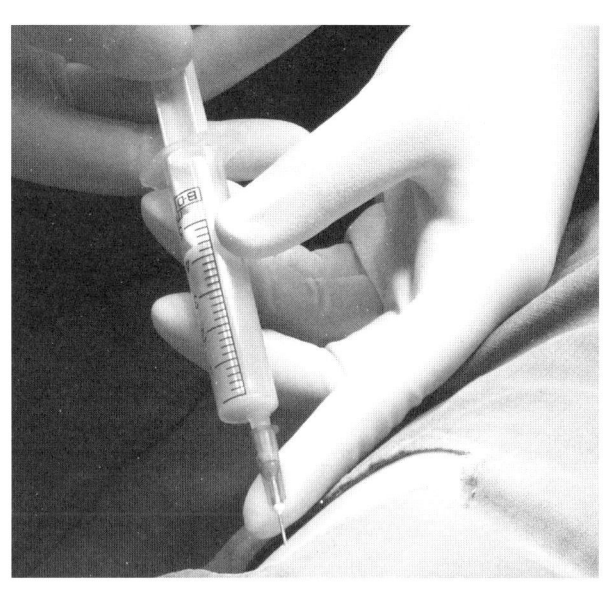

图 2-2-2 阑尾炎穿刺物

C3 实验室检查

D1 血常规　多数急性阑尾炎患儿的白细胞和中性粒细胞升高,且随着阑尾炎的病变轻重而变化;少数病例白细胞不升高,故不能单纯依据血常规作出阑尾炎的诊断。北京儿童医院统计 2867 例阑尾炎病例,白细胞超过 $10×10^9/L$ 者占 70%,低于 $10×10^9/L$ 者占 30%。

D2 尿、便常规　阑尾炎时,患儿的尿、便常规一般无特殊改变。当阑尾位于输尿管和膀胱附近时,尿内可有少量白细胞和红细胞。当阑尾刺激直肠时,便内可有少量白细胞或脓细胞。

C4 超声检查　1986 年 Puylact 首次报道用加压超声探头法诊断阑尾炎,到目前超声检查已成为小儿阑尾炎的首选检查方法,对急性阑尾炎具有诊断价值,其诊断的敏感性为 80%~95%,特异性为 89%~100%,准确性为 90%~96%。被公认的急性阑尾炎超声诊断标准为:①炎变的阑尾呈低回声的管状结构,压之形态不改变。②阑尾直径>6mm,横切面时呈同心圆的靶样图像。③有时腔内可见强回声粪石,后戈声影。④穿孔后的阑尾可不显影,盲肠周围出现局限性积液。⑤阑尾如被显示,多呈不对称性阑尾管壁增厚。超声检查不但是诊断急性阑尾炎的一种较特异可行的影像学诊断方法,而且在其鉴别诊断方面也提供了图像诊断依据,特别是对于女孩的生殖系疾病的诊断也有帮助。

C5 X线检查

D1 X线腹部平片　X线腹部平片对阑尾炎的诊断多无特异性表现,但此检查的间接征象有一定参考意义。这些征象是：①右侧腹膜脂肪线消失。②右髂窝局部肠麻痹。③新生儿阑尾相对短粗，与盲肠直接交通，可因穿孔所致少量气腹征象，即立位腹部平片见膈下呈弧线状或新月状气影。X线腹部平片显示膈下有游离气体是新生儿阑尾炎的特点之一，但常因合并肠管胀气及张力性液平面，易误诊为新生儿肠梗阻合并肠穿孔。④阑尾粪石。这是阑尾炎时X线平片唯一的特异性征象，但出现率不足15%（图2-2-3）。

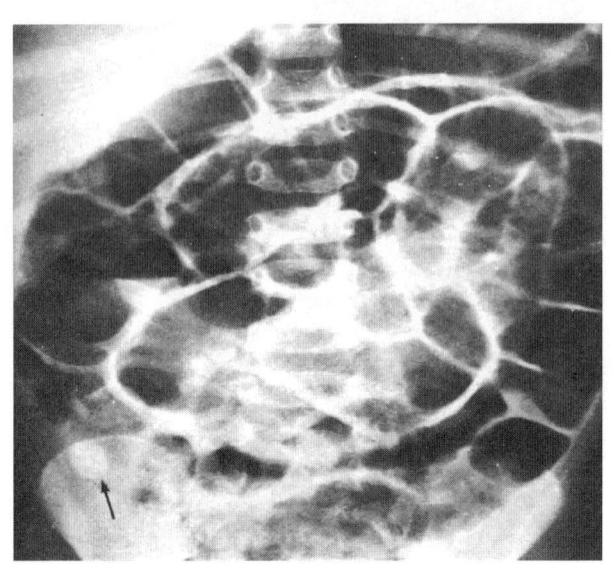

图2-2-3 小婴儿阑尾粪石

D2 钡灌肠检查　钡灌肠检查适用于临床表现不典型的慢性阑尾炎。急性期行钡灌肠检查有引起阑尾穿孔之可能，应为禁忌。阑尾炎钡灌肠的主要征象是：阑尾端部分或完全不显影，盲肠底部或回肠末端有局限性压迹。钡灌肠检查的另一意义是可明确盲肠的部位。

C6 CT检查　CT可直接显示阑尾及周围软组织炎症，但不作为阑尾炎的常规检查方法。CT诊断急性阑尾炎基于下列两种异常征象：①阑尾的炎症改变：炎变阑尾为一管状结构，外径4～20mm，管腔内充满液体，管壁轻度增厚。阑尾周围呈感染性改变，盲肠周围模糊的条状混浊影为蜂窝织炎征象。晚期病例可见液体聚集而成的脓肿。②盲肠周围的炎症改变：当无明确的阑尾异常或阑尾钙化时，可表现为局部蜂窝织炎或盲肠周围、盲肠后位的脓肿。

CT诊断急性阑尾炎的敏感性为98%，特异性为83%，准确性为93%。CT检查诊断阑尾炎比较有效，但因价格较贵并非必需。

A5 鉴别诊断

小儿急性阑尾炎既是常见疾病又是最容易误诊的疾病。阑尾炎的误诊有两种情况，一是其他疾病误诊为阑尾炎，另一是阑尾炎误认为其他疾病。这两种情况都可以带来严重的后果，前者导致不必要的手术探查，后者导致阑尾穿孔引起腹膜炎。北京儿童医院2000～2004年有250例内科疾病误诊为阑尾炎收入外科，有727例阑尾炎误诊为内科疾病，按上呼吸道感染、急性胃肠炎、肠痉挛至少一次就诊于内科,手术前误诊率高达25%(727/2867)。因此小儿急性阑尾炎的鉴别诊断是小儿急腹症的难点及重点。小儿阑尾炎进展的病理分期不同,鉴别诊断的侧重点也应随之改变。

B1 与早期阑尾炎相混淆的疾病

C1 肠痉挛症(enterospasm) 肠痉挛症为小儿腹痛最常见的原因,在北京儿童医院急诊室就诊率高于阑尾炎。典型症状为突然发生阵发性腹痛,但仅持续数分钟,一般不超过2小时;常反复发作,痛后一切恢复正常。无发热,偶有呕吐。腹部检查无阳性体征或有不固定的轻压痛。此病可自行缓解,无需治疗。反复发作影响日常生活学习者可连续按时服用解痉、脱敏剂,如颠茄、氯苯那敏等。

C2 急性肠系膜淋巴结炎(acute mesenteric lymphadenitis) 急性肠系膜淋巴结炎的发生与上呼吸道感染有关,在临床上常和急性阑尾炎混淆。因肠系膜淋巴结在末端回肠部位最多且最大,因此,肠系膜淋巴结炎时右下腹可有疼痛与固定性压痛。下述特点有助于肠系膜淋巴结炎的诊断:①腹痛前或同期常有上呼吸道感染症状,如咽痛、头痛、流涕、咽充血及扁桃体肿大等。②发热在前,腹痛在后,体温高达39~40℃,而腹部体征不显著。③右下腹压痛明显,但腹肌紧张很轻微。④B超检查显示肠系膜淋巴结肿大,可达1.8~2cm。⑤多数患儿经抗生素治疗后病情迅速好转。

C3 肺炎(pneumonia)或胸膜炎(pleurisy) 婴幼儿腹式呼吸比重较高,腹肌紧张可以限制膈肌活动,可误认为腹内病变。当右下叶肺炎或右侧胸膜炎时,可引起右腹反应性保护性肌紧张;但如果用手按住右肋缘处保护胸部,另一手逐渐持续按压右下腹,则腹肌紧张会逐渐消失。此外肺炎患儿可有咳嗽、呼吸快、鼻翼扇动等症状,胸部听诊可有摩擦音、啰音及呼吸音减低。胸部X线检查有助于诊断。

C4 急性胃肠炎(acute gastroenteritis) 有些胃肠炎患儿在腹泻出现前会有腹痛、呕吐及发热,可能被误诊为阑尾炎。这些患儿的腹痛多为阵发性绞痛,腹部压痛部位不固定,腹肌紧张不明显,待观察数小时后出现腹泻,压痛消失,多可确诊。值得强调的是盲肠后位阑尾炎及晚期阑尾炎合并腹泻易误诊为胃肠炎,其区别在于:胃肠炎的腹痛同时伴有呕吐,腹泻频繁且量多,泻后痛消,直肠指检无直肠触痛;而阑尾炎的腹泻发生在腹痛后,呈刺激性腹泻,量少,以黏液为主,泻后腹痛不减轻。直肠指检有直肠触痛。

C5 便秘(constipation) 便秘引起肠痉挛可造成腹痛,而便秘又常引起尿潴留,如果造成检查时右下腹压痛的假象,则怀疑为阑尾炎。这种情况在外科急诊并不少见,以幼儿为多,往往在排便排尿后症状消失,而除外阑尾炎。因此,对急腹症患儿进行腹部检查时,应注意先让其排便排尿,或以开塞露协助排便。

C6 过敏性紫癜(anaphylactoid purpura) 腹型紫癜由于腹膜及肠浆膜下出血及痉挛,故可有阵发性腹痛和压痛,但多无肌紧张。腹痛的患儿应注意检查双小腿有无出血点,关节有无肿胀疼痛。

B2 与腹膜炎期阑尾炎相混淆的疾病

C1 Meckel 憩室炎(Meckel diverticulitis)合并穿孔腹膜炎 Meckel 憩室位于末段回肠 100cm 以内,发炎时导致腹痛、呕吐、发热及全腹压痛和肌紧张,临床表现与阑尾炎腹膜炎极相似,术前多不能鉴别。两者均需手术治疗,手术时如发现阑尾正常应常规探查末段回肠 100cm。术前 B 超常可发现 Meckel 憩室炎。

C2 原发性腹膜炎(primary peritonitis) 原发性腹膜炎与阑尾炎穿孔引起的腹膜炎均表现为腹痛、高热、腹膜刺激征,两者难以鉴别。原发性腹膜炎腹腔内无原发病灶,有腹外病灶和疾病,如皮肤、呼吸道、生殖道等处感染,或肾病综合征、肝硬化腹水、腹腔内留置导管等。此病常发生于 4~8 岁的女性患儿,特点是腹痛、呕吐,同时全身中毒症状明显,患儿呈急性病容,脉搏细弱,面色苍白,神志模糊,寒战发热,体温可高达 39~40℃;白细胞高达 20×10^9/L,中性粒细胞达 90% 以上。腹穿液为稀薄脓液而无臭味,涂片检查可以找到肺炎球菌和溶血性链球菌。若两者鉴别困难,仍以及时行剖腹探查为宜。B 超见到正常阑尾,常有参考价值。就诊时症状在加重,可用腹腔镜冲洗引流。

C3 坏死性腹膜炎(necrotic peritonitis) 绞窄性肠梗阻导致肠坏死时可有腹痛,如压痛及肌紧张以右下腹为主,则可疑为阑尾炎性腹膜炎。此病主要表现为全身中毒症状及腹膜刺激征,一般情况极差,有脱水、休克征象。腹腔穿刺液为血性渗液。腹部 X 线立位片示阶梯状的液平面,结肠内无气。腹内有坏死肠管必须立刻手术。

C4 穿孔性腹膜炎(perforative peritonitis) 胃、十二指肠穿孔后,胃肠内容物有时可沿右结肠间沟流入右髂窝内,因而右下腹受刺激特别显著,极似阑尾炎。因伤寒、肠炎等病变引起肠穿孔时,由于穿孔位置大多在回肠末段 100cm 内,与阑尾端位很近,右下腹压痛、肌紧张显著,也易误诊为急性阑尾炎穿孔。消化道穿孔引起的腹膜炎多是急性起病,来势凶猛,与阑尾炎腹膜炎相比,其病情进展迅速,消化道症状及腹部体征更为严重。腹胀是穿孔性腹膜炎明显的标志,腹腔穿刺抽出黄绿色混浊液体、胆汁性液体或粪便样液体。X 线立位腹部平片或透视下发现膈下游离气体是胃肠道穿孔的证据,也是立刻剖腹探查术的手术指征。

B3 与浸润期、脓肿期阑尾炎相混淆的疾病

C1 卵巢扭转(ovarian torsion) 卵巢扭转是卵巢肿瘤常见的并发症,也是女性患儿特有的妇科急腹症。右侧卵巢肿瘤蒂扭转可引起右下腹痛、压痛及肌紧张,右髂窝及盆腔内可触及包块,可与浸润期、脓肿期阑尾炎相混淆。此病多见于年长儿,表现为无诱因的突发性腹部绞痛,多数消化道症状不明显,全身症状较轻,早期无发热,肿物因血液循环障碍出血坏死可有腹肌紧张压痛。腹部-肛门双合诊检查盆腔内常可触及卵巢肿瘤包块。腹腔穿刺抽出血性液体或混浊性液体。B 超检查可以确诊。必须注意婴幼儿巨大卵巢囊性瘤,因盆腔小,常出现在腹腔活动。但一旦扭转,则固定于耻骨上,并有压痛,有时同时因内出血而突然增大。

C2 右髂窝脓肿(right iliac abscess) 右髂窝脓肿出现腹痛、发热、右下腹包块时酷似阑尾脓肿。应注意本病的最大特点是患肢髋关节不能伸直,呈屈曲状,有时也与腹膜后阑尾炎相似;另一特点是阑尾脓肿常有胃肠道症状,而髂窝脓肿则不然。穿刺抽脓细菌涂片或培养,髂窝脓肿多为金黄色葡萄球菌或其他球菌,阑尾脓肿多为大肠杆菌。B超检查看到阑尾有利于鉴别诊断。

C3 腹部肿瘤(abdominal tumor) 某些肿瘤如神经母细胞瘤、腹膜后畸胎瘤或偏下位的肾胚胎瘤等,伴有腹痛、发热者,则可误诊为阑尾脓肿。需注意肿瘤少有胃肠道症状,双合诊检查肿物形态不符合脓肿的浸润,B超检查可确诊。

A6 治疗

B1 治疗原则 阑尾炎总的治疗方案从三方面考虑,第一是处理病灶,第二是全身支持,第三是抗菌治疗。处理病灶牵涉到非手术治疗和手术治疗的指征问题,确定手术治疗和保守治疗方案必须根据患儿年龄、病变类型、病理分期、病情程度、全身情况及家长需求进行综合评价。决定手术与否应考虑以下几方面因素:

C1 影响预后的因素 小儿阑尾炎较成人炎症不易局限,穿孔率高,易引起腹膜炎。小儿阑尾继发腹膜炎迅速产生比成人严重得多的全身中毒症状,甚至威胁生命。若保守治疗,旷日延长后阑尾及周围的破坏、瘢痕、肠粘连、盆腔炎的概率增大,即使最终可以治愈,也将遗留隐患。因此,小儿急性阑尾炎主张早期手术治疗。

晚期的小儿阑尾炎周围浸润较重,感染已开始粘连局限,此时组织充血水肿,分离困难,有造成医源性穿孔污染腹腔及感染重新扩散的危险,应予以非手术治疗。

C2 年龄因素 5岁以内,特别是3岁以内的小儿阑尾壁薄,大网膜短,感染扩散变化快,腹膜局限能力差,应该优先选择手术治疗方案。年长儿腹膜具有一定的局限能力,如果手术条件不利(如血友病),早期阑尾炎也可予以保守治疗;但必须密切观察,同时准备条件,如果发现压痛区扩大,应立即手术。

C3 病变类型因素 单纯性阑尾炎应尽早手术。确实条件不利可先暂予以保守治疗,经抗生素治疗有效,则可维持保守治疗;如感染仍有扩散趋势,则宜中转手术。化脓性、坏疽性及穿孔性阑尾炎以手术切除阑尾,消灭病灶,防止感染进一步发展为原则。阑尾脓肿及阑尾浸润块形成者(双合诊摸到肿块),多以保守治疗为主;脓肿张力高,临床上肿块大、圆、硬,出现疼痛、高烧,肿块有扩大趋势者,则需穿刺抽脓,必要时切开引流。

C4 病情进展因素 患儿的精神状态、全身情况可以反映病变的进展趋势,动态观察小儿的整体状况以决定治疗方案,真正体现了小儿外科的特点。在疾病的急性期,阑尾病灶有形成穿孔性腹膜炎的可能,患儿表现为精神弱,食欲差、高热,全身情况加重,此时应切除阑尾以预防感染扩散。发病3天左右,阑尾炎处于可扩散可局限之际,如果正在扩散,切除病灶,去掉感染源,可能有利;如果正在局限,腹腔探查不但破坏局限,而且阑尾切除困难,强行切除有造成阑尾残端瘘、损伤周围器官的危险。此时患儿精神食欲渐好转,全身情况稳定,则应采取保守治疗。目前,死亡率已经不是阑尾炎的疗效标志,手术治疗或保守治疗后病情见好见坏,才反映阑尾炎疗效的现代化水平。强调对于晚期阑尾炎应仔细进行腹部-肛门双合诊检查,以发现肿大的阑尾及周围的浸润块,甚至已决定手术在麻醉后再次进行腹检和直肠指检,发现浸润块仍可取消手术。

B2 非手术治疗

C1 全身支持治疗 控制症状是小儿阑尾炎治疗中不容忽视的部分,如可引起致命的术中、术后恶性高热,乃至惊厥;呕吐频繁,可引起脱水、电解质紊乱、酸碱失衡,不予以纠正则导致休克。全身支持治疗措施包括:

D1 腹痛腹胀严重者,应禁食、胃肠减压。

D2 饮食差、呕吐频繁者,应静脉输液,补充累积损失量、额外损失量及生理需要量。

D3 高热的处理 北京儿童医院规定肛表测温在 38.5℃ 以上的患儿,常规给予降温。采用物理降温(如头部置蓄冷袋、冷盐水灌肠、乙醇擦浴)、药物降温(如口服阿司匹林、静注阿司匹林赖氨酸盐)及人工冬眠降温。

C2 抗生素治疗 急性阑尾炎是一种感染性疾病,原则上应用抗生素是必需的,但应根据治疗方案及病变类型而定。对于非手术治疗的患儿,常规使用抗生素,用药持续到急性阑尾炎症状、体征完全控制痊愈为止(一般约 2 周,如不痊愈则应调整药品);对于接受手术治疗的患儿则应视阑尾病理变化而决定。

北京儿童医院经验:单纯性或化脓性阑尾炎给予两个剂量的两种抗生素联合应用,即第一个剂量在手术当日静脉给药;第二个剂量在手术后第一天重复一次,手术后第二天口服抗生素即可。坏疽性及穿孔性阑尾炎术后持续静滴抗生素至少 3 天,直至体温正常、白细胞下降方可停药。阑尾脓肿持续静滴抗生素 7～10 天,直至 B 超复查显示脓肿缩小、周围炎症吸收即可停药。

急性阑尾炎为需氧菌和厌氧菌的混合感染,选择抗生素应针对此点。国外推荐氨苄西林、庆大霉素、克林霉素三药联合应用。克林霉素为抗厌氧菌的敏感药,但应注意可能产生伪膜性肠炎的并发症。国内多采用第三代头孢菌素及甲硝唑两药联合应用。甲硝唑能有效地抵抗革兰阴性厌氧菌,已成为抗厌氧菌的首选药。

C3 中医治疗 20 世纪 60～70 年代提倡阑尾炎保守治疗法,以中药治疗为主。多年来中医治疗阑尾炎的实践已证明祖国医学在非手术治疗阑尾炎方面有一定的疗效,目前仍可借鉴应用。中医治疗的重点就是控制症状,根据不同症状给予相应的辨证施治。

D1 中药内服

E1 处方举例一 蒲公英 30g、牡丹皮 9g、赤芍 9g、大黄 9g(后下)。多用于单纯性阑尾炎。

E2 处方举例二 金银花 30g、连翘 15g、蒲公英 30g、败酱草 30g、炒穿山甲 9g、炒皂角刺 9g、桃仁 9g、赤芍 15g、大黄 9g(后下)、生石膏 30g(发热时用)。多用于阑尾脓肿。

加减法:高热加紫草、生石膏、人工牛黄、板蓝根,湿热、纳呆、苔腻加藿香、佩兰、薏苡仁,恶心呕吐加生姜、竹茹、生半夏,腹胀加厚朴、枳壳、炒莱菔子,腹痛加延胡索、川楝子、桃仁、川芎,便秘加玄明粉、芒硝;弛张热加柴胡、荆芥穗、黄芩。

D2 针刺疗法 作为辅助疗法,针刺有调节功能状态、提高抗炎能力、调节阑尾蠕动和改善局部血供的作用。小儿使用针刺的困难在于不合作、穴位不准、针感欠真实,故使用针刺法治疗小儿急性阑尾炎并不多。主穴为足三里或阑尾穴,结合临床症状可配其他穴位如上脘、天枢、合谷等。

D3 中药外敷 适用于阑尾周围脓肿期。北京儿童医院多用如意金黄散(市售),用浓茶或稀醋调成糊状,隔一层纱布,外敷右下腹包块,每日2次。

D4 经直肠给药 部分患儿有直肠刺激症状,表现为便意频频,可经直肠灌中药或插入中药栓剂,以清热解毒、活血化淤消痈方剂为好。

B3 手术治疗 当今手术切除病变阑尾有两种方法。

C1 传统的开腹阑尾切除术 传统的开腹阑尾切除术已被公认为是一种简单、易行、安全的手术。儿童与成人的阑尾切除术式相似。下述几个问题值得探讨:

D1 切口选择 小儿盲肠游动性较大,阑尾位置有变异,应根据压痛最明显处为切口中心。常规采用麦氏切口,而略较成人典型切口位置为高。为避免瘢痕,满足美观的要求,也可采用改良麦氏切口,即右下腹横纹小切口。遇有诊断欠明、需开腹探查者,则采用全腹横纹切口或右腹直肌切口。

D2 切口缝合 对早期及轻度的阑尾炎,用可吸收缝线逐层缝合。而对于小儿穿孔及坏疽性阑尾炎,麦氏切口感染率高达20%,北京儿童医院对麦氏切口的缝合方法加以改进,采用不缝合腹膜,其他各层抽线缝合的关腹方法,使切口感染率下降到0.5%。其机制在于:①不缝合腹膜,使切口各层炎性渗出及积血向腹腔内引流而被吸收,减少了肌间无效腔的形成;②腹壁全层贯穿缝合,7天后抽出全部缝线,减少了切口异物肉芽肿的形成,终止了缝线引起的不良反应,杜绝了切口残余线头引起慢性窦道的产生。

D3 腹腔冲洗 既往认为腹腔冲洗有利于感染的扩散,因此不主张行腹腔冲洗术。随着腹部外科的发展,目前已知腹腔内的液体并不是停滞的,而是不断地进行循环流动和交换;膈淋巴系统是腹膜腔内吸收的主要途径,因而造成腹腔内液体、细菌及毒素向膈下流动。腹腔液体的内循环学说揭示了腹腔液体自身具有的运动性质。

腹腔内感染的发生与感染物的数量关系密切,临床和实验室资料已经证明,发生感染时组织中的细菌数目计数在 $10^4 \sim 10^6$ 个/ml(g)之间。以此为理论基础,对新鲜的腹腔污染用大量的生理盐水或含抗生素的平衡盐溶液(北京儿童医院用0.1%甲硝唑溶液)冲洗,能够稀释脓液,降低单位体积的细菌计数,从而预防腹腔内脓肿的发生。

D4 腹腔引流 阑尾切除术后是否放置引流,历来是一个有争议的问题。腹腔引流作为一安全措施,也可带来诸如伤口感染、腹内感染、腹腔内粘连等并发症。对于早期、局限性腹膜炎期的急性阑尾炎术后不置引流已成共识。而阑尾穿孔形成弥漫性腹膜炎,只要用大量生理盐水清洗腹腔,直至冲洗液转清晰,在大剂量的广谱抗生素的联合应用下,也不需放置引流。对于阑尾根部穿孔残端处理不满意,腹腔污染重,脓液稠厚量多,腹腔内有粪石、蛲虫等异物遗留,腹腔内渗血、止血不完全的急性阑尾炎及阑尾脓肿,术中应放置有效的引流(多用香烟引流)。

C2 腹腔镜阑尾切除术 自1983年由德国妇科医生Semm完成第一例腹腔镜阑尾炎切除术后,腹腔镜阑尾炎切除术在成人及小儿外科领域广泛开展。腹腔镜的应用对于诊断和治疗阑尾炎是一个划时代的进步,这种将传统的外科操作与现代高科技成果完美结合所形成的新的治疗手段,以其切口小、创伤小、痛苦少、恢复快等无可比拟的微创优势得到了患者的欢迎,也得到了外科医生的赞同和接受。北京儿童医院2000~2004年共施行阑尾切除术2363例,其中开腹阑尾炎切除术2155例,占91%;腹腔镜阑尾切除术208例,占9%。

腹腔镜代替开腹阑尾炎切除术是发展的必然趋势,但目前由于此手术需要全腹肌肉松弛(注气膨胀),腹部戳孔较多,医疗费用高,所以仍不能完全取代传统的开腹阑尾切除术。

D1 当时(开展腹腔镜手术初期)北京儿童医院腹腔镜阑尾切除术的适应证 ①明确诊断的各型早期急性阑尾炎为最标准的指征。②女孩怀疑阑尾炎时不应拖延,以防输卵管粘连。术中需探查子宫及附件,以排除其他疾病。③肥胖儿阑尾炎因皮下脂肪太厚,开腹常需较大切口才能暴露腹腔,而微创手术通过小戳孔即能得到清晰的视野,暴露满意。概括总结腹腔镜阑尾切除术的适应证为"3 F"指征,即确诊的局灶性(focal)阑尾炎、女孩(female)阑尾炎、肥胖儿(fatty)阑尾炎。

D2 当时腹腔镜阑尾切除术的禁忌证 ①浸润期及脓肿期阑尾炎。②腹膜后位阑尾炎。③阑尾根部穿孔及糜烂。腹腔镜手术发现上述情况应立即转为开腹手术。随着经验的积累,技术的提高,上述禁忌早已突破。术式的发展与选择应以保证安全、去除病灶、不加重病情为原则。

D3 腹腔镜阑尾切除术方法 小儿腹腔镜阑尾切除术多采用三孔法,即选择3个穿刺点入腹:脐缘上或下切口,作为插入气腹针建立人工气腹和放置套管置入腹腔镜用;左下腹及右下腹(或左中腹)切口,作为操作孔及牵引器械孔用。推荐参考性操作步骤如下:①建立人工气腹后,腹腔镜及操作器械经套管入腹。②确认阑尾炎后,用无创抓钳牵起阑尾尖端,将阑尾系膜展开。③阑尾系膜采用电凝切断、超声刀切断、丝线结扎、钛夹夹闭等方法离断。④阑尾根部用套扎、结扎、钛夹夹闭等方法扎闭。⑤距结扎点5mm处切断阑尾,电凝残端,阑尾残端包埋缝合与否均可。⑥阑尾经套管取出。⑦清洗回盲部周围的积血、积液。⑧放出腹腔内的气体,拔除套管,缝合腹部切口。

A7 并发症

B1 伤口感染(wound infection) 伤口感染是阑尾切除后最常见的并发症,其发病率与阑尾炎症的严重程度有关。非穿孔性阑尾炎切口感染率低于1%~2%,坏疽性及穿孔性阑尾炎切口感染率高达10%~20%。近年来因抗生素的广泛应用,使穿孔性阑尾炎伤口感染率已低于5%。北京儿童医院统计2000~2004年2363例阑尾切除术患儿,术后伤口感染7例,仅为0.2%。

伤口感染多于术后3～5天出现征象,表现为体温升高,局部红肿压痛,有少量渗液。应早期拆除缝线,敞开引流。

B2 腹腔残余感染(intra-abdominal abscess infection) 腹腔残余感染是穿孔性阑尾炎早期术后并发症。小儿腹腔残余感染多数是小的脓肿或炎症浸润,此类脓肿被认为是粘连的小肠襻形成的蜂窝织炎,而非真正的脓肿。少部分形成较大的脓肿,最常见的是盆腔脓肿,其次是肠间隙脓肿,少见的为膈下脓肿。

目前由于适当的引流、残余物(粪石)的清除及术前、术中、术后有效抗生素的投入,小儿阑尾炎术后腹腔残余感染发生率已明显下降。盆腔脓肿发病率普遍低于5%,而阑尾残端瘘、门静脉炎、膈下脓肿等感染并发症现已罕见。北京儿童医院2000～2004年2363例阑尾切除术患儿,术后腹腔感染33例,发生率为1.4%。

腹腔残余感染多发生于穿孔性及坏疽性阑尾炎术后,患儿表现为"三懒一无",即懒起床、懒活动、懒说话、无食欲,体温及白细胞增高,并有腹痛及腹胀。典型的术后盆腔脓肿表现为里急后重、排便频繁、排黏液及脓液等直肠刺激症状,直肠指检发现直肠前壁水肿、触痛,双合诊触及张力性肿物,B超检查可显示右髂窝或盆腔液性暗区(图2-2-4)。

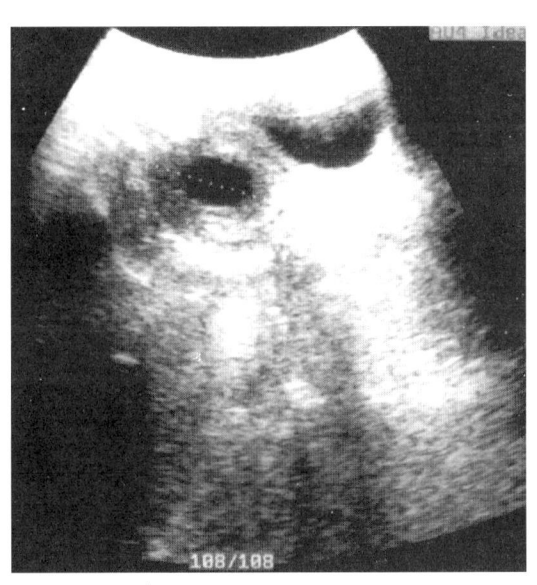

图2-2-4 阑尾脓肿时B超示右髂窝或盆腔液性暗区

腹腔残余感染的治疗多采用保守治疗,予以有效的抗生素及内服中药。大的脓肿在超声定位下进行经皮穿刺引流,盆腔脓肿可经直肠前壁穿刺或戳孔切开引流。

B3 肠粘连肠梗阻(intestinal obstruction due to adhesions) 麻痹性肠梗阻是阑尾炎合并腹膜炎的早期并发症。由于炎症和手术本身刺激肠管及系膜,术后会发生蠕动减弱性肠麻痹,出现腹胀、呕吐、肠鸣音减弱或消失、不排便等现象。X线平片显示肠淤血扩张或麻痹性肠梗阻征象。穿孔性阑尾炎术后肠麻痹通常持续3～5天,经禁食、减压、输液、抗炎而治愈。

早期粘连性肠梗阻是阑尾炎术后引起的机械性肠梗阻,常见于阑尾穿孔和合并腹膜炎的病例。常发生于阑尾炎手术后数天内肠管不蠕动,系因肠管曲折,再加炎症水肿,纤维性渗出液造成肠与肠互相粘连所致。北京儿童医院2000～2004年2363例阑尾切除术患儿,术后粘连性肠梗阻17例,发生率为0.7%。此种肠梗阻经胃肠减压、大量抗生素控制感染和应用中药,2～3天梗阻即可解除。少数病例经治疗3天无效,进行钡餐检查或钡剂灌肠,显示钡剂停滞不前或结肠瘪缩,而确诊为完全性肠梗阻,可考虑再次手术。前次手术1周内,粘连仍为纤维蛋白性,可以轻松分开,但仍应尽量少分离,以松解粘连、解除梗阻为原则。

A8 预后

小儿阑尾炎总死亡率目前均在1%以下,国内外先进水平接近于0。其中3岁以下患儿死亡率和重病率较高。北京儿童医院40年来每年平均收治500例阑尾炎,就诊率很稳定,40年来无死亡病例。全国城乡偶有死亡,也多因特殊情况。文献记载死亡的主要原因:其一为婴幼儿阑尾炎延误诊断导致并发腹膜炎和败血症,其二为麻醉并发症。对照10年来国际文献报告,我国小儿阑尾炎诊疗水平堪称一流。

小儿阑尾炎无论早期或晚期、手术或非手术治疗,痊愈后多不留后遗症。早期阑尾炎及时手术患儿平均住院日为5天,晚期阑尾炎平均住院日为8天,阑尾形成浸润或脓肿平均住院日为10天,住院2周左右的患儿多因各种并发症之故。国际上小儿阑尾炎平均住院天数不超过3天,不少患儿不住院,特别是经腹腔镜切除者。目前国人对住院的观念总以为住在医院比在家更保险。少数患儿手术后或脓肿痊愈出院后,仍有发生腹腔残余感染或粘连性肠梗阻而再入院者,但再手术治疗率较低。北京儿童医院2000～2004年的统计表明,阑尾切除术后数月或数年发生粘连性肠梗阻31例,占粘连性肠梗阻的26%,其中再手术率仅占19%,保守治疗多能治愈。

非手术治疗阑尾炎可以复发,但小儿复发率远较成人低。北京儿童医院统计2000～2004年收治的2867例阑尾炎中,因复发阑尾炎入院的仅占9.2%,术后恢复都非常顺利。我们认为,不宜切除的阑尾炎宁可保守治疗,并且日后也不必行预防性阑尾切除,按现在的小儿外科技术水平,待阑尾炎复发时再行手术更为适宜。目前人们对阑尾炎治疗的要求已经不是只求不死亡,而是治疗顺利、简单,最好不做手术,腹腔镜切除阑尾大受欢迎就是个例子。北京儿童医院阑尾炎患儿40年无死亡,无严重合并症,最重要的经验是严格地避免了为有粘连局限的患儿进行阑尾切除手术。临床上有3天的病史,今天比昨天好转(精神、食欲),体检、直肠指检或B超见阑尾周围有浸润块,则不行手术,于是避免了术后肠麻痹、多发性残余脓肿、肠瘘等复杂合并症的发生。无论将来阑尾炎治疗如何发展,破坏已经形成的局限机制也是得不偿失。

附 蛔虫性阑尾炎

蛔虫性阑尾炎(ascarides appendicitis)是肠道蛔虫症的主要外科合并症之一,皆因蛔虫钻入阑尾引起阑尾梗阻或阑尾痉挛所致,多见于学龄前期的儿童,起病急。上世纪50～60年代,蛔虫性阑尾炎的发病率占全部阑尾炎的2%～20%,近年来已非常罕见。

a1 病因　剂量不足的驱虫药或其他因素(发热、消化不良等),肠道内蛔虫被激惹,增加其兴奋性和活动性,加之蛔虫本身具有的喜钻孔习性,造成蛔虫钻入无炎症变化的阑尾腔,引起阑尾炎。

a2 病理　蛔虫的机械性刺激引起阑尾痉挛,长期痉挛造成阑尾壁的器质性损伤。阑尾充血,黏膜层大量嗜酸性细胞浸润,黏膜下层淋巴滤泡肿大,肌层也以嗜酸细胞浸润为主,浆膜层光滑、结构完整,形成单纯梗阻性阑尾炎。蛔虫钻进阑尾腔后退出的可能性极小,长期痉挛压迫使阑尾壁局部缺血,继发感染,阑尾各层均有中性粒细胞浸润,有脓性渗出物,形成化脓性阑尾炎或坏疽性阑尾炎。阑尾继续受压,导致缺血、坏死、穿孔,肠内大量活蛔虫自穿孔处钻出,形成蛔虫性腹膜炎,表现为慢性或亚急性腹膜炎的症状。

a3 诊断

b1 临床表现　蛔虫性阑尾炎与其他原因引起的阑尾炎临床表现相似,缺乏特异性征象,术前确诊困难。与一般阑尾炎不同点有:

c1 腹痛症状的不一致性　因蛔虫在阑尾腔内的扭动及钻进,引起阑尾痉挛,临床上表现为阵发性剧烈绞痛,有明显的间歇期。患儿发作时面色苍白,抱腹哭闹,恶心呕吐;安静时可卧床休息或下地活动。

c2 腹部体征的不一致性　腹痛发作期,检查时易激惹致阵痛发作,右下腹压痛明显;间歇期仅有右下腹深压痛,腹肌紧张不明显。有些患儿可触到索状物,形成轻微的腹征同严重的自觉症状不相符合的现象。

c3 右下腹皮肤痛觉过敏　即轻触腹壁有剧痛,但长时间逐渐深压反而不见明显压痛、紧张。

c4 蛔虫性阑尾炎合并穿孔腹膜炎的临床表现与一般阑尾炎近似,但中毒现象更为明显,有的患儿发生休克前期或中毒性休克的表现,如脱水明显、烦躁或嗜睡、四肢皮肤发花、腹胀较著、腹肌紧张,有明显压痛及反跳痛。

b2 影像学检查

c1 X线腹部平片　肠腔内或阑尾腔内发现虫体阴影有诊断价值。

c2 B超检查　阑尾腔内有虫体线影,腹腔内发现有游离的虫体意义更大。

a4 治疗

b1 治疗原则　阑尾蛔虫穿孔发生早,穿孔后常有多量蛔虫进入腹腔,很难取净,特别是蛔虫性腹膜炎更难诊断,后遗症较多。为此强调蛔虫性阑尾炎及早手术,对怀疑有阑尾蛔虫者,即使压痛、肌紧张等体征不显著,亦应考虑立刻施行手术。

b2 手术方法　未穿孔病例可先隔着盲肠壁把蛔虫从阑尾腔中拉出,再按一般切除阑尾方法进行处理。也可将蛔虫连同阑尾切断,结扎或不结扎残端,直接用大8字缝合,将残端及切断之蛔虫翻入盲肠。

如发现阑尾已穿孔,必须彻底清除腹腔内蛔虫,扩大切口,广泛探查。提出全部小肠,检查腹腔每个角落,如盆腔、两膈下,特别注意系膜间及小网膜囊内。清除蛔虫后,用大量稀释的抗生素盐水(含甲硝唑)反复冲洗腹腔。为了减少打击性反应,首先用 0.25%普鲁卡因 20～40ml 注入肠系膜根部进行封闭。如果有条件,最好能在手术台上进行 B 超以核查有无残余的小蛔虫。

2.3 急性胰腺炎

在以局部炎症性急腹症就诊患儿中急性胰腺炎(acute pancreatitis)就诊人数次于急性阑尾炎,位居第二位,近年来年发病率似呈递增趋势。然而确诊急性胰腺炎入院治疗者远远低于急性阑尾炎。北京市儿童医院 2000～2004 年共收治急性胰腺炎 25 例,平均每年收治 5 例,仅占小儿急腹症的 0.6%(25/4073)。

急性胰腺炎应该是指胰腺消化酶被激活后对胰腺自身消化引起的炎症性疾病,一般是病情严重,预后不良。但小儿常见以腹痛诊断胰腺炎者,多是症状较轻、局部压痛不重、不发热,一两天内自愈,有人称之为"一过性胰腺炎"。此类患儿在所谓小儿急性胰腺炎登记统计中占绝大多数。目前学者们对此仍有很多争论。

A1 病理

一般病理学家将急性胰腺炎病理变化分为两型,即水肿型与坏死型。从小儿急腹症的临床表现似乎应分为以下三型:

B1 急性水肿型胰腺炎 此型占小儿急性胰腺炎住院患儿诊断统计的绝大多数,85%～95%(事实上包括了一过性胰腺炎)预后良好。个别严重患儿经开腹探查,可见胰腺呈弥漫性或局限性水肿、充血、变硬,偶有轻度出血和局灶性坏死。

B2 急性坏死型胰腺炎 此型约占小儿急性胰腺炎的 10%,病情凶险,死亡率极高。胰腺缺血、出血或坏死,胰腺呈深红色或紫黑色。腹腔内有血性混浊渗液,大小网膜、肠系膜及腹膜后的脂肪组织溶解坏死,形成皂化斑。

B3 一过性胰腺炎(也称胆胰管反流) 就诊患儿很多,但做完治疗很少,因此不在上述统计之内。症状同水肿型胰腺炎,一般较轻,不发热,不需治疗,1～2 日内自然痊愈。估计组织病理学变化不大,也可能无组织解剖变化,最多不过是胰管轻微水肿。因此血淀粉酶升高及 B 超变化不明显,持续时间也不超过 24 小时,就诊后很难查到。很可能是胰胆管间微量反流,胆汁刺激胰管,并未真正引起组织损伤和胰腺发炎。由于临床上定义很难确定,又缺乏病理的证实,因此在住院患儿中常被列为水肿型胰腺炎。

A2 病因

成人常见的因胆石症及酗酒引起胰腺炎在小儿罕见。常见的一过性胰腺炎则以胰胆管合流异常为主,属于先天性畸形。但畸形之类只是素因,此外也必须有诱因引起急性发作。常见致病原因概括如下：

B1 先天畸形 胰胆管合流异常是引起小儿胰腺炎的主要素因,胆胰管共同通路阻塞可造成胆汁反流入胰管激活胰酶导致胰腺炎。先天性胆总管囊肿、环状胰腺、十二指肠畸形等均可导致胰液排出障碍而引起急性胰腺炎。临床上最常见为单纯胰胆管合流异常,平时毫无症状,偶然胆囊强烈收缩,大量胆汁不能迅速自 Oddi 括约肌排出而使部分胆汁反流入胰管,引起胰管痉挛及腹痛。因反流量小并且时间短促,不待引起组织损伤而自行排出,表现为一过性胰腺炎症状。情况之轻重与反流量及停留时间有关,因此"一过性"与"水肿型"很难明确划分界限。

B2 病毒感染 急性流行性腮腺炎病毒可侵犯胰腺,导致急性胰腺炎。其他某些病毒如柯萨奇病毒、E-B 病毒、流感病毒等感染时也可伴发急性胰腺炎。化脓性胰腺炎比较罕见。

B3 腹部创伤 胰腺创伤可并发胰腺炎,腹部手术也可造成医源性胰腺损伤而发生胰腺炎,逆行性胰胆管造影(ERCP)术后也可并发急性胰腺炎。

B4 药物诱发 应用大量肾上腺皮质激素、免疫抑制剂、吗啡,治疗急性淋巴细胞白血病时应用的左旋-门冬酰胺酶等可引起急性坏死型胰腺炎。

B5 胆道梗阻 胆道蛔虫症及蛔虫卵引起胆道结石等可引起胆汁反流性胰腺炎,20 世纪 80 年代前曾为常见病因之一,现已罕见。

A3 临床表现

B1 急性水肿型胰腺炎 此型缺乏典型的临床表现,上腹部疼痛是首发和主要症状。腹痛多呈持续性,有阵发性加重。小儿多伴有恶心呕吐,呕吐物为胃内容及胆汁。早期少有腹胀。多数病例有中度发热。腹部检查仅有上腹压痛及肌紧张。病情发展缓和。

B2 急性坏死型胰腺炎 全身症状危重,以中毒及休克前期症状为突出表现,如发热、脉搏细弱、心率加快、血压下降、皮肤厥冷、面色苍白。腹痛剧烈,呕吐频繁,非一般止痛剂、解痉剂能缓解。此型腹胀明显。腹部检查呈现肌紧张、压痛、肠鸣音减弱等腹膜刺激征。个别患儿脐部或腰胁部皮肤呈片状青紫斑,分别称为 Cullen 征和 Grey Turner 征。腹腔穿刺可抽出混浊的血性渗液。合并胆道梗阻或胰头肿大压迫胆道时,可出现黄疸。血钙降低可发生手足搐搦。病情发展很快,常在 1～2 日内休克死亡。

B3 一过性胰腺炎或胰胆管反流发作 突然腹痛,可以非常严重,常伴呕吐、拒食、怕动,剑突及上腹部有压痛。一般 1～2 小时后稳定好转,遗留较轻度腹痛及拒食,上腹压痛于 24～48 小时消失,不留后遗症。如果常有不定期复发,则应考虑先天性胰胆管合流异常畸形的可能。

A4 诊断

临床上依据急性腹痛、呕吐、上腹压痛等持续 6 小时以上的病史,如果 B 超见胰腺肿胀,血淀粉酶增高,则可作出急性胰腺炎的诊断。如有上腹部创伤史,近期患有流行性腮腺炎,白血病患儿应用左旋-门冬酰胺酶治疗,或为先天性胆总管囊肿等胆道疾病患者,则更应考虑急性胰腺炎的诊断。

血和尿淀粉酶升高对胰腺炎的诊断具有决定性意义,且淀粉酶水平越高,预示病情越严重。但应排除其他可引起淀粉酶升高的疾病,如消化道穿孔、肠梗阻、胆道疾患等。腹腔穿刺液淀粉酶的检测对于急性坏死型胰腺炎并发休克征象的患儿非常重要,腹腔穿刺液为血性腹水可明确坏死性胰腺炎的诊断,但应与肠梗阻晚期合并肠坏死及急性出血性坏死性肠炎导致的血性腹水相鉴别。无论如何,此类拟诊均有立刻手术探查的指征。

腹部 B 超和 CT 检查对于重型胰腺炎具有循证性诊断意义。

A5 治疗

B1 保守治疗　小儿急性胰腺炎早期(48 小时以内)以保守治疗为主,原则是尽量使胰腺处于休息状态。包括以下措施:

C1 禁食(腹胀者行胃肠减压)　避免食物的刺激所致的胰腺分泌增加。

C2 抑制胰液分泌及抗胰酶的药物　如山莨菪碱(654-2)和阿托品系列、西咪替丁、奥曲肽(善得定)等。

C3 镇痛和解痉　可用哌替啶和阿托品(勿用吗啡,以免引起 Oddi 括约肌收缩),以降低胰管内压力,减少胰腺分泌,起到止痛作用。

C4 肠道外营养(TPN)　是非手术治疗的重要环节,可以保证营养及胰腺休息。

C5 预防感染　因胰腺炎胰腺坏死多并发革兰阳性菌为主的混合感染,宜选用第三代头孢菌素类抗生素。

总的说来,小儿急性胰腺炎无论早期晚期任何类型,只要保守疗法能在 1～2 日内使患儿情况稳定,则应尽量避免手术。

B2 手术治疗　下列情况为考虑手术治疗的指征:①发生胰源性休克,抢救休克治疗 2～4 小时仍不好转或不稳定。②全身中毒症状严重,出现高热,白细胞及中性粒细胞升高。③体检有明显的腹膜刺激征,腹腔穿刺液为血性液体。

手术要点要求尽量简化,速战速决,目标在于减少异物、引流小囊、隔离保护大囊。手术步骤包括:切开大网膜,松解胰腺被膜减压,清除胰腺浅表、脱落、不出血的坏死组织(最好不做勉强切除),充分进行腹腔冲洗,小囊内置多根引流管。将大网膜切口边缘与腹壁切口边缘互相严密缝合,形成小网膜囊造袋术。腹部创口保留部分敞开,保证充分引流,避免污染大腹膜腔(大囊)。

A6 预后

小儿以急性胰腺炎就诊者很大部分为偶然反流发作,多能自然缓解,不需任何治疗。但因早期诊断不肯定,特别是 B 超及淀粉酶阳性者,仍以住院观察及保守疗法为宜。目前一般急性水肿型胰腺炎如治疗及时已无死亡;急性坏死型胰腺炎死亡率一般文献报道仍在 15%～25%,应用左旋-门冬酰胺酶治疗急性淋巴细胞白血病导致的急性坏死型胰腺炎死亡率高达 80%。急性胰腺炎的并发症为胰腺脓肿、假性胰腺囊肿形成,以及遗留慢性胰腺炎及糖尿病者均有报道。

2.4 急性肠系膜淋巴结炎

急性肠系膜淋巴结炎(acute mesenteric lymphadenitis)是肠系膜淋巴结的急性炎症,是引起急性腹痛最常见的内科消化道疾病,也是与外科腹痛最易混淆的疾病。北京儿童医院外科每年收治的急性腹痛患儿中约有4.3%是急性肠系膜淋巴结炎,多误诊为急性阑尾炎收入院。急性肠系膜淋巴结炎可发生于任何年龄,多见于7岁以下的小儿,4~7岁为发病高峰期。男孩多于女孩。好发于冬春季节。

A1 病因

本病多属病毒感染导致的病毒性淋巴结炎,肠道杆菌感染也可引起细菌性淋巴结炎。

A2 病理

小儿肠系膜淋巴结沿肠系膜动脉及其动脉弓分布,数量十分丰富。肠系膜淋巴结在回肠末段最为丰富,故病变主要侵及末段回肠的淋巴结。大体所见淋巴结肿大、坚硬,呈灰白色,病理表现为淋巴结增生、水肿及充血。多可在1周内自然消退,很少化脓穿破引起腹膜炎。

A3 临床表现

肠系膜淋巴结炎常与上呼吸道感染同时存在,并呈现呼吸道感染的症状及体征,表现为发热、头痛或咽痛。发病初期即可出现高热,体温达38℃以上。咽部检查表现为咽充血,扁桃体肿大,可有脓性分泌物。消化道症状以腹痛为主,主要为右下腹间歇性隐痛,多不剧烈,可于短期内减轻或消失;很少伴有呕吐,可伴有腹泻或便秘。

腹部检查以腹部压痛为主要体征,压痛点多位于右下腹部,也可靠近中线或偏高,压痛位置深且不固定,少有腹肌紧张及反跳痛,偶可触及肿大的淋巴结。

A4 诊断

急性肠系膜淋巴结炎的临床特点是:①一般腹痛较轻,发展较缓。偶有痉挛性剧痛但与较轻的体征不成比例。②呼吸道症状及消化道症状同时存在,先发热后腹痛或发热同时伴有腹痛。③24小时以后就诊仍然只有右下腹深压痛,少有肌紧张。④经应用抗病毒药物和抗生素保守治疗后,病情会明显好转。⑤血常规检查白细胞可正常或轻度升高。⑥腹部B超检查显示肠系膜淋巴结肿大。

A5 鉴别诊断

急性肠系膜淋巴结炎在临床上易与急性阑尾炎混淆,两者的误诊率较高。以急性阑尾炎收入院的患儿中4%是急性肠系膜淋巴结炎。两者容易误诊的原因是急性肠系膜淋巴结炎与急性阑尾炎,特别是单纯性阑尾炎具有相似的症状和体征,B超检查难以鉴别。

急性阑尾炎多是先腹痛后发热,少有上呼吸道感染症状。腹痛为首发和主要症状,腹痛持续时间较长,可逐渐加重,很少能自行缓解。腹部体征以右下腹固定压痛为主,多伴有腹肌紧张。保守治疗腹痛可不缓解甚至加重。在不能肯定的病例,多按急腹症观察常规处理,如在 4～6 小时内腹痛减轻,则多属肠系膜淋巴结炎,继续保守治疗;如腹痛不减轻或反而加剧,则按阑尾炎处理。

A6 治疗

保守治疗,予以抗病毒药物及抗生素。抗生素首选抗球菌药物,如青霉素、第一代头孢菌素。

2.5 Meckel 憩室

Meckel 憩室(Meckel diverticulum)又称回肠远端憩室,是胚胎期卵黄管退化不全所致的残留物,也是儿童期较常见的消化道畸形。正常人群中有 Meckel 憩室者为 1%～2%,其中约 8%～22% 的憩室可发生并发症。Meckel 憩室并发症是小儿急腹症常见原因之一,以消化道出血多见,憩室炎与肠梗阻较少见。北京儿童医院 2000～2003 年共收治 Meckel 憩室及并发症者 86 例,其中其他手术中偶然发现 Meckel 憩室 8 例,憩室引起便血者 44 例,憩室引起肠梗阻者 16 例,憩室炎引起腹膜炎者 18 例。Meckel 憩室炎占炎症性急腹症的 0.8%,仅次于急性阑尾炎及急性胰腺炎,位居炎症性急腹症第三位。本病的发病年龄为 6 个月龄～15 岁,平均年龄 5.8 岁,以婴幼儿多见,1～3 岁占 61%。男孩多于女孩,男女之比为 2.5∶1。

A1 胚胎学

受精后 1～2 周,卵黄囊在胚胎腹侧面形成,在胎盘形成之前,胚胎靠卵黄囊提供营养物质。在胚胎第 4 周,卵黄囊的背部形成原肠,不久,卵黄囊和胚胎的中肠连接处形成卵黄管。在胚胎第 5～6 周后,卵黄管与肠管分离,并逐渐萎缩、闭塞、纤维化,形成纤维索带,至完全吸收。在分离之前,卵黄囊的上皮出现类似于胃黏膜样外观。如果卵黄管在退化过程中发生障碍,致部分或完全未退化,则产生各种类型的卵黄管异常的疾病:完全未闭称脐肠瘘,脐端未闭称脐窦,中间未闭称卵黄管囊肿,肠端未闭称憩室,完全闭合但未消失形成一条实心索带称脐肠索带,在脐部仅遗留极少的黏膜称脐茸。

A2 病理

Meckel 憩室多位于距回盲瓣 100cm 以内的回肠系膜对侧肠壁上,以距回盲瓣 40～60cm 处为最常见。憩室的大小、长度和形态各不相同。典型的憩室长 2～5cm,多呈圆锥形或圆柱状突起,基底部较宽,其室腔略窄于回肠直径。憩室顶端为盲端,游离于腹腔内,顶端偶有残余索带(脐肠索带)与脐部相连。有时纤维带从憩室顶部延伸到肠系膜,形成憩室系膜带。

憩室具有正常回肠的组织结构,由浆膜、肌层、黏膜 3 层构成,黏膜通常为回肠黏膜。约 50% 的 Meckel 憩室含迷生异位组织,如胃黏膜、十二指肠黏膜、结肠黏膜及胰腺组织,以迷生胃黏膜最多。异位组织分泌盐酸和消化酶，损伤其周围组织，从而引起溃疡、出血、炎症和穿孔。憩室狭长而引流不畅，或有异物如寄生虫、结石等滞留，容易发生炎性病变(图2-5-1)。

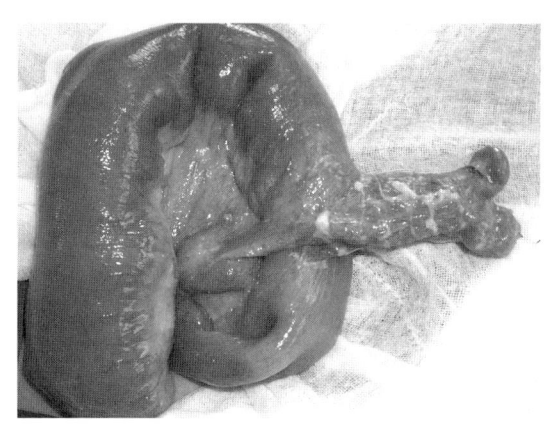

图 2-5-1　Meckel 憩室炎

A3　临床表现

Meckel 憩室炎无特异性的临床表现，主要为脐周或右下腹痛，常伴有恶心呕吐，可出现发热。腹部检查表现为右下腹或脐下有压痛和腹肌紧张。症状和体征与急性阑尾炎酷似，唯一可能存在的区别是 Meckel 憩室炎的压痛点较高且靠内侧。憩室炎症可导致穿孔，表现为病情迅速恶化，患儿有剧烈腹痛、呕吐和发热，腹部检查有明显的腹膜炎体征。这些患儿常在术前被诊断为阑尾穿孔而行剖腹探查手术。

A4　诊断

Meckel 憩室及引起的憩室穿孔腹膜炎无特殊的临床表现，也无特异性的实验室检查和影像学检查方法，手术前明确诊断极其困难。血白细胞和中性粒细胞升高可协助诊断腹腔内感染。憩室穿孔时，少数病例 X 线腹部平片可显示膈下游离气体，这在阑尾穿孔的患者中极其罕见。对于炎症性急腹症者，不允许进行钡餐检查和放射性核素扫描，钡餐检查很难发现憩室。憩室含有胃黏膜可用于诊断，胃黏膜的壁层细胞对^{99m}Tc 有特殊的亲和力，可以摄取放射性核素^{99m}Tc，因而扫描检查可见下腹部有持久不变的放射性浓集区，诊断阳性率达 87%。病变范围较小或憩室内有炎症、水肿、梗阻、出血时，影响^{99m}Tc 的摄取，可造成假阴性结果。核素单光子电子计算机扫描(SPECT)可显示具有异位黏膜的憩室，出现放射性浓集区(图2-5-2)，其准确率在 70%~80%。

A5　鉴别诊断

Meckel 憩室的鉴别诊断主要是其外科并发症与其他疾病的鉴别。

B1　Meckel 憩室并发肠梗阻的鉴别　Meckel 憩室引起的肠梗阻多为肠扭转、腹内疝、肠粘连、肠套叠所致，且多为绞窄性，与其他原因所致的小肠梗阻难以鉴别。憩室所致的肠梗阻主要为低位。既往无手术史及腹腔感染史，患儿出现无原因的肠梗阻表现时应考虑 Meckel

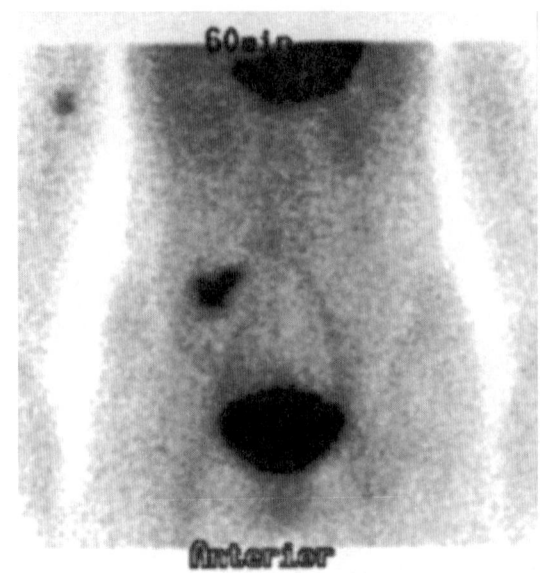

图 2-5-2　放射性核素扫描（中间小黑影为憩室）

憩室的可能。

B2 Meckel 憩室并发消化道出血的鉴别　Meckel 憩室溃疡出血要与肠重复畸形、结肠息肉、肠套叠等消化道出血性疾病鉴别。肠重复畸形并发消化道出血，其临床表现与 Meckel 憩室极其酷似，且放射性核素^{99m}Tc 扫描也可呈阳性。腹部 B 超、消化道造影显示腹部囊性包块、双管腔或钡剂分流有助于肠重复畸形的诊断。结肠息肉一般有长期少量便血史，呈鲜红色，如有息肉脱落可有大量出血，可致贫血。钡灌肠可见息肉的缺损阴影，纤维结肠镜可诊断并摘除息肉。肠套叠多见于 2 岁以下小儿，为果酱样血便，伴有阵发性哭闹、呕吐症状，腹部可触及包块，腹部 B 超及气灌肠可明确诊断。

B3 Meckel 憩室并发憩室炎或穿孔的鉴别　憩室炎的症状与阑尾炎相似，与急性阑尾炎难以鉴别。憩室炎的压痛、肌紧张多靠近右侧脐旁，较一般阑尾炎偏高偏内，可伴有便血。憩室穿孔引起的腹膜炎与阑尾炎所致的肠穿孔鉴别困难，鉴别的关键是在手术中发现阑尾正常者应检查回肠末端，探寻有无憩室的存在。B 超可以显示憩室。

A6　治疗

如剖腹探查证实为 Meckel 憩室并发症时应切除憩室。施行阑尾切除时偶然发现憩室，在患儿情况良好且外科技术条件可靠时可以切除憩室。患儿有无痛性、大量便血时应在排除其他出血原因后急症行剖腹探查。术前先补充血容量，使血红蛋白达到 90～100g/L，收缩压要求能维持在 10.7kPa(80mmHg)，始能进行手术。

基底部狭窄的细管状憩室用肠钳楔形钳夹后切除，肠壁作斜形吻合，以免造成肠腔狭窄。

一般情况下应施行肠切除端端吻合：①憩室的基底部宽广，直径大于肠腔。②回肠壁不排除广泛的迷生组织。③憩室附近有炎性肿胀，明显增厚。④憩室基底穿孔或憩室引起肠绞窄或扭转。

Meckel 憩室的治疗效果良好,死亡率低。目前已在多家儿童医院开展应用腹腔镜行憩室及肠切除吻合,患儿损伤小,恢复快,术后合并症少。

A7 预后

Meckel 憩室合并症 50% 发生于 3 岁以下的婴幼儿,诊断虽较困难,但近年来由于诊断技术的提高,能得到早期诊断,早期治疗,死亡率已由 6%～7% 下降到 1%～2%。

2.6 急性出血性坏死性肠炎

急性出血性坏死性肠炎(acute hemorrhagic necrotizing enteritis)是小肠的急性炎症,既是内科性疾病,又是外科性疾病。各年龄小儿均可得病,可发生于新生儿期及非新生儿期,两个时期的病因、病理变化、临床表现和预后有其各自的特点。新生儿期急性出血性坏死性肠炎(NEC)另在新生儿呕吐专节讨论。非新生儿期出血性坏死性肠炎多见于学龄儿童,以 4～10 岁占多数。大部分病例来自农村。以春夏季发病较多见。20 世纪 60 年代初我国三年自然灾害时期曾大量流行,死亡率很高,经济好转后流行迅速停止,近年来发病率明显下降,已很少见到。

A1 病因

急性出血性坏死性肠炎的病因尚未完全明了,可能与细菌感染和胰蛋白酶活性降低相关。

B1 细菌感染 以 C 型产气荚膜梭状杆菌感染为主,该菌产生一种蛋白质外毒素,可引起肠黏膜坏死性改变。将此菌菌液注入豚鼠小肠,可使其肠道发生出血性病变而死亡。急性出血性坏死性肠炎患者体内 C 型产气荚膜梭状杆菌的检出率及其 B 毒素血清抗体阳性率均显著高于正常人群。

B2 胰蛋白酶活性降低 C 型产气荚膜梭状杆菌的 B 毒素可被肠内胰蛋白酶水解而失去致病作用。长期蛋白质营养不良及经常食用甘薯、玉米等含丰富胰蛋白酶抑制物的食物,均可使肠内胰蛋白酶活性显著降低,导致急性出血性坏死性肠炎的发生。这可解释为什么本病在农村贫困地区发病率较高。

A2 病理

出血性坏死性肠炎的典型病理变化为坏死性炎症改变。炎症自黏膜下层开始,随病变的扩大,可向肌层及黏膜层发展,使多处肠壁全层充血水肿灶状坏死,坏死黏膜脱落后形成溃疡,引起出血。继续发展达肌层、浆膜层,继而发生动力性肠梗阻及肠膨胀坏死穿孔引起腹膜炎。

病变多见于空肠下段和回肠上段,也可见于十二指肠及结肠,严重者全部小肠均可受累。一般呈散在性、节段性排列,有的为 1～2 段或 2 段以上,每段长短不一,最短 10cm,长者可达 100cm,分界清楚。受损肠壁增厚、质脆、无弹性、扩张,浆膜面粗糙,有纤维蛋白沉积。肠腔内充满果酱样血便。腹腔内可有混浊、脓性或血性渗液。

A3 诊断

B1 临床表现　起病急骤,主要症状有腹痛、腹胀、呕吐、腹泻、血便、发热,腹部体征可有腹肌紧张、压痛、反跳痛等腹膜刺激征。本病临床表现多样无特异性诊断标志。有其复杂性和不典型性,具有内科及外科疾病的共同表现而就诊于内科或外科。由于肠壁各层病变程度不同,临床上依主要症状分为以下几型:

C1 腹泻便血型　以黏膜渗出性病变为主,发病后不久即出现腹泻。大便初为水样,含黏液,后即变为血便,呈暗红色、洗肉水或红果酱样,伴腐败腥臭味。腹泻、血便是急性出血性坏死性肠炎的特征之一,部分患儿出现的血便类似肠炎、痢疾未侵犯浆肌层时,无腹痛,多就诊于内科,容易被误诊为其他内科疾病。

C2 肠梗阻型　肠管肌层受严重侵害而肿胀,肠管僵直,丧失蠕动,临床上出现机械性肠梗阻的症状,以腹痛,呕吐,腹胀为主,则多就诊于外科,诊断为急腹症。

C3 腹膜炎型　浆膜层有大量炎症细胞浸润与渗出,腹腔内有大量炎性渗液,或因坏死而为血性液。临床表现为腹膜炎症状。如有穿孔,可出现气腹,易与伤寒穿孔混淆。

C4 中毒休克型　患儿全身中毒症状较严重,早期即出现面色苍白、精神委靡、浑身无力、四肢厥冷、脉搏微弱、血压下降,可伴有血便、脱水及电解质紊乱。此型患儿腹部体征较轻,常以休克前来就诊。全身中毒症状重是急性出血性坏死性肠炎的又一特征。

B2 X线腹部平片　X线腹部平片显示小肠积气,肠管外形僵硬,肠壁增厚,轮廓模糊,黏膜皱襞变粗,肠间隙增宽。肠穿孔时腹部立位平片显示膈下积气。肠梗阻时显示多个大小不等液平面。

B3 实验室检查　血常规检查显示白细胞增高,中性粒细胞增多伴有核左移。血气分析可有酸中毒改变。血生化有电解质紊乱。便常规镜检有大量红细胞及白细胞,潜血强阳性。便细菌培养常无特殊致病菌生长。

A4 治疗

B1 内科治疗

C1 禁食及胃肠减压　血便及腹胀期间必须禁食及胃肠减压,以减轻胃肠积液积气,利于肠蠕动恢复。待血便、腹胀缓解,大便潜血阴性后,逐渐恢复饮食。

C2 抢救中毒性休克　应及时、迅速抢救休克,采用低分子葡萄糖酐、山莨菪碱静滴及人工冬眠为主的抢救方案。

C3 纠正水和电解质失衡　重症病例水与电解质失衡较突出,低血钠和低血钾比较多见,应制订准确的输液方案,依次补充累积损失量、继续损失量及生理需要量。

C4 营养支持　营养支持已成为急性坏死性肠炎的常规治疗方法。在发病期间,胃肠道出现严重的消化及吸收障碍,甚至胃肠功能衰竭,为使肠道充分休息,胃肠外营养是首选的营养途径。预计患儿5天以内不能经口进食,应早期予以胃肠外营养,刺激胃肠活动,避免菌群失调待胃肠功能恢复后逐渐过渡到肠内营养。

C5 控制感染　选择对抗革兰阴性杆菌和厌氧菌敏感的抗生素。

C6 止血药物　联合应用止血药物控制肠道出血,如维生素K、巴曲酶、酚磺乙胺(止血敏)、氨甲苯酸(止血芳酸)、卡巴克络(安络血)等。

B2 手术治疗

C1 手术指征

D1 肠梗阻趋向完全,疑有腹膜炎、肠坏死、肠穿孔者是急性出血性坏死性肠炎手术治疗的绝对适应证。

D2 腹胀显著,中毒症状严重,有大量腹腔渗液,X线显示肠管极度扩张无张力时,也主张施行外科干预,引流肠腔内容物及腹腔渗液,可有效阻止毒素吸收,预防肠穿孔发生。早期的外科手术可迅速逆转患儿的中毒症状,减轻胃肠内张力,比保守治疗更为主动积极。

C2 手术方法

D1 肠减压术　肠腔减压吸引出肠腔内积液积气,对减轻腹胀及毒素吸收十分有利。肠切除者可自切端行肠减压,未行肠切除者可于回肠末端行针吸肠减压或切开肠减压,阑尾有炎性改变行阑尾切除者也可经阑尾残端进行肠减压。减压处肠壁要进行可靠的修补,因此处容易发生术后吻合口漏。有危险者,可就近插管造瘘。

D2 肠切除术　肠穿孔、肠坏死者应切除病变肠管,并根据肠管病变程度、患儿全身情况选择肠吻合术、肠外置术或肠造瘘术。

D3 肠外置术　急性出血性坏死性肠炎施行肠外置术见于以下两种情况:

E1 患儿病情危重,处于休克状态下,对手术的耐受性极差,应视抢救生命为手术的主要目的,以快速、简单为原则,将坏死肠管提出腹外,迅速切除,钳夹远近肠管切缘,置于腹壁切口处,贯穿缝合腹壁切口。待患儿休克纠正,术后24～72小时再行肠吻合术或造瘘术。

E2 患儿病情尚可耐受手术,但肠管病变不局限,坏死呈散在性、节段性分布,肠襻生机可疑,切除范围判断困难,若误将有生机的肠襻切除过多,会导致短肠综合征;若将失去活力的肠襻留于腹腔,则会导致腹膜炎、迟发性肠穿孔。因此,充分减压后可将最可能出现坏死的肠管外置,其余肠管纳入腹,经外置肠管系膜缘穿一根玻璃管架于腹壁切口处,贯穿缝合腹壁切口。术后观察外置肠管的变化,24～72小时再次手术探查,肠管的坏死界线已明确,则可切除坏死肠管,行肠吻合术或造瘘术。

D4 肠造瘘术　腹腔污染严重,肠管极度扩张,失去弹性,蠕动极差,可施行肠造瘘术,以保证充分的肠减压及感染的控制。待手术后4～6周再行关瘘术。

D5 腹腔引流术　肠穿孔、肠坏死导致腹膜炎,腹腔渗液多者,可施行腹腔引流术。

A5 预后

急性出血性坏死性肠炎在早年死亡率达20%～30%,近年来明显下降。个别患儿可遗留短肠综合征及吸收不良综合征。

2.7 胆绞痛

胆绞痛(biliary colic)系指胆道梗阻、胆道感染引起胆道痉挛造成的剧烈腹痛。小儿胆绞痛较为少见,其病因、诊断及治疗与成人明显不同。

A1 病因

B1 胆道蛔虫症　胆道蛔虫症是引起小儿胆绞痛常见的原因。蛔虫进入胆道后,胆总管受到强烈刺激,Oddi 括约肌痉挛而引发剧烈的阵发性绞痛。

B2 胆石症　胆石症是引起成人胆绞痛的最常见病因,但在小儿少见。胆囊结石在胆囊收缩作用下随胆汁移动而嵌顿于胆囊颈部或胆囊管时出现胆绞痛。

B3 急性胆囊炎　急性胆囊炎包括结石性胆囊炎和非结石性胆囊炎,两者都可引起胆绞痛。胆囊结石、胆汁淤积、胆囊壁血供障碍、细菌感染均可导致胆囊炎症,引起胆绞痛。

B4 先天性胆总管囊肿　先天性胆总管囊肿合并胆结石、胆管炎或胰腺炎时可出现腹痛,多见于学龄儿,但出现胆绞痛者并不多见。

B5 胰胆管合流异常　胰胆管合流异常是一种先天性解剖学上的畸形,指胰管、胆管不在十二指肠壁内汇合,而在十二指肠壁外汇合。胰管、胆管各自的括约肌功能丧失,产生胰液和胆汁互相反流,引发胰腺炎腹痛,也可导致胆绞痛。

A2 诊断

B1 临床表现

C1 症状　顾名思义,胆绞痛是以疼痛为主,区别于其他原因所致的腹痛,胆绞痛具有突发性、阵发性、剧烈性特征。疼痛发作时,患儿翻滚不安,嚎哭不止,面色苍白,大汗淋漓,其严重程度是其他腹痛不可比拟的。多数患儿经解痉止痛可很快缓解,也可自行缓解或消失。在间歇期,患儿可进食、玩耍、入睡;发作时,可伴恶心、呕吐,呕吐物为胃内容物、胆汁。多数患儿体温正常,胆道感染时可有发热,甚至黄疸。

C2 体征　剑突右下方固定性压痛是胆绞痛典型的腹部阳性体征,多无肌紧张及反跳痛。胆道感染或梗阻严重时,可触及肿大的胆囊,并出现局限性腹膜炎体征。

B2 影像学检查

C1 B超检查　B超是胆绞痛时的首选检查方法,可显示胆道内蛔虫影像、胆道结石影像、胆总管囊肿影像。

C2 X线腹部平片　X线腹部平片可显示胆道内蛔虫影及胆囊内结石影,可发现右上腹占位性致密的胆总管囊肿阴影。

C3 内镜逆行胰胆管造影(ERCP)　ERCP可显示胰胆管全貌,尤其对胰胆管合流异常更能清晰显影。但此项检查操作复杂,小儿多需在全麻下实施,且导管插入十二指肠乳头困难,不作为急症时常规的检查方法。

C4 磁共振胰胆管造影(MRCP)　MRCP是无创性的胰胆管造影法,可显示胆管和胰管立体结构影像。目前价格仍贵,并且小儿需在全麻下进行。

A3 治疗

B1 治疗原则

C1 小儿胆囊炎、胆石症、胆道蛔虫症引起的胆绞痛经保守治疗多可治愈,不需手术。

C2 先天性胆总管囊肿、胰胆管合流异常引起的胆绞痛在急性发作期也以保守治疗为主,待明确病因、感染控制、病情好转后再实施根治手术。

B2 保守治疗

C1 解痉　肌注阿托品0.01mg/kg,或山莨菪碱(654-2)10mg,可有效地缓解痉挛。

C2 止痛　疼痛较重者,可肌注哌替啶1mg/kg,或曲马朵1~2mg/kg,必要时6小时重复一次。

C3 镇静　患儿哭闹剧烈或躁动不安时,可予以10%水合氯醛口服或灌肠,或肌注苯巴比妥。

C4 控制感染　胆道感染多系革兰阴性杆菌及厌氧菌所致,选用头孢菌素类及甲硝唑联合抗感染为宜。

B3 手术治疗　根据引起胆绞痛的原发病不同,采取不同的手术方案。目前多行腹腔镜手术,可切除胆囊,必可行复杂的代胆道手术。

2.8　胆道蛔虫症

胆道蛔虫症(biliary ascarides)指蛔虫窜入胆道后引起的一系列临床症状。蛔虫主要侵入胆总管偶可侵入胆囊,严重者可有大量蛔虫侵入肝内胆管。20世纪80年代后城市儿童已不见此症。

A1 病因

蛔虫大都寄生于空肠和回肠内,当全身或局部因素造成胃肠道功能紊乱,改变其内在环境,或蛔虫直接遭受强烈刺激时,可使蛔虫游动逆行上至胃和十二指肠。蛔虫具有的钻孔的习性,当Oddi括约肌放松时,蛔虫即进入胆总管、肝管,甚至进入肝内。蛔虫进入胆道系统后,带入细菌,引发胆道感染及肝脓肿。

诱发胆道蛔虫症的因素有:①肠功能紊乱,如发热、饥饿、腹泻或手术后,使肠腔内环境改变,蛔虫活动增强。②驱虫时药物剂量不足,激惹蛔虫,使之活动增强。③药物或饮食改变了肠腔内的酸碱度,由于蛔虫厌酸喜碱,低酸可诱使蛔虫逆行向上。

A2 病理

胆道蛔虫症的主要病理变化是 Oddi 括约肌痉挛。小儿胆道细小,多数病例只有一条蛔虫的前半部虫体进入胆道,虫体的活动和压迫可引起 Oddi 括约肌痉挛,导致绞痛。部分进入胆道的蛔虫可以自行退出,也可全部进入胆道,甚至几条或几十条蛔虫逐渐钻入胆道及肝内胆管,以致发生多发性肝脓肿等并发症。死虫体及虫卵在胆道系统中可以成为结石的核心,以致成人时发生胆石症。

A3 诊断

B1 病史 患儿有确实的蛔虫病史,近期曾有大便排出蛔虫或呕吐物中含有蛔虫。

B2 症状 小儿骤然发生上腹部剧烈绞痛是胆道蛔虫症的典型症状,其特点是腹痛发作时患儿表情异常痛苦,呻吟叫喊,坐卧不安,屈体捧腹,爬床滚地,额面流汗。幼儿常用两手抓拉上腹部的皮肤或要父母揉搓腹部。在间歇期,患儿较为安静,进食、玩耍如常,或因疲乏而入睡。在疼痛发作时,常伴有呕吐,有时吐出蛔虫。部分病例有发热,多在 38℃ 以下。黄疸罕见。

B3 体征 单纯性胆道蛔虫症的特点是腹痛极其严重,但腹部阳性体征较轻,腹部检查仅发现剑突下或稍偏右有局限性压痛。腹肌紧张是极其轻微的,如伴有并发症时,则常有明显的腹肌紧张。

B4 实验室检查

C1 血常规 白细胞及嗜酸性细胞增高。

C2 便常规 粪便查出蛔虫卵可确诊,但阴性者也不能排除。若仅雄虫寄生,则查不到虫卵,诊断较困难。

B5 影像学检查

C1 X 线腹部平片 显示胆道内有蛔虫阴影。

C2 十二指肠引流 空腹时插入胃管,进入十二指肠后即注入 33% 硫酸镁溶液 10~20ml,收取引流液检验,发现蛔虫卵则可确诊。

C3 胆道造影 口服或静脉注射胆道造影,可于胆道各部查出虫影。

C4 上消化道造影 口服钡剂,于十二指肠内发现蛔虫影。

C5 ERCP 经十二指肠镜逆行胆道造影,显示胆道蛔虫影。

C6 B 超检查 显示胆总管扩张及胆道内蛔虫影。

A4 鉴别诊断

B1 胆囊炎及胆石症 儿童胆囊炎及胆石症极为少见。

B2 传染性肝炎 有肝区不适或疼痛感,多为持续性钝痛。

A5 并发症

胆道蛔虫症有下列并发症:

B1 胆道感染 患儿出现发热,右上腹压痛紧张范围扩大,且持续存在,右季肋下可触及肿大疼痛的胆囊。血常规示白细胞及中性粒细胞增高。

B2 胆道坏死穿孔　腹痛加剧,压痛紧张范围扩大。发生胆汁性腹膜炎时,出现全腹压痛及肌紧张,甚至发生感染性休克。

B3 肝炎和肝脓肿　蛔虫引起的肝炎表现为肝大,疼痛,高热,肝功能异常。肝脓肿表现为持续高热,肝区压痛,B超检查显示单一或多发脓肿。

B4 胰腺炎　由于胆道括约肌痉挛及蛔虫堵塞胆道出口,使胰液反流而发生急性胰腺炎,上腹部有固定压痛及肌紧张,血尿淀粉酶增高。

B5 胆道出血　蛔虫上行入肝内小胆管,可因严重感染而导致肝或胆道出血,经消化道排出,表现为呕血或便血,个别病例发生胆道大出血。

B6 胆石症　胆道内蛔虫卵或蛔虫残体可成为核心,形成结石。胆石症是胆道蛔虫症的后遗症,在儿童期很少见。

A6 治疗

B1 保守治疗

C1 解痉　①阿托品 0.1mg/kg 肌注,4 小时可重复一次。②维生素 K_1 10mg 肌注。③维生素 K_3 4mg 肌注,每日 3 次。有松弛平滑肌的作用,有助于蛔虫退出胆道。

C2 镇痛　哌替啶 1~2mg/kg 肌注。禁用吗啡,因可使 Oddi 括约肌痉挛。

C3 利胆　硫酸镁 2~3g 口服,每日 3 次。

C4 排虫　①哌嗪(驱蛔灵)150mg/(kg·d),分 2 次口服,饭前 1 小时或晚睡前服,连服 2 日。每日最大剂量不超过 3g。②氧气驱虫法:放置胃管注入氧气,每日空腹 1 次,连续 3 次。100ml/岁,总量不超过 800ml,在 10~20 分钟内注入。必要时隔日可重复注入。③中药驱虫:乌梅丸或乌梅汤口服。④针刺疗法:穴位有巨阙、内关、足三里、中脘、合谷、肝俞、胆俞、阳陵泉等。

C5 预防胆道感染　用头孢菌素类抗生素及甲硝唑等预防和控制感染。

B2 内镜治疗　行十二指肠镜检查,若发现蛔虫尚未全部进入胆道内,可将其钳夹取出;当蛔虫全部进入胆道内时,可将 Oddi 括约肌切开,进入胆总管内将蛔虫钳夹取出。

B3 手术治疗

C1 手术适应证　①经非手术治疗 7 天以上,剧烈腹痛不缓解,疗效不明显者。②临床上出现并发症的病例,如严重胆道感染、胰腺炎、肝脓肿或胆道大出血。③腹膜刺激征明显,疑有胆道穿孔者。④胆道造影证实胆道内死虫长期不能排出者。

C2 手术方法　切开胆总管探查,取净蛔虫,并探查左右肝管、肝内胆管有无遗留蛔虫。用腹胆道探子确定胆道,通畅无阻地进入十二指肠,反复冲洗胆道,排出可能遗留的虫卵。合并胆道感染时行胆总管引流,无胆道感染时则缝合胆总管,在肝右叶下放置引流管。

(周　红)

2.9 肾绞痛与急性肾积水

A1 病因病理

肾绞痛(renal colic)指肾盂及输尿管强烈痉挛引起的急性腹痛发作,主要病理为梗阻性急性肾积水(acute hydronephrosis)。常见原因为肾、输尿管结石在输尿管内移动所致,而肾盂其他病变如感染或肿瘤等出血后的血凝块及脱落的残片移动均可引起痉挛性剧痛。此外先天性肾盂输尿管连接部梗阻(pelviureteric junction obstruction,PUJO)只是小儿慢性肾积水的常见原因,以腹部肿物为主要症状,引起肾绞痛的则比较少见。

A2 临床表现与诊断

临床上发病突然,绝大多数患儿陈述上腹胃脘部或脐周部痛,年龄较大的儿童可明确指出疼痛来自患侧腰部。由于疼痛发作时可伴恶心、呕吐,故常被诊为肠痉挛或其他胃肠道疾病。一般腹部检查为腹软、不胀,无肯定之压痛、紧张,肠鸣音正常。多于排除消化道器质性病变后才想到肾绞痛的可能,仔细检查多能发现一侧肾区有压痛及阻力,有时摸到肿物。如以往有肾积水病史或来自尿结石好发地区,或在尿常规检查中发现红细胞,当然应想到肾绞痛。B超多可明确诊断。

A3 治疗

治疗原则:急性发作时以保守治疗为主,以后根据具体病因考虑必要的治疗与选择性手术。在肾绞痛发作期应该限制入量,减少饮水,并且给予抗胆碱能阻断剂,例如颠茄、丙胺太林、山莨菪碱等药物解除痉挛,绝大部分可以缓解腹痛。个别合并尿路感染的患者应用抗生素。如果B超发现肾盂有张力性积液(脓),可在B超引导下急诊做肾穿刺或造瘘引流,待感染控制后再行针对性根治。

2.10 肾周围脓肿

肾周围脓肿(perinephric abscess)来自于肾周围炎。肾周围炎指炎症位于肾包膜与肾周围筋膜之间的脂肪组织中,如果感染未能及时控制,则可发展为肾周围脓肿。肾周围炎一般发展较缓慢,当肾周围脓肿形成时可有发热、腹部疼痛等急腹症表现。尤其是儿童要注意鉴别。

A1 病因病理

肾周围炎的致病菌可以来自肾脏本身或肾脏外病灶。肾源性包括:肾皮质、肾内感染穿破进入肾周间隙,致病菌多为大肠杆菌、变形杆菌和绿脓杆菌等。肾外来源包括:①血液循环种植:从体内其他感染病灶经过血液循环进入肾周间隙,常见的有皮肤感染、呼吸道感染等。致病菌几乎都是金黄色葡萄球菌。②经腹膜后淋巴结侵入：来自膀胱、前列腺、直肠周围、输卵管或其他盆腔组织的感染，再由淋巴管上升到肾周围。③直接蔓延：来自肾邻近组织的感染，如肝脏、高位盲肠后位阑尾炎等。肾周围脓肿如果在肾上部，离膈肌较近，可引起患侧胸腔积液、肺基底部炎症，曾有个例穿破横膈、胸膜和支气管形成支气管胸膜瘘。如果脓肿位于肾下后方刺激腰肌，脓液沿腰大肌向下蔓延，可破入髂腰间隙、腹腔或肠道。

A2 临床表现

急性肾周围炎表现为：突然腹痛，怕动，腹拒按，发热，腹部偏后侧压痛。如继发于严重慢性感染，则有持续和反复发作的尿路感染病史。如为金黄色葡萄球菌感染，常有体内其他部位的感染灶（如皮肤感染等）。肾周围炎进行缓慢，有腰部钝痛，患侧肾区叩痛。2周后当肾周围脓肿开始形成时，患者有寒战、发热等症状，患侧腰部和上腹部疼痛，常有患侧肋脊角叩痛、腰部肌肉紧张和皮肤水肿，并可触及肿块。当患侧下肢屈伸及躯干向健侧弯曲时，均可引起剧痛。由于小儿不能详细清楚地描述临床症状，可以表现为急腹症样腹痛。这时辅助检查非常重要。

A3 诊断

肾周围炎的诊断除根据病史和体征外，还应做实验室检查，发现有贫血、白细胞总数和中性粒细胞升高。如为金黄色葡萄球菌感染，因系血液循环种植所致，尿中无白细胞或细菌；如继发于肾脏本身感染，则尿中可找到脓细胞和细菌，血液培养可发现细菌生长。X线腹部平片显示肾外形不清，肾区密度增加，腰椎向一侧弯曲，凹向患侧，腰大肌阴影模糊。静脉尿路造影显示患侧肾显影差或不显影，有时可见肾盂或输尿管移位，肾盏拉长；如有结石则伴有尿路梗阻、积水。胸片有时可见患侧肺下叶浸润，胸膜积液，膈肌升高，胸部透视可发现膈肌活动受限。

近年来B型超声检查和CT扫描对肾周围脓肿诊断和定位具有特殊意义。B型超声检查可显示肾周围有一低回声的肿块，壁常不规则；如脓肿由产气菌引起，肿块内可能有强回声区。可在超声引导下行穿刺诊断，并可放入导管引流作为治疗手段。CT肾区扫描可见肾移位，肾周围有低密度肿块和密度稍高的炎性壁，患侧肾增大，肾周围筋膜增厚，有时病变内有气体和气液面。

A4 鉴别诊断

肾周围脓肿有时容易误诊，可误诊为胸膜炎、膈下脓肿、腹膜炎和腰椎结核引起的腰大肌脓肿等。

急性肾盂肾炎与肾周围脓肿的区别在于经抗生素治疗后，前者的病程较后者为短。B超和CT检查可区别肾内和肾周围感染。

A5 并发症

肾周围脓肿若延误治疗，可向上穿过横膈进入胸腔，形成支气管瘘；脓肿向下延伸可到髂嵴或腹股沟部；偶尔脓肿越过脊椎侵入对侧肾周围间隙。脓肿压迫输尿管可导致肾积水。脓肿引流后,在愈合过程中,由于纤维组织生长可引起输尿管狭窄。

A6 治疗

早期肾周围炎在脓肿未形成前,若能及时合理地应用抗生素和局部理疗,炎症可以吸收;一旦脓肿形成,自行吸收而愈合的机会较小,应行切开引流术。目前随着腔内泌尿外科的发展也可在 B 超指引下置管引流,引流术后继续配合有效的抗菌药物。症状好转,体温和血液中白细胞逐渐下降至正常范围,引流管内无分泌物,重复 B 型超声检查或者 CT 扫描,证明脓肿消失,可作为拔除引流管的指征。肾周围脓肿若继发于尿路结石而引起脓肾,或者继发于感染的肾积水,患侧肾功能严重损害者,应考虑做肾切除。切开引流术和肾切除术是同时进行还是分两期进行应根据病情决定。

A7 预后

如不是继发于肾脏疾病的肾周围脓肿,早期进行切开引流术,预后良好。若延误诊断和治疗,则预后欠佳,可以有生命危险。

2.11 卵巢肿瘤扭转

卵巢肿瘤扭转(torsion of ovarian tumor)是卵巢肿瘤常见的并发症,也是女性患儿特有的妇科急腹症。小儿卵巢肿瘤扭转并不少见,世界文献报道小儿卵巢肿瘤扭转的发病率占卵巢肿瘤的 3%~16%。2000 年 1 月~2004 年 6 月北京儿童医院共收治卵巢肿瘤 73 例,其中卵巢肿瘤扭转 37 例,占小儿卵巢肿瘤的 51%,占小儿急腹症的 0.9%。卵巢肿瘤扭转多见于学龄儿童,以 9~13 岁为发病高峰年龄。

A1 病理

小儿卵巢肿瘤病理分类以卵巢生殖细胞肿瘤为最多,其发病率占第一位。北京儿童医院收治的 73 例卵巢肿瘤中,卵巢生殖细胞肿瘤 53 例,占全部卵巢肿瘤的 73%;卵巢单纯性囊肿位居小儿卵巢肿瘤发病率的第二位,共收治 19 例,占全部卵巢肿瘤的 26%。小儿卵巢肿瘤大部分为良性,约占 90%,其中以卵巢成熟畸胎瘤为主。少数小儿卵巢肿瘤为恶性生殖细胞肿瘤,包括未成熟畸胎瘤、内胚窦瘤、无性细胞瘤、胚胎癌、颗粒细胞瘤等,仅占全部小儿卵巢肿瘤的 10%。

引起小儿卵巢肿瘤扭转最常见的病理类型为卵巢成熟畸胎瘤,北京儿童医院收治的 37 例卵巢肿瘤扭转中,卵巢成熟畸胎瘤 27 例,占 73%。其中以卵巢实性畸胎瘤扭转最多见,占 32%;其次为卵巢囊性畸胎瘤(又称皮样囊肿)扭转,占 27%;而卵巢囊实性畸胎瘤扭转仅占 13%。卵巢单纯性囊肿是引起卵巢肿瘤扭转的第二位疾病,北京儿童医院收治的 37 例卵巢肿瘤扭转中,卵巢单纯性囊肿 8 例,占 22%。小儿卵巢恶性肿瘤较少引起扭转,因其发病率低,并且具有感染、粘连、局部浸润、与周围组织粘连的倾向。

小儿卵巢肿瘤扭转以单侧为多,右侧多于左侧,罕见双侧。多为顺时针扭转,占76%。扭转度数常为360°～720°,常将输卵管同时带入。扭转多不能自然复位,早期为静脉回流及淋巴循环障碍,表现为卵巢及肿瘤充血肿胀,内压增高,甚至渗血,呈紫褐色(图2-11-1);晚期因动脉灌注障碍,组织缺血坏死,可继发感染。

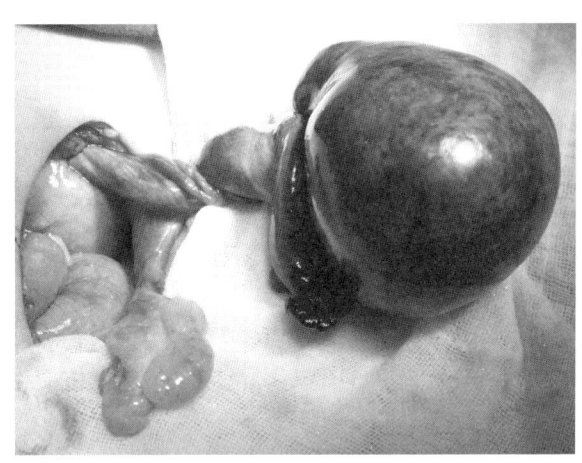

图2-11-1　卵巢肿瘤扭转

A2　病因

正常卵巢发生完全扭转者极为罕见。卵巢肿瘤导致扭转的发生,原因之一是卵巢畸胎瘤组织囊实性不均,或囊性畸胎瘤的头节部位较其余部位重,肿瘤的重心和极性偏移,加之肿瘤较重(多为中等大小),与周围组织多无粘连,移动度大,容易扭转;原因之二是小儿盆腔小,肿瘤常在腹腔,卵巢有系膜及韧带,本身活动度很大,肿瘤生长使系膜及韧带被拉长,形成肿瘤的柄蒂,易在腹腔内发生蒂扭转;原因之三是患儿的体位急剧变化,如旋转、跳跃、翻滚等,易诱发卵巢肿瘤扭转。

A3　诊断

B1 临床表现

C1 症状　腹痛是卵巢肿瘤扭转突出的症状,多表现为无诱因的突发性腹部绞痛。患儿表情痛苦,辗转不安,腹部拒按,不能直立。晚期肿瘤扭转坏死,腹痛反而减轻。年长儿可叙述既往有慢性下腹部不适、沉坠感或牵坠性腹痛感,低龄儿则以急性腹痛为首发症状。若患儿已确定有卵巢肿瘤,突发腹痛,应高度怀疑卵巢肿瘤扭转。

卵巢肿瘤扭转的患儿,多数消化道症状不明显,少数可因卵巢瘤体刺激腹膜引起反射性恶心、呕吐。一般全身症状较轻,多呈急性病容,早期无发热,瘤体缺血坏死继发感染时体温升高,但很少出现高热。年长儿可表现为精神弱,食欲差;低龄儿则表现面色苍白,精神极差,拒食。

已有月经史的年长儿,多数月经无明显影响,少数发病前有月经不调。

C2 体征

D1 腹部检查 卵巢肿瘤居于深而狭小的盆腔内,腹部查体较难触及。肿瘤较大时,可见下腹部膨隆或局限性隆起,患侧或下腹部出现局限性压痛及肌紧张,触及的肿物多在5～10cm左右,呈圆形或椭圆形,表面光滑,有压痛,可活动;但扭转后,因充血肿胀肿瘤突然增大,使卵巢肿瘤嵌顿于骨盆腔口,则活动度差。6岁以下小儿腹部检查多不配合,由于哭闹、躁动易造成腹检失真,不易触及肿物,故多需要在镇静下检查。

D2 腹部-肛门双合诊检查 盆腔内常可触及卵巢肿瘤包块,可检查其大小、位置、压痛等。由于小儿子宫尚未发育,肿物对子宫的牵掣感觉不明显。小儿一般不做阴道检查。

D3 全身检查 卵巢肿瘤扭转继发坏死时,少数患儿特别是低龄儿可出现休克征象,表现为面色苍白,肢端冷,脉搏细弱,心率增快,血压下降。

乳房检查也应作为常规检查项目。9岁前乳房是不发育的,如发现患儿乳房、乳头发育与同龄儿不符,生长过大,乳头着色,有可能是性早熟的体征。卵巢胚胎癌有程度不等的性早熟表现。

B2 辅助检查 腹腔穿刺抽出血性液体或混浊性液体,应高度怀疑卵巢肿瘤扭转坏死的可能性。

B3 影像学检查

C1 X线腹部平片 腹平片显示肿瘤为软组织包块影,部分卵巢畸胎瘤病例可显示钙化影、骨骼影或牙齿影。巨大卵巢肿瘤合并扭转时因局部肠管胀气,形成反射性肠扩张,类似不全性肠梗阻。

C2 腹部B超检查 腹部B超为首选检查方法,检查前应饮水憋尿,使膀胱充盈对比。以急腹症就诊的患儿可插入导尿管向膀胱注入生理盐水200～300ml。

卵巢肿瘤扭转的超声检查可显示肿瘤的位置、大小、囊性或实性、与子宫及周围脏器的关系等(图2-11-2)。彩色多普勒超声可通过探测血流的变化显示静脉血流阻断以确定蒂扭转。

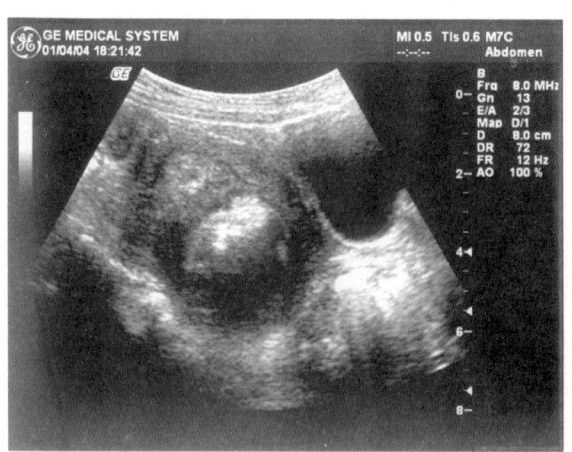

图2-11-2 卵巢肿瘤扭转的B超表现

C3 CT检查　CT检查前插入导尿管,注入低浓度造影剂,作为膀胱的标志;插入肛管,作为直肠的标志。卵巢肿瘤位于膀胱与直肠之间子宫的一侧或后侧,如为囊性肿瘤呈水样密度,边缘光滑,密度均匀,囊壁极薄,增强和平扫密度无变化;如为实性肿瘤则密度不均匀,有软组织密度、脂肪密度及钙化高密度存在(图2-11-3)。

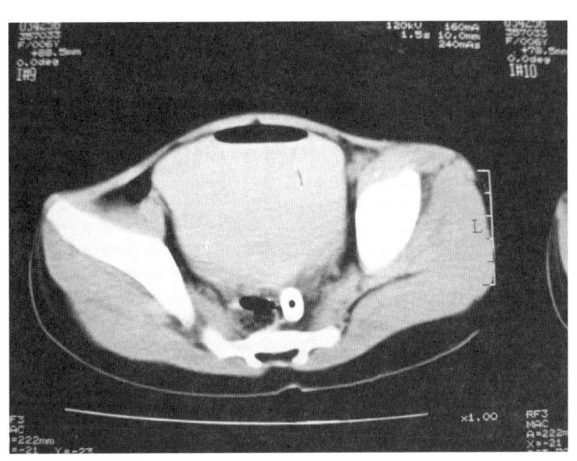

图 2-11-3　卵巢肿瘤扭转的 CT 表现

C4 MRI检查　卵巢囊肿为长T_1和长T_2,在T_1WI为边界清楚的低强度信号区,T_2WI为高强度信号区。卵巢囊实性畸胎瘤因含有脂肪、骨骼、钙化和囊性病理改变,故T_1WI及T_2WI均呈高低不等强度信号区(图2-11-4)。

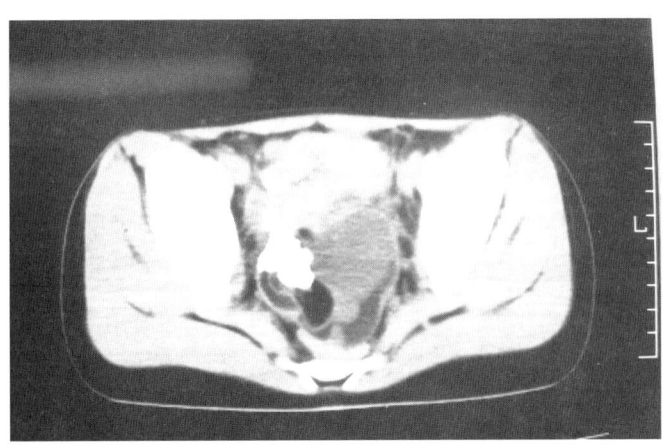

图 2-11-4　卵巢畸胎瘤的 MRI 表现

B4 实验室检查

C1 卵巢生殖细胞肿瘤的肿瘤标记物　恶性生殖细胞肿瘤常产生特异性血清标记物,不仅有助于作出早期诊断,并且对判断预后、监测手术和化疗疗效、预测其复发和转移情况均有重要价值。

D1 甲胎蛋白(AFP)测定　　AFP 可作为某些卵巢肿瘤的特异性标志物。卵巢内胚窦瘤、胚胎癌、未成熟畸胎瘤等卵巢恶性肿瘤患儿的血清 AFP 常升高。凡诊断卵巢肿瘤扭转的患儿，术前均应进行血清 AFP 的测定。

D2 绒毛膜促性腺激素(HCG)测定　　卵巢胚胎癌患儿的血 HCG 可升高。

D3 神经元特异烯醇酶(NSE)测定　　50%的未成熟畸胎瘤及 80%的无性细胞瘤患儿 NSE 水平增高。

D4 乳酸脱氢酶(LDH)测定　　卵巢无性细胞瘤患儿测定 LDH 可有增高。

C2 测定激素　　包括雌激素、雄激素、孕激素、促性腺激素的测定。激素的变化可监测卵巢的功能，某些激素的增高是性早熟的标志。常检测的激素是雌二醇、睾酮、黄体酮、促卵泡激素、黄体生成素。绝大多数卵巢扭转患儿的激素水平正常。

A4　鉴别诊断

右侧卵巢肿瘤扭转时往往被拟诊为急性阑尾炎，甚至手术时才确定为卵巢肿瘤扭转。在北京儿童医院 37 例卵巢肿瘤扭转病例中，近 1/3 病例是以急性阑尾炎收入院的。

急性阑尾炎可发生于任何年龄组儿童，以典型的右下腹痛、恶心呕吐、发热为主要症状，腹部查体右下腹有固定性压痛及肌紧张，血白细胞及中性粒细胞增高，腹腔穿刺为脓性液体，B 超检查可发现炎变的阑尾。

卵巢肿瘤扭转多见于学龄期女性患儿，以腹痛为主，腹痛较阑尾炎剧烈而明显，而恶心呕吐、发热、血白细胞及中性粒细胞升高均为非特异性表现，合并卵巢肿瘤坏死时腹腔穿刺为血性腹水，腹部检查或腹部-肛门双合诊检查可触及包块，B 超检查可显示盆腔内囊性或囊实性肿物。

对于女性患儿应常规做腹部-肛门双合诊。出现腹膜炎征象时，应进行腹腔穿刺检查，观察穿刺液性质以协助诊断。提倡 B 超作为急腹症患者的常规检查项目。

A5　治疗

卵巢肿瘤扭转一经确诊，应立即进行急诊手术，高度怀疑卵巢肿瘤扭转也应尽早手术。手术方法包括传统的开腹手术及腹腔镜手术。

B1 开腹手术　　取下腹部沿腹横纹切口，因多数卵巢肿瘤扭转的病例术前难以确定病变侧位置，故多采用正中横切口。切口宜大，能将肿瘤托出切口外。

如肿瘤蒂扭转严重，确定肿瘤及正常卵巢组织出血、坏死，应先钳夹住蒂根部(以免血栓脱落进入血液循环引起严重后果)，再将肿瘤复位，同时做患侧附件切除术。

如肿瘤蒂扭转属于早期或部分性扭转，大体观察卵巢生机尚可。若不能确定卵巢是否坏死，可先行扭转复位，如血液循环障碍可恢复，则单纯剔除肿瘤即可。儿童应尽可能保留附件，即使仅剩少许卵巢组织，仍能分泌激素、排卵及保留生育功能。

术中常规探查对侧卵巢，如对侧明确有卵巢肿瘤的病变，应将肿瘤切除，以防日后增大、扭转；如对侧有可疑病变，应切除部分组织送病理检查。怀疑卵巢恶性肿瘤病例，应探查腹腔及盆腔腹膜后淋巴结,如腹主动脉旁及盆腔有肿大的淋巴结,应予以切除并送病理检查,但不宜做盆腔淋巴结清扫手术。

卵巢恶性肿瘤术后应予以常规化疗。

B2 腹腔镜手术

C1 适应证

D1 女性急腹症患儿诊断不明确时　应用腹腔镜进行腹腔探查以明确诊断是女性患儿首选的手术方法。腹腔镜探查为女性患儿的急腹症提供了相对安全且创伤极小的方法,通过腹腔镜探查可明确腹痛病因,确定病变部位,处理病灶。

D2 卵巢良性肿瘤及卵巢瘤样病变　小儿卵巢肿瘤多为良性,恶性肿瘤的发生率极低,这使腹腔镜治疗卵巢肿瘤扭转成为可能。为防止肿瘤转移及种植,腹腔镜手术不适于卵巢恶性肿瘤的治疗。腹腔镜手术前每个病例均需进行恶性卵巢肿瘤筛查,如 AFP、HCG 及 NSE,当检查无恶性可疑时,方可进行腹腔镜手术。

D3 卵巢囊性肿瘤　囊性肿瘤易于抽吸囊内积液,使体积缩小,便于扭转复位;易于完整剥除,经套管提出体外,故卵巢囊性肿瘤,尤其是单腔囊肿适合行腹腔镜手术。而体积较大的卵巢实性肿瘤或囊实性肿瘤不易复位,操作困难,有恶性变的可能,故不主张施行腹腔镜手术。

C2 手术步骤

D1 术前放置导尿管,保持膀胱空虚,以免影响手术视野及造成膀胱损伤。妇科腹腔镜手术取头低臀高位。

D2 腹部取 3 个 5~10cm 小切口。在腹腔镜直视下首先探查腹腔,注意探查子宫及双侧附件、阑尾、末段回肠。

D3 若卵巢肿瘤扭转较轻,患侧卵巢及输卵管生机良好,可先行扭转复位。用腹腔镜剪刀剪开囊肿上的卵巢皮质,电凝止血,无创钳钳夹使囊肿从卵巢基质上剥离。电凝卵巢切缘及囊腔,充分止血,卵巢切口可不缝合。

D4 若患侧卵巢及输卵管失去生机,已发生坏死,则行患侧附件切除术。可采用套圈结扎法、缝扎法及自动钉合法处理蒂部。

D5 如卵巢囊肿太大,复位及放套圈困难,可用长针作囊肿穿刺抽吸,待囊肿体积缩小后再进行操作。若腹腔镜手术操作困难,可采用腹腔镜联合腹壁小切口施行卵巢囊肿扭转手术。该术式只在腹腔镜指示下行探查及囊肿穿刺,其他手术步骤在体外进行,这种方法操作可靠,手术时间缩短。

A6 预后

良性卵巢肿瘤扭转手术后一般不复发,预后良好。恶性卵巢肿瘤早期,没有局部及远处转移前行根治术者,术后配合放疗、化疗,预后较好。胚胎癌、恶性畸胎瘤恶性程度高,术后可复发、转移,甚至死亡。

2.12 卵巢破裂

卵巢破裂(ovarian rupture)是指卵巢的成熟卵泡、黄体以及黄体囊肿、卵巢囊肿或其他因素引起卵泡膜血管破裂,不能迅速止血或血液不凝固、凝血块脱落发生出血、卵巢囊内液溢出等。

卵巢破裂是女性患儿罕见的妇科急腹症,但发病急骤,病情凶猛,严重者因腹腔内大量出血造成失血性休克。2000年1月~2004年6月北京儿童医院共收治卵巢破裂7例,其中卵泡破裂4例,黄体破裂2例,无性细胞瘤破裂1例。卵巢破裂多见于青春前期儿童,以10~14岁为发病高峰年龄。

A1 病理

卵巢破裂包括卵泡破裂和黄体破裂。女性小儿的卵巢随年龄增长而逐渐增大,卵泡也由小到大逐渐发育。

A2 诊断

B1 临床表现

C1 症状 青春期前女性于月经周期第15~30天发病,其突出症状是腹痛,可于劳累、剧烈活动后发作,但多数原因不明。由于卵巢突发破裂出血,引起剧烈腹痛,开始于一侧下腹,若出血量较多,腹痛可扩散至双下腹乃至全腹。少数也可表现为一过性剧烈腹痛,一般持续几小时后缓解,容易忽略。血液聚集于盆腔刺激直肠,患儿可出现里急后重及肛门坠痛。此外,患儿可伴有恶心、呕吐等消化道症状,多无发热。

卵巢破裂导致腹腔内大出血可引起失血性休克症状,表现为头昏、口干、心悸等。

C2 体征

D1 腹部体征 早期腹部体征不明显,仅有患侧下腹部压痛或肌紧张,晚期出血量增多,刺激腹膜出现双下腹或全腹压痛及肌紧张,并出现移动性浊音,肠鸣音减弱或消失。

腹部-肛门双合诊检查示后穹隆饱满,患侧直肠触痛明显;也可无异常发现。

D2 全身检查 卵巢破裂合并大出血时,少数患儿可有贫血貌,出现面色苍白、手足发凉、面部出汗、脉搏细数、心率增快、血压下降等休克征象。

B2 辅助检查 腹腔穿刺抽出暗红色不凝血,应高度怀疑卵巢破裂的可能性。小儿一般不做后穹隆穿刺。

B3 影像学检查 卵巢破裂出血无特异性影像学检查方法。腹部B超为首选检查方法,可显示患侧卵巢增大及盆腔积液。

B4 实验室检查 血常规检查白细胞及中性粒细胞多正常,出血量大时,血红蛋白及红细胞比容下降。血清甲胎蛋白(AFP)、绒毛膜促性腺激素(HCG)及激素测定均正常。

A3 鉴别诊断

卵巢破裂出血较为罕见，术前多难以诊断，多数患儿是以急性阑尾炎或卵巢肿瘤扭转收入院。北京儿童医院收治的 7 例卵巢破裂，80% 是以急性阑尾炎收入院。

B1 卵巢破裂与急性阑尾炎的鉴别点　①卵巢破裂少有恶心、呕吐及发热等伴随症状，而急性阑尾炎消化道症状及发热较为突出。②卵巢破裂腹腔穿刺为不凝血，急性阑尾炎为脓性液体。③卵巢破裂者 B 超检查显示阑尾正常，患侧卵巢有形态改变；急性阑尾炎者 B 超检查可显示炎变的阑尾。

B2 卵巢破裂与卵巢扭转的鉴别点　①腹部-肛门双合诊检查卵巢破裂盆腔内无包块，而卵巢肿瘤扭转者可触及包块。②B 超检查卵巢破裂者显示患侧卵巢形态改变，卵巢肿瘤扭转者可显示盆腔内囊性或囊实性肿物。

A4 治疗

B1 保守治疗　卵巢破裂若诊断明确，出血较少，可采用非手术治疗。卧床休息，予以静脉输液，应用止血药物。应动态观察生命体征，监测血红蛋白、红细胞比容，复查 B 超。若病情进展，出血失控应及时中转手术。

B2 手术治疗　若诊断欠明或出血难以控制，甚至出现休克者，应及时行剖腹探查术或腹腔镜探查术。手术原则是以止血为首要目的，设法保留卵巢功能。手术方法为行缝合破裂之卵巢或卵巢楔形切除术。腹腔镜手术，吸去腹腔积血，电凝止血。

2.13　处女膜闭锁

处女膜闭锁(imperforate hymen)是女性小儿的先天性生殖器官发育异常。因处女膜闭锁，阻挡经血流出，形成阴道积血及宫腔积血，导致下腹胀痛，常以急腹症就诊及入院。2000 年 1 月～2004 年 6 月北京儿童医院共收治处女膜闭锁 4 例，均以急性腹痛收入院。

A1 病因

胚胎在发育过程中受到阻碍，泌尿生殖窦上皮未能向前庭部贯穿所致。由于处女膜闭锁，少女至青春期初潮时，经血无法排出，最初血潴留在阴道内，反复多次月经来潮后，逐渐发展至子宫积血、输卵管积血，甚至腹腔内积血。

A2 诊断

B1 临床表现

C1 年龄特点　女性小儿在青春期前多无症状而不被发现，至青春期无月经来潮或伴有腹痛时始被发现。故此病常见于青春期少女，以 12～14 岁为多。

C2 症状　患儿常因逐渐加剧的下腹痛而就诊。腹痛的特点是周期性、痉挛性、渐进性，严重者伴便秘、肛门坠胀、尿频或尿潴留等症状。

C3 体征

D1 妇科检查　处女膜向外膨隆,表面呈紫蓝色,无阴道开口。

D2 腹部-肛门双合诊检查　腹部-肛门双合诊可在下腹部触及推移至上方潴留经血的子宫,压痛明显。直肠内食指可触及阴道内有球状包块向直肠前壁突出。

D3 腹部检查　腹部多无异常征象。若子宫内积血严重,下腹部可触及包块并有压痛。

B2 辅助检查　处女膜闭锁时B超检查可见子宫及阴道内积液(图2-13-1)。

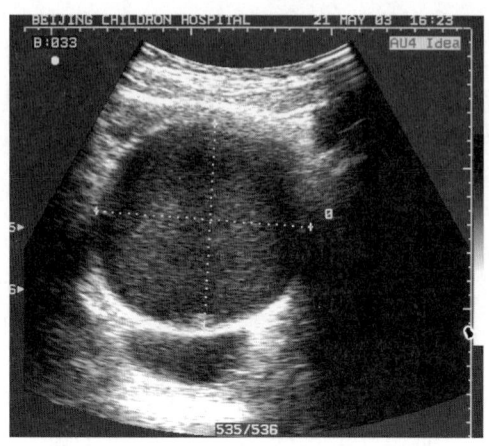

图2-13-1　B超见子宫及阴道内积液

A3 鉴别诊断

处女膜闭锁(图2-13-2)常误诊为急性阑尾炎或以腹痛待查收入院。通过询问青春期少女无月经来潮史,腹痛局限于下腹部,常规检查外阴即可明确诊断。

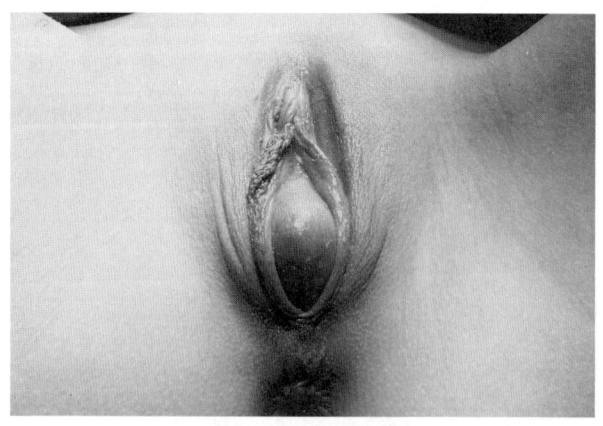

图2-13-2　处女膜闭锁外观

A4 治疗

以急性腹痛为主要症状的处女膜闭锁应急诊行处女膜切开术。在局麻、骶麻或静脉麻醉下进行,采用膀胱截石位,插入导尿管,在处女膜正中膨出部粗针穿刺,抽出陈旧性积血,行X形或十字形切开引流。沿处女膜边缘环形剪除多余的处女膜瓣,使切口呈圆形,创面间断缝合(图2-13-3)。

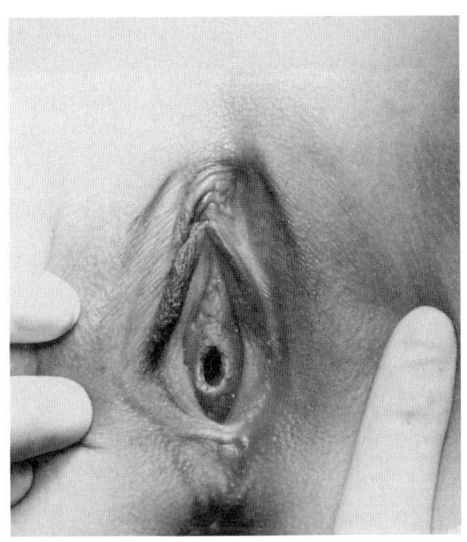

图2-13-3　处女膜闭锁手术后

2.14　肠套叠

肠套叠(intussusception)是肠管的一部分连同相应的肠系膜套入邻近肠腔内的一种特殊类型的肠梗阻。本病是婴儿时期的一种特有疾病,是婴幼儿最常见的急腹症,位居婴幼儿肠梗阻原因之首位。中国是小儿肠套叠的高发地区。

急性肠套叠常见于2岁以下的婴幼儿,以4~10个月龄的婴儿为最多见;随年龄的增长发病率逐渐降低,5岁以后发病极罕见。男孩发病比女孩多2~3倍。北京儿童医院2000~2004年共收治小儿肠套叠1663例,年均收治肠套叠300例;我国各大儿童医院收治肠套叠例数大致相近。各年龄均可发病,最小年龄2天,最大14岁。新生儿期9例,占0.5%;2岁以内1490例,占90%,其中4~10个月龄发病者864例,占半数以上(52%),5岁以上者63例,仅占4%。男性1161例,女性502例,男女之比为2.3∶1。肠套叠一年四季均可发病,以春夏季(3~6月份)较为多见,秋季(8~10月份)次之,冬季(11~12月份)少见。

A1　历史

人类认识肠套叠已达3个世纪之久。早在17世纪中叶,荷兰的Barbette就清晰地描述了肠管套入的情景,并提出了手术复位的观念。1793年,Hunter通过尸解标本准确地描述了肠套叠的病变。19世纪开始,尝试应用空气、氧气或手法推拿的方法复位肠套叠。直到19世纪中叶,肠套叠仍是导致多数婴儿和儿童致死的疾病。1871年,英国的Jonathan Hutchison进行了首例婴儿肠套叠手术并获得了成功。1876年,丹麦儿科医生Hirschsprung首次报道了一组在流体静压下施行肠套叠复位的病例。1913年,Ladd发表了在X线透视下应用对比剂显示肠套叠包块的方法,他相信此技术有助于诊断不典型的肠套叠病例,但当时并未意识到这也是有效的治疗手段。1926年,澳大利亚的Hipsley报道了肠套叠应用盐水灌肠复位成功的大宗病例。1927年,美国的Retan和Stephens、法国的Pouliquen和Marnierra、斯堪的纳维亚的Olsson和Pallin分别报道了对比剂灌肠复位肠套叠的经验。1948年,Ravitch和Mc Cune应用和推广了钡剂灌肠复位肠套叠,随之西方国家相继开展了钡灌肠复位法。目前,多数国家已将钡灌肠复位作为肠套叠的标准治疗方法。

20世纪60年代,上海的佘亚雄创造了X线监视下自动压力控制空气灌肠复位肠套叠获得成功,此项技术迅速在中国普及。这是当时我国小儿外科的代表性研究成果,90%以上小儿肠套叠避免了手术。其方法简单易行,很快被广大区县级医院掌握,受到国际上的赞誉与重视。1977年国际上报道了在B超监视下水压灌肠治疗肠套叠,1988年沈阳的王光大和刘守君在中国首先报道了在B超监视下水压灌肠复位肠套叠,由于此种方法避免了X线的辐射,受到了医生们的青睐,已逐渐成为治疗肠套叠的首选方法。

A2 病因

肠套叠分为原发性与继发性两类。人们对肠套叠的认识已有几百年历史,但肠套叠的病因至今尚未完全明确。肠套叠的发病机制公认有两个基本要素,其一是肠套叠起点的存在,其二是肠蠕动紊乱。

B1 原发性肠套叠(primary intussusception) 系指非肠管器质性病变引起的肠套叠。多发生于2岁以下的婴幼儿。约95%的小儿肠套叠属于原发性。

原发性肠套叠的病因众说纷纭,众多的学者从不同角度提出诸多学说,如肠痉挛学说、食物刺激学说、解剖因素学说、自主神经紊乱学说、病毒感染学说、免疫学说等,但其病因及发病机制尚未阐明。

C1 套叠起点 关于原发性肠套叠起点的产生,可能与下列因素有关:

D1 回盲部解剖因素学说 婴幼儿肠套叠主要发生在回盲部。婴幼儿期回盲部较游动,回盲瓣呈唇样凸入肠腔,加上该区淋巴组织丰富,受炎症或食物刺激后易引起回盲瓣充血、水肿、肥厚,肠蠕动时易将肿大的回盲瓣向前推移,牵拉肠管形成套叠。

D2 病毒感染学说 小儿受到腺病毒和轮状病毒感染后,可引起末段回肠的集合淋巴结增生,使局部肠壁增厚,甚至形成肿物向肠腔凸起,构成套叠起点;加之肠道受病毒感染,蠕动增强,导致发病。春末夏初是腺病毒感染的高发季节,因此肠套叠在此时期发病也较多。目前,已分离出腺病毒非流行性Ⅰ、Ⅱ和Ⅴ血清型。

C2 肠蠕动紊乱

D1 饮食改变因素 婴幼儿期为肠蠕动节律处于较大变化的时期,当增添辅食或食物的性质、温度发生变化时,婴幼儿肠道不能立即适应食物改变的刺激,易引起肠功能紊乱而诱发肠套叠。婴儿在生后 4～10 个月正是添加辅食的时期,故此年龄段是发病高峰期。

D2 肠痉挛因素　痉挛学说观点认为,肠管痉挛后因蠕动套入远端肠管形成套叠,同时鞘部也发生痉挛而形成恶性循环成为不可逆性肠套叠。20 世纪 60 年代北京儿童医院系列动物实验与临床手术台上观察得到明确的证实,并且肯定了局部缺血是肠痉挛的原因。在小婴儿开腹手术中,暴露寒冷,常可见到肠管严重痉挛如同蜡棒。在家兔实验中,用止血钳阻断其局部肠系膜血管分支,可以立刻造成严重肠痉挛;用手插入下邻肠管,阻断其鞘部血管制造双重痉挛后,可以成功地造成肠套叠的模型。婴儿在断奶期间食物变化,婴儿常可发生过敏。所谓过敏的基本病理就是神经血管反应,血管痉挛引起肠缺血,继而发生肠痉挛是完全可能的,所以本病好发于断奶添加辅食之后的婴幼儿。另外,如暴露寒冷、肠炎、腹泻、细菌等因素刺激肠道也可产生痉挛,使肠蠕动节律紊乱或逆蠕动而引起肠痉挛及肠套叠。若小儿属于痉挛体质,则更易发生肠套叠。

D3 免疫反应不平衡因素　原发性肠套叠多发生于 1 岁以内,恰为机体免疫功能不完善时期,肠壁局部免疫功能易破坏,导致蠕动紊乱而诱发肠套叠。实际上所谓过敏也是免疫过程的一种形式。

B2 继发性肠套叠(secondary intussusception)　指以肠管器质性病变为起点引起的肠套叠。约 5% 的病例属继发性肠套叠,多见于儿童。器质性病变以 Meckel 憩室为最多,其次有肠息肉、血管瘤、腺肌瘤、腹型紫癜形成的肠壁血肿、异位胰腺、淋巴瘤、肠囊肿、阑尾内翻等。肠壁上的病变成为套叠起点被肠蠕动推动,牵引肠壁而发生肠套叠。

A3 病理

B1 肠套叠的病理解剖结构　肠套叠由鞘部、套入部组成,外层肠管为鞘部,进入肠管为套入部。套入部最远点为头部,肠管从外面卷入处为颈部(图 2-14-1)。一个肠套叠由 3 层肠壁组成称为单套,由 5 层肠壁组成则为复套(即单套再套入相邻的远端肠管内)。肠套叠一般是近端肠管套入远端肠管内,与肠蠕动方向一致,称之为顺行性肠套叠;若远端套入近端,则称为逆性性肠套叠,极为罕见。

B2 肠套叠的类型　肠套叠一般按套入部的最近端和鞘部最远端的肠命名分类(在临床诊疗中无实际意义),可分为 6 型。

C1 回结型　以回肠末端为出发点,回肠通过回盲瓣内翻套入结肠中,盲肠与阑尾不套入鞘内。此型最多,北京儿童医院 360 例肠套叠经手术证实此型占 52%。

C2 回盲型　以回盲瓣为出发点,盲肠、阑尾随之套入鞘内。此型约占 7%。

C3 复套型　其一为回回结型,即回肠套入回肠后再套入结肠;其二为回结结型,即回肠套入结肠后再套入结肠。此型也较为常见,约占 35%。

C4 小肠型　即小肠套入小肠,包括空空型、回回型、空回型。此型比较少见,约占 5%,多见于手术后。

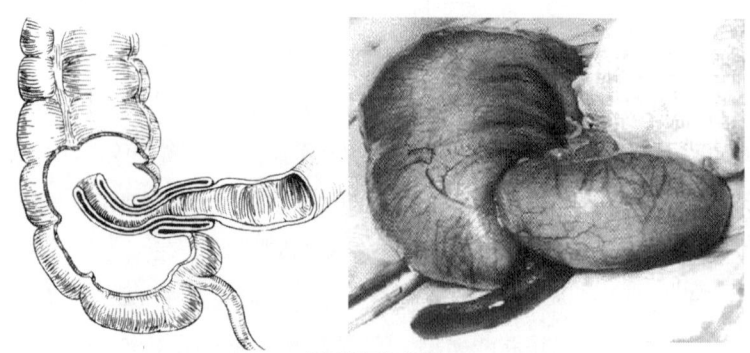

A. 肠套叠模式图

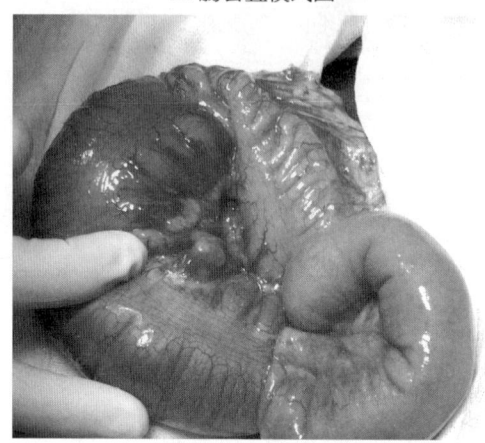

B. 肠套叠照片

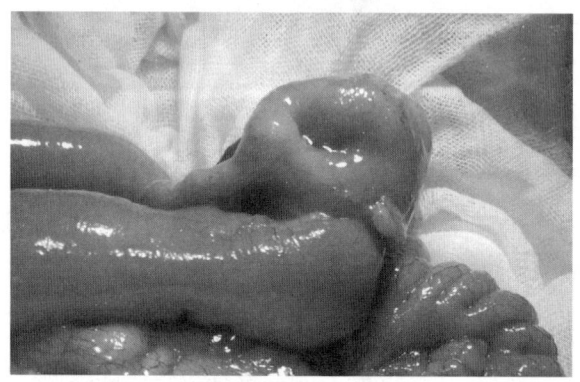

C. 肠套叠复位后

图 2-14-1　肠套叠

C5　结肠型　结肠套入结肠。极少见,仅占1%。

C6　多发型　在肠管不同区域内有分开的2个、3个或更多的肠套叠。此型少有报道,常见于尸解,称为濒死型肠套叠。

B3　肠套叠的病理改变　肠套叠的基本病理变化是肠腔梗阻、肠壁肌肉痉挛和血液循环障碍。肠套叠发生后,套入部随着肠蠕动不断向前推进,该段肠管相应所附的肠系膜也被牵入鞘内,颈部束紧不能自动退出。鞘部肠管持续痉挛紧缩,致使套入部的肠系膜血管被鞘部钳压而发生血液循环障碍。初期静脉回流受阻,组织淤血水肿,套入部肠壁静脉怒张破裂出血,与肠黏液混合成果酱样胶冻状物排出。肠壁水肿继续加重,动脉受压,套入部血供停止而发生淤血性坏死;而鞘部肠壁则因高度扩张与长期痉挛,使肠壁内血管空瘪,可发生缺血性坏死。

套入部坏死标本大体观察,肠管严重水肿、僵硬、色黑红,顶部黏膜糜烂脱落,颈部反折部浆肌层有撕裂。镜下见肠管明显水肿渗出与细胞浸润,血管内细胞充盈,血管外大量出血及凝血块,诊断为静脉阻滞淤血性坏死。

鞘部肠管坏死标本大体观察,肠管严重扩张,肠壁薄而软,无弹性,色灰白,浆膜散在小点状出血或灰折斑。镜下见灰折段水肿渗出均不明显,血管内无细胞,诊断为动脉阻断缺血性坏死。

肠管耐压试验显示,套入部平均耐压 21.28～23.94kPa(160～180mmHg),鞘部平均耐压 2.66～6.65kPa(20～50mmHg),而正常肠管对照平均耐压 18.62～29.26kPa(140～220mmHg)。由于鞘部的耐压较低,且鞘部动脉性坏死容易被忽略,灌肠复位时极易穿孔,手术复位时也不易被发现,比套入部静脉性坏死更具危险性。

A4 诊断

B1 临床表现 小儿肠套叠分为原发性肠套叠和特殊类型肠套叠两类。

C1 原发性肠套叠

D1 典型肠套叠 具有腹痛、呕吐、血便、腹部肿物四联症。北京儿童医院资料统计具有典型肠套叠临床表现的病例占 62%。

E1 腹痛(哭闹) 腹痛为肠套叠出现最早且最主要的症状,而哭闹则为婴儿腹痛特有的表现,以突发、剧烈、节律性的哭闹为特征。原本很健康的婴儿忽然哭闹不安,面色苍白,紧握双拳,屈膝缩腹,手足乱动,拒食拒奶,发作持续 3～5 分钟,而后自行缓解。间隔 10～20 分钟重新发作。这种阵发性哭闹是由于肠蠕动将套入肠段向前推进,肠系膜被牵拉,肠套鞘部产生强烈收缩而引起的剧烈腹痛。当蠕动波过后,患儿即转为安静。随着缓解期逐渐缩短,患儿渐渐地出现精神委靡、嗜睡,随后进入休克状态,而时哭时停的现象反不明显。

E2 呕吐 呕吐为肠套叠早期症状之一,腹痛发作后不久就发生呕吐,初为乳汁、乳块或食物残渣,以后带有胆汁,晚期则吐粪便样液体。早期呕吐系因肠系膜被强烈牵拉,导致神经反射性呕吐,晚期则由肠梗阻引起。

E3 便血 便血为肠套叠特征性表现,多发生于疾病开始的 8～12 小时。典型的血便是红果酱样黏液血便,也可有鲜血便或脓血便,几小时后又可以重复排出几次(图 2-14-2)。即使家长忽视了婴儿的哭闹和呕吐,但在发生血便时一定会来医院求治。一部分患儿来院就诊时尚未便血,直肠指检时可发现指套上染有果酱色黏液(图 2-14-3)。便血是由于肠套叠时,肠系膜被牵入钳闭于套入部的肠壁间,发生血液循环障碍而引起黏膜渗血,排出与肠黏液、粪便混合后形成的暗红色胶冻样液体。

E4 腹部肿物 腹部触及肿物是有意义的诊断。肿物多位于右上腹或中上腹,呈

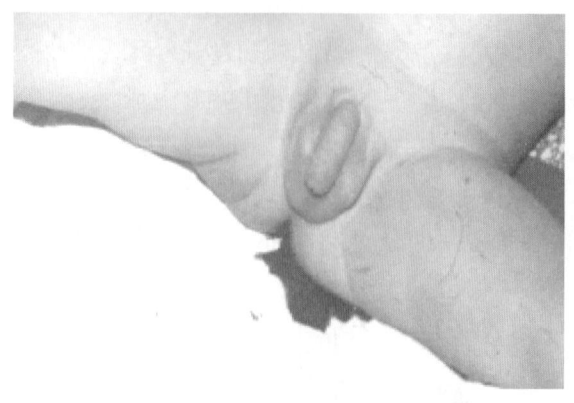

图 2-14-2 便血

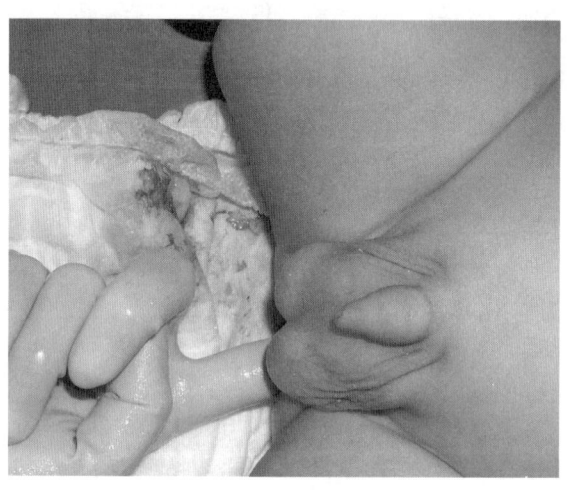

图 2-14-3 直肠指检

实性,光滑,稍可移动,并有压痛。随病情进展,肿物变长,沿结肠框分布,呈腊肠状。多数患儿由于回肠末端及盲肠套入结肠内,右下腹比较松软而有空虚感。严重者套入部达直肠,直肠指检可触及子宫颈样物,偶见肿物从肛门脱出。一旦肠管有坏死倾向,腹胀加重,腹部出现压痛及腹肌紧张,肿物常触诊不清。小儿肠套叠诊断的重点在肿物,有经验的医生可依据摸腹发现肿物,可疑者 B 超检查可显示套叠包块。

E5 全身情况　病程早期,患儿一般情况良好,体温正常,仅腹痛发作时表现为面色苍白,精神欠佳。晚期患儿出现精神委靡、表情呆钝、嗜睡、脱水、发热等,甚至有休克、腹膜炎征象。

D2 不典型肠套叠　包括无痛性呕吐型、无痛性便血型、无痛性休克型及无肠梗阻型。这些类型的肠套叠是以单一症状为主,缺乏典型的临床表现,很容易漏诊、误诊。不典型肠套叠病例约占 8%,其误诊率高达 90%。常初诊于小儿内科,误诊为消化不良、急性肠炎、细菌性痢疾等消化道疾病,当病程进入套叠晚期,患儿出现腹膜刺激征及休克征象时,诊断肠套叠已为时过晚,失去了非手术治疗的最佳时机。因此不典型肠套叠应引起儿科医生的高度重视,依据患儿的年龄、性别、发病季节应考虑肠套叠的可能。此时应在镇静状态下仔细检查腹部是否触及肿块,进行直肠指检观察指套上有无血染,以协助诊断。

C2 特殊类型肠套叠

D1 继发性肠套叠　继发性肠套叠可发生在任何年龄,以 2 岁以上小儿多见。病程较缓慢,表现为亚急性不全性肠梗阻征象。可有反复发作的病史,主要表现为间歇性腹痛,偶有呕吐,少有血便,可有或无腹部肿物。继发性肠套叠发生后也可自行脱套。此类肠套叠主要依据 B 超检查确诊。

D2 手术后肠套叠　小儿手术后发生肠套叠较为少见。肠套叠可发生于各类型手术后,但最多见于腹膜后手术者。手术后肠套叠的病因未完全明确,公认为肠麻痹后开始恢复的蠕动功能紊乱为其主要原因。肠蠕动紊乱常导致肠痉挛的发生,肠管痉挛变硬,容易套入相邻肠管,形成肠套叠。手术后肠套叠以小肠套叠为主,常见于大手术后第 4 天,此时腹胀为主,腹痛不明显,因腹部有切口,腹部触诊不满意常致误诊。凡术后肠麻痹及肠鸣音恢复后出现肠梗阻,首先应想到小肠套叠的可能。钡灌肠示结肠内无气能诊断完全性机械性肠梗阻,B 超能发现套叠肿物。

B2 X 线检查

C1 腹部平片　腹部平片诊断肠套叠多无特异性征象。随病程进展,X 线平片可显示不同征象。发病数小时内,由于呕吐和肠痉挛,肠管生理积气减少,腹部均匀致密呈无气或少气状态。发病 24～48 小时,肠管积气扩张,有时出现大小不等的气液面,多呈不全性肠梗阻表现。此后,肠管积气逐渐加重,出现阶梯状气液面,结肠无气影,呈现完全性肠梗阻表现。随病情进展可出现腹腔渗液,但很少发生气腹征象。约 1/3 病例在腹部平片上出现软组织包块影,多位于右上腹或左下腹部(图 2-14-4)。

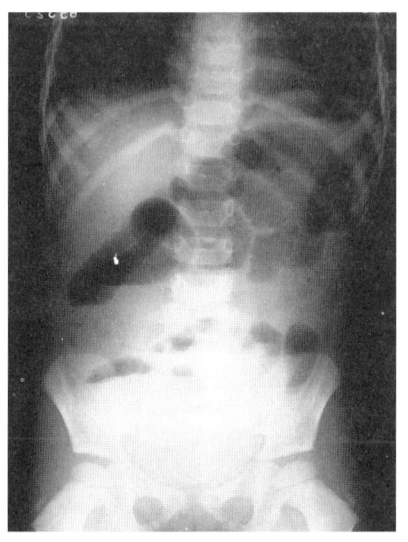

图 2-14-4　腹部平片见肠套叠影

C2 钡灌肠检查 由于钡灌肠有穿孔的危险性,目前很少采用,偶于疑诊为肠梗阻病例了解肠梗阻程度时用之。在 X 线透视下,由肛门缓缓注入 25%硫酸钡生理盐水溶液,在 8～13.3kPa(60～100mmHg)压力下,可见到钡剂在结肠的套入部受阻,出现杯状或钳状充盈缺损(图 2-14-5)。

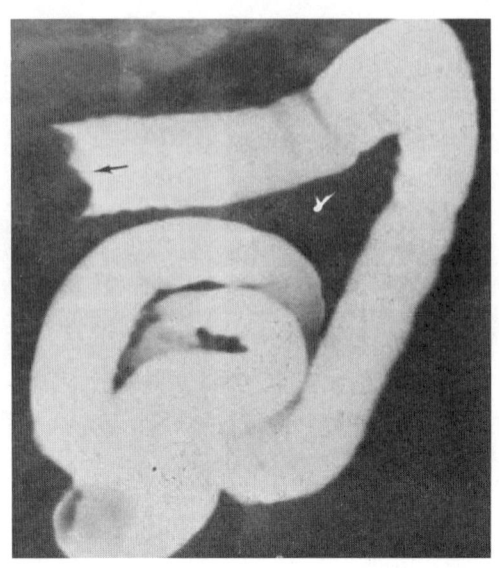

图 2-14-5 钡灌肠示充盈缺损

C3 气灌肠检查 在 X 线透视下,经肛门注气,压力为 8.0kPa(60mmHg),套叠顶端显示致密的半圆形软组织肿块,向充气的结肠内突出,气柱前端形成杯口影、钳状阴影或球形阴影(图 2-14-6)。

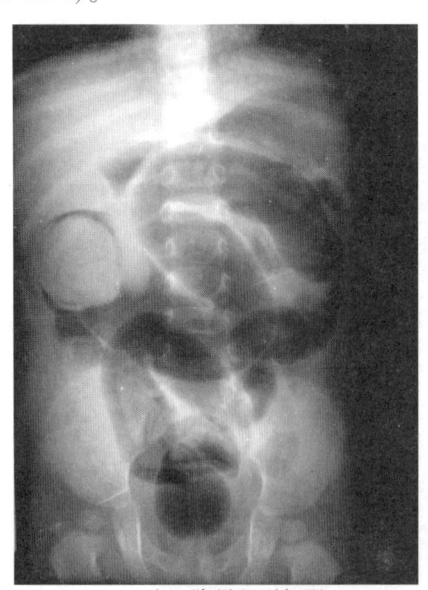 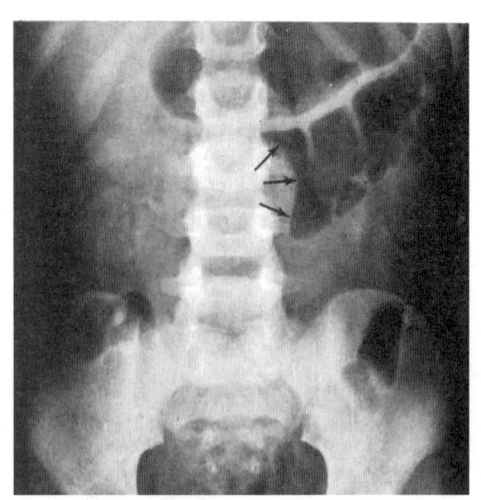

A.右上腹见环形气影　　　　　　　B.箭头处为套叠阴影

图 2-14-6 肠套叠的气灌肠表现

B3 B超检查 B超对肠套叠具有较高的确诊率,已成为肠套叠的首选检查方法。超声扫描显示肠套叠的横断面呈同心圆征或靶环征,纵断面呈套筒征或假肾征(图2-14-7)。

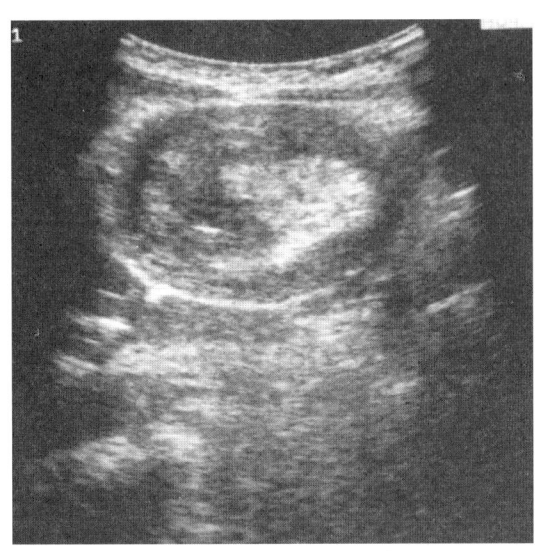

图2-14-7 肠套叠B超可见靶环形阴影

B4 CT及MRI检查 CT及MRI可清晰地显示横断面的同心圆征或靶环征以及纵断面的套筒征或假肾征(图2-14-8)。此两项检查较为昂贵,不作为肠套叠的常规检查方法。

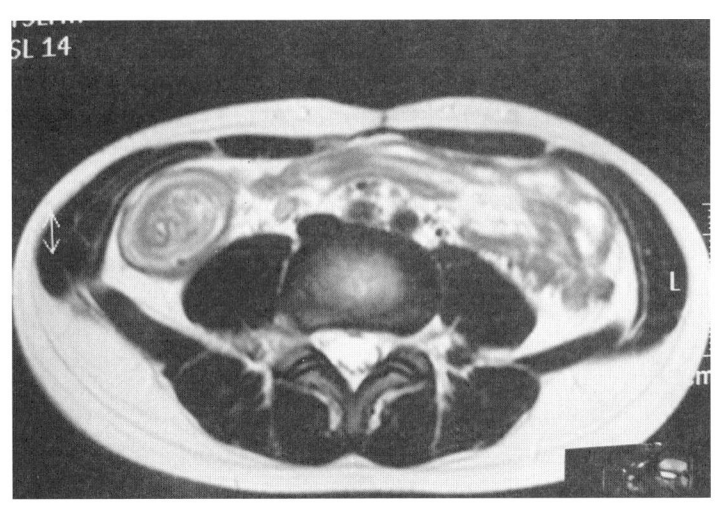

图2-14-8 肠套叠MRI可见多层环形阴影(左上箭头处)

A5 鉴别诊断

鉴别诊断应以发病年龄为主要思考线索,以主要症状为鉴别要点,与具有腹痛、便血、腹块的婴幼儿其他疾病相鉴别。

B1 细菌性痢疾 肠套叠血便不典型且伴有腹泻者可误诊为细菌性痢疾。菌痢多见于夏季,起病急骤,体温升高较快,在早期即可达 39℃,大便次数频繁,含有大量黏液及脓血。粪便检查见到脓细胞及红细胞,细菌培养阳性即可确诊。

B2 过敏性紫癜 腹型紫癜患儿有阵发性腹痛和呕吐,有腹泻和便血,粪便为暗红色。由于肠管有水肿、出血而增厚,有时在右下腹部能触及肿块,易与肠套叠混淆。过敏性紫癜的特点为双下肢有出血性皮疹,膝关节和踝关节肿痛,部分病例还有血尿,这些临床表现有助于与肠套叠鉴别。需注意的是,由于肠功能紊乱和肠壁血肿,此病可诱发肠套叠。故当腹部症状加重、腹部体征明显时,需做腹部 B 超检查或低压气灌肠以协助诊断。

B3 Meckel 憩室 Meckel 憩室并发消化道出血时,应与肠套叠鉴别。Meckel 憩室出血起病急骤,无前驱症状,出血量大,为暗红色或鲜红色血便,少有腹痛、呕吐等症状,腹部触诊无腹块、无压痛。腹部^{99m}Tc 扫描可明确诊断。需注意的是,Meckel 憩室内翻可继发肠套叠,患儿可出现肠套叠的相应症状及体征。

B4 蛔虫性肠梗阻 蛔虫性肠梗阻多发于农村地区的儿童,近年来发病率明显下降。蛔虫团块堵塞肠腔,可出现腹痛、呕吐,晚期肠坏死则表现为全身中毒症状及便血,与肠套叠极其相似。但蛔虫性肠梗阻少发生在婴儿,早期没有便血。腹内肿块多位于脐下,肿块粗而长,X 线平片可见蛔虫影。

B5 肠梗阻肠坏死 婴幼儿其他原因引起的肠梗阻,晚期出现肠血供障碍导致肠坏死时,可出现腹痛、呕吐、便血、休克等症状,可与肠套叠混淆。此类患儿缺乏典型的阵发性哭闹史,血便出现晚且伴随休克及全身中毒症状,腹部检查出现腹膜刺激征,腹穿为血性液体,腹部 B 超检查未发现肠套叠影像,可作为鉴别点。

B6 直肠脱垂 少数晚期肠套叠,其套入部可以通过全部结肠而由肛门脱出,有时误认为是直肠脱垂。直肠脱垂时,可以清楚地看到肠黏膜一直延续到肛门周围的皮肤;而肠套叠时,在肛门口与脱出的肠管之间有一条沟,可以通过此沟将手指(或导尿管、探条)伸入直肠内。而且直肠脱垂并无急腹症症状。

A6 治疗

肠套叠治疗分非手术治疗和手术治疗两种。小儿肠套叠多为原发,以非手术治疗为主。

B1 非手术治疗 半个世纪以来,非手术治疗儿童肠套叠已成为公认的首选方法。灌肠复位治疗肠套叠是非手术治疗肠套叠的主要疗法,包括 X 线荧光屏监视下的钡灌肠、气灌肠及 B 超监视下的水灌肠。

欧美国家多采用钡灌肠,其优点是套叠包块显示清晰,灌肠效果肯定;缺点是复位率较低,只有 59%~70%,且肠管一旦穿孔,钡剂永远遗留在腹腔内,引起腹膜反应或粘连,钡剂影还将永远干扰以后的 X 线检查,长期给家长及患儿留下精神顾虑。

气灌肠整复肠套叠是我国率先倡导的疗效最高、应用最广泛的治疗方法,在国际上享有盛誉。1900 年 Mikulitz 曾试验向直肠内注气治疗肠套叠,但因压力不能控制有发生结肠爆炸而致命的危险,未能成功。1954年上海的佘亚雄首先提出使用空气灌肠治疗小儿肠套叠,主要用电磁自动开关控制肠内注气的稳压,在当时比较先进的X线下摸索了肠套叠注气影像的经验,获得了90%的安全复位。20世纪70年代以后,北京张金哲进一步研究了痉挛学说,用快速氧气灌肠,避免了因注入的气体本身刺激引起的肠痉挛,设计了水银柱直接调压灌肠器,提高了控压的灵敏度,从而进一步保证了安全的高复位率。当前厂家提供的气灌肠治疗仪是电脑控制持续稳压空气灌肠器,具有安全、简便、价格低的特点。气灌肠整复肠套叠具有复位快、X线暴露时间短、避免钡剂腹膜炎的优点。目前在我国,不论是在大城市中心医院儿科还是在县医院儿科,用气灌肠复位的病例多达90%左右。

1977年国际上出现了B超监视下水压灌肠治疗肠套叠的报道。在中国,1988年沈阳的王光大和刘守君首先报道了在B超监视下水压灌肠复位肠套叠377例,诊断准确率达100%,复位成功率达96%。由于此种方法避免了X线辐射,受到了医生们的青睐,已逐渐成为治疗肠套叠的首选方法。但超声扫描肠套叠影像远不如钡剂灌肠清晰,且复位速度较慢,复位成功率为67%~96%。

C1 灌肠复位的适应证 ①病程不超过48小时,便血不超过24小时。②全身状况好,无明显脱水、酸中毒及休克表现,无高热及呼吸困难。③腹不胀,无压痛及肌紧张等腹膜刺激征象。

C2 灌肠复位的禁忌证 ①病程超过48小时,便血超过24小时。②全身情况不良,有高热、脱水、精神委靡及休克等中毒症状。③腹胀明显,腹部有明显压痛、肌紧张,疑有腹膜炎或肠坏死。④X线立位平片显示完全性肠梗阻(结肠、直肠内完全无气,而小肠有大液面)。

C3 治疗方法

 D1 气体灌肠复位法 气体采用空气或氧气均可;观察方法有透视及非透视下进行两种。将气囊肛管置入直肠内,采用自动控制压力仪,肛门注气后即见套叠影逆行推进,直至完全消失。大量气体进入回肠,提示复位成功。

  E1 气灌肠前准备

   F1 解痉镇静可给予阿托品、苯巴比妥肌注,必要时在麻醉状态下进行。

   F2 脱水明显者应予以输液纠正,以改善全身情况。

   F3 麻醉下灌肠复位,保证禁食6小时,禁水4小时,必要时插胃管吸出胃内容物。

   F4 X线透视室内应备有吸引器、氧气、注射器等抢救设施。

  E2 气灌肠压力 诊断性气体灌肠压力为6.6~8kPa(50~60mmHg)。复位治疗压力为12~13.3kPa(90~100mmHg),不超过16kPa(120mmHg)。

  E3 气灌肠复位征象 ①X线透视下见肿块逐渐变小消失,气体突然进入回肠,继之脐部小肠迅速充气。②拔出气囊肛管,有大量气体(有粪臭)和暗红色黏液血便排出。③患儿安然入睡,不再哭闹,腹胀减轻,肿块消失。④口服药性炭1g,约6小时后由肛门排出黑色炭末。

  E4 气体灌肠终止的指征 ①注气后见肿物巨大,套入部呈分叶状,提示复套存在,复位可能性较小。②注气过程中见鞘部扩张而套入部退缩不明显,或见套入部退而复进,表示套叠颈部过紧,复位困难。③注气后肿物渐次后退,通过回盲瓣后,肿物消失,但小肠迟迟不进气,提示仍存在小肠套叠,复位困难。④复位过程中肿物消失,但荧光屏上突然有闪光改变,旋即见膈下游离气体,表明发生肠穿孔,即刻停止注气。

D2 钡剂灌肠复位法　此法在欧美国家较为流行。钡剂浓度为20%~25%,钡柱吊瓶高度不超过患儿水平体位90cm,在5分钟之内维持液体静压,套叠影逆行推进,变小,渐至消失,钡剂进入回肠,提示复位成功。也必须有大量臭气随钡糊排出。

D3 B超监视下水压灌肠复位法　采用40℃左右生理盐水或水溶性造影剂为介质灌肠。复位压力为6.65~12kPa(50~90mmHg),一般注水量为300~700ml。在B超荧光屏上可见同心圆或靶环状块影向回盲部收缩,逐渐变小,最后通过回盲瓣突然消失,液体急速进入回肠。满意的复位是见套入部消失,液体逆流进入小肠。

B2 手术疗法

C1 手术指征　①灌肠禁忌证者。②灌肠复位失败者。③肠套叠复发达3次以上,疑有器质性病变者。④疑为小肠套叠者。

C2 手术方式

D1 手法复位术　根据套叠包块的位置,选择麦氏切口、右下腹横切口或右上腹横切口。在套叠远端肠段用挤压手法使其整复,切忌强行牵拉套叠近端肠段。复位成功后务必详细检查是否存在病理性肠套叠起点,必要时一并处理。对原发性肠套叠复发2次以上的患儿,手法复位后可以考虑回盲折叠腹膜后固定手术,将回肠末端系膜缘与盲肠壁并拢缝合5cm,切开盲肠后腹膜,将缝合之回盲部埋于腹膜之后缝合固定,以减少复发。如阑尾有轧伤,呈现水肿和淤血时,可将其切除。

D2 肠切除吻合术　如果推挤中发现鞘部撕裂或退叠困难,则不必强行复位,应从正常肠管处切除吻合。若退套后发现鞘部已有白色斑块状动脉性坏死灶,鞘部失去弹性及套入部静脉性坏死,也应做肠切除吻合术。鞘部小点状灰白色坏死灶不易发现,送回腹内存在迟发性穿孔的隐患。在鞘部退套后除查看颜色与蠕动外,可做鞘部肠管透光试验,检查有无点状坏死,必要时经直肠注气,向鞘部肠段内加压,检查微孔漏气,可疑时应缝合修补。

D3 肠外置或肠造瘘术　当患儿存在休克,病情危重时,或肠套叠手法复位后局部血液供应情况判断有困难时,可将肠襻两断端或可疑肠襻外置于腹壁外,切口全层贯穿缝合,表面敷盖油纱保护,24~48小时后,待休克纠正,病情平稳,观察可疑肠襻循环恢复情况决定还纳入腹,抑或肠切除吻合。如肠切除后患儿全身或局部循环不满意,无法行肠吻合时,可行肠造瘘术,1个月后进行二期吻合。

D4 腹腔镜治疗肠套叠　随着腹腔镜手术的广泛开展,已有人尝试在腹腔镜直视下再试行灌肠治疗肠套叠获得成功。其优点是可以直接观察套叠情况,同时作腹腔病变全面的原位观察,使灌肠的安全性与复位成功率更有所提高;可以观察退套进行情况,特别是颈部浆肌层撕裂和鞘部微小漏气;不能复位时,也可以通过选择小切口,将套叠拖出腹外行肠切除吻合,比常规开腹手术减少打击,避免术后严重合并症。复位前,也可在腹腔镜直视下向肠系膜根部作普鲁卡因浸润,加强对中毒性肠麻痹的预防。腹腔镜辅助治疗肠套叠适用于早期患儿;晚期患儿全身情况不良时,不宜用腹腔镜,仍以开腹争取速战速决更为实际。

A7 预后

小儿原发性肠套叠如能早期就诊,早期诊断,早期治疗,预后良好。绝大多数病例可采用灌肠复位,复位成功率达 90% 以上,且小儿原发性肠套叠复位后极少复发。随着我国人民生活水平的提高,医疗条件的改善,科普宣传的普及,家长及儿科工作者更加关注小儿肠套叠,晚期肠套叠患儿已少见,罕见死亡,目前肠套叠的综合病死率仅为 1%。

目前人们关注小儿原发性肠套叠的预后已经不是死亡率问题,而是治疗顺利,无合并症,不留后遗症,也就是争取早期灌肠治疗成功。从多年临床统计,婴儿肠套叠手术后几乎都有几天高热、腹胀,即使是发病 24 小时之内的早期患儿也不例外;而灌肠治疗患儿则罕见类似反应。另外,开腹手术后患儿切口裂开也明显比同类开腹手术更多见,腹直肌切口则更严重。晚期粘连性肠梗阻发生率也明显增高,切口疝也多。术后胃肠减压有血或咖啡样引流物也已是司空见惯,应激性溃疡大出血也有报道。以上种种都说明肠套叠婴儿对开腹手术应激反应严重,避免手术和减轻手术打击是高水平治疗的目标。

2.15 蛔虫性肠梗阻

肠蛔虫病是人类最常见的寄生虫病,尤其是儿童多患此症。在我国,上世纪 50~60 年代肠蛔虫病是儿童的常见病、多发病。随着人民生活水平的提高,卫生环境的改善,预防服药的普及,近年来肠蛔虫病已属少见病。但在我国边远山区农村及卫生条件较差的地区,蛔虫感染的机会仍存在,外科并发症的发生也不可避免。

肠蛔虫病引起的外科并发症包括胆道蛔虫症、蛔虫性肠梗阻、蛔虫性肠扭转、蛔虫性阑尾炎、蛔虫性肠穿孔、蛔虫性胰腺炎及蛔虫性肝脓肿等。蛔虫性外科并发症多发生在卫生习惯差的学龄儿童,但近年来发病率明显下降。蛔虫性肠梗阻(intestinal obstruction due to ascarides)是肠蛔虫症的主要外科合并症之一,近年来此病的发病率明显下降。

A1 病因

蛔虫引起的肠梗阻最常见的两种形式是蛔虫团阻塞肠腔和肠扭转。正常情况下蛔虫在肠腔内是分散的,与肠管纵轴平行寄居,当受到某些诱发因素后,蛔虫就会聚集成团,阻塞肠腔,形成梗阻。常见的诱因有:

B1 宿主机体环境的改变　当人体发生生理改变,如发热、腹泻、上呼吸道感染时,蛔虫在宿主体内的生活环境也相应改变,引起蛔虫的不正常骚动,扭结成团,形成梗阻。

B2 驱虫药物剂量不足　家长未按医嘱或自行给小儿服驱虫药物(如早年的宝塔糖所含

山道年的剂量极低），不足量的驱虫药不但不能驱出蛔虫，反使蛔虫在肠内引起骚动，扭结成团，形成梗阻。

B3 肠痉挛 蛔虫分泌的毒素及各种刺激可引起肠痉挛，肠管持久收缩，形成梗阻。

A2 病理

蛔虫阻塞的部位可发生在小肠任何部分，以回肠末端为最多见。肠内的蛔虫数目多寡不一，少者几条，多者数百条，甚至千余条。蛔虫在肠腔内扭结成团，堵塞肠腔之初，肠内容物仍可沿蛔虫体周围通过，多呈不全性肠梗阻。如果梗阻经时过久，虫团不散，被阻塞的肠段严重痉挛，可转为完全性肠梗阻。虫团长期压迫肠壁，血液回流困难，可发生肠坏死、肠穿孔，引起腹膜炎。

部分充满蛔虫的肠段因分量太重，悬系在肠系膜上，当有剧烈蠕动时，这段肠管突然发生扭转，引起蛔虫性肠扭转。扭转后，肠系膜血管迅速被闭塞，肠管发生坏死。

蛔虫毒素反应是蛔虫性肠梗阻的严重病理改变。蛔虫释放的毒素可引起中毒性休克、中毒性脑病，迅速引起患儿死亡。特别是手术突然解除肠梗阻之后，更易发生毒素吸收，产生严重的反应。

A3 诊断

B1 临床表现

C1 症状 蛔虫性肠梗阻具有的特点是：腹痛呈阵发性，以脐周为著，其疼痛程度不如胆道蛔虫症引起的绞痛剧烈。呕吐多见，部分病例有吐出蛔虫的历史。早期肠梗阻患儿肛门仍可排气排便，晚期病例出现便闭、肠坏死、肠穿孔，肠扭转病例可排血便。

蛔虫性肠扭转表现为急性绞窄性肠梗阻的症状，突发异常剧烈的腹绞痛，伴有频繁呕吐，发生肠坏死时可出现发热、便血。精神差、反应弱、面色白是肠扭转的突出表现，在肠梗阻同时出现一般情况恶化的应高度怀疑肠扭转。

C2 体征

D1 腹部检查 蛔虫性肠梗阻腹部检查的特点是：腹胀，但腹壁柔软，压痛及肌紧张不明显。最重要的征象是腹部可触及大小不等的肿块，肿块多位于脐周围，呈肠形块状，具有活动性，手按压可有高低不平的感觉。

蛔虫性肠梗阻趋向完全，继发肠坏死或肠穿孔时，腹部出现弥漫性腹膜炎征象，表现为腹部膨胀，腹壁强直并有压痛。

蛔虫性肠扭转时，腹检可发现局限性腹部隆起，可触及充满蛔虫和积液的扭转肠段，有明显压痛。

D2 全身检查 早期不全性肠梗阻时仅有轻度脱水，精神反应尚可。晚期完全性肠梗阻合并肠坏死、肠穿孔或肠扭转病例，中毒性休克征象明显，通常全身情况异常危重，患儿表现为神志模糊，两眼凹陷，皮肤干燥，体温升高，呼吸深长，脉快而弱。

B2 影像学检查

C1 X线平片 可显示肠腔内充气和多数液平面，往往能看出条状或斑点状的蛔虫阴影。如有肠穿孔,则可见到膈下游离气体。肠扭转可显示假肿瘤征、同心圆征或咖啡豆征。

C2 B超检查　肠腔内可发现蛔虫影像。

A4 治疗

B1 保守治疗

C1 肠梗阻治疗　①禁食及胃肠减压。②静脉输液,纠正脱水及酸中毒。③预防和控制感染多选用头孢菌素类及甲硝唑等药物。④温盐水灌肠,刺激肠蠕动,促使蛔虫排出。

C2 驱虫治疗

D1 驱虫药物　哌嗪(驱蛔灵)150mg/(kg·d),分2次经胃管注入,每日最大剂量不超过3g,连续应用2日。此药可使蛔虫出现麻痹现象从而易于排出。

D2 氧气驱虫　蛔虫是在厌氧的情况下进行新陈代谢的,氧气可破坏蛔虫正常的生存条件,使蛔虫瘫痪,分散蛔虫聚集的团块,由肠蠕动将蛔虫推至结肠而被排泄。经胃管注入氧气,氧气量为100~150ml/岁,总量在20~30分钟之间注完,每日1次,必要时隔日可重复注入。

B2 手术治疗

C1 手术适应证　①蛔虫性肠扭转者应急诊手术。②蛔虫性肠梗阻伴有腹膜刺激征,疑有肠坏死或肠穿孔。③经保守治疗数日后仍无好转,虫块巨大坚实、持久不散的完全性肠梗阻。

C2 手术方法　①为预防蛔虫毒素反应,开腹后先行肠系膜0.25%普鲁卡因封闭。②切开肠腔取虫时,切开的肠段应用盐水纱垫保护,勿使肠内容物溢入腹腔。③切肠取虫后立刻用吸引器吸净肠腔内含有毒素的肠内容物,以免毒素被大量吸收。④肠穿孔腹膜炎的病例应做腹腔引流。

2.16 粪石性肠梗阻

肠腔内容物积聚,堵塞肠道形成的梗阻为粪石性肠梗阻(intestinal obstruction due to coprolith)。小儿粪石性肠梗阻较少见,但近年来发病率有逐渐增多的趋势,北京儿童医院2000~2004年间收治粪石性肠梗阻48例。本病可发生于各年龄组的小儿,秋冬季节多见。

A1 病因

B1 植物性粪石　植物性粪石是引起小儿肠梗阻最常见的原因。粪石多由不能消化吸收的食物残渣组成,如纤维素、半纤维素、木质素及鞣酸等。鞣酸遇胃酸后凝集,遇植物纤维等包绕,与食物残渣聚积形成不溶于水的团块即形成粪石(图12-16-1)。柿子及黑枣含鞣酸最丰富,尤为生柿子。在北方地区秋冬季节是柿子、黑枣上市的季节,所以11月份至来年2月份为本病的高发期。另外,食用大量多核(子)的食物,如橘子、西瓜、玉米及山楂等,核(子)未被咀嚼或咀嚼不彻底,不能被消化,与肠道其他未被消化的残渣聚积在一起也可形成粪石。现已有报道小儿吞咽口香糖也可在消化道形成粪石。

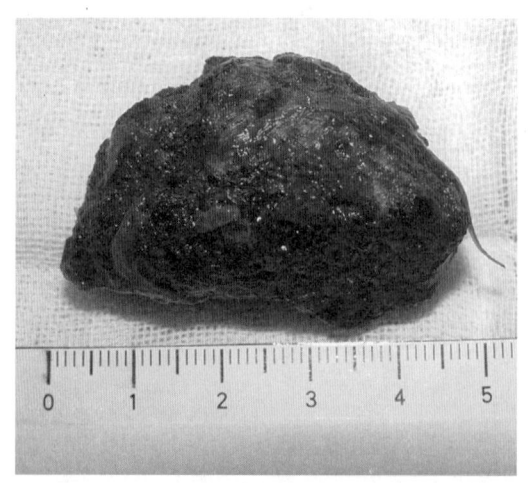

图 2-16-1　黑枣粪石标本

B2　毛发性粪石　毛发性粪石多发生在有异嗜癖的小儿,尤以女孩多见。这类患儿有神经与心理方面的障碍,喜食毛发、地毯及线绳等。

A2　病理

停留在胃内的食物性异物团块称为胃石症,嵌顿于肠道某部位则形成粪石性肠梗阻(图2-16-2)。食管生理解剖狭窄部、幽门、十二指肠空肠曲、回盲瓣等处为粪石嵌留部位,粪石梗阻的好发部位为回肠末段。粪石多为1个,偶有2个或多个,其外形均不规则。粪石长时间嵌顿于某一部位会对肠管产生局部压迫作用。产生嵌顿的原因多不明确,有少数可找到器质性病变,如肠道先天性狭窄。

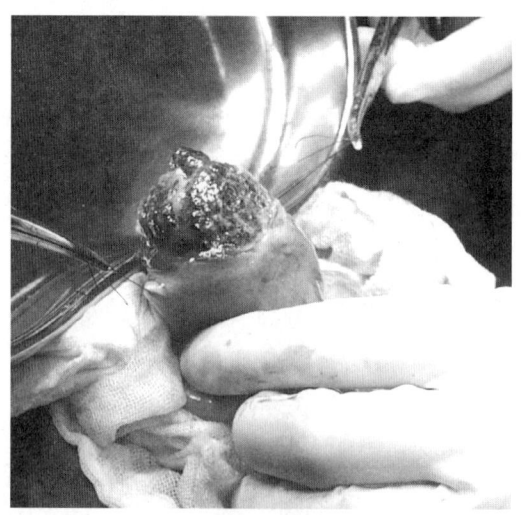

图 2-16-2　粪石性肠梗阻穿孔

A3 诊断

B1 临床表现

C1 胃石症

D1 症状　早期可无任何症状,晚期可出现胃肠道功能紊乱症状,即上腹部隐痛不适或有胀满感、恶心、呕吐等,胃黏膜损伤后可发生胃溃疡,出现腹痛加重、呕血、黑便等。

D2 体征　上腹部可扪及边缘清楚、质硬、能移动之肿块,无压痛或仅有轻度压痛。巨大肿块可导致幽门部分性或完全性梗阻。

C2 粪石性肠梗阻

D1 症状　出现腹痛、呕吐、便秘等肠梗阻症状。

D2 体征　部分患儿体征不明显,腹壁薄的患儿可触及硬块。严重者可有腹胀、肠型及肠鸣音亢进。

B2 辅助检查

C1 X线检查

D1 胃石症　腹部平片见胃内致密肿块影,钡餐见胃内巨大透亮的充盈缺损区,推之可在胃内移动(图 2-16-3)。

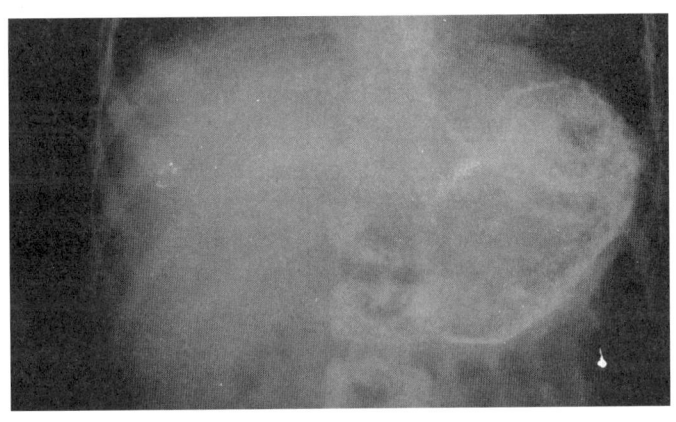

图 2-16-3　钡餐见胃内充盈缺损区

D2 粪石性肠梗阻　腹部立位片见气液平面。消化道造影见肠腔内充盈缺损。

C2 纤维胃镜检查　胃内发现漆黑色团块,并可观察胃黏膜损伤情况。

A4 治疗原则

B1 保守疗法

C1 药物疗法　口服酶制剂如胃肠酶合剂(胃蛋白酶、胰酶、纤维素酶)、木瓜蛋白酶,或碳酸氢钠溶液滴入胃内,溶化团块。液状石蜡经胃管注入或服中药化解,辅助团块排出。

C2 内镜取出团块　经胃镜将胃内团块捣碎取出,经结肠镜取出结肠内团块。

C3 腹外手法碎石　在镇静或麻醉下,在腹外捏起团块,适当加压使之变形或压碎。此法具有较大的盲目性,可造成胃肠壁机械性损伤,应慎用。

B2 手术疗法 有胃肠切开取石术、手法碎石术等。

2.17 粘连性肠梗阻

由腹腔内粘连作为梗阻点引起的机械性肠梗阻为粘连性肠梗阻(intestinal obstruction due to adhesions),是小儿机械性肠梗阻的主要原因。北京儿童医院2000～2004年共收治各种类型的肠梗阻560例,其中粘连性肠梗阻127例,占22.7%。粘连性肠梗阻可发生于各年龄阶段,但以3岁以内小儿较多见。

A1 粘连的形成与转归

粘连是人体免疫活动与创伤愈合过程的一部分。腹腔内炎症引起渗出,渗液中大量纤维蛋白原被激活,变成纤维蛋白沉积在脏器表面,形成松软而广泛的肠襻间纤维蛋白粘连(俗称"脓苔"),此时粘连可以分开。约1周后纤维蛋白粘连间逐渐有纤维细胞产生,变成胶原纤维粘连,形成纤维性膜式粘连,此时粘连不可分开,分离时易出血。1～2周后因肠蠕动牵拉,膜式粘连逐渐被牵拉撕破,形成空洞及缺损。1个月后大部条索被拉断吸收,6～12个月腹内粘连基本上全部吸收(图2-17-1)。粘连一般不影响生理功能,也无任何症状。早期变化从阑尾炎手术记录中得到证实,晚期变化从肠造瘘关瘘手术记录中得到证实。个别后遗顽固性永久粘连,主要因素为:浆肌层严重破坏、异物存留、内瘘形成、仍有活动性炎症或肿瘤生长。然而,任何时间只要有粘连存在,就可能限制肠活动自由,妨碍肠内容通过通畅。条索粘连随时可发生内疝、扭绞,引起绞窄性肠梗阻。

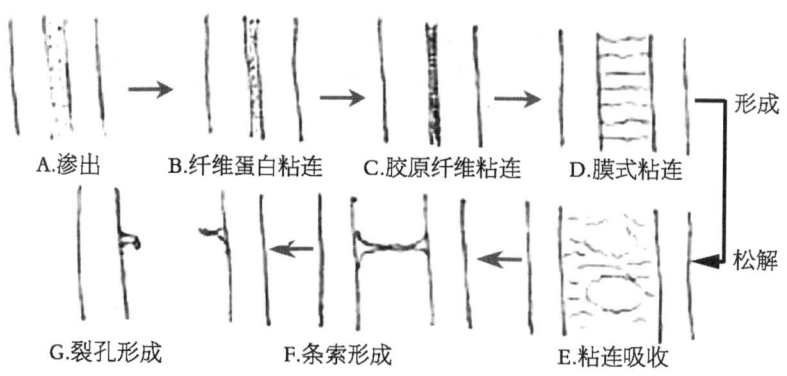

图2-17-1 粘连的形成与松解

A2 发病机制

粘连性肠梗阻的发生必须有两个条件:一是腹内粘连,为素因;二为肠蠕动紊乱,为诱因。

B1 肠粘连来源

C1 后遗性 为腹内感染后(如阑尾炎、腹膜炎)或创伤后(包括手术后)发生粘连,以瘢痕为主。

C2 浸润性 为炎症过程中的粘连,如阑尾脓肿、异物刺激、恶性肿瘤等,同时有充血、细胞浸润及纤维蛋白沉积。

C3 先天性 如胎粪性腹膜炎后遗粘连、Meckel 憩室残留索带及肠旋转不良索带等,随时可引起内疝扭绞。

B2 肠蠕动紊乱 肠蠕动紊乱的原因很多,包括寒冷、剧烈运动引起的肠缺血性痉挛,暴饮暴食后的蠕动亢进及膨胀,过敏引起的神经血管性反应等。在婴儿开腹手术及动物实验手术台上都可见到因空气寒冷或钳夹肠系膜血管引起的肠痉挛与蠕动亢进。在正常肠道中可能产生短暂性痉挛,当粘连存在时则可能发生曲折、压迫、内疝或扭绞。

粘连的形成目前几乎不可预防,只能尽量减少损伤,促进早期肠蠕动,创造条件,等待粘连自然吸收。但引起蠕动紊乱的诱因则可注意回避。一般在粘连吸收期 1 年内避免过食、受凉,预防过敏,对预防蠕动紊乱有益。

A3 病理与转归

在家兔滑石粉肠粘连模型实验中,向小肠快速注气可制造高度膨胀肠管,压迫远段肠管形成肠梗阻。家兔的小肠一点固定于腹壁,形成点状粘连模型,从近段快速注气可以制造扭转;肠襻置入粘连孔隙中,快速注气则发生内疝扭绞。由此推断粘连性肠梗阻可有两种病理。

B1 粘连压迫牵拉引起的单纯性肠腔梗阻 多见于广泛膜式粘连,梗阻点(压迫点)近端突然膨胀,使肠管在梗阻点处曲折,压迫远端,形成梗阻恶性循环(图 2-17-2)。开始只是单纯性梗阻,无血供障碍,此时如能得到减压,使近端膨胀减轻,仍可恢复梗阻前状态,维持正常生理而无症状;但如治疗不当,恶性循环继续发展,则膨胀引起缺血、坏死、腹膜炎。

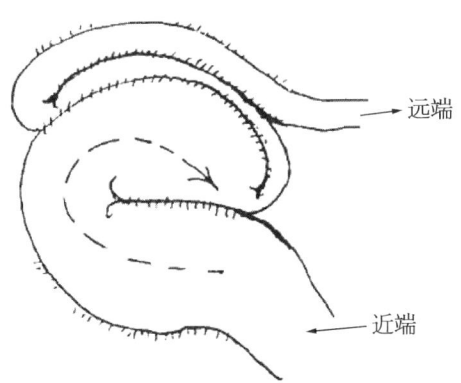

图 2-17-2 广泛膜式粘连所致的肠梗阻

B2 扭转、内疝引起的绞窄性肠梗阻 多见于个别条索粘连(多处粘连能限制肠管活动,不易发生内疝、扭转),条索扼住了肠管形成闭襻膨胀,不可能退回原状(图 2-17-3)。因血管同时受阻,数小时内发生肠坏死、腹膜炎,治疗不及时则引起中毒、死亡。

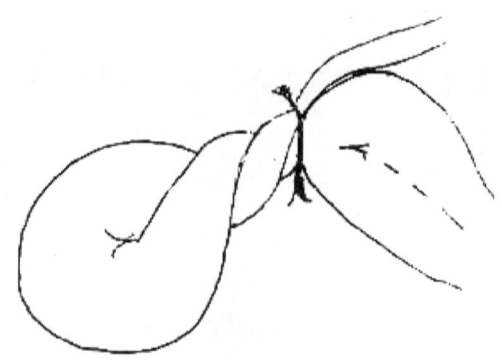

图 2-17-3　条索粘连所致的绞窄性肠梗阻

病理上既有两种情况,诊断治疗当有两种要求:①广泛粘连不易发生绞窄,可以通过减压治愈,手术探查分离多,出血多,危险大,因此首选保守疗法。②条索粘连多发生绞窄,不容拖延时间观察,而手术探查较易,应立刻手术。

A4　诊断

粘连性肠梗阻除确定有肠梗阻外,尚需要明确以下几点:

B1　粘连的诊断

C1　病史

D1　曾经有手术史,特别是因粘连性肠梗阻而做过手术。

D2　曾有腹部外伤史,造成腹腔内挫伤、渗血、出血等改变。

D3　近期内有腹腔感染史,如阑尾周围脓肿、腹腔术后残余感染等,同时出现肠梗阻症状。

D4　既往经常有腹痛及肠型存在,或在医院诊断过肠粘连。

D5　目前或既往有腹腔内结核或肿瘤史。

C2　检查

D1　腹部体检触到有较固定的肠型或肿物,同时排除了肠套叠包块可能。

D2　X 线腹部平片检查发现腹部有钙化点。

D3　钡餐检查发现肠管间粘连不易分开,胀气肠管大小不均等,钡剂停留在扩张的肠段不能下降。

D4　B 超检查显示梗阻部位肠管扩张及腹水征。

B2　梗阻分类的诊断

C1　明确是否为急性机械性肠梗阻　急性机械性肠梗阻的病理变化是粘连所致的梗阻,造成肠管近远端不通。临床上有以下特征:

D1　出现腹痛、腹胀、肠型及肠鸣音亢进。

D2 起病较急，突发的腹痛呈阵发性加剧。

D3 刺激直肠(包括洗肠、肛管排气、查肛)不排气,也不排便。

D4 X线腹立位平片显示小肠有高张力液平面,在肠蠕动时发生移动变化。

D5 低压定量钡剂灌肠发现结肠瘪缩或无气。

D6 B超显示肠管扩张,肠管蠕动活跃,有液体、气体流动现象,肠管环形黏膜皱襞增厚呈鱼刺状回声图等。

C2 明确有无肠绞窄的存在 肠绞窄的病理变化多因点状粘连或粘连索带压迫,引起内疝、扭转、压迫等肠管血液循环障碍,病情发展迅速,最终导致肠坏死及中毒性休克。临床有以下特征：

D1 剧烈腹痛大多呈阵发性,并伴有呕吐,有时呕吐物呈血性。

D2 患儿一般情况差,表现为嗜睡或烦躁,有明显的脱水、酸中毒,甚至出现休克前期或休克现象,而一般输液难以纠正脱水。

D3 腹部有压痛和肌紧张,有时可触到张力性包块,并有压痛。

D4 腹腔穿刺物呈黄浊或血性液,易抽出且量多,带有臭味。

D5 X线腹部平片可见空肠环状皱襞消失；小肠胀气而右半结肠有泡状粪便潴留,并出现假肿瘤影、同心圆影；充气小肠向中腹集中或有咖啡豆影；某段肠管僵硬、狭窄,合并有腹腔渗液之肠梗阻影像；几个充气肠管呈花瓣样排列等。

D6 B超检查可发现肠管扩张明显,蠕动不活跃,肠内缺乏积气,有大量积液,同时可发现腹腔内渗液。

D7 鲎试验(LLT)为检验血浆内毒素浓度的试验。若病史超过24小时,且血浆内毒素浓度在 $5\sim6\mu g/L$ 以上时,结合临床症状,应怀疑绞窄性肠梗阻可能。

C3 慢性粘连性肠梗阻临床特征

D1 长期慢性腹痛史 腹痛反复发作,或曾几次手术发现有广泛粘连,每次发作起病缓慢。

D2 临床特征 腹痛与压痛部位一致,腹胀均匀或可见粗大肠型,肠鸣音呈高调。

D3 X线特征 ①腹部平片见小液平的肠襻,肠间隙增宽,远近端肠管粗细差别较明显。②每次发作时可见固定位置和形态的气液面,有肠管不能完全膨胀的感觉。③钡餐或泛影葡胺造影时发现肠管不能分开,位置相对固定；钡剂远端停留在某一部位,且在每次发作时固定于此；钡剂在某部位受阻,但可以较缓慢通过。

D4 一般情况 患儿一般情况好,特别是观察中病情变化不大。

A5 治疗

依据粘连性肠梗的临床类型不同,采用相应的治疗方案。

B1 急性不完全性肠梗阻

C1 禁食、胃肠减压 减低梗阻近端肠管内压力,使受压、曲折的肠管随蠕动而自然松解,恢复至发作前的粘连状态。

C2 直肠指检或生理盐水灌肠　刺激排便排气。

C3 抗生素　可使用氨苄西林、第三代头孢菌素及抗厌氧菌类药物。

C4 解痉剂　肌注阿托品、山莨菪碱。

C5 液体疗法　纠正脱水,给予2:1液或生理盐水,按20ml/kg补充。补充额外损失量,给予3:1液补充胃肠减压液。补充生理需要量,根据体重给予葡萄糖维持液。

C6 胃管注入20%甘露醇或液状石蜡　甘露醇每次30～60ml,液状石蜡每次100～200ml,给药后夹管观察。

B2 急性完全性肠梗阻　无绞窄征象者,处理同不完全性肠梗阻。保守治疗期间,进行全消化道造影,胃管灌入钡剂,观察其下行后肠梗阻近端肠管的形态、分布、活动程度,观察24小时,若钡头停留在某一处固定不动,钡剂不能下降至结肠,则为开腹探查指征,应手术治疗。

B3 绞窄性肠梗阻

C1 抢救休克　快速补充晶体液,按20ml/kg,给予2～3个治疗量。同时给予血管活性药物。

C2 急诊手术　在抢救休克的同时,急诊行剖腹探查术。手术方式依据患儿情况及病理变化决定,可实施单纯粘连分离、肠切除吻合术、肠外置延期肠吻合术或肠造瘘术。

B4 慢性肠梗阻

C1 中药通里攻下　祖国医学称肠梗阻为肠结,治以通里攻下、利水消胀法,常用大承气汤等方剂加减。处方举例:大黄9g、厚朴6g、芒硝6g、枳实9g、莱菔子15g、桃仁9g、赤芍15g。如肠腔内渗液多者,加用甘遂末,每次0.5～1g冲服。也可将生豆油注入胃管,总量为50～100ml,分次注入,然后夹管。

C2 消化道造影　胃管注入钡剂,观察钡剂前进及滞留情况,了解梗阻情况和部位,以决定是否需要手术探查。

A6 预防

B1 生活管理

C1 饮食　勿暴饮暴食。术后1～2年内少吃或不吃黑枣、柿子、白薯、萝卜、年糕、泡泡糖等食品。这些食品或鞣质较多,或不易消化,或食后产气较多,易造成腹胀。

C2 起居　预防感冒,注意防止腹部受凉,避免疲劳,以免肠蠕动紊乱或肠痉挛的发生。

B2 腹部手术操作中避免遗留顽固性粘连

C1 减少引起粘连的因素,对腹腔内出血、凝血块、异物、感染灶进行积极清除和处理,减少不必要的损伤,特别是肌层损伤及缺血性坏死等,必须及时修复。

C2 目前各种防粘连药物均有害而无益。在腹腔手术关腹前在腹腔内涂用透明质酸等,如果能完全制止粘连,必然影响愈合;如果不能完全制止粘连形成,则粘连越少越易发生内疝、扭转等绞窄性肠梗阻。可以继续研究,暂时慎用。

A7 特殊类型的粘连性肠梗阻

B1 腹腔手术后早期合并肠梗阻 按粘连发生规律，术后早期很少发生粘连性肠梗阻，但是若术中不慎将肠壁缝于伤口或腹内遗留异物时则可发生。此外，蠕动紊乱引起小肠套叠也应想到，1956～2000年北京儿童医院就报告了26例术后小肠套叠。一般术后肠蠕动不恢复多为腹膜炎、肠麻痹，只有蠕动亢进的同时结肠空瘪才能诊断术后合并肠梗阻，不可盲目开腹分离粘连。

B2 复发性粘连性肠梗阻 复发性粘连性肠梗阻多因有顽固性粘连，特别是存在潜在性梗阻点(如瘢痕性肠狭窄)，每当蠕动紊乱都可引起肠梗阻。钡餐胃肠造影可以看到固定的扩张段及钡滞留。手术目的只在切除狭窄及有关的顽固粘连，广泛分离粘连永远是禁忌。过去曾有人行肠排列手术，现早已被淘汰。在家兔实验中，3种排列手术(图2-17-4)一年内均发生多处零乱粘连，并不能预防肠梗阻。如提高粘连性肠梗阻的手术技术质量，则复发性粘连性肠梗阻基本上可得到预防。

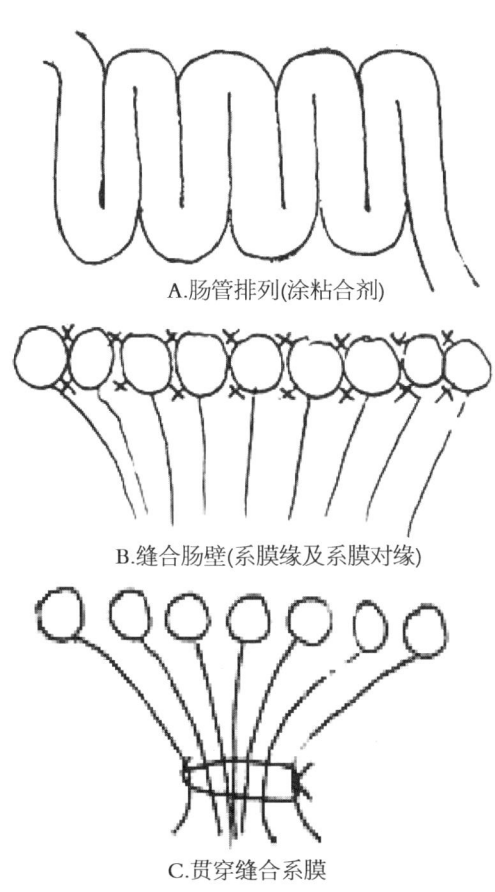

图 2-17-4 3 种肠排列手术

腹腔镜的应用：目前腹腔镜治疗腹腔粘连多视为禁忌。腹腔镜的价值在急腹症术前探查中不比腹腔穿刺作用更大。急症患儿情况常很危重,现行的腹腔镜技术对危急患儿的腹腔探查确实不够快速和安全;然而只要穿刺有腹水,测得有部分自由腹腔,有插入腹腔镜的可能,就能进一步了解腹内情况。如果发现为粘连索带引起的绞窄性肠梗阻,简单的剪断索带即可完成治疗,此时腹腔镜比开腹探查优越百倍。如何改进腹腔镜在腹水(血腹)及粘连中的具体技术,尚有待进一步研究。

总之,对于粘连性肠梗阻强调以下几点尤为重要:①术后腹痛很少是粘连性肠梗阻。②粘连性肠梗阻首先要有肠梗阻,并且是因粘连引起。③治疗目的是解除肠梗阻,不是清除粘连。④术后一个时期要避免寒冷与暴食等,以免引起肠蠕动紊乱,不能企图依靠药物预防粘连的形成。

2.18 嵌顿性腹股沟斜疝的误诊

肠管嵌入疝囊可造成典型的肠腔外梗阻。腹股沟斜疝是最常见的小儿外科疾病,如果疝部突然变硬,不能还纳,患儿腹痛、哭闹、呕吐,嵌顿性腹股沟斜疝即可诊断,治疗也应简单安全。然而临床上仍有不少误诊、漏诊,造成不良后果。常见有如下两类情况:①漏诊嵌顿疝延误了绞窄性肠梗阻的治疗:以腹痛就诊,因检查腹部未查会阴以致漏诊;观察腹股沟未见肿物,未想到李氏侧壁疝嵌顿。②误诊为嵌顿疝使主要急腹症或其他重症漏诊:重症患儿咳嗽、喘息、腹胀,使疝不能还纳,但无肠梗阻,误诊为嵌顿疝;疝内容并非肠管,误诊为嵌顿疝,使重症患儿误行不必要的手术。

A1 病因

素因是必须有疝囊存在,同时再有突然腹压升高为诱因,才能发生嵌顿疝。然而小儿存在疝囊有时不被发现,可能第一次疝出即被嵌顿。特别是李氏侧壁疝,平时常无任何肿物。事实上必有潜在疝囊或残余腹膜鞘状突存在。嵌顿的诱因多为哭闹、咳嗽、排便时持续猛烈用力所致,少数因肠蠕动紊乱引起。

A2 病理解剖

婴儿的腹股沟管很短,仅约1cm,而且近乎垂直地从深环通向浅环,腹内压增高时,冲力直向浅环,所以婴儿期很容易发生嵌顿疝。

进入疝囊的脏器多为小肠,女孩也可见到卵巢、输卵管。管道器官内高压膨胀引起自身扭绞、梗阻、坏死,疝囊内有血性渗出。

A3 诊断要点

直肠指检配合双合诊检查,经直肠内沿腹股沟韧带扪到深环处有张力性囊性肿物,与腹股沟皮下肿物相连,不能移动,可以诊断为嵌顿疝。按压试验内外相通则无肠梗阻,内外不通则为绞窄性肠梗阻,有急症手术的指征。B超(直肠探头)有助于确诊。晚期阴囊充血肿胀,肿块胀硬,局部穿刺可抽出血性液体,应立即手术。

A4 治疗

B1 治疗原则　患儿条件许可时尽量施行一期手术解除肠梗阻修复疝。危重患儿合并嵌顿疝者必须肯定绞窄性肠梗阻的诊断方可考虑手术。

B2 手法复位

C1 手法复位的指征　①嵌顿时间在12小时以内。②全身情况良好。③腹不胀,无肌紧张,无压痛。

C2 复位要点　①先注射镇静剂(苯巴比妥5~8mg/kg)及解痉剂(阿托品0.01mg/kg),使患儿安静入睡。②患儿平卧,抬高臀部,局部热敷。③挤压时切忌施以暴力,以免损伤疝内容物。④手法复位成功后,休息2~3天,待局部水肿消退后再择期手术。

B3 急诊手术

C1 手术指征　①嵌顿时间超过12小时。②全身情况差,出现发热、便血等症状。③腹胀严重,局部皮肤变红或发紫,肿块硬有明显触痛,阴囊内有渗液。④新生儿嵌顿疝,不能确定发病时间。⑤女孩嵌顿疝,因其疝内容物常为卵巢,不易复位。⑥手法复位失败者。

C2 手术方式　疝内容物复位、疝囊高位结扎术为常用手术方式。肠管坏死行肠切除吻合术。深环宽大者行深环紧缩术。若疝囊水肿严重,囊壁撕裂,则行腹股沟管修补术。

2.19 原发性腹膜炎

腹膜炎是小儿常见的外科急腹症,按其发病机制分为原发性和继发性两大类。原发性腹膜炎(primary peritonitis)系指腹腔内无原发性病灶的化脓性腹膜炎。在20世纪20年代,此病是儿童的常见病,其发病率占小儿急腹症的10%。自广泛应用抗生素以来,该病的发病率已显著降低,至70年代仅占小儿急腹症的2%。进入21世纪,原发性腹膜炎在小儿已属罕见病。北京儿童医院资料统计,2000年1月~2004年6月共收治各种类型腹膜炎928例,占同期急腹症病例的23%,其中原发性腹膜炎11例,其发病率仅占小儿腹膜炎的1%,位居各种类型腹膜炎的第四位。

A1 病因

B1 致病菌　原发性腹膜炎多由单一细菌引起,混合感染少见。常见的病原菌为肺炎双球菌、溶血性链球菌,近年来革兰阴性杆菌如大肠杆菌培养阳性率增加。部分病例细菌培养阴性,考虑为厌氧菌及病毒感染所致。

B2 感染途径　细菌侵入腹腔途径多不易找到,个别患儿发病前患有上呼吸道感染、扁桃体炎或皮肤化脓性感染。公认的学说认为,原发性腹膜炎主要通过血行感染进入腹腔,少数患儿通过淋巴系统、胃肠道和女性生殖器上行进入腹腔而感染。

B3 易感人群 原发性腹膜炎易发生于已患有某种疾病的儿童。肾病综合征患儿最易合并原发性腹膜炎,在抗生素应用之前,其发病率高达17%,也是最主要的死亡原因。肝性腹水及肝功能障碍的儿童也易并发原发性腹膜炎。腹腔内留有治疗性异物者,如放置脑室-腹腔分流管及腹膜透析管的患儿也属于原发性腹膜炎的易感人群。

A2 病理

原发性腹膜炎常为弥漫性的全腹腔腹膜充血、水肿及渗出。渗液内含大量白细胞、坏死组织和细菌,继而形成脓液。小儿腹膜的面积几乎等于全身皮肤的面积,腹腔内感染扩散很快,如果腹膜全部发炎水肿,相当于全身皮肤烫伤,后果可想而知。原发性腹膜炎发生后,腹腔内产生大量渗出液,使细胞外液减少引起血容量减少,电解质紊乱。严重的腹膜感染和大量毒素的吸收导致毒血症。而脓液中大量凝固的纤维蛋白沉积在肠壁间引起纤维性肠粘连,成为日后导致粘连性肠梗阻的潜在因素。

A3 诊断

B1 易感人群 原发性腹膜炎集中发生于几种类型的患儿,其高度易感儿童有以下几类:

C1 原发性腹膜炎常发生于4~8岁的女性患儿,女性的发病率约占90%,为男性的3倍。原发性腹膜炎的年龄和性别特点对诊断有一定的价值。

C2 罹患肾病、肝病的儿童,出现腹膜刺激征时应高度怀疑并发原发性腹膜炎的可能。

C3 腹腔内置入脑室-腹腔分流管及腹膜透析管的儿童,并发原发性腹膜炎的机会较高。

C4 少部分患儿有明确的原发病灶史,如上呼吸道感染、扁桃体炎、肺炎、脐炎及生殖系统感染史。

B2 临床表现

C1 以消化道症状为主要表现 儿童发病较急,腹痛大多突然发生,呈阵发性加重,疼痛多位于脐周或全腹。多数患儿伴频繁呕吐,盆腔炎症可引起尿频和腹泻。原有肾病综合征、肝硬化伴腹水或全身免疫功能低下的患儿,并发原发性腹膜炎时症状较轻,腹痛较缓。

C2 全身中毒症状明显 患儿呈急性病容,脉搏细弱,面色苍白,神志模糊,寒战发热,体温可高达39~40℃,腹痛和发热可同步出现或先后出现。

C3 腹部检查存在腹膜刺激征 早期腹部平坦,全腹轻度紧张,有广泛压痛。随着病情的进展,腹胀明显,有全腹压痛和腹肌紧张,肠鸣音减弱或消失。肝、肾疾病并发腹膜炎者出现腹壁静脉怒张,腹壁发红、肿胀、壁厚,大阴唇、阴囊也可出现肿胀。直肠指检发现直肠内有烧灼感觉,直肠前壁触痛,黏膜水肿,粪便混有黏液。女孩检查时应注意外阴有无脓性分泌物并作培养。

B3 腹腔诊断性穿刺 腹腔穿刺对诊断具有意义,对鉴别继发性腹膜炎也有帮助。穿刺液多为稀薄黄色混浊腹水,无气味,无粪臭,与继发性腹膜炎的渗液迥然不同。腹腔渗液涂片检查可以找到肺炎球菌或溶血性链球菌,但大量应用抗生素后涂片或培养可得阴性结果。腹

水白细胞计数超过 $0.5\times10^9/L$,以中性粒细胞为主。革兰染色涂片检查,如为革兰阳性细菌可确诊为原发性腹膜炎,如为革兰阴性杆菌则应考虑继发性腹膜炎。腹水常规进行细菌培养。

B4 实验室检查　血常规检查白细胞计数可达 $(15\sim20)\times10^9/L$,中性粒细胞达 90% 以上。

B5 影像学检查　无特异性影像学检查项目。X 线腹部平片显示小肠胀气,双侧腹壁脂肪线消失,有时可见积液阴影。B 超显示腹腔内积液影像。

A4　鉴别诊断

原发性腹膜炎的鉴别诊断主要是与继发性腹膜炎鉴别。两者症状有许多相似之处,腹部体征均可表现腹膜刺激征,鉴别诊断有一定难度。下列鉴别点可供参考:

B1 继发性腹膜炎腹腔内有原发病灶,如阑尾炎、胆囊炎、坏死性肠炎、肠套叠、肠扭转、腹内疝等,原发病灶穿孔、绞窄、坏死导致腹膜炎。原发性腹膜炎腹腔内无原发病灶,有腹外病灶和疾病,如皮肤、呼吸道、生殖道等处感染,或肾病综合征、肝硬化腹水、腹腔内留置导管等。

B2 继发性腹膜炎发病初期有原发病的症状和体征,阑尾炎以右下腹痛及压痛为主征;肠套叠以哭闹、呕吐、血便、腹部包块为主征,且病情呈进行性加重,腹膜炎病程相对较长,仔细询问病史可发现原发病的早期征象。原发性腹膜炎早期即可出现腹膜炎征象,病程较短。

B3 继发性腹膜炎先有急腹症表现,后有全身中毒症状。而原发性腹膜炎急腹症表现与全身中毒症状可同时出现,腹痛初期即可出现高热、精神弱、反应差等继发性腹膜炎的后期表现。

B4 继发性腹膜炎的腹腔穿刺液呈臭味脓液、粪便样液、血性液、胆汁样液。而原发性腹膜炎则呈稀薄脓液或稀薄黄色混浊液。

B5 继发性腹膜炎革兰染色涂片检查多为革兰阴性杆菌,培养多为大肠杆菌或厌氧菌。原发性腹膜炎革兰染色涂片多为革兰阳性细菌,培养多为肺炎双球菌或溶血性链球菌。细菌学检查是鉴别两者最准确的方法。

B6 继发性腹膜炎常有影像学检查的阳性显示,如 X 线腹部平片发现膈下游离气体提示消化道穿孔,B 超检查发现同心圆征提示肠套叠。原发性腹膜炎影像学多无特异性征象。

原发性腹膜炎与继发性腹膜炎鉴别困难时,只要有腹膜刺激征诊断为腹膜炎则符合剖腹探查术的指征,不强求手术前明确病因而延误治疗。手术中未发现原发病灶,应常规取腹腔渗液送培养及药敏检查。

A5　治疗

B1 非手术治疗　对诊断明确、腹腔脓液少、中毒症状轻的原发性腹膜炎可试用非手术治疗。肾病或肝病腹水感染引起的腹膜炎经保守疗法多可治愈,不需手术治疗。

　C1 抗感染治疗　抗感染治疗是原发性腹膜炎最主要的治疗,大剂量静脉滴注抗生素是治疗的关键。首选青霉素治疗肺炎双球菌及链球菌感染,如青霉素过敏,则用红霉素;以头孢菌素类治疗葡萄球菌感染;以氨苄西林、庆大霉素治疗大肠杆菌感染。感染菌种难以明确时,宜选用头孢菌素类。抗生素的选择应以细菌培养和药物敏感试验为指南。疗程以10～14天为宜。

C2 全身中毒症状的处理　针对出现的全身中毒症状予以相应的处理:高热时采取降温措施,腹胀严重时应禁食、胃肠减压,输液纠正脱水及电解质失衡,输血浆加强支持疗法,应用镇静剂保持患儿安静。

C3 闭合性腹腔引流　肾病综合征及肝硬化腹水导致的原发性腹膜炎,腹腔脓性渗液较多,腹壁红肿,腹胀严重,引流炎性腹水可缓解腹胀,减轻腹膜刺激,对控制感染有利。可应用静脉留置套管针进行腹腔穿刺,留置套管外接引流袋引流腹水,引流量及引流时间根据病情需要决定。

B2 手术治疗　如非手术治疗无效、腹膜炎加重或诊断上不能排除继发性腹膜炎,则应争取剖腹探查。手术对原发性腹膜炎并未带来更大的危险及加重病情,且可避免延误对继发性腹膜炎病灶的早期处理,改善腹腔感染情况。手术中仍存在争议的问题如下:

C1 阑尾切除　原发性腹膜炎时,阑尾可呈现轻度充血、水肿,炎性改变不著,组织病理多表现为浆膜炎,少数阑尾正常。多数医生在剖腹探查时切除阑尾,以防日后罹患阑尾炎。北京儿童医院收治的11例原发性腹膜炎中,8例行阑尾切除术,术后未出现并发症。在剖腹探查时附加阑尾切除术是可取的。

C2 腹腔冲洗　原发性腹膜炎导致腹腔大量渗出及腹腔积脓,进行腹腔冲洗是安全和有效的。腹腔冲洗可减少单位体积中的细菌数量,利于感染控制,阻止腹腔脓肿形成,避免粘连性肠梗阻的发生。冲洗液中是否加入抗生素仍有争议。有人单独使用生理盐水冲洗腹腔,北京儿童医院应用0.1%甲硝唑盐水冲洗腹腔,均未发现不良反应。

C3 腹腔引流　腹腔留置引流可排出腹腔内污染的渗液和坏死物质,使腹腔内炎症得到有效控制。但反对意见认为,腹腔引流管可压迫内脏,形成肠瘘或腹壁窦道,引流处伤口感染,延期愈合,故多不主张放置腹腔引流。北京儿童医院9例施行剖腹探查术的原发性腹膜炎患儿,仅进行了腹腔冲洗,未放置腹腔引流管,术后恢复良好。若腹腔污染严重,腹腔冲洗不满意,可放置引流管充分引流。

C4 腹腔镜探查　随着腹腔镜的广泛应用,原发性腹膜炎施行腹腔镜探查术已成为可能。与开腹探查术比较,腹腔镜具有探查全面、视野清晰、容易发现上腹腔和盆腔病变、腹腔冲洗彻底的优势。因此,对术前诊断不肯定,怀疑原发性腹膜炎的患儿,建议开展腹腔镜探查术,术中未发现原发病灶,可实施腹腔冲洗术或腹腔引流术。

A6 预后

随着诊断率的提高及抗生素的使用进步,原发性腹膜炎的预后良好,总死亡率降至1%以下。

2.20 蔓延性腹膜炎

腹膜炎是小儿常见的外科急腹症,按其发病机制分为原发性和继发性两大类,继发性腹膜炎依据病因又分为蔓延性、坏死性、穿孔性。蔓延性腹膜炎(spreading peritonitis)是指腹腔内脏器炎症扩散,含有细菌的渗出液流入腹腔引起的继发性腹膜炎。蔓延性腹膜炎是小儿继发性腹膜炎中最常见的一种类型,据北京儿童医院资料统计,2000 年 1 月~2004 年 6 月共收治小儿腹膜炎 928 例,其中蔓延性腹膜炎 785 例,占小儿腹膜炎的 85%,其发病率位居各种腹膜炎之首位。

A1 病因

B1 急性阑尾炎　急性阑尾炎是引起蔓延性腹膜炎最常见的病因,北京儿童医院近 5 年收治急性阑尾炎 2807 例,其中阑尾炎导致的腹膜炎 762 例,占阑尾炎发病率的 27%。小儿阑尾壁薄,有较丰富的淋巴滤泡和淋巴网,炎症侵犯阑尾壁层容易发生穿孔,且小儿大网膜短而薄,局限能力差,一旦发生穿孔,阑尾腔内细菌、粪便流入腹腔即引起弥漫性腹腹炎。

B2 急性胰腺炎　急性胰腺炎在小儿较为少见,水肿型占多数,出血坏死型罕见,但此型常导致蔓延性腹膜炎。胰腺炎时胰酶被激活引起胰腺组织及其周围脏器的自身消化,含有胰液的渗出液流入腹腔引起弥漫性腹膜炎。

B3 Meckel 憩室炎　Meckel 憩室炎是引起小儿蔓延性腹膜炎的较常见病因,部分憩室迷生异位胃黏膜组织,其分泌的胃酸和消化酶可腐蚀憩室和其周围组织,引起溃疡;有些憩室本身发生扭转或腔内梗阻,引起憩室炎,憩室腔内细菌可通过室壁渗入腹腔,导致腹膜炎。

B4 急性胆囊炎　急性胆囊炎是小儿急腹症中的少见病,多为单纯性胆囊炎,化脓性和坏疽性胆囊炎更为少见。胆囊为一盲袋,当胆囊管因各种原因导致梗阻后,胆囊黏膜分泌增加,囊内压力增高,引起囊壁血供和淋巴循环障碍,进而引起胆囊黏膜糜烂及溃疡形成,细菌经胆囊壁渗入腹腔,形成腹膜炎。

B5 腹腔脓肿破裂　晚期阑尾炎形成的阑尾脓肿,阑尾切除术后并发盆腔脓肿、膈下脓肿,当脓肿张力增高,患儿剧烈活动或碰撞后可导致脓肿破裂,脓液蔓延至腹腔,引起腹膜炎。

A2 诊断

B1 原发病的临床表现　疾病早期以原发病的症状及体征为突出表现,症状以腹痛、呕吐、发热为主,体征则以病变区域局限性压痛、肌紧张为特征。急性阑尾炎以右下腹压痛为著,胰腺炎压痛点固定于上腹中部,胆囊炎则局限于右侧肋下。原发病具有典型的临床表现,诊断并不困难。

B2 腹膜炎的临床表现　蔓延性腹膜炎常具有典型腹膜炎的症状和体征。

　C1 症状

D1 腹痛 腹膜炎时腹痛剧烈难忍,任何体位改变均可加重腹痛,故患儿多蜷卧不动,腹部拒碰。

D2 呕吐 腹膜炎时呕吐较频繁,呕吐物多为黄绿色液体,甚至为棕褐色粪样肠内容物。

D3 发热 腹膜炎形成后体温更见升高,多为持续性高热,可达39℃以上,降温措施多难以见效。

D4 腹泻 腹膜炎时,盆腔内积脓积液,刺激直肠,患儿多出现腹泻,为少量水样便,混有黏液,大便常规检查多无阳性发现。

D5 全身中毒表现 进入腹膜炎期,患儿感染中毒情况更为突出,表现为表情淡漠,面容憔悴,精神极差,眼窝凹陷,手足发凉,皮肤干燥,脉搏细弱。

C2 体征

D1 腹部体征 全腹压痛、肌紧张、反跳痛、肠鸣音减弱或消失是腹膜炎的主要体征,始终存在,但以原发病灶部位最为显著。儿童由于腹肌薄弱,少有成人腹膜炎的"板样腹"。

D2 直肠指检 直肠指检是腹膜炎患儿必查的检查步骤,可发现直肠黏膜水肿、增厚,有烧灼感觉,指套上粘有黏液便,可混有血丝。

D3 腹腔穿刺 小儿罹患腹膜炎应常规施行腹腔穿刺,以协助快速诊断。蔓延性腹膜炎腹腔穿刺液为脓性渗液或混浊性渗液,涂片检查有白细胞、脓细胞是诊断蔓延性腹膜炎的可靠证据。

B3 影像学检查

C1 B超检查 可显示病变脏器状况,如显示炎变的阑尾、肿胀的胆囊、水肿的胰腺及腹腔内炎性渗液。

C2 腹部X线检查 蔓延性腹膜炎显示肠管普遍胀气,并有多个小气液面等肠麻痹征象,腹膜脂肪线模糊或消失。

B4 实验室检查 蔓延性腹膜炎血常规检查,呈现白细胞及中性粒细胞增高的感染性改变。

A3 治疗

小儿继发性腹膜炎多需采用及早手术为主的综合治疗,以达到去除病灶、阻止感染扩散的目的。但蔓延性腹膜炎不同于穿孔性及坏死性腹膜炎,手术并非绝对的治疗方式,有些情况下可行非手术治疗或暂缓手术。

B1 治疗方法的选择

C1 病程在72小时以内的蔓延性腹膜炎应尽早实施手术。5岁以下的小儿,腹腔内感染局限能力差,手术期限可延至96小时内。选择手术治疗要根据全身情况、腹部体征、B超检查、医疗技术综合评判。

C2 病程超过72小时,已有局限化趋势,临床症状和体征有所好转,可暂缓手术,以保守治疗为主。

C3 一部分蔓延性腹膜炎病因明确,全身情况较好,无休克表现,经治疗好转,可不需手术,此类疾病包括急性胰腺炎、急性单纯性胆囊炎、肝脓肿。

C4 蔓延性腹膜炎病因不明、病情不重、无紧急手术指征的病例,可在短期(12小时)内住院观察,根据病情进展情况再决定治疗方案。

B2 非手术治疗

C1 禁食、胃肠减压　可减轻胃肠道膨胀,利于胃肠蠕动的恢复,并为中转手术做好准备。蔓延性腹膜炎入院观察的患儿至少禁食24小时。

C2 抗生素治疗　蔓延性腹膜炎多为需氧菌和厌氧菌的混合感染,应选择针对革兰阴性杆菌和脆弱类杆菌有较好杀菌作用的抗生素,多选择第三代头孢菌素和甲硝唑联合应用。

C3 镇痛镇静　镇痛镇静疗法在儿童尤为必要,可减轻疼痛,减少躁动,消除患儿的恐惧心理,利于疾病康复。对于诊断明确、治疗方案已确定的患儿,用镇痛药物是允许的,可静脉注射曲马朵类药物;镇静药物多选用10%水合氯醛灌肠,静脉注射地西泮或肌注苯巴比妥。若诊断尚未明确,镇痛镇静药物剂量宜小,以免妨碍病情观察。

C4 输液疗法　小儿腹膜炎的补液包括累积损失量、额外损失量及生理需要量的补充。纠正脱水、休克的累积损失补充应迅速输入晶体液,小儿首选生理盐水或2∶1液。应注意补充腹膜炎的第三间隙失液,临床上常低估患儿的丢失体液量,导致休克及脱水的难以纠正。小儿急性腹膜炎的足量补液指标是:①尿量达每小时2～3ml/kg。②心率稳定在各年龄组应有的速率。③患儿安静,神志清楚。④四肢温暖。此4项指标表示心、脑、肾、周围循环功能正常。

C5 动态观察　动态观察是治疗小儿腹膜炎必不可少的程序,通过观察了解病情进展,为更改治疗方案提供证据。观察项目包括:生命体征的监测,尿量的测定,B超、X线的复查,腹腔穿刺、直肠指检的复诊。任何指标的改变都应采取相应的措施。

B3 手术治疗　根据病因采取不同的手术方案。

C1 病灶处理　清除腹膜炎病因是手术的根本目的,应及早、彻底、准确地清除感染灶,切除炎变的阑尾、胆囊和憩室。但局部炎症严重、解剖层次不清、病情危重不能耐受手术打击者,应以抢救生命、减少打击、保护脏器为重,仅做病灶引流或肠造瘘术、肠外置术即可,待病情稳定后再行二期手术。

C2 清理腹腔　蔓延性腹膜炎腹腔污染较重,腹腔内积存混浊渗液、脓液、脓苔,是造成术后腹腔残余感染、粘连性肠梗阻的隐患,故尽可能在术中彻底清理腹腔,吸尽腹腔内渗液,剥除脓苔,用大量生理盐水或低浓度抗生素盐水冲洗腹腔,冲洗到水清亮为止。用4～10℃生理盐水冲洗还能起到降温的效果。

C3 腹腔引流　腹膜炎时腹腔引流的目的是通过引流管将腹腔内继续产生的渗液排出体外,以使残存的炎症得到控制。小儿蔓延性腹膜炎手术后,只要切除病灶清洗干净,一般不需引流,只有在病灶处理不满意、腹腔内有坏死组织残留、腹腔清洗不彻底时,才需放置腹腔引流,通常选用引流管引流。

C4 晚期残余脓肿处理 阑尾切除术后腹腔残余感染形成脓肿,应根据脓肿的大小、部位、张力、与周围脏器的关系予以相应的处理。腹腔内小脓肿或位置较深,与周围组织粘连紧密者,以静滴抗生素为主,辅助局部理疗、中药治疗,使其自行吸收;腹腔内大脓肿或位置较浅、张力较高者,可在B超引导下穿刺抽脓。盆腔脓肿可经直肠穿刺或切开引流。膈下脓肿可在肋缘下方穿刺抽吸脓液。

A4 预后

小儿蔓延性腹膜炎预后良好,手术切除病灶后基本痊愈,术后并发症少见。据北京儿童医院2001~2004年资料统计,2326例阑尾切除术,发生术后并发症者占2.4%,其中伤口感染率0.3%,粘连性肠梗阻发生率0.7%,腹腔残余感染发生率1.4%。急性胰腺炎痊愈后仍有复发病例,需追查引起胰腺炎的原因,以根治此病。

2.21 穿孔性腹膜炎

腹膜炎是小儿常见的外科急腹症,按其发病机制分为原发性和继发性两大类,继发性腹膜炎依据病因又分为蔓延性、坏死性、穿孔性。穿孔性腹膜炎(perforative peritonitis)系因多种原因导致腹腔内器官炎症穿孔,损伤破裂,胃肠内容物及胆汁流入腹腔引起的继发性腹膜炎(不包括阑尾炎、Meckel憩室炎穿孔、无气腹腹膜炎),以气腹为特征。小儿穿孔性腹膜炎是临床上较少见的一种腹膜炎,但它是儿童急腹症中最危急的病症之一。北京儿童医院资料统计,2000年1月~2004年6月共收治小儿腹膜炎928例,其中穿孔性腹膜炎58例,其发病率占小儿腹膜炎的6%,位居各种腹膜炎的第三位。

A1 病因

B1 原发疾病 多种疾病、不同因素的可引起小儿穿孔性腹膜炎。成人穿孔脏器以胃、十二指肠及胆道系统为多,而小儿则以小肠为主,先天性畸形为其主要病因。

C1 原发性消化性溃疡 小儿消化性溃疡病尽管比成人发病率低得多,但胃、十二指肠溃疡并发穿孔却是消化性溃疡病的主要合并症,也是穿孔性腹膜炎的常见病因之一。北京儿童医院近5年来共收治原发性消化道溃疡穿孔7例,占穿孔性腹膜炎的12%。其中胃溃疡穿孔4例,十二指肠溃疡穿孔3例。小儿发生穿孔的溃疡多为急性溃疡,病理表现为黏膜出血、糜烂,累及深层组织并发穿孔。

C2 先天性消化道畸形 先天性消化道畸形在小儿的发病率较高,消化道畸形导致的胃肠穿孔是构成穿孔性腹膜炎的主要病因。引发穿孔性腹膜炎的常见疾病有:

D1 新生儿先天性巨结肠 新生儿巨结肠因肠壁薄,在急性肠梗阻期易发生肠穿孔。

D2 先天性肠闭锁 闭锁近侧肠管因长期梗阻而极度扩张，肠壁肥厚，血供不良，蠕动功能极差，某些病例盲端极度膨胀，使肠壁变薄，血供障碍，导致肠穿孔。

D3 先天性肛门闭锁 肛门直肠闭锁，肠内容物排出障碍，其近端极度扩张，导致结肠穿孔。

D4 先天性胃壁肌层缺损 先天性胃壁肌层缺损是新生儿自发性胃穿孔的主要病因，缺损处胃壁仅由黏膜、黏膜下层及浆膜层构成，当胃内压增高时出现胃扩张，最后导致胃壁肌层缺损处破裂。

D5 肠重复畸形 部分重复畸形的黏膜有迷生的胃黏膜及胰腺组织，对肠壁具有腐蚀作用，易形成溃疡，导致穿孔。

C3 消化道梗阻 肠梗阻发生后，肠腔内大量积气、积液而致肠膨胀，引起肠腔内压增高，肠壁变薄，肠壁血液循环严重障碍，黏膜缺血，形成溃疡灶，肠腔内压持续增高，最终导致肠穿孔。小儿肠梗阻导致肠穿孔常见的疾病包括：

D1 肠套叠 肠套叠系肠腔内梗阻。肠套叠所致的肠穿孔主要发生于套叠鞘部，鞘部肠壁因高度扩张与长期痉挛而发生缺血性坏死（即动脉性坏死，呈局灶性灰白色点状坏死），灌肠复位或手法复位时极易穿孔。灶状坏死不易被发现，比套入部静脉性坏死更具危险性。北京儿童医院近5年共有8例肠套叠并发穿孔，占穿孔性腹膜炎的14%。

D2 粘连性肠梗阻 粘连性肠梗阻系肠腔外梗阻，索带压迫或缠绕肠管是导致肠穿孔的主要原因。在索带压迫处局部肠壁血供障碍最为严重，当肠壁动脉血供发生障碍时，可发生肠坏死及穿孔。

D3 嵌顿性腹股沟斜疝 嵌顿性腹股沟斜疝是小儿腹股沟疝常见的并发症。小儿疝囊颈和疝环较成人柔软，血管弹性较好，而腹股沟管所受的腹肌压力也较弱，因此，钳闭的肠管发生坏死穿孔的概率较低。但小婴儿常因病史不清而延误治疗，导致肠坏死穿孔。北京儿童医院手术治疗183例嵌顿疝中，2例并发肠穿孔。

C4 外伤性消化道穿孔 腹部创伤引起的消化道穿孔逐年增多，北京儿童医院共收治12例外伤性胃肠穿孔，占穿孔性腹膜炎的21%，位居首位病因。在成人多因尖锐物体刺入腹部，直接刺伤肠管，或枪弹伤穿透腹部损伤肠管，这在小儿较为少见。小儿外伤性消化道穿孔多因汽车直接压轧腹部，或因牲畜踢踩顶撞，或因高处坠落时硬物垫于腹部，造成肠破裂或迟发性肠穿孔。另外，误服尖锐异物刺伤肠壁致肠穿孔也是儿童特有的穿孔原因。

C5 炎症性肠病 小儿Crohn病近年发病率有上升趋势。北京儿童医院2000～2004年共收治Crohn病合并急腹症12例，其中5例并发肠穿孔，占穿孔性腹膜炎的7%。局限性肠炎病变处肠段炎性细胞浸润，充血水肿，导致黏膜糜烂，溃疡形成，病变侵犯肠道壁全层，裂隙状溃疡穿通后可形成慢性穿孔。

C6 肠伤寒 近年来肠伤寒并发肠穿孔的发病率明显下降。北京儿童医院近5年来尚无伤寒肠穿孔的病例。伤寒肠穿孔主要发生于5岁以上的儿童，在病程的第三周，回肠肠壁的坏死组织脱落形成溃疡，溃疡深入肌层或浆膜层可发生出血及穿孔。

C7 胆道疾患　小儿胆道疾病较成人少见，主要是先天性胆道疾患，胆道穿孔更为罕见。引起胆道穿孔的疾病有：

D1 先天性胆总管囊肿　先天性胆总管囊肿是小儿较常见的胆道畸形，引发穿孔的病例却不多见。北京儿童医院 2000～2004 年共收治先天性胆总管囊肿 198 例，其中并发穿孔 3 例，仅占胆总管囊肿的 1.5%。胆总管囊肿容量为数百毫升至数千毫升，当囊肿逐渐增大时，囊内压力逐渐增加，在囊壁薄弱处，易因腹压突然增加或腹部外伤发生穿破，引起急性胆汁性腹膜炎。胆囊炎在小儿也少见，胆囊炎并发穿孔更为罕见。当胆囊管完全梗阻，囊内压力过高，胆囊壁坏死可导致穿孔，胆汁流入腹腔引起胆汁性腹膜炎。

D2 胆道自发性穿孔　胆道自发性穿孔（biliary tract perforation）是小儿特有的疾病，也是引起小儿胆汁性腹膜炎的常见原因。北京儿童医院 2000～2004 年共收治胆道自发性穿孔 2 例。此病多发生于 1 岁以内的婴儿，病因尚不明确。穿孔部位多位于胆总管，孔径较小，有些病例手术中未发现穿孔部位。

B2 细菌种类　引起穿孔性腹膜炎的细菌多系消化道的常驻菌群，包括需氧菌和厌氧菌，为多菌种的混合性感染，故毒性剧烈。最常见的需氧菌为大肠杆菌、链球菌、葡萄球菌、变形杆菌、绿脓杆菌，厌氧菌有类杆菌、脆弱类杆菌、粪链球菌等。

消化道不同部位的细菌种类和数量不尽相同，上消化道菌量最少，小肠部位越低，菌量越多，结肠菌量最多，故消化道穿孔位置越低，引起的腹腔感染越严重。

A2 病理

腹膜受细菌或消化液（胃液、肠液、胰液、胆液）的刺激后，即发生充血、水肿、渗出，由于大量中性粒细胞增多，组织坏死，细菌和纤维蛋白凝固，渗液转为混浊脓液，围绕原发病灶形成粘连。

根据患儿的抵抗力、感染程度和治疗效果，消化道穿孔后可形成局限性腹膜炎及弥漫性腹膜炎。小儿大网膜短，局限能力差，穿孔性后以弥漫性腹膜炎多见。腹膜炎常导致腹腔内大量炎性渗液及肠腔内积液，大量水、电解质、蛋白质积聚在第三间隙内，全身血容量骤减，引起脱水、酸中毒。小儿因解剖、生理及智力发育上的特点，其穿孔性腹膜炎的恶化趋势、严重程度、死亡率较成人严重得多。

A3 诊断

B1 临床表现

C1 病史及先兆症状　消化道穿孔多是急性起病，病程较短，进展迅速，但有些引起穿孔的原发病具有临床先兆或慢性病史。

D1 消化性溃疡　婴幼儿消化性溃疡多无前驱症状，平时表现为食欲缺乏，腹部不适，体重增长缓慢，大便潜血阳性。学龄儿童溃疡可有慢性上腹痛、反酸、烧灼感，疼痛与饮食多无明显关系。

D2 先天性巨结肠　90%以上的先天性巨结肠患儿生后 24 小时内无胎便排出,以后即有顽固性便秘和腹胀,必须经过灌肠、服泻药或塞肛栓才能排便。

D3 先天性肠闭锁　先天性肠闭患儿出生后即出现呕吐、腹胀,无正常胎便排出。

D4 先天性肛门闭锁　新生儿生后无胎便排出,在正常肛门位置无肛门。

D5 肠套叠　肠套叠多发生于 2 岁以内的小儿,出现阵发性哭闹、呕吐、血便、腹部包块等典型征象,应考虑此病。气灌肠后患儿病情恶化,应高度怀疑肠穿孔。

D6 粘连性肠梗阻　粘连性肠梗阻患儿多有腹部外科手术史或腹腔感染史。

D7 嵌顿性腹股沟斜疝　腹股沟或阴囊区域出现不可复包块,嵌顿时间超过 12 小时,阴囊皮肤红肿、触痛,曾试行体外手法复位,复位后可引起迟发性穿孔。

D8 外伤性消化道穿孔　近日有腹部外伤的病史,尤其是外力直接作用于腹部的贯通伤、撞击伤、挤压伤,均应高度怀疑消化道破裂穿孔。

D9 Crohn 病　以青少年发病多见,有慢性腹泻、长期腹痛、持续发热、消瘦病史,患儿有生长停滞、身材矮小、体重较轻、贫血等征象。

D10 肠伤寒　在伤寒流行地区和流行季节,有与伤寒患者接触史,患儿出现持续高热、全身中毒症状、肝脾大、相对缓脉、玫瑰疹及白细胞减低等特征,发病第三周患儿突然出现急腹症征象,应考虑肠伤寒并发肠穿孔的可能。要警惕小儿可表现为无症状的"逍遥型"肠伤寒。

D11 先天性胆总管囊肿　患儿可有慢性腹痛、黄疸、腹部肿块病史,当腹部受到轻微外伤或导致腹压增高的因素作用后,出现腹膜炎征象应考虑胆总管囊肿破裂的可能。

C2 腹膜炎症状和体征　穿孔引起的腹膜炎多是突然暴发,来势凶猛,穿孔性腹膜炎与蔓延性腹膜炎及坏死性腹膜炎相比,其病情进展迅速,症状更为严重。

D1 腹痛　腹痛是主要和首发症状。腹痛多突发,少数缓起。疼痛剧烈难忍,且呈持续性。

D2 呕吐　呕吐出现早且常见,年龄愈小,呕吐愈多见。呕吐物为胃内容物、黄绿色胆汁或棕褐色粪样肠内容物。

D3 发热　发热较其他类型的腹膜炎出现早,体温升高少有渐进性进展,而是病初即出现高热。

D4 感染中毒征象　穿孔性腹膜炎患儿多以感染中毒征象为突出表现,早期表现为精神烦躁,面色苍白,呼吸浅促,大汗淋漓;后期表现为神志淡漠,面容憔悴,眼窝凹陷,手足冰凉,脉搏细弱,血压下降。

D5 腹部体征　腹胀是穿孔性腹膜炎的明显标志,小婴儿腹胀尤其显著,可造成腹式呼吸减弱或消失,胸式呼吸加速。全腹压痛、腹肌紧张是小儿腹膜炎的主要体征。小儿消化道穿孔引起的腹膜炎,压痛点少以原发病灶为著,多为全腹压痛。婴幼儿反跳痛不明显,且判断不准确,故不作为腹检的主要指标。肠鸣音减弱或消失也是腹膜炎典型的征象,应予以重视。

B2 腹腔穿刺 诊断性腹腔穿刺检查在小儿腹膜炎的诊断中具有决定性意义,特别是婴幼儿腹膜炎可作为必要的检查手段。根据穿刺液的性质可初步判断穿孔原因,如黄绿色混浊液体多为上消化道穿孔,胆汁性液体多为胆道穿孔,粪便样液体多为小肠及结肠穿孔。腹腔穿刺液阳性是穿孔性腹膜炎的证据,也是剖腹探查术的手术指征。

B3 影像学检查

C1 X线检查 X线检查是穿孔性腹膜炎最为快速而有效的检查方法。立位腹部平片或透视下,发现膈下游离气体是胃肠道穿孔的证据,也是剖腹探查术的手术指征。对病情危重不能直立的患儿,除摄仰卧位片,应加摄左侧侧卧水平位投照片。

腹部平片判断消化道穿孔部位具有一定困难。若胃泡影存在,出现气腹多考虑肠穿孔所致,但胃底后壁穿孔或胃穿孔被大网膜覆盖时胃泡也可存在。新生儿胃穿孔时,气腹量较大,可见横贯全腹的大液面。巨结肠穿孔时结肠扩张不明显。

C2 超声检查 超声检查已成为腹膜炎的最佳辅助检查方法。对于胃肠穿孔的诊断不及X线检查直接,但可探及腹腔内液性暗区,间接诊断消化道穿孔。超声检查的最佳优势是可以发现引起穿孔的原发疾病,如胆总管囊肿、肠套叠等。

C3 其他检查 CT、MRI、内镜等现代技术已广泛应用于腹膜炎的诊断中,但这些检查准备时间及等待时间相对较长,费用较高,且穿孔性腹膜炎患儿病情危重,多需急诊手术,故这些检查不作为穿孔性腹膜炎的常规检查项目。

B4 实验室检查 穿孔性腹膜炎无特异性实验室检查项目。血常规检查白细胞及中性粒细胞增高。血生化检查有电解质紊乱。

A4 治疗

穿孔性腹膜炎一经证实,唯一有效的治疗方案是手术治疗。即使在术前未能明确原发病变及穿孔部位情况下,只要X线平片显示膈下游离气体,腹腔穿刺为胆汁性液、粪样液、混浊液,均为开腹探查术的指征。

B1 术前准备 穿孔性腹膜炎属急诊手术,多数患儿存在全身中毒情况,对手术的耐受性差,术前尽可能改善全身情况,纠正水、电解质紊乱及酸碱失衡也是不可缺少的。

C1 禁食、胃肠减压 对于消化道穿孔的患儿,常规应放置胃肠减压,吸出胃肠内液体及气体,减少腹胀,改善呼吸。

C2 输液疗法 穿孔性腹膜炎患儿都有程度不等的脱水、酸中毒,多数为低张性脱水及代谢性酸中毒,故建立静脉通路,快速补液,部分纠正水及电解质紊乱是术前应采取的重要步骤。腹膜炎的患儿首选等张晶体液为佳,予以2∶1液(2份生理盐水和1份0.17mol/L碳酸氢钠或乳酸钠液配制成的混合液),该液体中的钠和氯比例与血浆相似,含弱酸根,带碱性,能纠正酸中毒;小儿也可选用等张生理盐水扩容。输液量为20ml/kg,于0.5～1小时内快速滴入,中、重度脱水可再给予1～2个治疗量。酸中毒严重者,可给予5%碳酸氢钠,首次剂量为2.5ml/kg。在首批快速输液后即应实施手术,穿孔病灶不根除,术前完全纠正脱水是不现实的,应边补液边手术,方可使患儿脱离危险。

C3 控制体温　穿孔性腹膜炎患儿多有发热,甚至高热,体温过高会增加手术及麻醉的危险,术前降温尤为必要。可采用物理降温、静脉药物降温,必要时用冬眠疗法降温。若体温持续不降,不能长时间等待,应在严密的监视下实施手术。

C4 控制感染　穿孔性腹膜炎患儿腹腔已有感染,术前应常规使用有效抗生素,多选用第三代头孢菌素与甲硝唑联合应用。

C5 术前用药　术前常规使用镇静、镇痛药物,如哌替啶(2 岁以下禁用)、异丙嗪等。穿孔性腹膜炎患儿需气管插管全麻,故术前应用阿托品或东莨菪碱,以减少呼吸道分泌物。新生儿还应使用维生素 K_1,以防止出血。

消化道穿孔患儿,肠腔与腹腔相通,灌肠可加重穿孔病灶及增加腹腔污染,故禁止经直肠注入镇静药、解热镇痛药。

B2 手术方法

C1 麻醉选择　穿孔性腹膜炎患儿属重症患者,选择气管插管全身麻醉较为安全,以吸入麻醉或静脉复合麻醉维持。

C2 切口选择　切口应选在病灶部位的腹壁为宜,如拟为胃和十二指肠溃疡穿孔、胆道穿孔应取右上腹部切口,拟为巨结肠穿孔、肛门闭锁穿孔则取左下腹切口,若拟为肠梗阻穿孔、Meckel 憩室穿孔选脐部切口。切口的选择对于手术顺利与否、术野的暴露至关重要,若将胃穿孔误为乙状结肠穿孔,则会影响手术的操作。因此,在不能确定穿孔部位时,多采用右腹直肌探查切口较为安全可靠,此切口进腹迅速,利于暴露,容易延长,可全面探查腹腔脏器。

C3 腹腔探查　手术探查应快速、准确地找到病灶。可从三方面寻找穿孔病变:其一,根据腹腔液体性质判断原发病灶,如为胆汁样渗出液,应考虑胆道穿孔;如为黄绿色液体混有食物残渣,则应考虑胃及十二指肠穿孔;如为粪样液体,应考虑为下段小肠或结肠穿孔。其二,根据大网膜走向及脓苔聚集处判断原发病灶,大网膜包裹部位或脓苔覆盖处,均提示病灶所在。其三,局部肠系膜淋巴结炎性肿大相对应的肠管常是病变处。

若不能明确病灶,则应全面、系统、顺序地探查腹腔内脏器,探查程序为:①托出全部小肠于腹腔外,吸净腹腔内渗液。②先探查腹腔上部器官,查看胆囊,探查胆总管;提起胃体,观察胃前壁;剪开胃结肠韧带,翻看胃后壁;检查十二指肠球部,切开十二指肠降段外侧腹膜,显露十二指肠后壁。③再探查结肠,先检查横结肠、乙状结肠,必要时切开升结肠、降结肠外侧腹膜探查此段结肠。④最后探查小肠,依次从 Treitz 韧带或回盲瓣始探查全部小肠,注意末段回肠有无伤寒穿孔灶或 Meckel 憩室。

C4 病灶处理　根据病情严重程度、穿孔时间长短、腹腔污染情况制订手术方案,尽可能去除病灶,控制感染,减少手术打击。小儿特有的穿孔性疾病应予以特殊处理。

D1 先天性胃壁肌层缺损患儿,无论缺损胃壁巨大或微小,原则上均应作修补缝合术,一般不作胃造瘘。

D2 新生儿先天性巨结肠并发肠穿孔者,应作结肠造瘘术,造口可在穿孔处,并同时取近端造口处、乙状结肠处的肠管进行全层病理活检,以明确诊断及为二期根治术指示切除病变范围。

D3 先天性胆总管囊肿并穿孔者,应实施囊肿外引流术,2~3个月后再行根治术。

D4 自发性胆道穿孔者,术中发现穿孔,均应行穿孔缝合,胆总管内置T管引流及腹腔引流,术中未发现穿孔,只行腹腔引流术即可。

D5 腹腔冲洗 小儿大网膜短,腹腔内感染局限能力差,故小儿穿孔性腹膜炎多为弥漫性腹膜炎,腹腔污染严重,应尽可能清除腹腔内食物残渣、粪便、异物、脓苔,进行腹腔冲洗,冲洗液可用生理盐水或0.1%甲硝唑盐水,冲洗到水清亮为止。小婴儿应使用温盐水冲洗,以免水温过低,造成体温不升。

C5 腹腔引流 穿孔性腹膜炎手术后,只要病灶和坏死组织已被清除,腹腔冲洗干净,一般不需引流。但在下列情况下必须放置腹腔引流:①病灶和坏死组织未能切除。②患儿病情危重,不能清洗腹腔。③穿孔修补不可靠,有漏出的可能。④胆道系统疾病或损伤。

A5 预后

近年来随着诊疗技术的提高、有效抗生素的合理使用,穿孔性腹膜炎的死亡率明显降低,但新生儿肠穿孔仍具有一定的死亡率。消化道穿孔造成腹腔污染较重、肠麻痹3天以上,术后发生粘连性肠梗阻的机会相对较高。

2.22 坏死性腹膜炎

腹膜炎是小儿常见的外科急腹症,按其发病机制分为原发性和继发性两大类,继发性腹膜炎依据病因又分为蔓延性、坏死性、穿孔性。坏死性腹膜炎(necrotizing peritonitis)是指多种原因引起的肠血供障碍导致肠坏死,肠腔内细菌通过坏死肠壁进入腹腔引起的继发性腹膜炎。小儿坏死性腹膜炎是儿童急腹症中最危急的病症之一。北京儿童医院2000年1月~2004年6月共收治小儿腹膜炎928例,其中坏死性腹膜炎74例,其发病率占小儿腹膜炎的8%,位居各种腹膜炎第二位。

A1 病因

绞窄性肠梗阻和血供障碍性肠梗阻是引起小儿坏死性腹膜炎主要的病因。

B1 急性坏死性肠炎 典型的病理变化为坏死性炎症改变,坏死病变自黏膜下层开始,逐渐进展累及肠壁全层,可导致肠穿孔腹膜炎。此病以早产儿、新生儿多见,北京儿童医院近5年来共收治新生儿坏死性小肠结肠炎48例,其中肠坏死13例。

B2 肠套叠肠坏死 肠套叠是婴幼儿的特有疾病,位居低龄儿肠梗阻之首位,肠套叠也是引起坏死性腹膜炎最常见的病因。北京儿童医院2000年1月~2004年6月共收治肠套叠

1435例,其中并发肠坏死61例,占4%。肠套叠发生后,套入部的肠系膜血管被鞘部钳压而发生血液循环障碍。随着肠壁水肿继续加重,动脉受压,套入部供血停止而发生淤血性坏死,为静脉性坏死;而鞘部肠壁则因高度扩张与长期痉挛可发生缺血性坏死,为动脉性坏死。套入部及鞘部的肠坏死最终都将导致腹膜炎。

B3 肠扭转 肠襻以肠管本身或肠襻以肠系膜为轴发生的扭转常可导致肠坏死,引起腹膜炎。肠扭转后致肠系膜血管扭曲受压,肠管供血障碍,导致肠壁渗出、出血、坏死。小儿肠扭转的发生多因先天性消化道畸形所致,如先天性肠旋转不良、先天性肠系膜囊肿、肠重复畸形及先天性肠系膜裂孔疝;后天性因素如蛔虫团堵塞扭转绞窄、术后肠粘连也可诱发肠扭转。北京儿童医院临床资料表明,40%的先天性肠系膜裂孔疝并发肠扭转,27%的肠旋转不良合并肠扭转,20%的先天性肠系膜囊肿并发肠扭转,1.4%的粘连性肠梗阻合并肠扭转。

B4 腹内疝 肠管通过腹膜、肠系膜或大网膜正常或异常的孔隙突入腹腔内形成的腹内疝常引发肠坏死。先天性肠系膜裂孔疝是导致肠坏死最多见的腹内疝,北京儿童医院2000~2004年共收治8例先天性肠系膜裂孔疝,其中5例并发肠坏死,1例死亡。当腹内压突然增加时,部分游离的肠管疝入裂孔,肠管蠕动的推进或疝入肠襻形成活门,能牵拉更多的肠管进入裂孔,裂孔被动扩张后,阻止疝入的肠管回复,发生嵌闭。疝入肠管多可发生肠扭转,最终导致肠血供障碍引起肠坏死和腹膜炎。

B5 闭襻式肠梗阻 先天性或后天性粘连索带呈环周缠绕肠管,使疝入索带内肠管形成闭襻性肠梗阻,可导致肠坏死和腹膜炎。Meckel憩室残留索带是引起闭襻式肠梗阻最常见的先天性疾病,手术后遗粘连是最常见的后天性疾病。

A2 病理

肠坏死发生后,肠壁通透性增强,肠腔内细菌通过坏死肠壁进入腹腔,导致腹膜炎。

A3 诊断

临床上坏死性腹膜炎分为两种类型,即肠梗阻晚期坏死性腹膜炎及休克型坏死性腹膜炎。两者的临床表现、影像学检查及诊断各不相同。

B1 肠梗阻晚期坏死性腹膜炎的特点

C1 引起此类型腹膜炎的原发病主要为肠套叠、Meckel憩室索带粘连及手术后粘连性肠梗阻。

C2 发病初期具有原发病的典型特征,如肠套叠表现为阵发性哭闹、呕吐、血便、腹部包块,索带粘连表现为腹痛、呕吐、腹胀、便秘等肠梗阻征象。

C3 发病晚期出现坏死性腹膜炎征象,主要表现为全身中毒症状及腹膜刺激征。在肠梗阻临床表现的基础上,患儿出现高热、便血、精神弱、反应差、重度脱水。腹腔穿刺为血性腹水。X线腹部平片显示完全性肠梗阻常提示继发肠坏死。

B2 休克型坏死性腹膜炎的特点

C1 引起此类型腹膜炎的原发病主要为先天性肠系膜裂孔疝、急性肠扭转和大量肠绞窄。

C2 起病急骤,病程极短,进展迅速,短时间内出现肠坏死征象。此类型术前确诊率低,误诊率高,死亡率高,有些患儿就诊时已处于濒死状态。

C3 发病初期以剧烈腹痛、频繁呕吐为主要症状,以精神极差为突出表现,很快进入休克状态。部分患儿常以不明原因的休克来就诊。

C4 全身症状与腹部体征不成比例,即全身中毒症状严重,而腹部少有腹膜刺激征,压痛及肌紧张不明显,一般只有轻度腹胀与柔韧感。

C5 腹腔穿刺抽出血性渗液可诊断为绞窄性肠梗阻。

C6 病情危重复杂检查常无法进行。

缺乏特异性的影像学检查和实验室检查诊断。X线腹部平片可呈现肠梗阻、肠淤血扩张,甚至无异常影像等多种情况。B超显示闭襻肠管影或腹腔积液征。

A4 治疗

坏死性腹膜炎治疗原则是急诊施行剖腹探查手术,抗休克治疗应与剖腹探查术同步进行。手术目的是迅速切除坏死肠襻,以抢救生命为首位。根据患儿病情,选择肠切除吻合术、肠切除肠外置术、肠切除肠造瘘术。手术应力求简捷、快速、有效,不作过多的探查及其他附加手术,不能强求一期手术成功。

A5 预后

早期就诊、早期确诊、早期治疗是影响预后的关键因素。虽然坏死性腹膜炎的死亡率可达10%,但20世纪60年代北京儿童医院曾有连续90例绞窄性粘连性肠梗阻引起坏死性腹膜炎治愈的报道,说明本病的预后是可以改进的。

(张潍平)

主要参考文献

1 张金哲,谢兴雅. 小儿急性阑尾炎20年回顾. 中华小儿外科杂志,1987,8:149-151

2 姚慧筠,周红,张金哲,刘予. 阑尾切除术腹壁切口抽线缝合的临床与病理. 中华小儿外科杂志,1995,16:45-46

3 周红,张金哲. 肠切除肠外置及延期吻合术在小儿肠坏死中的应用. 中华小儿外科杂志,1995,6:323-324

4 Davenport M. Acute abdominal pain in children. BMJ,1996,312:498-501

5 Mason J D. The evaluation of acute abdominal pain in children. Emerg Med Clin North Am,1996,14:629-643

6 Moir C R. Abdominal pain in infants and children. Mayo Clin Proc,1996,71:984-989

7 Bell R. Diagnosing the causes of abdominal pain in children. Practitioner,1996,240:601-602

8 Pollack E S. Pediatric abdominal surgical emergencies. Pediatr Ann,1996,25:448-457

9 Simpson E T,Smith A. The management of acute abdominal pain in children. J Pediatr Child Health,1996,32:110-112

10 Spitz L,Kimber C. Acute abdomen:the history. Semin Pediatr Surg,1997,6:58-61

11 Gauderer M W. Acute abdomen:when to operate immediately and when to observe. Semin Pediatr Surg,1997,6:74-80

12 Irish M S,Pearl R H,Caty M G,Glick P L. The approach to common abdominal diagnosis in infants and children. Pediatr Clin North Am,1998,45:729-772

13 Williams N M, Johnstone J M, Everson N W. The diagnostic value of symptoms and signs in childhood abdominal pain. J R Coll Surg Edinb,1998,43:390-392

14 Meguerditchian A N,Prasil P,Cloutier R,Laclerc S,Peloquin J,Roy G. Laparoscopic appendectomy in children:a favorable alternative in simple and complicated appendicitiss. J Pediatr Surg,2002,37:695-698

15 Stringer M D,Pledger G. Childhood appendicitis in the United Kingdom:fifty years of progress. J Pediatr Surg,2003,38(1):65-69

16 Emil S,Laberge J M,Mikhail P,Baican L,Flageole H,Nguyen L,Shaw K. Appendicitis in children:a ten-year update of therapeutic recommendations. J Pediatr Surg,2003,38:236-242

17 Wilcox D T, Kiely E M. The Malone (antegrade colonic enema) procedure:early experience. J Pediatr Surg,1998,33:204-206

18 Pietzak M M,Thomas D W. Pancreatitis in childhood. Pediatr Rev,2000,21(12):406-412

19 Alvarez C G,Bermejo F,Morales J L,Claver E,Huber L B,Abunaji J,Canete A,Boixeda D. Acute pancreatitis in childhood. Rev Esp Enferm Dig,2003,95(1):40-48

20 Cass D L,Hawkins E,Brandt M L,Chintagumpala M,Bloss R S,Milewicz A L,Minifee P K,Wesson D E,Nuchtern J G. Surgery for ovarian masses in infants,children,and adolescents:102 consecutive patients treated in a 15 year period. J Pediatr Surg,2001,36:693-699

21 Kokoska E R,Keller M S,Weber T R. Acute ovarian torsion in children. Am J Surg,2000,180:462-465

22 Wang G D,Liu S J. Enema reduction of intussusception by hydrostatic pressure under ultrasound guidance:a report of 377 cases. J Pediat Surg,1998,13:814-818

23 Palder S B,Ein S H,Stringer D A,Alton D. Intussusception:barium or air? J Pediatr Surg,1991,26:271-274

24 Frush D P,Zheng J Y,McDermott V G,et al. Nonoperative treatment of intussusception:historical perspective. AJR,1995,165:1066-1070

25 Zhou H,Zhang J Z. Rectal insufflation reduction of intussusception:further improvement on the basis of spasm theory. Asian Journal of Surgery,1999,22:136-141

26 Hadidi A T,El Shal N. Childhood intussusception:a comparative study of nonsurgical management. J Pediatr Surg,1999,34:304-307

27 Davis C F,McCabe A J,Raine Glasgow P A M,Scotland. The ins and outs of intussusception:history

and management over the past fifty years. J Pediatr Surg,2003,38:60-64
28 Kimber C P,Hutson J M. Primary peritonitis in children. Aust N Z J Surg,1996,66:169-170
29 Zhou H,Cheng W. Primary peritonitis in children. Ann Coll Surg H K,2000,4:53-56

3 胃肠道功能紊乱

3.1 概述

A1 范畴

B1 腹痛 腹痛是儿童及青少年常见症状之一,除腹部疾患引起外,也可由腹外疾病所致。腹痛可为内脏器质性病变,也可能为功能异常。因体质因素和环境因素引起的腹痛称为功能性腹痛(functional abdominal pain,FAP)。功能性腹痛的范围很广,90%～95%的反复发作性腹痛(recurrent abdominal pain,RAP)为功能性腹痛。功能性腹痛多发生在学龄前和学龄儿童,女孩略多于男孩;而急性一过性腹痛多见于幼儿。可以认为,无内脏器质性病变的腹痛均属于功能性腹痛的范围。有文献报道,在5～14岁儿童反复发作性腹痛中,尤其是女孩有10%～15%影响日常生活。但是在Faull及其同事进行的6岁儿童腹痛流行病学调查中发现,至少相当多儿童的功能性腹痛并不影响日常活动,因此很少去看医生。功能性腹痛被认为是胃肠道功能性紊乱引起的腹痛。

B2 胃肠道功能紊乱 胃肠道功能紊乱是一组肠道并无器质性病变(包括结构性、感染性或生物化学性)而超出正常生理变化的症状。尽管功能性腹痛的表现提示这是一组同源性患者,但儿童功能性腹痛也许表现为一组完全不同的症状。一些完全不同的名词被用来描述这些患儿的症状——儿童肠激惹综合征、儿童肠痉挛症、非器质性反复发作性腹痛、周期性综合征,或精神性反复发作性腹痛,反映出这组患儿的非同源性以及我们对这组综合征发病机制缺乏了解。劳累或精神紧张造成的胃肠道动力调节紊乱是功能性腹痛发作的重要因素。儿科医生诊治的胃肠道功能性疾患都遇到这样一些共同问题,即婴幼儿腹痛、学步儿童慢性非特异性腹泻、学龄儿童反复发作性腹痛,以及青春期典型成人型肠激惹综合征。

A2 分类

B1 临床分类 可分为原发性、继发性和偶发性。

C1 原发性腹痛　　是指不明原因引起的胃肠道功能紊乱导致腹痛。可能为心理、精神、环境因素、某些药物和遗传因素造成。多见于 4~14 岁儿童，女孩多发。文献报道 90% 以上的儿童反复发作性腹痛为功能性腹痛。这种腹痛往往反复发作持续几个月以上，患儿往往有神经质倾向，且多有家族倾向性。

　　C2 继发性腹痛　　是由于继发于消化道病变或全身性疾病引起的胃肠功能失调或蠕动紊乱。继发性腹痛都有明确的器质性病理及诱因，如消化性溃疡、肠寄生虫、乳糖不耐受症或牛奶过敏等。

　　C3 偶发性腹痛　　多为一过性，持续时间短，而非反复发作。大多由于一时的便秘或非感染性腹泻等短时间内外环境刺激导致腹痛。婴幼儿功能性腹痛多为此类，也称婴幼儿肠痉挛症。

　　B2 病理生理分类　　可分为痉挛性腹痛、麻痹性腹痛和紊乱性腹痛。

　　B3 神经病理分类　　可分为神经灶型腹痛、神经血管灶型腹痛与无病灶型腹痛。

A3 胃肠动力学

　　B1 正常胃肠运动模式　　胃肠道在消化期及消化间期的运动模式完全不同。比如，胃在消化间期，也就是餐后 1.5~2 小时，被消化的食物已经通过小肠远端，胃停止运动，开始出现静息和运动循环往复的空腹运动模式，称为消化间期移行性复合运动（migrating motor complex，MMC）。MMC 又分为静止期和运动期。运动期机械收缩与胃液、胆汁和胰液分泌增加相关联，在运动期胃内积聚的唾液、胃液胆汁以及胰液与残留的未被消化的食物一起被排空进入十二指肠。正常情况下，这种复合运动重复而有规律地出现。MMC 的特征是间歇性强有力的收缩伴有较长的静止期。

　　B2 MMC 的调节　　目前一致认为受控于肠神经系统。

　　C1 胃运动调节　　胃运动调节如同微处理机，位于接近效应器平滑肌处，并对胃平滑肌收缩活动进行调控。这种局部的控制系统可以启动 MMC 的周期，自动处理来自肠腔黏膜感受系来的信息，使其活动程序化，并使平滑肌活动在稳流信息的基础上执行其功能。激素对 MMC 也有调节作用，大量实验证明，胃泌素对 MMC 的启动起了重要作用，只不过它是通过肌间神经元间接起作用的。

　　C2 肠运动调节　　与胃 MMC 相同，小肠及结肠也同样在消化间期具有 MMC，不过它们各有特点。小肠的 MMC 由 4 个时相组成，其功能是起"清道夫"作用，清扫肠黏液、脱落的上皮细胞以及未被消化的食物，防止肠淤积和细菌过度生长。通常小肠的 MMC 周期时程变化大，推进距离较远。而结肠消化间期运动特点为成簇收缩，如成簇收缩的传播大于半个结肠长度则称为 MMC。结肠具有其独特的极高推进力收缩，其特点为收缩幅度大，持续时间长，并能通过很长的肠段。巨大的 MMC 产生集团运动，作用是为排便提供巨大的推动力。

　　C3 单一运动调节　　与胃肠道消化间期的运动及调节规律相同，消化期其单一收缩运动也同样遵循一定的规律，并受神经及激素的调控。对于人来说，一天内消化间期的时间远大于消化期,因此研究消化间期胃肠动力的异常变化及其诱因与腹痛的关系对于了解功能性腹痛具有重要意义。

B3 功能性腹痛 根据大量的临床实验观察发现,反复发作性功能性腹痛的患儿多表现为异常的胃肠动力学变化。具体表现为:①胃肠道 MMC 较正常频繁发生。②MMC 周期缩短,一次收缩推进距离缩短,速度减慢。③十二指肠压力增高,收缩增强。④结肠分节运动增加。⑤胃肠道肌电图低频慢波增多。

上述胃肠动力的变化可导致功能性不全肠梗阻,使肠内容的正常传递受到障碍,梗阻近端肠管膨胀,引起腹痛和腹胀;推进运动减慢,引起便秘。

A4 发病机制

功能性腹痛的确切发病机制尚未肯定。这一类患儿的临床表现相似,但诱发腹痛发作的原因却是多样的,一般认为有心理、器官两方面的因素。小婴儿多直接表现为器官因素,如自主神经系统功能不稳定、肠管运动功能不良、遗传因素等导致腹痛;而年长儿多为心理因素,如精神紧张及压抑、家庭不和睦、父母离异、惧怕上学、厌恶某种食物等,而心理因素往往器官化表现为自主神经功能紊乱,从而导致肠管运动失调,引起腹痛。

多数学者通过大量临床实践指出,功能性腹痛很有可能是由自主神经系统的刺激或其自身的不稳定引发的,这也解释了功能性腹痛的患儿同时伴有面色苍白、头痛、头晕、恶心等自主神经紊乱症状。实验证明,自主神经特别是其副交感成分通过神经体液调节,引起身体内源性阿片类物质(β-内啡肽)活性增高,兴奋了胃肠道的平滑肌。胃肠道平滑肌张力增高使胃排空时间延长,小肠及大肠推进蠕动减弱,食糜通过速度减缓,肠内容通过受阻,引起便秘;胃肠道平滑肌兴奋使胃肠道膨胀,压力升高,同时使肠壁血管收缩,血液供应受阻,胃肠道缺血导致平滑肌痉挛引起腹痛,而平滑肌痉挛进一步加重肠壁血管收缩,使缺血进一步加剧,形成恶性循环。

A5 病因

功能性腹痛的确切病因尚未肯定。一般分为心理和生理两方面因素,但也不排除局部因素。

B1 心理因素 主要有精神紧张、自发反应过强、压抑等,这些因素对功能性腹痛起到诱发或调节作用。多数临床实践分析的结果表明,精神因素往往比器官因素更容易引发功能性腹痛,特别是在学龄儿童组。

B2 生理因素 主要是各个系统疾病导致的继发性胃肠道功能失调,从而引发腹痛。如小婴儿自主神经系统不稳定造成肠痉挛,先天性乳糖不耐受症导致肠功能紊乱(痉挛)引起腹痛,对某些食物过敏或过敏体质导致胃肠功能紊乱,各种胃肠道系统之外的全身疾病(如甲状腺功能减退、器官系统性硬化症等)引起便秘,某些含有内啡肽类物质的药物也可引起胃肠动力失调导致腹痛。

B3 局部因素 功能性腹痛的疼痛并非小儿自己想象出来的,因常能在腹部某个部位有压痛点。有学者把充气气囊放在胃肠道内,随着气囊的移动可引起相应部位的腹痛发作,如脐周痛来源于十二指肠空肠曲及升、横、降结肠,食管、回盲部、结肠肝曲、乙状结肠的扩张可引起特殊部位的疼痛,故推测胃肠道的扩张或痉挛使肌张力增高,刺激黏膜下肌层与浆肌层的神经末梢而产生疼痛感觉。究竟功能性腹痛是否和上述气囊在胃肠道内引起的腹痛相同还有待证实。也有学者认为,功能性腹痛患儿的痛觉阈值较正常儿童低,故对疼痛刺激的敏感性增高。

B4 过敏因素(或称过敏学说)　新生儿对于人类世界环境的适应必须有一定的反应。例如从吃奶过渡到吃饭,一般小儿似乎无任何表现,但也有些小儿有些明显的反应,或称过敏(实质上属于免疫反应的一种形式),这种小儿称为过敏反应。过敏体质小儿的表现常见有四种形式:渗出性、痉挛性、出血性、淋巴性,分别以湿疹、风疹、气管痉挛喘息、肠痉挛腹痛、过敏性紫癜、胸腺淋巴结增大等为典型代表。频频腹痛就是肠痉挛体质患儿的过敏表现。这种对环境适应的过敏发展过程从不适应到过敏到适应有个规律,最常见的是"破伤风抗毒血清(TAT)"模式,即第一次注射无反应,1周后再注射则过敏,以后小量多次注射则脱敏。原发性肠痉挛症的腹痛发展过程恰恰符合这种规律,即过敏小儿接受新食物开始无反应,待体内形成一定抗体后再接触同样食物则出现肠痉挛,以后反复接受小量同类食物而逐渐脱敏,腹痛不再发生。婴儿断奶时期就可引起肠痉挛,严重者则可发生肠套叠。学龄儿童从家庭室内环境进入室外世界,虽然饮食无改变,但室外的可吸入性颗粒物则与家庭室内粉尘大不相同。北京儿童医院特需门诊临床统计二年级小学生比一年级小学生发病率高,也符合TAT模式先产生抗体以后才产生过敏反应的规律。众所周知的春季花粉、秋季草籽,以及各种海鲜遗撒在路上的粉尘都是最常见致敏的可吸入性颗粒物。至于具体的致敏源,在小儿则很难筛查,因此目前临床上尚未能开展变态反应疗法。鉴于儿童总要适应人类现实世界,采取顺势疗法的态度,保护患儿健康,等待自然良性转化,当为本病治疗原则。

A6　诊断

功能性腹痛的诊断主要是排除器质性腹痛。诊断一般根据病史、症状、体检及辅助检查对腹痛进行全面评估。物理检查如可能的话应在腹痛发作时,且最好家长在场的情况下进行,并尽量设法向家长展示所见的阳性征(透明行医)。

B1 病史　应询问腹痛发作的频率、时间、部位及性质。新生儿及小婴儿就诊时多为第一次发作,晚上多见。多表现为阵发性发作哭闹,常伴有大便的改变及食物习惯的改变。发作持续时间不长,也有一些为反复发作。

B2 症状　学龄儿童可每日发作或每周发作1~2次,每次持续时间很短,不超过1小时。发作以晨起多见,常于空腹或进餐时突然发生腹痛,大多数可不作处理自然缓解,个别伴有面色苍白、恶心呕吐、不能上学,可在第一节课后被送回家或去医院看急诊。腹痛常位于脐上或脐周,疼痛性质多为隐痛、钝痛,也有时呈痉挛性发作。患儿常伴有食欲缺乏、偏食、便秘、易激动、敏感、胆小等。患儿双亲也常有功能性胃肠道疾病的历史。

B3 体检　对于第一次或偶尔发作的功能性腹痛,多表现为脐周或左下腹痛,部位弥散,喜按,深部触诊无肌抵抗及反跳痛。左下腹触诊时有不适感(降结肠及乙状结肠),可扪及粪块或痉挛肠管(比粪块细并且时硬时软)。长期反复发作的小儿,其身高、体重往往不受影响。小婴儿在镇静或睡着后,腹部触诊无压痛或惊醒,常可触及痉挛之肠管。

B4 辅助检查 辅助检查以排除器质性腹痛为目标,进行血常规、血沉、尿常规和培养、粪便常规、虫卵及潜血各项检查。某些特殊检查可以排除某些特殊疾病引起的腹痛,如氢呼吸试验反映乳糖不耐受症时产氢增加,粪便 $α_1$-抗胰蛋白酶检查可除外胃肠道感染性疾病,脑电图等可排除腹型癫痫。功能性腹痛通常是各种检查均为阴性。

B5 胃肠动力学检测 由于功能性腹痛是由胃肠功能紊乱造成的,因此胃肠动力学检测对诊断功能性腹痛有一定的帮助。功能性腹痛的胃肠动力学表现为移行性复合运动波频繁发生,且运动周期缩短,一次推进距离缩短。可惜目前此种检测尚不符合临床急症使用。

A7 鉴别诊断

功能性腹痛需与器质性疾病引起的腹痛相鉴别。患儿出现以下情况应考虑与器质性腹痛鉴别:①反复发热,体温多高于38℃。②体重下降或不增。③生长发育障碍。④腹痛局限且偏离中线。⑤呕血。⑥胆汁性呕吐。⑦粪便有血或潜血阳性。⑧贫血。⑨血沉增快。⑩粪便 $α_1$-抗胰蛋白酶增高。

通常引起器质性腹痛的疾病包括很多急腹症,必须及时诊断。在小婴儿常见为胃肠道感染、肠套叠、便秘、胆绞痛、泌尿系统疾病及各种器质性疾病引起的肠梗阻。年长儿多为消化性溃疡、食管炎、胰腺炎、胃肠道感染、便秘、胆绞痛、泌尿系统疾病、各种器质性疾病引起的肠梗阻以及乳糖不耐受症等。

A8 治疗

功能性腹痛的治疗必须根据不同患儿的特点区别对待,治疗目标是针对患儿本人及其家庭成员而不是单纯症状本身。在确诊为功能性腹痛的前提下,考虑到功能性腹痛无器质性疾病存在,病因又不十分清楚,常有心理或生理因素参与,又受环境、家庭、遗传等因素影响,所以治疗不能单从消除症状着手,应根据具体情况分别对待。

对于小婴儿一过性腹痛,应向家长耐心解释其大多是由于对牛奶过敏或对饮食结构改变的不耐受而引起,绝大多数可自行缓解。对于症状严重者应适当对症治疗,如应用一些解痉药物。对于学龄儿童应向家长解释功能性腹痛的发病机制,以消除他们的顾虑。反复解释、消除顾虑、树立信心是治疗的关键,目标在于使患儿生活正常化,并且尽可能降低腹部不适对日常生活的影响。除非腹痛十分剧烈,伴发热及呕吐者应予卧床治疗外,一般发作均应继续上学。尽可能避免药物治疗,但适当用些解痉剂、促胃肠动力药、调节自主神经功能药,如颠茄、多潘立酮(吗丁啉)、西沙必利、谷维素等有一定帮助。大多数病例在门诊治疗就能得到缓解,极个别腹痛严重、长期不能上学者,如经济条件允许可考虑住院治疗。有学者研究表明,住院观察能使医生进一步了解患者家庭成员之间的相互影响与症状发作的关系,从而评价家庭对疾病的发病机制的作用;同时医生还可获得来自其他医护人员的信息,如能明确功能性腹痛是由一定诱因还是全身性疾病引起的,从而了解应消除诱因还是治疗全身性疾病。便秘者应逐渐添加含纤维素的食物,养成定时排便的习惯。功能性腹痛的小儿应在门诊定期追踪观察。

A9 预后

经诊断为功能性腹痛后,应给予患儿及家长必要的解释并树立信心,有30%～50%患儿在2～6周内腹痛缓解,或在成长过程中腹痛自然消失。但是如不加以重视,有一部分患儿到成年仍继续有腹痛发作,或发展成别的部位的慢性疼痛。最可怕的不良后果是家长百般纵容溺爱,患儿自幼以患者自居,不学习,不锻炼,自由生长,长大以后身体弱,无知识,品德败坏,无法医治。

3.2 肠痉挛

3.2.1 原发性肠痉挛

A1 定义

原发性肠痉挛(primary enterospasm)指不明原因的肠道局部收缩增强,推进性蠕动加快,肠道平滑肌收缩张力增加。

A2 病因及发病机制

B1 病因 原发性肠痉挛的病因不明,可能与机体本身的过敏体质或精神及环境因素有关。有研究报告,家族其他成员易患肠痉挛的患儿易感。受外界因素(如天气寒冷,吸入花粉、草籽、粉尘等颗粒物)的影响,饮食凉热品种变化的不适应,以及情绪、精神压力等因素的影响,都是较为公认的诱发原因。剧烈运动特别是饭后运动,使四肢供血增加,胃肠严重缺血,从而引起痉挛。常有患儿每次饭后行路稍快则发生腹痛。

B2 发病机制 原发性肠痉挛是肠功能紊乱中运动增强的表现。对某种诱因过敏,导致肠道移行性复合运动(MMC)次数增多,移行时间缩短,局部收缩增强,推动性蠕动加快,肠平滑肌收缩张力增加,刺激痛觉受体;同时长时间收缩造成平滑肌缺血,局部组织代谢产物刺激痛觉受体产生腹痛。这种运动增强是间断发作,短时间内可自行缓解,所以痉挛性腹痛表现为间断发作。

A3 诊断

B1 病史 原发性肠痉挛多发生在学龄期儿童,大多有多次发病的历史而且未经过专门治疗而自愈,家庭成员也有发病倾向。本病无明显诱因,精神紧张、学习压力过大以及气候变化被怀疑为可能的诱因。北京儿童医院门诊统计结果冬季易发生此病。

B2 临床表现 起病较急、无明显诱因的阵发性腹痛,腹痛发作时可以很剧烈,有时伴有呕吐症状,大多痛在脐周。腹痛发作时间不长,多为几分钟或十几分钟,极少超过1～2小时。

而缓解期患儿可像正常儿一样活动,吃、玩、跑、跳如常。夜间很少被痛醒。患儿腹痛时腹部喜按,此点与器质性急腹症截然不同。

B3 体检 患儿生长发育良好,疼痛发作时躯体喜欢俯卧或侧卧蜷曲。腹部检查无压痛、紧张、肿物、肠型等阳性体征,触诊有时可扪及痉挛肠管,听诊肠鸣音活跃,轻轻按压腹部可缓解腹痛。

B4 辅助检查 辅助检查的目的是为了排除器质性腹痛。血、尿、便常规及腹部 X 线立位平片通常未发现异常改变。疼痛发作时腹部 B 超阴性对诊断也有帮助。另外,肠道动力学检测如能检测到 MMC 异常活跃则为诊断提供阳性依据。

A4 治疗

原发性肠痉挛大多数能自行缓解,无须特殊治疗。连日严重的频繁疼痛发作时,可连续服用解痉药如阿托品、颠茄及脱敏药物,每日 3~4 次,可减轻症状,减少发作。一般 1 周内可停止发作。影响精神、食欲时可适当休息 1~2 日。任何疼痛持续发作超过 2 小时,应去医院看急诊,以除外急腹症。

A5 预后

原发性肠痉挛由于原因不明,因此不易预防,也无特效治疗。但这种功能性腹痛预后良好,一般 1~2 年后自然痊愈。有临床研究报道,过了学龄期发作次数明显减少而消失,这可能是由于学龄后儿童胃肠功能对环境变化逐渐适应所致。有极个别报道因频繁的发作影响学习及日常生活者,成为治疗失败的病例。

3.2.2 偶发性肠痉挛

A1 定义

偶发性肠痉挛(transient enterospasm)指偶然发生的肠道局部收缩增强,推动性蠕动加快,引起腹痛、呕吐。但只是偶尔一次,无规律性或反复性。多发生在小婴儿时期,偶尔受凉或饮食不当后。大孩子常见于某次剧烈运动之后,如百米赛跑后,患儿出现面色苍白、呕吐、腹痛。

A2 病因及发病机制

偶发性肠痉挛的病因不明确,可能与肠道内外环境变化引起的肠供血不足相关。寒冷(包括身体受凉及食物贪凉)、暴食、不能适应为常见原因。

A3 诊断

B1 临床表现 小婴儿偶然发生阵发性腹痛,发作时间短,几分钟或十几分钟很快能自行缓解,以后立即恢复正常,不再复发。在小婴儿表现为偶发的阵发性哭闹,年长儿为偶发的阵发性腹痛,大多无其他伴随症状。发作不连续,也无规律,似乎每次发作都可找到诱因。

B2 体检 大多无腹部阳性体征。小婴儿在镇静后大多腹软,偶能触及痉挛肠管,听诊时肠鸣音活跃。

B3 辅助检查 主要为除外器质性改变。B 超对诊断有很大帮助。由于发作时间短,且为偶发,故肠动力学检测意义不大。

A4 治疗

偶发性肠痉挛无需特殊治疗,多数卧床保暖即可。腹部用热水袋、按摩、口服解痉药等均有助于止痛。实际上精神作用比药物作用更大。

A5 预后

偶发性肠痉挛预后良好,大多数患儿只是很偶然发作 1~2 次。由于疼痛常常不重,又无规律,可能所有人都曾发生过肠痉挛,但多从记忆中消失。

3.2.3 继发性肠痉挛

A1 定义

继发性肠痉挛(secondary enterospasm)指继发于一些肠道或全身其他器质性病变的肠管功能紊乱,局部收缩加强、蠕动增加导致阵发性腹痛,而发生痉挛的肠管本身并无病变。

A2 病因及发病机制

小儿继发性肠痉挛病因较为广泛,各系统疾病直接或间接影响肠血供及肠蠕动都可引起肠痉挛。长时间肠壁肌肉痉挛必然引起肠壁缺血,刺激肠管疼痛受体,引起腹痛。如果发生缺血—痉挛恶性循环,则发生长期痉挛性腹痛。常见引起肠痉挛的慢性原发病可归纳为以下 8 类:

B1 消化道本身病灶 慢性炎症、消化性溃疡、肿瘤、重复畸形。

B2 胆道病变引起胆管及肠痉挛 胆胰管汇合异常、胆总管扩张与结石。

B3 幽门螺杆菌或肠寄生虫(如贾第虫等) 引起胃肠及胆管痉挛疼痛。

B4 神经性腹壁痉挛痛 如腹型癫痫、腹型破伤风、脊髓瘤等。

B5 血液或血管病 如腹型紫癜、肠系膜脉管炎及肿瘤。

B6 代谢病 如克汀病、糖尿病等。

B7 慢性免疫病 如风湿病、川崎病等腹型反应。

B8 慢性中毒 农药中毒、食物中毒、铅中毒等。

A3 诊断

B1 病史 有上述原发病史或有其他明显诱因。发作时可有腹痛、呕吐、腹泻或便秘,发作过后肠痉挛症状消失。可以有长期同样的发作史。

B2 临床表现 阵发性腹痛伴有原发病症状如腹泻、便秘等。继发于过敏性紫癜的患儿有皮肤出血点、神经性腹壁痉挛,但一般没有固定的压痛、紧张,特别是痛过后器质性急腹症体征全部消失。至于原发病的诊断,一般待肠痉挛发作后陆续检查。

B3 辅助检查 腹部立位 X 线平片、CT 及 B 超均否定急腹症,但发现阳性体征对原发病很有帮助。同时血、尿、便三大常规对诊断继发性肠痉挛也十分重要。

A4 治疗

主要以治疗原发病为主。对于严重的痉挛可口服或肌注解痉药以缓解症状。

A5 预后

继发性肠痉挛的预后取决于原发病的治疗。通常原发病治愈或缓解后肠痉挛将消失。

3.3 麻痹性肠梗阻

3.3.1 原发性麻痹性肠梗阻

原发性麻痹性肠梗阻(primary paralytic ileus)指非胃肠道本身疾病引起的麻痹性肠梗阻。多因为全身性外周血液循环不足,如创伤休克、感染败血症等,引起代偿性血液再分配,长时间的胃肠道缺血使胃肠失去蠕动能力。是否有先天性麻痹性肠梗阻,尚未见肯定报道。患儿除全身性中毒症状之外,表现为腹胀、呕吐,肛门无排气排便,肠鸣音消失。腹胀既是全身中毒的结果,又是加重中毒的因素,可形成恶性循环,及时解除腹胀至少可以减少一个致命因素。麻痹性肠梗阻的病理主要是肠管肌层失去张力与弹性,无限制的扩张加重局部缺血,最终导致斑点性坏死与穿孔。早期诊断靠腹胀与肠鸣音消失,X线腹部平片见全腹高度胀气,特别是结肠胀气。不能鉴别是否结肠胀气时可行低压钡灌肠证实,晚期患儿为避免穿孔后钡糊外溢,可选用可吸收性造影剂。结肠的胀与瘪是鉴别麻痹性肠梗阻与机械性肠梗阻的标志,然而,晚期肠麻痹常因反复插肛管而使结肠空瘪导致误诊。实际上恰恰说明此时麻痹性肠梗阻已经发展为机械性肠梗阻,而需外科帮助。因为此时小肠高度膨胀,如果结肠空瘪,势必在回盲折角处压成死角,越压越死,在麻痹性肠梗阻的基础上又形成了机械性肠梗阻,此时即使肠蠕动恢复(事实上不太可能),肠梗阻也不能解除。治疗麻痹性肠梗阻的关键在于全身性疾病的治疗,即在治疗休克、败血症的同时,配合治疗麻痹性肠梗阻。除输液、营养、抗生素等常规治疗之外,主要是胃肠减压,减轻腹胀。常常因为幽门的关闭与小肠的成角,减压效果达不到空肠,有条件时可以试用特制汞袋式肠减压管(Cantor管)自鼻孔插入胃,在X线下改变体位,借汞的重力使汞囊通过幽门,然后将床头垫高,俯或侧位卧床,自由翻动,使汞囊借重力逐渐下移,持续吸引减压。务必达到腹软,摸不到张力肠型,保证小肠得到充分休息,创造蠕动恢复的条件。是否见效,是否计划手术减压,则要看全身情况及肠管有无生存能力。

3.3.2 继发性麻痹性肠梗阻

继发性麻痹性肠梗阻(secondary paralytic ileus)包括腹部大手术后、腹膜炎、腹部创伤、新生儿小肠结肠炎(NEC),以及截瘫、脑病神经适应稳定期前合并发生的继发性麻痹性肠梗阻。随着原发病的好转,继发性麻痹性肠梗阻自然恢复,一般多在3~7天内逐渐恢复精神、食欲、肠鸣音及肛门排气而自愈。如果原发病变未愈,尚需进一步治疗。但是也不排除个别病例因腹胀加重,形成恶性循环,发展为折角压迫性机械性肠梗阻,不得不进行手术减压。因为此类继发性麻痹性肠梗阻的原发病多为可治之情况,继发性麻痹性肠梗阻应该尽力抢救。腹胀张力见增,则应立即进行积极有效的减压及保护肠管措施,包括使用汞袋式肠减压管及静脉注射阿托品(0.05mg/kg,每 15～30 分钟一次)等。最好是尽早考虑开腹肠戳孔插管吸引,使小肠彻底减压,留管造瘘,使小肠得到充分休息,创造恢复蠕动的条件。高度腹胀时行开腹肠戳孔必须注意避免发生肠壁浆肌层自动裂开使肠黏膜剥脱膨出。因此必须先开一小口(或原缝合口拆两针缝线),看到胀气肠管后先用注射针头连接吸引器穿刺减压,腹壁松软后,再扩大切口进行探查。选合适部位戳孔插管减压,最好用多孔气流式双腔吸引管(图 3-3-1)将小肠尽量套在吸引管上,边吸边套(图 3-3-2),渐渐将小肠彻底吸空,最后留置导尿管继续引流。术后继续输液、高营养、抗生素、阿托品等治疗。有时须坚持 1～2 周才可能恢复肠蠕动。

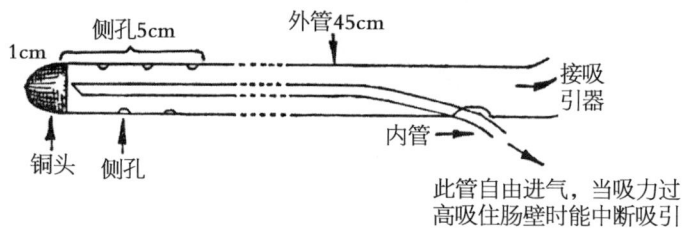

图 3-3-1　多孔气流式双腔吸引管

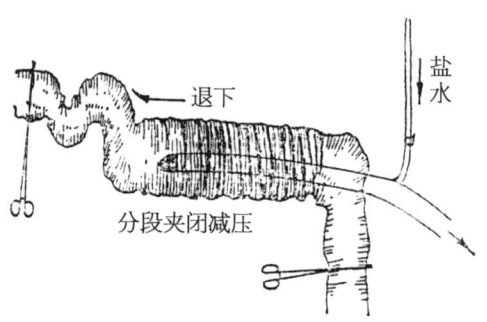

图 3-3-2　将肠管全部套在吸管上,吸空内容。为了避免拔管时损伤肠黏膜,可以边注少量盐水边退下套上之肠管

3.3.3 局部特发性肠梗阻

局部特发性肠梗阻(local idiopathic ileus)临床上可由于突然快速产生大量气体使肠管急剧膨胀,发生所谓"危象"而死亡,常见的疾病有急性胃扩张(酵母菌发酵产气)、巨结肠危象(产气杆菌产气)等,使胃肠急剧胀气,迅速达到将要爆炸的程度。这必然引起肠壁极度缺血,可致

缺氧性中毒休克或因破裂休克死亡，即使有条件迅速减压，恢复血供，也会引起缺血再灌注衰竭死亡，因此只能强调预防。

A1 急性胃扩张(acute dilatation of stomach)

见于饥饿的幼儿及学龄儿童偶得丰富食物，过量暴食之后。大量食物将胃撑满，使胃无法活动。长时间胃内食物不消化，很快发酵，产生大量气体，高压使幽门及贲门闭死，患儿可以很快发生休克死亡。暴食后早期(约半小时后)患儿感到上腹胀痛，恶心呕吐，但很难吐出，少量吐出物为发酵食物，有强烈酒糟发酵气味。数小时后患儿精神衰弱，面色苍白，腹胀如鼓，腹痛严重，辗转不安，渴望治疗。检查腹部鼓起如临产妇，坚硬如充气轮胎，听诊寂静无声。多于几小时后因休克、昏迷死亡。早期患儿食后腹痛、腹胀、欲吐不能时，B超或X线见胃极度扩大，呼气有霉味，诊断即可明确。应立刻经口插管(18f洗胃管)洗胃，边冲边吸，迅速使腹部变软。同时输液预防休克，应用抗生素、阿托品、异丙嗪等保护胃肠，预防缺血再灌注综合征。如果洗胃效果不佳，腹胀有增无减，则立刻开腹减压。此时胃张力很高，开腹常可引起胃爆破，死于手术台上。必须先切开5cm小口，显露胃壁，用粗针接吸引器穿刺胃内吸出高压气体，有时发生堵针，可同时插2~3个细针吸气。胃变软后，患儿血压稳定，方可扩大切口，探查腹部。胃大弯前壁置牵引线，保护手术野，切开胃壁5cm，将胃内容物慢慢挤空，将胃切口与腹壁切口就地缝合成胃造瘘，缝合腹壁剩余切口。24~48小时后情况稳定，再拆线开腹探查，根据胃壁血供及蠕动条件决定是否行部分胃切除吻合手术。晚期患儿腹硬、休克，一般很难救活，多数患儿死于术前或死于台上，但也别无他法，只能争取时间，企图侥幸。

A2 巨结肠危象(crisis of Hirschsprungs disease)

巨结肠患儿结肠内长期大量积粪，偶然发生肠内菌群失衡，某种产气菌大量繁殖，快速胀气不能排出，使肠壁缺血、中毒，发展为恶性循环，迅速导致死亡。此种情况过去多见于未经治疗的大儿童，现在多数患儿自小就得到一定的治疗，长期积粪已罕见，危象只见于合并肠炎的患儿。有人提出肠炎患儿使用抗生素造成菌群失衡，产气菌突然大量繁殖，急剧胀气排出不畅，引起缺血、中毒，发生危象。此类危象多见于婴幼儿，可发生于术前，也可发生于术后排便不畅，经常胀气、腹泻或排便不净，菌群始终不能稳定，加以抗生素的干扰，偶尔也可发生危象，突然腹剧胀而死亡。治疗的关键在于预防，保证患儿结肠每天有排空时间，保持正常经口喂养，坚持每天排便训练；及时治疗并发肠炎，强调彻底结肠引流，选用平衡抗生素。一旦发生严重腹胀，则可能是危象前兆，应立刻引流结肠。一般用肛管排气，如果不能缓解腹胀，可同时再插一条肛管，两条肛管来回扭转，加以腹部按摩排气。最好不要向深处插入以求排气通畅，同时要提防肠炎穿孔。严重腹胀患儿或有休克前期症状，则应尽快行回肠末端双孔造瘘，引流肠梗阻，使结肠彻底休息。无论如何危象变化太快，死亡率太高，抢救必须当机立断。

3.4 肠蠕动紊乱

3.4.1 原发性动力性肠梗阻

A1 定义

原发性动力性肠梗阻（primary dyskinetic ileus）指肠道慢性不全梗阻，无机械性梗阻病理，时轻时重。可以是暂时性梗阻而自愈，也可为顽固性（先天性）梗阻，发展为营养不良而死亡。

A2 病因与发病

病因不明，推测为先天性神经功能不正常。就诊患儿非常少见，北京儿童医院 50 年来收治不过 10 例，8 女 2 男，都经过不止一次手术，只有 2 男 1 女学龄后不再有症状而痊愈。

A3 病理

原发性病理组织学变化不明显。由于长期固定位置的痉挛性不全梗阻，近端可有继发性扩张与肠壁肥厚，但组织结构基本正常。严重肥厚的肠壁偶见肌纤维肥大、玻璃样变以及肠肌间神经节细胞变形及神经纤维断裂。如果梗阻位置固定，时间较长，远近段交界处常发生折角以及轻度粘连，于是在手术探查时被误认为是粘连性肠梗阻，分离粘连后结束手术，术后梗阻如故。梗阻的部位可以是消化道的任何部分，最常见的是胃、回盲部、乙状结肠，有时两处以上部位同时梗阻。但更常见是解决胃梗阻后出现小肠梗阻，解决小肠梗阻后出现结肠梗阻，最后又出现某部梗阻的复发。

A4 症状

主要症状为轻度不全肠梗阻的表现，包括慢性腹胀，偶尔有轻度腹痛，罕有呕吐。早期营养发育正常，晚期肠梗阻发展严重，呕吐频繁、量大，则发生营养不良及生长落后。腹胀突出，腹壁薄弱，可见肠型及蠕动波。一般精神食欲尚好，每天排便。长期治疗不利的患儿则出现恶病质，慢性脱水，血浓缩，肌肉消耗，骨瘦如柴，直至衰竭死亡。本病为慢性病，症状呈渐进加重。可以生后即开始出现腹胀呕吐，但多数是进固体食物之后才注意到腹胀的不正常。多数患儿经过各种治疗甚至几次开腹探查，勉强生活到青春期后，或坚持学习到高中，最后仍不免衰竭死亡。

A5 诊断

本症从定义到病理，各家认识都不统一，因此诊断也无公认标准。早期一般靠慢性腹胀，查无器质性梗阻，精神食欲营养基本正常，即可考虑本症，钡餐及示踪动态检查可以确诊。晚期多已经过开腹，甚至有肠壁活检阴性的病理结果，增加了诊断根据，作为进一步治疗的参考。B超、CT等只用作排除其他类似疾病，在诊断中也常为必要。诊断的实际意义在于肯定顽固性梗阻的存在与梗阻程度及位置,以决定手术的指征。

A6 治疗

本症无肯定之器质性病变,手术无目标,所以应该以内科疗法调整肠蠕动为主。偶尔发展为完全性机械性肠梗阻时,应考虑手术造瘘或短路吻合,以后仍须坚持内科调整肠蠕动治疗,以防复发。因为手术并不能找到也不能解决梗阻的病理。

B1 手术指征

C1 在慢性肠梗阻基础上,因偶然的强烈蠕动紊乱发生完全性肠梗阻,经减压 24～48 小时无缓解(钡餐观察),必须进行手术引流。

C2 呕吐严重营养不能维持,情况急剧下降。希望手术协助喂养。

B2 基本手术方式

C1 插管造瘘 可以引流,可以喂养,可以造影示踪检查梗阻情况。必要时特别是根据引流的需要同时造两三个瘘,同样根据发展随时可拔掉某个插管。

C2 短路吻合 肯定某部肠管失去功能,成为梗阻的病灶,则可行旷置该部的短路吻合。为了考验短路的效果,吻合的远端可同时插管造瘘。

C3 切除吻合 肯定变质的部分肠管也可以考虑切除吻合。因为病理不肯定,必须同时插管造瘘引流,以保留研究补救的后路。

A7 预后

因为病理不明,治疗无把握,预后一般不良。有些个例痊愈,也难得出成功经验。目前总结病例不多,但是死亡为多数,并且常是近青春期女孩。目前看来学龄前不能痊愈估计预后不佳,很可能死于以后的手术。

3.4.2 继发性蠕动紊乱或暂时性蠕动紊乱

A1 定义

继发性蠕动紊乱(secondary dyskinesia)或暂时性蠕动紊乱(transient dyskinesia)一般指术后肠麻痹开始恢复蠕动似的不规则活动,有时引起不规则腹痛。

A2 诊断

一般腹痛不重,又在手术恢复期,本来也有腹部伤口痛,所以常不引起患者的注意。诊断靠术后 3 天腹部恢复不顺利(恢复顺利应该腹软、肛门排气),多数患儿感到腹痛,肠鸣音亢进,排气后腹痛缓解;少数腹痛严重,表现为偶发性肠痉挛,不过也是几小时或 1 天内消失。但是,此时必须警惕诱发器质性急腹症,如术后肠套叠。

A3 治疗

继发性肠蠕动紊乱的治疗主要应注意预防。手术中预防感染、减少损伤、避免严重肠麻痹的发生是根本的预防原则。术后有效的胃肠减压、抗菌药物、早日肠道喂养等都是预防严重肠麻痹的传统措施。已经发生严重肠麻痹,腹胀有张力,3 天后毫无肠鸣音,则估计发生蠕动紊乱的机会很大。不妨静脉注射阿托品 0.05mg/kg 或山莨菪碱(654-2)0.1~0.2mg/kg，每 15~30 分钟一次，直至皮肤红润，以改进肠道微循环，避免强烈肠收缩，对促进肠蠕动、预防紊乱有利。一旦发生器质性合并症，则必须积极处理，常见的有手术后肠套叠及手术后早期粘连性肠梗阻。

B1　术后肠套叠　发生于术后严重肠麻痹 3 天以后，此时蠕动开始恢复，因运动不协调，某一段小肠发生强力痉挛，套入下一段小肠内而形成小肠套叠。这种肠套叠与婴儿回盲套叠不同，腹绞痛、便血、肿物本来就不明显，又均被肠麻痹所掩盖。因此常被误诊或延误。事实上此种蠕动紊乱是暂时的，套叠比较松，症状自然较轻，有可能自然脱套。即使诊断延误，估计手术时套叠已有 2~3 天，但从未见肠坏死的报道。当然肠套叠毕竟是威胁生命的疾病，不能企图侥幸。凡是肠麻痹 3 天以上不能恢复肛门排气，则必须注意查腹。得不出结论时应 B 超检查小肠套叠影，如有阳性诊断要及时拆线探查或腹腔镜探查(此种肠套叠多容易整复)。再作探查手术必须计划好，尽量减少手术打击，避免术后肠麻痹，这是完全应该并可以做到的。无论如何术后小肠套叠预后良好。

B2　早期粘连性肠梗阻　也是继发性暂时性肠蠕动紊乱的合并症。腹部创伤或手术后，或是腹膜炎后，腹腔内粘连不可避免。当时肠管可能处于曲折不顺位置，但在纤维性粘连形成以前，肠蠕动恢复则可自动牵拉，自然恢复活动余地，正常蠕动，不致发生粘连性肠梗阻。如果肠麻痹时间太长，纤维性粘连已经坚硬，则位置不顺的肠管很难得到纠正，蠕动恢复后则将出现肠梗阻。即使肠管已有些活动余地，强烈的蠕动紊乱超出代偿活动允许的范围，同样也可引起曲折性肠梗阻。完全性机械性肠梗阻的发生多在术后早期肠麻痹恢复期，及时胃肠减压完全可以缓解，避免了开腹探查。如果处理不当，梗阻增加了高压扩张，高压扩张加重折角加重梗阻，形成恶性循环，则不得不立即开腹探查，减压肠管，松解粘连。

早期肠梗阻的诊断靠术后肠蠕动开始恢复后(听到肠鸣音)发生腹痛，肛门不排气，钡灌肠见结肠空瘪而小肠高度胀气。最好在胃肠减压的同时向胃管内注入稀钡糊，观察钡影活动，24 小时停在某部不能前进，则应及时开腹探查。多数梗阻部位就在切口下，分离粘连后继续胃肠减压即可。如果肠胀气严重，甚至关腹困难，则应该在术中戳孔插管吸引减压，将小肠彻底吸瘪，缝合肠戳孔或保留造瘘，待正常蠕动恢复后拔管。继发性肠蠕动紊乱为一过性变化，一般都能在 1~2 天内自然恢复。严重患儿 3 天后腹痛腹胀不减轻，给予静脉阿托品治疗多能缓解。一旦发生早期粘连性肠梗阻则预后不良，若处理不及时或不当常可危及生命。

(张钦明)

3.5 胃食管反流

A1 定义

胃食管反流(gastric esophagedal feflux, GER)是指全身或局部因素引起食管下括约肌(LES)功能不全,胃内容物逆流入食管而产生的上消化道功能紊乱性综合征。GER 有生理性和病理性之分。生理性 GER 常见于 6 个月以下婴儿,表现以溢乳为主,多发生在餐后,睡眠时较少发生,消化道无器质性病变,随年龄增长症状减轻,生长发育不受影响。病理性 GER 常有解剖学异常或继发性病变,表现为反流频发,且持续时间长,多发生于卧位、睡眠及空腹时,轻者引起不适、呕吐、吸入性肺炎,严重者可导致肺部吸入综合征及胃食管反流病(gastric esophageal reflux disease, GERD)。后者指反流引起的具有一系列食管内、外症状和(或)并发症的临床综合征,需评估和治疗。根据内镜下食管黏膜有无损伤,又将 GERD 分为反流性食管炎(reflux esophagitis, RE)、非糜烂性反流病(non erosive reflux disease, NERD)和 Barrett 食管(食管下端狭窄合并溃疡)3 种类型。

A2 发病机制

目前认为病理性 GER 的发生是由于以下多种因素的综合作用,使食管抗反流功能下降所致。

B1 食管下括约肌(low eaophageal sphincter, LES) 位于食管下端与胃连接处,其形成的高压区是最有效的抗反流屏障。LES 腹腔段是最重要的抗反流因素,生后多随年龄增长,功能日趋完善。在新生儿期,其长度约为 0.5~1.0cm,3 个月婴儿逐渐增加到 2cm 以上。因此,新生儿期罕见需增加 LES 腹腔段长度或增加 LES 压力的手术指征。

B2 食管蠕动功能 食管的原发性和继发性推进性顺蠕动波可以有效地清除食管内的酸性物质,如患儿有食管蠕动振幅过低、非推进性蠕动或逆行蠕动等食管运动障碍,则可影响食管的廓清功能,结果延长了食管黏膜的酸暴露时间,从而加重了食管黏膜的损害。

B3 食管黏膜的屏障功能 附壁黏液、紧密排列的上皮细胞及黏膜下碳酸氢盐的分泌等,均使食管黏膜对酸、胃蛋白酶、胆酸和胰蛋白酶等的侵蚀有一定的抵抗力。

B4 胃食管夹角(His 角) 生后 1 个月,腹腔内食管与胃底形成锐角,当其呈钝角时(如食管裂孔疝时),可增加反流机会。

B5 胃的因素 胃的排空、胃内压及胃酸的分泌也是影响胃食管反流的重要因素。

总之,上述任何一个环节障碍均可发生 GER,其中以低张性食管下括约肌、食管廓清能力不足及胃酸分泌水平增加为主要的独立发病因素。

A3 临床表现

由于解剖及生理特点,新生儿期和婴儿期 GER 发病较多,但新生儿期临床表现缺乏特异性。80%～90%的新生儿以溢奶、呕吐为主要症状，绝大多数患儿生后1周即可出现症状；少数患儿可表现为呼吸系统症状，如反复发作的吸入性肺炎、呛咳、呼吸暂停，严重者可表现为婴儿猝死综合征。随着年龄的增长，食管下括约肌解剖和防反流机制日趋完善，绝大多数患儿不需治疗即可在生后3～6个月症状减轻或消失，少数患儿因反复呕吐、喂养困难导致营养不良、贫血、体重不升和生长发育迟缓，还有些患儿因严重的食管炎可导致呕血、食管狭窄和Barrett食管。

B1 呕吐 新生儿期较为常见，在首先除外了先天性消化道畸形引起的梗阻性呕吐、颅内出血或颅高压引起的呕吐、重症感染或败血症引起的呕吐后，那些经常性的溢奶或餐后吐奶，则多应考虑为胃食管反流引起，可行消化道造影、24小时pH监测协助诊断。

应特别注意食管裂孔疝，其可分为滑疝、旁疝和混合疝3型。滑疝较多见，约占70%；旁疝最少见，仅占3.5%；余为混合疝。旁疝、混合疝的临床表现及手术适应证与滑疝有一定的区别。滑疝大多呕吐症状明显，发病年龄较早，有些在新生儿期即可发病，但随着年龄增长，腹段食管发育成熟，大多数患儿可自行消失，仅20%的患儿最终需外科手术治疗。旁疝、混合疝者则表现多样化，可有明显的胃食管反流症状，亦可完全无呕吐而表现为食管炎或呼吸道症状，在检查时发现。大多旁疝、混合疝存在胃食管反流，反流程度与滑疝无明显差异。一旦旁疝或混合疝的诊断成立，即有绝对手术适应证，除非特别小的旁疝才有自愈可能。

B2 反流性食管炎 反流至食管的酸性或碱性物质对食管黏膜有腐蚀作用，长期接触可对食管黏膜造成损伤，形成食管炎。婴幼儿食管炎的症状不典型，多表现为绞痛、易激惹、睡眠不安、拒食和喂食困难，年长儿可有咽下疼痛和胸骨后烧伤感或胸痛。

B3 生长停滞与贫血 反复呕吐及食管炎可引起喂食困难；反流性食管炎较为严重者可形成食管狭窄，造成进食困难，而摄食不足可导致营养不良和生长停滞。另外，食管炎较重的患儿可出现呕血、黑便等症状，引起慢性失血性贫血。

B4 呼吸系统症状 胃内容反流可吸入气道，引起反复的支气管或肺部感染，出现哮喘、窒息、呼吸暂停等。

A4 诊断

对于3个月以上的婴幼儿反复出现的频繁呕吐、慢性呼吸道感染、难治性哮喘、喂养困难以及不明原因的营养不良、贫血、上腹痛、胸痛等症状都应考虑有GERD的可能，需行各项食管功能及影像学检查以明确诊断。诊断主要以检查GER患儿的反流程度、反流原因和反流并发症为首要目的，必要时检测食管功能。常用的有以下几种方法：

B1 食管造影 可了解食管的功能状态、解剖形态，检测His角及穹隆指数，并可按造影剂反流程度进行分级，显示食管蠕动情况，有无炎症、狭窄，有无食管裂孔疝和胃出口狭窄，还能显示胃排空等情况。X线诊断标准为：在5分钟内有3次以上反流即可确定有GER存在。

B2 24小时食管下端连续pH监测 测定食管末端的pH值可监测反流的频率、强度、持续时间，并可评估反流与体位的关系、药物和外科治疗效果。一次反流的诊断标准为：胃内容物反流入食管下段的每次周期在 15 秒以上,且 pH 小于 4。24 小时记录的参数为:pH 小于 4 的发生次数,pH 小于 4 的总时间和百分率,立卧位 pH 小于 4 的总时间和百分率,pH 小于 4 的持续时间超过 5 分钟的次数、时间和百分率,pH 小于 4 最长 1 次的持续时间。根据结果对照各年龄标准值可判断有无病理性反流。

B3 食管测压　导管输注法等可测定食管下端高压区压力(LESP)及长度(LESL),这是反映 LES 功能的客观指标。LESP 和 LESL 有助于明确反流原因、手术指征和疗效判断等,手术前后 LESP 和 LESL 的测定对确定手术指征和评判手术疗效有重要价值。连续食管测压还可了解食管蠕动的振幅、蠕动的传递、有无逆行蠕动等食管运动功能。

B4 超声显像　B 型超声显像是一种非侵入性、符合生理的诊断手段,有经验的医师可对 GER、食管裂孔疝进行诊断。GER 的诊断标准为:至少在 2 次不同时间内有下段食管充盈和胃与食管间液体的来回移动。B 型超声显像可作为小儿 GER 的初步筛选及治疗随访的一种安全简便的手段。

B5 放射性核素扫描　采用 ^{99}Tc 等胃食管放射性核素闪烁扫描是诊断 GER 较敏感的方法之一。通过扫描食管下段,发现有核素浓聚即可证明有反流存在;若发现肺内有放射性物质,则可证明有肺吸入存在;同时还有了解胃排空、食管廓清等作用。

B6 胃电图(EGG)　GER 时常伴有胃排空延迟,已有许多报告证实胃电异常与胃排空相一致,GER 组胃电节律正常百分率(餐前、餐后)明显低于对照组,而异常节律及餐前、餐后主功率比低下的比例明显高于对照组,说明 EGG 异常与 GERD 有一定的相关性,且胃电节律紊乱程度与 GER 程度有相关关系,因此 EGG 具有对 GERD 的辅助诊断价值。

B7 小儿上消化道内镜和活组织检查　近年来细小纤维内镜有助于 GER 并发症和食管炎、食管狭窄、食管黏膜柱状上皮症的诊断,能直接活检或评估食管黏膜损伤的程度,有狭窄时可做扩张。

A5 治疗

目前认为儿童 GER 必须给予适当的治疗,早期治疗效果好,可避免或减少 GER 并发症的发生。据报道有 50%～90% 的 GER 患儿经治疗 18 个月后症状消失。

根据症状轻重的不同可分为非系统性治疗、系统性内科治疗和外科手术治疗。治疗的目的在于加强食管的抗反流防御机制,减少胃食管反流发生,减缓症状,预防和治疗并发症以及防止复发。根据小儿 GER 的发病机制,治疗原则应该从减少胃食管反流、降低反流物的酸度、增强食管蠕动、保护食管黏膜等方面考虑,合理选择用药。对于经过正规内科治疗无效的患儿,应进行外科防反流手术。

B1 保守治疗　对于症状较轻、无器质性病变的患儿,特别是新生儿及 3 个月龄以内的婴儿,可采用体位和改变饮食结构的方法来达到治疗目的。传统上采取俯卧位,上身抬高 30°～45°,以减少胃液反流。饮食上采用少量多次进稠厚饮食的方法,这样可减少胃内容量,减少呕吐,缩短哭闹时间。

B2 药物治疗　对症状明显、经保守治疗无效或治疗后复发的患儿,需要给予系统的内科治疗。

C1 制酸剂　除能有效中和胃酸,减轻胃灼热症状外,还能使胃窦部胃泌素分泌增加,从而增加 LES 的压力。以往多用氢氧化铝、氧化镁等,目前多选用钙的复合制剂碳酸钙。

C2 H_2 受体阻滞剂及质子泵抑制剂(PPI)　如西咪替丁、雷尼替丁、法莫替丁等。主要作用为减少胃反流物的酸度及适当抑制夜间胃酸分泌,降低食管黏膜对酸的敏感性,从而减轻 GER 的症状及治疗反流性食管炎。H^+-K^+ ATP 酶抑制剂奥美拉唑作用更强,治疗严重者效果较好。剂量:0.8mg/(kg·d),每日 1 次,首次剂量加倍,2~4 天为一疗程。

C3 胃肠动力药　能提高食管下括约肌的张力,增加食管和胃的蠕动,提高食管的廓清能力和促进胃的排空,减少反流和反流物在食管内滞留。多潘立酮(吗丁啉)直接作用于胃肠道多巴胺受体,可提高食管下括约肌的张力,防止胃食管反流;可增强胃蠕动,使胃排空速率增快。剂量:0.3mg/kg,每日 3~4 次,1 岁以下儿童因其代谢和血脑屏障功能发育尚不完全,应谨慎用药。西沙必利是第三代新型的胃肠动力药,其作用机制不同于多潘立酮,不影响多巴胺受体,主要作用于食管下端及近段肠道,可显著提高食管下括约肌的张力,促进食管蠕动与腔内容物的清除,促进胃排空。剂量:0.15~0.2mg/kg,每日 3~4 次,5 天为一疗程。西沙必利副作用较小,可引起腹痛和腹泻,也应注意其心脏方面的不良反应。

C4 食管黏膜保护剂　硫糖铝等能在溃疡、糜烂面上形成一层带电荷的保护性屏障,且能促进胃黏液中碳酸氢盐以及前列腺素 E_2(PEG_2)的分泌,改善黏膜营养和促进上皮增殖等,因而可配合制酸剂达到治疗 GER 的作用。国内有人采用十六角蒙脱石(思密达)治疗食管炎,通过对消化道黏膜强有力的覆盖能力,并通过黏液糖蛋白的相互结合、修复,提高黏膜屏障对攻击因子的防御功能,效果十分满意。

对重症 GER 患儿,开始可给予联合药物治疗,使用制酸剂使病情缓解后仍需进行抗复发的维持治疗。复发的关键仍是食管、胃的基本动力学异常所致。

B3 手术治疗　对经 6 周至 3 个月的药物治疗仍未奏效或停药后 GER 很快复发的患儿可考虑手术治疗。

C1 手术目的　通过纠正异常的解剖结构、加强 LES 功能、增加胃食管角(His 角)等手段,加强食管下括约肌抗反流的屏障功能。

C2 手术指征　①小婴儿进食后呕吐,难以维持正常喂养,有贫血或严重影响生长发育者。②各种形式的食管裂孔疝。③GER 伴有食管炎、食管狭窄、反复呼吸道感染,经内科连续治疗 6 周至 3 个月无效者。④有 Barrett 食管者。

C3 手术方法　1951 年 Allison 发现了食管裂孔疝与反流性食管炎的关系后开创了采用外科手术治疗 GERD 的先河,目前常用的手术方式有以下几种:

D1 Hill 胃后壁固定术　是经腹腔将疝复位,并游离远端食管,在食管后方将裂孔缝合,将食管胃交界部缝于内侧弓状韧带上。此法保留了相当长的一段腹腔内食管,从而使食管下括约肌处于腹腔内正压下。新生儿有较为严重的食管裂孔旁疝或混合疝的,可只做裂孔修补而不做胃底折叠术,也能减轻胃食管反流症状。

D2 Nissen 胃底折叠术 松解胃底,并以 360°包裹食管下段。在美国是胃食管反流外科治疗最常用的经典术式,而欧洲则较为流行 Nissen-Rosseffi 改良胃底折叠术,二者的区别在于后者不分离和结扎胃短血管。应用腹腔镜行 Nissen 胃底折叠术近年来较为流行,防反流效果与传统的开腹术相同。Nissen 术式复发率在 10%～20%,多因折叠部分滑脱返回胸腔或包绕折叠部分松开所致。此术式防反流较为彻底,控制呕吐或反流的有效率在 95%;但如缝合过紧,则有不能呕吐、打嗝、咽下困难、胀气综合征等并发症。

D3 Thal-Ashcraff 胃底折叠术 胃底以 180°包裹食管下段的前壁,其要点是增加腹内食管长度,重建 His 角。虽然其反流复发率超过 20%,但其术后没有 Nissen 术式常见的并发症,因而被较多外科医生选用。

D4 Toupet 胃底折叠术 胃底以 270°包裹食管下段的后壁。此术式有防反流效果好、并发症少等优点。

D5 Belsey-Mark Ⅳ贲门成形术 经胸修复食管裂孔疝,重建贲门。将胃底与交界上方 2cm 处的食管折叠缝合,胃底要包绕远端食管的 2/3。此术式的反流复发率约为 10%,缺点是只能经胸操作。

对于反流性食管炎已经造成食管狭窄的患儿,可采用球囊扩张、放置金属记忆夹等方法缓解狭窄,减轻进食困难。单纯的狭窄扩张复发率较高,所以同时还应进行防反流药物治疗或行防反流手术。

(郭卫红)

主要参考文献

1 董梅. 新生儿的胃肠动力. 新生儿科杂志,1999,14(2):882
2 周吕. 胃肠生理学. 北京:科学出版社,1991:1013
3 deVries P A,Shapiro S R. Complications of Pediatric Surgery. New York:John Wiley & Sons,1982:115-233

第4章 新生儿呕吐

4.1 概述

新生儿呕吐分两大类，即器质性呕吐（或称外科性呕吐）与功能性呕吐。新生儿器质性呕吐多为消化道先天性畸形所致，因多为急性致命性而需立即手术治疗，为本章重点讨论的内容。

A1 病理基础

引起器质性呕吐的基本病理为肠梗阻及腹膜炎，多为胚胎性消化道畸形的后果。因此有必要复习一下消化道的胚胎病理学。近年来随着科研技术的提高，人们对人类胚胎发育有了更深刻的认识，同时也发现了一些过去认识的误差和至今仍不能肯定的问题，造成不少争论与困惑。为了便于解释临床实际问题，下面仍以 Ladd 和 Gross 的学说为主线，简单介绍如下：

受孕 2～4 个月是胚胎内胚层的原肠管发展为消化道的主要发育时期（图 4-1-1）。其中前肠发展为食管、胃及十二指肠球部，由腹腔动脉供血；中肠发展为十二指肠以下至横结肠中段，由肠系膜上动脉供血；后肠发展为横结肠中段以下至直肠末端，由肠系膜下动脉供血（图 4-1-2）。前肠的头端腹侧出现一个憩室称为原肺囊（肺芽），发展为左右两个支气管及肺，与外胚层形成的原口板凹入形成的口鼻咽腔连接通向体外。同时从咽部至支气管部出现分隔，腹侧形成气管与两条支气管连接，完成呼吸器官的基础；背侧与前肠连接互相穿通，形成食管。发育过程中如果穿通有误则形成食管闭锁；分隔不全则形成食管气管瘘，并且瘘的位置多为气管分支处。后肠尾端也有一憩室为尿囊，与外胚层的原肛板连接成为泄殖腔膜。同时也有个腹背分隔，腹侧形成泌尿生殖窦与尿囊连通，再分化为尿道、膀胱、输尿管与男女生殖器官；背侧分化为直肠、肛管及肛门，穿通泄殖腔膜后开口于体外。穿通不全形成肛门闭锁或狭窄，分隔不全则形成直肠尿道瘘或直肠阴道瘘。中肠发育需要大量长度快速发展。头段主要靠细胞快速增殖使肠管实心化，后段在腹腔外卵黄囊内快速延长。随着腹腔的发育与增大，实心化的肠管

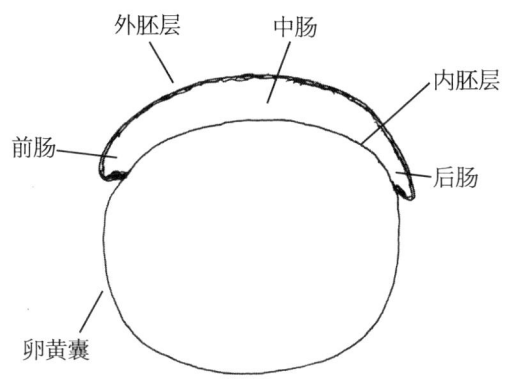

图 4-1-1　胚胎早期形成原肠

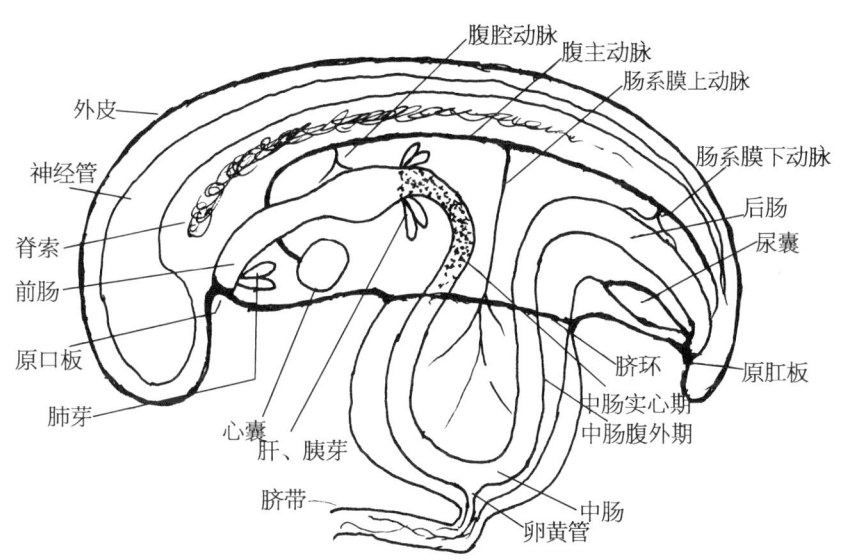

图 4-1-2　胎儿早期的原肠发育与分化

经过空化过程再穿通成为十二指肠与空肠近段,腹外部分肠管经过旋转过程缩入腹腔成为回肠及部分结肠。中肠头端腹侧与背侧各有一憩室为肝胆胰胚基(肝、胰芽),胰胚分别在腹背两基发育为正、副胰,在十二指肠后合并为一个胰腺(原肠时期为背侧,后转为左侧)。如果正、副胰在十二指肠前合并(原肠时期的腹侧),则形成环状胰压迫该处肠管,造成十二指肠梗阻。实心期空化不全,则发生肠闭锁或狭窄,或遗留各种形式的肠重复畸形。胎儿期腹外小部分空回肠扭转坏死可造成分段性肠闭锁。大部分肠管在腹外期时,腹为固定只有靠 Treitz 韧带处与结肠脾曲韧带处两点固定于腹腔后壁,正常旋转纳入腹腔后升结肠固定在右侧后腹壁,回盲部固定在右下腹,使小肠系膜固定在 Treitz 韧带(左上腹)到回盲部(右下腹)的斜长连线上。如果肠旋转不良,因为肠系膜两固定点相距太近,随时均易发生全小肠扭转,治疗不及时导致全小肠坏死。如果回盲部提前固定于右上腹肝曲韧带附近,则生后可发生十二指肠压迫。

中肠在卵黄囊中发育期间,大约在回肠中段曾有一通道直接开口于卵黄囊外,称为卵黄管。中肠发育后缩回腹腔内,卵黄管自然闭合而消失,腹壁同时封闭遗留一凹陷瘢痕为脐。卵黄管不闭合则遗留脐肠瘘;闭合不全在肠端残余Meckel憩室,在脐端残余脐窦或脐茸;中段未闭可以遗留卵黄管囊肿(图4-1-3,4-1-4)。

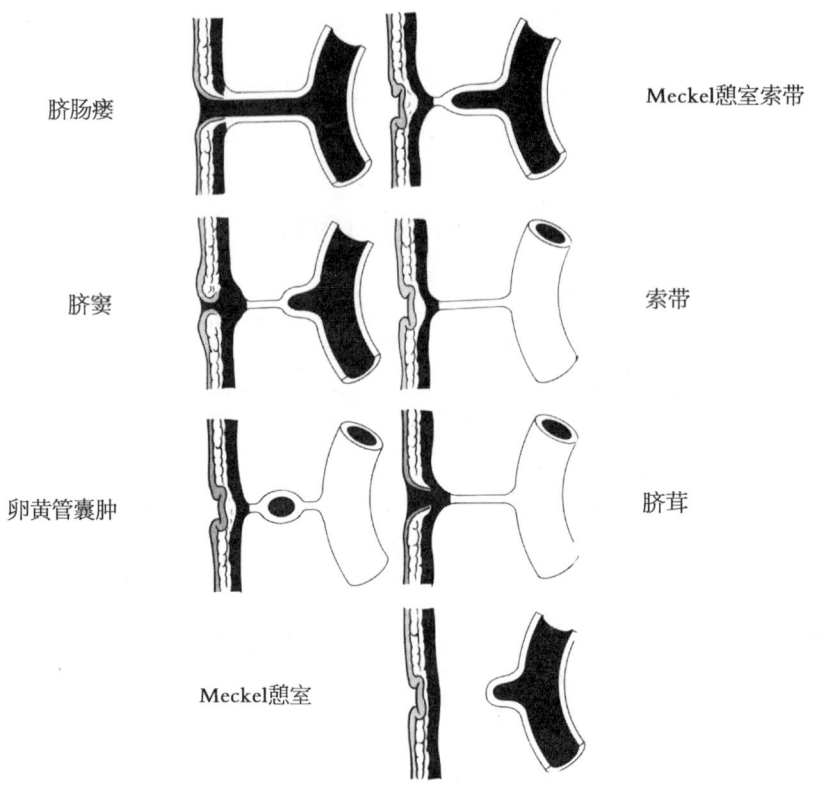

图4-1-3　胚胎脐肠瘘畸形模式图

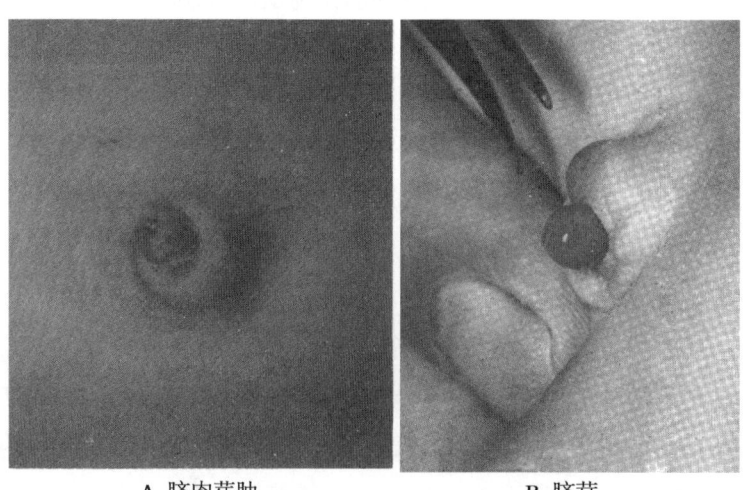

图4-1-4　脐茸(脐肠瘘畸形)与脐肉芽肿(脐带结扎后的慢性感染)外形相似

如果腹壁闭合不全则遗留各种形式的脐膨出或腹壁裂,前者指部分小肠遗留于脐带内,后者指部分肠管甚至肝脏直接暴露于腹壁外(图4-1-5)。胎儿早期尿囊在卵黄囊中也有对外通道,称为脐尿管,闭合失败则遗留脐尿管瘘。脐以下腹壁裂开国际上称为小肠裂(intestinal fissure),可能暴露部分泌尿生殖器官,甚至膀胱外翻,输尿管口暴露;裂至会阴则可发生直肠乙状结肠翻转脱垂。

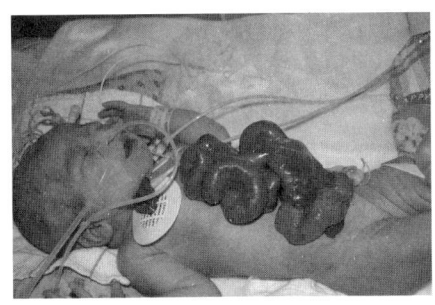
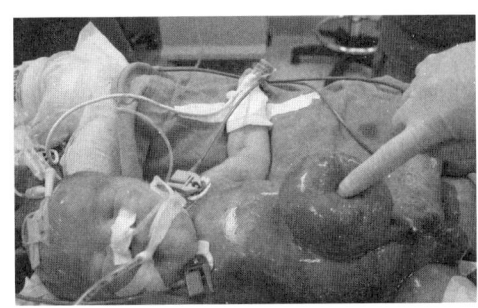

A. 腹壁裂　　　　　　　　　　B. 脐膨出

图 4-1-5　腹壁闭合畸形

胎便的形成是随着肠道发育向肠腔内排积的废弃物。但胎便的排出则在消化道发育完成之后,特别是胰腺开始分泌之后(胎儿4个月以后)。没有胰液的帮助,胎便非常黏稠,胎儿肠管蠕动无力使之排出。出生后则表现为胎便性肠梗阻,或出生前发生肠穿孔,遗留各种形式的胎粪性腹膜炎。

胎儿2~4个月消化道发育病理见表4-1-1。

表4-1-1　胎儿2~4个月消化道发育病理

原肠	供应血管	外接器官	衍生器官	原肠发展	病理发展
前肠	腹腔动脉	鼻咽腔	肺芽	隔膜穿通,器官分隔,食管、胃、气管食管	穿通不全,分隔不全,神经缺陷 食管闭锁,食管气管瘘,胃食管反流
后肠	肠系膜下动脉	泄殖腔	尿囊	结肠、直肠、直肠尿道	肛门闭锁,直肠尿道瘘,巨结肠
中肠	肠系膜上动脉	卵黄囊	肝胰芽	实心期空化 腹外期回转,十二指肠,形成腹壁空回肠,系膜固定	空化不全,回腹腔不全,衍生器官分化不良 肠闭锁,肠旋转不良,环状胰,肠重复,腹壁裂,胎粪性腹膜炎

A2　临床分类

器质性呕吐的临床标志是持续反复的呕吐,影响吃奶及营养,甚至发生脱水。根据呕吐物不同可分为以下5类情况:

B1 持续吐大量胆汁 是肠梗阻的基本症状,说明胆汁不能下行。吐胆汁可能是十二指肠第二段以下的梗阻,包括肠闭锁、狭窄、肠旋转不良、环状胰。

B2 腹胀吐黄汁 是低位肠梗阻的典型症状,说明胆汁混合了大量肠液。可能是肠闭锁、胎便性肠梗阻、胎粪性腹膜炎。

B3 突发吐黄汁 指婴儿生后吃奶正常,突然持续吐黄水或胆汁,说明肠道突然不通。常见为胃肠穿孔引起的腹膜炎、肠旋转不良引起的肠梗阻或肠扭转、粘连性肠梗阻。

B4 吐物不黄而为大量奶瓣 是十二指肠以上的梗阻。最常见为先天性肥厚性幽门狭窄。但幽门狭窄的呕吐一般要在生后吃奶2周以后出现,而任何原因引起的肠梗阻开始症状都可能是先吐大量白色奶瓣,因此吐奶瓣需进一步观察。

B5 呛吐唾液 指生后无论吃奶与否均持续呛吐,说明咽下立即吐出。多为咽喉畸形,更常见为食管闭锁,无论如何是最急需治疗的情况。

A3 主要症状与体征

B1 食欲 新生儿生后第一天不一定能吃奶,早产儿也可能多日不能主动吃奶。但一旦开始吃奶后则能主动寻找乳头,并且连续吸吮吞咽不停。足月儿如果一两天不能积极吃奶,应该警惕消化道畸形及颅内出血。未吃奶就发生呕吐,特别是吐胆汁,必须想到肠梗阻或腹膜炎。不吃奶也连续呛吐唾液,呛时青紫,多为食管闭锁、心血管畸形、严重膈疝或羊水性肺炎,这是因为呼吸急迫,吞咽不及的现象。一般说来,胃肠道梗阻虽然呕吐严重,但食欲旺盛。

B2 呕吐 新生儿、小婴儿喂奶后溢奶,甚至喷吐大量奶水,多为习惯性或功能性呕吐,不影响婴儿营养与生长。多是存留在食管中的残留奶水,一般无奶瓣,也无臭味。如果量大而有臭味则可能为贲门失弛张症或食管异位软骨狭窄。频繁吐大量奶瓣则应考虑胃食管反流。十几天以后婴儿吐量大于喂入量,腹壁可见胃型,多为幽门梗阻。生后持续大量吐深绿胆汁,腹不胀,为十二指肠梗阻或高位肠梗阻。生后频繁吐大量黄液,腹胀,为低位肠梗阻或腹膜炎。生后不吐,突然发生吐大量黄液,频吐不止,不吃奶也吐,要警惕肠粘连、肠扭转、内疝以及腹股沟疝。新生儿生后频繁大量无恶心的呕吐永远要先警惕颅内出血,特别是伴有精神不好时。

B3 腹胀 正常新生儿吃奶后腹胀而硬,饥饿时腹瘪而软。如果平时腹部持续胀而硬则多为肠梗阻;不太胀,但很硬则为腹膜炎;很胀而奇软则为胃穿孔大量气腹。上腹胀硬有肠型多为上消化道梗阻,全腹胀硬有肠型则为下消化道梗阻。新生儿、小婴儿腹壁薄弱,正常情况下仔细注意多能看到肠型,然而肠梗阻肠型必须是宽大胀硬。

B4 胎便 正常儿生后立刻排胎便,正常胎便为黑色黏性软膏状,约2～5g。48小时无胎便,常怀疑巨结肠。少量灰色较干而不黏的胎便应考虑肠闭锁。3天以后大便转为黄色。大便带血要警惕肠扭转,不可耽误。过去曾盛行显微镜查胎便内鳞状上皮细胞及毳毛,以排除肠闭锁,现已废弃。两三周后大便转白,常为胆道闭锁。

A4 呕吐诊断的初步分析

B1 第一步,区别功能性呕吐与器质性呕吐。前者吐出物为新吃入的奶水,不影响营养与每日体重增加；后者为变性的奶或为大量消化液。

B2 第二步，器质性呕吐中还要区别胃肠病变属直接性呕吐或是反射性呕吐。一般规律，单纯梗阻的呕吐不影响食欲，而疾病引起的反射性呕吐总有其他合并症状。

B3 第三步，按吐物颜色及吐出形式估计梗阻部位的高度与性质，以鉴别先天性完全性肠梗阻或突发性肠梗阻。最后再按胚胎病理的各类肠梗阻分析到具体病变。

A5 新生儿呕吐的诊断技术

初步印象确定后作下列检查：

B1 核对病史　了解呕吐情况（包括次数、时间、色、量）、食欲、胎便（首排时间、量、色），询问怀孕及分娩史（包括是否足月顺产、哭声、面色、体重、羊水）。

B2 查体　估计脱水程度（查看前囟凸凹、眼睑开合、皮肤弹性），检查腹部（看腹胀，比肋缘，看肠型，摸张力，摸主动脉，肋缘下双合诊），查直肠（插肛管排气，取胎便标本，小指或扩肛器与耻骨上双合诊）。

B3 插胃管　疑诊器质性呕吐，常规插胃管。如果是生后即吐，立刻插胃管。如果食管闭锁，注意胃管反折回口腔。如插管顺利入胃，可以留管观察。如为吞咽障碍，可以利用胃管喂养。如为肠梗阻，则可利用胃管减压。

B4 血、尿常规　我国平原地区正常新生儿血红蛋白约为180g/L，过高为脱水，过低考虑血腹（新生儿自然出血或腹部产伤）。尿内细胞多常为脱水所致。

B5 低压定量钡灌肠　将20ml钡糊注入直肠，拍（倒）立位X线正侧片。如为胎儿型结肠，表现为结肠细约0.5cm，结肠框小而直（图4-1-6），可以诊断为先天性肠闭锁（十二指肠闭锁时结肠大小可以正常，但结肠空瘪无气）。小肠胀气、结肠无气应诊断完全性肠梗阻。结肠胀气、并有钡形成的液面，应诊断巨结肠（图4-1-7）或直肠狭窄。

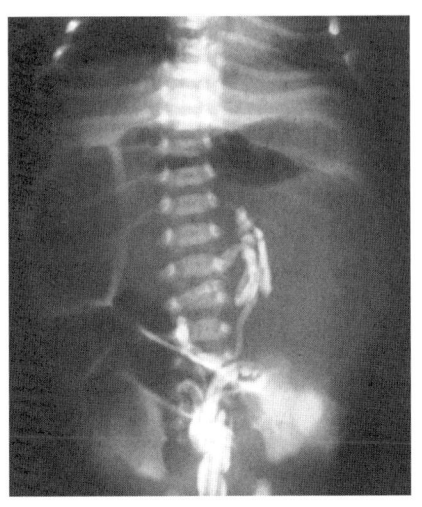

图4-1-6　胎儿型结肠

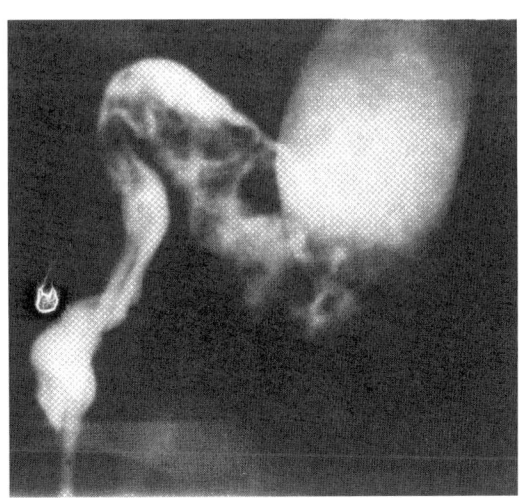

图4-1-7　先天性巨结肠

B6 上消化道造影 新生儿呕吐情况下口服造影剂有误吸的危险,可以引起致命性吸入性肺炎。特别是食管闭锁时,无论是注钡或注碘油,即使是很小量也可呛入气管树内,首先容易误诊为食管近端气管瘘。只有疑诊为十二指肠梗阻时可以经胃管注入稀钡或水溶性碘(如需继续观察6小时以上,则选用钡),拍X线片后立即尽量大部吸出,以后持续减压。

B7 透光试验 用强冷光源,依次置于婴儿背部两脊肋角下及插入直肠内,观察腹壁透光影,看腹内器官有无充血、充气、水肿、腹水、肿瘤。

B8 其他 有B超、CT、MRI(图4-1-8)、红外线摄像等。上述检查仍有疑点时可酌情选用,特别是鉴别肿物及腹水。

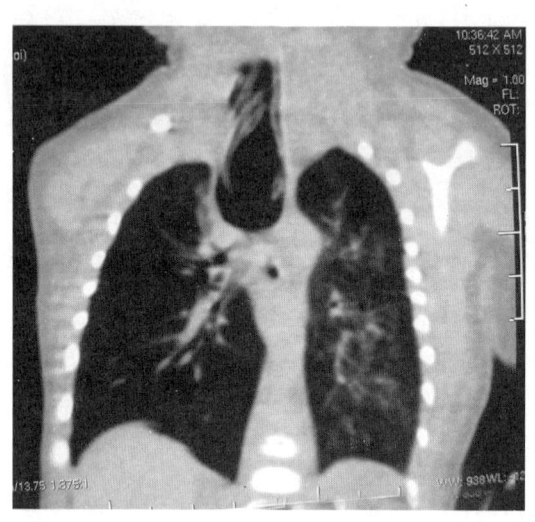

图4-1-8 食管闭锁MRI见两肺尖部中间有扩大之食管盲端含气影

A6 手术治疗原则

新生儿器质性呕吐有三类手术指征及一类暂缓手术指征。

B1 特急 包括胃穿孔、肠扭转、绞窄疝等,应立刻手术。

B2 急症 包括先天性肠闭锁、食管闭锁、胎粪性腹膜炎、腹壁裂、脐膨出、膈疝等绝大多数致命性畸形,应充分准备后争取早做手术。新生儿手术条件不具备而勉强手术比因准备条件而迟做一两天手术的死亡率更高。

B3 非急症但威胁生命的畸形 包括幽门狭窄、肠狭窄、巨结肠等,应按新生儿选择性手术准备。

B4 非威胁生命的畸形 包括不影响营养生长的胃扭转、胃食管反流、膈疝、肠旋转不良等,不必在新生儿时期手术,可以先观察等待是否有自愈趋势。

A7 保守疗法

用于非手术患儿及手术前后的配合治疗。

B1 体位疗法 对于一些功能性呕吐及轻度胃扭转或胃食管反流的患儿,将患儿置于头高位可以避免或减少呕吐。方法是将患儿按标准新生儿打包法裹紧，置于婴儿筐内，然后再将婴儿筐头端垫高约40°倾斜。长期坚持头高体位3~6个月，至患儿平时能坐起或经常直立位抱起为止。如果体位治疗有效，患儿即可出院回家，家中无婴儿筐设备，可用大抽屉，将一端用枕头垫高。器质性呕吐患儿手术前后头高体位也有利于护理，但倾斜度可以稍低。

B2 抗菌治疗　严重呕吐患儿，特别是先天性肠梗阻者，肠道菌群不同于正常，术后感染很难预料。手术后常规给予抗菌药物，至少可以预防院内感染。术后争取早期肠道喂养，为最好的抗菌治疗。

B3 输液　新生儿消化道手术前后，一切营养、电解质以及各种用药均需靠静脉输液完成，因此必须每日精确计划入量。即使开始口服或管饲，仍需坚持静脉为主，直到食欲恢复，大便正常。

A8 新生儿手术特点

B1 切口　新生儿腹部探查手术的切口选择有个历史性变化。Ladd与Gross的传统开腹探查一律采用正中切口或腹直肌切口，大小依外科医生的手能探查的大小而定，但有时仍感不足。后来发展为脐上横断切口，切口两端可以延至腋后线，后背垫高，几乎把婴儿横断，从膈下至盆腔全部暴露于眼下。不久又因打击太大而转向小切口，幽门狭窄的环脐切口就是一个代表。

B2 肠吻合　为了避免吻合口狭窄，特别是术后早期避免内翻缝合水肿的肠管，近年来发展了在手术显微镜下用7-0号或更细的可吸收线做黏膜下层组织单层吻合，使新生儿腹部手术效果有了质的飞跃。

B3 探查粘连　新生儿腹腔粘连特别是胎粪性腹膜炎合并粘连性肠梗阻时，腹内探查始终是个难题。注气选择分离可以减少一些盲目性，方法是开腹后由胃管注气，观察肠管充气顺序，最后充气停止位置常为梗阻部位。可以试图分离解除梗阻，或造瘘引流。为了短路吻合，寻找远端，可经直肠注气。急需手术的胎粪性腹膜炎多有广泛气腹，开腹进入腹腔无困难。如无气腹，单纯性腹腔粘连性肠梗阻则开腹进腹腔困难，常需先注气后拍X线平片（或透光试验），标明胀气梗阻肠襻的腹壁位置，选择局部切口试图分离或就地造瘘。盲目分离粘连势必造成多处出血、穿孔，无法下台。

B4 插管引流与插管造瘘问题　一般插管引流要求腹壁厚度与插管外径的比例不小于2.5∶1，而新生儿腹壁太薄，不可能达到这个要求。插管后3天内因缝合很紧，引流管周围可以不漏；缝线松动后，管外常比管内引流更畅。漏液的腐蚀与皮管的压迫迅速使瘘口扩大，小肠插管造瘘很快转为直接造瘘，甚至肠管翻出断开。所以新生儿尽量避免长时间插管引流。特别是胸腔插管易发生开放性气胸，宁可关闭胸腔，随时穿刺。腹腔插管继发性肠瘘与肠脱出的发病率也很可观。

B5 使用腹腔镜探查配合　可减少打击，缩小切口。近来腹腔镜技术的普及又成了新生儿腹部手术切口追求的目标。很多需要大切口探查的手术先用腹腔镜探查并做好腹内处理，然后经局部小切口完成切除、吻合、修补等操作。

A9 腹腔镜法

新生儿腹腔小,平时又多胀气,腹腔内可操作空间很小。新生儿呼吸主要靠膈运动,长时间高压气腹势必造成缺氧。目前一般规定腹压不超过 1.86kPa(14mmHg),持续高压时间不超过 1~2 小时。间断减压辅以局部腹壁牵拉,或腹内腹外联合操作,以缩短持续高压时间。

B1 指征 单纯腹腔镜手术在新生儿目前尚不广泛,最适宜的指征是腹腔深部较固定器官的典型手术,如幽门狭窄手术、胆道手术、肾手术、盆腔手术。然而大多数腹内手术均可按腹内外联合形式完成,如肠切除吻合、巨结肠根治等为典型示例。

B2 禁忌证 腹腔粘连、大出血、巨大肿瘤,以及有突然破裂出血等意外的可能者或手术步骤不肯定,随时可能有较大变化者。随着术者的技术进步与器械设备的完善,指征与禁忌证会有改变。

B3 操作方法特点 术前禁食,胃管减压几个小时可以使胃肠内完全空瘪,提供较多的操作空间。选择硬膜外麻醉保证腹肌松弛,也有利于较低压力下保证较大操作空间。腹壁(包括肌膜)缝牵引线悬吊牵拉可以提供局部操作空间。新生儿肠壁薄软,肠系膜薄而松,一般通过环脐切口或会阴切口配合可以完成各种常见手术。

A10 麻醉

B1 呼吸抑制问题 新生儿特别是早产儿对中枢抑制非常敏感,全身麻醉达到肌肉松弛的深度可能导致拔管困难,早产儿有时两三天不能恢复自主呼吸。因此使用硬膜外麻醉配合浅抑制睡眠比较理想,但需有对新生儿硬膜外麻醉的熟练技术。

B2 局麻 新生儿对常用局麻药也很敏感,高浓度局麻药物极易中毒,一般推荐 0.25% 普鲁卡因局部浸润(或相应的稀释局麻药)。腹部手术需要腹肌松弛,必须在皮肤皮下充分浸润的情况下切开腹壁,立刻向肠系膜根部腹膜后充分浸润,以保证腹肌松弛。未掌握新生儿硬膜外麻醉技术,选择低抑制加局麻时可以通过腹腔镜做腹膜后浸润,待腹肌松弛后再继续注气,撑开腹腔。麻醉消失后可以随时补充浸润。低浓度随时浸润,随时注入,随时排除,一般不致累积中毒。

B3 止痛 一般印象认为新生儿对术后疼痛不敏感,显然是个错误。腹部切口疼痛影响膈呼吸,影响肺下叶扩张,可以导致下叶肺不张、肺炎的发生,为新生儿腹部手术后死亡的主要原因。此外疼痛影响婴儿睡眠、休息,影响免疫与伤口愈合。因此术后止痛不可忽视。新生儿特别是早产儿对吗啡一类药物特别敏感,是为绝对禁忌。传统用药仍以苯巴比妥一类药物比较安全有效,可以使患儿保持安睡。

A11 新生儿腹部术后的监护要点

B1 体温 新生儿体积很小,手术过程中应注意保持体温,否则很容易发生低温状态。患儿回病房后体温长时间不升,甚至继续下降,以致发展为新生儿硬肿症,下身甚至全身皮下脂肪及肌肉凝固硬化,影响呼吸循环而死亡。目前尚无法挽救,必须事先预防。手术时随时测量体温(电子体温计测食管温度或直肠温度),低于35℃时必须设法升温,保持稳定在37℃左右。回病房后立刻测体温,随时保持在36℃以上。如已发现下肢发硬,除积极复温、输液(加温)外,可以加入一剂氢化可的松。

B2 呼吸 腹部手术后因为疼痛影响呼吸运动,呼吸潮气量减小,常有部分肺泡不张而导致肺炎,为术后主要致死原因。因此要求新生儿术后必须每天定时使肺部全部扩张,患儿自己大哭就是最好的疗法,遗憾的是腹部大手术后患儿无力大哭。常需护士定时吸痰,事实上用皮管吸咽部不可能将气管内痰吸出,但吸引动作可刺激患儿咳嗽、呕吐、哭闹,加大呼吸运动。也可以用闭式口罩加压给氧,每日3次,将肺泡吹开,以免肺泡引流不畅,发生肺不张、肺炎。

B3 营养 腹部手术特别是肠闭锁吻合后常常很长时日肠道不通畅,只能耐心等待。但是患儿长期不进食营养不能保证,至少要维持正氮平衡,才能希望患儿的恢复与生长。静脉营养应提前供给,赶在负氮平衡出现之前。

A12 特殊治疗的护理

B1 胃肠减压 新生儿器质性呕吐几乎离不开胃肠减压,但必须注意胃管与强吸力对新生儿的危险性。一般红橡皮胃管长时间不动可以压迫导致喉发炎、胃壁坏死穿孔。曾有胃管穿透胃壁及腹壁,钻出腹壁外的报道;也有胃壁被吸入导管孔中,引起坏死、穿孔的报道。因此新生儿应选用软硅胶管或乳胶管,并且要求常冲洗活动。吸引器应连接调压装置,或自由开放,定时进行人工抽吸。

B2 会阴护理 腹部手术后洗澡困难,会阴护理常感不便,特别是肛肠手术后,极易发生臀红感染。即使是手术后头两天,患儿尚不排便,仍可有会阴糜烂发生,基本原因是局部湿润而不通风之故。除定时擦干之外要保持会阴暴露,必要时定时用吹风机吹干。如果肛门有分泌物或经常有稀便排出,则更需充分暴露(蛙式位固定,骶部垫高),肛门附近持续吸引,会阴随时吹干。擦拭糜烂会引起疼痛、出血,应尽量避免。

B3 导尿、灌肠 原则上新生儿尽量避免导尿。插导尿管后发生尿道炎或以后发生尿道狭窄的,屡有报道。术前为了膀胱排空,术后为了会阴护理,都有留置导尿管的必要,必须选择合适的硅胶管,不可忽视。新生儿腹部手术多不需灌肠。万一需要灌肠,如胎便性肠梗阻、先天性巨结肠、胎便黏稠(新生儿黄色便也较黏稠,并且不易遇水稀释),灌肠排出时常常堵管。可以同时插两个稍细肛管,排出时万一堵管,用手按压腹部,水及大便可自两管之间排出。

B4 插管引流的护理 插管引流的目的是希望密闭不漏引流至指定地点,但是由于新生儿腹壁薄,与插管外径的比例达不到2.5∶1,一般缝线松脱后,插管周围多有漏出,并且因插孔松大,极易脱管,因此管的固定非常重要。手术时的缝线固定3天后随时脱落,胶布固定常因漏液浸湿与皮管及皮肤滑脱。比较可靠的固定方法是:确定插管位置之后,再贴近皮肤插孔处用黑丝线在插管上牢固地环绕绑扎三四周,不与任何部位固定,只作为插管深度的标志,在随时冲管护理时保证正确位置。先用1~2 cm宽胶布环绕紧贴在标志外一段管上2~3层,用安全别针穿过胶布层,再用两条绷带穿过别针,绑在婴儿腰部。为了避免绷带滑动,将绷带用胶布固定在后背及两侧腹壁(图 4-1-9)。如果漏液明显,只能靠随时吸引清洁,不可企图堵塞。可能时争取早日拔管。

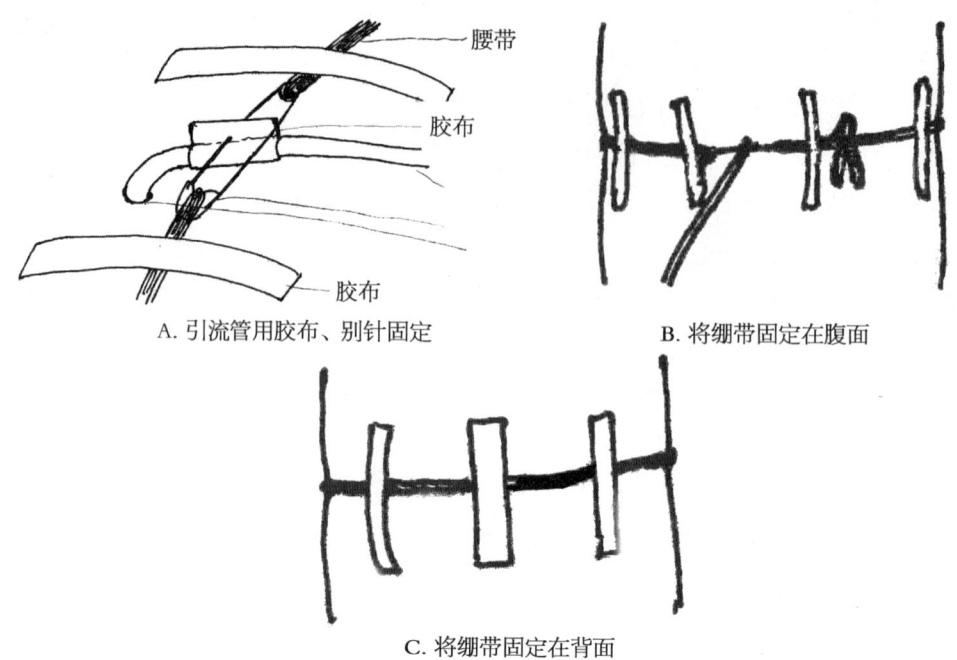

图 4-1-9　引流管的固定

A13　水、电解质与营养平衡

B1　新生儿体液分布特点及液体需要量　正常足月新生儿水分含量变化很大,早产儿变化更大。特别是头三天每天都有大幅度改变,5 天后变化减小,2 周后才达到所谓平均正常新生儿值。新生儿与成人体液分布比较见表 4-1-2。新生儿不同日龄液体需要量见表 4-1-3。

表 4-1-2　新生儿与成人体液分布比较

	足月儿(%)	早产儿(%)	成人(%)
细胞外液	45	55	20
细胞内液	30	25	40
总液量占体重	75	80	60

表 4-1-3　新生儿不同日龄液体需求量[单位:ml/(kg·d)]

	第一天	第二天	第三天	第四天	第五天
足月儿	40	60	80	100	120~150
早产儿	60	90	120	150	150~180

B2 新生儿营养 ①必需氨基酸：蛋氨酸、色氨酸、赖氨酸、颉氨酸、异亮氨酸、亮氨酸、苯丙氨酸、苏氨酸、组氨酸、半胱氨酸、牛磺酸、酪氨酸、精氨酸。②热量和蛋白质需求量（2周以上婴儿）：热量为 90～120kcal/kg（376.6～502.1kJ/kg），蛋白 2.0～3.5g/kg。③氮与热量之比：1:150～1:200（1g 氮＝6.25g 氨基酸）

B3 术前准备 出生3天内的新生儿对脱水耐受能力很强。脱水对手术的影响主要是血液浓缩血量减少，术前输液纠正血液浓缩（新生儿正常血红蛋白可达 180g/L），使患儿精神好转，哭声有力，就是最好的手术条件。一般都不必输液，追求理论的数据标准。

B4 慢性脱水 长期不进食，如生后10天食管闭锁患儿，虽然不死，但常发展为慢性脱水。因为水分及营养无补充只消耗细胞内存，细胞内蛋白质分解。主要的电解质钾离子减少，原为 150mmol/L 可能降至 140mmol/L 以下。细胞内外渗透压必须平衡，于是细胞外的钠也要减少 10mmol/L，从 140mmol/L 降为 130mmol/L。临床上表现为明显低张脱水症状，如皮肤干、失弹性、精神反应迟钝，但查血则血红蛋白很高，为明显血浓缩。此时如果按一般治疗量输液，把细胞外钠提高到 140mmol/L，则患儿立刻出现全身水肿。因为细胞外渗透压提高，细胞内水分必须外渗，以求内外渗透压平衡，于是细胞内脱水加重，使细胞丧失活力。细胞外液迅速增加，发生肺水肿，也是促进死亡的因素。如果肾功能好，能及时将水与钠排出。因为细胞内已处于低张脱水状态，细胞外也必须平衡，要求肾脏多排出钠，而更使脱水加重。临床上表现为怪现象：新生儿10天不吃不喝，住院时生命力尚好；输液不多，立刻水肿；停止输液，立刻又脱水，干瘪加重；再输液立即又肿，再停又干；反复不稳，随时可突然死亡。因此要求3天以上未进食水时注意血浓缩与严重低张脱水，警惕慢性脱水。此类患儿不可急求纠正，只能小量（半量）输液，同时补充氨基酸，帮助细胞恢复生长，使细胞内钾渐渐积累，需几天后才能稳定。但是，急症手术只要血浓缩纠正，血氧正常，痛觉反应敏感，哭声有力，即可安全进行。当然手术时间应尽量缩短，手术应简化或分期。

B5 其他电解质紊乱 新生儿营养储量很低，靠细胞内消耗，长时间不能正常进食不仅造成低钠脱水及酸中毒，而且可造成各种电解质紊乱及不平衡，特别多见于术后长期仍不能恢复营养的患儿。常见的有低钾影响肠蠕动的恢复；钙不足可出现手、足及口、眼抽搐；镁不足出现角弓反张，婴儿背屈，严重者头与臀部几乎接触，可以放直，但不久又恢复背屈，患儿似乎也无痛苦。这些不足都不可能立刻纠正。细胞外钾不足时，输氯化钾浓度不能高于 0.3%，10% 葡萄糖酸钙也只能小量临时解除症状，25% 硫酸镁肌注也是缓慢补充。根本治疗只能靠早期静脉营养，预防细胞内消耗，改善负氮平衡，一切电解质自然得到调整。

A14 应急抢救技术

B1 插管 婴儿窒息有时急需气管插管，但婴儿插管器械并不在手，可以用手指盲插，插一支普通导尿管入气管，即可吹氧、吸痰。方法是：用右手食指伸入口腔，沿舌面深入摸到会厌，用指尖将会厌勾起摸到杓状软骨及声门。左手持管插入咽部，由右手食指尖将管端压入声门，左手再继续送入 3cm。插好后再摸杓状软骨，肯定管在杓状软骨前方，放入牙垫与管一起固定于上颌(图4-1-10)。此法只用于小婴儿,因其口腔浅,无牙;对新生儿插管不熟练者可以避免喉镜等器械损伤。

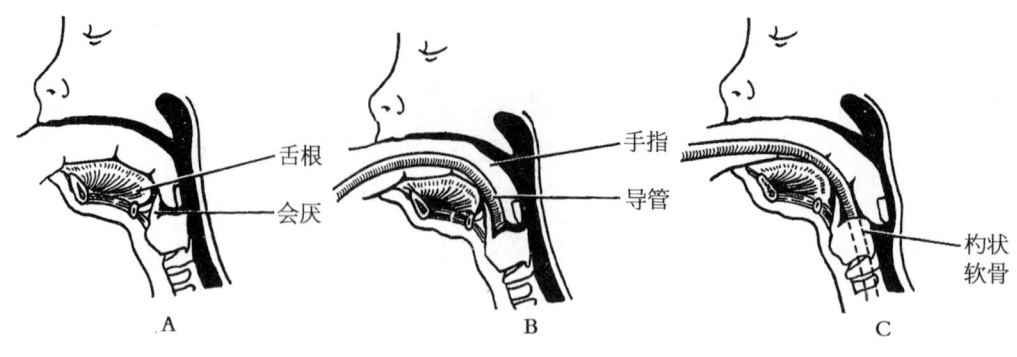

图4-1-10 手指手模插管

B2 静脉切开 新生儿输液最好经外周静脉穿刺,特别是头皮静脉,既较易穿刺,又易固定。然而有时面临抢救,外周血管痉挛,无法穿刺,而且情况紧急,分秒必争,必须有个一战成功的办法——做静脉切开。方法是:选一侧大隐静脉(摸到股动脉稍下)做横切口,切开浅筋膜,暴露大隐静脉。此时大隐静脉可能很瘪,含血很少。先将近端暂时用线阻断,然后将下肢的血尽量向上挤压,使大隐静脉充盈。选2~3cm一段充盈静脉,将其远端阻断。用三棱针在充盈静脉段上刺破,立即插入静脉导管(或4f以下的输尿管导管),同时放开近端的阻断,将导管向近端插入。如遇阻力,不可盲插,必须先向管内注入盐水,使血管扩张,边注水边插导管,以免穿破静脉(图4-1-11)。导管插入5~10cm后,绑扎固定,缝合伤口。

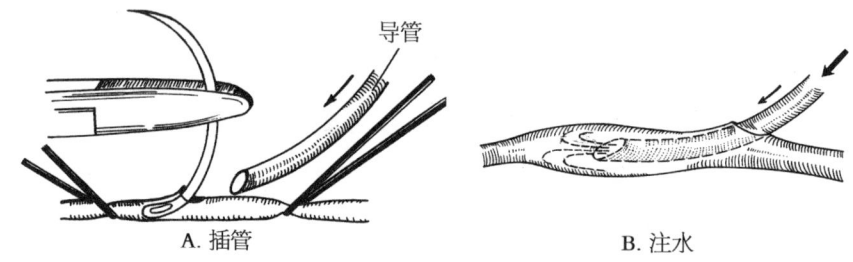

图4-1-11 大隐静脉切开插管

B3 手术中临时心脏按压 腹部手术中突然心跳停止,按一般方法(胸外或膈下)做心脏按压往往很难奏效。因为新生儿心脏很小,间接力量很难集中到心脏。拖延时间可致死亡或脑瘫,此时剑突下直接心脏按压应为首选。方法是:延长开腹切口,切除剑突,用手指轻轻分离胸骨后,在膈上用镊子拉下心包,剪开2cm小孔,食指插入此孔,达心脏后方,拇指置于胸壁前,相对捏挤(图4-1-12)。心脏复跳后,先不急于缝合剑突膈间切口,待手术终了时与腹壁切口同时缝合,以防心跳再出意外。

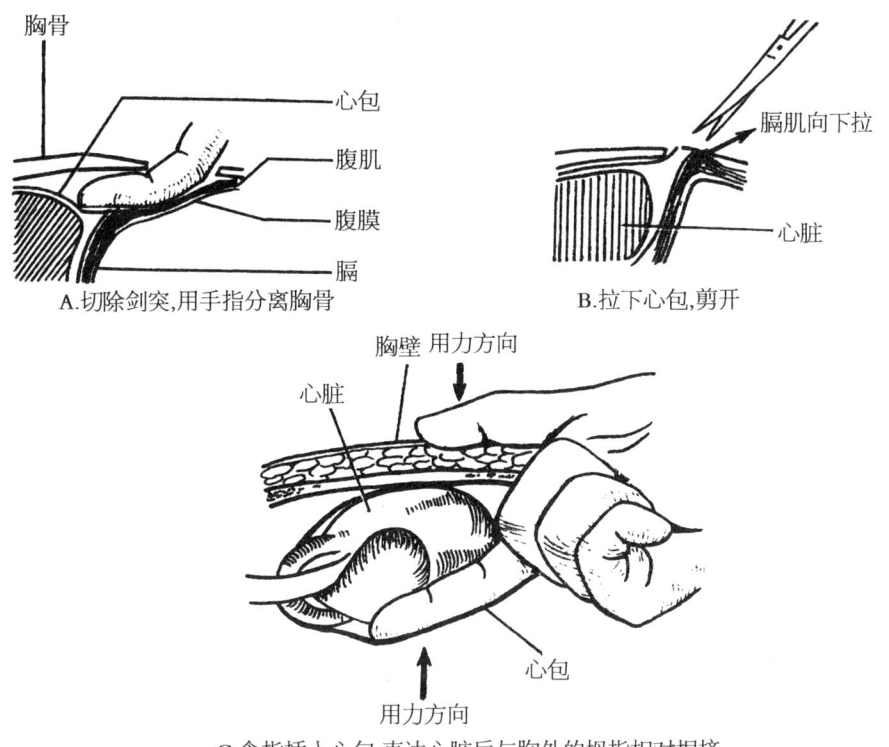

图 4-1-12　剑突下心脏按压

以上各种抢救措施必须平时在尸体上练熟,用时当机立断。顾虑重重,犹豫不决,是有损医德的行为。

4.2　食管闭锁与气管食管瘘

食管闭锁和气管食管瘘(esophageal atresia and tracheoesophageal fistula)简称食管闭锁-气管瘘,是一种新生儿期严重危及患儿生命的、需要急诊手术矫治的发育畸形。发病率据国外的统计约为 3000～4000 个新生儿中有 1 例,但在我国根据目前的资料发病率较国外为低。利物浦区域的发生率为 3000 个活产儿中 1 例,芬兰为 2440 中 1 例,澳大利亚和美国为 4500 中 1 例。男性比女性稍多。

最早发现本病的是 Willion Durston 医生,他于 1670 年报告了一对胸部联体双胎中的一个食管近端盲闭。1697 年 Thomas Gibsin 详细描述了一例食管闭锁-气管瘘患儿的基本特征。他写到:"1697 年 11 月我为一个不能吞咽的患儿出诊,这个患儿有强烈的食欲,他贪婪地将喂给他的奶吞下,但马上出现窒息,并且这些奶均从口鼻反出。"以后的尸解证实了诊断。150 年以后 Thomas Hill 报告了第三例患儿,也是第一例食管闭锁合并其他畸形(肛门闭锁)

的病例。至 1884 年，报告的食管闭锁的病例增加到 63 例。以后的一些医生开始尝试用手术治疗本病，但直到 1939 年，Leven 和 Ladd 各自报告了 1 例分期手术成功的病例。1943 年 Haight 和 Towsley 报告了第一例一期吻合成功的病例(表 4-2-1)。

表 4-2-1 食管闭锁和气管食管瘘的诊断治疗回顾

医生	日期	进展
Durston	1670	描述了一对联体双胎中一个单纯食管闭锁
Gibson	1697	描述了一例Ⅲ型食管闭锁-气管瘘
Lamb	1873	描述了一例 H 型气管食管瘘
Hoffman	1899	试图经颈部修复食管闭锁-气管瘘，做了第一例胃造瘘
Richter	1913	试图结扎瘘管、食管造瘘和胃造瘘
Donovan	1935	第一例单纯食管闭锁成活，新生儿期胃造瘘，16 年后由 Humphries 建立食管连续性
Lanman	1936	试图经胸膜外修复，然而到 1940 年 30 例无存活
Imperatori	1938	成功修复第一例 H 型气管食管瘘
Ladd 和 Leven	1939	用分期胃造瘘、结扎瘘管和食管造瘘，二期经皮下皮管代食管方法成功治疗食管闭锁-气管瘘
Haight 和 Towsley	1943	第一例一期食管吻合成功
Waterston 等	1962	根据体重、肺炎和先天性畸形进行高危分组
Waterston	1964	普及结肠间置代食管治疗长距离食管闭锁
Livaditis	1969	对长距离食管闭锁应用环行肌切开
Cohen 等	1974	长距离食管闭锁应用反转的胃管间置代食管
Gough	1980	长距离食管闭锁普及前瓣延长法
Spitz	1984	长距离食管闭锁应用胃间置代食管
Spitz	1994	修改高危分组

目前本病对于现代儿外科医生依然是一个重要的挑战，在临床和基础研究领域仍有许多未能回答的问题。存活率的提高使重点转移到本病的并发症上，对于单纯的长距离食管闭锁、胃食管反流、吻合口狭窄和气管软化的治疗仍然存在争论。

A1 胚胎学

B1 正常前肠的胚胎学发育过程　传统的理论认为此过程可分为 5 个阶段。

C1 在第一阶段中，原始的前肠的内胚层分化成一个称为肺野的腹侧区域和背侧的食管区域。肺野由含有 3～4 个细胞层的上皮组成，而背侧的食管区域只有一层上皮。这一阶段胚胎大约在 22～23 天(排卵后)，有 10 个体节。

C2 在肺野的尾侧出现肺芽(或气管芽)，其位于肝始基的近侧。

C3 前肠改变形状。从尾侧开始，肺芽区域前肠的侧壁开始相互接近，前肠腔内出现纵向的嵴，将腹侧的肺芽与背侧的食管区域分隔。

C4 上皮性的气管食管分隔的形成。通常认为这一过程开始于尾侧，结束于紧邻喉始基的头侧。大多数学者分 4 个阶段描述这一过程：①纵嵴的上皮细胞开始增生。②纵嵴在原始前肠的中线融合，形成上皮分隔。③以后在分隔的中心出现细胞死亡。④这一过程使气管和食管间的中间质组织扩大。

C5 随着间质分隔的形成，呼吸道与食管分隔。这时的胚胎约 6~7 周大小。

但上述发育过程的绝大多数阶段缺乏清楚的证据及这一分隔过程的三维重建结构。

对于肺芽的真正性质仍有争论，大多数人认为最早的肺始基实际上是一个单一的气管芽，以后再发育成支气管芽；但有学者提出内胚层的肺始基来源于原始成对的始基，对鸡胚胎的研究支持这种理论。

Rosenthal 认为，原始前肠内出现的侧嵴是内胚层的上皮活跃生长的结果，进一步的活跃生长最后导致了这些侧嵴的融合，形成上皮性的气管食管分隔。1982 年 Zaw-Tun 重新研究了 Carnegie 研究所的胚胎标本后未发现上述描述过程的证据，因而反对分隔过程的存在，通过计算应发生分隔区域的长度，他发现"分隔"从未比正常的前肠上皮厚。

1987 年 Kluth 等用扫描电镜研究了 2~5 天(相当于 Hamburge 和 Hamilton 阶段 14~26mm 阶段)的鸡胚胎的前肠发育，观察到：①胚胎 14mm 阶段未能发现肺始基征象，咽囊远端的前肠是三角形的。②胚胎 14.5mm 阶段前肠的形状正在变化，在咽囊远端出现喉始基，同时可见到前肠上皮的增厚，这是最初的肺始基。③胚胎 16mm 阶段肺始基是清楚易辨别的憩室样结构，这个憩室不是单一的气管芽，而是双侧对称的。这一区域是支气管发生的起点，但尚未见到气管。④胚胎 19mm 阶段后气管开始出现，同时前肠的背侧顶点弯向腹侧，成为咽和食管的分界点。⑤胚胎 18~19mm 阶段，前肠内侧壁未发现侧嵴，从头侧观察可见到发育中的气管和食管，但未发现前肠侧壁结构融合成上皮性的分隔。因而他们怀疑气管食管分隔的存在。

B2 前肠异常的胚胎学理论　过去解释前肠胚胎学异常有很多理论，但主要的有 4 种。

C1 食管闭塞理论　1902 年 Tandler 描述十二指肠的闭塞为正常的肠管发育过程，Kreuter 推论食管也存在这样的生理闭塞过程，食管的再通障碍导致单纯的食管闭锁。但食管上皮增生所致的闭塞期发生在胚胎的 19~20mm 阶段，而食管闭锁的发生早于 19~20mm 阶段。因而此理论现已过时。

C2 分化生长异常理论　这一假说基于活跃的细胞增生功能异常基础上。Yamasaki 注意到原始前肠背侧薄的细胞层和腹侧相当丰富的上皮细胞层两者之间的不同，他提出气管和肺始基的迅速生长用尽了太多的生长潜能，以致后面的消化段不能有足够的细胞物质供给而发育成食管。Gruenwald 描述了一系列相似的结果。分隔延迟伴有气管迅速的延长可携带正在发育的消化管迅速向尾侧生长，使其在气管生长的相应这段距离不能分化成单独正常的食管。随着气管生长率的下降，头侧端的消化管开始分化，可能弥补生长的不同并与下段重叠。

有人认为，气管食管分隔的发育紊乱可造成各种类型的气管食管畸形，喉、气管食管裂是由气管食管分隔向头侧发育的停滞造成的。

Stevenson 发现 44 例气管食管瘘患者的 X 线检查中 75% 有额外的椎体,主要在胸椎。他认为多体节化引起了胎儿过度弯曲,使气管食管瘘的发生增加。Pviekarski 和 Stephens 提出,食管闭锁是由于胚胎发育过程中背侧结构异常的分化生长,引起胎儿过度弯曲,造成喉、气管沟和侧壁的内胚层嵴的排列、方向和长度紊乱。但有学者通过动物实验否定了这一假设。

最近,Kluth 等应用扫描电镜分离正常鸡胚标本证实了在气管食管分隔区域存在一个皱襞系统,提出这些皱襞的生长的不平衡将导致不同类型的气管食管畸形。背侧皱襞的过度生长造成食管闭锁和气管食管瘘,喉皱襞的生长不足将产生气管闭锁,所有的皱襞发育不良将引起完全的喉、气管食管裂。

C3 机械理论 过去较流行。有研究者认为,心脏始基过大可以造成正发育的前肠腹侧的压力,从而影响前肠的发育。其他人认为异常的血管(主动脉弓畸形)造成的压力可引起食管闭锁。也有人提出,由于心脏的运动造成过多的液体积聚在肺肠隐窝,可能造成对前肠背侧的压力,使消化管中断。

C4 血管闭塞理论 实验证实中断胎狗的动脉循环可以引起肠闭锁,由此推断中断胸段食管上部的动脉供血可以导致单纯的食管闭锁。Lister 用处于胚胎发育的不同阶段的死胎行血管造影,认为发育第 4 周的胚胎成对的主动脉弓血管太小,位置太偏头侧,产生的压力不足以引起食管闭锁。他认为食管闭锁的食管段的缺失,允许迷走的血管持续存在而不进行正常的退化,食管闭锁可能由血液供应不足造成,血管异常的存在使血液供应不足。

B3 食管闭锁和气管食管瘘的阿霉素模型 1996 年,Diez-Pardo 等成功地用阿霉素诱导产生了 EA-TEF 的食管闭锁-气管食管瘘大鼠模型。在大鼠孕 8~9 天时腹腔注射阿霉素可致 2/3 的鼠胚胎出现食管闭锁和远端气管食管瘘,也可出现属于 VACTERL 综合征的合并畸形,这对进一步研究前肠发育的胚胎学和基因控制意义重大。

随着阿霉素诱导食管闭锁-气管瘘胎鼠模型的研制方法日趋成熟,对该畸形的深入认识已引起越来越多研究者的兴趣,其热点主要集中在其胚胎形成的过程,但是至今尚未有一个观点得到大家的公认。

A2 病因

食管闭锁-气管瘘的病因目前尚不清楚,有人认为与炎症、血管发育不良或遗传因素有关。虽然没有证实本病是基因遗传的,但一些临床资料显示这一畸形的基因背景,如一个家庭中有 3 个患儿;此外,一些食管闭锁患者的后代发生同样畸形。本病可能与 Hox-D 组基因有关,一些病例由于下列染色体区域的缺失或重复引起了食管闭锁:3pter-p21、4pter-p15、4p31-qter、5p31-qter、6q31-q15、14q32-qter、18p 和 18q(p 为染色体短臂,q 为长臂,ter 为末端)。

A3 病理分型

1929 年 Vogt 根据放射学检查和尸解发现,第一次提出了食管闭锁和气管食管瘘的解剖分型(图 4-2-1)。Gross 将先天性食管闭锁和气管食管瘘分为 6 型。1955 年 Roberts 按闭锁两端距离将 Gross Ⅲ型分为Ⅲa 和Ⅲb 型。第Ⅵ型为食管狭窄,多发生在中段,多数学者将其除外。

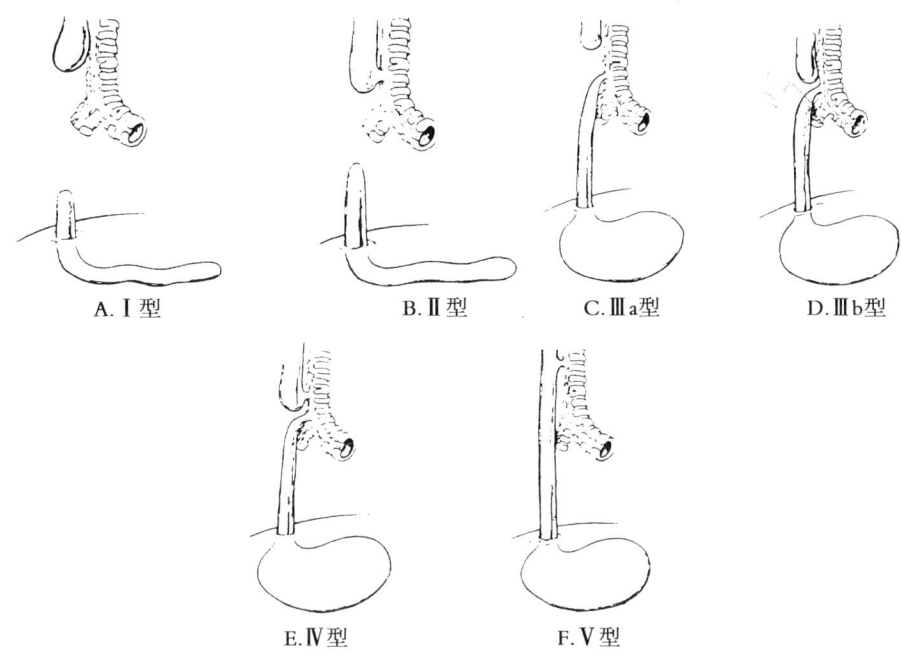

图 4-2-1　食管闭锁和气管食管瘘的解剖分型

B1 第Ⅰ型　单纯性食管闭锁,食管上、下段均闭锁,无气管食管瘘(4%～8%)。近端食管扩张增厚,远端非常短,因而两端距离甚远,一期吻合困难。

B2 第Ⅱ型　食管上段有瘘管与气管相通,食管下段盲闭(0.5%～1%)。瘘管很短很窄,从近段食管近盲端处前壁直接通向气管,远端部分通常很短,两端距离亦甚远。

B3 第Ⅲ型　食管上段闭锁,下段有瘘管与气管相通(85%～90%)。近段食管扩张增厚,通常位于 T3 水平,其前壁与相邻的气管后壁可以有部分共壁,血供丰富,远段食管的近端变细呈瘘管进入气管下部的后壁。食管两段通常有距离,有些病例上、下两段的距离超过 2cm 称Ⅲa 型;另一些病例两段的距离只有 1cm 左右,甚至互相紧贴着称Ⅲb 型。

B4 第Ⅳ型　食管上、下两段皆与气管相通成瘘(1%)。解剖与第Ⅲ型相同,只是加上一个短而窄的从近端食管前壁到临近气管的瘘管,瘘管通常在手术游离近端食管时发现或在术前气管镜检查发现,两段食管距离远者少见。

B5 第Ⅴ型　无食管闭锁,但有瘘与气管相通,即单纯气管食管瘘(2%～5%)。

北京儿童医院 1994 年 1 月～2004 年 4 月手术治疗本病 66 例,其中Ⅰ型 3 例(4.6%),Ⅲ型 61 例(92.4%;Ⅲa 型 25 例,Ⅲb 型 36 例),Ⅳ型 2 例(3%)。

A4 病理生理

食管闭锁-气管瘘之所以异常严重危及生命是可以从病理生理方面来解释的。以最常见的第Ⅲ型为例:

B1 高酸度的胃分泌物通过气管食管瘘反流进入气管,使肺实质发生一种严重的化学刺激性肺炎。

B2 由于食管上段盲袋容量仅几毫升,婴儿不能吞咽所分泌之唾液乃反流入气管,引起吸入性肺炎或肺不张。

B3 气体可经过气管食管瘘进入胃肠道引起腹胀,使膈肌抬高,造成肺通气功能严重受损。瘘越大,腹胀越严重,呼吸困难就越严重。如合并远端先天性肠梗阻,如十二指肠闭锁或肛门闭锁,近端肠胀气更明显,呼吸困难也就更加严重。

A5 合并畸形和预后分级

食管闭锁-气管瘘的一大特点是合并畸形率高。超过一半的患儿伴有其他畸形,其中25%是危及生命或需急诊手术的,如肛门闭锁、肠旋转不良、肠闭锁等,这就使食管闭锁的治疗更加复杂化。Ⅰ型食管闭锁合并畸形的概率最高。

先天性心脏病是最常见的合并畸形,并且对患儿能否存活影响最大。近年来发现主动脉弓畸形常并发长距离的食管闭锁和气管食管瘘。其他常见的合并畸形包括泌尿生殖系统、骨骼、肛门直肠和其他胃肠道,最多见十二指肠闭锁。畸形可单生,也可几种畸形同时存在。1973年Quan等人用VATER综合征表示合并的畸形(V脊柱,A肛门直肠,TE气管食管瘘,R桡骨/肾脏),以后扩展为VACTERL(C心脏,L肢体)。食管闭锁也可见于CHARGE综合征(C缺损,H心脏病,A后鼻孔闭锁,R发育迟缓,G生殖器发育不全,E伴有耳聋的耳畸形)及Schsis综合征(脐疝,脊椎裂,神经管缺陷,唇、腭裂,尿道下裂和生殖器发育不全)中。

食管闭锁和气管食管瘘患儿幽门狭窄的发生率比预期的高,另外患儿往往存在一定程度的气管软化。除气管软化外,进行支气管镜检查的患儿中,约47%见到明显的气管支气管的解剖异常。此外肺发育不全、前肠囊性重复、先天性囊性腺瘤样畸形和隔离肺都可见于食管闭锁患儿。其他的罕见的前肠病理如喉-气管-食管裂和先天性食管狭窄也可与食管闭锁同时存在(表4-2-2)。

表4-2-2 Alder Hey儿童医院1953~1997年食管闭锁-气管瘘合并畸形的发生率

器官系统	畸形例数	畸形发生率
心脏	154	27%
泌尿生殖系统	105	18%
骨骼	71	12%
椎骨	64	11%
肛门直肠	67	12%
胃肠道	53	9%
腭/喉/气管	44	8%
VACTERL综合征	25	20%

食管闭锁-气管瘘的另一特点是早产未成熟儿特别多见,据统计,体重低于 2500g 者占 25%～30%,而其中 2000g 以下者有 15%～20%。北京儿童医院 66 例患儿中体重低于 2500g 者 24 例,占 36.4%;体重低于 2000g 者 9 例,占 13.6%。低体重儿生活力极弱,过去是本病主要死亡原因之一。

1962 年 Waterston 据婴儿出生时体重、伴发畸形和肺炎等提出一个预后分级,虽然这一方法被广泛应用,但随着手术技术和包括麻醉和静脉营养的新生儿监护水平的提高,一些医生认为出生体重不再是影响预后的主要因素。1993 年 Montreal 儿童医院提出了新的预后分级,将术前是否需要呼吸机支持及是否合并危及生命的畸形(如双侧肾发育不良、脑发育不良、18 三体综合征等)作为影响预后的主要因素(表 4-2-3)。

表 4-2-3　Waterston 和 Montreal 分级方法

Waterston 分级方法	Montreal 分级方法
A 级 　出生体重＞2500g,无肺炎,无合并畸形 B 级 　1. 出生体重 1800～2500g,无肺炎,无合并畸形 　2. 出生体重＞2500g,有中度肺炎和合并畸形 C 级 　1. 出生体重＜1800g 　2. 出生体重＞1800g,有严重肺炎,合并严重畸形	Ⅰ级 　1. 不需要呼吸机支持,没有或合并小或大的畸形 　2. 需要呼吸机支持,没有或合并小的畸形 Ⅱ级 　1. 需要呼吸机支持,合并大的畸形 　2. 不需要呼吸机支持,合并危及生命的畸形

1994 年 Spitz 等认为,影响预后的主要因素是体重和是否合并严重的先天性心脏病,提出了一个根据上述两种方法简化后的预后分级方法(表 4-2-4)。近年来虽然出生体重仍是影响预后的主要因素,由于的新生儿监护水平的提高,使早产、高危儿的成活率提高,但是多发畸形仍是影响预后的重要因素。

表 4-2-4　Spitz 分级方法

分级	特征	存活率
Ⅰ级	出生体重＞1500g,没有严重心脏病	97%
Ⅱ级	出生体重＜1500g,或有严重心脏病	59%
Ⅲ级	出生体重＜1500g,并有严重心脏病	22%

A6　产前诊断

现在一些食管闭锁和气管食管瘘可在胎儿期诊断,因而母亲可以选择在有新生儿外科的医院或其附近分娩。这样的病例仔细检查染色体或心脏的异常非常重要,发现染色体异常可以及时终止妊娠。

产前诊断可以减少出生后无意的喂奶和吸入性肺炎的可能性。尽管产前诊断有潜在的优越性,但似乎能在产前超声诊断的患儿往往预后不良,Sparey等报告患儿围生期的死亡率(不包括终止妊娠者)为21%。

食管闭锁和气管食管瘘在胎儿期B超的基本特征是胃泡消失并伴有羊水过多。但是产前发现率低,为9%~24%,并且有很高的假阳性率,半数以上出生后证实没有食管闭锁。

A7 临床表现

由于食管闭锁患儿不能吞咽唾液,出生后很快表现出唾液过多的现象,带泡沫的唾液从口腔、鼻孔溢出,并出现阵发性咳嗽、窒息甚至暂时性青紫。这些表现往往被忽视并试图喂奶(或葡萄糖水),患儿吸吮一两口后即开始咳嗽,随即奶汁从鼻孔和口腔反溢出,同时出现呼吸困难,面色发绀。这是由于食物迅速充满食管上段盲袋后,反流入气管、支气管的结果。如迅速从口腔、咽部吸出液体以及小儿咳嗽将呼吸道排净后,患儿情况又趋于正常。以后每次试行喂奶,均将发生同样的症状。

体格检查时,往往发现腹部显著膨胀,叩诊呈鼓音,这是因为大量气体从气管通过下段食管瘘进入胃肠道之故(第Ⅲ型及Ⅳ型)。但在第Ⅰ型和Ⅱ型中患儿不能吞咽气体,气管与远段食管之间又无交通,因此胃肠道内无气,腹部即呈平坦瘪塌状。

A8 诊断

凡是在第一次喂食时发生呕吐、窒息、咳嗽、发绀等症状,应立即想到食管闭锁的可能。由鼻孔或口腔插入一细导管,插入8~12cm时导管受阻,再下行困难,或屡次从口腔翻出,此时带管拍X线片见到导管卷曲在近端盲端则可明确确诊(图4-2-2)。X线照片应包括腹部,在第Ⅰ型及第Ⅱ型腹部无气,第Ⅲ型及第Ⅳ型腹部见胃肠充气影。经导管注射少量泛影葡胺(1~2ml开始观察,酌情增加),X线摄片可显示食管上段的盲袋和它的位置(图4-2-3),注入量不宜过多,摄片后即吸出,以免反流入气管内。

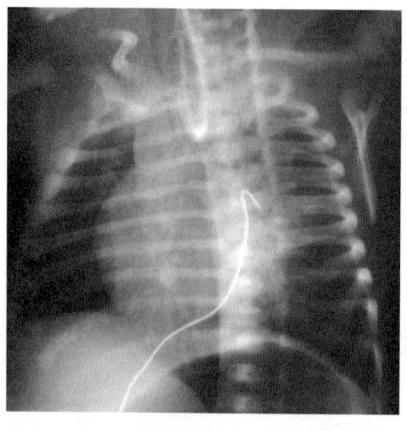

图4-2-2 食管闭锁Ⅲ型胸腹立体平片显示胃管在近端食管返折

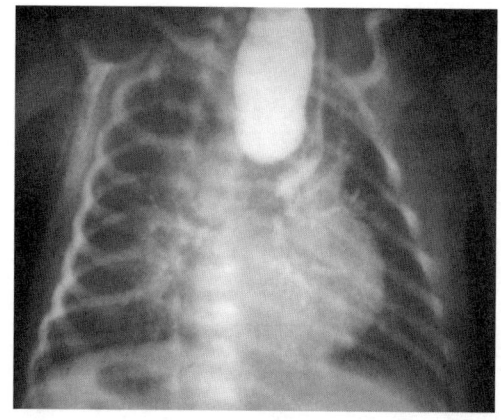

图4-2-3 食管造影检查显示食管上段盲袋

对最常见的第Ⅲ型,还要争取区别为Ⅲa型或Ⅲb型,以便计划手术。如食管盲袋底部位于第2胸椎水平,估计两段距离较大,为Ⅲa型;反之,如果食管近端在第3~4胸椎水平,则通常属于Ⅲb型。

X线照片腹部见到双泡征提示合并十二指肠闭锁。要仔细检查可能的合并畸形,特别要检查肛门是否通畅。还要进行心血管系统的检查除外严重的心脏畸形,严重的心脏畸形可能需要在食管闭锁手术之前治疗。另外确定主动脉弓的位置,右侧主动脉弓需选择左侧胸手术入路。其他的检查如全脊柱的X线片、肾脏和颅脑的B超检查可延迟到手术后。

A9 治疗

B1 最常见的第Ⅲ型的治疗

C1 手术前处理

D1 置患儿于头高足低位,在食管近端置吸引管持续吸引,并间断吸引口咽腔内分泌物。

D2 对于无严重合并畸形的患儿,手术最好在入院24小时内进行,因为患儿随时存在吸入性和胃酸反流性肺炎的危险。

D3 诊断一旦确立,即开始静脉输液,维持正常液体需要量。

D4 置患儿于暖箱内,并给予氧气吸入。

D5 应用抗生素治疗肺炎,常规给予维生素K和维生素C。

C2 手术　麻醉选择气管内插管全麻或气管插管+硬膜外麻醉。目前国际上很多医生在全麻后进行支气管镜检查,以确定远段气管瘘的位置。绝大多数病例的气管瘘位于隆突的近端,偶见位于隆突部或一侧主支气管。另外可检查是否存在近端气管食管瘘。也有一些医生选择食管镜检查除外近端气管食管瘘。

手术时,婴儿取左侧卧位,右侧向上,右臂上伸。在右胸后外侧作切口,于第4肋间进入胸膜腔外,仔细分离胸膜,暴露后纵隔,将奇静脉结扎切断,以显露手术野。通过插入鼻胃管做指示,食管近端很易发现。分离近端食管相对容易,但注意有时其与气管紧密相贴,分离时要避免损伤气管。远段气管食管瘘常位于隆突上方,找到后将气管瘘缝扎并切断。对食管下段之剥离不宜过于广泛,因此段血供欠佳,较易发生坏死。如食管两端距离较近(<2cm),属于Ⅲb型,则可作一期吻合术,将食管近、远端单层间断端端吻合。如果发现食管两端距离较远(>2cm)时,可采用近端食管环行肌切开(Livaditis法),或用近端食管舌型瓣法使食管延长,如仍有张力也可采用远段食管环行肌切开,尽量在无张力或张力小的情况下行食管吻合(图4-2-4~4-2-8)。吻合用5-0或6-0可吸收线间断全层缝合。北京儿童医院近年来对食管两端距离超过2.5cm、吻合张力高的5例患儿行近远端食管环行肌切开,其中4例治愈。

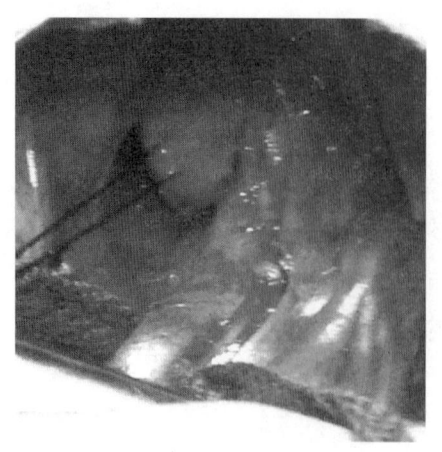

图 4-2-4　食管闭锁Ⅲ型

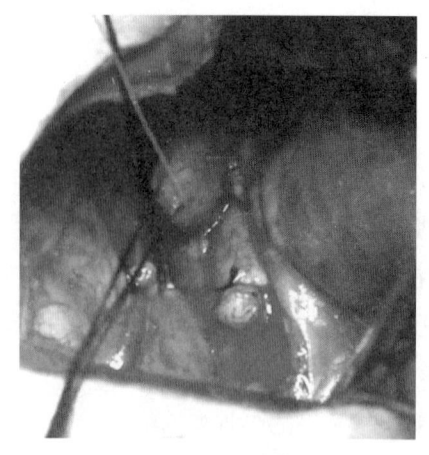

图 4-2-5　结扎气管食管瘘

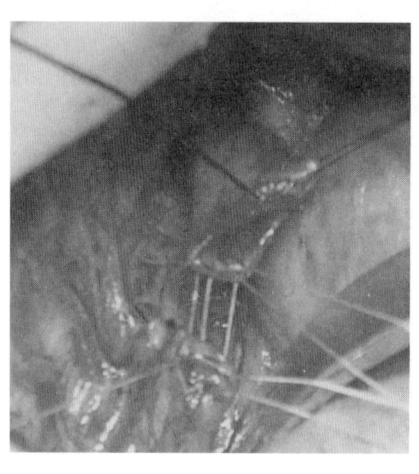

图 4-2-6　吻合食管后壁

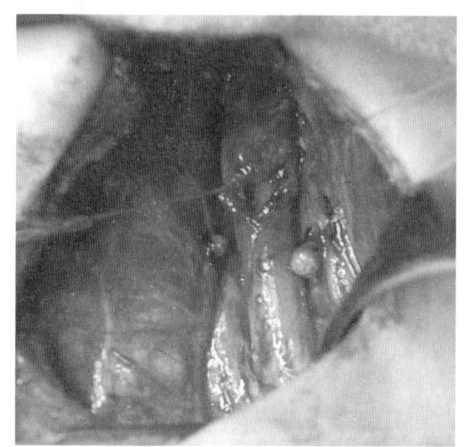

图 4-2-7　吻合食管前壁

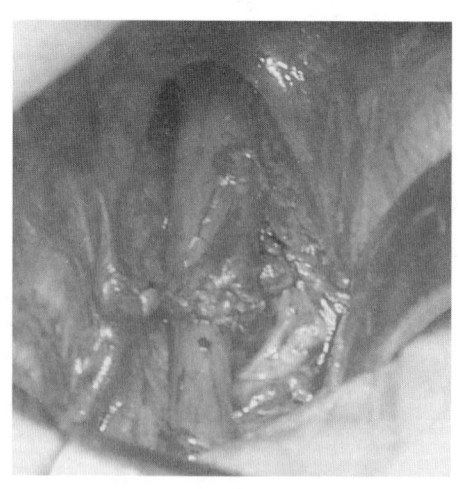

图 4-2-8　食管吻合完毕

经胸膜外入路的优点：①避免胸腔引流。②对肺脏损伤小，术后肺炎康复快。③一旦发生吻合口瘘，感染局限于胸膜外，经禁食、静脉营养及抗感染治疗可自愈。如在分离胸膜时撕裂严重，最好转为经胸手术。北京儿童医院上述手术66例中56例经胸膜外，10例因胸膜破损严重改为经胸手术。此外，如吻合口张力较高，纵隔内最好放置引流管。

如果发现食管两端距离太远，不能作一期吻合，以往采用食管近端颈部食管造瘘及胃造瘘、以后二期行结肠或胃管代食管术，但术后发生吻合口瘘、吻合口狭窄、代食管冗长、蠕动不良等并发症较多。目前认为利用食管本身的吻合最好，这类病例可作延期食管吻合术，即先经胸膜外结扎气管瘘，作胃造口术以维持营养，然后每天用探条向下延伸食管近段，以后经X线检查两端的距离，当食管两段已接近时，再作食管吻合术。

近几年来有数位作者应用胸腔镜行气管食管瘘结扎+食管端端吻合术治疗食管闭锁获得成功的报告。

C3 术后处理 食管一期吻合后，术后护理十分重要，尤其是呼吸管理、预防和治疗肺炎。要保持呼吸道通畅，给予氧气吸入，定时将婴儿翻身，多拍背，然后用软导管吸出咽、气管的分泌物。保持室内湿度在65%左右，使分泌物不致过度稠厚，可使用超声雾化器，有明显呼吸困难者应使用呼吸机。继续静脉补液及应用广谱抗生素。对于吻合口存在很大的张力者，可选择全身麻醉和应用呼吸器人工呼吸3~5天。术后5~7天行泛影葡胺食管造影检查，如无吻合口瘘可开始喂养。一些医生提倡在术后3周进行预防性食管扩张，但不能肯定其可以降低症状性吻合口狭窄的发生。笔者不主张进行常规食管扩张，对以后出现吞咽困难者，需行食管扩张。

B2 第Ⅰ型(单纯性食管闭锁)的外科处理 第Ⅰ型食管闭锁通过不能将胃管插入胃内并且X线片显示腹部无气而作出诊断。但是腹部无气不能完全除外远段气管食管瘘，因为少部分患儿远段食管与气管有纤维连接，而气体不能通过。

对于本型的外科处理，大多数医生认为延期的食管本身的吻合是最合适的方法。对患儿的最初的处理是进行胃造瘘和不断地吸引近端食管。在手术中要进行支气管镜或食管镜检查，以除外近端气管食管瘘，应注意胃小而脆弱易于损伤。术后可用探条每天向下延伸近端食管，经胃造瘘向上延伸远段食管。在手术后大约3周进行放射学检查，以判定食管两端的距离，以后可以每隔2周检查一次。当两端距离小于两个椎体时，可进行食管吻合，吻合方法与第Ⅲ型基本相同。由于吻合是在有极大张力下进行的，近端食管要分离至胸腔入口处，远段食管可以分离到膈肌食管裂孔处，可行Livaditis环行肌切开或近端食管舌型瓣法，以减少吻合口的张力。如果食管两端仍距离远而不能吻合者，应立即选择胃管或结肠间置替代食管术或颈部食管造瘘，以后行食管替代术。

Spitz提倡胃造瘘后，放射学仔细检查食管两端的距离，当距离超过6个椎体(6cm)时，就应放弃食管，作早期的颈部食管造瘘和以后的食管替代术——胸胃手术。

另外一些医生提出了其他的手术方法。如Varjavandi等报告了一期Vater术，手术包括经腹游离胃底并行 Thal 胃底折叠术,然后开胸将胃提至胸腔与食管近端吻合。Vipshutz 等报告了分期的结肠食管成形术,即在胃造瘘时分离一小段横结肠(由左结肠动脉升支供血),几天后行开胸术将这段结肠由食管裂孔提到后纵隔,与食管吻合。

B3 第Ⅴ型的外科处理 第Ⅴ型通常称为 H 型气管食管瘘。由于瘘管由气管向头侧斜行通向食管,因而称为 N 型更准确。瘘管通常很短,直径 2～4mm,常位于胸腔入口的上方,故可通过颈部切口修复瘘管。绝大多数瘘管是单一的,但亦有双瘘管或 3 个瘘管的报道。

患儿通常在出生后第一个月喂养时即出现窒息和阵发性青紫。年龄大一些则表现为经常的肺部感染,由吸入造成的反复右上叶肺炎。通过俯卧位的食管造影可进行诊断,方法是将造影剂由胃管注入,边注入边缓慢回撤胃管,以显示瘘管,但诊断率只有 50%。对于仍高度怀疑者,需要作支气管镜检查。在支气管镜检查时将细的输尿管导管经瘘管插入食管,以便其后的颈部手术分离。将胃管插入胃内并给予广谱抗生素。手术采用右侧颈部锁骨上一横指处作横切口,将胸锁乳突肌拉向侧方,必要时可分离胸骨头。分离甲状腺中静脉后将颈动脉鞘游离,辨认并保护喉返神经。通过输尿管导管可确认瘘管,分离瘘管,将输尿管导管撤除后,缝扎切断瘘管。一些作者建议将组织置于食管和气管修补处之间,以防止瘘复发。

由于气管水肿可导致喘鸣,术后早期应保持气管插管和人工呼吸。喉返神经麻痹的危险性很高,在拔管时应仔细检查声带。术后 48 小时可开始胃管喂养,以后逐渐缓慢经口进食。

Nd：YAG 激光也可成功地用于治疗 H 型气管食管瘘,但现在还未被广泛接受,手术仍是治疗的金标准。手术后并发症包括喉返神经麻痹(单侧或双侧)和少见的瘘复发。

A10 术后并发症

B1 吻合口狭窄 食管闭锁手术后要扩张的吻合口狭窄的发生率为 37%～55%。术后食管造影显示所有患儿都有一定程度的吻合口狭窄,但早期很少会出现症状。当出现喂奶或进食时呕吐,伴有呼吸困难等症状,应进行食管造影检查,确定吻合口狭窄后行食管扩张术。

B2 吻合口瘘 食管吻合术后吻合口瘘的发生率为 11%～21%。主要由于吻合时食管两端有张力造成。小的吻合口瘘临床无症状,通常在术后食管造影时发现,经过禁食及抗生素治疗 1～2 周可愈合。严重的吻合口裂开较少,主要表现为早期的张力性气胸和胸腔引流出现大量唾液。这种情况下,完全裂开罕见,只要有经吻合口的胃管存在,通过充分的胸腔引流可以控制。虽然需要长时间胸腔引流,应用广谱抗生素和静脉营养,吻合口瘘常可愈合。可应用东莨菪碱减少唾液分泌。一些医生提倡在早期(<48 小时)再手术,修补食管瘘并放置胸腔引流。但早期再手术危险性大并且易使脆弱的吻合口进一步受损。对于严重的吻合口裂开如果保守治疗不能控制感染,则需要行颈部食管造瘘和胃造瘘术,以后再行食管替代术。有人提出出现吻合口瘘者以后容易发生吻合口狭窄。

B3 胃食管反流(GER) 发生率为 20%～40%(40%～50%)。可能由于过度的游离食管远端造成。GER 可引起体重不增,易于反复的吸入并可导致食管炎和食管狭窄。通常可用药物治疗,如抑酸制剂、H_2 受体拮抗药、质子泵抑制药、胃动力药等。但约 30%～50% 有严重的反流,药物不能控制,需要行胃底折叠术。

B4 气管软化 所有的食管闭锁患儿都有不同程度的气管软化,有症状的气管软化的发生率可高达25%,表现为呼气性喘鸣,并可导致发作性窒息、青紫和心动过缓甚至猝死。通过气管镜检查可确诊,典型的征象是呼气时气管呈鱼嘴样塌陷。多数患儿随年龄增长而改善;但少数出现慢性呼吸困难,二氧化碳蓄积,可导致呼吸窘迫和死亡。对这些患儿可行主动脉与气管固定术或气管后胃膜移植术,以改善气管后壁硬度。

B5 气管食管瘘复发 发生率为5%～15%。常是吻合口瘘造成,但要考虑可能是未被发现的近端气管食管瘘。症状包括反复胸腔感染和喂养时出现窒息。可做俯卧位的逆行食管造影检查,如检查未发现但仍高度怀疑,应同时做食管镜和支气管镜检查。先用支气管镜仔细检查原气管瘘处,用输尿管导管探查瘘口,并将亚甲蓝注入瘘口,然后用食管镜检查食管内是否有亚甲蓝。如仍见不到亚甲蓝,可经食管镜食管内注水,支气管镜气管加压通气,食管镜见到食管内有气泡可证实诊断。治疗可经右胸行瘘修补术,也可经内镜注入硬化剂、纤维蛋白胶堵塞瘘管,或用Nd∶YAG激光治疗。

A11 预后

食管闭锁手术的成活率,据报道按照Spitz分级Ⅰ级为97%,Ⅱ级为59%,Ⅲ级为22%。

虽然出生体重仍是影响预后的主要因素,但近年来由于新生儿监护水平的提高,使早产、高危儿的成活率提高。但是严重的心脏畸形、多发畸形仍是影响预后的重要因素。

对于成活患儿,一些食管闭锁患儿术后的呼吸功能检查研究显示,哮喘和支气管炎很常见,特别是年幼的患儿,几乎一半由于呼吸并发症需要经常住院。Chetcuti等报告了334例食管闭锁术后的随访,5岁以下的儿童31%曾患肺炎,每年患支气管炎者为74%,而15岁以上则分别为5%和41%,出现哮喘症状者都为40%。呼吸量测定法研究显示,半数以上患儿有梗阻性和限制性的异常,并且最大的工作容量低于正常。支气管镜检查证实,1/3的患儿存在气管支气管炎症和气道狭窄。由于食管闭锁和气管食管瘘者常见支气管的解剖异常,这可能是造成呼吸并发症的原因。因而术后的患儿要定期随访,评价呼吸功能,治疗呼吸并发症。

食管动力异常是引起长期并发症的一个重要的因素。当内镜检查没有明显吻合口狭窄时,食物团块引起的吞咽困难可能是食管动力异常造成。Ure等报告食管闭锁术后20余年的长期随访,20%的青春期患者和48%的成年患者有不太严重的吞咽困难。食管动力和荧光镜检查证明,实际上所有患儿都有食管动力异常。食管动力异常是食管本身的神经支配异常造成的,可通过反复的误吸而进一步引起呼吸并发症。

胃食管反流可持续到成年。一些长期随访的结果显示,胃灼热和反酸症状的发生率为18%～50%,而食管pH检测证实胃食管反流的发生率更高。Barrett食管的发生率为8%,但发生食管腺癌的危险性不清楚。食管镜检查显示胃幽门螺杆菌(Helicobacteri pylori,HP)感染的发生率呈双倍增加,其可以显著影响成年后的生活。有作者提出,对所有食管闭锁的患儿药物治疗胃食管反流可以降低长期的呼吸道并发症的发生率,然而当考虑防反流手术时要特别小心,手术可能使食管动力异常加重,这反过来可使呼吸症状恶化。

对于食管闭锁术后的患者长期随访结果表明,新生儿期进行一期食管吻合其成年的生活质量无损。生活质量的评定显示一期食管吻合者优于分期结肠代食管者。标准的生理-社会评价评分证明,食管闭锁术后的成年人其学习、情感和行为问题多于正常人,合并主要的先天性畸形者或在新生儿期需要长时间人工呼吸者其认知行为明显受损。

4.3 先天性肥厚性幽门狭窄

先天性肥厚性幽门狭窄(congenital hypertrophic pyloric stenosis)是由于幽门肌层增生肥厚,使幽门管狭窄和延长而引起的机械性梗阻。本病为新生儿常见的外科疾病,发病率因地理位置、季节和种族不同而有明显差异,在非洲、亚洲等国发病率较低,而美国等国家发病率约为1000个活产儿中1～3个,寒冷地区较温热带为多见,男性较女性多4倍。有作者报告,男性的发病率近年显著增多,为0.62%;女性变化不大,仅为0.09%。

A1 病因

本病的病因至今尚未完全清楚,通常将本病归为先天性疾病,由于在死产儿中几乎见不到,合并畸形少见并且呕吐通常出现在出生2周以后,因此有人提出本病可能是获得性疾病。Rollins等连续对1400个新生儿用超声测量幽门肌层的厚度,其中9例新生儿以后出现幽门狭窄并做了手术,而他们的幽门肌的厚度出生时在正常范围内,说明这些发生幽门狭窄的患儿不存在先天性肌层肥厚。目前认为病因与下列因素有关:

B1 遗传因素 本病有家族性发生倾向,因而与遗传因素有关。本病在非洲、印度和中国相对少见。目前认为是一种多基因性控遗传,男性基因阈值较女性低,故易发病,可见于同胞兄弟或双生儿,患儿同胞兄弟的发病倾向是没有家族史的婴儿的15倍。Carter和Evans进行了45年的随访,发现本病患者的儿子的发病率为5%～20%,女儿的发病率为2.5%～7%。女性患者其子女的发病率是男性患者子女的3～4倍。

B2 激素控制紊乱 人的幽门是一个压力增高区域,当胃窦蠕动时其松弛,而有十二指肠内的刺激时收缩,以防止十二指肠内容物反流入胃内。幽门括约肌功能的激素控制,据报告与其他胃肠道括约肌一样是通过促胃酸素、缩胆囊素和促胰液素等介质来完成的。自从Dodge成功地对围生期的母体长期用五肽促胃酸素刺激诱发了同窝仔的一半发生幽门狭窄及发现本病患儿血清促胃酸素增高后,对促胃酸素在本病的发病机制中的作用更为重视,有人提出由促胃酸素诱发的高酸反复刺激十二指肠造成幽门括约肌反复收缩而产生幽门肥厚。但是Janik等对围生期的其他种类动物给予五肽促胃酸素而没有诱发幽门狭窄。一些研究者发现患儿血清促胃酸素水平与健康对照组比较显著增高,但另一些人没能证实这一点。由于在幽门肌切开术后血清促胃酸素水平回至正常,因而相信其是继发于胃窦淤积。

B3 幽门的神经支配异常 各种形态学和分子水平的研究表明，肠神经系统在正常的胃肠道平滑肌发育中起重要作用。有报告，发育中的肠神经系统和胃肠道平滑肌之间的相互作用在这两种组织的正常分化、成熟和功能中起重要的作用。控制肌肉运动的神经分布在胃肠道平滑肌括约肌水平特别密集，激活抑制性的运动神经元使括约肌松弛。由于认为是幽门松弛的缺乏造成了胃出口的梗阻和幽门肌层的肥厚，很多研究者在幽门狭窄的标本中寻找可以解释幽门肌不能松弛的神经异常的证据。以前的研究集中在肠肌层神经丛的异常，而近来的研究集中在肠肌层神经丛和幽门肌层的神经递质上。

C1 神经节细胞 对于本病幽门肌层神经节细胞，很多研究者报告了相矛盾的形态学发现。早期一些作者发现神经节细胞数量减少，并将这一改变归于与迷走神经过度刺激有关所致的退行性改变或是不成熟。另一方面，Rintoul 和 Kirkman 提出本病患儿中 Dogiel Ⅰ型神经节细胞选择性缺失。Belding 和 Kernohan 及 Spitz 和 Kaufmann 发现在肥厚的幽门中绝大部分肌层神经节细胞呈退行性改变。但是 Tam 用免疫组化方法对神经元特殊的稀醇化酶进行染色的结果是既未发现神经元不成熟也无严重的退行性改变。近期 Langer 等在电镜研究中证明，患者肠肌层神经丛中神经细胞胞体和总的神经节数量比正常对照标本少。

C2 肽能神经分布 已证明幽门平滑肌的松弛依赖于非胆碱能、非肾上腺素能（NANC）抑制性神经支配，这种神经由一些神经肽调节。一些研究者用对胃肠道肽特异的免疫组化技术检查患儿肠肌层神经丛和平滑肌层的肽能神经，发现环肌中含有脑啡肽，神经肽 Y、P 物质，血管活性肠肽（VIP）和促胃蛋白酶释放肽的肽能神经纤维的免疫反应减少，在肠肌层神经丛中的神经或胞体内正常。在这些神经肽中，肌层神经中抑制性肽（VIP 和神经肽 Y）的缺失特别重要，说明由于抑制性肽的缺乏造成幽门不能松弛，最终导致幽门平滑肌肥厚和胃出口梗阻。

C3 硝基能神经分布 已发现氧化氮是 NANC 抑制性神经有效的介体，其在哺乳动物的消化管中调节平滑肌松弛。Vanderwinden 等和 Kobayashi 等报告，患儿肥厚的幽门肌中 NADPH 黄递酶缺乏或显著减少，而在肠肌层神经丛中存在。NADPH 黄递酶是与氧化氮合成酶（NOS）相同的酶。在 NOS 基因缺失的老鼠模型中唯一的异常是幽门肥厚造成的胃出口梗阻。近来 Kusafuka 和 Puri 用 RT-PCR 技术证明，与正常对照组相比，患儿幽门肌中 mNOS mRNA 水平低，由于低水平的 mNOS mRNA 可以导致局部 NO 产生受损，因而提示患儿过度收缩的肥厚环肌是 mNOS 基因在 mRNA 水平的表达减少的结果。

C4 突触形成 突触通过在神经肌肉接点处调节神经传递完成胃肠道最后的神经控制。近来的研究证明，肥厚的幽门肌层中突触小泡和突触前末端减少。Kobayashi 等的实验研究结果表明，与正常幽门比较患儿环行肌和纵行肌的神经纤维中神经细胞黏附分子（NCAM）的表达显著减少。NCAM 在神经与肌肉最初的接触形成中起重要的作用，并且在胚胎发育过程中影响组织的形成。这些研究提示，本病神经和肌肉间的神经传递受损害。

C5 神经支持细胞 神经支持细胞（NSCs）使胞体和神经元的突起有序排列并保持适

当的空间,是维持神经元基本的生理功能所必需的。肠的内在神经系统的 NSCs 通常被称为肠的神经胶质。据报告,肠的神经胶质对星形胶质细胞和施万(Schwann)细胞有各种的标记表达,如:①胶质原纤维酸性蛋白(GFAP)是一个中枢神经系统中星形胶质细胞的特殊标记。②S-100 是星形胶质细胞和施万细胞的标记。③D7 是施万细胞的标记。近期的研究证明,在本病患儿中 S-100、D7 和 GFAP 免疫反应性纤维在肥厚的环行肌和纵行肌中或消失或明显减少。有证据表明 NSC 也为神经营养因子,神经营养因子的供应受限,影响了神经元的成活,因而间接地影响了神经分布的密度。反过来,神经纤维的存在对 NSCs 的存在是必需的,在近端横断神经纤维后支持细胞退化。本病中 NSCs 的消失或明显减少,与肽能、硝基能、胆碱能和肾上腺素能神经纤维消失或减少相符,是肌肉内神经分布缺陷的另一个证据。

C6 亲神经素 亲神经素是相关的靶获得性神经元生长因子的一个家族,其支持神经元生长、存活和分化。亲神经素控制外周感觉和节后交感神经元的发育和维持。有研究显示,患儿幽门肌中神经生长因子(NGF)、亲神经素 3(NT-3)和脑获得性亲神经素因子(BDNF)水平较正常对照组下降。正常的 NT-3 免疫活性局限于神经节细胞、肠神经胶质和富有细胞外基质的连接组织,连接组织形成 NT-3 聚集的框架。BDNF 和 NGF 正常局限于神经节细胞和毗连的神经胶质中。有报告患儿肌肉的神经支持细胞(肠神经胶质)选择性下降,推测幽门狭窄中成熟的神经胶质减少可能是造成 NT-3、BDNF 和 NGF 产物减少的部分原因。

B4 肠的起搏系统异常(肠 Cajal 细胞) 肠的 Cajal 细胞(ICC)是小的纺锤形的或星形细胞,细胞核突出并且形成胃肠道组织网的突触曲张。形态学研究显示了 ICC 的 3 个主要功能:①是胃肠道平滑肌的起搏细胞。②能促进电运动的增殖。③能调解神经传递。一些研究者报告用 C-KIT 抗体和电镜发现患儿肥厚的幽门肌缺乏 ICC。ICC 的缺乏提示其网络破裂并且对慢波产生的干扰可能造成了幽门括约肌运动紊乱。

B5 细胞外基质蛋白的异常 以前的研究报告,在原发性幽门狭窄中特别是在环行肌束之间的分隔中连接组织增多。近来的研究已证明细胞外基质(ECM)蛋白,特别是胶原蛋白,在早期的胚胎阶段是重要的神经元进展通道的微环境因子,并且是细胞黏附和运动的重要基质。Cass 和 Zhang 报告,患儿幽门肌标本中 ECM 蛋白如硫酸软骨素、纤维结合素和层黏蛋白增加。另一个研究报告弹性蛋白纤维和弹性蛋白异常。最近的一个研究用可以区分新合成的 I 型胶原前蛋白与完全成熟的胶原蛋白的 M-57 抗体证明,患儿 I 型胶原前蛋白的显著增加不仅存在于环行肌束间分隔中的连接组织中,而且在环行肌纤维中也显著增加,表明在 IHPS 中肥厚的环行肌是活跃的合成胶原蛋白。这些研究提示增加的 ECM 蛋白可能造成了幽门包块坚硬的特性。

B6 平滑肌细胞异常 平滑肌括约肌进行的张力收缩由肌源性机制产生,这意味着收缩状态是肌肉本身的不依赖于神经系统一个特性。另一方面,允许内容物通过的括约肌暂短的松弛是通过激活抑制性运动神经元完成的。Dieler 等用电镜检查了 37 例患儿的幽门标本,比较肠肌丛和平滑肌细胞(SMCs)的退化改变的严重性和频率,报告一些有肌源性类型的异常,而另一些有主要的神经性类型的异常。在主要的肌源性类型,他们观察到在肥厚的幽门肌中SMCs的退化或退行性改变,如肿胀和坏死、各种核异常、糖原积聚、SMCs之间连接组织量的增加和特殊的、内质网的改变和细胞质内出现数量密集的颗粒。

Lnger等发现,幽门狭窄中平滑肌细胞局部形态学正常,含有收缩细丝、中间细丝、稠密的胞体和胞内空泡。然而与对照组标本比较,IHPS中的SMCs常处于增殖期,有大量粗大扩张的内质网,很少部分的收缩细丝,在SMCs之间非常少的连接。相反,他们证明IHPS中抑制性肠神经系统的超微结构明显异常。有作者进行了增殖活性的定量分析,发现IHPS的SMCs中增殖活性显著增加。

B7 生长因子异常 虽然造成平滑肌肥厚的机制不清,随着分子生物学的进展,不断有证据表明平滑肌细胞的生长是由一些生长因子调节的。IGF-I和PDGF-BB在体外是有效的SMCs促细胞分裂剂并且协同作用刺激SMCs增生。IGF-I在间质细胞中调解PDGF的生长促进效果,IGF-I和PDGF由SMCs生产,他们的作用通过其受体调节,变形生长因子-α(TGF-α)是在胚胎和成人组织都发现的一个生长调节肽,已认识到TGF-α在血管和内脏的平滑肌细胞中有生长促进效果。EGF被称作有效的生长刺激器,其在培养的平滑肌生长的早期阶段中起关键作用,它的产量最高,生长促进作用最大。Puri的实验研究报告患儿肥厚的幽门肌中IGF-I、PDGF-BB、TGF和EGF的表达增加,表明在SMCs中肽合成生长因子的局部增加可能在患儿幽门肌肥厚的发展中起至关重要的作用。

A2 病理

本病的病理改变为幽门壁显著肥厚,以环行肌为主。幽门长度20～32mm,直径10～16mm,肌层厚4～7mm,而正常儿幽门肌层厚仅1～3mm(图4-3-1)。幽门呈橄榄状肿块,色泽较苍白,质地如硬橡皮。在幽门切面上,可见肥厚的肌层将幽门管黏膜压缩,形成较深的皱褶,使管腔缩小。肥厚组织的界限在胃窦部不太明显,逐渐向胃端变薄。但在十二指肠起始部肥厚的肌层突然终止,并且稍凸向十二指肠腔内,像子宫颈突入阴道内一样,形成所谓小穹隆。组织学检查幽门环行肌纤维增生肥厚,纵行肌纤维数量上无明显增多,仅轻度肥厚。

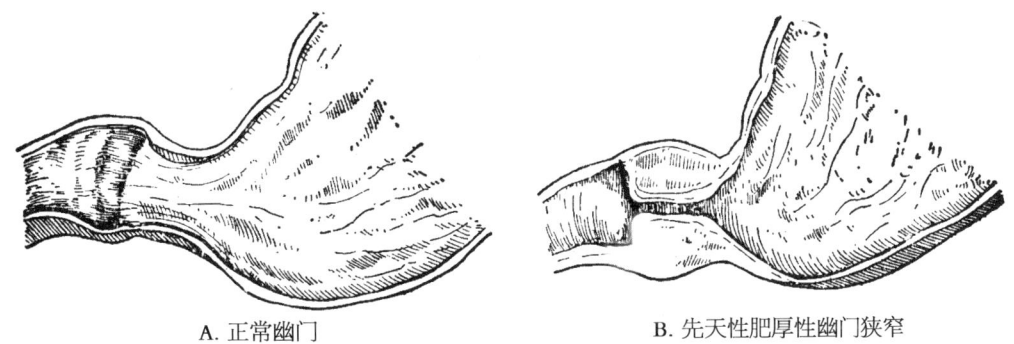

A. 正常幽门　　B. 先天性肥厚性幽门狭窄

图4-3-1 正常幽门与先天性肥厚性幽门狭窄

A3 临床表现

呕吐为主要的症状,多在出生后 3～4 周开始,少数在 7～10 天或更早即出现,呕吐出现在 12 周以后者很少。呕吐的特点为进行性加重,最初患儿仅有溢奶,很快几乎每次喂奶后即刻或 15～30 分钟内均发生呕吐,不伴恶心,呈喷射状。呕吐物为带凝块的奶汁,色白而从不含胆汁。少数病例(17%～18%)的呕吐物中可含有新鲜或咖啡色血性液,通常由刺激性胃炎或食管炎造成。患儿有很强的饥饿感,呕吐后有觅食反射,如再喂奶,仍能用力吸吮。

腹部检查可见上腹部膨胀,并有起自左肋下向右上腹移行的胃蠕动波,在喂奶后最容易见到(图 4-3-2)。右上腹可触摸到幽门肥厚所形成的橄榄样肿块,检查者需有耐心,在患儿吸吮腹壁松弛时或熟睡时较易触及,必要时可给予 10% 水合氯醛口服镇静后检查。

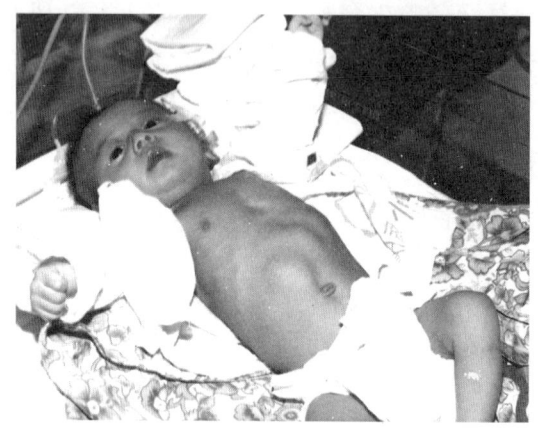

图 4-3-2　患儿上腹部见胃型和胃蠕动波

因为摄入液体和热量不足,患儿排尿量明显减少,粪便干燥,有时几天才排出少量弹丸样大便。体重非但不增,而且逐渐下降,发病后几周,其体重可较出生时还轻。患儿呈现消瘦和脱水征象,皮下脂肪消失,面、颈和四肢皮肤松弛,出现皱纹,时间愈久,消瘦愈严重(图 4-3-3)。由于呕吐丧失大量胃酸和钾离子,可引起碱中毒,呼吸变浅而慢。碱中毒可使血中游离钙下降,表现

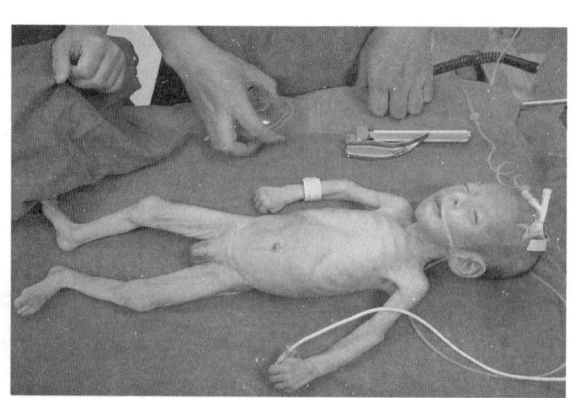

图 4-3-3　Ⅲ度营养不良的患儿

为喉痉挛和手足搐搦。晚期脱水严重,肾功能受损,酸性代谢产物潴留,可形成代谢性酸中毒,碱中毒症状反不明显。2%的患儿出现黄疸,其原因与饥饿造成的葡萄糖醛酸转移酶减少有关。

6%~20%的患儿合并畸形,包括食管闭锁、肠旋转不良、食管裂孔疝、巨结肠、肛门直肠畸形、唇裂、腭裂和泌尿系畸形。北京儿童医院496例中,合并食管裂孔疝14例,占2.8%,合并先天性心脏病3例,占0.6%。

A4 诊断

根据典型病史,在出生后2~4周出现进行性加重、呈喷射状的呕吐,呕吐物为奶汁和奶块,体检见到从左到右的胃蠕动波,尤其是摸到橄榄样肿块,诊断即可确定。

对高度怀疑而又未能摸到肿块的患儿,B超为首选的辅助检查方法。先给患儿服少量糖水,取右侧卧位。横切面上,肥厚肌层为一环形低回声区,被包围的中央黏膜为一小圆形有回声区。可测量肥厚肌层的厚度、幽门的直径和幽门管的长度。幽门肌厚度是最重要的参数,正常不超过3mm,厚度>4mm即可诊断。假阳性非常罕见,但假阴性率为0~19%,与B超操作者的技术有很大关系。

X线钡餐检查可用于临床不能触及肿块的病例,另外此检查可以发现胃食管反流及肠旋转不良等病。透视下可见胃扩张,钡经过幽门排出时间延长,胃排空时间也延长,仔细观察可见幽门管延长,向头侧弯曲,管腔狭窄呈线征、双轨征或鸟嘴征(图4-3-4),这是狭窄的幽门管腔挤压黏膜皱襞造成的,是决定诊断的征象。

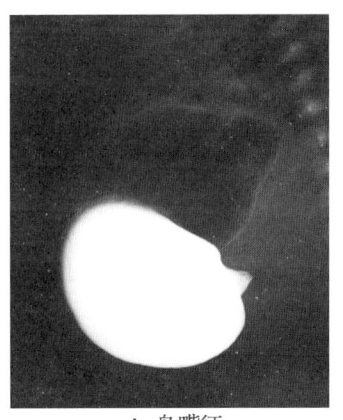 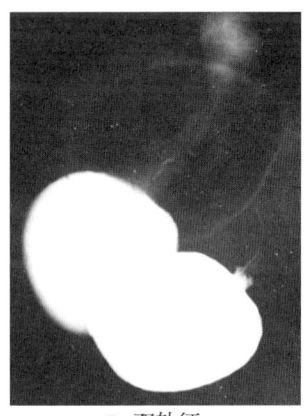

A. 鸟嘴征　　B. 双轨征

图4-3-4　幽门狭窄的钡餐所见

A5 鉴别诊断

临床表现不典型的病例需与下列疾病鉴别:

B1 幽门痉挛　多在出生后即发病,为不规则间歇性呕吐,不呈进行性加重,其呕吐量不如幽门肥厚性狭窄多。这种患儿触不到幽门肿块,如用阿托品和氯丙嗪等解痉镇静剂后呕吐很快消失。B超检查幽门肌层不肥厚。

B2 胃食管反流 已于前述，幽门肥厚性狭窄可伴有胃食管反流。正常新生儿由于食管下括约肌神经肌肉发育未完善可发生生理性胃食管反流，表现为不规则的溢奶，如喂以较稠厚的奶品，喂食后将孩子置于半竖坐位即可缓解，待食管下括约肌抗反流机制成熟后多在6～9周内自愈。极少数为病理性胃食管反流，如食管裂孔疝等疾病所致的反流性呕吐。

B3 胃扭转 新生儿、幼婴胃体沿着贲门、幽门线扭转，常是由右转到左方。这是一种暂时性胃体变位扭曲，属于器官轴型扭转，称为胃折叠更为确切。小儿吃奶后发生呕吐，不含胆汁，特别是移动患儿时呕吐更明显。腹部无阳性体征。X线检查可见到胃大弯位于小弯之上，并出现双胃泡和双液平面。治疗采用体位喂养法，在喂奶时取半竖坐位，使奶汁流入胃体及幽门窦部，让气体留在胃底部而易排出。喂奶后轻拍患儿背部，同时保持原位30～60分钟，1～2个月后症状即逐渐消失。

B4 喂养不当 由于喂奶过多、过快，或人工喂养时由于奶瓶倾斜将瓶内气体吸入胃内，或喂奶后置婴儿头部过低，均可使婴儿发生呕吐。调整喂养方法就能很快使呕吐停止。

B5 先天性幽门闭锁和先天性幽门膜状狭窄 是极为罕见的消化道畸形，其特点是出生后喂奶即发生呕吐。X线平片见胃扩张和广阔液平，诊断甚易，但要想到本病。

A6 治疗

B1 术前处理

C1 对于无明显脱水及电解质紊乱的患儿应尽早手术。

C2 有脱水及电解质紊乱的患儿，首先是按脱水的不同程度补液，纠正脱水及电解质紊乱，手术要待血电解质正常后进行。

C3 如严重消瘦可用静脉营养5～6天。

B2 手术 Fredet和Ramstedt提出的幽门肌切开术为普遍接受的手术，操作容易，效果良好。

一般取右上腹横切口，自肋缘下1cm右腹直肌外缘起向外切开长约3cm，按肌纤维方向分离腹外斜肌、腹内斜肌，切开腹横肌膜和腹膜进入腹腔。提出胃幽门部于手术野，可见橄榄形肥厚的幽门。术者用左手拇指、食指将其固定，略向外翻，于其前上方无血管区沿肥厚的幽门纵轴全长切开浆膜及部分肌层，然后用弯蚊式钳或幽门分离钳逐渐分开幽门肌层，使幽门黏膜向外膨出（图4-3-5）。肌层切口渗血，可用热盐水纱布压迫数分钟，多能止血。

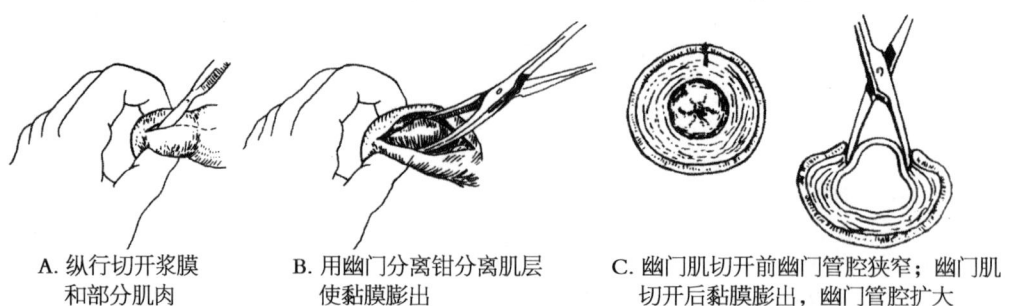

A. 纵行切开浆膜和部分肌肉　　B. 用幽门分离钳分离肌层使黏膜膨出　　C. 幽门肌切开前幽门管腔狭窄；幽门肌切开后黏膜膨出，幽门管腔扩大

图4-3-5　先天性肥厚性幽门狭窄手术

近年来一些医生提倡应用腹腔镜行幽门环肌切开术。北京儿童医院自 1998 年 5 月～2004 年 5 月共完成腹腔镜幽门肌切开术 221 例,年龄最小 20 天,最大 4 个月,体重最轻为 2.1kg。早期有 2 例术后大网膜由脐环处的小切口脱出,以后将此切口肌腱缝合后,未再出现此并发症。初期 4 例(占 1.8%)术中发现黏膜破裂,中转开腹手术。平均手术时间为 10～15 分钟,手术效果良好。与 Ramstedt 术比较,在原位处理幽门,减少牵拉及器官周围骚扰为主要优点,手术时间、术后开始喂养时间及住院时间无明显差异,从美容角度考虑,愈合后瘢痕看不到。

B3 术后处理 手术当日仍需适当补给液体,6～12 小时后可经口摄入少量糖水。如无呕吐,开始少量多次给奶,48 小时后恢复正常喂养。一般术后可有几天少量呕吐。

术后并发症主要有十二指肠黏膜穿孔,通常是过度分离幽门远端的肌纤维造成的。需要在术中及时发现并修补,然后另选一处行幽门肌切开,则无严重后果。

手术治疗先天性肥厚性幽门狭窄的近远期效果均良好。开始进奶后营养不良状态很快得到改善,体重迅速增加,生长发育和同年龄的正常儿一样。

4.4 胃扭转

真性胃扭转(gastric volvulus)是一个非常罕见的可危及生命的疾病。1866 年 Berti 第一次描述了本病,到 1980 年世界文献报告年龄小于 12 岁者只有 51 例,26 例(51%)是婴儿,而其中一半是新生儿。最近的文献报告新生儿所占的比率更高。大儿童胃扭转可能与神经发育障碍有关,但新生儿胃扭转与横膈缺陷关系极大。在过去 20 年发表了大量的儿童急性和慢性胃扭转的报告,使胃扭转总例数超过了 100 例。

A1 定义

胃扭转是胃的一部分围绕另一部分的异常旋转,扭转的程度各异,从 180°～360°,可合并闭襻梗阻并有绞窄的危险。临床上特别是 X 线上发现的胃扭转可分为两类:暂时性胃扭转与真性胃扭转。所谓暂时性胃扭转只是因固定松弛、蠕动不当而扭转,多能自然复位,并且婴儿从卧位改为立位生活后扭转不再发生。而真性扭转则指不能自然复位的扭转,症状持续并有绞窄坏死的可能。轻度暂时性胃扭转可能很常见,经常是无症状的,或可有短暂的呕吐均很快自行缓解,因而未被诊断。胃扭转可以是器官轴型的,即胃沿着以食管裂孔与胃十二指肠交接部连线为轴发生扭转,胃大弯向前上方翻转并位于胃小弯之上,使胃后壁转向前方,发生胃食管连接部和幽门两处梗阻;也可以是系膜轴型的,即胃沿着胃大弯与胃小弯中点的连线为轴的扭转,这时胃窦部位于胃底的前上方,梗阻通常在胃窦幽门区域(图 4-4-1)。这两种类型的发生率相似,如果胃同时沿着这两条轴线扭转则为混合型的。

真性急性完全性胃扭转以婴儿较多见,慢性和部分性胃扭转更常见于大儿童和成人。更

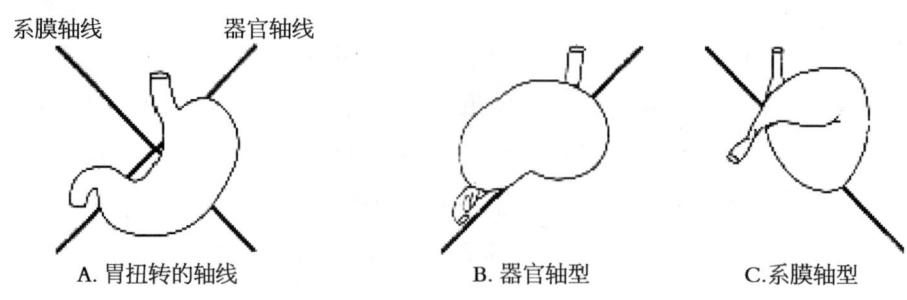

图 4-4-1 胃扭转的类型

复杂的胃扭转见于胃有异常索带或粘连的新生儿及婴儿;大儿童见于胃造瘘或 Nissen 胃底折叠术后。

A2 发病机制

胃在食管裂孔和幽门十二指肠连接部两处相对固定并有 4 条韧带附着而稳固。这 4 条韧带是胃肝韧带、胃脾韧带、胃结肠韧带和胃膈韧带(图 4-4-2)。尽管这样,正常胃的形状和位置可以有很大变化,胃扭转有时可发生在腹腔镜辅助下胃造瘘胃注气过程中。正常胃的解剖固定结构的缺乏或薄弱造成了胃的异常活动性,如同时存在膈缺陷,更增加了胃的异常活动性。大多数新生儿期的胃扭转继发于伴有或不伴有韧带附着不足的膈缺陷。尸解发现胃结肠韧带和胃脾韧带允许正常胃有 180°的旋转证实了这两条韧带对胃的固定作用。

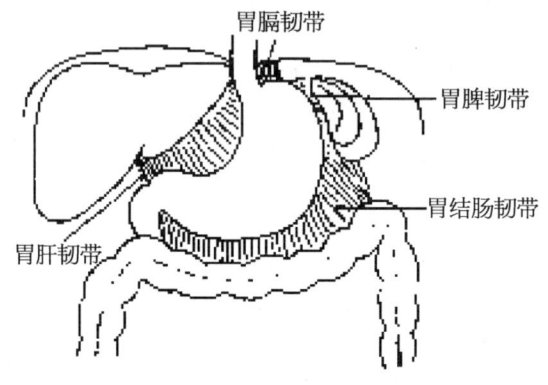

图 4-4-2 固定胃的韧带

胃扭转中大约 2/3 儿童存在膈膨升或膈疝,婴儿中这一比例可高达 80%。膈疝是典型的食管周围或后外侧的缺损,但是也可以有 Morgagni 膈疝中的胃扭转,这种情况下胃扭转的机制是横结肠向上方移位,将胃大弯拉向左上腹。急性胃扭转是膈肌缺损早期的并发症。胃扩张可以促进胃扭转的发生。肥厚性幽门狭窄可以是少见的促发因素。

其他少见的引起新生儿及婴儿胃扭转的原因包括:①异常的索带或粘连引起胃以其为轴的扭转。②直肠闭锁近端的横结肠过度扩张。③先天性肝左叶缺乏或手术将其切除可增加胃的异常活动性。④先天性胃与结肠的网膜缺乏。⑤无脾综合征(无脾,先天性心脏病,伴有或不伴有肠旋转不良和胃韧带缺乏)亦易发生胃扭转。Nakada 等报告了 25 例无脾患儿中 3 例并发胃扭转,最小年龄为 1 个月,所有患儿均有胃固定韧带不足。由于这种情况下有发生致命性急性胃扭转的可能,Okoye 等主张行预防性胃固定术。固定缺陷和韧带松弛也解释了胃扭转和游走脾的联合关系。即使在有脾的情况下,肠旋转不良也可合并胃扭转。

儿童的胃扭转偶尔可以是手术后的并发症。Nissen 胃底折叠术后发生胃扭转的原因可能是分离胃脾韧带和胃结肠韧带造成胃游动引起。也有膈疝修补术后发生胃扭转的报告。另外有婴儿胃扭转为医源性胃移位的并发症的报告。

A3 临床表现和诊断

婴儿临床上呕吐自停,不影响营养,只是 X 线钡餐见餐后胃扭转可能为暂时性胃扭转。真性胃扭转的临床表现根据扭转和梗阻的程度而不同。成人出现 Borchardt 三联征可诊断急性胃扭转。Brochardt 三联征表现为:①干呕。②急性局限性上腹胀。③不能插入胃管。婴儿很可能缺乏这些特征。新生儿常见持续的反流和呕吐(有时无呕吐物吐出),根据幽门梗阻的程度,呕吐物可含有或不含胆汁。可出现呕血和贫血,偶尔呕吐可呈喷射状。有时可呈现消瘦和胸部感染。大婴儿和儿童可出现上腹胀痛,但如果胃在胸腔则腹部征象不明显,这时呼吸窘迫和呼吸急促是主要症状。

新生儿不能插入胃管可以有不同原因,成功地插入胃管也不能除外诊断。先天性食管闭锁也不能插入胃管,但胃扭转胃管下入到食管远段后受阻,插管后拍 X 线片根据管的位置可鉴别,进一步造影检查可明确诊断。大儿童的症状可以是间断性的并且是非特异性的。

辅助检查主要是拍胸腹立位和卧位平片,腹部见到扩张的、异常位置的胃应考虑胃扭转的可能。系膜轴型扭转者仰卧位平片中显示胃呈球形;立位片上常可见到两个液平面,胃底部的液平面在下面,胃窦部的液平面在上面。造影检查可以明确解剖和梗阻的部位。梗阻通常位于幽门部,显示为鸟嘴样变形。器官轴型扭转者,特别是当没有合并膈缺陷时,平片往往很难诊断,平片上扩张的胃呈水平位伴有一个液平面。造影检查显示食管胃连接部的位置比正常低,胃大弯和小弯位置颠倒,胃窦和十二指肠扭曲。梗阻可以同时存在于食管胃连接部和幽门两处。当存在膈缺陷如食管裂孔疝时,胃窦可以疝入心脏后,在胸腔内出现一个位于胃底上方的液平面。偶尔器官轴型扭转也可以显示两个液平面。

A4 治疗

暂时性胃扭转不影响营养,不需手术,使患儿保持头高 45°斜卧位,可以减少呕吐,等待 6 个月以后立位生活时自然痊愈。真性胃扭转为避免缺血坏死和胃穿孔,急性胃扭转需要适当的术前准备后急诊手术。术前进行胃管减压,但不能强力下胃管,以免造成胃穿孔。即使是胃位于胸腔,手术也应选择经腹入路,以便发现任何可能存在的胃肠道畸形。由于食管的长度正常,可顺利将胃拉入腹腔。如需要或方便时,可同时行膈肌修补。扭转应予复位,偶尔在进行其他操作前,需要先用空针将明显扩张的胃进行穿刺减压。如果存在任何膈缺陷都需要修复并且将胃固定到前腹壁。

新生儿或婴儿胃扭转的手术选择一般为修补膈缺陷、分离先天性索带和前壁胃造瘘。如需要,可行膈肌前脚修补和前壁胃固定。对于严重胃食管反流者进行膈前脚修补和胃底折叠。

新生儿单独用胃造瘘就可以充分将胃固定,造瘘还可用于术后减压和喂养。Stamm 胃造瘘用 10-12Fr 造瘘管,双荷包固定。对于没有膈缺陷的患儿应行前壁胃固定术,这包括将胃大弯与前腹壁的壁腹膜和膈肌的腹面缝合固定(图 4-4-3)。如果有严重的胃食管反流,需要行胃底折叠术,但一些医生对这些患儿单独用膈肌前脚修补效果良好。行膈肌前脚修补时要非常小心,因为这些患儿的食管通常和主动脉共同通过一个膈肌裂孔。对这一年龄组的患儿不应行胃切除术、胃肠吻合术或结肠移位术。

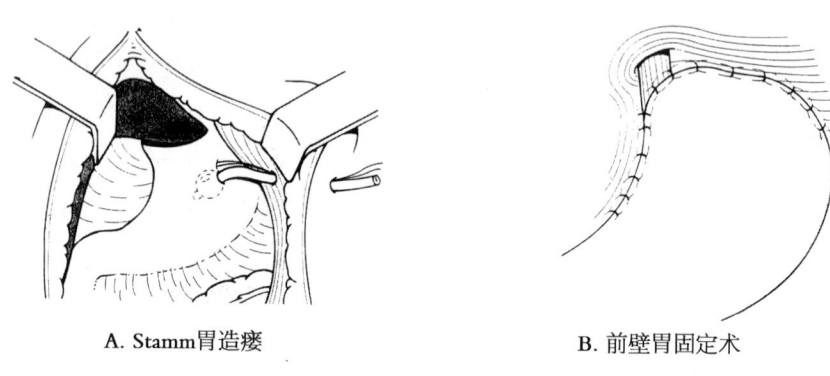

A. Stamm胃造瘘　　　　B. 前壁胃固定术

图 4-4-3　新生儿胃扭转手术

大儿童单独的胃扭转,应先胃减压后再行腹腔镜前壁胃固定术。由游走脾造成的胃扭转,单独行脾固定术即可。

由于诊断标准各家不一致,胃扭转的死亡率很难统计。由于漏诊或延误诊断,可发生胃坏死和穿孔而造成死亡。有作者报告 9 例胃扭转不经治疗长期随访结果证明无复发和晚期并发症。

4.5　新生儿胃穿孔

新生儿胃穿孔(neonatal gastric perforation)很少见,但其死亡率和并发症很高。自发性新生儿胃穿孔的发生率估计为 2900 个活产儿中 1 个,大约占新生儿和儿童胃肠道穿孔的 10%～15%。胃肠道穿孔更多见于男性,但是胃穿孔男女的发生率相似。描述新生儿胃穿孔的术语不一致,病因学是争论的主题。自发性胃穿孔是指没有确认的潜在原因的胃穿孔。根据很多文献报告自发性胃穿孔占胃穿孔的绝大多数。现在很多儿外科医生相信大多数情况下可以发现胃穿孔的原因,因而对于任何新生儿胃穿孔的病例都应该寻找病因。

1826 年 Siebold 第一次描述了一例没有明确原因的胃肠道穿孔,即所谓的自发性穿孔。

1929年Stern等报告了第一例试图用手术修复的病例。1943年Agerty等报告了第一例肠穿孔成功修复的病例。1950年Leger报告了第一例被成功修复的新生儿胃穿孔。在20世纪50年代胃穿孔的患儿存活很少。总的死亡率一直在下降,但近期文献报道死亡率在25%~50%。北京儿童医院1994~2003年共收治新生儿胃穿孔10例,治愈4例,死亡3例,放弃治疗3例。尽管新生儿监护水平、呼吸机管理和手术及麻醉技术不断进步,早产儿胃穿孔的存活率仍很低。

A1 病因学

新生儿胃穿孔大体上可分为自发性(特发性)、缺血性或创伤性,然而在许多情况下病因是多因素的。自发性胃穿孔最常发生在胃大弯并且无可确认的原因,可发生在足月儿、早产儿或足月小样儿。一些新生儿在出现穿孔前看起来健康稳定,而另一些则有潜在的疾病。自发性穿孔可由于胃过度膨胀或缺血损害造成。缺血性穿孔发生在生理应激状态下,如早产、窒息、败血症和坏死性小肠结肠炎。这些穿孔合并有溃疡并且穿孔周围有坏死和缺血组织。创伤性胃穿孔由口罩换气、正压通气造成胃过度胀气膨胀或插胃管时医源性损伤所致。

一些新生儿胃穿孔有潜在的原因,包括肠闭锁、围生期的应激状态、损伤、应用肾上腺皮质激素和非类固醇抗炎药。现在已提出了不同的关于自发性胃穿孔的理论,这些理论包括先天性胃壁肌层缺如、阴道分娩过程中用力过猛和胃过度胀气膨胀,但没有单一的理论被普遍接受。对狗和新生儿尸体的研究表明,胃破裂是由于过度膨胀造成,并且遵循Laplace规则。胃膨胀时最大的张力发生在胃底部,这也是大部分自发性胃穿孔的发生之处。胃膨胀也可造成缺血改变,有作者报告一组患儿41%有胃缺血改变。最近有理论提出,特发性胃穿孔是由于C-KIT肥大细胞的缺乏造成,C-KIT是一个酪氨酸激酶受体,对肥大细胞的正常发育至关重要,缺乏C-KIT肥大细胞的老鼠可发生自发性胃溃疡或穿孔。另外,对死于胃穿孔者的尸解显示,与有确定原因如肠闭锁造成的胃穿孔比较,自发性胃穿孔者的胃C-KIT肥大细胞数量低。特发性胃穿孔新生儿的C-KIT肥大细胞数量也低于无胃穿孔死于其他疾病的对照组新生儿。

新生儿胃穿孔的原因包括以下几种:

B1 特发性 ①围生期应激:包括缺氧和窒息。②早产。③解剖缺陷:包括远端梗阻、幽门闭锁、十二指肠闭锁、中肠扭转、气管食管瘘、先天性胃壁肌层缺损。

B2 医源性 ①鼻胃管损伤。②伴有或不伴有气管食管瘘的高压性人工呼吸。③心肺复苏。④正压通气。⑤手术中偶然损伤(脑室腹腔分流)。

B3 药物 ①非类固醇抗炎药,如吲哚美辛(消炎痛)。②肾上腺皮质激素。

A2 临床表现

胃穿孔的临床表现各种各样,大多数在生后5天内发病。患儿常为早产儿或有缺氧、窒息史,可表现为吃奶困难和呕吐,呕吐物可含有血液。典型者突然出现腹胀并进展迅速,呼吸窘迫,全身情况迅速恶化,出现休克体征,如体温低、发绀、四肢发凉、尿量减少。腹部皮肤红肿发亮,有压痛和肌紧张,一些患儿可出现阴囊红肿积气。胃后壁穿孔进入小网膜囊,则症状表现不明显,使诊断困难。

由于其他疾病造成胃穿孔的患儿通常有原发病的表现,如发现气管食管瘘、十二指肠闭锁、肠旋转不良或膈疝。有些在胃穿孔手术中发现其他疾病。医源性胃穿孔者有插胃管损伤,手术以前应用皮质激素或非类固醇抗炎药和侵袭性换气,或有心肺复苏的病史。

A3 诊断

通过临床病史、体检和放射学检查可以诊断。有大量气腹的患儿在X线腹部平片上显示膈下大量气体将内脏局限于腹中部,形似鞍囊(图4-5-1),90%的病例X线平片胃泡影消失。X线平片其他的表现包括皮下气肿、阴囊积气、腹水,或胃管不局限在胃内。肠壁积气和门静脉积气是坏死性小肠结肠炎的征象,可与胃穿孔同时存在。钙化和肠襻扩张是低位肠穿孔的常见征象。新生儿肠扭转则表现为腹部无气,在探查手术前往往不能确诊。水溶性造影剂造影检查可以显示造影剂从胃内外溢进入腹腔。早产伴有肺部疾病的患儿气腹可以是气体从纵隔进入腹腔的结果,这种情况下胸片可证实纵隔积气,腹部可见胃泡影,但腹部穿刺不能吸出液体。

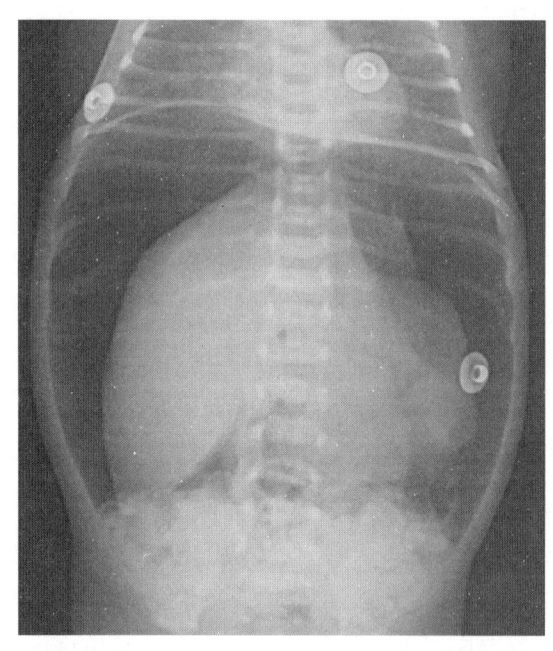

图4-5-1 胃穿孔的腹部平片显示膈下大量气体,将内脏局限于腹中部,形似鞍囊

A4 鉴别诊断

需要鉴别诊断的疾病很多,包括引起新生儿临床情况突然恶化和循环衰竭的疾病,如败血症、气胸、心功能不全、电解质紊乱、低血糖、坏死性小肠结肠炎、内脏穿孔和肠旋转不良合并中肠扭转。需要与伴有呕吐和腹胀症状的疾病鉴别的包括巨结肠、肠闭锁、胎便性肠梗阻、胎粪栓塞综合征、无肛、内脏穿孔、坏死性小肠结肠炎和中肠扭转。

A5 治疗

B1 术前处理 胃穿孔患儿病情可在出现腹部游离气体前突然恶化,对于出现呼吸窘迫的患儿需要气管插管,当腹胀加重时需要呼吸机支持。实验室检查包括血培养、白细胞计数、血红蛋白、红细胞比容、血小板计数、血电解质和血气分析。

小心插入胃管并低压间断吸引,输液和输血保持血流动力学稳定和充足的尿量,同时应用广谱抗生素。一旦确定腹腔内有游离气体,如患儿病情稳定,应立即行剖腹探查术。如果腹胀严重影响呼吸,腹腔穿刺吸引减压可以抢救生命。

B2 手术方法 手术采用上腹部横切口入腹,切口要足够大,以充分暴露腹腔。吸引器吸净腹内渗液。由于不知道穿孔的部位,需要全面探查。当未发现胃穿孔时,要仔细探查胃食管连接部、十二指肠、小肠和结肠。所有病例都需要将小网膜囊打开,探查胃后壁。

最常见的自发性胃穿孔的部位是近端胃近大弯部,穿孔常是线形的,长度 0.5~8cm,可以从胃大弯至胃后壁。需将穿孔部位完全暴露,将无活性的穿孔边缘组织切除直至有活性的组织。修补穿孔可用一层或双层缝合方法并且修补处用大网膜加强。对于胃穿孔或坏死广泛的需要次全切除或完全切除者有不同的技术方法。次全切除后可行食管胃吻合。完全切除后的重建有几种技术,包括横结肠间置代胃、Roux-Y 食管空肠吻合和 Hunt-Lawrence pouch 重建。患儿情况不稳定时,重建可以延迟和分期进行。在最初手术时可将食管在贲门处用带子临时结扎关闭,将喂养管从胃的残余部置入空肠。通过鼻管减压管吸引食管。开始喂养管喂养之前应用静脉营养。在几周后病情稳定、营养改善时进行重建。

穿孔修补后用温盐水冲洗腹腔,可用抗生素溶液冲洗。多不需要放置腹腔引流。筋膜用可吸收线关闭,皮下缝合关闭切口。

B3 术后处理 术后继续应用广谱抗生素、H_2 受体拮抗剂和静脉营养。持续胃管减压,造影确定胃穿孔愈合后开始喂养。如果患儿病情稳定,造影检查可在术后 1 周进行。

4.6 十二指肠梗阻

先天性十二指肠梗阻(congenital duodenal obstruction)可以由肠本身病变、肠外病变或两者同时造成。十二指肠本身梗阻可以是十二指肠闭锁、狭窄、隔膜引起。隔膜包括有孔的隔膜或"风袋"隔膜。"风袋"隔膜是一个十二指肠隔膜,由于近端肠蠕动造成隔膜向远端膨出脱垂在肠腔内,形态如气象台站的"风袋"。十二指肠外病变造成的梗阻可以是环状胰腺、肠旋转不良或十二指肠前门静脉。虽然环状胰腺在第二段十二指肠周围形成一个狭窄环,但并不都是十二指肠梗阻的原因,经常合并闭锁或狭窄。

根据 Gray 和 Skandalakis 方法,传统上将十二指肠闭锁分为 3 型(图 4-6-1):①Ⅰ型:最常见,肠腔内有一个隔膜,占 64%。②Ⅱ型:十二指肠闭锁的两盲端由短的纤维索带连接,占

18%。③Ⅲ型：闭锁两盲端完全分离占18%。十二指肠狭窄（图4-6-2）的发生率大约为十二指肠闭锁的一半。

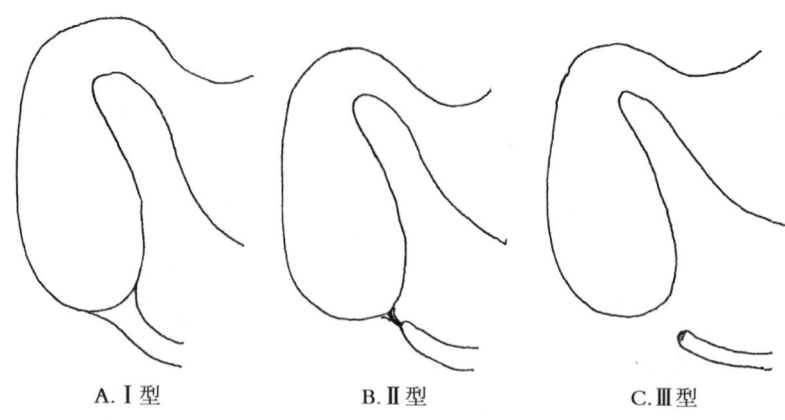

图4-6-1　十二指肠闭锁

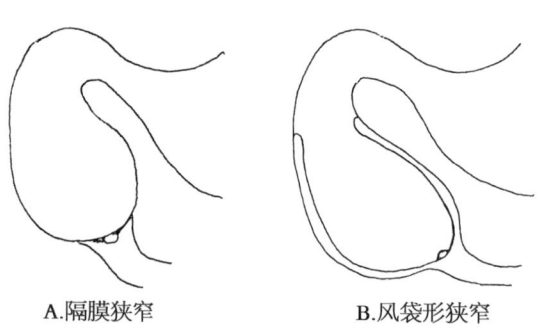

图4-6-2　十二指肠狭窄

据文献报告，十二指肠本身闭锁的发生率是每5000～10000个新生儿中有1个。美国加州统计了以人口为基础注册的250万婴儿，患有21-三体综合征的婴儿十二指肠闭锁的危险比没有21-三体综合征的婴儿高出265倍，相应的发生频率分别为46/1000和0.17/1000。虽然十二指肠闭锁通常无家族性，但仍有少量有家族史的病例。

十二指肠闭锁、隔膜和狭窄通常发生在十二指肠的第二段，紧贴参与胆道和胰腺结构发育的、有强烈胚胎活动的区域。畸形是胎儿早期发育错误造成的。已证明，在胚胎第5周时十二指肠已形成，是一个贯通的管腔。在胚胎的第5～10周十二指肠肠管上皮细胞增生致使管腔阻塞，经过一个暂时性充实期。此后，在闭塞的管腔内出现很多空泡，并逐渐扩大，到第12周时彼此互相融合，肠腔又贯通。十二指肠闭锁是由于空化和再通障碍造成的。十二指肠狭窄和隔膜是再通不全所致。环状胰腺是胰腺的腹、背侧始基融合形成环状包绕十二指肠第二段造成（图4-6-3）。

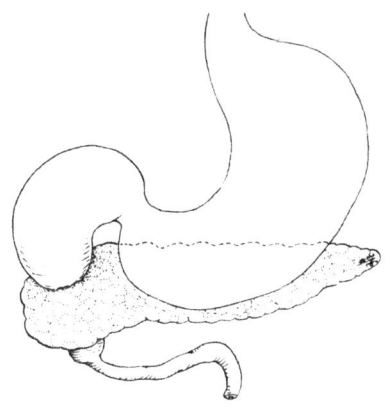

图 4-6-3　环状胰腺

梗阻通常发生在 Vater 壶腹或其远端,壶腹以上的梗阻非常少见,大约占 20%。偶尔胆管的末端是分叉形的,一个分支在闭锁的近端,另一个在闭锁远端。

A1　合并畸形

患儿合并畸形的发生率很高,特别是 21-三体综合征,发生率大约为 30%。据文献报告,合并畸形的发生率依次为:21-三体综合征(28.2%)、环状胰腺(23.1%)、先天性心脏病(22.6%)、肠旋转不良(19.7%)、食管闭锁和气管食管瘘(8.5%)、泌尿生殖系畸形(8%)、肛门直肠畸形(4.4%)和其他肠闭锁(3.5%)。椎骨畸形的发生率报道差别很大,为 2%~37%,十二指肠闭锁伴骨骼肌畸形的发生率低,其他少见畸形包括 Lange 综合征、染色体异常、免疫缺陷和气管软化。

造成患儿死亡率高的三因素为合并畸形、早产和出生低体重,而合并畸形是最重要的因素。如患儿存在 Vacterl 综合征中 3 个或更多畸形,则死亡率更高,成活率为 40%~77%。Spitz 等报告食管闭锁和十二指肠闭锁同时存在死亡率特别高,为 67%~94%,造成死亡的原因是在术前只发现一个畸形。最近,Dalla Vecchia 等将手术死亡归因于复杂的先天性心脏病。

A2　产前诊断

17%~75%的十二指肠梗阻患儿的母亲妊娠期有羊水过多史。当有羊水过多或孕身大于孕周时,应怀疑有胎儿或母亲异常,即需要做 B 超检查。产前 B 超最常发现的是十二指肠本身梗阻。Tsukerman 等和 Romero 分别报告在妊娠 12 周及 19 周 B 超发现十二指肠闭锁,但绝大多数 B 超诊断是在妊娠第 7~8 个月。过去 20 年来,十二指肠闭锁的产前 B 超诊断率有很大提高,从 13%~18%升高到 57%。随着 B 超水平的提高,大部分患儿可在妊娠 6 个月时得到诊断。

B 超诊断依据是发现双泡征,其是胃和十二指肠第一段同时扩张造成。羊水增多和 B 超发现胃和十二指肠说明羊水生成和吸收不平衡。其他的畸形也常可通过 B 超诊断,Kawana 等和 Pameijer 等报告了产前 B 超诊断十二指肠闭锁合并食管闭锁、Vacterl 综合征。偶尔也可在胎儿期发现环状胰腺。

Hancock 和 Wiseman 对 34 例先天性十二指肠梗阻研究了产前诊断的影响。其中 15 例产前 B 超诊断,虽然能够更早进行手术,但产前诊断并没有改变治疗的结果。产前诊断可以使家长有时间作好思想准备,以便患儿出生后更好地配合手术治疗。需要注意的是如有羊水增多,产前 B 超正常也不能除外十二指肠梗阻,应重复 B 超检查。

影像学技术的迅速进展,特别是 MRI 的应用,将使在妊娠头 3 个月或第 4 个月诊断成为可能。可以进一步做染色体核型分析,以发现 21-三体和其他合并畸形,可及时终止妊娠。

A3 临床表现

大约一半患儿为早产儿和低体重儿。呕吐是最主要的症状,多在生后第一天出现。80% 患儿的梗阻在十二指肠 Vater 壶腹远端,因而呕吐物呈黄绿色,胃管减压出大量黄绿色液体。少数梗阻在 Vater 壶腹近端,则为非胆汁性呕吐,由于梗阻位置高,无明显腹胀或仅有轻微上腹胀。患儿生后 24 小时无正常胎便排出,但少数可有少量胎便排出,以后出现便秘。患儿很快出现脱水、体重减轻和电解质平衡紊乱。

十二指肠不全梗阻症状出现相对晚,常于生后 2～6 天出现呕吐,生后有正常胎便排出。

A4 诊断

通过 X 线检查可以确定十二指肠梗阻的诊断。由于胃和十二指肠扩张充气,十二指肠闭锁的腹部立位平片显示典型的双泡征,其余腹部无气。而十二指肠不全梗阻则除显示双泡征外,余腹部可以有少量气体(图 4-6-4)。环状胰腺的腹部立位平片征象与十二指肠狭窄不能区别。

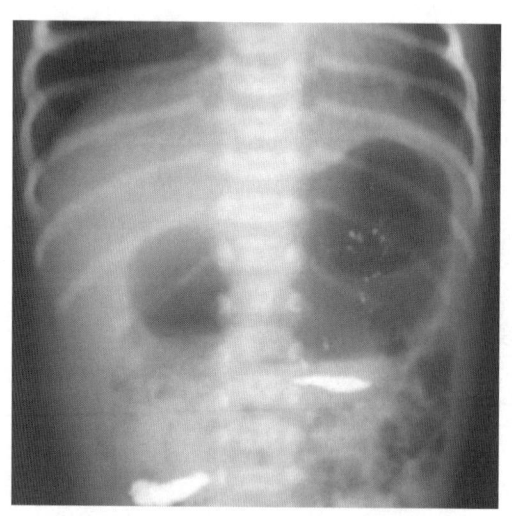

图 4-6-4　十二指肠膜式狭窄的腹部 X 线平片

少数十二指肠不全梗阻的 X 线腹部平片可以正常,故需要做上消化道钡餐造影检查,以显示近端的十二指肠扩张,梗阻处十二指肠狭窄。如果扩张的肠管突然终止,常提示十二指肠膜式狭窄。有时十二指肠隔膜突向远端,呈"风袋"样。

十二指肠不全梗阻出现症状晚,有时十二指肠膜式狭窄的诊断可晚至生后数月。Mikaelsson 等报告 16 例十二指肠膜式狭窄中 8 例诊断和治疗延迟,手术年龄为 1 个月~4 岁。

A5 鉴别诊断

B1 肠旋转不良　由于 Ladd 腹膜带跨越十二指肠造成十二指肠受压不全梗阻或中肠扭转。中肠扭转可以在数小时内导致全中肠坏死,所以要早诊断。腹部 X 线立位平片也显示双泡征,远段肠管有气。钡灌肠检查可以发现回盲部位于右上腹、中上腹或左上腹可确诊。

B2 十二指肠前门静脉　是非常罕见的十二指肠梗阻的原因,往往不能在手术前诊断。

由于十二指肠梗阻可合并各种严重畸形,需要在术前诊断。因此要拍前后位和侧位胸片以及整个脊柱的 X 线片。常规应做心脏和肾脏的 B 超检查。B 超发现泌尿生殖道异常或合并直肠肛门畸形的患儿应进一步做排尿性膀胱尿道造影。有便秘和 21-三体综合征合并十二指肠闭锁的患儿应做直肠活检以除外巨结肠。

A6 治疗

B1 术前处理　一旦诊断,就应做术前准备。如果在生后 36 小时内诊断,无须特殊准备。术前准备包括持续胃管减压、输液纠正水和电解质平衡紊乱。由于大多数患儿为早产和低体重儿,要注意保温和避免低血糖。对于体重非常低的患儿,或有呼吸窘迫综合征,或合并严重畸形如先天性心脏病的患儿需要特殊的准备如复苏和人工呼吸。

B2 手术方法

C1 十二指肠膜式闭锁和狭窄　纵行切开隔膜处十二指肠壁,将隔膜切除,切缘缝合止血,横行缝合十二指肠壁切口。

C2 十二指肠闭锁、环状胰腺和位于 Vater 壶腹的膜式闭锁和狭窄　采用十二指肠十二指肠菱形(钻石样)吻合。术中游离十二指肠远端,使近远端吻合无张力。横行切开近端十二指肠的最远端前壁,纵行切开远端十二指肠前壁,将两切口对合吻合。

C3 纤维十二指肠镜诊断和切开十二指肠膜式闭锁和狭窄　根据有关胰胆管合流异常的报告,在术前应做内镜胰胆管造影检查(ERCP)。由于有损伤胰管或胆管的危险,大多数医生更喜欢常规手术。

C4 十二指肠成形术　异常扩张的十二指肠第一段的变形和功能不良-巨十二指肠是术后并发症的原因,有些患儿需要作十二指肠成形术。Nixon 已证明小肠明显扩张将导致肠管功能不良和缺乏有效的蠕动。一般认为同样的现象也发生在十二指肠闭锁近端扩张的肠管,因而提出了一些十二指肠成形的方法。Hutton 和 Thomas 报告成功的广泛尾状修剪十二指肠的十二指肠成形术。一些作者强调对十二指肠扩张明显的患儿,最初手术中将十二指肠作尾状修剪,以改善术后胃肠道功能和预防巨十二指肠的进一步发展。最重要的是在修剪和成形之前发现和辨认 Vater 壶腹。最近有人提出十二指肠次全切除和用近端空肠重建十二指肠,术中除保留 Vater 壶腹区域外,将病变的十二指肠壁都切除,用空肠重建十二指肠。

B3 术后处理 术后要继续注意保温、输液、应用广谱抗生素、禁食和胃肠减压。由于明显扩张的十二指肠近端不能产生有效的蠕动,一般减压出绿色液体的时间较长,一旦胃肠减压量变白变少,可将减压管拔除,开始喂养。一般开始喂养的时间为术后 1 周,有的患儿需要延迟到 2～3 周。

A7 预后

先天性十二指肠梗阻的治疗效果近年来有很大提高。造成患儿死亡率高的有 3 个主要因素:合并畸形、早产和低体重。Murshed 等在回顾 45 年(1951～1995 年)十二指肠梗阻的治疗报告中发现,在头 15 年成活率为 51%,中间的 15 年为 80%,最后 15 年为 95%。在最后 15 年中患儿死亡几乎都是合并畸形造成的。

术后早期并发症包括吻合口梗阻、较长时间的动力性肠梗阻和伤口感染,晚期并发症有粘连性肠梗阻、巨十二指肠、十二指肠运动不良和胃食管反流。有作者报告十二指肠十二指肠菱形吻合(近端横切口与远端纵切口互相吻合)与十二指肠侧侧吻合或十二指肠空肠吻合比较,合并症的发生率低或无区别,但术后可以开始喂养的时间早,住院时间短,长期效果良好。

Kokkonen 等对 41 例患儿作 15～35 年的长期随访结果表明,这些患儿生长发育良好,虽然绝大多数无症状,钡餐检查除 2 例外都有异常,其中 9 例有巨十二指肠。他们认为一些即使是无症状的患儿,胃肠道的紊乱是常见的,认真随访非常重要。但 Salonen 等报告了相反的结果,9 例患儿随访 3～21 年,除 1 例外钡餐检查均正常。

总之,过去死亡率高的主要原因为合并畸形的并发症和术后并发症。现在对高危患儿的呼吸和营养支持的技术有了极大提高,使死亡率明显降低。

4.7 肠旋转不良

肠旋转不良(malrotation of intestine)是指在胚胎期时患儿肠道以肠系膜上动脉为轴心的旋转运动不完全或异常,使肠道位置发生变异和肠系膜附着不全而引起肠梗阻。55% 的肠旋转不良在生后第 1 周出现症状,80% 在生后 1 个月内出现症状,90% 在 1 岁内发病,少数病例可延至幼儿、较大儿童甚至成人发病,约有 0.2% 的肠旋转不良终身无症状。本病发病率为 1/6000。男性多于女性。

A1 胚胎学

中肠的发育分为 3 个阶段。第一阶段:发生在胚胎的第 4～10 周,消化管生长的速度比腹腔快,因此中肠不能容纳在腹腔内而被挤到脐带底部,形成一个生理性脐疝(图 4-7-1)。第二阶段:胚胎第 10～12 周时腹腔的生长速度加快,容积增加,中肠由小肠开始,经回盲部最后逐渐回纳到腹腔内(图 4-7-2,4-7-3)。此时正常的肠旋转即开始。中肠末端的盲肠、升结肠和横结肠初时位于腹腔左方,在旋转时按反时针方向从左向右旋转 270°,至盲肠转到右下腹髂窝为止(图4-7-4)。与此同时十二指肠也逆时针旋转270°。第三阶段:正常旋转完成后,各种系膜融合和固定,升结肠和降结肠由结肠系膜附着于后腹壁,小肠系膜亦从Treitz韧带开始,由左上方斜向右下方,附着于后腹壁。

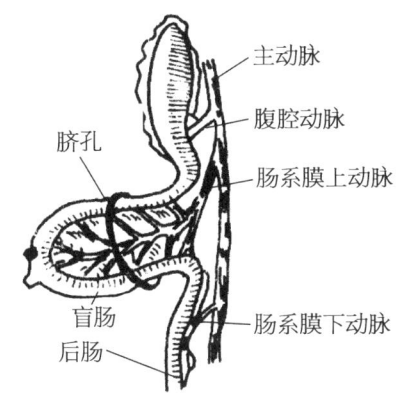

图4-7-1 形成生理性脐疝

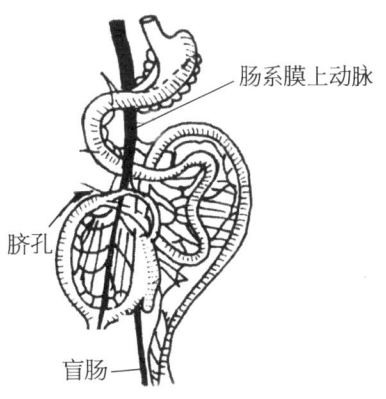

图4-7-2 腹腔的生长速度加快,中肠逐渐回纳到腹腔内

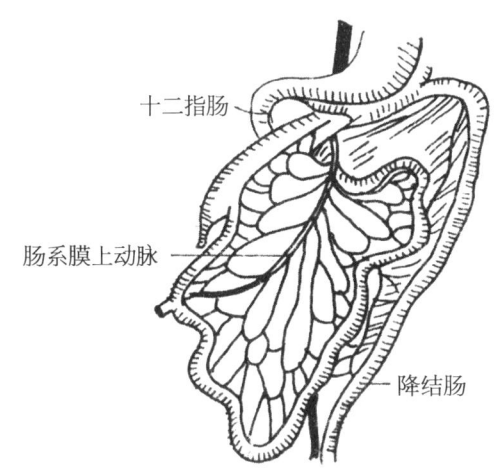

图4-7-3 中肠全部回纳至腹腔内

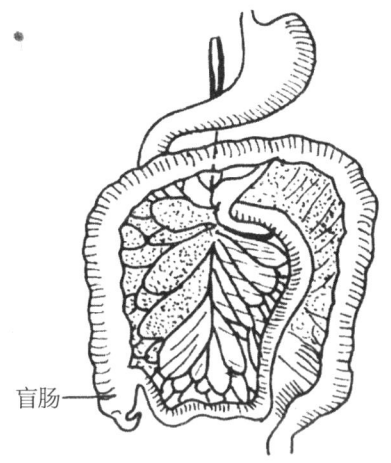

图4-7-4 中肠沿反时针方向旋转,至盲肠转到右下腹髂窝为止

在中肠旋转阶段如果发展不正常就可产生肠旋转不良,结果盲肠不在右髂窝,而停留在右上腹、中腹或左腹部,同时结肠系膜和小肠系膜都不附着于后腹壁。

A2 病理

胚胎的肠道在第10~12周间如果发育受到挫折,即可产生以下各种病理情况:

B1 肠旋转不良,十二指肠被压迫 由于中肠回纳腹腔后旋转中止,盲肠和升结肠位于幽门部或上腹部胃的下方,从盲肠和升结肠出发的腹膜系带跨越十二指肠第二段的前面,并附着于腹壁右后外侧，十二指肠被它压迫而发生不完全性梗阻。有些病例盲肠旋转正好停留在十二指肠降部的前面，而被腹膜壁层固定，也造成十二指肠受压形成梗阻。

B2 肠扭转 在肠旋转不良时，整个小肠系膜未能正常地从左上腹到右下腹宽广地附着于后腹壁，相反，它仅在肠系膜上动脉根部附近有很狭窄的附着。这种情况下，小肠易环绕肠系膜根部发生扭转。有时盲肠与升结肠非常游离，也可与小肠一起发生扭转，这即是中肠扭转。扭转多是顺时针方向的。扭转的结果是肠管在十二指肠空肠连接处和右结肠某处曲折成角而产生梗阻。在时间过久或扭转特别紧窄的病例，可造成肠系膜上动脉闭塞，使整个中肠发生梗死性坏死。

B3 空肠上段膜状组织压迫和屈曲 有些病例的十二指肠襻停留于肠系膜上动脉的前方而不进行旋转，则成为腹膜后器官。在这种情况下，空肠第一段多被腹膜系带所牵缠，有许多膜状组织压迫，并使它屈曲而形成不完全梗阻。

在肠旋转不良病例中，全部有十二指肠被压迫发生不完全性梗阻，约 2/3 病例同时发生十二指肠以下至横结肠中部的全肠扭转（图 4-7-5），也有约 1/3 病例同时有空肠第一段屈曲和膜状组织牵缠。

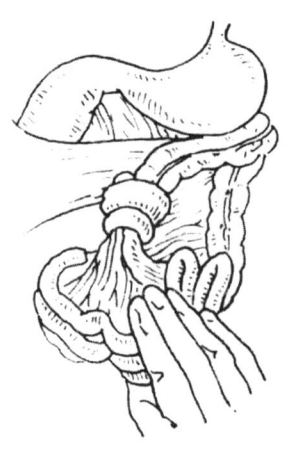

图 4-7-5　肠旋转不良的全肠扭转

A3 临床表现

B1 新生儿肠旋转不良 绝大多数患儿出生后 24 小时内有胎粪排出，量与色泽亦正常。起初喂奶经过多良好，一般是在第 3～5 天间开始出现呕吐。呕吐为本病最突出的症状，其特点是含有大量胆汁，呕吐物呈碧绿或黄色，每日呕吐 3～6 次不等。由于十二指肠梗阻为不完全性或间歇性，小儿发病后症状仍可暂时好转，但以后呕吐很快复发。腹部体征不多。由于梗阻位于十二指肠第二、三段，故只有胃和十二指肠近端的充气和扩张，加上患儿呕吐频繁，故上腹膨胀并不严重。个别病例偶然可以见到上腹部从左到右的胃蠕动波。直肠指检多有黄色大便。

一些患儿由于全肠扭转出现绞窄性肠梗阻，呕吐频繁，绿色液中可含有血性物，亦可排出血性便。腹部呈现弥漫性膨胀、压痛和腹肌紧张，并出现休克症状。如肠管发生坏死穿孔则腹部出现红肿发亮和淤斑。

B2 婴儿及儿童肠旋转不良 有些婴儿在出生后曾有过呕吐,但其程度不严重,旋即停止。经过几周或几个月后,婴儿又发生含胆汁的呕吐,并可长期间歇性地发作。患儿往往因进食而出现腹痛,故出现食欲缺乏、消瘦及营养不良。少数患儿可以一直无症状,突然因肠扭转产生剧烈腹痛而来急诊。这些不典型的症状是由于盲肠、升结肠的腹膜系带较宽,压迫力量不大,肠系膜附着不全,小肠发生扭转时扭转度不高(如45°或90°),可随着肠的蠕动和体位改变而自动复位,故在扭转发作时出现肠梗阻,自动复位后即消失。如不能复位或扭转加重,则发生急性肠梗阻而需紧急治疗。

A4 诊断

新生儿肠旋转不良的诊断并不十分困难,手术前诊断正确率达90%左右。凡是新生儿有高位肠梗阻的症状,呕吐物含大量胆汁,曾有正常胎粪排出者,应考虑本病,并作X线检查加以证实。对婴儿和儿童病例的诊断比较困难,如有间歇性呕吐表现为高位肠梗阻症状者也要想到本病,X线检查对确诊至为重要。

B1 腹部X线立位平片 新生儿在第1周内发生肠梗阻(腹膜带压迫兼有肠扭转),因十二指肠内容物不能下行,所以空肠和回肠萎瘪,其中仅有少量气体,甚至完全无气体,因此X线平片显示下腹部只有少数气泡或显示一片空白。胃和十二指肠第一段扩张,左上腹和右上腹略低处各有一个液平面,但右部的液平面较窄,所以不显示十二指肠闭锁病例液平面宽广的双泡征(图4-7-6)。

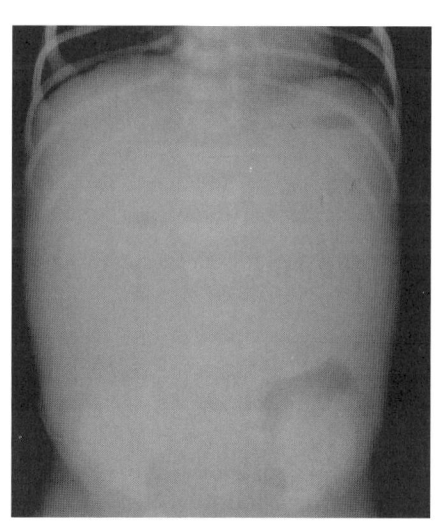

图4-7-6 肠旋转不良腹部平片不显示双泡征,全腹无气影(正常新生儿全腹均有气影)

B2 造影检查 上消化道钡餐检查可显示异常的十二指肠外形。十二指肠空肠连接部位于中线的右侧,小肠位于右侧腹(图4-7-7)。当有肠扭转时,十二指肠和近端空肠呈扭转的长带或螺旋状。钡剂灌肠可以显示盲肠和阑尾位置异常,通常位于上腹部或左侧(图4-7-8)。

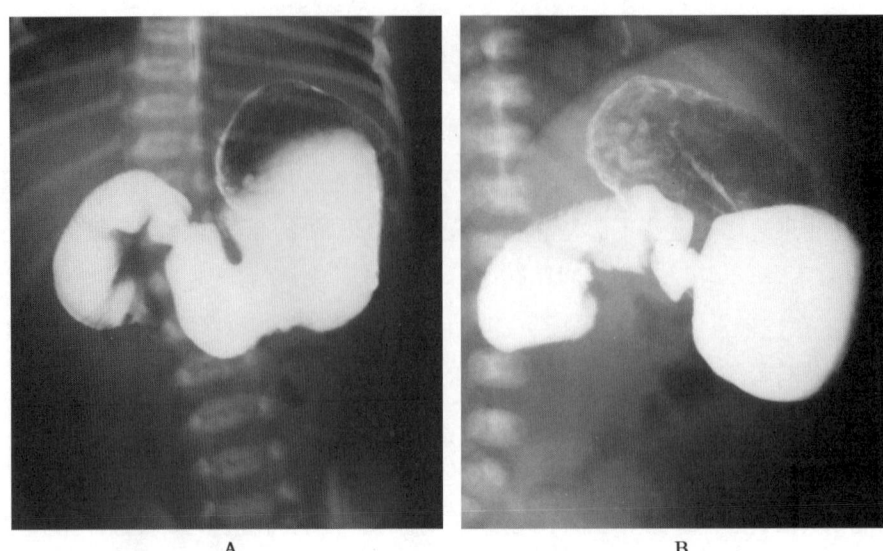

图 4-7-7　同一情况钡餐检查显示异常的十二指肠外形，十二指肠空肠连接部位于中线的右侧，小肠位于右侧腹

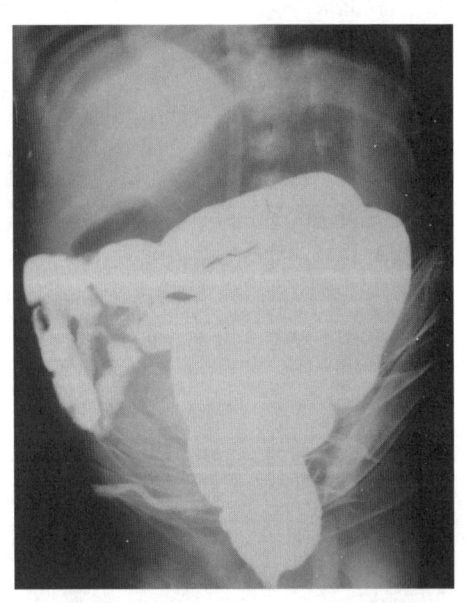

图 4-7-8　同一情况钡灌肠显示盲肠和阑尾位置异常

B3 腹部 B 超检查　探查肠系膜上静脉（SMV）和肠系膜上动脉（SMA）的关系是无创的诊断肠旋转不良的方法。正常情况下 SMV 位于 SMA 的右侧，而肠旋转不良者 SMV 则位于 SMA 的左侧。彩色多普勒超声在这一检查中特别有用。

新生儿肠旋转不良的鉴别诊断主要是与先天性十二指肠闭锁、狭窄和环状胰腺鉴别。这些畸形的临床症状都非常酷似，呕吐均带胆汁。在 X 线直立位平片上可见到两个高位液平面,下腹无气者,可能为十二指肠闭锁;下腹有少量气体者则可能是环状胰腺、十二指肠狭窄或肠旋转不良。钡剂灌肠对确诊本病更有价值,但是因为小儿的回盲部不固定,所以有时不是很准确。必须指出肠旋转不良可以与上述几种发育畸形同时存在。

较大婴儿和儿童的肠旋转不良应与其他原因引起的十二指肠不完全梗阻相鉴别,如环状胰腺、十二指肠隔膜、肠系膜上动脉综合征等,可做钡餐和钡剂灌肠检查。若不能完全确诊,应尽早开腹探查。

A5 治疗

肠旋转不良引起完全性梗阻者应急诊手术,全肠扭转造成的绞窄性肠梗阻应经过不超过2~3小时的准备后立即手术。

手术前准备包括静脉补液,严重者输血浆或血,给予广谱抗生素、维生素K、维生素C,插入胃管减压,吸出聚积的气体和液体,以利于腹腔手术的操作。

手术可采用右上腹横切口,切开腹膜后仔细观察病理情况。大多数患儿两种主要病变即十二指肠受盲肠压迫与全肠(原中肠发展部分)扭转都存在。

B1 全肠扭转 一般正常婴儿开腹后应先见到横结肠。全肠扭转患儿开腹后首先见到的是肠壁色泽发紫、瘪陷无气、细小如鸡肠的小肠团块,而不能见到结肠。这时不要犹豫,速将整个小肠托出腹腔之外,就可看到肠系膜根部扭结。因为肠扭转多是顺时针方向的,所以应按反时针方向转动整个肠团。一般扭转360°,有时扭转2~3个圈。有时只有小肠扭转,部分病例游离的盲、升结肠也扭曲于肠系膜根部,整个中肠发生了扭转(图4-7-9)。要循反时针方向整复到肠系膜根部完全平坦为止,此时可见小肠色泽转为红润,肠腔内充气。复位后肠管色泽无改变,有广泛肠坏死者,应将完全坏死无活性的肠管切除,将可疑血供障碍的肠管放回腹腔,24~48小时后再手术。此时,坏死肠管与有活性肠管分界清晰,可将完全坏死的肠管切除,行肠吻合术。

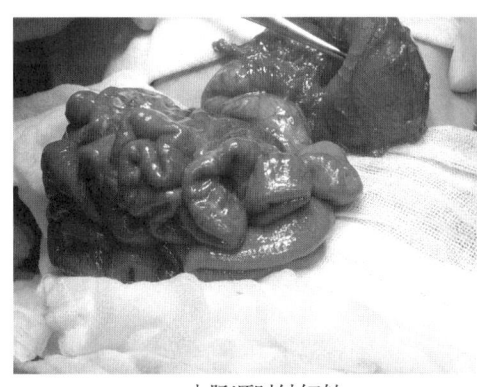 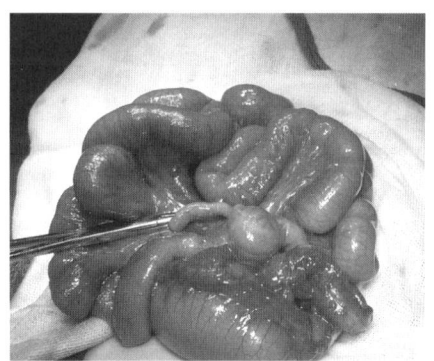

A. 中肠顺时针扭转　　　　　　　B. 扭转复位后阑尾位于中上腹

图4-7-9 肠旋转不良

B2 腹膜带压迫十二指肠 肠扭转复位后,可见盲、升结肠位于上腹部,并有一层薄膜将它连接到右后腹壁,跨越于十二指肠第二段之前。用电刀切开这条菲薄无血管的腹膜带,将覆盖在十二指肠上的膜状组织尽可能分离。检查十二指肠空肠连接处附近及空肠第一段有无膜状组织缠盖和屈曲,将其完全切开分离,将十二指肠拉直,使其与空肠第一段几乎呈直线地连接。

还纳肠管时,将十二指肠和近端空肠置右侧腹,回盲部和升结肠置左上腹。不要试图将盲、升结肠拉到右侧正常的解剖位置。由于回盲部位置的改变,应将阑尾切除,以免日后发生阑尾炎时因阑尾不在右下腹而误诊。

手术时应注意观察十二指肠有无并发膜式闭锁或狭窄,有无环状胰腺。可由胃管向胃内注入气体,观察十二指肠气体通过情况确定。

采用以上手术方法处理,症状多于术后消除,疗效良好。由于肠系膜仍属游离,故有可能复发肠扭转,但临床罕见有复发者。发生术后肠粘连的危险是8%~10%。死亡的发生率是3%~9%。18%的短肠综合征是肠旋转不良所致。有数据表明肠旋转不良的肠管切除率达15%。如果有肠坏死,存活率仅50%,而且相当一部分需要肠道外营养。残肠延长术、扩大术均有助于生存,小肠移植可尝试,但是目前效果不确切。

对于无扭转只有十二指肠被盲肠固定压迫者,可游离盲肠,将右结肠全部置于腹腔左侧,小肠全部置于腹腔右侧即可,此术式称为 Ladd 手术,预后良好。

4.8 小肠闭锁与狭窄

小肠闭锁(intestinal atresia)为先天性消化道畸形,是新生儿肠梗阻最常见的原因,据不同文献报告占各种原因中的85%~95%。发生率变化很大,可从1/330~1/3000,比十二指肠或结肠闭锁更多见。空回肠闭锁可和结肠闭锁同时出现,但是很少同时合并十二指肠闭锁。随着新生儿和围术期监护、麻醉、手术技术和短肠综合征处理水平的提高,现在患儿成活率可达到90%。与十二指肠闭锁比较,患儿中很少见到21-三体综合征。第一例手术成功的病例是1911年完成的,以后患儿死亡率一直很高,直到20世纪50年代对病因病理认识的提高,导致了手术的革新,使手术效果得到改善。

小肠狭窄(intestind stemosis)较肠闭锁少见,其预后亦较好。

A1 病因

1952年Louw报告了79例患儿治疗的结果,提出小肠闭锁可能是由于血管意外而不像十二指肠由肠管再通障碍造成的理论。以后陆续有动物实验研究证明系膜血管损害,如肠扭转、肠套叠和干扰局部肠段的供应血管可以导致肠闭锁。实验结果不仅支持了Louw的理论,并且导致了手术的变革,使治疗效果明显改善。有文献报告449例小肠闭锁中42%存在肠血管梗塞,进一步支持血管意外理论。在胚胎晚期肠管局部的血管意外解释了为何患儿很少同时存在腹部外器官的畸形。胎儿肠道局部血液循环发生障碍,结果使胎肠发生坏死、断裂或缺失,可归纳为以下几种因素:①机械性作用,如肠扭转、肠套叠。②血管分支畸形、缺如。③胎儿期炎症,如胎粪性腹膜炎、胎儿坏死性小肠炎。

虽然有单卵双胎儿和同胞患病的报道,本病通常没有遗传学特性,但是肠闭锁Ⅲ型和Ⅳ型多发闭锁有遗传性。

A2 病理

B1 肠狭窄 多见于空肠上段,常呈隔膜状,中央有一 2～3mm 的小孔。回肠偶见局限性环状狭窄。肠管长度正常(图 4-8-1)。

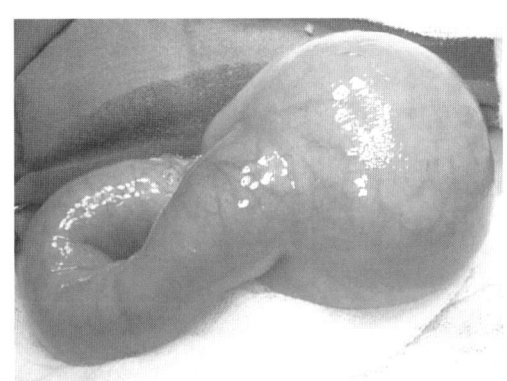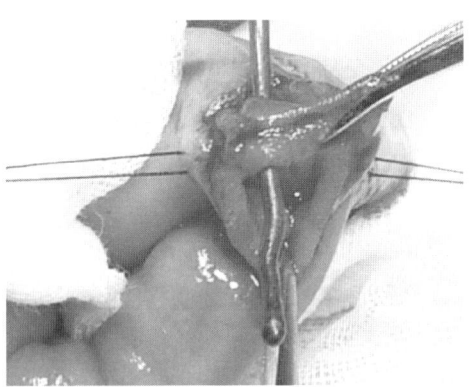

A. 外观　　　　　　　　　　B. 肠腔内有一隔膜,探针可插入隔膜中部的小孔

图 4-8-1　空肠近端膜式狭窄

B2 肠闭锁 可分为 4 型:

C1 闭锁Ⅰ型 肠管外形连续性未中断,仅在肠腔内有一个或偶尔多个隔膜使肠腔完全闭锁。肠管长度正常(图 4-8-2)。

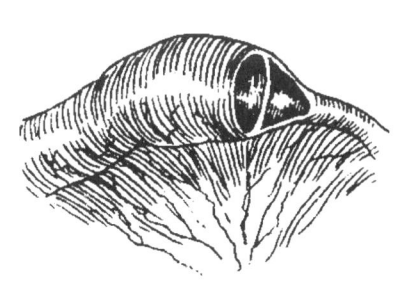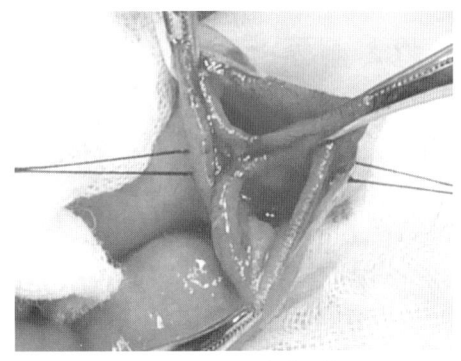

A. 模式图　　　　　　　　　　B. 手术切开肠壁见隔膜

图 4-8-2　肠闭锁Ⅰ型

C2 闭锁Ⅱ型 闭锁两侧均呈盲端,其间有一条纤维索带连接,其毗邻的肠系膜正常或有一 V 形缺损。肠管长度通常正常(图 4-8-3)。

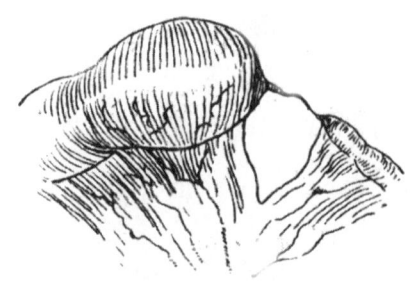

图 4-8-3 肠闭锁Ⅱ型

C3 闭锁Ⅲ型　又可分为Ⅲa型和Ⅲb型。

D1 Ⅲa型　近、远侧盲端完全分离,无纤维索带相连,毗邻的肠系膜有一Ⅴ形缺损。整个小肠长度变短(图4-8-4)。

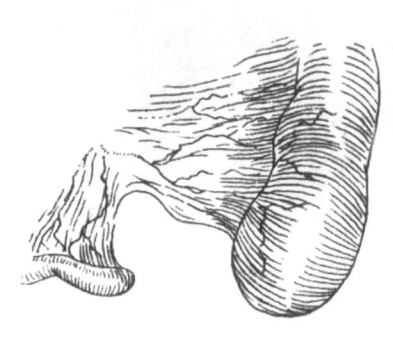
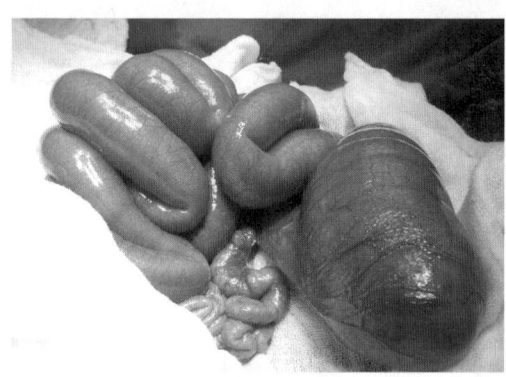

A. 模式图　　　　　　　B. 手术所见

图 4-8-4　肠闭锁Ⅲa型

D2 Ⅲb型　近、远侧盲端完全分离,有广泛的系膜缺损,致使远侧小肠呈削下的苹果皮串样,小肠的全长有明显的短缩(图4-8-5)。

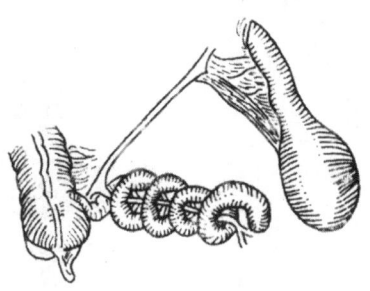

图 4-8-5　肠闭锁Ⅲb型

患儿常为早产和低体重儿,可合并肠旋转不良等其他畸形及出现短肠综合征。本型是由于肠系膜上动脉阻塞导致中肠广泛梗塞造成的近端空肠闭锁,远段剩下的回肠的血供来自右结肠动脉的一个不稳定侧支,肠管围绕其呈苹果皮样卷绕。偶尔在闭锁远段回肠可发现Ⅰ型或Ⅱ型闭锁。

C4 闭锁Ⅳ型 为多发性闭锁,可包括Ⅰ～Ⅲ型闭锁。各闭锁段间多有索带相连,酷似一串香肠。小肠长度通常变短(图4-8-6)。可根据最近端闭锁的位置确定是空肠闭锁还是回肠闭锁。

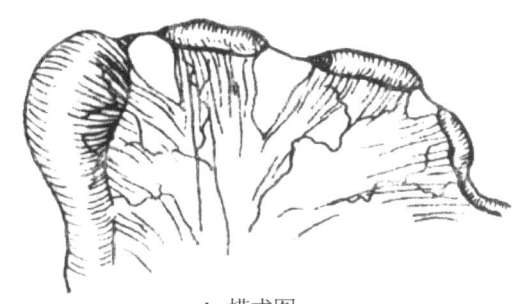

A. 模式图

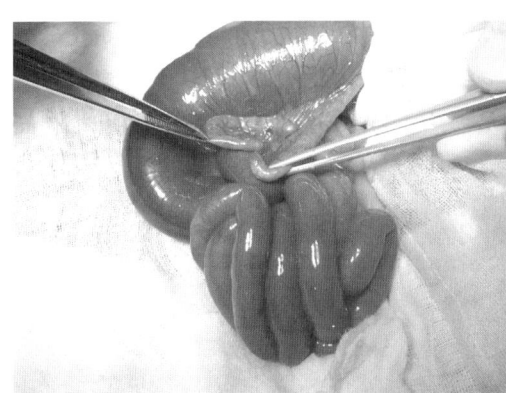 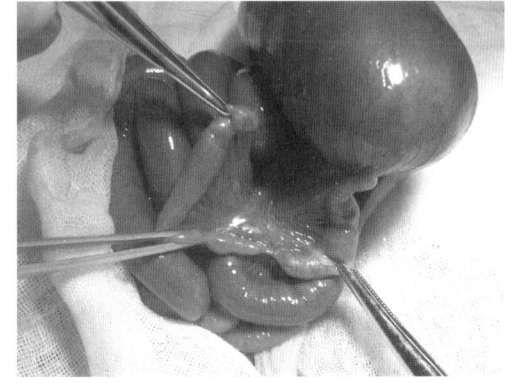

B. 手术所见:两处闭锁

图4-8-6 肠闭锁Ⅳ型

闭锁近侧15～20cm肠管因长期梗阻而发生显著扩张,直径达3～4cm。其壁肥厚,血供不良,呈青紫色,可以有坏死区域。肠蠕动功能很差,有些极度扩张的盲袋可在产前发生穿孔,导致胎粪性腹膜炎。也可在生后发生穿孔,特别是当诊断延迟时。闭锁远端肠管异常细小,其直径不到4～6mm,肠管完全萎陷,呈带状,肠腔内无气体,仅有少量黏液。有时远端盲端由于胎儿肠套叠的遗留而呈球茎样。有些病例同时有胎粪性腹膜炎。除上述病理改变之外,尚有广泛的肠粘连和钙化的胎粪。

A3 临床表现

B1 肠闭锁 由于是完全性肠梗阻,其主要症状为呕吐、腹胀和便秘。呕吐多于第一次喂奶后或生后第1天出现。高位空肠闭锁呕吐出现早,而远段回肠低位闭锁于生后2～3天出现。呕吐出现后呈进行性加重,吐出物量较多,为黄色液体。较晚时低位闭锁呕吐物可呈粪便样并带臭味。

腹胀程度与闭锁的位置和就诊时间有关。闭锁的位置越低、就诊时间越晚,腹胀就越重;反之则较轻。高位空肠闭锁的腹胀仅限于上腹部,多不严重,在大量呕吐之后或置胃管抽出胃内容后,腹胀消失或明显减轻。远段回肠闭锁呈全腹一致性膨胀,并且进行性加重,大量呕吐或抽出胃内容物后,腹胀仍无明显改变。低位肠闭锁时往往可见到扩张的肠襻(图4-8-7)。

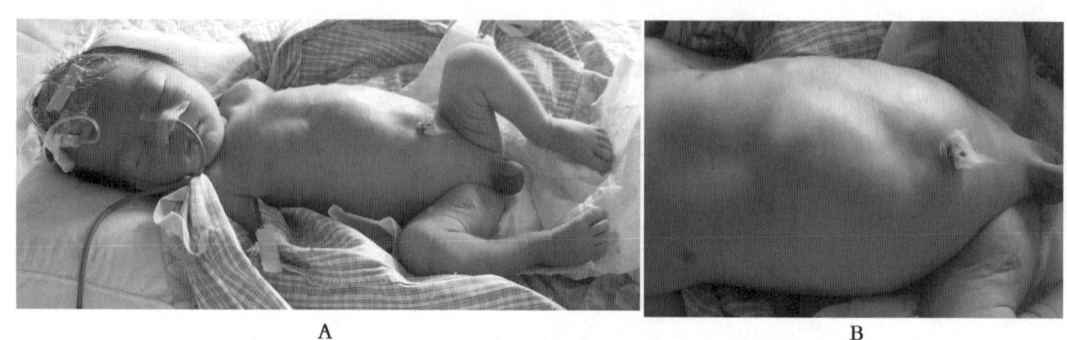

图4-8-7　肠闭锁患儿腹部见扩张的肠襻肠型

正常新生儿多于生后24小时内排出墨绿色胎粪,48小时内总量为100～200g。肠闭锁患儿出生后多无胎粪排出,有的仅排出少量灰白色或青灰色黏液样物,为闭锁远段肠管的分泌物和脱落的细胞。

在生后最初几小时,患儿全身情况尚好,以后由于呕吐频繁,很快出现脱水。往往伴有吸入性肺炎,全身情况迅速恶化。如同时有肠穿孔腹膜炎,因发生气腹,腹胀更加明显,腹壁水肿发红,同时有呼吸困难和中毒症状。

B2　肠狭窄　临床症状视狭窄的程度而有所不同。少数显著狭窄的病例出生后即有完全性肠梗阻的表现,与肠闭锁很难区别。多数为不完全性肠梗阻,可以吃奶,但有反复多次呕吐,呕吐物为黄绿色液。出生后有胎粪排出,以后也可有大便。腹胀程度视狭窄部位而定,高位狭窄腹胀限于上腹部,低位狭窄则全腹膨胀。因为是慢性不完全性肠梗阻,有时要到婴儿几个月时才来就诊和确诊。

A4　诊断与鉴别诊断

新生儿出现持续性呕吐、进行性腹胀以及无正常胎粪排出,即应怀疑肠闭锁。如做直肠指检或用生理盐水灌肠仍无正常胎粪排出,则可除外由于胎粪黏稠所引起的胎粪性便秘和先天性巨结肠。

很多患儿通过产前B超检查显示扩张和梗阻的胎儿肠管可以诊断。特别是母亲妊娠期有羊水过多史,应反复进行B超检查。

腹部X线立、卧位平片对诊断肠闭锁和肠狭窄有很大价值。小肠低位闭锁显示较多的扩张肠襻,有多数液平面。有时可见一个大的液平面,为最远的肠襻极度扩张所致(图4-8-8)。

如平片上腹腔内有钙化,说明存在宫内肠穿孔。

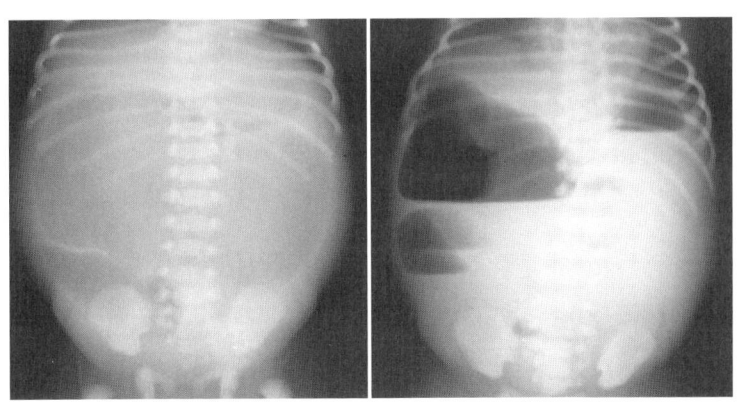

A. 卧位　　　　　B. 立位

图 4-8-8　肠闭锁的 X 线腹部平片

对肠闭锁患儿进行钡灌肠检查有时是必要的,可以根据胎儿型结肠确定肠闭锁的诊断(图 4-8-9),而且还可以除外结肠闭锁、先天性巨结肠或肠旋转不良。另外,10%～30%的小肠闭锁患儿可以合并肠旋转不良。肠狭窄的病例需行钡餐检查才能明确诊断。

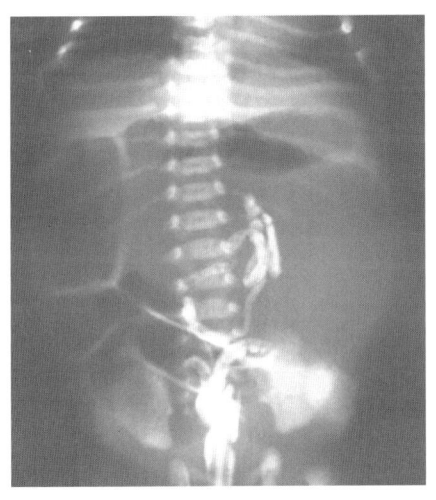

图 4-8-9　钡灌肠示胎儿结肠

A5 治疗

手术是可能挽救生命的唯一方法。

B1 术前准备　是保证手术成功必不可少的条件。病情越重,术前准备越有必要。确诊后进行胃肠减压,输液,纠正水、电解质失衡,应用广谱抗生素。当有肠穿孔腹膜炎和休克时需要复苏并输血浆和新鲜血。患儿情况平稳后立即手术。

B2 手术方法　治疗小肠闭锁,以切除近侧膨大的盲端,做端端吻合术最为理想。

手术取右上腹横切口。开腹后找出闭锁的近、远两端。为了保证术后正常的肠功能,必须尽可能切除近端扩张和肥厚的肠管。如果肠管的长度充足(>75cm+回盲瓣),一般需要切除15~20cm,用注射器向萎陷肠管的盲端内注入空气或生理盐水,直至直肠充盈为止,以除外多发闭锁。远侧盲端须切除2~4cm,应自系膜缘开始,向系膜对侧缘呈45°斜行切除,以增大其口径。必要时可适当剪开系膜对侧的肠壁,使两断端的口径比较一致,作端端吻合。吻合时应用无损伤线单层缝合。

空肠上段隔膜闭锁或狭窄的病例可行隔膜切除术,方法简单,效果也较好。

高位空肠闭锁可以游离十二指肠至第二段,切除变形的扩大盲端,为了使近端肠管逐渐变细,行斜形切除,并与十二指肠肠系膜对缘劈开(与斜形近端切口等长)的十二指肠肠壁成形,或将扩张的十二指肠肠壁向内折叠缝合,然后与远段肠管吻合(称为斜吻口)。

现在对于小肠闭锁多行一期吻合,肠造瘘一般只用于腹腔有污染、一期吻合不安全的患儿。可行丁字吻合造瘘(详见第1章)。

B3 术后处理 术后应将患儿置于保温箱内,保持恒定的温度和湿度,给氧,保持胃肠减压通畅。由于吻合口和远端小肠狭小,功能恢复较慢,故禁食多需较长时间,需要应用静脉营养。继续给予抗生素,以预防感染。当减压量减少变白,无腹胀,肠鸣音出现并排便后,可以逐渐开始喂养。

目前手术后存活率为90%左右。造成死亡的因素有肠闭锁的类型(Ⅲb型)、近端肠管栓塞腹膜炎、吻合口瘘、未发现远段的闭锁、短肠综合征、败血症和HIV感染。

4.9 结肠闭锁

结肠闭锁(colonic atresia)是造成新生儿低位肠梗阻的一个少见原因。在活产儿中的发病率很难确定,但根据大多数儿外科中心的统计大约为20000个活产儿中1个。在全部的肠闭锁中占1.8%~10.5%。

1673年Binninger描述了第一例结肠闭锁。1922年Gaub对一例乙状结肠患儿做了结肠造瘘,是第一例成活病例。1947年Potts对一例横结肠闭锁患儿进行了成功的一期吻合。

A1 病因学

造成结肠闭锁的原因很可能是宫内肠管局部血液循环障碍。在闭锁远端的肠管内发现胆汁、鳞状上皮和毛发支持在胚胎发育的晚期发生血管意外的理论。一些病理情况可以造成肠管的血液供应受损,如肠套叠、肠扭转、疝、腹壁口过紧和血栓,缺血坏死后病变肠管被吸收。动物实验证明,中断小肠不同部分或结肠的血液供应可以发生不同类型的结肠闭锁。

遗传因素在结肠闭锁中的作用尚不清楚,但有单卵双胎儿共患结肠闭锁的报告。

A2 分型

除了结肠狭窄或结肠不全阻塞外,结肠闭锁可分为3型。

B1 闭锁Ⅰ型 肠管外形连续性未中断,肠腔内有一个隔膜使肠腔完全闭锁。

B2 闭锁Ⅱ型 闭锁两侧均呈盲端,其间有一条纤维索带连接,其毗邻的肠系膜正常或有一V形缺损。

B3 闭锁Ⅲ型 近、远侧盲端完全分离,无纤维索带相连,毗邻的肠系膜有一V形缺损。

闭锁Ⅲ型最常发生在结肠脾曲近端的结肠,而闭锁Ⅰ型和Ⅱ型更多见于结肠脾曲远端的结肠。

A3 合并畸形

结肠闭锁可以合并腹壁缺陷,如脐膨出、腹裂和膀胱肠裂,使治疗更复杂。Boles等发现11例患儿中4例合并脐膨出。结肠闭锁也可同时存在小肠闭锁。有报告结肠闭锁可合并无肛和巨结肠,因此,切除的肠管标本应检查有无神经节细胞,以除外巨结肠。对于术后不能正常排便的患儿也应做直肠活检。另外,结肠闭锁可合并骨骼的畸形如并指(趾)、多指(趾)、桡骨缺如和畸形足,也可合并眼的异常如眼球突出和视觉神经发育不良。结肠闭锁可同时有染色体异常,对患儿特别是合并其他畸形的患儿应做染色体检查。

A4 临床表现

为完全性低位肠梗阻的临床表现。腹胀通常在生后立即出现或24～48小时后出现。呕吐常在生后2～3天出现,呕吐胆汁性液,晚期为粪便性呕吐。患儿生后无正常胎便排出。腹部明显膨胀,有轻度压痛,有时可见到扩张的肠襻。对于有腹壁缺陷的患儿应注意检查是否合并肠闭锁。

A5 诊断

有产前B超诊断结肠闭锁的报告,但是产前B超探及结肠扩张也可能是巨结肠或直肠肛门畸形造成。

X线腹部平片显示低位肠梗阻,有较多扩张肠襻和液平面。右侧可见一个大的液平面,为闭锁近端扩张的结肠。通过钡灌肠可以确定闭锁的位置。闭锁远端结肠为胎儿结肠。有气腹征象表明结肠穿孔,发生率为10%左右。

A6 治疗

术前准备同小肠闭锁。

手术可以选择一期肠切除和肠吻合;也可选择一期结肠造瘘,二期关瘘肠吻合的方法。传统上,对于结肠脾曲近端的闭锁行一期肠切除、肠吻合术;而对结肠脾曲远端的闭锁行一期结肠造瘘,二期关瘘肠吻合术。现在多认为对于复杂病例如不能确定肠管的活性,不能确定是否有结肠穿孔和腹膜炎,或同时有腹壁缺陷可行一期肠造瘘,二期肠吻合;而一期肠切除、肠吻合适用于所有部位的结肠闭锁,术后死亡率和并发症并不增加。

术后处理同小肠闭锁。

A7 预后

由于生后早期诊断,新生儿监护、麻醉水平的提高和有效的转运设施,使结肠闭锁的治疗效果有很大的提高。现在与结肠闭锁或其治疗有关的死亡率非常少见。

4.10 直肠闭锁

直肠闭锁(rectal atresia)是非常罕见的病变,在所有的肛门直肠畸形中仅占 0.3%~1.2%。

A1 病因

Magnus 在一个女性新生儿尸解中发现多发小肠和大肠闭锁。患儿有直肠闭锁,但内括约肌完整,肛管上皮发育正常,外括约肌正常,在直肠盲端和肛管之间有一个纤维肌性束。根据尸解标本发现,作者提出直肠闭锁是血管供血不足,而非发育缺陷。可能是宫内感染造成,病变可能发生在胚胎发育 6.5~11.2cm 之间。Dorairajan 提出为直肠中动脉意外,而不是直肠上动脉。因而直肠闭锁的病因与小肠闭锁和结肠闭锁相同。

A2 分型

虽然有人提出直肠闭锁应归为结肠闭锁,但通常其属于肛门直肠畸形。根据国际标准和 Wingspread 分类,直肠闭锁属于高位畸形中的单独类型,在 Pena 分类中被定义为单独的疾病。直肠闭锁有 5 型:①Ⅰ型:肠壁连续,肠腔内有一隔膜。②Ⅱ型:闭锁两侧均呈盲端,两盲端间距离小于 2cm,是最常见的类型。③Ⅲ型:两盲端间距离很大。④Ⅳ型:直肠狭窄。⑤Ⅴ型:直肠闭锁伴有尿道瘘。

A3 合并畸形

直肠闭锁患儿合并畸形的发生率非常低。患儿通常会阴和骶骨正常,但有合并心脏和脊柱畸形的报道。直肠闭锁也同时有多发肠闭锁。

A4 临床表现

患儿表现低位肠梗阻的症状,腹胀明显并伴有呕吐,无正常胎便排出。会阴和肛管正常。闭锁通常位于肛缘上 1~3cm。

A5 诊断

生后出现进行性腹胀、呕吐和无正常胎便排出的患儿,应做直肠指检。通过此项检查可以诊断直肠闭锁。

在结肠造瘘后,通过造瘘口向直肠盲端注入造影剂,同时由肛门向肛管注入造影剂可以显示两盲端间的距离。

A6 治疗

过去有不同的方法如腹会阴、骶会阴拖出术等治疗直肠闭锁。自 Pena 提出后矢状入路肛门直肠成形术后,此手术成功地被用于治疗直肠闭锁和狭窄,现在已被广泛接受。手术包括在新生儿期行结肠造瘘,3～6个月后行后矢状入路直肠闭锁根治术。手术取后矢状正中切口,沿正中分离括约肌和肌肉复合体,暴露直肠,将直肠盲端游离并下拖,在无张力的情况下与肛管端端吻合,然后重建肌肉结构。术后常规扩肛,术后3个月左右关闭结肠瘘。

A7 预后

直肠闭锁的患儿通常肛管、骶骨和括约机制正常,因而术后功能预后良好。Pena 报告其治疗的5例患儿术后可自主排便并可完全控制大便而无污染,但2例有便秘。据报告,用其他方法治疗,术后也常发生便秘。

4.11 胎粪性肠梗阻

由稠厚、黏滞的胎粪造成的小肠梗阻称为胎粪性肠梗阻(meconium ileus)。表现为长度各异的远段回肠狭窄,肠腔内充满灰绿色像油灰样硬的肠内容物,近端的小肠扩张并充满非常黏滞的黑绿色胎便。

Landsteiner 是发现胎粪性肠梗阻与胰腺疾病并发的第一人。他诊断了一例新生儿肠梗阻,生后第3天在充满灰油样肠内容物的回肠行肠造瘘,患儿未能存活,死亡后发现有胰腺囊性纤维性病。

大约80%的胎粪性肠梗阻患儿伴有囊性纤维性病;剩余的患儿可分为两组,没有囊性纤维性病的足月儿和非常低体重儿,常是足月小样儿。在囊性纤维性病的患儿中约10%～20%出现胎粪性肠梗阻。

A1 病理生理学

造成胎粪性肠梗阻的胎粪异常的原因不清。早期的作者提出胰腺功能不全是主要的问题,其他人则认为胰腺的受累程度与胎粪性肠梗阻的出现无关,这些作者发现患儿肠黏液腺的异常更明显。患儿的胎粪中含有70%的蛋白,主要是白蛋白,而正常儿只含有9%。白蛋白来自于吞咽的羊水。

组织学上在广泛的区域可以见到腔内容物延伸至黏膜腺体内,造成的黏着将阻碍胎粪的通过。

至今出现在远段回肠中的胎粪的发生机制不清,为何梗阻发生在这段肠管尚不清。在罕见的病例中主要表现为结肠梗阻,处理起来更容易。

大约50%的患儿表现为单纯的胎粪性肠梗阻,即肠腔被胎粪梗阻;另一半则表现为有并发症的胎粪性肠梗阻,并发有肠扭转、肠闭锁、坏疽或穿孔。严重扩张的肠襻在出生前易发生扭曲,而且可能由于肠管的不屈曲性使扭曲不能复位。有时穿孔造成了广泛的腹膜炎,也可造成含有不断增多的液体的局限性囊肿。

A2 遗传学

在高加索人口中囊性纤维性病的发生率大约为 2000 个活产儿中 1 个,疾病的遗传方式为常染色体隐性遗传,大约 20 个人中有 1 个基因携带者。

现已对遗传的异常在分子学水平进行了深入的研究,确定为位于染色体 7 的长臂上的一个基因缺陷,这个基因编码是一个跨膜蛋白——囊性纤维性病跨膜传导调节剂(CFTR)。CFTR 蛋白在各种各样的上皮细胞中被表达,其作为一个氯化物通道并且被环磷腺苷(cAMP)活化。

现在已经发现这个 CFTR 基因有 850 多种突变。最常见的一个突变是基因的 3 个碱基对的缺失,因而造成了在 CFTR 蛋白中 508 密码上苯丙氨酸的丢失——△F508 突变。

据报告在不同的囊性纤维性病患者中△F508 突变的频率是 68%。对于疾病的严重性,大多数患者基因型和表现型之间没有相关性,然而 R117H 基因型者胎粪性肠梗阻的发生率低。

最近在染色体 19 上发现了一个囊性纤维性病对胎粪性肠梗阻的调节器位点,目前对调节器位点造成胎粪性肠梗阻的方式尚不清。

通过对家族性发生的研究显示胎粪性肠梗阻的复发率比预期的高,有研究显示胎粪性肠梗阻的再发生危险是 39%,是基础发生率 18% 的两倍。

异常的 CFTR 蛋白和调节器位点是如何导致临床囊性纤维性病和胎粪性肠梗阻的仍不清楚。

A3 临床表现

在孕第 6~9 个月中产前超声探查发现异常。胎粪性肠梗阻可以显示扩张肠襻的有回声的肠壁和有回声的胎粪,但是很多这样的胎儿可能没有囊性纤维性病,不需要产后治疗。

胎粪性腹膜炎的征象包括胎儿腹水、钙化和肠管扩张,可以和胎粪性肠梗阻合并存在。但是许多婴儿出生后可以是正常的,而出现胎粪性囊肿很可能需要出生后治疗。

在生产时可以有胎粪污染羊水的历史,有时这表明在生产前出现胆汁性呕吐,并可以使患儿不能排出胎粪的症状出现晚。

大多数患儿出生时腹部膨胀,以后出现呕吐,通常一开始就为绿色胆汁样呕吐。

腹部检查可见到并触及扩张的肠襻,按压时凹入。在右下腹常可扪及狭窄而硬的肠管。肠鸣音减少。直肠指检时直肠狭窄,拔指后见指套有少量黏液。

单纯通过临床确定胎粪性肠梗阻的诊断往往较困难。囊性纤维性病的家族史是一个重要的信息,要仔细询问。依靠临床往往不能区别单纯性和有并发症的胎粪性肠梗阻。

有时肠扭转或肠穿孔发生在妊娠晚期,因而出现明显的临床征象。气腹不常见,但可见到腹壁红斑逐渐加重,这一征象是细菌到达了坏疽或穿孔的肠段的结果。

出生前发生肠穿孔,以后局限,形成巨大的囊肿性腹膜炎。以后液体聚集在囊内可以造成严重腹胀,并且出现梗阻。

绝大多数患儿除了有远端肠梗阻的征象外,其他生理状态稳定。

A4 诊断

X线腹部平片显示一些扩张充气的肠襻。腹立位片可以见到少量气液平面,右下腹见到称为Meubauser征的肥皂泡样改变,这一征象是远段回肠气体和胎粪混合所致,往往提示胎粪性肠梗阻。大约13%的患儿在X线片上显示有钙化,大多数是肠壁内的。

腹部B超检查可探及扩张、肠壁增厚的肠管,肠管缺乏蠕动并充满回声物。有时可探到腹水或一个腹腔内囊肿。

钡灌肠检查显示狭窄、未用过的小结肠。持续压力下造影剂可进入末端回肠,显示萎陷的肠管和腔内弹丸样胎粪。如果造影剂能继续逆行前进,则可以显示梗阻近端扩张的小肠。

在囊性纤维性病发病高的国家通常对新生儿进行常规筛查,通过用干燥血点进行免疫活性胰蛋白酶(IRT)测定完成。阳性结果者或出现胎粪性肠梗阻者可行进一步的最常见基因突变的遗传学分析。胎粪性肠梗阻患儿通常在筛查前就出现症状。此外这些患儿年龄太小不能提供足够的汗液做汗液试验,在这种情况下快速地确定囊性纤维性病的检查是遗传学分析。

A5 鉴别诊断

所有常见的引起远端肠梗阻的原因,包括巨结肠、小肠闭锁、胎粪栓塞综合征和左小结肠综合征都应与胎粪性肠梗阻鉴别。

病变肠段包括回肠的全结肠无神经节细胞症与囊性纤维性病合并胎粪性肠梗阻的临床征象非常相似。全结肠型巨结肠有家族史者更多见,如最初的治疗无效则应考虑巨结肠的可能性。

钡灌肠可诊断和治疗胎粪栓塞与左小结肠综合征。由于囊性纤维性病可合并胎粪栓塞综合征,对胎粪栓塞综合征患儿最好排除囊性纤维性病。

A6 治疗

最初的治疗与其他肠梗阻的治疗一样,包括胃肠减压、静脉输液和应用广谱抗生素。

对于本病试图解除梗阻的各种各样的造影溶液已应用多年。1954年Olim和Ciuti报告了一例应用过氧化氢灌肠成功的病例;12年后Donnison等报告了应用胰液素灌肠治疗胎粪性肠梗阻,142例中15例用这种方法治疗成功。

1969年Noblett应用泛影葡胺灌肠成功地治疗了胎粪性肠梗阻。当时泛影葡胺除了是X线造影剂外,它含有吐温80,是去污剂,现在吐温80再也不存在于溶液中,这是否为泛影葡胺效果变低的原因尚不清。

灌肠的方法:在连续的X线荧光屏监视下将泛影葡胺经肛管注入直肠,持续压力下可看到经回盲瓣的反流,继续灌注直到泛影葡胺到达有气的扩张肠管。造影检查6~8小时后患儿将排出大量胎便。

泛影葡胺通过何种方式起效尚不清楚。它是高渗性溶液,可以吸引大量的液体进入肠腔,使胎粪稀释,减轻黏附性,从而解除梗阻。由于大量液体转移到肠腔,所以在做灌肠前应开始输液。

由于应用泛影葡胺有一定的潜在危险性,也有应用各种其他X线造影剂者。根据美国和加拿大放射科的应用结果显示泛影葡胺灌肠的成功率最高,应用泛影葡胺或其他液体的成功率为35%~65%。

灌肠最可怕的并发症是肠穿孔。肠穿孔可发生在回肠,也可在结肠,常在灌肠时发现。也可发生晚期穿孔。穿孔率为0~22%,一些报告为10%左右。

对怀疑单纯性胎粪性肠梗阻者可用稀释的泛影葡胺灌肠,造影剂到达充气扩张肠管时停止灌肠。如果未解除梗阻,可考虑第二次灌肠。如果第一次灌肠造影剂不能到达充气肠襻,应立即手术。

在剖腹探查手术中发现单纯性胎粪性肠梗阻时可行肠切开和冲洗。这种方法是由Hiatt和Wilson在1948年提出的,他们用这种方法治疗了8例患儿,4例成活出院。以后一直没有人应用这种方法,直到1979年Venugopal和Shandling再次应用。他们用肠切开和乙酰半胱氨酸冲洗治疗了12例患儿,11例成活。此后这种方法被其他人成功应用。

现在多应用稀释的泛影葡胺作冲洗液。在梗阻近端几厘米处切开扩张回肠,注意保护腹腔,避免冲洗液和肠内容物污染。从肠切口插入胶管后由胶管注入冲洗液,或用注射器直接从切口注入冲洗液均可。冲洗要耐心和轻柔,冲洗后将肠切口间断缝合修补。

当处理复杂的胎粪性肠梗阻时可以遇到两种情况,最常见的情况是存在穿孔、囊肿、肠扭转或肠闭锁,少见的情况是并发症发生在产前数周。

复杂性胎粪性肠梗阻手术最常选择的方法是肠切除和肠端端吻合。当肠扭转造成的穿孔发生在近期,腹腔内组织可能非常脆弱易出血,试图根治可能会造成严重和致命的出血。这种情况下,最好的选择是在扩张的肠管行造瘘。一般在术后3~4周,行远端肠造影检查后可以关瘘。

A7 预后

现在胎粪性肠梗阻造成患儿死亡很少见。由于对囊性纤维性病并发症的处理不断进步,伴有胎粪性肠梗阻患儿的成活率与其他囊性纤维性病患儿相似。Caniano和Beaver报告了1969~1984年收治的42例患儿,成活率为100%。Murshed等报告至1997年以来10年收治的36例患儿,成活率为97%。Mushtaq等报告从1953~1970年和1976~1995年的成活率从48%提高到98%。

术后并发症并不少见。Del Pin等报告27例行Bishop-Koop肠造瘘关瘘的患儿中21例需要进一步的手术,而行肠切除肠吻合的患儿以后需要手术者很少。Murshed等报告28例行剖腹探查患儿中5例出现并发症,其中2例肠切除术后出现粘连性肠梗阻,2例出现与造瘘有关的问题,1例行肠切开术和冲洗的患儿有长时间的肠梗阻。

Fuchs和Langer报告了存活患儿长期的外科并发症为20%,包括粘连性肠梗阻5例,4例进行肠切开和冲洗患儿没有晚期外科问题。

1945年Swenson和Ladd报告胎粪性肠梗阻是致命的。至20世纪末实际上所有患儿都可存活。总的来讲,这些患儿的状况与没有胎粪性肠梗阻的囊性纤维性病患儿比较没有区别。

4.12 胎粪性腹膜炎

胎粪性腹膜炎(meconium peritonitis)是妊娠第4~9个月时,胎儿胎粪已形成后,肠道发生穿孔,胎粪进入腹腔而引起的一种无菌性腹膜炎。无菌的胎粪进入胎儿腹腔,引起强烈的化学性刺激和异物反应,其特性是钙化,通常肠穿孔在出生前愈合。生后发生的胃肠道穿孔,虽然肠管也含有胎粪,但与胎粪性腹膜炎完全不同。

自1761年Morgagni报告了第一例胎粪性腹膜炎以来,至1838年Simpson共发现了25例。1943年Agerty报告了第一例成功的手术。至1995年国际文献共报告了1309例,其中603例存活(表4-12-1)。

表4-12-1 国际文献报告1309例胎粪性腹膜炎状况

时间(年)	发病数(例)	存活数(例)	死亡率(%)
1952年以前	100	8	92
1952~1962	102	19	81.4
1963~1968	145	51	64.8
1969~1988	752	375	50.1
1989~1995	210	150	28.6
合计	1309	603	53.9

A1 病因

造成胎肠发生穿孔的原因有多种,根据有无肠梗阻可将患儿分为两组。无肠梗阻者发生肠穿孔的原因尚不清,有各种假设提出,如阶段性肌肉外膜缺乏、肌肉黏膜缺乏、血管阻塞和围生期胎儿缺氧等,但没有一个假设得到了充分证实。有动物实验证明,所有这些发现是胎粪性腹膜炎的结果而非最初的原因。肠闭锁、肠扭转和胎粪性肠梗阻占胎粪性腹膜炎病因的94%,其他病因包括巨结肠、胎粪栓塞综合征、先天性束带、内疝、Meckel憩室和直肠穿孔。有些病例除了病理改变外不能发现病因,这些患儿80%有新生儿期缺氧和呼吸窘迫。

动物分娩研究证明了缺氧对实验动物内脏区域和血流分布造成的影响。缺氧的患儿肠管血流量减少,黏膜对缺血非常敏感,黏蛋白生成减少并且呈退化改变。肠壁正常状态下受黏蛋白保护,而这时蛋白分解酶直接作用于肠壁,使黏膜完整性遭到破坏造成穿孔。有时这种抑制反射机制不能恢复正常并可造成严重缺血,直接导致肠壁穿孔。血管分布较少的区域,如回盲部和脾曲,更易发生缺血和穿孔。有作者报告60%的特发性肠穿孔发生在回盲部和脾曲。

A2 病理

动物实验显示,胎粪可引起腹膜的强烈反应,成纤维细胞增生并迅速包裹病变,以后形成异物肉芽肿和钙化。这种反应可以是局限的,也可以是广泛的。腹膜失去光泽,纤维组织将肠管紧密粘连成团,分离困难,钙化或胎粪包涵体是播散性的,穿孔之处很难辨认。当肠穿孔不能愈合,而以纤维素反应代之,结果形成一个囊壁由纤维蛋白、胎粪和肠襻紧密结合而成的囊肿,囊肿可以占据腹部的 2/3。胎粪有经血行或淋巴播散的可能。

胎粪性腹膜炎病理分型可分为以下 5 型:

B1 纤维-粘连型　胎粪中含有各种消化酶,引起严重的化学性腹膜炎,造成强烈的成纤维细胞反应。由于粘连索带造成肠梗阻,而穿孔之处常已愈合。

B2 囊肿型　穿孔之处没有有效的愈合,粘连固定的肠襻形成厚的囊壁。囊壁使穿孔局限在囊内,防止向腹部其他部位扩散,钙化沉淀于囊壁。

B3 弥散型　肠穿孔常发生在围生期,钙化的胎粪遍布腹腔,薄的纤维素将肠襻粘连,穿孔之处未愈合。其是最常见的类型,占所有类型的 74%。

B4 愈合型　表现为一个腹股沟或阴囊的肿物。虽然大多数患儿出生时出现一侧鞘膜积液,但通常没有相关的临床病史。放射学检查发现腹膜和阴囊有钙化有助于诊断。一些病例腹膜钙化是唯一的表现,不需要手术,绝大多数钙化可以自行消退。切除标本显微镜下检查显示浆膜纤维化、肌层分解、钙化和肉芽肿病变与异物巨细胞聚集。

B5 显微镜下型　由 Molenaar 提出,没有临床和治疗意义,大多数病例因其他疾病行剖腹探查术时偶尔发现。很多患儿有肠闭锁,因而有人认为闭锁处是肠穿孔处的瘢痕,而肠穿孔一定发生在胚胎发育的较早阶段。显微镜下仔细的检查内脏和壁腹膜可显示胆汁色素和(或)鳞状细胞遗迹。胎粪内容物的存在证明一定发生过肠穿孔。胶原蛋白、钙化沉淀和巨细胞包围胎粪微粒说明腹腔一定被胎粪污染了很长时间。在胚胎发育的早期阶段发生肠穿孔,致使血管病变造成肠闭锁。有时肠穿孔可以完全愈合而不造成严重的组织破坏,遗留的病理是偶尔发现的显微镜下胎粪性腹膜炎,无临床意义。

A3 临床表现

胎粪性腹膜炎的临床表现为急性肠梗阻或急性腹膜炎。唯一能确定其为胎粪性的方法是腹部 X 线摄片或 B 超见到腹腔内有钙化斑块。根据 X 线征象结合临床表现,可将本病分为 3 型。

B1 新生儿肠梗阻型　即病理的纤维-粘连型。患儿有典型的肠梗阻表现,呕吐频繁,腹部膨胀和便秘。肠梗阻可以是完全性或是不完全性的,可以是高位的,也可以是低位的。

B2 新生儿腹膜炎型　出生时肠穿孔未闭合,肠内容物进入腹腔造成细菌性腹膜炎。患儿一般情况多不良,有胆汁性呕吐等症状。根据 X 线直立位平片,本型又可分为:

C1 弥漫性腹膜炎游离气腹　为病理的弥散型。有开放的肠穿孔,大量气体和肠内容物弥散在腹腔内,膈下游离气体浮在大量腹水之上,X 线片上可见宽广的液平面,常使横膈抬高,以致影响呼吸。体检腹部异常膨胀,腹壁发红、水肿。钙化斑块可在腹腔内任何部位。腹膜鞘状突未闭者阴囊内有积水,有时甚至可见钙化斑块。

C2 局限性腹膜炎包裹气腹 即病理的囊肿型,有人称之为胎粪性假囊肿。其中含感染的液体及气体。X 线检查可见一个液平面,膈下无游离气体。钙化斑块多在假性囊肿壁上。感染的发展可在囊内形成一个局限性脓肿,也可扩散到整个腹腔。临床表现为腹部局限性膨隆,多在上腹部,可有局部压痛和红肿。患儿全身情况多数尚好,如感染扩散则全身情况严重。

B3 无症状-伴发肠梗阻的可能性型 多属于病理的愈合型。出生时肠穿孔已闭合,腹腔内虽有粘连但并无肠梗阻,婴儿表面上完全正常。部分病例胎粪性粘连及钙化斑块逐渐吸收,可终生无症状,有时由于其他疾病在 X 线检查时,无意中发现腹内有钙化斑块。另一部分病例可在以后突然发生肠梗阻,年龄在婴儿期,甚至到 2~3 岁。导致肠梗阻发病的原因可能是胎粪的膜状和带状粘连纤维化,压迫或绞窄肠襻;或者是钙化块位于肠壁上,变得坚固,直接压迫肠管。

A4 诊断

产后胎粪性腹膜炎的诊断依据有临床肠梗阻的表现,X 线和 B 超检查发现肠梗阻,并有一个或多个下列特征:钙化、气腹、囊肿形成或腹水。

产前 B 超诊断征象为羊水增多,胎儿腹水,腹腔内有钙化斑块和扩张的肠襻。产前诊断的胎粪性腹膜炎与新生儿期诊断者明显不同,一些产前诊断者随访中可自行正常化。Dirkes 报告围生期诊断胎粪性腹膜炎的胎儿只有 22% 出现需要手术的并发症。

由于出生后细菌开始在胎粪中繁殖,因而早期诊断对患儿的预后起决定性作用。Boix-ochoal 报告了 134 个正常新生儿的研究结果,生后 12 小时的胎粪细菌培养阳性率 24%,在 72 小时则为 86%。另外,实验室研究表明"胎粪扩散因子"的存在,其可以使败血症加速和恶化。因此早期诊断至关重要。有报告显示,在生后 36 小时手术的患儿的死亡率是在生后 24 小时内手术的患儿的 3 倍。Tibboel 和 Molenaar 报告生后 48 小时后手术的患儿的死亡率为 91%。

A5 治疗

胎粪性腹膜炎的手术指征是有肠梗阻或肠穿孔。有胎粪钙化、胎粪性腹水伴鞘膜积液或疝囊内有胎粪钙化者不需要手术,但需要禁食 48 小时观察,如无临床症状,可以开始小心喂养,逐渐加至正常奶量。可以应用抗生素。

B1 新生儿肠梗阻型 其临床表现为不全性肠梗阻时,可先用非手术疗法,包括禁食、胃肠减压、补液、纠正水和电解质失衡,可使部分病例解除梗阻,获得治愈。但采用非手术疗法的时间不应过长,并应在治疗过程中密切观察患儿情况,如梗阻反而加重,应及时施行手术。

完全性肠梗阻应及早手术。通过动物实验和一些需要分期手术患儿的二期手术中的发现证明,纤维-粘连性腹膜炎在 8~14 天可以消失。对存在于腹腔和肠间的与梗阻无关的钙化块,不必强求剥除,钙化块剥除易造成肠穿孔。手术以松解粘连、解除梗阻为目的,不应过多地分离粘连的肠管。可通过注气法寻找梗阻点,缩小分离范围,必要时短路或暂时造瘘。

B2 新生儿腹膜炎型

C1 弥漫性腹膜炎游离气腹 一般经短期准备,包括保温、补液、纠正水和电解质平衡失调、输血、抗生素、胃肠减压等措施,待患儿脱水及酸中毒改善后再行手术。如腹胀明显,呼吸有困难,应紧急行腹腔穿刺减压。手术方式依其病理变化不同而不同。找到穿孔不要试图修补,应行肠切除和端端肠吻合。伴有肠闭锁、肠狭窄或有肠坏死者,如果患儿情况允许并且近远段肠管口相差不多时,应行肠切除吻合术。术中应彻底冲洗腹腔,以减轻腹腔感染和全身中毒症状,可能获得较好的疗效。

一期造瘘、二期关瘘的分期手术适用于患儿病情危重、腹膜炎对吻合口的愈合存在威胁、近远段肠管口径相差过大等情况。二期关瘘一般在2周后患儿病情允许时进行。二期手术的优点为:①迅速解决外科问题。②允许外科医生处理威胁吻合口愈合的腹膜炎。③通过静脉营养和抗生素的应用改善患儿的全身情况。④为肠管粘连的消失,通过细硅胶管向远段肠管注入肠内营养液,使近远段肠管口径接近和肠黏膜的吸收功能正常提供了时间。⑤为神经内分泌的成熟提供了时间。据报告分期手术比一期手术的死亡率低,分别为17.9%和28%。

C2 局限性腹膜炎包裹气膜　可行二期囊壁剥脱术,也可选择在B超引导下囊肿穿刺引流和以后的剖腹探查术。

B3 无症状型　X线检查腹腔有钙化斑块应告知家长,如有腹痛、呕吐等肠梗阻症状,应及时来院就诊。

4.13 新生儿腹水

新生儿腹水较少见,可由于内科和外科多种病因所致。外科病因造成的新生儿腹水有尿路梗阻、自发性肝外胆道穿孔和乳糜腹。

4.13.1 尿性腹水

尿性腹水患者几乎都是男性,是后尿道瓣膜最常见的一个并发症。其他的病因包括肾盂输尿管梗阻、输尿管脱垂、低位输尿管闭锁和神经性膀胱。偶尔尿性腹水可发生在没有明显的尿路梗阻的情况下。通常尿性腹水是由于梗阻,近端的尿路穿孔使尿液流入腹腔造成。穿孔可发生在膀胱,但更常见于上尿路。肾实质或扩张的肾盂破裂造成尿液在肾周集聚,肾周尿液可以渗入腹腔造成尿性腹水。尿液从高压、梗阻的胎儿尿路中漏出到腹腔,这个"安全阀门"可以避免胎儿肾脏进一步的损害。Adzick等研究了12例胎儿尿外渗病例,显示胎儿尿性腹水改善了高压、梗阻的胎儿泌尿系情况。

典型的新生儿尿性腹水是一个男性患儿出生即表现腹部弥漫性膨胀和腹水。腹胀异常严重可造成呼吸窘迫。腹腔穿刺抽出尿液。

X线腹部平片显示腹部弥漫性不透光。如果腹腔内有大量液体,腹部X线可以显示下胸廓扩大和漂浮的肠管位于腹中部。静脉肾盂造影可以显示造影剂外溢到肾周而产生的特征性的光环征。排尿性膀胱尿道造影可证实造影剂外溢并可能显示原发的疾病。超声检查可证明腹腔内游离液体。

新生儿尿性腹水的治疗根据诊断时患儿的一般情况和穿孔的部位而定。Murphy等提出对患儿的处理应包括4个不同的方面：①抽吸腹水缓解呼吸窘迫。②纠正电解质和代谢紊乱。③肾造瘘或于梗阻近端的膀胱插管引流减压尿路。④矫正造成尿路梗阻的原发疾病。

由于严重的梗阻性尿路疾病造成的新生儿尿性腹水患儿长期的膀胱和肾脏功能出奇的良好。宫内通过尿外溢使膀胱压力缓解并保护肾功能，这样的尿路减压能预防膀胱功能的严重继发改变。

4.13.2 胆汁性腹水

小婴儿胆汁性腹水非常罕见，通常是胆道自发性穿孔造成。典型的胆汁性腹水发生于生后的1～12周，穿孔最常发生在生后4～12周。最常见的穿孔部位为胆囊管与胆总管的交界部。穿孔的原因不清，有很多病因理论，但没有一个能充分解释这一临床病变。胆囊管和胆总管交界部先天性薄弱、病毒感染和胰胆管系统的异常被认为是可能的原因。Lilly等提出穿孔是胚胎的胆总管壁局部的异常造成。大多数病例没有明显的穿孔原因。穿孔偶可继发于胆道梗阻。

本病通常是一个慢性过程，表现为持续黄疸、无胆汁性大便、进行性腹胀和腹水。一些病例的胆汁性腹水通过未闭的鞘状突进入阴囊而呈现胆染的鞘膜积液。

罕见的胆汁性腹水可以表现为急性暴发性，如黄疸、食欲缺乏、呕吐、腹胀、发热和白细胞增多。患儿病情严重，可以出现心肺衰竭或感染性休克。急性病例最初的诊断通常是腹膜炎。

在手术前可能不能诊断，但是出现黄疸和腹水时应怀疑本病。腹部穿刺是最基本的诊断手段。腹部放射学检查显示腹水。钡餐可以证实在肝脏和胃之间积聚液体。静脉胆管造影用于术前确定胆汁漏的存在。肝胆放射性核素扫描是一个快速有效、无损伤的术前诊断胆汁性腹水的检查方法，可以显示放射性核素漏入腹腔。

外科治疗可以是单纯引流和胆汁改道术。简单的胆汁外引流常足以使穿孔自行愈合。多数作者推荐简单引流＋胆囊造瘘术。

胆囊造瘘术将为术后评价胆道功能提供途径。引流不能拔除过早，因为这可能导致胆汁在腹腔内再积聚。在放射学证明胆道解剖正常无梗阻后才能拔除造瘘管。

一些作者考虑到存在远端胆道梗阻的可能，建议行Roux-Y胆囊空肠吻合术或胆囊空肠吻合术＋远端空肠空肠吻合术。

4.13.3 乳糜性腹水

乳糜性腹水简称乳糜腹，是腹水的一种少见形式，这种情况婴儿比儿童更多见。腹水继发于先天性淋巴管畸形造成的淋巴梗阻，梗阻性病变如肠旋转不良、腹膜索带或嵌顿性腹股沟斜疝所致的系膜扭转，少见的为继发于创伤。新生儿大多数病因不清。约10%的乳糜腹患儿有肢体的淋巴水肿。

患儿表现为生后或生后几天至数周出现腹胀。腹部穿刺新生儿可抽出清亮液体,经口喂养开始后,乳糜液呈奶白色,脂肪含量高。

腹平片显示腹部不透光性膨胀,提示腹水。诊断通过腹水中有高脂含量确定。

治疗通常采用保守方法。绝大多数患儿用腹部穿刺和含有中链甘油三酯和高蛋白的肠内饮食治疗有效。近年来,完全胃肠外营养被用于治疗中,使患儿胃肠道休息。对于恢复经口喂养后再出现乳糜腹的患儿应进行手术探查,在手术时没有发现可治疗的病变时,可以插入一个腹腔静脉分流管。

(陈永卫)

主要参考文献

1. 陈敏章,蒋朱明. 临床水与电解质平衡. 北京:人民卫生出版社,2000:243-253
2. 张金哲,陈晋杰. 小儿门诊外科学. 北京:人民卫生出版社,1999:225-227
3. 张金哲,潘少川,黄澄如. 实用小儿外科学. 北京:人民卫生出版社,2003:75-85
4. 张金哲. 实用小儿外科新型手术图解. 南宁:广西科学技术出版社,1996:1-17
5. 佘亚雄,童尔昌. 小儿外科学. 北京:人民卫生出版社,1995:95 97,124 135,151-159
6. 施成仁. 新生儿外科学. 上海:上海科学普及出版社,2002:339 347,514-585
7. 陈永卫,侯大为,张钦明,等. 腹腔镜幽门环肌切开术治疗先天性肥厚性幽门狭窄. 中华小儿外科杂志,1999,12:6
8. 陈永卫,侯大为,张钦明,等. 腹腔镜在新生儿及小婴儿巨结肠根治术中的应用. 中华小儿外科杂志,2001,6:3
9. Yeh M L,Chang C Y. Concise atlas of pediatric surgery. Taipei:Ho Chi Publishing Co,2004:57-147
10. Puri P. Newborn surgery. London:Arnold,a Member of the Hodder Headline Group,2003:338-533
11. Merei J M,Hustson J M. Embryogenesis of tracheo esophageal anomalies:a review. Pediatr Surg Int,2002,18:319-326
12. Kluth D,Fiegel H. The embryology of the foregut. Seminars in Pediatric Surgery,2003,12:3-9
13. Fujimoto T,Lane G J,Segawa O,et al. Laparoscopic extramucosal pyloromyotomy wersus open pyloromyotomy for infantile hypertrophic pyloric stenosis:which is better? J Pediatr Surg,1999,34:370-372
14. Shima H,Ohshiro K,Puri P. Increased local synthesis of epidermal growth factors in infantile hypertrophic pyloric stenoses. Pediatr Res,2000,47:201-207
15. Driver C P,Shankar K R,Jones M O,et al. Phenotypic presentation and outcome of oesophageal atresia in the era of the Spitz classification. J Pediatr Surg,2001,36:1419-1421
16. Romanska H M,Bishop A E,Brereton R J,et al. Increased expression of muscular neural cell adhesion molecule in congenital aganglionosis. Gastrenterol,1993,105:1104-1109

17 Ikawa H, Kawano H, Takeda Y, et al. Impaired expression of neural cell adhesion molecule L1 in the extrinsic nerve fibers in Hirschsprung's disease. J Pediatr Surg, 1997, 32:542-545

18 Schiller M, Levy P, Shawa R A, et al. Familial Hirschsprung's disease: a report of 22 affected siblings in four families. J Pediatr Surg, 1990, 25:322-325

19 Engum S A, Petrites M, Rescorla F J, et al. Familial Hirschsprung's disease: 20 cases in 12 kindreds. J Pediatr Surg, 1993, 28:1286-1289

20 Kusafuka T, Puri P. Altered mRNA expression of meuronal nitric oxide synthase gene in Hirschsprung's disease. J Pediatr Surg, 1997, 32:1054-1058

21 Georgeson K E, Fuenfer M M, Hardin W D. Primary laparoscopic pull-through for Hirschsprung's disease in infants and children. J Pediatr Surg, 1995, 30:1017-1021

5 腹部创伤

5.1 概述

A1 创伤分类与原因

北京市儿童医院 2000~2003 年 4 年间共收治腹部创伤患儿 181 例,占同期创伤患儿的 34%。统计资料表明,小儿腹腔内脏器损伤以实质脏器损伤为主,占腹部损伤的 85%。实质脏器损伤的发生顺序依次为为肝、脾、肾和胰。空腔脏器损伤约占腹部损伤的 15%,其发生顺序为小肠、结肠、胃、尿道、膀胱和胆道。系膜和大血管损伤罕见。小儿腹腔内脏损伤以单发伤多见,单一内脏损伤占 70%,多个脏器损伤占 30%。腹腔内脏合并伤中以合并骨折多见,占 35%;合并胸部损伤占 28%;合并软组织损伤占 28%;合并颅脑损伤占 9%。在急腹症门诊脐部创伤有明确的创伤史与明显的局部症状,自然形成一类典型病种。然而也有少数腹部创伤的创伤史不清,局部症状不典型,但确为创伤外力引起的病变,成为特殊创伤病种,包括隐蔽型创伤、胃肠道异物与新生儿腹部产伤。因此临床上腹部创伤可以归纳为以下 4 种情况:

B1 明显型创伤(典型创伤) 有直接暴力史及腹部症状,以腹部创伤就诊。根据有无腹部伤口又分开放伤与闭合伤。

B2 隐蔽型创伤(不典型创伤) 无创伤史、忽略创伤史或无明显腹部创伤症状,常以腹痛或其他问题就诊;也包括腹壁轻度创伤问题引起的腹痛,实际上并无腹内脏器病变;也包括其他部位创伤同时或以后发现腹痛者。有的是非直接的腹部闭合伤,如未伤及腹部的车祸、坠落造成的震伤、压伤、撞伤等间接伤及腹部内脏;也有时是腹内原有肿瘤或囊肿,不引起重视的创伤(如跑跳)即发生破裂等。

B3 胃肠道异物 这是小儿特有的致伤原因,多发生于婴幼儿时期。该年龄段的小儿缺乏正确识别食物的能力,误食异物的种类多样,多为纽扣、硬币、棋子、塑料盖、玩具、笔帽等,甚至食入尖锐异物如钉子、别针、缝针等。临床上多能顺利自然地自肛门排出或卡在肛门括约肌附近,但也有少数可造成消化道梗阻、出血、穿孔。

B4 产伤 是新生儿特有的致伤原因。新生儿分娩时受狭窄的产道挤压,或助产、人工呼吸手法不当,可引起腹腔脏器损伤。多在生后很快发生血腹或腹膜炎,以急腹症就诊。罕见迟发性腹内血肿或假性胰腺囊肿就诊时想不到曾有产伤的可能。事实上也确实有所谓自发性脏器破裂,多发生于原有病理状态下的脏器,无明显诱因或极其轻微的诱因导致病灶损伤出血。因此在诊断急腹症时仍须强调按照创伤、感染、畸形、肿瘤等病因病理系列的可能性逐个分析,必须排除创伤或列入鉴别诊断。

A2 诊断

怀疑腹部创伤患儿首先要明确是否存在休克、危重生命征,是否有腹腔内脏器伤、大出血,是否同时有腹腔外其他致命伤。小儿腹腔脏器损伤后,休克发生早,进展快,但是小儿休克早期临床表现的特点常被忽略或误解。除新生儿及小婴儿休克时可表现为苍白、安静外,一般几个月龄以上以至幼儿多表现为警觉、多说多动、惊恐、哭闹等与平常反差极大的躁动不安。大孩子多言多语,从床上挣扎坐起,不配合治疗,拔除胃管或静脉输液针,容易被误认为不听话、发脾气。只有晚期休克才表现为表情淡漠、沉默不语、意识丧失。然而注意低血容量休克的体征仍然是心动过速、肢端厥冷、脉搏细弱、血压下降、神志反常、面色苍白、全身冷汗。具体诊断腹部创伤要根据以下情况:

B1 症状 腹部创伤的诊断必须有腹痛的存在。2岁以上的小儿多能诉说腹痛,婴儿则很少能准确地表达腹痛,因此病史多靠询问家长及观察。如大孩子行走缓慢、屈背弯腰、手扶腹部、惧怕震动、拒绝蹦跳、屈曲卧位、不喜活动等。婴幼儿则表现为异常哭闹、烦躁不安,手指腹部或蜷卧不动,有时可观察到小儿典型的颠簸痛。所谓颠簸痛就是指怀抱儿越摇、越颠越闹,卧床儿越拍越哭,这些均表明腹部脏器有器质性损害。实质脏器损伤引起的腹痛范围局限、程度较轻;而空腔脏器损伤所致的腹膜刺激性腹痛范围广泛,疼痛严重。此外,小儿消化道反应敏感性强,腹内刺激多可引起恶心、呕吐,空腔脏器损伤更为明显。

B2 腹部体征 诊断任何腹痛必须首先检查腹壁,注意小伤口及敏感点,否则压痛紧张均无意义。听诊无肠鸣音应疑腹腔内脏损伤。B超多能了解实性器官破裂、出血,X线平片可以发现气腹,腹腔穿刺有血、有气、有胆汁,均可确诊腹内损伤,并可估计到主要损伤器官。

C1 腹胀 是小儿腹部损伤常见的临床表现。腹部损伤后急性胃扩张、腹腔内出血及腹膜炎均可导致腹胀。当患儿出现进行性腹胀,即使在持续胃肠减压状态下腹胀仍不减轻,常提示脏器有活动性出血及空腔脏器损伤。小婴儿腹胀表现为腹部高度膨隆,皮肤色红、水肿,可导致呼吸困难。

C2 腹膜刺激征 腹部压痛、肌紧张是腹部损伤的常见体征。但小儿腹壁肌肉不甚发达,少有板状腹或反跳痛。

C3 直肠指检 小儿直肠指检时取截石位,医生右手戴手套以食指插入肛门直肠(新生儿及小婴儿以小指检查)进行双合诊。小儿的盆腔相对较浅,腹壁较薄,肛查手指与腹壁手指可以相接触，直肠与腹壁之间的器官均可在两手之间摸到。直肠指检可查看大便的性状，检查肛门直肠有无损伤，了解消化道有无出血。

B3 腹腔穿刺　腹腔穿刺是最直接、最迅速获得腹腔内情况的手段，是小儿科最常采用的一种安全、快速、有效、简易的检查方法，对患儿刺激最小。根据穿刺液及灌洗液(血液、胆汁、粪汁、尿液)的性质及常规化验能快速确定腹腔脏器损伤。常规观察脓细胞、白细胞、红细胞、细菌涂片，并进行细菌培养及检查淀粉酶、胆红素等。

B4 影像学检查　X线腹部平片是腹部创伤的常规检查方法。立位片用于观察肠管胀气、肠管张力、气液面及膈下气腹。休克患儿避免立位，可摄左侧卧位片，观察液面及气腹。腹部超声检查具有简便、无创、迅速等特点。用床边便携式B超机可在急诊室、手术室快速进行检查，可反复检查。不少单位B超已成为小儿腹部损伤的首选检查方法。CT被公认为诊断腹腔实质性脏器损伤最精确和最可靠的工具。MRI在腹部创伤的诊断中可利用矢状位、冠状位等多方位观察，对微小的损伤改变和少量的出血作出明确的判断。

A3　病情分级

腹部创伤时，首先按全身情况危急重轻分别对待，然后再把腹部情况分为三等。

B1 特急　包括内脏外溢、空腔器官破裂、大出血。一般需争取即刻手术。

B2 急　肯定腹腔内损伤，经6～24小时积极抢救后情况不稳定。须手术探查。

B3 缓　肯定或不肯定腹内损伤，精神食欲尚可。观察3天后食欲无进步或恶化，并且发热，则多须腹腔探查。常为迟发性病变如十二指肠腹膜后穿孔、胰腺断裂、直肠穿孔、尿外渗等。

A4　治疗

根据全身情况及局部情况的轻重缓急决定探查手术。即使是特急情况也须先纠正生命危机，或在抢救的同时手术探查。首先是休克复苏，保证快速输液通路。小儿多选用周围静脉通路，一般至少应有两条通道(腹部创伤应开放上腔静脉通路，不宜在下肢建立输液通路)。治疗方法包括保守疗法与手术探查。

B1 保守疗法或称非手术治疗　包括全部非手术疗法、术前准备及术后治疗。同时做动态监测。

C1 保持稳定畅通的静脉通道　按20～30ml/kg快速输入等张盐水，如血压不升可再重复一次，以后按需要继续维持输液或输血。胃肠减压(饱食后受伤应先洗胃)。抗生素(包括对球菌、杆菌、厌氧菌敏感的抗生素)、B属维生素、维生素C持续输入。观察精神、食欲及腹胀、肠鸣的变化。随时查血、复查B超。根据变化随时准备手术探查。

C2 止血药物　小儿经静脉联合使用多种止血药达到止血目的。常用的药物为巴曲酶、维生素K_1、卡巴克络(安络血)、酚磺乙胺(止血敏)、氨甲苯酸(止血芳酸)等。

C3 镇静　腹部损伤后使患儿保持安静状态非常必要。镇静能缓解患儿的恐惧，避免躁动加重出血，也利于腹部检查。小儿可采用静脉推注地西泮(安定)、肌注苯巴比妥(鲁米那)

或10%水合氯醛灌肠等方式镇静。

C4 预防破伤风 肌注破伤风抗毒素1500国际单位或破伤风类毒素0.5ml。

B2 常规血腹探查技术 开放静脉,全麻下插导尿管及肛管。选左腹直肌切口,先在脐下水平作5cm小切口初步探查。如出血很少,则用手指探查,根据情况再扩大切口,顺序探查内脏。重要的是开腹后见出血不止,则须立即上下扩大切口,使全部肠管自由涌出。为了便于使内脏全部涌出,有人主张用贯腹横切口,特别是小婴儿,等于将腹腔横断。但是横切口本身出血多,逐层切断费时间,暂时快速关腹困难,故危急情况仍以直切口为宜。迅速提出全部可移动的肠管后,用手及纱垫快速清除积血及血块,然后再用吸引器吸除残余血。首先摸膈下、肝、脾,感到有破口或出血冲动,立即处理止血(必要时扩大切口),填塞纱垫,争取腹腔内能见度。第二步,顺序探查腹膜后、肠系膜根、小网膜囊(切开大网膜),注意腹膜后任何小血肿都必须切开探查,特别是肾周围、胰、十二指肠周围、盆腔底和腹膜后。常规向十二指肠及直肠注气,排除隐蔽性穿孔。最后探查胃、小肠及结肠,按顺序边查边送回腹腔。发现穿孔或损坏应暂时夹住并置腹外,待探查完毕时情况允许再作处理,否则暂时关腹,24小时后作二期处理。标准血腹探查要求30分钟内完成初步止血、提出肠穿孔,暂时关腹(3~4针贯穿缝合)停止一切打击性操作,等待抢救情况稳定。缩短手术时间关系患儿生命,术前必须计划每一步不能浪费时间,要求做到深思熟虑,速战速决。

B3 腹腔镜探查 对于危重患儿不能排除腹膜后肠穿孔、大出血、肠系膜栓塞等严重情况,而腹穿不能确定者,可考虑腹腔镜探查,以求避免不必要的开腹。但如果探查阳性,立即开腹抢救。一般仍须强调腹腔内大量积血或大量腹水粪汁为腹腔镜的禁忌。因此必须先做腹穿检查,可能时也可先做B超检查,最后考虑腹腔镜。

A5 动态监测指标

非手术治疗及剖腹探查术后小儿必须保证具有完善的监护体系,包括呼吸监护、循环监护、尿量监护、精神状态及腹部体征的监护。根据观察体征的变化,随时安排下一步措施。

B1 监测生命体征 包括心率、呼吸、血压、体温及血氧饱和度。

B2 监测尿量 插入Foley导尿管,尿量是指导液体复苏的重要指标。

B3 监测血常规及血生化指标 定期复查血常规、尿常规、肝功能、肾功能、淀粉酶。

B4 影像学监测 定时查腹部B超,必要时复查X线腹部平片或腹部CT。

B5 腹部体征监测 动态检查腹部,观察腹胀进展状况,测量腹围。检查腹部压痛紧张的位置、范围、性质的变化。听诊肠鸣音是否恢复、减弱、消失。

A6 开腹探查指征

休克抢救无进步,出血不止,不排除空腔器官穿孔者应紧急探查。保守疗法下发现恶化随时探查。探查方法有开腹和腹腔镜法两种,以抢救为主则开腹,以明确诊断为主则用腹腔镜法。

B1 病情特急,抢救性开腹 腹腔内有活动性出血,抢救休克无效,应立刻剖腹探查,边抢救边开腹。多见于腹穿提示消化道穿孔或肝脾破裂,或原有B超或CT见撕裂伤者。

B2 病情急,准备后开腹　必须手术治疗的创伤,允许术前准备治疗,情况稳定后再开腹。多见于十二指肠腹膜后破裂、胰腺断裂等。

B3 病情缓,观察后开腹　动态检测下随时发现生命体征不平稳,腹部体征加重,影像学复查变化,病情逐渐恶化。多见于迟发性肠穿孔或肠坏死,表现为腹胀加剧、腹膜刺激征出现或加重、肠鸣音渐消失、发热等中毒症状。

A7 肠道缺血再灌注危象

任何部位严重创伤大出血都可引起休克及周围循环衰竭。即使胃肠道无损伤,也是首先引起胃肠道供血关闭,以代偿其他重要器官供血。胃肠长时间缺血会产生缺氧损伤、黏膜破坏、菌群失衡转移,引起全身性中毒反应。一旦恢复供血,产生第二次损伤,首先是肝衰竭,迅速发生败血症、多器官衰竭。近来有很多有关研究,目前尚难挽救生命。根据心血管手术阻断循环的经验,采用低温(32～33℃)对肝脏有保护作用,施用适时,对再灌注危象有预防作用。然而长时间严重缺血引起应激性溃疡或应激性胃肠出血仍为多见,有时也需急症手术处理。

A8 合并伤处理

合并伤处理要根据合并伤的性质而定。开放伤口要暂时关闭或妥善包扎。头部除颅内急需止血外均待24小时后处理。胸部伤要及时止血并保持负压保证呼吸。四肢均须暂时固定(或牵引),24小时后情况稳定后处理。

A9 预后

腹部创伤的预后与损伤脏器的种类、损伤的严重程度、诊疗时间的早晚、年龄的大小、合并伤的有无、就诊医院的治疗水平密切相关。北京儿童医院近年的临床资料表明,腹部损伤的一期治愈率达95%,死亡率为0.8%。由于开腹探查率低,并发症少,后遗症少,小儿腹部损伤的预后优于成人。

5.2　腹壁损伤

5.2.1　腹壁开放伤

腹壁开放伤(oprn wound of abdoment)关键在鉴别是否伤及腹腔。一般办法是用大量盐水冲洗伤口,用纱垫吸干积水后,见伤口某处仍有剩余积水。重点吸干后随呼吸或哭闹用力时该处立刻出现积水,必须怀疑伤口穿入腹膜腔,须彻底扩创探查,寻找渗水点。如无腹膜损伤则扩创缝合腹壁。如果发现腹膜破口(注意不是扩创时损伤)可有3种情况考虑进一步探查:①腹膜裂口很小,无出血,无渗出液,可以放引流管关腹观察。②腹膜裂口小,但有出血、可疑渗出,须开腹探查或腹腔镜探查。③腹膜裂口大,暴露内脏,必须扩大切口系统全面探查。

5.2.2 穿透伤

穿透伤(perforating wound)一般来自枪伤或刺伤,伤口小而深,多有内脏损伤。贯穿伤一般无异物存留,但也须注意致伤时带入衣物残片。小儿常见穿透伤有以下 3 种情况:

A1 单纯软组织刺伤

毛线针(竹、钢)、锐利玩具刺伤,也不排除枪伤。侥幸未伤及内脏及血管,只造成一个或两个小孔,呈闭合状态,不出血,不需任何治疗可以自愈。然而,必须观察致伤物是否完整(有无异物存留),有无腹痛、呕吐、发热,有无肠鸣音、压痛、紧张,B 超、X 线检查有无积血、气腹。常规禁食、减压、输液、抗生素,3 天后可予饮食。

A2 空腔器官穿孔

有气腹或腹穿有胆汁、粪汁或尿液,立刻开腹探查。发现穿孔,及时缝合。可疑穿孔必须注气加压以确定。贯通伤穿孔数必须成双,不可遗漏。穿孔修补后多须胃肠减压及伤口引流,或行吻合口近端临时肠内插管造瘘减压,1 周后拔管。

A3 腹腔内大出血

表现为面色苍白,血红蛋白下降,白细胞上升,腹穿有血。如无腹膜炎征包括肠鸣音正常,腹软,无气腹,可以保守观察。任何可疑,立即探查。特别是肠系膜血管损伤,拖延时间可能丧失抢救肠管的机会。

5.2.3 内脏外溢

内脏外溢(evisceration)时,外溢的脏器多为损伤脏器,特别是肠穿孔,不可盲目送回腹腔。暂时用盐水纱垫覆盖,紧急麻醉与抢救。情况稳定后,大量盐水冲洗,检查外溢脏器,做临时钳夹或包扎处理。扩大切口,将全部小肠提出,做腹腔内系统探查。根据全身情况及局部情况进行外置、造瘘、切除吻合等必要处理。

5.2.4 血管损伤

为腹部损伤中最严重的情况。大动脉或大静脉出血患儿常常来不及抢救而死在手术台上。患儿就诊时常常腹部用腹带或绷带绑扎,血已湿透敷料。除非敷料外仍在明显滴血,千万不要忙于打开敷料观察伤口。不少患儿松开绑扎后立即死亡,因为绑扎起着压迫止血作用及减少下身供血作用。此时如果血压不升,抢救无反应(快速输入 20~30ml 盐水或血浆重复两次)应考虑立即开腹手术。必须强调在继续抢救输血的同时进行手术,最好能快速降温至32~33℃低温麻醉下开腹(可术前腹腔内注冰水,开腹后置冰块),以防肠缺血再灌注二次损伤导致多器官衰竭或延期死亡。探查切口要大,迅速提出全部肠管,掏出血块及积血,用手压住估计出血的血管,或用大纱垫压住可能出血的部位,再吸除积血。如果出血基本停止,则保持手压及填塞原位不动,不要再寻找出血点,一直耐心等待抢救血压上升。稳定后再继续寻找出血处进行处理。大血管破裂要用心耳钳或主动脉钳夹住缝合。肠系膜血管必须吻合。肝须填塞。脾须切除。可疑的坏死肠管暂时外置于腹部切口外，24小时后二期处理，或送回腹腔或切除。

小儿腹部损伤诊疗程序见图5-2-1。

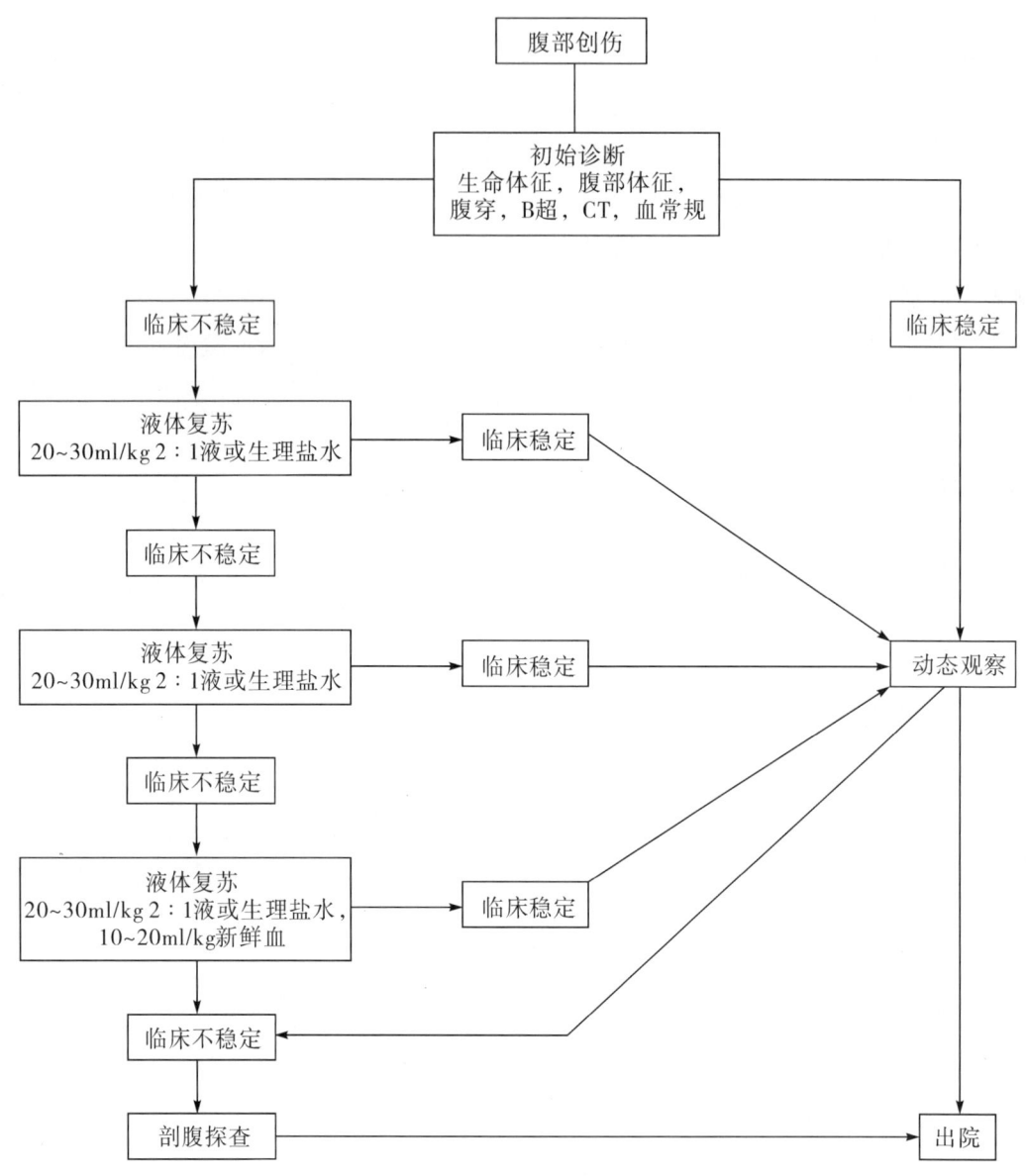

图 5-2-1　小儿腹部损伤诊疗程序

5.3 肝破裂

A1 发病情况

北京儿童医院2000~2003年共收治肝破裂(rupture of liver)患儿64例,占腹腔脏器损伤的35%,死亡率为1.5%。肝右叶遭受外伤的机会较左叶高4~7倍,复合伤占69%(图5-3-1),合并的损伤依次为肺损伤、脾损伤、肾损伤及颅脑损伤。致伤原因多为撞击、挤压、车祸、高处跌伤。肝破裂可导致严重的出血,但小儿血管的弹性好,破裂出血后可自行回缩闭塞止血。肝破裂的病理包括出血、胆汁外溢、肝组织坏死。大量的血液及胆汁流入腹腔,引起胆汁性腹膜炎。若伤及第一肝门或第二肝门较大的血管,可造成难以控制的大出血,迅速发生失血性休克而死亡。

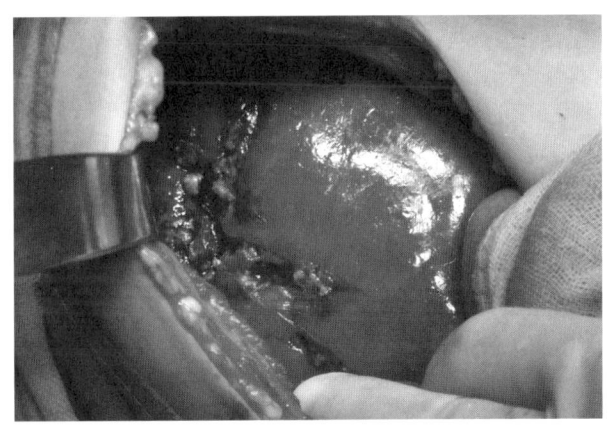

图5-3-1 肝破裂照片

A2 解剖特点

肝脏由体循环和门静脉双重供血,75%来自门静脉,25%来自肝动脉。而肝所需之氧一半来自动脉,另一半来自门静脉。中等量的失血时,门静脉血流量可下降50%;严重失血和持续性休克时,肝血流量及含氧量将受到更大的影响,必然引起肝功能的改变,严重者创伤后可产生不同程度的黄疸。然而小儿肝再生能力与功能恢复能力很强,预后相对较佳。

A3 临床诊断

B1 病史和症状 闭合性肝破裂常合并脑、胸及腹部其他器官损伤,由于伤势重,病情复杂,往往不易肯定是否有肝破裂的存在。了解创伤的部位与致伤过程可能有助于诊断。症状只能说明腹内脏器损伤。无气腹而有出血多考虑肝脾破裂,腹痛则是肝破裂患儿的主要症状。大量血液和胆汁流入腹腔引发腹膜炎,除失血症状之外可产生剧烈腹痛。患儿自述腹痛,表现为面容苍白,表情冷漠,弯腰行走,惧怕触动。肝损伤患儿的休克发生率为50%。红细胞计数、血红蛋白和红细胞比容进行性下降,白细胞计数在伤后早期即可升高。血清 ALT、AST 在肝破裂后几小时即可升高,ALT 较 AST 升高更有诊断意义,ALT、AST 变化可作为肝损伤恢复的指标。

B2 腹腔穿刺 为首要诊断措施。闭合性腹部损伤的小儿应常规进行腹腔穿刺,极易抽出不凝固血液,诊断阳性率可达 90%。肝破裂常伴有胆管损伤,抽出的血液内含有胆汁成分,胆红素、黄疸指数均高于静脉血液内的含量。

B3 腹部 B 超 和 CT、MRI 是肝破裂的首选检查方法,能发现腹腔和腹膜后积血,正确显示肝损伤的部位与形状。超声诊断肝破裂的正确率达 99%。便携式 B 超定时监测是动态观察肝破裂恢复状态的推荐方法。腹部 CT、MRI 能准确显示肝脏损伤形态,腹腔及腹膜后积血,能显示肝缘有不规则的裂隙或缺损,出现不规则线状或分支状低密度区,可见境界不清的圆形或卵圆形肝内血肿阴影,包膜下血肿可见压迫肝脏变形与被膜分离(图 5-3-2)。

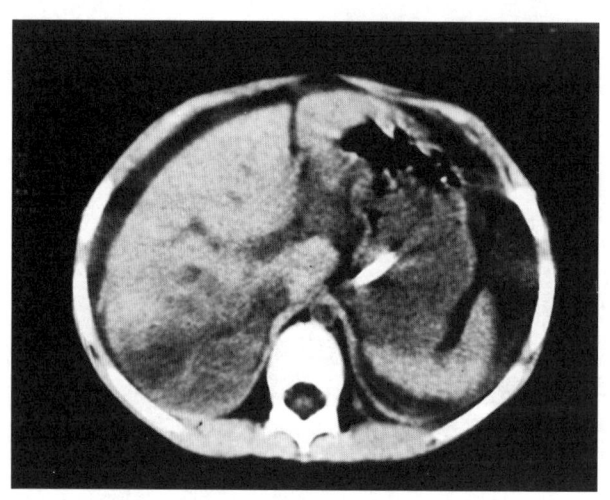

图 5-3-2 肝破裂的 CT 所见

B4 腹腔镜诊断 目前只用于腹腔内出血不多而怀疑被膜下血肿,是否手术探查难以决定时。同时也可对腹腔作全面探查。

A4 治疗

北京儿童医院对肝破裂的非手术治愈率达 93%,手术治疗率仅占 7%。儿童肝破裂非手术治疗的前提是:①伤后经补充液量,血流动力学稳定。②有完善的监测手段。③腹内其他脏器不需探查。

B1 非手术治疗

C1 防治休克 快速足量的液体复苏是预防及治疗失血性休克的关键。小儿复苏的液体首选 2∶1 液或生理盐水。以后继续适量输血,有条件时可采用成分输血及自家输血。输液量以输入 2~3 个抢救量(每个抢救量为 20~30ml/kg)为疗效参考,如休克纠正,血压上升,则继续输液维持;如不能使血压稳定,即应迅速开腹探查。

C2 严格卧床,禁食减压。预防性广谱抗生素使用第三代头孢菌素与甲硝唑配伍。止血药物如巴曲酶、维生素 K_1、卡巴克络、酚磺乙胺、氨甲苯酸,经静脉点滴联合用药。镇静止痛使患儿保持安静状态非常必要,能缓解患儿的恐惧,避免躁动加重病情,利于腹部检查。常用的镇静方法包括静脉推注地西泮,肌注苯巴比妥、氯丙嗪,口服 10％水合氯醛等。

C3 非手术治疗必须保证具有完善的监护体系,包括呼吸、循环、尿量、精神状态、腹部体征、影像学检查(B超或CT)的监护。需动态监测生命体征、尿量、血红蛋白及血细胞比容。病情稳定后可出院,但应避免剧烈活动 2～3 个月。

B2 手术治疗

C1 基本原则 ①彻底止血。②清除失活、脱落的肝组织。③阻止胆汁外漏。④充分引流。

C2 麻醉选择 全麻插管肌肉松弛麻醉,保证静脉通道,必要时低温。

C3 常规血腹探查 提出肠管清除积血后,首先探查肝损伤,清除肝组织碎块、血凝块,了解肝损伤范围、部位及程度;其次探查腹腔其他脏器的合并伤。

C4 暂时性肝创伤止血技术 ①手持纱布垫直接压迫肝创面,暂时止血。②手指捏住或束带阻断肝十二指肠韧带。③用无创动脉钳阻断腹腔动脉平面以上的腹主动脉。④用无创动脉钳阻断下腔静脉。

C5 肝破裂的处理

D1 单纯缝合术 适用于浅表肝裂伤。用强生专用肝脏缝合线缝合,或用 4-0 丝线或 1-0 羊肠线作贯穿创底的"8"字形或褥式缝合。

D2 带蒂大网膜填塞缝合修补术 其优越性为消灭无效腔,控制出血,促进新生的血管生长,刺激创面的修复愈合。将带蒂大网膜填入肝缺损处,再作间断对合缝合。

D3 脏器网包裹 用可吸收的脏器网包扎压迫裂伤的肝脏。一般以镰状韧带为网的固定点,分次包裹各个肝叶。

D4 肝动脉结扎 肝动脉结扎可能明显减低出血量,可作为一种挽救生命的措施。但必须先进行实验性钳夹,明确能否减少出血,是否引起肝脏变色导致肝脏继发性坏死。

D5 纱垫填塞法 是严重肝损伤简单而有效的止血措施。当肝损伤大出血、凝血机制障碍、创面渗血不止等紧急情况下,纱垫填塞可暂时止血。可于情况稳定后继续止血;也可在填塞后,在腹壁留一引流口,每天将纱垫拉出一部分,5～7 天全部拉出。

D6 肝部分切除术 肝脏严重破损,肝脏一叶多发性裂伤或呈星芒状裂伤,部分肝组织失活,可行非规则性肝部分切除术。

C6 引流 肝破裂一般均需放置腹腔闭式引流,可以观察渗血,减少腹腔内感染,减少无效腔形成。引流管以橡皮胶管为宜,充分引流肝周区,至少 2 周后待引流液无胆汁方可拔除。小儿一般不放置胆管引流。

A5 预后

据文献记载,小儿肝破裂的预后优于成人,并与肝脏破裂的类型、程度,有无合并损伤,治疗的早晚均有密切关系。目前国内小儿肝破裂的死亡率已由20世纪80年代前的12%降到现在的5%。国外报道小儿肝破裂死亡率明显高于国内,尤其是发达国家肝破裂的死亡率高达20%,这主要与高速度车祸有关。

5.4 脾破裂

A1 发病情况

北京儿童医院2000~2003年共收治脾破裂(rupture of spleen)患儿47例,占腹腔脏器损伤的30%,死亡1例,死亡率为2%。脾破裂以学龄前儿童居多,男孩发病率明显高于女孩。

儿童脾脏比成人相对较大并且肋缘保护较差而较易受伤破裂(图5-4-1)。由于小儿组织弹性好,损伤后血管容易收缩,有可能只需部分切除、缝合修补,与成人脾破裂的处理相比有很大的优越性。

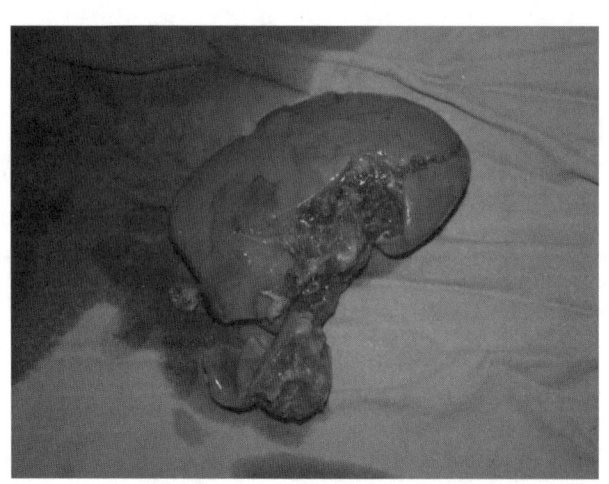

图5-4-1 脾破裂照片

B1 外伤性脾破裂 小儿脾破裂几乎全部属于闭合性损伤,包括撞击伤、打击伤、坠落伤、挤压伤、冲击伤、座带伤等。北京儿童医院统计,车撞伤占脾破裂病因的50%;高处坠落是儿童脾破裂的第二位原因,占致伤原因的30%。

B2 自发性脾破裂 指无明确外伤史或极轻微外伤发生的脾破裂。多发生于原有病理性脾增大基础上,以血液病及门静脉高压症继发脾增大而使被膜承受张力增高为主。甚至有用力排便、剧烈咳嗽、跳跃等使腹压骤然升高的动作引起脾破裂的报道。新生儿产伤造成的脾破裂也有报道。

A2 诊断

B1 病史与体检 左上腹或左季肋部受伤史及失血症状则应考虑脾破裂的可能。如果有腹痛及进行性失血症状而有休克趋势则脾破裂诊断基本上可以成立。

C1 腹痛 为小儿脾破裂的首发及主要症状,伤后即出现,年长儿定位于左上腹或左下胸部,但一般腹痛多不急剧,有时隐匿及发展缓慢。

C2 失血及休克 小儿表现为明显的面色苍白,不愿活动,继而出现口渴、烦躁、多语、辗转不安、呼吸急促等休克前期症状。同时有复杂合并伤症状时,则需逐项分析。腹部有压痛,进行性腹胀,有移动性浊音,肠鸣音减弱或消失可以诊断血腹,血压下降则为休克。

B2 腹腔穿刺 是小儿脾破裂的常规检查,抽出不凝固血液即为血腹。诊断灵敏性达91%,准确性达97%,但不能特异地提供何处出血。何种实质性脏器损伤,还需根据临床表现及其他检查方法综合评判。腹腔穿刺有假阴性的结果,可选择不同时间、不同部位反复穿刺,以协助诊断。

B3 影像学检查

C1 X线检查 X线腹部平片见脾影增大,脾轮廓模糊,左膈肌升高、活动受限及结肠脾曲下降等征象。左下肋骨骨折提示脾外伤的可能。

C2 B超检查 在患儿病情危重、不允许搬动的情况下,便携式B超机可以在床边、急诊室、手术室快速进行检查,能发现腹腔和腹膜后积血、脾大,还能显示脾破裂的部位、形态与破裂程度。B超检查的特异性和敏感性低于CT,但它可动态观察脾破裂愈合的变化。

C3 CT检查 可以提供精确的破裂部位、范围、程度的信息,能证实腹腔内积血、脾被膜下血肿、脾裂伤等,被公认为诊断脾破裂最精确和最可靠的工具(图5-4-2)。

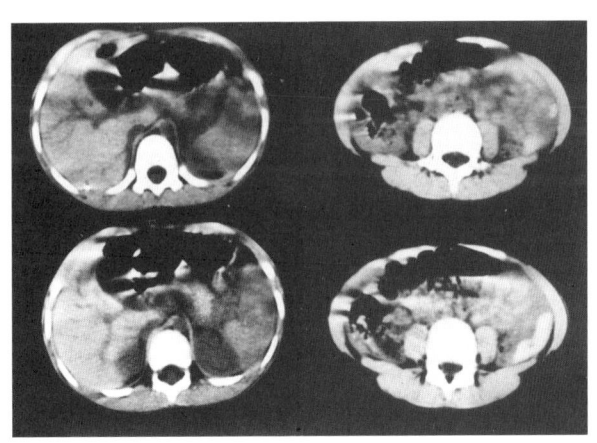

图 5-4-2 脾破裂的 CT 所见

C4 腹腔镜诊断 只在出血不多、怀疑被膜下出血时应用,特别是同时考虑可以作脾切除时,可明确诊断并进行治疗。大出血情况危急时不宜选用。

A3 治疗

B1 治疗原则 很长时间人们认为脾对健康无足轻重，脾切除成为脾破裂及病理脾的传统治疗方法。1952 年 King 和 Shumacher 报道了 5 例儿童遗传性球形细胞增多症脾切除后发生免疫功能缺陷及暴发性感染，从而引起儿科工作者和外科医生的关注。近年来人们认识到小儿脾是弹性较高的血管化器官，愈合能力极强，使小儿脾破裂的非手术治疗成为首选。临床资料证实，小儿脾非手术治疗的效果优于成人，成功率已达 97%。值得指出的是，治疗脾破裂首要的是抢救生命及控制出血，其次才考虑保脾。脾切除术后暴发性感染只是潜在的危险，而出血则是现实的威胁。

B2 非手术治疗

C1 小儿脾损伤后应绝对卧床休息，禁食，必要时胃肠减压。抢救休克刻不容缓，小儿液体复苏首选 2:1 液或等张生理盐水，以后应予以输血（成分输血及自家输血）。初步输液量为 40~60ml/kg，如休克缓解，血压稳定，则继续非手术治疗；如不能使血压稳定，即应迅速施行剖腹探查术。

C2 脾破裂引起的继发感染多由于肠道缺血及再灌注后的菌群失调，主要是革兰阴性杆菌和厌氧菌。应选用对革兰阴性杆菌和厌氧菌均敏感的药物，如广谱青霉素、第三代或第四代头孢菌素、甲硝唑等。

C3 可经静脉联合使用多种止血药，如巴曲酶、维生素 K_1、卡巴克络、酚磺乙胺、氨甲苯酸。

C4 脾破裂后患儿因恐惧、疼痛、出血、休克表现为躁动不安、哭闹不止时可以加重出血，所以保持安静状态非常必要。常用的镇静方法包括静脉推注地西泮，肌注苯巴比妥，口服 10% 水合氯醛等。

C5 非手术治疗必须强调密切动态观察，包括呼吸、循环、尿量、精神状态及腹部体征的按时监测。按时复查血红蛋白、红细胞比容、腹部 B 超或 CT。

C6 患儿血压稳定、食欲恢复后仍须卧床休息。住院治疗 1~2 周，病情稳定后可出院，但仍应注意休息，限制活动 1~2 个月。

B3 手术治疗

C1 基本原则 快速止血，坚持"生命第一，保脾第二"的原则，但病理性脾大不可保留。

C2 手术探查 小儿脾手术宜采用静脉复合麻醉加气管内插管，可获得良好的肌肉松弛效果，利于呼吸抢救。很难排除合并其他脏器损伤者多采用上腹中线切口，便于上下左右延长。常规血腹探查。首先探查脾，如感到出血冲动，立刻抓住全脾，捏住脾蒂，初步控制出血后，清除脾组织碎块、血凝块，了解脾破碎范围、部位及程度，用无损伤钳暂时夹住脾蒂，纱垫填塞脾区。继续探查其他脏器合并伤，然后决定手术步骤。至少先确实处理好脾出血。

C3 脾破裂的处理

D1 局部止血法 脾表面出血可采用生物胶黏合、物理凝固技术达到止血的目的，包括纤维蛋白黏合胶、微细纤维胶原胶、氧化纤维素、吸收性明胶海绵、PW 喷雾胶等黏合材料，以及电刀、氩气刀、激光、超微波、红外线等凝固方法。

D2 脾缝合修补术　适用于脾裂伤的病例，行褥式或间断缝合法，深达裂口底部，避免遗留残腔。裂伤过宽过深者，可在创口内填塞带蒂的大网膜或吸收性明胶海绵后再予以缝合。

D3 脏器网包裹止血术　脾粉碎性破裂可用可吸收脾网将脾包拢拉紧压迫止血。

D4 脾动脉结扎术　脾裂伤单纯缝合不能达到止血目的时，于胰腺上缘游离出脾动脉，先做夹闭脾动脉试验，如能止血而不影响脾的血供，则脾动脉结扎术就是控制脾破裂出血的辅助方法。

D5 脾部分切除术　适用于脾部分性粉碎伤、横断伤。可行半脾切除、次全脾切除、脾叶切除、脾段切除，其原则是尽可能保留完整、有血供的脾组织。

D6 全脾切除术　为了争取时间挽救生命，应当机立断迅速扩大切口，施行快速脾切除。所谓"抓切法"即用手将小儿破脾全部握在手掌，同时手指捏住并游离脾蒂，务必与胃壁及胰尾分开，弯钳夹住脾蒂，结扎切除。小儿脾切除后常规使用长效青霉素预防术后暴发性感染，尤其是 4 岁以下的婴幼儿，每月肌注 1 次长效青霉素，持续 2 年或更久。

D7 自体脾组织移植术　丧失血供被迫切除之脾，可以选择完好部分脾组织移植于大网膜中。事先要配制平衡液（1000ml 平衡液加入肝素 12500 单位，庆大霉素 12 万单位或甲硝唑 2g，放入冰箱内保持在 4℃备用）。切除之脾剥除被膜，吸尽脾内的积血，以冷平衡液将脾冲洗干净后，将脾实质切成多个薄片（约 2cm×1cm×0.3～0.5cm），将脾片逐一放置、平铺于两层大网膜之间，各脾片间缝合固定。脾组织移植总量应占原脾的 1/4～1/3 才可维持免疫功能。

C4 引流　手术治疗一般均需放置腹腔闭式引流，可以减少渗血的淤滞，避免无效腔与腹腔内感染。

B4 出院后治疗　脾破裂患儿开始正常活动的时间尚无统一的标准，愈合指征也无统一的标准。临床症状消失，B超、CT 检查均可作为愈合的参考指标。国外报道，单纯性脾破裂患儿的住院期为 3 天。在北京儿童医院，脾破裂患儿的平均住院时间为 8 天，是以腹部压痛消失为出院指标。CT 和 B 超可作为脾破裂随访愈合的标准。

A4 预后

小儿脾破裂的死亡率很低，非手术治疗者长期观察多无后遗症。外伤性脾破裂全脾切除术后暴发感染的发生率约为 0.5%～1%。

5.5 肾损伤

A1 发病情况

B1 发病率：肾损伤(renal injury)在小儿腹部闭合伤中约占8%~12%，而在小儿泌尿系创伤中最多见，占50%。北京儿童医院在1968~2001年的33年中共有住院治疗的肾损伤185例，均为闭合性损伤。小儿肾损伤发病率较高的原因有：①小儿肾脏的体积相对较大。②10岁前小儿腰部肌肉较薄弱，肾周筋膜发育差，肾周脂肪薄。③第11及12肋骨化核在25岁前未闭合，腹壁肌肉保护性薄弱。此外，小儿病理性肾脏增大，如先天性肾积水、肾母细胞瘤等，约占小儿肾损伤的10%。

B2 损伤原因 闭合性肾损伤中最常见的致伤原因是直接暴力（上腹或腰部肾区受到外力的撞击或腰侧受到挤压）的车祸伤、坠落伤、摔伤及踢伤。国内罕见肾穿透伤。医源性创伤如肾穿刺活检引起需要治疗的损伤在小儿极为少见。小儿病理肾损伤，如肾积水、大肾脏（单肾、重肾）、异位肾（缺乏肾周脂肪及筋膜）、蹄铁形肾、肾旋转不全、肾母细胞瘤及巨输尿管症等，即使轻微创伤也可造成肾破裂。上述185例中8例原有肾积水，3例原患肾母细胞瘤。

B3 合并损伤 小儿肾损伤常合并其他器官或泌尿生殖系其他部位创伤。上述185例中合并横膈破裂3例、脾破裂9例、肝破裂8例、肠系膜血肿2例、颅骨骨折并脑震荡2例、其他部位骨折15例、肺挫伤3例、胰腺挫伤3例、迟发性肠穿孔1例，共计46例，占24.9%。罕见单独泌尿系创伤导致死亡，死亡多因其他合并伤。

B4 病情分类 按临床治疗需要可分为轻度、中度及重度伤。轻度伤包括肾挫伤及肾被膜下血肿；中度伤包括肾皮质裂伤、肾盏撕裂、肾全层裂伤；重度伤包括肾碎裂伤、肾蒂创伤和肾盂输尿管交界部断裂。一般来说，约70%属轻度伤，可不做手术；10%~15%是碎裂伤或肾蒂创伤，须即刻手术以控制出血，常需做肾切除。上述185例中肾挫伤118例(63.8%)、肾皮质裂伤和肾盏撕裂31例(16.8%)、肾全层裂伤或肾碎裂伤18例(9.7%)、肾蒂创伤7例(3.8%)、肾盂输尿管交界部断裂11例(5.9%)。有时也可见因肾积水遇轻微创伤时致肾盂破裂或肾盏漏斗部破裂。有时肾动脉内膜受牵拉损伤导致血栓形成，造成部分或完全性肾动脉栓塞。

A2 诊断

B1 临床诊断 多数肾损伤仅根据外伤史及血尿即可作出初步诊断，但确切病理情况尚需影像学检查。但要注意有时小儿创伤史未引起家人的重视甚至被遗忘。

C1 血尿 肾损伤中90%以上病例有肉眼或镜下血尿，但血尿程度并不能真实反应肾损伤的严重程度。重度肾损伤如肾蒂断裂、肾盂输尿管交界部断裂、肾肿瘤创伤破裂或肾盂输尿管交界部梗阻性肾积水时血尿很轻或没有血尿。血尿程度如与创伤程度或病史明显不成比例，提示有病理性肾破裂的可能，如肾积水、肿瘤、囊性病或血管畸形等。

C2 疼痛　腰区局限性疼痛多因创伤使肾包膜内压力增高或血、尿外渗造成。有时伴弥漫性腹痛、吸气时胸痛、恶心呕吐,肾区有压痛或叩击痛。严重创伤可有腰部肌肉紧张或强直。合并腹腔脏器创伤者可有腹膜刺激征。也偶尔因血块造成输尿管梗阻引起肾绞痛。

C3 肾区肿块　肾损伤患儿中约20%出现肾区肿块,由肾周血肿和(或)尿外渗所致。有时肿块大时不仅能摸到而且可看到腰部隆起。局部有皮下淤血或血肿。小儿喜卧于患侧并屈腿以使腰大肌放松减轻疼痛。

C4 休克　单纯肾损伤很少发生休克。小儿受伤后初期一般情况基本正常,迟发休克表现为突然面色灰白、皮肤湿冷、血压降低、脉细速并呈进行性意识变化。

B2 影像学检查　确定治疗要靠影像检查。

C1 CT　检查前注射大剂量造影剂,行增强连续扫描可发现肾裂伤、肾周血肿、尿外渗以及并发的腹内脏器创伤(图5-5-1),并可了解肾脏血液灌注情况,对肾损伤的分类较准确,可指导治疗方法的选择。增强CT扫描比静脉尿路造影准确,特别是肾周血肿和尿外渗的确诊率可达98%,应为首选。

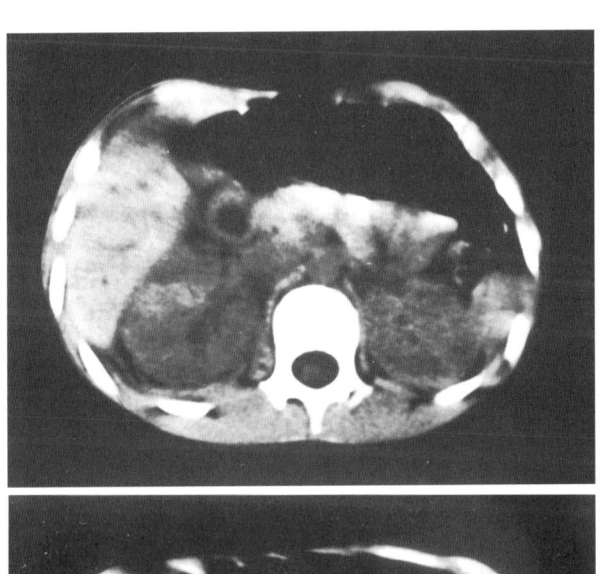
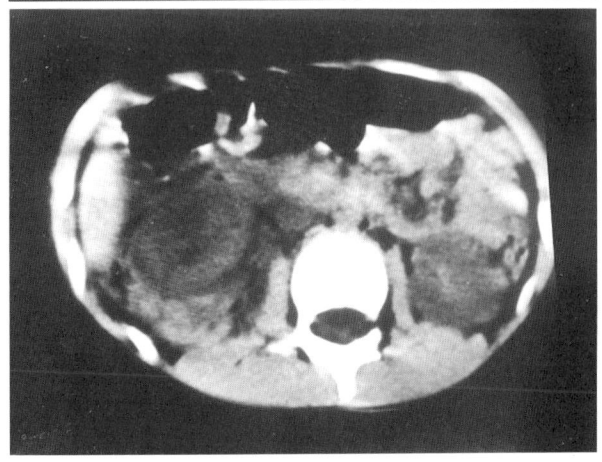

图 5-5-1　肾破裂的 CT 所见

C2 静脉尿路造影(IVP) 通过静脉尿路造影可了解肾功能、肾盂肾盏形态及造影剂外溢情况,并可发现合并存在的肿块或先天性畸形。小儿肾损伤合并畸形或肿瘤的发生率为15%~20%。一般静脉尿路造影阳性率为30%~60%,疑有肾损伤和(或)严重腹部钝伤应进行IVP检查。在抢救过程中就可经静脉注入造影剂,行腹部X线摄片,不仅可显示骨折、软组织密度和异物,而且造影剂的分泌与排泄可明确肾脏的解剖与功能,避免手术探查腹部钝伤时遗漏对肾损伤的处理。增强CT扫描结束后30分钟即刻摄泌尿系X线片即可获得同样的IVP结果。

C3 B超检查 多用于随时复查监测肾损伤的变化。但创伤初期不能了解肾功能,也难以分辨肾挫伤及浅小裂伤,只能辨认肾大体解剖的改变及肾内外血肿。最有诊断价值的是检出尿外渗及局限性肾周积尿。通过B超肾血流检查可以了解有无肾蒂损伤。

C4 肾动脉造影 肾蒂创伤时可无内出血表现,若无腹内合并创伤,超声检查可以正常,而增强CT扫描患肾无增强或静脉尿路造影不显影时,应即刻行肾动脉造影。肾动脉造影可以确诊肾蒂伤,也可显示严重全离断性肾裂伤。

C5 X线平片:如果已有胸腹平片,应注意肋骨骨折、血气胸、脊椎骨折。当有尿外渗或肾周血肿时,可发现脊柱凹向患侧,肾影模糊,腰大肌阴影消失。

A3 治疗

肾损伤治疗目的是最大限度地保存有功能的肾组织。肾脏血供丰富,代偿及修复力强,一般裂伤在出血停止后常可自然愈合。北京儿童医院一组185例肾损伤中,非手术治疗148例(80%);手术37例(20%),包括肾缝合7例,肾盂输尿管交界部梗阻性肾积水外伤破裂行肾盂输尿管交界部切除再吻合8例,肾部分切除1例,肾切除6例(其中肾母细胞瘤破裂3例、肾碎裂伤1例、肾盂输尿管交界部断裂继发肾脏无功能1例,另1例因并发肾及肾周严重感染行延期肾切除),肾血管缝合修复2例,腹膜后血肿清除3例,其他10例中包括肾盂输尿管交界部断裂行肾盂输尿管吻合6例,肾下盏输尿管吻合3例,肾造瘘1例。总之,只有重度肾碎裂伤、肾蒂断裂、肾盂输尿管断裂者需早期手术。非手术治疗的前提是没有休克及其他需开腹探查的合并损伤。

B1 非手术治疗 绝对卧床休息直至镜下血尿消失。广谱抗生素预防感染。注意腹部情况尤其是腰部肿块有无增大,压痛有无加重。循环系统监测和血细胞比容测定。注意肾功能变化,随时B超监测。离院前须复查静脉尿路造影(IVP)。

B2 手术治疗 包括切开引流、肾缝合、肾部分切除、血管缝合修复、肾自体移植和肾造瘘术、碎裂肾脏器网包扎等,严重的肾碎裂伤或肾蒂伤无法修复而对侧肾正常时可行肾切除术。

一般肾损伤多在腹部创伤开腹探查时同时处理,只有个别单纯肾缝合或仅切开引流可经上腹横切口,腹膜外入路。常规血腹大切口探查后腹膜时,先在空肠起始部左侧结扎切断肠系膜下静脉,切开后腹膜显露腹主动脉,易于找到左、右肾动脉。暂时用动脉钳控制伤侧肾动脉夹住出血,再打开肾周筋膜,探查肾损伤情况,进行相应处理。尽量避免肾切除。

C1 肾上极或下极损伤不能修补时,可作肾部分切除,应注意保留肾包膜以覆盖肾创面。

C2 肾血管损伤时,用 6-0 无创线修复。如手术显露困难,条件许可,可做肾自体移植至腹主动脉下部。条件是患儿能承受手术,并且必须争取时间。肾缺血在 12 小时内肾保存率达 80%,至 18 小时肾保存率降为 57%,超过 20 小时罕有恢复。而肾功能未恢复者,远期高血压发生率在 50%以上。

C3 肾裂伤可用合成可吸收缝线作间断褥式缝合或脏器线网包扎,外用带蒂大网膜包裹肾脏,促进侧支循环。

A4 输尿管损伤

小儿输尿管损伤不常见,多同时合并其他内脏创伤,易被漏诊,以致失去救治肾脏的机会,甚至危及生命。如能在伤后 3 日内得到及时修复,肾功能多能完全恢复。必须警惕医源性输尿管损伤,多见于盆腔直肠手术误伤。临床表现无特异性,故常被长期延误诊断。增强 CT 观察肾损伤尿外渗时,注意输尿管的显影情况可以判断输尿管是否断裂。IVP 同样可显示肾功能及尿外渗,如输尿管清晰显影可除外输尿管损伤。输尿管损伤应尽早行修复手术。必须强调不能仅做肾周尿囊引流,否则输尿管断端逐渐闭锁将导致肾功能丧失。如创伤段长,不能作端端吻合,可游离伤侧膀胱,采用腰肌膀胱悬吊术或将肾脏下移,以利吻合。如缺损输尿管过多,可用回肠代输尿管。

A5 预后与并发症

早期很少因为肾损伤直接死亡,但晚期可死于合并症。

B1 肾损伤的早期合并症有继发性出血、尿外渗、脓肿形成及肾衰竭,多并发于严重肾损伤经非手术治疗者。

B2 肾损伤晚期合并症有高血压、肾结石、肾囊性变、肾钙化、肾盂肾炎、肾萎缩等。对晚期合并症的随访最少 1 年,如为瘢痕肾引起高血压,以肾切除疗效最好;肾动脉狭窄者,可经皮行腔内动脉扩张术或肾自体移植术。

5.6 胃肠损伤

A1 发病情况

小儿腹部闭合伤发生胃肠损伤(gastro-intestinal injury),特别是穿孔破裂者甚为少见,一般只见于腹部直接压伤或打击伤如牲畜踢伤、踩伤。特别是饱食后胃膨胀时容易发生胃破裂。单纯胃肠穿孔非常罕见,但复杂创伤则难免同时发生胃肠挫伤、破裂及肠系膜损伤而引起肠坏死及迟发性穿孔,因此腹部探查时每一部分肠管及系膜均需仔细检查。小儿胃肠经常有较多气体,穿孔后很快出现气腹。同时胃肠内容物的酸碱性刺激很强,腹痛及休克症状严重应视为一级开腹指征。

A2 诊断

胃肠破裂、穿孔的诊断不难,困难的是诊断非穿孔性胃肠损伤。

B1 穿孔 有腹部创伤史应注意检查肠鸣音消失与气腹的体征,如肝浊音界消失(特别是侧卧位右腋下叩诊),阳性者可以确诊胃肠破裂。X线立位或右上侧卧位前后平片可以显示膈下积气。B超、CT等影像学检查都可提示胃肠穿孔的诊断。腹穿液检查有胃肠内容物成分应诊断消化器官穿孔。血腹加腹膜炎体征也是开腹探查的指征。

B2 胃肠挫伤 肠系膜损伤、迟发性穿孔往往缺乏早期明确的依据。无明显的血腹及气腹不能排除胃肠挫伤及肠系膜损伤,特别是观察中的患儿有严重的进行性肠麻痹,当考虑立即腹腔镜探查。

A3 治疗

胃肠破裂(图5-6-1,5-6-2)无论大小都必须手术治疗,即使是可疑的穿孔也不可妄想保守治疗等待自然愈合。

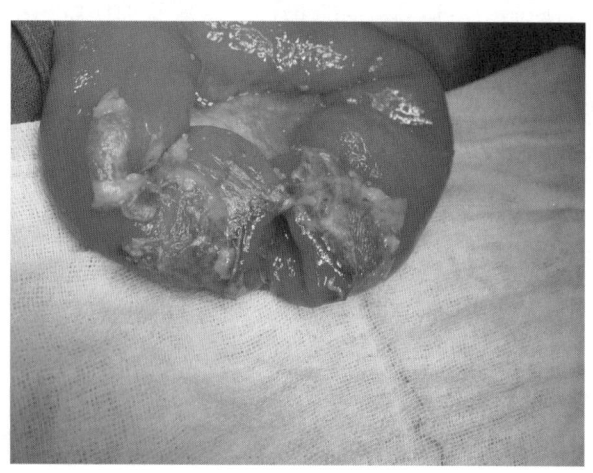

图 5-6-1 肠破裂

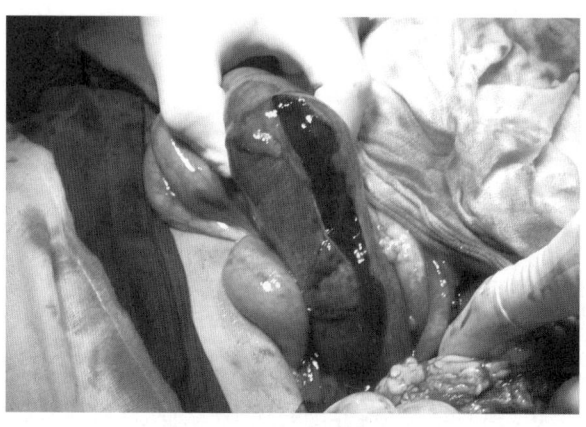

图 5-6-2 肠壁破裂

B1 急性胃肠破裂　必须立即缝合。要修剪一切无活力或循环不良的组织,保证无张力下用可吸收细线缝合两层。缝合口呈横向,与器官纵轴垂直。内层缝合黏膜下层,外层缝合浆肌层,使缝合口内翻。如果小儿肠管太细,横缝后成角影响蠕动畅通,则宜切除行端端吻合。

B2 肠壁挫伤　一般散在性小挫伤不需处理。肠壁血肿(图 5-6-3)无论大小均应切开清除,注意出血点及肠壁坏死。发现肠壁颜色不正常(苍白或青紫)时,立即用 40℃温盐水纱垫热敷 5~10 分钟,观察颜色变化。毫无变化则说明坏死,立即切除。任何好转的微小变化都说明肠有血供交通,应外置观察,二期手术处理。长段肠管血供不良必须外置观察,同时注意预防缺血再灌注综合征。一般暂时肠外置观察时间为 24 小时,待全身情况好转,周围循环稳定,血压正常,方可进行二期手术处理肠管。

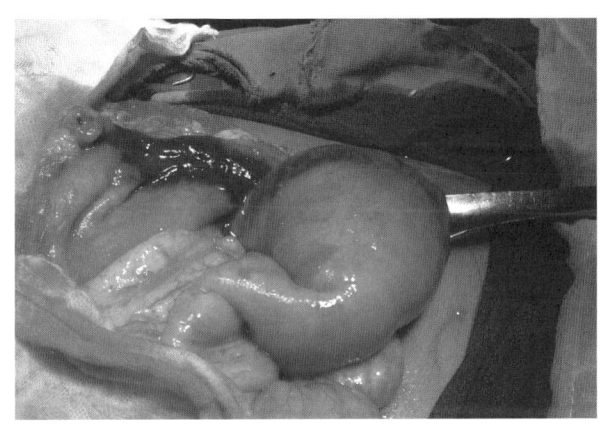

图 5-6-3　肠壁血肿

B3 早期二期手术　亦称延期手术,多于初期抢救手术暂时肠外置后 24 小时左右进行,条件是必须全身血液循环正常。因为休克代偿期消化系统仍处于血管收缩状态,很难准确判断外置肠管的活力以及肠系膜血管是否有血栓形成。24 小时后可见坏死肠管与正常肠管之间有清楚的分界线。暂时肠外置手术时腹壁多为 3~4 针贯穿对合,只需拆线即可继续手术,实际上等于前次手术中途休息后的延续。如果发现肠管完全恢复正常,表现为红色,有光泽,有弹性,即可送回腹腔。腹壁要常规逐层缝合,另加 2~3 针贯穿张力缝线。

C1 短段局限性肯定坏死肠管的处理　色黑(或白),无光泽,刺激无蠕动,试验性夹闭局部肠系膜血管时肠管无变色为坏死肠管,只能施行切除吻合。术后肠管减压非常重要,近端空肠以上靠胃肠减压,回肠下部最好在吻合口近端插管造瘘,患儿排气排便后拔除。患儿情况不够满意时低位肠吻合可影响肠麻痹的恢复,反过来又威胁吻合口的愈合,容易形成恶性循环。最好行断端外置双孔造瘘,1 个月后行晚期二期手术关瘘。二期手术无论是否有瘘,腹壁必须常规缝合,另加张力缝线。瘘口上下各放 1 针张力线,至少 2 周后方可拆除。

C2 长段多处散在损伤的处理　除外置之肠管有病变外,提出之肠管也有多处轻重不等的损伤。肯定坏死部分应切除外置双孔造瘘,其余散在病变肠管经注气试验无穿孔则可送回腹腔(有穿孔部分作局部修剪缝合),在损伤较重而集中的部位插管造瘘。靠外置造瘘及插管造瘘保证引流,避免肠管胀气,为肠管恢复创造条件。腹腔内留置引流管。术后密切观察有无发热、腹胀以及胃肠引流物和腹腔引流物的异常。随时复查 B 超,发现穿孔或机械性肠梗阻,随时再开腹探查。多处损伤的肠管留置腹内有可能发生迟发性穿孔、顽固性粘连,从而后遗腹腔脓肿、复发性肠梗阻、肠间内瘘及短路短肠综合征。因此对长段肠损伤的切或留必须慎重,需全面研究比较后再作决定。

C3 晚期二期手术 多数是关瘘手术。无论是人工造瘘或是自然成瘘,关瘘时间最好是 1 个月以后。这是因为小儿的局部免疫反应比较突出,肠液漏出刺激腹壁皮肤,前 3 天皮肤基本正常,以后肠液流到处迅速红肿糜烂,范围扩大很快,1～2 周达到高潮,小婴儿几乎波及半边腹壁。2 周以后糜烂范围很快缩小,1 个月后糜烂基本只限于瘘口周围长期侵蚀区。免疫形成的 3 个阶段非常明显,即无反应期、过敏期、脱敏期。局部皮肤反应变化的同时,肠道功能也有相应的反应,即肠麻痹期(肠液排出很少)、水泻期(食物不经消化迅速随水排出,患儿发热、脱水)、消化适应期(按肠瘘位置高低排出糊状便或软便,一般情况恢复正常)。因此关瘘手术应在造瘘后 1 个月以后,此时全身情况良好,腹内粘连绝大部分消失,瘘口皮肤糜烂经准备后基本愈合,即使仍有一些糜烂,术后缝合口也能按时愈合而不感染。肠瘘发生 2 周内是再开腹的最不适宜的时间,此时全身情况不良,腹内粘连、充血,组织水肿脆弱。除非此时发生急性粘连性肠梗阻或其他紧急情况,否则,开腹当为禁忌。

1 个月后关腹的手术方法推荐如下:常规腹部手术前准备,初步备皮后,先向瘘口内填入浸络合碘之纱布作为开腹后寻找瘘口的标志,同时也防止肠液随时漏出。沿瘘口周围将皮肤切开,用粗线将带皮边之瘘口缝闭。重新备皮,铺单子。经原开腹探查切口进入腹腔,探查粘连情况,分离瘘口周围。腹内外配合,将封闭之瘘口自腹壁摘下,提出到主切口外。逐层缝合原造瘘切口,在主切口外进行瘘口处部分肠切除吻合。切除原切口瘢痕,逐层缝合腹壁,必要时加用张力缝线。自然形成的肠瘘也用同样方法关瘘。企图在腹膜外简单缝合,多以反复失败而告终。

A4 预后

腹部创伤处理及时,罕有死于胃肠破裂的患儿。挫伤及肠系膜损伤则常有严重后果或短肠综合征,后遗症有反复粘连性肠梗阻及慢性肠瘘,常常严重影响患儿的生活质量、生长发育,甚至威胁生命。

5.7 肠系膜损伤

A1 发病情况

B1 发病率 肠系膜损伤(mesenteric injury)多为强烈多发损伤、脐部直接撞击伤或挤压伤的并发症。真正单纯肠系膜伤罕见,多为汽车后座横式座带伤,世界文献报道较少。

B2 病理 可发生 3 种情况:①肠系膜上动静脉或主要分支断裂引起大出血。②系膜血管损伤后迟发性栓塞肠坏死。③系膜破裂晚期随时发生系膜裂孔疝、肠梗阻、肠坏死。损伤部位主要是肠系膜上动脉靠近根段,也有可能发生在中结肠动、静脉或乙状结肠动、静脉。

A2 诊断

腹部创伤诊断常规都要根据创伤病史、腹腔穿刺、B超、CT,但一般确诊肠系膜损伤多在腹部创伤血腹或气腹探查时发现。非手术治疗患儿中难免有漏诊,多只能等待迟发性肠坏死或晚期肠梗阻探查时发现肠系膜损伤。表现为剧烈腹痛、腹腔内出血及失血性休克者自然多需开腹探查,然而决定非手术治疗的腹部创伤必须警惕肠系膜损伤的迹象。

B1 就诊时首先是病史中有致伤性外力作用于脐部撞击于脊柱的可能,同时注意无实质器官破裂及肠穿孔的临床表现而有不明原因的腹腔内出血征象。观察中有进行性腹膜炎及麻痹性肠梗阻征象,应进一步排除肠系膜损伤。

B2 非手术治疗动态监护过程中出现腹膜刺激征及麻痹性肠梗阻征象,应怀疑肠系膜损伤的可能性。

B3 因肠梗阻就诊的患儿有腹部创伤史(不论时间长短),应想到肠系膜裂孔疝的可能。必须争取时间决定探查,以免并发肠坏死。

B4 座带伤常常当时症状很轻,常被家长及初诊医生忽略。然而漏诊肠系膜损伤后果往往严重,甚至久后仍可能有内疝绞窄的发生。责任重大,很难谅解,不可不慎。

A3 治疗

肠系膜损伤术前诊断困难,多在剖腹探查时发现而进行必要的手术。若诊断时不能排除肠系膜损伤,主张积极腹内探查为宜。术前术后同时配合的非手术治疗包括禁食、胃肠减压、抗休克治疗、止血药物、镇静剂、抗生素、动态监测等,与其他腹部器官损伤要求一致。肠系膜损伤本身的处理如下:

B1 肠系膜挫伤 肠系膜轻度挫伤或小血肿无需特殊处理多可自愈,但是,切开血肿,清除血块,检查出血点,观察所供肠管循环还是必要的。较大的肠系膜血肿必须剪开血肿的全部覆盖,彻底清除血块,寻找损伤血管,缝扎止血,缝合系膜缺损,仔细检查其相应肠管的血供状况。可疑时,可将最可疑的部分肠管暂时外置,24小时后二期处理,以防迟发性栓塞性肠坏死。

B2 肠系膜撕裂伤 较大的肠系膜动脉二级分支断裂时出血严重,但不影响肠管血液循环,可以结扎血管,缝合系膜破口。三级分支特别是近肠管分支断裂,结扎后必须有一定的时间观察局部肠管血供,必要时暂时外置或切除。肠系膜上动脉主干损伤,必须修剪吻合或与腹主动脉吻合(移植)。肠管必须有一个观察时间(至少30分钟以上),待肠壁血管搏动活跃,颜色正常,蠕动恢复。可疑时,或观察时间、条件不满意,均应留部分肠管暂时外置,24小时后处理。小血管吻合时,肝素防栓不可忽视。肠系膜静脉有丰富的侧支回流,结扎所属分支,不致引起回流障碍。肠系膜上静脉主干损伤需设法修复和重建。肠系膜撕裂口必须修补缝严,以免后遗乳糜腹。

A4 预后

肠系膜损伤发生率很低,但后果多很严重。误诊漏诊常致死亡或因大量肠坏死导致短肠综合征。后遗系膜裂孔疝发生绞窄性肠梗阻也因病情急、诊断困难,死亡率很高。

5.8 十二指肠损伤

A1 发病情况

十二指肠是小肠最上、最短、最粗和最固定的部分,藏于上腹部腹膜后深处,横过脊柱前方。腹部受撞击时,暴力将十二指肠抵于后方的脊柱,造成挤压损伤。十二指肠(duodenal injury)特别是后壁损伤,症状与体征均较隐蔽,非常容易漏诊。十二指肠血供来自胰十二指肠上、下动脉构成的动脉弓供应,为边缘性动脉供血,血液循环较差,损伤后容易发生坏死,愈合能力较差。十二指肠损伤常合并邻近脏器的复合伤,使病情危重而复杂,因此虽然发病率不高,但死亡率很高,后遗症较多。腹部复合伤中很少包括十二指肠伤。单独十二指肠伤可能发生于严重的汽车内座带伤及自行车车把撞击伤,偶见牲畜踢伤、踩伤。损伤多为单发,但常合并胰腺损伤。

B1 腹腔内破裂 十二指肠前壁破裂,肠内容物直接进入腹腔,引起腹膜炎。但破裂部位多为脊柱前横段断裂,内容物只能进入腹腔小囊,不出现膈下积气。腹部创伤后多引起呕吐,很少漏出十二指肠外,因此,缺乏肠穿孔的典型症状,致使漏诊率很高。几天后情况恶化而探查,切开大网膜可见肠管前壁断裂并已完全翻开,出现水肿,大量纤维蛋白沉积。

B2 腹膜后破裂 多为十二指肠后壁破裂,小量肠内容物进入腹膜后结缔组织间,引起腹膜后感染。完全无肠穿孔腹膜炎的表现,多以迟发性腹内感染或十二指肠梗阻而探查时发现。

B3 肠壁间血肿 十二指肠受到挤压出血聚积于肠壁间形成血肿,血肿堵塞肠腔引起十二指肠梗阻。如果肠壁发生坏死,则可发生迟发性腹膜后穿孔。

A2 诊断

多数十二指肠损伤是因腹膜炎或腹腔内出血施行开腹探查时发现的。据说开腹探查也有10%~30%的漏诊,致使治疗延误,死亡率及并发症发生率明显增高。由于病史中如座带伤及骑自行车摔伤因打击形式较轻而被忽视或遗忘,临床表现又缺乏肠穿孔所见,因此凡是以腹痛就诊患儿都要常规考虑创伤的可能,凡是腹部创伤都要注意十二指肠损伤的可能。

B1 血气腹 常规开腹探查时,提出全部肠管,切开大网膜,充分暴露小囊,剥开后腹膜所有大小血肿。可疑时,通过胃管向十二指肠内注气,检查隐蔽穿孔。

B2 腹部创伤无血气腹 上腹部痛,胃肠减压管有血或咖啡样液,观察中发现进行性中毒症状及腹膜炎表现时应做 B 超或 CT,必要时向胃管内注气观察,排除十二指肠破裂。晚期患儿顽固性腹内感染及十二指肠梗阻,也必须进行 B 超及 CT 检查,十二指肠血肿及腹膜后破裂多可诊断。

B3 进行性腹痛及上腹部压痛　在十二指肠腹膜后破裂的临床隐匿期中,患儿仍可进食进水,行走上学,容易造成家长的忽视及医生的漏诊。必须追问腹部创伤史,常规进行上腹部的 B 超和 CT 检查,注意十二指肠腹膜后破裂的可能性。还要注意十二指肠内容物沿右结肠旁沟流注至右髂窝,或沿腰大肌流至腹股沟,可出现右腰背部及右下腹异常疼痛及压痛,在儿童可被误诊为阑尾炎。

A3　治疗

凡不能排除十二指肠损伤者,必须开腹手术探查。清除所有血肿,包括十二指肠壁内血肿。胃管注气检查有无穿孔或可能穿孔的部位。注意十二指肠邻近后腹膜的所谓"3B"征,即血肿(blood)、胆汁(bile)和气泡(bubble)。特别是用白纱布擦血后可见黄色成分,肯定提示十二指肠损伤。任何可疑,必须严格处理,不可企图侥幸。

如果发现十二指肠有问题,则须游离暴露全面检查。方法是:①剪断肝结肠韧带,将横结肠掀起,置于腹外。②松解 Treitz 韧带,显露全部十二指肠横部、升部。在十二指肠降部外侧腹膜反折处作 Kocher 切口,显露十二指肠球部和降部后壁。③提起空肠起始部,沿十二指肠下缘横行切开后腹膜,充分松解。将空肠及十二指肠拉向左侧,使十二指肠全部离开后腹壁,基本上拉直,然后观察前后壁的颜色、弹性,并进行注气试验。

A4　手术选择

B1 十二指肠壁血肿　在血肿下部横行切开肠壁的浆肌层(后壁只有肌层),清除凝血块,彻底止血,作注气试验,丝线缝合浆肌层(或肌层)切口。

B2 十二指肠小裂口　裂口较小、肠壁组织健康的病例,将裂口边缘修剪整齐,用细线横向双层间断缝合严密,用大网膜覆盖缝合创面。

B3 十二指肠大部或完全断裂　创缘修剪整齐行端端吻合术。十二指肠胆胰管以下大片坏死或糜烂要彻底修剪,保证血供良好,行部分肠切除端端吻合。

B4 十二指肠胆胰管段坏死或糜烂　可有 3 种情况:①胆胰管及周围肠壁健康完整,旷置十二指肠(图 5-8-1),行胃空肠 Roux-Y 吻合术。十二指肠壁之缺损可以依纵轴缝合,管径稍细不影响胆汁引流即可。肠壁缺损超过 1/3 周径,可采用胃肠吻合的空肠襻肠壁浆膜面覆盖修补,另取带蒂游离小段空肠片修补该缺损。②胆胰管部损伤,只能切除十二指肠(图 5-8-2),行胃空肠 Roux-Y 手术,同时胆管胰管移植于空肠襻。③如果患儿情况不能耐受复杂手术,则将病变肠管暂时外置(图 5-8-3),24 小时后拆开切口继续修补手术。如果因肠游离不够,可将穿孔缝合,将临近部分提出,开放引流。同时引流小囊。24 小时后再确定下一步手术。

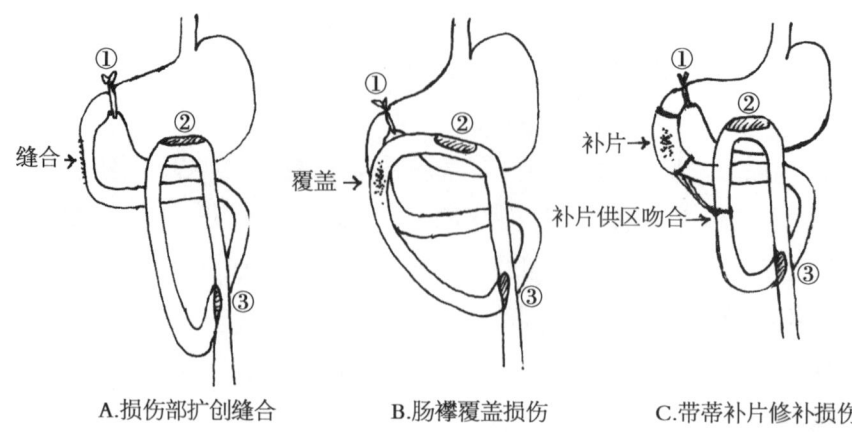

图 5-8-1 十二指肠旷置
①幽门结扎 ②胃空肠吻合 ③空肠空肠吻合

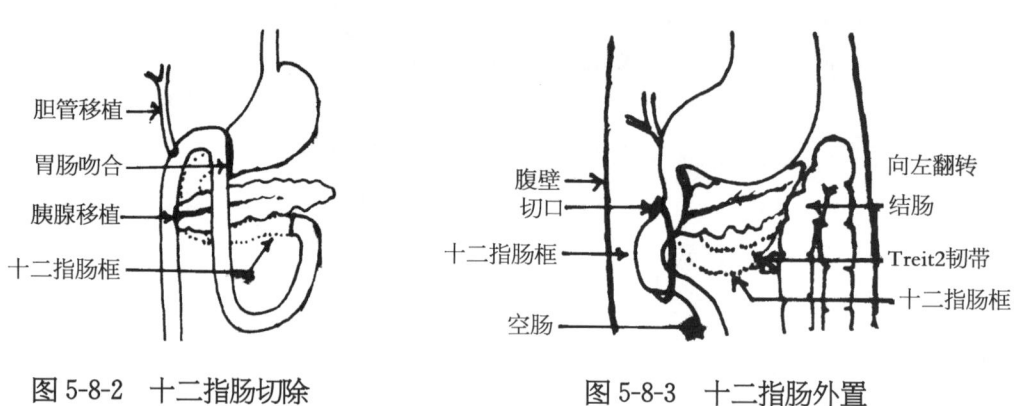

图 5-8-2 十二指肠切除　　图 5-8-3 十二指肠外置

B5 漏诊形成的急性十二指肠瘘 紧急情况下可行幽门粗带结扎、十二指肠瘘引流、小囊引流(图 5-8-4),1 个月后再行修复手术。有人提出两管造口手术,包括一个胃造口及一个空肠造口。胃造口用于减压胃及损伤近端十二指肠内的消化液;空肠造口用于管饲营养,为 1 个月后手术保证营养条件。

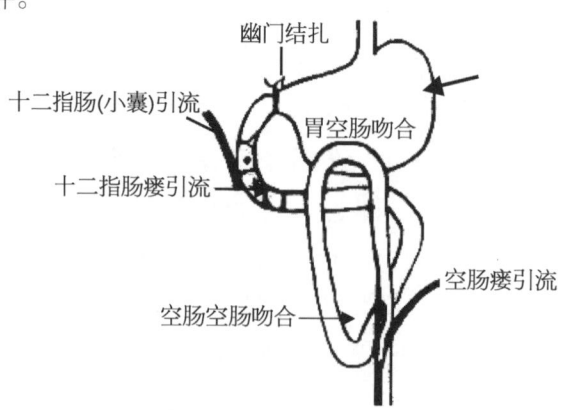

图 5-8-4 十二指肠瘘旷置

A5 手术配合条件

B1 静脉输液补充血容量，纠正水、电解质和酸碱平衡失调，改善全身情况，以保证手术的安全实施。

B2 禁食和胃肠减压，减压时胃管必须插入十二指肠内，以保证胃、十二指肠完全空瘪。

B3 常规应用抗生素、止血药物、止痛镇静剂。

B4 术后初期以胃肠外营养为宜，1周内逐渐过渡到经空肠造瘘管施行肠内营养，以促进肠道恢复，减少菌群失衡。

B5 动态监测呼吸、循环、尿量、精神和腹部B超。

A6 预后

由于十二指肠解剖、生理的特殊性，伤后早期诊断困难，手术难度大，故手术后并发症多，如十二指肠瘘、腹膜后间隙感染、膈下脓肿、十二指肠狭窄等，常需多次手术纠正。延误十二指肠穿孔诊断，常导致患儿死亡。

5.9 胰腺损伤

A1 发病情况

B1 发病率　北京儿童医院统计2000～2003年4年间收治的胰腺损伤(pancreatic injury)患儿13例，占腹腔脏器损伤的7%，手术率为23%，死亡率为7%，以学龄前男孩居多。由于胰腺紧邻重要的大血管和十二指肠及脾，致命的伤害并非胰腺本身。

B2 病因　暴力直接将胰腺抵于脊柱造成挫伤或断裂，与十二指肠伤的发生相似，以儿童骑车摔倒，自行车车把撞击上腹部致伤最为典型。此种撞击非常局限，很少引起合并伤，症状出现迟缓而隐蔽，易造成误诊或延误。

B3 病理　胰腺损伤造成的病理变化主要与胰管梗阻、胰液外溢有关。

C1 轻度挫裂伤　引起胰腺组织水肿、少量出血和被膜下小血肿，胰腺腺泡和小胰管损伤，使少量胰液外溢及轻度的胰腺组织自身消化。

C2 严重挫裂伤　可造成胰腺被膜破裂、胰体断裂，部分胰腺组织坏死失去活力。主胰管破裂或断裂导致胰液外溢，引起胰腺组织自身消化，周围组织被腐蚀，脂肪皂化。大量胰液刺激，腹膜导致发炎、腹腔积液、继发出血、感染。血淀粉酶增高，血糖暂时增高。

C3 胰腺毗邻器官损伤　胰腺损伤常合并周围脏器损伤。在腹部闭合性损伤时，胰腺损伤的部位取决于撞击力与脊柱之间的位置关系。当撞击力集中在脊柱右侧时，多伤及胰头及邻近的十二指肠，同时，肝脏向上移位，导致肝、肝外胆管及胃十二指肠动脉撕裂伤；结肠则被推向下方，结肠右血管、结肠中血管和大网膜均可遭受损伤。当撞击力正对脊柱时，胰颈和胰体交界处横断，这种情况常发生于单纯胰腺损伤时。当撞击力偏向于脊柱左侧时，可发生胰尾和脾脏的损伤。胰腺损伤合并大出血时,其出血原因多为胰腺周围血管的损伤,胰腺组织本身很少致大出血。

C4 假性胰腺囊肿形成 胰液性腹膜炎局限后,吸收不全,一两周后逐渐形成局限性积液,大约1个月时间,随着周围纤维壁的形成而成为假性胰腺囊肿(图5-9-1)。以后积液吸收很慢,常需几个月至一年。一般无症状,但也有时囊肿突然增大、疼痛,发生内出血,罕见破裂。

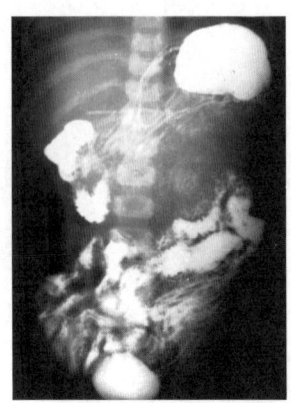
A.X线正位片见十二指肠框扩大

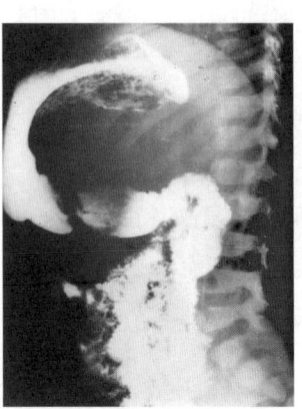
B.X线侧位片见十二指肠前移

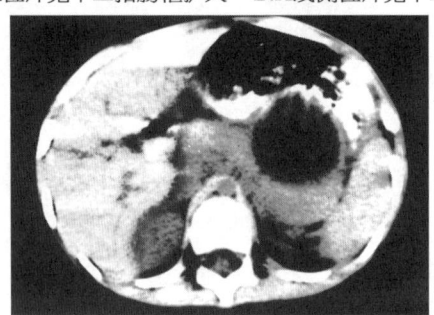
C.CT见圆形张力性囊肿

图 5-9-1 假性胰腺囊肿的 X 线平片及 CT 表现

A2 诊断

B1 严重腹部创伤如撞伤、坠落伤有上腹部外伤史,尤其是被自行车扶手撞击伤的小儿,应考虑胰腺损伤的可能性,但诊断必须按腹部创伤系统检查和分析。胰腺损伤后胰液溢入腹腔,引起化学性腹膜炎,导致休克,小儿表现为口渴、烦躁、多语、面色苍白、呼吸急促等异常现象。胰液性腹膜炎表现为剧烈腹痛、不愿活动、腹部拒按、恶心呕吐。胰液外溢可造成胃肠道麻痹性梗阻,患儿出现腹胀及持续性呕吐,与腹内其他器官严重损伤无异。腹腔穿刺阳性,包括抽出血性液或混浊性液,或渗液中淀粉酶增高等,也只能视为有参考意义。血淀粉酶增高、血糖增高均无特异性,确诊只靠开腹探查。非手术患儿则可做 B 超、CT,后者能更清楚地看到胰体断裂的情况。腹腔镜检查可以发现胰液外溢造成的大网膜、胃结肠韧带表面的脂肪皂化,提供胰腺损伤的间接证据,并可以发现和除外腹腔内其他脏器的损伤。

B2 单纯性胰腺钝挫伤仅表现为上腹隐痛或不适感。症状可延期出现,伤后个别患儿仍可自由活动、上学,甚至待几周后形成假性胰腺囊肿时才被发现。隐蔽性晚期胰腺损伤可出现高淀粉酶血症,并呈逐渐上升的趋势。血清淀粉酶升高与胰腺损伤程度不成正比,只反映梗阻部分胰管的多少。腹腔穿刺液及囊肿穿刺液淀粉酶的测定更具有诊断价值。临床上实际确诊仍需靠 B 超和 CT,可以看到胰腺变形及囊肿的范围。内镜逆行胰管造影检查(ERCP)能够显示主胰管的损伤,对于检查主胰管的情况是其他影像学检查不能替代的,但小儿必须在麻醉下进行。

A3 治疗

B1 治疗原则

C1 严重腹部创伤无论有无胰腺损伤,手术与非手术治疗的选择均按三级轻重决定,即大出血、肠穿孔特急手术,腹膜炎征急症手术,无腹膜炎征先观察。

C2 开腹必须探查小网膜囊,单纯性胰腺损伤且胰腺被膜完整,如胰腺挫伤、血肿、浅表性撕裂伤,应采用非手术治疗,或只做小网膜囊袋形手术引流胰区。

C3 胰腺裂伤、主胰管断裂则应手术缝合,切除无生机的组织,引流小囊及胰腺,避免严重的胰液性全腹膜炎或假性胰腺囊肿发生。

C4 非手术腹伤患儿观察到肯定的胰腺损伤,应随时行小囊及胰腺引流。

B2 非手术治疗及引流后治疗

C1 休克急救 胰腺损伤伴随周围血管损伤时,大出血可发生失血性休克,胰液外溢刺激腹膜大量渗出则导致低血容量休克,故胰腺损伤发生的休克更为凶猛,抢救休克为首要任务。

C2 卧床休息 住院治疗 2~3 周,病情稳定后可出院,但仍应卧床休息,限制活动 2~3 个月。

C3 禁食、胃肠减压 禁食禁水可减少胰液、胆汁和消化液的分泌,胃肠减压可使胃液减少,从而减少胃泌素和胆囊收缩素-促胰酶素的分泌,使胰腺处于休息状态,减轻消化酶对胰腺的自溶作用,减轻因胃肠功能减弱所引起的胃潴留和腹胀,有利于胰腺损伤的修复和减少胰瘘的发生。

C4 抑制胰液分泌 常规使用抑制胰液分泌的药物,如奥曲肽、抑肽酶、氟尿嘧啶等。

C5 预防性使用广谱抗生素 应选择能通过血胰屏障并形成有效杀菌浓度的药物。多选用抗革兰阴性杆菌及抗厌氧菌的药物,推荐使用第三代头孢菌素与甲硝唑配伍。

C6 止血药物 小儿经静脉联合使用多种止血药达到止血目的。常用的药物为巴曲酶、维生素 K_1、卡巴克络、酚磺乙胺、氨甲苯酸。

C7 营养支持 胰腺创伤后患儿处于应激和高代谢状态,治疗过程中的长期禁食减压,损伤后并发胰腺炎、胰瘘及腹腔内感染,造成机体发生一系列内分泌和代谢改变,患儿极易发生营养不良、低蛋白血症和全身衰竭,因此,营养支持是治疗胰腺创伤的重要措施之一。创伤初期以胃肠外营养为宜,以减少胰腺分泌,晚期过渡到肠内营养。小儿营养原则为早期、足量、循序渐进。

C8 预防应激性溃疡　严重胰腺损伤时患儿机体处于应激状态,易发生胃肠道溃疡出血。应常规使用抑酸制剂如碳酸氢钠,H_2受体拮抗剂如西咪替丁、雷尼替丁,质子泵抑制剂,生长抑素类制剂如奥曲肽、氟尿嘧啶等。

C9 动态监测　非手术治疗胰腺损伤必须保证具有完善的监护体系,包括呼吸、循环、尿量、精神状态及腹部体征。定时测血淀粉酶、血糖、血钙,以及做B超或CT复查。

B3 手术治疗

C1 胰腺损伤的处理原则　①有效止血:胰腺组织脆弱,血管细小壁薄,胰腺出血不可用钳夹止血,不能作大块结扎,不可选用吸收线、肠线,以免被胰液消化、腐蚀。应采用电凝止血,或用细线作"8"字或重叠U形缝合。②彻底清创:切除已失去生机的胰腺组织,以防术后进一步坏死,继发出血、胰瘘或形成胰周脓肿。③尽可能保留正常的胰腺组织。④保证主胰管引流通畅。⑤袋形缝合及胰周引流:可减少对腹腔的消化和腐蚀。⑥处理合并伤:胰头部损伤常伴有十二指肠损伤,胰尾端损伤常合并有脾损伤,胰颈体部损伤常合并横结肠及肠系膜根部血管伤。

C2 探查胰腺损伤　胰腺是小囊腹膜后位器官,位置隐蔽,损伤不易被发现。开腹后发现大网膜脂肪皂化,就应考虑到胰腺损伤的可能。切开大网膜胃结肠韧带的无血管区,向两侧钳夹、切断、结扎胃结肠韧带,敞开小囊,显露胰腺。胰腺区任何血肿都应逐个切开,清除积血,以明确胰腺实质损伤的情况。胰头损伤,应经十二指肠外侧沟入路,纵行剪开十二指肠旁腹膜,游离翻起十二指肠及胰头,显示胰头后面。胰体尾端损伤,应切开胰体尾下缘的后腹膜,将胰体尾充分游离检查其后面。在胰腺断裂面注意寻找主胰管断端。当判断主胰管损伤困难时,可切开十二指肠降部前壁,经十二指肠乳头插入细小导管,注入亚甲蓝,观察外溢;也可经十二指肠乳头的插管注入造影剂,进行术中逆行胰管造影。

C3 手术方式　①胰腺挫伤或血肿被膜完整,手术仅行单纯引流。②胰腺被膜或实质裂伤,以不吸收线予以缝扎止血,可用带蒂的大网膜填塞缝合,放置引流管。③严重的胰尾端实质挫裂伤,施行胰尾切除,断端缝合闭锁,小囊引流。④胰腺被膜或实质裂伤及主胰管损伤,胰体尾端断裂伤无生机能力者,施行远端胰体尾切除,近端断端缝闭,小囊引流。尽可能保留脾脏生机。⑤胰颈部或头部横断伤,远端胰腺无生机能力时,行远端胰体尾切除,胰头部断端缝闭;远端胰腺有生机能力时,行断端与空肠Roux-Y吻合术。动物实验证明,切除75%～90%的胰腺不影响生长发育。急症手术应以术式简便、缩短时间、保证生命为基本原则。此外,胰腺合并十二指肠损伤时,重点应在对十二指肠损伤的处理,胰头断裂应行胰腺空肠移植术(图5-9-2)。

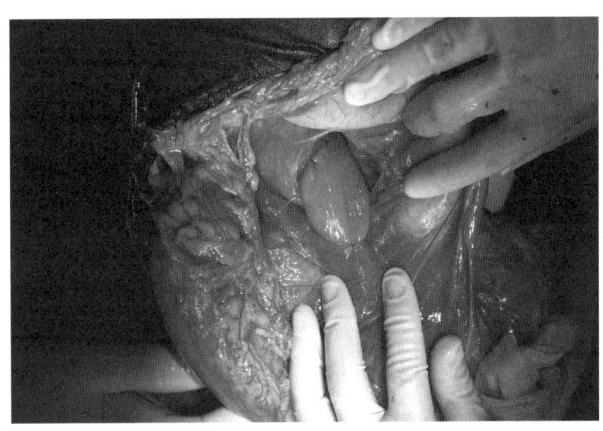

图 5-9-2　胰手术

C4 小囊胰腺引流　引流的目的是避免胰液流入大腹腔(大囊)引起消化性全腹膜炎。手术方法是将切开的大网膜孔与腹壁切口一端的腹膜缝合,使小囊直接通向腹腔外,形成口袋,成为袋形缝合。向袋内插入香烟引流及硅胶管引流,最后将主切口缝合。大腹腔内是否置引流管,看腹腔污染而定。小网膜腔引流及大腹腔引流都必须引流充分,可用多个引流管放置于胰腺损伤部各方及小网膜腔内估计积液的最低点。胰周引流管 1 周后更换,最后仍长期保留 1 条,放置数周或数月,根据引流量的多少、全身症状及有无并发症的发生酌情拔管。

A4 并发症

B1 腹腔内出血　占胰腺损伤后并发症的 5%。早期出血是由于胰腺创面渗血所致,出血量较少,保守治疗多可控制。晚期出血多为胰液腐蚀大血管破裂所致,出血量大,多需手术处理。

B2 腹腔内感染　占胰腺损伤后并发症的 10%。形成腹腔内脓肿可在超声引导下穿刺引流。

B3 胰瘘　是胰腺损伤后最常见的并发症,发生率为 20%。由于胰组织破坏、感染、胰液外溢造成。治疗措施包括胰周充分引流、禁食禁水、胃肠外营养支持及抑制胰液分泌。

B4 创伤性胰腺炎　占胰腺损伤后并发症的 5%。可行禁食、静脉营养、抗生素等保守治疗。

B5 假性胰腺囊肿　闭合性腹部损伤做保守治疗者,因大量胰液渗出,可后遗假性胰腺囊肿。开始时只是局限性积液,周边逐渐纤维化,大约 1 个月大部分内膜上皮化(主要从胰腺细胞分化形成)成为假性囊肿。一般维持长期存在,无症状。若反复感染或增大出现压迫症状者则需引流。1 个月以内多未形成上皮化囊肿,只能做囊肿外引流,多可治愈。如果已有大部分内膜上皮化,而引流形成瘘管长期不愈,则需与空肠行 Roux-Y 吻合。完整形成之囊肿的治疗也需内引流。囊肿主要与胃粘连者则行囊胃开窗术。囊肿主要在横结肠以下,则行囊空肠 Roux-Y 吻合。无论是慢性窦道或慢性囊肿至少要等 1 年不能愈合才能考虑行内引流囊肠吻合术。胃肠内容物引入无上皮的肉芽面腔中,不能耐受消化液的腐蚀,必然引起严重反应,破坏肉芽与继发感染。

B6 胰腺功能不全 多因胰腺损伤坏死和切除范围超过 80% 以上所致。胰液分泌不足表现为腹胀、脂肪泻。胰岛素分泌不足表现为高血糖、高尿糖,暂时性经短期胰岛素治疗可自愈,永久性糖尿病常需持久的胰岛素替代治疗。

A5 预后

胰腺损伤的预后与合并伤,尤其是大血管损伤关系密切。小儿胰腺损伤的死亡率较成人为低,约为 8%~10%。围术期的出血、多脏器衰竭、败血症是导致死亡的主要原因。胰头部损伤的致死率是胰体尾端损伤的 2 倍。单纯性胰腺损伤死亡率低,伴随其他脏器损伤死亡率明显增加。

5.10 直肠肛管损伤

A1 发病情况

小儿直肠肛管损伤(rupture of anorectum)少见,除严重车祸、坠落引起腹部创伤的一部分之外,主要原因是骑跨伤和坐跌于尖物(如田间收割后植物的残根)所致。北京儿童医院 2000~2003 年收治腹部创伤中有直肠肛管损伤患儿 3 例,占腹部损伤的 1.6%。

乙状结肠末端及直肠完全位于腹膜外,因与膀胱、尿道、子宫、阴道、盆底腹膜、乙状结肠、髂血管相邻,损伤常涉及这些器官。更严重的是直肠肛管下有括约肌阻碍管腔的引流,周围为疏松结缔组织,穿孔后粪便气体迅速漏入腹膜后广泛扩散,感染很难控制。若腹腔探查若漏诊腹膜外直肠破裂,常很快死亡。肛表测体温不慎可引起新生儿直肠穿孔,必须高度警惕。

A2 诊断

如有病史提示直肠肛门损伤,一般检查即可确诊。复杂创伤特别是腹部创伤,除仔细探查盆底血肿与肛管注气外,常规肛查不可忽视。初步检查发现损伤后,必要时应在镇静或麻醉状态下进行仔细检查。注意肛门旁及会阴部皮肤有无撕裂,会阴部有无肿胀、皮下淤血、血肿,注意括约肌张力、直肠内破口以及手套血染等直肠肛管损伤的依据。肛门镜、直肠镜检查需在麻醉下进行,可发现直肠损伤的部位及程度。IVP、CT、B超检查对诊断周围器官损伤更为重要。

A3 治疗

B1 治疗原则 直肠肛管是排气排便器官,一旦破裂,因括约肌关闭,必然排入骶前疏松结缔组织造成严重的后果。因此首要的任务是骶前与直肠的充分引流与乙状结肠造瘘使粪便转流。伤后 6 小时以内手术可降低感染的发生率。

B2 非手术配合治疗 包括常规禁食、减压、静脉营养与水、电解质平衡,以及广谱青霉素、第三代或第四代头孢菌素、甲硝唑等抗菌药物的静脉输入。

B3 手术治疗

C1 常规开腹发现直肠穿孔。腹膜腔内破裂口小、污染轻者,行缝合修补术。若损伤低位、腹膜外污染重者,修补损伤肠壁,同时行双孔分离之乙状结肠造瘘。然后,经会阴肛门后半环形切口作皮下肛门括约肌切断及骶前引流。

C2 低位穿孔可以用指检查明,经肛门或会阴缝合。直肠后污染不重者,可以皮下切开括约肌,引流直肠后。如果穿孔部位较高,直肠后气、粪污染广泛,则仍需造瘘转流及断开括约肌加骶前引流。为了保证骶前引流通畅,最好切除尾骨,使直肠后充分敞开。

A4 预后

随着强有力抗生素的应用,肠外、肠内营养的进步,小儿直肠肛管损伤的死亡率明显降低。严重的直肠肛管损伤可后遗直肠、肛管狭窄或大便失禁,需以后择期行成形手术。

5.11 膀胱损伤

A1 发病情况

膀胱本是腹膜外盆腔器官,但小儿膀胱胀满后大部分伸入腹腔内被腹膜覆盖,故当腹部创伤时膀胱损伤(iujury of bladder)机会也较多,约占泌尿系损伤的3%。膀胱破裂时20%破入腹腔,80%破入腹膜外间隙。常见病因如下:

B1 腹部钝伤 挤压伤、坠落伤、车祸等引起骨盆骨折,约有10%发生膀胱破裂,多造成腹膜外尿外渗。但更多见膀胱挫伤,一般只在手术探查时发现,不造成临床严重后果。

B2 膀胱穿透伤 武器伤等罕见。偶见坠落伤尖物(如田间收割后植物残根)经会阴刺伤膀胱。也偶见小儿经尿道放入针、麦穗或体温表等异物穿破膀胱。

B3 病理性破裂 慢性梗阻性膀胱功能障碍(如神经源性膀胱)合并炎症时可致膀胱破裂。有时可自脐部流尿,被误认为脐尿管瘘。

B4 医源性创伤 做内镜检查或电灼时造成膀胱穿孔,或做腹股沟斜疝手术时误将膀胱切开或缝扎。新生儿可见产伤膀胱破裂,表现为尿性腹水。

A2 诊断

腹部创伤或会阴创伤常规导尿及直肠指检,发现插入无困难,但无尿或小量血尿,应考虑膀胱破裂。单纯性膀胱损伤很难发现及确诊。

B1 临床表现 膀胱创伤患儿可有腹胀,弥漫性腹痛,耻骨上疼痛、压痛,肌紧张及肠鸣音消失。膀胱挫伤及小裂伤主要见镜下血尿。膀胱破裂口大时常无尿。合并尿道伤时,会阴器官可有皮下渗血及水肿(尿外渗)。直肠指检可触及软而有波动及压痛的肿块或肿胀。单纯膀胱破裂可顺利插入导尿管,但无尿或只有少量血尿排出。腹腔穿刺抽出大量微血性腹水,有明显尿臭。长时间忽略尿外渗,可引起化学性腹膜炎及尿毒症。腹膜自行透析产生低钠、高钾及氮质血症,最终发生严重败血症。虽不能明确诊断膀胱破裂,也应开腹探查。

B2 影像学检查 膀胱损伤确诊须靠现代影像检查。X线平片只能检出骨盆骨折及外插入的金属异物。静脉尿路造影(IVP)可了解上尿路的完整性及膀胱异常与尿外渗。对诊断困难的患儿,在严格无菌操作下,向已插入膀胱的导尿管内注入静脉造影剂,当膀胱充盈到最大的耐受容量时摄取排尿前后正位及双侧斜位片。如有腹腔内破裂,则造影剂可逸至横膈下及肠曲间;如为腹膜外破裂,可见膀胱前及其周围尿外渗。

A3 治疗

一般说来,膀胱破裂均须手术探查。绝大多数膀胱破裂都有膀胱周围大量出血。清除血肿,止血后,在顶部切开膀胱,小心探查膀胱腔内,寻找破口,包括膀胱顶部。用3-0或2-0可吸收线分两层在腹膜外修补膀胱破裂部分,在膀胱顶部留置蘑菇头导尿管。合并输尿管下端及尿道创伤时应同时处理,留置输尿管及尿道支架管。膀胱前间隙留置皮片或香烟引流48小时。术后10天经膀胱造瘘管注入造影剂,拍摄排尿前后的前、后及斜位X线片,无尿外渗则可夹闭膀胱造瘘管经尿道排尿,观察24小时如无不适可拔除膀胱造瘘管。

A4 并发症与预后

膀胱损伤除长时间忽略外,一般不应发生合并症或死亡。处理不当也可能并发尿毒症、败血症、延期血尿、膀胱结石及膀胱瘘。感染控制后,仍需在一段时间内持续应用抗生素,以防发展为慢性肾盂肾炎、高血压。

5.12 尿道损伤

尿道损伤(injury of urethra)是泌尿系常见的创伤,多见于男孩。北京儿童医院1977~1999年共收治306例,其中男性262例(86%)、女性44例(14%)。男孩中前尿道损伤41例(16%)、后尿道损伤221例(84%)。306例中仅有新鲜损伤45例(15%),包括前尿道损伤21例、后尿道损伤23例及女孩尿道损伤1例。腹部创伤只见后尿道损伤或断裂。

A1 发病情况

尿道穿过坚强而固定的盆底,膀胱及前列腺尿道位于其上,球部尿道位于其下,膜部尿道居其中并被盆底固定于骨盆环。骨盆骨折时约10%发生尿道损伤,多是完全性断裂。上述23例新鲜后尿道损伤中,18例(78%)是完全性断裂。其中90%是车祸,其余10%是坠落伤、砸伤以及运动性创伤。小儿膀胱基本上是腹腔内器官,小儿前列腺不成熟,小而薄弱,未能广泛与膀胱相连,因此除常见的膜部尿道断裂外,小儿可有前列腺尿道撕裂及前列腺上的尿道断裂。此外,小儿耻骨前列腺韧带薄弱而不成熟,完全性后尿道断裂时该韧带多也完全断裂,造成尿道近端明显向上移位,给二期手术尿道吻合增加困难。北京儿童医院1980~2000年共诊治后尿道损伤228例,致伤原因为车祸213例(93%),6例并发于肛门闭锁手术后,5例为砸伤或挤压伤,2例枪伤,1例电击伤,1例为扩张肛管所致。尿道破裂导致尿外渗、尿潴留以及严重出血。膀胱端尿道残端常被血肿推移,使尿道两断端间遗留数厘米间隙。如膀胱颈未受伤,尿可贮于膀胱内,当小儿排尿时有尿外渗;如膀胱颈也被撕裂,则有持续尿外渗,膀胱小并于骨盆底部形成局限性积尿。

A2 诊断

骨盆骨折或会阴创伤,血尿、排尿痛及尿潴留,会阴部蝴蝶形血肿,阴囊膨隆、变色,直肠指检发现盆腔血肿,X线平片可发现耻骨联合分离,即可诊断为后尿道断裂。先不要试图插导尿管,因其可使不全性尿道断裂进一步损伤,成为完全性尿道断裂。导尿管应插至尿道外口内2cm处,并注入稀释的静脉尿路造影剂(15%～25%泛影葡胺)作膀胱尿道造影。后尿道创伤时,外渗造影剂在尿生殖膈之上与腹膜外膀胱破裂不易区分,如辅以膀胱穿刺造影,可见膀胱壁完整,并可能向上移位。如尿生殖膈也破裂则造影剂广泛外溢于会阴部。造影剂全部外溢不能进入膀胱,应考虑为后尿道完全性断裂。造影剂部分外溢的同时也可进入膀胱,应考虑为不全性后尿道断裂(图5-12-1)。

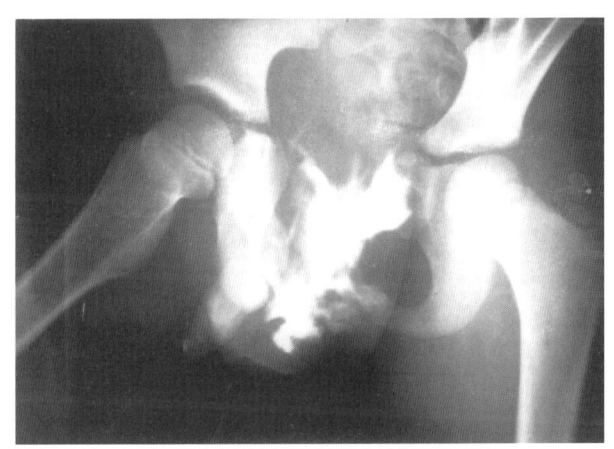 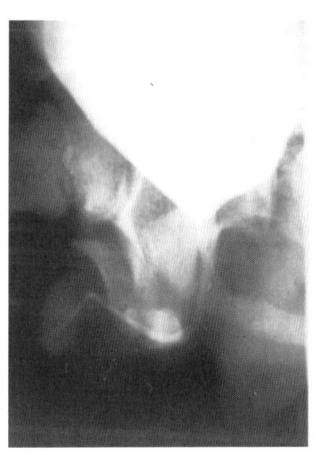

A.造影剂外溢不规则,膀胱不充盈为尿道完全断裂　　B.膀胱充盈,但有外溢为尿道不完全断裂

图5-12-1　尿道断裂的X线表现

A3 治疗

骨盆骨折合并尿道损伤病程常拖延长久。一般来说,后尿道部分断裂做单纯膀胱造瘘即可。后尿道完全断裂大体有两种处理方案:急症仅做耻骨上膀胱造瘘,日后发生尿道狭窄再行二期尿道修复手术;或一期经会阴入路做尿道端端吻合,同时行耻骨上膀胱造瘘。成人常用的尿道会师术因小儿尿道太小应为禁忌。

实际工作中,作为腹部创伤的合并症,患儿在复杂创伤的情况下,多数采取单纯膀胱造瘘。其优点为:①手术简单、迅速,以便有时间处理其他创伤。②如为部分尿道断裂,多可自然愈合。③如需再次手术,待患儿情况好转按准备后手术进行。④避免尿道插管增加尿道损伤。

⑤不暴露耻骨后血肿,继发感染机会少,术后发生阳痿、尿失禁机会也少。但如系完全性后尿道断裂做单纯膀胱造瘘,两尿道断端间形成瘢痕,日后可按尿道缺损行成形修复术。如果患儿条件好,医生经验丰富,造影检查诊为完全性后尿道断裂并有膀胱前列腺向上移位,争取经一期会阴修复尿道仍为上策。北京儿童医院泌尿外科1994～2000年连续做12例急症完全性后尿道断裂,分别于伤后2～48小时进行端端吻合,术后11例排尿通畅,1例半年后行尿道内切开一次治愈。

手术方法:经耻骨上切口打开膀胱前壁。再经会阴切口在尿道探子引导下找到尿道远侧断端。从膀胱内向尿道内口插入10f导尿管5cm,用食指尖在膀胱内抵住尿道内口向会阴部加压,使上移的膀胱、前列腺复位。于会阴部切口清晰显露后尿道近侧断端,可在直视下做两断端吻合,置细硅管做支架,同时做膀胱造瘘。会阴切口放皮片引流48小时,支架管3周拔除,待造影及排尿试验示尿道畅通再拔造瘘管。术中不作耻骨后探查、不向头侧牵拉膀胱前列腺可避免损伤勃起神经,减少阳痿发生。

A4 陈旧性后尿道损伤的处理

外伤后遗尿道狭窄患儿应常规做IVP及B超,以了解狭窄或闭锁的部位、范围和尿上路情况。MRI可对尿道狭窄或闭锁的部位和范围作精确判断。后尿道狭窄或闭锁段的长度为1～2cm时可做尿道内切开加镍钛记忆合金螺旋形支架。后尿道狭窄或闭锁段的长度大于2cm即须做开放手术。结合排尿性膀胱尿道造影所见,如近端尿道长,位置较低,接近或达到盆底,可经会阴入路做尿道吻合;反之须经耻骨联合及会阴联合入路行尿道端端吻合,尿道内硅胶支架管留置3周。如缺失尿道过长,可将两断端各做会阴皮肤造瘘,待瘢痕软化后按尿道下裂修补。北京儿童医院1980～2000年共诊治210例陈旧性后尿道损伤(本院遗留6例、外院转入204例),112例做TUR,有8例改做开放手术,成功率为93%(104/112)。经会阴联合或耻骨联合入路做尿道端端吻合83例,手术成功率为81%(75/83)。后尿道修复的难度与尿道缺失的长度及局部情况有关,如合并前尿道病变、尿道直肠瘘、尿道会阴瘘时更不易一次修复成功。

A5 女性尿道损伤

北京儿童医院1977～1999年共治疗女孩尿道损伤44例,43例为陈旧性损伤,40例(93%)合并尿道阴道瘘,车祸骨盆骨折37例(84%)。伤后不能排尿或尿道及阴道出血应做排尿性膀胱尿道造影,可确诊尿道损伤。不完全性尿道断裂可留置Foley导尿管。如尿道及膀胱显著移位特别是合并阴道损伤时应先做膀胱造瘘,在患儿情况稳定后尽早修复尿道及阴道。陈旧性尿道损伤由于伤情及治疗经过不同,故治疗的难易差别也大。如能把尿道及阴道病变同时解决,当为上策。但小儿多需先解决排尿,在保证畅通的同时控制漏尿,待小儿长至青春期再手术处理阴道狭窄。长期膀胱造瘘必须用硅胶管并频繁洗换,以防膀胱结石、慢性感染、肾积水。应定期复查双肾形态及功能,及时处理。

A6 预后与合并症

后尿道损伤的合并症有尿道狭窄或闭锁、尿失禁、阳痿或不育症。尿道狭窄又可造成尿潴留、膀胱输尿管反流、肾积水、感染及结石。关键在于尽早保证尿路引流畅通。宁可长期耻上造瘘。

5.13 膈破裂

A1 发病情况

膈破裂(rupture of diaphragm)由于腹压猛烈增高引起的,因发病率不高,症状隐蔽,常被忽略而漏诊。有时创伤愈合很久才偶尔发现膈破裂。多发生于年龄较大男孩,多见于左侧。常见情况如运动场上跌倒,一人砸到另一人腹部,或两人斗殴猛撞腹部。冲力大但压力均匀时,腹内器官可以无明显损伤而只有一侧膈破裂。胸腹多发伤同时合并膈破裂很不常见,即使有膈损伤当时发生膈疝更为罕见,因此经过创伤后手术探查的患儿仍有发生漏诊的可能。膈破裂后当时活动受限,胸腹之间压力稳定,破口暂时闭合。如果裂口很小,腹内物间置,2周后可以自愈。情况平稳后,膈活动逐渐恢复,偶然用力腹压突增或胸腔负压突增致使腹内脏器冲开伤口疝入胸腔。当时可有上腹痛或左肩痛及呼吸困难,但不严重。不久就能适应,形成膈疝而不知觉,直到偶尔胸透或发生嵌顿疝才被发现。膈疝发生后只能越来越大,不可能自然退回而愈合。长期膈疝可影响心肺功能,偶尔发生嵌顿则出现腹痛、呕吐、气促、发绀而威胁生命。

A2 诊断

严重复杂创伤如车祸、坠落引起胸腹联合伤,伤及心脏、大血管可能来不及诊断,能来就诊的患儿也不能提供特异性症状提示膈破裂。因此,腹部创伤需要探查的患儿,诊断只能靠手术探查。创伤常规开腹探查迅速提出全部肠管后,首先探查肝脾,摸到肝脾上极时顺手摸摸两膈。可疑时剪开肝三角韧带及冠状韧带,同时可以探查肝的膈面及膈本身有无破口。如无明显膈下出血时,剪开肝韧带步骤可待最后送回小肠前再做。不需开腹患儿胸透见一侧膈运动不良或矛盾运动则应考虑膈破裂,经腹腔镜或胸腔镜检查证实,可以同时缝合修补。已经发生膈疝则诊断比较容易,如X线检查见到胸内有异常阴影,膈看不清,都可诊断为膈破裂。但对晚期漏诊病例必须注意与脓胸、脓气胸鉴别。钡餐造影常能明确诊断。B超、CT、MRI对疝入的器官有鉴别能力。

A3 治疗

除极少数很小的破裂口有可能自愈外,膈破裂无论大小轻重,几乎所有患儿迟早要发生膈疝。必须即时缝合,不可企图侥幸。

B1 新鲜裂口无膈疝 一般在开腹手术中缝合。首先切开肝三角韧带及冠状韧带,充分暴露腹侧膈肌破口,作彻底修剪,保证切缘循环良好,不吸收线双层缝合。如果损伤的膈肌未完全穿透或裂开,也要彻底修剪缝合,以免日后伤处坏死萎缩,继发膈疝。

B2 新鲜裂口有膈疝　手指插入疝孔内引导扩大破口,向胸腔内插入导尿管,使空气自由进入胸腔,然后将疝入之内脏拉出,再修剪缝合破口。

B3 陈旧裂口与膈疝　切开肝三角韧带,掀开肝脏,暴露疝孔。扩大疝孔,插入导管,拉出内脏。如遇阻力,手指探入疝囊,轻轻游离疝内容,再轻轻将疝入之内脏拉出。修剪全部裂口边缘,双层缝合裂孔,缝合最后一针时,麻醉师使肺膨胀。创伤性膈疝与先天性膈疝不同,前者膈组织无缺损,缝合无困难。

A4 预后

除非发生嵌顿膈疝,一般膈破裂及忽略性膈疝均无死亡。突然发生嵌顿,如果诊断及治疗及时,也不应有死亡。发生内脏坏死则难免危及生命。

5.14 隐蔽性创伤

A1 发病情况

因创伤引起的腹部病变,但以急腹症就诊而忽略了创伤史,常被误诊以致处理不当,称为隐蔽性腹部创伤(masked abdominal injuries)。

B1 病因　造成隐蔽性创伤的发病原因很多。从病因来分常见有以下几类:

C1 虐待伤　多为婴幼儿,多因家庭矛盾或仇人报复,祸及小儿,常被隐瞒病史。腹部创伤多为猛力踢、打、挤压前腹,造成肝脾胰以及十二指肠挫伤血肿,引起迟发性腹痛及腹征。也有人用针刺及香烟烧腹壁,较小的婴儿哭闹、腹部压痛紧张而以急腹症就诊。此类伤中也包括保护者不慎碰伤而不敢承认,企图掩盖。也有农村妇女习惯将缝针别在衣襟,抱孩子时针刺入儿腹。这些有意或无意识致伤,在法律上自有不同,在医学上都属于虐待伤。近年来我国也出现大孩子受到威胁,隐瞒受伤而以急腹症入院,要警惕受骗。

C2 座带伤　包括防坠床安全带伤、婴儿学步车伤等,这一组类似情况也是较小的孩子特有的腹部创伤。创伤形式似乎轻微不被人重视,腹部症状又多迟发而隐蔽,于是常以急腹症就诊而忽略了可能的创伤史。较小的孩子坐在汽车后座内,座带松松拦在腹部,小儿腹壁软弱,应急反应不够灵敏,急刹车使座带猛烈从腹壁撞向脊柱,造成肝、脾、胰、十二指肠、小肠、肠系膜等处轻重不等的挫伤,一般以迟发性腹内出血、腹膜炎、肠梗阻而入院。防坠床安全带伤指 6 个月龄以上的婴儿在护栏小床上玩耍,为防止坠床,用带子拦腰绑在床栏上,一旦孩子跌下,束带猛拉腹部,造成同样的内脏损伤。婴儿在学步车中练习走路,一旦跌倒,学步车环栏撞在腹部,也能造成同样内脏损伤,出现迟发症状。所不同者只在于创伤时受力程度有轻有重。

C3 运动场伤　器械撞伤、嬉斗撞伤、游乐场挤压伤等见于学龄儿童,腹部受到直接猛烈撞击。当时或因受伤不光彩心理而隐瞒,或因当时疼痛不重,短暂痛后消失而未加重视,特别是主要受伤部位常不是腹部而被忽略或遗忘,不认为迟发的腹痛与创伤有任何联系。此类创伤的腹内病理也多为器官挫伤及慢性血肿之类,多可于1周内不治而愈;但也可能发生腹膜后胰腺或十二指肠破裂,或肠壁血肿引起肠梗阻,或更严重的肠系膜血肿导致大范围迟发性肠坏死。

C4 腹部肿瘤自发性破裂　原有腹内肿瘤或高张力性囊肿,自觉或不自觉受到一些创伤引起肿瘤或囊肿破裂,表现为血腹或腹膜炎而就诊。任何年龄均可发生,肿瘤越大越易破裂。常见的有肾母细胞瘤、肝母细胞瘤、巨大肾积水、巨大胆总管囊肿,此外还有巨大脾、游走脾、游走肾等,多以腹痛、腹胀就诊,而原有的肿物及创伤病史常被忽略。当然,除非有休克的威胁,此类创伤的治疗重点应在原发病变。

C5 动物伤　包括大动物对小儿的踢伤、踩伤,非食肉畜类咬伤腹部等,似乎创伤轻微,腹壁也无伤痕。然而伤后患儿很快停止啼哭,但精神不佳,懒吃懒动,误认为惊吓所致,事实上很可能内脏损伤。小动物咬伤、毒虫蜇伤则多造成腹壁皮肤轻微损伤,造成反射性腹部压痛紧张而无腹内器官损伤。否定急腹症诊断的同时,漏诊漏治腹壁损伤也是医生的失误。

B2 腹壁伤反射性腹痛　虽非腹内器质性损伤,但腹痛也是创伤造成的。如腹壁烫伤、小外伤,毒虫甚至毒性植物蜇伤腹壁皮肤,都可因腹痛而就诊。检查时也有腹部压痛紧张而误诊。另外,腹型破伤风的腹痛也是创伤引起,虽不是腹内病变,也常常以急腹症就诊。

A2　临床分类

腹部隐蔽性创伤就诊情况可分为两类:

B1 主诉为腹壁创伤,隐蔽了腹内脏器病变。

C1 忽略性开放伤

D1 腹壁小破口　如小的锐器刺伤,玻璃、瓷片划伤,看来很浅,只是皮下脂肪可见。出血已停,伤口很小,不值一缝。回家后可能出现大网膜溢出,甚至肠管溢出。

D2 腹壁针刺伤　针刺伤虽然是开放伤,但伤口非常小,刺破后几乎立刻愈合,找不到伤口。然而缝衣针、注射针、针灸针刺入小婴儿薄而胀的腹壁,都可能刺破肠管发生气腹及腹膜炎。缝衣针、注射折针、针灸折针也可能进入腹腔成为腹腔异物,对小儿容易胀气的肠管造成威胁。

C2 忽略性闭合伤　上述6种原因产生的腹部隐蔽性伤多属此类。一般造成漏诊的主要原因有:

D1 创伤形式明确但忽视其强度　日常生活碰撞,特别是人与人之间的不慎碰撞,小儿就有可能造成迟发性内部损伤。平地坐跌在硬物上也可能发生尿道挫伤、尿路梗阻及尿外渗,或直肠、肛门损伤,肛周感染。伤后当时检查不仔细,可能无所发现而漏诊。

D2 忽视创伤的形式　座带伤一类安全保护设备反而造成创伤。原有巨大肿瘤,将要跌倒时猛然拦阻也可致破裂。这些都是一般想不到的,成为小儿腹部创伤的又一特点。

B2 主诉为腹痛,隐蔽了创伤史,实为腹部创伤迟发性病变或后遗症。

C1 迟发伤 隐蔽性创伤造成脏器的腹膜后较轻破裂、血肿、供应血管栓塞,逐渐发生局部脓肿、囊肿、肠梗阻、腹膜炎。常见于上腹挤压伤、座带伤及跌坐伤,引起腹膜后胰腺、十二指肠破裂,肠壁挫伤血肿,肠系膜挫伤以及直肠、尿道挫伤。

C2 腹壁小创伤反射性腹痛 夏季室外纳凉睡眠可被昆虫蜇伤,甚至毒性植物蜇伤而未察觉。也有时因腹壁忽略性(小而浅)烫伤,患儿诉腹痛,腹检有压痛紧张,误诊为急腹症。注意有无消化系症状,听诊肠鸣音正常,可以鉴别。

C3 创伤后遗症 腹腔粘连性肠梗阻,腹腔脓肿、异物、内瘘、腹内疝、膈疝嵌顿,晚期继发出血,继发急性囊肿,这都是真正的急腹症。有的曾经作过开腹手术,原来病因可追问到腹部创伤。但也要警惕因有腹部创伤史而把原发急腹症误诊为创伤后遗症。

A3 诊断原则

为了排除隐蔽性创伤,必须进行系统的逐项分析,不可企图省略。分析程序如下:①鉴别器质性与功能性、腹腔内外、具体解剖部位,对可能的病因病理(创伤、感染、畸形、肿瘤、其他等),逐项排除。②不能排除创伤时要追问过去创伤史。③分析具体现实隐蔽性创伤的可能性,肯定或否定。

B1 任何腹痛或腹伤就诊的患儿 发现精神食欲不佳应注意肠鸣音,要作精神、食欲、肠鸣音的3天动态观察。逐渐出现发热、腹痛、腹胀,精神食欲不能明显好转,肠鸣音消失,B超检查不能明确诊断时,立刻腹腔镜或开腹探查。

B2 已诊断腹腔伤的患儿 ①已经开腹探查,要避免探查漏诊。必须常规探查后腹膜,打开每个小血肿,仔细试验出血与漏气。②决定不开腹探查,要密切动态观察全身和局部的反应变化,必要时作B超、钡餐检查。

B3 以腹壁伤就诊的患儿 ①开放伤要注意引流液或渗出液的质与量,扩创探查必须暴露及检查到腹膜。②闭合伤要包括腹部B超、动态观察、钡餐或示踪颗粒造影检查。

B4 以急腹症就诊患儿 ①系统分析是否器质性损伤,伤及哪个部位或器官。对上述6种原因引起的创伤、感染、畸形、肿瘤、梗阻等病因病理进行逐项核对。②可疑为创伤时要核对具体分类,是隐蔽性、迟发性、反射性创伤,还是创伤后遗症。

5.15 网膜溢出与网膜疝

小儿腹壁较薄,很小损伤就可能穿破腹膜。因腹压关系,大网膜首先溢出,在血染的伤口内与皮下脂肪很难鉴别。不作处理可能大量网膜溢出甚至小肠溢出。即使网膜不继续溢出,至少也会影响伤口愈合,或皮肤愈合遗留腹壁大网膜疝(herniation),以后发展为腹壁疝。处理方法如下:

A1 网膜溢出的处理

新鲜创伤的处理是首先扩创直达腹膜,发现腹膜层有不正常的脂肪垂,试图移动则拉出更多,即可发现腹膜裂口。最好不要就地缝合,因为送回网膜捏起腹膜破口边缘很困难;既然穿破腹膜,难免伤及内脏。所以,最好另作探查切口或用腹腔镜探查腹内,然后从腹内将溢出的网膜拉入腹腔。溢出的网膜太多或明显污染,则可将部分网膜切除后拉入腹腔。从腹内隔离内脏与腹膜后,再缝合原腹膜破口。

A2 网膜疝的处理

如网膜疝皮肤已愈合,但中心很软,能摸到疝环。最好及时缝合以免发展为腹壁疝。方法也是另作切口或经腹腔镜,从腹内分离网膜,缝合缺损。

5.16 腹内异物

腹内异物(intra-abdominal foreign body)种类很多,可以是创伤滞留,可以是误吞,也可以是手术遗留;可以是金属或非金属;可以很大或很小,或锐或钝;可以在腹内、肠内、实性器官或腹壁内。多数体内异物无症状,对健康也无威胁,不一定需要处理。手术切除的原则必须是有症状或有威胁(包括生理威胁及心理威胁)。决定手术切除前必须清楚了解异物的性质与滞留部位,常常需要 B 超、CT、MRI 螺旋三维造影定位。除非异物严重威胁生命,刻不容缓,否则不应冒风险而取异物。异物取出方法很多,因具体情况而异。下面举例参考:

A1 腹腔内异物取出

取新鲜异物最好用腹腔镜。腹腔内异物多被大网膜包裹,分离大网膜多能找到异物而取出。陈旧性异物在腹腔内粘连太多则腹腔镜工作困难,只好开腹探查。探查中遇到困难,可以利用腹腔内 B 超探查及开腹用手指触摸探寻。金属与非金属异物各有特征。事先了解异物大小、软硬、形状常为探查的必要条件,条件不清楚不可企图侥幸。腹腔内异物有时某一部分位于其他器官组织内,也可能在探查中挤入其他组织中,特别是尖锐异物。腹腔内取细针必须格外慎重,因为一般折针、缝针在腹内极少发生危险,如果手术困难必然得不偿失,甚至反而留下更严重的后遗症。关键在精确定位与无翻动性探查,腹腔镜是理想的手术方法。20 世纪 70 年代初 Gans 首先倡导小儿腹腔镜时第一个成功的手术就是给新生儿取腹内折针。腹腔镜探查基本上不翻动内脏,开腹取针也必须遵此原则。

A2 肠腔内异物取出

食管、胃、十二指肠内异物最好用纤维内镜取出,盲肠以下可用纤维结肠镜取出。小肠内异物则以腹腔镜手术为宜,在无翻动技术下将异物所在肠管远近端阻断后,切肠取异物。开腹探查必须避免乱翻,和异物捉迷藏。在寻找异物前,先将小肠分为三四段暂时阻断,然后按顺序逐段寻找。可利用手模、侧方灯照透光检查、手术野 B 超检查协助寻找。消化道两端异物如果内镜查找失败或查找困难时,也可经腹腔镜或开腹切取。必须再度强调,大多数吞入异物可以安全排出,只要无症状,不必急于切取。

A3 实性器官或腹壁内异物切除

一般实性器官组织内异物的危害常见有两种情况:一为感染、脓肿、窦道而不愈,一为靠近被膜、皮肤引起疼痛。但是患儿与家长的精神压力也不可忽视。是否值得切除要看手术付出的代价与解决问题的多少。实体组织内异物切除,定位最为重要,大的异物手术探查可以摸到,小的异物如折针在肝内、脾内、肾内,甚至肌肉内都很难摸到。当然这些折针多不需切除,如果要做切除则必须充分准备。典型的方法是在开腹后完全暴露器官,选择离异物近并且安全的途径,由 B 超引导用细针向异物(折针)穿刺。刺中异物后向局部注射适量的热明胶溶液(50℃以上),内含适量炭末混成墨汁,在异物周围形成较大的团块,拔针时边拔出边注射,使针道留下足够的墨迹。然后用冰水迅速降温,使明胶硬化。摸到器官内硬块后,可沿穿刺针孔墨迹分离至明胶块,切除明胶块寻找异物。一般高温下出血点多已凝固,寻找比较容易。探不到异物仍可借助于 B 超。取肝、肾内折针或气枪枪砂(小子弹)常需此法。另外一种较简便的方法是用粗针在 B 超引导下穿刺异物,然后置入金属导丝。B 超确定位置后,沿导丝切入。随时通入高频电热凝固止血,寻找异物。腹壁内异物最好在异物附近切开腹膜,插入手指,腹内外结合摸寻。当然也可用穿刺定位法寻找。

A4 脊柱旁或椎管内折针或小异物切除

此处异物常威胁脊髓及大血管而需切除。除术前精确定位外,术中可利用脊柱为标志,以减少盲目分离及损伤组织。术中暴露椎体或棘突后(椎管内异物后背路切除),选附近的一节钉入一枚钢钉作为标志。床边 X 线平片或 B 超明确异物的节位,再以钢钉为标志寻找该节位及异物。千万不可按常规自上而下或自下而上用手指摸数节位,小儿手术野中摸数非常不可靠。在危险区内手术不允许乱翻、错翻。

5.17 腹腔残余感染

腹部创伤后因为直接污染或肠缺血再灌注导致自家菌群移位都可引起腹腔内残余感染(residual peritoneal infection)。患儿从腹膜炎或败血症恢复后,有时仍可留下残余脓肿,直待患儿身体完全恢复后才逐渐吸收而痊愈。但是,也有形成慢性脓肿长期不愈,反复急性发作的病例,其中多数是有异物滞留。常见异物可以是创伤直接遗留物,如金属气枪子弹、各种折针、非金属竹木刺以及砂石泥块等;也可能是手术中有意识或无意识留置物,如缝线、钢丝、螺钉钢板、植入物以及手术中误遗纱布、器械等;也可能是自家坏死组织块,如死骨、筋膜、粪石或粪便块、机化血肿以及脱落的器官组织块等。一般说来,任何异物包括各种医用植入物,一旦感染,则常以异物为核心刺激,渗出不止,感染不停,直到异物排出。一般经验,腹内手术遗留纱布必须取出,否则后患无穷。

5.17.1 腹腔脓肿

患儿创伤愈合后,一般情况基本恢复。但低温发热不断,食欲不佳,偶有呕吐腹胀,大便时干时泻。腹部检查有轻压痛及阻力感。B超可见一个或多个大小不等的脓肿。一般仍需抗菌治疗及营养疗法,只要全身条件有进步,就要长期坚持。摸到大的脓肿,可以在B超引导下穿刺抽脓,脓肿多可愈合消失。如果消而复胀,多有异物,需切开探查,清理脓腔以后引流。

5.17.2 慢性窦道

如果引流后伤口长期不愈,形成慢性窦道,每日分泌物不减,则可能有4种原因:①异物。②连通其他脓肿。③与肠道形成瘘管。④某些特异性感染如结核、真菌。有必要再行手术探查。术前可用探针、X线碘剂造影、MRI等初步了解情况,同时用小刮匙取肉芽组织做活检。常用探查方法是先向瘘口内注射亚甲蓝,沿亚甲蓝切开窦道,彻底敞开染色的窦道,切除全部染色的组织。发现情况如异物、脓腔、瘘管分别处理。如果窦道复杂,不能敞开尽端,切除染色组织后仍遗留小蓝点即为残余窦道开口。暂时缝合伤口保留蓝点部位开放,以为下次探查的起点。可能时插入小管引流。1周后再造影检查及二期手术探查。

5.18 损伤后的粘连性肠梗阻

腹部创伤后腹腔内粘连不可避免,这是创伤愈合必要的病理生理过程,应该是有益而无害的。正常愈合情况下,创伤后3天内因腹内伤处血浆渗出,纤维蛋白沉积于肠管之间,形成广泛粘连,保护肠管休息,防止感染扩散。1~2周间形成不同程度的纤维性粘连,4周内逐渐吸收。但是也不排除某些粘连永远不能吸收,称为顽固性粘连。创伤中最常见的是异物存留(泥沙、石粉最难清除)。肠壁坏死、内瘘形成,以及肠系膜遗留裂孔部分肠管疝入,这些都是创伤手术中注意预防的重点。正常粘连形成过程中尽管有一定程度地限制肠管自由活动,但不应影响肠蠕动与食流的畅通,因此,腹腔粘连不影响生理,也无任何症状。但是在粘连的形成过程中,特别是吸收过程中偶尔发生肠蠕动紊乱,某处残余粘连可能妨碍了某段肠管的剧烈活动,造成肠管的曲折、扭绞,可能发生肠梗阻或肠绞窄而威胁生命。这仅仅是很少的偶然现象,但后果非常严重,人们不得不提高警惕。凡是腹部创伤或手术(手术也是创伤)以后腹痛都应排除粘连性肠梗阻(adhesive intestinal obstruction)。然而,肠梗阻的开腹探查必须有严格的手术指征,再一次手术必然又增加了新粘连。医生治疗的目的是针对肠梗阻而不是治疗粘连,粘连既不需治也不能治。腹部创伤后肠梗阻大致可分以下两种。

5.18.1 早期急性肠梗阻

创伤后或手术后肠麻痹开始恢复,立刻发生肠梗阻。多在伤后 3~4 天,患儿突然腹痛。腹部检查肠鸣音已恢复但不规则,腹胀不减,胃肠减压量不减、色深绿、肛门不排气。X 线低压定量钡灌肠见结肠空瘪而小肠高度胀气,提示典型的完全性机械性肠梗阻,应立即手术。此类肠梗阻形成的原因多为手术不顺利,肠管打击大,关腹困难,如:①小肠严重胀气,缝腹壁时误将肠壁挂上一针。②术后胀气严重,部分肠壁挤入切口缝线针脚之间而卡住。③长期腹胀麻痹,在严重折角位置上就地粘连,蠕动恢复后已无活动余地。综上所述,小肠严重胀气关腹困难是发生急性粘连性肠梗阻的主要原因。预防的方法应该是:①改进麻醉,保证腹肌松弛。②送回肠管前先把大部分腹壁缝严缝好,剩余部分也先摆好缝线,送回肠管后,用压肠板(或压舌板)保护肠管,拉紧缝线,逐个结扎。③用双腔肠减压吸引管经戳孔插入小肠进行充分减压后再送回小肠,同时做暂时性(1 周拔除)小肠插管造瘘,协助减轻肠麻痹腹胀更为有利。已经发生急性完全性机械性肠梗阻则须立即手术,按具体情况处理,但多需准备造瘘和二期手术。保证生命第一。

5.18.2 晚期突发性肠梗阻

晚期突发性肠梗阻是创伤愈合后的后遗症。从病理上可分为两种,即广泛粘连导致不全性肠梗阻急性发作及条索粘连引起急性肠绞窄。从病因上也可分为两种,即不良部位顽固粘连及吸收过程中暂时残余条索粘连。从临床上一般也分为两种,即慢性肠梗阻及绞窄性肠梗阻。

A1 慢性肠梗阻急性发作

患儿伤愈后,腹部常有不适,偶有腹痛、拒食、甚至呕吐,但不严重,不影响正常生活。某日突然急性腹痛、腹胀、呕吐,不能排便排气,检查腹部有肠型及蠕动波,肠鸣音呈金属声。如果钡灌肠见结肠非空瘪,全身无中毒症状,则诊断为慢性不全性肠梗阻。不可仓促盲目手术。因为多数患儿经充分减压及肠管休息后,可以完全恢复到此次急性发作前的情况,维持正常生活。盲目手术如果腹内粘连严重,探查困难,出血多,损伤大,有时还可能找不到梗阻点而难下台。慢性梗阻多为广泛粘连,肠管活动比较受限,绞窄的可能性很小。所以一般采取非手术治疗,包括胃肠减压、静脉营养、抗生素等。同时向胃肠内注入稀钡糊 100~200ml,每 6 小时 X 线观察钡影进度。如 24~48 小时钡影无变化,或发现腹部压痛,全身中毒症状,则随时开腹探查。钡餐观察可了解腹内粘连严重程度,梗阻点部位与高度,对决定手术探查增加客观依据,减少手术计划的盲目性。探查时,切口选在钡影滞留的位置,如果肠管不能自由提出,不可勉强。先分离腹壁,暴露至少 3~4 个肠襻。如果肠管胀气张力很高,非常容易破裂,也妨碍探查。应先穿刺吸引减压,然后首先寻找梗阻远段空瘪肠管,从肛门插管大量快速注气(可接麻醉机氧气或二氧化碳管),沿远段寻找梗阻点,切除粘连。解除梗阻时,不可分离不必要的粘连,以免增加损伤。

A2 绞窄性肠梗阻

多发生在粘连基本吸收之后,肠管大多可以自由活动,部分肠管围绕残余条索,钻入粘连间空隙或肠系膜破孔形成内疝绞窄。患儿伤愈后一般无症状,某日突然出现腹剧痛、呕吐、精神不佳,检查为急病容、烦躁不安,可有发热、腹胀,腹壁轻度压痛紧张,轻轻抚摸腹壁可感到有张力之肠型,视为典型诊断依据。X线钡灌肠可见结肠空瘪对比小肠胀气,立位片可见小肠内多数高张力阶梯状液平面,可以肯定诊断为急性机械性完全性肠梗阻,视为立即手术的指征,不能等待肠绞窄症状的出现。腹腔穿刺有混浊液体,镜下见脓细胞、红细胞,即为绞窄的开始;有明显血性液则已发生肠坏死。治疗要分秒必争,尽早开腹探查,避免进一步发生肠坏死。开腹后根据全身情况及局部肠管情况进行肠切除吻合或肠外置或造瘘,二期吻合。术中发现粘连条索或顽固粘连点应该切除。要注意内瘘的形成,及时分离修复。腹腔镜的使用应先于腹内粘连基本吸收并且腹胀不重,特别是诊断不确的患儿。

5.19 肠内瘘

肠内瘘(enteral fistula)主要是临近的肠管壁坏死穿孔互相愈合而形成。最常见的原因是腹内异物或肠内异物慢性压迫使肠壁坏死,穿孔以前已与邻近肠壁粘连,继而压迫邻近肠壁引起坏死穿孔,互相愈合成为肠间内瘘。这种内瘘的形成过程可以毫无症状,直到晚期偶然发生突发性急性粘连性肠梗阻或因长段肠管短路连通发生慢性腹泻营养不良才就医。少数多发性肠坏死或肠穿孔共同形成一个局限性脓肿,因肠管内引流畅通,脓肿逐渐缩小,穿孔互相接触黏膜间愈合而形成内瘘。形成腹内脓肿阶段可能有发热、腹痛而后痊愈,以后可以毫无症状,直到晚期偶尔发生肠梗阻或腹泻营养不良才就诊。

5.19.1 内瘘性急性肠梗阻

内瘘性急性肠梗阻相当于顽固性粘连引起的肠梗阻。可有两种形式:①作为点状粘连,其他游动肠管疝入其后,发生绞窄性肠梗阻。②形成内瘘处肠管原有坏死,瘘管处难免有瘢痕性狭窄,平时是轻度不全梗阻,一旦蠕动紊乱,可突然发生急性完全性肠梗阻。患儿表现为突然腹痛、呕吐、腹胀、肠型。钡灌肠见结肠空瘪,小肠胀气,有液面。诊断为急性完全性肠梗阻,须立即开腹探查,切断并修复内瘘。

5.19.2 内瘘性小肠短路腹泻

如果小肠上部与横结肠内瘘短路,未全消化的食糜直接进入结肠排出,必然引起腹泻。此种腹泻为内瘘性小肠短路腹泻,内科用药无效,日久必然营养不良,影响生长发育,身长显然不足。患儿的粪便多为不消化的物质。血生化严重失衡。X线钡餐可见消化道短路。应该尽早切断瘘管并修复肠道,并积极加强补充包括静脉及肠道内的高营养。

5.20 假性胰腺囊肿

上腹部撞击伤或座带伤一类钝器伤造成胰挫伤,引起渗出及胰液外漏,被周围粘连所局限,渐渐形成假性胰腺囊肿(pancreatic pseudocyst),上皮长入囊腔,形成囊肿。本组疾病特点是患儿就诊时多已忘记或根本无创伤病史,多以上腹部偶然发现无痛性肿物入院;少数因囊内出血,肿物突然增大或巨大囊肿破裂引起急性腹痛来看急诊。本病诊断靠 X 线钡餐、B 超、CT,血、尿及腹腔穿刺液的淀粉酶增高也有参考价值。但是为了治疗方法的选择,应鉴别囊肿内膜上皮化是否完整,有无大量肉芽面,以及囊肿最主要的部位与胃和横结肠的关系,这些都非常重要。

A1 无症状囊肿的处理

巨大囊肿,腹部突出,有感染及破裂威胁则可考虑内引流手术。临床上长期无发热,囊内穿刺液无明显感染细胞,可以说明上皮化完整,至少可以耐受囊肠吻合后的肠液刺激。囊肠吻合内引流方法的选择根据囊肿最低位引流的要求:①囊主体较高与胃壁粘连,选择囊胃开窗。②囊主体在横结肠以下,则选择囊空肠直接侧吻合。③囊主体在胃与横结肠之间,将胃结肠韧带撑开,则可选择结肠后囊空肠 Roux-Y 吻合(图 5-20-1)。

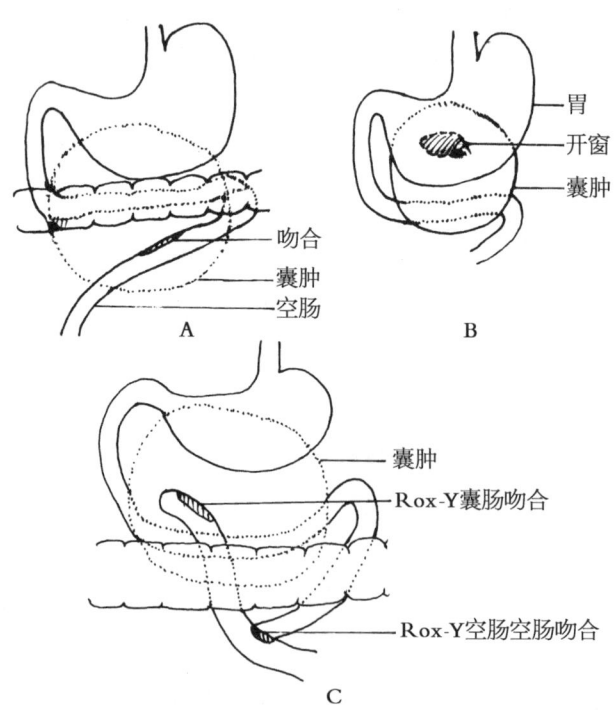

图 5-20-1　胰腺囊肿的处理方法

A2 囊肿感染或破裂的处理

囊肿感染或破裂以即刻引流为主,最好是袋形引流。方法是在囊前壁作一 2～3cm 切口,与腹壁探查切口的一角缝合成袋口,内置引流管。腹壁切口的其他部分全部缝合。感染控制后遗留慢性瘘管,处理方法为:①如感染很快恢复,瘘管黏膜正常,可以将瘘口从腹膜内切下,与空肠行 Roux-Y 手术,与瘘管吻合。②如感染严重,瘘管内以肉芽为主,则保持外引流,等待自然闭合。至少瘘口部黏膜生长完整,可能一年不愈,方可考虑行 Roux-Y 内引流手术(图 5-20-2)。

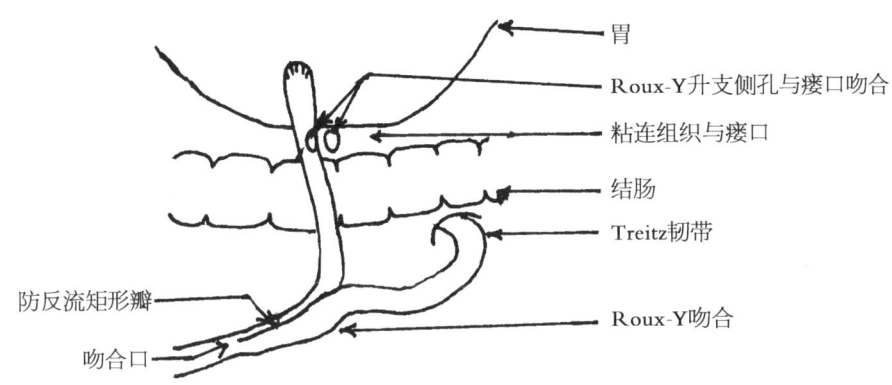

图 5-20-2 慢性胰瘘内引流手术

5.21 十二指肠破裂与肠壁血肿

十二指肠破裂与肠壁血肿(rupture and hematoma of duodenum)多发生在十二指肠水平段腹膜后部位,肠管后背横跨脊柱。暴力撞击冲向脊柱,将十二指肠挫伤,发生肠壁血肿或坏死。由于十二指肠在幽门之后为肠管的低压区,特别是伤后常规胃、十二指肠吸引减压,再加以后腹膜的保护,虽然肠壁已有小片坏死,也很难发生急性穿孔。一般是逐渐坏死后周围发炎形成粘连,以后漏出肠液或感染化脓,被局限成为腹膜后脓肿。临床表现为迟发性腹痛、发热、呕吐,B超可见腹膜后脓肿,CT、MRI 可见十二指肠破裂或肠壁血肿。临床上可出现以下 3 种情况:

A1 慢性穿孔与脓肿

创伤恢复后,食欲不能恢复,常有轻度腹痛、不规则低热,则应 B 超查腹,必要时 CT 可明确发现十二指肠脓肿。应及时开腹探查,因十二指肠坏死性穿孔不可能自然愈合,尽管当时症状不严重,迟早必然恶化。探查方法包括切开右侧肝结肠韧带,显露十二指肠水平段脓肿,切开脓肿并清除脓液。充分游离十二指肠,必要时切断 Treitz 韧带,彻底切除不健康的十二指肠部分,行十二指肠端端吻合。如果游离十二指肠有困难,无法行端端吻合,则充分游离近侧断端,剪除不健康组织,行空肠 Roux-Y 吻合引流,远端充分扩创后内翻封闭旷置。同时引流腹膜后脓腔。企图就地缝合,注定失败,形成瘘管。

A2 肠壁血肿性肠梗阻

十二指肠挫伤引起小的肠壁血肿,可能无明显症状;血肿突然增大,则可发生急性肠梗阻,表现为剧烈腹痛、呕吐、脱水。B超可见十二指肠梗阻处有肿物(即血肿)。应立刻开腹探查,暴露十二指肠壁及血肿,充分清除血肿。看清肠壁各层组织,注意肌肉活动度及有无活跃的鲜红血液渗出。如果对局部组织生机无把握,最好切除吻合。生机良好者可以就地缝合,同时进行腹膜后引流。小血肿(肠壁半周以内)清创缝合后多能愈合良好。

A3 慢性瘘管形成

遗漏性十二指肠损伤处理不当,多从原切口破出,形成慢性瘘管,很难自愈。也有的脓肿破裂沿髂腰肌引流至髂窝,从腹股沟薄弱部破出,形成慢性瘘管,反复发作,经久不愈。慢性瘘管一般很难正确诊断与正确治疗。①腹部切口瘘管:如果屡次发作,频繁感染,则应扩创探查,争取引流通畅,使瘘管形成简单直接瘘管,避免以后感染复发。观察几周至几月,一般情况好转,也无自然愈合趋势,再考虑病灶彻底切除吻合或瘘管 Roux-Y 吻合。一般暴露病灶企图检查就地修复,往往迅速复发,反复多次失败,为医者之忌。②腹股沟瘘管:首先是诊断问题。在排除脊柱结核之后应予钡餐及B超检查十二指肠。如果能肯定十二指肠有穿孔或憩室样影,则行十二指肠部分切除端端吻合;如不肯定,则仍以常规逐步敞开探查窦道,边注亚甲蓝边深入探查至十二指肠。必要时可分期手术,中途暂时插管引流,二期造影后再另作切口根治。如果瘘管无症状,每日分泌物也不多,可以长期等待观察,也不排除自然愈合的可能性。

5.22 直肠周围感染与假性憩室

单纯性直肠损伤穿孔也和十二指肠一样,因在腹膜外,并处于低压状态,特别是习惯性便秘大便干燥或刚好排便后直肠空虚时。伤后当时常无症状,随后渐渐出现不规则低热、肛周隐痛、排便困难等迟发症状。由于直肠有时有稀便或排气,致使肠内容物快速漏出,而使感染迅速加重,甚至突然发生败血症,很快休克、衰竭、死亡。所以隐蔽性直肠损伤不能及时处理其后果非常危险。因此强调创伤开腹探查除必须探查盆底腹膜外,并且要做直肠加压注气试验,以明确排除穿孔。一般创伤全身检查不可省略查肛。常见的隐蔽性直肠损伤有两种形式。

5.22.1 迟发性急性直肠周围感染

多发生于伤后1~2天,家长常常能记起可能的直肠创伤病史。患儿诉肛门痛,不敢排便。直肠指检引起剧痛,麻醉下指检可能摸到穿孔。B超、CT、MRI 只能显示脓肿形成。直肠镜检必须在麻醉下进行,注气性镜检当为禁忌,钡灌肠也是绝对错误。

发现直肠穿孔后要根据穿孔情况与感染情况分别选择不同治疗:①破口小,周围感染不重,皮下切开肛门内外括约肌,使肛门完全松弛敞开,直肠后插管引流。破口可缝可不缝。②破口大,污染严重,除切开括约肌外,应缝合直肠破口,切除尾骨。敞开直肠后间隙引流。③直肠破裂糜烂,无法缝合,应切除尾骨扩大直肠外引流,立刻行乙状结肠造瘘(远近端分开远离,或远端封闭),直肠恢复正常后再二期关瘘。术后禁食、静脉高营养、抗生素可以减轻感染,促进愈合。皮下切开内外括约肌可以自然愈合,不需修复。

5.22.2 假性憩室型慢性肛瘘

多发生于严重急性感染引流之后,特别是同时有乙状结肠造瘘者。肛门直肠损伤及周围感染已愈合,患儿全身情况良好,饮食活动正常,体重增加。直肠指检正常,甚至直肠镜检、钡灌肠也未见病变,认为可以安全关瘘。但一旦关瘘,患儿立刻发热、肛门肿痛,全身抗生素、局部热敷、电疗无效,情况急速恶化,不得不再造瘘。造瘘后立刻热退肿消,很快恢复关瘘前状态,甚至肛周脓肿已溃破形成肛瘘也能很快自然愈合,观察几个月而无复发。再关瘘则高热肿痛重演,直到再造瘘才能控制。如此反复再三,称为假性憩室型慢性肛瘘。病理机制是因为直肠损坏严重,周围形成脓肿,引流通畅,脓腔瘢缩而形成瘘管。但是瘘管内口部分已有直肠残余黏膜覆盖,瘘管远端肉芽组织部分愈合使瘘管封闭,但近段有黏膜保持开放,形成假性憩室。但憩室内黏膜覆盖不全,仍有很多肉芽面,加以憩室入口很小,引流不畅,高压粪便进入肉芽管腔引起感染、发热、周围红肿,以致脓肿及肛瘘复发。如果有结肠造瘘,直肠无高压排便排气动作,粪便不能进入瘘管而无症状。一般内口很小,位置多在直肠末端括约肌附近,直肠指检及直肠镜检查,甚至钡灌肠,进入肛门后即已超过瘘口位置,因而检查均为阴性。一旦关瘘,直肠恢复高压排便排气活动,立刻将感染性异物压入瘘管而使感染复发。因此我们强调关瘘前先向直肠内灌入患儿 3 天的全部结肠瘘排出物,观察无不良反应,并且控制排便能力正常才可以安全关瘘。

5.23 脾被膜下血肿破裂

因被膜下脾破裂引起被膜下血肿的病例并不多见。因为小儿脾膜相对比成人较厚而且富有弹性,所以脾被膜下血肿的发生率比成人高。一般是较轻微创伤后小量出血,逐渐形成巨大血肿。因此症状多是迟发,表现为腹部隐痛、拒绝活动、食欲缺乏、腹部拒按,特别是左上腹有压痛紧张,但肠鸣音正常。多数患儿仍能维持饮食活动,两三天内日趋好转,1 周后基本上恢复正常。然而必须警惕遗留慢性血肿,长期存在,偶然机会突然破裂发生血腹,表现为腹痛、腹胀,腹腔穿刺为大量血液。患儿可有呕吐、精神不佳,但少见休克。急症开腹探查常见脾有破口,但出血已停。为了预防再出血,多数医生愿放一些止血绵,缝合固定于被膜破口范围。近年来小儿脾破裂出血非手术疗法很成功,于是有人对脾被膜下血肿的手术必要性提出质疑。特别是迟发性脾血肿破裂(rupture of latent splenic hematoma),事实上脾活动性出血早已停止。血肿的长期存在甚至慢慢增大使被膜下积血块机化。作为一块异物,在原血肿内引起异物性刺激和反应性渗出,迟早可以吸收。即使破裂也不会发生继续出血。待腹膜反应消失后也会自然吸收。事先如何作出准确诊断极为重要。可疑脾血肿患儿的动态观察(包括定时B超变化的记录曲线)可以推测脾出血是否已停。突然破裂为血腹也要观察血压与血红蛋白的变化,按一般脾破裂非手术治疗法常规给予输液输血治疗及密切动态观察,必要时随时手术。估计大多数可以避免开腹探查。如果紧急医疗条件方便,非手术治疗是安全可靠的。如果条件不便,需要远道就医,为了避免临时措手不及,发现慢性血肿可用腹腔镜探查。先吸除液体后,再切开血肿清除血块。如有渗血作相应止血,必要时留置引流管,1周后拔除。

5.24 腹腔内假性动脉瘤

腹腔内假性动脉瘤(intra-abdominal pseudo-aneurysm)指创伤后腹腔内或肠腔内定期大出血。在小儿非常少见,但对生命的威胁性很高,诊断又很困难。

A1 病理

基本病理是中小动脉侧壁破裂伤。急性出血后血压下降,血管痉挛,出血暂时停止。或手术时暂时止血,因为出血口很小或已闭合,当时未发现也未作处理而结束手术。术后血管痉挛及血压恢复,动脉破口愈合不牢而再出血。尽管破口周围已有粘连,但动脉压力终能冲开一个间隙,形成血肿。尽管出血破口很小,出血量不大,但动脉压力仍导致血肿日益增大。一般规律,一周后血肿内压力冲破粘连的局限而破裂,突然大出血,穿破原伤口,流出体外。但大出血后继续出血并不多,一般加压即可止血,伤口也即愈合,一切症状消失。一周后同样大出血再次发作,如此每周反复一次。事实上血肿暂时形成假性动脉瘤,每次大出血实为动脉瘤腔内积血,突然破出,量大惊人。以后继续出血只是小口出血,并不引人注意。

A2 病因

假性动脉瘤的基本成因是动脉侧壁破裂。创伤或手术时损伤小动脉支,特别是在分支处撕裂,稍加压迫即可止血,术后则可能再出血,形成假性动脉瘤。此时如果发现侧壁裂,最好切断该血管,妥为结扎。只要切断,小动脉自然两段各自缩回而闭塞。为保留血管就地缝合破口势必形成狭窄水肿,增加阻力使缝合破裂再出血。另外一种常见的侧壁破裂是由于异物滞留或引流管的压迫摩擦而致。只要是动脉侧壁破裂都有可能发展为假性动脉瘤。动脉瘤出血可以自腹壁伤口流出(可从已愈合的伤口破出),也可破入肠腔排出,但每周一次的周期性是一致的。因此处理异物及放置引流管必须考虑到压迫邻近器官的可能,坚硬的异物(包括引流管)

长期不移动更须注意。即使未损伤血管也可能压破肠管或其他器官。

A3 诊断

周期性大出血就应该诊断假性动脉瘤。事先用 MRI、多普勒彩超或选择性减数动脉造影可以确诊，并了解供血情况。

A4 治疗

临床上常见 3 种情况：①已经发生假性动脉瘤，必须彻底探查血肿，快速清除血块。手指压住出血点，分离血管远近端，暂时将出血处夹住止血。充分分离出血血管并切断，分别结扎两端。②如果血肿时间很长，出血血管粘连严重，分离无目标，则可从血肿外围寻找供应动脉主干远近端作临时结扎，再返回血肿内分离，寻找出血点血管，分别切断结扎。然后先后放开主干血管远端及近端的临时结扎，检查血肿内出血情况。不可靠时再重复寻找出血点，予以确实的切断结扎。③如果切开血肿出血不止，无法寻找出血点，则迅速用纱布填塞，从血肿外暂时结扎供血主干，然后再探查血肿内部。

A5 预后

假性动脉瘤出血惊人，得到正确处理者预后良好。如果反复误诊，处理不当，必然威胁生命。

5.25 胃肠道异物

A1 范畴与分类

胃肠道异物(gastrointestinal foreign body)一般指吞入之异物停留于胃到直肠腔内。食管属五官科及胸科，肛门异物也非吞入，但鱼刺、骨屑、枣核等卡在食管，以及小儿肛表折入直肠也常以急腹症就诊。这些情况多急而危险，腹部外科医生必须作出处理和建议。

A2 病因

B1 吞咽反射不成熟 小儿特别是婴幼儿吞咽反应不够灵敏，咀嚼分辨能力与经验不足。食物中混有异物如鱼刺、骨屑、枣核、碎瓷片、玻璃碴等，不能辨别吐出，随食物吞下。大孩子吃饭过急，特别是喝汤，连同异物一起吞下。排骨汤里一块两头尖的小骨屑可以扎穿食管，刺破胸主动脉而致死。所以为小儿准备饭菜必须精挑细选，培养孩子细嚼慢咽、吃饭时不说话的习惯，更不要惹孩子哭。

B2 玩物入口 婴儿常有玩物入口的习惯。必须选择较大而牢固并且无毒的玩具，以免吞入。随着断奶，尽快纠正玩物入口的习惯。特别要避免小异物(如硬币、纽扣、笔帽、曲别针等)含在口中，有尖、有刺、有钩的异物更不能入口。最危险的是纽扣电池，极易吞入并且有毒。体温表(口表、肛表)更要小心，折断后既有玻璃碴，又有水银吞入，不应叫孩子自测，更不能作为玩具。

B3 进食不能消化的食物 学龄以下儿童食用有壳食物(如各种瓜子)常常连壳咽下,有子食物(如山楂子、葡萄子、玉米粒)常常连子咽下,大量壳、子聚集在直肠造成排便困难,甚至损伤肛管黏膜发生感染。某些小儿难消化的特殊食物(如黑枣、山楂、生柿子等)含有果酸、果胶,可以形成大块粪石引起梗阻。也有的母亲背着孩子工作养成婴儿抓吃母亲头发习惯,大量毛发混入食物残渣引起毛发团肠梗阻。误喝强酸强碱,首先造成食管烧伤,也可能造成胃腐蚀及坏死穿孔。

A3 病理

异物在消化道腔内一般不应该造成任何病理。只要能顺利吞下,进入胃肠内都可以随粪便自肛门排出。少数情况也可发生以下病理:

B1 穿破肠壁 锐利异物受到肠管强烈的蠕动压迫,很容易造成肠壁损伤。一般情况下肠壁本能的缓解收缩,可避免损伤。临床上不乏见到吞咽尖钉及缝针自然排出的病例,但也有时躲避不开而发生肠管穿破,引起气腹及腹膜炎。

B2 压迫坏死 较大的非锐利异物,特别是比较重的异物停在小儿较薄弱的肠壁上,尤其是长时间停留在固定部位,可以造成局部压迫性坏死,周围发生严重粘连。局部肠坏死只能形成慢性穿孔,继发脓肿或与邻近器官形成内瘘。如果压迫腐蚀邻近大血管,也可能发生急性大出血死亡。

B3 堵塞管腔 一般能经口吞下的异物都不致堵塞消化道,有的异物在消化道内聚合增大则可引起梗阻,如黑枣石与毛发团等。常见的堵塞有部位两个,即胃内与回盲瓣前。胃内巨大异物石造成慢性病理变化,出现胃不适感、食欲缺乏、营养不良。回盲部堵塞则出现急性肠梗阻与急腹症表现,成为小儿特有的肠梗阻病种。

B4 合并症 多见于异物的慢性压迫。可以造成局部黏膜损伤,破坏屏障引起溃疡与发炎,同时邻近组织也发炎而形成强力的粘连。一旦肠壁坏死穿孔,也难扩散至粘连以外。如果肠腔内引流不畅,则可能形成局限性腹腔内脓肿,引起发热、腹痛。一旦穿出腹壁外或经外科引流,则可遗留肠瘘长期不愈。如果坏死肠壁与邻近肠管牢固粘连,则可直接穿入毗邻肠管而形成内瘘。根据内瘘通畅情况与旷置肠管多少而出现肠梗阻及营养不良的继发病理变化。

B5 中毒 很多玩具涂料含铅等有毒重金属,一般吞服异物停留时间短,吸收量很小,影响不大,反不如平时舐咬玩具更易中毒。纽扣电池的吞入是当前较严重的中毒威胁,即使表面看来完整,但常常有严重泄漏,内含的剧毒物可引起急性中毒,因此必须尽早取出。金属汞一般无毒,但在胃内形成升汞则有剧毒,形成甘汞也能引起腹泻。幸亏汞在胃内停留时间很短,散在的金属汞均能很快自然随粪便排出。

A4 临床表现

B1 心理压力 尽管绝大多数吞下的异物对健康无害,但所有的家长都非常担心,甚至看到异物已经排出,或根本未能肯定吞下异物,也争分夺秒来看急诊。此时医生的漠不关心态度对患儿及家长也是极大的心理伤害。特别是异物仍在腹内,应严肃对待,耐心解释,提高信心,这点非常重要。

B2 局部疼痛 吞下异物一般并无疼痛,只有卡在咽部或卡在肛门才有疼痛。个别异物卡在食管狭窄处、胃幽门处、回盲瓣前引起肠痉挛时,可有阵发性腹痛。发生合并症,如穿孔、感染、脓肿、肠梗阻等则出现相应的急腹症症状。

B3 生命威胁 只要异物仍在腹内,随时都有穿孔、感染、梗阻和大出血突然死亡的危险。有时事发突然,措手不及。如果细心留意总能发现前驱症状。首先是精神食欲不佳,继而恶心、呕吐、腹痛,突然面色苍白、烦躁、无力则是危险征象。吞下异物引起任何生活活动异常都应提高警惕。几个小时找不到原因最好去看急诊。

A5 诊断

分为两步。第一步先诊断吞下异物的危害情况。根据全身反应、局部不适、精神状态分为三种:症状明显者,应急取异物;症状不明显者,可密切观察;毫无症状者,则等待自然排出。第二步诊断异物本身。弄清异物性质有助于决定取异物及选择方法。

B1 定性 根据病史了解异物的软或硬、金属或非金属、尖或钝、有毒或无毒。

B2 定位 首先证实异物的有无、在胃肠道的部位、游动或固定、异物形态与局部肠道的关系。利用 X 线、B 超,必要时 CT、MRI 及增强造影等手段以及多次观察获得充分信息。

B3 周围解剖关系 了解周围毗邻重要器官,以及有无粘连浸润、发炎脓肿。特别是大血管有无受到固定的压迫。

A6 治疗

治疗胃肠道异物的基本原则是尽快使异物排出人体。一般能顺利吞入胃中的异物多能自然排出,不需任何治疗。观察期间,注意精神食欲变化,每天坚持排便,并且注意检查异物是否排出。精神食欲正常,也无局部疼痛,至少应耐心等待 1 周。3 天后可服用多渣食物、缓泻剂及液状石蜡等,同时每天做影像学检查观察异物动态。

B1 取异物的指征 ①有症状之异物,特别是消化道症状及局部症状或体征。②1 周以上固定位置之异物,有可能发生慢性压迫坏死。③异物邻近并威胁大血管及重要器官。④已经发生或将要发生合并症的异物。

B2 取异物的方法 根据不同情况(异物的大小、软硬、形状以及停留部位)分别选用内镜法、腹腔镜法或开腹切肠取异物法。一般原则:十二指肠以上用十二指肠镜法;直肠内用直肠镜法;小肠内多需开腹,但取针一类的小型尖锐异物可用腹腔镜。内镜口径必须大于异物退出时的实际直径,以求异物退出时在镜管保护下不致损伤肠黏膜。开腹取异物有以下两种情况:

C1 小肠移动异物游动 开腹后先将小肠用肠钳分为三四段,逐段用手摸、灯照等方法寻找异物,以免和异物捉迷藏。

C2 小肠粘连异物固定 切口作在离异物最近处。将含异物之肠襻暴露完整,钳夹固定异物后再切肠取出异物。小型尖锐异物可以刺破肠壁取出后缝合一针,避免切肠。

B3 合并症处理 异物引起合并症时,必须取出异物。即使暂时不能取出,最后也必须取

出,否则合并症必然反复发作。主要有以下情况:

C1 大血管出血或出血威胁 影像学检查提示大血管受到威胁或已有浸润、血肿,必须即刻手术。首先必须止血,然后在安全条件下取异物。方法是在麻醉下使肌肉松弛,准备好快速输血途径,大切口开腹。先不要探查异物,并且在保护异物周围不受移动的条件下分离可能出血的血管远近段,各置临时止血带(粗线)。充分暴露异物探查的手术野,准备填塞纱垫及大口径高流量吸引器方可探查并取出异物。仔细检查异物床,特别注意动脉血管壁损害。肌层的任何损伤或可疑坏死都必须修补(用静脉管或补片),不可企图侥幸,以免后遗假性动脉瘤。如果已有出血、血肿或探查时突然出血,则立刻收紧远近端止血带,吸除血液,用手指寻找并压迫出血处,同时迅速取出异物,边操作,边吸引,边输血。出血暂时压迫停止后,吸净手术野,在完全直视下寻找出血点,根据具体损伤情况进行修补。任何步骤必须安全可靠。放开止血带观察至少10分钟,待搏动稳定、无渗血时方可缝合切口。术野不够干燥时可留置香烟引流。靠近心脏的大血管阻断须同时准备低温及体外循环。

C2 胃肠道穿孔 有腹膜炎征或气腹者,必须立刻开腹。首先提出小肠,寻找穿孔部位。暂时闭住穿孔处,清理腹腔。以后按前文介绍分段探查肠内异物,切肠取出。腹腔内酌情放置引流。

C3 感染及脓肿 有异物停留的脓肿不应企图保守疗法治愈,即使暂时控制,日后也必复发。但可在选择条件下、B超引导下引流脓肿取出异物。如果脓肿已经破出腹壁形成慢性窦道,必须探查窦道,取出异物。注意保护毗邻器官。

C4 胃肠堵塞 巨大胃石多引起慢性梗阻及营养不良。少数黑枣石比较松软,可以口服碳酸氢钠使之进一步软化,在麻醉下从腹壁外将胃石捏碎,自然排出。一般胃石较硬,仍以开腹切胃为宜。回盲部堵塞多为急性肠梗阻,B超可以确诊,应立刻手术切肠取石。有时粪石可以隔肠壁捏碎,推入结肠自然排出。肛门部被果子团堵塞,可以用手指协助抠出或灌肠洗出。巨大不规则形状异物,可以在麻醉下扩肛后用大号肛门镜取出。如果就诊时腹胀已有危险,十分急迫,可先沿直肠一侧插入一条导尿管,放气减压,待患儿情况好转再进行取异物。导尿管可留作注油注水之通道,能协助异物排出。

A7 预后

能吞下之异物多能自己排出。不能消化腐蚀的异物,原则上永远存在肠腔内而无害。然而异物对肠壁的压迫威胁,以及对母亲和孩子的心理威胁,均不容忽视。取异物的任何方法与手术都可能有危险,必须慎重决定,详细计划,严格准备,不可轻视。

A8 常见异物的处理

B1 骨屑插入食管 最危险的骨屑是枣核样两头尖1~2cm长的游离小骨片。小儿喝汤时一并吞下,就有可能卡在食管中段狭窄部。此处正与胸主动脉紧密邻接,随时有可能穿破食管,穿破动脉,引起突然大出血,及时手术(开胸或食管镜)也难免死在手术台上。因此小儿喝排骨汤与吃枣时注意预防(成人也同样危险)非常重要,万一发生必须积极去医院检查,明确诊断后立即手术,不可企图侥幸。危险与自愈不可相提并论。医生的处理态度更不能企图侥幸,必须准备好开胸体外循环的一切措施。开胸后,首先在胸主动脉与食管相邻的远近端放置临时止血带。此时方可探查分离胸主动脉与食管,如无损伤,注意保护,再进行食管内取异物。如有条件,最好经食管镜取出。选口径大于异物的镜管,撑开食管,用钳松动异物后,将尖端顺入镜管内取出。如果异物稍大不能通过镜管取出,则用钳抓紧异物尖端,连同镜管一起拉出。然后再用内镜复查食管全部,如有损伤,从食管外缝合修补,最后关胸。如果分离食管血管时发生出血,马上拉紧止血带阻断循环,缝合血管。吸清手术野,放开止血带,探查并取出异物,缝合食管穿孔,局部置引流管后关胸。就诊早,异物较小,MRI显示尖端远离血管,可以试用食管镜直接取出。不能用内镜撑开食管。若异物暴露不全,不能顺利取出,则不可勉强,宁可开胸。

B2 胃内异物 一般异物多在 4~6 小时后进入小肠,如果不能通过幽门,最好经胃镜取出。因为不能按时前进则有可能前进不顺。如果胃镜技术熟练,在胃中取出较易,可以避免精神负担。黑枣胃石的取出前文已介绍,兹不赘叙。但是软性胃石(毛发团、纤维团)一般必须开腹切胃取出,其他方法多是浪费时间,白受痛苦。

B3 肠内异物 小肠异物多能自然排出,长期(几周或几个月)不见移位应考虑慢性穿孔、脓肿形成、假性憩室形成或内瘘形成。一般各有不同症状,配合影像检查(B超、CT、MRI)多可明确诊断。一旦诊断确立,应立刻手术治疗同时取出异物。为了避免上述合并症,有人主张 1 周后不移动的异物应考虑手术取出。回盲部滞留的异物多引起急性肠梗阻,则按急腹症处理。结肠异物除巨大硬质异物或异物团卡在括约肌处者之外,尚未见有关该处异物合并症的报道。然而每天排便的小儿,3 天不能排出异物也应该进行洗肠及结肠镜检查后作相应的处理后取出异物。

B4 直肠内折断肛表 小儿(特别是新生儿、小婴儿)肛表测体温不慎将水银头折断,当时即可用手指涂油插入肛门,轻轻摸到玻璃头,随着小儿用力,粪便及玻璃头向外排出冲动,手指尽量与玻璃头保持接触,渐渐引导玻璃头随手指排出肛门。如果不能排出,不可盲目试图用钳夹拉出,必须用肛门镜扩开肛门,直视下用钳夹出。散落之水银可以自然排出或灌肠洗出,经 X 线平片证实,以消除母亲疑虑。晚期忽略患儿即使已有感染也必须经肛门镜取出异物,以后按肛周感染及肛瘘处理。

B5 纽扣电池 随着微电器的普遍使用,纽扣电池成为小儿吞食异物的一大类。小电池进入气管则可造成非常严重的堵塞,急需取出。吞入消化道,必然顺利排出。然而电池内容物漏出也可能造成致命后果。电池受到胃肠液的腐蚀致使内容物漏出,可以腐蚀局部造成溃疡、穿孔,也可以吸收引起全身急慢性中毒。因此严格管理电池勿使小儿得到,至关重要。不幸吞入,应迅速使之排出。可以服用大量液状石蜡(新生儿禁用,以防吸入性肺炎)或其他泻药,一般均可排出。仍留于小肠或胃内 2 天以上,应考虑即刻胃镜或开腹取出。开腹取小电池也必须分段夹闭,按顺序逐段检查,千万不可企图省略,反而造成捉迷藏,浪费时间,增加打击。切肠取出电池后迅速送化验检查电池是否有内容漏出,同时用大量盐水冲洗局部肠腔,检查无损害再关肠关腹。术后密切观察,有中毒症状立即根据化验成分进行相应治疗。

B6 金属汞散落 体温计破裂、水银囊胃肠管破裂以及小儿误吞水银,均可造成消化道内散在金属汞,常给患儿全家造成紧张。首先向家长解释金属汞不溶于水,不能吸收,不会中毒;在胃肠中可能有极小量金属汞变为氯化汞或氧化汞,但是量很小不会中毒;甘汞和朱砂也都是传统口服药。但是,残余汞停留时间过长也要警惕合并症的可能,文献中就有金属汞进入阑尾引起阑尾穿孔的报道。1 周内可服用泻药及粗纤维食物增加排便,随时 X 线复查。果真发现阑尾内有汞滞留,则可切除阑尾。

B7 吞针入肠 小儿吞针似为奇闻,但确有不少报道。多数为虐待,少数为含在嘴内误吞。常常不止一根针,而是多根甚至成包的缝针。一两根者多为大头针,含在口中误吞。另一奇闻是绝大多数患儿能把吞入的针全部自然排出。尽管如此仍难免遗留一些问题有待解决。首先考虑吞针不大可能引起急症,如果毫无症状,宁可观察 1 周,随时作 X 线对比,直到腹内针影全部消失。如果 1 周后仍有滞留,则可能有 3 种情况,即刺入肠壁、穿入腹腔、穿入其他器官。细针的刺入与穿透都是慢性活动,边刺入边愈合或粘连,所以很少发生肠液漏出或感染。即使从一个肠襻刺入另一个肠襻,也不发生内瘘。因此针的转移很少有症状,理论上无须治疗或取出。不锈钢针可以一生无变化,一般钢针在体内日久因生锈而折断,逐渐吸收而消失。生锈过程中有可能引起组织发炎或感染,一般也是就地局限,纤维包裹,不扩散,无症状。体内留针危害不大,而取针手术确实非常困难,三番五次的失败并非偶然。因此理智上如无症状应该任其存在。但是事实上,不少家长强烈要求取针,特别是腹内有针。而医生又没有把握保证绝对无事,所以必要时还需准备取针。如果决定取针就越早越好取,此时针全部在胃肠腔内,开腹后可分段逐步检查。不需切肠,针尖可以刺出肠外,也不需缝合。手术台上用 X 线随时监测,务必取净。晚期患儿则应等待针位置完全固定后,经 MRI 看到周围纤维化时再取,此时针周围有较硬的包围容易寻找。特别是针已进入实质性器官,纤维包块有助于寻找及切除。取一个小针,又是可取可不取,一般人可能认为是小事一桩,事实上手术级别很大并且把握很小。必须反复解释讨论,使家长充分理解与配合。

5.26 新生儿腹部产伤

A1 发病情况

新生儿腹部产伤(abdominal birth injury)是新生儿产伤的一个病种,在各种产伤中占比例不高。主要就诊主诉为血腹,比新生儿胃肠穿孔的气腹和肠梗阻的腹胀更少见。属于生命性内脏损伤,误诊误治也可致死亡。

A2 病因

臀位分娩时，双腿娩出后，腹部暴露于产道的强力收缩中。为了避免窒息，争取缩短头部娩出时间，产妇与助产者共同用力，加大了对婴儿腹部的压力，增加了腹部产伤的外力因素，加上新生儿肋缘短而软，对肝、脾、肾保护不全，容易受伤。新生儿自然出血趋势也是腹内出血的内在因素。若同时患有先天性巨大肿瘤（肝母细胞瘤、肾母细胞瘤）或巨大囊肿（巨大肾积水、巨大胆总管囊肿），则又是一个破裂出血的因素。后者即使在顺产也可能发生破裂，形成血腹。

A3 病理

新生儿腹部产伤的主要病理是腹腔内出血。新生儿血量很少，出血后马上血容量不足，血压降低，出血停止。迅速代偿后血液稀释，血红蛋白急剧下降，凝血因子进一步减少，可致反复出血，最后导致死亡。不同器官损伤也有不同之处：肝破裂出血混有胆汁，胆总管破裂以胆汁性腹膜炎为主，肾破裂有尿外渗，而肾积水破裂则为腹腔积尿。腹腔内受到刺激，必然引起炎性反应，腹膜渗出大量液体，稀释原来的血腹、胆腹、尿腹，同时引起麻痹性肠梗阻。于是腹内漏液（血、胆、尿）、渗液（腹水）再加胀气，使腹部急剧膨隆，进而出现呼吸困难和发绀。创伤性膈疝也是腹部产伤的一个病种，可以直接影响呼吸循环，尽管非常罕见，但也不能忽略。由于自然出血因素的存在，腹内器官多处渗血而不能发现明显的具体损伤。文献中有肾上腺出血的报道，可能与产伤时强烈的应激反应有关。

A4 临床表现

病理既然以血腹为主，患儿生后不久可以突然发现精神不佳、面色苍白、全身无力、腹胀、无食欲，腹似有压痛，叩诊有震水感，继而查血见血红蛋白急剧下降。

A5 诊断

B超、CT可见肝或肾破裂，或见腹内肿瘤破裂。穿刺有血、血水、尿或胆汁可以分别诊断各器官破裂。肿瘤破裂时检查可见肿瘤细胞。呼吸困难、发绀的患儿做X线检查时要注意膈疝。

A6 治疗

B1 单纯血腹的患儿输血后情况稳定，精神面色反应恢复，则可继续保守治疗，包括胃肠减压、输血输液、静脉营养、止血剂、维生素C。根据婴儿食欲尽早恢复喂水、喂奶。

B2 如患儿情况无好转，穿刺物为尿、胆汁，或有恶性细胞者均应立刻开腹探查。根据探查所见，分别缝合出血器官如肝、脾、肾等，在新生儿都能缝合完整，不应切除。巨大囊肿可暂时引流，如巨大肾积水、巨大胆总管囊肿。恶性肿瘤则应一期切除肿瘤，一般不做所谓根治手术，也不用化疗。如果肿瘤切除不净，根据病理检查分类定级再制订方案。

A7 预后

腹部产伤一般预后良好，包括恶性肿瘤破裂彻底清除也少有复发。但晚期患儿发展为凝血机制衰竭，则难抢救。因此腹部产伤仍应积极手术探查。

（周 红、张金哲）

主要参考文献

1 张金哲,黄澄如,潘少川. 实用小儿外科学. 杭州:浙江科学技术出版社,2003:49-59

2 Schwartz S L,et al. Principle of Surgery. 2nd ed. New York:McGraw-Hill Book Co,1974:195-253

3 DeVries P A, Shapiro S R. Complications of Pediatric Surgery. New York: A Wiley Medical Publisher,1982:155-269

4 Rowe M I,et al. Essentials of Surgery. St Louis:Mosby-Year Book Inc,1995:183-248

5 Ameh E A,Chirdan L B,Nmadu P T. Blunt abdominal trauma in children:epidemiology,management, and management problems in a developing country. Pediatr Surg Int,2000,16(7):505-509

6 Pryor J P,Stafford P W,Nance M L. Severe blunt hepatic trauma in children. J Pediatr Surg,2001,36:874-979

7 Kumar R,Holland A J,Shi E,Cass D T. Isolated and multisystem hepatic trauma in children:the true role of non-operative management. Pediatr Surg Int,2001,18:98-103

8 Hackam D J,Potoka D,Meza M,Pollock A,Gardner M,Abrams P,Upperman J,Schall L,Ford H. Utility of radiographic hepatic injury grade in predicting outcome for children after blunt abdominal trauma. J Pediatr Surg,2002,37:386-389

9 Stylianos S. Compliance with evidence-based guidelines in children with isolated spleen or liver injury: a prospective study. J Pediatr Surg,2002,37:453-456

10 Gross M,Lynch F,Canty T Sr,Peterson B,Spear R. Management of pediatric liver injuries:a 13-year experience at a pediatric trauma center. J Pediatr Surg,1999,34:811-817

11 Puranik S R,Hayes J S,Long J,Mata M. Liver enzymes as predictors of liver damage due to blunt abdominal trauma in children. South Med J,2002,95(2):203-206

12 Bin Yahib S,Sl Rabeeah A,Al Sammarrai A. An unusual bile duct injury in a child after blunt abdominal trauma. J Pediatr Surg,1999,34(7):1161-1163

13 Sharpe R P,Nance M L,Stafford P W. Nonoperative management of blunt extrahepatic biliary duct transection in the pediatric patient:case report and review of the literature. J Pediatr Surg,2002,37(11):1612-1616

14 Pachter H L,Spencer F C,Hofstetter S R,et al. Experience with selective operative and non-operative treatment of spleenic injuries in 193 patients. Ann Surg,1990,211:583-591

15 Velanovich V, Tapper D. Decision analysis in children with blunt splenic trauma: the effects of observation,spleenorrhaphy,or spleenectomy on quality adjusted life expectancy. J Pediatr Surg,1993,28:179-185

16 Schwartz M Z,Kangah R. Splenic injury in children after blunt trauma:blood transfusion requirement and length of hospitalization for laparotomy versus observation. J Pediatr Surg,1994,29:596-598

17 Lynch J M,Ford H,Gardner M J,et al. Is early discharge following isolated splenic injury in the

hemodynamically stable child possible? J Pediatr Surg,1993,28:1403-1407

18　Cooper A,Barlow B,DiScala C,et al. Mortality and truncal injury:the pediatric perspective. J Pediatr Surg,1994,29:33-38

19　Shilyansky J,Sena L M,Kreller M,et al. Nonoperative management of pancreatic injuries in children. J Pediatr Surg,1998,33(2):343-349

20　Jobst M A,Canty T G Sr,Lynch F P. Management of pancreatic injury in pediatric blunt abdominal trauma. J Pediatr Surg,1999,34(5):818-823

21　Ladd A P,West K W,Rouse T M,et al. Surgical management of duodenal injuries in children. Surgery,2002,132(4):748-752

22　Ciftci A O,Tanyel F C,Salman A B,et al. Gastrointestinal tract perforation due to blunt abdominal trauma. Pediatr Surg Int,1998,13(4):259-264

23　Sarihan H,Abes M. Nonoperative management of intra-abdominal bleeding due to blunt trauma in children:the risk of missed associated intestinal injuries. Pediatr Surg Int,1998,13(2 3):108-111

24　Dokucu A,Ozturk H,Yagmur Y,et al. Colon injuries in children. J Pediatr Surg,2000,35(12):1799-1804

25　Ameh E A. Anorectal injuries in children. Pediatr Surg Int,2000,16:388-391

第6章 胃肠道出血

6.1 概述

A1 定义

胃肠道出血(gastro-intestinal bleeding)是指胃肠道黏膜及血管破裂的出血,因胆道出血也从胃肠道排出,也包括在本章之内。一般不包括黏膜渗血。或者把黏膜及血管破裂出血称为大出血,渗血称为小量出血。本章只讨论胃肠道大出血,主要包括明显的便血及呕血。

A2 病理解剖

B1 出血部位 从口鼻到肛门的全部消化道都可能出血。多为一点出血,也可能为多点出血,或局部性广泛出血。

B2 出血点或血管 肠壁内动脉、肠壁内静脉、微血管、动脉瘤破裂以及肉芽面损伤引起大出血。

B3 引起出血的原发病 消化性溃疡、门静脉高压、胃肠道畸形(如 Meckel 憩室)、肿瘤、坏死性肠炎、各种血液病

A3 病理生理

B1 出血后凝血过程 出血点破裂出血,局部血管内压力减低,同时破裂的血管收缩痉挛增加出血的阻力,使出血流速缓慢,提供了凝血条件。凝血酶原激活成为凝血酶,凝固血浆纤维蛋白原成为纤维蛋白,加上血小板沉积形成血凝块堵住出血口。如果达到破口内外压力平衡,则可止血;如果出血口内压力增高,血凝块被冲脱,则出血复发。常常反反复复最后达到止血;或破口太大,出血流速太高,出血不止而致死亡。

B2 不同出血形式的转归 出血口压力不高,如静脉小破口多能自然止血。或稍加外力压迫出血处一定时间即可止血。出血口太大则必须借外力压迫3天或更长时间才能使出血口闭合粘连而止血。动脉出血压力高很难自然止血。完全断开的血管断端回缩、痉挛,使出血口

缩小较易止血。动脉侧壁撕裂，破裂处不能回缩，破口不能缩闭，则难靠凝血块止血。或能暂时止血，以后又被高压的动脉血流冲刷形成一个憩室，称为假性动脉瘤，常发生周期性大出血。

B3 休克（shock） 急性大出血后循环血量突然减少，立刻引起两个反应。首先是普遍的血管痉挛使血管床减少以维持血压，同时根据需要进行循环调控作用，选择性开闭末梢捷径血管，实行血量再分配。为了保证心、脑的血液供应，器官减少供血顺序如下：胃肠道→皮肤肌肉→内脏（肝、肾、肺）→心脑，即所谓的休克代偿作用（compensation of shock）。代偿期间患儿丧失食欲，甚至呕吐，面色苍白，无力站、坐或抬头、说话，继而无尿；脉搏快而弱，血压难测但不低。血量突然减少的第二个反应是组织间的液体向血管内渗入，以增加血量，稀释血液，降低血黏度，加速血液循环。如果出血停止，靠代偿或适当补充血量（输液或输血）可以使血容量恢复稳定，微循环恢复正常开放，患儿精神体力经过休息后完全复原，血压、脉搏恢复正常。

如果代偿期间不能止血，各处组织细胞长时间缺氧、酸中毒，产生大量乏氧细胞毒，加重血管痉挛，破坏毛细血管渗透性，进一步降低血容量，损害循环，加重中毒，加重休克。此时的病理生理已形成恶性循环，情况继续恶化，称为临床休克。如没有有效的抢救措施，必将死亡。治疗须切断恶性循环，从几个环节入手，包括补充血容量（输液输血）、开放微循环（静脉注射阿托品类药物）、纠正酸中毒（吸氧、输碱性液）等，同时注意保护心肺肝肾等重要生命器官。

如果抢救不力，重要器官长期缺氧丧失功能甚至坏死，特别是血管丧失弹性，出现多处弥散性血管内凝血（DIC），则成为不可逆性休克，毫无挽救的希望。

如果代偿时间太长，被减少血液供应的器官缺血时间太长，则该器官可能发生血管内弥散性凝血甚至坏死。后来即使休克得以恢复，也可能发生后遗症，如应激性溃疡、胃肠出血、肾衰竭、多尿或无尿、肺水肿等，仍需积极抢救。如果临床休克时间过长，循环恢复后可以发生肠道缺血再灌注反应（ischemia and reperfusion）、细菌移位（bacteria translocation）、败血症（septicemia）、多器官衰竭（multi-organic failure），尽管竭力抢救每个器官的功能，多难奏效而死亡。此外，大量出血与输血可引起凝血机制的紊乱，以致出血不止，也是出血性休克死亡的重要原因。

出血性休克贵在预防和早期抢救，包括补充血容量、使用升压药、改善微循环，同时快速止血，尽量缩短代偿时间。

B4 贫血 大出血早期，血红蛋白检查并不低。因为快速大量出血引起的反应，外周血检查中常见到白细胞增加与血小板的急剧下降。随着代偿作用的持续，细胞间水分大量进入循环血中，则血红蛋白迅速下降。血压下降与血红蛋白下降为出血性休克的典型标志。休克发展至恶性循环，出现中毒性休克的变化。由于血管渗透性的破坏，血液内水分外渗，发展为血浓缩，则见血红蛋白增高，是为垂死的象征。当然，评价血红蛋白时应尽可能与出血前情况对照。

出血特别是休克恢复以后，贫血是必然现象。如果血红蛋白不低甚至增高，必须警惕脱水的存在，千万不可误认为是输血的有效后果。休克后的脱水特别是慢性脱水常常是突然迟发性再休克死亡或败血症的主要原因。大手术后,患儿烦躁,呈休克代偿期现象,常被误诊为术中失血所致。若血红蛋白不低,常错误地认为是术中输血的效果,但仍不足。其实这种情况多是因为手术中内脏大面积长时间暴露于干燥空气中引起的脱水。这时输血尽管是输稀释血也不合理,甚至有害。这种脱水急性期应以输液为主,以纠正电解质低张。大出血恢复后期低蛋白低张慢性脱水则须逐渐增加营养,提高蛋白,补充铁剂。过多输血使血红蛋白提高,但可增加血黏度,对循环也是不利的。

B5 营养不良 大量失血肯定损失大量蛋白,一般出血停止后,恢复正常饮食,不久即可恢复正常营养平衡。少数患儿特别是反复大出血后,严重低蛋白引起代谢紊乱导致负氮平衡恶性循环,则可发展为恶病质慢性脱水。患儿明显消瘦,精神不佳,烦躁,眼窝凹陷,睡眠时眼睑闭不严,皮肤干燥、粗糙、无弹性,血红蛋白高于正常,但血压、脉搏、呼吸正常,能进饮食,表现为重度脱水。输液稍多,立刻水肿,随时可以突然死亡。因此大出血后迅速恢复蛋白代谢平衡不可忽视,发现负氮平衡必须及时纠正,必要时辅以静脉高营养。有人主张大出血后常规早期补充静脉高营养,有利于大出血后的恢复。

A4 病因

胃肠道大出血的原因很多。初步判断出血的部位与具体器官后,根据该部组织性质逐项分析可能出血的原发病因。

B1 损伤 吞食异物如喝汤时误吞尖锐的骨屑,或有口含尖锐硬物的不良习惯而不慎吞入。外伤也有可能造成胃肠道或肝内胆道出血,特别是迟发性出血。吞服大量腐蚀性液体也是大出血的常见原因,但也多为迟发性出血。要警惕迟发性出血常常忘记原来的原因,如严重创伤后、烫伤后、大手术后,即使创伤部位与胃肠无关,也均可能发生应激性溃疡出血。

B2 感染发炎 急性感染如肠伤寒出血、坏死性出血性肠炎多有发热或腹痛,但年龄越小症状越不明显。小儿有所谓逍遥型肠伤寒,不可忽视。新生儿坏死性肠炎更可以便血为唯一症状。慢性炎症中最常见的当推胃、十二指肠消化性溃疡,属于自体免疫性炎症。慢性肠炎发生无痛性大出血者更为多见,如 Crohn 病、溃疡性结肠炎、肠结核,以及真菌病等。此外肝吸虫、血吸虫以及肝炎病毒引起胆道出血或门静脉高压出血,胆道蛔虫引起出血也不罕见。

B3 畸形 小儿最常见的畸形出血是 Meckel 憩室出血。占小儿无痛性胃肠道大出血的首位。其次是肠重复畸形出血。此外消化道任何部位均可发生先天性血管畸形,如先天性动脉瘤、动静脉瘘等,随时可以突然破裂出血。原发病灶可能很小,出血后很难找到。先天性门静脉畸形与栓塞引起门静脉高压也是小儿胃肠道出血常见的原因。

B4 肿瘤与息肉 任何部位的肿瘤侵蚀肠黏膜血管都可能发生无痛性大出血。如果肿瘤很小,诊断常很困难,常需手术探查才能发现。小儿常见恶性瘤多为淋巴瘤,良性瘤中则以血管瘤出血为多见。肝胆内肿瘤也是消化道出血的原因。息肉虽不是肿瘤,但在胃肠道瘤样物中发病率最高,发生出血的机会也最多。常见的为直肠或结肠较大的息肉突然脱落,及家族性结肠息肉症突然大出血。白血病等血液病合并胃肠道大出血,也应该考虑在肿瘤范围之内。

B5 其他 无痛性出血性小婴儿肠套叠,新生儿出血症(维生素D缺乏)等无法归在上述4类外科常见病种之内,则应根据经验,尽量考虑周全,不使遗漏。尽管如此,仍有不少患儿大出血始终找不到原因,特别是一次大出血后,自然停止,以后再不复发。

A5 临床表现

这里的无痛性大出血是指突然大出血,除因大出血引起的休克外,出血前出血后均无发热、腹痛或任何其他不适。像肠伤寒、肠套叠等出血也只限于无痛型、逍遥型病例。

B1 便血 小儿消化道大出血几乎100%都以便血为主诉而就诊。临床上所谓大出血定义很不明确,习惯上常以纯红色水样腹泻为大出血的标志。上消化道出血多见暗红色血水并混有血块,下消化道出血则多为鲜红血水或鲜血。出血量很大时全部为鲜红血及血块,出血部位则很难判断。

B2 呕血 上消化道大出血可以出现呕血。出血量很大可呕鲜红血液,量较小并且出血较慢时呕出暗红色血水,出血量更小则吐咖啡样水。食管大出血时可喷吐鲜血。大出血呕血的同时必有便血。大量呕吐带有少量血丝则为口腔内小出血。

B3 柏油便 一般是胃内小量出血受到胃酸的化学作用变为柏油样黑色大便,常见于消化性溃疡的小量出血。但是大量的柏油样大便排出常常是消化性溃疡大出血的前兆,及时禁食,给予抗酸、解痉及保护胃黏膜的药物,可收避免继续出血之效。

B4 急性大出血 指突然大量持续出血,便血或加呕血,面色苍白,全身无力。特别是就诊时仍在恶化,估计出血很快并且仍在继续出血。血压下降但血红蛋白不低,多有严重口渴,急需及时抢救。

B5 慢性大出血 指反复持续出血,一般情况较好,无口渴,血压不低但血红蛋白急剧下降。尽管出血量很大,但失血速度较慢,能有时间吸收组织间水分代偿补充血容量。

B6 周期性大出血 指大出血后自然停止,过几天后(常为1周)再次复发出血,每次出血量很大,但全身症状不明显,属于慢性大出血一类。最典型的是假性动脉瘤出血,多见于手术时损伤动脉侧壁后迟发性破裂出血。局部压力降低后血凝块形成而止血,被动脉压力冲击,几天以后形成大憩室而再破裂出血。出血量虽很大,但系憩室内积血,所以对全身循环血量影响不大。尽管属于慢性出血,但动脉破裂仍需缝合或结扎,否则将越破越大。

B7 合并症状 主要是失血后引起的症状和出血后原发病的变化症状。

C1 休克 小儿休克与成人有些不同,主要因为大脑应变抑制能力发育不完善,常常使医生误诊。最初阶段主要表现为脑缺氧初期的兴奋表现。婴儿有烦躁、哭闹、无目的活动,并且很有力。能说话的幼儿活动比较有目的,常表现为多话、多动,一般还比较理智;随着情况渐趋严重,逐渐失去理智,接近于谵妄。但是小婴儿则多表现为安睡无反应。这些不同表现都是休克代偿的表现,若误认为小儿不合作闹脾气而不予处理,则常失去预防休克的良机。第二个阶段是周围代偿,患儿面色苍白,卧床不能直立,虽有不时躁动,但明显无力。此时因为胃肠道缺血,患儿可能发生呕吐。第三个阶段是内脏代偿,明显的症状为少尿或无尿,此时患儿已无力躁动,但眼睛仍不停地转动,似有惊恐不安。如果在以上各个阶段错误地使用镇静剂,特别是吗啡类,常致患儿立即死亡。

C2 原发病 胃肠出血多是某种原发病的一种表现。所谓无痛性出血是指原发病症状不显时的出血,出血后原发病的症状可能显出而被发现。在抢救出血的同时,按系统逐个分析可能存在的原发病十分重要。即使当时不能解决原发病也应充分了解,为根治创造条件。

A6 诊断分析

胃肠出血患儿就诊主要有3种形式:出血后无症状来门诊最为多见,出血不止有休克来急诊较罕见,病房内患儿偶然出血。

B1 临床诊断 轻重缓急的判断是对出血患儿诊断的第一步。从面色、精神、脉搏判断是否为休克代偿,是否需立刻抢救。以后的诊断步骤应在抢救过程中进行。

B2 出血部位 尽早分析出血部位以便估计出血的严重性与自然转归。食管静脉曲张出血虽然量大但多可自停。胃十二指肠溃疡可能为动脉出血很难自停或停而复发。下消化道出血除罕见的动脉瘤出血外很少不能自停。一般根据出血量、颜色及吐泻情况可以判断,条件许可则可行必要的影像学检查。

B3 出血原因 在抢救或治疗进行中,可以同时分析患儿可能的出血原发病。一般按三大类分析:①消化道局部病变:估计到可能的部位后按创伤、感染、畸形、肿瘤各类分析。②血液病:包括白血病、凝血障碍等。③感染:指系统感染如肠伤寒、败血症等。

B4 出血点局部病理 要了解出血处局部的现实情况,如出血是否已经停止,局部组织是否正常或为瘢痕、炎症、肿瘤组织。虽多属估计,但必须估计以便制订下一步治疗方案。条件许可时逐步进行各种辅助检查。

A7 检查与辅助检查

按病情时期不同分为3类:应急检查、常规检查与确诊检查。

B1 临床检查 包括面色、脉搏、血压,并观察血便或呕吐样本。腹部检查与全身皮肤及淋巴结检查当为常规。

B2 血常规 外周血常规包括凝血象及病理细胞。

B3 内镜检查 出血不止,估计为十二指肠以上出血或结肠出血。患儿条件和设备技术条件许可应该积极施行内镜检查,同时进行止血。

B4 吞线检查 只要患儿不吐,能饮水就常规行吞线检查。方法是:用一条白丝线,长度约为头顶到脐的距离,一端穿上一个胶囊,令患儿吞下。线的外端卡过牙缝,粘固在面颊,照常进食饮水。24小时后,轻轻拉出白线,见线的末段为焦黄色,则可以排除食管、胃、十二指肠及胆道出血。吞线的同时要查大便潜血,阳性才有意义。为了避免小儿咬断丝线,可以经鼻孔插入导尿管,从口拉出,把丝线外端带出鼻孔粘固。若此法能排除上消化道出血,以后必要时特别是需要紧急手术探查时则大为便利,因为开腹探查食管、胃、十二指肠及肝胆胰困难多,打击大,而只探查小肠结肠则简单得多。吞线试验阳性有3种情况(注意:吞线检查必须在大出血已停 48 小时以后,而粪便潜血仍为阳性时进行):①吞线颜色为白、红、黄,为食管(胃)出血。②吞线下段黑色为胃出血。③吞线呈白、黄、红为十二指肠以下出血,无黄区当疑胆道出血。

B5 MRI　活动性出血时 MRI 液显加强可以指示出血部位,可作开腹探查的参考,也可诊断原发病。

B6 B超　可显示肠内积血与肿瘤出血,鉴别外伤血肿及出血。

B7 核素扫描主要用于诊断 Meckel 憩室出血。多为血止后进行原发病的诊断,以便准备根治手术。

B8 血管造影及插管　近年来影像介入治疗发展很快,活动性大出血时可以行选择性小动脉插管造影,同时可以进行治疗。

B9 其他　其他有关原发病的诊断要按各有关要求进行特殊检查。如钡餐造影诊断食管静脉曲张,钡灌肠诊断息肉症及慢性肠炎、结核等。又如血液病需做骨髓检查,有时还需专科会诊。

A8　早期治疗

早期治疗包括止血及抢救休克。

B1 决定手术　外科医生首要任务是立刻决定是否急症手术。出血按轻重缓急分类后,只有急的一类需考虑是否手术。常用判断方法如下:凡是休克或休克代偿患儿,首先要保持可靠的静脉通道。立刻快速推入等张液 30ml/kg,如果血压不升或不能维持稳定 2 小时,则立刻再推 30ml 液体(盐水、血或葡萄糖酐),仍无反应则应立即决定边抢救边手术止血。血压稳定则应尽量用非手术疗法,等待自然止血。

B2 制订方案　决定手术与非手术方针后,制订方案要深思熟虑,计划周密而确实。保证执行时速战速决,缩短操作时间,减少对患儿的干扰,多为患儿争取安静与休息。

B3 治疗休克　血压不稳定,有休克代偿症状者应快速输液 30ml/kg,以后继续交替给予血液与晶体液各半,直至血压稳定、精神正常。如有条件随时测定静脉压,静脉压正常稳定即可停止抢救,维持静脉开放即可。如有微循环痉挛可用阿托品类药物,如无周围痉挛而血压不升则需用升压药。保护缺血器官及给予针对性治疗。参照前文,兹不赘叙。

B4 止血措施　包括以下三方面:

C1 镇静剂的应用　多数患儿就诊时已无出血,情况良好,无任何症状。为了安定情绪,预防激动后再出血,一般常规给适当的镇静剂,保证患儿安睡休息几个小时,稳定自然止血机制。巴比妥类为小儿最常用的镇静剂。吗啡类对出血后镇静效果更好,但有中枢抑制之弊,特别是小婴儿对此非常敏感,新生儿应为禁用。冬眠降温对严重出血患儿有保护中枢的作用,有利于止血,有利于赢得抢救时间。但是,必须注意,使用镇静剂必须在血液循环稳定后,至少需在输血输液以后。

C2 止血药物的使用　可分为全身用药与局部用药两种。全身用药以静脉注射为主,常用药为抗凝血的各种制剂,如卡巴克络(5 岁以下 2.5～5mg,5 岁以上 5～10mg)、仙鹤草素

(10mg)等。新生儿用维生素 K_1(10mg)。酚磺乙胺(250mg)注射可减少操作时出血。凝血病的患儿可注射相应的凝血因子、血小板。门静脉压高可用垂体后叶素(5～10单位)。消化性溃疡可静脉注射阿托品(0.05mg/kg)。抢救出血时，若大量输血及应用葡萄糖酐，可破坏凝血机制，应同时给予氨基己酸(1～2g 溶于 50ml 水中)或氨甲苯酸(100mg)。局部用止血药多经胃管注入，如凝血药、肾上腺素、冰盐水，特别是中药云南白药、三七、白及、大蓟、小蓟等。

C3 外科止血(surgical hemostasis)　只用于出血不止的患儿。一般有 4 种方法：压迫止血、内镜止血、影像介入止血与手术探查。

　　D1 压迫止血　食管出血可用三腔气囊管压迫止血，但不同年龄要用不同型号，并须注意避免压迫气管影响呼吸。此法目前在小儿比较少用。沙袋压迫腹部，增加腹内压力也有助于止血及镇静。

　　D2 内镜止血　食管出血及结肠出血均可经内镜电凝或注射硬化剂、栓塞物止血。常用此法在进行诊断时同时进行治疗。

　　D3 影像介入止血　随着三维定位血管内插管的技术与设备的进步，插管可以准确地插入末梢微动脉一级。通过插管可以置入止血绵及金属丝，达到选择性针对性止血的目的。根据临床判断出血部位及性质，通过核素(如 ^{99}Tc)扫描划定大体出血部位，然后在三维影像定位下行经皮插管。可以做到微创，少搬动患儿，对休克患儿的应急止血最为适宜。影像介入止血技术将成为各种出血首选的治疗措施。三维定位聚焦超声波或聚焦放射线遥控止血也将成为亟待开发的技术。

　　D4 手术探查　开腹手术探查是不得已的危险手段，尽可能争取在出血抢救的同时进行必要的检查，多了解一些情况。

　　止血的一般原则是：①出血时进行纤维内镜检查，如胃镜、十二指肠镜以及结肠镜检查。②大出血停止后，大便潜血仍为阳性时，可行简单之吞线检查，以排除或诊断上消化道出血。③出血停止后行 X 线钡餐全消化道检查。④诊断明确可安排择期治疗。如仍不能确诊，在上述检查的基础上，可待再发生出血时立刻手术探查。极少数患者大出血不止，甚至血压不能维持，不可能按上述方案逐项检查，而需立即手术处理以挽救生命。

A9 手术方法

按一般经验，大出血不止者多为上消化道出血如食管静脉曲张破裂或消化性溃疡出血。但最难诊断之小肠出血在小儿相对较多见，如 Meckel 憩室出血、多发性肠息肉、血管瘤，以及大量原因不明之小肠出血等。因此小儿常有可能需紧急探查。探查方法如下：

B1 食管出血的探查(图 6-1-1)　经鼻孔(新生儿可经口)插入能容 45～60ml 水的气囊导尿管(Foley 管)达贲门以下，充气后拉紧压迫并堵住贲门，使胃与食管隔开。从另一鼻孔插入普通导尿管达贲门之上，冲洗食管(每次不可超过 5～10ml 盐水，并将床头抬高，以免反流误吸)可以探知是否食管出血。

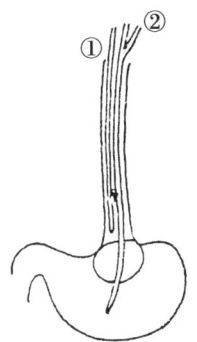

图 6-1-1 食管出血的探查——堵住贲门试验
①管冲洗后不再有血可排除食管出血,始终有血可诊断食管出血
②管冲洗后不再有血可诊断食管出血,始终有血可疑诊胃出血

B2 胃出血的探查(图 6-1-2) 临床上多需开腹探查。如 X 线示双腔气囊管已通过幽门,则可依上原理,另插一管入胃,以大量盐水冲洗。如能证明胃、十二指肠无出血,即使仍需开腹探查时可不必切开胃探查。双腔气囊管通过幽门有一定困难,且不易确定其位置。我们曾用水银袋管的方法,即在管端扎一橡皮指袋,内贮 2ml 水银,经鼻孔插入后,先仰卧,当水银袋到达咽部时,使患儿半坐饮水,随下咽动作使管插入胃。管的长度约为从头顶到剑突之距离。然后使患儿右侧卧位,允许小范围前后翻身活动。床边透视见管前端已达十二指肠中部,则可使气囊充气,拉回至幽门,进行分段冲洗。患儿情况不准许时,忌用此法。

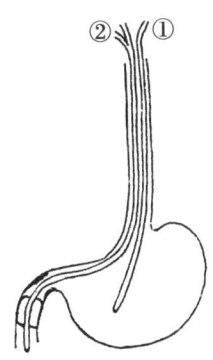

图 6-1-2 胃出血的探查——堵住幽门试验
①管冲洗后不再有血可排除胃出血,始终有血可诊断胃出血
②管冲洗后不再有血可诊断胃出血,始终有血可疑诊十二指肠出血

B3 乙状结肠以下出血的探查(图 6-1-3) 通过乙状结肠镜填塞绷带并冲洗,以诊断或排除填塞处以下出血。如经上述检查而确诊出血部位,则行相应之治疗。否则在积极抢救休克的同时开腹探查小肠、结肠。

通过乙状结肠镜先填入绷带,填塞前在绷带末端缝一牵引线以备查完时拉出绷带,通过乙状结肠镜用导管冲洗后无血可排除乙状结肠以下出血,始终有血可诊断出血,经内镜查出血点。

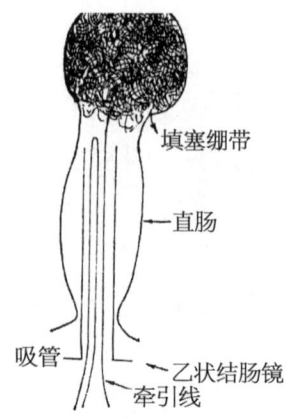

图 6-1-3 乙状结肠以下出血的探查——乙状结肠镜检查

B4 小肠结肠出血的探查(图 6-1-4) 首先用橡皮肠钳夹住 Treitz 韧带处之空肠,顺序提出肠管,在手术台旁立灯透照下检视 1m,然后再夹一钳检查,最后第三钳置于回盲瓣前。将小肠隔为 3 段,各约 1m,如有活跃出血,则可见该段肠管逐渐胀起。据我们的经验,一般出血不够活跃,常待一二十分钟不见明显膨胀,因此多需分段冲洗。明确某段出血后,可将该段再分夹成 3 段,约各 30cm。分段缩短后,一般稍等片刻则可见某段迅速胀起,即明确更短之出血段。此时即使不能查出明确出血点,亦可将此段肠管切除(约 30cm)。

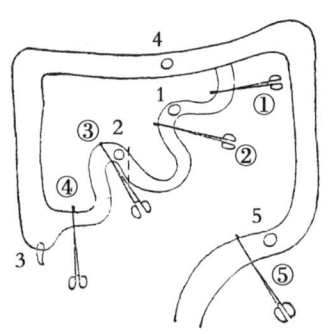

图 6-1-4 小肠结肠出血的探查——开腹探查分段检查

①②③④钳将小肠分为 3 段 ⑤钳在乙状结肠,顺序造瘘 3 处,用双腔吸引管
冲洗探查 ③钳待查完近端后移至上线处探查远端 按 1～5 的顺序戳孔,置入吸管

我们探查小肠所用的多孔气流式双腔吸引管是聚乙烯透明或半透明管,质硬而能弯曲。双腔管外管长 45cm,直径 1cm,前端为圆头(可缝扎一个金属头)。前端 5cm 内开 6 个侧孔,尾端 5cm 处开 1 个侧孔,插入 4～5mm 直径之聚乙烯内管(图 6-1-5)。使用时同肠梗阻减压手术,通过肠壁小切口迅速插入此管,然后边吸引边将该段肠管全部套于吸管上(图 6-1-6)。为

了避免吸管吸住肠壁、堵住侧孔，必须开放内管，使空气进入管内以缓解过高之吸力。肠内容全部吸出后，停止抽吸，将肠管逐渐退下吸管（管不拔出），同时将内管接盐水瓶进行冲洗，直至冲洗液清晰为止（聚乙烯管可以看出红色）。结肠探查方法与小肠同。小儿结肠基本上（或稍分离后腹膜）可以活动而能套上吸引管。但结肠急性大出血需立刻探查者极罕见，我们尚未见过。

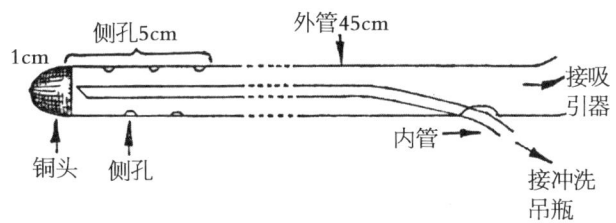

图 6-1-5　多孔气流式双腔吸引管的构造

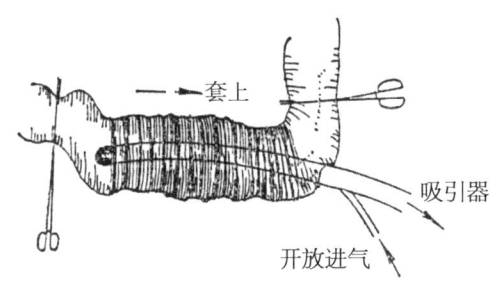

图 6-1-6　边吸边套（将 1m 之肠管全部套在 40cm 之吸管上）

B5 胃、十二指肠出血的探查（图 6-1-7）　如果术前双腔管探查不能排除胃、十二指肠出血，手术台上见 Treitz 韧带以上有血，则可用双腔吸引管探查。两个橡皮肠钳分别夹闭胃窦及 Treitz 韧带下之空肠，另一钳夹在肝十二指肠韧带上。首先冲洗胃，如洗后无出血，可从胃窦部（或空肠近端）切口插入吸引管，分别冲洗探查。明确出血位置再行必要之台上造影，如直接胆道造影、十二指肠注钡造影、肝十二指肠动脉造影等。

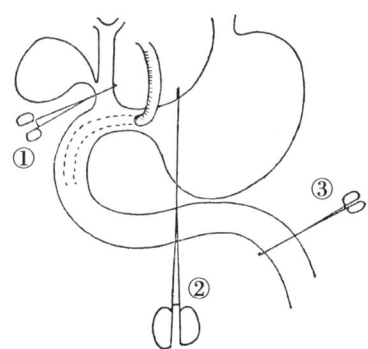

图 6-1-7　胃、十二指肠出血的探查——手术时分段探查

使用①钳后冲洗液有血可诊断十二指肠出血，使用①钳后冲洗液无血可排除十二指肠出血，撤除①钳后冲洗液有血可诊断胆道出血　①钳在肝十二指肠韧带，②钳在胃窦部，③钳在 Treitz 韧带下

一般大出血时探查要争取手术时减少探查范围。尽量在术前排除食管、胃及直肠的出血，开腹探查重点只在小肠与结肠。十二指肠探查也应尽量利用纤维内镜检查，避免手术探查。术前术中抢救休克应同时进行，原则是按出血性休克抢救方案进行。2小时内血压不升或升而又降(即不能维持2小时)均应立即手术探查。因此术前检查与术前准备要求在抢救休克的同时进行。

B6 腹腔镜探查　使用腹腔镜探查(另外插入一支冷光源做透光试验)，可以分段冲洗检查，同时进行止血。消化道两端也可与内镜联合使用。然而，目前腹腔镜手术技术尚不够熟练，对抢救患儿尚难开展。

B7 原发病根治手术　大出血的治疗目标在于止血，但有时也需同时处理出血的原发病。必须牢记急救手术的原则：深思熟虑，速战速决，减少打击，缩短时间。挽救生命头等重要，不急需的，多一步也不要做。

A10 预后

在目前先进技术设备条件下，出血基本上都可得到控制，但是最终的预后还要看原发病是否能根治。根据一般经验与统计，一次原因不明的大出血，以后也查不出具体病变的患儿，基本上都不再出血。至于出血后的后遗症如贫血、营养不良、免疫低下等，只要处理及时，都可完全恢复。但是大量输血引起的传染性丙型肝炎、艾滋病，则须注意严格预防。

A11 小儿常见大出血的原发病

B1 常见的突发性大出血　①Meckel憩室出血。②食管静脉曲张破裂。③肠重复畸形。④消化性溃疡。⑤新生儿出血。⑥青年息肉脱落。⑦多发性息肉症。

B2 罕见的突发性大出血　①淋巴滤泡增生。②无痛性肠套叠。③鼻、齿龈出血。④胆道出血。⑤肠道血管瘤破裂。⑥肠道淋巴瘤。⑦隐蔽性血管畸形及原因不明出血。

B3 合并症性大出血　①消化道手术后出血。②应激性溃疡出血。③血小板减少性紫癜。④白血病。⑤伤寒、痢疾。⑥出血性肠炎。⑦败血症。

6.2 食管静脉曲张出血

A1 定义

食管静脉曲张出血(hemorrhage from esophageal varices)是食管黏膜下静脉曲张破裂引起的出血。

A2 病因

食管静脉曲张是因门静脉系统高压所致。门静脉高压可因门静脉先天性畸形(海绵样变)或婴儿脐静脉导管栓闭过度引起门静脉阻塞所致，称为肝前型门静脉压增高。也可因肝内病变、肝硬化引起肝内门静脉梗阻所致，称为肝内型门静脉压增高。极少数因血管瘤出血。

A3 病理

门静脉压增高时,部分门静脉血被迫从食管与肛管处形成的侧支循环进入体静脉系统,致使该处末梢交界血管变为粗大或瘤状的血窦,主要分布在食管贲门、胃底一带及肛管黏膜下(成为痔疮)。食管静脉曲张后受贲门上下的强烈挤压摩擦以及胃酸的作用,比较容易出血,并且出血量较大。但因为是静脉出血,并且是末梢血管出血,尽管门静脉压高,但出血多可自然止住。如果侧支循环逐渐扩大并增多达到足够的分流,食管静脉曲张可得到缓解而不再出血。小儿肝前型门静脉高压自然转归的特点是幼儿时频繁出血,十几岁以后则不再出血。如果门静脉阻力太大,静脉曲张越来越多,势必造成出血不可控制而死亡。

食管静脉曲张是出血的素因,是物质基础,而每次出血的诱因则是食管与胃的强烈收缩与摩擦,胃酸的作用也不能排除。因为手术时可以见到胃底外面及食管外面都有粗大怒张的静脉曲张,但从未见到腹腔内出血的报道。

A4 症状

食管静脉曲张平时无任何症状,多因母亲偶然发现孩子腹部膨大,有时发现上腹部一侧或两侧有硬块而就诊。更多数患儿以突然大量便血或呕血而就诊。检查见患儿面色苍白、精神烦躁,但血压、脉搏正常。腹部检查一般可摸到脾大。某些患儿就诊时可见腹膨大,除脾大外尚有腹水征。年龄较大者腹大、软,而且有波动,但无水波震动征,说明腹内充满脂肪(在大网膜及肠系膜内沉积),为长期门静脉压增高的后果。个别失血过多的患儿可出现休克代偿期症状,甚至临床休克症状。一般多有明显贫血,血常规检查为低血红蛋白、低白细胞、低血小板。

A5 诊断

根据突然无痛性大出血、腹大、脾大、全细胞型贫血,诊断即可确立。有的患儿不是第一次出血,就诊时常带来上消化道造影片,可见食管静脉曲张。也有的患儿曾做过内镜检查显示食管静脉曲张。但是,以出血就诊时,一般不作上述检查。为了肯定诊断,也要等出血停止后再作。除非出血不止,以内镜止血为目的。

A6 治疗

为了止血,一般只需卧床休息,用一些镇静剂即可。为了帮助凝血,可以用些止血、凝血药物。贫血严重者可以输血。幼儿出血常反复多次,一般都能自然止血,但不能排除某一次发生休克或死亡。因此大出血事不过三,第三次出血则应考虑手术治疗,至少也要经内镜注射硬化剂。开腹不为急症手术止血,而是按情况分别施行选择性脾切除、贲门血管断流或脾肾静脉分流,保持几年内不再大出血,等待十几岁以后门静脉周围侧支循环形成而自然痊愈。

A7 预后

先天性肝前型门静脉高压出血患儿开始出血时年龄越小,自然停止的机会越高,而反复出血的机会也越高。随着年龄逐渐增大,出血次数减少,但出血不止的可能性也增加,因此手术干预的需要也随之而增加。目前根治手术包括各种分流,既不合理,又多贻害。首先影响肝血循环,对患儿长期代谢不无改变。小婴儿过分分流肯定导致肝脑症状群。然而长期严重门静脉高压会影响脂肪沉积,导致脂肪肝、肝硬化而致肝衰竭死亡。幸亏此类情况非常罕见。总的说来,小儿门静脉高压出血预后比较好。最好避免破坏原有的解剖生理,随时创造止血条件,等待患儿自然发展侧支循环。

6.3 Meckel 憩室

A1 定义

Meckel 憩室(Meckel diverticulum)是一种先天性的肠道畸形,是由于发育异常而在肠壁上形成的囊状物。常表现为小动脉出血,量较大。

A2 病理

Meckel 憩室及附近常有异位胃或胰黏膜,分泌物可腐蚀小血管出血。多数合并憩室内消化性溃疡出血,同时也可能发生憩室炎或穿孔,同为 Meckel 憩室的合并症。Meckel 憩室为常见的肠道畸形,一般多无症状或合并症(尸解报告为 1%～6%),然而在小儿胃肠道出血的原因中却占首位。

A3 临床症状

典型患儿平时毫无症状。出血前有时有腹泻或腹痛,随即突然排出大量红色稀便或血水,排出后症状消失。有时因为恐惧心理感到精神不佳,常见面色苍白、头晕,不愿睁眼。可以出现心慌出汗,但很少出现严重衰弱或休克。就诊时出血常已停止,患儿基本恢复正常。少数患儿可以追问出本次出血前可能有偶尔腹痛史小量便血史,或常有大便潜血阳性。严重患儿就诊时有休克趋势,不能坐立、抬头,口渴,烦躁不安。罕见患儿就诊时已处于休克甚至昏迷状态。

A4 体检

一般精神正常,面色苍白。腹部无阳性征,不胀,无压痛、紧张、肿物或肠型,肠鸣音正常。直肠指检除小量陈旧血外均为阴性。如果腹胀,直肠指检有大量血或血水流出,常为出血量大的征象,血压、脉搏、呼吸都可表现为休克或休克前期的体征。

A5 实验室检查

血红蛋白明显降低,白细胞增加,血小板减少。

A6 特殊检查

一般 X 线检查或造影检查多无助于诊断。

A7 诊断

放射性核素扫描在出血时能显示出血点,出血停止后能显示异位的胃黏膜,诊断率可达 70%～80%。MRI 液显加强可显示出血点的具体部位。一般出血多能自停,所以确诊可以等待出血停止后再做。

A8 治疗

Meckel 憩室出血的治疗很简单,诊断明确后开腹切除憩室即可。手术方法多主张切除一小段回肠再行端端吻合,比单纯憩室切除更为安全。近年来用腹腔镜探查、确诊,同时切除更为合理。

A9 预后

Meckel 憩室出血手术切除后效果良好。一次出血后终身不再出血者为数也很多,所以也有人主张再出血时才行手术。

6.4 肠重复畸形

A1 定义

肠重复畸形(intestinal duplication)也是一种先天性肠道发育异常,往往表现为重复肠管内出血。不包括肠囊肿扭转出血。

A2 病理

憩室型或双管型肠重复畸形常有异位胃黏膜或胰组织,其分泌物腐蚀血管出血,甚至可引起大量出血。囊肿型肠重复畸形只有张力性小量渗血,临床上多以肿物及腹痛为主。先天性重复畸形永远存在,随时有出血的可能。

A3 临床症状

多数患儿自小有偶然腹痛、小量便血或柏油便史。少数患儿可摸到腹内小肿块。多数患儿出血就诊时与 Meckel 憩室出血一样,毫无典型症状。

A4 诊断

B 超、CT、MRI 以及腹腔镜都有助于诊断。

A5 治疗

诊断明确后可经开腹或腹腔镜切除多余的肠管。

A6 预后

手术简单,疗效肯定。但须注意有一种很罕见的肠重复畸形,可发生胃肠道出血,但畸形位置不在腹腔,而在胸腔或盆腔外,这是由于胚胎时肠重复畸形形成方式不同所致。此种畸形如被忽略,使腹腔探查阴性而告终,则仍不免以各种形式再发病。

6.5 消化性溃疡

A1 定义
消化性溃疡(pepticulcer)指胃或十二指肠全层黏膜的局部性缺损,常发生大出血。

A2 病理
多在胃窦、幽门及十二指肠球部出现小圆形的黏膜坏死缺损,周围边境界清楚,为肉芽及纤维性瘢痕围绕。溃疡可以深达肌层,甚至穿透与邻接组织粘连。穿透性腐蚀过程中有可能伤及血管,特别是动脉,则发生大出血。这种与成人类似的病变有可能由应激性溃疡慢性化所致,从新生儿到大儿童任何年龄均可发生。在瘢痕中出血,血管收缩受限,自然止血较难。

A3 临床症状
虽是慢性溃疡,但小儿症状不明显。常以无痛性突然大出血就诊,以呕血形式为主。出血量大而急时,呕出液为鲜红动脉血;出血量减少,速度减慢后血色变黑,血停后残余血则变为咖啡渣样液。呕血之后多出现便血,如果先出现柏油便,以后出现红血便,则说明出血是由少变多;反之是从多变少。大量动脉出血常发展为休克,或已处于休克代偿阶段,小儿多以烦躁或多话为异常表现,不可忽视。

A4 诊断
确诊靠钡餐或内镜检查,以血止后进行检查为宜。但出血不止也可进行检查以决定治疗,否则只能手术探查,盲目性很大。

A5 治疗
消化性溃疡出血经常规镇静、止血等保守治疗后2小时不能稳定血压者,应立即开腹手术。一般是缝合止血,必要时局部切除溃疡。不提倡同时行一期根治术——部分胃切除及选择性神经切除。

A6 预后
小儿消化性溃疡自然愈合的机会较大,止血后溃疡常自愈。应定期随诊,必要时再考虑根治手术。小儿消化性溃疡很少发展为成人型慢性溃疡终年不愈,成年人溃疡病患者罕有儿时延续的病史。

6.6 多发性息肉与血管瘤症

A1 定义
多发性息肉与血管瘤症(multiple polyps and hemangioma)指胃肠道内多处有息肉或小型

散在的血管瘤。其中任何一个都可能损伤，累及动脉则发生大出血。

A2 病理

胃肠道黏膜息肉种类很多，常见者有青年型息肉、家族性多发性息肉症、Peutz-Jeghers 综合征。多发性肠道血管瘤可以广泛散在分布，并且常间杂先天性小动脉瘤或动静脉瘘，随时可能出血。虽然包括多种截然不同的病理，但它们的共同点都是良性瘤样病变，都是多发散在，都可能发生动脉大出血。息肉脱落可能发生一次性大出血，动脉瘤破裂也可能发生一次性大出血，而其他部位也可能随时再发生同样的一次性大出血。幸好每次大出血都能自然停止，然而平时慢性小出血则可引起严重贫血。治疗困难。

A3 临床症状

原发病中除 Peutz-Jeghers 综合征息肉症能看到口唇黑痣外其他多无症状。平时多有偶尔小量出血史，如柏油便、大便带血或大便潜血阳性等。大出血时多为突然无痛性便血，一般不影响全身情况，说明出血后已经自然停止。查血多有明显贫血。细心的家长有时能带来排出的息肉。

A4 诊断

钡餐、钡灌肠检查和 B 超、MRI 都可明确诊断。大出血时一般需等待出血停止后再进行检查，因为此类出血多是一次性自然停止。尽管上述病变都属良性，但多发性息肉有可能恶变。也有一些息肉属于炎性息肉，如结核、Crohn 病、溃疡性结肠炎等。因此内镜检验及病理活检常为必需。

A5 治疗

大出血的治疗用保守疗法，等待自然停止出血。然而根治严重失血性贫血则较困难，一般尽量靠口服铁剂补充血红蛋白，如果仍不能维持平衡，则需手术治疗。通过血管造影定位，切除出血比较活跃的病灶。也可经影像介入，插管栓堵出血活跃之血管。可能要分期多次手术，逐渐解决贫血。如果发现某一段肠管病变比较集中，当然可以行切除吻合。但是永远记住，切除整段病肠，可能不包括出血灶。

A6 预后

每次大出血多能自停，不威胁生命。但是根治切除很难，永远留下贫血与恶变的可能性。目前治疗尚难满意。

(张金哲)

主要参考文献

1 孙衍庆. 门静脉高压症的外科治疗研究. 北京：北京出版社，1996
2 黄筵庭. 门静脉高压症外科学. 北京：人民卫生出版社，2002

3 张金哲,陈晋杰. 小儿门诊外科学. 2版. 北京:人民卫生出版社,1999
4 张金哲. 双腔管分段探查消化道大出血. 北京医学,1980,2:(6)358-360
5 Grosfeld J L. Common problems in pediatric surgery. St Louis:Mosby-Year Book,1991

第7章 医院内急腹症

7.1 概述

医院内急腹症(iatrogenic acute abdomen)指患者住院期间临时发生的急性腹部外科情况。包括急腹症手术后急需再手术的合并症、其他腹部或非腹部手术后合并急腹症非手术患儿在院内治疗中临时并发急腹症,以及在住院期间偶然发生与原发病毫不相关的急腹症。当然,后者为原发性急腹症,应按原发性急腹症诊断与治疗。本章只讨论院内合并症性急腹症。

A1 原因

B1 外科手术合并症 包括腹部切口合并症与手术应激反应合并症。

C1 早期合并症 腹部伤口愈合不良问题包括伤口渗血、出血与超量渗出,伤口不愈合、部分再裂与全部裂开,伤口感染反应、浸润与化脓等,都有可能急需外科再手术。个别意外情况如紧急关腹时误将肠壁缝在伤口上、伤口或腹腔内遗留纱布等异物,引流管不合适压迫肠穿孔或血管破裂大出血。手术应激反应不限于急腹症手术或腹部手术,任何大手术都可发生应激反应,如心脏手术后应激性溃疡大出血,常需开腹手术止血。腹部术后最常见的应激反应为肠麻痹,可以引起麻痹性肠梗阻。高度腹胀,3天以上无蠕动则可后遗顽固性肠粘连,随时发生机械性肠梗阻。麻痹后肠蠕动紊乱,婴幼儿可以发生小肠套叠。此外有术后胃肠道渗血,应激性溃疡大出血、穿孔,年龄越小发生率越高。因此术中避免长时间缺氧,保证麻醉完善顺利非常重要。

C2 晚期合并症 指手术后恢复正常的患儿突然发生急腹症。最常见为粘连性肠梗阻与腹腔内残余脓肿。特别应想到异物的停留(过去年月脐部手术后残留蛔虫并不罕见)。

B2 内科疾病合并症 内科治疗中特别是免疫抑制剂的应用,如大量激素、肿瘤化疗药物等偶然引起腹内器官感染或出血,甚至有的发生肠穿孔或肠系膜血管栓塞、肠坏死。门冬酰胺酶引起的坏死性胰腺炎常急需外科引流。晚期肺炎或其他感染因腹胀引起嵌顿疝也是外科的困难问题,特别是要求鉴别因腹压高所致的疝不能还纳与真性嵌顿或绞窄。

A2 诊断

B1 手术后早期　顺利的开腹手术一般在 3 天内恢复危重期,包括体温、呼吸、脉搏趋于正常,肠蠕动恢复,肛门排气,有食欲。新生儿胃肠减压管曾有血或咖啡样引流物,3 天内也应转为正常。缝合的伤口渗出也应在 3 天内停止,敷料完全干燥。如果术后 3 天不能停减压,肛门不排气,患儿突然又有腹痛或精神不好,则应想到应激反应合并症。术后小肠套叠常如此发现。B 超常可确诊。如无阳性发现,可经胃管注钡 100ml,每 6 小时观察一次,发现完全性机械性肠梗阻则应立即开腹探查。小儿缝合伤口多应胶布封闭,每日观察胶布封口是否有血或淋巴渗出,3 天内敷料必须干燥。如果不能干燥,或有液体自胶布封口流出,则应立即更换敷料检查伤口。如发现渗出量大于缝合口的容量,可疑为腹腔内渗出。这时不可在病房揭开敷料,以免患儿哭闹内脏突然溢出,措手不及。必须急送手术室麻醉下处理,发现缝合口下可疑裂开,即时缝合。注意渗出物性质,排除肠穿孔或出血、化脓、异物,必要时及时探查。

B2 术后晚期或内科治疗中　术后恢复期或内科治疗过程中突然发生腹痛,应该按急腹症诊断常规进行系统检查分析。首先应鉴别腹痛是器质性还是功能性,然后再落实到某个器官、某种病理。可参考急腹症诊断章节的内容。

A3 手术指征与处理原则

B1 预防性措施　院内急腹症基本上与手术有关。术前营养条件、凝血条件、感染条件必须充分了解与准备。有可疑者加用张力缝线。手术时尽量减少打击,尽量维持术中血压平稳、血氧正常,术后及时纠正脱水,改善循环。手术后 3 天内要求全身情况逐日进步,伤口敷料逐日干燥。如有可疑,第三天应做慎重检查,要有紧急手术的思想准备及物质准备。

B2 急救手术　院内急腹症因发现较早,常有条件进行急救弥补。如发现缝合口皮下裂开,可在麻醉下拆一针缝线,插入手指为引导,贯穿缝合腹壁全层加固,不动腹内器官,不增加术后反应。早期发现小肠套叠,部分拆线,插入一个手指即可将套叠退出。伤口内出血,也可先插入一个手指做引导,预置 3 针贯穿张力线,然后拆开伤口缝线,清除血肿止血,再逐层缝合,最后结扎张力线加固。预置张力线可随时预防腹壁裂开内脏外溢,也可于出血点不明确时增加腹壁对出血点的压力。如果发现肠穿孔或肠系膜栓塞肠坏死则迅速提出肠管外置,腹壁张力缝合。急救手术的原则是速战速决,争取时间。即使条件允许,也可先行肠外置观察 24 小时再二期缝合更为安全,因为毕竟是大手术后 3 天的不利时机。

B3 修缮手术　急救手术常为暂时性措施,因此还需在条件好时进行修缮手术。考虑到远期要求,一般按选择性手术安排,尽量弥补合并症造成的损失。

7.2 伤口裂开

A1 定义

伤口裂开(wound dehiscence)在这里是指开腹切口裂开,合并或不合并内脏外溢。名词比较混乱,有人称为裂开或豁开。

A2 病因

素因为愈合能力低下,包括组织薄弱,血供不佳,营养不良。诱因为腹压突然增高,缝合不牢,伤口感染发炎。新生儿、小婴儿的腹壁薄弱,加上营养不良,手术污染,则裂开机会很大,所以常在常规缝合之外另加张力缝合。1周以后伤口感染缝线多已脱落,只靠张力缝线拉合腹壁,避免裂开及内脏溢出。然而张力线针眼也已豁开很大,使张力缝线成为一个毫无张力之线环,形同虚设,只起刺激针眼的作用,于是有人将线环拆除。不久随着患儿哭闹,伤口即可裂开,内脏外溢。因为张力线之所以豁开针眼使线环毫无张力,正说明哭闹时张力很高所致。所以感染切口必须在2周以后(腹壁与内脏粘连牢固后)方可拆除张力线。

A3 病理

伤口愈合头3天主要为纤维蛋白粘连阶段。伤口两侧组织渗血渗液凝固,使两侧组织停止渗出形成纤维蛋白粘连。此时粘连很松,容易分开而不出血。3天以后,成纤维细胞增生,使纤维蛋白粘连逐渐形成纤维性粘连。此时粘连牢固,分离后易出血,称为纤维粘连阶段。1周后粘连全部纤维化,一般拉力不易使伤口在原位分开,称为临床愈合阶段。事实上此时用刀柄等硬物仍可将原切口分开,当然出血活跃。2周以上的愈合伤口则只能用刀再切开。如果患儿营养不良,负氮平衡,凝血机制缺陷,应激反应严重,受激素影响使胶原纤维生成不足,都可影响伤口愈合的速度与牢固性。如果局部感染发炎引起细胞坏死液化则更难愈合,而易致伤口裂开。缝线能暂时把伤口对合,使两侧组织贴近便于粘连,然而由于张力作用缝线必然逐渐割裂组织而失去拉合力。在此期间如果伤口尚未愈合,则缝线失去作用,伤口裂开;如有感染,缝线的存在则作为异物反而促进裂开,因此应该尽量拆除缝线。但是张力缝线贯穿腹壁全层,并且针距很大,2周内不致豁穿,可以等待腹壁下粘连形成,从而避免了内脏外溢。只要不发生内脏外溢,则对生理干扰较小,即使伤口裂开一定距离,暴露部分肠管,也可用肉芽覆盖,二期愈合,不一定后遗切口疝。根据病理的发展规律,应尽量防止内脏外溢。早期无粘连时争取张力线贯穿缝合,炎症期有张力线者要等待粘连形成,无张力线且无粘连者应补缝张力线。当伤口再裂时若企图常规再缝合腹壁,非常冒险,因为不能肯定再裂的原因,实难保证缝后不再裂。此外腹壁裂开的诱因也应充分了解,一般是哭闹、咳嗽使膈肌猛烈运动导致腹压增高,特别是上腹部直接受压所致。因此上腹直口最易裂开。新生儿、小婴儿急腹症直口延及上腹使用最多,张力线应常规使用。有待腹腔镜的开发以取代上腹大切口的选用。

A4 临床表现

小儿腹部手术后切口多用封闭敷料,以防小儿不自觉地抓开,因此伤口再裂较难发现。临床上小儿突然精神不佳,面色苍白,首先应查看伤口敷料。如有大量渗血、渗液并超出切口范围的容量则应想到腹壁伤口裂开。每天常规观察伤口敷料,3天内应该停止渗出,敷料干燥,若仍然有渗出也应想到再裂。1周拆线,要试探愈合线下是否坚硬或皮下是否有空软裂隙。2周内仍有伤口再裂的可能,必须每天护理伤口同时探查瘢痕下硬度。任何精神变化、腹胀、呕吐都应首先检查伤口。发热也须首先排除伤口感染。

A5 诊断

伤口裂开内脏外溢的诊断一望便知,但我们要求对皮下裂开作早期诊断。诊断线索是每天常规观察敷料湿度,特别注意封闭胶布边缘的渗出,即使小量也必须小心揭开查看。棉球擦拭伤口可见渗液流出者应考虑皮下裂开。查到皮下裂隙,必须即刻缝合,不可企图侥幸。早期诊断的要点在于仔细按压切口缝,注意发现皮下裂隙。

A6 治疗

已经发现内脏外溢,尽量不动伤处,避免孩子哭闹。保护伤口及内脏原位,用温盐水纱垫覆盖,急送手术室,同时通知家长说明情况。麻醉下用大量温盐水冲洗伤口及内脏(可加用抗生素),清理伤口边缘。暂不还纳内脏,先置3~4针全层贯穿张力缝线。逐个提起张力线牵引腹壁,同时部分还纳内脏,结扎缝线。基本原则是尽量减少打击,以免损伤内脏。根据患儿全身情况及局部情况考虑是否另加逐层密缝,以及是否需要引流。如果尚无内脏外溢,则应先拆1针,插入手指作为引导,贯穿腹壁缝张力线3~4针扎紧,然后再逐段拆除原缝线,清理切口血肿或坏死组织,必要时另作逐层缝合,避免内脏暴露。只要发现肌层裂开,即使仅为1针裂开,腹膜缝合未裂,也要用手指插入腹腔引导,加缝张力缝合,不可企图侥幸。

A7 预后

伤口再裂内脏外溢死亡率及严重后遗症(腹膜炎、肠瘘)发生率很高,因为发生伤口再裂的因素,如营养不良、恶病质、败血症、严重腹胀等常常对恢复不利。如无内脏外溢,则预后可不因伤口裂开而恶化。浅层伤口感染与一般缝线反应只要无肌层裂开多可经保守治疗而愈。

7.3 术后大出血

A1 定义

术后大出血(postoperative bleeding)指腹内手术后损伤区出血,导致血压及血红蛋白急剧下降者。

A2 病因

多因手术损伤后止血不利所致,如结扎线或电凝痂脱落等。小动脉出血暂时因血压低或血凝块堵塞而停止,术后血压上升而再出血。最可能是因为术中发生大出血,出血点未能充分暴露,处理不确切,当时观察无出血而关腹,术后出血复发。个别患儿合并血液病、凝血机制缺陷。最坏是因为大出血而大量输血,破坏了凝血机制,术中勉强控制了出血点而关腹,术后仍广泛渗血不止。术中使用止血绵类制剂不当,止血绵未能与出血点接触而凝血,反而起了异物作用刺激局部,加重出血。

A3 病理

手术区出血要有3个病理条件:

B1 血管损伤破裂,血管内压力高于血管外,导致血液外流。动脉、静脉压力不同,休克血压低,血管代偿性痉挛导致局部血压低,都影响出血速度。

B2 自由空间(或称无效腔)形成,使手术野分离面之间不能互相闭合,留有一定的空间可以容纳大量渗血及渗液。大量出血后形成血肿,血凝块与血清分离,破坏止血。

B3 大量出血后形成大量凝血块,耗费大量血小板,而出血口处不能形成有效凝血,时间拖长则凝血机制破坏;同时再因大量输血进一步使凝血机制紊乱,以致出血不止。大出血后循环血量不足,血压降低,可以发生休克。代偿性使组织水分进入血管系统则见血红蛋白急剧下降。腹部受大血肿的刺激可出现肠麻痹、腹胀。

A4 临床表现

手术后及麻醉醒后精神不佳、口渴、面色苍白,检查脉快而弱,血压低,血红蛋白比术前大幅度降低,则应诊断腹内大出血(血红蛋白不低或升高则为脱水,应急输液)。

A5 诊断

有术中遗留隐患之可能,术后血红蛋白急降,听诊无肠鸣音,腹腔穿刺为全血,则诊断明确,准备开腹探查。

A6 治疗

原则上在术后腹内出血诊断成立后应该立即开腹探查。但也应有一定的准备,包括输血、输液共60ml/kg,同时观察2小时,如血压、血红蛋白上升、稳定,则可继续观察;如不能维持上升,则应开腹。拆开原切口,用手快速清除血块,吸净积血。拆开原剥离面的缝合,清除所有的小血凝块,寻找并处理出血点。大血管破裂应细线缝合,然后用止血绵或纤维蛋白膜黏合。小出血点用双极电凝止血。渗血面用氩气刀凝固,局部可喷洒凝血酶。渗血不止可暂时用含少量肾上腺素的盐水纱垫填塞,逐渐移开逐步及时处理。无法有效处理时,宁可遗留填塞物,以后渐渐取出。止血处理后于可能出血处留置引流管,既可作为再出血的标志,亦可经管注入止血凝血药物。诊断术后腹内大出血必须当机立断,速战速决。

A7 预后

总的预后与原发病有关。然而手术后腹内大出血本身(小出血不影响血压、血红蛋白变化者问题不大)也常常因处理不及时而危及生命,或遗留严重后遗症。若原发病不危重,大出血又处理及时,应该无死亡、无后遗症。

7.4 伤口出血

A1 定义

伤口出血(wound bleeding)指腹壁切口各层出血,包括开放出血(血流出伤口外)与皮下血肿(伤口无血流出)。

A2 病因

均为切口止血、缝合不当所致,如动脉结扎或电凝脱落(常因缝合前冲洗伤口引起),更多见为皮下脂肪层未缝合,皮肤对合后皮下留一无效腔。浅筋膜下多有较大静脉,切断后压迫下可以止血;如果有无效腔存在,小儿哭闹用力使静脉压增高,仍可随时出血。晚期出血常与伤口感染有关。然而出血的诱因永远与小儿术后躁动时保护腹部切口不利有关。

A3 病理

小静脉出血多能自止,形成皮下血肿也能渐渐吸收。动脉出血有两种情况。常见为动脉断开出血。近端因压力高、血射出多而及时结扎;远断压力稍低常被忽略,术后血压增高时发生出血。因出血量大而急,伤口未愈时自伤口流出,皮肤愈合后则出现急性皮下血肿,也有可能使伤口部分裂开而有红色动脉血喷出。血肿排空无效腔闭合,血管断端回缩压闭,血栓形成血管闭死而不再出血。另一种动脉损伤为侧壁破裂,出血如果受阻,同样形成血肿,但血管连续性未变,血液仍在流通。因动脉压力高,血液不断向血肿内冲击,血肿扩大,最后血液冲破皮肤愈合口,大量动脉血喷出。血肿内血液排出,无效腔压闭,动脉血仍在原动脉内流动,伤口愈合。血肿再次渐渐增大,至一定压力时再度破裂,以后形成周期性破裂出血,成为损伤性假性动脉瘤。此种情况一般为腹壁深层动脉破裂,约每周出血一次。

A4 临床表现

一般常见有3种形式:①早期活动性出血形式:因伤口尚未愈合,出血可自缝合口流出,渗透敷料。出血量及速度可大可小,但有持续渗出或血流出。②皮下血肿形式:一般是皮肤切口已愈合,切口线皮下肿起,持续增大,局部疼痛,最后破裂,形成大量出血及血块,填塞或缝合后血止愈合。③周期性伤口破裂大出血:填塞愈合后再发,即假性动脉瘤形成。伤口小量出血无全身反应,反复大出血则引起贫血。单纯伤口出血很少引起休克。

A5 诊断

24小时内渗透敷料两次以上,或伤口24小时以上持续渗血不停,即可诊断伤口出血,但必须与腹内出血鉴别。一般估计出血量超出伤口范围的容量则应考虑腹内出血的可能。如果检查缝合口有裂开迹象,压挤腹腔有血流出则可诊断腹内出血。伤口大量出血后自止,几天后复发,应想到假性动脉瘤。

A6 治疗

诊断伤口出血,必须拆开切口(至少拆开一两针探查),清除血肿,检查出血点进行止血。如无出血点则贯穿缝紧,以防继续出血。如无腹膜裂开,只在腹膜外贯穿缝合即可。不拆开切口清除血凝块,企图从皮外压迫止血,多数失败。如果为假性动脉瘤,则必须找到出血动脉,切断后两端结扎,否则极易复发。

A7 预后

单纯切口出血,及时拆开再缝合,多能一期愈合。腹壁假性动脉瘤诊断及时、处理彻底,也是一期愈合。

7.5 腹膜炎

A1 定义

腹膜炎(peritonitis)指腹膜弥漫性感染引起化脓性炎症变化。

A2 病因

多为感染性疾病蔓延至全腹膜,如阑尾炎术后引起腹膜炎。少数继发于肠坏死或肠穿孔,如肠套叠坏死、穿孔后感染,或术后迟发性穿孔。也可能原无感染,术中因切肠污染。术后肠穿孔最常见于吻合口漏,或术中误伤肠管而未发现,特别是新生儿腹胀,缝合腹壁时挂上肠壁导致术后穿孔。极少数因无菌技术问题及免疫力低下,在常规无菌手术后发生腹膜炎。病原菌一般为金葡菌、大肠杆菌等化脓菌,有时也常有厌氧菌感染。

A3 病理

腹膜范围很大,感染总是从一点发生,迅速扩大波及全腹。播散速度与发生的原因有关。一般腹内器官感染或坏死引起邻近腹膜发炎,渗出的同时就有纤维蛋白沉积形成粘连,从而使腹膜炎的扩散得到局限。如果是肠穿孔或感染脓肿破裂,感染性内容物快速进入自由腹膜腔,则可能发生弥漫性腹膜炎。腹膜炎发展过程取决于两个因素:一是感染灶的存在,如化脓的阑尾或肠穿孔使感染继续扩散;二是腹膜的局限能力,如粘连的迅速形成。扩散胜于局限则发展为弥漫性腹膜炎,局限胜于扩散则逐渐吸收或形成脓肿(不能吸收的脓肿多有坏死组织或异物存在)。小儿腹膜的总面积(脏腹膜加壁腹膜)相当于全身皮肤面积,试想全身皮肤烫伤或发炎渗出,患儿的预后将如何估计?

A4 临床表现

腹部手术后突然发热,精神不佳,腹胀或腹胀加剧,肠鸣音消失,即应考虑腹膜炎;如发生脱水、休克或休克前期的兴奋、躁动,更应想到腹膜炎。本来腹部大手术后都有一定程度的发热、脱水及肠麻痹,但应该渐渐平稳或减轻;如果加重,多为严重合并症的征兆。

A5 诊断

术后在常规禁食、减压、输液、抗生素等治疗情况下,精神不佳,腹胀突然加剧,结合术中有引起腹膜炎的可能性,即可诊断为腹膜炎。可行腹腔穿刺,能自由抽出腹水,化验后即可确诊。腹水呈脓液、脓性液、血性液、胆汁、粪汁以及气体,分别说明腹膜炎、肠绞窄、肠穿孔等。但必须排除穿刺误入肠腔,可疑时换位置重穿。X 线侧卧后前位平片可以显示气腹、肠间隙增宽、肠内气液面。B 超可以显示腹水。诊断的重点在明确肠穿孔、肠坏死与机械性肠梗阻。腹胀患儿必要时行低压定量钡灌肠,如证明直肠、乙状结肠内空瘪无气,可诊断为机械性肠梗阻。

A6 治疗

一般化脓性腹膜炎患儿需继续禁食、减压、抗菌治疗可望治愈。原则上观察 3 天,精神食欲好转、腹征减轻则继续保守疗法;如有恶化,则开腹探查寻找并处理播散灶。如诊断穿孔性或坏死性腹膜炎则立即开腹。腹膜炎原则上不放引流;局部处理不满意,止血不确实,遗留粘连无效腔可以置管引流,借以观察病理发展。

A7 预后

急腹症术后合并腹膜炎永远视为严重并发症,死亡率很高,后遗症很严重,常遗留慢性腹腔内残余脓肿或慢性肠瘘,全身营养情况也必然受损。

7.6 气腹

A1 定义

肠穿孔腹膜炎气腹的主要症状为腹膜炎,情况都很严重,已在前文讲述。这里指无明显腹膜炎的气腹(pneumoperitoneum),多为术后腹胀的偶然发现。

A2 病因

原因不明。有可能为关腹时腹壁太松,有残气留存腹内;也有可能为非致病产气菌产生气体。新生儿腹腔内大量充气,有人认为是因为呼吸困难憋气,气体自后纵隔溢入腹腔。各种说法均难得到证实。

A3 病理

气腹多见于手术后 3 天内,因不能排除肠穿孔而拆线探查时,除见少量纤维蛋白沉积及粘连外无重要病变。很少见腹水,腹腔液培养阴性。腹腔注水后从胃管加压注气,未见肠道漏气征。特别注意吻合口也无漏气。所有探查病例关腹后气腹消失,恢复顺利。

A4 临床表现

临床上能发现气腹者多有些可疑症状,如术后 3 天肠鸣音不恢复,腹胀不消,X 线平片见气腹。个别新生儿腹胀严重,按压时如软气囊,无腹胀张力感,X 线见大量气腹而无腹水。患儿一般情况并不显危重。

A5 诊断

关键在于与肠穿孔鉴别。有气腹而无腹膜炎症状,特别是术后3天情况见好,X线见气腹而无腹水,则应高度怀疑单纯性气腹。X线或B超引导下穿刺抽气后,第二天不再有气腹,则诊断可以确定。

A6 治疗

如能肯定诊断则不需治疗,等待自然吸收。可疑者可以穿刺抽气观察24小时。术后3天以上一般情况恢复不满意而发现气腹者则仍以拆线探查为宜。

A7 预后

诊断正确,处理正确,不需任何治疗即可自然痊愈。但事实上常常难免拆线探查。

7.7 肠麻痹

A1 定义

腹部大手术后一般都有一两天肠蠕动消失,是应激反应后的暂时休息,3天后能多自然恢复正常。理论上这也是肠麻痹,但不能视为病态。这里讲的肠麻痹(paralytic ileus)是指肠功能完全丧失,3天以上不能恢复的病理情况。

A2 病因

最常见原因是弥漫性腹膜炎。非腹膜炎病例则见于手术中血液循环不稳定,长时间代偿性肠系膜血管痉挛使肠缺血导致肠肌肉、神经不同程度的损害。此外,术中对腹内器官特别是肠管的直接损害,如长时间的寒冷暴露、干燥暴露,系膜血管的牵拉、扭曲、压迫,以及对肠管及系膜粗暴地挤压、撕扯等严重广泛的直接损伤,均可导致肠麻痹的发生。

A3 病理

肠缺血性反应可使肠壁水肿、渗出、失弹性、无蠕动,肠内积液及吞气不能吸收,肠管不断扩张。如高度扩张则进一步影响血液循环及蠕动的恢复,形成恶性循环。一两天后则可发生肠内菌群失衡与转移,肠壁末梢血管栓塞而发生败血症及肠穿孔。长时间肠麻痹可以引起肠系膜血管栓塞,肠系膜血管栓塞也可能引起肠麻痹,最后导致广泛性肠坏死。一旦发生栓塞与坏死则成为不可逆性病变。

A4 临床表现

全身中毒症状严重程度超出一般术后反应,虽有胃肠减压但腹胀有增无减。胃管引流量大,开始为咖啡样液,以后为大量黄绿胆汁。一般腹部大手术后头3天虽然精神不佳,但应逐日见好;肠麻痹(或腹膜炎)患者则反而加重,胃肠减压、肛管排气均不能减轻腹胀。

A5 诊断

术后3天高度腹胀,B超无腹水或局部病灶,X线低压定量钡灌肠可见全部肠管扩张积气,直肠、乙状结肠同样扩张积气(可以排除机械性肠梗阻)。但是,晚期肠麻痹患儿也可能因小肠高度胀气压折某部结肠造成机械性梗阻,同时频繁肛管排气将结肠气体排空,使钡灌肠造影表现为机械性肠梗阻的假象。应特别注意腹膜外脂肪线,此线在肠麻痹患儿的X线片上常能清晰见到,借以与腹膜炎鉴别(腹膜炎者腹膜外脂肪线消失)。

A6 治疗

肠麻痹原无器质性损害,只是功能丧失,形成恶性循环后才发生器质性损害,所以治疗应抢在恶性循环以前。基本治疗是肠减压。如果胃管及肛管不能使小肠减压,腹胀张力不能减轻,则必须及时行肠造瘘。一般是回肠下1/3造瘘,必要时全部小肠造两三个瘘,使肠管充分休息,为改善血液循环创造条件,等待肠功能恢复。在减压的同时,针对菌群失衡及败血症应用抗生素,静脉提供高营养。还要注意预防肠管缺血再灌注反应。当然,造成肠麻痹的原发病变必须有效控制,发生穿孔或坏死更急需做相应治疗。

A7 预后

肠麻痹进入恶性循环时患儿多很快死亡。主要因为一般对终末期患儿抢救不积极,无把握的多处造瘘很难为家长接受。肠麻痹引起的合并症及后遗症也很多。首先是伤口再裂、内脏溢出。由于三四天肠管不动,关腹时肠管曲折扭转不得伸张而发生早期粘连性肠梗阻,麻痹突然恢复时蠕动紊乱可能发生术后小肠套叠。晚期发现切口疝、顽固粘连性肠梗阻或慢性肠梗阻,以及造瘘后长期瘘管不愈合。因此重点在于预防。手术中减少影响肠麻痹的因素,术后积极预防腹胀,及时有效地使用胃肠减压。设法使减压管插入空肠或更低,尽早保持腹壁低于肋缘的体位。

7.8 粘连性肠梗阻

A1 定义

这里指腹部术后早期粘连性肠梗阻(adhesive intestinal obstruction)。一般是术后始终未能排便排气,或是刚刚排便排气接着发生机械性完全性肠梗阻。

A2 病因

关腹时因张力高(特别是新生儿),难免使送入腹腔的肠管曲折扭转受压,因为肠管的不断蠕动,可使曲折扭转的肠管恢复畅通。如果术后3天以上蠕动不能恢复,则纤维蛋白性粘连形成,不利的位置很难改变,于是就有可能发生肠梗阻。此外在关腹时因张力高,不慎将肠壁缝一针在腹壁或夹在伤口之间,发生粘连性肠梗阻。

A3 病理

因粘连阻断肠管通路,一旦蠕动恢复,则梗阻近段迅速胀气,加重粘连处的曲折与扭转;远段逐渐空瘪,形成完全性机械性肠梗阻。因为管腔内并无损害,受蠕动的不断牵拉,一旦位置改变,管腔可以恢复通畅。压迫时间长则可发生局部水肿及发炎,甚至坏死狭窄,影响肠腔的通畅,以后可能发生后遗性慢性不全性肠梗阻。表现为近段肥厚扩张延长,远段萎缩细小。随时可有急性肠梗阻发作。

新生儿先天性肠梗阻肠吻合术后肠梗阻常常表现为慢性不全梗阻,是因为远近段管径相差悬殊,吻合后形成肠狭窄。术后早期因吻合口水肿可表现为急性完全性肠梗阻,水肿消退后则表现为不全梗阻,直到相当长时间后才慢慢扩张恢复通畅。

A4 临床表现

粘连性肠梗阻是肠蠕动恢复后发生的,所以应该有腹痛症状,但是小儿术后恢复期多烦躁,常哭闹,腹痛表达常被忽视。术后排气后又腹胀,精神不佳,特别是烦躁加重,拔胃管后呕吐或未拔管而引流量增加,都应想到肠梗阻。

新生儿吻合口狭窄术后早期表现与粘连性肠梗阻一样,以腹胀、呕吐为主。但急性期过后,遗留不全梗阻则表现为"吃点儿、吐点儿、胀点儿、拉点儿"的所谓四点儿症状,当然很难维持营养与生长。

A5 诊断

术后已见恢复又发生呕吐或烦躁,腹部肠鸣音亢进,低压定量钡灌肠见小肠有高张力气液面而直肠乙状结肠空瘪无气,则可诊断为完全性机械性肠梗阻。结合病史考虑早期粘连性肠梗阻,即使不能肯定为粘连也有拆线探查的指征。如果梗阻不完全或部分自然缓解(特别是新生儿)但仍然腹胀,则应从胃管注入钡糊50～100ml,夹管2小时再继续减压。同时每6小时观察钡影分布规律,确定梗阻程度、粘连程度、梗阻部位,以决定以后的治疗计划。

A6 治疗

完全性肠梗阻应该立即拆线探查,估计有可能缓解,则注钡减压观察24小时,以后根据钡影诊断决定继续减压或探查。观察期间给予静脉高营养,必须保证正氮平衡与体重增加或维持。反复不能正常饮食者须早决定探查,必要时再行切除吻合,不可拖延。

A7 预后

急性肠梗阻如能及时有效处理,预后良好。反复拖延,患儿营养不良,体重下降,天长日久,多导致死亡或影响日后生长发育。

7.9 术后肠套叠

A1 定义

术后肠套叠(postoperative intussusception)指术后恢复期小肠套入小肠。

A2 病因

多因腹部大手术后暂时肠麻痹恢复后肠蠕动紊乱所致。

A3 病理

一般为小肠上部顺行套入,套入不多约 5cm,也不紧,很少坏死。可能因为我们的病例少,年龄偏大(多见于幼儿),卡得不紧,并且诊断较早有关。

A4 临床表现

一般是手术 3 天后,肠蠕动已恢复,患儿突然腹痛或烦躁,精神不佳,呕吐,腹胀,不排气或排便。直肠指检阴性,无粪便无血。

A5 诊断

B 超可见到肠套叠影。钡灌肠可见直肠、乙状结肠空瘪无气,符合机械性完全性肠梗阻征象。

A6 治疗

小肠套叠灌肠疗法无效,一旦确诊,立刻拆线探查,手法整复套叠。

A7 预后

只要想到此症应立刻拆线整复,恢复一定顺利。

7.10 嵌顿疝

A1 定义

嵌顿疝(incarcerated inguinal hernia)指原有腹股沟疝,此次因其他疾病腹胀或因手术后腹胀、腹压增高,使肠管疝入疝囊而不能退出,并且引起机械性肠梗阻。

A2 病因

素因为原有疝囊,诱因为腹压增高。腹压增高又与原发病有关。

A3 病理

腹压增高使肠管进入疝囊,因疝囊容积限制,使得肠襻在囊内扭转,以致肠管闭塞,同时系膜血管闭塞,最后形成绞窄性肠梗阻、肠坏死。

A4 临床表现

腹胀患儿突然腹痛,烦躁不安,腹股沟或阴囊胀大,有张力,压之疼痛。

A5 诊断

诊断要点在于鉴别是否嵌顿,有无机械性肠梗阻。因为腹压增高使肠管进入疝囊本是常事,不一定发生嵌顿绞窄。直肠指检摸到腹股沟深环处有膨胀固定之肠管,另一手轻挤阴囊,若有连通性冲动感,则无嵌顿和肠梗阻。钡灌肠见结肠空瘪无气能证明为完全性机械性肠梗阻,而有立刻手术的指征。

A6 治疗

诊断嵌顿疝必须立即手术松解疝环,还纳肠管,缝合疝。如果腹胀急需减压,则可同时在暴露的小肠插管造瘘,引流管从腹壁戳孔提出。如果嵌顿疝已坏死,则可在阴囊处就地切除造瘘(插管或不插管),1个月后再行二期吻合。

A7 预后

预后取决于原发病。但嵌顿疝处理不及时肯定成为致死的直接因素。

7.11 应激性溃疡出血

A1 定义

大手术后(不一定是胃肠手术)胃肠出血称为应激性出血或渗血,确有胃或十二指肠溃疡出血时称为应激性溃疡出血(stress ulcer bleeding)。

A2 病因

手术及麻醉过程中血液循环不足,引起长时间代偿性胃肠血管收缩缺血,术后多有胃肠出血。手术时间过长,特别是术中曾有休克者出血机会更多。非手术的创伤或休克后患儿也同样可因长时间不得恢复而发生应激性胃肠出血。

A3 病理

胃肠缺血再灌注后出现广泛的黏膜渗血及多处点状坏死脱落,个别坏死处可能受胃酸影响形成溃疡,进一步侵蚀黏膜下小动脉则发生大出血。应激性溃疡系急性病变,瘢痕组织不多,血管断裂后回缩闭合,出血多能自然停止。但是如果是稍大的动脉侧壁侵蚀,则难止血,或是止而复发,犹如假性动脉瘤。

A4 临床表现

患儿(特别是新生儿)术后胃管引流出咖啡样物,两三天内恢复正常,可以诊断为应激性渗血。也有的两三天后突然大出血,拔胃管后患儿则可呕血或排大量血便,有时合并休克。

A5 诊断

第一要点在于区别渗血与溃疡出血。大量鲜红动脉血可以诊断溃疡出血。第二要点在于判断出血能否停止。首先快速检查血压及血红蛋白,立刻快速输血输液,两个抢救量(60ml/kg)后仍不稳定,判断为持续出血;稳定后不能维持2小时以上,仍然是继续出血。个别患儿条件许可,应作十二指肠镜检查,以诊断及止血。

A6 治疗

应激性渗血不需治疗。溃疡性出血一般多能自然停止,只需输血及止血药物治疗。2小时以上不能维持血压及血红蛋白稳定者,应立即开腹探查,同时快速输血抢救。探查必须充分计划与准备,争取迅速结束。方法是:事先插气囊胃管(Foley尿管即可)堵住贲门,吸引食管判断是否出血。开腹后提出胃,检查胃窦及十二指肠有无可疑之溃疡。在胃窦以上及Treitz韧带下各置一无损伤阻断钳,在胃窦部戳孔行插管冲洗。如果冲洗始终有鲜血,则应切开胃窦冲洗探查,发现动脉出血即可缝扎。如果冲洗后基本无血,则应插入内镜检查胃窦及十二指肠,发现溃疡虽不出血也应缝扎。同时由麻醉师经胃管冲洗阻断钳以上的胃,检查是否出血。然后分段阻断小肠,检查是否有活动出血,一般小肠出血很少不能自停。手术要争取时间保证确实,因此所用器械必先试用,操作必先排练。

A7 预后

应激性溃疡是应激成功以后的后遗症,预后应该良好。多数能自然止血痊愈,输血治疗完全恢复。但是大出血抢救不力必然威胁生命。

7.12 药物性胰腺炎

A1 定义

药物性胰腺炎(drug induced pancreatitis)治疗疾病时用药引起的胰腺坏死性炎症。

A2 病因

常由于对门冬酰胺酶过敏引起。其他免疫抑制剂引起者也偶有报道。

A3 病理

胰腺发炎水肿渗出,受到被膜的限制压迫,引起疼痛,胰腺小导管梗阻,胰组织坏死,胰液外渗,导致毗邻器官发炎及腐蚀,以及大网膜脂肪性坏死和坏死性腹膜炎。扩散很快,死亡率很高。

A4 临床表现

治疗过程中患儿突然高热、腹痛、呕吐,卧床不敢活动,拒绝一切护理。持续数小时不见好转反而加重,是为早期表现。一两天以后腹胀突出,全身中毒症状严重,有休克趋势。

A5 诊断

早期可见上腹部固定的压痛、紧张,肠鸣音消失,B超可见胰腺肿大及周围渗出。晚期除胰腺肿大外,可见大网膜肿大及腹水。腹腔穿刺可见血性混浊液体。查血淀粉酶很高。

A6 治疗

早期腹胀不明显时应立刻停用门冬酰胺酶,进行禁食减压、输液抗菌。如经 24 小时治疗仍不能控制症状进展,则应尽早切开胰腺被膜小囊引流,以免胰腺坏死及扩散为坏死性腹膜炎。手术方法:切开大网膜,暴露胰腺。充分切开胰腺被膜,将大网膜切口与腹壁切口的腹膜切缘密缝,使小囊与大腹腔不交通。小囊内置两三条香烟引流,部分贯穿缝合腹壁。术中如果发现胰组织坏死极易脱落则予以清除,不易分离或分离出血则等待日后自然脱落。

A7 预后

坏死性胰腺炎死亡率较高,后遗症较多,如假性胰腺囊肿、多发性腹腔残余脓肿及粘连性慢性肠梗阻等,影响患儿的正常恢复与以后原发病的继续治疗。诊断及时处理得当应该立即控制发炎,1周后愈合,不留后遗症。即使引流口暂不愈合也不影响对原发病的继续治疗。罕见大胰腺管破裂后遗胰瘘,则待原发病控制之后择期手术修复。

7.13 肠穿孔与肠瘘

A1 定义与范围

住院治疗中意外发生肠穿孔和肠瘘(intestinal perforation and fistula),包括疾病的合并症。

A2 病因

包括术后合并症如吻合口裂、迟发性坏死或损伤性穿孔,以及某些肠疾病如 Crohn 病、肠结核、溃疡性结肠炎、菌痢、恶性肿瘤合并肠穿孔。

A3 病理

大致分为急性穿孔与慢性穿孔两类。术后吻合口裂、损伤或坏死性穿孔、肠伤寒合并穿孔等属于急性穿孔。肠管膨胀破裂,肠内容物及气体大量溢出,引起急性腹膜炎,多数患儿死亡或及时经手术修复;少数靠个人抗病能力使腹膜炎局限成为脓肿,以后自然穿破或经引流形成肠瘘。Crohn 病、结核等慢性炎症在穿孔前周围早有广泛粘连,一旦腐蚀穿孔,肠内容物被局限,形成脓肿,以后自然破裂或经引流成为肠瘘。共同的病理为肠壁穿孔,形成一条粘连性纤维肉芽瘘管,各种肠瘘的差别在于原发病的性质(结核、肿瘤等)。此种肠瘘与手术造瘘不同,手术造瘘者瘘口肠黏膜与皮肤直接相连,为直接瘘;穿孔性瘘黏膜与皮肤间有一条纤维肉芽管道,为间接瘘。瘘管的形成一般要经过两个阶段,第一阶段是肠内容物漏入脓腔,再由脓腔漏出皮肤;第二阶段是脓腔缩小形成管道。脓腔阶段常引起发炎、发热,反复多次,直到简单瘘管形成。有的瘘管较长,可能被肉芽堵塞。如果瘘口远段肠管通畅,则瘘管堵死而愈合;如果远段不畅则瘘口不久再穿破。直接瘘则不可能自然愈合。

A4 临床表现

急性穿孔前总有发热、腹胀硬、腹痛等腹膜炎症状,有伤口者可见突然出现黄色渗液。慢性穿孔也有腹痛、发热,不过有时与平时反复发作的症状混淆而不能察觉,直待脓肿形成,经引流或破裂流出粪汁才发现肠瘘。肠瘘早期皮肤红肿糜烂,范围很大,发展很快,漏出液日益增多,瘘口部位很难确定。1 周后糜烂见收缩,全身反应也恢复原状,2 周后才能明确瘘管位置、漏液性质与每日漏出量。

A5 诊断

急性穿孔应该在腹膜炎早期发现,出现突然的腹部症状即应行 X 线平片及 B 超检查。发现气腹及腹水即可诊断肠穿孔。慢性穿孔常在发生肠瘘之后才能诊断。肠穿孔与肠瘘的诊断要点在于:①是否存在穿孔。②穿入自由腹腔还是穿入脓肿。③穿孔的部位。④是否出现肠梗阻。⑤肠管的原发病理。⑥有无瘘管形成。诊断方法包括全消化道钡餐或口服水溶性造影剂,胃、十二指肠注气,口服炭末以及瘘管造影等。原发病的诊断靠活检。

A6 治疗

急性穿孔进入自由腹腔者必须立即手术缝合穿孔或提出腹外,穿入脓腔者应充分引流。腹腔已有广泛粘连但又未形成脓腔者尽可能探查穿孔部位并提出腹外,如不能分离粘连,则就穿孔部位的腹壁处戳孔插管引流。任何瘘管引流最好能向肠穿孔内插一引流管,以引导简单瘘管的形成,同时又可随时注入造影剂研究局部肠管情况。肠瘘早期治疗重点是引流、维持和加强营养。关瘘要根据原发病情况,在1个月以后行择期手术。

A7 预后

急性穿孔死亡率极高,及时手术多能挽救生命。慢性穿孔的后遗症复杂,常需多次手术,住院时间很长,患儿消耗严重可能影响以后生长发育。更主要的是原发病本身的影响。

(张金哲)

主要参考文献

1　Pieter A. deVries, Stephen R. Shapiro: complications of pediatric surgery. New York: A Wiley Medical Publication, 1982

2　Grosfeld J L. Common Problems in Pediatric Surgery. St Louis: Mosby-Year Book, 1991

3　Schwartz S L, et al. Principles of surgery. New York: McGraw-Hall Book Company, 1974

第二部
小儿腹部器官疾病

Abdominal Diseases Among Children

8 肝脏疾病

8.1 肝脏胚胎发育与解剖

A1 肝脏胚胎发育

肝脏由胚胎期前肠内胚层和横膈中胚层演变而来。肝脏来自胚胎期第4周时前肠最尾端的一个芽突,称为肝憩室,是演变成肝脏和胆囊的始基,分为头侧和尾侧两部分。头侧较大形成肝管和胆小管。最初,头部内胚层细胞增殖形成纵横交错的肝细胞索和肝内胆管上皮,近侧细胞索形成肝管,远侧细胞索形成肝细胞板和胆小管。肝细胞索不断增殖,长入横膈后和卵黄静脉形成肝窦状隙。肝细胞索与肝窦状隙互相交织,形成最初的肝脏。而肝的结缔组织、造血组织和Kupffer细胞则是从横膈的脏层中胚层分离而来的。肝憩室的尾端较小,其末端膨大形成胆囊和胆囊管。肝外胆道起初为内胚层细胞所填充,以后管腔又重现,此过程发育障碍可形成胆道闭锁。胆总管由连接在肝总管、胆囊管和十二指肠之间的蒂发育而成。胆总管最初连于十二指肠襻的腹侧壁,随着十二指肠的生长和旋转,胆总管的开口转向十二指肠背侧壁。此过程与背胰和腹胰的旋转融合同步(图8-1-1)。胰胆管合流异常可能源于此期。

肝脏生长很快,不久即占据了腹腔的大部分,以后右叶比左叶长得大。方叶和尾叶是从左叶区发育而成。胚胎第6周时肝开始造血,故呈鲜红色;第8周时肝体积较大,主要是由于造血活跃的缘故;第9周时,肝重约占胎儿体重的10%;第13~16周胆色素开始形成并排入十二指肠,使胎粪变为绿色。

圆韧带由左脐静脉闭锁后形成,人工扩张后仍可与门静脉相通,可经此进行门静脉造影。

肝静脉、下腔静脉和门静脉由左右卵黄囊静脉演变而成。

胚胎期的数对卵黄动脉合并成腹腔动脉和肠系膜上下动脉,再与腹主动脉分支汇合产生的一分支形成肝动脉,因此肝动脉发源常有异常。

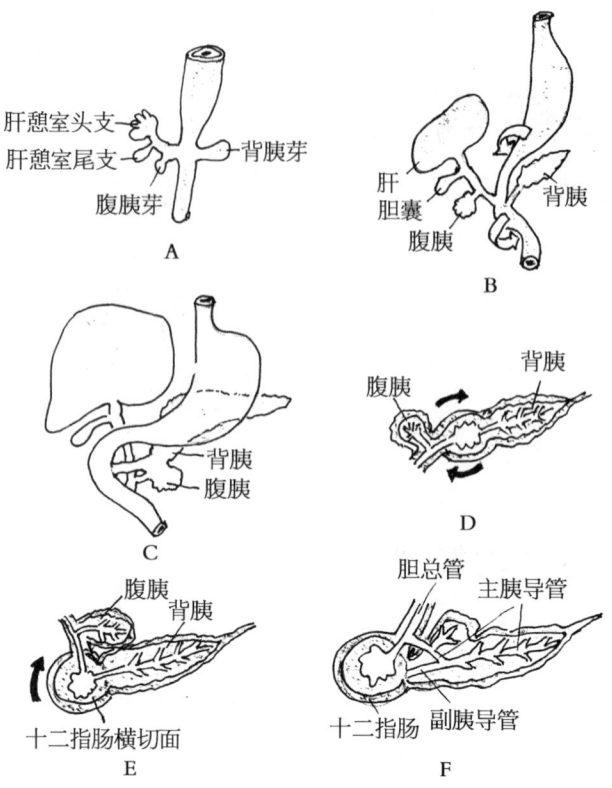

图 8-1-1　肝及胆道的发生和胰腺的旋转

A2　小儿肝脏解剖特点

肝是人体内最大腺体,也是重要的代谢器官。肝呈红褐色,血液供应丰富,质软,组织脆弱,损伤后易发生大出血。小儿肝脏与体重比例的关系为:年龄越小,比重越大;新生儿肝脏约占体重的 4％,而成人肝脏约占体重的 2％。这是由于肝脏在胚胎时期有造血功能。肝位于膈下、腹腔右上部,小部分向左延伸至上腹部和左上腹部。在右上腹严重外伤或右胸下部肋骨骨折时可引起肝脏破裂。正常婴幼儿肝脏常在锁骨中线右肋缘下 2cm 处可触及,4 岁以后逐渐缩入肋下。

小儿肝脏大致形态与成人相同,肝脏上面有纵行的镰状韧带与膈相连,后上方有自镰状韧带向左右横行的肝冠状韧带,与膈相连的肝冠状韧带前后两层向左右两端会合成左右三角韧带。在肝脏下面有 H 形沟,即左右纵沟和横沟。在左纵沟前半部内有肝圆韧带(胎儿脐静脉遗迹),左纵沟后半部内有静脉韧带(胎儿静脉导管遗迹)。右纵沟前半部叫胆囊窝,内有胆囊;后半部叫腔静脉窝,有下腔静脉经过。横沟连接左右两纵沟叫肝门,内有肝动脉(左)、胆总管(右)和门静脉(后)。以肝的表面形态作标志进行分叶,肝脏上面借镰状韧带分为左右两叶;肝脏下面借 H 沟分为四叶,即左纵沟左面的左叶、右纵沟右面的右叶、横沟前方的方叶及横沟后方的尾状叶(图 8-1-2)。

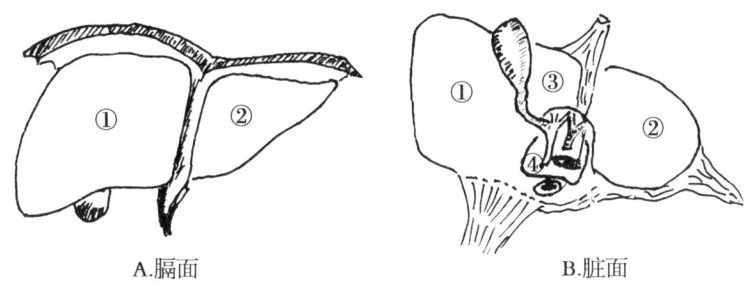

图 8-1-2 以肝脏表面形态作标志的分叶

①肝右叶 ②肝左叶 ③方叶 ④尾状叶

因为肝的表面形态与肝内脉管(肝动脉、门静脉和肝管)的分布并不一致,因而不能满足肝脏外科手术的需要,只有以肝内脉管结构为依据的分叶方法才能适应肝脏手术的需要。例如有些作者把切除镰状韧带以右的手术称为右肝切除术,而同样的手术有称之为扩大右叶切除术或右三段切除术,亦有称为肝右三叶切除术。1960年第七届中华外科学术会议提出了我国肝段分类法,即将肝脏依Cauntlie线分成左右两半肝,右半肝依右叶间裂分成右前叶和右后叶,右前叶不再分段,右后叶分为上下两段;左半肝依左肝裂分成左内叶和左外叶,左内叶不再分段,左外叶分成上段和下段(图8-1-3)。

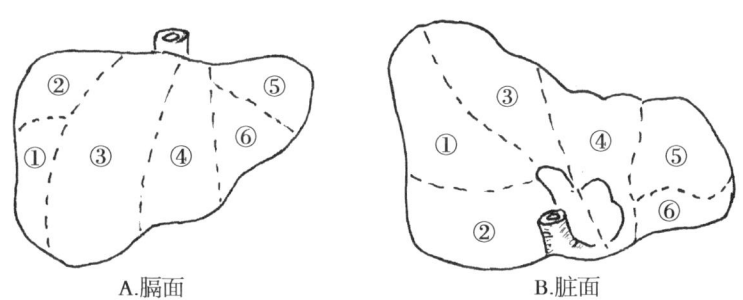

图 8-1-3 中华外科学会提出的肝脏分段法

①右后叶下段 ②右后叶上段 ③右前叶 ④左内叶 ⑤左外叶下段 ⑥左外叶上段

8.2 肝脏发育异常

肝脏在胚胎期可因血供影响或受周围组织压迫而产生形态异常或解剖学关系上的改变,如一叶肝脏增大、缩小或缺如等,有时可引起临床症状或误诊为病理状态。了解这些发育异常对肝脏疾病的鉴别诊断有一定帮助。

8.2.1 附加肝叶

附加肝叶（adjunct lobes of liver）指有血管蒂与肝脏相连的肝组织，多位于肝右叶。放射性核素扫描、MRI 和 CT 可确定其性质及与肝脏的关系。附加肝叶一般无临床症状，但肝下游离的附加叶发生蒂扭转时可出现急腹症表现。曾有误诊为不典型阑尾炎和胰腺肿瘤的报道。

8.2.2 肝叶发育不良或缺如

一侧肝叶发育不良或缺如（dysplasia or absent of liver）可伴有其他肝叶的代偿性增大，如肝右叶发育不良可使肝左叶代偿性增大，而肝左叶缺如可使尾状叶代偿性增大。肝叶发育不良或缺如在放射性核素扫描时可出现放射性缺损区，常误诊为肝脏的占位性病变；代偿性增大的肝叶也可被误诊为肿瘤，CT 扫描可证实诊断。肝叶发育不良还可伴有胆囊迷走或游动胆囊。在肝叶发育不良的 CT 检查中，一侧叶的肝静脉、肝内门静脉和它的分支不可见或影像缺失，同侧肝内胆道扩张是诊断肝叶发育不良的先决条件；而肝叶萎缩时，至少这些结构中的一种可以被看到。

8.2.3 先天性门静脉缺如

先天性门静脉缺如（congenital absent of portal vein）的早期静脉迷走起因于胚胎，多为手术或肝移植时偶然发现。一般无临床症状，但有时伴发肝脏局灶性结节性增生、心脏畸形、多囊肾、发育不良等。门静脉缺如时，肠系膜上静脉和脾静脉共干直接进入下腔静脉。CT、MRI 数字减影技术和彩色多普勒超声检查均可诊断本病。

8.2.4 Riedel 肝叶

Riedel 肝叶（Riedel lobes of liver）特指肝右叶向下伸出的舌状肝叶，临床上一般表现为右肋缘下肿块。胆囊有时可附着在 Riedel 叶下面。当 Riedel 叶根部较细时，也可发生扭转。Riedel 叶肝组织与正常肝组织一样，因此可发生与肝脏相同的任何病变。临床上主要与肝脏肿瘤相鉴别，B 超、CT、MRI 均可诊断。

8.2.5 先天性肝纤维化

先天性肝纤维化（congenital hepatic fibrosis）为一种罕见的先天性遗传性疾病，临床上以消化道出血、肝脾大、肝内胆管多发性扩张而肝功能正常为特征。可合并多囊肾、海绵肾等。是引起小儿门静脉高压症的原因之一。有些患儿有家族遗传史。

该病的病理学特点是肝脏大而硬，表面有较多交叉走行的纤维带。组织学检查见肝汇管区内门静脉周围纤维组织增生明显，汇管区面积增宽，形成一条纤维带。门静脉分支减少，管腔闭塞或狭窄。肝内胆管扩张和增生，扩张的胆管上皮覆以正常的柱状上皮细胞。肝细胞及肝小叶结构正常,无肝细胞坏死及再生现象。而其他原因引起的门静脉高压症中肝脏组织学变化常可见到肝细胞坏死及再生。

先天性肝脏纤维化多以门静脉高压症为主要临床表现,实验室检查肝功能正常是本病最大的特点。彩色多普勒超声可见肝前门静脉无狭窄及闭锁,CT、B超可见肝内胆管多发扩张,肝脾大,肾脏可合并囊性变或海绵状变。

本病出现门静脉高压症时,特别是反复呕血、便血者应按门静脉高压症行分流术或断流术。手术成功,预后良好。

8.2.6 先天性肝囊肿

先天性肝囊肿(congenital cyst of liver)起源于肝内迷走胆管或胚胎期肝内胆管和淋巴管发育障碍。成人以女性多见,常发生于40岁以上;小儿很少发生,但也有零散报告。先天性肝囊肿女孩比男孩多,发生于肝右叶者比左叶多,且以孤立性肝囊肿多见。

A1 病理

先天性肝囊肿分为孤立性囊肿和多发性肝囊肿。囊肿多发生于肝右叶,四壁衬以间皮细胞。囊肿内容物一般为清亮的水样液体,偶尔出现黄棕色液体则提示邻近肝实质有坏死,出现胆汁样液体则说明囊肿与胆道有交通,出现混浊液体则可能有囊内感染。多囊性肝囊肿表现为一人多腔的蜂窝状的结构,常常涉及整个肝脏;有时可局限于一叶,以右叶多见。多囊性肝囊肿经常伴有其他脏器的囊性变,51.6%的多囊性肝囊肿伴有多囊肾,而在已知有肾囊肿的患者中合并肝囊肿者占19%～34%。其他少见的合并症有门静脉高压症、胆道闭锁、胆管炎、血管瘤等。先天性肝囊肿只有5%～20%出现症状。

A2 诊断

B1 临床表现　肝脏小囊肿无任何自觉症状,以右上腹包块最为常见。当囊肿较大压迫邻近器官时才会出现如上腹不适、疼痛、压迫感及饱胀感等症状。囊内出血、囊肿破裂时可出现剧烈的急性腹痛。囊内感染时可引起发热。偶可引起阻塞性黄疸。查体可触及右上腹包块。

B2 肝功能检查　很少有诊断价值。

B3 B超、CT、MRI等影像学检查　可确定囊肿的性质及位置。

B4 腹腔镜　对肝脏表浅囊肿有诊断意义。

A3 治疗

无症状的先天性肝囊肿不要急于外科手术,可以观察。囊肿出现症状时应手术治疗。单发囊肿位置浅表的可以手术切除;但位置较深的,要切除就有很大风险。如果囊肿液是无菌的、无胆汁的,可以做掀盖术。当囊内液体化脓时,可以做外引流术或袋状缝合术。当囊内液体为胆汁性时,宽大的去顶术是可取的方法,它比袋形缝合和Roux-Y吻合术的并发症要少。多囊性肝囊肿,浅表的可以做切除或开窗术;感染的或有内瘘的可以做囊肿肠管内引流术或开窗术,但在手术前一定要注意合并多囊肾患者的一般健康状况,如果肾功能不好,则要谨慎选择手术。

腹腔镜手术适用于有症状的或有并发症的孤立表浅性肝囊肿。

B超引导下,经皮穿刺注入酒精的囊肿硬化术对没有感染和胆瘘的囊肿可以试用,可使大部分囊肿缩小。

术后有8%～29%的患者可能复发,复发原因主要是多发性肝囊肿患者未被处理的囊肿继续生长而产生症状。

8.3 肝脏损伤

小儿肝脏相对体积较大,损伤机会较多,后果严重者多为交通事故所致,其他有房屋建筑倒塌、高空堕落等。但总的说来预后较好,并且需手术者也不多。详情请参阅第五章腹部创伤中的"肝损伤"一节。

8.4 肝脏感染性疾病

8.4.1 细菌性肝脓肿

细菌性肝脓肿(bacterial liver abscess)是由细菌引起的肝脏局限性化脓性病变,故又称化脓性肝脓肿(pyogenic liver abscess)。临床主要表现为高热、寒战、右上腹或上腹部疼痛、肝大、压痛等。脓肿可为单个或多个。

A1 病因

细菌性肝脓肿是由化脓性细菌侵入肝脏所引起,多继发于其他部位的感染灶。最常见致病菌为大肠杆菌、金黄色葡萄球菌与链球菌,有时为混合感染。本病多见于学龄前及学龄期儿童,新生儿少见。近年来随着抗生素及时有效的应用,肝脓肿的发生率已明显降低。

细菌侵入肝脏,可经由下列途径:

B1 胆道系统 儿童胆道蛔虫阻塞胆总管可引起急性化脓性胆管炎,细菌逆行进入肝脏引发肝脓肿。

B2 门静脉系统 门静脉收集肠系膜上、下静脉和脾静脉的血液,因此消化道的化脓性疾病都可引发肝脓肿,如阑尾炎、Meckel憩室炎、细菌性肠炎及细菌性栓塞性门静脉炎等,脐静脉插管、脐部感染也可经门静脉感染肝脏。

B3 肝动脉系统 全身性感染,如败血症和全身各部位感染如疖、痈、细菌性心内膜炎、急性细菌性骨髓炎等都可经肝动脉引起肝脓肿。

B4 淋巴系统 肝脏邻近部位的化脓性病灶如胆囊炎、膈下脓肿、胃及十二指肠穿孔、右侧脓胸等可经其他淋巴系统侵入肝脏。

B5 其他 肝脏的闭合性损伤引起的肝内血肿继发感染可形成肝脓肿。有些肝脓肿并无明显原因,可能是体内存在某些隐性感染病灶,或偶发菌血症,恰遇机体抵抗力减弱导致肝脓肿发生。这种隐源性感染并不少见。

A2 病理

细菌性肝脓肿开始形成多个小脓肿,如治疗及时,小脓肿可以被局限、吸收、机化;如病情发展,相邻的小脓肿扩大并互相融合,形成单个大脓肿。临床上常见的是单发大脓肿,脓肿壁为增生的纤维肉芽组织,脓液为坏死的肝细胞、白细胞残骸及细菌等。

肝脏右叶较大,接受门静脉和胆道来源的细菌感染的机会较多,故右叶肝脓肿多见。严重病例也可累及两叶。

肝内血供丰富,脓肿时,特别是早期肝脓肿未被局限时,大量毒素进入血液,极易引起脓毒血症。接近膈面的肝脓肿还可穿破胸腔,引起急性脓胸;或脓肿破裂引发化脓性腹膜炎。

A3 临床表现

突出的症状是寒战、高热,往往是弛张热伴有大量出汗,患儿表现为苍白、乏力、厌食、呕吐、腹泻、持续性肝区疼痛、体重下降等。患儿呈重病容,严重者呈恶病质。肝脏大,有压痛和季肋部叩击痛,有些则可有右上腹肌紧张,有些患儿可出现黄疸和腹水。但并非每个患儿都有肝大、肝区痛和压痛,故有时易误诊为败血症、肺炎或胸膜炎等。

A4 实验室检查

血常规检查示白细胞明显增高,常在 $20×10^9/L$ 以上,中性白细胞比例可达 80%～90% 以上。病情较长者可出现贫血。

A5 影像学检查

B1 胸部 X 线检查 可见右侧膈肌升高,活动受限,右肺底出现炎症性改变或胸膜炎表现。

B2 B超 B超检查是目前诊断肝脓肿的主要手段,诊断率在90%以上,可显示脓肿的位置、大小、数目。具体表现为肝内单个或多个脓腔,呈液性暗区,壁较厚,腔内可见疏密不一的光点,脓肿周围的炎性反应环呈逐渐由高到正常的回声。但脓肿小于 1cm 或脓液过稠,或坏死不充分时不易探及,位于肝右叶顶部时也不易发现。

B3 CT 敏感性高,可发现 0.5cm 的肝脓肿。定位准确,特别对多发脓肿的位置能有直观的了解,有较高的诊断价值。具体表现为:①平扫:肝脓肿可发生于各肝叶,但以右叶多见;可单发或多发,大小不等。肝内低密度占位,CT 值-1035HU,边界多不清楚或部分模糊。脓肿周围壁较厚。②增强:有典型 3 层病理改变。中心坏死区无强化;中间层为介于液化坏死区与正常肝组织之间的低密度带,呈晕带环;外围层表现与正常组织分界模糊。慢性期由于脓肿周围形成血管丰富的结缔组织被膜,脓肿壁显著环形强化,其密度高于肝组织。③脓腔内若含有局限性少量气体或气液平面则为其特征性表现。

B4 细菌培养　B超引导下经皮穿刺抽脓作细菌培养可明确病原菌。普通细菌培养阴性者需注意厌氧菌感染,有条件者应做厌氧菌培养。血培养阳性率可达50%～80%。

B5 肝核素扫描　也可发现肝内病变,但不能定性,现已不常使用。

A6 治疗

B1 支持疗法　肝脓肿患儿因长期发热、慢性消耗、食欲下降、肝功能受损、蛋白合成能力下降等原因,体质非常虚弱,应注意营养,每日补充足够热量、蛋白质及维生素。可少量多次输血或血浆,有条件的地方可应用静脉营养。

B2 抗生素治疗　单纯抗生素治疗适用于早期单发肝脓肿或多发小脓肿。Branum治疗73例肝脓肿中45%单独应用抗生素治愈。Moore SW治疗124例肝脓肿中60%单独应用抗生素治愈。对于较大脓肿可结合经皮穿刺引流或手术治疗。脓液培养或血培养阳性者,可有针对性地选择敏感抗生素。当致病菌不明确时,应选用广谱抗生素。

B3 穿刺引流　对于直径小于3cm的单发性脓肿或多发脓肿,位置比较表浅的可考虑在B超引导下经皮经肝穿刺引流。B超定位后局麻下将带有套管的穿刺针刺入脓腔,拔出针芯,留下带有侧孔的塑料套管,用注射器抽脓后注入抗生素液体,固定后保留引流管,使其开放,自然引流。可反复冲洗和注药,注意引流管应放在脓腔最低位。待脓液排净、脓腔缩小、接近愈合时拔除引流管。根据病情不同,拔管时间3～20天不等。

穿刺前应排除患儿出血倾向。穿刺时小儿不易合作,术前可应用镇静剂,必要时给予基础麻醉。穿刺后应注意有无腹腔内出血或因脓液流入腹腔而引起的腹膜炎。

B4 手术引流　适用于单发的较大脓肿,包括:①脓腔超过3cm。②多发脓肿大部分融合。③脓汁黏稠,穿刺引流不畅。④肝左叶脓肿,因其容易破溃故宜早期手术治疗。⑤胆管源性肝脓肿,特别是胆道蛔虫症引起的肝脓肿。⑥脓肿已破溃并继发膈下脓肿、化脓性腹膜炎等。手术引流有以下途径:

C1 经腹切开引流　右叶肝脓肿采用右肋缘下切口。左叶肝脓肿采用上腹经腹直肌切口,进入腹腔后先用纱布垫保护好腹腔。浅部脓肿在肝脏表面最薄弱处切开;深部脓肿先用注射器穿刺抽脓,然后在针头指引下,切开肝脏,用吸引器吸净脓液后在脓腔内放置多孔橡胶管引流。如脓腔较大、脓液较多,可放置两根引流管,以便手术后做脓腔冲洗。

C2 经腹膜外切开引流　适用于肝右叶后侧脓肿。可经右侧第12肋间切口分离腹膜后间隙,在腹膜外切开进入肝脏。

8.4.2　肝棘球蚴病

肝棘球蚴病(echinococciasis of liver)又称肝包虫病,是由细粒棘球绦虫侵入肝脏而发病。流行于畜牧业发达地区,在我国西北,如内蒙古、新疆、西藏等地区多见。随着畜牧业的发展,内地也有散发病例。

A1 病因

棘球蚴绦虫的终末宿主是狗,人和羊、猪、马、牛等家畜都可成为中间宿主,其中以羊最为多见。成虫寄生在狗的肠道内,虫卵随粪便排出,当人吞食被虫卵污染的食物及饮水时,虫卵即进入人体内。虫卵在胃和十二指肠内孵化成六钩蚴,先附着于小肠黏膜,再钻入肠壁血管进入门静脉到达肝脏。大部分留在肝脏内,小部分通过肝经右心到肺,极少数通过肺循环到全身各个器官,在肺、肾、脾、脑、眼眶、肌肉等组织内形成囊肿。故本病在肝脏的发病率占70%。

六钩蚴侵入肝组织后引起周围组织巨噬细胞和嗜酸性粒细胞浸润,这时大多数六钩蚴会死去,少数存活发育后形成包虫囊。包虫囊生长极为缓慢,5个月后直径仅达1cm左右,以后每年平均增大约0.46cm。随着包虫囊缓慢增大,包虫囊周围纤维组织不断增生,形成一层纤维性包膜称为外囊,外囊厚度一般35mm。

包虫囊壁分为内、外两层。内层为生发层,具有显著的繁殖能力。生发层细胞向内芽生,在壁内形成无数小突起,逐渐变成单层小囊泡,即生发囊。生发囊脱落变成子囊,其内壁又可生出530个原头蚴。子囊结构与母囊相同,还可再产生生发囊即孙囊。包虫囊壁的外层为角质层,呈白色半透明状,如粉皮,厚约34mm,具有吸收营养物质和保护生发层的作用。包虫囊内液体透明或微黄,呈弱碱性,含有少量无机盐、蛋白质和大量子囊。如子囊破裂,大量头节混入囊内液体,在其中游动即形成棘球蚴砂,在1ml囊液中可包含4万个头节。

肝棘球蚴长大后主要并发症是继发感染和囊肿破裂。感染可由于小胆管破裂,胆汁进入囊肿内引起;也可经血道引起,感染的结果是形成肝脓肿。最严重的并发症是囊肿破裂入腹腔,因囊肿中所含的蛋白质具有抗原性,可引起过敏反应,严重者可发生过敏性休克甚至死亡。子囊还可破入肝内胆管和肝静脉,引起胆道阻塞和肺动脉栓塞。

A2 临床表现

感染初期患儿常无明显症状,主要有三方面的表现:

B1 中毒及过敏症状 寄生囊的代谢产物被人体吸收,可出现食欲缺乏、全身乏力、消瘦、贫血等慢性消耗性病容。在病程中常有过敏反应史,如皮肤瘙痒、荨麻疹、呼吸困难、咳嗽、发绀、呕吐和腹痛等。

B2 囊肿压迫邻近器官的症状 如上腹包块和上腹胀痛。压迫胃肠道出现饭后饱胀感、恶心、呕吐。压迫胆道可出现黄疸。压迫门静脉可出现腹水和脾大。压迫下腔静脉可出现下肢水肿。肝顶部囊肿可使膈肌抬高,压迫肺脏。

B3 囊肿破裂或继发感染引起的并发症症状 囊肿破裂与胆道相通,出现胆绞痛和黄疸;或阻塞胆总管后继发感染,引起急性化脓性胆管炎。破入胸腔可引起呼吸功能紊乱和脓胸。破入腹腔,则可引起急性腹膜炎和严重过敏反应。

体格检查:在无并发症发生时,患者一般情况良好。囊肿较大时,可呈慢性病容、消瘦、贫血。腹部检查主要为肝大。肝上囊肿伴有肺肝浊音界明显升高;肝下囊肿可触及圆形肿块,表面光滑,边界清楚,随呼吸上下移动,无压痛。

A3 诊断

有狗、羊等动物的密切接触史,右上腹缓慢发展的腹内肿块,全身情况较好,首先应考虑本病。

B1 B超 为首选检查方法。囊肿一般呈圆形,壁较厚,边界清楚,光滑整齐。囊内可见无规则带状回声,呈蜷曲状,还可见光环、光团或活动光点。病变周围回声增强。

B2 CT 肝内圆形或类圆形低密度区,CT值可在-1425HU,密度均匀一致。增强后无强化表现,边界清楚、完整,囊壁及囊内分隔有增强效应。大的囊肿内可见分房结构或子囊,子囊的数目和大小不一,如子囊主要分布在母囊的周边部位呈车轮状。囊壁可见钙化,呈壳状或环状,厚薄可以规则,为肝棘球蚴病特征性表现。因感染或损伤可造成内外囊分离,如内外囊部分分离,则表现出双边征;如内外囊完全分离、塌陷、蜷缩并悬浮于囊中,可呈水上荷花状,偶尔完全分离脱落的内囊散开呈飘带状阴影。

B3 包虫皮内试验 取滤去头节、高压灭菌后的包虫囊液,加生理盐水稀释成1:100的新鲜液体0.2ml作皮内注射,形成38mm的皮丘,观察5~20分钟,如皮丘周围出现2mm以上的红晕即为阳性。其阳性率可达90%。

B4 补体结合试验 包虫囊肿因各种原因破裂后,人体对囊虫产生抗体,可用于帮助诊断和判断预后。如1年后补体结合试验仍然阳性,说明体内仍有包囊虫存在。

由于B超和CT的诊断率较高,后两种试验已不常做。值得注意的是,术前一般不主张做诊断性囊肿穿刺,以免引起囊液外漏,导致过敏性休克或包囊虫的腹腔种植。

A4 治疗

B1 囊肿内囊摘除术 适用于无继发感染者。手术显露包虫囊肿后,用纱布垫保护好切口与周围脏器,使其与腹腔隔绝。用针管穿刺囊肿并吸净囊液,然后注入3%过氧化氢溶液或20%的盐水,等待5~10分钟以杀死头节,再用吸引器吸净囊内液体,使内囊塌陷,易与外囊分离。切开外囊壁,摘除内囊,用浸有10%甲醛液或3%过氧化氢的纱布擦拭外囊壁内面,以消灭残留的生发层和头节,再用生理盐水冲洗干净。囊壁一般采用内翻缝合法,使囊肿前后壁贴近以利愈合。如囊内有小量胆汁漏出和渗血,可放置橡胶管引流。如囊肿合并胆瘘时,可做囊肿空肠Y形吻合术。

B2 肝切除术 适用于囊肿较小,或局限于一叶,或囊肿壁厚、坚韧不易塌陷,或形成慢性脓肿等。可考虑做肝叶切除或不规则肝切除。

B3 引流 囊肿继发感染可按肝脓肿手术切开引流的方法处理。

B4 药物治疗 阿苯达唑口服肠道吸收好,血中浓度较高,能透过囊壁,破坏生发层,并可直接杀死原头节。适应证为:①多器官或同一器官多发性棘球蚴病。②播散性继发腹膜与胸膜的囊肿。③手术后复发,不能再次手术者。④手术前后应用以防止播散。用法:一般10~20mg/(kg·d),分2次用,1个月为一疗程。间歇2周,可重复应用。单纯药物治疗者,疗程以 1 年以上为宜。

8.4.3 阿米巴肝脓肿

阿米巴肝脓肿(amebic liver abscess)是阿米巴肠病的最常见并发症。国内临床资料统计,阿米巴痢疾合并阿米巴肝脓肿者为 1.8%～10%,国外尸体解剖为 10%～59%;临床表现主要为发热、肝大、肝区疼痛、消瘦、贫血等。

A1 发病机制

阿米巴肝脓肿大多发生于阿米巴痢疾发病后 1～3 个月内,但也可能发生于痢疾症状消失数年以后。溶组织阿米巴是否发病取决于虫体与宿主之间的相互关系。虫体的毒力和侵袭力强,宿主局部肠功能紊乱、细菌感染、黏膜损伤或全身抵抗力下降时,原虫滋养体便侵袭组织发生致病作用。原虫小滋养体黏附于结肠上皮,凭借其伪足的机械运动和溶组织酶的作用侵入肠壁,转变为大滋养体并大量繁殖,造成局部肠黏膜坏死和溃疡形成。阿米巴滋养体通过肠壁小静脉、门静脉而到达肝内,引起阿米巴性肝炎。一些阿米巴滋养体进入肝内门静脉末梢形成栓塞,造成局部缺血,同时释放溶组织酶,导致局部组织溶解、坏死,形成脓肿。脓液为液化性坏死肝组织与陈旧性血液混合而呈巧克力色。脓肿壁上附有尚未彻底液化坏死的汇管区结缔组织、血管和胆管等,呈破絮状外观。边缘活组织中可见阿米巴滋养体。慢性脓肿周围可有肉芽组织及纤维组织包裹。

阿米巴肝脓肿可为单发和多发。单发者多见,约 80%,位于肝右叶。其原因是阿米巴肠病多发生于右半结肠,其血流经肠系膜上静脉进入短粗的门静脉,与肠系膜下静脉流入的血相混合而大部分进入肝右叶。此外肝右叶体积远比左叶大,故肝右叶发病机会较多。

阿米巴肝脓肿如继续扩大可向周围组织穿破。肝右叶脓肿向上穿破形成膈下脓肿,破入胸腔和肺形成脓胸或肺脓肿,穿破支气管则形成肝支气管瘘或胸膜支气管瘘。肝左叶脓肿向上穿破可破入纵隔、左胸腔和心包;向下穿破可穿入腹腔及腹腔器官,如胃、肠及胆囊等,引起相应部位的阿米巴炎症。慢性阿米巴脓肿可形成继发感染或混合性感染,脓液呈黄色或黄绿色。

A2 临床表现

与细菌性肝脓肿比较,阿米巴肝脓肿的特点是:发病时间不固定,可发生在肠阿米巴病急性期,也可发生在数月或数年之后;症状较轻,但也与病程、脓肿大小、部位及有无并发症有关。一般起病缓慢,有持续性或间歇发作性低热;合并细菌感染时可出现高热,体温可达 39℃以上,弛张热居多。大多午后上升,傍晚达高峰,夜间热退后出大汗。常有食欲缺乏、腹胀、体重减轻。慢性患者贫血、消瘦、营养不良、肝区持续性钝痛是主要症状,深呼吸或变换体位时加重。右叶顶部脓肿可刺激膈肌,导致右肩痛或引起右下肺炎或胸膜炎,出现胸腔积液,患儿咳嗽,气急。脓肿位于肝下部时,可出现右上腹痛,右上腹或上腹饱满,可扪及肋缘下肿大的肝脏或肿块。大叶肝脓肿可触及剑突下肿大的肝脏或肿块。病变部位可有局限性压痛、叩击痛,肝脏边缘圆钝、饱满,脓肿表浅者可触及波动感,少数患儿可出现黄疸。

主要并发症为继发细菌感染及脓肿向周围组织穿破。继发细菌感染时,患儿出现脓毒血症表现,如寒战、高热、白细胞总数增加(常可达 $20×10^9/L$)、血沉增快,脓液变为黄绿色。如脓肿穿破膈肌形成脓胸或肺脓肿,破入腹腔形成急性腹膜炎或膈下脓肿,甚至破入胃肠道形成内瘘,或破入腹膜后形成腰部脓肿。

A3 诊断

B1 血常规检查　白细胞总数增加,中性粒细胞可达 80% 以上。慢性病例白细胞计数可正常,血沉增快。

B2 粪便检查　仅 15%~45% 病例能检出阿米巴滋养体。

B3 血清学检查　抗体阳性率可达 90% 以上。

B4 B超检查　可了解脓肿的大小、部位、数目,并为肝穿刺提供进针位置、方向和深度。

B5 X线检查　显示右膈肌抬高、呼吸运动受限、肋膈角消失、胸腔积液、肺底云雾状阴影、肝阴影扩大等。左叶肝脓肿时左侧胸腔可有类似炎症反应。肝内如出现液气平面则有诊断意义。

B6 CT、MRI 检查　均可显示肝内占位性病变,并可与肝癌、肝囊肿进行鉴别。

B7 肝穿刺　在 B 超定位下,用粗针经皮肝穿刺抽得典型棕褐色脓液即可确诊。

A4 鉴别诊断

慢性不典型病例可与原发性肝癌混淆,甲胎蛋白的测定有助于诊断。急性严重的病例需与细菌性肝脓肿鉴别。

A5 治疗

B1 药物治疗　急性阿米巴痢疾和肠外阿米巴病目前多首选甲硝唑或替硝唑。甲硝唑对大滋养体有直接杀灭作用,但对肠内阿米巴原虫无作用,应与二氯尼特、氯喹、依米丁等杀灭肠内阿米巴原虫的药物联合应用。氯喹也有杀灭阿米巴滋养体的作用,但对阿米巴原虫无效,仅用于甲硝唑无效或有禁忌的阿米巴肝脓肿。脓腔小于 3cm 的脓肿大多可经药物治愈。

B2 肝穿刺引流　药物治疗 5~7 天后临床情况无明显改善,脓肿超过 4cm 者可采取在 B 超定位下穿刺抽脓,每次穿刺应尽量将脓液抽净,3~5 天后可重复抽吸直至脓腔愈合。有条件的可作介入治疗,在 B 超或 CT 引导下,置入带套管的穿刺针,刺入脓腔后,将导管留置并固定作持续引流,可取得较好效果。

B3 手术治疗　适用于:①抗阿米巴药物治疗和肝穿刺治疗效果不佳者。②靠近肝门或大血管的脓肿,穿刺易发生危险者。③继发细菌感染,穿刺引流不畅者。④多发脓肿穿刺引流困难者。⑤脓肿穿破周围组织器官有严重并发症者。手术可经腹腔或腹膜外引流,方法同细菌性肝脓肿。

阿米巴肝脓肿的治愈一般以症状、体征消失为临床治愈,肝脏充盈缺损大约需 6~12 个月才能消失。

8.5 肝脏肿瘤

小儿肝脏肿瘤发病率仅次于肾母细胞瘤,在小儿恶性肿瘤中居第三位,也有人认为居小儿常见肿瘤第十位。小儿肝脏肿瘤也有良恶性之分,良性肿瘤以血管瘤和错构瘤多见;恶性肿瘤以肝母细胞瘤多见,其次为肝癌;转移瘤以神经母细胞瘤为主,表现为肝脏肿瘤而原发灶很小或找不到(表 8-5-1)。

表 8-5-1　小儿常见肝脏肿瘤

恶性	良性
肝母细胞瘤	肝细胞腺瘤
肝细胞癌	肝错构瘤
恶性间质细胞瘤	局灶性结节性肝增生
肝脂肪黏液肉瘤	肝血管瘤
肝横纹肌肉瘤	血管内皮细胞瘤
肝血管肉瘤	海绵状血管瘤

8.5.1 肝细胞腺瘤

肝细胞腺瘤(liver cell adenoma)多见于成年女性,在儿童多发生于大龄儿。

A1 病因

小儿肝细胞腺瘤与代谢性疾病 Von Gierke 病(糖原累积病Ⅰ型)有关,后者为肝脏葡萄糖-6-磷酸酶缺陷所致。成人肝细胞腺瘤患者多有长期口服避孕药史,也有报告无长期口服避孕药史者。

A2 病理

肿瘤一般为单发,大小不一,多为圆形,有完整包膜,呈棕黄色。镜下观察示腺瘤细胞比正常肝细胞稍大,可有空泡形成,间质为毛细血管及结缔组织。

A3 临床表现

肿瘤小时无任何症状。肿瘤大时出现腹部肿块、腹胀及钝痛,右上腹可扪及肿块。肿瘤破裂可因腹腔出血而发生急腹症。

A4 诊断

血清甲胎蛋白(AFP)和肝功能检查通常正常。超声检查显示边界清楚的回声增强区,内部回声不均匀,其内可见更强的回声斑点。

CT 平扫发现肝内低密度或等密度(出血、钙化时可为不规则高密度)占位性病变,边缘光滑,周围可见透明环影,常为特征性表现,是由于肿瘤周围肝细胞被挤压而致细胞内脂肪空泡增加所致。增强扫描早期可见均匀性增强,随后密度下降与正常肝组织呈等密度;晚期呈低密度;瘤周透明环无增强表现。

A5 治疗

肝细胞腺瘤有出血及恶变危险,常与肝癌不易区别,应手术治疗。

8.5.2 肝错构瘤

肝错构瘤(hamartoma of liver)很少见。80%在1岁内发病,是一种先天性疾病。

A1 病理

错沟瘤是发育畸形所形成的肿瘤样组织结构,巨块和多囊是其特征。瘤体包膜完整,切面呈多囊性,囊内充满淡黄色清亮液体,丰富的黏多糖基质中散在未成熟的中胚叶组织,未成熟的胆管散布于中胚叶组织中。瘤体内血液循环丰富,局部肝组织被大大小小的囊肿代替。无肝硬化及恶变倾向。

A2 临床表现

肿瘤随生长发育而增大,一般无症状。当肿瘤巨大时,出现腹胀、食欲缺乏、呼吸困难等周围器官受压症状。患儿精神及全身状况良好。

A3 诊断

肝功能正常,术前超声、CT、MRI均可显示囊实相间的肿物,根据年龄小、肿块大、含有多个囊泡的特征可以诊断。

A3 治疗

手术切除是首选的方法。

8.5.3 局限性结节性肝增生

局限性结节性肝增生(focal hyperplasia)是一种少见肝实质的良性占位性病变,实质上并非真正肿瘤。原因不明,女性发病多于男性。

A1 病理

本病大体标本类似恶性病变,很像肝母细胞瘤,表面有粗大静脉。肿物为单发,位于肝包膜下或实质内,无包膜但与周围组织界线清楚。结节呈分叶状,切面呈灰色或灰褐色。瘤内可见放射状纤维构成的纤维分隔,隔内含动静脉及小胆管。镜检示结节内肝细胞和Kupffer细胞正常或轻度不典型表现,排列不整齐,无中心静脉,失去正常小叶结构。小结节类似肝硬化的再生结节。

A2 症状

肿瘤位于肝实质内,很少有症状。位于肝被膜下者可表现为腹部肿块,个别病例可因自发性破裂出血表现为急腹症。

A3 诊断

B1 B超检查 可以有高低或混合回声,但缺乏特征性。

B2 CT 平扫可见肝内低密度或等密度改变,边界清楚。当中心存在纤维性瘢痕时,可见从中心向边缘呈放射状分布之低密度影像为其特征。增强扫描主要因其供血情况而不同,可为高密度、等密度或低密度。病变内纤维分隔无增强。动脉晚期病变呈低密度。

B3 肝动脉造影 典型病变为血管呈放射状分布如轮辐样和外周血管的抱球状现象。

B4 核素^{99m}Tc胶体硫扫描 65%的病变可见核素浓集。因该病变内有肝巨噬细胞,所以能凝聚核素,这点与其他良恶性肿瘤不同,因而有较高诊断价值。

A4 治疗

多数人的观点是尽早切除或摘除,原因是一旦肿瘤变得巨大时再切除对肝的损伤和手术危险性有明显增加。

8.5.4 肝血管瘤

肝血管瘤(hepatic hemangioma)主要是血管内皮细胞瘤和海绵状血管瘤。小儿以血管内皮细胞瘤多见,多发生于婴幼儿。虽为良性肿瘤,但由于并发症较多(如充血性心力衰竭、弥散性血管内凝血和自发性破裂出血等)预后常常不好。

A1 病理

肝血管内皮细胞瘤表现为肝脏巨大肿块,组织学上以血管内皮细胞瘤样增殖为特点。肝脏遍布1～2cm大小的灰褐色病变,有多层内皮细胞,可恶变为恶性血管内皮细胞瘤。

海绵状血管瘤可见于肝脏任何部位,多为单发,约10%为多发。小至数毫米,大至30cm。表面呈暗红色或紫色;切面呈海绵状,由多数囊状或筛状腔隙构成,有时可见血栓和(或)纤维化,偶有钙化。镜下可见大小不同的扁平血管内皮细胞构成互相交通的空隙网,其内含红细胞。瘤体与周围组织界限清楚。

A2 临床表现

较小的血管瘤常无临床症状。一组资料显示,较大的血管内皮细胞瘤常表现为腹胀(53%)、充血性心力衰竭(38.5%)、腹部肿块(30.8%)、黄疸(30.8%)、贫血(53.8%)。患儿还可发生血小板减少和消耗性凝血障碍,出现皮肤出血点或淤斑。充血性心力衰竭是由于血管瘤中有多数动静脉瘘而造成动静脉分流。约半数患者伴有皮肤血管瘤。因此,肝大、皮肤血管瘤和充血性心力衰竭是肝血管瘤的典型特征。

A3 诊断

超声显示肝内均质强回声病变,边界大多清楚,或病变区内强回声伴不规则低回声,可显示扩张的血窦。彩色多普勒超声检查可观察肿瘤内血流动态,为诊断提供参考。CT平扫可确定肿瘤位置和范围。增强扫描对海绵状血管瘤具有特征性,诊断正确率可在90%以上。一般典型表现出现在动脉早期,即注药后30～60秒。核素^{99m}Tc肝血池扫描及肝血管造影检查有助于肝血管瘤的诊断,表现为无肿瘤染色,边缘锐利,血管瘤显影时间较长。选择性肝动脉造影显示血管极度增殖,有分流静脉很快充盈,可准确诊断。

A4 治疗

对比较局限的、有可能切除的血管瘤仍以手术切除为主,任其生长变大或出现心力衰竭将使治疗变得困难或死亡率增加。大剂量激素治疗小儿肝血管瘤有较好效果,剂量为2mg/(kg·d)口服,2个月后逐渐停药,休息数月再重复一次治疗。对于局限于一叶的肝血管瘤不能切除者,可结扎肝动脉分支或肝固有动脉,或行经皮穿刺选择性肝动脉栓塞。近来不断有报告经皮穿刺多极射频技术应用于肝血管瘤治疗获得成功的病例。

8.5.5 肝母细胞瘤

肝母细胞瘤(hepatoblastoma)是小儿最常见的肝脏恶性肿瘤,约占肝原发性肿瘤的45%,占小儿恶性肿瘤的3.4%(北京儿童医院统计资料)。86%发生在3岁以下,其中1岁以下占60%~75%;5岁以上很少发生。男性多于女性。

肝母细胞瘤发病原因仍不清楚,但有人发现肝母细胞瘤患儿11号染色体常有11P15.5的杂合子丢失。还有人提出肝母细胞瘤与性激素密切相关。

A1 病理

肿瘤一般单发,呈大的团块或结节状,多发生在右叶。中等硬度,表面有血管扩张。多数肿瘤有假包膜,切面颜色依胆汁和脂肪的数量而定,分化较好的呈黄绿胆汁色,分化较差的呈白色,有出血或坏死区域。在组织学上,肝母细胞瘤一般分为4型:未分化型、胚胎型、胎儿型和混合型。也有学者将其分为6型:胎儿型、胚胎型和胎儿上皮型、圆柱型、小细胞未分化型、上皮和间叶混合型伴畸胎特征、上皮和间叶混合型不伴畸胎特征。其中分化高的上皮型预后最好;胚胎型含有胚胎细胞和未分化细胞预后较差,如圆柱型、未分化型;伴有畸胎特征的预后相对较好。

A2 临床表现

早期无明显症状,故不易发现,多数患儿以腹部逐渐胀大和右上腹无痛性肿块就诊。常因家长无意中发现或因其他原因到医院就诊,医生常规查体时发现。发现较早的患儿仅有轻度贫血,当出现消瘦、食欲不佳、恶心、腹痛等症状时,已属进展期病例。肿物已增大至脐或脐下,可压迫周围器官,出现相应症状,如膈肌升高、活动度减小而出现呼吸困难,压迫胃肠道出现恶心、呕吐、厌食,压迫下腔静脉出现腹壁静脉曲张和腹水,压迫胆道出现黄疸等。因肿瘤坏死、继发感染及肿瘤代谢产物吸收而引起发热、倦怠等。肿物多为单发,坚硬,表面光滑,边缘清楚,有的为表面凹凸不平的大结节状。肿物随呼吸上下活动,左右略可移动,有的肿物位于肝边缘呈外生性,活动度较大。

个别病例可因肿瘤释放促性腺激素而有性早熟表现,还可能发生骨质疏松引起的病理性骨折和因肿瘤破裂而出现的失血性休克等,还应注意肺部转移的相关症状。

A3 辅助检查

B1 实验室检查　血清甲胎蛋白(AFP)对诊断有特异性价值。绝大多数患儿 AFP 明显升高，但其水平对预后无明显意义，而与肿瘤的消长呈正相关，肿瘤消退时 AFP 下降或消失，肿瘤增长或转移时 AFP 复现或升高。阳性率与肿瘤的组织类型有关，含胎儿细胞多的肿瘤 AFP 的水平较高。

常规的肝功能检查大多正常，对诊断没有直接帮助。

B2 影像学检查

C1 CT 扫描　可显示肝脏肿瘤的位置及与附近器官的关系，有无周围组织浸润及淋巴结转移等。CT 平扫可见肝实性肿块，多由数个结节聚合成大块状，其边缘为高密度或等密度；中心呈低密度，若有出血或坏死则呈高低不等密度：出血一般呈花斑片状高密度，坏死则表现为低密度。在动脉期增强扫描可见多个结节状染色征象，门静脉期肿瘤呈低密度，中心有不规则更低密度区域，为肿瘤坏死所致。有的肿瘤内含有类似骨组织成分，CT 可显示钙化灶。

C2 MRI 检查　有相应表现，但定位及毗邻关系更准确。

C3 超声显像　实时 B 超可发现肝脏占位性病变。肝母细胞瘤的超声图像为不均质回声增强的孤立性肿块，偶有囊性区以及点状或不规则形瘤内钙化。由于 B 超检查既无创又价廉，可以作为初步筛选手段。

C4 血管造影　包括肝动脉造影、下腔静脉造影和肝静脉造影。对判断手术适应证有很大帮助，但为侵袭性且有一定的并发症。

C5 其他　胸部 X 线平片可了解有无肺转移及横膈浸润和抬高。腹腔镜和肝穿刺活检在不能明确诊断时可以应用。以往的核素检查因其作用有限，现已很少应用。

A4 诊断与鉴别诊断

B1 诊断　右上腹包块，经 B 超及 CT 证实为肝脏占位性肿块，具有肝母细胞瘤特点，同时 AFP 明显升高，可初步诊断为肝细胞性肿瘤。如果是 3 岁以下小儿，可初步诊断为肝母细胞瘤。

B2 鉴别诊断　肝母细胞瘤需与下列疾病鉴别：

C1 肝细胞癌　较常见于 5 岁以上儿童。

C2 肝转移癌　神经母细胞瘤常转移至肝脏，有时甚至找不到原发瘤，但转移瘤已很大。疑诊神经母细胞瘤的患儿做尿 VMA 定性和定量检查有助于鉴别诊断。

C3 海绵状血管瘤　可发生于任何年龄，从病史、体征和酶学检查等方面可作出初步判断。肝海绵状血管瘤患儿半数伴有皮肤血管瘤。巨大肝海绵状血管瘤中有许多动静脉瘘存在，常导致充血性心力衰竭。

A5 治疗

肝母细胞瘤的治疗在 20 世纪 60 年代以规则性肝切除为主，70 年代以后，随着影像学技术的发展，早期诊断使肝母细胞瘤早期治疗成为可能。伴随着肝血管阻断等控制出血技术的应用,以最大限度减少肝损伤的不规则局部切除替代了规则肝切除,术后辅以化疗使生存率提高到20%~30%。近年来,对术前估计不能切除的患儿首先施行化疗,使肿瘤缩小,然后实施延期手术,术后再继续化疗的联合治疗方法,更使得肝母细胞瘤的5年生存率提高到66%~79%。

B1 手术 肿瘤局限于肝的一个节段或局限于一侧肝叶时,可采取一期手术的方法,大部分肿瘤都可切除。

B2 术前化疗 肿瘤巨大,累及两叶或肝门,侵犯大血管;肝内多发病灶或有远处转移的,应首先进行化疗,使肿瘤缩小、转移灶控制或消失后再做手术,即实行所谓的联合疗法。化疗药物包括长春新碱(VCR)、环磷酰胺(CTX)、氟尿嘧啶(5-Fu)、阿霉素(ADM)和依托泊苷(VP-16)等,可联合使用或交替使用。下面一些术前化疗方案可供参考:

C1 国内联合化疗方案 ①阿霉素 $30mg/m^2$(1岁以下小儿 $1mg/kg$)于第1~2天缓慢静脉滴入。当阿霉素累积用量达 $200mg/m^2$ 时,需严密监测心功能。②顺铂 $90mg/m^2$(1岁以下小儿 $3mg/kg$)于第1天静滴。应用顺铂前应进行水化疗法,使尿比重低于1.010。顺铂必须在1/2张,含有甘露醇 $500mg/kg$、10%氯化钾的5%葡萄糖盐水中输注,时间长于4小时。输完后应继续补充葡萄糖盐水$[125ml/(m^2·h)]$ 16小时。此外,必须补充葡萄糖酸钙,并需密切监测血清电解质、肌酐、尿素氮和镁的变化。

C2 儿童肿瘤国际协作组方案 ①顺铂 $80mg/m^2$,第1天缓慢静滴。②阿霉素 $60mg/m^2$,第1~2天连续静滴。每4周为一疗程,4~6个疗程后重新评价肿瘤,如肿瘤缩小变得可以切除则手术治疗。在国际协作组研究的一组患儿中,138例接受了术前化疗,113例(82%)显示肿瘤缩小和AFP水平降低,106例肿瘤完全切除。

C3 日本小儿肝肿瘤协作组方案 ①顺铂 $80mg/m^2$,第1天静滴。②阿霉素 $30mg/m^2$,第1~2天连续静滴。每4周为一疗程。

B3 介入治疗 对估计不能切除的肝母细胞瘤可经皮股动脉穿刺行肝动脉栓塞(TAE)和肝动脉化疗(HAI)。肝母细胞瘤血供主要来自肝动脉,将其栓塞将导致肝母细胞瘤缺血坏死;而周围肝脏组织血供来自门静脉,肝动脉栓塞后不会导致肝坏死。肝母细胞瘤HAI可于手术中将插管置入股动脉,尽量使插管接近瘤体,并注入大剂量化疗药物,使肿瘤缩小后再次手术。国内李桂生等对9例估计难以手术切除的肝母细胞瘤进行了介入治疗,应用氟尿嘧啶、顺铂、卡铂、表柔比星、长春新碱等和碘酊混合液经皮经股动脉插管注入化疗药物,使其中7例得以手术。

B4 肝移植 对化疗后仍不能切除的肝母细胞瘤,过去常常束手无策,现在随着小儿肝移植技术的日益成熟,对不能切除的肝母细胞瘤进行肝移植治疗已有较多报告。Srinivasan P 在2002年报告一组13例不能切除的肝母细胞瘤施行了原位肝移植术,平均随访33个月,12例存活,1例死于肺转移复发。

B5 术后化疗 对肉眼切除不净或镜下残留瘤细胞者应当进行术后化疗。

C1 方案一　用儿童肿瘤国际协作组方案(见术前化疗**C2**),术后继续化疗 2 个疗程。

C2 方案二　①氟尿嘧啶:自手术后第 2 周开始,10mg/kg 静脉滴入每天 1 次,持续 5 天。②长春新碱:1.5～2mg/m²(或 75μg/kg),环磷酰胺 400～500mg/m²(或 15mg/kg)。该两药同时应用,每周 1 次静脉注射,持续 3 个月。3 个月后上述两种药物交替使用,剂量亦同前,每周 1 次静脉注射,持续 9 个月。1 年后改为环磷酰胺 3～5mg/kg 口服,每天 1 次(7 天为一疗程),半年后停药。

C3 方案三　①环磷酰胺 10mg/kg,第 1～4 天。②氟尿嘧啶 10mg/kg,第 1～4 天。③阿霉素 30mg/m²,第 1～4 天。④交替组:依托泊苷 100～150mg/m²,第 1～4 天;顺铂 90mg/m²,第 1 天。

B6 免疫治疗　可提高患儿机体免疫功能,对防治肿瘤复发有一定疗效。目前临床常用的免疫增强剂为干扰素(IFN)、白介素-Ⅱ(IL-Ⅱ)等。

A6 预后

肝母细胞瘤预后与肿瘤类型、肿瘤分期及手术的根治性有关。胎儿型预后较好,75% 可以长期存活,1 岁以下小儿多为胎儿型。另外与肝母细胞瘤分期有关,日本 Sasaki F 报告 134 例肝母细胞瘤,6 年生存率Ⅰ期 100%,Ⅱ期 95.7%,Ⅲa 期 73.8%,Ⅲb 期 50.3%,Ⅳ期 38.1%。肿瘤临床分期与选择治疗方案、分析预后均有密切关系,目前多采用美国儿童肿瘤研究组(CCSG)的儿童恶性肿瘤分期系统的分期方法(表 8-5-2)。

表 8-5-2　肝脏恶性肿瘤临床分期

Ⅰ期	Ⅱ期	Ⅲ期	Ⅳ期
完全切除	镜下有残留病变 a 组:肝内有残留病变 b 组:肝外部位有残留病变	有肉眼残留病变±淋巴结受累±有播散的肿瘤 a 组:肿瘤完全切除,有播散的肿瘤±肉眼可见淋巴结残留病变 b 组:肉眼可见肿瘤未被完全切除±淋巴结受累±肿瘤播散	出现转移瘤灶 a 组:原发瘤完全切除 b 组:原发瘤未完全切除

肝母细胞瘤切除术危险性较大,既往死亡率达 13%。目前随着手术操作、麻醉技术的提高,术前化疗的有效作用,营养支持等一系列改善患儿状况措施的应用,手术死亡率已降至 5% 以下。

(牛爱国)

8.6 小儿肝移植

小儿肝移植在肝移植的发展史上占有特殊地位。1963年3月1日,人类第一例原位肝移植由美国的 Starzl 为一例3岁先天性胆道闭锁小儿施行。1967年7月23日,Starzl 又为一例肝癌患儿施行原位肝移植,首次出现超过1年(400天)的长期存活。1970年1月22日,是迄今肝移植术后存活最长者的手术日期,亦为 Starzl 所作。当时是一名3岁女孩,患先天性胆道闭锁伴肝门胆管癌(Klatskin 癌),现已36岁,健康地生活工作,且已结婚。1984年,法国 Bismuth 和德国 Broelsch 分别创制了减体积性肝移植,即将成人供肝予以缩小体积移植给小儿受者,以解决当时无合适的儿童供肝问题。1988年,德国 Pichlmayr 首次将成人供肝予以分割,一分为二,成为两个供肝,可同时移植给两个儿童受者(一肝二受),创制了割离式(分割式)肝移植。1990年,澳大利亚 Strong 首先创制了亲属活体部分肝移植术式,患儿为出生后11个月的先天性胆道闭锁者,由于当时无供肝,接受了其母奉献的肝左外叶而获得成功。近年来,随着肝移植新术式的应用,小儿肝移植1年存活率达到90%,肝移植已成为治疗小儿终末期肝脏疾病的有效治疗手段。北美、欧洲的上百个移植中心正以每年约5000例的业绩使肝移植术得到不断发展和完善。我国肝移植近年发展也较快,许多地区已开展了小儿减体活肝移植术。

根据移植肝的位置,将肝移植分为两种类型:一种称原位肝移植,即先切除整个病肝,将新肝移植于原来的解剖位置上;另一种是异位肝移植,即保留原来病肝,把供肝植入于正常肝脏解剖位置以外的腹腔内,如植入右椎旁间隙。肝移植的研究即是从异位肝移植开始的,目前,临床肝移植普遍采用原位肝移植。

由于受到腹腔容积的限制,决定了小儿肝移植技术不同于成人,一般需要切取供体的部分肝脏进行移植,这就是小儿肝移植技术的特点。活体部分肝移植是近年来逐步发展起来的一种新的肝移植方法,已在小儿肝移植中广泛应用,本节予以重点介绍。

A1 适应证

小儿肝移植的主要适应证是先天性胆道闭锁,约占小儿受者中的50%,其次是一群先天性代谢疾病,还有肝脏肿瘤(如 Klatskin 癌和原发性肝癌)、急性重型肝炎所致的急性肝衰竭、慢性病毒性肝炎终末期等。

B1 先天性胆道闭锁 首先是胆道全闭锁型,即先天性胆管消失症已不能用胆管空肠引流手术治疗的患儿。其次是虽能施行肝门空肠吻合术(Kasai 术),但手术无实际功效。一是淤胆持续,形成胆汁性肝硬化;二是胆汁引流虽畅通,而肝功能呈进行性减退。患儿发育停滞,逐渐并发肝硬化、门静脉高压症。一般而言,这类患儿在1~2岁间,体重10kg 左右即可做肝移植。对于 Kasai 术和肝移植的关系,目前大多数学者认为,一般应先施行 Kasai 术,如果手术失败或就诊时已出现肝硬化症状时应行肝移植。

B2 先天性代谢疾病 这是一组小儿疾病,包括肝豆状核变性(Wilson病)、α_1-抗胰蛋白酶缺乏症、酪氨酸血症、Crigler-Najjar综合征、半乳糖血症、糖原累积症(I型和IV型)、严重复合免疫缺陷病、血友病(甲、乙)、血色素沉着症、家族性纯合子高胆固醇血症等,均归入此类。一般认为此类疾病肝移植后能彻底纠正其缺陷,效果较好,但也要掌握手术时机。如肝豆状核变性要在小儿发生神经损害以前进行肝移植,如已有严重的语言障碍,吞咽困难,在移植术后不仅难以口服药物,更麻烦的是不能清除咽部分泌物,甚至误吸,易发生肺部并发症。又如α_1-抗胰蛋白酶缺乏症,75%患儿在婴儿期间即可以出现淤胆,其中半数可在少年时因慢性肝病死亡。值得指出的是,有的患儿仅表现为中度肝功能受损,但可迅速恶化,短期内陷于肝功能失代偿。因此肝移植应选在发生肝病症状的早期,甚至在仅有中度凝血障碍和短期黄疸出现时实施。

B3 肝脏肿瘤 肝脏恶性肿瘤作为肝移植适应证时有争论,赞成者也立足于癌肿恶性程度较低或者争取早期手术。包括各种不能切除的肝脏肿瘤,如肝母细胞瘤、肝癌、肝门胆管癌,以及不能切除或累及全肝引起肝功能障碍的良性肿瘤。

B4 急性肝衰竭 主要有急性重型肝炎或药物中毒引起的肝衰竭。近年来,由于肝移植术式和技术的进步,主张在上述疾病的急诊期间包括肝性脑病状态下施行肝移植。常见的失误是迟疑不决,拖延过久,于深度昏迷时才做手术。现在认为肝移植宜在二级肝性脑病或发生凝血功能障碍(如凝血酶原时间持续超过30秒)时即可施行。有成人尸体供肝时作减体积肝移植,无尸肝时也可作亲属活体部分肝移植。

B5 慢性病毒性肝炎 实际上已进入肝硬化终末期,主要难点是选择手术时机。原则上主张用于病情不断加重不能出院的住院依赖期患儿,宜在预估威胁生命的并发症(大出血、肝肾综合征、不可控制的凝血机制紊乱、急性肝性脑病)发生以前,即进入监护病房(ICU),依赖期之前施行肝移植效果较好。也有主张在慢性肝炎肝硬化已导致生活质量明显下降或患儿生长发育停滞时即可施行肝移植。

其他的适应证尚有小儿期间发生全小肠扭转坏死、长期用静脉营养发生淤积性肝硬化晚期以及严重的硬化性胆管炎、Caroli病、Budd-Chiari综合征、遗传性肝纤维化症、原发性胆汁性肝硬化等少见疾病。

A2 禁忌证

B1 肝脏以外其他系统、器官的不可逆性疾患 如严重的心肺疾病、无法矫治的严重畸形及严重的器质性脑损伤。

B2 严重的全身感染、败血症 如真菌感染,应待感染治愈后行肝移植,否则患儿无法耐受移植术后的免疫抑制治疗。

B3 慢性乙型肝炎 虽不是绝对禁忌证,但HBsAg阳性者,尤其是HBV-DNA阳性者,肝移植后仍可复发。

B4 已有外周转移的恶性肝脏肿瘤。

B5 严重的精神痴呆、低能儿等。

A3 手术方式

随着外科技术的发展、器官保存技术的提高及新型免疫抑制剂的临床应用,肝移植手术适应证逐渐扩大,肝移植需要量日益增多,特别是小儿肝移植的增多,使供肝来源相对缺乏。近年来,除原位全肝移植手术外,各种新的肝移植术式应运而生,简介如下:

B1 原位全肝移植(whole liver transplantation) 指完整切取供体的肝脏及肝后下腔静脉,将获得的供肝进行灌洗、修整、保存,同时完整切除受体的病肝及肝后下腔静脉,再将供肝植入受体肝脏的解剖部位。需吻合肝上下腔静脉、肝下下腔静脉、门静脉、肝动脉及胆管。下腔静脉及门静脉阻断期间需经体外循环转流下肢、双肾及内脏的回流血液。这是开展最早、应用最为广泛,也是世界上至今开展例数最多的标准术式。

B2 减体积肝移植(reduced-size liver transplantation) 受体系儿童,供肝来源于成人尸体。为使供肝合适地移植于受体解剖原位,只能植入部分肝脏,常用的有右半肝、左半肝、左外叶等。移植部分的肝均可带有与原位全肝移植时供肝一样的各类血管,如门静脉一级分支、肝后下腔静脉全长、肝动脉主干(可带腹主动脉)。胆道作 Roux-Y 空肠吻合。在肝左外叶移植时,供肝可不带下腔静脉,仅带肝中、肝左静脉共干,此时在受体全肝切除时则需保留下腔静脉全长,以便与之端侧吻合,重建静脉回流。

B3 劈离式肝移植(split liver transplantation) 将一个成人尸肝分割成两个带血管、胆管蒂的供肝,可以同时移植给两个患儿,简称一肝二受。此术式虽可在很大程度上缓解供需矛盾,其结果却不及全肝移植及减体积肝移植令人满意,在技术上有待于进一步提高。一个供肝可分割成左半肝、右半肝两个移植物,也可分割为右半肝和左外叶,分别予以移植。右半肝可带有与全肝移植时供肝一样的各类血管和胆管蒂;而左半肝移植物则不含有下腔静脉,并需修整其肝左、肝中静脉共干段,利用该共干可与受体肝左、肝中静脉共干段作端端吻合。门静脉和肝动脉都可间置血管,并予以延长,便于和受体相应血管吻合。肝组织横断后,应结扎其切面上所有的血管和胆管,从肝门上方进路以避免损伤胆管的血供。肝断面用纤维膜覆盖。胆道作 Roux-Y 空肠吻合。

B4 活体部分肝移植(living related partial liver transplantation) 实际上是减体积肝移植的一种。为解决儿童肝移植需要与供肝来源缺乏的矛盾,近年来活体部分肝移植技术开始应用于临床,即从健康人体上切取部分肝脏作为供肝移植给患者。一般多切取供体肝脏的左外叶或左叶,并进行原位移植。儿童多采用左外叶肝移植术。首先分离供肝左肝管、左肝动脉、门静脉左支及肝左静脉和或肝中静脉,钳夹血管,切开肝实质,取出左外叶,用冷 UW 保存液灌注并浸没保存。受体全肝切除后开始血管吻合,供体肝左静脉可与受体下腔静脉或肝左、肝中静脉共干吻合,供肝门静脉左支可与受体门静脉主干吻合,供体肝左动脉与受体相应动脉吻合。与尸体全肝移植比较,活体部分肝移植有下列优点:①多数情况下为择期手术,术前可进行充分准备。②供体多为父母或亲属,组织亲和性好,排异反应轻。③可有计划地切取供肝,移植肝冷保存时间短等。同时也存在必须从健康者体内获得供肝;供肝切除手术难度大;一旦需要再移植时,供肝难以再获得等缺点。

B5 背驮式原位肝移植(piggy back whole liver transplantation) 为保留受体下腔静脉的原位全肝移植,特别适用于受体无肝期间没有下腔静脉-腋静脉转流泵设备的基层医院。手术时置供肝于原位,其中肝中、肝左静脉共干和受体所保留的同名共干作端端吻合,而供肝的肝下下腔静脉远端则自行缝闭。移植后,植入肝的外观看来像被受体下腔静脉背驮着,故取名背驮式肝移植。此术式因保留了受体肝后下腔静脉,切除病肝肝区不够彻底,因而只用于终末期良性肝病,而不宜用于恶性肿瘤患儿。

B6 肝肠联合移植 适合证是患儿全小肠丧失(如肠扭转坏死),完全依赖静脉营养维持生命,长时间后发生淤胆性肝硬化,最后导致肝肠功能衰竭者。

A4 活体肝移植手术程序

B1 供体的选择 凡是与患儿血型匹配者均可作为供体,包括父母、祖父母及父母的兄弟姐妹。一般多为患儿的父母,而且应该是完全自愿的。基于社会伦理的观点,供体的安全应首先考虑,故应严格进行各项检查,具有危险因素的供体均应排除。检查包括心理学评估、身体状况的评估、肝功能检查及血清学检测。免疫学测定包括ABO血型相容性测定、血清HLA定型、淋巴细胞交叉配合、混合淋巴细胞培养反应以及HLA-DNA定型。此外,需行多普勒超声、CT、MRI检查以了解血管解剖及移植肝脏大小。香港玛丽医院认为,准备切取肝脏体积的大小取决于受者的需要,估计标准肝脏体积(ESLM)=1.02×体表面积-0.22,移植肝体积的最低限度为ESLM的25%。日本学者认为,为了保证移植后患儿有正常的肝功能,移植肝占受体体重的比值应不小于1%。一般多切取供体肝脏的左外叶或左叶。

B2 受体术前准备 作为肝移植受体的患儿应同时进行术前一系列检查和处理。需详细询问病史,作全身体格检查,特别注意X线胸片,心、肺功能。血液检验包括全套血常规,血糖,电解质(钠、钾、钙、磷),血肌酐,尿素氮,全套凝血机制,总蛋白、白蛋白与球蛋白,全套肝功能酶学指标,尿、粪常规,免疫学血清检查,血型,病毒(肝炎病毒、CMV、EBV)检测等,还需作重要的影像学检查,肝及有关器官B超、彩超、CT、MRI、DSA等。注意门静脉血供。对需做肝移植的患儿特别重要的是营养状态,宜注意补充脂溶性维生素,低血糖时补给葡萄糖。在术前作最后阶段准备时,可应用全胃肠外营养(TPN)几天。

B3 供肝的切取 供肝切取术具有显著区别于一般肝叶切除术的特点,即所切取的肝叶为健康的肝组织,并且还需同时具备相应的肝动脉、门静脉、肝胆管及肝静脉分支。因此根据肝脏血管胆管的解剖学特点,供肝切取术式主要有肝左外侧叶切取术、肝左叶切取术、扩大肝左叶切取术和肝右叶切取术。选择术式的依据主要是受体的年龄、体重和供体肝动脉、肝静脉及门静脉的分支,拟切取肝叶的大小等因素。目前尚无明确的选择标准,多数主要根据临床医生的经验确定。

C1 体位 手术体位以仰卧位为主,在极少数情况下特别是拟切取肝右叶时,在仰卧位的基础上适当抬高躯体右侧以显露右侧腹腔,并抬高固定右上肢。

C2 切口的选择 供肝切取术不论其术式如何,一般采用上腹部倒 T 形切口或屋顶形切口。纵向切口宜在上腹正中线,并切除剑突,必要时可适当纵行劈开胸骨,以获得充分的显露。横形切口或肋缘下切口,右侧至腋前线或腋中线。左侧至锁骨中线,切开腹壁各层时需妥善止血,并将腹膜与皮肤间断缝合数针缩小创面,以减少长时间手术造成腹壁创口的渗血。然后以自动牵开器将两侧肋弓分别牵向外上方,此时肝脏多能获得良好的显露。

C3 肝脏切离线的确定 开腹后先切断肝圆韧带和镰状韧带,肉眼下确认肝脏形态,并以 B 超确定门静脉及肝静脉主干走向,决定肝脏的切取量。确定肝切取量后用电刀在肝表面标记出切离线。切取肝左外叶时切离线在镰状韧带右侧 0.5～1cm 处,切取肝左叶或右肝叶时切离线在肝中静脉左侧 0.5～1cm 处,切取扩大肝左叶时切离线在肝中静脉右侧 0.5～1cm 处。

C4 肝脏的游离 以电刀进一步切断镰状韧带直达肝裸区,切断左肝三角韧带及冠状韧带,显露并切断左膈肌静脉。在左肝与脾胃间置适量纱布,将脾胃牵向左侧。切断肝胃韧带后,术者左手将左肝叶翻向右上方,进一步游离显露下腔静脉及肝左静脉,直达尾状叶前的白色条索状乳糜管,此处即为肝脏背侧面的切离线。结扎切断力所能及的肝短静脉。值得注意的是在肝外游离肝左或肝中静脉是十分困难的,因此不必刻意在此时解剖第二肝门。

C5 肝门部的解剖 在肝十二指肠韧带左侧游离出肝固有动脉,循其走行依次游离出左、中、右肝动脉。在肝固有动脉后方游离出门静脉主干,并向肝门方向剥离,显露其分叉处及左支,切除门静脉左侧的淋巴管、神经及脂肪组织。此时可发现有数支进入尾状叶的门静脉分支,应仔细结扎。在施行肝左外叶以上的肝切取术时应切除胆囊,并适当保留一定长度的胆囊管以备作术中胆道造影,游离出左肝管。为维护供、受体胆管的血供,防止术后胆道狭窄,尽可能减少游离范围,只要能满足手术需要即可。

C6 肝实质的离断 分别在切离线两侧以 3-0 Prolene 缝线缝扎肝缘各一针向两侧牵引,用电刀沿切离线切开肝包膜,以超声切割器分离肝实质,结扎肉眼可辨认的管道。细小管道以电刀烧灼切断,肝断面以双极电凝器止血。对直径 3mm 以上的管道应缝合结扎。在离断过程中,尽可能先切开膈面肝组织,逐渐扩大至脏面并形成一个坡状离断面,以保证有足够的术野处理可能出现的大出血。为减少出血可选择性阻断肝离断面右侧的血供。在左肝管拟切断的平面以钛夹标记后,经胆囊管或用无创针穿刺肝总管行术中胆道造影,以确认胆管切断点,务必保证不造成供体胆管的狭窄。切断胆管后,缝合关闭供体胆管断端。至此供肝仅以门静脉、肝动脉、肝静脉与供体相连,并尽量保证上述各结构在肝外有足够长度。

C7 供肝的灌洗和切取 全身使用肝素后,在尽可能低的平面切断肝左动脉和门静脉,并向供肝门静脉插入灌洗导管,妥善固定。切断肝左静脉,并立即以重力法(8.8～9.8kPa)灌洗肝脏。灌注 0～4℃的肝素乳酸林格液 200～300ml 后,将供肝移出供体腹腔,在体外继续以

UW液灌洗，并适当灌洗肝动脉和胆道，约需消耗UW液1~1.5L。供体肝动脉断端双重结扎，门静脉和肝静脉断端连续缝合关闭。为减少供肝冷保存时间，供肝的灌洗和切取时机应根据受体手术的进度调节，不必急于进行。

C8 肝脏断面的处理及引流　肝脏断面经结扎和电凝后多无明显出血，少量渗血可压迫止血或以氩离子电凝器烧灼止血。止血完善后需作胆道造影或经胆管注水试验，以便及时发现可能存在的漏胆。如肝断有面漏胆可缝合结扎，较大的胆管漏胆则需应用无创针缝合修补，但不必作胆管造口术。最后以纤维蛋白胶喷涂肝断面、血管、胆管缝合处及肝门部结构。常规放置引流。

C9 注意事项　①尽一切可能充分显露第一、二肝门。②肝中静脉和肝左静脉共干时，务必选择合适的肝左静脉切断面，防止肝中静脉狭窄。③对于门静脉的尾状叶支，不必预先一一结扎，在分离过程中逐一结扎即可。④以3-0 Prolene缝线缝扎肝切线两侧肝缘牵引肝脏时，避免挤压揉搓肝脏。⑤断肝时自始至终不能忽视肝静脉分支的走行方向。⑥务必在确认胆管走行方向后切断胆管。⑦断肝时应由浅入深，形成一个坡状斜面。

B4 受体手术

C1 病肝切除　目前活体部分肝移植主要用于先天性胆道闭锁等疾病，患儿多有手术史及肝硬化，病肝切除时需谨慎进行。

D1 体位　多采用仰卧位，务必注意使用气垫并设置保暖装置，以防止长时间卧床所致的褥疮和便于调节患儿的体温。四肢的暴露部位应注意保温。对于小婴儿应放置支架，以防止手术器械及手术人员挤压患儿，同时也便于手术人员的操作。

D2 切口的选择　一般选用上腹部倒T形切口或屋顶形切口，对既往有手术史的患儿尽可能经原切口入腹。切口确定后，以常规方法消毒。对有腹壁胆汁引流口的患儿应缝合瘘口，沿瘘口切开皮肤，游离出瘘管壁，并重新消毒铺单。入腹时尽可能使用电刀切开皮肤以下各层，并妥善结扎直径1mm以上的腹壁静脉。由于腹腔内广泛粘连，常选择从腹中线上部进入腹腔，并以肝脏为标志贴近肝表面用电刀仔细游离。逐步扩大切口，务必注意防止损伤肠管。一旦损伤有可能招致术后肠破裂、腹膜炎等重大并发症的发生，因此宁可损伤肝包膜也不要损伤粘连的肠壁。对切口周围粘连的肠管不必过多地剥离，尽可能缩小创面减少出血。肠管的游离待新肝植入、门静脉压力降低后再进行，往往可以获得意想不到的效果。一旦出现肠管的损伤应以6-0 Prolene线严密缝合，并以抗生素液冲洗创面。

D3 肝脏的游离　开腹后间断缝合皮肤及腹膜，包埋腹壁切口，以减少创面出血和被污染的机会。以自动牵开器分别将双肋弓牵向外上方，充分显露肝脏及膈肌下空间。沿肝脏以电刀切断肝镰状韧带及粘连带，同法逐步向肝脏脏面游离，显露出肝脏的轮廓。

D4 肝门空肠吻合口的游离和切断　由于肝门空肠吻合口深且紧邻门静脉和肝动脉，因此首先需游离出空肠壁及吻合口的浅面。吻合口深面的游离应从吻合口远侧的空肠肠管开始，以尖头组织镊提夹肠壁与血管之间的组织，电凝烧灼，直达肝门部。完成这一操作后，不仅可顺利切断失功能的空肠,而且还便于肝动脉及门静脉的游离。当肠管与肝蒂结构分开后,则可用肠钳阻断肠管并紧贴肝门切断空肠。采集肠内容物及胆汁送细菌培养,以便术后处理可能出现的腹腔内感染。消毒并关闭肠管断端,清除肝门部液体并以抗生素液冲洗术野。

D5 肝动脉、门静脉的游离　在切除吻合于肝门的空肠襻后,游离肝动脉多不困难,特别是门静脉高压症患者,都有肝动脉的代偿性扩张,在肝十二指肠韧带内辨认肝固有动脉较容易。一般以无创血管镊提起肝动脉周围组织,以小功率电凝烧灼法游离出肝固有动脉,并以橡皮带悬吊,在保持一定张力的状态下逐步剥除肝固有动脉及其分支周围的组织。由于肝移植术后肝动脉血栓是致命性的并发症,且其发生率高达5%～10%,因此在操作过程中务必注意下列事项:①不要过度牵拉肝动脉,以防动脉内膜损伤。②不要过度剥离血管壁组织,避免血管壁的损伤。③尽可能游离出肝固有动脉的一级分支,特别是分叉部,以便为肝动脉的对端吻合创造条件。

门静脉的游离依上述方法进行,值得注意的是门静脉的左右分支在肝门部存在许多细小分支,特别在门静脉的深面有供应尾状叶的分支,游离过程中需仔细结扎,以防招致难以控制的大出血。部分患者因术前反复发作的门静脉炎可导致门静脉狭窄,当门静脉直径在血液充盈状态下仍小于8mm时,应进一步游离门静脉主干的下端至肠系膜上静脉及脾静脉的根部,便于以肠系膜上静脉及脾静脉的汇合部作血管移植术,充分保证具有足够大的吻合口,以利移植肝脏的血液供应。

D6 肝脏周围组织的游离　肝硬化患者门静脉多与腔静脉间有侧支循环形成,肝周围组织的毛细血管网十分丰富,手术时易导致创面的大片渗血,因此仍需以电刀为基本的操作工具。首先将肝脏压向下方,切断肝脏左右三角韧带和冠状韧带,并仔细切断肝上下腔静脉前的浆膜,暴露出肝上下腔静脉前壁。其次将肝左外侧叶翻向右侧,暴露肝下缘,在肝左叶背侧、尾状叶前可见到白色的乳糜管。游离切断结扎乳糜管后显露肝上下腔静脉左侧壁,然后将肝脏右叶翻向左上方,充分显露右肝下空间。切断肝肾韧带和右肾上腺静脉,显露肝后及肝上下腔静脉右侧壁及肝短静脉。此处务必注意防止损伤右肾上腺静脉及肝右静脉根部。最后游离出肝上下腔静脉,并以蓝色橡皮带悬吊。

D7 肝静脉及肝短静脉的处理　将肝脏缓缓牵向腹侧左上方,术者取坐位,从右侧以弯头或直角剥离钳自下而上游离并依次结扎或缝扎切断肝短静脉,并逐步游离出肝右静脉,必要时以超声手术刀帮助游离肝静脉根部。依同法处理左侧肝短静脉和游离出肝中静脉和肝左静脉。最后将肝脏背侧抬离肝后下腔静脉。如果上述操作难以完成或不慎出现难以控制的大出血时,可阻断肝静脉或下腔静脉,紧靠肝门结扎切断肝动脉及门静脉,将肝脏翻向上方以处理肝后的粘连组织及肝短静脉,迅速切除病肝。

D8 病肝摘除　病肝摘除多在供肝修整手术完成后进行。为尽可能缩短无肝期,减少对血液循环和肝脏代谢功能的影响,在完成上述操作后,病肝仅保留肝静脉、门静脉、肝动脉与机体相连。肝摘除时以7-0丝线分别靠肝门结扎肝动脉和门静脉分支,再以肝静脉钳分别钳夹肝右静脉、肝中静脉及肝左静脉,最后靠肝脏迅速切断上述血管,将病肝完整切除。

D9 创面处理 病肝切除后,需仔细检查创面妥善止血。尽可能缝合结扎出血点,并争取重建后腹膜,以减少创伤面积,防止术后继发性出血。特别是对于后腹壁的止血应特别仔细,一旦新肝植入后,止血将变得十分困难。

C2 肝静脉吻合 首先调整肝静脉断端方向,确保供、受体肝静脉走向在同一轴线上,防止成角扭曲。以双针 5-0 Prolene 线缝合固定肝静脉左右两侧各一针,按针距 1.5mm、边距约 1mm 连续外翻缝合后壁,同法连续外翻缝合前壁左侧 1/2,最后间断缝合前壁另 1/2。也有学者完全以连续外翻缝合方式完成肝静脉前壁的吻合。在收紧打结时需预留吻合口扩张的空间。吻合过程中以 0～4℃冷处理血浆或 5％白蛋白液 200～300ml 经门静脉以 3.92kPa 的压力灌注肝脏,以维持供肝的低温状态,并洗出肝组织内的保存液及代谢产物。也有学者用 0～4℃乳酸林格液以 9.8kPa 的压力作肝静脉吻合前的灌洗;肝静脉吻合完毕时停止灌洗,注意防止空气栓塞。为检查吻合口是否完善,在吻合完毕后,以血管钳阻断吻合口供肝一侧的肝静脉,再松开肝静脉根部的血管钳,此时吻合口得以充分扩张,可观察吻合口有无狭窄或漏血,并作必要的补救。

在极少数情况下,根据供、受体肝静脉的情况可以分别作两支以上的吻合。但只要具备修整条件,尽可能将其整形为一个吻合口,以保证具有足够大的吻合口和血流量。

C3 门静脉吻合 根据受体门静脉的状况,门静脉的吻合可有多种方法。主要术式有门静脉端端吻合术,供肝门静脉与受体门静脉左、右支分叉部吻合、供肝门静脉与受体肠系膜上静脉和脾静脉汇合部吻合,供肝门静脉与移植血管吻合等。将受体门静脉的位置调整于自然状态,确保供受体血管正确对位。首先以双针 6-0 或 7-0 Maxon 线分别外翻缝合固定门静脉左、右两侧,并适当向两侧牵引,将左侧双头针中的一针从原出针处附近穿过血管壁进入管腔内,按针距 1.5mm、边距 1mm 自左至右作外翻连续缝合门静脉后壁。勿过度收紧缝线,以防止吻合口狭窄。缝合完成后,在血管腔外打结。同法,在血管腔外自右至左作外翻连续缝合前壁。吻合完成后,在吻合口的肝脏一侧以血管夹阻断门静脉,在血流充盈状态下检查吻合口状态,排除扭曲及狭窄。如有漏血,则以 7-0 Prolene 缝线作间断缝合修补。吻合期间需以肝素生理盐水液间断冲洗血管断端,防止形成血栓。

完成肝静脉和门静脉的吻合后,则可恢复供肝的血供。需注意下列事项:①按先肝静脉后门静脉的顺序开放血流,以免在血液流出道梗阻的状态下开放门静脉血流,导致移植肝脏的再灌注损伤。②开放血流前需再次检查吻合口情况。③开放血流前需排除吻合口及血管内的血栓。④开放血流前后视患者凝血功能状态应给予及时的人工调控。⑤开放血流前务必请麻醉医生调节患儿的循环功能。⑥观察移植肝脏的色泽及弹性。⑦以超声多普勒检查仪了解肝脏的血流状态,并记录有关参数及图像,以便作动态观察比较。

C4 肝动脉吻合 由于多数活体肝部分移植术病例供肝的肝动脉口径小于受体的肝动脉口径,且动脉的肝外长度均局限在 1～1.5cm 左右,所以肝动脉吻合术有其特殊性。显微外科技术吻合肝动脉可获得满意的疗效。

D1 肝动脉吻合前的注意事项　①供肝切取时为防止肝动脉痉挛,可在肝十二指肠韧带内注射局部麻醉剂,并努力避免直接以镊子或钳子钳夹血管,以防止血管内膜的损伤。②病肝切除时,应注意防止损伤肝动脉及尽可能游离其肝内分支,切断肝动脉时可阻断其近端,从断端注入肝素生理盐水后再结扎,以防止肝动脉末端形成血栓。③尽可能选择口径相当、管壁瘢痕组织少、长度适合的动脉断端作为吻合口。

D2 肝动脉的吻合　肝动脉吻合前阻断受体肝动脉近心端并注入适量肝素生理盐水,吻合过程中间断在术野喷洒肝素生理盐水,防止形成血栓。肝动脉的吻合方法在世界各移植中心有一定差别,对于直径2mm以上的肝动脉可以在放大镜下完成吻合,直径2mm以下的血管多需在手术显微镜下吻合。将拟吻合的两支肝动脉断端用相连的小动脉夹相对固定在一起,以白色或黄色塑料片垫在动脉深面作为背景,以 8-0 Prolene 线缝合肝动脉左右两侧各一针,确保缝合至内膜层并外翻。妥善结扎后,保留其缝线留作牵引。第三针缝合吻合口前壁正中部分,也留作牵引。再以同法间断缝合肝动脉吻合口前壁,一般约需缝合 3~4 针。完成前壁的缝合后,翻转动脉,使吻合口后壁转向前面,再以上法依次缝合后壁并保留 1~1.5cm 的线头,以备修补吻合口渗漏时作牵引。先开放吻合口近心端,检查吻合口情况,如有漏血则作修补缝合,在确认吻合口血流通畅且无漏血后剪去吻合口过长的缝线。

D3 肝动脉吻合后的注意事项　①恢复肝动脉血流后,为解除肝动脉痉挛,可在吻合口喷洒局部麻醉剂或前列腺素 E_1。②恢复肝动脉血流后,移植肝脏色泽将变得更为鲜艳,且胆管周围将出现出血。否则提示肝动脉血流不够通畅。③以超声多普勒检查仪再次直接测定肝脏血流,并比较各血管的流速及流量的变化。

C5 胆道重建

D1 供肝的胆道特点　临床活体肝部分移植术多数采用肝左叶以下移植,在供肝切取过程中,不论切取肝左叶的大小及范围如何,第一肝门部的处理是一致的,可供胆道重建的胆管都为左肝管。正常左肝管直径仅3mm左右,能够游离的长度也极其有限,如过度游离将影响左肝管的动脉血供,从而发生狭窄甚至坏死,引起漏胆,因此供肝的胆管状况不具备胆管端端吻合的条件。

D2 受体胆道的特点　现阶段活体肝部分移植术的适应证主要为先天性胆道闭锁,且多数患者普遍有1~2次肝门空肠吻合史;其次为先天性代谢性肝病。移植对象多为儿童,受体肝门部结构紊乱,或者根本就没有肝外胆道;即使存在肝外胆道也因管径细、管壁薄而不具备施行胆管端端吻合的基本条件。为此,供、受体的胆道特点决定了活体肝部分移植术胆道重建的术式只能是胆管空肠吻合术。

D3 失功能空肠襻的准备　失功能空肠襻多采用 Roux-Y 形。失功能空肠长度为 40~50cm,缝合方法与一般手术相同,但尽可能保证肠襻与输入襻空肠成 60°,并适当缝合 Y 形夹角间的浆膜,以防止肠内容物反流。对于既往有手术史的患者力争利用原有肠襻,但游离时务必仔细防止损伤肠壁。由于肝移植术后早期蛋白合成功能低下,一旦存在肠壁微小的损伤就可能导致肠穿孔,从而出现严重的腹腔感染。如确定利用原有肠襻,应尽可能游离出足够的长度,以保证吻合能在无张力的状态下进行;另外还需确认失功能肠襻通畅与否。

D4 胆肠吻合　肠壁吻合口多选择在距空肠盲端2~3cm处的对系膜缘,根据供肝胆管口径以电刀切开肠壁,防止黏膜外翻,用6-0 Maxon或PDS无创针线先作后壁的间断缝合,暂不收紧打结,一般约缝合5~8针后,依次收紧打结,视情况置胆道引流并妥善固定。如肝动脉吻合良好,此时供肝胆管口多有少量渗血和胆汁流出,最后再以同法依次间断缝合前壁。

D5 胆道重建后的引流　活体肝部分移植术后的胆道引流不同于常规手术。由于环孢素A等免疫抑制剂多为脂溶性,胆汁外引流后将影响免疫抑制剂的吸收,为此肝移植术胆道重建应尽可能避免胆汁外引流。一般情况下,当供肝胆管直径在4~5mm以上时,胆肠吻合口可以不作任何支撑及引流;当供肝胆管直径在3mm以下时,为防止吻合口组织水肿所致的胆道梗阻,应放置支撑管。支撑管多为与胆管口径相当的不透X线的软质塑料管,长约1.5cm,并剪有多处侧孔。使用时将其两端经吻合口分别置入胆管及肠管,以缝合胆肠吻合口后壁的缝线固定。术后3~4周时支撑管多可自行脱入肠腔。这种方法多适用于具有丰富经验的手术者,对于不具备娴熟手术技巧和丰富的术后管理经验者,为防止胆漏等并发症,尽可能考虑作胆道外引流。引流管多为胰腺手术中所用的胰管插管或大隐静脉插管等管壁较薄的导管,引流管外置的一端经空肠盲端或吻合口远侧空肠的10~15cm处引出。所置引流管可在术后1个月经胆道造影后拔除。胆道外引流不仅可以支撑吻合口,防止胆漏,还可作为肝功能恢复的重要指标。一般在手术结束时,已可见金黄色胆汁不断从引流管中流出。新肝鲜红、润泽、柔软、丰满但不饱胀发亮。

A5　术后处理

B1 一般处理　患儿需安置在重症监护病房或单独隔离室中,按腹部特大手术处理。动态监测生命体征变化,每日测血常规、血糖、肝功能、肾功能、血清电解质、血气分析和全套凝血机制,并作咽、痰、血、尿、粪、引流物和胆汁的细菌(一般细菌和厌氧菌)、真菌和巨细胞病毒培养。给予广谱抗生素。随时按需要作无创伤性影像学检查(如B超、彩色多普勒、CT、DSA、MRI等)。

B2 免疫抑制治疗　急性排斥反应多发生在术后1个月内,目前诊断主要依靠细针穿刺作移植肝系列活检和组织学检查,并结合临床症状。典型组织学表现为汇管区免疫活性细胞(小淋巴细胞、大单核细胞)浸润,肝小叶中央周围淤胆,胆管上皮和静脉(门静脉和小叶中心静脉)内皮损伤。临床症状是患儿突感不适、寒战高热、肝区胀痛和黄疸,胆汁量锐减、变稀薄、色淡,有时可作X线胆管造影以鉴别黄疸的性质。慢性排斥反应的典型病理学表现为胆汁排出突然减少甚至胆管全闭塞(肝内胆管消失症),小动脉炎和纤维化。

免疫抑制治疗自20世纪80年代起,多以环孢素A(CsA)为主,联合应用硫唑嘌呤(Aza)

和皮质激素(泼尼松)三联用药作为启动方案。CsA 先静脉滴注 3~5mg/(kg·d),进食后即改口服 3mg/(kg·d)。然后用 Aza 2mg/(kg·d)、泼尼松 1mg/(kg·d)口服,后者逐步递减,至 0.1mg/(kg·d)作为维持用药。出现急性排斥反应时,用大剂量甲泼尼龙作冲击治疗,1000~1500mg 静脉滴注,连续 3~5 天。对耐激素的难治性排斥反应改用抗淋巴细胞球蛋白(ALG)或莫罗莫那-CD_3(OKT$_3$)作为挽救治疗。90 年代以后,新药 FK506 问世,与 CsA 争为三联用药的主角,几乎每一个国际会议中,双雄并立,争论不休,实际上形成各自为主的两种三联方案。当代另一变化是霉酚酸酯(MMF)问世,即研究时期的 RS-61443,与 CsA 和 FK506 都有协同作用,没有明显肝肾毒性,每天口服 1~2g,无骨髓抑制,不引起高血压等副作用,几乎已替代 Aza。因此,构成并行的两种新三联,即 CsA+MMF+激素和 FK506+MMF+激素。两种方案都可从速减少或停用激素,因后者长期服用有多种明显副作用,如水钠潴留,诱发或加重糖尿病、高血压、Cushing 综合征,儿童尚有发育障碍、骨质疏松,易引发中枢神经系统症状,如头痛、精神异常、幻觉、惊厥等。但免疫抑制药物都为非特异性,且都有一定的副作用,如 CsA 有一定的肝肾毒性,可产生多毛症;FK506 也有轻度肝肾毒性,可伴恶心、头痛等。

A6 术后并发症

一般来说,肝移植除排斥反应外,尚可发生手术技术失误、移植肝失活、胆道并发症和感染。在小儿肝移植中易发生的是血管畸形和血管吻合技术失误导致的肝动脉和门静脉血栓形成。值得注意的是胆道并发症,包括胆管树胆泥形成和胆瘘。胆道逆行感染仍是肝移植术后的严重并发症,据研究也和肝动脉吻合差,影响胆道血供有关。自应用 CsA 后,化脓性感染已有减少,目前主要是巨细胞病毒感染、乙型肝炎、丙型肝炎和真菌感染。前三者很可能由于供者是这类病毒的携带者,移植后活化或经输血感染。值得警惕的是真菌感染,往往源于肝移植术后过分小心,大量长期应用广谱抗生素之故。

儿童肝移植长期随诊中最受人关注的问题是移植后儿童的生长发育和智力发展能否正常。根据许多文献如 Urbach(1987)报告,小儿肝移植后发育情况可以归纳为 3 类:①多数患儿(72%)接受肝移植后,其生长发育迅速赶上同龄儿童。②肝移植手术时患儿发育正常,移植后继续正常发育(14%),与正常儿童相同。③有的患儿(14%)接受肝移植后,难以正常发育与生长,究其原因是因为移植后排斥反应频繁而应用大量免疫抑制剂或围术期间发生了多种并发症之故。一般认为,肝移植术后迅速递减激素用量,维持最低有效剂量,对小儿正常发育至关重要。

根据世界上最大肝移植中心美国匹兹堡组报告,接受肝移植后 90%患儿生活质量正常。Zitelli 在分析报道中指出,肝移植患儿能够入学读书,与同龄正常儿童智商相等,在同一班级最多迟升 1 年。也有报告(Gold,1986)指出,大多数在移植前发育较正常儿童差的患儿,在肝移植术后 1 年内追赶上正常者;但也有一些患儿在移植术后由于长期经受排斥反应和药物反应的折磨,在家庭中的地位和药物费用等因素,在精神上和健康上深受影响,影响其正常发育,是值得注意的。

A7 评价与展望

近年来肝移植取得较大进展,呈现新的发展高峰。自环孢素 A 问世后,1 年存活率提高了一倍,从 32.9% 上升至 69.9%;5 年存活率为 62.3%。小儿肝移植效果历来比成人要提高 10%,如前述长期存活者大批出院,大多数患儿接受肝移植后不仅肝功能好,而且身体健康,能上学和正常学习,生长发育如常人,有正常的心理精神状态。肝移植存活最长者手术时 3 岁,目前已 36 岁,结婚,成为美国空军军官的夫人。Broelsch 报告减体积肝移植 1 年存活率为 87%。Otte 报告上述方式急性移植成活率也达 63%。日本移植协会报告小儿活体亲属肝移植成活率为 82.6%。FK506 应用后的初步报告 6~12 个月的存活率为 92.7%。先天性胆道闭锁和多种先天性代谢缺陷症移植后均能彻底纠正,获得根治,5 年存活率比例较大。综上所述,小儿肝移植是一种临床有价值的疗法,有着广阔的应用前景。

(李索林)

主要参考文献

1　夏穗生. 世界临床肝移植新进展. 中华器官移植杂志,1996,17:145

2　励春健. 劈离式肝移植的初步经验. 国外医学外科分册,1996,23:270

3　管文贤,李开宗. 活体肝部分移植进展. 中华外科杂志,1997,35:379

4　范上达,卢宠茂,刘保池,等. 活体肝移植的供肝切取技术. 中华器官移植杂志,1997,18:34

5　窦科峰,管文贤,李开宗,等. 活体肝部分移植手术技巧. 中华器官移植杂志,1998,19:69

6　夏穗生. 肝移植适应证与手术时机的探讨. 中华肝胆外科杂志,2000,6:304

7　韩俊毅,郑珊. 婴儿活体部分肝移植的新进展. 中华小儿外科杂志,2000,21:54

8　童尔昌,季海萍. 小儿腹部外科学. 北京:人民卫生出版社,1991:464

9　段恕诚,董永绥,朱启镕. 小儿肝胆系统疾病. 北京:人民卫生出版社,2002:491

10　李正,王慧珍,吉士俊. 实用小儿外科学. 北京:人民卫生出版社,2001:1029

11　管文贤,李开宗. 临床活体肝移植学. 北京:人民军医出版社,1999:149

12　黄志强. 肝脏外科手术学. 北京:人民军医出版社,1996:82

13　梅奕香,温浩,张新峰. 小儿肝包囊虫病 552 例的诊断和外科治疗. 中华普通外科杂志,1998,13:329

14　Morgan G, Superina R. Congenital absence of the portal vein:two cases and a proposed classification system for portasystemic vascular anomalies. J Pedatr Surg,1994,29:1239

15　Tocchi A, Mazzoni G, Costa G, et al. Symptometic nonparositic cyst:options for and results of surgical menagement. Arch Surg,2002,137:154

16　Takatori M, Iwabuchi S, Hayashi P, et al. Congenital hepatic fibrosis with fatal cholestatic liver damage. Intern Med,2000,39:930

17　Oldhan K T, Guice K S, Rykman F, et al. Blund liver injury in childhood:eualuation of therapy and acrrent perpectiae. Surgery,1986,100:544

18 Kasai T,Kobayashi K. Searching for the best operative modality for severe hepatic injuryes. S G O,1993,177:551

19 Beal S L. Fatal hepatic hemorrahage:an unresolved problem in the management of complex liver injuries. J Trama,1990,30:163

20 Zibari G B,Maguire S,Aultman D F,et al. Pyogenic liver abscess. Surg Infect,2000,1:15

21 Anadol D,Ozcelik V,Kiperr N,et al. Treatment of hydatid diease. Peadiatr Drugs,2001,3:123

22 Goessling W,Chung R T. Amebic liver abscess. Curr Treat Options Gastroerterol,2002,5(6):443

23 Tsai H P,Jeng L B,lee W C,et al. Clinical experence of hepatic henamgioma undergoing hepatic resection. Dig Dis Sci,2003,48(5):916-920

24 Sasaki F,et al. Outcone of heptoblastoma treated with the JPLT-1(Japanese Study Group for Pcdiaric Liver Tumor Pootocol-1):a report form the Japanese Study Group for Pediatric Liver Tumor. J Pediatr Surg,2002,37(6):851

25 Pritchhard J, Brown J, Shafford E. Cisplatin, doxorubicin, and delayed surgery for childhood hepatoblastoma:a successful approach-results of the first prospective study of the international society of pediatric oncology. J Clin Oncol,2000,18(22):3819

26 Katzenstein H M, et al. Treatment of unresectable and metastatic hepatoblastoma: a pediatric oncology group phase Ⅱ study. J Clin Oncol,2002,20(16):3438

9 小儿门静脉高压症

小儿门静脉高压症(portal hypertension in children)是引起小儿脾大的常见疾病,可以发生在任何年龄,男性比女性多,约为 2∶1,无家族倾向。本病是由于门静脉系统的梗阻和高动力循环状态引起,其主要表现为脾大、脾功能亢进、食管静脉曲张和其破裂发生的消化道出血,少数患儿可合并腹水。患儿多有生长发育障碍,严重者可因大出血或肝衰竭死亡。本病须手术治疗,手术的目的是解除脾功能亢进和防治消化道出血。

A1 门静脉系应用解剖

门静脉是腹内器官最大的回流静脉,它收集胃、肠、胰、脾、胆道等的血液汇入肝脏,是肝脏血供的主要来源,约占入肝总血量的 70%～75%。其余的血液由肝动脉供应。门静脉和肝动脉分别进入肝窦,两者在肝小叶间有交通支沟通,在正常情况下交通支不开放;当肝内病变引起肝窦和窦后梗阻时,此交通支才开放。动脉血流可通过交通支进入门静脉,使门静脉压力升高。

门静脉主干主要由脾静脉、肠系膜上静脉汇合而成,走行于肝十二指肠韧带和两层腹膜之间,位于胆总管与肝动脉后方。其长度与直径因年龄而异,在肝门部分为左、右支分别进入肝脏左、右叶。

B1 门静脉的特点

C1 一般静脉都是由毛细血管、末梢静脉逐渐汇合成大静脉回流入心脏,为防止血液倒流,静脉腔内有瓣膜。门静脉与一般静脉不同,其始末两端均为毛细血管,开始于胃、肠、脾、胰、胆道等器官的毛细血管网,汇集成门静脉主干后进入肝脏,终止于肝脏的毛细血管网,即肝小叶内的肝窦。

C2 门静脉系统内无静脉瓣,故其中的血液在一定压力下可以产生逆流而出现病理状态。

C3 门静脉系统与腔静脉系统间存在广泛的侧支吻合,当门静脉压力增高时侧支开放形成侧支循环。由于门静脉与腔静脉间存在压差,致门静脉血液部分流入腔静脉系统。

B2 门静脉的主要属支 门静脉是腹腔脏器最大的回流静脉,由肠系膜上静脉、肠系膜下静脉、脾静脉、胃左静脉、胃右静脉等汇合而成(图9-1)。

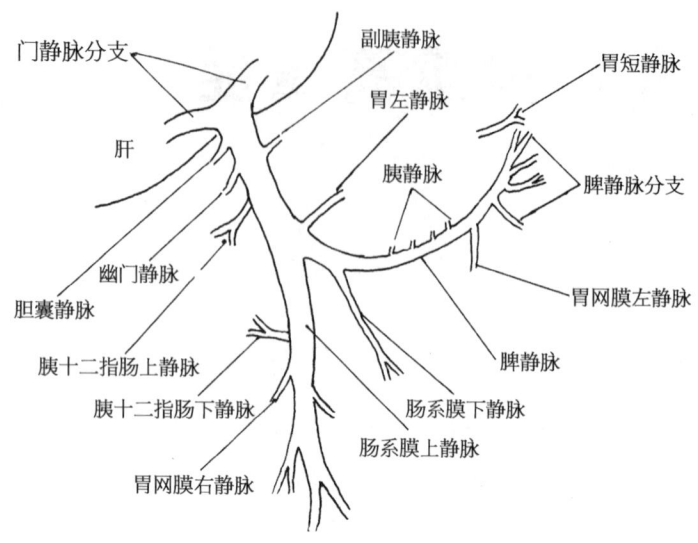

图9-1 门静脉的主要属支

C1 肠系膜上静脉 由胃网膜右静脉、胰十二指肠下静脉、小肠静脉、回结肠静脉、中结肠静脉、右结肠静脉等汇合而成。在肠系膜上动脉的右侧与之伴行,经肠系膜根部上行,经胰颈部后方与脾静脉汇合,形成门静脉主干。有部分人在回结肠静脉与Henle干(胃网膜右静脉与右结肠静脉的汇合支)之间的一段肠系膜上静脉右侧无分支,左侧亦无较大的静脉分支,该段在成人长约3～4cm,该段称之为外科干(图9-2),是肠腔静脉分流的选择部位。

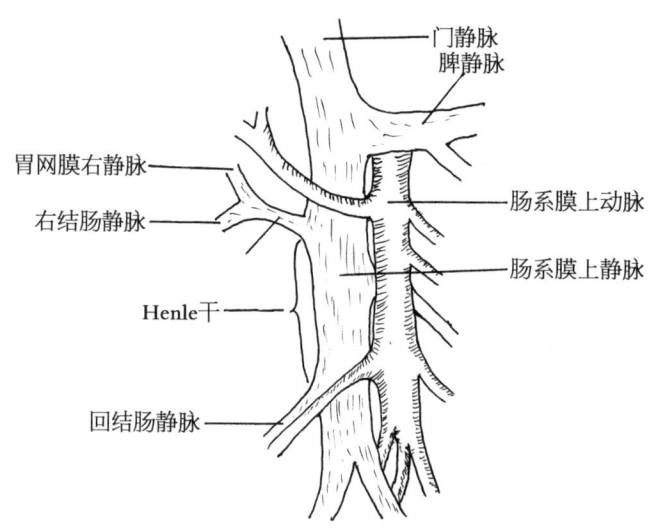

图9-2 肠系膜上静脉的外科干

C2 肠系膜下静脉 由左结肠静脉、乙状结肠静脉、直肠上静脉汇合而成。乙状结肠静脉与左结肠静脉汇合后沿后腹膜深面Treitz韧带的左侧上行，汇入脾静脉，少数汇入肠系膜上静脉。

C3 脾静脉 由2～6条脾静脉分支汇合而成。在其起始部接纳胃短静脉、胃网膜左静脉的血液，形成一条脾静脉主干，与脾动脉伴行在胰腺的后方并向右走行，在胰腺近颈部与肠系膜上静脉汇合形成门静脉。沿途接纳肠系膜下静脉及来自胰腺的细小静脉。此外，脾静脉还可以接受胃后静脉的血液，胃后静脉自胃体后壁经胃膈韧带下行汇入脾静脉或其分支。门静脉高压时胃后静脉内血液逆流是造成食管、胃底静脉曲张及出血的主要原因之一。国人解剖资料报道，胃后静脉出现率在60%以上，因此在施行断流术时不可遗漏对该静脉的结扎。

C4 胃左静脉（胃冠状静脉） 接收来自胃小弯胃支的血液后在贲门右侧转向右下方，在其转向处又接纳来自高位食管支的血液，形成冠状静脉干。有51.2%汇入门静脉，40.1%汇入脾静脉，其余8.7%汇入门、脾静脉交界处。

C5 胃右静脉 位于幽门小弯侧，与同名动脉伴行。该静脉汇入门静脉，与胃左静脉间有吻合支。

B3 门静脉与腔静脉间的吻合支 门静脉与腔静脉间存在吻合支，在正常情况下意义不大，但在门静脉高压状态下这些吻合支就出现病理状态，也是治疗的重点。常见的吻合支有：

C1 门静脉与奇静脉吻合支 门静脉系统的冠状静脉、胃短静脉与腔静脉系统的奇静脉、半奇静脉在胃底和食管下段黏膜下层间有吻合支相交通。由于冠状静脉和奇静脉分别直接进入门静脉和腔静脉主干，门、腔静脉间压差大，故当门静脉压力增高时冠状静脉受压力最早、最大，致使该处吻合支较早发生静脉曲张，也最严重。该处静脉曲张破裂是门静脉高压症消化道出血的主要原因。

C2 直肠上静脉与直肠下静脉吻合支 直肠上静脉属门静脉系统，直肠下静脉属腔静脉系统。直肠下静脉的肛管静脉在直肠下段的黏膜下层终与直肠上静脉的中末支通过吻合支相交通。当门静脉压力持续增高时发生静脉曲张而形成痔，亦可发生出血。

C3 腹壁静脉与附脐静脉吻合支 腹壁上、下静脉属腔静脉系统，而附脐静脉属门静脉系统，两者的吻合支在脐周相交通。当门静脉压力增高时可产生脐周静脉曲张，严重者形成海蛇头征。成人门静脉高压症约有30%的患者有此体征，但在小儿很少见。

C4 门静脉与腔静脉腹膜后吻合支 门静脉系统的肠系膜上、下静脉的属支与腔静脉系统在腹膜后有广泛的吻合支相交通。长时间门静脉压力增高可有腹膜后水肿及曲张的毛细血管增生。

A2 病因及分类

小儿门静脉高压症根据其门静脉血流受阻部位不同可分为肝内型及肝外型，其中肝外型又可分为肝前型及肝后型。成人肝外型约占5%～8%，而小儿肝外型所占比例大于成人病例。李振东（2001）报道102例小儿门静脉高压症中肝内型50例，49.0%；肝外型46例，

45.1%；不明者 6 例，占 5.9%。各类型常见病因也与成人病例有别。

B1 肝内型门静脉高压症　肝内型门静脉高压症是由于肝内病变引起的，根据病变部位不同可以分为：

C1 窦前型门静脉高压症　此型以血吸虫病和胆汁性肝硬化为代表。血吸虫病过去在我国长江以南地区多见，由于大量虫卵沉积在肝内门静脉小分支内造成窦前梗阻而形成门静脉高压症。胆汁性肝硬化在婴儿可见于新生儿肝炎、胆道闭锁等疾病。

C2 窦后型门静脉高压症　在我国主要是肝炎后肝硬化所致，有的患者还同时伴有慢性活动性肝炎。其窦后阻塞的原因为肝细胞受损后，肝小叶内纤维组织增生和再生的肝细胞结节使肝窦和肝小静脉受压、扭曲甚至闭塞，使门静脉压力增高而致。此型在小儿有逐年增多趋势。

C3 窦旁型门静脉高压症　此型在小儿很罕见，多发生在急性肝病患者如急性酒精性肝炎、急性重型肝炎及重症肝炎等。主要由于肝细胞肿胀、坏死等压迫肝窦所致。

C4 其他肝内疾病　先天性肝纤维化是一种退行性常染色体畸形，比较少见。该病可以表现肝功能基本正常，肝小叶结构基本正常。还有 Wilson 病、肝糖原累积病、α_1-抗胰蛋白酶缺乏症等，均在儿童病例中可以见到。

B2 肝前型门静脉高压症　肝前型门静脉高压症是指肝脏本身无病变，而肝外门静脉干或主要属支发生梗阻所致的门静脉高压症。此型病变虽然早期对肝脏功能影响不大，但由于供给肝脏营养的门静脉发生梗阻，供血减少，随着时间的延长，肝功能也会逐渐减退，至晚期同样会出现腹水和肝性脑病等症状。形成肝前型门静脉高压症常见病因有：

C1 先天性门静脉闭锁或狭窄　是由于门静脉在发育过程中受到某种因素的影响引起完全闭锁或发育不良而致狭窄，亦可能是婴儿出生后脐静脉闭锁过程过度延伸的结果。闭锁的门静脉呈纤维索条状，在其周围有许多迂曲的向肝性侧支静脉，形成静脉团块，称为门静脉海绵样变。

C2 后天性门静脉梗阻　可因多种原因造成，其中门静脉血栓性静脉炎是较多见的原因。脐炎是新生儿常见疾病，可以引起脐静脉血栓形成并向上蔓延至门静脉系统而引起门静脉高压症。临床上有部分肝外型门静脉高压症患者有确切的脐炎史。新生儿脐静脉插管后，由于插管损伤或输入高渗溶液而引起静脉内膜损伤继发血栓，由此造成的门静脉阻塞也是后天性门静脉高压症的原因之一。此外，腹腔内感染性疾病如急性化脓性阑尾炎、肠道炎症及各种原因造成的腹膜炎，均有继发门静脉炎和血栓形成的可能，其后果都会引起门静脉高压症。这些后天性原因引起的门静脉血栓有机化后有再穿通的可能；亦有在其周围出现许多向肝性侧支形成静脉团块的可能，这种病理改变临床上也称之为门静脉海绵样变，与先天性原因所造成的门静脉海绵样变无法区别。此外，文献中也有报道外伤后肝动-静脉瘘及特发性肝动-静脉瘘引起的门静脉高压症。

门静脉的外在压迫多属后天性，可以由于门静脉周围的肿瘤、囊肿或肿大的淋巴结压迫造成门静脉梗阻而致门静脉高压症。但此种门静脉高压症在去除压迫因素后其症状多可逐渐缓解。陈新英(1999)报道17例先天性胆总管囊肿合并门静脉高压症,结论认为在胆总管囊肿切除后门静脉高压可以逆转。

B3 后型门静脉高压症　肝后型门静脉高压症是由于肝静脉流出道发生梗阻性病变或回流障碍所致,常见的有Budd-Chiari综合征。此外,缩窄性心包炎、充血性心力衰竭等均可引起肝后型门静脉高压症。

A3 发病机制

门静脉高压症发病原因很多,因此其发病机制也很复杂。多年来的研究可以用3种学说即门静脉系统梗阻学说、内脏高动力循环学说及液递物质代谢障碍学说,来解释门静脉高压的各种状态。但仍不完善。随着科学的发展还会有新的发现。

B1 门静脉系统梗阻学说　此学说是指门静脉血液回流受阻(肝内或肝外),门静脉被动淤血形成了门静脉高压症的背向性机制(backward mechanism),又称背向血流学说(backward flow theory)。门静脉系统与肝静脉均无静脉瓣,当各种原因造成门静脉血液回流受阻时,血液淤积,门静脉压力升高,同时门-体静脉间侧支循环开放,食管、胃底静脉曲张出现,脾脏充血肿大伴有脾功能亢进,进而出现腹水。实验结果也证明,单纯应用扩张血管药物所致的门静脉压力升高不能持久,但在部分缩窄门静脉主干后再予以扩张血管药物能较持久地维持门静脉高压状态,这就证明了梗阻因素在门静脉高压形成中起重要作用。

B2 内脏高动力循环学说　随着对门静脉高压症血流动力学研究的深入,人们发现慢性肝病患者有循环系统高动力状况的表现,如四肢温暖、心率增快、脉搏洪大、心排血量增多及血容量增加,这种高动力状态在腹腔内脏血管床更为突出。很多研究也证明了肝硬化时肝脏内存在动-静脉短路和肝动脉血流量增加,均可使门静脉血容量增加而压力增高。反映了内脏动脉系统的高灌注以及肝脏内外大量动-静脉短路的存在在门静脉高压症形成中起重要作用,形成了主动充血(hyperemia)理论,即前向性机制(forward mechanism),又可称为前向血流学说(forward flow theory)。

B3 液递物质代谢障碍学说　很多事实均说明肝脏功能与肝硬化时门静脉压力之间存在一定的关系。肝硬化时肝脏功能受损,以及其他原因引起体内许多神经介质、激素等所谓液递物质代谢障碍,从而使全身和内脏血液循环紊乱,门静脉血流增多和阻力增高,形成门静脉高压症。实验证明,胰高血糖素、胃泌素、雄激素、血管紧张素和前列腺素等在门静脉高压症的形成中起很重要的作用。

A4 病理生理

正常情况下肝脏仅占体重的2%～3%,但其血流量却占心排血量的1/3～1/4。成人经肝血流量约1500ml/min,小儿因年龄各异,其中70%～80%血液来自门静脉,20%～30%来自肝动脉。消化道的静脉血大都经过肝脏后经肝静脉进入体循环。肝内血流是一种低压力循环,丰富的血管床保证了肝脏生理功能的完成。小儿正常门静脉的压力为0.49～1.47kPa(50～

150mmH$_2$O),血流速度为6~11.4cm/s。门静脉系统血液循环的调节主要靠消化道毛细血管前部分和肝窦前部分,前者主要决定门静脉的血流量,后者主要决定门静脉在肝内受到的阻力。对门静脉系统血液循环的调节首先是神经及激素的作用,其次肝脏本身对门静脉血流的调节也很重要。肝动脉与门静脉间有一种自主调节机制,即肝动脉血流量增加时,门静脉血流阻力增加,血流量随之减少;反之,门静脉血流增加时,肝动脉血流量也会减少。此外,门静脉血流还受其他因素的影响。说明门静脉血流的调节机制是十分复杂的,有些问题尚待进一步深入研究。

门静脉压力变化是门静脉高压症时血流动力学最突出的表现。无论是门静脉系统阻力增加和(或)其血流量增加,自由门静脉压(FPP)均升高,但一般认为 FPP 低于 2.94kPa(300mmH$_2$O)很少发生食管静脉曲张破裂出血。有人测定肝静脉压(FHVP)、肝静脉楔压(WHVP)和FPP之间的相互关系来判断门静脉高压的梗阻部位和梗阻程度等:①正常人:FHVP≌WHVP≌FPP。②肝前型门静脉高压症:FHVP≌WHVP＜FPP。③肝后型门静脉高压症:不能测得肝静脉压。④肝内窦前型门静脉高压:FHVP≌WHVP＜FPP。⑤肝内窦后型门静脉高压症:FHVP＜WHVP≌FPP。

门静脉高压症时可引起一系列病理生理变化。当门静脉压力增高后,为了使淤积在门静脉系统中的血液回流,门、体静脉间的交通支大量开放,而门静脉压的持续增高使这些交通支进一步扩张、迂曲,形成静脉曲张。由于门、奇静脉交通支距门静脉主干和腔静脉最近,并由于呼吸运动造成胸腹腔压差的间歇性运动阻力,增加了奇静脉向胸腔回流的障碍;加上食管黏膜下组织疏松,缺乏支持作用,使得食管下端静脉发生曲张。该处静脉曲张可因多种原因造成曲张血管发生破裂,是门静脉高压症最严重的并发症,也是致死的主要原因。此外,在门静脉高压时直肠上、下静脉间交通支亦可发生静脉曲张而形成痔,在脐周的腹壁静脉以及腹膜后均可见静脉曲张。

门静脉持续高压和长期血液淤积使血流速度减慢,导致胃肠道和脾脏充血。长期脾静脉窦充血扩张而致脾内纤维组织增生和脾髓细胞再生,脾破坏细胞的功能增加,临床表现为脾大和脾功能亢进。

肝硬化所致门静脉高压症时,由于门静脉系统的流体静水压增高,同时因肝功能受损而引起低蛋白血症,使血浆胶体渗透压下降及淋巴液产生过多,促使液体从肝表面、肠浆膜及腹膜渗出增加而形成腹水。窦前型和窦后型门静脉高压症腹水的来源不同,前者主要来自肝外门静脉系统的淋巴漏液,其中蛋白质含量较低;后者主要源自肝表面的淋巴漏液,其蛋白质含量较高。

门静脉高压性胃黏膜病变是由于近年来内镜的广泛应用而发现的病变,也是门静脉高压症消化道出血的原因之一。它与门静脉压力增高和食管静脉曲张程度有密切关系,与胃黏膜微循环结构破坏,微循环发生障碍以及胃黏膜缺血,防御功能减低有直接关系。

A5 临床表现

小儿门静脉高压症的主要临床表现与成人病例基本上相同,均以脾大、脾功能亢进、消化道出血、腹水为主要症状,但又有小儿的特点。肝内型与肝外型门静脉高压症的临床表现也有差别,脾大多为首要症状。肝外型门静脉高压症发现较早,往往在婴幼儿期即可发现脾大。由于小儿保健事业的完善,定期查体可以早期发现脾大而促使就诊。脾大的程度因人而异,小者肋缘下刚可触及,大者可达脐下甚至进入盆腔。脾的大小与病变类型和病期长短无明显关系。脾脏表面光滑,中等硬度,可随深呼吸上下移动,脾大者可明显触及脾切迹。脾大后均有不同程度的脾功能亢进表现,可有外周血中白细胞、红细胞、血小板全血细胞减少,或单项、双项减少,但各血细胞的减少不成比例。患儿有鼻出血、牙龈出血等表现。

由于门静脉压力增高和门静脉系统处于高动力循环状态,致使食管和胃底静脉曲张。在受到损伤、突然腹腔压力增加、感染、服用阿司匹林等药物后可引起曲张的食管静脉破裂出血,大多数患儿表现为呕血,少数开始为便血。有出血史者占多数,有的因急性大出血住院。李振东等(2001)报道的 102 例中有出血史者 60 例,占 58.8%,其中急性大出血住院者 28 例,占出血患儿的 46.7%。邱晓虹等(1996)报道肝前型小儿门静脉高压症 27 例中术前有出血史者 24 例,占 88.9%。多次反复出血是致死的主要原因,出血也是治疗门静脉高压症首先考虑的难题。近年来由于内镜的广泛应用,在成人中发现有很大一部分患者消化道出血是由于门静脉高压性胃黏膜病变引起的,应当引起重视。

约 1/3 的患者由于门静脉压力增高,肝硬化和肝功能损害导致蛋白低下,血浆渗透压下降,淋巴产生过多,以及胸导管淋巴回流不畅,致使肝表面、肠系膜及腹膜的渗出液积聚于腹腔而形成腹水。腹水出现的时间和程度不同,肝前型门静脉高压症的腹水出现早,有的在婴幼儿期即出现腹水,但多可自行消退;肝内型门静脉高压症的腹水多需要治疗后才能减轻或消失;肝后型 Chiri-Budd 综合征的腹水多较严重。

门静脉高压症患儿因脾大和脾功能亢进均有不同程度的贫血,表现为面色苍黄、乏力,有的因贫血就医后确诊。患儿在发病后多有食欲缺乏、营养不足,伴有腹水者腹部胀满更影响进食。因此,病重患儿多表现为腹大、消瘦、发育滞后。当脾切除后患儿发育和营养状态可以得到改善。

小儿门静脉高压症虽然症状大体相同,但从临床统计来看肝内、肝外型仍有区别。李振东(2001)报道的 102 例小儿门静脉高压症肝内、肝外型的对比研究中显示,肝外型发病年龄早于肝内型,发生出血率肝外型(76.1%)大于肝内型(50.0%),术后再出血率肝外型(38.8%)多于肝内型(23.4%),术后随访死亡率肝内型(26.2%)多于肝外型(12.5%),死于肝衰竭者 6 例均为肝内型。Arora(1998)报告 115 例小儿门静脉高压症中 76.5% 为肝外型,也证明了肝外型发病年龄早和发生出血率高的特点。

A6 诊断

根据临床表现有脾大、贫血、消化道出血史应首先考虑小儿门静脉高压症。询问病史中有无婴儿期脐部感染、脐部插管及腹腔严重感染史对诊断有参考价值。为了明确诊断，鉴定类型，为选择治疗方法提供依据，应作以下检查：

B1 实验室检查　实验室检查是最基本的检查方法，包括血常规、肝肾功能测定、骨髓穿刺等检查。骨髓穿刺检查对于除外血液病所致的脾大有价值。

B2 X线钡剂上消化道检查　X线钡剂上消化道检查首先检查静脉曲张情况，早期轻度食管静脉曲张表现为食管下段黏膜皱襞增粗、迂曲，管壁边缘不平呈虫蚀状，该段管腔稍扩张且收缩欠佳。严重者静脉曲张向上蔓延，可达食管中段甚至上段；向下可延至贲门、胃底。病变更加明显时，曲张静脉可成团块状钡剂充盈缺损。食管钡餐检查的同时应检查胃及十二指肠情况，观察有无合并慢性胃炎、溃疡、异位静脉曲张等。同时对肺部情况也应仔细检查。

B3 B型超声检查　B型超声检查应用普遍，简便易行。B超检查可以发现脾大并可测量脾脏体积，还能显示门静脉及脾静脉管径增粗、门静脉海绵样变性、门静脉血栓、腹水等。多普勒超声检查还可以测定门静脉血流方向、血流速度和血流量，检查门静脉侧支循环情况，确定门静脉海绵样变及脾、门静脉的功能状态，以确定门静脉高压的存在。B超检查同时应检查两肾情况，如先天性肝纤维化往往伴有肾脏畸形。

B4 内镜检查　应用食管镜或纤维胃镜可以直视下观察食管及胃腔内病变情况，直接观察食管、胃底静脉曲张的范围、程度、形态及出血危险性等。一般食管静脉曲张表面颜色有两种：白色常见于非出血性静脉曲张和硬化治疗后，红斑征常见于新近出血或有高度出血危险的患者。另外Stigemann将静脉曲张依据其宽度分为4度：Ⅰ度静脉曲张宽度<3mm，Ⅱ度静脉曲张宽度为4~6mm，Ⅲ度静脉曲张宽度为6~10mm，Ⅳ度静脉曲张宽度>10mm。内镜除观察静脉曲张情况外，还可以观察胃及十二指肠黏膜有无水肿、出血、溃疡及门静脉高压性胃黏膜病等。小儿内镜检查须在全身麻醉下进行。

B5 门静脉造影　门静脉造影可以直接了解门静脉主干及其属支和侧支的循环情况，常用经脾门静脉造影法。一般在手术当日施行，唯恐有出血并发症可及时处理。脾门造影亦需要在全麻下进行。河北医科大学第二医院小儿外科考虑到手术前造影带来的麻烦和有出血的危险，采用术中门静脉造影法。即在开腹后先结扎脾动脉，然后选择一条脾下极静脉用套管针刺入并固定牢靠。先用注射器注入10ml生理盐水，通畅无阻后备用。在患儿身下安置好胶片盒后，用注射器抽吸适量的38%泛影葡胺再与套管针相接，在与放射医生密切配合下将造影剂加压匀速注入脾静脉分支，在造影剂将完时拍片。此法造影成功率高，图像清晰，肝内型梗阻者可显示脾静脉、门静脉增粗，肝内型门静脉变短，并可见许多细小分支，肝外可见离肝性侧支；肝外型门静脉梗阻者可在肝门部见到曲张的静脉团，有时可见到流向食管的侧支。在造影的同时还可以检测门静脉压力。此法的优点是在手术的同时即可完成造影，以了解门静脉有关情况后按计划完成预定手术方案，不必另行安排造影减少一次麻醉，也可避免单独造影引起的出血危险。

门静脉造影亦可在术中经肠系膜静脉插管后注入造影剂进行造影，可以显示肠系膜上静脉和门静脉的病变情况,同时亦可检测门静脉压力。此法适用于脾切除术后的患者。

B6 选择性动脉造影　选择性肝动脉造影和选择性肠系膜上动脉造影均属于间接门静脉系造影,利用其静脉相显示脾、门静脉及其分支、侧支情况,借以诊断门静脉高压症。由于操作较复杂现很少选用。

B7 肝静脉造影　肝静脉造影主要用于肝后型门静脉高压症的确诊。其法为经右颈静脉置导管经右心房入下腔静脉,再进入肝静脉后先测出肝静脉压(FHVP),然后造影,以确定梗阻原因、部位及程度。再将导管沿右或左肝静脉直达小静脉后测定肝静脉楔压(WHVP),正常为 0.049~0.059kPa(5~6mmH$_2$O)。WHVP 反映肝内窦状隙的压力。肝前型和窦前型门静脉高压症 FHVP 与 WHVP 低于门静脉压,而窦后型门静脉高压症 FHVP 小于 WHVP,因此可用于鉴别门静脉高压症的类型。但此项检查为有创性,较少用于小儿。

B8 静脉肾盂造影　静脉肾盂造影可以了解双肾发育及功能情况,有助于诊断先天性肝纤维化,亦可以作为选择脾肾分流术的依据。

A7 治疗

小儿门静脉高压症确诊后须手术治疗。手术治疗的目的是解除脾功能亢进和防治食管静脉曲张破裂出血。食管静脉曲张破裂出血是一种严重并发症,各型门静脉高压症均可发生,也是本病的主要致死原因。出血的发生率各家报道不一。李振东(2001)报道 102 例小儿门静脉高压症中有食管静脉曲张破裂出血者 60 例,占 58.8%,其中因大出血急症入院者 28 例,占出血病例的 46.7%。肝外型有出血者占 76.1%,肝内型有出血者占 50.0%。因此,抢救门静脉曲张破裂出血是治疗的重点。在急性出血期间患儿血红蛋白下降,呈严重贫血状态,并伴有血流动力学改变及水、电解质失衡,继而肝功能受损,血浆蛋白下降,白/球蛋白比例失调,甚至发生腹水。故急性出血期间应采用积极按序的保守治疗,在没有充分准备和非常必要的情况下不可贸然施行手术治疗。

根据 Fonkalsrad 的研究,他观察到小儿先天性肝前型门静脉压增高症引起静脉曲张的同时,也有发展侧支循环的趋势。如果门静脉压力合适,可以在静脉曲张破裂以前发展了足够的侧支循环,而使门静脉高压缓解。因此提出:控制出血,保持一定的门静脉高压,等待侧支循环。过分分流弊多于利。北京儿童医院的经验也证明,婴幼儿反复出血病例多,而 10 岁以上儿童罕见出血。可能解释侧支循环的理论,支持控制出血,拖延时间的治疗方案。

B1 保守治疗

C1 建立通畅液路,必要时可作静脉切开。严重出血生命体征不稳定者,可做锁骨下静脉穿刺,随时检测中心静脉压,以了解血流动力学的变化,随时调整输血、输液的量及速度,纠正和防止休克的发生。

C2 用 4℃ 冷生理盐水反复洗胃,然后再用去甲肾上腺素 2~4mg 加入 100ml 生理盐水中灌洗,也可注入凝血酶等药物。

C3 全身应用降低门静脉压力的药物。常用的有奥曲肽(善得定)、垂体后叶素、普萘洛尔、维拉帕米、螺内酯、硝苯地平、酚妥拉明、硝酸异山梨酯等。

奥曲肽是一种人工合成的人体生长抑素八肽衍生物,对内脏血管收缩具有选择性。可减少内脏血流量,尤其是可减少门静脉血流量的25%～35%,从而降低门静脉压力12.5%～16.7%。但对全身血流动力学无明显影响。有的学者认为,该药还可以减少奇静脉内的血流量,使其压力降低,从而减少食管曲张静脉内血流,降低其压力,达到止血的目的。其用法为:奥曲肽 $2\mu g/kg$ 加5%葡萄糖溶液20ml缓慢静推,然后用 $6\mu g/kg$ 加入5%葡萄糖溶液200～500ml中静脉持续点滴12小时。此剂量可重复使用,其有效率可达90%。

垂体后叶素主要是使内脏小动脉收缩,以减少门静脉血流量,减低门静脉压力。其用法为:垂体后叶素0.4单位/kg加5%葡萄糖溶液40～100ml于20～30分钟内滴入静脉。30～60分钟后可重复使用,24小时内可重复使用4～6次。本药对全身血流动力学有影响。患者常出现面色苍白、出汗、心悸、腹部绞痛,成人还可诱发心绞痛。

C4 三腔双囊管压迫止血　急性出血患儿用上述方法仍不能止血者可应用三腔双囊管压迫止血,止血效果可靠。但在应用期间应密切观察,加强护理,以防脱管造成窒息。同时应随时记录胃管引流液的性质,以判断止血效果。每12小时放气5～10分钟,以防食管及胃黏膜压迫引起缺血、坏死。确定止血后24～48小时可拔管。

C5 经内镜食管静脉曲张硬化剂注射疗法　本疗法起始于1939年,当时Crafoord和Frenchner等用硬性食管镜进行治疗,并未引起人们重视。至20世纪80年代后内镜硬化剂注射疗法在国外已广泛应用于门静脉高压症合并食管静脉曲张出血的患者,包括小儿患者。国内应用该法的临床报告也逐渐增多,但应用于小儿病例的报告较少,且病例不多。

本疗法须在全麻下进行。其适应证为:①门静脉高压症食管静脉曲张破裂出血经其他保守疗法无效者,在血流动力学平稳的情况下选用硬化剂注射治疗可达到90%以上的止血效果。②已施行过脾切除、分流术和断流术的患儿再发出血者。③有反复出血倾向,一般情况差,肝功能不良,合并腹水者。④发生出血的患儿因各种原因不适合手术治疗者。

本疗法可采用静脉内和静脉旁注射相结合的办法。静脉旁注射采用的硬化剂多为5%乙醇胺油脂酸和5%鱼肝油酸钠,静脉内注射多采用1%乙氧硬化醇。静脉内注射可使静脉内血栓形成、血管硬化闭塞,静脉旁注射可减少血液的来源,两者合用可取得良好的效果。注射药量、次数、间隔时间应因人而异,并密切观察其效果和可能发生的并发症,及时处理。常见的并发症有发热、胸骨后疼痛、食管糜烂或溃疡,晚期可有食管狭窄,食管穿孔者少见。总发生率可达15%～20%。根据报道注射后再出血率为5%～25%。如注射后仍反复出血者,在全身状况和肝功能许可的情况下可选择适当方式手术治疗。

C6 经内镜食管静脉曲张结扎疗法(endoscopic variceal ligation)　由于经内镜食管静脉曲张硬化剂注射疗法有诸多并发症,因此近年来许多人寻求更为安全的方法,开创了结扎法。其适应证与经内镜食管静脉曲张注射硬化剂疗法相同。患儿亦须在全麻下进行,在内镜下利用特制的食管静脉曲张结扎器将曲张的食管静脉结扎,以达到制止和预防出血的目的。本法可分为橡皮圈结扎法(单一法)、密集结扎法,对重度静脉曲张与硬化剂注射法联合应用可收到更好的效果。此法虽无严重并发症,近期止血效果可达90%以上,但远期效果尚不能肯定。

B2 手术治疗 手术治疗的目的主要是解除脾功能亢进和防治食管静脉曲张破裂出血。脾切除术后脾功能亢进可以得到立即缓解不容置疑。但为了防治出血,常用的手术一般分为断流术和分流术两大类。多年来对两类手术防治出血的价值始终存在争论,争论的存在是对于本病的病理生理的理解不同,有些问题还不够清楚,因此对手术方式的选择也就不同了。故近来有些人提出联合手术的观点,认为分流术和断流术各有其适应证及优缺点,两者不能相互代替,但可以互相补充,且可收到良好的效果。小儿作为患者中一个特殊群体,除考虑疾病的治疗外尚须考虑小儿生长、发育和生活质量等问题,故在选择术式时更应慎重。一般对小儿门静脉高压症合并食管静脉曲张出血者多主张先行非手术疗法,尤其是对首次出血、年龄较小的学龄前患儿全身情况差不适合手术治疗者,可采用经内镜食管静脉曲张硬化剂注射疗法,达到暂时止血的目的,不主张行急症手术。

择期手术的选择除根据患儿的全身营养状况外,要特别重视肝功能的损害情况,因其对手术预后有直接关系。通常参照Child肝功能分类法(表9-1)和中华医学会外科学分会门静脉高压症肝脏功能分级试行标准(表9-2)。

表9-1 Child肝功能分类法

项目	A级	B级	C级
血清胆红素(mmol/L)	<34.2	34.2~51.3	>51.3
血清白蛋白(g/L)	>35	30~35	<30
腹水	无	少,易控制	多,难控制
肝性脑病	无	轻	重、昏迷
营养状态	优	良	差

表9-2 中华医学会外科学分会门静脉高压症肝脏功能分级试行标准(1983,武汉)

项目	Ⅰ级	Ⅱ级	Ⅲ级
血清胆红素(mg%)	<1.2	1.2~2.0	>2.0
血清白蛋白(g/L)	≥35	26~34	≤25
凝血酶原时间(s)	1~3	4~6	>6
SGPT(金氏单位)	<100	100~200	>200
(赖氏单位)	<40	40~80	>80
腹水	无	少量,易控制	大量,不易控制
肝性脑病	无	无	有

说明:1. 肝功能以术前1~2周最后一次化验为准。

2. 以最重要一项指标为定级标准。

C1 脾切除术 脾切除可以解除脾功能亢进同时减少门静脉血流。虽然门静脉血流中脾血占20%~40%,但单纯脾切除后门静脉血流减少是暂时性的,门静脉压降低也是有限的,对于降低术后食管静脉曲张破裂出血的作用并不明显。单纯脾切除术只适用于脾静脉栓塞引起的脾功能亢进而无门静脉高压症,或门静脉高压症没有食管静脉曲张而脾功能亢进明显者。一般脾切除多与断流术或分流术同时进行。

近年来由于对脾功能的认识更加深入,加上有脾切除后易发生致死性感染(OPSI)的说法,并有人统计其发生率为3%~14%,而且主要发生在手术后6年之内。因此,对小儿脾切除术应倍加慎重,许多作者提出小儿年龄在4岁以前不考虑行脾切除,同时也出现各式保脾手术。Eraklis提出各种疾病行脾切除术后发生OPSI的危险性不同;脾破裂、特发性血小板减少性紫癜等为低度危险组,遗传性球形细胞增多症、再生障碍性贫血等为中度危险组;门静脉高压症、海洋性贫血、组织细胞增生症等为高度危险组。但从临床观察来看,发生OPSI的可能性并不很大,在脾切除术后近期内间断服用抗生素多可避免OPSI的发生。河北医科大学第二医院对小儿门静脉高压症施行脾切除术89例,其中年龄最小者仅1.5岁,平均随访11.67年,仅1例(1.12%)发生OPSI。另外该院因遗传性球形细胞增多症行脾切除术27例,其中年龄小于4岁者6例,术后平均随访6.7年,均未发生OPSI。

C2 断流术 门静脉高压症时由于门静脉压力增高使门、体静脉间的交通支开放,高压的门静脉血通过交通支流向腔静脉,首先受到影响的是门、奇静脉交通支,在食管和胃底形成静脉曲张,一旦破裂即发生大出血。断流术就是阻断门、奇静脉间的血流交通,是防治出血的有力措施。最早的断流术是经胸或经腹直接缝扎正在出血的血管,虽可达到暂时止血的作用,但术后极易复发出血。1950年Tanner首先提出门、奇静脉断流术,后来经不断改进和发展,形成多种术式:

D1 Hassab手术 本手术包括切除脾脏,以减少门静脉的血流量;同时离断食管下端及左半胃的外周血管,阻断了食管下端及胃底的门静脉系统血液反流,减轻食管下端和胃底的血液淤积,可以达到防治出血的目的。此外,还能降低肝动脉阻力,增加肝动脉血流量,有利于改善肝功能。本手术止血率高,操作简便,适于基层医院应用。

D2 Sugiura手术 本手术包括经胸和经腹两个途径,即经胸食管外围血管离断和食管横断后再吻合和经腹脾切除及腹段食管和贲门外周血管离断,再加上选择性迷走神经切断及幽门成形术。此手术操作复杂,手术时间长,创伤大,现很少选用。

D3 贲门周围血管离断术 本手术为裘法祖改良法,是国内应用最多的术式。包括脾切除及通过结扎、切断腹段食管和贲门周围两侧的血管,以阻断门静脉和奇静脉间的反流,达到或减少食管静脉曲张破裂出血的目的。该断流术需要结扎的血管包括胃冠状静脉及其胃支、食管支和高位食管支,胃短静脉、膈下静脉、胃后壁静脉等(图9-3),其中高位食管支的结扎尤为重要。本手术操作简单,近期止血效果好,一般患儿均可耐受。其优点为保证肝脏的血液供应,肝性脑病发生少。但由于胃区血流减少,发生门静脉高压症胃黏膜病变的概率增加,也是术后再出血的原因之一。

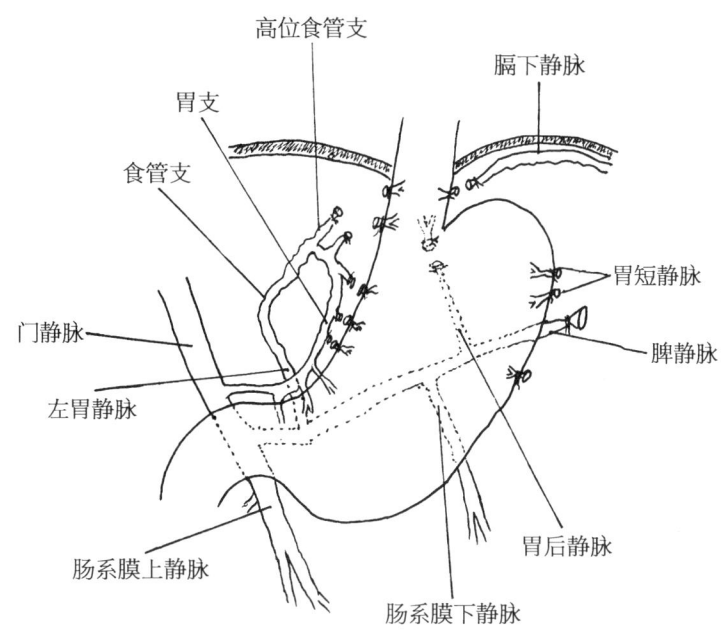

图 9-3　贲门周围血管离断术示意图

C3　分流术　分流术是在门、体静脉间进行吻合,将处于高压的门静脉血流的一部分分流至压力低的体静脉系统,从而达到降低门静脉压力的目的。但若分流量过大可影响肝脏的门静脉血液供应,使来自胰腺和肠道的肝脏必需的依赖物质不能供应肝脏,肠道吸收的有害物质也不能经肝脏处理解毒,因此术后易发生肝性脑病,并加重肝损害。故掌握门、体静脉间分流的口径十分重要。在成人分流术术式有多种,但常用于小儿的分流术有脾-肾静脉分流术、肠-腔静脉分流术及肝外型梗阻选择性分流术等。

D1　脾-肾静脉分流术　是将脾静脉与左肾静脉进行吻合,属于周边静脉分流。本手术适合于肝外窦前型和门静脉海绵样变性所致的门静脉高压症有食管静脉曲张破裂反复出血者。选用此术式除要求全身营养状况良好以外,肝功能应符合 Child 肝功能分级 A 级或 B 级。脾-肾静脉分流术的术式可分为近端脾-肾静脉分流、远端脾-肾静脉分流和脾-肾静脉侧侧分流术(图 9-4)。

E1　近端脾-肾静脉分流术　是小儿常用的分流术式。该术式首先要切除脾脏,以解除脾功能亢进。游离脾静脉至足够长度(3~5cm),与左肾静脉作端侧吻合。脾静脉口径应大于 1cm,以保证分流通畅,不致发生继发血栓形成。为了达到足够的口径要求,有人提出应用脾静脉中段进行吻合,这就要求充分游离脾静脉,增加了手术的难度。另外脾静脉走行过程中要接纳很多来自胰腺的细小静脉,分离操作时易损伤脾静脉而使手术失败。为了解决这一难题,李振东(1978)提出小儿脾-肾静脉分流术操作的改进意见,其中对脾静脉的游离提出保

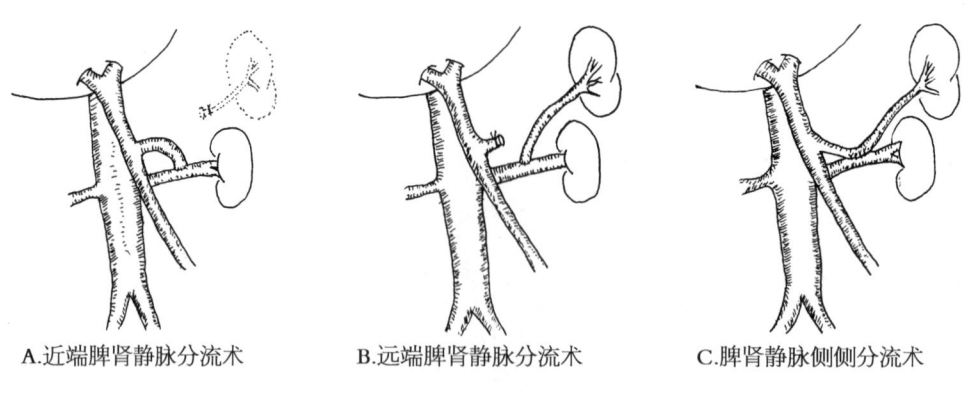

图 9-4　脾肾静脉分流术示意图

留脾静脉分叉,剪开分叉使其末端呈喇叭口状,以扩大脾静脉口径(图 9-5)的办法。该办法不但减少了脾静脉游离的长度,而且可以扩大脾静脉口径 48.5%,有利于脾-肾静脉吻合,也增加了成功率。

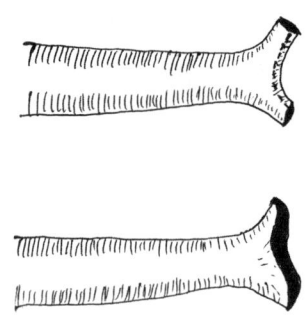

图 9-5　保留脾静脉分叉扩大脾静脉口径示意图

E2 远端脾-肾静脉分流术　又称 Warren 手术。本手术的目的是选择性分流胃脾区门静脉的血流,以减少食管静脉曲张出血。手术不切除脾脏,适合于脾不巨大、无严重脾功能亢进者。手术的难点在于游离脾静脉。先自胰腺下缘切开后腹膜,将胰腺向上牵拉翻起,解剖胰腺体尾的下后缘,在胰腺内找到并显露出脾静脉主干。要求游离脾静脉近端达脾静脉汇入门静脉处,远端达脾门。将脾静脉在汇入门静脉前 0.5cm 处切断,近端用 3-0～5-0 细丝线连续缝合,远端脾静脉牵拉向下,与左肾静脉行端侧吻合。要求脾静脉应呈 45°～60°角斜行入左肾静脉,切忌扭曲。在游离脾静脉的过程中特别注意来自胰腺的细小静脉,必须一一分别结扎、切断,稍有疏忽极易撕伤,造成出血或脾静脉损伤而使手术失败。为了达到选择性分流胃脾区门静脉的目的,术中须将胃脾区与肠系膜区的静脉血流完全隔离,分别结扎胃冠状静脉,有时连同结扎胃左动脉,胃网膜左、右静脉,脐静脉以及血管造影显示的其他交通支,对脾大有脾功能亢进的患者可以同时结扎脾动脉。本手术的优点是维持肠系膜静脉的高压和保护门静脉血流灌注,不易发生肝性脑病。但手术难度大,游离脾静脉时出血多且可损伤胰腺,有些患者术后脾功能亢进仍存在,远期疗效并不令人满意,因此此方法在国内很少用于小儿病例。

E3 脾肾静脉侧侧分流术　本手术游离脾静脉与远端脾-肾静脉分流术操作相同,游离脾静脉达足够长度后,将脾静脉中段与肾静脉作侧侧吻合术。本法在国内未见有小儿病例报道。

D2 脾-腔静脉分流术　本手术的适应证与近端脾-肾静脉分流术相同。在左肾静脉有畸形、变异或左肾缺如等原因不能行脾肾静脉分流术时可选用脾-腔静脉分流术。切脾、游离脾静脉与脾-肾静脉分流术相同。然后沿胰腺上下缘切开后腹膜,使胰腺完全游离。剪开 Treitz 韧带,在十二指肠空肠曲左侧剪开后腹膜,并将其推向右侧,显露腹主动脉,在其右侧暴露下腔静脉。将胰腺弯向下方与腔静脉作端侧吻合。因腔静脉壁厚、管径粗,便于吻合,且术后栓塞率低。

D3 肠-腔静脉分流术　是肠系膜上静脉与下腔静脉的分流术,也是小儿病例常用的术式。属于中心性门、体静脉分流术,分流量大,吻合口栓塞率低,但术后肝性脑病发生率较脾-肾静脉分流术高。可用于门静脉高压症有多次出血者,或年龄小,脾静脉细、有畸形,或脾脏已切除者。除全身情况良好外,肝功能应达到 Child 分级 A 级或 B 级。为了减少术后肝性脑病的发生,应控制吻合口的口径,最大口径亦不应大于 8mm,年龄小者应适当减小。肠-腔静脉分流术术式有肠-腔侧端分流术、肠-腔侧侧分流术、肠-腔 H 形分流术。

E1 肠-腔静脉侧端分流术　手术时先暴露肠系膜上静脉。将横结肠及其系膜提起,可见结肠中动静脉,循中动静脉至肠系膜根部,在相当于十二指肠第三段下缘可触到肠系膜上动脉。以该动脉为中心横行切开肠系膜上的腹膜,在肠系膜上动脉的右侧可见肠系膜上静脉。分离肠系膜上静脉,充分暴露外科干。沿升结肠旁沟剪开侧腹膜,将升结肠、盲肠游离并推向腹左侧,显露下腔静脉及右髂总静脉并游离。测量十二指肠第二、三段交界处下腔静脉左缘至肠系膜上静脉外科干的距离长度,按其长度确定十二指肠第二、三段交界处到达下腔静脉远端的位置,该处即为离断下腔静脉或右髂静脉的位置。离断后将下腔静脉(或右髂静脉)左折后与肠系膜上静脉的外科干行端侧吻合(图 9-6)。

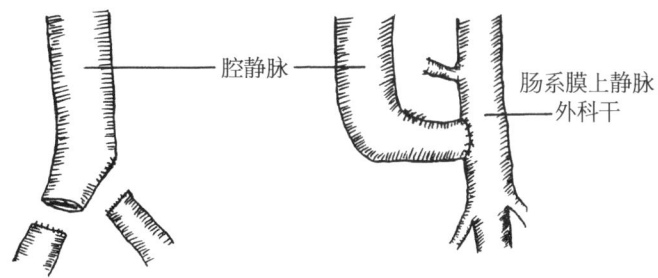

图 9-6　肠-腔静脉侧端分流术示意图

此术式虽然分流量较大,减压效果较好,但术后发生肝性脑病的概率比脾-肾静脉分流术大,且离断下腔静脉(或右髂静脉)后,下肢静脉回流受阻,可发生下肢水肿。水肿程度因人而异,一般可持续数月,待侧支循环代偿后水肿可减轻最终消失。因此该术式现已少用。

E2 肠-腔静脉侧侧分流术　此术式显露和游离肠系膜上静脉外科干的操作与肠-腔侧端分流术相同。游离下腔静脉后将两静脉靠拢,在无张力情况下行侧侧吻合(图9-7),吻合口应不大于8mm。此术式比较简单,但必须游离肠系膜静脉和下腔静脉达到足够的松弛和长度,否则在有张力的情况下进行吻合易发生并发症和增加术后吻合口栓塞的可能性。

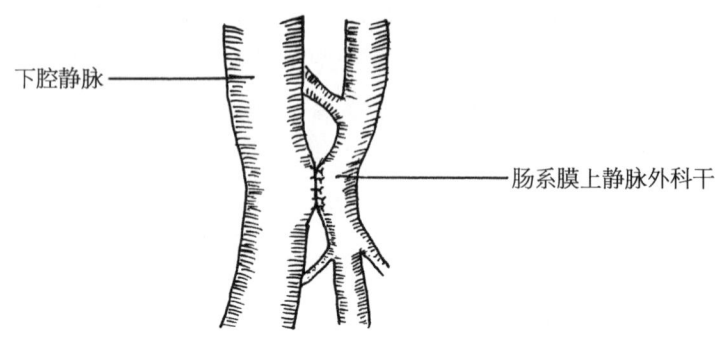

图9-7　肠-腔静脉侧侧分流术示意图

E3 肠-腔静脉H形分流术　此术式是将肠系膜上静脉和腔静脉之间置一管道,使压力高的门静脉系统血液经间置管道流入下腔静脉,从而达到门静脉减压的目的。间置管道可用人造血管、自体颈内静脉、大隐静脉、脾静脉(同时切脾者)等。本手术显露肠系膜上静脉和下腔静脉的操作与上两种术式相同,但不必作广泛游离,只游离静脉周径的1/2~2/3即可。选择间置管道的长度应以两静脉之间的距离为准,然后将间置管道的两端分别与肠系膜上静脉和下腔静脉吻合,吻合口径不应大于8mm。间置管道要保持平直,切勿打折或扭曲。手术完成后如H形(图9-8)。此术式不过多地游离肠系膜上静脉和下腔静脉,减少了操作损伤,不受两静脉间距的限制;但选用自身静脉作为间置管道,则增加了手术区域和损伤。

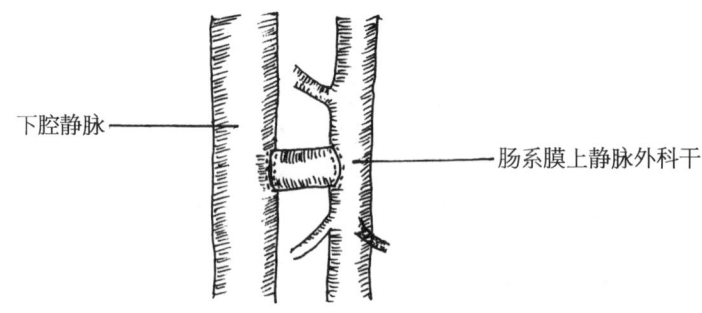

图9-8　肠-腔静脉H形分流术示意图

D4 门-腔静脉分流术 本手术可分为全门-腔静脉分流术和限制性门-腔静脉分流术两种。前者由于门静脉血液完全进入腔静脉,达到了门静脉完全降压的目的,但肝脏失去了门静脉的灌注,入肝血量减少,加重了肝脏损害,且门静脉血液不能经肝直接解毒,术后肝性脑病的发生率高达40%～60%。因此该术式已弃用。限制性门-腔静脉分流术是门-腔静脉侧侧吻合时保持其口径在12mm(成人)以下,以减少肝性脑病的发生。由于小儿肝外型门静脉高压症比例大,门静脉多有海绵样变性等改变,加上门静脉血栓等原因,故极少应用门-腔静脉分流术。

D5 其他分流术 前面所介绍的各种分流术都是将门静脉系统的血流分流一部分到腔静脉,以减低门静脉压力从而减少由于门静脉高压所带来的各种临床症状。但这些手术结果都是非生理性的改变。1998年 Goyet J. V 提出肝外门静脉梗阻直接分流术(direct bypassing of extrahepatic portal venous obstruction)术式。这种新方法首先用于7例小儿肝外型门静脉高压症,其原因均为门静脉血栓形成。经多普勒超声检查显示肝内门静脉分支发育不良但通畅,经内镜检查均有食管和胃底静脉曲张。6例有门静脉高压胃病。全部患儿术前有食管静脉曲张出血,曾行硬化剂注射治疗。他们首先使脐静脉再贯通,用5F导管插入到肝左门静脉内,经导管静脉造影证实左门静脉通畅并显示其解剖状态。然后寻脐静脉残留物向左门静脉的远端和到肝Ⅲ、Ⅳ段的分支游离,使左门静脉良好地显露3～4cm长,在脐残留物与左门静脉交界处切断。将取好足够长度的患儿自体左侧颈静脉一端与左门静脉作端侧吻合,另一端与肠系膜上静脉端侧吻合(图9-9)。术后经7个月～3年随访,多普勒超声检查证实吻合口通畅,脾大和脾功能亢进随时间逐渐减轻,食管静脉曲张逐渐萎缩,无一例再发出血,6例门静脉高压胃病痊愈。说明此术式能有效减低门静脉压力且恢复生理门静脉血流。作者在后来的31例肝外型门静脉高压症中应用多普勒检查证实左肝内门静脉通畅者17例。作者认为63%肝外型门静脉高压症患儿适于应用此种手术。

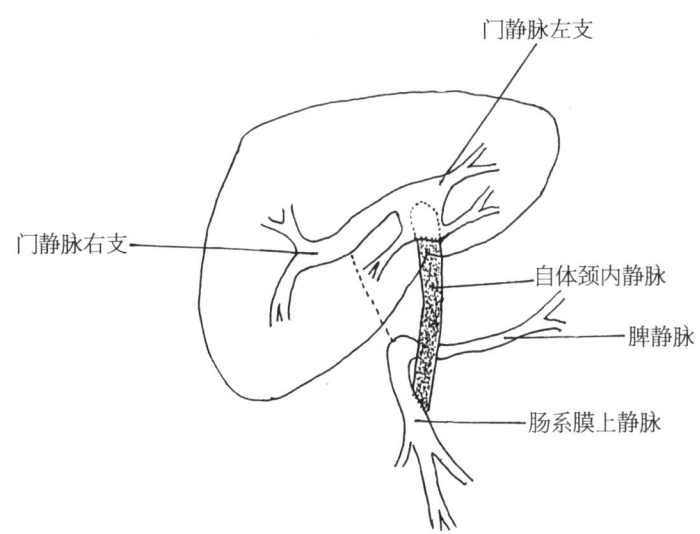

图9-9 肝外门静脉梗阻直接分流术

经颈静脉肝内门-体分流术(TIPS)是近年来开展的新疗法。1981年Colapinto等首次将TIPS应用于临床,1990年Palmaz首次将其用球囊扩张的网状金属支架应用于临床获得成功,此后临床上相继有较大的病例组报道。本方法是运用介入放射技术经颈静脉途径在肝脏内肝静脉与门静脉之间穿刺并置入网状支架建立门体间分流道以降低门静脉压力,减少或控制食管胃底静脉曲张破裂出血和腹水的产生。此法需要一定的设备,但技术简便可行,创伤小,并发症少,均有一定效果。适用于晚期肝硬化、顽固性腹水以及断流或分流术后复发出血,再次手术困难的危重患者。TIPS的技术上成功率与操作者的技术熟练程度有关。此项技术首先用于成年人。Rossle(1992)报道一组250例总成功率为97%,而最后的100例则成功率为100%。术后门静脉压下降60%左右,下腔静脉压由于血流量增加则平均上升0.5kPa。此手术在小儿开展较晚。1998年Hackworth C.A等将TIPS用于12例小儿病例,患儿年龄平均9岁2个月,均获得成功。随访最长者357天,没有大的合并症发生,没有再发生出血,1例发生肝性脑病,无死亡者。作者认为,TIPS有助于小儿门静脉高压症的治疗,特别是在肝移植前需要暂时解除症状者。

C4 联合手术 在患者情况良好,肝功能条件属Child A级或B级,且手术技术和麻醉条件许可的情况下可考虑行联合手术。李振东等(2000)报道采用脾-肾分流术+贲门周围血管离断术+大网膜腹膜后固定术的联合手术治疗22例,无手术死亡率。获访21例,随访时间最长19年,平均9.58年,术后3年、5年、10年、15年生存率分别为92.5%、100%、93.8%、100%。

各种手术降低门静脉压力的效果不同,李振东(1999)在不同术式对肝前型门静脉压力影响的动物实验研究中,通过手术前后测定门静脉压力对比证明:脾切除有一定降压效果($P<0.05$),肠腔分流术降压效果最佳($P<0.001$),脾切除+贲门周围血管离断术降压效果不明显,联合手术降压效果亦佳($P<0.01$),而肠-腔分流术与联合手术相比降压效果无显著差异($P<0.05$)。

B3 手术后再出血的诊治 手术治疗门静脉高压症是解除脾功能亢进和防治食管静脉曲张出血的主要手段,脾切除后脾功能亢进得以解除。但任何手术后都有一定的再出血率,这也是术后患者死亡的主要原因之一。术后再出血率也因手术种类而有差异,一般发生率为20%~45.5%。据文献报道,术后出血率国内为4%~25%,其中分流术为3.8%~25%,断流术为4.1%~17.3%。李振东(2001)报道门静脉高压症手术后82例随访,随访时间0.5~34年(平均11.67年),各种手术(包括单纯脾切除、分流术、断流术及联合手术等)总的再出血率为32.3%。因此,治疗手术后再出血是一个重要问题。

C1 术后再出血的原因 术后再出血的原因较多,可因第一次施行手术的种类不同而异。

D1 第一次施行脾切除术者 可因当时未发现食管静脉曲张。也可能因技术条件限制只能行单纯脾切除术。还有可能因脾切除后暂时血流减少使门静脉压暂时下降,但随后因脾切除脾胃区失去脾脏的缓冲作用,使过高的门静脉压力直接作用于冠状静脉,致使食管胃底发生静脉曲张或在原有静脉曲张的基础上更加严重,再因其他因素而发生曲张静脉破裂出血。

D2 第一次施行断流术者 可因断流术术式不同而考虑再出血的原因。如施行贲门周围血管离断术时食管腹腔段游离的长度不够,特别是冠状静脉的高位食管支或异位高位食管支没有彻底结扎。有的胃壁外血管虽彻底结扎,但还有胃壁肌层和黏膜下血管的反常血流,这种反常血流量约为脾胃区反常血流的1/8。断流后胃远端的静脉压升高,足可以使已曲张的食管胃底静脉再发出血。无论是哪种断流术,由于手术的损伤,术后均可形成粘连和新生血管,致使食管和胃壁血流增加。方庆安等(1986)发现术后1~2个月胃底贲门周围血管又明显怒张并侵入胃壁、食管壁。陈钟等(1988)经动物实验发现术后100天新生侧支血管数已基本与断流术前相等,提示断流术后被阻断的侧支可以很快地再形成。此外,也与门静脉压持续增高有关。

D3 第一次施行分流术者 可因吻合技术不良致使吻合口狭窄,血流不畅或继发血栓使吻合口失去减压作用,门静脉系仍处于高压状态,致曲张静脉破裂出血。

D4 异位静脉曲张 有少数患者曲张静脉发生在食管胃底以外部位,如胃体、胃窦、十二指肠、空肠、回肠、结肠等处,术后亦可发生出血。河北医科大学第二医院小儿外科曾有1例小儿门静脉高压症断流术后再出血的原因是十二指肠静脉曲张破裂。

D5 门静脉高压性胃病变(portal hypertension gastropathy, PHG)出血 这是近年来大家非常关注的问题。由于内镜的广泛应用使得对本病有更详尽的了解。PHG的发生主要是门静脉系统血流动力学改变的结果。由于门静脉压力高于胃静脉压力,胃静脉血液不能经正常途径回流至门静脉,致使胃黏膜充血,黏膜下微小血管扩张,管壁变薄,黏膜下动-静脉短路开放,全胃有效血流减少及胃黏膜缺血、缺氧,对有害物质的敏感性增加而再生修复能力降低,再加上门静脉的高血流动力状态,更增加了胃黏膜病变出血的机会。实践证明,断流术后加重了PHG病变程度,也是手术后再出血的主要原因之一。

D6 其他原因 造成手术后再出血者还有胃窦部血管扩张症、应激性溃疡、Mallory-Weiss综合征等。

C2 手术后再出血的诊断 造成门静脉高压症术后再出血的原因较多,其中多与第一次手术方式有关。因此,首先应了解以前手术情况,包括手术方式、手术效果、有无并发症、手术后再次出血情况等,以便进行针对性检查,以确定出血原因进行治疗。

D1 胃十二指肠钡餐造影 是比较简单可行的检查,通过造影可以发现胃底食管静脉曲张程度、范围,可与术前对比。并可除外其他原因引起的消化道出血,如胃与十二指肠溃疡、反流性胃炎及其他胃部病变。

D2 胃镜检查 可以直接看到食管、胃、十二指肠的病变部位,明确病变性质。不但能分辨黏膜的浅表糜烂或溃疡(应激性溃疡),且在食管静脉曲张和或异位静脉曲张与溃疡同时存在时能确定哪种原因引起的出血。

D3 多普勒超声检查　可以获得准确的门静脉系统血流动力学资料,包括门静脉、肠系膜上静脉和脾静脉的血流方向、血流速度等。有助于发现门静脉血栓、分流口梗阻等病因。了解不同手术方式对门静脉系统血流量的影响,评价分流术的效果,对术后再出血的诊断和再次手术方式的选择有指导意义。

D4 磁共振门静脉系血管成像(MRPVG)　MRPVG除可以看到血管解剖以外,还可以反映流速、流量等功能状态,对了解门静脉系统干支口径、通畅性、侧支部位和大小以及肝血流状态很有意义。有助于出血原因的判断和为再次手术提供依据。

根据患儿情况及病史,针对性选择上述检查方法,多可作出出血原因的诊断。

C3 手术后再出血的治疗　急性出血期间应采用保守治疗,具体方法同手术前急性出血的治疗。

D1 保守治疗　急性出血期间应采用保守治疗,具体方法同手术前急性出血的治疗。

D2 手术治疗　急性出血经非手术治疗后或在出血恢复期病情稳定,全身情况良好,肝功能达 Child A 级或 B 级水平时可考虑行择期手术。参考上次手术方式选择再手术方式。笔者认为手术选择的原则是:

E1 曾作分流术的患者手术后再出血可考虑行断流术,包括贲门周围血管离断术、胃横断术等。断流术即时止血率高,手术较易操作,对患者手术打击小。若曾行脾-肾静脉分流术,术后因吻合口血栓形成所致再出血,除可行断流术外,还可以考虑行肠-腔静脉分流术。

E2 曾作断流术的患者如因断流不彻底所致手术后再出血,可考虑行遗留分支再断流或加胃横断术。如腹腔粘连严重,手术困难,可考虑经胸断流术。如第一次断流术比较彻底的患者再出血亦可考虑行肠-腔静脉分流术。

E3 曾作联合手术(分流术+断流术)术后再出血者,如为脾-肾分流+贲门周围血管离断术,上腹部粘连较重,手术困难,可以行肠-腔分流术;如上腹粘连不重可行食管贲门胃底切除术。温哲等(2002)报道7例门静脉高压症手术后多次严重再出血病例,行食管贲门胃底切除术,无手术死亡率。1例随访死于肺炎与本病无关。1例失访。5例获访者平均随访时间4年8个月,1例曾有少量出血,其余均无再出血。

(李振东)

主要参考文献

1　李振东. 对小儿脾肾分流术操作几点改进意见. 中华外科杂志,1978,16:310

2　李振东,牟弦琴,张道荣. 小儿脾肾静脉分流术. 中华小儿外科杂志,1982,3:19

3　裘法祖,戴植本,刘飞龙,等. 贲门周围血管离断术的评价. 中华外科杂志,1983,21:173

4　方庆安,陈玉泉. 胃旷置术治疗门静脉高压症术后再出血. 中华外科杂志,1986,24:645

5 李振东,牟弦琴,张道荣,等. 脾切除治疗小儿遗传性球形细胞增多症. 中华小儿外科杂志,1987, 8:86

6 李振东,牟弦琴,张道荣,等. 小儿门静脉高压症外科治疗23年回顾. 中华小儿外科杂志,1989,10:90

7 李振东,林文举,张道荣,等. 食管贲门胃底切除术治疗小儿门静脉高压症术后再出血. 中华小儿外科杂志,1991,12:140

8 李振东,牛爱国,陈新英,等. 小儿门静脉高压症脾肾静脉分流术的远期随访及评价. 中华小儿外科杂志,1996,17:261

9 邱晓红,张金哲. 小儿肝前型门静脉高压症治疗方式探讨. 中华小儿外科杂志,1996,17:264

10 李振东,赵莉,于增文,等. 不同术式对肝前型门静脉高压症门静脉压力影响的试验研究. 中华小儿外科杂志,1999,20:306

11 陈新英,于增文,李振东. 先天性胆总管囊肿合并门静脉高压症. 中华小儿外科杂志,1999,20:296

12 李振东,赵莉,于增文,等. 以脾肾静脉分流为主的联合手术治疗小儿门静脉高压症的疗效观察. 中华外科杂志,2000,38:601

13 吴志勇. 门静脉高压症术后再出血的原因与诊断. 中国实用外科杂志,2001,21:131

14 谭玉铨. 门静脉高压症手术后再出血的治疗策略. 中国实用外科杂志,2001,21:133

15 李振东. 联合手术是治疗小儿门静脉高压症食管静脉曲张破裂出血的首选术式. 肝胆外科杂志,2001,9:327

16 李振东,于增文,赵莉. 小儿门静脉高压症肝内、外型外科治疗对比研究. 中华小儿外科杂志,2001,22:349

17 温哲,于增文,张道荣,等. 食管贲门胃底切除治疗小儿门静脉高压症术后再出血的疗效. 河北医科大学学报,2002,23:225

18 Stringer M D,Howward E R. Longterm outcome after injection sclerotherapy for esophageal varices in cnildren with extrahepatic portal hypertension. Gut,1994,35:257

19 Hackworth C A,Leef J A,Rosenblum J D,et al. Transjugular intrahepatic portosystemic shunt creation in children:initial experience. Radiology,1998,206:109

20 Arora N K,Lodha R,Gulati S,et al. Portal hypertension in north indian children. Indian J Pediatr,1998,65:585

21 Goyet J D V,Albert D,Clapuyt F,et al. Direct bypassing of extrahepatic portal veuous obstruction in children:a new technique for combined hepatic portal revascularization and treatment of extrahepatic portal hypertension. J Pediatr Surg,1998,33:597

22 Sharma D,Agrawal S,Saxena A,et al. A modified technique ofdevascularization for surgical management of portal hypertension in children. Trop Doct,2001,31:93

23 Sigalet D L,Mayer S,Blanchard H. Portal venous decompression with H type mesocaval shunt using autologous vein graft:a North American experience. J Pediatr Surg,2001,36:91

第10章 胆道系统疾病

10.1 胆道系统的胚胎发育与解剖生理

A1 胆道系统的胚胎发育

胚胎发育至第 18 天,相当于 2.5mm 长,5 体节期,前肠末端未来十二指肠腹侧壁的内胚层细胞增生,首先形成一个局部的膨隆,并逐渐向头、腹方向生长,形成一个囊状突起,称肝憩室(hepatic diverticulum),这就是肝和胆的始基。肝憩室形成后迅速生长,其末端膨大并分叉为头侧和尾侧两支。在胚胎 5mm 期,能清楚地分辨出头、尾支的形态。头支较大为实心结构,尾支较小为中空的囊。头支是肝的始基,内胚层细胞增殖,以后发育形成肝实质和肝内胆管;尾支末端膨大发育形成胆囊和胆囊管;而与前肠相连的憩室基部将发育形成胆总管。胆总管最初连于十二指肠腹侧壁,随着胃和十二指肠转位导致胆总管开口也被移至十二指肠的背侧壁。在 6~7mm 胚期时,胆囊和胆囊管、肝管和胆总管都在同一阶段,因上皮细胞增生旺盛,管腔一度被堵塞,以后胆总管和肝管分别在 7~8mm 胚期和 10mm 胚期因上皮细胞程序化死亡而空腔化。在 16mm 胚期,胆管及其相接的大部分胆囊都已空腔化,只有胆囊底部仍部分被增生上皮所阻塞。胚胎第 7 周时,腹胰由十二指肠腹侧旋转至背侧与背胰合并,腹胰构成胰头及胰头沟,背胰构成胰体和胰尾,主胰管由腹胰管和背胰管的远段构成,背胰管近段退化消失或发育为副胰管注入十二指肠(图 10-1-1),直至第 3 个月才基本定型。胚胎第 4 个月起,肝脏开始分泌胆汁,以后胆道系统一直有胆汁排泌到肠道,并使胆囊内容物呈深绿色。

胚胎发育过程中,胆管的形成与肠道颇为近似,即管腔一度被内胚层细胞所填塞,经实化期后再沟通形成的腔道才是出生后的胆管。如果在再管化的过程中发育阻碍,则有可能形成各种类型的先天性胆道闭锁。如果发育过程中上皮增生不匀,则管壁形成弱点,日后一旦管内压力增高即发展为囊性扩张。如果肝憩室的尾侧部不发育,胆囊即缺如;如果有 2~3 个突起,则出生后具有双胆囊或三胆囊畸形。与此同时,在肝憩室处前肠还有两个内胚层突出,即后来

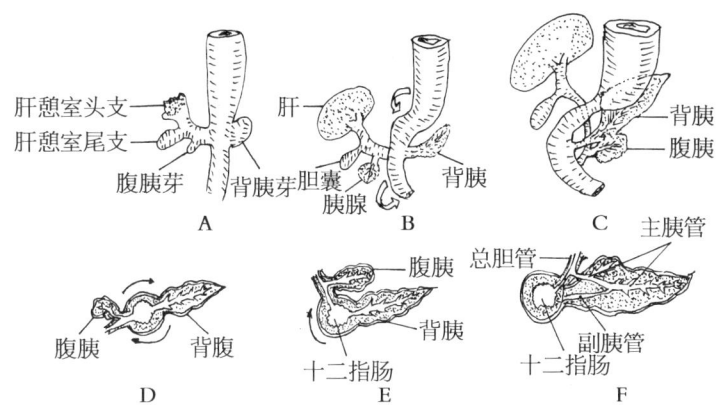

图 10-1-1 肝胆胰的胚胎发生

的背胰和腹胰。当肝憩室基底部向前延伸形成胆总管时,与腹胰管形成的主胰管汇合,实质上远侧部分为两者的共同通道,共同开口于十二指肠。

共同通道的长度随着胚胎胎龄的增加及婴儿生长发育过程中胆胰管汇合点逐渐向十二指肠肠壁内迁移而不断缩短。胚胎第 8 周时,胆胰管汇合点恰好在十二指肠肠壁外,共同通道的长度等于肠壁厚度的 100%,到了胚胎第 15、20 周和出生时,其长度已分别缩短到肠壁厚度的 75%、67% 和 60%。出生后汇合点继续向十二指肠壁间迁移,共同通道继续缩短,生后 5 个月,占肠壁的 50%,7 岁半时已缩短到肠壁厚度的 35%。随着汇合点向十二指肠壁内迁移,胆胰管的交角亦逐渐变锐。

如果在上述胚胎生长发育过程中,背胰管近段不退化消失,则发展为副胰管,单独开口于十二指肠。如果胆胰管汇合点不向十二指肠内迁移,或迁移到一定阶段受阻,则胆胰管共同通道过长,连接角度过钝,加之围绕着共同通道的 Oddi 括约肌亦较长地停留于十二指肠外,当它收缩时易于引起共同梗阻。上述诸因素都使胰液易于流入胆道,引起胆管炎、胆道黏膜破坏、管壁纤维化,最终在胆道内压增加的影响下形成胆管囊性扩张。

A2 胆道系统的应用解剖

胆道是人体解剖结构最复杂的区域之一。不仅胆道本身,而且与之邻近的血管也有众多的变异,两者构成了复杂的解剖关系,加上一些特定的病理情况,增添了胆道手术的难度,以及误伤重要组织的危险性。完整地了解正常及异常的解剖结构及有关的病理知识,就可在施行每一例手术时,设法使手术操作的每一个重要步骤既能依顺正常解剖,又能适从可能存在的解剖变异及病理特点。这样才能提高施行胆道手术的合理性及手术质量,并可防止由于手术误伤重要组织而导致严重后果。

胆道系统上部起自肝脏毛细胆管,逐步汇集成小叶间胆管,管径逐渐增大形成左、右肝管。肝管出肝门后合成肝总管,肝总管与胆囊管汇合成胆总管。胆总管下行与主胰管汇合,形成 Vater 壶腹后共同在十二指肠降部内侧开口,周围有括约肌纤维围绕。为方便临床应用和叙述,将胆道系统分为肝内胆管和肝外胆道两部分。

B1 肝内胆管系统 肝内胆管由毛细胆管开始,依次汇成区域胆管、肝段胆管、肝叶胆管和左、右肝管。左、右肝管的第一级分支位于肝实质外,应属于肝外胆管范围,但由于左、右肝管结合位置的高低在个体间的差别很大,一般将左、右肝管结合部以上称为肝内胆管系统。左、右肝管在肝门横沟内汇成肝总管,其汇合处一般距肝门横沟很近(成人约2mm),比门静脉及肝固有动脉的分叉点高,若将该处的肝纤维鞘(Glisson 鞘)鞘膜剖开或充分向上牵开肝组织,即可显露出左、右肝管的汇合处;有少数埋在肝门内或被肝组织覆盖,有时须切开浅在的肝实质,用静脉拉钩牵开才能找到。

肝内胆管在肝内的行径与门静脉、肝动脉的分支基本一致,三者共同被包绕在 Glisson 鞘内。新生儿期左肝管比右肝管长,常包埋在肝实质内,显露较困难。新生儿左肝管的平均长度为 0.8cm,右肝管为 0.45cm,随着年龄增长,其管径及长度均相应增大。

右肝管位于肝门横沟的右侧,位置较深,由右前叶和右后叶胆管汇合而成,并接受来自尾叶右段及尾叶突的小胆管。左肝管位于肝门横沟左侧、门静脉左主支横部下缘的深面,它多由左外叶胆管和左内叶胆管汇合而成,主要引流左半肝的胆汁;在与右肝管汇合前,还接受 1~2 支来自尾叶左段的小胆管。尾叶胆管位于肝门横沟的后部,分为左、右两段,右段包括尾状突。据文献统计,右肝管的解剖变异比左肝管多见,有右肝管者为 69.9%~73.3%,有左肝管者为 86.6%~95.1%。

B2 肝外胆道系统 肝外胆道系统包括肝总管、胆囊、胆囊管和胆总管。

C1 肝总管 肝总管上端起自左、右肝管汇合处,在肝十二指肠韧带内向下右方走行一段后,与胆囊管汇合成为胆总管。肝总管的长度有较大的个体差异,不仅取决于左、右肝管的汇合部位,更主要的是取决于胆囊管与肝总管汇合处位置的高低。成人肝总管长约 3~4cm,管径约 0.5cm;小儿肝总管长约 1.1~2.5cm,管径约为 0.2~0.4cm。

C2 胆囊和胆囊管 胆囊位于肝脏下面右纵沟前部的胆囊窝(亦称胆囊床)内。胆囊的上方为肝脏,下为横结肠及十二指肠,左为胃幽门部,前靠前腹壁,以疏松结缔组织附着于胆囊窝内。小儿胆囊形态多呈长圆形,其底部体表投影相当于右锁骨中线与第 9 或第 10 肋骨交叉点,在右腹直肌外缘与肋缘的夹角内。新生儿胆囊细小呈圆锥状,约 1/4 有 Hartmann 袋,胆囊底露出肝缘。随着生长发育,胆囊的结构逐渐完善,在儿童期其长度为 4~7cm,容积为 20~40ml。胆囊分为底、体、颈和管 4 部分。胆囊的变异较多,手术时应予注意。

小儿胆囊管位置较深,向左后下方延伸,下端与肝总管汇成胆总管。胆囊管与胆总管相连结的方式有平行形、角形和螺旋形等多种,两者汇合的部位及形态的变异对小儿肝胆手术有重要意义。特别是平行形连结,有时由于结缔组织将两者紧紧相绕,手术时甚易伤及胆总管;螺旋形连结者在手术时往往因恐伤及胆总管而遗留过长形成小憩室。

C3 胆囊三角 由胆囊管、肝总管和肝脏的脏面之间形成的一个三角形区域称为胆囊三角(Calot 三角)。新生儿期该三角内除胆囊动脉、局部淋巴结外常有肝右动脉、门静脉右支及右肝管穿越其中,有解剖变异时,还可出现副肝右动脉,至胆囊颈左缘分为深浅两支,分布于胆囊的深、浅面。胆囊动脉的起点和行径一般在胆囊动脉三角内,手术中显露此三角区可找到胆囊动脉。胆囊静脉也有变异,一般位于胆囊与肝之间的疏松结缔组织内,经胆囊窝入肝,汇入门静脉。肝右动脉约87%经肝总管的后面、13%经肝总管的前面进入胆囊动脉三角。在Moosmann的标本中,83%的胆囊动脉起自胆囊动脉三角内的异常肝右动脉。另有人报告,有91%的副右肝管经过此三角。手术中应警惕这些解剖异常。

C4 胆总管 胆总管位于肝十二指肠韧带的右侧缘内,自肝固有动脉的右侧和门静脉的右前方下行到十二指肠上部的后方,经胃十二指肠动脉的右侧斜向右下,在胰头部后面的上外侧继续弯向右下,在下腔静脉前方进入胰头和十二指肠降部之间的胆总管沟内,斜行入十二指肠降部后内侧壁,与胰管汇合,扩大为胆胰管壶腹(Vater壶腹),开口于十二指肠乳头(图10-4)。胆总管的长度主要取决于胆囊管和肝总管汇合处的部位,也与十二指肠乳头开口部位的高低有关。新生儿胆总管平均长1.9cm,直径为0.1~0.3cm;较大儿童胆总管全长可达5~7cm,直径为0.4~0.6cm。胆总管依其位置可分为4段,即十二指肠上段、十二指肠后段、胰腺段和十二指肠壁内段。前三段壁薄、腔大,壁内几乎无平滑肌;最下段壁厚、腔窄,又谓之厚壁段。

D1 十二指肠上段 此段是胆总管起始部至十二指肠第一段上缘之间的部分。门静脉在其后逐渐下行偏于其左,与肝固有动脉构成肝十二指肠韧带内的主要属件。

D2 十二指肠后段 位于十二指肠第一段后方、下腔静脉前方、门静脉右侧。若要显露此段,应将十二指肠外侧腹膜连同肝十二指肠韧带上的腹膜一起切开,向左加以翻转方能将其显示良好。

D3 胰腺段 始于胰头上缘,向下分为3种形式:穿过胰腺实质,部分为胰腺包埋,少数(15%)与胰腺的一些结缔组织相连。此段已与门静脉距离较远,后方为下腔静脉,在其腹面仅为一层结缔组织与此段相隔。在正常情况下两者稍加分离即可分开,但在胆管下端癌肿发生肿瘤浸润时则难以分离。

D4 十二指肠壁内段 此段长度成人在10mm以下,与胰管共同在十二指肠第二段中部左侧斜行穿入肠壁,经过纵肌裂和环肌窗后再斜行4~5mm,与胰管汇合为Vater壶腹,出口端为乳头,统称为Oddi括约肌。如胆总管与胰管不在十二指肠壁内汇合,即形成胰胆管合流异常,是引起小儿肝胆疾病的主要的病因。

C5 胆胰结合部 关于胆胰结合部的外科解剖,虽然历史可以溯自1564年,至今已逾4个世纪,但从未像今天这样引人注意。近年来,对胆胰结合部相关的胆胰胃肠毗邻及功能的研究,特别是胆流动力学的研究,更多注意到括约肌和胆胰肠结合部结构的意义。某些胆管病变的发生(如胰胆管合流异常致胆管扩张、胆源性胰腺炎等),许多手术方式设计的合理性、疗效和后遗问题等,都直接涉及胆胰结合部的解剖和生理功能。随着对括约肌结构和功能研究的深入,对有关手术方式的理解和评价也逐步深入。因此,弄清胆胰结合部关系对胆道手术和病理生理许多问题的合理解决是十分重要的。

据统计,胆胰管汇合成Vater壶腹开口于十二指肠,呈Y形者占46.7%;胆总管与胰管并行无共同通道,但一同开口于乳头,即呈V形者占50%;胆总管和胰管分别开口于十二指肠者仅占3.3%。

B3 婴幼儿胰胆管的解剖特点 中国医科大学第二、第三医院利用2～60天婴儿的尸体,采用大体解剖、X线造影等方法,研究发现婴幼儿胰胆管末端的解剖特点:①Vater壶腹结构与成人相同,均由4部分组成,即乳头、纵皱襞、系带及环襞。乳头形态以隆起形多见,占74%,而且开口方向多向上方,占62.8%。婴儿胆管壁薄弱,胆管发育纤细,故十二指肠纵皱襞较浅,纵皱襞、系带、环襞的出现率均较成人低。有文献报道,纵皱襞的出现率在20岁以下为14%,40～59岁为25%,60岁以上为32%,说明十二指肠纵皱襞随年龄增长,出现率亦增加。本组27例婴儿中仅出现4例,占14.8%。②胆总管进入十二指肠的角度与十二指肠壁内胆总管长度相关。本组27例中,胆总管进入十二指肠的夹角在25°以上者为16例,其中14例十二指肠壁内胆管长度在0.3cm以下,占87.5%;2例十二指肠壁内胆管长度在0.3cm以上,占12.5%。故婴儿期虽然胆总管长度较成人为短,但亦可见胆总管进入十二指肠的角度越大,胆总管在十二指肠壁内的长度越短;反之,角度越小,长度越长。③胰胆管合流部位、共同管长度及胰胆管夹角特点:正常情况下,胚胎第8周以后,胰胆管合流部位逐渐移行至十二指肠壁内,随年龄增长,共同管长度逐渐变短。成人共同管长度为0.4～0.5cm,最长可达1.8cm,胰胆管夹角为5°～30°。本组60天以下婴儿,共同管长度为0.2～0.4cm,均值为0.32±0.02cm。婴儿共同管长度较成人略短,而胰胆管夹角较成人略大。

B4 Oddi括约肌 它有自身特有的肌丛构筑,在排泄胆汁的功能上不受肠肌控制。但对此亦有不同的意见,Tansey等反对Oddi括约肌有调节胆汁和排泄功能,他们认为胆汁进入肠腔完全是由胆总管末端黏膜的生理排列来调节的。他们的实验表明,胆管开放的压力既不受神经控制,亦不受激素的影响;经血管内注射药物而影响动、静脉的压力时可改变括约肌的抗力。因而认为胆总管末端的生理功能与胆管内衬的黏膜内血管动力学改变有关。胆总管和十二指肠连接部的括约肌有其自身固有的肌肉构筑,在一定的生理条件下,该括约肌的确具有独立的生理活动,它可以不受肠肌的影响。除胆总管括约肌外,整个括约肌大部分位于十二指肠壁内,并与十二指肠肌层有许多连接。因此,当十二指肠收缩时,总是在一定程度上受着肠壁肌肉活动的影响,它与括约肌在多数生理情况下活动的独立性这一概念并不矛盾。吴萍等利用电子显微镜对胎儿的Oddi括约肌进行研究,指出Oddi括约肌具有独特的括约功能,且随着胎儿的生长发育逐渐完善。

B5 Vater壶腹部括约肌 包括胆总管下端括约肌、Oddi括约肌和胰管括约肌三部分。因此,在作Oddi括约肌切开术时,Oddi括约肌要完全切开,而胆管下端括约肌亦应作相应的处理,胆管的变异甚为常见,如开口、数目的异常,先天性囊性扩张,先天性胆道闭锁等。

B6 胆道的血管 胆道系统的动脉来自腹腔动脉的分支肝总动脉。肝总动脉在幽门的后方,分为肝固有动脉及胃十二指肠动脉。肝固有动脉为终末动脉,是供应肝脏的唯一动脉,在肝内与门静脉毛细血管支汇合,流入肝静脉后,再入下腔静脉。胆道系统的静脉皆为小静脉,由门静脉收集汇流入肝脏。

胆总管壁的血液主要来自十二指肠后动脉及十二指肠上动脉后支的分支,并汇同来自肝固有动脉的细分支及胆囊动脉的分支,在胆总管周围互相吻合,形成细小的动脉丛,由动脉丛分出细支,进入胆总管壁内。手术分离胆总管壁最好不超过2cm,以免过多地损伤血管,导致胆总管壁缺血、坏死、吻合口瘘或胆管狭窄。

B7 胆道的淋巴回流 肝门部淋巴结收集胆管上部的淋巴回流,最后汇入到胸导管。当小儿胆总管下部淋巴结发炎肿大时,可压迫胆总管下端引起黄疸。先天性胆道畸形手术应尽量少分离肝门部,以免破坏淋巴引流,影响手术效果。胆囊与肝脏的淋巴也互相交通,胆囊发生炎症可引起肝脏的局部病变。

B8 胆道的神经支配 胆道的神经主要有来自腹腔神经丛的交感神经纤维和由迷走神经发出的副交感神经纤维。来自脊髓神经的右膈神经的一部分亦分布于胆道,并与内脏神经相联系。副交感神经纤维使胆道肌系统收缩,括约肌松弛;而交感神经纤维作用相反。

A3 胆道系统的生理特点

胆道系统不仅能疏通胆汁,其内壁细胞对控制胆汁分泌也起一定的作用。

B1 胆汁的形成与作用 胆汁主要由肝细胞分泌,约占胆汁分泌量的3/4;胆管分泌的胆汁约占胆汁分泌量的1/4。在每个肝小叶中,胆流与血流的方向相反,胆流由肝小叶中央流向外周,而血流则由肝小叶外周的微动脉及微静脉流向中央。这种反向流动有利于胆流与血流间的物质交换,以维持离子平衡和生成胆汁。胆汁中97%是水,其他成分主要有胆汁酸与胆盐、胆固醇、卵磷脂、胆色素、脂肪酸、氨基酸、酶类、无机盐、刺激因子等。

胆汁分泌受神经内分泌调节。迷走神经兴奋时胆汁分泌增加,交感神经兴奋时胆汁分泌减少。促胰液素、胃泌素、胰高血糖素、肠血管活性肽等可促进胆汁分泌,生长抑素、胰多肽等则抑制胆汁分泌。促进胆汁分泌作用最强的激素是促胰液素。胃酸、脂肪和蛋白质的分解产物由胃进入十二指肠后,刺激十二指肠黏膜分泌促胰液素和促胆囊收缩素(CCK),两者均可引起胆囊平滑肌收缩和Oddi括约肌松弛。

胆汁呈中性或弱碱性,其主要生理功能是:①乳化脂肪,胆盐随胆汁进入肠道后与食物中的脂肪结合,使之形成能溶于水的脂肪微粒而被肠黏膜吸收,并能刺激胰脂肪酶的分泌和使其被激活,从而水解脂类,促使脂肪、胆固醇和脂溶性维生素A、D、E、K的吸收。②胆盐有抑制肠内致病菌生长繁殖和内毒素形成的作用。③刺激肠蠕动。④中和胃酸等。

胆汁中有重要临床意义的是胆汁酸(盐)、胆固醇、胆色素、卵磷脂的代谢及其含量的变化。胆固醇不溶于水而溶于胆汁,因为胆汁中的胆盐和卵磷脂形成的微胶粒可将胆固醇包裹于其中而使其溶解。当胆盐与卵磷脂的比例为2:1～3:1时,胆固醇的溶解度最大。再者,胆汁中的θ电位越高,微胶粒的稳定性越大。20世纪80年代中期发现,在胆汁中还存在着一种由卵磷脂和胆固醇按同等比例组成的球泡,亦称胆固醇磷脂泡,其中无胆盐。球泡溶解胆固醇的能力比微胶粒大10～20倍,可溶解70%～80%的肝胆汁内的胆固醇,而仅有少于30%的胆固醇是以微胶粒形式溶解的。但球泡的数量随胆盐浓度的增加而减少,当胆汁中胆盐浓度超过40mmol/L时球泡消失。胆汁中球泡愈少,胆固醇愈不稳定,愈易于析出形成结石。成石胆汁中球泡和微胶粒可同时存在。当胆盐浓度增高时,胆固醇以微胶粒的形式溶解;当胆盐浓度降低时,胆固醇则以球泡的形式溶解。胆汁酸(盐)由胆固醇在肝内合成后随胆汁分泌至胆囊内贮存并浓缩。进食时,胆盐随胆汁排至肠道,其中95%的胆盐能被肠道(主要在回肠)吸收入肝,以保持胆盐池的稳定,称为胆盐的肝肠循环。当胆盐的肝肠循环被破坏时,胆汁中胆盐减少或胆固醇增加,则胆固醇易于析出形成结石。胆红素在肝内与葡萄糖醛酸结合,结合胆红素为可溶性。如胆红素在肝内未与葡萄糖醛酸相结合;或当胆道感染时,大肠杆菌所产生的β-葡萄糖醛酸酶将结合胆红素水解成为非结合性胆红素时,后者易聚集析出与钙结合形成胆红素钙,促发胆色素结石形成。

B2 胆囊的生理 新生儿胆囊的容量约为2～5ml,随着小儿生长发育,胆囊的容量逐渐增大。胆囊的容量虽然不大,但具有强大的浓缩功能,可以将胆汁浓缩6～10倍,以贮存肝脏12小时分泌的胆汁,并使浓缩后的胆汁与血浆呈等渗。胆酸、胆固醇、胆色素是胆囊胆汁中的主要成分。

胆囊有贮存和浓缩肝胆汁、分泌黏液、排泄胆囊胆汁的功能。胆囊内的压力受胆囊壁的弹性、张力,胆汁的浓度、黏稠性,胆囊管的阻力及胆总管内压力等因素影响。

当食物通过和刺激十二指肠时,十二指肠黏膜释放缩胆囊素,使胆囊收缩,将贮存的胆汁排入十二指肠,帮助消化。每次胆囊收缩可排出胆囊胆汁的84%左右,故胆囊内经常存留部分浓缩胆汁和部分新鲜胆汁。胆囊分泌的黏液起保护黏膜的作用。胆囊亦分泌少量钙质。先天性胆道闭锁患者的白胆汁是一种黏液分泌物,不含胆汁成分。胆囊的收缩功能受激素和神经支配,并受药物的影响。

B3 胆管的生理 胆管的主要生理功能是输送胆汁至胆囊和十二指肠,但胆管还可分泌胆汁。毛细胆管在调节胆汁流量和成分方面起关键作用。肝外胆管还有分泌黏液的功能,黏液有保护胆管黏膜、防止胆汁侵蚀及润滑胆管的作用,有利于胆汁在胆管内的疏通。胆道平滑肌有一定的收缩作用,具有排除异物的能力。Oddi括约肌对维持肝外胆管的正常压力起调节及控制作用。肝脏胆汁最高分泌压平均为3.82kPa(390mmH$_2$O),胆道疾病患者胆管压力增高到最高分泌压以上时,肝内胆汁分泌受到影响。影响胆总管内压的因素有:肝胆汁分泌压、胆囊内压、Oddi括约肌功能、胆管壁的弹性及收缩能力。胆总管内压平均为1.18kPa(120mmH$_2$O)。胆总管壁内含平滑肌,有助于胆总管的蠕动功能。

胆管梗阻时肝脏的改变与胆道梗阻程度及时间成正比。胆道梗阻时肝脏实质的病理改变主要发生在汇管区,肝内胆管系统呈进行性扩张,管壁增厚,小胆管增生,汇管区纤维组织增生及炎性细胞浸润,胆汁淤积,毛细胆管内胆栓形成,肝细胞被扩张的小胆管压迫与推移;肝小叶基本完整,有的区域可见肝细胞肿胀、胞浆疏松及局灶肝细胞脂肪变性或嗜酸性变。由于胆道梗阻、肝内胆管扩张及胆道压力不断升高,早期压迫同处于一个 Glisson 鞘内的门静脉分支而使其压力代偿性增高;如果胆道梗阻持续存在,汇管区小胆管增生及胆汁淤积性肝硬化使门静脉到肝窦分支减少,管腔变细甚至闭塞而形成门静脉高压症。梗阻时间长,肝细胞的分泌功能遭受严重损害,但分泌胆汁并未停止。当梗阻解除后,胆汁的分泌可很快恢复。

胆道系统的神经体液支配相当复杂,很多问题有待研究。Meltzer 认为,刺激交感神经引起 Oddi 括约肌收缩和胆囊松弛,刺激迷走神经引起 Oddi 括约肌松弛和胆囊收缩。

10.2 胆道疾病的检查

A1 诊断胆道疾病的临床思维方法

黄疸是小儿胆道系统疾病的最常见的症状,但肝脏疾病、溶血性疾病、代谢性疾病和全身严重感染等也可出现黄疸。因此,临床思维切忌片面,应全面细致地了解病情,认真进行体格检查,合理运用辅助检查手段,掌握尽可能多的临床资料,然后认真分析判断,去伪存真,力戒主观臆断。这样才能得出正确诊断,及时进行治疗。一般需要外科治疗的胆道系统疾病主要表现为阻塞性黄疸,多数为先天性胆道发育异常所致。胆道梗阻时间越长,肝脏功能受损越严重,晚期可导致不可逆性胆汁淤积性肝硬化。所以,必须早期鉴别小儿内、外科性黄疸,以免延误外科手术治疗的时机。

B1 阻塞性黄疸发生原因的逻辑推理 阻塞性黄疸是小儿胆道梗阻最常见的症状,对其特点与演变规律进行合乎逻辑的推理,往往可对小儿胆道梗阻疾病的病理状态作出清晰的判断。当肝外胆管阻塞时,梗阻近端的胆管腔内压力增高,胆管扩张,可使肝内小胆管破裂,含结合胆红素的胆汁直接或由淋巴管反流入血液循环而引起黄疸。当肝内胆管阻塞时,小胆管和毛细胆管受到损伤,使其通透性改变,以致胆汁的水分外溢,使胆汁浓缩黏稠,容易形成胆管内胆栓,如有胆汁外溢,引起胆小管及其周围的炎性病变;如胆汁流出受阻,反流而形成黄疸。此外,肝细胞索肿胀、肝细胞坏死及再生结节等也可成为胆管阻塞的原因。随着病情的发展,临床黄疸常不是单一的原因所致。如肝外梗阻性黄疸,梗阻时间较长或并发胆管系统感染时,则黄疸的发生机制除梗阻外还有肝细胞损害的因素;严重感染还可直接破坏红细胞而发生溶血,这使黄疸的产生更加复杂化。又如在溶血性黄疸时,长期贫血、缺氧,红细胞破坏的产物和溶血因素的毒性作用可引起继发性肝细胞损害。长期反复溶血,胆汁中胆红素、脂类等含量增加,易沉淀而发生结石,如结石阻塞胆管,又产生梗阻性黄疸。有新生儿溶血时由于胆流缓慢及胆汁浓缩黏稠,又可继发浓缩胆栓综合征,表现为阻塞性黄疸。

小儿胆道梗阻主要由先天性发育畸形、炎症、结石、寄生虫、肿瘤等因素所致。先天性胆道发育畸形临床较多见,如先天性胆道闭锁、先天性胆总管囊肿、先天性胆道发育不全、浓缩胆栓综合征等,主要表现为新生儿或婴幼儿期的阻塞性黄疸。先天性胆道闭锁为完全性阻塞性黄疸,黄疸深重,病变进展迅速。先天性胆总管囊肿多为胆道不全性梗阻,黄疸可呈波动性,有较充分时间做术前确诊性检查。炎症多见于自发性胆道穿孔、急性胆囊炎、急性梗阻性毛细胆管炎和肝脓肿等。结石多发生在较大儿童,多见于胆囊结石、胆总管结石及手术后胆管狭窄继发结石。由于卫生环境的改善,目前小儿胆道蛔虫症已不多见。胆管肿瘤发生于小儿的概率较小。

B2 阻塞性黄疸的分析判断 黄疸的发生原因不同,仅从临床表现不易鉴别,应密切结合血液生化、尿便检查和影像学资料进行分析判断。要科学地利用各种可行的检查方法,并将其联系起来全面分析,以解释各项结果。有时某些阳性结果可能有决定性诊断价值,但也要力求避免仪器检查或结果判读的失误给诊治带来的不利影响。在选择检查方法时既要有科学性,也要考虑到患儿的承受能力。

C1 黄疸的思维程序

D1 第一步 是否有黄疸。皮肤黏膜发黄不一定是黄疸,可能为摄入大量含胡萝卜素的食物或某种药物所致(假性黄疸)。正常人血中总胆红素浓度为 $2\sim17\mu mol/L(0.1\sim1.0mg/dl)$,当其超过 $34\mu mol/L(2.0mg/dl)$ 时,血中升高的胆红素可渗入到组织,使皮肤、巩膜出现黄染。如血液中胆红素浓度超过 $17\mu mol/L(1.0mg/dl)$,但肉眼未见黄疸时,则称为隐性黄疸。黄疸的有无决定于血清总胆红素的量,凡血清总胆红素超过 $17\mu mol/L$ 者均认为有黄疸。

D2 第二步 何种类型的黄疸。黄疸的分类方法有多种,目前较合理的分类法是按照血液中增高的胆红素类型分为非结合胆红素增高性黄疸及结合胆红素增高性黄疸两型。临床上可根据黄疸发生的机制及产生黄疸的病变部位分类,大致可分为溶血性黄疸、肝细胞性黄疸及阻塞性黄疸三类。

E1 溶血性黄疸 可由于先天性或后天性溶血,或虽非血液中红细胞溶血,而系骨髓内未成熟红细胞破坏过多。这类黄疸的发生是因非结合胆红素尚未进入肝细胞前在数量上增多,且远远超过了肝细胞的清除速率(正常肝细胞清除胆红素的能力可增加到7倍),故主要为滞留性黄疸。

E2 肝细胞性黄疸 可因肝细胞对胆红素的摄取、结合、运转或排泄这几个环节中任何一个或几个发生障碍所致。肝细胞不能有效地摄取非结合胆红素;或摄取功能正常,而由于酶缺乏或减少,不能正常地形成结合胆红素,此时血液循环中非结合胆红素增高。如果结合胆红素已经形成,若肝细胞运转或排泄胆红素发生障碍,则血液循环中结合胆红素增高。有些肝实质疾病常兼有以上两种变化,即血液中非结合与结合胆红素均见增高。

E3 阻塞性黄疸 胆红素产生及结合均可正常进行,由于胆道阻塞,结合胆红素不能排出而反流入血液循环,导致血液内结合胆红素增高。阻塞性黄疸表现为肤色呈暗黄、黄绿色,皮肤瘙痒明显。血中总胆红素增高,以结合胆红素为主。尿胆红素阳性而尿胆原阴性,尿液呈暗棕色。粪胆原减少,粪色变浅,完全性阻塞性黄疸时粪呈白陶土色。血清碱性磷酸酶明显增高,胆固醇、转氨酶增高;凝血酶原时间延长,但能被维生素 K 纠正。

D3 第三步 如为阻塞性黄疸,应鉴别是肝内梗阻还是肝外梗阻。鉴别肝内还是肝外梗阻性黄疸最简单而准确的手段是做肝胆 B 超或腹部 CT,胆总管和肝内胆管均扩张者为肝外胆道梗阻,反之为肝内胆道梗阻。

D4 第四步 阻塞性黄疸的原因是什么。已予前述,阻塞性黄疸因胆汁排泄受阻引起,可见于先天性胆道发育畸形和肝外胆管后天性梗阻。

C2 阻塞性黄疸的临床特点

D1 年龄 新生儿及婴儿期的阻塞性黄疸以先天性胆道发育畸形为主,在较大儿童则可见到为炎症、结石及寄生虫所致者。

D2 黄疸的特点 ①黄疸的性质:因胆道阻塞程度和持续时间不同,黄疸的色泽也不一样,一般由浅到深,如淡黄色→金黄色→黄绿色。胆道闭锁所致的黄疸皆在生后 1~2 周出现,呈进行性加重。胆道发育不全患儿的黄疸呈慢性持续性,较为恒定。半数先天性胆总管囊肿患儿有黄疸史,黄疸为间歇性,一般较轻。肝外胆管受压及胆道手术后吻合口狭窄者,黄疸的程度因人而异。②黄疸伴有发热及腹痛:婴幼儿或儿童黄疸伴高热及右上腹肌紧张及压痛者,应想到急性胆道系统感染。黄疸婴儿突然发生急性腹膜炎者,应考虑胆道自发性穿孔的可能。胆道手术后吻合口狭窄者除表现黄疸及右上腹痛外,有接受手术的既往史。③黄疸伴有右上腹包块:先天性胆总管囊肿伴有 3 个主要特征(即黄疸、腹痛和肿块)者临床上仅占 50%;但腹部可触及包块者占 80%,包块位于右上腹,呈囊性,界限清楚,无明显压痛。胆总管下端狭窄或梗阻者,如炎症狭窄、结石、肿瘤,除近端胆总管扩张外,多有胆囊肿大,有时可触及。有急性胆囊炎、胆囊积脓时,胆囊肿大并有压痛。后天性阻塞性黄疸常同时有肿大的胆囊与增大的肝脏。

D3 肝脾大 胆道闭锁患儿随日龄增长,肝脏渐增大,右季肋下可触及肿大的肝缘,质硬、边缘钝;病变晚期也可触及肿大的脾脏,并可出现凝血功能障碍及腹水。部分胆总管囊肿病例的肝脏可轻度增大,少数可并发门静脉高压症。由于胆汁排出不畅所致的胆汁性肝硬化表现为肝大,色灰暗,质硬韧,表面不光滑。阻塞性黄疸多有充血性脾大,系肝硬化后门静脉高压的结果。

D4 粪便的颜色 患阻塞性黄疸的小儿胆汁不能排入肠腔或排入量减少,粪便色淡或呈白陶土色,尿呈深茶色。胆道闭锁患儿的粪便呈持续性灰白色;但是重度梗阻性黄疸患儿的粪便呈黄色,这是血液中胆红素浓度过高,胆红素通过肠壁毛细血管渗透入肠腔,使肠内容物呈黄色所致。此类患儿的泪水、组织液均呈黄色。胆总管囊肿患儿在出现间歇性黄疸时,粪便可呈灰白色。炎症及寄生虫所致的梗阻性黄疸,一般黄疸较轻,粪便多无色泽的改变。只有严重梗阻性胆管炎或由寄生虫所致胆道完全性梗阻,粪便始变淡呈陶土色。

D5 其他 脂溶性维生素缺乏的患儿可有出血倾向、骨质疏松,亦可有皮肤瘙痒及脂肪泻。

A2 胆道疾病的实验室与影像诊断资料的运用、解释、整理和分析

B1 常规化验 血常规及血浆蛋白检查等可初步了解患儿的全身情况,还对感染性和出血性胆道疾病有特殊意义。血清淀粉酶、电解质及肝肾功能测定,尿、大便常规化验,大便虫卵检查等不仅有助于全身情况的评估,还对黄疸的鉴别诊断有重要价值。

B2 黄疸的实验室资料 检查血清和尿中胆红素及其代谢产物,并进行定性与定量分析对于胆道系统疾病的诊断,尤其对黄疸的鉴别是必不可少的。血清非结合胆红素增加见于溶血性黄疸和部分肝细胞性黄疸,而结合胆红素增加则主要见于阻塞性黄疸。溶血性黄疸患儿尿中尿胆原增加,无尿胆红素;肝细胞性黄疸患儿尿胆原及胆红素均增加;阻塞性黄疸患儿尿胆红素增加而无尿胆原。碱性磷酸酶测定在阻塞性黄疸患儿明显升高,通常高于正常值 3~5 倍。血胆固醇和胆固醇酯测定在阻塞性黄疸时增高,而在肝细胞性黄疸时则下降。肝细胞性黄疸患儿凝血酶原时间延长,注射维生素 K 不能纠正;而阻塞性黄疸患儿凝血酶原时间延长,注射维生素 K 可以纠正。

B3 十二指肠液胆酸的测定 置入带金属头的细小十二指肠引流管,抽吸十二指肠液作胆红素测定,对新生儿、婴儿阻塞性黄疸的鉴别诊断有很大意义。在新生儿肝炎综合征时,十二指肠液可测出胆酸;先天性胆道闭锁则为阴性。

B4 影像学检查 当实验室检查诊断阻塞性黄疸后,要鉴别是肝内阻塞还是肝外阻塞需借助影像学检查,如腹部 B 超、CT、内镜逆行性胰胆管造影 (ERCP)、经皮肝穿刺胆管造影 (PTC)、磁共振胆胰管成像(MRCP)、放射性核素扫描、腹腔镜和选择性腹腔动脉造影等,以明确阻塞部位,确定诊断。

A3 胆道系统的超声检查

20 世纪 80 年代以来,随着基础医学、医学物理学及电子技术的发展,使传统的 X 线诊断学越过了仅利用 X 线特性获得人体器官形态与功能变化的影像范畴,迈进了包括 X 线、超声、CT、MRI、放射性核素等一系列诊断手段在内的医学影像学领域。其中 X 线与超声均以类似解剖学或病理学的形态变化为基础,由于成像原理不同,使用范围及图像表现也不同。对软组织器官如肝胆系诊断,超声能分辨其内部结构,对发现病变有较高的敏感性,且具有无电离辐射、简单方便、可反复多方向探查、不依靠脂肪组织对比来增加图像质量等优点,目前在小儿肝胆疾病中已为首选应用的检查方法.

B1 检查方法

C1 检查前准备 禁食 2~3 小时,啼哭不安者需用镇静剂。超声检查应在胃肠及胆道 X 线造影之前进行。使用 3~5MHz 线阵或凸阵探头,较小婴幼儿最好用扇形探头。

C2 体位 仰卧位,左、右侧卧位,必要时半坐位。

C3 扫查切面及成像方法 ①右肋缘下斜切:声束对准肝右叶下面的胆囊窝,在胆囊窝内显示胆囊和门静脉的关系及胆囊底部在右肋缘下的最低点。因小儿肝右叶常在肋缘下,胆囊位置相应下移。②右腹直肌外缘纵-斜切:显示胆囊纵断面后,定位下腔静脉前方的门静脉和胆总管的关系。③右第8~9肋间斜切:显示胆囊、门静脉及其伴行的肝总管、胆总管。④右上腹正中旁斜-纵切:主要观察从肝门至胰头处肝外胆管的纵切面。⑤剑突下横切:显示门静脉左支及其分支构成的"工"字形结构,观察伴行的左肝管。⑥上腹部横切:显示胰头背侧的胆总管横切面。

B2 正常胆道的声像图　正常胆囊为典型的囊性结构,呈长条形或茄形,轮廓清晰,壁光滑,囊腔内为无回声区,后方可见回声增强。胆囊颈指向肝门,体部与肝实质紧贴,底部游离于肝下缘。胆囊的大小个体差异很大,尤其是儿童的胆囊大小与年龄相关。在实际应用中,年长儿胆囊大小的测量无特殊临床价值;但对小婴儿,胆囊的大小在判断内外科黄疸时有一定参考价值。

正常儿童的胆囊动脉于Calot三角内,由肝右动脉发出,分布于胆囊壁。彩色多普勒可清晰显示一彩色光带环绕于胆囊壁上,并可记录频谱多普勒的血流信号,测量峰速度,计算阻力指数。

小儿肝内胆管纤细,一般难以显示,仅可借助与其伴行的门静脉走向来观察。肝外胆管分上下两段。上段胆管出肝门后走行于门静脉腹侧,在声像图上与门静脉形成平行管道征。门静脉与胆管内径之比为3:1,临床上常以此比值来判断胆管是否扩张。有时与门静脉伴行的管道不是胆管,而是肝动脉,彩色多普勒血流显像可以进行鉴别。下段胆管与下腔静脉伴行,但由于肠气体干扰而不易显示。

B3 胆道疾病的声像图

C1 先天性胆囊畸形的声像图

D1 胆囊缺如　婴幼儿找不到胆囊有3种可能:①先天性胆囊缺如:多发生于梗阻性黄疸患儿。由于婴儿胆囊体积小,不能很好配合,探测不到胆囊时亦不宜骤下胆囊缺如的诊断,应反复探测数次,并结合其他检查及临床情况进行诊断。②先天性胆道闭锁:亦在梗阻性黄疸患儿中发现,肝、胆总管及胆囊均难以显示。同样不宜骤下结论,应反复探测或采用5MHz探头探测。③胆囊已切除:应有胆囊手术史可查。

D2 双胆囊　声像图表现为个别分开的两个胆囊或两个胆囊体底部合一个胆囊颈部等异常。应避免将扭曲胆囊误诊为双胆囊。

胆囊畸形为少见的先天畸形,一般无临床表现。由于超声显像能良好并完整地显示胆囊、胆总管及肝脏,在常规扫查胆囊时,若在正常部位未见胆囊回声,需排除高位胆囊、低位胆囊、横位胆囊、左位胆囊等异位胆囊。双胆囊和双腔胆囊、皱褶胆囊有时难以鉴别,应从多角度、多切面进行扫查,不宜轻率地作出小胆囊或巨大胆囊的判断。

C2 先天性胆管发育异常的声像图

D1 先天性胆道闭锁　已如上述,由于婴儿胆管细小,确诊不易。病程较长者肝大,回声增强,可有脾大、腹水。胆囊较细小,壁厚,不光滑,胆汁无回声区透声差,空腹及进食后胆囊大小无变化。部分病例扫查不到正常胆囊回声,仅于胆囊窝内见似胆囊样条形高回声光团,中央无腔隙。肝门区未见胆总管回声,代之以与门静脉伴行的条索状高回声团块,边界清楚,两端尖细,中间膨大。少数病例闭锁位于胆总管下段,则闭锁以上的肝内外胆管都扩张。彩色及频谱多普勒显示肝动脉壁增厚,回声增强,血流速度加快,阻力指数增高;门静脉增宽,血流速度减慢。

超声诊断本病较可靠的声像图特征是肝门部高回声团块,胆囊细小,收缩能力差或胆囊呈无腔隙的高回声团。本病主要应与新生儿肝炎进行鉴别。目前部分学者认为胆囊闭锁与新生儿肝炎系同一炎性病变的不同病理阶段,但两者的治疗方法截然不同,因此鉴别诊断至关重要。新生儿肝炎部分病例因肝内胆汁淤积而出现阻塞性黄疸的临床及声像图表现,但若使用高分辨率的探头,多能在回声增强的肝外胆管内见到无回声腔隙;肝大的程度轻于胆道闭锁,少有脾大;动态观察胆囊形态、大小及胆汁透声性可见好转趋势。而胆道闭锁时阻塞性黄疸的临床及声像图改变进行性加重,肝门部高回声团块替代肝外胆总管的回声,有时见与门静脉伴行的管道经彩色多普勒显像证实为肝动脉,胆囊较新生儿肝炎者更小或根本无胆囊腔;肝脏明显增大,伴有脾大;追踪观察声像图无改善迹象。

D2 先天性胆总管扩张 典型声像图表现为胆总管部位囊性包块,呈圆形、椭圆形或纺锤形扩张,壁薄,光滑,近端与肝管相通,有时远端可见其出口。胆囊大小、形态正常,但其位置更靠腹前部。肝内胆管一般正常。非典型声像图表现从右上腹至下腹见一巨大囊肿,肝脏及胆囊常被推移。注意寻找囊肿与门静脉的关系,并排除位于右侧腹部的其他囊性包块。合并感染时囊壁增厚,不光滑,囊内透声差,有时可见高回声光点及絮状物漂移。合并结石则囊肿内显示强回声光团伴声影。

典型的胆总管囊肿超声诊断并不困难,要注意排除肝门部囊肿、胰头部囊肿、小网膜囊肿。若囊肿巨大诊断较困难,主要应与巨大先天性右肾积水、囊性畸胎瘤、肠系膜囊肿鉴别。

D3 Caroli 病又称先天性肝内胆管囊状扩张 超声表现肝大、形态正常,可有脾大,肝内见与胆管走行一致的囊状或柱状无回声区向肝门汇聚。囊肿的多少和大小依病变的范围及肝管扩张程度而异。门静脉小分支部分或全部被扩张的胆管包绕在囊腔内,可见管状回声穿越其中或从囊壁上突入囊内。肾脏肿大,肾髓质回声增强。彩色及频谱多普勒显示囊肿内有管状结构处及靠囊壁处可见彩色血流信号。若有肝纤维化及门静脉高压则肝静脉、门静脉及肝动脉可出现相应的血流动力学改变。

超声检查肝内囊性病变准确、可靠,并能实时显示囊状扩张的胆管向肝门部靠拢。小的门静脉分支跨越胆管壁伸入扩张的胆管中央,被称之为囊腔内门静脉征,是诊断 Caroli 病的可靠指标。有了彩色多普勒的帮助,不难与多发性先天性囊肿鉴别,因此超声是目前诊断本病的首选方法。

C3 胆囊炎的声像图 胆囊肿大饱满,外壁线不光滑。胆囊区探测时有探头按压痛。胆囊壁增厚,有时可出现双边影或在胆囊周围见一较宽的低回声带,系浆膜下水肿所致。胆囊腔内胆汁透声性减低,见稀疏或密集的光点、光斑,无声影。若胆囊轮廓不清,呈一杂乱的多回声团块,提示有坏疽性胆囊炎穿孔可能,有时尚能发现穿孔部位的胆囊壁中断缺损。彩色多普勒在单纯性胆囊炎的胆囊壁上可显示彩色血流信号。

用超声检查来诊断胆囊炎及时、准确、重复性强,可定期观察病情变化。随着症状的好转可见胆囊缩小,壁内无回声带变薄或消失,胆囊内淤积物减少。但诊断此病要注意与黄疸型肝炎所致的胆囊改变进行鉴别。与低蛋白血症引起胆囊壁水肿的鉴别较容易,后者水肿的胆囊壁中间呈带状低回声,形成3层结构,有引起低蛋白血症的原发病。

C4 急性化脓性胆管炎的声像图　①肝外胆管明显扩张,管壁明显增厚,管壁呈现水肿低回声带。②管腔内呈低弱回声,分布不均。③胆囊无明显增大,内容透声差,常见低弱回声。④胆囊腔和肝外胆管腔有时常较狭小。⑤胆囊区有探头明显按压痛。

C5 胆囊结石的声像图　本病常与慢性胆囊炎同时存在,在儿童中并不少见。由于声像图表现典型,诊断不难。其声像图表现为:①胆囊腔内呈强回声,其形状可为粗大颗粒状、斑片状、弧线状、椭圆状或类圆状,后方伴明显声影。②结石回声强,可为单个、多个或充满整个胆囊腔。③泥沙样结石多呈粗大颗粒状强回声,堆积在胆囊后壁上,可随体位改变而移动。结石颗粒多而体积大时,可发生声影;颗粒小而少,胆泥含量多时,常无声影出现。

C6 胆总管结石的声像图　胆总管结石多为胆色素性结石,其声像图表现为:①胆管内径增宽、扩张,管壁稍增厚,内壁毛糙。②扩张胆管远端有形状较稳定的高回声或强回声团,后方常伴有声影。③强回声团块与管壁间分界清楚,管壁无破坏或中断现象。④不典型者,除显示胆管增宽、扩张外,管腔内仅见模糊的增强颗粒状或斑块状回声,声影多不明显。有时可采取探头加压或改变体位的方法,以提高下段结石的显示率。

C7 胆道蛔虫症的声像图　本病在农村中较为多见,患儿常因右上腹绞痛而就诊。其声像图表现为:①胆管轻度或中度扩张,管壁显示清晰。②扩张的胆总管内出现两条平行的高回声线,中间为蛔虫体腔的弱回声带。③实时显像可见蛔虫的蠕动、蜷曲等现象。④蛔虫死后虫体缩小、破碎,超声诊断常较困难。

B4 超声在黄疸鉴别诊断中的应用　如上所述,超声能从多方向良好而完整地显示胆囊、胆道及其内容物,可计测其大小,观察其功能,因此能及时发现黄疸时胆系的病理改变。黄疸有内科性黄疸和外科性黄疸两类,超声检查能迅速鉴别这两类不同性质的黄疸。当超声检查未发现胆囊及胆管扩张,内容清晰未见异常回声,胆囊区无探头按压痛,则可以排除胆系疾病,属内科性黄疸范畴。当发现胆囊显著扩张,肝内外胆管明显增宽时,则属外科性黄疸。超声在探查外科性黄疸时,并能进一步提供以下诊断问题:

C1 明确梗阻的严重程度　根据胆总管、肝内胆管的扩张程度,可了解梗阻的严重程度。

C2 明确梗阻部位　胆总管下段梗阻或受外来压迫时,胆管、胆囊均显著扩张。胆囊管水平梗阻时,胆囊及其以下段胆总管明显缩小、变窄,其上段的肝总管及左右肝管等则明显扩张。一侧肝管梗阻或受外来压迫时，该侧肝内胆管扩张；而肝总管梗阻时，则两侧肝内胆管均扩张。

C3 明确梗阻病因 声像图显示扩张的胆总管远侧逐渐缩小变细窄而内壁平坦，则属于先天性胆总管扩张症、炎症后或手术后的胆总管狭窄。当扩张的胆管远端呈现实质性病变，如管壁完整，与病变间有间隙，并伴明显声影时，则为结石；如管壁不完整，管壁回声中断，与病变间无分界时，则多属恶性肿瘤。如为外来压迫，则需根据引起压迫的病变声像图进行鉴别诊断。

A4 胆道系统的 X 线造影

国内外文献报道比较超声和 X 线造影对胆系病变的诊断正确率，前者远比后者为高，若两者结合则可显著提高确诊率。故胆系疾病中口服胆囊造影剂或静注胆道造影仍列为常用的检查方法，虽然敏感性较超声为差，若与 CT 联用则可取得较满意的效果。此外直接胆管造影在胆系疾病诊治中也仍有较广泛的应用。为了对胆系病变的部位、病因作出较全面的诊断，必须把各种影像学检查合理结合，取长补短，才能真正提高诊断正确率，这也是影像医学的发展方向。

B1 胆道造影检查方法的选择 胆道造影是利用肝脏和胆囊的生理功能间接或直接显示胆道的一种检查方法，能为观察胆囊、胆管、胰管的解剖形态、密度，了解胆囊、胆管的生理功能（浓缩、收缩）提供依据，也是一项肝胆系生理功能的检测。胆道造影方法分为以下两类：

C1 非侵入性检查 包括 X 线平片、胃肠造影、口服胆囊造影和静脉胆道造影。至今仍然是胆道疾病常用的基础检查，也解决了部分病例的诊断问题，但是易受肝脏功能和影像信息相互重叠影响。

C2 侵入性检查 直接胆管造影包括经皮肝穿刺胆管造影（PTC）、内镜逆行性胆胰管造影（ERCP）和术中胆胰管造影（ICP）。能清晰地显示整个胆道的解剖形态，较其他影像学检查更具有特殊优越性，然而技术、设备和经验要求较高限制了它们的应用。

胆道造影检查方法很多，选择的原则是根据不同的年龄和所需了解的解剖部位，首先采用简单安全方便的非侵入性检查，必要时进行侵入性检查。树立不同影像学检查合理应用和相互结合的意识，掌握各种影像学诊断方法的成像原理和影像优点及其限度，结合年龄、生理特点、病变解剖部位，以无损伤或少损伤检查替代损伤性检查，扬长避短地选用新影像学检查方法，这样才能缩短诊断时间，减少患儿痛苦，达到确诊目的。如婴幼儿胆系疑为先天发育异常，碍于肝胆生理解剖则宜在超声基础上选用侵入性检查确诊。胆囊结石和炎症则以口服胆囊造影为佳，可了解胆囊的浓缩、收缩功能，形态及其病理改变，在胆囊显影良好者还能显示胆管的解剖形态。静脉胆道造影只能显示肝下胆管的解剖形态，适用于胆管结石。对口服或静脉胆道造影不显影的病例则行 CT 检查或术中穿刺造影，以观察胆道的解剖形态。此外，肝脏功能、碘过敏及全身情况等也为选择检查方法的条件，如口服或静脉胆道造影不适用于肝功能不良或碘过敏者，全身情况不良者也不适合进行静脉胆道造影或侵入性检查。

B2 胆道造影检查方法

C1 胃、十二指肠低张造影　本法是诊断和鉴别诊断胆道病变的基本检查方法之一,尤其适用于不宜口服或静脉胆道造影的患儿。鉴于肝胆与胃及十二指肠紧密相邻,通过应用低张药物的作用,使平滑肌松弛,肠管张力降低,蠕动减弱或消失,肠分泌物减少,管腔扩张而清晰地显示肝胆胰之间的相互关系,即根据十二指肠形态改变来推断其周围的病理变化,特别是对胆总管囊肿诊断有一定的临床应用价值。由于解剖上胆总管与胃、十二指肠紧邻,且十二指肠降段后缘与之紧贴,因此胆总管扩张时可造成胃、十二指肠推压,侧位可见十二指肠降段呈不同程度向前推移,后缘有弧形压迹的主要征象,推压十二指肠腔前后径变细而左右径增宽。当囊肿位于十二指肠降段的一侧时,则前后径较宽而左右径变细窄,因此正位所显示的十二指肠降段移位的方向及程度与囊肿所在位置及大小有关。囊肿较大时十二指肠降段向右侧移位致十二指肠框扩大,其内缘可见弧形压迹;若向左侧移位则十二指肠框变狭长。故正位十二指肠框形态改变可以不一,但是侧位均显示十二指肠降段不同程度地向前推压。低张十二指肠造影显示十二指肠形态改变更为清晰,尤其是囊肿较小的病例。

C2 胆囊区平片　其检查目的是除外和证实不透光阳性胆囊结石和含钙胆汁的增大胆囊,还可作为造影时胆囊定位的参考。因此胆囊区平片亦列为胆囊病变的常规检查方法。

C3 口服胆道造影

D1 造影前准备　①检查前一天午餐进高脂饮食,促使胆囊收缩,排出胆囊内贮存的黏稠浓缩的陈旧胆汁,以利含造影剂的稀薄胆汁进入胆囊。这是为提高胆囊显影率所必需的准备步骤。晚餐进日常饮食,使胆囊内贮存的胆盐进入肠道,促使胆汁的肠肝循环,帮助造影剂溶解促进吸收,也可使造影剂在胆汁中排泄增加。②造影当天早晨禁食。③清洁洗肠,以减少肠内容物重叠影响胆囊胆管显示。④肝肾功能检查,血清胆红素>51μmol/L 时胆囊不能显影。

D2 造影方法　小儿造影剂剂量按每千克体重 0.15g 计算。于检查前一天晚上 8 时口服碘番酸,每间隔 5～10 分钟服 1 片,有利于增强胆囊显影的浓度。于服药后 14 小时摄片。如果胆囊显影良好,即进高脂餐或促使胆囊收缩的药物,1 小时后摄片观察胆囊排空情况及胆管情况。其目的是了解胆囊收缩功能及显示胆囊管、胆总管,有利于胆总管病变的诊断。收缩后的胆囊尚可显示胆囊内阴性小结石。

D3 胆囊不显影的临床意义　任何影响口服造影剂吸收、排泄的各种因素均可导致胆囊不显影。如消化道梗阻或炎症所致造影剂吸收不良;造影前晚餐禁食或无脂饮食、肝功能损害影响造影剂与糖类结合,导致造影剂不能从胆管排泄至胆囊;胆囊本身病变如胆囊管结石、胆囊炎症等,所致造影剂不能进入;此外尚有胆囊浓缩功能丧失等情况。通常于单剂量造影时胆囊不显影以缺乏肠肝循环为其重要原因。因此评价胆囊不显影的价值时应全面分析观察,逐个排除之,还需注意胆囊位置过低的可能性。

C4 静脉胆道造影　适用于:①口服胆道造影不显影者。②胃肠道疾病不能口服造影剂者。③CT、超声检查不能确诊时。对肝功能不良、血清胆红素＞51μmol/L胆道不能显影且可造成肾功能损害以及碘过敏者应属禁忌。

D1 造影前准备 同口服胆囊造影。造影前做碘过敏试验,从静脉注射1ml造影剂观察15分钟。询问过敏史及早预防甚为重要。

D2 造影方法 为提高胆道显影率,降低副作用,根据造影剂在体内传递和排泄过程,造影剂首先需与血浆蛋白充分结合,以便使血浆中造影剂浓度增加,其次是提高肝细胞处理和排出造影剂的能力。静脉胆道造影的造影剂剂量、用药方法为：①单剂量静脉胆道造影：儿童剂量按0.5ml/kg 30%胆影葡胺加入等量5%葡萄糖溶液,于10~15分钟内由静脉缓慢注入。于注射后15~30分钟摄片胆管显示最好,60分钟胆囊显影。②大剂量静脉滴注胆道造影：儿童剂量为2ml/kg 30%胆影葡胺加入5%葡萄糖溶液60~80ml,于30~40分钟内滴注完毕。本法较单剂量胆道造影显影效果好,可应用于单剂量造影不显影或显影不良者。造影剂的稀释可减少过敏反应的发生,也可应用在血清胆红素＞68μmol/L而肝功能无严重损害者。一般于滴注完毕后立即摄片,然后间隔20~30分钟间断摄片直至120分钟。

D3 静脉胆道造影的胆管显影率 取决于肝功能的损害程度。以血清胆红素为指标,一般血清胆红素17μmol/L或以下则胆道显影率可达92%。肾脏排出量占造影剂量50%或以上,若排泄时间延长至几天,甚至可引起肾功能损害。如肝肾功能不良者更不宜进行此项检查。静脉胆道造影在肝功能良好者一般在60分钟以内显影；肝功能较差或肝功能在恢复过程中,胆道显影时间可延长至90~120分钟。

C5 经皮肝穿刺胆管造影(PTC) PTC从20世纪60年代以来广泛应用于临床,曾为鉴别阻塞性或非阻塞性黄疸的一种重要的诊断技术和介入治疗方法,适用于明确黄疸病因而口服或静脉胆道造影不显影或禁忌者。一般均在手术前进行,通过造影显示肝内外胆管形态、胆道结石以及肝内外胆管阻塞的部位、性质和范围,以利于术前估计手术可能性和选择治疗方案,对有出血倾向者、碘过敏及穿刺部位有感染者则不宜进行。PTC是一种创伤性检查方法,有引起胆汁性腹膜炎、出血和感染的危险,小儿不能很好合作时需要麻醉。因此目前已不作为临床常规检查方法,仅用于一般情况较差、严重胆道梗阻并发感染者,多在B超引导下行介入性穿刺引流暂时缓解病情,以便耐受手术。

C6 内镜逆行性胆胰管造影(ERCP) ERCP对胆胰管疾病的诊断具有独特的实用价值,可提供胆管和胰管的走行全貌,能显示胰胆管汇合的共同管,确定胰胆合流异常；对胆道闭锁、胆道发育不良和新生儿肝炎综合征的鉴别提供直视确切的确诊依据,可了解胆管扩张症的病变部位、类型以及胰胆管合流形态,对指导治疗和确定方案起到决定性作用。适应证有：①用以区分肝内外胆管各种因素所致的先天性或后天性梗阻性黄疸,并确定梗阻性质和部位。②疑是胆道或胰腺病变引起的不明原因的腹痛。③用以诊断胰腺的良恶性肿瘤。④反复发作的慢性胰腺炎患者急诊手术前确定胰管狭窄或梗阻部位。⑤假性胰腺囊肿患者确定囊肿的部位和形态,以利指导外科手术。⑥为了获取诊断检查所需的纯净胰腺或肝脏分泌物。

检查前24小时检测血尿淀粉酶,当日禁食、使用镇静剂。年长儿、合作者可采用局麻,大多数患儿需采用气管插管全麻。采用Olympus公司的PJF型侧视小儿专用十二指肠纤维内镜。患儿取左侧卧位进镜,于十二指肠第二段寻找十二指肠大小乳头,发现乳头后采用镜身右旋、拉直镜体或屈曲镜体方式向十二指肠乳头开口试行插管。插管成功或紧密接触乳头开口后,轻柔缓慢注入已常规加入庆大霉素的38%复方泛影葡胺造影剂,并调整导管角度及深度,力图使胆管和胰管显影。适时摄片,通过变换体位使肝内胆管、胆囊和胰胆管结合部显影。

ERCP的严重并发症是逆行性胰腺炎和逆行性胆管炎,必须严加预防。措施是:①造影剂内加入抗生素。②不强行推注造影剂。③采用较稀释造影剂以利其排出。④若ERCP结果证实有手术指征时,立即入手术室接受手术。胆道手术可使胆道内压和异常合流的胰管内压降低。检查时还可发生消化道损伤甚至穿孔、出血,十二指肠乳头周围黏膜破裂,造影剂渗于黏膜下层等并发症。检查后患儿卧床,禁食水24小时,静脉滴注抗生素,分别于3小时和24小时检测血尿淀粉酶,密切观察病情变化,及时对症处理。

C7 术中胆胰管造影(ICP) ICP是手术中经胆囊或胆总管穿刺将造影剂直接注入胆道的检查方法,用于小儿胆系疾病的检查,以显示胆道解剖、形态,病变的位置、范围、性质以及胰胆管的解剖等。手术前一天常规做碘过敏试验。手术时患儿平卧,背下放置X线片匣,开腹后根据胆管病变情况选择造影方法。

D1 术中全胆胰管造影(ITCP) 适用于胆道闭锁、胆道发育不良和胆总管梭形和较小囊状扩张者。于胆囊底部穿刺套管针或切开放置细尿管,先用生理盐水冲洗胆道,将加入庆大霉素的38%泛影葡胺注入胆囊内,注入剂量应根据患儿年龄及病变情况而定,要求良好显示肝内外胆管及胰管,能了解全部胆道及胰管病理形态。

D2 术中选择性胆胰管造影(ISCP) 适用于较大胆总管囊肿及ITCP显影不良者,重点了解肝内或肝外胆道远端和胰管的情况。较大囊肿可通过温氏孔将胆总管暂时钳闭,向其远端或近端胆管注入造影剂;如为巨大囊肿,也可在囊肿切除或离断后向胆管远、近端插管分别造影,使胆管远或近端显影以观察胆胰管合流情况,了解肝内胆管有无扩张、变形或其他病变情况。注射造影剂速度要缓慢,以免逆行感染。注射将结束时摄片,为取得最好显影效果,需正、斜多方位投照暴露肝内外胆道。

ICP为诊断先天性胆道闭锁及鉴别诊断新生儿肝炎综合征的主要检查方法。肝外胆管闭锁时从胆囊内注入造影剂后仅显示小而发育不良胆囊。闭锁位于肝总管,则胆囊管远端的胆总管显影,造影剂可进入十二指肠,而肝总管不显影且显示胆囊发育不良。较少见的征象是胆总管不显影,胆囊小而肝内胆管扩张迂曲。新生儿肝炎综合征显示胆囊大小正常或近乎正常且内含胆汁,胆囊管、胆总管及肝内胆管小而通畅。

河北医科大学第二医院自1992年以来应用ICP近百例,已作为胆总管囊肿根治切除术中的常规检查项目,具有图像清晰、简便易行、不需昂贵设备且费用低廉的优点,对合理判断和设计肝门处吻合口,指导术中处理肝内胆管狭窄、胆管远端病变和避免损伤胆胰管连接部有重要参考价值。相信一般医院均有条件开展此项检查,将会明显提高对小儿胆系疾病的诊治水平。

A5 胆道系统的 CT 和 MRI 检查

CT、MRI 或 MRCP 能全面反映胆道腔内外异常,尤其对胆道梗阻的病因能作出较可靠的诊断,还能指导治疗方案的选择。适用于超声和造影诊断有困难时,如患儿过于肥胖和肠道积气过多有碍于超声检查和胆道造影显影不良或不显影时。

B1 胆道 CT 的临床应用

C1 胆道梗阻 对于任何先天性或后天性病因(胆管发育不良、狭窄、结石或蛔虫症)造成的胆道梗阻,CT 检查能准确显示胆道阻塞的部位、性质及程度,增强扫描更利于肝实质内树枝状低密度胆管的显示。对梗阻平面定位依扩张的肝总管及胆总管环状低密度影数 1 层距为单一指标,多层面连续环状持续至阻塞点,确诊率达 97%;同时能观察阻塞端形态、有无结石及病变周围结构等均有助于诊断。

C2 胆总管囊肿 超声或 CT 检查均可肯定本病诊断。不典型病例超声易与肝门区肝囊肿、小网膜囊肿混淆且鉴别困难,而 CT 能清晰显示囊肿大小、形态、范围、与周围结构的解剖关系以及囊肿引起的肝内外各种并发症。Ⅰ型呈圆形或椭圆形囊性病变,边缘光整,壁菲薄,囊内密度均匀呈水样,增强扫描囊肿无增强。静脉注射胆影葡胺扫描,囊肿呈均匀性增强则更有利于Ⅲ型的诊断,见充满造影剂的高密度囊块突入十二指肠腔或壁内。

C3 先天性肝内胆管扩张症 CT 能明确病变范围和性质,尚可显示门静脉高压和肝硬化。平扫显示肝内多发囊状低密度影,大小不一,分布不均但遍及整个肝脏;增强扫描在增强肝实质衬托下扩张囊及管状低密度影更为清晰;静脉注射胆影葡胺见囊状、管状扩张病变增强且互相沟通。

B2 MRCP 的临床应用 小儿胆道病变以良性梗阻性疾病为主,MRCP 是以胆管内液体氢离子振动为成像的原理,因而其显示胆管腔内病变较管壁及管外病灶更清晰,其分辨率高,可显示 2mm 以上胆管,具有易施行、无放射、无创伤和无并发症的特点,因而小儿多数胆系疾病均适合此检查。但由于 MRCP 检查费用高,在胆道上的应用并非首选,当 B 超和 CT 等检查对梗阻性黄疸的诊断仍不能最后肯定时,MRCP 可作为进一步的补充手段。目前 MRCP 主要用于婴儿阻塞性黄疸和胆总管囊肿合并胰胆管合流异常的诊断。MRCP 诊断胆管梗阻主要根据扩张胆管来显示,病变近端因扩张的胆管内胆汁滞留而在 T1 加权像上呈黑色的低信号管状结构,T2 加权像则显示高信号而呈白色条状结构。另外,MRCP 可以行冠状位、矢状位及横断扫描,可多方位显示自然状态下胆管树的三维构型。因此,良好的 MRCP 图像可以具有 PTC 和 ERCP 同样的作用,现在有的医院已用 MRCP 取代了 PTC 和 ERCP。

A6 放射性核素肝胆显像

放射性核素肝胆显像是一种安全、准确及迅速诊断肝胆疾病的方法。自 ^{99m}Tc 标记化合物 IDA(亚氨基乙酸)新胆道显像剂问世以来,用该技术评价胆系疾病受到临床的重视。所用放射性药物能被肝细胞摄取，然后通过胆系排入肠道，从而获得因各种病理因素所致肝脏和胆系形态及功能的信息，具有临床价值。在小儿应用肝胆显像主要评价新生儿黄疸、急性或慢性胆囊功能异常、胆瘘等，此外，对了解胆系术后情况及肝移植处理也有意义。

B1 放射性药物 20世纪50～70年代 ^{131}I-RB(玫瑰红)为肝胆显像主要放射性药物，由于该药物理及生理性能的缺点，现已不用。70年代后研制的 ^{99m}Tc 标记各种 IDA 衍生物是目前临床应用最广泛、最优越的肝胆显像剂，其特点为肝细胞能迅速摄取该药物，并快速以类似分泌胆红素的机制完全排入胆系及肠道，胆系浓度高，肠道吸收少，泌尿系排泄少，在高胆红素血症时胆系仍能清晰显像。现有多种 IDA 衍生物显像剂，其中用于小儿主要为 ^{99m}Tc-DISIDA(disafenin,二异丙基亚氨基乙酸)和 ^{99m}Tc-BRIDA(mebrofenin,三甲基溴亚氨基乙酸)。DISIDA 80%被肝摄取，肝排泄半衰期为 19±2.5 分钟，11%经尿排出；而 BRIDA 98%可被肝摄取，肝排泄半衰期为 17±1.3 分钟，仅 1.5%经泌尿道排泄。在高胆红素血症患儿，BRIDA 是最好的药物，因为它与血清胆红素具有更高的竞争力。在血清胆红素高达 340μmol/L 时，仍有 70%示踪剂被肝摄取；而 DISIDA 在血清浓度达 170μmol/L 时，肝摄取率即降至 36%。

B2 显像技术 检查前应禁食4小时，静注剂量一般为 1.85MBq/kg(50μci/kg)，最小剂量 9.25MBq(0.25mci)，最大剂量 111MBq(3mci)。注药后即以每帧 0.5～2 分钟方式对全腹部连续摄像 1 小时，以后根据需要可于 2 小时、4 小时、8 小时直至 24 小时进行摄像观察。受检者仰卧，一般取前后位摄像，需要时可行右侧位等进行检查。若需评价胆囊功能，可于胆囊显影后给予脂肪餐或胆囊收缩素(CCK)，再连续摄像 15 分钟。γ 照相机和 SPECT 均适宜肝胆显像，若要评价胆瘘宜用后者，并需多体位摄像。

正常肝胆显像在注药后 5 分钟肝摄取达高峰，15～20 分钟胆囊显影，30 分钟肠道见少量放射性物质积聚，60 分钟肝脏仅有少量放射性物质分布，至 6 小时大部分放射性物质积聚于结肠，肝脏已无明显放射性物质存在。经泌尿道排泄放射性物质约 5%～15% 不等，其水平直接与肝胆疾病的病情有关。新生儿即使无肝胆疾病，肝内胆管常不能显示，胆囊也可不显像。

B3 临床应用

C1 新生儿黄疸的鉴别 鉴别胆道闭锁和新生儿肝炎综合征是临床重要而又困难的问题，因肝外胆道闭锁患儿需尽早手术处理，而肝外胆道通畅、肝内淤积性黄疸则应内科处理。现在认为 ^{99m}Tc-BRIDA 肝胆显像是鉴别两者的可靠方法。显像发现胆道闭锁患儿肝摄取放射性物质可正常，胆囊不显像，肠道内无放射性物质，延迟至 24 小时也是如此。新生儿肝炎综合征患儿随胆汁淤积和肝细胞损害程度不同，肝摄取放射性物质自正常至极少，肠道放射性物质排泄可减少或延迟出现，甚至不出现。因此，不论胆囊是否显影，肠道内出现放射性物质提示肝外胆道通畅，可除外胆道闭锁。反之，肠道未见放射性物质并非必是胆道闭锁，肝细胞严重受损也可呈此表现，且伴肝摄取放射性物质差。文献报告该技术诊断胆道闭锁的正确性为91%，敏感性为97%，特异性为82%。对于少数肠道未见放射性物质浓聚判断有困难者，可通过重复显像，配合十二指肠引流胆红素测定，或定量分析肝摄取及清除功能的方法，以提高胆道闭锁和新生儿肝炎综合征鉴别的正确性。

C2 胆总管囊肿 根据胆管扩张部位可分多种类型,联合应用解剖和生理性显像技术可对该病作出诊断。CT 和超声检查能证实本病,而核素肝胆显像能于术前明确囊性病变的胆道起源。若胆总管囊肿伴有胆道闭锁,超声和其他解剖显像可证实在肝门区与胆囊分开的囊肿,肝胆显像示肠道无放射性物质排泄。胆总管囊肿不伴胆道闭锁时,显像早期显示肝门区局灶放射性缺损区,随时间延续可呈进行性放射性填充。根据囊肿所致梗阻程度,肠道内可有或无放射性物质。

C3 Caroli 病 示踪剂早期通过肝脏分布正常。肝实质期呈多发局灶性放射性缺损,某些病灶见于肝脏周边。然后,缺损区逐渐被放射性物质填充,可延迟至 2 小时。以此可与多囊肝鉴别,后者囊肿病灶尚无放射性物质积聚。Caroli 病也可伴先天性肝纤维化、婴儿多囊性肝病、肾小管扩张和肾囊肿,故肝胆显像有时可见肾脏异常放射性物质积聚。

C4 自发性胆道穿孔 该病为引起新生儿和婴儿黄疸少见的原因,由于患儿必须进行手术治疗,应尽早作出诊断。起病多见于生后 1 周～2 个月,临床可有黄疸和腹水。核素肝胆显像示肝门区因假性囊肿所致放射性缺损,局部填充或溢入腹腔表现。

C5 囊性纤维症 肝内或肝外胆汁引流受阻是本症所致肝病的主要原因。肝胆显像可见远端胆总管部分梗阻,局部呈逐渐变细表现;肝和(或)肝内胆管呈放射性物质滞留;胆囊外形增大,排空延迟;肝清除时间延长。患儿若伴梗阻性胆总管结石,临床有腹痛,核素显像示胆囊不显影,肠道无放射性物质排泄。

C6 胆囊炎 儿童胆囊炎多数无钙化结石,而常是长期疾病、其他感染或创伤的并发症,结合超声和核素显像有助对该病的诊断。一般认为胆囊不显影,且对 CCK 类药物无反应时,提示无结石胆囊炎。在 CCK 刺激下,胆囊 EF 值低于 35%,则提示慢性无结石胆囊炎。

核素肝胆显像对评价胆石症和镰状细胞病病情处理也有一定价值。胆囊显影可排除急性胆囊炎,不必进行手术;若不显影,内科治疗也无效者,应考虑手术。

C7 创伤 急性腹部创伤时,CT 检查应列为首选。但对疑有胆瘘时,核素肝胆显像能提供其他检查所不能获得的有诊断价值的信息。应用动态连续摄像能明确胆漏的部位和严重程度。于示踪剂排泄期,在胆管撕裂或局部血肿形成时遂见放射性物质浓聚。胆汁流入肝包膜下血肿时,肝脏周边呈灶性放射性分布;若包膜破裂或肝外胆管破裂,腹腔内可积聚放射性物质。

C8 肝移植 随着肝移植技术的发展,应用核素肝胆显像评价术后移植肝血流状态、肝实质功能、胆系通畅、有否胆瘘及梗阻方面受到重视。一般可在术后 24 小时进行检查,若早期肝血流相放射性物质分布均匀,10～15 分钟血池相达高峰提示肝细胞功能良好;若肠道无放射性物质或延至 30 分钟后再出现放射性物质,提示存在移植失败的危险。此外,核素显像能明确术后胆瘘的来源与程度,在肝细胞功能良好患儿发生胆瘘时,可示胆汁渗入腹腔。肝移植术需作胆总管对口吻合术,核素显像对了解吻合口梗阻或狭窄有价值。对肝功能受损患儿,核素显像评价梗阻的价值有限,经 T 管胆道造影应为首选。

A7 腹腔镜检查

腹腔镜外科是现代外科发展的一个标志,现在已经影响到普通外科的许多方面,不但变革了手术方式,而且改变了外科治疗观念。经过几代先驱们的不懈努力,越来越多曾经不可能的内镜手术现在可以广泛实施。腹腔镜外科的发展把传统的外科学带进了一个新时代。自古以来,人们就幻想着不用通过腹壁切口,借助神手来诊断和去除腹腔内的病痛,科学技术的发展使人们的幻想逐渐成为现实。腹腔镜外科技术是将传统的外科手术操作与现代高科技成果完美融合所形成的新的诊断和治疗手段,它以无可比拟的微创优势(俗称"钥匙孔"手术)已经得到广大患者和外科医生的赞同和接受,并得到了快速的发展。

小儿腹腔镜技术始于 20 世纪 70 年代,当时应用腹腔镜诊断胆道闭锁和性腺发育异常,标志着小儿腹腔镜外科开始起步。1971 年,法国学者 Navarro 教授用腹腔镜诊断婴儿黄疸。1971 年,美国的 Steven Gans 博士和 Berci 教授开始在小儿外科界介绍和推广这种新的内镜技术,提倡用腹腔镜治疗和解决小儿外科的一般问题。Gans 博士是小儿腹腔镜手术的先驱,他多次撰文介绍腹腔镜技术,还到世界各国推广腹腔镜在小儿外科的运用。

通过腹腔镜可直接观察腹腔内脏器,在其他检查方法如 X 线、超声、CT、MRI、肝动脉造影和核素扫描等检查仍不能确定肝胆疾病的诊断时,腹腔镜下检查是有效的诊断方法。特别是对鉴别诊断婴儿阻塞性黄疸是十分可靠的,还可在腹腔镜下施行各种手术。但对于凝血机制不良、有出血倾向者,腹部特别膨胀、无法注入气体者,手术后腹腔严重粘连或有严重的心脏病、全身情况较差不能耐受检查者应列为禁忌证。

检查方法是采用小儿腹腔镜,于脐部将皮肤切开,刺入气腹针,注入二氧化碳,注气量根据小儿年龄而定。注气后拔出气腹针,于原孔插入套管针,须与腹壁成 45°进入腹腔,以免损伤肠管,然后再置入腹腔镜进行检查。在腹腔镜直视下能清楚地见到腹腔内脏器的情况,如能清晰地观察到肝脏的色泽是淡红色、红色、紫红或褐色,有无结节、肿物、脂肪点、脓肿等。特别是在腹腔镜下进行活检较经皮肝穿刺活检安全得多,插入活检钳,在直视下活检,活检后创面可局部压迫或电灼止血,数分钟后再检查,如无活动性出血即可。在胆道闭锁患儿,于直视下可见小胆囊,内有白色胆汁,肝门部为条索以及墨绿色肿大的肝脏;或者无胆囊及胆总管,肝门部呈条索状,均可确诊为胆道闭锁。对阻塞性黄疸患儿,同时可经腹壁穿刺胆囊或胆管行术中胆道造影检查,明确诊断。检查结束必须排出气体,拔出腹腔镜和套管针,脐部缝合 1 针。检查后待麻醉清醒就可进食和活动,一般无不良反应及并发症。

腹腔镜下胆道疾病的诊治在小儿外科也已逐渐开展。1983 年,葡萄牙学者 Costa 提出用腹腔镜鉴别诊断新生儿肝炎和新生儿胆管闭锁。1989 年,美国的 Newman 和 Holcomb 分别进行了儿童腹腔镜行胆囊切除术。1995 年,Farello 教授首先用腹腔镜切除先天性胆总管囊肿。河北医科大学第二医院小儿外科已有完成腹腔镜下胆总管囊肿根治切除、胆道重建手术 10 余例的成功经验,利用术中胆道造影可指导根治切除的范围。虽然经腹腔镜行胆总管囊肿手术较传统手术耗时长约 1~2 个小时,但是可获得良好的术中显示、准确的操作,而且术后无痛。由于不必开腹,瘢痕不明显且美观,术后肠蠕动恢复快,粘连减少,能及早进食,一般患儿术后 5 天即可出院。相信随着镜下操作技巧的提高和手术经验的积累,手术时间会大大缩短,必将成为治疗肝胆疾病的理想方法。

10.3 先天性胆道发育异常

先天性胆道发育异常(congenital biliary dysplasia)包括胆囊或胆管的数目异常、形态异常和位置异常,也包括胆道血管的异常。先天性异常不一定单独构成疾病,但有些异常的后果是严重的,如大多数先天性胆道闭锁的治疗效果较差。

胆囊的先天性变异种类较多,可单一出现,亦可数种异常同时存在,更可与其他脏器的畸形并存。胆囊可因发育异常而居于肝内,亦可因系膜过长而垂入骨盆腔,还有不在右侧而在左上腹。可以有数目的变异,如无胆囊、双胆囊、三胆囊等。形态的变异则更为常见,表现多样,有在体部分隔而成的葫芦状及三节状,胆囊底部如帽状的支袋。亦可有体积的变异,如巨大胆囊、小胆囊等。胆囊管亦可有多种变异,有胆囊管缺如或狭窄,胆囊管开口于胆管的位置时有高有低。胆囊的先天畸形可终身无症状,有些是在腹部手术或尸解时发现。一般较少引起临床症状。如发生并发症、感染、结石、扭转时,术前亦极少可能作出诊断,常在术中发现而将异常的胆囊切除。

胆管的先天异常较为多见,如先天性胆管闭锁、先天性胆管扩张症、胰胆管合流异常等,将分节另行叙述。本节中仅简要介绍其他先天性变异。较常见的为副胆管,引流一个肝叶或一个段,其连接点不在肝内而与肝外胆管汇合,并汇合于左或右肝管、肝总管、胆囊或胆总管,常出现在胆囊动脉三角区及其附近,手术时应予注意。左右肝管形成肝总管的汇合点有高低之分,可在肝内或低至十二指肠,甚至有左右肝管分别进入十二指肠的病例。胆总管末端正常位于十二指肠中部的后中侧,少数病例在降部与水平部之间或位于水平部。重复畸形可发生于胆道的任何部分。由于囊肿型重复畸形的管壁常有迷生的胃黏膜组织,分泌盐酸而引起炎症与溃疡;如与正常胆道相通,可发生胆道出血、黄疸、胰腺炎等临床症状,许多病例是在梗阻性胆道疾病手术探查时发现。狭窄位于胆总管远端部位,或偶尔在肝总管与胆总管交界部位,其原因尚难以确定,可能系先天性炎症过程的结果。

10.4 胆道闭锁

胆道闭锁(biliary atresia, BA)是新生儿胆系疾病中最常见的外科疾病,其病因尚未确定。

临床多表现为生后渐进性黄疸、陶土色大便、胆红素尿等,也有生后黄疸一度消退后又复现持续性梗阻性黄疸者。是难治性疾病。1882 年 Thomson 在 49 例新生儿胆道梗阻死后尸解中首先发现和描述此病,但未涉及治疗问题。1916 年 Holmes 发表论文并提供了 82 例 BA 的大体类型图解,并预言 16% 的患儿可用胆肠吻合得到救治。Holmes 根据他所见肝外胆道残留组织结构进行分类,基本上分为可矫治型和不可矫治型两大类。1928 年 Ladd 报告了第一例 BA 应用胆肠吻合成功。Bill 收集的 1927~1970 年西方文献中仅有 52 例治疗成功的病例。1966 年美国儿科学会外科部报告 1954~1964 年 BA 的成活率,尽管来自很多单位治疗的 843 例 BA 中有 10%~20% 为可矫治型,但长期存活者少于 5%。在同时期内欧洲、加拿大和日本临床结果相似。

1893 年日本报告了首例先天性胆道闭锁。1957 年 Kasai 收集了日本文献已报告 88 例。从 1955 年开始他对 BA 进行长期研究,经过临床实践,至 1957 年创造了 Kasai 肝门空肠吻合术,使不可矫治型 BA 成为可治的。经过临床不断积累经验,使生存率不断提高,目前如能在生后 60 天内手术者其生存率可达 75% 以上。但有的病例虽然黄疸消退,但并非已经治愈,肝内病变仍继续进展,最后发生肝硬化和门静脉高压症,最终还需要进行肝移植术。Kasai 手术能使更多的患儿延长生命,获得了肝移植的可能和机会。

胆道闭锁发生率各国报道不同,大约 1 万~2.5 万个新生儿中有 1 例,东方国家较西方国家发病率高 4~5 倍。女性较男性多见,大约为 2∶1。

A1 病因

胆道闭锁的病因尚不清楚,究竟是先天性原因还是后天性原因致病尚无定论,但有不同的说法。

B1 先天性胆道发育不良学说 以前认为胆道闭锁和肠闭锁一样均属于先天性发育不良的结果。一般认为在胚胎第 4 周时前肠的最尾侧部分出现一个芽窦,称肝憩室。随着胎龄增长肝憩室的颅侧发育成肝和左、右肝管及肝总管。肝憩室的尾侧部分较小,其末端膨大,形成胆囊,其柄成为胆囊管,连接在肝总管、胆囊管和十二指肠间的蒂发育成胆总管。肝外胆管初起为内胚层细胞增殖所填塞,形成实体,继而出现空泡,空泡互相融合使胆管重现管腔并延长。若胆道未发生空泡化或空泡化不全,则形成不同类型的肝外胆道闭锁。

B2 炎症学说 很多作者通过临床现象观察发现,胆道闭锁与炎症有关,如有不少患儿在生后曾排出典型的胎便后大便正常,但以后出现完全性梗阻性黄疸,经手术及病理证实为胆道闭锁,且在其肝外闭锁的胆管标本病理检查中发现有炎症病理改变。有的发现病变胆管为节段性改变,病变轻的部分仍可见管腔。这些都提示胆道闭锁是胆管形成后继发炎性改变的结果。有人认为符合硬化性胆管炎的发病过程。很多作者报告,胆道闭锁与新生儿肝炎病理改变相似,均呈炎性改变,故认为胆道闭锁与新生儿肝炎为相同的病理过程;也可能是两者同时存在,胆道闭锁是这种炎症病变的结果。原发病最可能是乙型肝炎,它的抗原可在血液中持续存在数年。母亲为乙肝的携带者,可经胎盘传给胎儿,或在分娩过程中吸入母血而被染。在病毒感染后可发生巨细胞变性,胆管上皮细胞受损,最终导致管腔闭塞。除乙肝病毒外,风疹病毒、甲肝病毒、疱疹病毒亦可能为本病的致病原因。李桂生等运用聚合酶链反应(PCR)技术进行巨细胞病毒(属疱疹病毒科)感染的基因诊断,对14例胆道闭锁患儿的肝及肝门淋巴组织进行检查,结果发现8例阳性,说明巨细胞病毒感染可能是胆道闭锁的病因之一。

B3 胰胆管合流异常 胰胆管合流异常是胰胆管汇合部不在十二指肠乳头,而是在十二指肠肠壁外,且汇合部形态先天性畸形。由于胰胆管在壁外汇合,在合流处与十二指肠间形成共管,其远端有壶腹括约肌围绕,对共管有括约作用。当括约肌收缩时可造成胆汁与胰液相互交流,由于胰管内压高于胆管,致使胰液在多数情况下进入胆管,被激活的胰酶可造成胆管损害,其后果与胆管扩张症的发生有密切关系已为大家所公认。越来越多的人发现胆道闭锁的患儿同时存在胰胆管合流异常,也可能是胆道闭锁的致病原因之一。

B4 其他学说 有血供障碍学说、胆汁酸代谢异常学说、免疫学说等,众说纷纭,尚无定论。

A2 病理与分型

B1 病理组织改变

C1 肝脏病理改变 胆道闭锁患儿的肝脏病理变化严重程度多与病期长短成正比。肝脏体积显著增大,质地变硬呈暗灰绿色,随着月龄的增加肝脏病变更加严重。晚期病例肝脏呈结节状,为典型的胆汁性肝硬化。肝组织在显微镜下主要表现为肝内胆小管增生,管内多可见胆栓,门静脉区纤维化,肝细胞及毛细胆管内淤胆。可见到一些巨细胞性变,但不如新生儿肝炎多,后者胆小管增生和胆栓也均相对少见。

C2 胆管病理改变 闭锁的肝外胆管组织检查多符合炎性病变,由少许细胞浸润的结缔组织构成。含有胆泥样的小囊泡壁是由致密的结缔组织组成,其内覆以肉芽组织,在肉芽组织中可以见到许多圆形细胞浸润和吞噬胆色素的组织细胞;具有内腔的胆管则组织学结构正常,内衬柱状上皮。肝门部的纤维组织块中有微小但开放的胆管,是Kasai肝门空肠吻合手术成功的病理基础。

B2 分型
胆道闭锁基本上可分为肝内、肝外两型。肝内型者可见到肝小管任何部位均可发生狭窄、闭锁或缺如,胆囊可纤维化呈皱缩的条状物,其中可含有少量无色黏液。有的胆囊完全缺如,也有的发育良好,接近正常胆囊。

早在1916年Holmes根据胆道闭锁病例肝外胆道可见的残留组织结构形式,以能否与肠管吻合把胆道闭锁分为可矫治型和不可矫治型两大类。该分类没有详细分出肝外病变胆管的多变类型,亦没有对肝内、肝门部胆管进行深入的研究。但这种分类法沿用了将近半个世纪。

1963年Gross按肝外胆管闭锁部位将胆道闭锁分为6个类型,并视其能否与肠道吻合划分为Ⅰ、Ⅱ、Ⅲ型为不可吻合型,约占80%～90%;Ⅳ、Ⅴ、Ⅵ为可吻合型,约占10%～20%(图10-4-1)。

1976年Kasai通过对胆道闭锁患儿的病理检查和手术发现认为肝外胆道闭锁的形态种类繁多,而肝内胆管变化比较简单,因此按肝外胆管的不同部位对闭锁形态进行分类,该分类

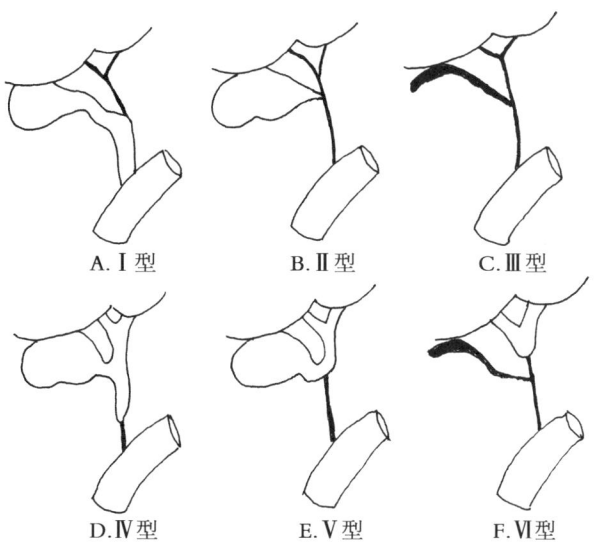

图 10-4-1　胆道闭锁 Gross 分型

被多数学者采用。该分类详尽地描述了胆道闭锁的各种形态,为选择术式提供了依据。其分类法如下:

C1　胆道闭锁的基本类型　按肝外胆道闭锁的部位分为 3 型(图 10-4-2):Ⅰ型为胆总管闭锁型,Ⅱ型为肝管闭锁型,Ⅲ型为肝门胆管闭锁型。每型中根据闭锁的范围及发育情况又各有亚型。

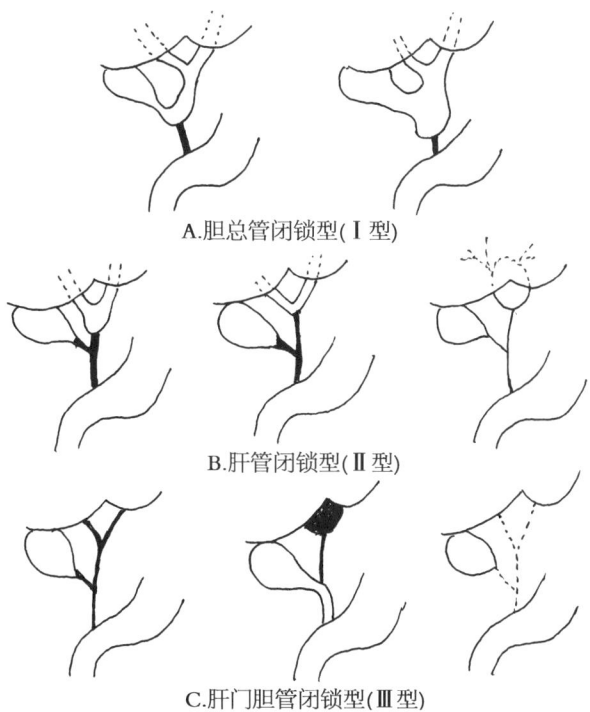

图 10-4-2　胆道闭锁 Kassi 基本类型

C2 按胆管远端形态分型 分为 3 种亚型(图 10-4-3):A 型为胆总管未闭型,B 型为胆总管纤维状闭锁型,C 型为胆总管缺如型。

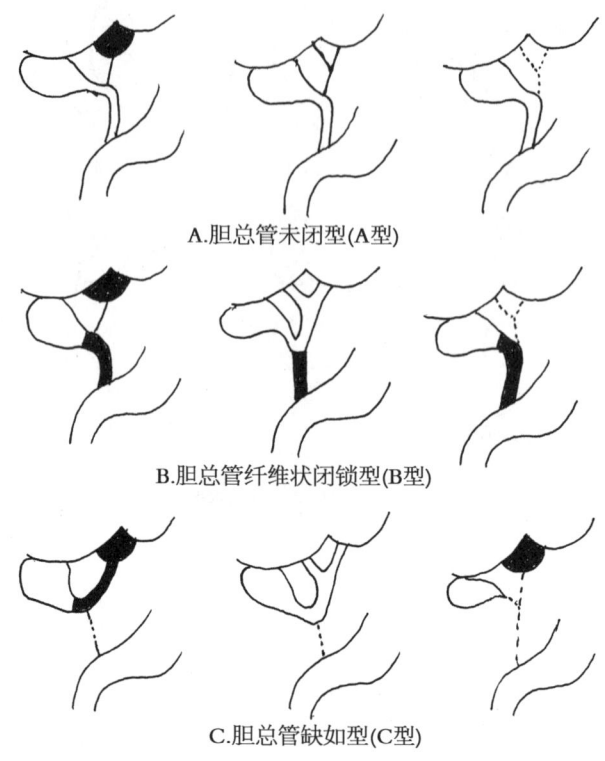

图 10-4-3 胆道闭锁 Kasai 胆管远端形态类型

C3 按肝门部胆管形态分型 分为 6 个亚型(图 10-4-4):①扩张肝管型(内径>1mm)。②肝管发育不良型(内径<1mm)。③胆湖型(无上皮内衬)。④纤维索状肝管型。⑤纤维组织块型。⑥肝管缺如型。

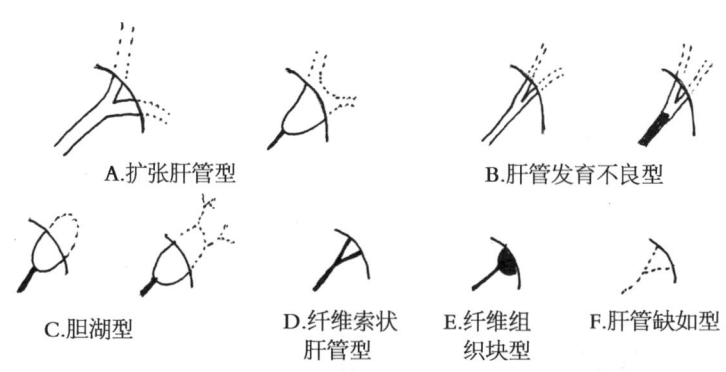

图 10-4-4 胆道闭锁 Kassai 肝门部胆管形态类型

A3 临床表现

患儿多为足月产,生后 1～2 周内表现多无异常。往往在生理性黄疸消退后又出现巩膜、皮肤黄染,随着日龄增长黄疸持续性加深,尿色也随之加深,甚至呈浓茶色,可将白色尿布染成黄色。有的患儿生后无正常胎便,粪便呈陶土色;但也有不少患儿生后有正常胎便,随着全身黄疸的加深粪便颜色逐渐变淡,最终呈陶土色,但病程较长者粪便又可变为淡黄色。这是由于血液中胆红素浓度过高,少量胆红素经过肠腺排入肠腔与粪便相混之故。随着黄疸加重,患儿腹部膨隆更加明显,肝脏也逐渐增大、变硬。一般3个月龄患儿的肝脏可胀大平脐,同时出现脾大;病情严重者可有腹壁静脉怒张、腹水、食管静脉曲张破裂出血等门静脉高压症表现。

此病患儿最初3个月内一般营养情况尚可,但随着日龄增加、病程的进展,逐渐出现营养发育障碍。因胆管长期梗阻导致胆汁性肝硬化,肝功能受损而出现脂肪及脂溶性维生素吸收障碍,表现为维生素A、D、K缺乏的症状,如眼干、佝偻病、钙缺乏性抽搐及出血倾向等。有的患儿表现兴奋不安,可能与血中胆酸增加有关。若早期不经过治疗,多数患儿在1岁以内因肝衰竭死亡。

A4 实验室检查

胆道闭锁患儿血常规一般无明显变化,但病程长者往往有不同程度的贫血。粪、尿中胆红素及粪胆素反应阴性。

由于胆道闭锁是完全梗阻性黄疸,血清胆红素特别是直接胆红素显著增高,可达60~390μmol/L。每周一次动态观察血清胆红素,如不断增高对诊断本病更有意义。

肝功能检查虽然对诊断胆道闭锁无特异性但可以反映肝脏的损害程度,且病程越长,肝功能损害越严重。早期多有转氨酶升高,病程在2个月以上者肝纤维化指标可增高。碱性磷酸酶升高超过40单位/L(金氏法)有意义。亮氨酸肽酶在500单位/L以上,血清γ-谷氨酰转肽酶(GGT)高于300单位/L且呈持续高水平状态或迅速增高有诊断价值。Liu等对已确诊的29例BA和12例新生儿肝炎(NH)的病例进行回顾性研究发现,年龄10周内的BA患儿血清GGT的峰值明显高于NH(622.5 ± 211.9单位/L : 168.8 ± 100.3单位/L,$P<0.001$),GGT在300单位/L定为诊断BA的标准其准确率为85%,当GGT值增高超过6单位/L/d,诊断正确率达88%。因此,GGT具有诊断BA和鉴别NH的价值。

A5 十二指肠引流液分析

放置十二指肠引流管,抽取十二指肠液进行胆红素及胆酸测定诊断胆道闭锁应用已久。河井荣将十二指肠引流液中黄疸指数在4单位以上,且Gmelin反应(+)者定为阳性;黄疸指数在4单位以下,Gmelin反应(-)者定为阴性,结果106例胆道闭锁患儿均为阴性,25例新生儿肝炎中14例为阳性。李桂生等应用十二指肠液测定胆红素诊断胆道闭锁,符合率达90%。说明十二指肠液分析是经济、简便、诊断符合率高的诊断方法。

A6 放射性核素检查

当静脉注射肝胆显像剂后,显像剂被肝多角细胞摄取,并迅速分泌到毛细血管,经肝管、胆囊和胆总管排入肠腔,在体外用γ相机或扫描机进行动态显像扫描,即可获得肝、胆显像的系列图像,可以判断胆道的通畅情况。过去多用^{131}I检查,按$2\mu g/kg$作静脉注射,72小时后测定粪便中的含量。90%以上的胆道闭锁患儿粪便中^{131}I的排泄量在5%以下,新生儿肝炎患儿的粪便中排泄量几乎都在 10% 以上。近来应用快速通过型肝胆显像剂,如 ^{99m}Tc-HIDA、^{99m}Tc-EHIDA、^{99m}Tc-DISIDA 等,这些肝胆显像剂具有节省时间、显像快、质量好、敏感性高、对肝脏放射性损害小等优点。正常人静脉注入显像剂后 3~5 分钟肝脏显像清晰,10~15 分钟胆囊及肝内胆管影像清晰,大部分放射性物质进入肠道。胆道闭锁患儿 24 小时内消化道未见放射性物质;新生儿肝炎患儿在 80 分钟内,最长 3 小时即可见消化道出现放射性物质,具有诊断和鉴别诊断意义。郑向红等对 57 例高胆红素血症应用 ^{99m}Tc 标记的 IDA 衍生物 ^{99m}Tc-EHIDA 作放射性肝胆显像,结果证明诊断胆道闭锁的敏感性为 100%,特异性为 95.24%,假阳性率为 4.67%。

A7 肝胆 B 超检查

B 超作为肝胆疾病的常规检查方法,对胆道闭锁的诊断和鉴别诊断均有一定价值。刘爱武等通过检查胆道闭锁患儿总结其 B 超表现为:肝外形饱满,没有与门静脉并行的胆总管细条暗带,多为并行的 1~1.5mm 左右的线状高回声;扫描不到正常形态的胆囊而代之以小圆锥状液性暗区;多在胆囊窝部位见到 0.5~2cm 稍高回声区,中心无囊腔,称痕迹胆囊影像;偶有萎缩胆囊,但胆囊内胆汁透声不良;无肝内胆管扩张图像。郑毓珊等用 B 超检查 13 例经手术证实的胆道闭锁,并与 19 例新生儿肝炎及 40 例正常儿进行对比检查。术前采用哺乳前、中、后半小时观察胆囊动态体积变化及收缩率的方法诊断胆道闭锁。他们发现有 8 例胆囊扫查不清;另 5 例虽可探及胆囊,但胆囊体积明显小于对照组,且哺乳前后胆囊体积无明显变化。因此结论为:①病理性黄疸患儿哺乳前、中、后均未探及胆囊者,可诊断为胆道闭锁。②哺乳前探及胆囊尚不能排除胆道闭锁。③哺乳前、中胆囊无明显变化而哺乳后胆囊收缩功能差者,应高度怀疑胆道闭锁,需进一步作其他有关检查。④胆囊收缩率达 50% 以上者,可排除胆道闭锁。⑤部分胆道闭锁和新生儿肝炎哺乳前可见胆总管壁增厚,但管壁不增厚不能除外胆道闭锁。⑥哺乳中或后胆总管有扩张现象者胆道闭锁可能性小。李桂生等应用 B 超观察肝门部纤维块早期诊断胆道闭锁,发现胆道闭锁患儿在肝门部有纤维块,并随日龄增大,一般 40~60 天其横径可达 1.0~1.5cm,厚 0.2~0.3cm;90 天以上横径达 2cm 以上。患儿最小年龄为 22 天。而新生儿肝炎患儿的肝门部为管状结构,无上述特征。因此,B 超检查对胆道闭锁的诊断和鉴别诊断有重要参考价值。

A8 胆道造影检查

胆道造影可通过不同的途径进行,希望能通过造影检查确定闭锁的类型,为手术选择提供依据。

B1 经皮肝穿刺胆道造影(PTC) PTC 是一种简单可行的方法,但由于胆道闭锁患儿肝内胆管不扩张,成功率低或仅部分胆管显影。一般报告认为,可供诊断的造影结果仅 40% 左右,且可发生出血等并发症,现已少用。

B2 内镜胰胆管造影(ERCP) ERCP 用于胆、胰管疾病的检查越来越多,成功率不断提高。胆道闭锁 ERCP 可有以下发现:①仅胰管显影。②有时可发现胰胆管合流异常。③胰胆管均能显影,但胆管显影不全。④肝内胆管不显影,提示肝内型胆管闭锁。

B3 经腹腔镜胆道造影　近年来腹腔镜外科发展迅速,应用腹腔镜检查可作为胆道闭锁的诊断手段。检查时如发现胆囊体积小、发育不良时应怀疑为胆道闭锁,可在直视下将穿刺针刺入胆囊或胆囊窝下的肝实质,注入造影剂,在X线下观察有无正常肝内胆管及造影剂能否进入胆囊或十二指肠,可作为诊断胆道闭锁的依据。另外在胆道造影的同时还可以作肝活体组织检查,留做病理检查资料。

A9 肝穿刺活检术

经皮肝穿刺活检术不仅可用于胆道闭锁的早期诊断,还可以用于术后随访观察。胆道闭锁的肝活检病理组织检查可见肝细胞内胆汁淤积,汇管区小胆管增生,胆管有不同程度的纤维化和管内胆栓,有时可见到多核巨细胞。

A10 诊断与鉴别诊断

B1 诊断　胆道闭锁早期诊断十分重要,与治疗成败及预后有密切关系。患儿在生后1个月仍有黄疸存在时应想到胆道闭锁的可能,应进行多种检查,包括临床体征、实验室检查、B超检查、放射性检查等。如仍不能确诊,有条件者可行PTC、ERCP、肝穿刺活检或腹腔镜检查,然后对检查资料进行分析得出诊断意见,多数患儿通过上述检查能够确诊。如不能进行特殊检查也不能肯定诊断者,应争取在患儿2个月左右行剖腹探查术,术中可作胆道造影,通过大体病理检查和术中造影诊断为胆道闭锁者根据病变类型选择术式进行治疗。绝不能等待患儿3个月后再进行手术探查,因为3个月以后胆汁性肝硬化已形成,肝脏损害成为不可逆性,即使是手术治疗成活也会因晚期并发症而使预后不佳。因此早期诊断至关重要。

B2 鉴别诊断

C1 新生儿肝炎　胆道闭锁早期与新生儿肝炎鉴别极为困难,是很多学者研究的重要课题。综合多项检查结果进行比较多可作出鉴别(表10-4-1)。Kasai根据实验室检验结果用评分法鉴别胆道闭锁与新生儿肝炎(表10-4-2)。

表10-4-1　胆道闭锁与新生儿肝炎的鉴别

项目	胆道闭锁	新生儿肝炎
性别	女性多	男性多
陶土色大便	开始早,持续时间长	间断性,持续时间短
肝脏	明显大(>4cm),质硬	稍大,不硬
血胆红素动态观察	持续升高,幅度大,以结合胆红素为主	非持续增高,有波动,有逐渐下降趋势
十二指肠液中胆红素	阴性	阳性
核素扫描(^{99m}Tc-HIDA)	24小时肠道无放射性物质	3小时内放射性物质均可进入肠道
B超	胆总管呈条索状,胆囊扫不出或萎缩或为痕迹胆囊	胆总管及胆囊接近正常,胆囊壁为双层,胆管壁回声高
ERCP	仅胰管显影或有胰胆管合流异常,胆管显影不全,肝内胆管不显影	肝内外胆管均可显影

表 10-4-2 胆道闭锁与新生儿肝炎鉴别评分表

项目数值	评分	项目数值	评分
α-球蛋白(g/L)		胆固醇(mmol/L)	
<10	−3	7.8～9.1	1
10～19	1	>9.1	2
>10	3	ALP(单位)	
γ-球蛋白(g/L)		0～10	−2
>18	−2	10～30	0
10～18	1	30～80	1
5～10	2	>80	2
<5	3	GOT(单位)	
非结合胆红素(μmol/L)		>400	−2
<85	−3	GPT(单位)	
85～136	−2	>400	−2
结合胆红素(μmol/L)		生后大便颜色	
<85	−2	灰白色	2
85～136	0	淡黄色	1
>136	2	褐色	−1
TTT(单位)		黄疸发生时间	
8～12	1	出生 4 周后	−3
>12	3	Schmidt 反应	
ZnTT(单位)		−或±	1
8～12	2	+	−1
>12	3		

注:评分结果:积分≥5 分为胆道闭锁,0～4 分为可疑,≤−1 分为新生儿肝炎。

C2 胆总管囊肿 新生儿胆总管囊肿多属囊肿型,早期可出现黄疸、陶土色大便。一般黄疸不重,且呈间歇性。有时上腹可触及包块。B 超检查可探及囊性液平反射。

C3 浓缩胆栓综合征 又称胆汁黏稠症,发病原因不明。由于胆汁黏稠阻塞胆管于生后数天内出现黄疸。症状与体征与早期胆道闭锁相似,有时难以鉴别。但本病黄疸为间歇性,大便为非持续性陶土色,B 超检查可见胆囊及胆管发育尚好。服用 25% 硫酸镁 5ml 每日 2 次,3～5 日后可使黏稠胆汁排出症状缓解。有时疑诊为胆道闭锁而剖腹探查,可见胆囊及肝外胆管正常。应用胆囊穿刺置管冲洗常可吸出黏稠胆汁,术后留管继续冲洗,症状解除而痊愈。

C4 胆总管外在性压迫所致的梗阻性黄疸 新生儿期可造成胆总管外在性压迫者以胆总管旁淋巴结肿大和环状胰腺较多,其他肿瘤性压迫极少见。胆总管受压后出现不同程度的梗阻性黄疸。B 超检查常可发现梗阻以上胆管扩张,并可见到原发病的图像,与胆道闭锁容易鉴别。幽门肥厚性狭窄可以合并黄疸,但其消化道症状易与胆道闭锁鉴别。

A11 治疗

多年来外科医生们对胆道闭锁的治疗抱有悲观的态度,因为只有10%～20%可用胆肠吻合治疗,其余80%～90%均为不可吻合型。曾有人进行多种手术方法企图解决不可吻合型病例的治疗,其中包括:①先造成肝外胆瘘后再将瘘管转入消化道。②用Southy管多方向自肝门向肝实质内插入,将外露管端放入肠道,形成肝消化道瘘。③切除部分肝左外侧叶,行肝面与肠管吻合。④胸导管内外引流术,即胸导管与颈内静脉或食管咽部吻合。⑤肝门淋巴结剖面与空肠吻合等。但上述的各种手术尝试均告失败。

自1957年Kasai提出应用肝门空肠吻合术治疗不可吻合型胆道闭锁以来,使多数胆道闭锁患儿得到救治,改变了外科医生们的观念,为世界各国所承认并普遍采用。近年来很多学者对胆道闭锁的治疗进行临床实践和有关研究,总结出丰富的经验,一致认为胆道闭锁应早期诊断,早期手术治疗。对应用各种检查不能确诊者也应在患儿2～3个月内进行剖腹探查,临床实践证明,手术时年龄超过3个月以上者因肝脏淤胆发生了不可逆的病变将影响手术效果。Kasai等在1989年总结了245例患儿手术结果证明,60天内手术者89%术后有良好的胆汁排出,90天后手术者仅41%术后有胆汁排出。两组手术后10年生存率分别为74%和9%,而120天以上手术者10年生存率为0。1996年Karrer等通过长期随访胆道闭锁施行肝门空肠吻合术的患儿也得到和Kasai相同的结果(表10-4-3)。因此,很多人主张对胆道闭锁患儿应视作急症或按急症处理。

表10-4-3 手术时年龄与10年生存的关系(Karrer)

手术时年龄(天)	病例数	10年生存数(%)
1～60	47	16(34)
61～70	20	5(25)
71～90	23	6(26)
≥90	8	0

B1 术前准备 胆道闭锁的患儿,术前除按一般腹部手术常规准备外,应积极改善其全身营养状况,包括输入新鲜血液或血浆以提高其血浆,蛋白含量及纠正贫血;给予足够的维生素A、C、D,注射维生素K以增强凝血机制,使凝血酶原时间达到正常范围;术前3天应用抗生素,以预防感染的发生。

B2 手术 在全麻下采用右上腹肋缘下斜切口或偏右侧横贯上腹的横切口。进入腹腔后全面探查肝脏的病变情况,并切取肝组织活检以进一步了解肝组织学改变,作为术后估计预后和进一步治疗的依据。检查胆囊的发育情况。在肝十二指肠韧带内寻找胆总管及肝管,了解其管径大小、是否有纤维化变性,近肝端胆管特别是肝管有无扩张或囊样变等。同时注意肝动脉及其属支和门静脉有无解剖上的异常。然后可通过穿刺胆囊或肝门部扩张的肝管进行术中造影,以了解病变胆管的全貌,判断属于哪种类型,以决定采用的术式。一般GrossⅠ、Ⅱ、Ⅲ

型和 Kasai Ⅲ型应选用 Kasai 肝门空肠吻合术，Gross Ⅳ、Ⅴ、Ⅵ型和 Kasai Ⅰ、Ⅱ型可行胆管肠吻合术。

C1 胆管肠吻合术 经手术探查和术中造影证实肝外有残留胆管或肝总管与肝内胆管相通者，可选用不同形式的胆管肠吻合术。如 Gross Ⅳ型、Kasai Ⅰ型胆总管完全闭锁者可行胆总管十二指肠吻合术、胆总管空肠吻合术（图 10-4-5）。但应同时切除胆囊，以防由于吻合口无正常括约肌功能使肠内容物反流并滞留于胆囊成为慢性感染灶。

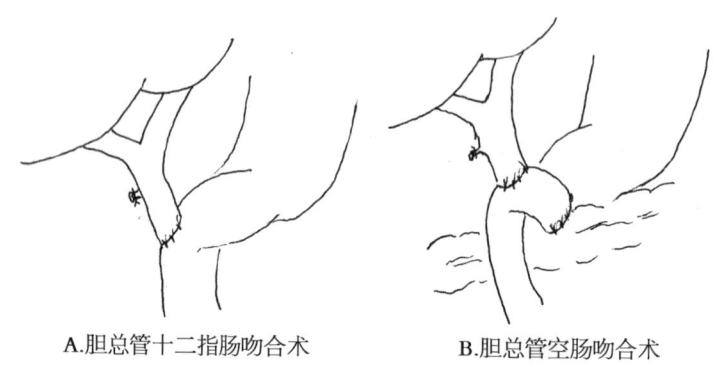

A.胆总管十二指肠吻合术　　　B.胆总管空肠吻合术

图 10-4-5　胆总管十二指肠吻合术和胆总管空肠吻合术示意图

C2 胆囊十二指肠吻合术 胆囊十二指肠吻合术（图 10-4-6）可用于 Gross Ⅴ型、Kasai Ⅰ型胆管全部闭锁者，亦可用于 Gross Ⅳ型和 Kasai Ⅰ型胆管远端部分闭锁者，但必须去除胆囊与肝管汇合部以下未闭的胆总管，以防术后有盲囊形成。

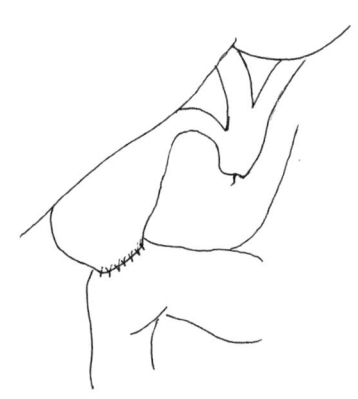

图 10-4-6　胆囊十二指肠吻合术示意图

C3 胆管十二指肠吻合、肝管空肠吻合或肝管空肠间置十二指肠吻合术 适用于 Gross Ⅳ型和 Kasai Ⅱ型胆道闭锁患儿。

有些作者提出在肝门发现残留的囊肿样改变应确定是囊肿还是胆湖。前者囊壁有肌层及内衬上皮与肝内胆管相通；后者其囊壁缺乏肌层且无内衬上皮，与肝内胆管不相通或有发育不良的胆管,故认为是胆汁外渗的结果,与肠管吻合后多不能得到胆汁引流。对于肝门部囊肿有人认为是并发胆管囊肿,因此应切除后再行胆肠吻合,以防后来癌变。

C4 肝门空肠 Y 形吻合术(Kasai Ⅰ式)　Kasai Ⅰ式(图10-4-7)适用于 Gross Ⅰ、Ⅱ、Ⅲ型及 Kasai Ⅲ型患儿。此类患儿胆管造影肝管或肝外胆管均不显影,病变胆管呈纤维索状闭锁。病变确定后即可开始手术。先切断肝三角韧带暴露肝门,便于肝门部分离及吻合操作。再于肝蒂处置阻断带备用,以防解剖肝门部损伤血管引起大出血。然后按以下步骤进行:

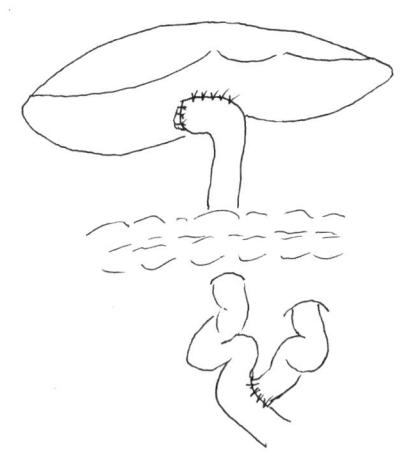

图 10-4-7　肝门空肠 Y 形吻合术(Kasai Ⅰ式)示意图

D1 解剖肝门区　先自肝床游离发育不良的胆囊,循胆囊管寻找残留的肝管和胆总管的纤维索条。切断胆总管索条,沿肝管索条向肝门方向分离。该索条在肝门部多延续成三角形或扁圆形纤维团块。用深拉钩牵开肝脏方叶可清楚地见到纤维块与肝门相连的边缘。提起纤维块,用静脉拉钩牵开门静脉分叉,可见纤维块后部与门静脉分叉间有 4～6 条细小静脉相连,应分别予以结扎、切断,以防撕破出血。充分游离纤维组织块。

D2 切除纤维组织块　切除肝门部纤维组织块的部位对手术后排胆功能有重要关系。在 20 世纪 60 年代,很多作者认为切除纤维组织块越深入肝组织越能得到很好的胆流,但实际上适得其反。Kimura 等将横断纤维组织块的部位分为肝门上、肝门部和肝门下 3 个平面,并分别进行组织学检查。结果证明横断纤维组织的部位在肝门上者,即超过肝表面深入肝实质者,可能将有功能的胆管结构完全切除;在肝门下端横断者亦不能得到排胆;在肝门部横断者多能获得排胆。因此,横断肝门纤维组织应在平肝表面的肝门处为佳。

Kasai 认为纤维组织块的横断面两侧应延伸到门静脉分支被肝组织包绕的部位,也就是在左右肝动脉入肝的位置。Ueda 发现纤维组织块最满意的横断水平应达到左右肝动脉第一主要分支的水平,因为纤维组织块两侧可能有残留的肝管。肝门部纤维组织块横断后局部可有出血,此时切不可用电凝止血,亦不能缝扎止血,以防扎闭残留胆管;可用热盐水纱布加压止血,或用 60℃温盐水冲洗,多能止血。止血后有的可见到细小开放的胆管,并有胆汁溢出;有的虽见不到胆管但用白色纱布压于局部片刻,取出纱布后可见纱布有点状黄染,亦证明有开放的胆管。有些作者强调,切除纤维组织块后应立即做冰冻切片检查,多可发现 150～500μm 直径的多数细胆管。

D3 行肝门空肠 Y 形吻合　在距离 Treitz 韧带 15～20cm 处切断空肠,远端封闭后通过横结肠系膜戳孔提至肝门部,在其肠系膜对侧壁作切口,其口径与肝门部纤维组织块断面相等。先用细丝线作肠壁浆肌层与纤维组织块断面后缘下方肝包膜间断缝合。再用细肠线行肠后壁全层与纤维组织块后切缘连续缝合。同样完成前壁吻合。距肝门吻合 30cm 处空肠肝支与空肠近端行侧端吻合,以恢复肠管的连续性。

C5 肝门胆囊吻合术(Kasai Ⅱ式)　Kaisai Ⅱ式(图 10-4-8)适用于肝管闭锁,胆囊、胆囊管与胆总管通畅的 Gross Ⅰ型和 Kasai 亚型 A 患儿,约为 5％～20％。其肝门部解剖、横断纤维组织块等操作同肝门空肠 Y 形吻合术。先将胆囊自肝床游离,注意保留胆囊动、静脉,将胆囊作顺时针方向旋转,使胆囊底部接近肝门。如胆囊过长可切除部分胆囊底部,并注意勿使胆囊管扭曲、打折。然后将胆囊底部断端与肝门纤维组织块断面行双层吻合,其法与肝门空肠 Y 形吻合相同。最后肝下放置腹腔引流管。此种手术操作简便,损伤小,术后成功率高,且因胆总管远端有括约肌功能,可防止术后上行性胆管炎的发生。笔者有 1 例肝门胆囊吻合术患儿已存活 23 年,发育、营养良好,术后无胆管炎发生。

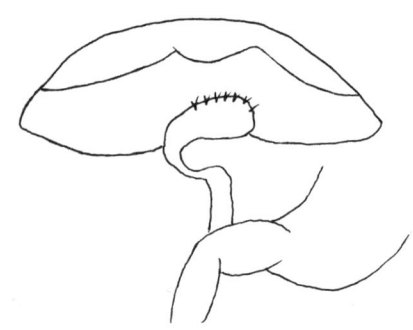

图 10-4-8　肝门胆囊吻合术(Kasai Ⅱ式)示意图

Kasai 手术的广泛应用已取得了显著成绩,术后排胆率已达到 60％～90％,10 年长期生存率已达到 50％以上。手术后效果主要取决于以下因素:①手术时的年龄。②肝细胞组织学改变程度。③肝门部纤维组织结构中有无明显显微镜下可证明的胆管存在。④外科医生的手术操作技巧和经验。⑤术后上升性胆管炎的发生率和是否合并门静脉高压症。

C6 预防术后上升性胆管炎的改良肝门肠吻合手术很多作者通过临床实践证明 Kasai Ⅰ式手术达到了使很多胆道闭锁患儿黄疸减轻或消退的目的。但有很多肝门吻合术后无黄疸患儿不能长期成活,主要原因是术后发生上升性胆管炎,至少有 1/3 患儿因反复发作上升性胆管炎死亡。因此,许多学者在 Kasai Ⅰ式手术的基础上加以改良,其着眼点是使原 Y 形吻合的肝支部分或全部通过造瘘引流到体外,防止和减少肠内容物反流至肝内胆管,以防术后胆管炎的发生(图10-4-9)。常见的改良术式有数种。

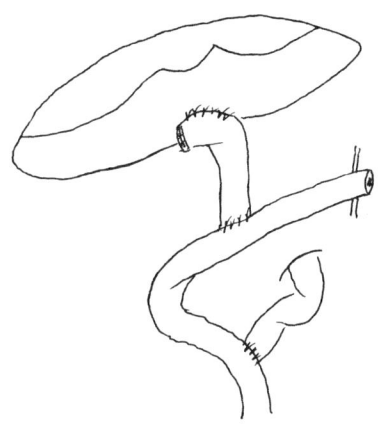

图10-4-9　Kasai Ⅰ式改良术式示意图

C7　肝移植术　胆道闭锁施行肝门肠吻合术能使90%以上患儿术后有胆汁排出,其中30%左右可获得长期生存,其余大多在手术后不同时期死于并发症,如反复发作胆管炎、门静脉高压症食管静脉曲张破裂出血、肝硬化肝衰竭等。这些患儿虽未长期生存,但都不同程度地延长了寿命。自1963年Starzl实施第一例胆道闭锁肝移植获得长期存活以来,美国胆道闭锁患儿行肝移植后5年成活率已达64%。

目前对胆道闭锁治疗应用肝移植还是肝门肠吻合术尚存在争论。肝移植手术难度大、供体来源困难和耗资大等问题在很多国家特别是发展中国家还不易解决,因此普遍开展肝移植术尚有困难。笔者认为,肝门肠吻合术仍是胆道闭锁的首选治疗方法,对那些术后因各种原因不能长期存活的患儿来说延长了寿命,也就是为他们等待肝移植赢得了时间。如有条件对这些患儿进行肝移植术,则使更多的胆道闭锁患儿获得长期生存。

1993年Beath等复习了该院1987~1991年应用肝移植术治疗胆道闭锁39例的资料,其中20例肝门肠吻合未成功,13例术后有排胆但有门静脉高压症发生,6例未行手术。在肝移植时37例有肝失代偿,有食管静脉曲张28例、腹水24例、肝性脑病17例、消化道出血2例。均行正位肝移植,包括全肝移植18例,减体肝移植21例。结果1岁以下成活率79%,1岁以上成活率65%,总成活率为72%。自1988年以来国外对胆道闭锁应用活体部分肝移植成功已达数百例。管文贤等1997年报告9例胆道闭锁患儿接受源自患儿父母亲的部分肝移植术,术后恢复良好,移植肝全部成活。

B3　手术并发症的预防及处理

C1　术中血管损伤出血　Kasai手术关键的操作是解剖肝门部和切除肝门部纤维组织块。肝门部纤维组织块位置较深,特别是肝脏因淤胆胀大后,方叶肿大常常有碍肝门部的显露。该纤维组织块两侧及后方为肝动脉、门静脉及其分叉包围,有时纤维组织块周围有收缩性炎性粘连更增加了分离肝门部的困难。欲充分暴露纤维组织块,达到完全游离、准确横断、顺利吻合的目的,就必须将肝动脉、门静脉与其分离。特别是纤维组织块与门静脉间有4～6条小静脉,管壁菲薄,因此在肝门游离纤维组织块的过程中稍不注意即可撕破血管造成出血,故要求动作轻巧,细心地进行每一步操作。有人主张应用放大镜解剖肝门以减少损伤。一旦有血管损伤出血切不可盲目用止血钳钳夹,应先用手指压迫出血部位,再勒紧放置在肝蒂的胶管阻断带以阻断肝门,在吸引器吸引下看清出血部位准确钳夹,缝扎止血。

C2 术后腹腔内出血 多发生在术后24小时之内。多由手术中血管损伤处理不当、结扎不牢、线结脱落造成,也可以是剥离面渗血、术中强力牵拉肝脏造成损伤未加处理的结果。表现为术后腹腔引流管有血液流出且不断增多,患儿有血红蛋白下降、脉快、血压下降等失血表现。如出血不严重,应用止血药物可使血量减少而最终停止;但若发现1～2小时后仍继续出血,全身情况恶化者应行急症剖腹探查术,根据术中发现进行相应的处理。

C3 吻合口瘘 吻合口瘘是一种术后严重并发症,多在手术后3～7天发生。常由于吻合口缝合不严密、吻合口血液循环不良、吻合口有张力或吻合肠管扭曲排胆不畅等原因所致。发生吻合口瘘表现为体温增高、腹胀、腹腔引流液中有胆汁或肠液流出,已拔除腹腔引流管者有腹胀、腹肌紧张、腹腔内积液体征、腹壁水肿、黄疸加重,腹腔穿刺可抽出含胆汁的液体。应行急症手术进行裂瘘修补术,再用网膜填补覆盖,彻底清除腹腔积液后重新放置腹腔引流。术后加强抗生素的应用及支持疗法。

附:胆道闭锁术后上升性胆管炎

胆道闭锁术后上升性肝管炎是Kasai手术后常见而难治的并发症。大约有40%～60%患儿术后有不同程度的胆管炎发生,它是影响预后的主要因素,也是术后死亡的主要原因。

a1 病因

b1 肠内容物反流 胆肠或肝门肠吻合后肠管内容物反流以及随之而来的肠内细菌上行感染造成肝内胆管发炎。很多作者认为,肠内容物反流是造成上升性胆管炎的主要原因,为了解决食物反流,很多作者设计了许多改良术式。

b2 肝门淋巴引流障碍 临床和实践均已观察到几乎整个肝的淋巴引流均经过肝门区。当胆道被梗阻后,从肝门区到胸导管的淋巴管扩大,带有色素的淋巴从肝内胆管系统进入胸导管,最后流入血液循环。实验研究已证明,淋巴管引流系统的破坏是发生术后上升性胆管炎的重要原因,故有人推荐在所有胆道闭锁手术时把大网膜塞到肝门分离区,可以增大淋巴引流,减少胆管炎的发生。

b3 阻塞性黄疸患者的易感因素 这些因素包括阻塞性黄疸引起肝吞噬功能降低,血胆红素和胆酸升高抑制多核白细胞杀菌活性。胆道闭锁患儿因长期胆道阻塞使肝脏吞噬功能低下,且由于胆酸和胆红素的增高直接抑制了Kupffer细胞吞噬和降解来源于门静脉的细菌和内毒素的正常功能而易患感染性疾病。

a2 临床表现 胆管炎可以发生在术后黄疸完全消退的患儿,也可以发生在术后有胆汁排泄,但血胆红素仍不正常的患儿。胆管炎在术后1个月以内发生者称早期胆管炎,1个月以后发生者称晚期胆管炎。前者症状重,且多为持续性黄疸,常可造成死亡。后者症状较轻,但多次发作后可加重肝脏损害,晚期可造成门静脉高压症。

胆管炎发作时表现为体温升高,心动过速,无胆色大便,腹胀,皮肤黄疸加重,血胆红素升高,白细胞增加,血沉加快,血清 AST、ALT 和 LDH 升高。有肝支外造瘘者,排胆量减少,颜色变浅。

a3 治疗 急性发作期间应及时联合应用有效抗生素,待血培养和胆汁培养后再根据细菌对药物的敏感性调整抗生素。有人主张应用抗生素的同时应用肾上腺皮质激素,可以减少吻合口的炎症,促使胆流恢复,也可以肌注胰高血糖素(1mg/d),或口服熊去氧胆酸(50mg/d)等利胆药物。

经上述处理后仍有反复发作胆管炎多因吻合部肉芽组织形成或肠黏膜爬行阻塞胆管排胆之故,应考虑再次手术探查。

B4 胆道闭锁的再手术问题 Kasai 手术或其改良术式术后有部分患儿需要再次手术,包括:①第一次手术失败或在显微镜下没有看到肝门胆管结构者。②术后发生胆瘘者。③手术后发生不可控制的胆管炎或反复发作胆管炎者。④肝门肠吻合或肝门胆囊吻合术后发生胆道梗阻或胆汁分泌不良者。对这些患儿应在充分术前准备下积极进行再次手术。除因吻合口瘘需要进行修补外,其他原因再手术者应先分离吻合口周围粘连,并离断吻合口,用镊子提起肝门部瘢痕,将门静脉仔细游离,注意勿损伤,切除肝门部瘢痕或肉芽组织,重新做肝门肠吻合术。Ohi 应用此法为27例手术后患儿再次手术,治愈13例(48%)。Suruga 等推荐用肝门吻合面搔刮术,此术虽简单但疗效不佳。

A12 合并门静脉高压症问题

胆道闭锁小儿几乎均有不同程度的门静脉高压。门静脉压的增高与患儿手术时年龄、肝病变的程度以及术后有无反复发作胆管炎有密切关系。Kasai 在第一次行肝门肠吻合时测量门静脉压力,发现31例患儿中有68%门静脉压力>1.96kPa(200mmH$_2$O),有16例黄疸消失。在术后4个月~9年行第二次手术时又测门静脉压,其中6例没有间歇性上升性胆管炎发作者中有5例门静脉压下降至0.43~1.32kPa(44~135 mmH$_2$O),而有反复发作胆管炎的10例中有8例门静脉压依然>1.96kPa,增加了0.70~1.47kPa(71~150 mmH$_2$O)。Saeki 等在1967~1977年间应用 Kasai 手术治疗肝外胆道闭锁83例,31例术后无黄疸。从1972年开始定期对无黄疸患儿进行内镜检查。31例中28例行内镜检查,发现有12例(43%)可见食管静脉曲张,6例因食管静脉曲张破裂出血。发现手术时年龄小于70天者20%有食管静脉曲张,手术时年龄大于70天者50%有食管静脉曲张。Karrer1996年报告,胆道闭锁术后生存20年以上的21例中有7例食管静脉曲张。

对合并门静脉高压症有食管静脉曲张者多数作者主张行手术治疗。根据患者不同情况选用食管静脉曲张硬化剂注射、血管结扎术、分流术或断流术,目的是预防和治疗出血。

10.5 婴儿阻塞性胆管病

婴儿阻塞性胆管病(infantile obstructive cholangiopathy)又称为婴儿肝炎综合征或婴儿胆汁淤积综合征,是指1岁以内的婴儿(包括新生儿)因感染(包括肝脏原发的病毒、细菌、弓形虫等感染和全身性感染引起的中毒性肝炎)、先天性代谢异常,以及肝内或肝外胆道梗阻或畸形等原因引起阻塞性黄疸的临床综合征。其主要表现为黄疸、肝脾大和肝功能异常。黄疸一般在新生儿期出现,少部分在生后5～8周出现,极少数迟至6个月时出现,同时伴有尿色加深,大便颜色变淡甚至呈灰白色。一般有肝大,约半数患儿伴有脾大,可有生长发育障碍。这类疾病在明确病因之前可统称为婴儿阻塞性胆管病,一旦明确病因,即按原发病因诊断。婴儿阻塞性胆管病分为肝内淤积性黄疸和肝外胆管梗阻性黄疸。临床常见的病因有新生儿肝炎、先天性胆道闭锁、先天性胆管扩张症、浓缩胆栓综合征(胆汁黏稠症)、胆道发育不良等。越来越多的学者研究发现其发病原因与感染有关,尤其是病毒感染,认为是同一病因的不同发展阶段,即同一炎症病理过程的不同阶段改变。新生儿肝炎属于内科治疗范围,先天性胆道闭锁和胆管扩张症也已在相关章节详细论述,故不再赘述。本节重点叙述浓缩胆栓综合征和胆道发育不良。

10.5.1 浓缩胆栓综合征

浓缩胆栓综合征(cholestatic syndrome)亦称为新生儿胆汁黏稠症或阻塞性新生儿肝炎,是新生儿梗阻性黄疸的病因之一。临床上表现为生后渐进性黄疸,白便,尿色深黄,肝大,少数患儿亦可扪及脾脏。此病是由于肝脏炎症波及胆管系统,致使细小的胆管内膜充血肿胀,管腔更趋狭小,造成疏胆通路的阻塞;另一方面由于炎症使胆汁黏稠,胆流缓慢,胆汁淤积,严重者致使肝外胆管趋于闭塞。病理改变的特征为肝外胆管正常或肝外胆管存在纤细的间隙,胆囊及十二指肠内有少许胆汁或无胆汁存在,胆道周围常可见肿大的淋巴结,胆汁黏稠,呈丝状的胆栓。

哈尔滨医科大学第二医院和北京儿童医院通过临床观察、手术及肝脏活检支持浓缩胆栓综合征与胆道闭锁是同一炎症病理过程的不同阶段改变的观点。胆管闭锁为炎症病变的终末阶段,为破坏性炎症的结局,其炎症感染途径可能在子宫内通过母体胎盘或围生期病毒感染。病理为炎症后胆管肉芽瘢痕组织形成,使胆道管腔逐渐缩小,最后导致完全闭塞。胆总管旁淋巴结的炎性肿大亦可间接提示胆道炎症改变的存在。

A1 临床表现

本病临床症状颇似胆道闭锁,血中胆红素增高,以结合胆红素增高为主。B超肝外胆道有时显示不清,常可见发育不良的胆囊,肝脏呈弥漫性病变。即使有较多辅助检查方法,如实验室检查及影像学检查,但有时确诊本病仍感困难。鉴于对浓缩胆栓综合征与胆道闭锁的鉴别尚无一种简易的有效方法,应进行综合分析。早期进行肝功能检查及酶学检查、十二指肠液胆汁酸的含量测定、血胆红素动态曲线观察、肝胆核素动态检查和腹部 B 超检查都有一定的参考价值。必要时早期行腹腔镜检查,胆道造影确诊。

A2 诊断检查

临床上可综合应用以下几种检查方法:

B1 血胆红素动态观察 每周查一次。胆道闭锁持续升高的幅度较大,以结合胆红素增高为主;浓缩胆栓综合征和胆道发育不良相对较低。

B2 十二指肠引流 可选用带金属头的细小十二指肠引流管,抽吸十二指肠液进行胆红素测定。此法简便经济,对鉴别婴儿阻塞性胆管病价值较高。胆道闭锁十二指肠液为白色,无胆红素;浓缩胆栓综合征和胆道发育不良可引流出黄色十二指肠液。

B3 B超检查 观察哺乳前、中、后胆囊大小的变化,测算胆囊面积及其收缩率,同时观察胆总管内径和扩张影像,对早期鉴别婴儿阻塞性胆管病有重要参考价值。哺乳前后胆囊收缩率达 50% 以上者可排除胆道闭锁。Caroli 等根据胆道闭锁患儿肝门部存在纤维块,而其他阻塞性黄疸患儿肝门部没有纤维块,对婴儿阻塞性胆管病用 B 超探测肝门部纤维块进行鉴别诊断,同样取得了较好的效果。

B4 肝胆核素动态检查 此检查方法显示,在胆道闭锁患儿肝外胆道和肠道内始终无放射性物质出现;而浓缩胆栓综合征和胆道发育不良可由肝脏排出放射性物质到肝外胆道,再到肠道。但由于 ^{99m}Tc-IDA 显像剂与胆红素均经阴离子转输机制进入肝细胞内,因此血清胆红素对 ^{99m}Tc-IDA 被肝细胞摄取有竞争抑制作用,使浓缩胆栓综合征和胆道发育不良患儿肝外胆道和肠道无放射性物质出现;特别是婴儿肝外胆道口径较小,肝炎累及肝外胆道可出现炎症水肿和胆汁黏稠,使胆道完全阻塞,此法检查易误诊为胆道闭锁。

B5 腹腔镜检查 自 20 世纪 70 年代起腹腔镜就已经应用于婴儿阻塞性胆管病的检查。腹腔镜下可观察肝脏的颜色、大小及形态结构,胆囊的大小及充盈与否,还可用一细针和一细塑料管经过腹壁及肝脏胆囊窝直接插管作胆道造影,直接获得肝内外胆管影像而确定诊断;同时对浓缩胆栓综合征可留置导管,术后冲洗胆道。

经过上述筛选检查,对大部分婴儿阻塞性胆管病可作出正确诊断。如仍有困难,而又高度怀疑肝外胆道病变引起的外科性黄疸及临床考虑浓缩栓胆栓综合征,也不能除外胆道闭锁,内科保守治疗 2 周无效者,争取在生后 60 天内及时行剖腹探查术,以免继续观察导致肝硬化,预后不佳。

A3 手术治疗

手术要点及术中注意事项:①右上腹横切口,进入腹腔后探查肝外胆道、胆囊及肝脏。如胆囊充盈,肝外胆道无闭锁或扩张,应在胆囊底部作两根牵引线,用 8 号针头穿刺抽出少量胆汁,胆汁为黏稠状胆栓,确定本病。用生理盐水缓慢注入胆囊内,胆囊充盈,胆总管轻度扩张无阻力,生理盐水可进入十二指肠后充盈膨胀。继续冲洗胆道2~3次,亦可加入庆大霉素和氢化可的松,或用20%乙酰半胱氨酸作为溶解剂冲洗。拔出针头,在该处置入直径1~2mm的硅胶管,荷包缝合,与腹膜处固定,逐层关闭腹壁各层。②在胆道冲洗过程中,应轻揉肝脏,促使肝内胆汁排出。③术中发现胆道周围有增大的炎性淋巴结可同时切除。④术中取肝组织送病理检查。⑤术中应将抽吸的胆汁进行常规细菌培养及胰淀粉酶含量测定。⑥探查结果为胆道闭锁,应按胆道闭锁类型进行手术。

本症如能早期确诊、及时手术均能取得满意的效果。国内哈尔滨医科大学及北京儿童医院外科均报告胆道冲洗、胆囊造瘘术后,绝大多数患儿在1~2个月后黄疸消退,肝功能正常。

10.5.2 先天性胆道发育不良

先天性胆道发育不良(congenital biliary hypoplasia)是一种并不多见的先天性胆管畸形,表现为肝内外胆管狭窄或肝内胆管进行性减少或消失,最后导致肝硬化。在婴儿胆汁淤积性黄疸疾病中,其发病率低于胆管闭锁和新生儿肝炎。

先天性胆道发育不良的病因不清,有家族遗传性,可能为宫内病毒感染引起胆管发育异常所致。其病理特点是全程胆管狭窄、纤细,肝外胆管管径正常,肝内胆管进行性减少或消失;胆囊正常或较大;晚期肝脏呈胆汁淤积性肝硬化表现。肝组织学以小叶间胆管数减少或消失为特点。

临床上先天性胆道发育不良多以不明原因的反复发作或持续性的黄疸、肝脾大为表现。婴幼儿期出现胆汁淤积性黄疸;儿童期反复出现黄疸、肝大,时有胆系感染表现。B超可见肝外胆管狭窄。临床不易与胆管闭锁和新生儿肝炎鉴别。最近有人认为,其与胆管闭锁可能为同一病因的不同表现形式。其综合征型因绝大多数伴有特殊颜面及其他重要组织器官畸形,可为鉴别提供一些方便;但非综合征型的诊断则十分困难,多数是在剖腹探查术中胆道造影时发现肝内外胆管纤细,且肝内胆管呈线样改变才确立诊断。

胆管造影可为诊断提供帮助。中国医科大学应用小儿ERCP方法为11例5个月~12岁先天性胆道发育不良患儿确定了诊断。他们均有婴儿期黄疸病史且反复发作,曾被诊为新生儿肝炎综合征、肝炎等。其中有1例在其4个月龄时经剖腹探查排除胆管闭锁,术中曾作胆道冲洗。其ERCP结果全部呈全程胆管狭窄(但光滑柔润),直径1.4~6mm,平均3.9mm。基于这一结果,中国医科大学提出了先天性胆道发育不良与胆管闭锁和新生儿肝炎的鉴别经验,ERCP若显示胆管形态与直径正常,则为新生儿肝炎综合征;若为全程胆管狭窄,则应诊为先天性胆道发育不良;若胆管未显示,则疑诊为胆管闭锁。

关于先天性胆道发育不良的治疗应采取与胆管闭锁相同的术式,即肝门肠吻合术。该术式效果不良者需做肝移植。

10.6 胆管扩张症

胆管扩张(dilation of biliary duct)可以发生在肝内外胆管的任何部位,但以发生在胆总管最多,且多呈囊状,因此多称之为胆总管囊肿(choledochal cyst)。由于多数作者认为此乃先天性胆管畸形,故又有先天性胆总管囊肿或先天性胆总管扩张症之称。1723年Vater在其一篇论文中介绍了正常和异常的胆道解剖,并描述了胆总管扩张病变,因此被认为是第一个发现和介绍胆总管扩张的学者。1852年Dauglas首先报告了1例胆总管扩张患者,并推断可能是先天性畸形。此后,逐渐有散在病例报告。直至1959年Alonso-Lej和其同事收集了94例胆总管扩张症,加上自己的2例综合报道,是文献中第一个病例组报告。此后病例组报告逐渐增多。这些作者们将胆总管扩张分为3种类型。1958年Caroli描写了本病的一种少见类型,即肝内胆管多发性节段囊性扩张,并提出诊断该病的4个特点,后来命名为Caroli病。本病的发病率因民族不同而有差别,西方民族的发病率约为10万~15万个新生儿中有1例,Catatini等报告胆总管囊肿患者与住院总人数之比为1:36000;而东方民族如中国、日本发病率远远高于西方国家。本病多发生在女性,男女比例为1:4~1:5。多在婴幼儿及少年期发病,成年期发病者约占5%~10%。河北医科大学第二医院共收治胆总管扩张症271例,与同期住院总人数之比为1:2486,比Catalini报告高10倍以上。而男女比例为1:2,男性所占比例比一般文献报告高。3岁以下患儿占50%,成年患者占5%。本病曾有家族病例报道。

近年来由于诊断技术的进步,胆管扩张症多能早期发现,并能确定病变部位及范围,给及时治疗创造了有利条件。妊娠期超声检查已列为常规,在出生前即可发现和诊断胆管扩张症。在本病有关基础研究及手术治疗方法上都有很大进展,使疗效有明显提高。

A1 病因

本病病因尚未确定,但从临床和各种实验资料分析,多数学者认为本病与先天性胆胰管发育异常、胆管远端梗阻有关。概括起来有以下几种学说:

B1 先天性胆管发育缺陷 1852年Douglas在报告第一例胆总管囊肿患者时推测其病因可能是先天性胆总管壁薄弱。1936年Yotsuyanagi报告3例胆总管囊肿,同时应用已知的实验性胚胎学的资料提出胆总管发育缺陷与在胚胎发育的原始阶段胆管的不适当形成有关。他提出,在胚胎发育的实心期胆管上皮细胞过度增殖,后来管道形成而产生异常扩张的结构,形成胆总管囊肿。1973年Glenn和Mcsherry总结了当时关于病因学的可利用资料,断定胆总管阶段性扩张的基础是先天性的,这种先天性病因是原发性胆管壁薄弱或是胆管远端梗阻和胆管内在结构的缺陷相结合的结果。

B2 胆管远端梗阻 很多学者认为,胆管远端梗阻是胆管囊性扩张的重要因素,梗阻可能是先天性的,也可能是后天性的。1959年Alonso-Lej认为胆总管扩张的病因是由于胆总管壁的先天性薄弱和其远端梗阻的结果。1977年Spitz结扎新生羊羔的胆总管远端造成了胆总管的囊性扩张,很有兴趣的是在对照组实验中结扎成年羊的胆总管远端后仅有胆囊极度扩张而胆总管没有囊性扩张。Spitz认为,新生羊羔的胆管壁比成年羊薄弱,由于胆总管远端梗阻造成胆管腔内压力增加而形成囊性扩张。1985年宫野等应用结扎大鼠胆总管远端进行实验研究,结果成年鼠胆总管呈弥漫性扩张而幼年鼠胆总管呈局限性扩张。1990年董倩等用幼犬做实验,用结扎法造成胆总管远端狭窄,结果出现了梭形胆总管扩张。1993年Schweizer等通过对46例胆总管扩张病例的临床、X线和解剖发现,提出Oddi括约肌系统的病理狭窄,包括胆总管下端括约肌的肥厚和痉挛性部分(叫做狭窄段)使胆道内压增加达到病理水平,结果造成特殊胚胎阶段的胆管扩张。还有类似的研究和发现证明了先天性或后天性的胆总管远端狭窄是本病发生的重要因素。Todani等还认为,胆总管远端狭窄的长度决定了胆总管扩张的类型,即长的狭窄段可产生囊样扩张,短的狭窄段则产生梭状扩张。

B3 神经分布异常及其他 有些学者认为,胆总管扩张症的发生与胆总管特别是其远端神经及神经节细胞分布异常有关。1988年Kusunoki等发现,胆总管囊性扩张症远端狭窄段神经丛和神经节细胞数原发性减少。1991年杨宏伟等通过检测正常婴儿、胎儿胆总管的神经分布,与胆总管扩张症胆总管远端狭窄段神经分布进行比较,结果发现胆总管扩张患儿的狭窄段神经纤维束与神经节细胞数均较对照组明显减少,以神经节细胞数减少更明显;并认为神经分布减少与扩张程度、囊壁厚薄及病程无关。故认为囊肿末端神经分布减少是一种原发病变,支持先天性发育异常的说法。1995年Shimotake等研究了32例患儿切除囊肿的标本,发现在囊肿病例中不论囊肿大小、手术时年龄或其临床表现如何,其囊肿壁内的神经节细胞总数明显低于对照组;但在梭形扩张的病例中其神经节细胞总数与患儿临床表现严重程度有关,并与手术时年龄成正比的梭形扩张直径有关。这种结果支持这种说法,即囊性扩张是生前发生或生后不久即发生,而梭形扩张是生后才开始的。

有些人发现胆道闭锁、新生儿肝炎、胆总管囊肿患儿具有相似的肝脏病程改变,认为是病毒感染所致,且多数为乙型肝炎病毒感染,此外还有巨细胞病毒、单纯疱疹病毒及腺病毒等。

Chaudhary等曾报告2例成人在胆囊切除时行术中造影证明胆管正常,后来发生了胆总管扩张症。Schmid等也报告了同样的发现。因此认为胆总管扩张症是后天性疾病。

B4 先天性胰胆管合流异常 所谓胰胆管合流异常是指胰胆管汇合部位不在十二指肠乳头而在十二指肠壁外,或汇合部形态的先天性畸形。由于胰胆管在壁外合流后形成共管,其远端有壶腹括约肌包绕,该肌由环行肌和斜行肌构成,对共管有括约作用,可造成胆汁与胰液相互交流。由于胰管内压力为 $0.29\sim0.49$ kPa($30\sim50$ mmH$_2$O),胆管内压力为 $0.25\sim0.29$ kPa($25\sim30$ mmH$_2$O),致胰液多反流入胆管,造成胆管炎反复发作,胆管内膜破坏、纤维变性,管壁薄弱再加上胆管内压增加而形成胆管扩张。

自从1969年Babbitt提出胰胆管合流异常是胆总管扩张的发病原因以来,很多学者对胰胆管合流异常进行了广泛的研究,取得了丰富的临床和实验资料,证实了Babbitt的论点。

1977年Komi首先成功地制作了胰胆管合流异常的动物模型,证实了胆管扩张与胰胆管合流的关系。国内董倩等通过幼犬的动物模型实验结果表明,单纯胆总管远端狭窄组与胰胆管合流异常组均可发生胆总管扩张,并证实有胰胆管合流异常合并胆管远端狭窄组的胆总管扩张程度及随时间扩张趋势明显高于前两组,说明胆管扩张过程中胰液反流入胆管形成管壁薄弱和胆管远端梗阻管腔内压力增加都起了重要作用。吕维富等动物实验结果表明,胰胆管合流异常可以诱发多种胆胰疾病,包括胆管扩张、胰腺炎等。1992年王慧贞等应用ERCP检查29例先天性胆总管囊肿,发现胰胆管合流异常26例(89.6%)。李振东等在术中胆道造影成功的34例中发现胰胆管合流异常27例(79.4%)。Komi等(1987)收集了日本47个单位645例胆总管囊肿资料,其中合并胰胆管合流异常者占92.2%,并报告了他们自己单位70例胆总管囊肿患者100%合并胰胆管合流异常。

为了弄清胰胆管合流异常造成胰胆管损害的发病机制,很多学者作了深入的研究。Ohkawa(1980)等对已形成胆总管扩张的实验犬胆汁内的胰液进行酶学分析,证明胰蛋白酶、弹性蛋白酶被激活。激活的胰酶可导致胆管壁的破坏,是发生胆管扩张病变的基础。正常情况下十二指肠内胰蛋白酶可被肠黏膜分泌的肠激酶(肠肽酶)所激活,这种激活过程可因胆汁中的胆盐参加而加速。激活的胰蛋白酶可以发生再激活其他蛋白水解酶的连锁反应。但对肠激酶如何进入胆管参与这一激活胰酶的过程,有人认为是十二指肠液反流入胆管的结果。David(1984)对14例胰胆疾病患者的胆汁进行分析,其中包括2例胆管完全梗阻的患者,证明均有肠激酶存在,因此十二指肠液反流入胆管是不可能的。作者们认为肠激酶可能由十二指肠进入血液,再经肝释放入胆汁。他们根据给实验大鼠和豚鼠静脉注入肠激酶,很快地被肝脏清除这一现象解释为当肝功能受损害时进入血液的肠激酶可经肝脏进入胆管,而不能被肝脏全部破坏。

综上所述,胆管扩张症的发生可能是多种因素造成的。无论是先天性还是后天性原因引起的,胆管本身病变是其发病基础,胆管远端各种原因引起的梗阻导致胆管内腔压力增加,促进了胆管扩张的形成。尚有未明的发病机制有待进一步深入研究。

A2 分类

B1 胆管扩张的分类 肝内外胆管均可发生扩张,根据其发生的部位及胆管扩张形态可以将其分为不同类型。

C1 Alonso-Lej 分类法 1959年Alonso-Lej将胆总管扩张分为3种类型(图10-6-1)。

D1 Ⅰ型(扩张型) 胆总管呈囊形或梭形扩张。此型最常见,约占全部病例的85%～90%。其他胆管正常,有时肝总管因长期胆道内压增加而呈被动性轻度扩张。胆囊颈管直接进入胆总管囊肿,有时胆囊颈管也扩张。

D2 Ⅱ型(憩室型) 胆总管壁的一部分向外扩张呈憩室状,与胆总管相连部呈蒂状,其余胆管正常。

D3 Ⅲ型(脱垂型) 胆总管远端囊肿脱垂或疝入十二指肠或胰腺内。多数胆总管和

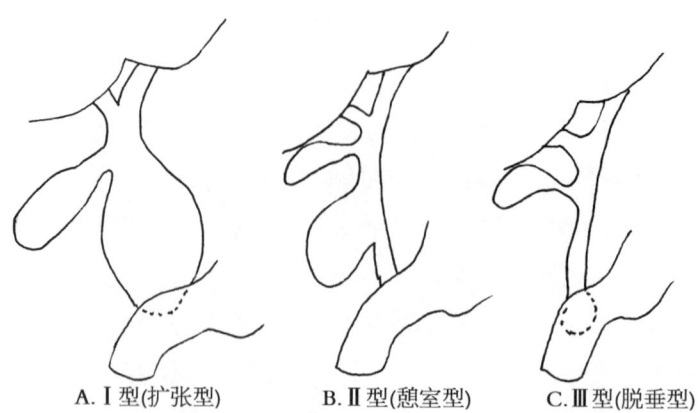

A. Ⅰ型(扩张型)　　B. Ⅱ型(憩室型)　　C. Ⅲ型(脱垂型)

图 10-6-1　胆总管扩张 Alonso-Lej 分类法

主胰管分别进入囊肿,然后囊肿经过一个狭窄的开口通向十二指肠肠腔。肝内外其他胆管正常。此型极为罕见,Schimpl 等收集至 1993 年的文献中约有 50 例报告,河北医科大学第二医院收治的 271 例胆管扩张症中仅有 1 例。

C2 Todani 分类法　随着影像学的发展,对胆管扩张的形态有了更深入的了解。1977 年 Todani 根据 Alonso-lej 的分类提出胆管扩张症新的分类方法(图 10-6-2),现为多数临床医生应用。

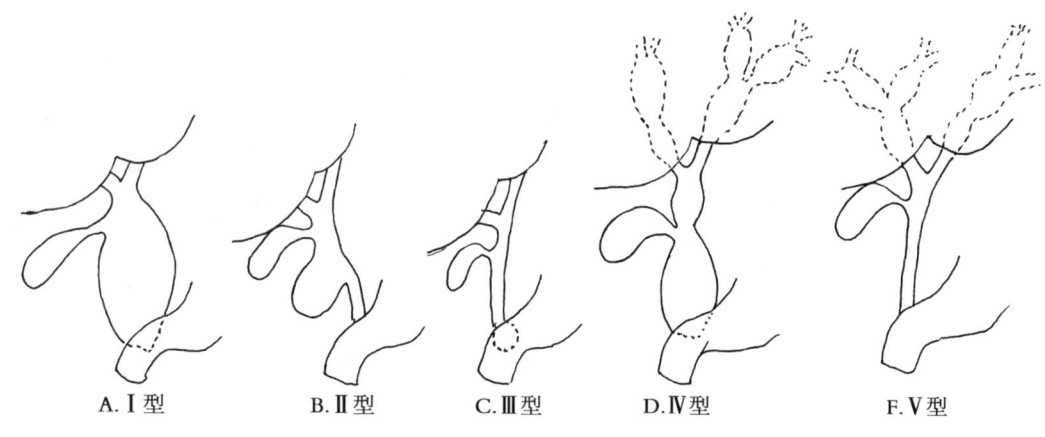

A. Ⅰ型　　B. Ⅱ型　　C. Ⅲ型　　D. Ⅳ型　　F. Ⅴ型

图 10-6-2　胆管扩张症 Todani 分类法

D1 Ⅰ型　常见型。包括:①胆总管囊肿。②阶段性胆总管扩张。③弥漫性或柱形扩张。

D2 Ⅱ型　肝外胆管憩室型。

D3 Ⅲ型　胆总管远端脱垂型囊肿。

D4 Ⅳ型　包括:①Ⅳa:肝内外胆管多发性囊肿。②Ⅳb:仅肝外胆管多发性囊肿。

D5 Ⅴ型　肝内胆管单发或多发囊肿。

Todani 对 V 型解释为:在年轻成人中,它们与由于胆汁滞留和感染形成的肝内结石有密切关系,且有些似乎属于没有肝纤维化的 Caroli 病的单纯型。

B2 胰胆管合流异常的分类　近年来由于术中造影、术前 ERCP 的广泛应用,发现胆管扩张症合并胰胆管合流异常者比例数越来越高,有的竟高达 100%。因此引起了广大儿外科医生的重视,成为很多学者研究的课题,也为胆管扩张症的病因学研究增加了资料。正常胰胆管合流在胚胎第 6~7 周时已接近十二指肠壁,胚胎第 8 周后胰胆管合流即移行于十二指肠壁并随年龄增大其合流后的共管逐渐变短。最终胰胆管以 U 形(两管分别开口于十二指肠)、V 形(两管分别开口于一个乳头)和 Y 形(共同壶腹)3 种类型完成发育。李心元等测量 27 具 2~60 天龄婴儿尸体,测得胰胆管合流后共管长度为 0.2~0.4cm,胰胆管夹角为 15°~25°。而成人共管长度为 0.4~0.5cm,胰胆管夹角为 5°~30°。故一般认为小儿胰胆管合流异常的诊断标准是:①胰胆管合流位于十二指肠壁外,有一段长的共管>5mm。②胰胆管合流部位所形成的夹角>30°。

1992 年 Komi 在其最初的 3 类分法的基础上加以完善,提出了新的胰胆管合流异常分类法(图 10-6-3)。

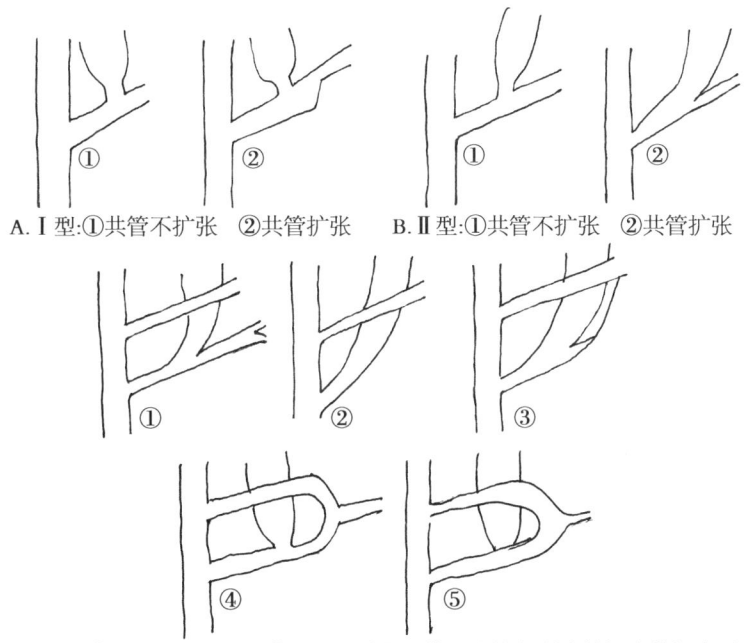

A. I 型:①共管不扩张　②共管扩张　B. II 型:①共管不扩张　②共管扩张

C. III 型:①胆管远端扩张　②主胰管缺如　③主胰管与副胰管间有微细交通　④主、副胰管口径相同　⑤全部或部分胰管扩张

图 10-6-3　胰胆管合流异常 Komi 分类法

C1 I 型　胆总管末端狭窄与胰管呈直角汇合。又分为:① I a:共管不扩张。② I b:共管扩张。

C2 II 型　胆管与胰管呈锐角汇合。又分为:① II a:共管不扩张。② II b:共管扩张。

C3 Ⅲ型　有开放的副胰管。又分为：①Ⅲa：胆管远端扩张。②Ⅲb：主胰管缺如。③Ⅲc1：主胰管与副胰管间有微细交通。④Ⅲc2：主、副胰管口径相同。⑤Ⅲc3：全部或部分胰管扩张。

A3 病理

B1 扩张胆管的病理改变　胆管扩张症所形成的囊肿大小不等，一般肝内囊肿体积较小，肝外胆管囊肿特别是胆总管囊肿体积较大，大者可容 2000～3000ml 胆汁。扩张胆管壁的病变程度可因病程长短、扩张类型及有无并发症而异，通常见到的囊性扩张型胆管壁增厚，结缔组织增生。大多数囊肿内壁已失去正常黏膜上皮组织，有时可见到散在斑片状黏膜溃疡灶。反复发生胆管炎者囊肿中胆汁混浊，并可见黄绿色脓苔附着于囊壁，囊壁周围炎症改变也更加明显，个别病例囊壁内有钙化成分。有人发现囊肿壁内神经丛及神经节细胞数明显低于正常。囊肿远端多变窄形成一狭窄段，手术时打开囊壁仅见远端细小开口。镜下观察狭窄段内神经丛分布及神经节细胞数多低于正常，管壁有局限性肌层增厚，且可见到上皮细胞化生。

扩张胆管内合并胆管结石也是重要病理改变。Komi（1984）报道先天性胆管扩张症合并胆管结石者占 11.2%。河北医科大学第二医院收治的胆总管扩张病例中合并结石者占 8.2%。结石成分可分为胆色素、胆固醇和混合性结石，但以胆色素和混合性结石为多。多数人认为，结石的形成与胆管末端狭窄、胆汁淤积、细菌引起炎症、胆管上皮脱落以及胰液反流入胆管有关，但确切原因尚待研究。时保军等对胆总管囊肿患儿胆汁成分分析及致石性研究表明，患儿囊肿内胆汁中胆汁酸、磷脂、胆固醇、总蛋白及总脂浓度明显异常，以胆汁酸减少为著。其肝胆汁、胆囊胆汁、囊肿胆汁中总胆汁酸浓度均明显降低，总脂浓度下降，是易发生结石的主要原因之一。胆汁酸组分比的变化也是易产生结石的原因。还认为胆汁成分的改变主要是肝功能受损的结果。

B2 肝脏病理改变　本病由于胆道慢性梗阻、胆汁淤积和反复炎症发作造成肝功能及组织结构损害，其损害程度与病程长短、囊肿大小、是否合并胆管炎等有关。光镜下观察，轻者汇管区没有或有少量纤维组织增生，少量炎细胞浸润，无胆小管增生，无肝细胞淤胆和坏死；肝损害严重者，肝小叶间纤维组织增生，中等量以上炎性细胞浸润，小胆管增生，胆管淤胆，肝细胞淤胆、变性坏死，甚至完全呈现典型的肝硬化表现。如早期进行治疗，解除胆管梗阻，多数肝脏病变是可逆的。

陈新英等通过 10 例胆总管囊肿患者的肝脏电镜检查发现有线粒体异常者 8 例，包括线粒体消失、空泡形成、嵴减少、排列紊乱或模糊不清，内质网扩张，溶酶体增多并有残存体。此外，还有毛细胆管扩张，其内微绒毛减少，肝细胞间有胶原纤维等改变。

B3 胰腺病理改变　胆管扩张症合并急、慢性胰腺炎一直被人们所重视，自 Babbit 提出胰胆管合流异常是胆管扩张症的病因之后，人们在胰胆管合流异常与胆管扩张症病因关系研究的同时，也注意到合并胰腺炎的病理改变。合并急性胰腺炎者可有胰腺充血、水肿、变硬，严重者可见赤褐色或黑绿色坏死区。在坏死区边缘的肠系膜或大网膜上有许多灰白色皂化点，小网膜可有血性渗液。但多数为慢性胰腺炎,可有胰腺变硬、纤维化、白细胞浸润、胰管扩张及有蛋白栓等表现。在临床上常见到胆总管扩张伴有典型的胰腺炎表现,而术中胰腺肉眼病理变化并不明显。Todani 曾报告 15 例胆总管囊肿患者有反复发作的上腹绞痛、恶心呕吐、发热并伴有高淀粉酶血症,仅有 1 例有肉眼可见的急性坏死性胰腺炎的病理改变,其余 14 例缺乏病理证据,取名为"假性胰腺炎"。Stringel 称此种情况为"虚构性胰腺炎"。赵莉等对 25 例胆总管囊肿患者进行观察,术中无肉眼可见的胰腺炎改变。此 25 例均取胰腺活组织进行光镜检查,其中 9 例进行电镜检查。有 5 例光镜下可见胰腺组织内有炎细胞浸润、纤维结缔组织增生等慢性胰腺炎的改变。此 5 例中除 1 例术中造影失败外,其余 4 例均有胰胆管合流异常。它们在电镜下显示有胰腺腺泡间的淋巴细胞浸润、纤维组织增生,粗面内质网、线粒体、高尔基复合体的扩张增多等超微结构变化,这是一种分泌旺盛的表现。Tasso 等在 1973 年观察到在慢性胰腺炎损害初期细胞器的变化就是线粒体和高尔基复合体扩张及过度分泌状态的表现。因此我们认为"假性胰腺炎"和"虚构性胰腺炎"的说法不够妥当。在肉眼甚至光镜检查正常的胰腺其超微结构已有病理改变,是胰腺炎的早期病理变化。

A4 临床表现

胆管扩张症包括胆管不同部位、不同形状的扩张病变,因此,它产生的症状体征也不尽相同。此外,不同年龄也各有特点。综合起来有以下表现:

B1 腹痛 腹痛主要为上腹或右上腹钝痛或胀痛,多属阵发性,与进饮食无关,且无一定规律。有的为绞痛,发作时患儿辗转不安,哭闹不止,发作过后如正常儿。每日数次或间隔数日发作一次,亦无明显诱因及规律。此种情况多见于梭形胆管扩张,且多为大年龄儿。如腹痛变为持续性且伴有发热、黄疸是胆管炎的表现。腹痛在病程中常多次反复发作,发作时出现乏力、厌食、呕吐等消化道症状。河北医科大学第二医院病例中有腹痛者占 66.7%,其中 3 岁以上儿童组有腹痛者占 85%。

B2 黄疸 胆管扩张症其胆管远端多有不同程度的狭窄,但这种狭窄并不一定引起梗阻性黄疸。只有在合并胆管炎时狭窄的胆管远端黏膜水肿使已狭窄的管腔更狭窄,甚至闭塞而出现梗阻性黄疸。因此,黄疸多数是间歇性的。轻者仅巩膜轻度黄染;重者全身皮肤黄染、瘙痒,大便色淡或为陶土色。当炎症减轻后,排胆又复通畅则黄疸减轻或消失。河北医科大学第二医院病例中有黄疸史者占 50.3%。婴幼儿黄疸发生率高于较大儿童,分别为 68.4% 和 32.5%。

B3 肿块 胆管扩张症特别是囊肿型可触及右上腹肿块。其位于肝缘下,表面光滑,有囊性感,并向下向左侧延伸。巨大囊肿者可占据右侧腹,下界达右髂窝部,并超过中线,肠管被挤向左下腹部。有的在囊肿上方能触及胀大的胆囊。胆总管扩张体积小者或Ⅲ、Ⅴ型及大部分Ⅳ型多不能触及肿块。河北医科大学第二医院病例中可触及肿块者占 44.7%,其中儿童组 33.3%可触及肿块,婴幼儿组可触及肿块者占 55.7%。

长期以来,很多小儿外科医生将腹痛、黄疸、肿块视为诊断胆总管扩张症的典型三联征。

实际上很多作者报告具有三联征的胆总管扩张症仅占20%～30%。河北医科大学第二医院统计具有三联征者仅占有15.1%。因此，三联征仅可供诊断本病时参考。

B4 发热 发热也是胆管扩张症的常见症状，常常与腹痛加重、黄疸同时出现，表现为弛张热型，有的可高达39～40℃。发热多由于囊内感染、复发性胆管炎或胰腺炎引起。

B5 脾大 脾大多发生在囊肿巨大、病程长、合并肝硬化的患儿。临床可表现为门静脉高压症、脾大和食管静脉曲张出血等。

B6 营养及发育障碍 胆管扩张症患儿由于巨大囊肿的压迫、胆道梗阻排胆不畅、反复发作胆管炎、胰腺炎以及肝功能损害等均可影响其消化及吸收功能而发生营养障碍。急性发作者还可引起水、电解质紊乱，严重者可导致衰竭。长期未得到治疗者影响其身体发育。

B7 其他 胆管扩张症可以直接或间接地影响肝、胆、胰系统，出现这些系统的损害症状。如肝功能损害可引起凝血机制障碍、维生素K缺乏而发生出血倾向，如鼻出血、牙龈出血、皮下淤血及消化道出血等。胆管内反复发生胆管炎的可合并胆管结石，出现胆管结石的征象，使原有症状、体征更加复杂化。合并急性胰腺炎时可有腹痛加剧，发热，上腹压痛、反跳痛及腹肌紧张等腹膜炎征象。反复发作的慢性胰腺炎长期未经治疗可有胰腺纤维化，导致胰腺功能障碍，出现高血糖等表现。少数病例可因囊肿巨大、内压增加，在囊壁溃疡处或薄弱部分发生穿孔破裂，继而出现急性弥漫性腹膜炎，患儿情况急剧变差，须急症处理。

A5 诊断与鉴别诊断

B1 诊断 胆管扩张症的诊断并不困难，恰当地应用下述诊断方法，术前多可确诊。

C1 临床表现 临床表现是诊断的基础，小儿特别是婴幼儿，或学龄前儿童有反复右上腹疼痛、发热、黄疸应想到本病，如能触到右上腹肿物多可临床确诊。如诊断不清，可进行必要的其他检查，以期早期确诊，及时进行治疗。

C2 实验室检查 实验室检查在胆管扩张症中无特异性诊断意义，但可以反映患儿的全身状况和由于本病所造成的肝、胆、胰等器官的功能状况。

血常规检查可以了解贫血状况，病程长的患儿可因营养不良而有贫血。合并胆系感染的患儿都有不同程度的白细胞增高。合并门静脉高压症的患儿可有全血细胞减少的脾功能亢进表现。尿常规检查可以初步了解泌尿系情况。

肝功能检查可以了解肝功能损害程度。血胆红素测定可以确定黄疸及其类型。肝脏酶学检查可以提示肝损害情况。碱性磷酸酶、γ-谷氨酰转肽酶多增高，是由于胆管梗阻造成的肝损害所致。血、尿淀粉酶增高提示合并胰腺炎。血清电解质检查及尿素氮检查对急性病例可了解脱水性质及程度。

C3 B超检查 B超检查是一种检查方便、无损伤、无痛苦、不受条件限制、可重复多次检查且费用低廉的检查方法，已广泛地用于城乡各医疗单位，它可以显示肝内外胆管的全部情况。胆总管扩张症患儿的典型B超表现为正常胆总管结构消失，在胆总管部有局限性扩大的无回声区，多为圆形、梭形。囊状扩张的头侧端与肝内胆管相通。胆囊一般正常，有时受压贴向前腹壁。肝内胆管扩张者可显示肝内胆管有局限性无回声区。B 超除能显示胆管扩张的部位、大小、管壁厚度、囊内有无结石外,还可以检查肝实质有无肝纤维化、肝硬化,胰腺大小和是否有胰管扩张,门静脉直径,脾脏大小以及双肾是否有多囊性改变等,对本病合并疾病的诊断亦有参考价值。因此,当前 B 超检查是诊断胆管扩张症的首选方法,大多数病例可作出正确诊断。

B 超检查还可以用于产前诊断胎儿胆管扩张症。1980 年 Deuebury 等报告了 1 例产前 B 超检查诊断胆总管扩张症。Howell 等为一孕妇分别在其妊娠第 17、18、27 周作 B 超检查没有发现胎儿有任何异常,但在第 31.5 周时发现胎儿肝前有一囊肿,在第 36 周时重复 B 超检查证实该囊肿与肝内胆管连接,肝内胆管有轻度扩张。很多学者在为孕妇作产前 B 超检查的研究中也提示了胆总管囊肿在妊娠中期发生,并认为这与胰酶进入胆管造成损伤所需要的时间相符,支持胰胆管合流异常是其病因的说法。近年来将 B 超作为产前常规检查,因此胆总管扩张症的发现率更高,更能得到早期治疗。

C4 X 线检查　X 线腹平片检查在胆总管囊肿可见到含气胃肠道受压移位,囊壁有钙化者偶见钙化影像,囊肿内合并阳性结石者可见结石影像。但这些均为非特异影像,对胆总管扩张症不能作出诊断。对疑为胆管扩张症患儿可选择应用 X 线造影法。

D1 上消化道钡餐造影　令患儿吞服(或经胃管注入)硫酸钡,重点观察胃、十二指肠形态及移位情况。只有胆总管囊肿体积较大者后前位检查时可见到十二指肠第一、二段向前、下、中线移位,侧位可见十二指肠向前移位,移位程度与囊肿大小有关。但囊肿小者、梭形扩张者以及肝内胆管扩张者均无此影像改变。Ⅲ型脱垂型囊肿可见到十二指肠内有突出肿物,尤以十二指肠低张造影时更明显。

D2 胆管造影

E1 静脉胆管造影　应用静脉推注或滴注胆影葡胺,待药物进入 15、30、60 分钟时分别摄片观察胆道显影情况,根据胆管扩张情况进行诊断。由于小儿肝脏分泌造影剂较弱,Oddi 括约肌松弛,再加上囊肿内液体稀释作用,使造影剂稀薄,胆管多显示不清。故现在很少采用此法检查。

E2 经皮肝穿刺胆管造影(PTC)　此操作可在 X 线或 B 超引导下进行。当穿刺入胆管后向内推注 38% 泛影葡胺,直至胆树满意显影,根据胆管影像可以诊断。但有时囊肿巨大造影剂被稀释显影不清,其远端胰胆合流情况更难显示。此外,P T C 对肝内胆管不扩张者造影成功率低,且有并发出血和胆汁性腹膜炎之虞。此项检查为创伤性,故应慎重选用。

E3 内镜逆行胰胆管造影(ERCP)　应用小儿十二指肠纤维内镜经十二指肠乳头插入导管造影。可显示胰胆管全貌,尤其对胰胆管合流异常显影更清晰,并可进行分类。对治疗方法的选择也可提供可靠的依据。黎明等为 92 例患儿行 ERCP 检查,其插管成功率为 92.4%,造影率成功达 90.2%。其中 67 例胆总管扩张症中经 ERCP 证实有胰胆管合流异常者 54 例(80.6%),并根据合流异常形态按 Komi 分类法进行了分类。ERCP 检查在小儿须在全麻下进行,且需要由训练有素的医生进行操作。检查操作过程中有发生急性胆管炎和急性胰腺炎的可能。

E4 术中胆管造影 术中胆管造影只能用在胆管扩张确定后,是为了明确扩张胆管的范围、类型,肝内胆管病变情况,胆管远端有无胰胆管合流异常等情况而在手术时施行的造影。开腹后可见胆囊和扩张的胆管,将穿刺针刺入胆囊或扩张的胆总管后留置导管。先抽取部分胆汁留作细菌培养和淀粉酶检查,然后经导管注入38%泛影葡胺20~40ml,胆管可全部显影,可以观察肝内外胆系及胰胆合流情况,此称术中全胰胆管造影(ITCP)。如因囊肿巨大等原因某些部位显示不清者,可根据需要分别作肝内外胆管造影,称为术中选择性胰胆管造影(ISCP)。还可将导管插入胆管远端,并在十二指肠后胰胆管进入十二指肠处放置小胶片,注入造影剂后局部拍照以显示胰胆管合流情况,称为术中选择性接触胰胆管造影(ISCCP)。李振东等应用术中造影38例均证实了诊断,其中除4例胆管远端显示不清外,34例中有胰胆管合流异常者27例(79.4%)。术中造影与ERCP相比,前者不需要购置昂贵的十二指肠镜,造影效果可靠,简便易行,不增加患者痛苦,并可与手术同时进行,减少一次麻醉,但患儿与术者都暴露在X线下是其缺点。

C5 CT检查 CT检查在肝胆疾病的诊断中占有很重要的位置,可以清楚地显示病变部位及其周围器官。CT图像在正常情况下肝内胆管不显影,但当胆管扩张时才能显示,故在胆总管扩张症中可以表现为肝门部增粗的低密度区,壁光滑,肝内胆管近端可增粗,远端不扩张。增强扫描后胆管部仍呈低密度区。Ⅳ$_a$及Ⅴ型表现为肝内多发低密度囊肿与扩张胆管相通,也可伴有胆结石。

C6 放射性核素检查 放射性核素检查可以显示脏器的功能,而CT和B超仅能显示脏器解剖形态结构的改变。常用的显像剂为^{99m}Tc-HIDA为胆道快速通过型显像剂,正常人静脉注入3~5分钟后肝脏显影清晰;10~15分钟后肝内胆管、胆囊显影;30分钟后肝脏及左、右肝管影像消失,胆囊及胆总管影像清晰,且大部分放射性物质排入肠道。胆管扩张症患儿放射性核素检查可用扫描机进行肝胆动态显像观察,经电子计算机数据处理,显示胆管扩张的部位、大小图形;还可以根据放射性物质排入肠道情况判断胆道远端梗阻情况。放射性核素检查可弥补B超及CT检查的不足,但多不作为诊断胆管扩张的常规方法,可根据病情需要选择应用。

C7 磁共振胰胆管造影(MRCP) MRCP是20世纪90年代以来开展的新技术,是以胆管内液体氢离子振动为成像原理,其显示胆管腔内病变较管壁及管外病变更清晰,分辨率高,可显示2mm以上胆管,具有无放射、无创伤、无并发症、检查不用麻醉等优点。由于检查费用高,显示胆胰管合流不如ERCP清晰,故不作为胆管扩张症的首选检查方法,在必要时可作为B超或CT检查的补充。

B2 鉴别诊断

C1 胆道蛔虫症 梭形胆总管扩张多在儿童期发病,以右上腹间歇性绞痛为主要症状,酷似胆道蛔虫症的临床表现,往往被误诊。肝胆 B 超检查可作出鉴别。胆道蛔虫症可见到胆道内蛔虫影像。

C2 胆管结石　胆管结石可以有右上腹绞痛、黄疸、发热等症状,除偶可触及胀大的胆囊外,右上腹触不到肿块。急性发作时可有右上腹压痛、反跳痛、肌紧张等。B 超检查可见胆管内结石。如结石梗阻胆管,其近端胆管直径增粗,但不呈囊样改变。

C3 先天性肝囊肿　孤立性肝囊肿多发生在肝右叶;多发性肝囊肿可散在发生于肝脏各叶,且常伴有肾囊肿。一般无特殊症状,当囊肿增大后可出现压迫症状,如上腹胀满、不适等,压迫胆管后可出现黄疸。囊肿继发感染后有发热、腹痛加剧等症状,肝脏增大,肝边缘部囊肿右上腹可能触及肿块。孤立性肝囊肿应与囊性胆管扩张鉴别,多发性肝囊肿应与IV。及V型胆管扩张症鉴别,B超、CT 检查有助于鉴别。肝囊肿均位于肝实质内,与胆管不相连,其中无胆汁。鉴别困难者可行 PTC 造影检查。

C4 右肾积水　常表现为右侧腹囊性肿块与胆总管囊肿相混淆。但肾积水一般无症状,肿物位置偏外侧,后腰三角多饱满。B 超检查胆管正常,肾区囊性肿块而无正常肾脏。静脉肾盂造影可诊断肾积水。

C5 腹膜后囊性畸胎瘤　生长在右上腹膜后的囊性畸胎瘤不易与胆总管囊肿鉴别,除可触及囊性肿块外,有的还可压迫胆管出现症状。有经验的 B 超医生可以查找移位的胆囊、胆管及门静脉等。CT 检查可以看到相应层面囊肿与受压胆管的关系。亦可用 PTC 或 ERCP 检查证明肿物与胆道无关。

C6 肝棘球蚴病　多以肝大、右上腹囊性肿块就诊,少数患儿可有黄疸、发热症状。此种患儿多有羊畜接触史。触诊有时有包囊震颤。嗜酸性细胞计数增加。Casoni 试验呈阳性。80%补体结合试验阳性。B 超、CT 检查均证实为肝内囊性肿块。

C7 肠系膜囊肿　多发性在小肠系膜,其囊肿位置居中,边界清楚,多与季肋无关,且可左右活动。一般无特殊症状。根据临床体征多可与胆管囊肿鉴别。有怀疑者可作 B 超检查有助鉴别。

C8 胆囊积液　此病较少见。由于胆囊管有先天性或后天性原因引起狭窄、梗阻,形成胆囊积液,表现为右季肋部囊性肿块,有的有胀痛不适。B 超和 CT 均可显示胆囊胀大而胆管正常,容易鉴别。

A6　治疗

本病一经确诊均应及时进行手术治疗。

B1 手术治疗原则　①胆管扩张症手术不受年龄限制,应掌握手术时机。②根治性切除扩张胆管,重建胆肠通路为胆总管扩张的首选手术。③手术前应全面了解患儿全身及病变情况,作好充分术前准备。④在急性发作期间或已有并发症发生全身情况不良者,应先行非手术疗法或减症手术,待全身情况好转后再考虑根治性手术。

B2 手术种类

C1 外引流术　包括经皮肝穿刺引流术(PTCD)及囊肿内置管外引流术。

C2 内引流术　包括囊肿十二指肠吻合术及囊肿空肠 Roux-Y 吻合术。

C3 囊肿切除胆肠通路重建术　用于胆总管扩张症。手术种类繁多，可归纳为两大类：①囊肿切除肝管肠吻合术：包括肝管十二指肠吻合术及肝管空肠 Roux-Y 吻合术。为了防止逆行性感染又有附加防反流瓣手术。②囊肿切除胆道重建术：胆总管扩张切除后，在肝管和十二指肠间间置肠管以代替胆总管。包括空肠间置术及附加防反流瓣手术、带蒂回盲部间置术、阑尾间置术等。

C4 肝切除术　用于肝内胆管多发性扩张症。

C5 脱垂型胆总管囊肿手术。

B3 各种手术操作要点及注意事项

C1 外引流术　可分为穿刺引流术及开腹囊肿内置管外引流术。用于全身状况差，营养不良，肝功能不良，有发热、黄疸等严重囊内感染症状，应用抗生素无效，不能耐受根治性囊肿切除术者。可在 X 线或 B 超引导下行 PTCD 引流，并经导管注入抗生素。但有时肝内胆管不扩张者不易成功。施行开腹囊肿内置管外引流术时，术前应积极纠正全身状况及水、电解质失衡。手术操作应轻柔，损伤越小越好。多选用右肋缘下小横切口，长约 3～4cm。切开腹壁各层后即可见到囊肿壁，经穿刺抽出胆汁后，在囊壁作荷包缝合。于其中央戳穿囊壁，放入蘑菇头导管，收紧荷包缝合线，检查管周不漏胆汁即可。必要时再补加一荷包缝合。腹腔内不作探查，以减少术后粘连，避免给以后二次手术增加困难。如为囊肿破裂引起弥漫性腹膜炎，则应采用右上腹直肌探查切口。证实为囊肿穿孔后，从穿孔处放入蘑菇头导管，外加荷包缝合以固定导管，由腹壁戳孔引出。吸净腹腔内积液，彻底冲洗腹腔后放入抗生素。盆腔放置引流管，自下腹引出。最后关腹。

河北医科大学第二医院通过对 13 例外引流患儿的治疗，体会到术后最大的问题是防止胆液丢失造成的水、电解质失衡和影响食物的消化和吸收。他们采取以下措施：①术后早期根据胆汁引流量和血电解质检查结果补足丢失的液量和电解质。②将引流的胆液过滤后加抗生素鼻饲。③收集引流出的胆液烘干后研成粉末装入胶囊或加糖口服。经此处理，其中 11 例患儿术后体重增加，全身营养状况改善，术后 3～6 个月顺利完成囊肿切除胆肠通路重建术。另 2 例患儿胆液引流量大，电解质平衡难以维持，其中 1 例胆液淀粉酶高达 1024 单位以上，经积极准备在术后 2、3 周分别行囊肠吻合术。因此，我们认为两次手术时间应根据患儿术后情况决定，选择术式应根据患儿恢复情况及对手术耐受程度而定。

C2 内引流术　20 世纪 70 年代以前多采用内引流术。内引流术是将扩张的肝外胆管直接与肠管吻合，使胆汁直接经吻合口流入肠道(图 10-6-4)。此术式的优点是操作简单、损伤小、手术时间短，术后扩张的胆管逐渐萎缩。此术式虽可解除大量胆汁潴留，缓解临床症状，但由于病变的扩张囊壁依然存留，虽体积缩小，但失去正常的胆管功能。若合并胰胆管合流异常仍然不断地有胰液反流至囊内，继续损害胆管。术后胆汁潴留、胆管炎、胆结石以致胆管癌变

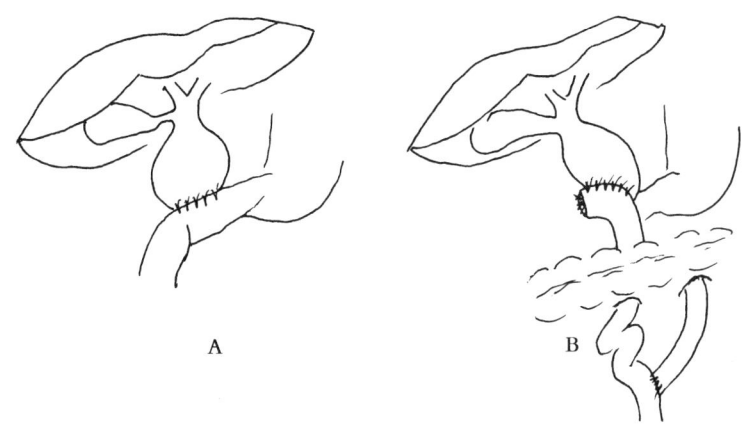

图 10-6-4　内引流术示意图

均可发生,患儿依然出现相应的临床症状。故现在选择此术式应持慎重态度。本术式一般用于全身情况不佳、不能耐受根治切除术者,或由于本单位手术或麻醉技术所限不能完成囊肿切除术时选用。常用有两种术式,即囊肿十二指肠吻合术及囊肿空肠吻合术。前者为囊肿与十二指肠降段吻合,比较方便,且接近胆肠的生理状况。后者需在 Treitz 韧带下 15～20cm 处截断空肠,将其远端经横结肠前或通过横结肠系膜戳孔上提与囊肿吻合。然后将空肠近端与距胆肠吻合口 30～40cm 处空肠行端侧吻合。此种吻合法具有一定的防反流作用。此两种术式均应注意:①囊肿与肠的吻合应尽量选在囊肿的低位,以利胆汁引流。②吻合口应够大,一般吻合口应 3～5cm。囊肿的体积越大吻合口也应越大,否则术后囊肿体积缩小而吻合口变窄,影响胆汁引流。③吻合口不应有张力,空肠囊肿吻合时空肠襻切勿发生扭曲和受压。

　　内引流术解决了囊肿的引流问题,但囊肿依然存在,只不过体积缩小,而且不能恢复其正常胆管状态,如合并胰胆管合流异常,术后也未得到解决。因此,术后可因吻合口狭窄、胆管炎、胆结石,甚至胆管癌变而出现症状。故对施行囊肿肠吻合的患儿应长期定时随访,以便早期发现并发症及时处理。很多作者的经验证明,随着术后随访时间的延长,并发症会不断增加。王燕霞等对囊肠吻合 82 例随访证明,近期效果良好,远期效果不佳。其随访 5 年内结果属良、可率为 81.3%,2 例胆管癌变,癌变率为 3.3%。故多主张在长期随访中发现有吻合口狭窄、反复发作胆系感染、胆结石或疑有癌变者应行二次手术。河北医科大学第二医院有 6 例囊肿肠吻合术后患儿因反复发作右上腹痛、发热、黄疸再收入院,经 B 超和 PTC 检查均有吻合口狭窄,其中 3 例胆管内有结石,均行囊肿切除胆肠通路重建术痊愈。笔者认为,二次手术前应作好充分准备,争取切除残余囊肿,建立通畅的肝管肠吻合术,以达到长期的满意效果。因为在二次手术中发现原来大体积的囊肿已缩小呈球状,囊性增厚有时达 0.7cm,内层粗糙、黏膜脱落、溃疡形成,原来大的吻合口已狭窄至仅 0.2～0.3cm,残囊内有脓苔,有的有结石。因此,切除残留囊肿实质上是切除病灶,还可以阻断可能存在的胰胆管合流异常的胰液反流,减少了胆管癌变的可能。

C3 囊肿切除胆肠通路重建术　囊肿切除胆肠通路重建术是目前治疗胆总管扩张症的首选手术。1924年Mcwhorter第一个报告了胆总管囊肿切除术,因当时条件所限未能推广应用。1966年Saito介绍一组患儿实施囊肿切除Roux-Y空肠内引流术。1970年Ishida等报告了19例一期囊肿切除术,仅2例死亡。同年Kasai等报告14例囊肿切除和内引流术,有3例手术后死亡。从此囊肿切除术成为小儿外科医生喜欢选择的术式,仅是吻合方式不同。近年来随着麻醉技术的进展、手术技巧的改进以及术后管理水平的提高,使术后死亡率明显下降。河北医科大学第二医院实施243例胆总管囊肿切除术,3例(1.2%)术后死亡。

囊肿切除胆肠通路重建术手术操作复杂,创伤大,手术时间长,因此要求患儿全身情况良好才能耐受手术。要做好充分的术前准备,并需要训练有素的麻醉医生和对本病有治疗经验又有良好手术技巧的外科医生共同协作,才能取得良好的手术效果。本手术包括以下两部分:

D1 囊肿切除术　切除全部扩张的胆总管,上断端为肝总管,下断端至胆总管进入胰头胰胆合流部以上的胆总管部分。开腹后先探查囊肿大小、范围及周围器官被挤压变位的情况,然后抽取囊肿液送细菌培养和淀粉酶检测,根据需要可行术中胆胰管造影。囊肿小者或梭形囊肿边界清楚,解剖变异不大,易于游离切除;但囊肿巨大者,其周围组织和器官被挤压移位,由于反复囊内感染,囊壁增厚,囊肿周围有慢性炎症,质脆,易出血,游离囊肿多有困难。首先沿十二指肠降部外侧纵行切开后腹膜,沿囊肿壁向颅侧肝十二指肠韧带分离。一般肝十二指肠韧带内有许多细小血管,应分别予以钳夹、切断、结扎,并注意勿损伤移位的肝动脉。沿囊壁用纱布拭子向十二指肠后作钝性分离,使囊肿远端尽可能多的暴露。再自囊肿下缘切开腹膜,沿囊壁向下分离,使部分囊壁外露。于已暴露囊壁远端横行切开囊肿,吸出胆汁后囊肿排空,后壁清晰可见。像游离疝囊后壁一样的作法,使囊肿后壁与周围组织分离,最终离断囊肿。离断胆总管囊肿最大的危险是损伤囊肿后方移位的门静脉,故离断囊肿时越靠近十二指肠侧越好,因为门静脉与胆总管之间越靠近十二指肠距离越大,在肝十二指肠韧带内两者并行且相贴。此外,在分离囊肿后壁时止血钳应紧贴囊壁以防损伤门静脉。如囊壁增厚周围有慢性炎症或曾行内引流术者,二次手术时囊肿已缩小且壁厚,四周粘连严重,可在增厚壁内注入生理盐水使组织扩张,使后壁内、外层分离,在两层间分离。后壁部分外层可遗留原处,以保护门静脉不受损伤。然后向近端游离囊肿,自肝总管远端将囊肿近端与胆囊一并切除。囊肿远端游离至胰头,将胆管与胰管汇合部的胆管侧切断,残端缝扎,注意勿损伤汇合部及胰管。后壁剥离面渗血可用细丝线包埋缝合止血。在检查无副损伤及活动性出血后进行胆肠通路重建术。

D2 胆肠通路重建术

E1 肝管肠吻合术　胆总管囊性扩张切除后留下的肝管一般多较正常增厚、增宽,其切端与肠管吻合多无困难。常用的吻合方式为肝管十二指肠吻合与肝管空肠Roux-Y吻合术。

F1 肝管十二指肠吻合术　在巨大囊肿病例,由于十二指肠被囊肿推向前左侧,十二指肠被拉长,故肝管与十二指肠吻合多无困难,亦无张力。若囊肿较小,十二指肠无移位及拉长者应剪开十二指肠右侧后腹膜,将十二指肠降部作适当游离后与肝管容易拉近,便于吻合。此术式的优点为:①符合胆汁流入十二指肠的生理状态。②手术操作简便,只有一个吻合口,缩短了手术时间。③如吻合口口径够大,发生胆管炎的机会少。④手术后并发症少。其缺点为:肝管肠吻合口无Oddi括约肌的抗反流作用,十二指肠内容物易反流入胆管,若反流入胆管的内容物不能立即排出,较长时间潴留在胆管内可招致感染和结石形成。为了防止十二指肠内容物反流入胆管,赵莉等设计了胆总管囊肿切除肝管十二指肠吻合黏膜乳头成形术,通过动物实验证明具有良好的抗反流作用。临床已应用13例,术后无并发症发生。随访最长者已4年,无胆管炎发生。术后钡剂上消化道造影除1例有反流外其余未见有钡剂流入胆管情况。此术的做法是在切除囊肿后行肝管十二指肠端侧吻合,在距肝管断端后壁1cm处与十二指肠侧壁浆肌层行间断缝合。距该缝线0.5cm的十二指肠壁纵行切开浆肌层,其长度与肝管直径相等。潜行分离浆肌层与黏膜之间,使黏膜从切口膨出,宽约1cm。然后在膨出的黏膜中央做纵向切口,其口径与肝管直径相等。用5-0肠线行肝管全层与黏膜切口间断内翻缝合一周,最后将十二指肠浆肌层与肝管外层缝合。形成了一个由十二指肠黏膜包绕肝管壁全层的乳头,突入十二指肠腔。此手术的关键在于切开十二指肠浆肌侧层时勿切破黏膜,游离十二指肠黏膜要有足够的宽度用以包绕肝管。所形成的黏膜乳头其壁较薄,当十二指肠内压力增加时可因压力作用而使乳头开口暂时闭合,起到防反流作用。

F2 肝管空肠 Roux-Y 吻合术 此术是常用的手术。自 Treitz 韧带下 15～20cm 处截断空肠,其远端自横结肠前或经横结肠系膜开孔自结肠后穿出,与肝管作端端或侧端吻合,空肠断端的近端与上提的空肠段(胆支)作端侧吻合,形成 Y 形(图 10-6-5A)。两吻合口间距离一般为 30～40cm。此术式因有一段较长的胆支,具有一定的防反流作用。但有些作者通过长期的观察发现术后可出现以下并发症:①消化性溃疡:由于该术式使胆汁直接流入空肠,改变了正常的生理状态,从而也改变了生物合成和促胃酸激酶的分泌,诱发胃酸分泌增多。同时由于胆汁改道,十二指肠受到持续性酸性刺激,没有碱液中和,促使溃疡发生。②脂肪吸收障碍:由于该术后使胆汁直接流入空肠,对肠腔内的消化时相有影响,对胰腺外分泌功能、空肠胆汁酸浓度均有影响而出现脂肪吸收障碍。

为了更好地防止肠内容物反流胆支,有很多学者提出了防反流措施。曾宪九提出改良Roux-Y 术式,将远端空肠与近端空肠侧端吻合切口由纵行改为横行,使近端与远端空肠吻合后形成锐角,并在两肠襻侧作几针浆肌层缝合(图 10-6-5B)。一旦有食物反流,可进入近端空肠不进入胆支。张金哲等设计了在胆支上的矩形瓣用于抗反流。基本作法是把 Y 形吻合口的胆支及胃十二指肠支两肠襻并拢,并从吻合口处向近端缝合 5cm,将相邻的肠壁缝成一距状隔,系膜缘及系膜对缘各缝一排缝线。缝合前须将胆支一侧半边肠壁肌层剥除,可确保日后缝合处粘连,同时胆支一侧只有黏膜层,失去原有的肠壁弹性。并行缝合后受到胃十二指肠支肠腔的压迫而凹陷瘪塌,致使缝合后隔两侧肠腔不等大。当胃十二指肠支肠腔压力越大则胆支肠腔越瘪,甚至闭合。这样就使缝合的隔成为一矩形瓣,起到防反流的作用。他们应用该术式治疗了113例胆总管囊肿患儿,随访2年疗效满意。通过临床观察,作者们认为矩形瓣不但能防止正常蠕动引起的反流,而且能阻挡机械性肠梗阻时的高压反流。还有人在胆支上做全层人工套叠瓣,使近端肠管入远端,既可保持胆流排出通畅,又可能防止肠内容物反流。中条俊夫将长1.5cm肠管去除浆肌层作成套叠瓣以防反流。

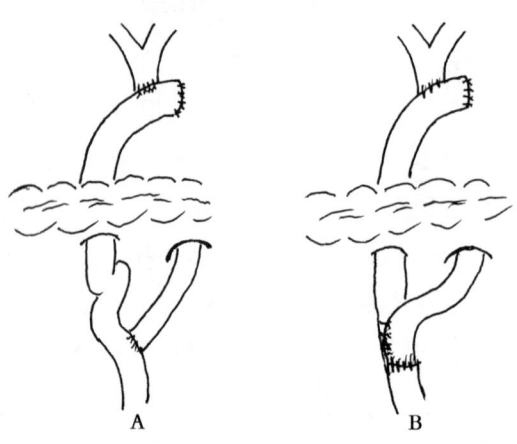

图10-6-5 肝管空肠Roux-Y吻合术

E2 囊肿切除胆管重建术 囊肿切除后肝管与十二指肠间间置一段肠管以代替胆总管,保持胆汁直接流入十二指肠的生理状态。

F1 空肠间置胆道重建术 Grassi于1971年设计了空肠间置胆道重建术(图10-6-6)。其方法是自Treitz韧带下取10~15cm左右带系膜的空肠段,通过结肠中动脉的右侧肠系膜戳孔,将游离空肠段提至肝门处与肝总管吻合,另一端与十二指肠吻合,再作空肠与Treitz韧带下空肠端端吻合,恢复肠道的连续性。此种术式虽符合生理状态,但缺乏防反流机

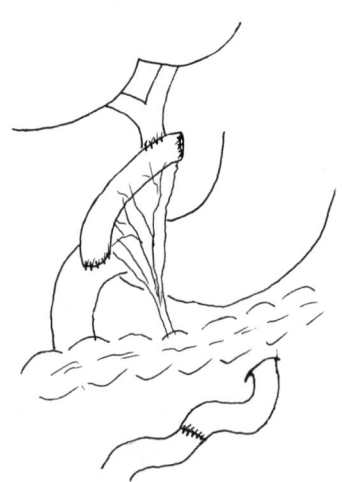

图10-6-6 空肠间置胆道重建术

制,十二指肠内容物可反流入间置空肠及胆管,仍有发生逆行性胆管炎的可能。因此,Moreno将间置空肠段的长度延长至30cm,取得了效果。他们用了19例,随访0.5~5年,有2例在X线检查时腹部加压后造影剂反流到胆管。张金哲等在间置空肠与十二指肠吻合处做矩形瓣以防反流。还有在间置空肠处加套叠瓣者。

F2 回盲部间置胆道重建术　Berlatzky于1989年提出利用回盲肠部间置胆道重建术,并取得成功。张道荣等于1986年报告应用带蒂回盲部间置胆道重建术(图10-6-7)治疗10例胆总管囊肿,术后随访4个月~4年,临床无症状。8例上消化道造影均无钡剂反流。其方法是以回盲部血管为蒂,整块切除回盲部(包括回肠10~12cm及升结肠4~5cm),切除阑尾,将回肠近端与升结肠远端吻合,恢复肠道连续性。游离回盲部血管至肠系膜根,连同切除的回盲肠段作顺时针方向旋转180°,使回肠与肝总管端接近,行侧端吻合(回肠端封闭),并加Witzel造瘘,再行截下的升结肠与十二指肠第二段端侧吻合。此术式最大优点为利用自体内的自然瓣控制反流,不像人工瓣那样术后易形成粘连、瘢痕化而失去防反流功能。通过随访证明,钡剂检查时采用头低脚高右斜位、仰卧位、俯卧位,并在吻合口附近用机械手加压至6.7kPa(50mmHg)的压力未见反流。此手术缺点为手术时游离回盲部增加了手术的复杂性,切除了回盲部失去了其肠道间的抗肠内容物反流的作用。

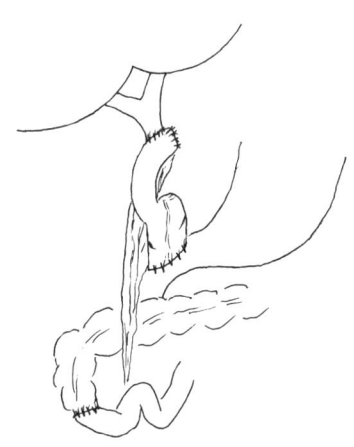

图10-6-7　带蒂回盲部间置胆道重建术

F3 阑尾间置胆道重建术　近年来国内外均有利用阑尾间置于肝管和十二指肠间代胆道的报告。据报道近期效果尚可。

C4 肝切除术　可用于肝内多发性囊肿患儿。肝内囊肿合并感染常反复发作很难控制,长期得不到控制者可导致肝硬化,且可合并肝内胆管结石。因此,如病变局限于肝的一侧者可行肝叶切除或半肝切除。若为双侧者治疗困难,有人也主张切除肝左叶。右叶巨大单发性囊肿可与空肠作Roux-Y吻合术。

C5 脱垂型胆总管囊肿手术　脱垂型胆总管囊肿突入十二指肠腔内,故手术时应于囊肿所在部位纵行切开十二指肠前壁，可见被覆于十二指肠黏膜的囊肿，并可找到囊肿顶部下方的小开口，是囊肿排胆入十二指肠的出口。自此开口沿囊肿与十二指肠壁交界的囊肿侧剪除囊肿壁，完成去顶术。再用细丝线缝合囊壁的切缘，使其外层的十二指肠黏膜与内层的胆管内膜对合。然后在囊肿后壁找寻胆管及胰管开口，检查有无狭窄，必要时可加做括约肌成形术以解除狭窄。最后横行缝合十二指肠前壁。

最近 Katsinelos（2003）报道应用针刀括约肌切开术治疗 2 例脱垂型胆总管囊肿而无并发症，随访 1～2 年患儿情况良好。

B4 术后并发症及其处理

C1 腹腔内出血　表现为术后腹腔引流管内引出较多量血液，严重者可有血红蛋白下降，甚至出现休克表现。主要由于血管结扎不牢、结扎线脱落所致，也可以是胆总管囊肿切除时剥离面广泛渗血，止血不完善的结果。可先用止血药物及输入新鲜血液，如经处理仍不能止血，且症状加重，甚至出现休克者应考虑手术探查，根据术中发现给予相应的止血处理。

C2 胆瘘　可以发生在囊肿吻合术后，也可以发生在囊肿切除胆肠通路重建术后，一般多在手术后 3～5 天自腹腔引流管内引出胆汁。主要原因：①胆肠吻合技术不佳，对合不良。②吻合口处胆管后壁血液循环不良。③吻合口远端有梗阻。发现腹腔引流管内有胆汁引出后，应仔细多次检查腹部是否有腹腔积液和腹膜炎表现，并每日详细准确记录引流量。如全身情况良好，无腹膜炎表现，且胆汁引流量逐日减少，多能自行愈合。若全身情况变坏，且有弥漫性腹膜炎表现，应及时剖腹探查，根据术中发现予以相应处理。

C3 胰瘘　主要发生在囊肿切除术后。主要表现为术后腹腔引流管内引流液逐日增多，引流液淀粉酶测定极度增高。发生胰瘘的原因：①胰腺剥离面大，导致胰腺损伤。②患者有胰胆管合流异常，切除囊肿时远端胆管结扎不牢或脱落，胰液反流经胆管残端流入腹腔。③游离胆总管远端时损伤胰管或副胰管。发现有胰瘘者应保证引流管通畅引流，防止胰液大量流入腹腔形成弥漫性腹膜炎。静脉给予氟尿嘧啶、奥曲肽等药物以减少胰腺外分泌。根据引流量及时补充液体以维持水、电解质平衡，并应给予有效抗生素防止感染发生。经保守治疗多数在 2～3 周内痊愈，少数可形成胰腺外瘘或假性胰腺囊肿。

C4 胆管炎　是胆管扩张症手术后常见的并发症，多发生在术后一段时间，有的随术后时间延长而加重。临床表现为反复发热、腹痛、黄疸等。长期胆管炎发作得不到控制可损害肝功能，导致肝硬化。胆管炎的发生有以下原因：①肠内容物经胆肠吻合口反流入胆管。②吻合口狭窄，胆汁排出不畅。③囊肿未切除者残留无效腔，胆汁淤积。④肝内胆管扩张，胆汁潴留引起继发感染等。可先用消炎利胆药物进行治疗，经治疗无效者应进一步部作 B 超、PTC 等检查。如证实有残留无效腔、吻合口狭窄者，应再次手术除去残腔，切除胆管狭窄部分，重新建立胆肠通路，同时根据情况加用防反流术式。

C5 吻合口狭窄及胆石形成　术后吻合口狭窄、胆管炎和胆石形成三者关系密不可分。吻合口狭窄如发生在囊肠吻合术后，主要是由于囊肿内引流后，其体积缩小，吻合口口径亦随之缩小,原来 3cm 吻合口可缩小至 0.2~0.3cm;再加上萎缩的囊壁增厚,失去弹性,使排胆更加不畅而出现临床症状。施行肝管肠吻合的患者多因吻合技术不佳、胆管残端血液循环不良、术后瘢痕挛缩等原因而发生吻合口狭窄,狭窄的结果造成排胆不畅、胆管炎反复发作,病程久者可继发胆石形成。河北医科大学第二医院有 18 例因吻合口狭窄反复发作胆管炎施行二次手术,其中 12 例有结石形成。因此,术后吻合口狭窄经证实后应再次手术,解除吻合口狭窄,重建胆肠通路。

C6 胆管癌变 是胆总管囊肿施行内引流术后远期严重并发症之一。癌变的发生率可由 5%~28% 不等。癌可以发生在胆管的任何部位,但以囊肿壁最多见。发生癌变后多无特异症状,不易诊断。手术探查时多已有转移,多于术后半年内死亡。胆总管囊肿患者胆管癌变率比一般人高 20 倍。Kobayashi 等(2000)认为,即便是扩张胆总管切除后有胰胆管合流异常者其癌变率亦较一般人群高。发生恶变的原因多数人认为与以下因素有关:①胆管内慢性炎症刺激。②胆汁淤积,胆石存在。③胆汁内化学致癌物质刺激。④存在胰胆管合流异常,胰液反流入胆道引起长期刺激和损害。发生的胆管癌变类型中最常见者为腺癌(70%),其次是退行性癌(21%),此外尚有鳞癌(9%)。由于发生癌变后治疗效果不佳,因此,多数作者主张早期诊断,早期实行囊肿切除术。对已实行内引流术患者应密切观察,有反复发作胆管炎或有结石形成者应再次手术切除残留囊肿。对囊肿已切除的患者亦应定期观察。这些做法对防止胆管癌变的发生有积极意义。

10.7 胰胆管合流异常

胰胆管合流异常(anomalous arrangement of pancreatic-biliary ducts, APBD)是一种先天性发育畸形。早在 1916 年日本学者木积对一例 15 岁女性先天性胆管扩张症患者进行剖检时,发现扩张的胆总管下端与胰管过早汇合形成过长的共同通道,而首次提出了胰胆管合流异常的概念,但未予重视。半个世纪后,美国 Babbitt、日本 Komi(古味信彦)对胰胆管合流异常的病理改变及与先天性胆管扩张症的关系进行了更为详尽的研究和阐述,并提出胰胆管合流异常是先天性胆管扩张症的病因。此后,本病引起各国学者的关注。特别是 Komi 于 1977 年倡导成立了日本胰胆管合流异常研究会以后,进行了大量临床和实验研究,明确了胰胆管合流异常的概念、诊断标准、类型、病理生理及并发症等问题,指出胰胆管合流异常这一先天畸形与胆、胰疾病有密切关系。河北医科大学第二医院小儿外科自 1992 年开展术中胆胰管造影(ICP)以来,对胰胆管合流异常 62 例患者进行了较深入的临床研究,发现其与先天性胆管扩张症、胆道穿孔、胆管炎、胰腺炎、胆石症和胆管癌等发病有关。

胰胆管合流异常的发病情况在我国尚缺乏全面的统计调查资料。董倩曾粗略统计了国内 25 家主要医院的分析报道共 1482 例,平均每个医院每年收治 4.6 例,男性占 25.1%,女性占

74.9%。据日本胰胆管合流异常研究会1990～1996年6年间的全国大部分病院的调查统计,资料完整的胰胆管合流异常共987例,其中男性占25%,女性占75%;14岁以下儿童为39%,成人为61%;平均每个医疗单位每年收治的病例为2.7例。而美国洛杉矶儿童医院20年间收治135000例住院患者中仅有10例,平均每年0.5例。可见,本病主要发生于东方民族。

A1 病因

正常情况下,胰胆管的发育是从胚胎第4周开始的。肝始基起源于原肠前部相当于十二指肠的中段,开始为一内胚层憩室,不久分为头尾两侧,头侧分化为肝组织和肝内胆管,尾侧分化为胆囊和胆管。肝始基的后方有两个胰芽,一个在背侧,另一个在腹侧。背侧者较大,形成胰腺的体尾和胰头的上部;腹侧者其始基较小,且分为左右两部分,左部分在正常发育过程中萎缩消失(若不消失即形成环状胰腺),右侧者形成胰头的下部。由于肠旋转胆管随之转到十二指肠后方,与腹胰右侧胰头的下部融合,并在十二指肠壁内汇合为壶腹及乳头,该管即是主胰管(Wirsung管)。背胰始基管道一方面与腹胰始基管道相通汇入主胰管;另一方面与十二指肠相通形成副乳头,即是日后的Santorni管(副胰管)。池田义对胎儿、新生儿、乳儿及成人十二指肠进行解剖发现,胚胎第6周时胰胆管合流部接近十二指肠壁,第8周进入十二指肠壁内,在十二指肠壁内几乎是平行走行,各自有括约肌,在十二指肠黏膜下汇合成一共通管,开口于十二指肠乳头,从纵切面上看呈一条裂缝。中国医科大学第二、第三医院测量27具2～60天婴儿尸体,共通管的长度为0.30～0.34cm,胰管内径为0.03～0.11cm,胆管内径为0.17～0.19cm,交角为18.37°～18.91°。在胚胎时期,由于某些因素造成胰胆管提前汇合使共同通道过长就会导致胰胆管合流异常。根据日本胰胆合流异常研究会确定的标准,胰胆管合流异常是指在解剖上,胰管与胆管于十二指肠壁外合流的畸形;在功能上,由于十二指肠乳头部Oddi括约肌的作用不能影响到合流部,而发生胰液与胆汁相互混合及逆流,最终导致胆道及胰腺的各种病变。

A2 病理及分型

APBD是指由于胆管和胰管在十二指肠壁外提前汇合,共同通道过长,致使十二指肠乳头部Oddi括约肌不能控制和调节汇合部而引起胆胰汇合部流体力学异常,发生胰液和胆汁过早混合及胰液逆流入胆管,最终导致胆道和胰腺发生各种病理生理变化。因此,APBD的病理改变包括:①胰胆管在十二指肠壁外汇合。②共通管过长。③合流部失去括约肌。④经常伴有胆管、胰管及共通管的形态异常。

正常情况下,胆管压力为2.5～3.0kPa,而胰管压力为3.0～5.0kPa,胰胆管合流正常时Oddi括约肌可阻止胰液反流入胆管。而APBD由于胰胆管在十二指肠壁外汇合,失去了各自的括约肌的功能,胰液、胆汁在进入十二指肠前相混,胰液逆流进入胆管。因胆汁含有多种酶激活剂,能激活各种胰酶,如胰脂肪酶、胰淀粉酶、胰蛋白酶,特别是磷脂酶A等。被激活的磷脂酶A和蛋白酶可破坏胆管壁的正常组织,导致胆管黏膜脱落,白细胞浸润,弹性纤维破坏,胰液长期刺激胆管引起胆管壁炎症、上皮增生及管壁增厚纤维化,最终导致胆总管囊肿、胆道感染、胆管结石、胆道穿孔、胆道黏膜化生，随年龄的增长，胆管癌的发生率亦明显增高。当胆管内压高于胰管内压时，胆汁逆流进入胰管，胰管内压增高损害胰小管和腺泡，可发生急慢性胰腺炎、胰腺结石、胰腺癌等疾病。故在临床工作中对胰胆疾病的病因探讨中，不可忽视胰胆管合流异常的存在。

不同的合流异常类型，常导致不同形式的胆胰管病理变化和不同的临床表现。胰胆管合流异常的分类形式较多，同时亦经历了不断完善的历史。其基本形态有两种：①胆管汇入胰管(B-P)型：多引起胆管囊状扩张，临床以黄疸为主。②胰管汇入胆管(P-B)型：多引起胆总管梭形或柱状扩张，临床以腹痛为主。Miyano根据胆道狭窄部位将APBD分为2型：①Ⅰ型：狭窄部位于胆总管，胆总管扩张，胰胆管共同通道不扩张。②Ⅱ型：狭窄部位于胰胆管连接处或胆总管的十二指肠壁内段，胆总管呈纺锤形扩张，共同通道中度或明显扩张。Todani总结38例APBD，根据胰胆管连接部所形成角度分为3型：①直角型(95.2°±16.3°)：常发生胆总管的球囊状扩张。②锐角型(38.6°±14.4°)：多发生胆总管圆柱状扩张。③复杂型：即胰管和胆管连接部形成的角度不能测得。后来带有副胰管的复杂异常合流型也逐渐被人们所重视，它多以黄疸、腹痛、胰腺炎表现为主。西方人胰管分离症发病率较高，而这两种表现同属胚胎期胰管分离愈合不全所致，同时两者的病变有所交叉。因此，Komi采纳了Warshaw的胰管分离症的分类形式后，对APBD进行新的分型，这一分型较全面地明确归纳了各种形式的胰胆管合流异常形态(图10-7-1)。其分型如下：

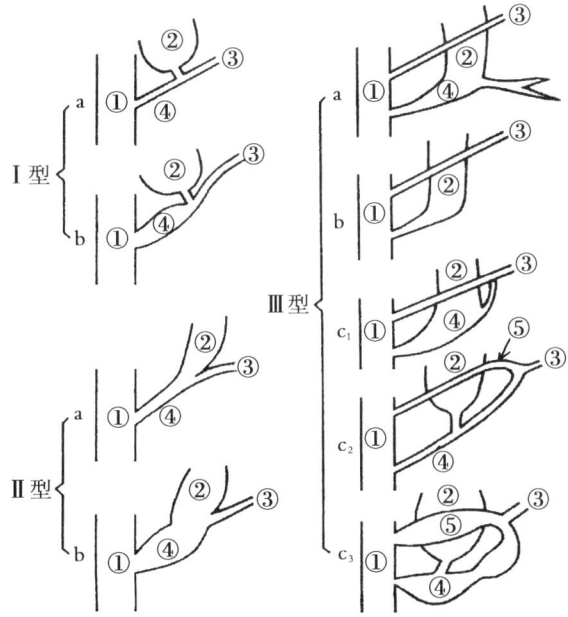

图 10-7-1　胰胆管合流异常 Komi 新分型法
①十二指肠　②胆总管　③胰管　④共同通道　⑤副胰管

Ⅰ型：胆总管末端狭窄部以直角形式汇入胰管。以两者汇合之共同管道有无扩张而分为Ⅰa（无扩张）和Ⅰb（有扩张）两个亚型。

Ⅱ型：胰管以锐角形成汇入胆总管。以两者汇合之共同管道有无扩张而分为Ⅱa（无扩张）和Ⅱb（有扩张）两个亚型。

Ⅲ型：伴有残存副胰管的胰管系统与有无胆总管的复杂汇合形式。又进一步分为以下亚型：Ⅲa伴有胆管扩张的经典胰管分离症者（WarshawⅡ型）；Ⅲb伴有副胰管缺如的胰管分离症者（WarshawⅠ型）；Ⅲc伴有主、副胰管相交通的胰管分离症者（WarshawⅢ型），若仅有一细小交通管者为Ⅲc1，若同管径交通者则为Ⅲc2，若全部或部分扩张交通管则为Ⅲc3。

A3 临床表现

因胰胆管合流异常主要以先天性胆管扩张症、胆道感染、胆管癌、胆石症、胰腺炎等疾病形式存在，其临床表现较为复杂多变，主要表现反复发作的上行性胆道感染或胰腺炎的症状。总结日本987例胰胆管合流异常患者的临床表现，其主要症状为反复发作的腹痛（79%）、恶心呕吐（32%）、黄疸（18%）、发热（20%）、背部疼痛及腹部肿块。18.9%的患者曾出现急性胰腺炎的症状和实验室表现，22%患者检查发现胆囊或胆管结石，7%存在胰石。河北医科大学第二医院总结62例胰胆管合流异常患儿资料中，表现胆管囊状扩张32例、梭形扩张22例，不伴胆管扩张（胆管炎）6例，胆道闭锁和胆道发育不良各1例，并发胆道穿孔11例，胆管结石7例，胰腺肿硬及胰管迂曲扩张18例，并存共管内胰蛋白栓6例和胰管内结石1例。

A4 诊断

APBD表现无特异性，患儿多以间歇性黄疸、反复发作上腹部腹痛、发热、厌食、恶心、呕吐、右上腹肿物为主要症状。临床初诊多为先天性胆管扩张症。值得注意的是，近年来随着影像诊断技术的进步，发现不伴胆管扩张的胰胆管合流异常病例有增加的趋势。临床已有报道反复发作的胰腺炎和原因不明的梗阻性黄疸、胆道感染患者，经ERCP或术中造影确诊为APBD所致，经胰胆分流术而治愈。因此，对原因不明的黄疸、发热、腹痛的患儿，均应想到胰胆管合流异常。

胰胆管合流异常的诊断方法很多，主要以影像学检查为主，如B超、CT、ERCP、MRCP、PTC、术中胆胰管造影或手术直视所见，其中内镜逆行胰胆管造影（ERCP）以可直接观察胆胰管系统并显示其解剖异常，结果比较准确可靠而成为术前诊断的主要方法。近来磁共振胰胆管成像（MRCP）因具有软组织分辨率高，可多体位、多角度观察APBD共同通道长度、结构以及是否合并胆管扩张，安全无损伤，易被家属接受等优点而发展迅速，注射促胰液素刺激胰腺外分泌行动态MRCP检查可观察APBD胆管和胆囊优先充盈，从而判断胰液向胆管逆流。B超虽然经济、简便，但准确率不高，仅在发现胰管扩张时才有诊断价值。经皮肝穿刺胆道造影、术中胆胰管造影及术后经T形管胆道造影等都可以用于APBD的诊断。一般认为共同通道长度大于0.5cm即可视为合流异常。河北医科大学第二医院根据胆道造影测量结果，共管长度2岁以下0.4~2.1cm，3岁以上0.6~3.6cm，据此提出了小儿APBD的诊断标准，即小儿

X线下共管长度2岁以下≥0.4cm、3岁以上≥0.6cm可诊断合流异常。

此外,酶学检查也有助于诊断,术前测定血清、尿胰淀粉酶含量,术中测定胆汁中胰淀粉酶含量,合并腹膜炎时测定腹水中胰淀粉酶含量都有诊断价值。为了克服术前胆汁不易获得这一缺点,复旦大学儿科医院根据胆汁可经毛细胆管或淋巴系统进入静脉血的原理,用电泳法检测血清淀粉酶同工酶谱,发现先天性胆管扩张症并有APBD患儿血清淀粉酶同工酶谱出现老化现象,明显区别于正常人和急性胰腺炎患者,可用于临床检测胰胆管合流异常的存在。

胰胆管合流异常与胆胰管疾病密切相关。胰胆管合流异常表现为胰胆管的先天性发育畸形所导致的胆道及胰腺的各种病理变化。因此,在阐述胰胆管合流异常的诊断与鉴别诊断时,主要应了解胰胆管合流异常与各种胆胰管疾病的关系。

B1 胰胆管合流异常与先天性胆管扩张症　先天性胆管扩张症是一种常见的胆道发育畸形,临床多见为胆总管的一部分或全部发生扩张。其大体解剖早由Vater在1723年予以描述,1825年Douglas首次命名为胆总管扩张症,1909年Laverson称之为胆总管囊肿,1917年Waller称其为特发性胆总管囊肿,1958年Caroli报告1例肝内胆管末梢分支多发性囊状扩张。长期以来,对本病命名比较混乱。其特点为先天性病变,可发生在肝内外胆管的任何部位,病理形态上表现为胆管囊状或梭形扩张。因此,多数学者认为命名为先天性胆管扩张症较为妥善。过去认为其病因主要是胆管壁先天性薄弱及胆总管下端梗阻所致胆管内压增高。自从1916年日本学者木积、1969年Babbitt都是在先天性胆管扩张症的病例中发现胰管与胆管的合流异常。尤其是20世纪70年代日本胰胆管合流异常研究会成立以后,对先天性胆管扩张症与胰胆管合流异常的关系进行了较全面的研究,Komi等1984年总结报告645例胆总管囊肿中,伴胰胆管合流异常者占92.2%,现在有些学者认为先天性胆管扩张症几乎100%存在胰胆管合流异常。

河北医科大学第二医院已对82例先天性胆管扩张症进行术中胆胰管造影,其中造影成功的73例(89%)均确定有胰胆管合流异常。B-P型37例中胆总管呈囊状扩张33例,P-B型30例中胆总管呈梭形扩张21例。造影所见B-P型中胆管远端多有一明显狭窄段近直角汇入胰管,使胆管内压增高导致囊状扩张,多以黄疸和腹部肿物就诊;而P-B型胆管远端无明显狭窄段,其狭窄部多位于共通管的十二指肠壁内移行部,使共通管、胰管扩张和胆总管梭形扩张,且术中所见多为痉挛性狭窄,当Oddi括约肌痉挛时出现腹痛及假性胰腺炎发作。此结果与文献报道的结果相一致,即P-B型一般无胆总管下段狭窄及黄疸,胆总管多呈现柱状扩张,且年龄较大才出现临床症状;而B-P型胆总管下端往往合并狭窄,临床症状较明显,常伴发黄疸,且年龄较轻。认为柱状扩张的病例只与胰胆管合流异常有关,呈囊状扩张的病例则由胰胆管合流异常和胆总管下端狭窄梗阻两种机制在起作用。由此可见,胰胆管合流异常是先天性胆管扩张症的主要病因之一。

先天性胆管扩张症几乎均合并胰胆管合流异常这一结论已得到许多学者的认可,但却不能反而推之。近年来诸多学者报道部分胰胆管合流异常并不合并胆管扩张,而以胆道癌、胰腺疾病或其他症状为表现。前述的日本胰胆管合流异常研究会5年间统计调查发现987例胰胆合流异常患者中,75%的病例为合并先天性胆管扩张症者,25%为不合并胆管扩张者,即所谓的不合并胆管扩张的胰胆管合流异常。

B2 胰胆管合流异常与胆道肿瘤

C1 APBD胆道肿瘤的发病率　APBD胆道肿瘤的发病率各家报道不尽相同,以东方国家报道为多,西方国家先天性胆总管囊肿与APBD均十分少见,在西方国家每出生大约200万个活婴才发生1例先天性胆总管囊肿。日本胰胆管合流异常研究会统计的全部987例患者中,157例合并肝外胆道的癌症,有2例分别为扁平上皮癌和未分化癌,其余均为腺癌;总的胆道癌的癌变率达16%。我国有报道APBD的发生率为11.07%(28/253),APBD合并胆囊癌14.29%(4/28),非APBD合并胆囊癌2.22%(5/225)。我国台湾省报道APBD的发生率为8.7%(59/680),APBD合并胆囊癌8.5%(5/59),其中80%(4/5)是P-B型。50%(6/12)胆囊腺肌性增生合并APBD,其中83.3%(5/6)是P-B型。他们的研究提示,胆囊癌及其癌前病变——胆囊腺肌性增生与APBD密切相关,并且与APBD的类型有关,P-B型更易合并胆道癌变。

先天性胆管扩张症以女性多发,而先天性胆管扩张症胆道癌变的发生率男女之比为1:3,与整个胰胆管合流异常的发生率一致,因此对于胆道癌变本身一般不存在男女性别间的差异。癌的发生部位几乎全集中在肝外胆管或胆囊内,极个别病例发生于肝内胆管或胰头部。囊性扩张,70%以上发生在肝外胆管,即扩张部的胆管及胆总管为癌的好发部位;梭形扩张者癌则多发生于胆囊内。

25年以前对于先天性胆管扩张症均行囊肠吻合的内引流手术,但随后发现先天性胆管扩张症的癌变病例有相当一部分为接受内引流手术者,其中以囊肿十二指肠吻合为最多。一组统计报道,癌症发生时的平均年龄仅为35岁,比未接受手术者约早10年,而且相当一部分为30岁以前发病者。不同内引流手术发生癌变的时间不尽相同,但有约2/3病例在10年以内发病,也有时间超过20年以上者。

APBD患者胆道肿瘤可发生在胆囊、胆总管或肝门部胆管,80%发生于扩张部胆管,10%发生于胆囊。近年,不合并胆管扩张症的胰胆管合流异常胆道癌变病例的报道逐渐增多,其发生部位也主要以胆囊为主。Sandoh等研究了106例行胆管胰腺造影术证实的胆道肿瘤患者(58例胆囊癌,48例胆管癌)的资料发现总共有10例(9.4%)合并APBD,这10例全部是胆囊癌并且不合并胆囊结石,9例为P-B型,1例为B-P型。APBD患者胆囊癌变发生率(10/58,17.2%)明显高于胆管癌发生率(0/48)。

C2 APBD胆道癌变机制　近年对胰胆管合流异常患者胆道癌变的机制进行了较多的研究,主要有如下几种学说:

D1 胆汁中的致突变物质的致癌学说　近年,董倩较全面地对胰胆管合流异常与胆道癌变的关系进行了调查,并通过制作动物模型,检测患者及胰胆管合流异常动物模型胆汁的致突变性,对其致癌机制进行研究。初步提出了由于胰胆管合流异常存在,胰液与胆汁合流,胆道内的胰液可以使被肝脏解毒、轭合并随胆汁排至胆道的致癌物质重新脱轭合而恢复其致癌性的新学说。即：人类生活的环境里含有大量的致癌物质，如污染的空气、香烟、烤焦的肉类等等都含有大量的致癌物质，正常人摄入后被吸收，经血液转运至肝，在肝脏经多种解毒酶类的作用，致癌物质被轭合解毒，经胆肠排出体外。所以对于正常人，即使少量摄入致癌物质也并不致癌。但在胰胆管合流异常患者，由于胰液向胆道逆流，胆道内含有大量胰液，胰酶可以使被肝脏解毒、轭合并随胆汁排至胆道的解毒致癌物质重新脱轭合而恢复其致癌性，尤其是合并胆管扩张症的患者，胆汁淤积、滞留胆道时间长。因此，胰胆管合流异常患者的胆道癌发生率较正常人要高得多。

D2 胰液逆流破坏学说　由于胰液的分泌压明显高于胆汁的分泌压，胰胆管合流异常患者经常会发生胰液向胆道的逆流。胰液进入胆道，许多种胰酶在胆道会被激活，激活的胰酶对胆道黏膜产生破坏作用，在胆道黏膜的破坏→修复→破坏的过程中，发生化生而致癌。

D3 胆汁酸致癌学说　胆汁酸的代谢产物胆酸和脱氧胆酸的化学结构与已知的致癌物质甲基胆蒽和脱氧络脂胆酸等的结构相似，两种胆汁酸的代谢产物可能变性而成为这些致癌物质。在胰胆管合流异常和胰液向胆道的逆流的情况下，这两种胆酸的含量明显增加。另外，正常情况下含量极微的石胆酸在胰胆管合流异常患者胆汁中明显增多，而这种胆酸已被证实对胆汁中致突变性的产生具有促进作用。

B3 胰胆管合流异常与胆管结石　近年来，常有先天性胆管扩张症合并胆道结石的报道且多见于伴 APBD 者。中国医科大学报告先天性胆管扩张症 163 例，并发胆管结石为 30 例，占 18.4%，而国外甚至有高达 80.0% 的报道。中国医科大学还对 3 例经 ERCP 及手术证实先天性胆管扩张症伴 APBD 合并胆总管结石者于术中取石，样品以 X 线衍射图谱及红外线吸收光谱分析，发现 3 例结石成分基本一样，结晶程度极好，结晶物质的成分主要是柠檬酸钙、硬脂酸钙，结石既非胆固醇结石，亦非胆色素结石，属一种特殊型结石。关于 APBD 易合并胆道结石的机制尚不清，研究 APBD 发现，认为结石的形成可能是长期胰液胆道反流可刺激管壁，改变胆汁成分，胰液中胰脂肪酶被激活，胰脂肪酶可降解三酸甘油酯为甘油及硬脂酸，硬脂酸与钙结合成硬脂酸钙而形成结石；甘油进一步氧化成柠檬酸，柠檬酸与钙结合成柠檬酸钙，促进蛋白质栓、细胞碎屑、钙质、硬脂酸、柠檬酸、胆固醇或胆色素等物质形成、析出或沉积，从而形成不同类型的胆道结石。一旦结石形成，便可持续刺激胆道黏膜上皮导致慢性炎症、增生，进一步引起上皮化生、不典型增生甚至癌变。因此在小儿无诱因情况下发现胆道结石时，应想到胰胆管合流异常。

B4 胰胆管合流异常与胰腺疾病　不仅成人而且在小儿急性胰腺炎、慢性胰腺炎或胰腺结石等疾病伴胰胆管合流异常者已有较多报道。日本统计 987 例胰胆管合流异常患者中 28.6% 的小儿患者和 13.3% 的成人患者曾表现为急性胰腺炎，4.3% 的小儿患者和 0.3% 的成人患者表现为慢性胰腺炎。其原因可能为由于胰胆管合流异常的存在，共同通道过长；也可能有胆结石、胰结石或蛋白栓阻塞，或 Oddi 括约肌功能障碍等，使胆汁逆流进入胰管，胆汁与胰液混合激活了各种胰酶,破坏了胰管的保护屏障,诱发胰腺炎,患者表现为高胰淀粉酶血症。在临床遇到反复发作的急性胰腺炎患儿,皆应进一步检查有无胰胆管合流异常。但并非所有高胰淀粉酶血症的患者均为胰腺炎,而应结合 B 超、CT、MRI 等检查和临床表现综合判断。因有些学者研究发现,胰胆管合流异常患者常常发生胰液向胆管内的逆流,逆流入肝内毛细胆管的胰淀粉酶可经过肝静脉窦反流入血液循环中,如此导致的高胰淀粉酶血症即所谓的假性胰腺炎,此时胰腺并无真正的炎性病理变化。

最近在慢性钙化性胰腺炎患者的胰腺结石中发现一种新的蛋白(PSP),它是一种分子量约为 13,500 的磷酸糖蛋白。在正常胰腺中 PSP 是一个钙的弱螯合剂,它能通过结合封锁碳酸钙的活性部分抑制碳酸钙形成结晶和发生沉淀。APBD 的病理因素可造成胰腺炎,进而导致胰腺细胞内结构改变,影响 PSP 的产生;PSP 水平降低,使胰液中过饱和碳酸钙不再受到抑制而形成结晶,最终形成胰腺结石。

有关胰胆管合流异常与硬化性胆管炎、特发性胆道穿孔、胆道闭锁等疾病也有一定的关系,试图从影像学、胚胎学、酶学及组织病理学方面的研究已有报道。随着对 APBD 在胰胆系病变病因学中的作用及其发病机制的深入探讨,必将有利于这些疾病的诊断。

A5 治疗

胰胆管合流异常可以引起一系列较严重的病理改变,尤其是它与胆管扩张和胆道肿瘤有密切的关系,因此及时和正确的外科治疗非常重要。APBD 的外科手术治疗原则是纠正异常的胰胆管汇合部的胆流动力学紊乱,治疗和预防与之相关的胆道、胰腺疾病。

对合并胆管扩张症的 APBD 患者行扩张胆管肠管吻合术后癌变率很高,因此现已废弃单纯胆肠内引流术。现代外科强调完全切除扩张的胆管,关闭远侧胆管近合流部,进行胆胰管分流以及胆道重建。胆道重建主要术式有近侧正常肝管空肠 Roux-Y 吻合术、空肠间置肝管十二指肠吻合术,也有学者行空肠间置代胆道加矩形瓣术防止术后反流。

为了减少胆管扩张症根治切除术并发症的发生,应常规进行术中胆胰管造影,以便了解肝内外胆管、共同管及胰管的形态特征。ERCP 和 MRCP 虽可显示胆胰管全貌,但其价格昂贵,婴幼儿成功率较低,一般医院难以施行。河北医科大学第二医院自 1992 年开展术中胆胰管造影以来,解决了这一难题。造影方法的选择是根据病变情况决定的,如囊肿巨大,多使十二指肠、胰管及乳头移位,其胆管远端及胆胰管合流部与囊肿重叠显示不清时,可先将囊肿离断后钳闭囊肿的远、近端,分别向胆管的远、近端注入造影剂,并行前后位及左前斜位摄片,可取得良好显影效果,成功率较高。术中胆胰管造影具有图像清晰、简便易行、不需要昂贵设备且费用低廉的优点,对合理判断和设计肝门处吻合口及指导术中如何处理肝内胆管狭窄、胆管远端和避免损伤胆胰管连接部有重要参考价值。特别是在处理胆胰管合流部时,应根据术中胆胰管造影显像所示胆胰管连接部形态,既要全部切除扩张胆管,又要防止损伤共同管或胰管。当囊肿较大,胆管远端狭窄段过短且炎症粘连严重,剥离困难,有损伤胆胰管合流部的可能时,可参照 Lilly 的方法,在囊壁内层与纤维组织层间分离,类似剥离疝囊一样操作,创面渗血以热盐水纱布压迫止血或结合电刀电凝,留下纤维外层以防损伤后方的门静脉及胰腺组织;到达胆胰管连接部时经囊内插入探针以助定向,在胆管远端近胆胰管连接处离断结扎或缝扎。胆管扩张症常并有蛋白栓或结石形成,经胆管断端取出结石后要用生理盐水彻底冲洗干净;若是结石过大坚硬,可经胆胰管连接部切开共同管或主胰管取出结石,再将胆胰管连接部修复或与十二指肠吻合。

不合并胆管扩张症的 APBD 易发生胆道癌变,因此对这些患者可行单纯胆囊切除,或加行肝管空肠吻合术。Bheerappa 等主张对不合并胆管扩张症的 APBD 患者行预防性肝外胆道系统切除加肝管空肠吻合术,以预防胆道肿瘤的发生。但 Kobayash 等的研究显示,切除了肝外胆管合并胆总管扩张的 APBD 病例,尽管术后组患者的相对危险性经手术治疗稍有降低,但其胆管癌的发病率仍然极高,为其他人口的 125 倍。因此,对所有 APBD 患者,尤其是术后仍残留扩张胆管者应进行密切的长期随访。

A6 张氏防反流矩形瓣介绍

在胆肠吻合中防反流的问题一向受到外科医生的重视。在 Roux-Y 手术中,曾宪九将两升支并拢缝合,加强了防反流机制,但在小儿仍见自然再分开的病例。张金哲为了避免升支并拢再分开,采取了剥除胆道支相邻面的浆肌层的方法,意外发现吻合处形成单向活瓣的功能,经动物试验研究后,发明了矩形瓣手术(图 10-7-2)。此法除用于胆肠吻合外,又被同行广泛用于其他防反流手术,特介绍如下:

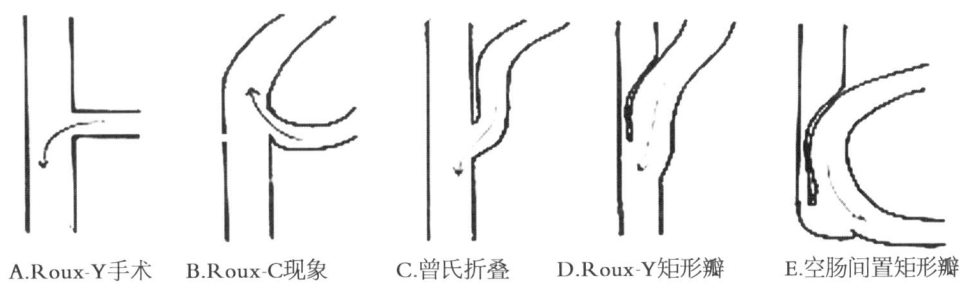

A.Roux-Y手术　B.Roux-C现象　C.曾氏折叠　D.Roux-Y矩形瓣　E.空肠间置矩形瓣

图 10-7-2　Roux-Y 手术发展史

B1 矩形瓣手术技术操作　在 Roux-Y 胆道支近吻合口处将肠管用食指与拇指捏紧,使肠系膜对缘凸出并有张力。在肠系膜对缘用刀轻轻划开浆膜层,从吻合口延伸 5cm 长,然后用刀柄钝性划开肌层,暴露浆膜。从黏膜下层的分界线向预备并拢的半面肠壁分离,从吻合口分离 5cm,使肠系膜对缘到肠系膜缘形成一个矩形游离浆肌层片,用剪刀剪除此片,使该部黏膜完全暴露,形成矩形创面。完善止血后与相邻的肠管并拢缝合(图 10-7-3)。

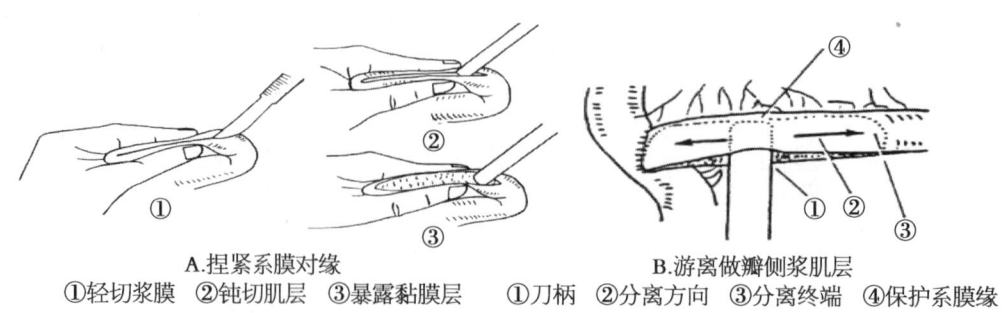

A.捏紧系膜对缘　　　　　　　　　　B.游离做瓣侧浆肌层
①轻切浆膜　②钝切肌层　③暴露黏膜层　　①刀柄　②分离方向　③分离终端　④保护系膜缘

图10-7-3　矩形瓣手术技术图解

B2 矩形瓣防反流机制　动物实验发现,胆肠反流有两种形式:平时肠蠕动可出现低压反流,正常胆道靠胆内压阻挡;肠梗阻时肠管膨胀出现高压反流,则需Oddi括约肌单向瓣阻挡。Roux-Y术式靠肠蠕动防反流,防高压反流则需较长的肠段,因此常有反流的食物残渣滞留,形成胆石的核心。其他任何单向瓣膜(肠套叠瓣、矩形瓣等)均需在高压的情况下才能起关闭作用。事实上肠梗阻的发生率很低,或者只是意外,而平时都是正常蠕动使食物残渣滞留导致结石形成。正常蠕动反流只能靠持续保持的胆内压来阻挡,而胆内压的形成依赖于胆道管径细小,能自然存留一定量的液体,而且保持2.45kPa(25cmH$_2$O)压力。胆肠吻合后代胆道的管径太大,很难维持胆内压,因而不能避免平时食物残渣的反流与滞留。为此,有人用阑尾代胆道,也有人将胆道升支剪成细管成形。实验证明,矩形瓣手术后胆道升支被压成扁片形狭小缝隙,同样能存留液体,保持一定的内压。实验证明,5cm长的缝隙能保持1.96kPa(20cmH$_2$O)压力,符合正常的防反流要求[肠蠕动压约为0.49kPa(5cmH$_2$O)]。因此矩形瓣有双重防反流功能(图10-7-4)。

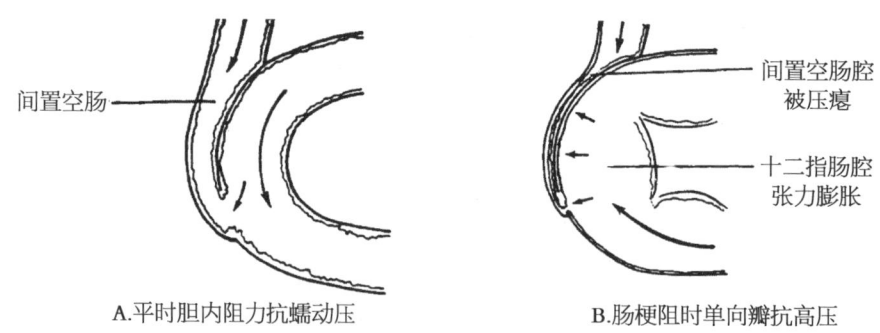

A.平时胆内阻力抗蠕动压　　　　B.肠梗阻时单向瓣抗高压

图10-7-4　矩形瓣防反流作用图解

动物实验中,矩形瓣与常用的肠套叠瓣作了各种压力的比较试验,前者显然有其优越性(图10-7-5)。

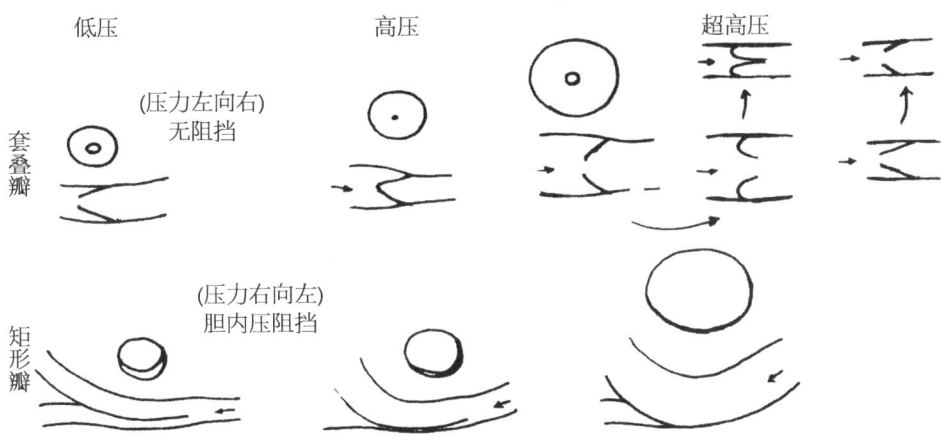

图 10-7-5 矩形瓣与肠套叠瓣对各种压力的承受能力

B3 矩形瓣的其他应用

C1 Kasai 将此瓣用于 Thal 胃食管防反流手术(图 10-7-6)。

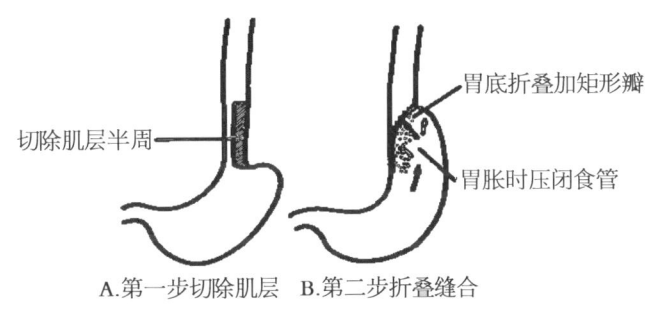

图 10-7-6 胃食管防反流手术加矩形瓣

C2 大井将此瓣与肠套叠瓣做胆道闭锁双重防反流,在他发表的文献中称此瓣为矩形瓣(spur valve)。

C3 Bronsther 将此瓣用于 Kock 囊式回肠造瘘(图 10-7-7),并称此瓣为 Zhang's valve(张氏瓣)。

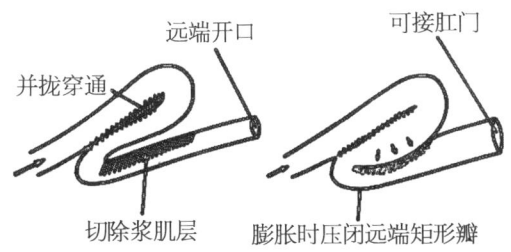

图 10-7-7 Kock 囊式回肠造瘘加矩形瓣

C4 王义研究了严重粘连性肠梗阻,将此瓣用于侧侧短路肠吻合,以避免盲囊综合征(图10-7-8)。

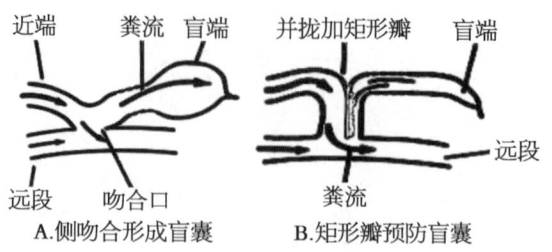

图 10-7-8　侧侧短路肠吻合加矩形瓣

C5 有人将 Bronsther 的 Kock 囊用于代膀胱,引流管口置于脐环,定时清洁导尿(图10-7-9)。

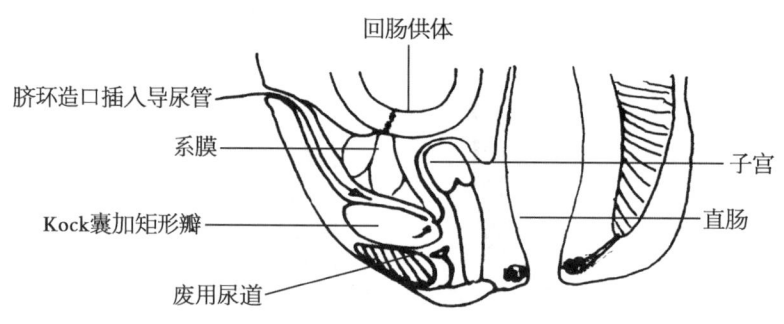

图 10-7-9　可控性回肠代膀胱

B4 北京儿童医院20世纪80年代以前开始施行 Roux-Y 加矩形瓣手术,1982年以后引进 Raffensperger 的短段空肠间置加矩形瓣,文献中称"芝加哥北京手术"(图10-7-10)。

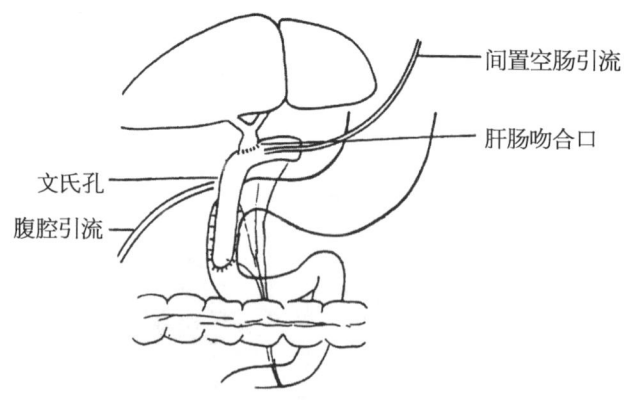

图 10-7-10　芝加哥北京手术

90年代末经过几次大量随访总结,认为胆肠吻合术后并发症主要是吻合口狭窄,只有极少数合并粘连性肠梗阻时反流才有危险。21世纪改进了吻合方法,废除了十二指肠间的短段空肠间置,而用显微技术在黏膜下对齐细缝,保证愈合无瘢痕,因此成为基本技术。同时,改Roux-Y的直口吻合为楔形口吻合,使胃肠支吻合口扩大通畅,削弱了胆道支的直通地位(图10-7-11),节省了一个吻合,至今尚未见明显并发症发生。

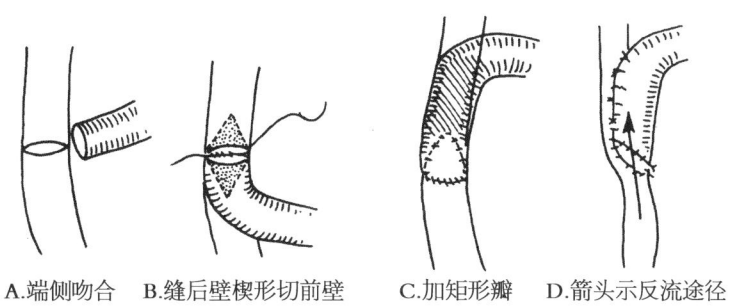

A.端侧吻合　B.缝后壁楔形切前壁　C.加矩形瓣　D.箭头示反流途径

图 10-7-11　楔形吻合加矩形瓣

(张金哲)

10.8 Caroli 病

Caroli病是一种少见的先天性肝内胆管囊状扩张性疾病,最早是由Vachell、Stevens及Mc Whorter分别于1906年和1939年报道了肝内胆管囊状扩张的病例,然而其特征性表现是由Caroli于1958年加以详细描述,因此命名为Caroli病。病变的范围可以是一段、一个局部或双侧的肝内胆管囊性扩张。早年Caroli所报告此病的特点包括:①肝内胆管的节段性囊状扩张。②胆管结石、胆管炎及肝脓肿的发病率增高。③无肝硬化和门静脉高压症的表现。④伴发肾小管扩张或肾囊性疾病。1973年Caroli又发现该病常伴有汇管区周围纤维化,在12例中有8例伴有先天性肝纤维化,故此类患者以脾大、门静脉高压症、上消化道出血为临床特点。

关于Caroli病的概念、分类与归属争论颇多,定义较为混乱。20世纪70年代Klotz、斋藤、户谷等将Caroli病归属于先天性胆管扩张症。金百祥、土田认为将先天性胆管扩张症合并肝内胆管扩张包括在Caroli病内是不合适的。中国医科大学从病因学上对是否合并胰胆管合流异常进行分析。通过ERCP对单纯肝内胆管扩张者和先天性胆管扩张症患者的对比观察发现,单纯肝内胆管扩张者肝内胆管呈多发囊状扩张,其扩张部位多在远离左右肝管的末梢肝内胆管,囊泡多不连续,肝外胆管均不扩张;造影时胆管胰管多分别显影,胆管胰管间汇合部未见任何形式的胰胆管合流异常形态,即否定有胰胆管合流异常存在。先天性胆管扩张症为先天性胆管疾患,表现为肝外胆管囊状、梭状、柱状扩张有些合并有肝内胆管扩张,呈梭形,且多为扩张的肝外胆管的延续,部位多在左右肝管的近端;造影时胆管胰管多同时显影,且合并胰胆管合流异常。说明单纯性肝内胆管扩张与先天性胆管扩张症合并肝内胆管扩张可能为不同病因所致。Caroli 病应为单纯性肝内胆管扩张症,它可能是一种孤立的胆道疾患,不应将其归为先天性胆管扩张症的一种类型。因此认为将单纯肝内胆管扩张症定义为 Caroli 病较为合理。

A1 病因与病理

先天性肝内胆管扩张症系常染色体隐性遗传病,其病因尚不清楚,可能与原发胆管壁薄弱、胚胎期胆管形成阶段上皮细胞过度增殖有关,梗阻后易造成胆管囊性扩张。

1977 年 Todani 将本病归属于先天性胆管囊肿的第 V 型,经过 20 多年的争论后,现基本上统一分为两型,即单纯型和门静脉周围纤维化型。

B1 单纯型 又称为 I 型。肝内胆管呈多发串珠样囊状扩张,肝外胆管管径正常。与肝硬化、肝纤维化、门静脉高压症无关,但与复发性胆管炎、肝脓肿有关。常导致败血症。合并有肾囊性病变。典型的病理组织学特点为:①肝的汇管区有较多的小胆管增生,胆管腔常扩张,伴有纤维组织增生。②汇管区的门静脉小分支明显可见,汇管区之间常有纤维条索相连。③肝小叶结构完整或基本保存.有时可见部分界板破坏,边缘不清楚。④如伴有肾囊性变,可见肾小管呈囊性扩张。

B2 汇管区纤维化型 又称为 II 型。除肝内胆管节段性扩张外,常伴有先天性肝纤维化,以肝脾大、门静脉高压和上消化道出血为临床特点。其病理组织学特点是:①汇管区小胆管囊状扩张,管壁及周围纤维组织增生,并向肝小叶周围伸展,门静脉小支发育不良,数量减少。②肝小叶结构无明显改变,不见肝细胞坏死或再生结节。

近期研究发现单纯型也通常伴有先天性肝纤维化,包括胆总管囊肿和肾囊肿。有些学者认为 Caroli 病 II 型与先天性肝纤维化是一种疾病的不同成分或不同过程。

A2 临床表现

本病可见于任何年龄和性别,男多于女,男女之比为 2:1。大多数在小儿期出现症状,10 岁以下儿童占全部病例的 60%。Caroli 病易并发多种疾病,包括细菌性胆管炎、胆汁淤积、结石、胆管癌等,为其病理和临床特点。

一般以复发性胆管炎为临床表现,反复发作右上腹痛、发热和黄疸。患者最初有右上腹阵发性绞痛、发热、黄疸等胆结石、胆道感染症状,起初常被诊断为胆囊炎或肝脓肿。有些患者因肝内结石和反复胆道感染,多次手术治疗后才确认本病,故对反复胆道感染、胆道结石的患者应警惕此病。儿童发病时多表现为间歇性腹痛、发热而不出现黄疸,无典型的胆石症、胆道感染三联征,容易漏诊。Mercadier 指出,儿童表现有难以解释的发热和假性疟疾热就要注意到 Caroli 病。在急性胆道感染期间,患者可有肝大、肝功能异常、血白细胞升高等表现;待感染控制后,随着症状的好转肝脏常会较快地缩小;间歇期可以完全无症状,肝功能正常。而一些不典型的患者始终无上述表现。若合并有先天性肝纤维化、肝外胆管扩张或其他纤维囊性病变时，则表现更为复杂，可出现肝硬化症状、肝外胆道梗阻症状以及泌尿系统感染症状等。

A3 诊断

由于 Caroli 病临床症状常不典型，因而诊断较为困难，时常不能作出诊断。以往要等待外科处理时才能确诊，近年由于超声显像、CT、MRCP、胆道造影等诊断方法的应用，可获得肝内病变的正确诊断。其特征是肝表面下肝内末梢胆管无数的小囊扩张和囊内伴有结石。

B1 B 超检查 具有简便、无损伤、无痛苦等特点，应常规运用。作为首选的检查方法，它可显示肝内胆管扩张的部位及大小，以及肝内胆管呈串珠状扩张。串珠状改变是 Caroli 病的典型病理改变显像。B 超亦可同时显示是否伴有胆管结石。彩色多普勒超声可显示血管向肝脏边缘的扩张，胆管的单向流动对 Caroli 病的诊断也有一定帮助。癌变表现为囊壁处或向囊腔内突出的实质光团，其后方无声影，可见彩色血流，并测及动脉频谱。

B2 CT 可证实有无扩张的肝内胆管，并确定胆管扩张的部位、大小、形态和范围，以及有无合并结石。常表现为多个圆形水样密度的囊状病变，彼此间或其边缘上可见轻度扩张的细小胆管与囊状影相通。这种不成比例的扩张并与正常胆管相间的特点是鉴别胆管囊肿与阻塞性胆管扩张的关键，后者表现为从中央到周围逐渐变细的成比例的扩张。中心点征是在囊状阴影内的小点状软组织影，平扫密度低于或等于肝实质，增强后密度高于肝实质。其病理基础是门静脉分支被扩张胆管的囊壁包绕，并在切面上呈轴位投影。

B3 MRCP 实质性器官为低信号，流动的血液因为流空效应而无信号，因而 MRCP 不需要造影剂就能获得良好的对比。可显示肝内胆管扩张的部位、大小以及有无结石存在，且有三维结构形态。目前认为 MRCP 这种非损伤性胆管造影也许会成为诊断 Caroli 病的首选方法。

B4 其他 术中胆道造影可对胆管扩张的情况作出准确判断，对于合并肝内胆管狭窄、结石时，术中胆道造影仍是不可缺少的重要环节。PTC 和 ERCP 虽能清晰显示肝内胆管扩张部位及大小、数目，但该种检查系侵袭性检查，且需要一定的技术，目前有被 MRCP 取代的倾向。

A4 鉴别诊断

B1 多囊肝 多囊肝也是肝脏内存在多发性囊肿，但囊肿不与胆管相通，囊液也不含有胆汁，不并发肝硬化。与先天性肝内胆管扩张症不同的是本症多无肝脏及胆管的临床症状，一般不会发生胆管的炎症。多囊肝常伴有多囊肾，可因肾功能不良而出现症状。先天性肝内胆管扩张症者常反复发作胆管炎，可伴有肝纤维化、门静脉高压症。虽可并发髓质海绵肾，但肾功能不良较少见。

B2 继发性肝内胆管扩张症 继发性肝内胆管扩张症多有远端胆道狭窄或梗阻的病史，因胆管内压力长期增高，使胆管被动性、继发性扩张。多累及一、二级胆管，呈树枝状，扩张的口径逐渐递减。当原发性的狭窄或梗阻因素解除后，扩张的肝内胆管可逐渐恢复正常。先天性肝内胆管扩张症多无明显的肝外胆管的狭窄和梗阻原因，肝内胆管的扩张多为囊性，囊内壁胆管黏膜较少,囊壁较薄,多并有先天性肝纤维化。而后天性、继发性肝内胆管扩张则无此种情况。

A5 治疗

目前,对 Caroli 病的最佳治疗方案仍有争论。对无胆道梗阻或胆管炎症状的患者可暂不作治疗,观察随访。对有症状者其治疗原则是尽可能切除扩张的胆管,解除胆道梗阻,并建立通畅的胆道引流。又因 Caroli 病的最大危险是恶变,是一种癌前期病变。因此,手术切除既切除了病灶,又可避免以后恶变。但外科处理应予个体化。

B1 扩张胆管的肝叶切除 单纯左侧肝内胆管扩张可以行左侧肝叶(左半肝或左外叶)切除术,因彻底切除了肝内病灶和发生癌变的病理基础,效果优良。肝外胆管扩张病变应同时切除,远侧胆管封闭,近侧肝总管与空肠吻合以重建胆道引流。右侧肝内胆管扩张治疗比左侧困难,可施行右肝叶或右半肝切除术。右侧肝管近肝门区的中央型肝胆管扩张,肝总管及右肝管无狭窄者,可施行肝总管胆总管空肠吻合术,肝内扩张胆管可获充分引流,扩张胆管可明显缩小。如右肝管扩张,右肝管开口狭窄且左肝实质无明显损害,可施行右半肝切除术,以彻底去除肝内病灶,术后效果良好。如为有后叶胆管或右前叶胆管扩张,常合并该叶胆管开口狭窄及肝胆管结石,可施行右后叶或右前叶肝叶切除术。若为周边胆管末梢扩张,亦可行楔形切除。

双侧肝内胆管扩张大多伴有肝外胆管扩张。对于无肝门胆管狭窄的中央型双侧肝胆管扩张,切除肝外扩张胆管后行肝管空肠吻合术。肝内扩张胆管可充分引流,未能切除病变者需定期随访观察有无癌变。双侧肝胆管扩张合并肝总管或左右肝管开口狭窄者,需充分切开肝门区狭窄胆管后再行肝门胆管空肠吻合。一侧肝管开口明显狭窄,结石及肝实质损害较重者,可施行该侧肝叶切除术。

B2 过渡性措施 如有梗阻、感染和全身情况差者可临时采取过渡措施。经皮肝穿刺胆道外引流术(PCTD)适用于全身情况差者,以控制肝内胆管炎症,但易引起胆汁丢失,易致水、电解质平衡紊乱,营养不良。经皮肝穿刺胆道内引流术(PTICD)是植入永久性导管的胆道内引流方法,目前仅在成人中应用,尚未用于儿童患者。囊肿外引流术、囊肿造口术仅用于急危重症已不能耐受其他形式手术的患者。其他尚有胆总管切开取石,解除胆道梗阻及 T 管引流术。

B3 肝移植 多数 Caroli 病经胆管切除后长时间不需再手术。但如伴发反复的胆管炎、严重的肝硬化、广泛胆管扩张致肝纤维化终末期、胆管癌变病灶不易切除者,可考虑行肝移植术。Waechter 等报道 2 例 Caroli 病伴发反复发作难以控制的胆管炎、严重的肝硬化、广泛胆管扩张致肝衰竭行肝移植术后情况良好。

B4 合并症的处理 如并发门静脉高压、脾大、食管静脉曲张出血等只能对症处理,必要时可行脾切除＋脾肾分流或断流术。并发肝脓肿可切开引流或行包括脓肿在内的肝叶切除术。并发胆汁性肝硬化目前尚无有效方法,预后亦不良。

10.9 硬化性胆管炎

硬化性胆管炎(sclerosing cholangitis)又名纤维性胆管炎,是一种弥漫性的、肝内外胆管有进行性纤维样变性的非特异性炎症,可导致肝内外胆管不同程度、不同部位的管腔局限性扩张、狭窄或闭塞。本病多发展成胆汁性肝硬化和门静脉高压症少数病例病变可累及胆囊和胰管,可伴有慢性溃疡性结肠炎或腹膜后纤维化。临床表现可为单纯肝外型、肝内型或肝内外混合型硬化性胆管炎。原因不明者称原发性硬化性胆管炎(PSC);凡有明确诱因者称继发性硬化性胆管炎,可继发于手术后、胆系结石或腐蚀性化学药物损伤等。各年龄组小儿均可发病,较成人发病率低,但小儿PSC比较多见。

A1 病因

原发性硬化性胆管炎的病因尚未完全明确,可能是多因素的,不同的致病原因可导致相同的病理结果。根据目前的研究,认为可能与下列因素有关:

B1 遗传因素 PSC患儿经常出现组织相容抗原HLA-B8(特异性人体白细胞抗原),较对照组明显升高,因此认为该病与遗传有关。近亲结婚父母的子女发生PSC的机遇较非近亲者高,故部分学者认为是一种常染色体隐性遗传病。

B2 免疫功能调节紊乱 PSC有时伴有溃疡性结肠炎或Crohn病,故被认为是一种免疫缺陷病。患PSC时,循环血内免疫复合物水平较高,并有器官特异抗原和非器官特异抗原的自身抗体,细胞免疫及补体代谢失调。与一些自身免疫缺陷病一样,其组织相容抗原(HLA-B8、HLA-DR3和HLA-DR2)发生异常。PSC患者约有1/3合并溃疡性结肠炎,而溃疡性结肠炎是一种自身免疫缺陷病,故考虑PSC患者存在自身免疫功能异常。

B3 细菌或病毒感染 特别是与ECHO病毒、乙肝病毒、巨细胞病毒和隐性芽孢菌的感染有密切关系。慢性胆道炎症引起胆管上皮细胞炎症、纤维化,胆管上皮增殖,使胆管腔狭窄或闭塞。

继发性硬化性胆管炎可找到直接或间接的致病因素,如胆道慢性感染、结石、手术及创伤后囊性纤维变,朗格汉斯细胞性组织细胞增生病等。近年来,随着对胰胆管合流异常研究的不断深入,发现一部分不伴胆管扩张的胰胆管合流异常患者表现为硬化性胆管炎。河北医科大学第二医院报告6例不伴胆管扩张的胰胆管合流异常患儿,术中发现4例胆管壁炎性增厚、纤维化,呈硬化性胆管炎表现。可能由于存在胰胆管合流异常但无明显Oddi括约肌狭窄,胰液反流入胆管,胰酶被激活损伤胆管引起炎症,反复发作使胆管壁炎性增厚。

A2 病理

肝内外胆管均可累及,但硬化常累及左右肝管汇合部、肝总管、胆总管以及肝内胆管等,硬化范围可以呈弥漫型、局限型或节段型。组织学检查可见门静脉及汇管区炎症反应,结缔组织增生,淋巴细胞及浆细胞浸润。胆管有慢性炎性纤维化改变,小叶间胆管增生;胆管壁纤维变性被纤维结缔组织所代替,形成洋葱皮样改变;汇管区与肝动脉伴行的胆管消失,管壁增厚变硬,管腔狭窄甚至闭塞。

Ludwig 等根据病理变化将其分为 4 个阶段:①门管阶段:纤维性梗阻性胆管炎,胆管淋巴浸润,胆道逐渐增生、狭窄。门静脉系水肿,结缔组织增生变宽。②炎症向肝实质扩展阶段:胆管分段、碎片状坏死。③纤维分隔阶段:门管系统纤维分隔,索条呈桥样,由于梗阻的胆管增加,胆管数目减少,在门管区胆管可完全消失。④胆汁性肝硬化阶段:与原发性肝硬化的病理改变不能区分。

硬化性胆管炎可分为原发性硬化性胆管炎、继发性性硬化性胆管炎和特发性婴儿胆管病3 种类型。各种类型所包含的范畴如下:

B1 原发性硬化性胆管炎(PSC)

  C1 原发性硬化性胆管炎伴溃疡性结肠炎

  C2 原发性硬化性胆管炎伴其他炎性疾病　伴有:①炎性假性肿瘤或后腹膜炎。②血管免疫母细胞性淋巴腺病。③淋巴浆细胞性硬化性胰腺炎。

  C3 免疫缺陷患者的原发性硬化性胆管炎

    D1 艾滋病伴有的胆管病　包括:①巨细胞病毒性。②隐孢子虫性。③自发性。

    D2 家族性免疫缺陷病。

    D3 难确定的免疫缺陷。

  C4 特发性硬化性胆管炎(不伴溃疡性结肠炎)　包括:①新生儿硬化性胆管炎。②非新生儿硬化性胆管炎。

B2 继发性硬化性胆管炎　由淤积或梗阻引起,伴或不伴有细菌感染。其原发病为:

  C1 胆总管结石症　其原因为:①镰状细胞贫血。②肠道外营养。

  C2 囊性纤维变。

  C3 郎格汉斯细胞性组织细胞增生病。

  C4 异常胆管或多囊病。

  C5 胆管癌。

  C6 胆道外科或胆道癌术后。

B3 特发性婴儿胆管病

  C1 肝内和(或)肝外胆道闭锁。

  C2 肝门-空肠吻合术后。

  C3 新生儿肝炎(肝内胆管)。

  C4 Alagille 综合征(症状性胆管数目减少综合征)。

  C5 无症状性胆管数目减少综合征。

A3 临床表现

硬化性胆管炎是一种慢性进行性疾病，初期症状轻微，以后逐渐加重。在各年龄组均可发病，但最常见于青壮年。儿童硬化性胆管炎最常见的症状是右上腹痛或不适、梗阻性黄疸、慢性腹泻、长期发热、食欲减退、体重减轻等。黄疸可由间歇性转为持续性、进行性并伴明显瘙痒。肝大和脾大在小儿时期是最常见的体征，晚期可发展为胆汁性肝硬化和门静脉高压症，出现消化道出血、腹水及凝血功能障碍。54%～72%的患儿伴有其他疾病，如慢性溃疡性结肠炎、Crohn病、腹膜后纤维化等。虽然临床表现大部分与成人相似，然而儿童仍有一些特殊表现，包括生长迟缓和青春期延迟等。

A4 诊断

原发性硬化性胆管炎可按照 Myers 等 1970 年提出的标准进行诊断：①进行性梗阻性黄疸。②无胆道结石。③无胆道手术史。④胆管壁增厚，管腔狭窄。⑤经长时间观察可排除胆道恶性病变。⑥肝活检确定无原发性胆汁性肝硬化。⑦无溃疡性结肠炎或 Crohn 病等并发症。

继发性硬化性胆管炎多有直接或间接的致病原因，诊断多无困难。

诊断本病除依据临床表现外，主要依靠血生化、肝脏组织学及胆管造影综合评估。为明确病变部位、范围以及未受侵犯胆道的外形，可进行 B 超、经皮经肝穿刺造影（PTC）、十二指肠纤维内镜造影（ERCP）或磁共振胆胰管显像（MRCP）等检查，发现典型改变最具诊断意义。

B1 实验室检查

C1 肝功能检查 肝功能不同程度受损，胆汁淤积时血清总胆红素明显升高，且以结合胆红素升高更为显著。碱性磷酸酶、胆固醇、γ-谷氨酰转肽酶和丙氨酸氨基转移酶升高。

C2 其他化验 血清 IgM、IgA、IgG 升高。外周血白细胞总数增多。肝脏和血清铜升高（90%），尿铜增加。血清铜蓝蛋白增加。

B2 影像学检查

C1 直接胆道造影 经 PTC、ERCP 或术中胆道造影检查能显示肝内外胆管不同程度的狭窄或扩张，如串珠样或枯树枝样，可侵犯全部或局部胆管。对诊断很有价值。

Chen 按原发性硬化性胆管炎的肝内外胆道显影情况分成下列 4 型：

D1 肝内型 又分：①Ⅰ型：胆管轮廓轻度不规则，局部管腔狭窄，末梢胆管无明显梗阻。②Ⅱ型：管腔呈线性狭窄，狭窄部远端胆管轻度扩张，末梢胆管分叉稀少，呈枯树枝状。③Ⅲ型：末梢胆管完全闭塞，中央胆管局部呈梭形、囊状或袋状扩张，扩张段之间狭窄呈串珠状。④Ⅳ型：末梢胆管不规则、狭窄或闭塞，仅中央胆管充盈，大片外周肝内不见胆管。

D2 肝外型 又分：①Ⅰ型：肝外胆道呈普遍或节段性不规则改变，无明显狭窄。②Ⅱ型：胆管呈节段性狭窄，管腔光滑或不规则。③Ⅲ型：胆管不规则狭窄，全部肝外胆管呈串珠样改变。④Ⅳ型：管腔极不规则，扩张与狭窄相间，病变严重，呈憩室样。

C2 肝胆 MRI 检查 能发现肝内胆管增粗，病变处异常，并能除外其他疾病如转移性肝癌、胰腺癌等胆管梗阻性疾病。MRCP 还能同时显示肝内外胆管狭窄、扩张或闭塞情况,且无创伤,诊断价值与 ERCP 相同。

C3 B 型超声检查　可反复进行,无损伤。可准确地显示肝内外胆管狭窄的程度和部位,表现为肝外胆管狭细增厚,管壁回声强伴肝内胆管扩张。同时还可观察肝脏实质本身病变的程度。

B3 肝脏穿刺活检　组织结构为非特异性改变,早期表现肝细胞淤胆肿胀,胆管周围纤维组织增生,胆管系统周围炎症;晚期表现胆管狭窄。手术时触及胆管壁肥厚、坚硬呈索条状,管腔狭窄或闭锁。

A5　治疗

继发性硬化性胆管炎去除病因可使病情缓解好转。原发性硬化性胆管炎目前尚无理想的治疗方法,可因多次胆管炎、胆管狭窄引起胆汁淤积性肝硬化、门静脉高压症、上消化道出血甚至肝衰竭而死亡。主要是对症治疗,如消炎、利胆及免疫抑制剂的应用等,可暂时缓解症状。

B1 内科治疗

C1 肾上腺皮质激素　有抗炎、利胆作用,能减轻黄疸,使病变胆管管径增宽。长期应用疗效较为显著,但应注意其副作用发生。

C2 消炎、利胆　广谱抗生素能控制急性胆管炎的发作,临床上可与激素联合应用,希望能减轻炎症和控制胆管纤维化的进程。亦可以采用中药消炎利胆治疗。

C3 营养支持　给予高蛋白、低脂肪饮食,补充脂溶性维生素(维生素 A、D、E、K 等)。

C4 熊去氧胆酸　能改善临床症状和血生化指标,并使胆管病变减轻,预防和治疗胆汁淤积所引致的并发症。能减轻皮肤瘙痒,促进脂溶性维生素的吸收。

B2 非手术治疗

C1 气囊扩张及注药法　适用于肝外胆管局部狭窄者。经内镜或 PTC 置带气囊管入胆管,进行胆管狭窄处的扩张或直接注入激素;亦可行局部胆管的成形。扩张或注药后第二天将导管拔掉多无危险,但狭窄的复发率高。

C2 胆管气囊扩张加放支架　只用气囊扩张,狭窄很快复发。在扩张后放入支架持续扩张半年或更长时间,再将支架取出,可再行扩张和支撑。此法常因支架异物刺激作用引起胆管炎及异物反应,支架取出后狭窄仍可复发。此法多用于成人,小儿因胆管细成功率较低。

B3 手术治疗　可根据 PSC 病变的不同阶段和类型进行外科治疗,采用不同的术式。

C1 胆肠内引流术　胆总管部分闭锁、狭窄,近端胆管或肝内胆管扩张,可行胆管与空肠内引流术。

C2 胆道重建术　对胆总管完全狭窄甚至闭塞的患儿可行胆总管切除、肝门肠吻合术。

C3 肝移植术　对肝内外弥漫性晚期硬化性胆管炎,如门静脉高压合并难以控制的出血、顽固性胆管炎、肝硬化和进行性加重的肝衰竭可行原位肝移植术,存活机会与其他疾病肝移植术后相同。

10.10 急性胆道感染

依据传统的概念,认为胆道感染发生在小儿是比较少见的,因而在腹痛的鉴别诊断时常被忽略,术前正确诊断率也较低。近年来由于诊断技术的不断改进,临床诊断病例逐渐增多。胆道包括胆囊和胆管两个部分,因各种病因引起上述部位的炎症,并出现临床症状时称胆道感染。根据感染部位的不同,临床上又分为胆囊炎和胆管炎两类。

10.10.1 急性胆囊炎

在青春期前发生胆囊急性炎症性疾病较少见,常不伴有结石。世界各国报道发病率差别很大。国内报道较少,发病多在8～12岁。

A1 病因

小儿急性胆囊炎(acute cholecystitis)的发病有以下几个因素:

B1 感染 急性胆囊炎大多由细菌感染引起,致病菌70%为大肠杆菌,其次为葡萄球菌、伤寒杆菌、链球菌和产气杆菌等。其感染途径可有:①当菌血症时细菌可通过血流进入胆囊。②肠腔内细菌逆行或经寄生虫携带进入胆囊。③胆囊邻近组织器官炎症蔓延至胆囊。④肝内细菌经淋巴管道或随胆汁排出而进入胆囊。寄生虫感染亦是常见的病因之一,如华支睾吸虫、蓝氏贾第鞭毛虫、蛔虫等与胆道感染密切相关。小儿急性胆囊炎易蔓延到整个胆道,继发化脓性胆管炎。

B2 胆囊管梗阻 胆囊管先天性过长、扭曲、盘绕、狭窄以及结石和寄生虫等,均可致胆囊管受阻,胆汁淤积,引起急性胆囊炎。其发生机制一般认为可能与下列因素有关:①由于胆囊管发育畸形梗阻,胆汁不能排出造成急性胆囊积液,部分水分被囊壁吸收,致使胆汁浓缩,胆盐浓度相对增加,刺激胆囊黏膜,引起胆囊的化学性炎症。②胆囊管周围组织炎症使胆囊管粘连狭窄,胆汁淤积,胆囊内压力增高,致使囊壁血管、淋巴管受压,造成囊壁缺血,引起坏死、坏疽,甚至穿孔。③由于胆囊供血不良,抵抗力下降,从而容易引起继发感染。④胆结石、蛔虫阻塞胆囊颈部或胆囊管,胆汁淤积,继发化脓性感染。综上所述,胆囊管梗阻在急性胆囊炎的发病中起着重要的作用。

B3 胰胆管合流异常 正常情况下,胰腺管内压力高于胆管内压力,而当胰胆管合流异常时,则胰液反流到胆囊内,在胆囊内的胰酶被激活,可引起胆囊黏膜的炎性反应,继发细菌性胆囊炎。

B4 其他 某些激素(如胆囊收缩素)能使胆汁分泌增加,胆囊收缩,胆总管括约肌松弛,以保持胆汁的正常分泌和排出。但此作用受肠腔内胆盐浓度和消化产物的影响,当肠腔内胆盐浓度升高和氨基酸、脂肪增多,胆囊收缩素的分泌受到抑制,胆囊就停止收缩而处于扩张状态,致使胆汁淤积而引起炎症。另外,在某些疾病引起严重脱水时,胆汁黏稠度增加,也可诱发此病。

A2 病理

胆囊为一盲袋,在胆囊管梗阻后,胆囊黏膜的分泌增加,吸收功能降低,胆囊内压逐渐增高,可影响胆囊壁的血液及淋巴循环,致使胆囊黏膜屏障及抵抗力降低,易并发细菌感染,进而引起局灶性病变,胆囊黏膜有糜烂及溃疡形成,重者可致胆囊壁大片坏死。根据病理改变的程度,可分为以下几种类型:①单纯性胆囊炎:多见于炎症的早期,胆囊肿胀、充血及水肿,囊壁可有不同程度的中性粒细胞浸润。小儿胆囊积水即属此型。②化脓性胆囊炎:并发细菌感染时,胆囊内充满脓性胆汁,胆囊增大。浆膜可被脓性渗出物覆盖,呈明显的急性炎症改变,部分黏膜坏死、溃疡。显微镜下可见广泛的淤血及中性多核白细胞浸润。③坏疽性胆囊炎:在急性感染的基础上,因痉挛、水肿、梗阻、淤胆等引起胆囊壁的血液循环障碍,发生出血和组织坏死,特别在胆囊的肝面区和胆囊颈部易引起坏死甚至穿孔。细菌可通过坏死穿孔部位蔓延到周围组织,或进入血液循环,引起胆囊周围组织包裹性脓肿或肝脓肿、继发性腹膜炎等。

A3 临床表现

B1 症状 主要症状为右上腹疼痛、恶心、呕吐,常伴发热和黄疸。腹痛开始于上腹部,逐渐局限于右上腹部。如伴有寄生虫或胆石嵌顿梗阻于胆囊管或胆囊颈部,则疼痛呈绞痛样,间歇性加剧,并向右肩和背部放射,这是因胆囊炎症刺激右膈神经末梢和腹壁周围神经所致。如胆囊管无梗阻,则疼痛为持续性胀痛。腹痛同时常伴恶心、呕吐,重者可致脱水、电解质紊乱。在急性化脓性、坏疽性胆囊炎时,则可有寒战,高热达39℃以上。约1/3患者可出现黄疸,合并肝内胆管炎者,可出现肝细胞性黄疸。如并发败血症、肝脓肿、化脓性腹膜炎时,则全身感染中毒症状严重,甚至出现感染性休克。

B2 体征 查体时,患者呈急性病容,常屈曲体位,腹式呼吸减弱,右上腹胆囊区饱满,有腹肌紧张、压痛及反跳痛,Murphy征阳性。有时可触及增大的胆囊或包块,随呼吸上下移动。部分患儿有右季肋区叩击痛,有时触及肝脏边缘。

A4 诊断与鉴别诊断

B1 诊断

C1 临床症状与体征 小儿有右上腹部持续性痛、压痛、肌紧张,能触及肿大的胆囊底,或伴有高热、黄疸时,诊断多无困难。但小儿胆囊炎常缺少典型的临床表现,且发病率低,婴幼儿不能确切表达自觉症状,常可影响及时确诊。

C2 血常规 急性期末梢血白细胞计数增至12×10^9/L以上,中性粒细胞增高并出现核左移。当炎症严重或出现腹膜炎时,白细胞可高达20×10^9/L以上,甚至出现中毒性颗粒。炎症急剧、病情恶化而白细胞计数不增高,提示机体反应能力低下。

C3 肝功能检查 多数肝功能属正常,临床出现黄疸时则血清结合胆红素增高。部分患儿血清碱性磷酸酶、血清转氨酶升高,但随炎症的控制而恢复正常。

C4 辅助检查 B超可显示胆囊大小、位置及胆囊壁变化。如胆囊积脓时,则囊腔下半部有细小的超声光点,有胆囊结石时,则阳性率更高。因此,B超应列为首选的检查法。^{99m}Tc-IDA 检查迅速、安全、可靠,准确率达92%。对原因不明反复发作的胆绞痛应考虑有无胰胆管合流异常,可作 ERCP。急性胆囊炎时,如无胆囊壁的增厚或钙化则在 CT 上无特殊所见,所以一般不作CT检查。

B2 鉴别诊断 应与常见的急腹症,如急性阑尾炎、胆道蛔虫症、急性胰腺炎、肝脓肿及急性传染性肝炎加以鉴别。

C1 急性阑尾炎 小儿的盲肠位置相对较高,部分阑尾伸向右上腹部。高位阑尾炎时可表现右上腹压痛、肌紧张,易与急性胆囊炎相混淆。除临床表现外,超声检查有助于鉴别。

C2 胆道蛔虫症 常有吐虫或便虫史,表现为阵发性右上腹剧痛,腹部体征轻微,且在疼痛缓解期患儿无任何不适感。胆囊炎表现为持续性腹痛,并有高热、黄疸等表现。

C3 急性胰腺炎 小儿急性胰腺炎少见,部分患儿有外伤或肠蛔虫症史。临床表现上腹或上腹部偏左持续性疼痛,亦有高热、恶心、呕吐,胰腺区域有明显压痛。白细胞可高达20×10^9/L 以上。血、尿淀粉酶含量增高为鉴别诊断的重要依据。

C4 肝脓肿 有高热、肝区疼痛、右上腹痛性包块、肝大及明显触痛等征象。超声波可探及肝内液平段。X线检查示膈肌升高和活动受限,部分病例可出现右肺或右侧胸膜炎。

C5 急性传染性肝炎 有肝炎接触史。患儿有腹部闷胀、食欲缺乏、乏力、低热、巩膜黄染。右季肋下可触及肿大的肝脏,并有轻度触痛。肝功能异常。腹部平坦柔软,无反跳痛。

A5 治疗

B1 保守治疗 小儿急性胆囊炎如能早期诊断多数可经保守治疗而治愈。保守治疗的措施包括卧床休息,进流食或半流食。消化道症状较重或伴有右上腹部局限性腹膜炎时,应禁食,胃肠减压,全身支持疗法,维持水和电解质平衡,供给足量的液体及维生素,必要时给以肠道外营养支持(TPN)。静脉滴入广谱抗生素,最好根据药敏试验选择合适的抗生素。因混合感染多见,宜联合用药,并选用在胆汁中含量高的药物,慎用对肝脏有损害的药物。一般宜静脉途径给药,静脉滴注甲硝唑,同时选用头孢菌素类药物,如头孢呋辛(西力欣)、头孢曲松(罗氏芬)、头孢哌酮(先锋必)、头孢拉定(复达欣)等。如能经口进流食时,可给予消炎利胆、清热解毒的中药。

B2 手术治疗

C1 适应证 ①临床症状加重,内科治疗病情未能缓解,有严重中毒性休克倾向者。②化脓性、坏疽性胆囊炎者。③胆囊穿孔,呈现胆汁性腹膜炎者。④症状反复发作,不能除外胰胆管合流异常者。⑤胆囊结石伴发胆囊炎者。

C2 手术方法 小儿急性胆囊炎应行胆囊切除术,如炎症已波及胆道全程,则应同时行胆总管探查、T形管引流术;如有胆总管远端狭窄,则应同时行胆道重建术。胆囊切除术可分顺行切除和逆行切除两种方法。顺行切除法较常使用,先在胆囊管和肝总管交界处分离出胆囊管、胆囊动脉，注意其解剖变异，查明解剖关系，再分别切断结扎，从肝床上切下胆囊。胆囊动脉一般自肝右动脉发出，施行结扎切断时必须靠近胆囊壁，以防误伤肝右动脉。如遇炎症和解剖关系不清时，可先寻到胆总管，剖开探查后置管入内，帮助识别胆囊管。胆囊管残端留3～4mm长，既可防止结扎线滑脱，又可防止术后形成盲袋。逆行切除法是在胆囊管周围炎症粘连较重，无法顺行分离时使用。先从胆囊底部开始分离，自肝面剥下胆囊，最后再处理胆囊管和胆囊动脉。腹腔镜胆囊切除术已较广泛地应用于成人，但小儿应用尚少，多在胆囊结石或慢性胆囊炎行腹腔镜下胆囊切除。河北医科大学第二医院已行腹腔镜下胆囊切除术 5 例，年龄在 5～12 岁，其中 1 例坏疽性胆囊炎合并有胆囊多发胆石行腹腔镜下胆囊切除成功。本法具有创伤轻、恢复快、腹壁瘢痕小等优点。

C3 注意事项

D1 肝外胆管或胆囊动脉常有变异，加之炎症性病变粘连，不易辨认，在钳夹和切断胆囊管时有损伤胆总管和胆囊动脉的危险。故在手术中，必须准确辨认胆囊管、胆总管和胆囊动脉，否则可发生误伤。

D2 在分离过程中损伤胆囊动脉，或胆囊动脉结扎切断后结扎线脱落，是造成胆囊动脉出血的最常见的原因。胆囊动脉一般在 2mm 左右，压力较高，可形成喷射状出血，如粗暴钳夹或大块缝扎会造成喷射状出血。一旦出血，应通过小网膜囊孔用左手食指和拇指控制肝动脉及门静脉，吸净出血后，放松拇指及食指即可看到出血的动脉，进行两次结扎或缝扎。

D3 手术中失误是造成胆管损伤的主要原因，损伤的程度不同，造成的后果亦不尽相同。胆管被完全切断或结扎可在术后出现梗阻性黄疸；部分或完全切断，未进行结扎或缝扎，术后可出现胆汁性腹膜炎，经引流后形成胆瘘；胆管部分缝扎可导致胆管狭窄及胆管炎。不论出现上述任何一种情况，后果都是严重的，处理也很困难。故在胆囊切除中，特别是在处理胆囊管时应妥善处理好胆囊管断端，在分离胆囊体时防止损伤右肝管及肝总管，是作好胆囊切除术的关键，只要仔细操作是可以预防此类损伤的。如一旦发生胆管损伤应及时处理，尽量一次修补成功，修补后应放一直径合适的 T 形管。

D4 胆囊管残端不宜过长，以免日后该部扩张，造成胆汁淤积感染。但也不要残留过短，以免结扎胆总管，造成胆总管狭窄。一般距胆总管 0.3～0.5cm 为宜。

D5 有时胆囊和肝床粘连紧密，勉强剥离可损伤肝脏，此时可将胆囊黏膜层剥下，直剥到胆囊管，并将胆囊和胆囊管黏膜一并切除，可得到满意的效果。

D6 术中需要探查胆总管时，应先探查、处理胆总管，再作胆囊切除。

10.10.2 急性梗阻性化脓性胆管炎

急性胆管炎是细菌感染引起的胆道系统急性炎症，大多在胆道梗阻的基础上发生。如胆道梗阻未能解除，感染未被控制，病情进一步发展，则可发生急性梗阻性化脓性胆管炎（acute obstructive suppurative cholangitis）。急性胆管炎和急性梗阻性化脓性胆管炎是同一疾病的不同发展阶段。

A1 病因

胆道梗阻和继发细菌感染是引起本病的主要原因,而引起梗阻的因素多见于蛔虫、先天性胆道发育不良、胆肠吻合术后狭窄、附近淋巴结肿大或胰头病变压迫胆道、先天性胆总管囊肿远端狭窄梗阻,亦可见于胆管结石。

婴幼儿胆总管畸形、胆道血管畸形也是梗阻的主要原因。肿大的淋巴结既可压迫胆总管下端形成机械性梗阻,又可阻断肝淋巴引流使胆管易发生细菌感染。胆管括约肌的功能性梗阻,如Oddi括约肌或胆囊管壁平滑肌的持续性痉挛、水肿使胆汁排出受阻,长期的胆汁淤积和浓缩可发生炎症。

引起感染的细菌最常见的是大肠杆菌、副大肠杆菌、绿脓杆菌、变形杆菌,其次是葡萄球菌、链球菌、肺炎链球菌等。其感染途径可以经血液循环、淋巴管或在胆肠吻合后肠内容物反流所致。细菌进入血流与胆道内压力有关。当胆道内压力超过 1.96kPa 时,就有发生胆血反流的可能;当超过 2.45kPa 时,血培养阳性率明显高于胆压较低者。将放射性物标记的细菌注入胆道后,当胆管内压稍微超过肝胆汁分泌压时,细菌便可在外周血中出现。在致病菌中,单一细菌感染约占 40%,两种细菌感染占 40%,三种或多种细菌感染者占 20%。

A2 病理

本病的基本病理改变是胆管完全性梗阻和胆管内化脓性感染,梗阻部位可在肝外和(或)肝内胆管。正常情况下,由肠道经门静脉系进入肝的少量细菌可被肝的单核-巨噬系统所吞噬。偶尔,由于正常的防御机制未能防止细菌进入胆汁,或细菌由肠道逆流进入胆道,如胆道系统完整无损,胆汁流畅足以清除胆汁中的细菌。反之,当胆管梗阻时,胆汁中的细菌则会繁殖而导致胆管炎。

胆道梗阻后,胆管内压升高,梗阻以上胆管扩张,管壁增厚,胆管黏膜充血水肿,炎性细胞浸润,黏膜上皮糜烂脱落,形成溃疡,胆汁呈脓性。肝脏充血肿大,光镜下见肝细胞肿胀、变性,汇管区炎性细胞浸润,胆小管内胆汁淤积。病变晚期肝细胞发生大片坏死,胆小管可破裂形成胆小管门静脉瘘,可在肝内形成多发性脓肿及引起胆道出血。肝窦扩张,内皮细胞肿胀,内含胆色素颗粒血栓(或称胆砂性血栓)。由于胆管内压力升高,胆道内细菌易于进入血液循环,引起胆源性败血症,可导致全身器官的严重损害,如感染中毒性休克、肾衰竭、弥散性血管内凝血和中毒性脑病等。

A3 临床表现

患儿以往多有胆道疾病发作史(如胆道蛔虫感染史)和胆道手术史。本病特点是发病急、进展快、病情重、死亡率高。除具有一般胆道感染的 Charcot 三联征(腹痛、寒战高热、黄疸)外,还可出现休克、中枢神经系统受抑制表现,即 Reynolds 五联征。

起病初期即出现畏寒发热,严重时明显寒战,体温持续升高。疼痛依梗阻部位而异,肝外梗阻者明显,肝内梗阻者较轻。腹痛常在上腹部,呈钝痛或胀痛,随着病情的进展腹痛加剧,较大儿童可诉肩背部放射性疼痛,不能耐受。绝大多数患儿可出现较明显黄疸,粪便可呈白陶土色。但如仅为一侧肝内胆管梗阻可不出现黄疸;行胆肠内引流术后患儿的黄疸较轻。神经系统症状主要表现为神情淡漠、嗜睡、神志不清,甚至昏迷,合并休克时也可表现为躁动、谵语等。

体格检查时患儿体温常持续升高至 39~40℃ 或更高。脉搏快而弱,达每分钟 120 次以上,血压降低。呈急性重病容,有神志改变,可出现皮下淤斑或全身青紫、发绀。剑突下及右上腹部有不同范围和不同程度的压痛或腹膜刺激征,可有肝大及肝区叩痛,有时可扪及肿大的胆囊。

A4 诊断与鉴别诊断

B1 病史　多有反复急性发作的胆道感染史。

B2 症状体征　具有上述的 Charcot 三联征或 Reynolds 五联征。

B3 实验室检查

C1 白细胞计数升高,其上升程度与感染严重度成正比,多超过 $20\times10^9/L$,中性粒细胞升高,胞浆内可出现中毒颗粒。血小板计数降低,最低在 $10\times10^9/L$ 以下,表示预后严重。

C2 肝功能有不同程度受损,凝血酶原时间延长,血清胆红素上升,丙氨酸氨基转移酶、碱性磷酸酶升高。

C3 血培养及对十二指肠引流液进行培养。如十二指肠引流出脓性液体,培养阳性就可以确诊。

B4 影像学检查　以 B 超最为实用,可在床旁进行,能及时了解胆道梗阻的部位、病变性质,以及肝内外胆管扩张等情况,对诊断很有帮助。患儿情况允许时,必要时可行 CT、MRI 及 SPECT 检查等可以显示肝脏、胆囊、胆管等病灶影像,对诊断有重要意义。

在诊断过程中,应与急性肝脓肿、胰腺炎、胆囊炎等急腹症相鉴别。

A5 治疗

治疗原则是积极控制感染、及时解除胆管梗阻、预防中毒性休克及保护肝肾功能。一般主张以手术治疗为主,进行胆道系统减压和尽可能解除梗阻因素。治疗中毒性休克的主要措施为抢救休克、抗感染、支持疗法及手术。

B1 抢救休克

C1 有效地扩充血容量　按发热、酸中毒、脱水的程度补充液体。血压低的中毒性休克应快速补液,输血或血浆。积极降温,使患儿从烦躁转为安静。稳定循环功能,减少氧的消耗,有利于机体恢复。当较大儿童血压低于 10.6kPa(80mmHg) 时,可用升压药物,如多巴胺、间羟胺、去甲肾上腺素提高血压,以维持重要器官的血液灌流。

C2 纠正代谢性酸中毒　根据血液的生化检查或血气分析结果,给适量的碳酸氢钠溶液。

C3 应用肾上腺皮质激素　大剂量皮质激素静脉点滴可以起到消炎、抗毒、改善毛细血管通透性及稳定内环境的作用。

C4 应用强心剂　本病多为低排高阻型休克,为防止心力衰竭,宜早期使用强心剂,以改进心肌功能。常用药为毒毛花苷 K 或毛花苷 C(西地兰)。

C5 改善重要器官的功能　为了预防肾衰竭及脑水肿的发生,应根据尿量及中心静脉压来调节输液量及速度。还可给能量合剂及维生素 K,头部冰袋降温及其他物理降温。

B2 抗感染　感染细菌多为革兰阴性大肠杆菌,且常有混合感染,故宜用大剂量广谱抗生素,选用敏感抗生素(如静脉滴注甲硝唑、头孢菌素类抗生素等),而且要联合用药。还可同时应用茵栀黄注射液静滴消炎利胆。

B3 支持疗法　监测患儿生命体征的变化,作血、尿、生化及血气检查。当呕吐、腹胀时应作胃肠减压,从胃管注入中药及 33%硫酸镁溶液 10ml,每日 3 次,以解痉利胆。

B4 手术治疗　手术适应证为:①中毒性休克经短时间纠正无显著改善或病情反复者。②经中西医结合治疗无效,病情有进展者。③胆道穿孔或肝脓肿破裂,临床表现急性胆汁性腹膜炎者。④在治疗过程中并发肝脓肿、胰腺炎者。⑤非手术不能解除的胆道梗阻,如胆道结石、胆道瘢痕狭窄等。

小儿不宜用单纯胆囊造瘘的手术方式,因胆囊管炎性水肿或虫体堵塞,常达不到充分引流目的。一般主张切开胆总管解除梗阻,放置 T 形管引流。有先天性胆总管狭窄或胆总管囊肿者应行病变部分切除、肝管肠吻合术,使胆汁排泄通畅。

近来,常采用经内镜逆行插管行胆管减压和经皮肝胆管引流。后者是在 B 超引导下,将引流管插入并留置于肝内胆管内。其优点是任何部位和不同原因的梗阻均可施行,缺点为无肝内胆管扩张者不易成功。另外梗阻性黄疸患者多有出血倾向,经皮肝穿易致腹腔内出血及胆汁性腹膜炎。当非手术胆管引流失败后,应不失时机地立即进行胆总管切开引流术。

10.11　胆石症

小儿胆石症(cholelithiasis)比较少见,1937 年 Gibson 首次报告小儿胆石症。本病的发病率在世界各地不同,受地理、种族、饮食、环境以及遗传因素的影响。国内仅有少数病例报告,缺乏小儿发病资料的统计,一般发病多在 5 岁以后,男女比例相近。

A1 病因

小儿胆石症的发病原因与成人不完全相同,可能与以下几种因素有关:

B1 先天性胆道解剖异常　由于先天性胆道发育异常,如胆囊管、胆总管畸形,胆管扩张症或胆囊发育畸形,造成胆汁排空障碍,长期淤积、浓缩,促进细菌繁殖,使胆汁成分改变形成结石。

B2 溶血性疾病　由于大量红细胞破坏,非结合胆红素增加,与钙结合形成胆红素钙。慢性溶血性贫血患者胆汁中增高的胆红素葡萄糖酸酯还可与钙结合,形成胆红素单葡萄糖醛酸钙,再与胆红素钙一同沉淀,形成胆色素结石。因此,任何原因引起溶血使胆色素增多,是形成结石的因素之一。据报道,遗传性球形细胞增多症患儿胆囊结石的发生率为43%～66%,并随年龄增加而增加,10岁后发病率更高。重型海洋性贫血患儿胆囊结石的发生率为2.3%～23%,婴幼儿时期也可发生胆囊结石。有人指出,胆囊结石亦是同型结合体镰状细胞病患儿常见的并发症,异常镰状细胞红白血病患儿也可发生胆囊结石。亦有报道14岁以上的镰状细胞性贫血患儿1/3合并胆囊结石。唯有黑人不患血红蛋白病或溶血性贫血,所以极少有胆石症患儿。

B3 既往手术史或胆道感染史　有人统计142例小儿胆石症中18例有手术史,有感染史者12例。胆道感染与胆结石形成互为因果,有时可在结石的核心查到细菌。胆道感染可改变胆汁的酸碱度,使胆管上皮脱落,胆汁淤积,促成结石形成。胆道重建手术后的吻合口狭窄是形成肝内胆管结石的重要原因。在回肠病变(如Crohn病、坏死性肠炎、回肠闭锁)切除后,由于胆盐再吸收在回肠末端,因此,切除回肠可使胆盐的肝肠循环中断,造成胆固醇相对增多,并从胆汁中析出而形成结石。环状胰腺、十二指肠闭锁或狭窄的患儿行十二指肠术后易患胆囊炎和胆石症。

B4 完全性肠道外营养(TPN)　长期的完全性肠道外营养是小儿胆囊结石最常见的原因。Roslyn对21例长期TPN患儿进行前瞻性研究,借助超声波监测发现其中9例发生胆囊结石(43%)。在有回肠病变或回肠切除的患儿,由于肠道内缺乏食物,胆囊收缩减弱,从而使胆汁淤积而合并胆囊结石。Petersen和Whittington指出,依赖TPN而生存者往往全身性情况较差,如败血症、创伤、腹部手术史,再加上输血、辅助通气或使用麻醉性止痛剂等因素,对胆道功能都有不利影响。Ament认为TPN患儿,假如由肠道吸收的热量达到10%～15%,胆石发生的机会就明显减少。

B5 胆道蛔虫症　胆道蛔虫不仅可以造成胆道梗阻和黏膜损伤,虫卵或残骸还可作为核心形成结石。

B6 激素平衡失调　激素减少可引起胆汁淤积浓缩。Holcomb报告85例儿童胆石症中33%患儿体重超过正常。在青春期,雌激素有活化5-β-羟化酶作用,可使胆固醇合成增加,使呈过饱和状态的胆固醇在胆汁中析出形成胆固醇结石。这是青春期女性胆结石发病率明显增高的主要危险因素。

B7 其他　在囊性纤维化患儿中8%患有胆石症,发现其胆汁为超饱和胆固醇,但可应用胰酶纠正其脂质成分的异常。Perkins等指出囊性纤维化是新生儿梗阻性黄疸的一个确定性原因,可能是浓缩的胆汁引起的肝内或肝外梗阻。Mollitt等报道,在胆石症患儿中不伴有典型的溶血性易感因素者占50%,而这些患儿与囊性纤维化有关,其胆囊炎的发生也许是继发于微型结石(浓缩的胆汁)的结果。Mock指出,小儿胆囊结石与持久性胃食管反流和食管裂孔疝的关系应予重视,因为胃食管反流可引起慢性呕吐和脱水,从而易于结石的形成。

A2 病理

小儿胆石症以胆色素结石居多，胆固醇结石少见。中国医科大学对3例先天性胆管扩张症伴APBD合并胆总管结石者于术中取石，样品以X线衍射图谱及红外线吸收光谱分析，发现3例结石成分基本一样，结晶程度极好，结晶物质的成分主要是柠檬酸钙、硬脂酸钙。结石既非胆固醇结石，亦非胆色素结石，属一种特殊型结石。胆汁中非结合性胆红素的含量增加，不能被水溶解，与离子结合成胆红素钙，沉淀而形成结石。在结石形成过程中，寄生虫、细菌、炎性细胞及脱落的上皮细胞、黏液及钙离子形成的复合物都可成为结石的核心，胆汁中的固体成分围绕着此核心而沉淀。此外，体内糖蛋白含量增加，凝集作用增强，加上金属离子（钙、镁、铁、铜等）的参与可形成难溶的结石。

结石大多位于胆囊内，或同时有胆总管结石，肝内胆管结石较少见。胆结石的数目不等，大小不等。中国医科大学报告1例女婴胆囊内有100余粒细小的结石。乳幼儿的胆结石具有柔软的特性；时间较长时则大而坚硬，多见于年长儿。胆石症患儿由于先天性胆道发育异常、术后胆管不全梗阻或吻合口狭窄，使胆汁排泄不畅，多有肝内胆汁淤积，肝大，病程较长者则形成肝纤维化，最后导致胆汁性肝硬化，或由于结石梗阻引起胆管化脓性感染。

A3 临床表现

患儿年龄不同，临床表现亦各异。新生儿胆石症的症状不清楚，全部病例均在尸解时发现，唯一可能的体征为黄疸，且常与生理性黄疸混淆。较大儿童的临床表现取决于结石的部位、大小、有无胆管梗阻及炎症。无症状的阴性胆囊结石可长期被忽略，结石嵌顿于胆囊管可引起胆囊积液，较大的胆管结石有临床症状。

B1 上腹痛或胆绞痛　胆石在胆管内移动，引起肝内外胆管梗阻时可出现右上腹痛或胆绞痛。疼痛的程度、部位因胆石位置不同和是否合并感染而异。年长儿往往在进食，尤其进油腻食物后有腹痛，可能是胆囊收缩所致。疼痛常位于右上腹和后背部，合并胆囊炎或右侧肝内胆管结石者疼痛可放射至右肩区。急性发作时多有恶心呕吐。典型的胆绞痛在小儿罕见。砂粒样结石可经胆囊管进入胆总管再排入肠腔，亦可形成继发性胆总管结石。结石嵌顿于胆囊管可引起胆囊积液，可触及无明显压痛的肿大胆囊，Murphy征阳性。

B2 黄疸　提示有肝外胆管梗阻。黄疸为间歇性，有黄疸时尿色深黄，粪色变淡。

B3 寒战发热　为胆道结石并发感染的表现。胆囊结石合并急性胆囊炎时有寒战发热，右上腹疼痛加重。胆管结石合并炎症可引起肝区疼痛，中毒症状明显。

B4 消化系症状　如腹胀、嗳气、厌油腻饮食，小儿多瘦弱。

儿童原发性肝内胆管结石的报告甚少，多为胆道手术或外伤所致肝外胆管狭窄继发肝内胆管结石。儿童肝内胆管结石多为易碎的胆红素结石，在肝内小胆管内主要是泥沙样结石。术后并发肝内胆管结石，多在术后1~3年出现症状，临床表现为Charcot三联征，即同时存在疼痛、黄疸、寒战高热。

A4 诊断

B1 病史　应询问患儿有无胆道蛔虫史、溶血性贫血史及手术史等。

B2 临床表现　小儿胆石症的临床症状不够典型,易误诊,只有当合并感染或梗阻急性发作时,表现为右上腹部疼痛和压痛、黄疸、发热、胆囊肿大等,可作为诊断的依据。

B3 实验室检查　检查血清中总胆红素、结合胆红素、非结合胆红素,确定有无梗阻性黄疸。

B4 B型超声检查　能显示结石的位置、数量、大小及肝内外胆管有无扩张。本法经济实用,诊断率高,应作为首选的诊断方法。

B5 PTC、ERCP及MRCP检查　均能清晰地显示结石的部位、数量、大小及肝内外胆管的形态等。

B6 十二指肠引流液检查　引流出来的三部分胆汁,除能查到炎性细胞外,还可见胆红素钙盐、胆固醇结晶及虫卵等。

A5 治疗

治疗方法应根据病因、病情而异,有症状的患儿应施行外科手术。随着腹腔镜技术的进步,目前已能在腹腔镜下完成小儿胆囊切除、胆总管探查甚至胆道重建手术。

B1 胆囊内结石、肝内胆管及胆总管细小结石临床无感染及梗阻时,可采用中西医结合的非手术疗法,利胆排石,定期随访观察。

B2 单纯胆囊内结石而胆囊炎症较轻、胆囊功能尚好者,可行经皮穿刺胆镜取石术;合并胆囊炎者可行胆囊切除术。

B3 胆总管结石合并胆道感染反复发作时应手术治疗。行胆总管切开取石,冲洗胆道,置T形管引流,以便术后冲洗残余结石、术后胆道造影以及术后胆镜取石。

B4 胆总管结石伴胆总管远端狭窄、近端扩张者,取结石后应行胆道重建术,伴胰胆管合流异常者同时行胰胆分流术。

B5 遗传性球形细胞增多症行脾切除时应常规检查胆囊,如合并胆囊结石应行胆囊切开取石,视胆囊有无炎症而行胆囊造瘘或胆囊切除术。

10.12　胆道蛔虫症

胆道蛔虫症(ascariasis of biliary tract)是一种常见的胆道急腹症,由肠道内的蛔虫钻入胆道所致,多数发生在学龄前儿童。近年来,由于人们生活水平提高,卫生条件的改善,其发病率有所下降。但在农村边远地区小儿胆道蛔虫症的发病率仍较高。

A1 病因病理

蛔虫通常寄居在人体小肠的中下段,但一般不出现症状。当虫体受到环境变化或刺激时,蛔虫即可逆行向上窜入胃或十二指肠。蛔虫有钻孔的习性,当胆道下端 Oddi 括约肌松弛、功能不全,胆道扩张时,嗜碱性的蛔虫容易钻入胆道。蛔虫进入胆道后的机械性刺激使胆道口括约肌痉挛,也带来了胆道感染。其影响因素主要有以下几方面:①肠功能紊乱:如饥饿、高热、呕吐、腹泻等,促使蛔虫活动增强。②胃酸降低:由于蛔虫厌酸喜碱,低酸环境可促使蛔虫逆行向上。③驱虫药物使用不当:驱虫剂剂量不当时可刺激虫体,增强了虫体活动的盲目性,使蛔虫逆行。④胆道功能紊乱:原有的胆道炎症使 Oddi 括约肌松弛,有利于蛔虫侵入。

蛔虫钻入胆道后首先引起胆道口括约肌痉挛性收缩,可引起剧烈绞痛。蛔虫将肠道内细菌带入胆道,可引起胆道感染,如胆管炎、胆囊炎、肝脓肿等。虫体使胆道部分梗阻,胆汁流通不畅,加重感染。严重的胆管壁炎症可形成溃疡,造成胆道穿孔或出血。蛔虫进入胆管后可以存活几天,虫体死亡后,其残骸或虫卵在胆道内存留,可以此为核心形成结石,故胆道蛔虫症是胆石症、胆道炎的一个重要原因。

小儿胆道短,管腔细小,解剖上右肝管与胆总管所形成的角度较大,进入右肝管的蛔虫不易退出。蛔虫头部进胆总管后,体部仍悬垂在十二指肠内。由于虫体有蜷曲动作,当胆道内压力增高或管壁强力收缩时,蛔虫就能在胆道口括约肌痉挛间歇期退出胆道。即使蛔虫全部进入胆道后,也能返折退出,因此胆道蛔虫症大多可用非手术疗法治愈,仅少数需手术治疗。

A2 临床表现

多数患儿有肠道蛔虫史。其临床表现较典型,起病急骤,突然发生的上腹部剧烈的阵发绞痛,致患儿脸色苍白,哭闹尖叫,辗转不安,弯腰捧腹,大汗淋漓,严重者四肢厥冷,十分痛苦。数分钟后疼痛可突然停止,患儿玩耍如常。数分钟或数十分钟后又发生剧烈的腹部绞痛,亦可突然减弱,变为轻度上腹部疼痛。疼痛持续时间长短不一,间歇期长短也不同。只有在虫体死亡或自行退出胆道后,腹部绞痛才能完全消失。疼痛与蛔虫的数目无关,而与蛔虫的活动有直接关系,如蛔虫退出胆道或死在胆道内则疼痛消失。阵发性腹痛发作前可有轻度恶心、呕吐,随着绞痛发作,呕吐加重,呕吐物为胃及十二指肠内容物,含有胆汁、黏液,有的患儿可吐出活蛔虫。在腹痛间歇期恶心、呕吐停止。体温多在38℃以下,寒战较少见,如并发胆管炎可出现高热。

胆道蛔虫症的体征主要是在阵发性腹部绞痛时检查腹部无压痛或仅有轻压痛,无腹壁紧张。腹痛缓解期腹部可无任何阳性体征。如无合并症,亦无其他体征,黄疸亦罕见。如发病时间较长,继发胆道感染时,上腹部可有明显压痛及腹肌紧张。

胆道蛔虫症的并发症主要有:①胆道感染:多为大肠杆菌感染,患儿表现为发热、右上腹压痛,肌紧张范围扩大,且持续存在,有时可扪及肿大的胆囊,末梢血象中白细胞增高。②胆道坏死穿孔致胆汁性腹膜炎。③肝炎和肝脓肿。④胰腺炎。⑤胆道出血。⑥胆石症:在胆道内的蛔虫卵或蛔虫残体均可成为结石核心,形成结石,是胆道蛔虫远期并发症。

A3 诊断

根据突然发作的阵发性上腹剧烈绞痛和与其相伴的恶心、呕吐,间歇期如常人;体征轻微,且与症状不一致;全身反应不明显;有便虫或吐虫史;血白细胞计数和嗜酸性细胞增高,即可诊断。在不典型的病例,与其他急性腹痛难以鉴别时,可作 B 超检查,胆道可见双轨征阴影或来回游动的虫体影像,即可肯定诊断。

A4 治疗

小儿胆道蛔虫症的治疗包括非手术治疗和手术治疗。绝大多数患儿均可通过非手术治疗得到治愈,但须彻底驱虫,以防复发。仅少数患儿需手术治疗。

B1 非手术治疗 主要包括镇静、解痉、驱蛔虫、预防感染及必要的输液。常用的药物是异丙嗪或氯苯那敏 1mg/kg 加阿托品 0.01mg/kg,每 4～6 小时重复应用一次,以防复发和减轻对胰腺的损害。亦可采用针刺疗法,如针刺胆俞、支沟、阳陵泉、鸠尾、足三里等穴位,达到缓解疼痛的目的。服用驱蛔虫药,如哌嗪(驱蛔灵)0.1～0.15g/kg(不超过 3g),阿苯达唑(肠虫清)2 片,左旋咪唑 1.5mg/kg,中药乌梅汤或食用醋等;也可舌下含硝苯地平 0.25～0.5g/kg,同时口服 3% 过氧化氢 1ml/kg,每 6 小时一次联合治疗。驱虫药可在急诊或手术前服用。根据患儿的病情,可适当输液,纠正电解质、酸碱平衡紊乱,使用抗生素预防感染。

B2 推压按摩疗法 发病时间短、无胆道感染者为采用推压按摩的最佳指征。操作方法是患儿取平卧屈膝位,腰背部垫枕,肌注阿托品 10 分钟后进行按摩。按摩线以右侧季肋缘与锁骨中线交叉点为起始点,沿肋缘下向上至剑突,再沿腹白线右侧向下 3～5cm 处止。术者以右拇指轻压起点部,先有节律地来回按摩 3 次,再推压深透有力,以后压力渐渐减轻,起点至终点来回往返 5～6 次。此时患儿痛苦表情突然缓解及腹痛停止,为蛔虫已退出胆道进入肠道的征象。全过程约 3～5 分钟。据报道鲜有失败者。

B3 手术治疗 适应证是:①经非手术治疗 5～7 天而症状未能缓解甚至恶化,如上腹部绞痛频繁、剧烈或转为持续性,高热不退,出现明显的梗阻性黄疸。②有严重的并发症,如出现急性梗阻性化脓性胆管炎、胆囊或胆总管穿孔、肝脓肿、胆道出血、重症胰腺炎或中毒性休克时,应早期手术,甚至急诊手术。③经 B 超诊断胆道内死虫长期不能排出者。

其手术方法是切开胆总管,取出蛔虫,探查肝管、肝实质及十二指肠,确定十二指肠是否通畅,并冲洗胆道。置 T 形管引流胆总管,并可经 T 形管向胆总管远端注入驱虫药,以减少蛔虫上行再发胆道蛔虫的可能性。如胆囊无明显病变,一般不需切除。亦可通过内镜取虫。

术后并发症主要有蛔虫再次进入胆道。应先采用非手术疗法,严密观察引流管暂不拔出;如保守疗法无效,则需再次手术切开胆道取虫。

10.13 胆道肿瘤

小儿胆道肿瘤(tumours of biliary tract)临床上少见,文献多为个案报告。

胆道的良性肿瘤在小儿极其罕见,多起源于黏膜上皮细胞,如乳头状瘤、腺瘤、囊腺瘤等;

亦有起源于间叶组织的平滑肌瘤。较常见的良性肿瘤为乳头状瘤,多发生在Vater乳头处。

胆道的恶性肿瘤中较常见的是胆管横纹肌肉瘤及腺癌。横纹肌肉瘤分为4型,即多形型、腺泡型、胚胎型和葡萄状型。发生于胆道的横纹肌肉瘤多为葡萄状型,多见于2～6岁的儿童,男孩多于女孩。胚胎型横纹肌肉瘤起源于胆管壁,可发生在胆道的任何部位。Wilks早在1875年报道了世界首例胆道横纹肌肉瘤。1972年美国成立横纹肌肉瘤研究协作组,总结分析10年间的1257例横纹肌肉瘤的病例,其中发生在胆道的仅有10例,占0.8%;到1985年协作组共收集49例,说明胆道横纹肌肉瘤发病率极低。河北医科大学第二医院30年间遇治2例该病患儿,均为男性。小儿原发性胆道横纹肌肉瘤均为胚胎型,呈息肉状,具有向腔内膨胀性生长的特点,肉眼观察为葡萄状,故又称葡萄状肉瘤。因肿瘤生长迅速,小儿胆道又较细,很快即可引起梗阻性黄疸,伴有或不伴有腹胀、发热、食欲减退等症状。临床表现缺乏特异性,易误诊为黄疸型肝炎而延误治疗。腹部B超可显示肿物为强回声团,内部回声不均匀,梗阻以上胆管扩张。由于本病恶性度很高,不经治疗常于数日至1年内死亡,从发病到死亡平均6.3个月。即使手术、放疗或化疗,复发率亦较高。因此小儿在临床上出现梗阻性黄疸,B超胆总管内有实质性占位性肿块时应想到本病,早期采用综合措施是提高治愈率的关键。手术方法可根据肿瘤部位而定,发生在肝管的肿瘤可行规则肝叶切除,发生在Vater壶腹的肿瘤可行胰十二指肠切除,来自胆总管的肿瘤可行胆总管切除术。

先天性胆管扩张症伴胰胆管合流异常癌变为继发性,病理类型多为腺癌。由于早期症状不典型,直到肿瘤成为巨块型、出现梗阻性黄疸时就诊,常难以根治,预后亦不佳。

(李素林)

主要参考文献

1 魏临淇,王喜全,王燕霞. 小儿胆道横纹肌肉瘤. 中华小儿外科杂志,1999,20:192
2 李正,王慧珍,吉士俊. 实用小儿外科学. 北京:人民卫生出版社,2001:1040-1100
3 童尔昌,季海萍. 小儿腹部外科学. 北京:人民卫生出版社,1991:470
4 王慧贞,武君,黎明,等. 先天性胆总管囊肿伴胰胆管合流异常结石成因及成分分析. 中华小儿外科杂志,1994,15:135
5 王燕霞,孙琳. 小儿原发性硬化性胆管炎. 中华小儿外科杂志,1995,16:343
6 黎明,王慧贞,蒋涛,等. 经内窥镜逆行胰胆管造影诊断Caroli病. 中华小儿外科杂志,1994,15:87
7 王小林. 胰胆管合流异常与先天性胆管扩张症胆道癌变. 中华小儿外科杂志,2003,24:274
8 李索林,牛爱国,李明红,等. 小儿胆胰管病变与合流异常. 中华小儿外科杂志,2002,23:222
9 韩积义,崔自介. 腹部外科诊断和鉴别诊断学. 2版. 北京:人民卫生出版社,2001,445
10 董倩. 先天性胆管扩张症病因学实验研究. 中华小儿外科杂志,1992,13:173 176
11 王燕霞,王义,张金哲. 先天性胆总管囊肿手术方式及效果评价. 中华小儿外科杂志,1988,9:65

12　赵莉,李振东,马洪骏,等. 胆总管囊肿合并胰腺炎的研究. 中华小儿外科杂志,1998,19:211

13　陶文芳,王天珩,王风兰,等. 胆道冲洗治疗阻塞性新生儿肝炎. 中华小儿外科杂志,1987,8:134

14　李桂生,刘均澄,李穗生,等. 新生儿婴儿阻塞性黄疸的早期诊断和处理. 中华小儿外科杂志,1990,11:98

15　陈幼蓉. 新生儿胆汁黏稠症的外科治疗. 中华小儿外科杂志,1994,15:103

16　李桂生,谢永荣,刘钧澄,等. B超观察肝门纤维块—早期诊断胆道闭锁. 中华小儿外科杂志,2001,22:119

17　葛西森夫. 先天性胆道闭塞症の治疗的进步. 日本小儿外科学会杂志,1976,80:866

18　李振东,牛爱国. "不可矫治型"胆道闭锁术后存活13年1例. 中华小儿外科杂志,1995,16:340

19　李振东,赵莉,杨连全,等. 术中造影用于小儿胆系疾病的诊断. 中华小儿外科杂志,1997,18:277

20　夏焙,吴瑛. 小儿超声诊断学. 北京:人民卫生出版社,2001:281

21　黄志强. 当代胆道外科学. 上海:上海科学技术文献出版社,1998:139

22　DeCaluwe D,Akl U,Corbally M. Cholecystectomy versus cholecystolithotomy for cholelithiasis in childhood:long-term outcome. J Pediatr Surg,2001,36:1518

23　Aechter F L,Sampaio J A,Pinto R D,et al. The role of liver transplanation in patient with Caroli's disease. Hepatogastroenterology,2001,48:672

24　Kobayash S,Asano T,Yamasaki M,et al. Risk of bile duct carcinogenesia after excision of extrahepatic bile ducts in pancreaticobiliary maljunction. Surgery,1999,126:939

25　Kaneko K,Ando H,Wataorabe Y,et al. Secondary excision of choledochal cysts after previous cyst-enterostomies. Hepatogastroenterology,1999,46:2772

26　Kimura K,Taugwa C,Kahom,Kubo M. Technical aspects of hepatic portal dissection in biliary atresia. J Pediatr Surg,1979,14:27

27　Nio M,Ohi R,Hayashi Y,et al. Current status of 21 patients who have survived more than 20 years since undergoing surgery for biliary atresia. J Pediatr Surg,1996,31:381

11 胰腺疾病

11.1 胰腺的胚胎发生

A1 胰腺的发生始基

胚胎发育至第 4 周时,伴随着肝、胆管、胆囊、十二指肠、空回肠等脏器的发生,在原肠形成后不久、肝憩室形成的同时,在前肠靠近肝憩室的部位,从前肠末端背腹两侧壁上各突出一个内胚层芽,此两芽即为胰腺的两个始基(图 11-1-1)。

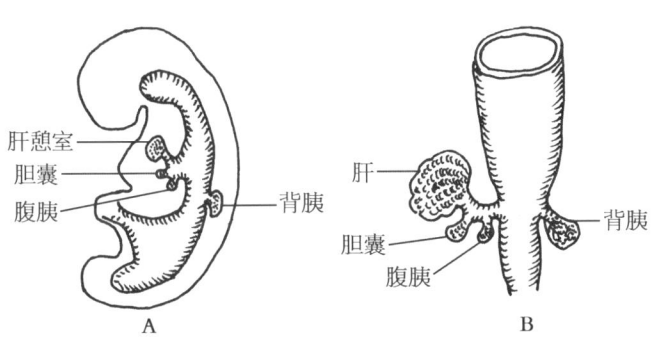

图 11-1-1 胰腺始基的发生

A2 背胰与腹胰的发生和演变

胚胎第 4 周时,从前肠末端的背腹两侧壁上,背侧芽直接从十二指肠发出称背胰,腹侧芽则从肝憩室下方夹角内的基部下方分出称腹胰。腹胰由左右两部分组成,当胚体生长至 3～5mm 长时,左侧腹胰逐渐消失,而右侧腹胰继续生长发育;若左侧腹胰未消失就有可能形成双重胰。背胰位置稍高于腹胰,而且出现时间较腹胰早,故背胰大于腹胰,且很快就发育成细条状,并伸入背侧肠系膜内。胚胎第 5～6 周时,伴随着十二指肠的旋转,腹胰逐渐转向右侧,而背胰则转向左侧。因十二指肠壁生长速度不均等,腹胰的附着点又逐渐移位于十二指肠的左侧,转至背胰的后下方。胚胎第 7 周时,腹胰和背胰开始融合,腹胰形成胰头的下部分,背胰则形成胰头的上部分、胰体和胰尾(图 11-1-2)。

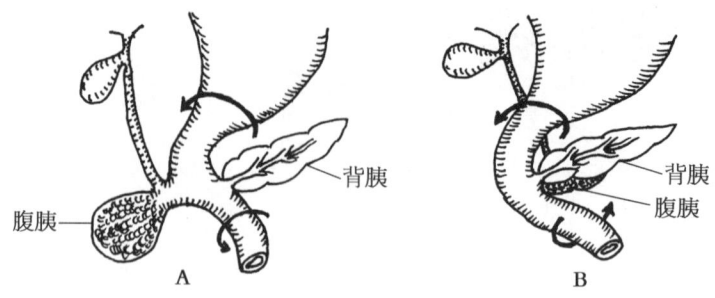

图 11-1-2　胰腺的旋转及融合

A3　胰管的形成

腹背胰合并前,其导管分别开口于十二指肠,在肝憩室基部伸长形成胆总管时,腹胰管与其合并开口于十二指肠右侧。随着腹胰的旋转,腹胰管亦转至背侧,并迅速在背侧肠系膜内发育变长。在背胰和腹胰融合的同时,早期腹胰管较背胰管小,仅引流胰头的一部分胰液;背胰管较大,引流胰体和胰尾的胰液。随着发育成熟,背胰管的近侧段逐渐萎缩消失,同时两个胰导管也相互融合沟通,背胰管远侧段注入腹胰管,因此腹胰管的全部与背胰管的远段形成主胰管。背胰管的近侧段常退化消失,但约 9%～10% 保留此段形成副胰管,开口于十二指肠副乳头,主要引流胰头上部的胰液。主胰管和副胰管之间存在交通。少数背胰管大于腹胰管。大多数主胰管与胆总管汇合后才开口于十二指肠乳头,也有少数主胰管直接开口于十二指肠。

A4　胰腺组织的发生

胰腺组织来源于腹胰和背胰的腺泡细胞索,这些细胞索在间充质内反复分支,其中心逐渐空化或细胞排列成环状形成原始胰管。原始胰管反复分支后形成各级导管,衬以单层柱状上皮。胚胎第 9～10 周时,胰腺的内分泌部胰岛始基出现。胰岛始基源于二级或三级胰管壁上皮细胞,其增生向外突出并脱离导管系统,形成游离的管旁细胞团即胰岛始基。背胰含有较多的胰岛,故比腹胰形成胰岛的潜力大。胚胎自第 9 周开始,A、D 及 B 细胞逐渐出现。现已证实,胚胎第 12～13 周时胰岛内已含有胰岛素;第 13～14 周时外分泌部腺泡出现;第 14～16 周时导管的分支及腺泡逐渐增多,腺泡细胞开始分化,并含有糖原颗粒;16 周开始分泌胰蛋白酶原和胰蛋白酶;第 24 周时,胰液内含有胰淀粉酶;胰脂肪酶则于第 32 周时在胰液中出现。

11.2　胰腺的解剖生理概要

A1　胰腺的形态、位置及毗邻

B1　胰腺的形态　胰腺是人体最重要的消化及内分泌器官,其质软,色黄,表面略呈结节状。胰腺大小由于年龄不同而异,新生儿的胰腺重2~3.5g,长4~5cm,厚约1.2cm;1岁时重约10g;4~5岁时重约20g;10~12岁时重约30g;成年时重约66~100g,全长可达15~20cm。胰腺分为头、颈、体及尾4部分,整体呈长形,除胰头较扁平外,颈、体及尾端多呈三棱锥形。胰腺大体分为前、后、下3面,胰头向左后伸出一钩突,越至肠系膜血管后方。钩突与胰颈之间为胰切迹,是胰头和胰颈的分界,肠系膜血管在此处被包埋于胰腺组织内。胰颈较短,被网膜囊的幽门部腹膜覆盖。胰体较长,而胰尾由于其伸入结肠脾曲下方的脾肾韧带的两层腹膜内,具有一定的活动度,在处理脾血管时要注意避免将其损伤。

B2 胰腺的位置 胰腺横跨于第1~2腰椎前方,位于上腹部腹膜后间隙内,为腹膜后器官。胰腺大部分被网膜囊后壁腹膜覆盖,固定于腹后壁;而胰尾则全部被腹膜包绕。

B3 胰腺的毗邻 胰头部被十二指肠降部及水平部形成的环所包绕,因此在胰头部出现外伤、肿瘤及炎症时,很容易侵及十二指肠或压迫十二指肠造成梗阻。胰腺头、颈部居脊柱的右侧,位于十二指肠框内;体、尾端在脊柱左侧,毗邻胃大弯、脾门及左肾门。胰腺4部分间无明显界限,十二指肠上曲与肠系膜上血管间的连线为胰头、胰颈的分界线。胰腺上缘与胃幽门及十二指肠上部的起始段相邻。胰腺后方有胆总管、门静脉及肝动脉出入肝十二指肠韧带,并有肠系膜上血管自胰颈部后方出入。胰腺前面有胃、胃结肠韧带和横结肠及其系膜。胰腺外伤、急性胰腺炎时出血或渗液多积聚于网膜囊内,往往形成脓肿或假性胰腺囊肿。

A2 胰管

胰管起自胰腺小叶的胰导管系统,一般分为闰管、小叶间导管、叶间导管、总排泄管及主、副胰管等。各小叶间导管汇合成的叶间导管共有100~120支,多以接近直角或直角的形式汇入主、副胰管。主胰管由胰尾至胰头贯穿胰的全长,其起于第12胸椎水平的胰尾内,沿途接受来自胰各小叶的分支,多数在第12胸椎和第2腰椎之间横过脊柱;其管径自左至右逐渐增大,并在胰头部与胆总管汇合,于第2腰椎平面共同开口于十二指肠大乳头。副胰管多由胰颈部的主胰管分出,开口于十二指肠大乳头上方的十二指肠小乳头。由于胰管的十二指肠开口及主、副胰管解剖关系不同,中国医科大学徐思多等报告胰管有7种类型。Ⅰ型为常见型,即主胰管与胆总管汇合后开口于十二指肠大乳头,并有较细的副胰管连通于主胰管,副胰管开口于小乳头。此型占40.9%,但其他类型也属正常范畴。

A3 胰腺的血供

胰腺大部分血供来源于腹腔动脉干的分支如脾动脉及肝总动脉,部分来源于肠系膜上动脉。各动脉间存在丰富的交通支,因此胰腺血液供应丰富。胰头部血液由发自胰十二指肠上动脉和发自肠系膜上动脉的胰十二指肠下动脉所供应;胰背动脉的分支与十二指肠上前动脉左支相吻合,常形成胰前动脉弓;胰体、尾端的血液主要由胰下动脉、腹腔动脉发出的胰背动脉及其分支胰横动脉,以及由脾动脉发出的胰大动脉、胰尾动脉所供应。胰腺的静脉分别汇入脾静脉、肠系膜上静脉和门静脉。

A4 胰腺的神经支配

胰腺主要由交感神经和副交感神经支配。交感神经主要控制胰的动脉系统,舒缩血管,调节血流量,影响胰的外分泌。副交感神经的节前纤维来自迷走神经,直接或通过腹腔神经丛终止于胰实质结缔组织间隔中的神经节;副交感神经的节后纤维终止于胰腺腺泡及胰岛细胞,其有控制胰的内、外分泌作用。胰管的上皮细胞内也有副交感神经纤维控制胰管的扩张和收缩。研究认为,腹腔神经节发出的节后纤维在胰头后面的下腔静脉与左肾静脉之间形成胰头丛,其含有支配胰的大部分自主神经纤维。胰源性腹痛的痛觉传入通路为胰头丛,要解决疼痛,就需切断对应的胰头丛的部分纤维,以达到治疗目的。腹腔神经丛位于胰的后上方,胰腺炎症或肿瘤时,常可刺激或压迫该神经丛而引起背部放射性疼痛。

A5 胰腺的淋巴

胰腺的淋巴起自腺泡周围毛细淋巴管,在小叶间合成较大的淋巴管。胰头部的淋巴引流分为4个方向:胰头前面上部发出的集合淋巴管注入胰十二指肠前上淋巴结;胰头后面上部的集合淋巴管注入胰十二指肠后上淋巴结;胰十二指肠上部淋巴管注入幽门下淋巴结,或直接注入沿肝总动脉排列的淋巴结,最后汇入腹腔淋巴结;胰头下部发出的集合淋巴管注入胰十二指肠下淋巴结或肠系膜上淋巴结及腹主动脉前淋巴结。胰体淋巴管注入沿脾动脉排列的胰上淋巴结、胃左淋巴结、主动脉前淋巴结、中结肠淋巴结、肝淋巴结及肠系膜上淋巴结等,然后汇入腹腔淋巴结。胰尾端的淋巴管注入脾门处的脾淋巴结、中结肠淋巴结、胰上淋巴结及肠系膜上淋巴结等,最后汇入腹腔淋巴结。

A6 胰腺的内、外分泌功能

B1 胰腺的外分泌功能和调节 胰腺腺泡占整个腺体的80%～90%,腺泡细胞内含酶原颗粒,主要分泌酶和低浓度的碳酸氢盐。大的胰导管和主胰管管壁的细胞可分泌黏液,以保护组织不受胰蛋白酶的消化。大的胰导管管壁还含有平滑肌和弹性纤维,可调节胰液流入十二指肠。胰的腺泡细胞能分泌某些电解质,但导管细胞起主要分泌作用。酶几乎全部存在于胰导管和泡心细胞内。胰液的有机成分主要是酶蛋白,它们由腺泡细胞合成和分泌。胰液分泌受神经和激素的控制,而以激素控制更为重要。刺激颈部迷走神经可引起胰液量减少而胰酶增多。注射阿托品可阻断刺激迷走神经所引起的胰液分泌效应。胰液分泌分为头相、胃相和肠相。头相即进食早期,胰液分泌是迷走神经兴奋直接作用、胃泌素释放和酸分泌间接作用的结果,早期分泌的胰液黏稠,占总量的1/10,酶占总量的1/4。在胃相,胰腺进一步受胃泌素刺激而分泌,同时由于食物对胃的扩张,又可通过迷走-迷走-胃胰反射引起胰液分泌。激素调节主要作用于肠相,也就是食物进入十二指肠后,此期的胰液分泌量占总量的70%。常见的能促进胰液分泌的激素有促胰液素和胆囊收缩素,前者是胃酸进入十二指肠后由十二指肠黏膜内的S细胞分泌的;能抑制胰液分泌的激素有胰高血糖素、生长抑素、胰多肽等。

胰液是一种无色透明的碱性液体,它的生成、排泌和活化存在于消化活动的全过程。胰液对人体营养的吸收、热能的摄取有至关重要的意义。胰液中的无机成分(碳酸氢盐和水)和有机成分(各种消化酶)与胆盐、小肠液的有机成分相互作用,对蛋白质、脂肪和碳水化合物进行消化和分解,以提供机体主要的营养物质、能量和脂溶性维生素(维生素 A、D、E、K)的需要,在生长发育、代谢平衡、排毒防病中发挥最重要、最基本的作用,为生命活动提供物质基础。

　　胰腺是参与食物消化吸收的最重要和最复杂的器官之一,其通过分泌酶和碳酸氢盐促进营养物质的消化和吸收。通过分析胰液成分及量的变化可推断胰腺的功能情况。在先天性胰腺发育不全、重症急性胰腺炎等一些胰实质破坏的病理情况下,可出现胰液分泌功能低下,即胰液排泌量、碳酸氢盐浓度和胰酶量三者都低于正常。如见于小儿,往往表现为胰外分泌不足,严重的消化不良、腹泻、脂溶性维生素缺乏,尤其维生素 D 缺乏更为明显;有的表现为消化功能不全。在胰腺纤维化、胰腺腺泡萎缩性病变时,可出现单纯的胰酶减少和胰液量减少,则见于胰管阻塞性改变如结石、狭窄、肿瘤等。胰液分泌量明显增多而碳酸氢盐和胰酶浓度正常,则见于血红蛋白尿、胃泌素瘤等。因此胰液外分泌功能状态的检查与评估在临床诊疗中十分重要。胰酶是胰腺外分泌液的重要成分,主要为淀粉水解酶、脂肪分解酶和蛋白水解酶,其从在腺泡细胞内合成到分泌至管腔需 50 分钟。急性胰腺炎的发生是酶原在胰腺内被胰蛋白酶激活,激活的酶对胰本身进行自身消化,从而发生胰实质的炎症和坏死;但正常时胰腺可通过一系列保护机制使自身免受胰酶的潜在消化作用。

　　B2 胰腺的内分泌功能　　胰腺的内分泌功能由胰岛来完成。胰岛主要分泌胰岛素、胰高血糖素,还可能分泌胃泌素、生长抑素及胰多肽。胰腺的内分泌激素对调节碳水化合物、脂肪和蛋白质代谢,维持正常血糖水平起着十分重要的作用。人体胰腺中含 25 万～175 万个胰岛,约占胰腺总量的 1%。胰岛主要含有 3 种内分泌细胞:①A 细胞,占 20%～30%,分泌胰高血糖素。②B 细胞,占 60%～70%,分泌胰岛素。③D 细胞,占 2%～8%,分泌胃泌素和生长抑素。胰岛素的成分为蛋白质,其主要作用为参与葡萄糖代谢,促进碳水化合物、蛋白质和脂肪的贮存和葡萄糖的利用。胰岛素缺乏或胰岛素作用被抵抗则发生糖尿病。如 Lepr-Echaunism 综合征是由于患者缺乏胰岛素受体或先天性胰岛素受体缺陷所致,在婴幼儿中表现为体重轻、肌肉松软、皮下脂肪少、身材短小。因此维持胰岛的正常功能至关重要。

11.3　胰腺先天性疾病

11.3.1　异位胰腺

　　异位胰腺(heterotopic pancreas)又称为迷走胰腺,是生长在正常胰腺解剖位置以外的孤立胰腺组织,其可出现于体内多种组织器官内,与正常胰腺之间无解剖学关系。本病为一种少见的先天性畸形,目前尚无确切的发病率报道。由于其临床表现无特异性,诊断较为困难,易被漏诊或误诊。随着影像学及内镜检查技术的进步,近年来该病的检出率及术前确诊率明显增高,有关异位胰腺的报道增多。

A1 病因

异位胰腺病因及胚胎学发病机制目前尚不清楚。其成因存在以下几种学说:

B1 炎症粘连　在胚胎发育时期,胰腺始基发育成组织时与原肠炎性粘连,使胰腺组织异位于其他器官及组织内。

B2 胰腺结节的异位生长　肠壁胰腺结节随原肠的旋转及纵行生长被带到远离胰腺的部位。

B3 其他学说　有人认为是内胚层异向分化所致。少数异位胰腺可发生在纵隔、肺等器官,因为很多低等动物出现此现象,因此有人认为是一种返祖现象。

A2 病理

Jean Schultz 于 1727 年首次报道本病,1859 年 Klob 首次从病理上证实本病的存在。异位胰腺可出现在消化道及消化道以外的许多部位。异位胰腺在消化道的常见部位依次为胃、十二指肠和 Meckel 憩室,其他较少见部位有回肠、空肠、结肠、阑尾和食管。胃及十二指肠异位胰腺发生率占半数以上,有人报告十二指肠内异位胰腺发生率为 27.7%,胃为 25.5%,空肠为 15%。胃内的异位胰腺通常位于距幽门 5cm 以内的胃大弯侧;而十二指肠内的异位胰腺常位于第二段,特别是十二指肠乳头附近。

肉眼观察异位胰腺多为浅黄色的实质性结节,呈光滑的圆形结节或分叶状,大小不等,单发,偶见多发,可有蒂。中央有脐状凹陷,是畸形的胰管胃肠道的开口处。部分异位胰腺组织可有 1~2 个胰管开口于胃肠腔内,如无开口则可出现局部囊状膨大。在胃壁内的异位胰腺位于黏膜下占 60%,位于肌层占 35%,位于浆膜下占 5%。异位胰腺组织无明显包膜,故不能完整剥离。异位胰腺主要由腺泡构成,胰岛很少见。胰腺的任何疾病均可发生于异位胰腺,如急性或慢性胰腺炎、囊肿等,甚至可发生内分泌性胰岛细胞瘤。异位胰腺在局部分泌消化酶,腐蚀其周围的消化道组织,形成溃疡、出血、炎症,甚至穿孔。

异位胰腺组织学上分为 3 型:①典型的胰腺组织,有腺泡、导管和胰岛。②以腺泡为主,有少量导管,无胰岛。③以导管为主,有少量腺泡,无胰腺组织。

A3 临床表现

异位胰腺多数无临床症状,发生并发症后可出现相应的症状。由于发生于胰腺的疾病在异位胰腺组织均可以出现,因此异位胰腺可出现多种特殊的临床表现。根据异位胰腺发生部位、临床表现及病理改变可分为 5 型:隐匿型、出血型、梗阻型、肿瘤型、憩室型。

B1 隐匿型异位胰腺　最为常见,占全部病例的 50% 以上。可终身无症状,仅在因其他原因行腹部手术、X 线检查、内镜检查或尸解时发现。

B2 异位胰腺炎　约 50% 的异位胰腺患者无症状。有些异位胰腺患者可出现胰腺炎,炎症轻微时无症状;炎症明显时,可出现胰腺炎的表现,如腹痛、消化不良、腹部肿物等,但发生在非正常胰腺部位,同时血尿淀粉酶增高,而 B 超或 CT 检查胰腺无变化。

B3 消化性溃疡及出血 由于消化道黏膜下层异位胰腺组织受压及胰液分泌,侵蚀邻近组织器官,使胃肠道黏膜充血、溃烂,形成溃疡,腐蚀血管引起出血。可表现为呕血、便血,甚至出现失血性休克,同时可伴有溃疡表现。以上消化道出血最为常见。

B4 梗阻性疾病 在小儿多见于由异位胰腺引发的肠套叠,也可由于炎症致肠粘连、肠扭转而出现消化道梗阻症状。也有人报告异位胰腺压迫十二指肠乳头引起梗阻性黄疸。部分患者异位胰腺组织呈肿瘤样增生,造成消化道内腔变小,出现不全梗阻表现。

B5 其他表现 有人认为消化道憩室形成与异位胰腺有关,可出现憩室的表现。出现胰岛细胞瘤表现而胰腺无病变时,应考虑异位胰腺的存在。

A4 诊断

由于异位胰腺解剖及功能的特殊性,临床表现复杂多样,无并发症者很难明确诊断。但部分患者在进行辅助检查时可发现阳性表现,综合症状及检查,对异位胰腺可作出诊断。

B1 上消化道造影 消化道内可见圆形脐状凹陷或缺损,称为中央导管征,凹陷中央有钡剂存留。

B2 纤维内镜检查 内镜下可见到位于黏膜下的异位胰腺组织,表现为孤立的圆形肿块,中央呈脐状凹陷或见胰管开口。病理检查可确诊。

A5 治疗

异位胰腺可出现各种合并症,甚至恶变,一经诊断,即应手术切除。目前手术切除是最有效的治疗方法,应作为首选治疗措施。若一般情况差不能耐受手术者可临时使用内科治疗,但疗效差不能根治。如患者术前无本病所致症状,术中偶然发现异位胰腺,应将异位胰腺尽可能切除,以免将来可能出现的并发症。如术前已有症状,并考虑为异位胰腺者,应及早手术切除。术式以局部胃壁或肠壁切除缝合为宜,切除范围应稍大一些,以免遗漏异位胰腺组织。术中应做冰冻切片,如有恶变可行根治术。

11.3.2 环状胰腺

环状胰腺(annular pancreas)是胰腺的先天性发育异常,表现为胰腺组织呈环状或带状包绕并压迫十二指肠降段。是先天性十二指肠梗阻的原因之一。1818 年 Tiedmann 首先发现,1862 年 Ecker 将本病命名为环状胰腺。国外文献报告其发病率为 1/6000,国内尚无准确统计。据北京、上海及天津三大儿童医院统计,环状胰腺分别占同一时期收治十二指肠梗阻病例的 23.5%、5% 及 15.8%,各组男、女发病率接近。

A1 病因

胚胎第 4 周时,原肠上分别出现背侧和腹侧两个胰腺始基。背胰位于十二指肠后方发育成胰体、胰尾及胰头的一部分,腹胰位于十二指肠前方发育成胰头的一部分。第 6 周时,腹胰随十二指肠向右向后旋转,与背胰融合成为胰头。环状胰腺病因及形成机制目前存在以下观点:

B1 胚胎期由于炎症的影响，腹胰、背胰组织增生肥大，围绕十二指肠成环形，压迫十二指肠。

B2 腹胰出现异常固定，其尖端固定于十二指肠壁，当十二指肠向右旋转时，腹胰右叶或左叶被牵拉绕过十二指肠，与背侧始基融合而形成环状胰腺。

B3 胚胎早期在胰芽融合过程中发生停顿，而在稍晚时期与同一平面的腺体再进行环形融合，则形成环状胰腺。

A2 病理

环状胰腺组织与正常胰腺组织结构相同，含有腺泡、导管及胰岛组织。由于环状胰腺组织本身并未发生病理改变，故严格来说，它只是一种发育畸形。环状胰腺只有对十二指肠产生压迫时才引起病理变化。

根据环状胰腺的形状与包绕十二指肠的情况，一般可分为环状、钳状和分节状等类型(图11-3-1)。环状胰腺的组织多与肠壁的各层组织互相交织，生长于十二指肠肠壁内，可达黏膜下层。环状胰腺大多数位于十二指肠降段，个别位于十二指肠水平段或球部。多数环状胰腺仅包绕十二指肠周径的 3/4，其裸区常位于十二指肠前壁或外侧壁。环状胰腺可有导管进入主胰管或单独开口于十二指肠，个别病例该导管与副胰管相通。环状胰腺压迫十二指肠可形成完全性或不完全性十二指肠梗阻。梗阻近端消化道扩张，以十二指肠球部或降部近端最为明显，继之胃和幽门管扩张；而梗阻远端肠管明显细小。

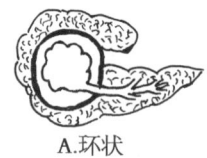 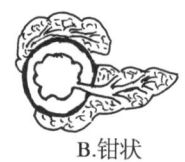 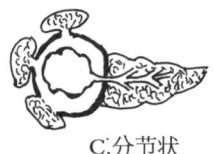

A.环状　　　　　B.钳状　　　　　C.分节状

图 11-3-1　环状胰腺分型

环状胰腺并发其他畸形的发生率较高，文献统计为 30%～75%，以十二指肠闭锁或狭窄和肠旋转不良为最多见。因胰腺发育与十二指肠空化及旋转几乎同时进行，不良因素可同时影响三方面发育。合并其他常见畸形有先天性愚型、先天性心脏病、Meckel 憩室、直肠肛门畸形等。18% 的病例可同时并发两种以上的畸形。

A3 临床表现

环状胰腺本身并无临床表现，大部分病例可终身无症状。当其出现并发症或对十二指肠形成压迫时，方出现相应的临床症状，且症状轻重、出现时间与十二指肠压迫程度有关。有人报告出现症状而需治疗者只占全部病例的 1/3。

B1 发病年龄　发病年龄即症状出现时间与十二指肠受压程度及其他并发症出现早晚有明显关系。十二指肠受压越重，发病越早。如十二指肠受压出现完全或接近完全梗阻者，则多于新生儿期即出现症状，且多在生后 1 周内。国内报告环状胰腺在新生儿期发病率最高。如为不完全性梗阻可在任何年龄发病,甚至到晚年才出现症状。国外有人曾报告一例74岁的环状胰腺患者。

B2 十二指肠完全性梗阻表现

C1 呕吐　患儿多在出生后1周内或第一次喂奶后即出现呕吐,呕吐频繁,间歇期逐渐缩短。呕吐物性质与十二指肠受压位置有关,如在壶腹以下,多含黄绿色胆汁;压迫在壶腹部水平或近端,则吐物为胃内容物或咖啡样物。

C2 体征　患儿腹部多呈上大下小的锥形,胃区饱满膨胀,有时可见胃型和胃蠕动波;中下腹部空瘪。少数患儿由于频繁呕吐,胃区膨胀不明显。

C3 营养不良及电解质紊乱　由于频繁呕吐不能进食,患儿迅速出现脱水、电解质紊乱和体重下降,也可因误吸并发吸入性肺炎。一般均有正常胎粪排出,少数病例胎粪排出延迟。

B3 十二指肠不完全性梗阻表现　由于十二指肠受压不完全,症状出现早晚不一。多数出现较晚,表现为间歇性呕吐,呕吐物多为带酸味的宿食,同时伴有进食后上腹胀满、呃逆及嗳气等。随病变加重,呕吐间歇时间缩短。可出现发育及营养不良。

B4 胃、十二指肠溃疡　由于长期的胃潴留及高酸的作用,胃、十二指肠黏膜受胃酸侵蚀而发生消化性溃疡及溃疡出血。以十二指肠溃疡较多见,常见于球后部位。多见于年龄较大的患者。

B5 黄疸　由于环状胰腺压迫胆总管下端引起阻塞,或胰腺炎波及胆道,致使肝内胆汁淤积,肝内外胆道扩张,胆囊胀大、淤胆,排陶土样大便,即出现梗阻性黄疸。多见于新生儿,成人少见。

B6 胰腺炎　胰腺炎的发生与环状胰腺的胰管畸形有关。慢性十二指肠梗阻的患者突然出现急腹症及血清淀粉酶增高,应该考虑并发急性胰腺炎的可能,炎症可波及全胰。见于儿童及成人。

B7 其他　患儿母亲常有羊水过多史。约半数患儿为低体重儿,出生时体重在2500g以下。

A4 诊断

由于环状胰腺无特异性表现及规律性,术前确诊较为困难。十二指肠梗阻的诊断并不困难,但易与十二指肠闭锁、肠旋转不良混淆,况且部分患儿两种疾病同时存在。因此有人认为,确诊有先天性十二指肠梗阻时就应采取剖腹手术,但术前仍可根据辅助检查对其进行诊断。如出现以下情况要考虑环状胰腺的存在:①十二指肠梗阻表现。②腹部平片见到典型的双泡征、单泡征或三泡征。③钡餐检查显示十二指肠球部和幽门管扩张,降部内陷,降部以下钡剂不能通过,可呈线形狭窄或节段性缩窄。④钡灌肠检查显示正常结肠,无胎儿型细小结肠,排除肠旋转不良及肠闭锁。

A5 治疗

对于环状胰腺本身无需处理,治疗的目的在于解除十二指肠梗阻。目前仍以手术为主要的治疗方法。

B1 术前准备　纠正患者的慢性脱水、电解质紊乱,给予营养支持,持续胃肠减压,给予抗生素以控制及预防感染。

B2 手术方法

C1 十二指肠十二指肠侧侧吻合术　此方法比较符合生理状态,适用于环状胰腺较窄的患者。具体方法是在梗阻近端扩张的十二指肠最低处做横行切口,在远端肠管做纵向切口进行吻合。多采用双层吻合,但有人使用单层吻合仍有较好效果。

C2 十二指肠空肠吻合术　本手术操作容易,并发症少,吻合后接近正常生理状态。具体方法为将距 Treitz 韧带 15cm 左右的空肠经结肠后或结肠前,与十二指肠梗阻近端扩张的肠管按顺蠕动方向行侧侧吻合。

B3 注意事项　不能作环状胰腺分离或切断手术,因易损伤胰管形成胰腺漏且出血较多;避免施行胃空肠吻合术,因该术式并发症较多,死亡率较高。

11.3.3　先天性胰腺囊肿

先天性胰腺囊肿(congenital pancreatic cysts)为胰腺真性囊肿,小儿的发病率较低,多于出现并发症时被发现。病因目前不明。

A1　病理

好发于胰体和胰尾端,其内壁衬有单层立方上皮或复层鳞状上皮。囊肿可为单发或多发,多发囊肿少见,患者常伴有其他先天性畸形。囊内可为单房或多房,含有无菌性混浊黄色液体,囊液胰酶活性不高。由于炎症或液体腐蚀囊肿内壁,病理检查有时看不到典型的上皮组织,与假性囊肿不易区别。

A2　临床表现

多数先天性胰腺囊肿由于体积较小常无临床症状,多于手术或尸解时发现。如囊肿增大,压迫周围邻近器官时可出现症状。压迫胃、十二指肠时,可出现上消化道梗阻表现,如上腹饱胀、腹痛、食欲缺乏、恶心、呕吐等。压迫胆总管出现梗阻性黄疸。压迫门、腔静脉引起腹水、下肢水肿等。如出现囊肿内出血或囊肿破裂可引起腹膜炎。

囊肿较小时多无体征,较大时可于左上腹触及肿物,边界不清,表面光滑,活动性差。

A3　辅助检查

多数患者血清淀粉酶正常。X线钡餐检查出现十二指肠环扩大,胃、十二指肠及横结肠受压表现。B超及CT可见囊性肿物,与胰腺分界不清或与胰腺相连。

A4　诊断

出现上述表现并结合辅助检查可对胰腺囊肿作出诊断,但要排除胰腺外伤或胰腺炎史。

A5　治疗

治疗以手术切除为宜。多发囊肿无特殊治疗方法。

B1 囊肿切除 手术切除为主要治疗方法。由于先天性胰腺囊肿很少发生感染和粘连,界线分明,容易完整切除囊肿。

B2 囊肿内引流术 适用于胰头部囊肿。

B3 囊肿外引流术 适用于一般情况较差,不能耐受根治手术,囊肿继发感染或广泛粘连者。

11.3.4 胰腺分隔

胰腺分隔(pancreas divisum)为胰管系统的先天性发育畸形,即背侧胰管和腹侧胰管未融合而形成分别开口于十二指肠的两套胰管系统。过去认为其属于正常的解剖变异,但近年来认识到它仍具有一定的临床意义。男女发病无区别,发生率为10%左右。

A1 分型

胰腺分隔解剖学分为3型(图11-3-2):①Ⅰ型(完全型胰腺分隔):背侧胰管与腹侧胰管完全分离。②Ⅱ型:背侧胰管引流胰液,腹侧胰管消失。③Ⅲ型(不完全型胰腺分隔):背侧胰管与腹侧胰管分离,而之间有小管相通。

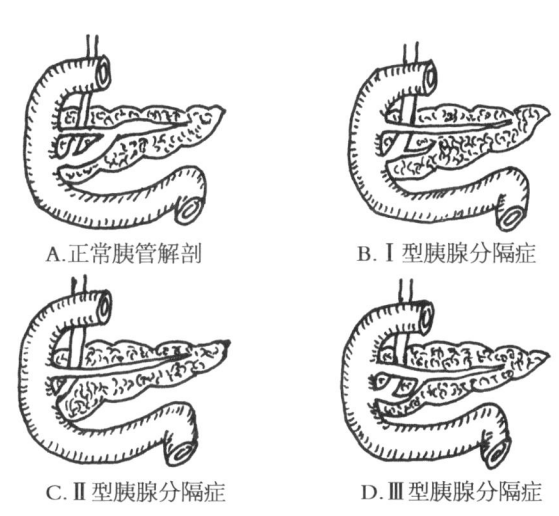

图11-3-2 胰腺分隔分型

A2 临床表现

由于其属于正常变异,一般无症状及体征。当副乳头出现狭窄时,胰液引流不畅,可出现急性或慢性胰腺炎表现。胰腺分隔引起的胰腺炎有以下特点:发病年龄小,女性多见,无饮酒史,症状轻,体征不明显,但反复发作。

A3 诊断

对于无法解释的上腹痛、胰腺炎反复发作及儿童胰腺炎应考虑存在胰腺分隔的可能。

ERCP为诊断该病的首选检查方法。非胰腺疾病患者ERCP检查发现率为0.3%~8%,

胰腺炎患者中有25%经ERCP检查发现存在该种畸形。也有人使用超声-促胰液素试验对该病进行诊断。

A4 治疗

　　B1 内科治疗　用于症状较轻或一般情况较差者。

　　B2 内镜或手术治疗

　　　C1 适应证　胰腺炎反复发作或有胰源性腹痛、无胆道疾病、ERCP示背侧胰管明显扩张及十二指肠副乳头狭窄者。

　　　C2 手术方法　包括内镜下副乳头括约肌切开术、内镜下副乳头球囊扩张及置管引流术、副乳头切开成形术、胰管空肠吻合术。

11.4　胰腺炎

11.4.1　急性胰腺炎

　　急性胰腺炎(actue pancreatitis)是胰腺的急性炎症过程,在不同病理阶段可不同程度地波及邻近组织和其他脏器系统。是小儿的一种较为少见的急腹症,其发病率报道不一,估计在1/5000左右。可发生于任何年龄,男女发病率无明显差异。在临床上急性胰腺炎一般是指消化酶被激活后对胰腺自身消化所引起的炎症,属于一种较为严重的急腹症。近年来随着诊断技术水平的提高,小儿胰腺炎的发生率有所增加,且以急性胰腺炎较为多见,转为慢性胰腺炎者较为少见。目前尚无单一的特异性确诊方法,一般根据急性上腹疼痛、血清淀粉酶升高、影像学显示胰腺炎改变等多方面综合作出诊断。大多数小儿急性胰腺炎具有病程较短、有自限性及症状很快缓解等特点,但仍有部分患儿病情来势凶险,迅速发展为重症坏死性胰腺炎,甚至导致多器官功能衰竭,应引起高度重视。急性胰腺炎的发病机制还未彻底弄清,其发病原因也很多,但不管其发病原因如何,其临床过程基本相似。综合病因、病变程度及是否存在并发症等诸多因素,目前以综合治疗为主,包括去除病因、抗炎、支持治疗及手术治疗等。但仍存在许多不足之处,有待于探讨。

　　A1 病因

　　小儿急性胰腺炎的发病原因较多,但引起成人胰腺炎的主要因素如酗酒、胆结石等因素在儿童期少见。小儿胰腺炎的病因归纳起来有感染、腹部创伤或手术损伤、先天发育畸形、遗传或代谢性疾患、全身性因素及药物性因素等,但有24%～54%的患儿找不到明确原因。

　　B1 感染因素　感染是小儿胰腺炎较为常见的原因。细菌或病毒感染均可引起胰腺炎,包括血源性感染、淋巴源性感染、自十二指肠或胆道进入胰管的感染、自邻近器官感染灶直接蔓延至胰腺的感染等。而以病毒感染更为常见,如腮腺炎病毒、甲肝病毒、轮状病毒、柯萨奇病毒 B、麻疹病毒、巨细胞病毒及水痘病毒等,如感染甲肝病毒的儿童 17％可发生胰腺炎。细菌继发感染常见有肺炎、菌痢、扁桃体炎等。因此,在小儿患腮腺炎、麻疹时,应特别注意预防胰腺炎的发生。

B2 创伤因素　由于小儿易动的特点,可使胰腺受到钝性损害,如自行车把手撞伤、车祸等。胰腺受损后,轻者仅为血肿而无实质性损伤;重者可有胰导管破裂或严重挤压伤,在损伤的基础上继发感染,出现胰腺炎。另外,腹部手术,尤其是胆总管囊肿切除、脾切除等手术,易造成胰腺损伤而继发胰腺炎。亦有报道 1％～7％的儿童在内镜下行胰胆管造影操作后发生症状性胰腺炎。

B3 饮食因素　由于小儿不能自行控制进食的量及种类,尤其是肥胖儿童,在超量进食脂肪性食物后引起胰腺代偿功能失调,短期内分泌大量胰液,导致胰腺自身消化而出现胰腺炎。此外,营养不良、喂养不当及神经性厌食均可引起急性胰腺炎。严重营养不良可使胰腺细胞萎缩,但引起胰腺炎的病因不明。

B4 药物和毒素　由于在治疗其他疾病时使用药物种类较多,尤其是长期用药物治疗者可诱发药物性胰腺炎。国外统计,在药物性胰腺炎中,皮质激素引发的胰腺炎占 46％,抗生素诱发的胰腺炎占 21％,利尿剂引发的胰腺炎占 14％,其他药物引发的胰腺炎占 19％,但儿童药物性胰腺炎发病率较成人低。目前认为引起药物性胰腺炎的原因主要有:①药物对胰酶产生原位激活作用。②药物的毒性作用直接破坏胰腺组织。③在继发微循环障碍时,药物破坏胰腺细胞间质的屏障作用启动胰腺的自身消化机制,引发胰腺炎。

目前常见引起胰腺炎的药物有:①利尿剂:包括呋塞米(速尿)、氢氯噻嗪等。②激素:包括可的松、地塞米松、雌激素等。③抗生素类:包括红霉素、罗红霉素、甲硝唑、异烟肼、利福平等。④抗肿瘤药:包括硫唑嘌呤、长春新碱、顺铂等。⑤解热镇痛药:主要有水杨酸类。需注意的是,并非使用这些药物即引起胰腺炎,药物性胰腺炎多在长期、大剂量用药时易发生,且存在较大的个体差异;并非所有使用药物的患者均发生,即使同一药物对不同个体的致病过程及程度也存在较大差异。

B5 先天性发育畸形、解剖及功能异常

　C1 胰腺、胆管及胰管存在先天性疾患,如先天性胰胆管合流异常、先天性胆总管囊肿、环状胰腺、先天性胰腺囊肿、胰腺分隔畸形等。在此解剖结构变异的基础上,由于胰胆管共同梗阻造成胆汁反流入胰管或胰液排出障碍而引起胰腺炎、胆石症等。

　C2 Oddi 括约肌功能不全,胰液及胆汁排出异常也可出现胰腺炎。成人原发性胰腺炎患者中约 20％的病例有 Oddi 括约肌异常,小儿胰腺炎相关报道较少。

B6 胰胆管梗阻　多见于胆道蛔虫症、血红蛋白病、短肠综合征及长期接受肠道外营养(TPN)的患儿。胆道蛔虫症时寄生虫不仅可引起壶腹部梗阻、括约肌痉挛、细菌上行感染,而且部分肠液也可能由此进入胆道和胰管,引起急性胰腺炎。

B7 代谢性及系统性疾病　此为小儿胰腺炎较为少见的病因,如囊性纤维化病、器质性酸

血症、丙酸血症、乳酸血症、糖原累积病 1 型、糖尿病、高脂血症、系统性红斑狼疮、风湿性关节炎及多发性动脉炎等。这些患儿多由于胆汁及胰液黏稠，排出困难或胰酶分泌增多所致。

A2 发病机制与病理生理

急性胰腺炎的发病机制目前尚未完全阐明。由于它是一个复杂的病理过程，不能用单一的因素来解释其所有的发病情况，同时随着疾病的发展，又有新的因素加入而促使疾病进一步变化。近年来在其发病机制方面研究较多，主要集中于胰酶引起胰腺组织的自身消化、胰腺血液循环障碍、毛细血管壁通透性变化、氧自由基的作用及内毒素作用等方面。

B1 胰腺的自身防护机制 正常胰腺的腺泡细胞和小叶内导管细胞分泌胰液，胰液中含有胰淀粉酶、胰脂肪酶、胰蛋白酶原和糜蛋白酶原等多种物质。胰淀粉酶和胰脂肪酶分泌出来后即发挥功能。胰蛋白酶原排入十二指肠后，被肠激素激活成为胰蛋白酶，随之胰蛋白酶迅速激活糜蛋白酶原，成为消化食物中蛋白质的酶。胰腺中还有蛋白溶酶的抑制剂，可保护自身不被蛋白酶所消化。正常胰腺组织存在自身防护功能，以避免胰腺腺泡细胞分泌的消化酶引起自身消化。大部分胰酶以不激活的酶原形式存在，胰管上皮有粘多糖保护层，血液和胰液中的少量胰酶抑制物可中和少量被激活的胰酶。如这些防御机制被破坏，可引起胰腺炎。

B2 胰腺炎发病机制

C1 炎性细胞的级联反应 在胆汁反流、胰管内高压等情况下，中性粒细胞被激活，使大量胰蛋白酶被激活，同时激活糜蛋白酶、弹力蛋白酶、血管舒缓素和磷脂酶 A_2 等，造成胰腺自身消化。磷脂酶 A_2 为炎性调节介质，在胰腺炎发生中起关键性作用，它可使胆汁中的卵磷脂和脑磷脂变为具有细胞毒性的溶血卵磷脂和溶血脑磷脂，导致胰腺组织破坏。急性胰腺炎时除胰腺本身炎性反应外，全身单核-巨噬细胞、中性粒细胞和淋巴细胞等产生多种细胞因子及内毒素等，加剧了胰腺和全身损害。因此在急性坏死性胰腺炎的治疗中，清除感染性坏死灶固然重要，但也不能忽视无坏死的胰腺组织的炎症控制，应尽力处理全身炎性反应综合征和减轻内毒素血症的损害。

C2 胰腺微循环障碍 近年来胰腺微循环障碍与炎症时胰腺缺血-再灌注损伤越来越受到人们的重视。在此机制中，氧化亚氮、内皮素和氧自由基尤为重要。氧化亚氮生成受到抑制可使胰腺炎中胰腺微血管痉挛，白细胞黏附性增强，出现胰腺微循环灌注不良；同时胰腺小叶内动脉括约肌和微血管内皮细胞损害使胰腺微血管通透性改变，造成胰腺组织灌注损害。内皮素具有强烈的缩血管作用，其血浆内水平与胰腺炎的严重程度有关。目前临床上已开始应用血管扩张剂等措施来改善胰腺微循环灌流，以防止缺血，减轻灌注损伤带来的原发和继发性胰腺细胞损害。

C3 胰腺细胞凋亡 在胰腺炎的发病过程中，胰腺细胞凋亡的程度与胰腺炎的病情呈负相关，即胰腺细胞以凋亡的方式死亡，其炎症反应轻微，病情向轻症胰腺炎发展；如胰腺细胞以坏死的方式死亡，则会伴随剧烈的炎症反应，病情严重，并可发展为重症胰腺炎。动物实验已证实，使用诱导细胞凋亡的方法可以减轻急性胰腺炎的病情。

B3 导致病变加重的因素

C1 导致继发感染的因素　过去一直认为胰腺坏死是急性胰腺炎死亡的主要原因,目前研究证实,胰腺炎后胰腺坏死感染和全身脓毒血症是急性胰腺炎后期造成死亡的重要原因。胰腺炎后继发感染多为混合性感染,其致病菌多为革兰阴性杆菌、厌氧菌和真菌,因此应特别重视有效的抗感染治疗,可明显改善病变的严重程度及对全身的损害。

C2 导致多器官功能衰竭的因素　随着胰腺炎病变的加重,机体的血流动力学代谢平衡受到严重破坏,肠道内细菌透过损害了的肠黏膜屏障到达全身血液循环内,产生和释放大量的介质,即多种细胞因子。细胞因子的破坏作用进一步加重了胰腺以及全身组织器官的损害,致使多器官功能衰竭(MSOF)而死亡。

B4 病理分级　1996年,在贵阳第六届胰腺外科学术会议上,为了与国际接轨,制定了我国的急性胰腺炎分类分级方法,将急性胰腺炎分为轻型急性胰腺炎、重症急性胰腺炎、急性液体积聚、胰腺坏死、急性假性胰腺囊肿、胰腺脓肿。

C1 轻型急性胰腺炎(mild actue pancreatitis)　胰腺呈局限性或弥漫性水肿,腺体增大变硬,被膜紧张充血。显微镜下可见腺泡和间质水肿,炎性细胞浸润,少数情况下可见胰腺实质局灶性坏死。

C2 重症急性胰腺炎(severe actue pancreatitis)　胰腺腺体增大,呈暗紫色或灰黑色,出血、坏死灶呈散在分布。腹腔内有血性混浊渗液。伴有全身或多脏器损害。部分间质水肿性胰腺炎也可表现为重症急性胰腺炎。

C3 急性液体积聚(acute fluid collection)　缺乏肉芽或纤维组织囊壁为急性液体积聚的病理特点,可与假性囊肿或胰腺脓肿鉴别。其内可有或无细菌存在。

C4 胰腺坏死(pancreatic putrescence)　肉眼观察,可见局灶性或弥漫性胰腺实质坏死及胰周脂肪坏死。脂肪坏死可表浅而散在,亦可深在而融合。可有胰腺或胰周不同程度的出血。显微镜下间质可见广泛的脂肪坏死伴有血管损伤和坏死,病变波及腺泡细胞、胰岛细胞和胰管系统。坏死多限于胰腺浅表部位,而核心部位较少累及。

C5 急性假性胰腺囊肿(acute pancreatic pseudocysts)　假性囊肿有囊壁包裹,囊壁清晰,囊液富含胰酶,呈无菌性。多于发病4周或4周后出现,早于4周缺乏囊壁的液体积聚属于急性液体积聚。

C6 胰腺脓肿(pancreatic abscess)　有脓液存在,细菌或真菌培养阳性。含极少或不含胰腺坏死组织。胰腺脓肿多数情况下是由局灶性坏死液化,继发感染而形成的。

A3 临床表现

B1 腹痛　是急性胰腺炎的主要症状,95%以上患者出现腹痛。由于胰腺炎症多发生于体尾端,因此左上腹部疼痛是胰腺炎的特点。腹痛的强度与病变的程度相一致,即病变越重疼痛越剧烈。腹痛多为突发,表现剧烈难忍,呈持续性并有阵发性加重,患儿哭闹不安、躁动。由于小儿述说不清及对疼痛定位能力较差,疼痛范围较大;如仔细辨别,仍能确定病变的部位。

如腹痛以上腹部偏左侧为主,病变多在胰体、尾端,少数患儿诉左肩部疼痛。如以右上腹痛为主,则病变多在胰头部,少数患儿诉右肩部不适或疼痛。若上腹部呈带状疼痛,伴有背部不适或疼痛,病变多累及全胰。早期胰腺炎腹痛多为持续性并有阵发加重,使用解痉、止痛药物后可缓解。随着胰腺病变加重,炎症和渗液扩散到腹腔,出现腹膜炎时疼痛遍及全腹。疼痛的发生大多与饮食有关,部分患儿表现为进食后疼痛加重。如腹痛伴有休克表现是重症急性胰腺炎的特点之一。少数胰腺炎患儿疼痛较轻或无自诉腹痛。

B2 恶心呕吐　较为常见。恶心、呕吐及腹痛合称为急性胰腺炎的三大症状。约60%的患儿出现呕吐,呕吐物为胃或十二指肠内容物,同时伴有厌食。呕吐后腹痛多无缓解。一般在发病之初即可出现较频繁的恶心呕吐,以后逐渐减轻。

B3 腹胀　轻度腹胀为常见而出现较早的症状,但大多数患者腹胀与腹痛同时存在。腹胀主要由胰腺炎性渗出入腹后产生炎性反应,引起肠麻痹所致。重症患儿由于出现腹膜炎,大量渗液及坏死组织充满腹腔,腹胀较重。

B4 发热　急性胰腺炎发病早期多存在轻度发热,其并非感染所致,而是胰腺组织损伤渗出物刺激引起的机体反应。如为胆源性胰腺炎伴有胰胆道梗阻者可有高热寒战。如胰腺坏死合并感染时则出现高热。

B5 黄疸　合并有胆道梗阻、感染或胰头肿大压迫胆道时,可出现轻度黄疸。小儿出现此症状者较少见。

B6 其他表现　重症坏死性胰腺炎时,可出现休克表现。少数危重患儿在应激状态下出现消化道出血,可有呕血或便血,或呕吐物及大便潜血阳性。由于胰液在腹内皂化,消耗了大量钙,患儿血钙降低可发生手足抽搐。如患儿反复抽搐,提示预后不良。

B7 体征　由于患儿对腹痛耐受较差,就诊时表情痛苦,呈屈曲体位,部分表现为中毒或脱水貌。重症胰腺炎患儿出现休克时有脉搏加快、血压下降、皮肤湿冷、面色发绀等。

轻型急性胰腺炎患儿一般仅有腹痛,没有休克表现;查体时可见轻度腹胀,上腹部正中偏左有压痛,无肿块和腹膜炎体征,两侧腰背部皆无触痛或叩痛。重症急性胰腺炎患儿体温可升高,腹部体征常不如腹痛严重,多于上腹部出现腹肌紧张、腹部压痛或反跳痛;部分患儿由于过度情绪紧张,可表现全腹肌紧张及压痛;同时腹部膨隆,肠鸣音减弱或消失,渗液较多者移动性浊音阳性。由于腹壁皮下脂肪被胰液分解,脐部或腹壁出现青紫色或蓝色斑,称为Callen征。当两侧肾区有积液时,左侧腰背部多有饱满及触痛。少数患儿可有左侧胸腔积液体征。

A4 诊断

由于小儿急性胰腺炎临床表现及体征缺乏特异性,病史述说不可靠,需综合实验室检查及其他辅助检查以确定诊断。要对其病程、病情轻重及预后进行评估,以指导治疗。

B1 实验室检查

　C1 胰酶测定　目前临床常用的胰酶测定包括血、尿淀粉酶和血清脂肪酶。胰酶测定对于胰腺炎的诊断具有重要意义,但应注意胰酶值的高低与病变轻重程度并不一定成正比。

D1 淀粉酶 正常婴儿血中胰淀粉酶值较低,至1岁左右达成人水平,正常值为8～64单位(Somogyi法)。在急性胰腺炎发病3～12小时后,血清淀粉酶值即可升高,24小时达高峰,可持续4～5天。血清淀粉酶值如超过300～500单位具有诊断意义。尿淀粉酶在急性胰腺炎发作12～24小时后开始上升,其下降缓慢,可持续1～2周。肾功能不全时,尿淀粉酶升高不明显或不升高。要注意淀粉酶的动态变化,如淀粉酶升高后突然下降,而临床症状、体征并未减轻应考虑胰腺可能出现严重坏死;若血清淀粉酶持续升高或降低后再升高,多表示有并发症出现,如假性囊肿等。有时临床上出现高淀粉酶而无急性胰腺炎的症状时,应注意是否存在胰腺以外的组织或器官疾病,如肝炎、急性阑尾炎、肠梗阻、腹膜炎、肾衰竭等。

D2 血清脂肪酶 正常值为0.5～1.0单位(Comfort法)。脂肪酶在发病24小时后开始升高,持续高值时间较长具有参考价值,可作为晚期患者的诊断方法。由于血清脂肪酶测定较复杂,结果不及时,故通常并不作为常规化验指标。

C2 血清钙测定 急性胰腺炎发病2～5天后,血清钙水平可降低,其下降程度与预后有密切关系,如下降明显多提示病情严重。在治疗过程中进行动态血钙水平观察可评价其预后情况。

B2 腹腔穿刺 对腹膜炎体征明显而诊断困难者可行腹腔穿刺,穿刺液可测定粉酶值。腹水淀粉酶的测定值较高时具有确诊意义,但目前无统一的标准值,只能与血清淀粉酶值对照。

B3 影像学诊断

C1 B超检查 为急性胰腺炎首选的辅助检查方法,但该方法易受气体干扰,而急性胰腺炎患儿多存在肠胀气,故检查时应特别注意。急性胰腺炎时B超显示胰腺弥漫性肿大,外轮廓呈弧形突出,腺体为均匀的低回声分布;有出血坏死时可出现粗大的强回声。同时对于急性液体积聚、假性胰腺囊肿及胰腺脓肿也具有确诊意义,并可观察液体量、病变部位及囊肿大小。

C2 X线腹部平片 可见胃、十二指肠、横结肠充气扩张。部分患儿可出现左侧膈肌升高,左胸腔及腹腔积液。

C3 CT检查 由于其分辨率高,对重症胰腺炎具有可靠的诊断价值。轻型胰腺炎时,胰腺呈弥漫性增大,密度不均,边界变模糊。重症胰腺炎出现胰腺坏死时,肿大的胰腺内可显示皂泡状的密度减低区,在增强后CT显示更为明显。在造影剂增强的CT扫描时,正常胰腺的影像密度由40～50HU增高至80～90HU以上。急性胰腺炎时,如果密度低于80HU,应高度疑有坏死;如果密度不超过50HU,可以肯定为坏死。另外,CT能够对胰腺周围脏器受累情况作出正确诊断。CT不仅能用于术前诊断,同时还可进行连续动态观察,以了解胰腺实质坏死的范围、胰腺囊肿及胰腺脓肿形成的情况,可作为决定再次手术的重要依据。

B4 内镜逆行胰胆管造影(ERCP) 此检查因受年龄、设备及技术等限制,不作为常规检查,但该检查有助于胰腺炎的诊断,并可寻找其发病原因,必要时还可进行治疗。目前ERCP

已被接受为胰腺炎患儿的诊断和治疗技术,且认为在急性胰腺炎时作 ERCP 是安全的。儿童的 ERCP 并发症和成人一样,包括胰腺炎、疼痛、胆管炎、肠麻痹、发热、造影剂注入壁内和穿孔,发生率低于 5%。

A5 治疗

由于急性胰腺炎的病因及发病机制较为复杂,胰腺及全身其他脏器损害程度个体差异较大,发病中包含多个不同的疾病实体,总的基础虽然相同,但每个实体又有它的特殊性,因此要按照不同的病因、不同的病情制订符合各自特点的治疗方案,才能收到预期的疗效。总的治疗原则是缓解疼痛,维持水、电解质平衡,减少胰腺外分泌,控制休克发生,预防感染及并发症。在制订治疗方案时,首先要对患儿的病情进行评估,区分是轻型急性胰腺炎还是重症急性胰腺炎。轻型急性胰腺炎可采取非手术治疗;对于重症急性胰腺炎、胆源性胆道梗阻型胰腺炎或合并感染的患儿需急诊手术治疗,清除坏死组织,解除胆道梗阻,并行可靠的引流。

重症急性胰腺炎的治疗目前推崇使用个体化或多元化治疗方案。急性胰腺炎存在感染者原则行手术治疗,但要在术前监护治疗 12～24 小时,若治疗反应不良或恶化则立即手术治疗,若病情改善则仍可继续采用非手术治疗。若胰腺坏死未感染则作非手术治疗,在非手术治疗中,应严密观察疾病各项指标变化,如恶化,应立即手术治疗;若缓解,有可能就此痊愈。如有包块形成,包块可自行吸收痊愈;也可有感染,表现为包块变大,出现压痛。全身有感染症状应及时手术引流。

B1 非手术疗法

C1 饮食控制和胃肠减压 由于食物刺激可增加胰液的分泌,故饮食控制尤为重要。病情较轻者,可进少量流质或半流质饮食,同时观察进食后症状变化,及时调整饮食。要严格限制进食蛋白质及脂肪性食物。对病情较重或频繁恶心、呕吐者,应禁食或同时进行胃肠减压。胃肠减压可使胃液减少,从而使胰泌素和胆囊收缩素-促胰酶素的分泌处于静止状态,并可减轻严重的胃潴留和腹胀。同时可使用抑制胃酸分泌的药物。

C2 营养支持 急性胰腺炎尤其是重症胰腺炎患儿,机体处于高分解代谢状态,由于内分泌改变及胰岛的拮抗,利用碳水化合物供能的能力下降,主要依靠蛋白质分解供能,同时为使胰腺休息而禁食,因此多出现营养不良。早期患儿禁食期间应由静脉补充水、电解质和热量,有条件者应给予全胃肠外营养支持疗法。可靠的营养支持既可改善多脏器功能,又是整个非手术治疗中的重要环节,还是手术治疗的基础。

C3 抗生素的应用 研究证实,胰腺炎的感染为继发性,预防性使用抗生素在降低感染的发生率及死亡率方面有较为重要的作用。过去认为使用抗生素效果不佳,是由于一些抗生素不能穿透血胰屏障所致。胰腺炎选择抗生素的标准是能通过血胰屏障,在胰腺组织内形成有效浓度,且能抑制引起胰腺感染的常见病原菌。其适应证为重症或接近重症胰腺炎、胆源性胰腺炎及有其他高危因素者。一般主张存在适应证后应立即使用,持续使用 10～14 天。目前常用的抗生素首选亚胺培南(泰能)、环丙沙星及氧氟沙星(泰利必妥),抗厌氧菌使用甲硝唑。

头孢噻肟、哌拉西林亦有效,但对革兰阳性菌及厌氧菌效果较差。近来认为对穿刺液或引流液行细菌培养及药敏试验,在其指导下应用抗生素最为可靠。

C4 抑制胰腺炎症的药物

D1 甲磺酸加贝酯　该药物有缓解临床症状、缩短病程及降低死亡率的作用,还具有抗纤溶酶及因子Ⅹ的作用,对血管内凝血有治疗作用,并可阻止中性粒细胞弹性纤维酶高度分解蛋白的作用,能减少并发症。

D2 生长抑素合成衍生物　奥曲肽(善得定)为生长抑素8肽,施他宁为生长抑素14肽。该类药物可抑制胰腺外分泌,抑制促胰酶素和胃液的分泌,阻止血小板活化因子产生后引起的毛细血管渗漏综合征,同时有刺激单核-吞噬细胞系统活性、松弛Oddi括约肌及保护胰腺细胞的作用。

D3 氟尿嘧啶　可抑制DNA及RNA合成,具有抑制胰酶合成的作用,以减少胰酶的分泌量。

D4 西咪替丁　能抑制胃酸分泌,保护胃肠道,减轻胰腺炎的胃肠道并发症,预防应激性溃疡发生。

C5 镇静、解痉、止痛　对诊断明确、腹痛较重者可给予阿托品、普鲁卡因等治疗,目的是使Oddi括约肌松弛,降低胰管内压力,从而起止痛作用。如2岁以上患儿剧烈腹痛者可用哌替啶(度冷丁)加阿托品;勿用吗啡,以免引起Oddi括约肌痉挛。

C6 防治休克　休克的早期预防及治疗在胰腺炎的治疗中尤为重要,特别是对重症胰腺炎患儿,可防止多脏器损害的发生。由于大量腹腔内渗出液、肠道内渗出液以及频繁呕吐造成液体的大量丢失,致使有效循环量减少,出现全身脏器损害,故需早期迅速输入大量液体,包括晶体及胶体溶液。特别应注意补充钾,纠正酸碱失衡。血钙偏低者立即补给10%葡萄糖酸钙。血糖升高者应给予胰岛素。还可给予改善胰腺微循环的药物,如低分子葡萄糖酐、丹参或生脉注射液等。

C7 加强重症监护　监护内容包括:①体温、呼吸、血压、脉搏及中心静脉压。②血象、血尿淀粉酶、血糖、尿糖。③血气分析血氧饱和度。④重要器官功能及全身感染情况。⑤腹部体征变化。⑥进行胰腺B超、CT检查,以了解胰腺坏死的范围、周围脏器损害情况及是否出现并发症。

B2 手术治疗　关于胰腺炎的手术治疗问题,经过多年实践,在观念上已随着对胰腺炎的认识而发生改变。过去认为如有胰腺坏死必然感染,即应早期进行手术治疗;实践证明早期手术、扩大手术并没有阻止胰腺坏死的继续发展,相反给原来无感染的胰腺坏死组织带来了感染,以至于以后因反复感染、出现并发症而反复手术。儿童急性胰腺炎采用非手术治疗多可收到良好效果。研究认为,胰腺坏死并非一定有感染,可靠的非手术治疗可使胰腺坏死组织得到部分修复。因此合理掌握手术适应证及选择合适的手术时机可获得良好的治疗效果。

C1 手术指征及手术时机选择

D1 手术指征 ①非手术治疗无效,持续高热,出现感染性腹膜炎。②诊断不明确,有并发其他外科急腹症可疑者。③胆源性胰腺炎伴有胆道梗阻及胆道畸形者。④病情已缓解,但并发巨大假性胰腺囊肿者。

D2 感染的诊断指标 ①患儿体温升高,超过38.5℃。②白细胞升高。③有明显腹膜炎体征,腹膜刺激征范围大于两个象限。④腹腔穿刺液或CT、B超引导下胰腺坏死灶穿刺做细菌涂片及培养阳性。涂片阳性可以作为手术指征的根据;若是阴性,并不能作为非手术指征的根据。因此要综合判断感染是否存在或动态观察各项指标变化,以更好地掌握适应证,提高治愈率,降低死亡率。

C2 手术切口的选择 诊断明确者可行上腹肋缘下弧形切口;若术前诊断未明确,可行上腹部正中或经腹直肌切口探查;对于再次手术者则要根据病灶位置及手术要求选择相应的切口。

C3 腹部手术探查 要对病灶进行手术处理,首先要明确胰腺病变的性质、部位、范围及周围脏器受损情况。手术应切开胃结肠韧带,分离胃后壁与胰腺粘连处,先后依次暴露胰腺头、体、尾端,然后再沿胰体下缘分离,观察胰腺体、尾端深面的情况。

胰腺病变判断:①胰腺被膜出血:胰腺肿胀,包膜凸起,有张力但有光泽,整个胰腺呈黑褐色。剪开包膜流出大量黑色血水,胰腺实质近乎正常或实质间有散在出血点。②胰腺坏死:胰腺表面失去光泽,色灰暗,部分呈黑色。剪开坏死区无出血。胰腺组织似烂肉样突出于被膜外,触之极易脱落。③胰腺蜂窝织炎:整个胰腺出现弥漫性病变,呈灰白色疏松状,如浸透脓液的海绵。④胰外侵犯区情况:包括小网膜囊、肠系膜血管根部、两侧结肠及肾周围,特别要注意探查结肠后及肾周围,彻底清除坏死组织,可以避免手术后这个区域残余脓肿的发生。

C4 手术方法的选择 要根据不同的病变性质、部位和范围采取不同的手术方法。目前常用方法有:

D1 腹腔灌洗术 适用于非胆源性重症急性胰腺炎而无感染,腹腔渗液较多者。其目的为稀释、引流腹腔内酶性渗液。手术方法:在剑突与脐连线中点及脐与耻骨连线中点作两个长约2~3cm的小横切口,分别放置灌洗管和引流管。上腹经切口向上插入单腔管,管尖端到达剑突水平,即小网膜腔之前,此为灌洗管。下腹插入多孔硅胶管,置于膀胱直肠凹,作为引流管。用生理盐水反复灌洗以达到治疗目的。由于小儿多不合作,灌洗管的固定要牢靠,以防脱落。

D2 小网膜腔持续灌洗引流术 适用于胰腺周围脂肪坏死、胰腺包膜坏死、胰腺包膜下出血以及晚期胰腺脓肿。

D3 腹腔及小网膜腔引流术 适用于重症急性胰腺炎感染较重,且一般情况较差者。方法:在小网膜腔内左右各放置蘑菇头引流管,同时于膀胱直肠凹放置引流管。该方法简便易行,创伤小。

D4 胰腺减压术 适用于胰腺肿胀明显者。胰腺减压后可改善其微循环,终止由于胰腺缺血造成的继发损害,加速胰腺修复。方法:沿胰腺纵轴作浅层1~2mm的胰实质切开。

D5 坏死组织清除术　适用于散在的、较表浅的胰腺实质坏死和晚期坏疽,以清除坏死组织。由于本手术简单易行,创伤小,不受炎症范围或病灶部位的限制,效果较好。

D6 胰腺部分切除术　适用于胰腺实质性坏死,病变深在而较为集中,坏死组织与正常胰腺组织界限分明,且坏死范围较小者。在小儿患者施行该手术要慎重。

B3 常见并发症的诊断及处理

C1 急性呼吸窘迫综合征　多发生于术后72小时内,且多见于重症者。表现为呼吸急促或呼吸困难。术后应保持呼吸道通畅,持续给氧,必要时给予辅助呼吸。

C2 腹腔感染　包括膈下脓肿、胰周脓肿和肠间隙脓肿。主要因术中坏死组织清除不彻底、腹内冲洗不完全及引流不畅所致。表现为体温持续升高或降低后又升高,伴有精神委靡等。在应用有效抗生素治疗的同时加强营养支持。如B超或CT证实脓肿形成,且保守治疗无效者应尽早行手术引流。

C3 消化道出血　多发生于术后4~5天,表现为呕血及黑便。术后应常规给西咪替丁,并给予止血药物治疗。

C4 胰瘘　其发生率为7.5%~20%。多为胰腺及胰管坏死组织自溶或脱落,胰管开放或手术损伤而形成。表现为引流量增多且引流液淀粉酶含量高。经过使用抑制胰腺分泌药物、加强营养支持及引流等治疗,多能自愈。

C5 胰周积液及假性囊肿　急性积液多发生在早期,其在急性胰腺炎的发生率可达30%~50%,表现为在胰内或胰周出现无肉芽肿或纤维组织性壁的液体积聚区,多数患者可以自行消散。如果持续存在4~6周并形成包裹,则称假性囊肿。

C6 真菌性败血症　多发生于长期及大量使用抗生素后。表现为胰腺炎治疗后期出现全身感染中毒症状伴意识改变,分泌物、引流物、血或尿中发现真菌。可使用抗真菌药物治疗,并停用一切抗生素。

A6 预后

轻型急性胰腺炎如治疗及时多无死亡;重症急性胰腺炎由于近年来采用综合治疗,其治愈率明显提高。目前我国胰腺炎总的生存率达76%,非手术治疗和手术治疗生存率分别为83%和69%;死亡率较前明显降低,为15%~25%。

11.4.2　慢性胰腺炎

慢性胰腺炎(chronic pancreatitis)是由多种原因引起胰腺实质慢性渐进性坏死与纤维化。由于炎症不断发展,使胰腺发生一系列复杂及不可逆损害,导致其内、外分泌功能减退。因受地理环境、生活习惯及经济状况等因素的影响,又由于地区和种族不同,在其病因及临床表现方面存在很大差异。贫穷及落后国家的青少年发病率高,西方国家则成年人发病率高,我国报道较少,而小儿病例更为少见。近年来由于诊断技术的提高,对慢性胰腺炎有了更进一步的认识,但在其诊断和治疗方面仍存在着很多有争议的问题。

A1 病因

引起慢性胰腺炎的病因较多,我国与其他国家有些不同。

B1 胆道疾病 是引起国人慢性胰腺炎的主要原因。胆道梗阻如胆石症在病因方面所占比例较大,其他如胆道蛔虫、炎症、肿瘤、畸形、纤维性狭窄等也是其致病原因。

B2 急性胰腺炎的转化 不少学者认为,慢性胰腺炎实际是由急性胰腺炎转化而来的,其转化概率约为10%～15%。

B3 营养不良 长期蛋白质摄入不足,营养不良,引起胰腺萎缩、纤维化及钙化等慢性胰腺炎改变。此种原因多见于贫困地区。

B4 基因突变 研究认为,自体 Dominant-Cationic 胰蛋白酶原的第29、122密码子发生突变,Cationic 胰蛋白酶原的第16、22、23密码子,Recessive-Modifler 基因的 CFTR 及 SPINKI 基因等发生突变可引起慢性胰腺炎。

B5 其他因素 高钙血症、高脂血症和免疫异常等均被认为是引起慢性胰腺炎的病因之一。

由于多种因素作用,胰管出现慢性梗阻,导致胰液引流不畅,胰腺出现慢性损害。近期研究认为,多种细胞因子如 TGF-α 及表皮生长因子(EGFR)、转化生长因子、神经生长因子等异常或受体异常,可导致胰腺的病理变化。

A2 病理及分类

慢性胰腺炎时胰腺早期无变化,随病变加重,腺体开始肿大、硬化,呈结节状,被膜增厚,硬化处似橡皮样,易与肿瘤混淆。镜下早期见灶性脂肪坏死;进展期导管狭窄、扩张,导管上皮萎缩化生,纤维化进一步加重可形成瘢痕或钙化。

根据1988年马塞-罗马会议的现代病理分类,可将慢性胰腺炎分为4类,即胰石性胰腺炎(胰管内可见多枚大小不等的胰石)、慢性阻塞性胰腺炎(胰管阻塞,存在胰腺囊肿而无结石)、胰腺纤维化或炎性胰腺炎(弥漫性纤维化和单核细胞浸润)、无症状的胰腺小叶周围纤维化(小叶周围纤维化,无外分泌功能损害)。

A3 临床表现

慢性胰腺炎的发生率及严重程度与胰腺本身病理改变的性质和程度有关,可分为轻、中、重度。其临床特征主要是腹痛和胰腺内、外分泌功能的异常及胰腺形态异常改变。

B1 腹痛 程度不同的腹痛是慢性胰腺炎主要而常见的症状,大约80%的患者有腹痛。腹痛的特点:早期腹痛间断发作,与急性胰腺炎相似;随着病情加重,每次腹痛发作持续时间变长,间歇期缩短,腹痛缓解后常遗留持续性钝痛;最终腹痛出现持续状态。腹痛多发生于上腹部或左右季肋部,可向肩部放射。腹痛多由于胰管内压力增高、胰腺组织压力增高或胰周神经炎所致。

B2 恶心、呕吐 发作期约70%的病例伴有恶心、呕吐,同时可伴有食欲缺乏、腹胀、体重减轻及脂肪泻等。

B3 胰腺功能异常　长期发作可使胰腺内、外分泌功能出现异常，10%的患者出现典型的糖尿病症状。血清淀粉酶、尿淀粉酶、血清胰蛋白酶、血清脂肪酶增高。

B4 黄疸　胆源性胰腺炎患者可出现黄疸，多呈间歇性，可自行消退或反复出现。

A4　辅助检查

B1 胰腺功能试验(PFT)　具有特异性且较为敏感。通过促胰泌素刺激测定胰液量、碳酸氢根浓度及胰蛋白酶浓度，如降低(尤其是碳酸氢根浓度降低)可作为确诊依据。诊断总敏感性为90%，特异性为90%～100%。

B2 X线腹部平片　可见胰腺区的钙化和胰石。

B3 胃肠钡餐　可见十二指肠受压或移位，多由胰腺肿大或假性胰腺囊肿压迫所致。

B4 B超和CT　可见胰腺弥漫性或局限性增大或缩小，主胰管扩张，胰腺钙化或出现胰石。

B5 逆行性胰胆管造影(ERCP)　可了解胰管的微细变化、病变范围及继发改变。可见胰管的多发性狭窄、扭曲或呈串珠状改变。虽然该项检查较为可靠，但小儿使用受到一定限制。

B6 超声内镜(EUS)　早期即可发现胰腺病变，故可作为早期诊断的首选方法。但目前尚未普及。

B7 B超或CT引导下经皮病灶穿刺活检　该检查可确诊，但由于其在儿童使用具有一定风险及困难，难以作为常规检查。

A5　诊断

目前尚无诊断慢性胰腺炎的金标准。亚太专家共识会议确认，符合下列任何一项或一项以上者可诊断为慢性胰腺炎：①ERCP显示胰管改变。②促胰泌素试验阳性。③胰腺钙化。④提示慢性胰腺炎的EUS异常。⑤组织学检查显示慢性胰腺炎特征。符合以上标准结合症状如腹痛伴有脂肪泻、糖尿病、假性胰腺囊肿者，可确诊为慢性胰腺炎。

A6　治疗

慢性胰腺炎的治疗应以防止炎症急性发作、控制疼痛、对内外分泌功能减退进行对症治疗为中心，采取综合治疗。

B1 非手术治疗

　C1 饮食调节　主要是控制饮食，限制脂肪摄入量及使用支持疗法。

　C2 止痛　可使用各种镇痛及解痉药物以缓解腹痛，尤其是持续钝痛者。

　C3 补充胰酶　口服消化酶制剂，以含有脂肪酶及蛋白酶为主的酶制剂较好，可以改善胰腺外分泌功能。但要注意改善胃肠道pH，因其可影响口服酶制剂的活性，可给予碳酸氢钠或氢氧化铝制剂。有糖尿病者作相应治疗。

B2 介入治疗　使用内镜于胰管内置管引流，解决胰管梗阻和胰腺囊肿。有文献认为胰管内长期置管是有害的，容易造成新的炎症和狭窄。

B3 手术治疗　目前关于手术治疗存在争论。由于 80% 的患者疼痛症状可自行缓解，且自然缓解时间较长，一般超过 5 年以上。但手术治疗对于持久的、难以忍受的疼痛来说仍然是有效的方法。手术目的是通过胰管减压、引流胰液或切除病变组织解除疼痛，并尽可能保护胰腺的内外分泌功能。

C1 手术适应证　①难以控制的持续性上腹痛经内科治疗无效者。②并发梗阻性黄疸、胆石症或出现十二指肠梗阻。③不能排除胰腺癌者。④出现胰性腹水和胰性胸腔积液者。⑤胰源性门静脉高压症。

C2 手术方法

D1 胰管引流　通过胰管引流减压来达到缓解疼痛的目的，适用于胰管扩张者。该方法简单安全，能保存胰腺组织，从而维持必要的内分泌功能。常用的胰管引流手术有：①改良 Puestow-Gillesby 手术：将扩张的主胰管沿纵轴切开，尽量切开全长以保证吻合口通畅，而后行胰管空肠 Roux-Y 吻合术。②Duval 手术：横断胰尾端，断面与空肠行端侧 Roux-Y 吻合术。术后易致吻合口狭窄而失败。以上两种术式 5 年腹痛缓解率达 60%～80%，缺点是不能预防炎症继续发展。

D2 胰腺切除术　适用于胰管不扩张或阶段性多发狭窄者，以及难以与肿瘤鉴别者。主要术式有远端胰腺切除术、胰十二指肠切除术及全胰切除术。

D3 其他　有胃窦切除加迷走神经切断术、假性胰腺囊肿引流术等。

11.5　胰腺损伤

小儿胰腺损伤（pancreas trauma）临床上较为少见，但近年来随着交通事故的增多及儿童自行车伤害的增多，其发生率有上升趋势。胰腺损伤包括腹部外伤所致的胰腺损伤和腹部手术时造成的胰腺副损伤。手术造成的胰腺损伤又称为医源性胰腺损伤。由于胰腺为腹膜后器官，位置深在，其外有多个其他脏器遮盖，这些解剖上的特点使其受到了很好的保护，受损机会较少，故胰腺损伤发生率仅占腹部外伤的 1%～10%，与腹部其他实质性脏器的损伤相比发病率相对较低。胰腺损伤多合并其他多脏器损伤，部分患儿病情危重，病死率较高，总的死亡率达 20% 左右，目前小儿死亡率尚无统计。在胰腺损伤早期，可靠的诊断至关重要，准确估计胰腺受损程度，进行相应的有效治疗可收到良好效果，减少并发症的发生。由于现代影像诊断技术的进步，儿童胰腺损伤的确诊率不断提高。在腹部闭合性创伤患儿，应高度警惕胰腺损伤的可能，以便作出准确的诊断和及时的处理。

A1 病因及病理

胰腺损伤致伤因素的不同决定了胰腺损伤的部位、损伤严重程度、并发症发生率、预后及处理方法的不同。

B1 胰腺损伤的因素及发生机制

C1 闭合性损伤因素　外界暴力直接作用于上腹部。由于胰腺前方及双侧为柔软的脏器,后方为坚硬的脊椎,在强大的外力作用下,胰腺与脊柱对合,可使其受到强烈挤压而受损,出现挫伤或横断伤。对于年龄较小者,这种情况常常发生在玩耍时摔倒,硬物顶击上腹部;年龄较大患儿多见于骑自行车摔倒,车把直接顶击上腹部。由于小儿自我保护能力较弱,受伤时多无准备,腹壁肌肉完全放松;又因小儿腹壁薄弱,腹肌抗外力能力弱,因此导致胰腺受损伤。

C2 开放性损伤因素　由于小儿玩耍利器(如刀具)时不慎摔到或相互刺伤上腹部,损伤胰腺。该因素较为少见。

C3 手术副损伤因素　脾脏、胆道、胃、十二指肠、左肾及肾上腺手术时可能损伤胰腺。如脾切除结扎脾蒂时损伤胰尾,胆总管囊肿处理囊肿远端时损伤胰头或胰管,手术操作的挤压、揉搓而损坏胰腺的血液供应,或意外地结扎、切断主、副胰等。

由于胰腺有很好的生理保护,单纯的胰腺损伤较少见,仅占10%左右;只有当外界因素直接作用于胰腺或外力强大到一定程度时才可能损伤胰腺。这些外力在作用于胰腺前,首先作用于其周围脏器,因此胰腺损伤多合并其周围脏器损伤,如合并颅脑、胸部及腹部其他脏器的损伤,常见的有十二指肠、胆道、结肠、脾脏、胃以及邻近的血管损伤。国外报道合并伤的发生率为79%~96%,国内报道为84.2%。胰腺损伤的性质、部位、程度以及其他脏器损伤的数目及程度决定对机体的损害程度,如果合并2个其他脏器损伤,死亡率可达15%左右;若合并5个或5个以上其他脏器损伤,死亡率则高达80%左右。死亡的主要原因为血管损伤,特别是下腔静脉、腹主动脉、门静脉或肠系膜上静脉损伤所致的失血性休克。胰岛受损时胰岛素分泌减少,血糖暂时升高,可出现糖尿病表现。

B2 胰腺损伤的部位　胰腺损伤可发生于胰腺的任何部位。同样的病理损害发生于胰腺不同部位时对机体损害的病理不同,合并症的发生率及预后也不同,采取的处理方式亦不相同。根据胰腺损伤的部位可以分为胰头部损伤、胰颈体部损伤和胰尾端损伤。胰尾损伤即使较为严重,其对机体的损害相对较轻,处理后预后多良好;而胰头损伤由于涉及的组织复杂,处理困难,并发症相对较多,预后也相对较差。

B3 胰腺损伤的程度　根据胰腺损伤的病理程度有多种分类方法,目前尚无统一的方法。但目的应以临床实用并有利于制订治疗方案为原则。

C1 一般将胰腺损伤分为轻度挫裂伤、严重挫裂伤、部分或完全断裂伤等。

D1 轻度挫裂伤　胰腺组织水肿,有少量出血或胰腺被膜下小血肿,无较大胰管损伤。有时胰腺腺泡及小胰管可破坏,出现少量胰液外溢。一般病损较轻,能自行吸收愈合。

D2 严重挫裂伤　胰腺组织局部损伤严重,部分胰腺组织坏死、破损,同时有胰管破裂及胰液外溢。外溢的胰液可出现组织自身消化,引起更多的胰腺及周围组织坏死。若胰液溢出被周围组织包裹,可形成假性胰腺囊肿。

D3 胰腺横断伤　一般以脊椎前肠系膜上血管左侧胰腺出现断裂为多见,有时可以发生在胰体、尾交界处，断面周围多有挫伤或组织坏死。胰管出现部分或完全断裂，大量胰液外溢，导致严重的自身消化和感染。

C2 Lucas等将胰腺损伤分为4级 Ⅰ级：胰腺轻度挫伤和裂伤，无胰管损伤；Ⅱ级：胰腺远端部分挫伤或裂伤，有胰管损伤；Ⅲ级：胰腺近端挫裂伤，有胰管损伤；Ⅳ级：胰十二指肠联合损伤伴壶腹损伤，有血供障碍。

C3 1990年美国创伤外科学会将胰腺损伤分为5级(表11-5-1)。

表11-5-1 美国创伤外科学会胰腺损伤分级法(1990)

级别	损伤情况
Ⅰ级	血肿：较小的挫伤，无胰管损伤 裂伤：浅表裂伤，无胰管损伤
Ⅱ级	血肿：较大的挫伤，无胰管损伤 裂伤：较深的裂伤，无胰管损伤或胰组织丧失
Ⅲ级	裂伤：远端胰腺横断伤或裂伤伴胰管损伤
Ⅳ级	裂伤：近端胰腺横断伤或裂伤累及壶腹部
Ⅴ级	裂伤：胰头毁损伤

上述分类或分级方法为人为划分，临床中病变有时较为复杂，上述几种情况可以同时出现在胰腺组织的不同部位。单纯的分级分类仅局限于胰腺损伤本身，未考虑胰腺损伤的性质及其他脏器的损伤，因而很难对胰腺损伤的预后作出客观的估计，所以要注意综合判断，以指导治疗。

A2 临床表现

胰腺损伤的临床表现具有多样性且无特异性。由于单纯的胰腺损伤较为少见，而大多数胰腺损伤多合并腹腔内其他脏器的损伤，临床中胰腺损伤的自身表现与其他脏器受损的表现多混淆在一起，有时很难相互区分，胰腺损伤的症状和体征也易被其他脏器受损的表现掩盖。另外由于胰腺损伤的性质、程度及部位的不同，其表现也存在差异。因此在对胰腺损伤观察及诊断中，要注意仔细区分，以免遗漏胰腺损伤的存在。

B1 腹痛 胰腺损伤后早期多出现腹痛。由于损伤部位不同，腹痛部位亦不同，如胰头部损伤腹痛多出现于右上腹，而胰尾损伤腹痛出现于左上腹。腹痛多由于胰液外溢流入腹腔刺激腹膜所致。有时腹痛不明显，但出现肩背部疼痛，说明胰腺损伤较轻，外溢的胰液仅局限于腹膜后间隙或小网膜囊内，尚未进入腹腔。

B2 消化道症状 胰腺损伤后早期可出现恶心、呕吐等症状。早期为外溢的胰液刺激腹膜引起的反射性呕吐，后期出现腹膜炎、肠麻痹则引起持续性呕吐。

B3 全身症状 胰腺损伤后继发感染可出现发热。如合并血管损伤可出现休克表现，早期为失血性休克，晚期多为感染中毒性休克。

B4 合并伤表现 合并颅脑损伤时可出现昏迷、烦躁不安等。合并胸部损伤可出现呼吸急促及呼吸困难等缺氧表现。

B5 体征 可见上腹部皮肤挫伤、淤血或开放性创口等。胰腺损伤早期体征多不明显,当胰液刺激肠道或腹膜后可出现腹胀,肠鸣音减弱或消失,并出现腹膜刺激征。腹膜刺激征表现最明显部位及严重程度对评估胰腺损伤的部位及程度有意义。胰液或出血积聚在上腹或季肋部可触及进行性增大的肿块。

A3 辅助检查

B1 实验室检查

C1 血清淀粉酶测定 为常用的诊断方法之一。文献报道该检查缺乏敏感及特异性,胰腺损伤早期仅50%出现增高;但如合并十二指肠损伤,75%的患者可出现高淀粉酶血症。一般胰腺损伤后4～10小时内血清淀粉酶可增高,但升高的程度与胰腺受伤的程度及范围不成比例。由于胰腺损伤后血清淀粉酶水平可能升高,也可正常,多数学者认为血清淀粉酶超过300单位(Somogyi法)或间隔6～12小时测定血清淀粉酶进行动态观察,对胰腺损伤诊断意义较大。

C2 腹腔灌洗液淀粉酶测定 对于腹外伤不能除外胰腺损伤的患者可进行腹腔灌洗,同时测定腹腔灌洗液中淀粉酶的浓度。由于除胰腺损伤外,其他脏器损伤也可出现淀粉酶升高,因此其诊断特异性欠佳;但如灌洗液中淀粉酶浓度很高,其对于胰腺损伤的诊断有一定价值。

B2 影像学检查

C1 立位X线腹部平片 虽然对胰腺损伤诊断意义不大,但可发现其他合并伤的存在,应作为常规检查。

C2 CT检查 是公认的腹膜后损伤的最佳检查方法,对于胰腺损伤具有较高的诊断价值,其诊断的准确性可达80%,但仍存在一定的漏诊率。胰腺损伤后CT检查可显示胰腺弥漫性或局限性肿大、变形,可存在胰腺裂口、胰腺断裂或腺体内高密度影;同时可见损伤的间接征象,如腹膜内、外积液,小网膜腔积液等,又称胰周积液。

C3 超声检查 是腹部损伤的常用检查方法。根据文献报道,在胰腺损伤的诊断中,B超的敏感性为64%。B超可发现胰腺回声不均匀、胰腺肿大及胰周积血或积液;但由于其易受肠道气体干扰,可出现胰腺显示不准确情况。近年来出现内镜超声(EUS)检查,有人将其应用于胰腺损伤的诊断,其敏感性与CT相近,尤其是当CT显示正常而又高度怀疑胰腺损伤时更为适用,但由于受条件限制,小儿使用有一定困难。

C4 逆行胰胆管造影检查(ERCP) 对于胰管损伤的诊断意义较大,其诊断准确率可达100%。能够很好地了解主胰管的情况,造影时可以发现造影剂外溢或胰管中断。但在急性期或危重患者应慎用,以避免出现并发症。

B3 腹腔镜检查 近年来腹腔镜作为一项新的诊断治疗技术,由于创伤小等优点,已广泛应用于临床。对于闭合性腹部外伤怀疑存在胰腺损伤者可使用该项检查。由于其有辅助套管操作孔,在操作钳的帮助下可观察小网膜腔、胰腺及其他脏器的受损情况,必要时可进行简单的冲洗、引流及修补等治疗。另外,通过腹腔镜检查可以发现和除外腹腔内其他脏器的损伤。如能发现腹腔内其他脏器的损伤,结合受伤情况和体征有利于胰腺损伤的诊断。

B4 剖腹探查　在经上述检查并结合病史、体征仍不能确诊者,剖腹探查目前仍作为诊断胰腺损伤的可靠方法。

A4 诊断

由于解剖位置深在,胰腺损伤后的症状及体征隐匿或轻微,同时没有特异性的诊断方法,早期诊断较为困难;应根据病史、体征及辅助检查综合分析,以确立诊断。诊断可由以下方面考虑:

B1 存在上腹部外伤史,伤后出现上腹部剧烈疼痛、恶心呕吐,腹部检查有明显的腹膜刺激征。

B2 伤后血清淀粉酶增高或动态观察逐渐升高,腹穿液或灌洗液淀粉酶浓度异常增高。

B3 B超或CT显示胰腺肿胀、变形或胰周积液等。

B4 损伤后早期症状、体征不明显,经观察后症状加重,出现重症胰腺炎的表现。

出现以上情况应考虑患儿存在胰腺损伤。对于发生较严重的腹部外伤的患者已经具有手术探查的指征,不必要也不可能进行复杂的术前检查,应立即行剖腹探查,以确定是否有胰腺的损伤。术中应仔细检查胰腺损伤的情况,同时进行相应处理;即使无胰腺损伤的征象,剖腹探查时也应常规探查胰腺,以免遗漏胰腺损伤。

A5 治疗

胰腺损伤的治疗既要处理胰腺损伤本身,又要考虑其合并脏器损伤的治疗。在按照腹部损伤处理原则进行处理的同时应遵循以下原则:①控制损伤后出血并处理合并伤。②控制损伤后继发感染。③进行充分可靠的内、外引流。④清除无活力的胰腺组织,必要时行部分胰腺切除。⑤尽可能保留20%～50%的功能性胰腺组织。⑥有效预防及处理胰腺损伤并发症。

B1 一般处理

C1 控制失血　因胰腺损伤多存在失血或休克,应给予止血药物、输血,同时快速补液,并合理使用血管活性药物,以维持有效血液循环量。尽可能改善患儿的一般情况,维持生命体征的平稳,并为手术治疗作准备。

C2 应用抗生素　为了预防损伤后继发感染,控制腹膜炎,早期应使用作用较强的广谱抗生素,兼顾抗需氧菌及厌氧菌,以减轻继发感染对胰腺组织的二次损伤,并减少并发症的发生。

C3 应用抑制胰腺分泌的药物　减少胰液分泌量,减轻胰液外溢对组织的消化损害。

C4 营养支持　由于损伤后多采取禁食水及胃肠减压,应进行有效的营养支持,以维持代谢,促进创伤组织的愈合。

C5 病情观察　除观察生命体征外,应动态监测血清淀粉酶的变化,情况允许时复查胰腺CT，并积极观察休克是否好转。

B2 手术治疗　胰腺损伤的处理多是以手术治疗为中心的综合治疗，手术指征应从腹部外伤的角度进行综合考虑。出现以下情况应考虑手术治疗：①上腹外伤后休克难以控制。②出现腹膜炎体征、白细胞增高及发热。③贯通性腹部损伤。④术前考虑有胰腺损伤，保守治疗无效。目前主张在有其他腹腔内脏器损伤的手术指征或怀疑有胰腺损伤时，除无腹膜炎病情较轻者行保守治疗外，均应积极进行手术探查，并根据损伤分级采用相应的手术方法。

C1 剖腹探查术

　　D1 切口　宜选用上腹部旁正中切口或经腹直肌切口，以便延长切口以处理其他脏器损伤；也有人主张行上腹部横行切口。胰腺损伤探查性手术的切口选择应当根据腹部体征最明显的部位及辅助检查提示的腹腔内脏器损伤情况进行选择，以实现最佳的显露。

　　D2 胰腺探查原则　首先对开腹后所见有较全面的认识，以初步确定病变所在；其次要检查整个胰腺组织，确定胰腺实质是否完整及损伤程度，同时要特别注意胰管情况。如进腹后发现腹腔内存在血肿，脂肪皂化，小网膜及胰周水肿，网膜、肠系膜等有胆汁染色，则可能存在胰腺损伤。还应注意对其他脏器的探查，尤其是十二指肠、肝脏及脾脏。

　　D3 手术方法　显露胰腺通常采用经胃结肠韧带入路，切开胃结肠韧带的无血管区，将胃及横结肠分别推向上下两侧以显露胰腺。如十二指肠旁有血肿、局部胆汁黄染及气泡应行胰头部探查，可采用切开十二指肠外侧后腹膜探查。对胰尾端探查应切开脾结肠韧带或脾肾韧带。检查有无胰腺损伤及损伤程度，如胰腺表面或后腹膜有血肿，应清除血肿后再确定胰腺病变。胰腺探查时判断主胰管的损伤情况至关重要，因其可影响手术方式的选择及预后。据统计15%的病例存在主胰管损伤，术中发现有下述情况之一，可以认为有主胰管的损伤：①网膜、肠系膜有脂肪坏死或皂化斑。②横结肠及其系膜、小肠系膜、胃有损伤。③腹膜后或胰周有血肿。④胰腺中心有较大穿通伤。⑤胰腺实质严重碎裂伤，胰腺撕裂大于胰腺直径的1/2或在胰腺断面看到损伤或断裂的主胰管。⑥胰腺完全断裂。Berni等认为术中应行胰管造影，造影者术后合并症可从55%降至15%。造影方式可采用经胆囊穿刺、十二指肠切开Vater壶腹置管或经胰管破口置管造影。

C2 损伤胰腺的处理

　　D1 控制出血　可采用压迫、止血海绵填压、电凝、"8"字缝扎或重叠U形缝合。应注意缝合时不可过深，以免损伤胰管。

　　D2 清创　术中应彻底清除失去活力的坏死胰腺组织，同时应尽可能多保留功能胰腺组织，以免出现继发感染、出血、胰瘘、胰周脓肿等并发症。

　　D3 引流：充分有效的腹腔及胰周引流是保证胰腺损伤手术效果的重要措施。多采用小网膜腔及胰周双管或多管引流，引流管径要粗大，必要时放置冲洗管，以防胰周积液或假性囊肿形成。引流管一般放置7～10天，必要时可根据引流情况及下一步处理延长放置时间。

　　D4 维持胰管通畅　局部修补损伤胰腺时不可误伤或缝扎胰管。必要时可行胆道引流或胰管肠吻合术,以减轻胰管压力,防止胰液外溢。

C3 胰腺损伤的具体处理方法

D1 Ⅰ～Ⅱ级胰腺损伤 无胰管损伤。轻度胰腺挫伤及被膜裂伤占胰腺损伤的60%,实质裂伤占20%。多采用清创外引流术。对于被膜裂伤不修补,以免发生假性囊肿;实质裂伤且有小胰管破裂者可修补,以减少胰液引流量。

D2 Ⅲ级胰腺损伤 远端胰腺横断伤伴胰管损伤。如损伤位于肠系膜上静脉左侧,胰头胰管无损伤,可行胰尾切除,同时引流。对于小儿应尽可能保留脾脏。

D3 Ⅳ级胰腺损伤 近端胰腺横断伤或裂伤累及壶腹部。目前关于位于肠系膜上静脉右侧损伤的处理存在争议,有人主张应当将损伤部位头侧主胰管断端缝扎,再将损伤处尾侧断端套入空肠行 Roux-Y 吻合;有人认为可行损伤远端胰腺切除。争论焦点在于保留胰腺是否能够维持胰腺功能。如裂伤累及壶腹部可行胰十二指肠切除。

D4 Ⅴ级胰腺损伤 胰头部毁损。可行胰十二指肠切除,但死亡率较高。目前主张分两次手术处理,首先控制出血及肠内容物外溢,待情况好转后再行胰十二指肠切除。

B3 术后处理 由于胰腺损伤患者病情常较危重,手术复杂,对患者打击较大,应加强重症监护。术后 7～10 天,一般情况好转后方可进食,同时给予胰岛素、抑制胰液分泌的药物及抗生素治疗,并预防应急性溃疡的发生,加强营养支持。

B4 术后并发症的处理 胰腺损伤术后并发症的发生率在 20%～35% 左右。主要并发症有胰瘘、腹腔内出血或感染、创伤性胰腺炎、假性胰腺囊肿、胰腺脓肿形成及胰腺功能不全等。

C1 胰瘘 胰瘘是胰腺损伤手术后最常见的并发症,10%～35% 的重度胰腺损伤患者可发生胰瘘,胰头部损伤发生胰瘘者要比胰体尾端损伤者多见。大部分为轻度,通过适当的引流,2 周内均可自行闭合;而高流量胰瘘则需长时间引流方可愈合,或 3～6 个月后行瘘管肠吻合治疗。胰瘘处理最重要的是保证外引流通畅,避免胰液蓄积。

C2 腹腔内感染 多发生于胰腺损伤部位周围,多与引流不畅、胰瘘、合并胆道和胃肠道损伤有关。多经应用抗生素自引流管进行腹腔冲洗及全身应用大剂量广谱抗生素可治愈,部分需在 B 超或 CT 引导下穿刺抽吸及冲洗。如保守治疗不能控制感染,可行手术切开引流。

C3 创伤性胰腺炎 约 13% 的病例可发生此并发症。表现为上腹疼痛、胃肠道功能恢复不良或出现麻痹性肠梗阻,血清及引流液中淀粉酶浓度持续增高。多主张保守治疗。

C4 假性胰腺囊肿 其发生率约为 10%。多由于主胰管损伤,胰液外渗积聚,引流不畅所致。其治疗方法见假性胰腺囊肿治疗。

C5 胰腺功能不全 较为少见。由于胰腺组织坏死或切除范围过大(超过 80%)所致。主要表现为腹胀、脂肪泻、高血糖、高尿糖。术后的胰腺功能不全可为暂时性和永久性两类,前者可经胰岛素替代治疗后自行缓解,后者需持久的胰岛素替代治疗。

11.6 假性胰腺囊肿

假性胰腺囊肿(pancreatic pseudocyst)是常见的胰腺囊肿之一,多继发于急、慢性胰腺炎和胰腺损伤后。由于胰腺组织坏死,大量渗出液和胰液外溢,在胰腺或胰腺周围液体积聚,由纤维组织包裹而形成囊肿。其囊壁不含上皮组织,也并非由胰腺长出。其占胰腺疾病的2%~10%,占胰腺囊肿总数的85%。多数囊肿经内科保守治疗可吸收,部分不能吸收者采用介入或手术治疗,效果均较良好。

A1 病因及发病机制

假性胰腺囊肿于1761年首先由Morgagni描述。1882年Bozeman首先开展了囊肿切除手术,开创了手术治疗假性胰腺囊肿的先河。在此后的诊治进展中,诸多学者创立多种手术治疗的方法,但近年来介入及内镜治疗技术的应用,使假性胰腺囊肿的治疗出现多元化。

目前认为急、慢性胰腺炎及胰腺损伤是引起假性胰腺囊肿的三大主要原因。有人报道继发于急性胰腺炎的假性囊肿检出率为16%~50%,慢性胰腺炎伴假性囊肿者占20%~40%,胰腺损伤后继发假性囊肿者占22%,其他原因不明者占一定比例。儿童假性胰腺囊肿60%由外伤引起,30%为急性胰腺炎并发,其他原因者占10%左右。

假性胰腺囊肿形成是由于腹部外伤致使大胰管破裂,或急性胰腺炎胰腺局部坏死,与大胰管相通,外溢的胰液、渗液积聚于小网膜腔或胰腺周围,刺激周围组织及器官,使结缔组织转变为纤维性包膜,将液体包绕其中形成假性囊肿。囊壁多由肉芽组织、纤维蛋白及含铁血黄素构成,壁内无上皮细胞内衬,无分泌功能且血供不良,质脆,韧性差,与周围组织粘连紧密,囊壁厚薄与病程长短成正比。囊肿的大小与原发病的严重程度及胰管梗阻程度有关,巨大囊肿囊内液体容量可达2000~3000ml,液体呈浅褐色或淡绿色,可含蛋白质、血细胞、黏液素、胆固醇和坏死组织。但囊肿并非短期即可形成,其需要一定的发展过程,一般在胰腺外伤或胰腺炎后2周以上才能形成,囊肿壁成熟的时间为4~6周。由于形成时间不一致,Crass将假性囊肿分为急性假性囊肿(发病在6周以内)和慢性假性囊肿(发病在6周以上)。约2/3的囊肿发生在胰体、尾端,约1/3发生在胰头部。D·Egidio和Schein根据囊肿与胰管的关系将其分为3型:Ⅰ型是由急性胰腺炎引起假性囊肿,胰管正常,罕见胰管与囊肿相通;Ⅱ型为慢性胰腺炎急性发作引起的坏死后假性囊肿,胰管与囊肿交通;Ⅲ型则为慢性胰腺炎所致潴留性假性囊肿,伴有胰管狭窄,胰管与囊肿交通。假性囊肿多位于胰腺前面表浅部,与周围脏器,如胃、十二指肠、结肠等关系密切。

假性胰腺囊肿可自行吸收,但部分囊肿不能消散。文献报告约8%~30%的急性假性胰腺囊肿经保守治疗可自行吸收而自然消散。Czaja观察70%的患者囊肿在3~12周内自行消散,而Bradley认为囊肿存在6周以上很难自行消散。有人认为,囊肿能否自行消散与囊肿大小及是否存在并发症有关,一般认为囊肿直径小于 4cm 者多能自行吸收,囊肿直径超过 6cm 者约 70% 不能吸收而需手术治疗。Rattner 总结认为,出现以下情况时囊肿将不会自然消散:①囊肿存在 6 周以上。②胰管存在异常且不与囊肿相通。③继发于慢性胰腺炎者。④B 超或 CT 显示囊肿壁较厚者。在假性胰腺囊肿发病过程中可出现一些并发症,如囊肿感染破溃于肠道引起腹泻、破溃于腹腔引起腹膜炎、穿破横膈引起胸腔积液、压迫邻近脏器出现腹痛或梗阻等,同时还可出现囊内出血。

A2 临床表现

假性胰腺囊肿的临床表现与囊肿的部位、大小及是否存在并发症有关,包括囊肿本身引起的症状、囊肿压迫引起的症状、囊肿并发症引起的症状及营养不良等。

B1 腹痛　约 80%~90% 的患者出现上腹疼痛,多为胰腺损伤或胰腺炎后腹痛持续存在,经治疗后无减轻或出现阵发性钝痛。部分患儿进食后腹痛加重。腹痛可牵涉到左背部,可能是假性囊肿压迫胃肠及腹膜后神经丛所致。

B2 上腹肿块　约 43%~56% 的患者上腹部可触及肿块,呈半球形,表面光滑,边缘不清,有囊性感,较为固定,不随呼吸活动,可有不同程度的压痛。

B3 营养不良　由于囊肿可引起食欲减退、进食后上腹部饱胀等,患儿多不愿或畏惧进食,加之原发病导致胰腺外分泌功能受损而引起消化吸收不良,久之可出现营养不良,表现为明显消瘦及体重下降。

B4 并发症表现　囊肿出现并发症后,可出现以下一系列症状:

C1 继发感染　是常见并发症,患者可出现感染中毒症状。应与胰腺脓肿相鉴别。囊肿感染后可出现发热等感染中毒表现,原发病引起发热已被控制,而体温正常后又升高,部分患儿呈持续性发热。同时,伴有腹痛加重及白细胞增高等。但发病 2 周内的囊肿感染症状有时很难与急性胰腺炎症状区别。

C2 压迫梗阻　囊肿压迫胆道可出现胆道梗阻表现,如阻塞性黄疸比较常见。部分患儿出现胃肠道受压梗阻表现,如恶心、呕吐、上腹饱胀、食欲不佳、便秘等。出现压迫症状的早晚及严重程度与囊肿大小及部位有关。

C3 囊肿破裂　是一种非常严重的并发症,发生率为 5%,病死率达 40%。囊肿破裂可出现弥漫性腹膜炎表现,同时可发现囊肿缩小,严重者出现休克。

C4 出血　文献报道约 8% 的患者可出现此严重并发症,主要为囊内出血和腹腔大出血,是由于囊肿感染腐蚀周围大血管所致。

A3 辅助检查

B1 实验室检查　血、尿淀粉酶可升高,文献报告临床上 50%~70% 的患者淀粉酶升高。特别是淀粉酶短时下降后重新又升高,同时伴有临床表现者,其诊断意义更大。

B2 X 线检查　腹平片可见有胰腺钙化或囊壁钙化。胃肠钡餐可见胃肠道受压,胃向上或向前移位,十二指肠框扩大,横结肠被压迫移位呈 U 形改变。

B3 B超检查 由于该项检查可以明确囊肿大小、囊壁厚度、囊肿部位及范围,可作为首选的辅助诊断方法。B超可见囊肿边缘清晰、光滑,无光点反射的液性暗区。文献报道其诊断正确率可达93%,并可反复多次动态追踪观察。

B4 CT检查 可以确定假性囊肿的部位、大小、与周围脏器的毗邻关系等,同时可观察胰腺病变情况。

A4 诊断

有胰腺炎或上腹部外伤史,临床上出现腹部包块,且伴有腹痛及相应的消化道压迫症状时,结合实验室及辅助检查,诊断为假性胰腺囊肿并不困难。假性囊肿诊断时应注意与肠系膜囊肿、肝囊肿、胆总管囊肿、大网膜囊肿及胰腺囊性肿瘤等相鉴别。

A5 治疗

随着新技术引入,假性胰腺囊肿的治疗出现多样性,但选择治疗方法仍应根据临床表现、囊肿大小和部位、有无并发症存在及患儿一般情况综合考虑,以达到更好的治疗效果。目前常用的治疗方法有内引流、外引流及胰腺囊肿切除。

B1 治疗时机选择 由于约42%的假性囊肿可在6周内自然吸收消失,故对早期的或小的假性胰腺囊肿多采取非手术治疗,并观察其大小变化。同时要区别急、慢性假性胰腺囊肿。慢性假性囊肿一经确诊应立即手术治疗,由于其有成熟囊壁,易于手术操作,可避免一些并发症。急性假性胰腺囊肿由于囊壁不成熟,且部分能自行吸收,应在B超等严密观察下推迟至5~6周后再行手术治疗,因早期手术操作困难,并发症多。如存在囊肿破裂、囊内出血及继发感染者,应行急症手术治疗。

B2 治疗方法

C1 非手术治疗 非手术治疗应在有效的内科治疗基础上进行,包括使用抑制胰腺分泌药物、有效的抗生素及营养支持。

D1 经皮穿刺置管外引流 适用于早期囊壁脆弱或囊内已有继发感染、病情危重、囊肿直径大于5cm且有压迫和阻塞症状者。方法:在B超或CT引导下,于与囊肿壁最近处穿刺置管。可有多种入路,但应以有利于通畅引流,避免脏器损伤为原则。同时应注意所置引流管要进行良好的固定,以防患儿活动时脱落,导致引流失败。如引流管不慎脱落,仍可再次穿刺置管。经皮囊肿穿刺抽液置管引流是一种较为安全、有效的治疗方法,文献报告使用该方法的成功率达到90%,总治愈率为75%。由于单次抽吸复发率达70%,故抽吸后置管引流最为可靠。引流效果及需引流的时间与囊肿和胰管是否存在交通有关,如囊肿与胰管相通,置管时间则需延长。感染性假性胰腺囊肿多伴有毒血症表现,经急症引流后,症状可迅速改善。该方法创伤小,有利于减少腹腔污染,但由于所置引流管管径较小,易堵塞,引流效果有时不可靠。由于本方法治疗后复发率较高,可作为临时性减压措施,如不能治愈,仍可为以后的内引流作准备。也有人认为可作为首选治疗方法。

D2 经皮穿刺囊内硬化剂注射 在B超或CT引导下,经皮行囊肿穿刺置管,吸净囊液后，于囊肿内注射硬化剂，使囊壁粘连闭合。使用该方法可明显缩短病程。常用的硬化剂有纯乙醇或10%四环素＋利多卡因。注射硬化剂前应注意先行囊肿造影，证实囊肿未与胰管相通时方可注射。

C2 内镜治疗　内镜下经胃或十二指肠内引流术适用于：①假性胰腺囊肿位于胃后或十二指肠旁并与它们直接接触。②胃镜检查发现胃及十二指肠有清晰的囊肿压迹。③影像学检查囊肿壁与胃及十二指肠间距小于1cm者。④高危患者或其他不适合剖腹手术者。在内镜引导下，使用电热针，于胃壁或十二指肠壁与胰腺囊肿之间电灼造口，使囊液引流至胃内或十二指肠内。Gitanjili等报告600例患者使用该方法，成功率达90%，死亡率为1%；与手术治疗相比，其并发症和复发率略高于手术组。该方法并发症发生率相对较高，使用时应严格掌握适应证。

C3 手术治疗　手术治疗的目的为排空囊肿内容物，预防囊肿破裂、出血、感染及肠梗阻等并发症。

D1 囊肿单纯外引流术　适用于病情严重。不能耐受其他手术，或囊肿体积大且增长较快，或囊壁薄有破裂危险，或继发感染形成脓肿不能行内引流手术者。方法：剖腹于囊肿内放置乳胶引流管或膀胱造瘘管，将囊液引出体外。该方法简单，引流效果可靠，能迅速改善患者状态，可避免囊肿破裂造成腹膜炎的危险。但本手术的缺点是术后丢失大量水、电解质及遗留经久不愈的瘘管，瘘管需再次手术切除或作内引流。也有可能在引流后囊肿渐缩小、消失而治愈。

D2 内引流术

E1 囊肿胃后壁吻合术　报道较多，适用于胰体、尾端的假性囊肿，尤其是胃与胰腺靠近、囊肿壁与胃后壁粘连、胃大弯与囊肿底部在同一水平者。手术时吻合口部位要低，吻合口要宽大，应掌握在3～4cm左右。本术式是一种简单有效的方法，但由于担心囊液潴留及食物进入囊内，近年来很少有人使用。

E2 囊肿十二指肠吻合术　适用于胰头部囊肿大于5cm、囊肿与胃不粘连及未累及胆总管者。手术方法简单，损伤小，但可发生十二指肠液向囊肿逆流及肠瘘。

E3 囊肿空肠吻合术　适用于任何部位的已形成较厚囊壁的假性囊肿。囊壁较厚的假性胰腺囊肿或单腔囊肿采用囊肿空肠Roux-Y吻合较为理想。术后引流通畅，囊腔逐渐缩小或消失，但术后肠内容物可有逆流。使用该方法应注意：可采用结肠前或后，吻合口要在囊肿的最低部位，吻合口径要大于4cm，以防囊肿缩小后吻合口狭窄。

E4 囊肿及胰腺部分切除术　适用于局限于胰尾的单发较小囊肿或胰体尾多房及多发囊肿且粘连不重者。假性囊肿很少能单纯切除，应与胰腺组织一并切除，有时需切除脾脏，应谨慎使用，术中尽量保留脾脏。

内引流术效果可靠，但应注意：①保证引流通畅，吻合口应在囊肿最低位置，且口径要足够大。②严防吻合口瘘。③防止反流。④术中应注意除外胰腺囊性肿瘤，应将切除囊壁送冰冻病理检查。

11.7 胰腺肿瘤

11.7.1 胰岛素瘤

胰岛素瘤又称内源性高胰岛素血症,可发生于小儿的任何年龄。多为良性,是临床中常见的胰岛细胞瘤,其发病率为 4/100 万。至 1999 年全国统计报告共 1395 例,其中年龄最小者为 6 个月龄。胰岛素瘤是由分泌胰岛素的胰腺 B 细胞组成的肿瘤,可以分为功能性与无功能性两类,约 10%～15% 的胰岛素瘤是无分泌功能的。小儿少见。

A1 发病特征及病理

B1 发病特征 据统计,我国男女发病比例为 1.3∶1,发病年龄最大者 83 岁,最小者 6 个月龄;其中单发者约为 90%,多发者约为 10%。

B2 病理 胰岛素瘤好发于胰体和尾端,异位的胰岛素瘤多位于胃、十二指肠或脾蒂,在肝、胆囊及 Meckel 憩室偶可见到。胰岛素瘤的色泽和性质视肿瘤内的结缔组织和血管的多寡而定,结缔组织成分多的肿瘤呈黄灰色;如血管丰富,则为暗红色,质软。肿瘤周围组织多有明显界限。镜下观察可见肿瘤有与 B 细胞相似的多形状细胞,或呈圆锥形,或为多边形、立方形,细胞内含有胰岛素颗粒。细胞排列成团块状,可有变性、钙化或有宽窄不等的花带状结构。

A2 临床表现

B1 发作性低血糖 患儿饥饿或活动后突然出现低血糖症状,口服糖类食物或静脉注射葡萄糖后症状立即消失。

B2 精神神经症状 由于低血糖时大脑皮质受到过度的抑制,发作时可出现意识障碍如嗜睡、精神恍惚、神志不清、反应迟钝、智力减退或昏迷、四肢抽搐及大小便失禁。长期反复发作可致脑组织受损,出现痴呆或局限性神经症状。

B3 交感神经兴奋症状 由于发作时肾上腺素分泌增加,可出现面色苍白、心慌、出冷汗、四肢发凉等。

A3 诊断

根据病史及实验室检查诊断较为容易,但因其合并脑性症状易被误诊,文献报告误诊率达 56.4%。Whipple 三联征为其诊断主要依据,即典型的低血糖发作,发作时血糖低于 2.8mmol/L,口服或注射葡萄糖后症状立刻缓解或消失。

B1 实验室检查

C1 胰岛素测定 测定血浆中胰岛素含量是诊断胰岛素瘤的可靠方法。胰岛素瘤患儿中 70% 空腹血浆胰岛素含量比正常人高。

C2 诱发试验 采用饥饿方法诱发症状发作,发作时测定患儿血糖水平多可确诊。90%以上的胰岛细胞瘤患儿持续禁食可以诱发症状。

C3 葡萄糖耐量试验 空腹血糖低于 2.8mmol/L,服用葡萄糖后,其血糖水平仍处于较低水平。

B2 胰腺 B 超、CT 或 MRI 检查 其阳性率为 30%～70%,术中超声可达 88%。B 超表现为胰腺内可见边界清楚、质地均匀的低回声区,可发现 1.5cm 以上的肿瘤。

B3 选择性血管造影 其阳性率为 50%～80%。腹腔动脉及肠系膜上动脉造影可表现为肿瘤充盈染色,血管扭曲增多。

B4 胰腺放射性核扫描 能够可靠探明胰岛素瘤的大小、数量及位置,诊断意义较大。但对较小的肿瘤诊断率较低。

A4 治疗

反复发作的胰岛素瘤一经确诊,应及早手术治疗,以免长期反复发作后出现不可逆脑损害。

B1 肿瘤单纯切除术 适用于较小、单发且位于胰腺表面的良性肿瘤。

B2 胰体尾切除术 部分患儿术中探查时不能发现肿瘤,切开胰体及尾端的腹膜检查胰尾、胰体及胰头后仍未发现肿瘤时,可行胰体尾切除术。术中可采用胰腺分段切除活检,切除后同时测定胰岛素是否升高。

11.7.2 胰母细胞瘤

胰母细胞瘤(pancreatoblastoma)又称婴儿型胰腺癌,于 1977 年由 Horie 首次提出。胰母细胞瘤以亚洲人较为多见,常见于 10 岁以下儿童,患儿平均年龄为 4.5 岁。男女发病比例为 2∶1。其预后较好。

A1 病理

肿瘤多有被膜,可发生于胰腺各个部位,组织多为鱼肉状,切面为黄色或浅褐色,呈分叶状,可出现坏死、破溃、血性腹水及远处转移。光镜下肿瘤组织呈器官样结构,其中心为巢状结构或鳞状小体,外周为腺泡及腺管样结构,器官样结构散布在幼稚的黏液结缔组织中。

A2 临床表现

B1 肿物 多于上腹部出现肿物。由于胰母细胞瘤分为背侧、腹侧两种类型,因此来源于腹侧胰腺的胰母细胞瘤多位于右季肋部,压迫十二指肠时可伴有十二指肠不全梗阻表现;来源于背侧胰腺的胰母细胞瘤常位于左上腹部,多发现较晚,常于侵犯邻近器官或远处转移才被发现,预后多不良。

B2 腹痛 可出现上腹钝痛,多由于被膜张力较高或压迫周围脏器所致。

B3 黄疸 当肿瘤位于胰头部且较大时,可压迫胆管,出现梗阻性黄疸表现。

A3 诊断

根据病史及辅助检查对胰母细胞瘤可作出诊断。

B1 上消化道造影　胰头部肿瘤可显示胃窦或胃大弯受压,出现垫样征,十二指肠狭窄环扩大。胰尾端肿瘤可显示胃腔受压,胃大弯及后缘出现压迹。

B2 B超　胰腺区内可探及内部不均匀中等偏强回声,有时可见钙化。

B3 CT　可确定肿瘤大小、部位及周围侵犯情况,有利于临床分期。

B4 实验室检查　甲胎蛋白多较高。

A4 治疗

B1 胰腺部分切除术　适用于位于胰尾端的肿瘤。

B2 胰十二指肠切除术　适用于位于胰头部的肿瘤。

对于肿瘤巨大者术前可先行化疗,术后仍应进行常规放疗和化疗。

11.8 胰腺移植与胰岛细胞移植

11.8.1 胰腺移植

A1 概述

胰腺移植(pancreatic transplantation)是为胰岛素依赖型糖尿病患者提供生理胰岛素的替代治疗,是指将具有活力的全部或部分胰腺从一个个体(供体)移植给另一个个体(受体),使受体获得胰腺内分泌功能。目前供体来源多为脑死亡的尸体或亲属、非亲属的活体供体,其主要用于治疗1型糖尿病或称胰岛素依赖型糖尿病。目前多采用异体胰腺移植。

胰腺移植由于受胰岛素发现的影响,发展史几经周折。20世纪60年代中期,美国明尼苏达的Kdley和1illehei施行了首例尸体节段胰腺移植,但早期多因排斥反应失败。随着新一代免疫抑制剂环孢素A(CsA)应用于临床,使得胰腺移植成功地进入具有临床实用价值的新时期。据国际胰腺移植登记中心统计,至2001年10月,全球实施胰腺移植17000例,胰腺移植后患者1年生存率超过95%,3年生存率超过90%;移植胰腺1年及3年有功能存活率分别为83%和77%。近年来,胰肾联合移植(SPK)已成为治疗1型糖尿病合并肾衰竭的常规方法。胰腺移植在我国起步较晚,1980年,在同济医科大学同济医院开始进行狗的同种异体胰腺移植。据武汉全国器官移植登记处统计,我国共施行单纯胰腺移植10例11次,胰肾联合移植4例,多数由同济医科大学同济医院完成。

A2 适应证

B1 胰岛素依赖型糖尿病存在严重的并发症,如肾功能不全或衰竭、视网膜及外周血管病变、神经系统病变等。

B2 小儿脆性糖尿病，血糖难以控制或反复出现低血糖伴意识障碍、严重酮症酸中毒等。

B3 胰岛素治疗无效的耐胰岛素治疗的患儿。

B4 慢性胰腺炎、严重胰腺损伤或胰腺恶性肿瘤行全胰切除者。

目前认为，所有1型糖尿病患者均适于胰腺移植，早期移植可预防糖尿病并发症的发生及发展。移植越早，并发症发生率越低，生活质量越佳。由于移植后需长期应用抗排斥反应治疗，费用较贵，小儿供体来源困难，胰腺移植的适应证应严格掌握。

A3 禁忌证

B1 存在除糖尿病及其并发症以外的未能治愈的慢性疾病者，如恶性肿瘤及合并结核等。

B2 严重的心肺功能不良者。

B3 严重自主神经紊乱合并胃或膀胱麻痹者，患精神病无法配合治疗者。

B4 周围血管病变致肢体有进行性坏疽者。

A4 移植术式

B1 根据胰腺的移植方式分为全胰腺移植、部分胰腺移植（胰体尾端或胰节段移植）、胰十二指肠移植。

B2 根据是否联合肾移植分为单纯胰腺移植（PTA）、肾移植后胰腺移植（PAK）及胰肾联合移植（SPK）。

B3 根据胰管处理方式分为胰管填塞式、胰管肠吻合式、胰管泌尿道吻合式。3种术式既可用于全胰腺移植，也可以用于节段胰腺移植。

目前胰肾联合移植及节段胰腺移植应用较多，因为胰腺移植主要目的是解决胰腺内分泌功能不足，而胰体尾端是胰腺内分泌的主要功能区，行部分胰腺移植可完成此功能。

A5 移植方法

B1 术前准备

C1 常规检查　详细了解患儿的病史及一般情况。检查血、尿、粪常规及心、肝、肾、肺、神经系统功能。行心电图、心功能、肝功能、肾功能（血尿肌酐、尿素氮、肌酐清除率）、胸部X线片、脏器B超检查，以了解脏器功能。进行凝血机制检查。

C2 特殊检查　了解股动脉、膀胱等情况，必要时行造影检查。肾穿刺活检可以了解肾脏的病变程度和终末期肾病情况。

C3 免疫学选配　目的是选择供受体组织相容性抗原接近或差异较小者，以减少同种异体排斥反应的发生。

D1 ABO血型相容试验　根据血型相同及血型相容原则，最佳选择是供受体血型相同，或O型作为供体移植给各种血型的患儿。

D2 淋巴细胞毒试验　了解供受者淋巴细胞间的配合情况，目的是检测受体体内是否存在抗体。该项试验在所有脏器移植中是必须且最基础的，在淋巴细胞毒试验异常的供受体间进行移植会发生超急性排斥反应而导致移植失败。

D3 人类白细胞抗原(HLA)血清学测定　供受体应选择 HLA 及亚型相互符合较多者进行移植,有助于减少排斥反应的发生,提高长期存活率。

C4 非免疫学选配　通过该项选配以获得功能完全正常的供体胰腺用于移植。要求供体脏器功能正常、无慢性疾病者。

C5 术前特殊准备　患者手术前进糖尿病饮食,并用药物控制血糖值在 11.2mmol/L 以下,餐后尿糖不超过++,酮体阴性。术前 12 小时输注环孢素 A 并备新鲜血。

B2 供体准备　供体胰腺的制备关系到整个胰腺移植手术的成功与否,直接影响到移植物的存活及患者术后的恢复。要确保供体胰腺的安全可靠,供体胰腺切取方式如下:

C1 全胰移植　有切取胰腺并保留 Vater 壶腹周围少量组织、保留十二指肠片或十二指肠段 3 种方式。

C2 节段胰移植　切取胰体尾端,以门静脉前方为横断的界限。脾脏动静脉为移植胰的血管蒂。

C3 供体胰腺的保存　胰腺在常温下缺血 30 分钟后即发生不可逆损害,移植后不能存活。胰腺热缺血时间不应超过 5~8 分钟,切取后应快速降温,变热缺血为冷缺血。多采用单纯低温灌洗方法。目前使用 UW 保存液保存,可安全保存胰腺功能长达 72 小时;但一般认为供胰保存 24 小时后,功能可减低。

B3 胰腺移植手术

C1 异体供胰放置部位　多植入髂窝,左右均可,以右侧较合理。

C2 供胰血循环重建

D1 全胰腺移植的血管重建　移植胰的门静脉与受者髂静脉或下腔静脉吻合,腹主动脉(含有腹腔动脉和肠系膜上动脉)与髂总或髂外动脉作端侧吻合。吻合血管时必须先吻合动脉,吻合后胰腺色泽应迅速恢复,并有部分血液自脾静脉流出;然后行静脉吻合。

D2 节段胰腺移植的血管重建　尸体节段胰腺移植采用供者腹腔动脉和门静脉与受者髂血管分别吻合。节段胰只含有脾动、静脉时可行脾动脉与受体髂内动脉吻合。节段胰血管还可以与受者脾血管或肠系膜下动、静脉吻合。

血管吻合应迅速,以减少供胰缺血时间,保护供胰功能。

C3 胰管的处理　常见胰管处理有胰管填塞式、胰管肠吻合式、胰管泌尿道吻合式 3 种方式,以胰管下泌尿道吻合较为常用。

D1 胰管填塞式　占胰管处理方式的 15%。用对人体无毒的合成聚合物如硅橡胶、氯丁橡胶、醇溶谷蛋白等注入胰管,抑制胰腺外分泌功能而保留胰腺的内分泌功能。适用于全胰移植或节段胰移植。目前有人采用延迟注射填塞法,即术中胰管内插管引出体外,术后 3 周左右再注入填塞剂,该方法利于术后胰腺外分泌功能的观察。

D2 胰管肠吻合式　占胰管处理方式 10%。采用胰管或者与胰腺相连的十二指肠与受体空肠吻合。该术式符合生理要求,适用于全胰移植或节段胰移植。

D3 胰管泌尿道吻合式　占胰管处理方式 75%。一般采用胰管膀胱直接吻合术式，适用于全胰腺移植及少数节段胰移植。

A6　术后处理

B1　术后监测

C1　生命体征监测　包括血压、脉搏、呼吸、体温、心电图。记录 24 小时尿量及出入量，维持水、电解质平衡。

C2　特殊指标监测　包括血糖、尿糖、血清胰岛素、血尿淀粉酶、凝血机制、肝肾功能、糖耐量试验等。同时行咽拭、痰、尿、粪、引流物、切口分泌物的细菌和真菌培养及药敏试验，以指导抗生素的选用。一般情况好转后，行 B 超、彩色多普勒等检查，以了解脏器情况。

B2　术后治疗

C1　一般治疗　禁食并给予营养支持，同时监测血糖。可静脉给予胰岛素，调节血糖在正常范围。要加强患者口腔及皮肤护理，防止感染发生。对于肾功能不良或胰肾联合移植后肾功能恢复不理想者，应加强透析。

C2　抗凝治疗　使用葡萄糖酐溶液或用肝素等抗凝剂，以防止移植吻合血管血栓形成导致移植失败。

C3　抗生素　术后为预防感染，应使用较强的广谱抗生素，同时加用抗厌氧菌药物，但要注意应选用肾毒性较小的药物。

C4　抑制胰腺分泌　术后使用抑制胰腺分泌药物，如生长抑素。

C5　免疫抑制剂　目前使用环孢素 A、泼尼松。一般采用以环孢素 A 为主的三联用药方案(即环孢素 A＋硫唑嘌呤＋皮质激素)。近来有单位采用以环孢素 A 为主的四联用药方案。

A7　术后并发症及处理

胰腺移植术后 25%～32% 的患者因并发症而致移植胰腺功能丧失，导致移植失败。因此应重视并发症的早期预防、诊断及处理。

B1　移植胰腺的排斥反应　同种异体排斥反应是造成胰腺功能丧失的常见原因。早期诊断排斥反应对逆转移植物功能非常重要。胰腺移植排斥反应早期标志为低尿淀粉酶、高血淀粉酶、高脂肪酶血症，难以解释的高血糖，难以解释的发热或移植区胀痛、尿少、肌酐增高等。主要临床表现为移植胰功能损害、糖尿病复发及全身炎症体征。近来多应用胰液细胞学检查及 B 超、CT 引导下进行移植胰腺活检以确诊，较为可靠。胰腺排斥反应确诊后，应积极采取有效的抗排斥反应治疗，以逆转移植物损害。

B2　术后血栓形成　血栓形成多发生于术后 1 周以内，半数发生在术后 24 小时以内。血栓形成可使移植物缺血坏死，导致移植失败。动脉血栓形成表现为血糖突然上升，血清淀粉酶骤降，局部有明显压痛。应严格使用抗凝治疗。

B3　其他　胰腺移植后可发生移植胰腺炎、胰瘘及脓肿等，应对症处理。

11.8.2 胰岛移植

A1 概述

胰岛移植是将自体或异体胰腺组织中的胰岛分离提纯后,移植于1型糖尿病患者体内以治疗糖尿病的方法,其目的是提供体内所需的足量胰岛素,调节糖代谢,阻止糖代谢紊乱所致的各种并发症。我国应用人胚胎胰岛组织经短期培养后移植给糖尿病患者,1991年统计为835例,59例完全停用胰岛素;1年功能存活率42%,2年功能存活率为11%。目前,我国的胰岛移植研究水平已达到世界领先水平。我国胰岛移植术后停用胰岛素正常存活最长一例已达9年以上,是迄今世界上胰岛移植疗效最好的一例。在第14届国际器官移植会议上,移植专家预言,胰岛移植将逐步取代胰腺移植而成为治疗胰岛素依赖型糖尿病的理想治疗方法。近年来异种胰岛移植取得成功,促进了胰岛移植的发展。目前常用胰岛移植方法有胚胎胰岛移植、成年胰岛同种异体移植、自体胰岛移植及异种胰岛移植。

A2 胰岛供体来源

用于胰岛移植的胰岛来源于人胚胎胰腺组织、成年胰腺组织及异种(动物)胰腺组织。

A3 胰岛的制备与监测

胰岛移植成功的关键在于为移植提供足够数量的、高度纯化的胰岛。随着胰岛分离技术的进步,为胰岛移植提供了可靠的保障。常用胰岛制备方法有以下几种:

B1 胶原酶消化法 在无菌条件下取出胰腺后,加入胶原酶消化胰腺组织的纤维骨架,经离心分离,取出游离的胰岛。近年来多采用将胶原酶直接加入Hanks液中进行胰管灌注,经离心分离,取出纯化的胰岛。此方法胰岛的获取率较高,可达到50%,纯度可达到90%,且胰岛成活率亦达到90%以上。

B2 机械法 取回胰腺后,人工除去大血管、被膜、导管,并将胰腺组织进行机械碾磨后,用细胞筛过滤,收集网上的胰岛混合物,再进行梯度离心,获取纯化的胰岛。此法胰岛的回收率可达59%,纯度可达90%以上,成活率亦在90%以上。此法的优点在于操作简便,易于掌握。

B3 改良胶原酶消化法 使用自动分离胰岛的装置进行消化,在持续的消化过程中胰岛不断地释放出来。此种分离方法对胰岛的损害小,消化过程中受人为的影响因素少,胰岛的获取率及纯度均较高。

A4 移植方法

胰岛获取后移植于患者体内,以发挥其功能。目前常用移植方法有:

B1 小网膜腔内移植 小网膜腔是胰岛移植较为理想的部位,网膜腔宽敞,利于移植物植入,且血供丰富,利于移植胰岛存活。

B2 经皮肝门静脉穿刺肝内移植 该方法效果较好,但存在一定的并发症。

(时保军)

主要参考文献

1 王炜. 假性胰腺囊肿的内窥镜治疗(综述). 中国普外基础与临床杂志,2003,10(3):311

2 李正,王慧贞,吉士俊. 实用小儿外科学. 北京:人民卫生出版社,2001:1121

3 沈魁,钟守先,张圣道. 胰腺外科. 北京:人民卫生出版社,2000:551

4 童尔昌,季海萍. 小儿腹部外科学. 北京:人民卫生出版社,1991:548

5 欧阳军,彭新宇,吉南,等. 胰腺损伤的临床处理与术式分析. 中国急救医学,2003,23(5):350

6 林擎天. 胰腺损伤诊治进展. 临床外科杂志,1995,3(1):37

7 张延龄. 近年来在胰腺炎发病机制的认识和诊断上的进展(综述). 国外医学外科学分册,2002,29(1):7

8 中华医学会外科学会胰腺学组. 急性胰腺炎的临床诊断及分级标准(1996年第二次方案). 中华外科杂志,1997,35(12):773

9 李新. 异位胰腺的临床认识现状(综述). 国外医学外科学分册,1997,24(2):91

10 文宇. 胰腺分隔(文献综述). 国外医学外科学分册,2002,1:10

11 Arkovitz M S, Johnson N, Garcia V F. Pancreatic trauma in children:mechanisms of injury. J Trauma,1997,42(1):49

12 Akhrass R,Yaffe M B,Brandt C P. Pancreatic trauma:a ten-year multi institutional experience. Am Surg,1997,63(7):598

13 Weber T R,Keller M S. Operative management of chronic pancreatitis in children. Arch Surg,2001,136(5):550

14 Pietzak M M,Thomas D W. Pancreatitis in childhood. Pediatr Rev,2000,21(12):406

15 Synn A Y, Mulvihill S J, Fonkalsrud E W. Surgical disorders of the pancreas in infancy and childhood. Am J Surg,1988,156(3):201

16 Bernard J P,et al. Pancreas divisum is a probable causes of acute pancreatitis:a report of 137 cases. Pancreas,1990,5:248

12 脾脏疾病

12.1 脾脏的胚胎发育、解剖与生理

脾脏为人体的特殊器官,随着医学科学的发展,人们对它的解剖认识日益提高。目前认为脾脏是一个不容忽视的器官,无脾虽然不能立即置人于死,但间接削弱了人体对疾病的防御功能。从21世纪开始,脾脏有独立的专业,成为与人类健康息息相关的一门科学。我国自1985年以来总结了许多新理论、新发现,并取得了一些新的成果。其实在2000多年前脾脏就被人注意,直到1659年才被人认为是一种血管系统并可以手术切除。1887年Spercer首先用脾切除治疗遗传性球形细胞增多症,取得了明显的疗效,成为小儿外科治疗小儿血液病的首例。后来又发现无脾小儿易感染败血症,特别是婴幼儿,这引起了很多同行的关注。20世纪80年代开始对脾脏进一步研究,揭开了脾脏确实具有不可忽视的抗感染、抗癌等免疫功能,故对于保护脾脏的研究至今已硕果累累。

A1 胚胎发育

脾脏在胚胎发育中出现较早。约于胚胎第5周时,胃背系膜的两层腹膜中的间充质局限性增厚,分裂成间充质细胞团,形成脾内网状组织的始基。胚胎第10周时,间充质分化繁殖,彼此相连,形成被膜、小梁及网状支架。胚胎第12周时,卵黄囊血岛和肝内造血干细胞经血液循环进入网状组织间隙,分化成血液的各种有形成分,此时血管发育快,血供丰富。胚胎第5个月时,脾的造血功能渐被骨髓替代,淋巴细胞增多,来自胸腺的T细胞与来自骨髓的B细胞一并进入小动脉周围的纤维组织中。胚胎第6个月时,形成了白髓与红髓。

A2 组织结构

脾脏表面有致密纤维组织及少量平滑肌组成被膜,从四周伸向脾实质,构成网状结构,支架(即脾小梁)将脾分成许多间隔(即小叶)。小叶中有中央动脉供营养,其主干入红髓称红髓动脉。被膜及小梁的舒张与收缩可调节脾脏的含血量。

红髓由脾窦及脾索组成。脾窦内壁覆盖着内皮细胞。内皮细胞内存有细胞核、细胞质及同轴向的成束微丝,其伸缩可调节内皮细胞的容积。细胞质中含吞饮小泡、线粒体、内质网及溶酶体。脾窦内含有各种血细胞,窦壁外有许多巨噬细胞。脾窦间被脾索所隔,由网状结缔组织构成支架。

白髓主要是由围绕中央动脉及其分支的密集的淋巴细胞组成,其中多为 T 细胞围绕中央动脉周围形成淋巴鞘称为内区。外区除 T 细胞外还有少量 B 细胞。内外区形成脾小结,小结中央为生发中心。

红、白髓间移行部为边缘区。边缘区内以 B 淋巴细胞为主,并含有许多巨噬细胞及各种血细胞,是接触抗原引起免疫反应的主要部位。

A3 应用解剖

B1 脾的形态 脾脏是人体内高度血管化的淋巴器官,是一个暗红色、质软而脆的扁平形器官。其大体标本正面观是楔形、四面形、椭圆形、三角形或不规则形,上极稍方而厚,膈面稍隆成拱形;下极稍薄而尖,且具有凹陷形切迹,常作为诊断及预测脾脏手术难易的物理体征依据。脾门形态随脾脏形态而异:三角形脾为弯曲形,四面形脾为多支形,楔形脾常为直线或蛇形。脾门是血管、淋巴和神经的通道,亦称为脾蒂。

与肝脏一样,脾脏根据其血管分布可分为叶及段(图 12-1-1,12-1-2),其中二叶四段最为多见(占 51.8%~94.8%),其他数叶数段至多叶多段及亚段(每个脾段可分为两个亚段)不等。每段组织约 1~4cm 不等。其叶、段间均为无或少血管区,这对部分脾切除或脾栓塞术有重要意义。

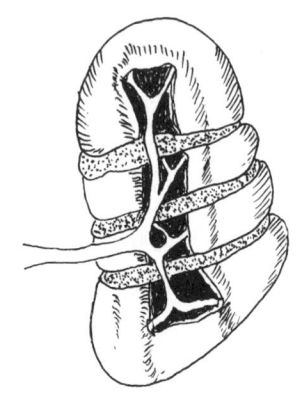

图 12-1-1 脾脏的分叶分段

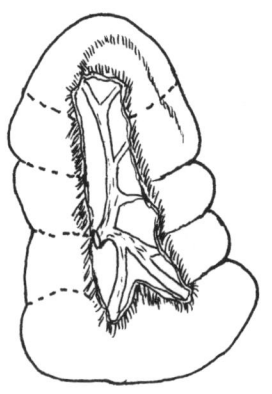

图 12-1-2 脾外分界标志线

脾脏表面由较厚的纤维性结缔组织包裹形成被膜,被膜中有平滑肌组织,被膜上有一层间膜为延续的腹膜。

脾脏大小与年龄、身高及营养有关。婴儿期脾脏与全身的比例最大,随年龄增长而逐渐缩小。据 Dameshek(1942)观察,正常活体婴儿脾重为体重的 1/10。徐恩多等(2002)记载正常成人脾平均重为135g。

B2 脾的位置及毗邻 脾脏位于左季肋部第9～11肋下,可随体位及呼吸运动而稍有变动。脾脏位置还与体型有关,无力型者上界可达第8肋,位置较深;正力型者上界可达第12肋。这与外伤评估及手术切口有关。

脾脏膈面突起,紧贴膈肌与肋弓,且与左肺相邻。前脏面与胃底相邻,后膈面却邻近左肾及肾上腺,下方与结肠脾曲相连。胰尾紧邻脾门,但距离不等,有深入脾门者,在游离脾门血管时注意避免损伤。

B3 脾的韧带 脾脏为腹膜间位器官,由腹膜及软组织组成脾胃韧带、脾膈韧带、脾肾韧带及脾结肠韧带。

C1 脾胃韧带 由胃大弯腹膜延伸而成。韧带内上部包含胃短血管,下部包含胃网膜左血管。该韧带短,使脾上极紧贴膈肌及胃底,故手术时止血应可靠,避免出血及胃底损伤。

C2 脾膈韧带 由脾肾韧带向上延伸至膈形成。此韧带短且靠近贲门,钳夹困难。

C3 脾肾韧带 由脾胃深层腹膜与覆盖脾的腹膜至脾门后方转向肾前的腹膜合成。此韧带可将脾脏固锁于后腹壁,且包含脾脏血管、神经、淋巴以及部分胰尾。故手术时应将脾托出切口,切开韧带,处理好脾门及胰尾。同时遇到巨脾时托脾应向上内用力,避免撕脱脾蒂而出血。

C4 脾结肠韧带 是由覆盖脾脏腹膜反折向下与结肠脾曲腹膜汇集而成。韧带不长,手术时应注意易损伤结肠。

B4 脾切迹 脾脏具有2～3个或更多的切迹,其出现与年龄有关。胎儿出现率高于婴儿,而婴儿又高于成人。其形成原因与胚胎多始基发育有关。在胚胎第3个月时,脾表面切迹已形成,以后逐渐退化消失,但有遗留。三角形或四面形的脾切迹多且深。一般切迹位于前缘,深度不一。切迹沿线斜向脾门,形成叶间或段间分界,且与叶、段间血管区相应。深切迹可预测手术的难易,且符合率为94.92%,故深切迹的延长线可作为脾叶、脾段切除或脾栓塞的外科参考标志。

B5 副脾 除正常脾脏外,脾外常存有副脾。副脾为胚胎期始基融合不全或异位脾芽形成,也可以是部分脾组织从主脾脱落独立发育而成,这是胚胎期脾脏再分或多发的结果。拥有副脾者约占10%～35%。副脾可为1个或4～5个不等,其形态为球形,有独立血供,与附着脏器分离。直径可自数毫米至数厘米,大者可达10cm。多数(约80%)位于脾门,大约有1/4位于胰尾,亦可位于脾胃韧带或大网膜胃大弯附近,少数位于小肠系膜、子宫附近或睾丸内。副脾的结构与脾相似,功能亦相同,但随着年龄的增长而萎缩。常于其他手术时偶然发现,疑为淋巴结,最后由病理证实。

副脾通常无重要作用,但于切脾后,副脾可代偿维持脾脏功能。副脾可压迫所在脏器形成梗阻,也有可能被误认为肿瘤。副脾亦可自发破裂、扭转和梗死,因部位不定诊断较难。对于血液病患者,有副脾可使脾切除后症状复发。对复发者可用^{99m}Tc标记红细胞或^{131}碘标记血小板扫描检查确定部位,再行手术切除。

B6 脾的血管 随着临床保脾技术的发展,脾血管的分布备受同行关注。由于脾脏功能的需要,脾脏的供血量及供血速度也增大了。脾动脉为腹腔动脉三大分支之一,约占心排出量的5%,成人每天流经脾脏的血量为250L。近年来许多学者对脾脏血管的精心研究取得了很大的成绩。

C1 脾动脉

D1 98%以上脾动脉主干始于腹腔动脉,大部分与胰腺并行,离开胰尾后开始分支,分别进入脾脏。脾动脉的近侧1/4自腹腔动脉发出后下行,其余3/4走行可分为:①全部沿胰腺上缘走至脾门。②全部穿过胰腺或于胰腺后方入脾门。③前2/3沿胰腺上缘,后1/3穿过胰腺或于胰腺后方入脾门。④前2/3穿过胰腺或于胰腺后方,后1/3沿胰腺上缘走至脾门。因变异较多,要注意行程于胰腺部分往往邻近脾静脉,故易撕破。但小儿脾动脉多为直线走行。

多数脾动脉至距脾门1~2cm处始发出脾叶或脾段动脉,但亦有远距离发出分支者(图12-1-3),故脾动脉终末支又可分为以下3型:

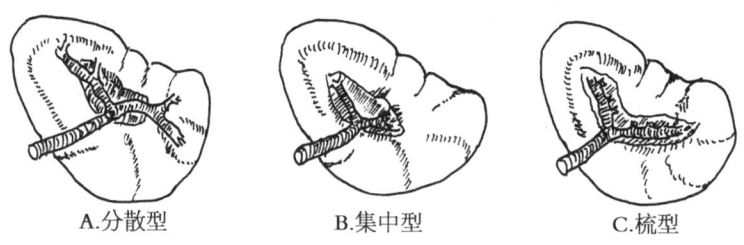

图12-1-3 脾动脉在脾门处的分支类型

E1 分散型 脾动脉主干短,而叶动脉相对较长且细,易寻找。有些伴有脾上下极动脉,切除脾叶或段时较为方便。

E2 集中型 脾动脉主干长,叶动脉相对较短且集中,无脾极动脉。由于脾叶动脉短,紧贴脾前方,故结扎某一支脾叶动脉较困难。

E3 梳型 主干长,脾叶动脉短,且分成多数分支呈梳状排列入脾,难以行脾叶或段切除。

D2 脾叶动脉是脾动脉在脾门附近发出的一级终末支,可分为以下类型(图12-1-4):

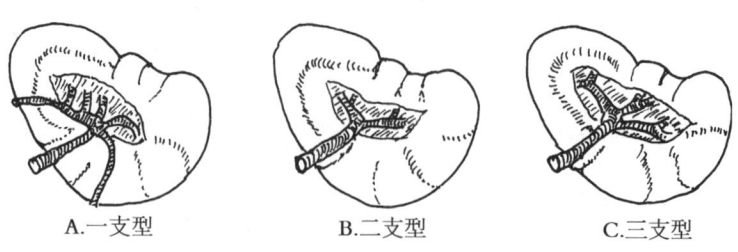

图12-1-4 脾叶动脉的分支类型

E1 一支型 脾叶动脉仅有一支作为脾上极血供,其余脾血均由胃网膜左动脉分支供应;亦可呈单支弓形弯曲入脾。

E2 二支型 较为多见。即由脾动脉在脾门处发出上、下脾叶动脉,其粗细与脾实质多少成正比。

E3 三支型 从脾门发出上、中、下叶动脉。

E4 多支型 极为少见。

D3 脾极动脉不经脾门而进入脾上、下极,约占12%～30%。多起于脾动脉主干;亦有起于上叶动脉者;罕见者起自腹主动脉与脾动脉同步走行,称第二脾动脉。脾下极动脉可多支,常发自胃网膜左动脉、脾下叶动脉或脾动脉主干;亦可形成胃短及胃后动脉。保留脾极手术时应保留好脾极动脉。

D4 脾段动脉是由脾叶动脉分出的二级分支。一般由脾叶动脉分出2～3支,通常与脾纵轴呈垂直进入脾脏,形成各段血液循环;亦有由脾中叶动脉延续成中段动脉,形成中上段或中下段动脉,形成相应区域血供。

D5 脾段动脉的分支称亚段动脉。一般由段动脉分出2～3支三级分支;亦有多支者,与脾长轴垂直进入脾脏供应脾膈面。亚段动脉可依次分为小梁动脉(四级分级)、中央动脉(五级分支)和笔毛动脉(髓动脉六级分支、鞘毛细血管七级分支),再经毛细血管末端开放于脾索或血窦。

D6 尽管脾脏动脉有清晰的分叶和分段,但在脾内、外均有吻合支。短交通支多见于脾外吻合,呈弓形或V形,多见于脾内,故行脾叶或段切除时要注意吻合支的存在。另外脾脏还有脾外侧支动脉如胃网膜左动脉、胃短动脉、无名动脉等。因有侧支动脉网,故脾动脉结扎后脾脏不会因缺血而坏死。作保脾手术时应在胃网膜左动脉和胃短动脉近侧进行,因为胃短动脉远程与胃网膜左动脉及膈下动脉有丰富的吻合支以供脾血。此外,当脾外伤结扎脾动脉后仍有出血时应根据受伤部位结扎其侧支。胎儿和婴儿的动脉吻合率似乎比成人要高。

C2 脾静脉 脾血窦内血液流入静脉毛细血管汇成髓静脉,流入小梁静脉再汇集成亚段。小叶静脉于脾门外汇成脾静脉,以脾上叶及脾下叶两条静脉为最多见。其走行较恒定,大部分走行于脾动脉后下方胰腺后的横沟中,沿途收纳胃短静脉、胃网膜左静脉、胃后静脉、肠系膜下静脉及胰腺的小静脉。此外约50%可出现上下极静脉。总之脾静脉走行基本与脾动脉同步,最后在胰腺颈部汇集肠系膜上静脉入门静脉。在分流术中,常因门静脉高压而使脾静脉迂曲、扩张、壁薄,分离时易损伤破裂,故必须仔细剥离,一一结扎小静脉分支。必要时可切除胰尾,或先入小网膜腔从胰腺下缘入路显露脾静脉。

B7 脾脏的淋巴 脾脏为人体最大的淋巴器官。沿脾静脉走行,特别是毛细动脉周围布满大量淋巴细胞,能过滤血液,并可产生免疫应答。血液中的淋巴细胞在白髓、红髓间的边缘区动脉毛细血管终端进入淋巴循环,引流至脾门和胰尾淋巴结,再随脾动脉走行汇入腹腔淋巴结。

B8 脾脏的神经　脾脏的神经支配主要起于腹腔神经丛的内、前部分,即脾丛,随脾动脉自脾门入脾;其次是左膈神经终末支经左膈下丛,再经脾胃韧带分布于脾。故脾脏疾病时可引起左肩牵扯痛,称 Kehr 征。

A4 生理功能

B1 贮血与血容量的调节

C1 早在 1925 年 Baneroft 等已证实脾脏有贮血功能。如脾脏收缩一半,血液中红细胞可增加 25 万。正常人脾重 135g,挤净血液后仅剩下约 80g,这也说明海绵状的脾为贮血场所。因脾只在包膜与小梁中有少量平滑肌,在生理状态下不发生收缩。当人体大出血时,脾脏收缩,能使大量血液进入有效血液循环。这已被通常行脾切除时,为获取脾血,向脾内注射肾上腺素,使脾收缩而证实。

C2 当低温、缺氧、剧烈运动或情绪激动时均可促使脾脏收缩,将贮血迫入有效血液循环。脾脏体积小,成人仅能储血 40ml 左右,但在病理状态下可贮全身血量的 20% 以上,用于调节血容量。

C3 脾内贮有大量血小板,在脾脏的脾索附近贮存量占全身的 1/3。当脾大时,贮量剧增,有利于凝血。小儿脾浅表损伤可自行止血,修复愈合,故可选用非手术治疗。

C4 临床上脾切除后末梢血液中血小板明显增加,黏附性也随着增加,易发生血栓,造成栓塞。

B2 生血功能　脾脏来自中胚叶,胚胎第 12 周时,即出现红系和粒系造血,直至出生后其造血由骨髓代替,只剩留造血淋巴细胞及浆细胞。脾小结是制造淋巴细胞的主要场所。在病理情况下如骨髓造血障碍、大量失血、溶血或缺氧时,脾脏仍能恢复胎儿期的造血功能,生成各种血细胞。脾对骨髓生血有抑制及刺激作用,以维持平衡。这在小儿或婴儿期更易发生。

Kapa 等以甲基纤维素培养系统对鼠脾的多功能造血干细胞进行研究,发现鼠脾中多功能造血干细胞数比骨髓中少 20%。若在低氧环境下维持 10 天,脾脏中的多功能造血干细胞数是骨髓的 1.6 倍。这亦说明鼠脾受刺激后在红系造血中起重要作用。在血液病患者的巨脾中可见到髓样化生,也说明脾脏存有代偿造血灶,有髓外造血潜能。这也可能是骨髓中的未成熟细胞混入血液再寄居于脾红髓中,经数次有丝分裂,形成似红系的造血灶。

B3 破血功能　脾脏能破坏衰老的红细胞,将血红蛋白转化为胆红素。正常红细胞生存期为 100~120 天,平均每天有 1% 的红细胞衰老破坏,代之以等量新的红细胞。成人骨髓造血能量大,可增加到正常的 6~8 倍;但小儿骨髓代偿不如成人,在破血速度超过正常的 1~2 倍时,可不出现贫血,但快速破血或造血障碍时可出现贫血。如在溶血性贫血时,脾脏肿大,脾内红细胞容量增加,脾索内红细胞比容增高以至血流缓慢,在脾内存留时间较长。血浆中蛋白质颗粒小,易通过基底膜小孔流走,红细胞浓缩,且处于缺乏葡萄糖和低 pH 环境,能量耗尽,膜脆性增加。又由于红细胞膜的缺陷,钠盐的渗透,使细胞膜内钠浓度增高,细胞破裂,致使部分红细胞遭破坏导致溶血。此外三磷腺苷(ATP)在维持细胞内阳离子恒定方面起着重要作用,可将多余的钠泵出。ATP 大量消耗,加上 ATP 生成减少,改变了红细胞膜的稳定性,导致红细胞过早衰老。

由于脾脏的破血作用,故小儿遗传性球形细胞增多症治疗以脾切除术为首选。虽然红细胞形态依旧,但可避免溶血危象。至于其他溶血性贫血脾大者要衡量其利弊,掌握手术指征。

B4 滤血作用　脾血循环比较特殊。只有 10% 的血由小动脉进入静脉窦,从血管到血管形成封闭循环。另外 90% 的血由红髓小动脉末端流入脾索的网状细胞间,再渗透入静脉窦,这种从血管内到血管外的循环形成开放循环。

脾脏内脾索和静脉窦间有一分隔壁,壁上有约 $3\mu m$ 大小的滤孔。血液在脾索中作短暂停留后经此壁进入静脉窦入静脉系统,但大部分血液于脾内绕过脾索入静脉系统。血液从脾索边缘沿血窦内皮细胞所固着的基底膜上若干宽约 $0.5\mu m$ 的缝隙中自由通过,进入脾窦入静脉系统。脾索含大量 B 淋巴细胞,有利于脾脏对颗粒抗原进行清除。脾可作为血液的过滤器,每分钟滤过 5% 的血容量,还可过滤各种微生物,继之被吞噬细胞、淋巴细胞、单核细胞和中性粒细胞所吞噬,以达清除目的。

此外,脾可破坏衰老、畸形的红细胞,亦可清除铁粒红细胞的残余核。所以缺脾者周围血中畸形红细胞可明显增多。

B5 脾的血流动力学的改变　脾大是门静脉高压症的主要临床表现之一。当门静脉压力超过 1.37kPa 时就会出现充血性脾大,而脾大后脾动脉血流量增加可使门静脉压力升高,故互为因果关系。

正常情况下,脾静脉血流量占门静脉血流量的 30%;在门静脉高压时,脾静脉血流量可高达 75%。Takennaka 的临床实测资料表明,脾切除可使门静脉压力从 3.58 ± 0.67kPa 下降到 2.85 ± 0.56kPa。故门静脉分流或断流术均可降低门静脉压力。

B6 内分泌功能　脾脏具有一定的内分泌功能。脾可生产并分泌四肽激素 tuftsin 和其他糖蛋白激素如裂解素等。裂解素是一种不耐热的血清蛋白,如有补体成分 C3 和镁离子存在时,能非特异性作用于革兰阴性细菌和病毒,对细胞的溶解也起作用。tuftsin 是苏氨酸-赖氨酸-脯氨酸-精氨酸的多肽,能增强白细胞及巨噬细胞的吞噬、游走等功能。当它从 IgG 分离出来时,就可发挥其活性,在抗感染、抗肿瘤免疫中起重要作用。亦有学者认为,脾脏中有神经内分泌细胞,可分泌激素参与白细胞的生成。

无脾者周围血中可出现异常红细胞。血小板、白细胞的增加,白细胞功能减退可能与脾内激素的调节有关。门静脉高压症患者性激素、肾上腺皮质激素和甲状腺素的分泌各有不同程度的改变,尤其是性激素比例失调,均可说明受脾内激素的影响。

B7 免疫功能　任何生物的延续生存都具有防御功能,人体具有完善的免疫系统来完成其功能。免疫系统包括免疫器官,如骨髓、胸腺、脾脏、淋巴结以及皮肤等。脾脏为人体内最大的淋巴器官,它的免疫功能是对各种能激发免疫应答物质或颗粒体进行捕捉、处理,并为淋巴细胞及巨噬细胞提供归巢,为细胞间防御功能提供场所。

胚胎第11～12周时,原始红髓出现。第12～13周时出现小或中等淋巴细胞。胚胎第15～16周时,淋巴细胞稀疏排列于小动脉周围,此后可见到T细胞、B细胞分别增多,形成淋巴小结。胚胎第25周时,B细胞功能活化。

出生后3周脾脏开始出现生发中心,4～6个月龄后发育完善。直至1岁时,脾脏形态和结构基本发育成熟,这时才产生特异性与非特异性免疫功能。

脾索中穿过中央动脉,周围为淋巴组织鞘,其内区几乎都是T淋巴细胞,而外区有少量的B细胞。内外区形成淋巴结,即脾小结,正常人约有1万～2万个,总称为白髓。机体受免疫刺激后,淋巴组织鞘中出现未成熟细胞,生发中心出现细胞增殖及幼稚浆细胞,边缘区有中期及成熟浆细胞。脾窦周围有巨噬细胞与B淋巴细胞形成的细胞鞘,含有大量的淋巴细胞。

凡由静脉进入机体的抗原首先在脾内发生应答反应,它不但能抗感染,更重要的是识别自己与非己抗原,而且排斥破坏非己抗原。这种应答由B细胞分导的体液免疫与T细胞分导的细胞免疫来完成。B细胞针对肺炎球菌等细菌感染和抗毒素作用,而T细胞却针对结核分枝杆菌、真菌、病毒等的感染。肿瘤免疫和移植免疫亦以细胞免疫为主,但近年来认为细胞免疫与体液免疫不能截然分割。小儿脾切除后急性感染败血症除了体液免疫损伤外还与细胞免疫缺陷有关。

脾脏的非特异性免疫主要是通过吞噬作用来体现的。脾脏可产生一些因子如tuftsin、调理素、裂解素等来完成其非特异性免疫功能。裂解素即P因子,是一种糖蛋白,在激活途径中起到了稳定C3、C5转化酶的作用,增强C3旁路活化功能,发挥抗感染能力。调理素即调理蛋白,能促进吞噬细胞的吞噬功能。纤维结合蛋白是一种高分子糖蛋白,亦称纤维联接素(FN),由成纤维细胞、血管内皮细胞、巨噬细胞及肝细胞产生,广泛分布于细胞表面、基底膜和结缔组织中,是维持机体完整和正常防御的物质。血浆中FN的调理作用是促进吞噬细胞和中性粒细胞吞噬、清除细菌、免疫复合物、肿瘤细胞及其他异物。补体在脾脏中合成,但其变化尚待研究。此外还有环磷酸腺苷(cAMP)、环磷酸鸟苷(cGMP)也与免疫有关。tuftsin为四肽缩氨酸,其母体为免疫球蛋白IgG,约占免疫球蛋白的70%～80%,但首先要离开母体IgG后才能发挥其生物学效应。切脾后tuftsin减少。

tuftsin也具有抗感染和抗肿瘤的免疫功能。此外还有组织因子样作用、组胺调节作用以及抗受伤害与止痛作用。

C1 切脾后tuftsin水平下降,中性粒细胞吞噬功能下降,细菌可迅速繁殖而致感染败血症。

C2 巨噬细胞及单核细胞的作用大致与上述相同,但可在每个巨噬细胞膜表面发现特异性受体(STR)。通过STR影响巨噬细胞内cAMP的浓度,钙的运转、细胞内过氧化酶系统的释放,使细胞的吞噬力、杀伤力增强。

C3 临床上脾脏的恶性肿瘤或转移瘤均属罕见,这主要是因为tuftsin通过自身特有的受体系统产生各种特殊效应所获得,如增强中性粒细胞和单核-巨噬细胞的游走性、化学趋向性及吞噬作用,促使巨噬细胞释放肿瘤坏死因子、氧自由基及淋巴因子,诱导 T 细胞增殖分化,增强杀伤细胞(NK)的细胞毒作用,以完成抗肿瘤的免疫功能。

C4 tuftsin 在单核细胞与免疫和凝血系统间起桥梁作用,故对血栓形成和多种炎症及免疫功能失调的纤维沉淀起重要作用。

C5 另外也有组胺调节作用。实验证明 tuftsin 可升高动脉血压,并维持较长时间;也能降低肺内组胺含量,增高肾和肝内组胺含量。至于对感受伤害、止痛及艾滋病的治疗还在研究中。

脾脏能对分别进入各自空间的血液进行分类、贮存和浓缩,并监察它们的缺陷。当红细胞挤过脾索网状细胞间隙(滤网)时,巨噬细胞会监察每一个细胞,一旦发现有缺陷,即吞噬之,并且可消灭血液中任何异性物质。T 细胞与淋巴小结中的 B 细胞进入静脉或输出淋巴系统。单核细胞却就地转化为巨噬细胞,由血浆收集于脾窦,再进入循环。

目前认为巨噬细胞先把体内的颗粒抗原进行消化,再把处理过的抗原提供给 B 细胞,B 细胞进入淋巴组织鞘外层,再把抗原交给 T 细胞。B 细胞的命运取决于 T 细胞的辅助功能、免疫抗原的类型、B 细胞自身的分化和耐受状态。B 细胞可在应答中死亡或在淋巴组织鞘外层分化为浆细胞。所以说脾脏是全身淋巴细胞再循环的首要器官,既可向其他淋巴器官播种淋巴细胞,也可贮存淋巴细胞,同时也是 B 细胞活化、分化、分泌的主要场所。

A5 脾切除后生理学改变

B1 血液流变学影响 脾切除后可出现血液流动性降低,黏稠度增高,血液处于高黏滞状态,微循环灌注不足,栓子形成,导致循环阻塞,易发心肺血管病变。

B2 造血功能的影响 脾脏是髓外造血的场所,能产生多种体液因子控制造血功能。脾脏对骨髓有刺激及抑制功能,同时又是一个限制红细胞生成素生产和贮存的场所。切脾后骨髓中红骨髓逐渐替代黄骨髓,出现骨髓增生、骨质吸收,以致出现长骨胀痛。

B3 贮血功能的影响

C1 脾切除后 24~48 小时,周围血液中血小板明显增加,1 周左右达高峰(高达 $2000 \times 10^9/L$),可持续 2~3 周,约 2~3 个月后渐渐下降、恢复。在此期间需防血栓形成,当血小板高于 $1000 \times 10^9/L$ 时应该用抗凝药物。

C2 周围血液中多核或嗜酸性粒细胞增高,但白细胞总数通常不超过 $20 \times 10^9/L$。中性粒细胞不超过 80%,但可以缓慢恢复正常。

C3 因对骨髓暂时失去刺激,短期内可出现红细胞减少,但数周后可恢复。

B4 破血与滤血功能的影响 红细胞原本在脾内衰老、破坏而被吞噬,同时脾脏也能将畸形及不合格的红细胞消除。脾切除后,红细胞的寿命并没有因此而延长,但其破血功能丧失。通常情况下,红细胞在脾内被吞噬后,血红蛋白由溶酶体活化分解,大部分铁质与运铁蛋白结合,再运输至骨髓供其利用,少数铁质仍存脾内。在病理状态下,铁可在脾内形成含铁血红素沉着。脾切除后此种滤过功能消失。

B5 脾切除后网状皮内皮系统代偿性增生，可出现全身淋巴结肿大或胸腺增生。

B6 内分泌功能的影响　脾切除后常出现内分泌功能的平衡失调。可能是无脾失去了内分泌稳态调节及保护作用，以至肾上腺皮质素、甲状腺素都出现不同程度的改变，尤其是性腺激素的比例出现明显失调。

B7 脾切除后可降低门静脉压力 0.78～0.98kPa。

12.2　脾脏发育异常

12.2.1　游走脾

A1　概述

脾脏脱离正常解剖位置而位于腹腔的其他部位称异位脾(ectopic spleen)，但能复位、呈活动或游走状的脾称游走脾(wandering spleen)。游走脾是先天性疾病，并不多见，其发生率低于2%。李索林等(1994)检索国内文献发现共有报告45例，其中河北医科大学附属第二医院外科自1974～1990年间收治7例。45例中，脾蒂扭转者26例，占57.8%；年龄不足14岁者12例；合并胃扭转者4例。脾脏位置异常一般不影响小儿发育，但是易引发脾蒂扭转，造成脾坏死、脾萎缩和纤维化；脾周围炎可引起粘连，甚至可因渗出形成局限性或弥漫性腹膜炎，危及生命。

A2　病因

脾位于左季肋部，由脾膈韧带、脾胃韧带、脾肾韧带、脾结肠韧带支托固定，加上腹压使其维持在一定解剖位置。其位置异常可由于：①先天性胃系膜发育不良，使支托韧带松弛或变长，则支托能力减弱。②病理性脾大，使韧带异常拉长。③病理或生理性腹肌薄弱，如腹部创伤或先天性腹壁肌层缺损等。

A3　病理

B1 游走脾一般较正常脾脏体积大，这可能是：①脾脏原有疾病使其增大，如疟疾或血吸虫病等。②因脾蒂扭转造成充血性脾大。

B2 脾蒂扭转率约占20%。当脾脏向下移位时，因上极体积大的重力关系而侧向中线，加上腹肌收缩、肠襻蠕动、体位改变以及外力的推动造成扭转。如扭转不大于180°时，多数只造成充血性脾大，但也可造成渗血或出血；如扭转360°或更多时，则因血供受阻而致脾脏坏死。单纯动脉血供受阻，可形成脾缺血坏死、萎缩或纤维化；若有渗出，可形成局限性或弥漫性腹膜炎及脾周围炎，造成脾粘连而位置固定。

A4　临床表现

因其病理表现不同，故临床表现各异。轻者可无症状，往往于查体时意外发现，亦可因腹内肿物而来就诊。重者可因牵扯邻近器官而出现上腹不适、恶心呕吐、上腹胀闷嗳气等,常于立位时加重,平卧时减轻或消失。如出现邻近器官受压,可造成肠梗阻;盆腔受压可出现大小便不畅。腹部触诊时可触及肿物,有切迹,可还纳至脾窝。一旦脾蒂扭转,则可出现剧烈腹痛,小儿可有哭闹不安、苍白或发绀、拒食以致休克。一旦发生渗出、出血、坏死或感染,可出现急性腹膜炎或腹腔脓肿的临床表现。

A5 辅助检查

B超可发现腹腔实性占位,回声与脾相似。血管走行迂回于腹腔动脉干,回流于肠系膜静脉干。左季肋部无脾脏回声;当有蒂扭转时则显示实质回声不均匀,有低或混合回声。腹腔内有渗液,胰腺肿大,回声不均匀,周围积液。在B超监视下将肿物推向左上腹后,疼痛消失;若推的方向相反则疼痛加重,血流系统亦消失。CT定位增强后显示同正常脾组织,且提示正常部位脾缺如。^{99m}Tc-硫胶体扫描示脾脏有核素浓集现象。

A6 诊断与鉴别诊断

查体发现活动性肿物,呈扁片状,伴有切迹,平卧时可还纳左季肋部。脾区空虚,无叩诊实音区。可辅以B超、CT、^{99m}Tc检查确诊。游走脾约20%可发生蒂扭转。脾蒂不完全扭转时可有轻度腹痛,继而脾充血性增大,脾功能亢进,以致脾静脉淤血,引起胃底静脉曲张。一旦因脾蒂急性完全性扭转而出现腹膜炎时,可有急腹痛伴恶心呕吐,甚至休克。此时应与以下疾病相鉴别:

B1 腹腔脏器穿孔性腹膜炎 如胃、肠及十二指肠穿孔等引起的腹膜炎,病程短,病情重,中毒症状明显,有原发病变症状如腹痛、恶心呕吐、排便异常等。查体见腹凹陷、拒按(有明显压痛)、肌紧张及反跳痛,叩诊呈鼓音,肠鸣音减弱或消失。腹平片可见气腹。腹穿阳性。

B2 肠梗阻、肠坏死 发病急,有剧烈腹痛、呕吐及有停止排便、排气史。查体示腹胀,有肠型蠕动波,可触及胀大的肠襻,有触痛,叩诊呈鼓音,肠鸣音亢进,有气过水声。直肠指检呈肠空虚。腹平片可显示阶梯状液平。腹腔穿刺可获血性腹水。

A7 治疗

B1 如无明显症状,可随诊观察。但应向患儿监护人交代清楚有发生蒂扭转及脾梗死可能。

B2 复位后用腹带固定。但疗效不佳,特别是肥胖者。

B3 脾蒂扭转或脾周围炎时可行手术治疗。其术式有:①脾动脉结扎术:使脾脏自行萎缩。②脾固定术:常因病因尚存而疗效不佳。③脾切除术或脾切除脾移植术。

12.2.2 多脾和分叶脾

脾数目增多(两个或两个以上)或被分隔成两个或更多部分,且与副脾不同,称多脾(polysplenia)或分叶脾畸形。其病因常存有争论,一般认为是由于胚胎早期脾组织未能融合发育而成,亦可能与染色体异常有关。常伴其他器官的多发畸形,如内脏异位、左侧结构重复、右侧结构缺如与心血管畸形,统称为多脾综合征。男性多于女性。

多脾可位于一侧上腹或两侧,常于尸解发现。因表面呈深凹陷裂隙,可被认为脾破裂而被切除。事实上脾脏裂隙边缘光滑,包膜完整无损伤。术中应仔细辨认。

一般临床上无症状,偶见扭转或梗死。诊断应有以下条件:①有两个以上脾脏,大小相似,总重量与同龄常人脾重量相等。②右侧正常器官结构缺如,如肝叶缺如等。③左右均为左侧器官结构,如双侧均为两叶肺。预后不良,约有50%由于心血管病变死于生后1年内,约10%可活至青年期。

分叶脾与多脾同起一源,脾切迹深,呈分叶状,十分罕见。1986年山东医科大学报告尸解发现3例。B超检查示分叶状回声,深陷切迹自表面向内延伸,有裂隙状回声带,回声与脾一致。

12.2.3 无脾症

先天性脾缺如或功能性脾缺失统称为无脾症(asplenia),发病率约为0.1%~5%。男性多于女性。我国于1988~1998年间综合报告20余例。发病原因为脾始基胚芽发育缺陷,亦有在同一家系中存在无脾、多脾或内脏异位,因此认为与遗传有关,以致缺脾。70%合并有心血管畸形,一般多因心衰于1岁内夭亡,或死于感染败血症。无脾应与副脾相鉴别,副脾体积小,无心血管及其他畸形。

12.2.4 脾生殖腺融合

胚胎第5周,脾始基与生殖腺始基非常接近,7~8周时由中肾嵴演变的生殖始基下降,且与其粘连的脾始基一同带入阴囊。因此脾脏与左睾丸或左卵巢有纤维索相连,称脾生殖腺融合(splenic gonade fusion)。多见于男性。索内含脾组织,常合并其他畸形。临床上表现为阴囊内肿物或因纤维索压迫横结肠而引起梗阻,也可在疝修补、剖腹探查或尸解时偶然发现。治疗应切断连接脾脏的纤维索以防结肠梗阻。阴囊中脾脏常位于睾丸鞘膜中,有独立的被膜与睾丸相隔,故切除时可保存睾丸。

(牟弦琴)

12.3 脾破裂

脾脏位于左季肋深部,恰与第9~11肋相对应,长轴大致与第10肋骨平行,通常1岁以后在左肋缘下不应触及脾脏。虽然脾脏位置深在,受到下胸壁、肋骨、腹壁和膈肌的保护,但它是一个富于血供的实质性器官,质软而脆,受到一定力量的外力作用时易引起破裂、出血。脾脏是腹内脏器中最易受到损害的器官。

脾破裂根据病因和临床表现的不同可概括为4种类型：①外伤性脾破裂：指在外伤即刻就引起脾脏破裂、出血。约占脾脏损伤的80%~90%。②延迟性脾破裂：有人认为是外伤性脾破裂的一种特殊类型，即在外伤和脾破裂、出血之间有48小时以上的无症状期（Baudet潜伏期）。约占闭合性脾脏破裂的10%。③自发性脾破裂：较少见。指在无明显外伤史的情况下发生脾破裂。④医源性脾损伤或破裂：指医疗工作中因腹部手术或操作检查不当等原因引起的脾脏损伤。

12.3.1 外伤性脾破裂

A1 病因

外伤性脾破裂分为开放性和闭合性两类。小儿以闭合性脾破裂最为多见。

B1 开放性脾破裂　多由锐器损伤、子弹贯通、爆炸所致。多合并其他脏器特别是邻近的胸腹腔脏器的损伤。

B2 闭合性脾破裂　常见于交通事故和高处跌落，亦可见于其他一些原因如重物挤压、儿童间相互殴打、踢伤等。目前，随着机动车辆的日趋增多，因交通事故引起的脾破裂发病呈上升趋势。大多是由于外力直接撞击左肋弓，使脾脏受挤压引起破裂；另外，外力作用于左上腹以外的部位间接作用于脾脏时也可引起破裂。由于脾脏通过其周围的韧带固定于脾窝，当下腹部撞击伤或腹压突然增高时，外力沿切线方向作用于脾脏，亦可使脾脏移动受限而导致脾破裂。

A2 病理

B1 分型　根据损伤的范围，脾破裂可分为3型。

C1 中央型破裂　系脾脏实质深部的破裂，脾包膜完好。如破裂范围小，出血不多可自然停止，随着血肿机化而痊愈。但多数中央型破裂者继续出血，血肿增大由实质发展到包膜下，可形成真性破裂。

C2 包膜下破裂　系脾包膜下脾实质周边部分破裂，包膜完整，血液积聚于包膜下。如继续出血或因轻微外力致包膜破裂，则形成真性破裂，造成腹腔内出血。小的包膜下血肿可被吸收或机化。

C3 真性破裂　系包膜与实质同时破裂，发生腹腔内大出血。

临床所见的脾破裂85%以上为真性破裂。脾破裂的部位以脾上极及膈面多见。破裂如发生在脏面，尤其是邻近脾门时，有撕裂脾蒂血管的可能。

B2 分级　随着人们对脾脏功能和解剖结构的深入了解，为适应保脾手术的需要，出现了多种脾外伤分级方法，其中影响较大的有 Schackford(1981)五级、Feliciano(1985)五级、Buntain(1985)四级、Gall和Scheele(1984)四级、美国创伤外科学会(AAST,1994)五级、夏穗生(1996)四级等。中华外科学会脾脏外科学组及协作组在2000年9月第六届全国脾脏外科学术研讨会上制订了脾脏损伤程度分级标准,并建议将此标准在全国推广,以利于总结和交流。此标准将脾损伤按损伤程度分为Ⅰ～Ⅳ级,涵盖了由被膜至实质,由分支血管至脾蒂主干的各类损伤,对选择治疗方法和估计预后有一定指导意义。具体标准如下:

C1 Ⅰ级 脾被膜下破裂或被膜及实质轻度损伤,手术所见脾裂伤长度≤5.0cm,深度≤1.0cm。

C2 Ⅱ级 脾裂伤总长度>5.0cm,深度>1.0cm,但脾门未累及,或脾段血管受损。

C3 Ⅲ级 脾破裂伤及脾门部或脾脏部分离断,或脾叶血管受损。

C4 Ⅳ级 脾广泛破裂,或脾蒂、脾动静脉主干受损。

A3 临床表现

小儿脾破裂临床表现与成人相似,但由于小儿不易用言语清楚地表达损伤史及自觉症状,再加上检查时不能合作,有时容易被忽视。

主要临床特征为全身进行性失血和腹腔内积血。腹痛为主要症状,在受伤后立即出现。疼痛局限在左上腹或左腰部,随腹腔出血的增多,疼痛可扩展至全腹,但仍以左上腹为著。部分病例出现左肩部放射性疼痛(Kehr征)。由于失血、血容量减少,患儿可出现口渴、心悸、四肢无力、面色苍白等症状,随着出血量的增加,出现烦躁不安、呼吸急促、神志不清、瞳孔散大、四肢冰冷、脉搏增快且细而弱、血压下降等失血性休克表现。末梢血象提示红细胞、血红蛋白进行性下降,白细胞轻度升高。

部分脾包膜下破裂的患儿左上腹可触到肿大的脾脏或囊性包块,伴触痛。完全性破裂者早期仅有左上腹压痛,局限性肌紧张,随出血量增加出现弥漫性腹膜炎体征,但仍以左上腹为著。如腹腔内积血较多可有移动性浊音。血凝块积聚在脾周围可出现左季肋部脾浊音区扩大(Balance征)。血液积聚于盆腔时,直肠指检直肠膀胱陷凹有饱满感。

A4 辅助检查

B1 诊断性腹腔穿刺 这是简单易行、安全、阳性率较高的诊断方法。穿刺阴性时可间隔一定时间反复进行,以提高阳性率。

B2 诊断性腹腔灌洗术(DPL) 腹腔内出血量较少时,DPL可增加阳性率。儿童可向腹腔内灌注生理盐水或乳酸林格液500ml,婴幼儿按10ml/kg体重给予。

B3 B超检查 可以发现脾前出现液性暗区、脾包膜断裂、脾实质出现不规则裂隙暗带等,这些均有助于诊断。B超还可作为非手术治疗时的动态监测手段。

B4 X线检查 如病情允许可以透视,拍摄立位或右侧卧位平片,可见脾区阴影扩大,脾轮廓模糊,膈肌升高、活动受限,胃泡与膈肌间距离增宽,胃向内侧移位,胃大弯呈锯齿状,结肠脾区受压下降。合并左下肋骨骨折时亦提示脾损伤的诊断。

B5 CT检查 能清晰地显示脾外形和解剖结构,而且可确定有无其他腹内实质性脏器的合并伤,诊断阳性率高。增强扫描检查可增加脾损伤诊断率和判断损伤程度的准确性。

B6 放射性核素扫描 对少数症状轻微体征隐匿的脾破裂者,可应用^{99m}Tc扫描。如发现脾外形不清楚则提示有包膜下血肿,有线状或楔形的充盈缺损则是破裂的特征。此方法简便易行,可对轻型脾损伤作出诊断。

B7 血管造影及电子计算机数字减影血管造影(DSA) 脾动脉造影确诊率可达100%,但操作复杂。动脉造影显示动脉断裂、偏移,血肿区血管缺如,较大血肿呈半月形,如继续出血则可见造影剂外漏。

B8 腹腔镜检查 随着电视腹腔镜技术的推广和应用,腹腔镜已被应用于脾外伤的诊治。脾破裂的特征性发现为左结肠旁沟内积血,覆盖于脾脏的网膜被血液或血凝块抬高呈蓝色,暴露脾脏后可直视损伤的部位及程度。腹腔镜检查不仅可以用于诊断,而且可进行电灼止血,还可检查有无合并其他腹内脏器的损伤。但它费时、花费高,处理损伤时亦有局限性。

A5 诊断

腹部开放性损伤引起的脾破裂常合并腹腔内其他脏器的损伤。根据外伤史和伤道的方向,结合临床表现不难作出诊断。

闭合性腹部损伤时,外力一般作用于左上腹或左季肋部,患儿有左上腹疼痛及腹腔出血的表现,查体有左上腹压痛及腹膜炎体征,此时应考虑脾破裂的诊断。同时,应进一步明确有无合并腹内其他脏器或腹外器官的损伤,有无出血性休克。脾破裂的诊断主要根据临床征象和必要的实验室检查结果,只有在条件允许的情况下方可应用有关的辅助检查。

A6 治疗

随着人们对脾脏功能认识的不断深入,脾破裂的处理经历了重大的变革。1892年Riegner首次报道为一名闭合性脾外伤的患者成功施行脾切除术,标志着脾破裂现代治疗的开始。1911年,外科学家Kocher在教科书中指出,脾切除后对机体没有伤害,外伤时可以切除之。当时人们认为脾脏是无用之物,并把脾切除作为脾外伤的标准术式而广泛应用。1952年,King和Schumaker报告了5例因遗传性球形细胞增多症的患儿脾切除术后发生凶险性感染(overwhelming post splenectomy infection, OPSI),其中3例死亡,从而引起人们对脾脏功能的重视。Singer在1973年复习了23篇文献,通过对2795个病例的回顾性分析,发现外伤性脾切除后,发生严重感染的相对危险性为正常人的58倍。根据Krivit的资料表明,感染多发生于手术后2年内,尤其易发生于3岁以内的婴幼儿。此后,各种保脾手术方法得到应用和推广,保脾治疗逐渐被人们接受和采纳。

B1 保守治疗 脾脏是一个高度血管化的器官,愈合能力很强。脾脏的小动脉断裂后,可因血管收缩及血栓形成而自行止血。另外,血容量减少、动静脉压力下降,以及脾脏代偿性收缩等因素都有利于脾破裂的自行止血过程。多数文献报道,小儿保守治疗效果优于成人,其原因有:①小儿脾脏具有较厚的包膜,其包膜的厚度与脾脏的重量之比要高于成人。②小儿脾门和脾实质内血管对血流动力学变化更为敏感,反应更强烈,使受伤的脾脏更易于自行止血。③小儿所受暴力的强度一般比成人小,使脾破裂损伤程度要比成人轻。

近年来,小儿脾破裂非手术治疗的治愈率有了很大提高。Morse(1994)报告小儿脾破裂

120 例,其中 110 例(91.7%)保守治疗成功。王歧宏(1999)报告 26 例,保守治疗成功 23 例(88.5%)。

保守治疗适用于入院时血流动力学稳定或仅有轻中度失血性休克、经输血补液很快得到纠正和控制的患儿,并应首先排除合并腹腔内其他脏器损伤需手术治疗的情况。腹腔穿刺有不凝血并不能作为保守治疗的禁忌证,以往将其作为手术指征的观点已被否定。治疗早期应用止血药,严密观察脉搏、呼吸、血压变化以及神志状态,注意腹部症状和体征的变化,动态监测血红蛋白和红细胞比容等指标,保持血流动力学稳定。B 超或 CT 可以作为动态监测的客观指标。观察期间要绝对卧床休息,至少禁食 24 小时,必要时置胃管减压。正常情况下,出院后随访 B 超或 CT,直至血肿吸收,损伤完全愈合。一般 6 个月后才可以参加体育活动。对于输血超过 40ml/kg 血压仍不能维持在正常范围者,需中转手术。

保守治疗亦有其缺点:①存在遗漏腹部其他脏器损伤的可能性。但通过临床密切观察,应当是可以避免的。Morse 总结小儿脾损伤 120 例,保守治疗 112 例无一例漏诊,认为保守治疗是安全可靠的。②迟发性出血常发生于伤后 48 小时,因发病突然,可造成患者抢救不及时而死亡,因此需要特别警惕。③保守治疗的输血量要多于手术患者,因此,输血引起的相关并发症在保守治疗中是值得关注的问题。

B2 手术治疗 对于严重休克经积极输血输液不能纠正和控制,或合并腹内严重合并伤的患儿应果断进行剖腹探查。入腹后首先确定脾脏破裂,了解损伤程度,根据情况选择适当术式。保脾手术首选黏合、凝固、止血及缝合修补术,其次为脾部分切除术,再者行脾动脉结扎。保脾手术可以多种方式联合应用,不必拘泥于某一种,以达到保脾的目的。治疗的根本原则是抢救生命第一,保留脾脏第二,对脾切除者行脾片移植术。目前常用的手术方法有以下几种:

C1 局部黏合剂的应用 主要用于Ⅰ级脾损伤,也可应用于脾修补术或部分切除术后轻度渗血。目前国内常用的有 ZT 医用黏合胶、纤维蛋白组织黏合剂、吸收性明胶海绵等。

C2 局部凝固止血 凝固止血方法有透热法、电灼、激光、红外线、微波、高热空气等。

C3 脾缝合修补术 主要适用于Ⅰ~Ⅱ级脾外伤。一般可选用间断缝合;对于较深的裂口,可先平行褥式缝合,再间断缝合。打结前可塞入吸收性明胶海绵或大网膜,增强止血效果。

C4 脾部分切除术 脾动脉的解剖特征表明,脾动脉在脾内呈节段性血管供血,将脾脏分为脾叶、脾段,一般以两叶四段最常见。脾叶动脉在脾门处呈弓形,相邻两叶之间血管分布较少,各段之间均可见明显的少血管区或相对无血管区,这使脾部分切除成为可能。对于脾损伤局限在脾的上极、下极或脾的一部分,呈粉碎性或星状裂伤,脾蒂及脾门附近完好无损伤,患者情况允许而又无法行修补术时,可采用部分切除术。脾部分切除术包括规则性和不规则性两种。前者又称为节段性脾切除,是依照脾内血管分布规律所施行的脾段切除、脾叶切除或半脾切除。在实际工作中,脾破裂的损伤范围和程度,在相当部分患者中已超过了理论上的界线,因此,在多数情况下根据实际情况施行不规则性脾部分切除术。一般认为,部分切除不宜超过正常脾脏体积的 2/3,因为只有保留 1/3 以上才能维持脾脏功能。具体方法为:处理相应的脾脏血管后,脾脏表面即显示出血供障碍和血供良好部分的分界线,在此线之健侧 0.5cm 处切断脾组织,结扎断面血管,残面用 U 形绞锁缝合并用带蒂大网膜覆盖。

C5 可吸收网罩的应用　褚先秋(1991)报告应用肠线编织小网兜用于治疗小儿严重脾外伤(包括多处脾破裂及脾粉碎性破裂)获得成功。阎波(2001)应用可吸收聚羟基乳酸网片实施原位包裹保脾术治疗成人脾破裂,并认为该材料与人体相容性好,即使对于部分严重粉碎性破裂或脾部分断裂的Ⅲ、Ⅳ级破裂的脾脏,只要脾蒂血管无严重损伤,也可采取该方法保脾。

C6 脾动脉结扎术及脾动脉栓塞术　脾脏具有丰富的血液供应,脾动脉结扎后脾灌流量大大减少,有利于止血,且胃短动脉、胃网膜左动脉分支的侧支循环使脾脏获得血供,而不致引起缺血坏死。脾脏功能的正常发挥有赖于 3 个条件,即正常的脾解剖组织结构、充足的血供、保留脾至少为原体积的 1/3 以上。但脾动脉结扎后血流量减少,是否在某种程度上影响脾脏的过滤功能目前尚有争论。

C7 脾切除术　对于Ⅳ级脾破裂,或脾损伤极严重,无法保留部分脾脏时行全脾切除。

C8 脾片移植术　对于脾切除后或部分切除术后残留组织小于正常脾体积 1/4 者,应进行脾片移植。先将切下的脾组织放入平衡液中冲洗,除去包膜,切成 2cm×1cm×0.5cm 大小的组织片,植入网膜囊内,利于其生长并恢复脾功能。一般移植量不少于原脾体积的1/3~1/4 才能保证脾脏的功能。

C9 带血管蒂的自体异位脾移植及胎脾异体异位移植。

12.3.2　延迟性脾破裂

1931 年 Mc Indoe 首次提出延迟性脾破裂(delayed rupture of spleen, DRS)的概念是受伤后经过 48 小时以上的隐匿期(Baudet 潜伏期),而后临床上出现腹腔内出血症状的脾破裂。它不仅指包膜下脾破裂出血,还包括脾破裂后脾周围血块脱落继发出血和脾脏裂口出血缓慢者。但 1994 年 Kluger 提出延迟性脾破裂的诊断标准应是闭合性腹部外伤后,经过 48 小时或以上的无临床症状期,CT 检查脾脏正常,而后突发脾脏破裂出血。延迟性脾破裂是外伤性脾破裂的一种特殊类型,约占闭合性脾破裂的 10%。延迟性脾破裂从外伤到出血的时间长短不一,一般认为 80% 以上在 2 周以内,亦可达数月甚至数年。因此,容易造成诊断和治疗上的延误,危及患儿生命,其死亡率比单纯性脾破裂高数倍。诊断上应注意以下几点:①凡伤后无明显先兆症状,突然暴发剧烈腹痛并发急性内出血而出现休克者,应常规询问有无腹部外伤史和既往有无脾大病史,或有无在腹部外伤后出现腹痛—缓解—腹痛的临床表现。②对于左上腹外伤疑有内脏破裂者应在 2 周内观察腹痛演变过程,定期监测血压和血红蛋白。③如患儿有 Kehr 征(左肩牵涉痛)、Balance 征(左上腹固定浊音区)、脾区持续性叩击痛、左上腹进行性增大的包块时,应怀疑延迟性脾破裂。④选择特殊检查如腹穿、腹腔灌洗、B 超、CT 等。另外,核素扫描、腹部 X 线摄片、上消化道钡餐及 DSA 等均对诊断有一定价值。小儿 DRS 一旦确诊,应积极手术治疗,手术一般行脾切除术。

12.3.3 自发性脾破裂

自发性脾破裂(spontaneous rupture of the spleen)是指无明确外伤史而发生的脾脏破裂，临床上较少见，大多数是在原有脾脏疾病的基础上发生的。常见的病理状态包括：①感染性疾病：如传染性单核细胞增多症。②肿瘤：如白血病、恶性淋巴瘤。③变态反应性疾病：如脾脏淀粉样变。④其他：如先天性脾囊肿、慢性胰腺炎等。一般认为脾脏原有疾病是自发性脾破裂的内因，而轻微外伤、玩耍、日常活动等一些诱因常常未被引起注意。自发性脾破裂的诊断常较困难。临床上凡无原因的腹腔内出血和左上腹进行性增大的囊性肿块应想到本病的可能，尤其是有病理性脾大病史时更应考虑，并进一步作相关检查以协助诊断。一般认为，自发性脾破裂多数是病理性脾脏破裂，因此主张行脾切除术，但对于正常脾脏或脾脏良性病变者可考虑保脾手术。

12.3.4 医源性脾损伤

由于腹部手术或检查操作以及医疗器械使用不当引起的脾脏损伤称为医源性脾损伤(iatrogenic splenic injury)。手术中损伤是医源性脾伤中最常见的原因，尤其易发生于靠近脾脏的器官或组织的手术中，也见于脾穿刺活检、经脾穿刺肝门静脉造影等侵入性检查和治疗过程中。另外，分娩中产钳使用不当常是新生儿脾损伤的原因。Matsuyama(1976)报道1例足月女婴在低位产钳下分娩引起脾下极横断，国内金百祥(1980)也曾报道1例。医源性脾损伤多见于脾上、下极、膈面及脾门处，常呈现脾包膜撕裂伤或脾实质浅表裂伤。医源性脾损伤的预防重于治疗，一旦发生，由于脾脏多属正常，应当首先应用保脾措施，如缝合修补法、生物胶黏合法等。要遵循保命第一、保脾第二的原则，保脾处理无效时即应行脾切除术，并考虑加用自身脾片移植术。

12.4 脾梗死

脾梗死(splenic infarct)是脾动脉突然发生堵塞而引起脾脏缺血、坏死的一种急腹症，任何可引起动脉栓子或引起脾动脉分支血栓形成的疾病均可诱发脾梗死。该病常见于血液系统疾病，如镰状细胞贫血、急性或慢性粒细胞白血病、骨髓纤维化症、非霍奇金淋巴瘤、真性红细胞增多症等；另外，还见于风湿性心脏病、亚急性细菌性心内膜炎、败血症、伤寒、疟疾等疾病。

脾动脉分支被阻塞引起梗死时，动脉反射性痉挛，梗死灶内血液被挤到周围组织中，使局部处于贫血状态，因此，脾梗死多为贫血性梗死。病变部位于前缘近脾切迹处，根据梗死范围不同可为单个梗死和多发性梗死，有时多个梗死灶相互融合可连成大片。脾动脉的解剖特点决定了其形态学特征：脾动脉为终末动脉，在脾脏内呈阶段性分布，其最小分支末端在脾髓内呈笔毛状，叶、段之间缺乏吻合，存在相对无血管区，因此，某支小动脉发生栓塞即可导致相应部分脾脏的梗死,形成楔状梗死区,基底紧靠脾脏包膜,尖端指向血管阻塞的部位。由于脾脏内含多量血液,因此梗死早期为红褐色,状似出血性梗死,以后逐渐变为灰黄色或灰白色。到后期,梗死的边缘由周围新生的肉芽组织长入,坏死组织吸收机化,最后形成瘢痕。如果梗死范围较大,不能完全机化时则形成脾假性囊肿。小的囊肿最终可以完全吸收,大者有继发感染形成脾脓肿的可能。镰状细胞贫血并发脾梗死常见于黑色人种,儿童期多见。梗死可反复发生而形成多数坏死区,脾纤维化并形成瘢痕组织。患儿发育到成年时期,整个脾脏可萎缩纤维化,丧失脾脏功能,形成所谓自身脾切除。

脾梗死的临床表现根据梗死范围而异,小范围的梗死几乎无任何临床症状或症状轻微,而范围广泛的梗死症状明显。典型的临床表现为突发的左上腹疼痛并向左肩放射,伴有高热、恶心、呕吐、腹胀等症,白细胞明显升高,左上腹压痛并有肌紧张,脾区叩击痛阳性,腹腔穿刺可有稀薄血性液体。B超检查单发性梗死常呈尖端朝向脾门的楔形低回声,多发性者则为蜂窝样低回声。CT表现为宽基底、尖端指向脾门的楔状或三角形低密度区,与正常脾脏组织分界清楚,增强扫描时病灶无强化。

根据患儿症状、体征、B超或CT检查,一般可作出正确诊断。诊断时应与绞窄性肠梗阻、急性坏死性胰腺炎等进行鉴别。

脾梗死以非手术治疗为主。小面积梗死可自行吸收,当继发感染形成脾脓肿时应行脾切除术。对某些血液病(如骨髓纤维化症、镰状细胞贫血)并发的脾梗死亦可行脾切除术。

(温　哲)

12.5　脾脏与血液病

脾脏有造血、破血、贮血及过滤血液的功能,所以与血液病有密切的关系。近年来随着医学科学的发展及实践,对脾切除在诊断、治疗上的应用有明显的选择倾向。

A1　与脾有关的血液病

　B1　遗传性球形细胞增多症

　　C1　概述　遗传性球形细胞增多症(hereditary spherocytosis,HS)是一种因红细胞膜缺陷引起的慢性溶血性贫血,可伴有急性间歇性发作。以黄疸、脾大、红细胞球形变及红细胞脆性增加为特征。本病在北欧多见。美国的发病率约1/5000。在我国亦较常见。

　　C2　病因　一般认为是常染色体显性遗传,父母一方即可遗传给子女,但母系居多,子代中每一胎的发病率为50%。北京儿童医院1955～1963年间共诊治34例,18例双亲发病,9例兄妹中多人发病。李振东等(1987)报告35例,有家族史者8例,占22.9%,其中3例在同一家族中有3人以上发病。男女无明显差别。

C3 发病机制 正常红细胞表面积大于相应容量,所以在微环境的通道中有高度可塑性,可以从脾索通过进入脾窦。一旦红细胞发生膜缺陷,钠离子通透性增加,必须加强红细胞的钠泵作用以维持红细胞恒定的浓度;泵出过多的钠离子,因而 ATP 消耗增加,细胞内糖酵解加速。即使这样仍不能排出细胞内过多的钠,导致细胞水肿,面积与容积比例失调,红细胞呈球形,在脾内微血管中通过受阻,红细胞滞留而迅速破坏。

红细胞膜化学成分改变,脆性增加,易破裂,失去了膜的稳定性,可变性降低,红细胞形态改变为球形,通过脾窦时被扣留或破坏。

C4 脾病理学改变 脾轻度或中度大。切片显示:由于红细胞扣留淤积成红细胞海,淋巴细胞和组织细胞近乎淹没。电镜见脾索内充满红细胞,穿越窦壁的红细胞变形性不良,在脾索中被吞噬。脾窦内皮细胞肿胀,红细胞呈圆形或不规则形。

C5 临床表现

D1 贫血 是一个慢性过程。一般为轻或中度,轻者可无症状。急性发作时可出现溶血危象。

D2 黄疸 大部分为轻度黄疸,呈间歇性,一旦感染或疲劳即可加重。约 30%~50%在新生儿期有黄疸史,可有胆红素脑病(核黄疸)。

D3 再生障碍性贫血和溶血 贫血和黄疸反复发作可出现再生障碍性贫血及溶血危象。前者常因感染、劳累或情绪改变等原因引起骨髓暂时性抑制。后者可出现发热、乏力、心慌气短、腹痛呕吐、肝脾压痛及明显贫血。

D4 脾大 占 70%~80%。但与疾病轻重无关。肝脏可不肿大。

D5 其他 如并发胆石症、骨骼变形等。

C6 实验室检查

D1 周围血象呈贫血状态,而红细胞呈球形为本病的主要特征。红细胞直径小而厚,染色深,无中心淡染区,其平均体积及血红蛋白含量大多正常。同时网织红细胞增多,常在 5%~20%之间。

D2 红细胞渗透脆性增加,开始溶血为 6.8g/L,完全溶血为 4.0g/L。但约 10%脆性正常,可在无菌 37℃孵育 24 小时后再做脆性试验,有助于阳性率的提高。

D3 红细胞自体溶血试验溶血率高达 15%~45%(正常低于 5%)。

D4 血小板正常。白细胞正常或减少,核左移,特别是危象发生时。

D5 抗人球蛋白阴性。血清胆红素 17~68μmol/L,以非结合胆红素为主。

D6 尿胆原正常或升高。

D7 粪便中尿胆原及胆色素上升。

D8 骨髓生血旺盛,细胞数增多,以红系为主,特别是中晚幼。若出现感染可有一时性骨髓再生障碍,造成再障危象。

C7 诊断 根据临床上有黄疸、贫血、脾大、球形细胞增多(超过 10%)、红细胞脆性增高及家族史可诊断。

D1 周围血中球形细胞增多,脆性增加,但无家族史者应除外免疫性溶血性贫血等原因导致球形细胞增多。

D2 周围血中球形细胞<5%,则应检查脆性试验、孵育后脆性试验以及红细胞自体溶血试验。

B2 遗传性椭圆形红细胞增多症(hereditary elliptocytosis, HE) 本病亦因红细胞膜异常而使周围血中椭圆形红细胞达25%~90%(正常为15%)。其病因是此种红细胞的基因位于第一号染色体短臂3区2带,其遗传基因与Rh基因相连。因细胞膜的改变导致形状异常而易衰老。临床上亦有轻度溶血性贫血、间歇性黄疸、脾大等。实验室检查时外周血中可有25%以上的椭圆形红细胞,网织细胞<4%。脆性试验、孵育后脆性试验及自体溶血试验均正常,但急性溶血期可有异常。

B3 血红蛋白病与海洋性贫血(thalassemia) 血红蛋白病包括血红蛋白与珠蛋白生成障碍性贫血(海洋性贫血),为常染色体显性遗传,是血红蛋白的珠蛋白链中一种或几种合成受到抑制引起的。多见于地中海区域,我国云南、贵州、广东、广西、四川、海南均有发现。β海洋性贫血为常染色体显性遗传,如父母双方均为β海洋性贫血杂合子,则1/4子女可表现为纯合子基因,而1/2子女从父母一方遗传表现为杂合子,余1/4正常。由于β链mRNA缺乏或缺少活性,β链减少,α链相对增多,未结合的α链自行形成不稳定聚合物,沉淀于细红胞内形成包涵体,导致细胞膜破坏。在16号染色体中共有4个α基因,如缺失1个则为静止型;缺失2个时就有轻度临床表现;如4个全部缺失则形成严重的血红蛋白Bart胎儿水肿综合征,常因胎儿窒息死亡而流产,其临床表现见表12-5-1。

表12-5-1 α海洋性贫血的临床表现

	标准型	血红蛋白H病	血红蛋白Bart胎儿水肿综合征
临床表现	新生儿期HbBart可达5%~10%,几个月后可消失	中轻度贫血,黄疸,感染或用氧化剂后加重	苍白,水肿,腹水,肝脾大,Hb<60g/L。胎儿在30~40周死亡
红细胞形态	红细胞形态轻度变化	红细胞呈小细胞低色素性,中心浅染,大小不等,可见靶形红细胞	靶形红细胞、幼红细胞增多
红细胞脆性	脆性轻度降低	脆性降低	
煌焦油蓝温育	少数红细胞有H包涵体	大量H包涵体	
血红蛋白电泳	无异常	HbH向阳极移动(pH 5~8.8)泳速快于HbA,出现H区带	HbBart 80%~100%,可有少量HbH。HbA、HbA2、HbF缺如
网织红细胞		5%	增多
其他		肝脾大,骨髓增生以红系为主	

C1 血红蛋白 H(HbH)病 于生后 40 天～5 岁发病,迟者可延至少年期。为海洋性贫血的中间型。脾脏病理改变有脾大,重量为同龄人的 0.4～9.6 倍,滤泡萎缩,红髓充血不明显,红髓髓索中 PAS 阳性的泡沫组织细胞呈灶性或散在增生。半数患者有髓外造血,有典型的红细胞岛。可见到红细胞在脾索扣留,且有变形及破碎。

C2 血红蛋白 E(HbE)病 是海洋性贫血的特殊类型。与海洋性贫血相似,是 β 珠蛋白的基因 CD26 突变,谷氨酸被赖氨酸替代产生异常血红蛋白,性质不稳定,易离解为单体而被氧化变性沉淀,形成 Heinz 小体,发生血管内外溶血。

C3 β 海洋性贫血 其临床分型及表现见表 12-5-2。

表 12-5-2 β 海洋性贫血临床分型

	轻型	中型	重型
临床表现	轻度贫血或脾大	3～5 岁出现贫血,发育迟,有骨骼改变。可长大成人	6～9 个月时出现渐进性贫血、黄疸,肝脾大,发育迟缓,骨质疏松甚至骨折。有特殊面容,X 线示颅板厚,皮质薄,小梁清晰
血红蛋白	>100g/L	60～70g/L	<60g/L
红细胞形态	轻度小红细胞低色素性贫血,少量靶形红细胞	小细胞低色素性贫血,红细胞大小不等,有异形性	小细胞低色素性贫血,靶形红细胞占 10%～35%
网织红细胞	2%～5%	3%～10%	5%～15%
外周血	有核红细胞(−)HbA$_2$ 3.5%～8%,HbF 1%～2%	偶见有核红细胞 HbF>20%	HbA<40%,HbA$_2$ 正常,HbF 30%～90%
骨髓		极度增生,以红系为主	

B4 自身免疫性溶血性贫血 本病系指机体免疫功能紊乱,自身产生的抗体吸附于红细胞表面,导致红细胞破坏而引起溶血性贫血。根据抗体与红细胞作用时的不同温度可分为温抗体型和冷抗体型。温抗体型临床上较为多见,常继发于:①造血系统的恶性肿瘤:如淋巴肉瘤等。②结缔组织疾病:如类风湿关节炎等。③其他:如感染性疾病、免疫缺陷病及良性肿瘤等。冷抗体型主要见于冷凝集素综合征。

本病多见于成年女性,半数以上为继发性,所以临床表现各异。一般起病慢,逐渐出现贫血症状。大多有脾大,1/3 有肝大及黄疸。

实验室检查显示贫血程度不等,可暴发溶血危象。外周血中见多量球形细胞及幼红细胞,偶见被吞噬现象。网织红细胞增多。骨髓象示红系增生。危象时网织红细胞极少,骨髓有再障表现,全血减少。直接抗人球蛋白试验阳性,抗体为 IgG 或 C3 型。

B5 再生障碍性贫血(aplastic anemia,AA) 为某种原因导致的造血干细胞减少或功能异常。

C1 病因 原发者病因不清,而继发者常与药物(氯霉素、抗肿瘤药、解热镇痛药等)、化学毒物(苯、农药、大气污染)、电离子辐射及病毒感染有关。因造血干细胞损伤,免疫异常,对骨髓正常造血造成抑制。

C2 临床表现　AA分急性与慢性两种,我国以后者居多,而且与脾脏切除关系较密切。慢性再障起病及进展慢,达数年或10年以上,主要表现为进行性贫血,出血多局限于皮肤或黏膜,感染以呼吸道为主。实验室检查显示贫血为正红细胞正色素性,网织红细胞低于1%,中性粒细胞及单核细胞减少,血小板减少。骨髓象显示红髓萎缩,胸骨等处出现造血功能。在骨髓增生不良处穿刺,显示三系细胞均减少,以红系与巨核细胞明显,淋巴细胞相对增多。增生灶处穿刺示晚幼红细胞代偿增生。肉眼可见骨髓油滴增多。骨髓小粒中非造血细胞比例增高。

C3 诊断标准　全血细胞减少,网织红细胞绝对值减少,脾可以不大,但骨髓增生减低,骨髓小粒成分中非造血细胞增多,抗贫血药物治疗无效。应除外阵发性血红蛋白尿、骨髓增生异常综合征。

C4 治疗　切脾治疗再障已有80多年历史,总有效率为50%～90%。适用于慢性再障,红细胞寿命短,溶血重,骨髓增生活跃,多次骨穿有组织学改变,而骨髓增生低下,但能耐受手术者;脾大,且有明显贮血和破血者或内科治疗半年以上无效者。但血红蛋白应超过60g/L,血小板超过$20×10^9$/L,病情稳定且无明显感染者。应用激素者术前3天加大剂量。术前1周应用抗生素。一般切脾后出血倾向好转或消失,血红蛋白、白细胞和中性粒细胞、血小板均有不同程度上升,骨髓象大多有增生,临床症状改善。但脾切除后骨髓增生仍极度低下者预后不良。

B6 自身免疫性血小板减少性紫癜(autoimmune thrombocytopenic purpura, AITP)　本病以出血、血小板减少、血小板寿命缩短和骨髓巨核细胞增多为主要表现。多见于2～5岁儿童。80%有病毒感染史。可能是抗病毒抗体与血小板膜有交叉反应,血小板受损伤被巨噬细胞清除,或抗病毒抗体与相应抗原形成免疫复合物附着于血小板表面所致。以上过程产生的场所主要为脾脏。

C1 临床表现　可出现皮肤黏膜、齿龈、鼻、胃肠道及创伤后出血,常伴有脾大。

C2 实验室检查　示血小板低于$20×10^9$/L,大小不一。出血时间延长。骨髓增生活跃,巨核细胞增多,以小巨核及幼巨核细胞多见。血小板表面IgG含量增高,与血小板相关的C3(PA-C3)增多。

C3 治疗　激素治疗有效。自从1916年Kaznelson首次用脾切除治疗有效后,脾切除已成为治疗ITP的可靠方法之一。因为患者血液中存有抗血小板抗体IgG,血清中未结合血小板的IgG和血小板表面相关的pAIgG同时存在,而pAIgG水平与血小板减少程度有相关性。脾切除后pAIgG下降。当血流通过独特的脾脏慢循环时,覆盖抗体的血小板有足够的时间和条件与巨噬细胞相互作用,所以脾是产生血小板抗体与破坏血小板的主要场所。切脾后缓解率为75%～90%。一般术后数小时血小板开始上升,2周内达高峰。如术后7～10天血小板仍不上升,则疗效不佳。激素治疗有效者疗效较高,如大剂量激素治疗只能维持血小板 $50×10^9/L$ 者疗效不佳。此外,核素检查示血小板在脾内扣留者疗效佳,脾外扣留者疗效差。

脾切除术适用于慢性 ITP 经内科治疗 1 年无效仍能耐受手术者,需大剂量激素治疗才能缓解临床症状者;禁用于长期使用激素者。急性患者只有在严重出血危及生命时才能行脾切除术。术前 3 天用激素或激素加量应用。输血小板悬液,如术前血小板低于 $10×10^9/L$ 而伴严重出血者,则输入大量人血免疫球蛋白(如丙种球蛋白 0.4g/kg)以封闭单核-巨噬细胞系统,减少血小板破坏。复发率 30%~50%,主要因脾外扣留,代替血小板破坏或产生血小板抗体,或留有副脾。

B7 骨髓纤维化(myelofibrosis,MF)　本病骨髓纤维化为造血干细胞克隆性疾病,是骨髓胶原纤维增生取代了正常造血组织,以致造血无效和红系增生不良。多伴有髓外造血、肝脾大、腹部胀痛、体重下降、门静脉高压、全身乏力等。由于脾脏扣留和破坏血细胞,使全血细胞减少。生存期为 3~8 年。治疗只能减轻症状而不能延长生命。雄性激素和肾上腺皮质激素可暂时改善贫血和血小板减少。早期异基因造血干细胞移植治疗有效。此外是输血和应用羟基脲以减少脾大。

1940 年开始以脾切除治疗 MF,当时死亡率很高,近年来已降至 7%~15%。凡脾大造成腹痛不适或伴全身症状、门静脉高压、血小板超过 $20×10^9/L$、严重贫血(常需输血)或血红蛋白超过 90g/L 者均可行脾切除术,但术后易发生出血、感染或血栓形成。如血小板严重减少(低于 $50×10^9/L$),骨髓增生低下,预示手术死亡率增高。

约 20% 患者术后出现肝大,但不影响预后,可用羟基脲等治疗。

术后血小板增多超过 $600×10^9/L$ 时易发生血栓形成。脾大明显与严重血小板减少的患者术后 1 年发生白血病比例较高。在血栓形成而并发出血时,不宜抗凝治疗而应用羟基脲预防血小板降低。

B8 戈谢病(Gaucher disease)　又称葡萄糖苷脂病。为常染色体隐性遗传性脂质代谢异常。1882 年由 Gaucher 首次报告故名。主要表现为脾大,可并发脾亢及神经骨骼改变。骨髓涂片有 Gaucher 细胞为本病特征。虽然镜下见脾窦内充满 Gaucher 细胞,胞内有脑苷脂蓄积,但因 Gaucher 细胞同时也浸润肝、淋巴结和骨髓,并抑制骨髓造血,因此,切脾是对症治疗。

B9 尼曼-匹克病　亦为脂代谢异常。预后不良。脾亢者切脾后可改善症状。

B10 毛细胞性白血病 Felty 综合征(FS)　多见于成人,且罕见。巨脾伴脾亢者可考虑切脾。

B11 恶性淋巴瘤　详见脾肿瘤。

A2　脾切除治疗溶血性贫血

自从 1987 年 Spercer 用脾切除治疗 HS 获得成功以来,脾切除治疗成为首选。

对于 HS 和 HE 的基本缺陷目前还无纠正方法。虽然脾切除不能纠正红细胞形态异常,也不能改变其渗透性,但脾切除能纠正贫血,消除临床症状,网织红细胞及胆红素均可降至正常,并可纠正发育迟缓、骨骼变形。但也有些学者认为脾切除可带来暴发性脓毒血症,特别是5岁以内小儿其发病率明显高于自然人群,主张对无明显症状、骨髓代偿良好、未发生过再障危象者可允许观察等待。但毕竟影响小儿生长发育,故有弊无利。

至于海洋性贫血主要是髓内原位溶血,切脾疗效欠佳。如脾大有压迫症状或有脾功能亢进以及需反复输血,核素检查证实脾为主要溶血场所者可考虑行脾切除治疗。

血红蛋白 H 病目前尚无良好的治疗方法。长期输血可使含铁血黄素沉着在组织中,引起并发症。自从 1955 年 Rigas 首先报告脾切除 2 例获得疗效后,脾切除即作为有效治疗方法之一。脾切除指征为:①血红蛋白超过 80g/L。②年龄在 3 岁以上。③^{51}Cr 核素测定红细胞寿命短,脾内死亡指数高于肝内。④输血量大且疗效差。⑤巨脾或有脾功能亢进者。

脾切除有效者术后血红蛋白超过 70g/L,可维持 1 年以上不再输血。如输血次数减少而血红蛋白升高者为显效。无变化者为无效。

治疗失败者常常是因为留有副脾,或手术中脾组织种植于腹膜腔,或伴发其他溶血性疾病。若为前两种因素则可用核素检查定位,再行二次手术清除。为预防感染可较长期应用抗生素。

A3 脾切除的并发症

B1 出血 血液病脾切除危及生命的并发症为致命性出血,特别是血小板低、有出血倾向者。

在 AITP 和 AA 脾切除无效的患者中,术后出血屡见不鲜,应高度注意。一旦出血应紧急输入新鲜全血、人丙种球蛋白或成分血,加大皮质激素的剂量。此外术前应掌握好手术指征,选好手术时机并作好术前准备。

至于腹腔引流,应酌情而定。

B2 脾切除后凶险性感染(overwhelming post splenectomy infection, OPSI) 发病率为 0.1%~8.5%,与年龄、切脾病因及脾切除后的间隔时间长短有关。儿童特别是 4 岁以下的小儿多发,且终身有发病可能,以 2 年内发病多见。死亡率为 60~80%,为正常情况下感染死亡的 50~200 倍。河北医科大学附属第二医院小儿外科自 1974 年 7 月~1985 年 12 月间因遗传性球形细胞增多症切脾者 35 例,27 例获 6 年以上随访,其中 4 岁以下者 6 例,无一例发生 OPSI。

C1 病因 ①脾切除后免疫功能和抗感染能力明显下降,最常见的致病菌为肺炎双球菌(占 50%~90%),与其相关的死亡率为 60%。②脾切除后机体对寄生于红细胞内的微生物易感性增加。如无脾者可发生致命性疟原虫感染,即可导致致命性疟疾。③可增加真菌、病毒及艾滋病病毒感染的机会。

C2 病理生理改变 ①脾为人体内最大的过滤器官,每分钟可净化约 4%~5%的血容量。入脾的血 90%先入红髓的开放循环,然后进入静脉窦,其余部分沿脾索循环,通过单核-巨噬细胞和静脉窦间壁上 1.5~3μm 直径的小孔入静脉系统,这种延缓循环有助于吞噬。无脾者这种滤过功能丧失。②脾为产生特异性免疫应答的基地,也是产生各种免疫球蛋白的场所。③脾能合成多种激素或因子,以促进吞噬功能。切脾后虽然补体水平多属正常,但存在激活缺陷。中性粒细胞和杀伤细胞的功能下降,一些细胞因子如白细胞介素、γ干扰素、肿瘤坏死因子等的生产也有改变。切脾后以上免疫机制发生变化,红细胞内出现 Howell-Jowelly 小体,携氧能力降低,易导致缺氧。血小板数量增加,凝聚功能活跃,有利于败血症的发生发展。

发生败血症后,一些血管活性物质,如5-羟色胺、组胺、缓激肽、蛋白分解酶等代谢产物增多,引起肺毛细血管通透性增加,Ⅱ型肺泡上皮细胞产生的表面活性物质减少,以致肺泡顺应性下降,蛋白及水漏出,影响气体交换,进一步出现缺氧及休克,导致肺炎症状加重,并出现呼吸窘迫综合征。

C3 临床表现 OPSI发病急,进展快,病程短,可有发热、肌痛、头痛、呕吐、腹痛及腹泻等不适。这些症状无特征,而后相继出现败血症、化脓性脑膜炎、感染性休克、肾衰竭及DIC等多器官功能障碍。实验室检查可发现感染性血象,DIC指标阳性,红细胞内出现豪-周小体,并在外周血中出现大量细菌,其数量为一般败血症的万倍以上。如细菌学检查阳性,诊断即可确定。

C4 预防措施 ①保脾:如脾外伤后非手术治疗观察、局部物理或生物胶止血、缝合修补、脾动脉结扎、部分脾切除及脾移植术等。②免疫预防:如肺炎球菌、脑膜炎球菌及流感疫苗预防接种。③预防性应用抗生素:有人认为脾切除后应终身应用抗生素,尤其是切脾后2年内,小儿应持续给药直至成人。但长期应用亦可出现抗药性。

对OPSI患者的治疗应积极应对。对怀疑者应先治疗再等待其检查结果以免耽误。OPSI患者应入ICU监护,立即静脉投以抗生素,待培养后选择敏感抗生素。皮质激素的应用常存有争论。

(牟弦琴)

12.6 脾脏肿瘤

脾脏肿瘤包括脾囊肿、原发于脾脏的良性和恶性肿瘤以及脾脏转移性肿瘤。

12.6.1 脾囊肿

脾囊肿少见。根据其病因可以分为寄生虫性脾囊肿和非寄生虫性脾囊肿两大类。根据囊肿内壁有无上皮覆盖又可分为真性囊肿(原发性囊肿)和假性囊肿(继发性囊肿)。关于寄生虫性脾囊肿是否属于真性囊肿目前意见尚不统一,部分学者将寄生虫性脾囊肿归于真性囊肿范围内。脾囊肿中属寄生虫性者约占2/3以上,其次为假性囊肿,而先天性或新生物性囊肿所占比例很小。

A1 寄生虫性脾囊肿

B1 病因及病理 寄生虫性脾囊肿绝大多数为棘球蚴（棘球绦虫幼虫）所致，属人体棘球蚴病的一部分。棘球蚴病是由棘球蚴寄生于人体脏器引起的一种人畜共患寄生虫病，在人体中常见的感染部位为肝脏、腹腔、肺等脏器，脾脏发生感染时多同时合并其他脏器的感染。成人脾棘球蚴病一般占棘球蚴病的3%左右。栾梅香(1998)报告小儿腹腔棘球蚴病手术575例，其中脾棘球蚴病18例，占3.13%；仅累及脾脏者5例，脾脏合并其他脏器感染者13例。在我国，棘球蚴病主要分布在北方的牧区，包括甘肃、宁夏、青海、新疆、内蒙古、西藏等省区。

引起人体棘球蚴病的棘球绦虫主要为细粒棘球绦虫，少数为多房棘球绦虫。狗是细粒棘球绦虫最主要的终宿主，羊、牛为其主要的中间宿主，人也可被感染而成为中间宿主。棘球绦虫的成虫寄生于狗的小肠上段，成虫的孕节或虫卵随终宿主粪便排出体外，污染周围环境，人进食被虫卵污染的食物或饮水后可被感染。虫卵在肠内孵出，经肠壁血管进入血液循环到达各器官。一般认为脾棘球蚴病的感染途径有3种：①通过动脉到达脾脏是感染的最主要途径。因为要经过肝脏和肺两道滤过器才能到达脾脏，因此脾棘球蚴病较少见。②肝棘球蚴病破裂造成腹腔广泛播散、种植，并侵犯脾脏。③与门静脉逆行感染有关。

棘球蚴外形为圆形、类圆形或其他不规则形状的囊状体，在人体多为单房性，其大小可由直径不足1mm到数百毫米不等。棘球蚴由囊壁和囊内容物两部分组成。囊壁分为两层，外层为角质层，内层为生发层。生发层可向囊内或囊外生长出许多小囊，包括生发囊、子囊、孙囊及原头蚴，囊内充满无色透明的棘球蚴液（图12-6-1）。随着棘球蚴逐渐增大，囊肿压迫周围组织，在其周围出现急性炎症反应和单核细胞浸润，逐渐形成一个纤维性外囊，其囊壁厚约1mm。纤维外囊与棘球蚴囊壁之间轻度粘连。棘球蚴对人体的危害以机械性压迫为主，可引起组织细胞萎缩、坏死；有时囊肿可继发感染；囊肿破裂时产生棘球蚴播散，并导致过敏反应，如棘球蚴大量进入血液循环可引起过敏性休克，甚至突然死亡。

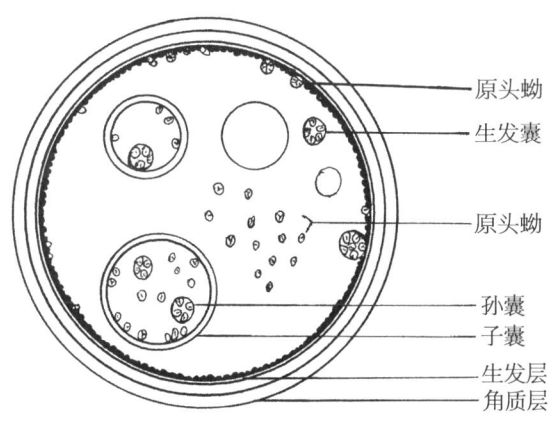

图12-6-1 细粒棘球蚴示意图

B2 临床表现 脾寄生虫性囊肿临床表现无特异性。小的囊肿无临床症状,囊肿增大压迫和刺激邻近脏器时才产生一系列的器官受压症状。腹痛、脾大、腹部包块为该病的主要症状,肿物压迫胃肠道时可出现上腹不适、恶心、呕吐、便秘等消化道症状,囊肿合并感染时出现发热、剧烈腹痛。因脾棘球蚴病常合并肝脏及其他脏器的棘球蚴病,因此可伴有发热、黄疸、腹水等相关症状。实验室检查可见血嗜酸性粒细胞增高。

B3 辅助检查

C1 Casoni 皮内试验 方法简单,阳性率可高达 90%～95%。在棘球蚴囊肿摘除或钙化后仍可维持较长时间(甚至终身)的阳性反应。

C2 间接血凝试验 阳性率达 80%,特异性较高。

C3 补体结合试验 方法较复杂,国内已很少使用。阳性率为 70%～90%。其诊断价值虽然较小,但对判断疗效有帮助,若手术 1 年后补体结合试验阳性,提示体内仍有棘球蚴囊肿存在。

C4 B 超 显示脾大,其内可见液性暗区,并有双层囊壁表现。

C5 CT 显示脾大,并可见圆形或椭圆形边界清楚的水样密度囊性病变,CT 值不增强,其双层囊壁及外囊壁环形钙化为特异性表现。

B4 诊断 根据患儿居住地域或曾去过棘球蚴病流行区,有狗、羊接触史,脾大或左上腹囊性包块,如 B 超或 CT 影像显示其双层囊壁的特异性征象,结合血清试验,手术前即可对脾棘球蚴病作出明确诊断。

B5 治疗 手术治疗是脾棘球蚴病唯一的治疗方法。过去采取脾切除术,目前由于对脾脏免疫功能的认识,特别是对脾切除术后 OPSI 的深入了解,国内外学者均主张保留脾脏,实行棘球蚴囊肿内囊摘除术,残腔缝合关闭。对囊肿感染的患儿同时行残腔外引流术。推荐应用 20% 乙醇作为局部杀虫剂,作用时间不能少于 10 分钟。术中注意避免囊液外溢引起腹腔内种植、播散。一旦造成囊液外溢,术后可用药物预防囊肿发生,有学者主张应用阿苯达唑,服用半个月。

A2 原发性脾囊肿

原发性脾囊肿(primary splenic cyst)包括表皮样囊肿、间皮囊肿等,囊壁由具有分泌功能的细胞构成。囊肿可分为单囊性和多囊性。多囊性脾囊肿往往合并其他器官(如肝、肾)的多囊性疾病。

B1 脾表皮样囊肿(splenic epidermoid cyst) 为脾脏最常见的真性非寄生虫性囊肿,约占小儿脾囊肿的 2.5%,常发生于较大儿童。囊肿常为单发性,囊壁由致密结缔组织构成,可见梁状结构;内壁衬有复层鳞状上皮,可见明显的颗粒层和角质层。囊内液体呈褐色或淡红色,浓稠,常含胆固醇结晶。囊肿壁鳞状上皮的来源一般认为是在胚胎早期,从脾脏附近的器官和组织的细胞群迷走误入脾脏并发生鳞状上皮化生而形成,或系脾表面被覆原始体腔的间皮细胞内陷化生而成。

B2 间皮囊肿 较少见。

原发性脾囊肿临床表现为脾大、腹部肿块或左上腹疼痛,但囊肿较小时无症状,常在对其他疾病进行检查时偶然发现。B超检查表现为脾脏增大,外形不规则或明显变形,其内可见圆形或椭圆形无回声液性暗区,边界清楚。CT表现为脾囊肿呈境界清楚的圆形低密度影,密度均匀,不增强。囊肿壁可有钙化,钙化影细而光滑。

无症状的小型囊肿可不必治疗,但应定期复查。过去传统的手术方法为脾切除术,目前趋向于保脾治疗。手术方法有脾脏部分切除术、囊肿切除术及囊肿包膜切除术。Touloukian报道囊肿包膜部分切除术,即切除大部分囊肿包膜,但保留脾门区包膜,以尽量保留脾脏,这样既可减少囊肿包膜完全切除时的危险性,同时又不至于引起囊肿复发。经腹腔镜脾脏囊肿部分切除、大网膜填塞术目前也已有报道。

A3 继发性脾囊肿

继发性脾囊肿(secondary splenic cyst)是临床较为常见的脾脏囊肿。多为脾外伤后血肿形成,血液逐渐被吸收,周围形成纤维性囊壁,囊内浆液不断蓄积形成囊肿。囊肿多位于脾被膜下,囊内壁无上皮细胞覆盖,囊内容往往含有陈旧性血液和坏死组织。一些真性脾囊肿在囊内压增高或继发感染的情况下,被覆的细胞也可完全脱落消失,有时不易与继发性囊肿鉴别。脾梗死是继发性脾囊肿形成的另外一个原因,梗死区组织坏死、液化并形成囊肿。治疗同真性囊肿,常需手术治疗,尽量保留脾脏功能。也有报道应用穿刺引流的治疗方法。

12.6.2 原发性脾脏肿瘤

A1 病理

B1 脾脏的良性肿瘤 临床罕见。根据起源组织的不同,主要分为3种类型。

C1 脾错构瘤(splenic hamartoma) 极罕见。脾错构瘤为脾脏的局限性瘤样肿块,其构成成分和脾正常成分基本一致,亦称脾内副脾、脾结节状增生。一般很小,不至于引起脾大,大多在脾脏手术或尸解中偶然发现。一般认为是由脾胚基的早期发育异常,使脾正常构成成分的组合比例发生混乱而引起。肉眼所见大致为圆形,通常界限清楚但缺乏包膜,偶见假包膜;切面呈灰白乃至深褐色。镜下见主要由脾红髓构成,脾窦扩张含多量血液,瘤内没有脾小梁和脾小体。

C2 脾血管瘤(splenic hemangioma) 是最常见的脾脏良性肿瘤。它是由于胚胎期脾血管组织发育异常并不断增生而形成的错构瘤样血管瘤。脾血管瘤大多为海绵状血管瘤,大体病理为暗紫色脾脏肿块,表面血管丰富,呈实质性,切面为暗红色,分叶状。镜下见瘤体由覆以扁平内皮细胞的扩大的血管腔构成,管壁薄,腔内充满血液,并常可见血栓形成。

C3 脾淋巴管瘤(splenic lymphangioma) 亦称脾海绵状淋巴管瘤,由囊状扩张的淋巴管构成,管腔内壁被覆扁平内皮细胞。

B2 脾脏的恶性肿瘤 脾脏原发性恶性肿瘤极为少见,根据Krumbhaar的统计,约占全身恶性肿瘤的 0.64%。脾脏在全身肿瘤中发病率较低的原因尚不清楚,有人认为与脾脏特有的免疫功能、脾内免疫活性细胞及免疫活性物质可抑制和杀灭瘤细胞有关。脾脏原发性恶性肿瘤多为肉瘤,癌瘤罕见,根据起源组织的不同分为 3 类。

C1 脾血管肉瘤(splenic hemangiosarcoma) 是由脾窦内皮细胞发生的恶性肿瘤,罕见。该瘤高度恶性,好发于年长儿。肉眼见脾脏表面有指尖或豆粒大小的紫红色软结节,切面为灰白色及紫红色瘤组织。镜下见瘤组织由许多不规则管腔所构成,内衬异形内皮细胞,肿瘤组织内可见出血、坏死。

C2 脾恶性淋巴瘤(malignant splenic lymphoma) 淋巴瘤是发生在淋巴网状组织的一类恶性肿瘤。根据肿瘤的主要成分、组织结构、临床表现、预后和治疗的不同可分霍奇金病(Hodgkin disease,HD)和非霍奇金淋巴瘤(non-Hodgkin lymphoma,NHL) 两大类。NHL又划分为来源于 B 淋巴细胞或来源于 T 淋巴细胞等不同类型的肿瘤。原发性脾脏恶性淋巴瘤以 B 细胞起源的 NHL 最为多见,T 细胞起源的次之,而 HD 较少见。

C3 纤维肉瘤、横纹肌肉瘤及网状细胞肉瘤 在脾脏恶性肿瘤中最为少见。

A2 临床表现

脾脏肿瘤早期多无症状,临床诊断困难,有的病例仅仅在尸解或剖腹探查时才偶然发现。多数患儿因无意中发现脾大或腹部肿块而就诊。肿瘤增大后压迫邻近器官可产生一系列器官受压症状,以腹部不适、上腹部或左上腹隐痛多见,有时可放射至左肩部引起疼痛。如压迫胃肠道可有腹胀、消化不良或便秘等症状。恶性肿瘤就诊时大多已属晚期,常出现腹痛、低热、乏力、贫血、消瘦等全身症状。有的脾脏肿瘤可因自发性脾破裂就诊。Husni 总结 56 例脾脏血管瘤病例,发现 25% 出现自发性脾破裂。

A3 辅助检查

影像学检查对脾脏肿瘤的诊断有重要意义。

B1 B 超 脾血管瘤表现为灶性的边缘清楚的单个或多个强回声和(或)低回声肿块。绝大多数脾淋巴管瘤显示为分隔的、散在分布于脾内的囊性结构,无内部回声。B 超检查可以及时发现脾实质性占位病变,一般可以诊断脾脏肿瘤,但难以定性。

B2 CT 及 MRI 血管瘤表现为密度均匀、边界清楚的低密度病灶,伴有周边强化及向心性一致性强化。典型的血管瘤通过增强扫描基本可以确诊。淋巴管瘤表现为薄壁多囊性病变,常有分隔,CT 值接近水。恶性淋巴瘤表现为脾大,单发或多发低密度病灶,以多发常见。脾血管肉瘤显示为边缘不清的低密度肿块,病灶内常有囊变坏死。

B3 血管造影 脾动脉行 DSA 可发现很小的脾脏肿瘤,特别是对海绵状血管瘤检出率较高,并在良恶性肿瘤的鉴别上有很大价值。良性脾肿瘤常表现为脾动脉分支环绕肿瘤呈受压移位,实质性肿物常为圆形或椭圆形规则的相对低密度影,瘤体边缘光整。恶性肿瘤表现为脾内血管分支狭窄、中断、移位以及杂乱的新生肿瘤血管形成,并可见肿瘤破坏动静脉血管而形成的动-静脉瘘。

B4 针吸细胞学检查 能够明确肿瘤的病理性质，但有肿瘤破裂、出血及肿瘤播散的危险，应用时应慎重。

A4 诊断和鉴别诊断

脾脏良性肿瘤多为单发，临床症状轻微且缺乏特异性，肿瘤明显增大时才出现脾大和局部压迫症状，或可扪及左上腹肿块。脾原发性恶性肿瘤早期症状轻微，发现时多已属晚期，除肿瘤增大产生局部压迫症状外，还可出现左上腹痛、低热、贫血、消瘦等恶病质表现；左上腹可扪及凹凸不平的肿块，活动度差，多有压痛。影像学检查在良恶性肿瘤的诊断和鉴别上有重要意义。恶性肿瘤病情进展迅速、症状明显、肿块增长速度快等有助于与良性肿瘤的鉴别。虽然如此，仍有不少脾脏肿瘤仍需手术探查及病理学检查方能明确诊断。此外，脾肿瘤还应与脾囊肿以及非肿瘤性占位病变，如脾脓肿、结核等进行鉴别。

脾脏恶性淋巴瘤中以继发性者占多数，而原发性者较为少见。原发性脾恶性淋巴瘤临床诊断颇为困难，常在脾脏活检或脾切除后依靠病理检查得出诊断。1965 年 Das Gupta 引用的原发性脾脏恶性淋巴瘤诊断标准为：①首发为脾大及其相应的压迫症状。②无其他部位受累的证据。③手术探查肝、肠系膜或主动脉淋巴结活检阴性。④诊断脾脏淋巴瘤后其他部位出现淋巴瘤时间至少间隔 6 个月以上。Ahmann 将脾脏原发性恶性淋巴瘤进行临床分期：Ⅰ期为肿瘤完全局限在脾内，Ⅱ期为肿瘤累及脾门淋巴结，Ⅲ期为肿瘤有肝内、腹腔淋巴结转移。

继发性恶性淋巴瘤是淋巴结或其他结外恶性淋巴瘤累及脾脏的一种转移性肿瘤。通常淋巴瘤从原发部位扩散、转移、浸润累及邻近组织或淋巴结，进而到肝、脾及骨髓，最后达周围血液。因而脾脏继发性淋巴瘤是肿瘤的晚期表现，预后较差。

A5 治疗

良性脾肿瘤的治疗以手术为主，一般行脾切除术。对较小的病变可行脾部分切除术或脾切除后正常脾片移植术，以保留脾脏的免疫功能。在保脾手术中要正确判断病变的性质，必要时作术中冰冻病理检查。对血管瘤或淋巴管瘤要有足够的切除范围，以防肿瘤复发。恶性肿瘤应首选脾切除术，应完整切除脾脏及副脾，必要时扩大手术范围。术中勿使包膜或肿瘤破裂，避免留下脾组织碎片造成腹腔内种植。脾脏恶性肿瘤预后很差。

对于原发性恶性淋巴瘤治疗原则是：Ⅰ期、Ⅱ期首选脾切除，术后辅助化疗或放疗；Ⅲ期多采取联合化疗。脾脏继发性淋巴瘤治疗多采取放、化疗的综合治疗，而脾切除在其诊治中已无临床意义。

12.6.3 脾脏转移性肿瘤

指经过血行转移或淋巴转移至脾脏的恶性肿瘤，小儿极罕见。

（温 哲）

主要参考文献

1　夏穗生,曹秀峰,姜洪池. 现代脾脏外科学. 南京:江苏科学技术出版社,2000:1
2　曹金锋. 脾脏外科. 北京:人民卫生出版社,2002:1
3　陈维佩,韩殿冰. 脾脏血管解剖与保脾手术. 中国实用外科杂志,1999,19:710
4　李索林,牟弦琴,郝书明. 游走脾45例临床分析. 医生进修杂志,1994,17:16
5　吴阶平,裘法祖. 黄家驷外科学. 5版. 北京:人民卫生出版社,1996:1439
6　杨淑贞,赵凤兰,薄木琴,等. 无脾综合征三例报告. 中华小儿外科杂志,1990,11:97
7　王歧洪,肖现民,周以明. 小儿肝脾损伤的非手术治疗. 中华小儿外科杂志,1999,22:234
8　蒋嘉萍,易军,刘大林. 儿童保留脾脏手术34例. 中华小儿外科杂志,2000,21:165
9　赵玉元,高明太,姚南. 小儿脾切除84例病因及随访. 中华小儿外科杂志,1995,16:214
10　曹苇,王熙康,陈易人,等. 特发性血小板减少性紫癜脾切除术后远期疗效判断. 中国实用外科杂志,1999,19:727
11　栾梅香,张新峰,黄佩. 小儿脾囊性包虫病18例临床分析. 中华小儿外科杂志,1998,19:153
12　唐伟椿,冯珍如,傅红如. 小儿非寄生虫性真性脾囊肿. 中华小儿外科杂志,1984,5:32
13　Misha L H. Cogenital asplenia anomalies of the gastrointestinal tract. Surg,1982,91(1):38
14　Yoram K,Douglas B P,John R. Delayed rupture of the spleen. J Traum,1994,36:568
15　Posey D V. Overwhelming post splenectomy sepsis in childhood. Am J Surg,1983,145:318
16　Bhatnagar V,Agarwala S,Mitra D K. Conservative surgery for splenic hydatid cyst. J Pediatr Surg,1994,29:1570
17　Morgenstern L,Rosenberg J,Geller S A. Tumors of the spleen. World J Surg,1985,9:466

13 肾周围肿瘤与其他肿物

13.1 腹内肿物的鉴别诊断

小儿腹部肿瘤多发生于管道器官以外,很少见胃肠、胆管或输尿管内黏膜肿瘤,因此症状多较隐蔽,很难被家长发现而就诊。北京儿童医院 1991~1999 年 10 年间共收治各种腹部肿瘤 1443 例,70% 以上是因偶然发现腹内肿物为第一诊断线索,并且其中半数以上是因其他疾病由医生体检或影像检查偶然发现腹内肿物进一步检查确定的。事实上肿物被发现时多已是肿瘤的晚期。其他因腹痛、黄疸、便血、尿血就诊而诊断为恶性肿瘤者也都比较晚期。

A1 腹内肿物诊断分析方法

虽然 70% 的腹部肿瘤以腹部肿物为第一诊断线索,但是腹部肿物并不都是肿瘤,而且即使是肿物也不一定都能摸到。因此需要系统地分析,包括肿物的性质、肿物的解剖位置与肿物的病理。如果考虑为肿瘤,则不但要求明确肿瘤的病理性质,还要明确肿瘤的分型、分级以及有无周围器官侵犯与远处转移的可能。

常用的分析方法是:发现肿物后,首先确定肿物所在的大体解剖位置。可以划分为腹膜后(肾周围)、腹腔内(肠周围)、上腹部(胃十二指肠周围)与盆腔(直肠周围)4 个大区。靠 IVP 了解肾周围变化,上消化道造影了解十二指肠变形,钡餐了解小肠间肿物,钡灌肠了解直肠周围肿物情况。B 超可鉴别囊性与实性。CT 与 MRI 及减数血管造影可以了解肿瘤内部结构及周围器官的侵犯情况,特别是大血管的粘连与瘤栓。

B1 肿物的性质

C1 腹部触诊 包括可否摸到肿物,其大小、形状、软硬度,有无界限,是否圆滑,有无结节(钝、锐),是囊性还是实性,有无压痛,并了解肿物的温度、搏动、波动、透光、活动度及活动引起的症状等。

C2 影像学检查 能否成像及显示肿物及其周围组织。包括 IVP、钡灌肠、钡餐、B 超、

CT、MRI、减数血管造影等方法。

C3 三固定　凡是器质性病变体征必须要求三固定,即固定的存在、固定的性质、固定的位置。因此需要反复多次,检查并在一个较长时间内的复查随诊。

B2 肿物的位置

C1 腹膜后(肾周围)肿物　肿物基本不能活动。IVP 见肾盂变形或移位,钡灌肠见升结肠或降结肠在肿物前方或移位。B 超可区别囊性或实性。

D1 肾母细胞瘤　IVP 示肾盂移位。B 超呈实性。

D2 巨大肾积水　IVP 不显影。B 超呈囊性。

D3 腹膜后畸胎瘤　IVP 示肾盂或输尿管移位。B 超呈实性、囊性及钙化。

D4 神经母细胞瘤　IVP 示肾盂移位。B 超呈实性、结节状。

D5 腹膜后淋巴管瘤　IVP 示移位不明显。钡灌肠见结肠前移。B 超呈囊性。

C2 腹腔内(小肠周围)肿物　肿物能活动。升降结肠位置不变。钡餐及强化 CT 可显示肿物大小、形态及与小肠的关系。B 超可鉴别囊性或实性。

D1 小肠淋巴瘤　肠间隙占位病变。B 超呈实性。

D2 肠囊肿　肠腔有压迹。B 超呈囊性、圆形。

D3 肠系膜囊肿　肠间隙肿物。B 超呈囊性。

D4 大网膜囊肿　小肠与腹壁间肿物。B 超呈囊性。

D5 慢性肠套叠　肠腔有压迹。B 超、CT、MRI 都有典型影像。

D6 慢性感染性肿物　如结核性、真菌性、寄生虫(棘球蚴)性均为肠间隙肿物。B 超、CT、MRI 各有特征。

D7 巨大粪石　肠腔内有占位影。B 超呈实性。

C3 上腹部(十二指肠周围)肿物　横结肠在肿物前。十二指肠造影看移位与变形。B 超辨囊、实性。CT 看肝、胰内部。

D1 肝母细胞瘤　十二指肠不变。肝大,内有肿物。B 超呈实性。

D2 肝错构瘤　十二指肠不变。B 超见囊、实、钙化间杂。

D3 肝血管瘤　B 超呈囊、实、钙化间杂。液显 MRI 及血管造影见血窦。

D4 肝囊肿及 Caroli 病　B 超、CT 见肝内多处囊性影。

D5 胆总管囊肿　十二指肠前移。B 超呈囊性(肝外单囊)。

D6 胰腺囊肿　十二指肠框扩大。B 超呈囊性(肝外单囊)。

D7 高位畸胎瘤　十二指肠前移。B 超呈囊、实、钙化间杂。

C4 盆腔(直肠周围)肿物　钡灌肠示直肠移位或受压。IVP 见膀胱输尿管移位或受压为腹膜外肿物。B 超呈囊、实性。CT、MRI 示脊髓、骶骨受压情况。

D1 卵巢畸胎瘤　直肠无变化。B 超见囊、实、钙化兼备,多以囊性为主,能推移活动。

D2 骶前畸胎瘤　直肠前移。B超同卵巢畸胎瘤,但不能活动。

　D3 骶前脊膜膨出　直肠前移。MRI见脊髓、脊椎畸形。

　D4 巨大膀胱尿潴留　直肠不变。IVP膀胱不显影或淡影。导尿后肿物消失。

　D5 子宫肿物　大女孩子注意妊娠。CT、MRI可以鉴别诊断。

　C5 全腹巨大肿物　腹内特大肿物占满全腹如足月妊娠,需与非肿物的腹胀相鉴别。

　D1 腹水　叩诊全腹有水波震颤传导,有移动性浊音。B超见膈下有水。穿刺注气造影见膈下有气。

　D2 脂肪腹(门静脉高压脂肪堆积)　叩诊实音,有水波震颤但无传导。B超呈实性。MRI显示脂肪。

　D3 慢性腹胀　叩诊鼓音。钡灌肠见结肠及小肠全部高度充气。

　D4 巨大大网膜囊肿　叩诊肝上无水波震颤。B超示肝上(膈下)无水。钡餐示肠在腹后,与腹壁保持距离。穿刺常为血性。注气造影肝上无气。

　D5 巨大腹膜后淋巴管瘤　叩诊鼓音,钡餐见肠管在腹前部与后腹壁保持距离。B超见肠后积水。

　D6 特大实体瘤　如肾母细胞瘤、肝母细胞瘤、巨大畸胎瘤及胎中胎,也应想到足月妊娠。腹硬或硬度不均,叩诊实音,无震颤感。B超、CT、MRI均各有特征。

　B3 肿物的病理　肿物包括创伤、感染、畸形、肿瘤(良性、恶性)、假性肿物,必须一一鉴别排除,然后按所在部位的器官考虑诊断。

　C1 创伤　可以后遗巨大血肿、机化后囊肿、纤维化后肿块、肠粘连团块、滞留异物包块、创伤后假性胰腺囊肿等。

　C2 感染　包括腹腔内化脓性脓肿、各器官及其周围脓肿、结核干酪样脓肿、真菌脓肿、棘球蚴囊肿、阿米巴肝脓肿、感染后假性胰腺囊肿等。

　C3 畸形　包括胃肠道囊肿及重复畸形、肾积水、胆总管囊肿、多囊肝、多囊肾、骶前脊膜膨出以及各种先天性囊肿等。

　C4 肿瘤　包括局部组织原发瘤、良性肿瘤、恶性肿瘤、转移瘤。

　C5 假性肿物　包括肥大肠型、巨大粪石、胀大膀胱、痉挛肠管等。

　A2 恶性瘤的分级与分型

　一旦诊断为恶性瘤,就是挽救生命的问题,必须严肃认真。不但要求定性是什么瘤,并且要明确哪一型、哪一级。既是治疗与预后的需要,也是核对诊断的需要。不能落实到分型分级,诊断仍不能完全肯定。

　B1 肿瘤的分级　一般靠B超、MRI观察肿瘤与周围组织器官的关系及可能转移器官部位的造影。

　B2 肿瘤的分型　确诊目前只能靠活检。腹腔镜活检是目前正待开发的新渠道。传统办法靠临床过程规律的推测,有待术后确诊修改治疗方案。

B3 分子肿瘤学研究　现在尚未广泛应用于临床，正处于前沿探索阶段。

13.2 肾母细胞瘤

A1 定义

肾母细胞瘤（nephroblastoma）又称肾胚胎瘤、Wilms瘤。是小儿常见的胚胎性恶性混合瘤。

1983年国内6所儿童医院肿瘤科统计2133例小儿恶性实体肿瘤中503例为肾母细胞瘤，占23.6%。北京儿童医院病理科统计2214例恶性实体瘤中304例为肾母细胞瘤，占13.7%。发病率在腹膜后巨大肿物中占首位。就诊年龄以2～4岁为高峰，90%见于7岁以前。性别无差异。

A2 病因病理

肾母细胞瘤系后肾胚基异常增生、分化异常所致，为生后由肾母细胞增生复合体变化发生的肿瘤。1%的患儿有家族史，可能有遗传因素。

肿瘤多为单发，有纤维被膜，使肿瘤呈球形发展。巨大肿瘤可出现表浅巨大结节状。肿瘤剖开后切面凸出，呈乳白色鱼肉样，有时间杂出血灶及坏死灶而表现为红、黄、黑各色区。巨大肿瘤可见囊性变及钙化点。典型肾母细胞瘤基本上在肾的外围，少数侵入肾盂而有血尿，约10%侵入肾静脉成为瘤栓，严重者可侵入下腔静脉及右心，但仍与血管内膜保持分离。晚期可以突破被膜浸润肾内及周围器官，也可转移至附近淋巴结，亦可经血液转移至肺、肝或更远的其他任何器官。

A3 分型分类

从组织学上分析，肾母细胞瘤是从3种胚胎细胞分化组成的混合瘤，即上皮组织、间叶组织与胚芽组织。各种组织组合比例不同影响了患儿的预后，于是从临床的需要从病理上把肾母细胞瘤分为两大类和5型：

B1 预后良好类（FU）

C1 上皮组织型　幼稚上皮细胞发育不全的肾小球、肾小管等实质条索，占65%以上。

C2 间叶组织型　原始间质细胞发育不全的肌肉、结缔组织、黏液组织等，占65%以上。

C3 胚芽组织型　幼稚细胞巢状分布，核为圆形，染色质深，可见核分裂，占65%以上。

C4 混合组织型　3种组织均不足65%。以囊肿为主者也称囊肿型。

B2 预后不良类（UF）　即间变组织型。上述任何分型发现间变细胞者均为间变组织型。间变细胞的标准为：①细胞核比同类细胞大3倍。②核染色质明显增多。③有多极核分裂。

A4 临床表现

95%的患儿以偶然发现腹部肿物而就诊,除无痛性肿物外无其他症状。肿物为单发,多在一侧上腹部,呈球形,稍能移动,大小不一,表面光滑,有实质性感,但不坚硬。晚期巨大肿瘤可有巨大囊性感。肿瘤增长迅速,日渐跨过中线,出现压迫症状。患儿有消瘦、贫血、恶病质。30%左右有镜下血尿及高血压,少数可见尿血,偶尔也因肿瘤内出血而腹痛,肿瘤受压或自然破裂也可引起剧烈腹痛及休克。转移较晚,基本上很少附加症状。

A5 诊断

多由于家人给孩子洗澡时发现肿物,偶尔在抱孩子时感到腹内硬块,少数因看其他病体检时偶然发现。一般是发现肿物后凭肿物的位置在一侧上腹部以及肿物呈实质性、球形,基本上不能移动而作出初步诊断,靠影像学检查而确诊。

IVP见一侧肾盂移位变形,B超显示实性肿物,诊断即可确定。CT、MRI可以进一步了解肿物与周围器官的关系,特别是静脉内瘤栓的存在。针刺活检似无必要,而且有播散的危险。但必须排除远处转移,X线胸片与B超肝扫描当列为常规。为了制订综合治疗方案,必须作出临床分期诊断。确切的分期常在手术后肯定。根据肿瘤是否突破被膜与转移情况分为5期:Ⅰ期:包膜完整切除,瘤床无残留瘤组织;Ⅱ期:肿瘤破出包膜,或有静脉瘤栓,或曾穿刺活检,但完整切除,无可见残瘤组织;Ⅲ期:切除后可见残瘤,包括周围淋巴结、腹腔内污染及种植、周边器官的残瘤;Ⅳ期:肿瘤有远处转移,如肺、肝、骨、脑等;Ⅴ期:双侧肾母细胞瘤(不是转移,但同时发生)。

A6 治疗

小儿腹部恶性肿瘤的现代治疗都强调综合疗法,但是完整确切的综合治疗方案常需病理诊断的结果,因此术前须拟一初步方案,术后再进行修订。原则上尽早用手术、放疗、化疗等综合措施清除肿瘤主体及转移瘤。肿瘤巨大或有下腔静脉瘤栓者先用化疗,待肿瘤缩小,瘤栓消失再行切除手术。单侧巨大肿瘤可包括病肾整块切除;双侧肿瘤手术原则尽可能保留正常肾组织,施行单纯肿瘤切除。特别巨大肿瘤一侧必须切除时,对侧更需保留,或仅作淋巴结活检,以后靠化疗。下面介绍几种常用的综合治疗方案:

B1 预后良好类

   C1 Ⅰ期　手术完全切除后用放线菌素D(ATCD)、长春新碱(VCR)24周。

   C2 Ⅱ期　手术切除后用ACTD、VCR65周。

   C3 Ⅲ~Ⅳ期　手术切除,加放疗(1080cGy),ACTD、VCR、阿霉素(ADR)65周。

B2 预后不良类

   C1 Ⅰ期　与预后良好尖Ⅰ期相同。

   C2 Ⅱ~Ⅳ期　手术切除,加放疗(1200~4000cGy),ACTD、VCR、ADR 65周。

A7 预后

小儿肾母细胞瘤的预后变化反映了小儿恶性肿瘤治疗进步的历史。20世纪50年代以前多数患儿诊断后放弃治疗;50年代后小儿外科手术技术发展成熟,不少患儿手术切除加放疗可得长期治愈;70年代小儿化疗开展后,Ⅰ、Ⅱ期患儿长期无瘤生存可达85%以上。21世纪通过分子肿瘤学与基因工程的应用与综合疗法,预后将更有突破。目前国际上评价肾母细胞瘤以2年生存率为标准,因为按统计,复发与转移多在治疗后6个月之内;治疗后1年以上即使复发或转移,仍有1/3可以再治愈存活;2年以上无复发或转移,则可认为不再复发。按NWTS-3肿瘤分期统计,目前国际上组织分型预后良好类2年生存率分别为:Ⅰ期95.5%,Ⅱ期84.6%,Ⅲ期77.8%,Ⅳ期50%;组织分型预后不良类2年生存率分别为:Ⅰ期72.0%,Ⅱ期66.7%,Ⅲ期33.3%,Ⅳ期0。1973~1989年北京儿童医院用手术与化疗综合治疗肾母细胞瘤患儿201例,各型(包括各期)2年生存率分别为:上皮型79.4%,间叶型81.8%,胚芽型26.9%,混合型74.6%,而预后不良类间变型则为12.5%。综合生存率比国际统计略低,与同一时期我国Ⅰ期患儿比例较少有关。近两年来Ⅰ、Ⅱ期患儿就诊明显增多,估计以后2年生存率必有进步。然而,近年来化疗疗效进步很快,使用增多,在提高治愈率的同时,很可能造成复发与转移推迟出现,因此有人提出5年观察的必要。随访观察的项目包括局部体检、胸部X线片、腹部B超以及临时发现的任何异常。预后良好类Ⅰ、Ⅱ期患儿治疗停止后第一年每3个月复查一次,第二年以后每半年复查一次。晚期及预后不良类2年内每3个月复查一次,2年后每半年复查一次,至少延续5年。目前国际报道5年存活率预后良好类Ⅰ、Ⅱ期为92%,Ⅲ、Ⅳ期为70%~80%;预后不良类约为60%。

13.3 巨大肾积水

A1 定义

肾积水或称肾盂积水,指肾盂扩大,容积增加。容积超过24小时尿量者被称为巨大肾积水(huge hydronephrosis)。

北京儿童医院1955~1995年40年中收治巨大肾积水者约500例,在小儿腹膜后肿物中仅次于肾母细胞瘤,占第二位。就诊年龄在1岁以内约占25%,学龄儿童仅占10%。近来产前B超日趋普及,使大年龄组患儿明显减少。男女之比为5∶1。左右之比为2∶1,双侧者占18%。

A2 病因病理

本症系先天性畸形。基本病因是胎儿性肾盂输尿管交接处狭窄,胎儿时期肾盂壁缺乏胶原纤维,受不全梗阻致内压增高影响,使肾盂无限扩张。由于肾实质受压,严重者影响肾发育,最严重者肾实质如一层薄膜,使肾及肾盂形成巨大囊肿。然而,即使肾实质受压如薄纸,肾功能依然部分保留,输尿管引流依然存在。否则囊肿将自生自灭,残余肾功能不全,泌尿浓度很低,但因为长期滞留仍不免发生感染与结石。受压而萎缩的肾本为可逆性,但长期严重压迫则可变性硬化而成为不可逆性。输尿管肾盂连接处狭窄,虽未闭死,但永远不能恢复。基本上为纤维组织,范围可大可小,多数仅限于肾盂连接处 5cm 之内,但壁层变化可能延及扩大之肾盂,因此手术时必须切除大部扩张之肾盂。有人认为发生狭窄的原因可能是肾盂壁肌层变态发育所致。少数肾盂输尿管连接处受到异位或迷走血管压迫曲折而发生梗阻。即使是外界压迫引起梗阻,因系胎儿时长期压迫,同样形成不可逆性纤维性狭窄。

A3 分型分类

胎儿早期,肾实质发育尚不完善,同时因受压而扩张,称为肾内型肾(肾盂)积水。扩张发生于胎儿后期肾实质发育基本完成后,则主要为肾盂扩大,称为肾外型肾(肾盂)积水。肾外型肾积水者肾功能多能全部保存。

A4 临床表现

一般除腹部偶然发现肿物外,多无任何症状。肿物呈囊性感,有时张力很高,有时较软。偶尔一次大量排尿后肿物消失或难摸到,这种现象为典型的巨大肾积水症状。如果出现结石,则可有偶然腹痛及血尿。因外伤破裂则可出现尿外渗及腹膜炎症状。

A5 诊断

肿物多于洗澡时偶然发现。IVP 可见肿物侧肾盂不显影。B 超为均匀囊性,而肾区无正常肾影,有结石者可见结石影。为了区别肾盂输尿管连接处梗阻与下尿路梗阻,B 超扫描膀胱后有无扩张之输尿管即可鉴别。CT、MRI 可以了解肾实质的残余情况与异位血管的存在,以便拟订手术方案。

A6 治疗

既为先天性畸形,唯一治疗方法只有手术。除全部为囊性变者外,均应行肾盂成形输尿管吻合手术。方法包括切除输尿管的狭窄段及大部分扩张的肾盂组织,缝合封闭残余肾盂,保留肾盂下极开口,与劈开的输尿管上端行斜吻合,称为离断性肾盂成形术。术后可在吻合口处向输尿管内插入输尿管导管作为支架,1 周后拔除。同时做肾盂插管造口引流,10 天后向管内注入亚甲蓝,如立刻随尿排出,则可夹管 48~72 小时,如无异常则可拔管出院。对无功能的巨大囊性肾积水则以肾输尿管全切除为宜。可根据核素扫描测两侧肾功能,患侧肾功能不足 30% 则可切除。

A7 预后

对侧肾功能正常者对健康生活、生长发育均无妨碍。

13.4 腹膜后畸胎瘤

A1 定义

畸胎瘤指胚胎原始多性能细胞脱离原始组织而独立发展的组织实体,因此多位于脊柱两旁,包括3个胚层,从颈部到骶尾端均可发生。腹膜后畸胎瘤(retroperitoneal teratoma)则指肾上极椎旁先天性巨大畸胎瘤。

本病在腹膜后巨大肿物中占第三位;在畸胎瘤中占第二位,仅次于骶尾端畸胎瘤;在小儿先天性良性瘤中占第三位,位于血管瘤、淋巴管瘤之后。就诊年龄多在2岁以内,北京儿童医院统计占80%。男女之比为1:2.3。这种统计很大程度受地区人群和经济文化条件的影响,不能代表真实发病率,只供参考。

A2 病因病理

胚胎原始细胞脱离正常组织,独立发展成为3个胚层的组织实体,都是完善成熟组织则成为良性畸胎瘤。可以包括毛发、皮肤、牙齿、骨、软骨、皮脂腺与分泌物、肠黏膜及黏液,囊实混杂,均由成熟细胞组成。但与寄生胎不同,不能形成完整的器官。如果有部分原始细胞不能发展为成熟细胞而停留在母细胞阶段,则成为恶性畸胎瘤,在腹膜后畸胎瘤中仅占3%。所谓恶性畸胎瘤其恶性部分也仅占瘤体的一部分。畸胎瘤除发生在脊柱旁以外也可发生于任何器官,称为各器官的畸胎瘤。但器官内生长多以母细胞形式发展,如肾母细胞瘤、肝母细胞瘤、神经母细胞瘤等,则不属于畸胎瘤范畴。

A3 分型分类

腹膜后畸胎瘤一般分为良性与恶性。从组织形式上分可分为实性、囊性与混合性,一般多为混合性。囊性多为良性,实性则可能有恶性部分,因此囊性成分越多预后越好。恶性畸胎瘤极少,并且切除较易。但大体表现为单纯囊肿者也可能在囊壁上发现恶性瘤组织。有人按囊性组织与恶性组织比例多少而分Ⅰ、Ⅱ、Ⅲ级,并无实际意义。一般认为畸胎瘤有恶性变的趋势,年龄越小,恶性越罕见;年龄越大,恶性比例越大。

A4 临床表现

除腹部偶然发现肿物外,别无其他症状。巨大肿瘤可能出现相应器官的压迫症状。突然内出血或囊肿破裂可出现急性腹痛。

A5 诊断

一般靠母亲发现肿物前来就诊。检查肿物呈球形,表面有大结节及囊实相间感,位于上腹一侧,不能移动,无压痛。IVP见肾盂向下、向外移位,有时可见牙齿与骨及其他钙化影。B超呈囊实相间。CT、MRI可了解周围器官情况,为手术切除作准备。甲胎蛋白常规检测可作为恶性瘤切除是否彻底与术后复发的随诊标志。

A6 治疗

畸胎瘤的治疗只有手术切除。因为畸胎瘤有明显的恶性趋势,并且恶性畸胎瘤的预后很差,所以争取尽早切除,包括新生儿,越早越好。良性瘤一般都有被膜,沿被膜剥离多能完整切除。但是巨大畸胎瘤被膜常有多处严重粘连,特别是硬纤维组织部分必须锐剥离。巨大肿瘤常把周围器官如血管、胆管等压迫牵拉使之严重变形,甚至被包入瘤内,辨认及剥离困难,常被误伤。此时可扩大切口,暴露充分,必要时作双侧肋缘下贯穿横切口或一侧胸腹联合切口,穿刺抽吸使囊性部分尽量缩小便于暴露与移动。也可在显微镜下锐性分离,若误伤器官应及时修复。或用无血技术分段切除,以避开毗邻器官等。恶性畸胎瘤手术后应用化疗,但效果不佳。

A7 预后

腹膜后畸胎瘤多为良性,一般均能完整切除,预后良好。受压变形器官也多能恢复正常。个别肠系膜血管、肾蒂血管过度拉长,分离后可能发生栓塞,使器官发生迟发性坏死。恶性畸胎瘤虽经完整切除并用化疗,仍不免复发或转移。有的腹膜后畸胎瘤虽属良性,但因治疗困难,仍有部分患儿预后不良。

13.5 神经母细胞瘤

A1 定义

神经母细胞瘤(neuroblastoma)可以沿交感神经链发生在身体的任何部位,这里指腹膜后肾上腺部位的神经母细胞瘤,特别是巨大的肿瘤,以腹部肿物为特征。

神经母细胞瘤是小儿实体瘤中发病率最高的肿瘤,约占新生儿恶性肿瘤的50%,有的统计占活产婴中的1/10000,但在腹膜后巨大肿物中仅占第四位。不少神经母细胞瘤原发瘤较小时就以转移瘤就诊,就诊高峰为1.5岁,2岁以前占50%,5岁以内占80%。男略多于女。腹膜后神经母细胞瘤占各部神经母细胞瘤的75%。

A2 病因病理

腹膜后神经母细胞瘤来源于胚胎早期肾上腺髓质或腹部交感神经链。由于神经母细胞的发育停顿或异化,可以发展为恶性的神经母细胞瘤、节神经母细胞瘤以及良性的神经节细胞瘤。生后6个月仍可见到肿瘤退化或成熟分化现象。神经母细胞瘤细胞镜下为低分化小圆形细胞,常排列为菊花状。近年来,对神经母细胞瘤基因学与免疫学研究都有所发现,如1号染色体短臂末端缺失、N-myc癌基因扩增增高等。免疫学证实神经母细胞瘤可以引起细胞免疫和体液免疫反应,但在临床应用尚未开展。一些神经母细胞瘤可以自然消失或转化为良性神经节细胞瘤,多发生于2岁以内,绝大多数在6个月龄以内,甚至已有转移者也能完全消失(或称消退)。肿瘤代谢物,特别是肾上腺髓质过度产生和分泌的儿茶酚胺及其代谢物香草扁桃酸(VMA)、高香草酸(HVA)及后肾素,可以用于诊断与治疗后随诊监测。90%以上患儿尿中VMA及HVA水平增高,VMA：HVA大于1：5则预后良好。肿瘤可以侵入椎管引起脊膜外压迫。

A3 分型分类

根据是否有神经节细胞的发育可以分为神经母细胞瘤与节细胞神经母细胞瘤。后者代表幼稚母细胞向成熟节细胞分化的过渡,预后较前者好。传统分型是按临床发展与转移过程分为两型,左侧肿瘤转移至颅骨、眼眶、脑膜、长骨等处称为哈奇森型(Hutchinson-syndrome),右侧肿瘤转移至肝者称为佩泊型(Pepper-syndrome)。但此分型并不严格。

A4 临床表现

神经母细胞瘤早期毫无症状。就诊时除腹部肿物外多有不规则发热,食欲缺乏,不同程度的贫血及消瘦,更多见因骨转移以肢体痛就诊。腹部肿物多为偶然发现,位于上腹一侧较高处,呈坚硬大结节状,边界清楚,固定不能移动,无压痛;生长迅速,很快超越中线。因压迫可有腹痛、腹胀、呕吐,侵入椎管则出现相应神经症状。晚期可出现腹水。神经母细胞瘤远处转移较早,转移至颅骨则见眼眶变形,转移至长骨则有肢痛甚至骨折。早期转移至肝则见肝内巨大肿瘤而掩盖原发神经母细胞瘤,新生儿特别多见。淋巴结转移而增大者也不少见。儿茶酚胺及 VMA 增高可引起高血压、心率快、多汗等,个别患儿表现为慢性腹泻和营养不良。

A5 诊断

由于早期很难发现,以腹部肿物就诊者多已有远处转移。摸到坚硬固定的腹内肿物,则应进行一系列化验及影像学检查。B 超、CT、MRI 可确定肿物位置、大小、性状及相邻关系。肿物内常有细沙砾样钙化,常侵犯或包绕大血管及周围器官。IVP 造影可见肾盂受压移位。长骨 X 线片及全身骨扫描检查可提示骨转移。骨髓穿刺注意菊花形瘤细胞排列。血尿常规除显示贫血以外也可能发现瘤细胞。24 小时尿儿茶酚胺、VMA、血乳酸脱氢酶(LDH)和神经原特异性烯醇酶(NSE)可作随诊参考。因为神经母细胞瘤就诊症状多种多样,因此必须考虑很多鉴别诊断,除其他腹内肿瘤或肿物外,还有风湿热、骨髓炎、急性粒细胞性白血病、原发骨肉瘤、肝母细胞瘤、肝脓肿、淋巴瘤、慢性肠炎及肠功能紊乱等。诊断困难者可以考虑行穿刺活检、腹腔镜活检或开腹探查。

神经母细胞瘤的 INSS 分期:Ⅰ期:肿瘤限于原发器官;Ⅱ期:肿瘤超出原发器官,但未超过中线;Ⅲ期:肿瘤超过中线,或对侧淋巴结有转移;Ⅳ期:肿瘤有远处转移;Ⅳs 期:年龄小于 1 岁,原发灶为Ⅰ、Ⅱ期,有皮肤、肝或骨转移,骨髓转移不明显。

A6 治疗

根据分期采用综合疗法,包括手术、放疗、化疗以及骨髓移植、干细胞移植等,但手术切除仍是最根本的治疗。带瘤生存随时都会威胁生命。

B1 治疗原则

C1 手术 Ⅰ、Ⅱ期尽量作完全切除。Ⅲ、Ⅳ期先放疗、化疗,3~6 个月后行手术切除。

C2 放疗 完全切除者不需放疗,有淋巴转移者应放疗(6.5~8.5Gy)。

C3 化疗 Ⅰ期不用化疗。Ⅱ期以上化疗包括环磷酰胺、长春新碱、阿霉素、顺铂、依托泊苷、达卡巴嗪等。

B2 手术方法 因为就诊较晚,术前必须纠正贫血、低蛋白血症,补充能量,常需辅助性静脉高营养。对巨大肿瘤应先经静脉或股动脉插管灌注化疗,使肿瘤缩小,但时间不能太长,若不见缩小不可等待。手术切口必须充分,以大横口为宜。充分暴露可充分了解肿瘤及周围器官情况,充分估计切除的可能性及切除方法。充分利用无血切割技术,包括各种电刀、超声刀以及暂时阻断循环。尽可能在显微镜下操作,先将容易分离之各部位充分分离,争取制造肿瘤的活动性。最后逐步分离粘连及包绕的器官。条件许可时可将部分器官一并切除再进行修复,包括大血管的移植。切除肿瘤后创面各极均置银夹作为标志,以备X线随诊估计肿瘤复发情况。对不能切除或切除不全者均需做各处活检,作为定级及选择化疗的参考。侵入椎管之肿瘤可以先行椎板切除减压,切除椎管内肿瘤,二期再开腹探查。术后化疗过程中,每2~3个月开腹或腹腔镜探查1次,至少3次。每次均尽量切除可疑之瘢痕组织,检查瘤细胞,直至证实无残余或复发。

B3 放疗方法 局部放射可以弥补手术之不足,但小儿保护技术很难保证,因此长期以来受到忽视。最近控制强度三维放疗(IMRT)解决了小儿放疗的精密选择性的要求。放射剂量因年龄而异,局部参考量为12~40 Gy,3~4周完成。对骨转移患儿放疗有助于止痛。总剂量为6~8 Gy,48小时内分两次治疗。MRI联合聚焦超声波刀(超声波皮下焦点破坏肿瘤)也有辅助放疗作用。

B4 化疗方案 介绍几个化疗组合方案,可根据实际情况选择或更换。

C1 Ⅱ期肿瘤切除完全者,一般用化疗1年。可用以下方案:

D1 CTX-ADM方案 环磷酰胺150mg/m²静脉注射第1~7天,阿霉素35mg/m²静脉注射第8天。每3周重复一次。

D2 CTX-VCR方案 环磷酰胺150mg/m²静脉注射第1~7天,长春新碱1.5mg/m²静脉注射第8天。每3周重复一次。

D3 DDP-VP16方案 顺铂60~90mg/m²静脉注射第1天,依托泊苷160mg/m²静脉注射第3天。每3周重复一次。

D4 OPEC方案 环磷酰胺600mg/m²静脉注射第1天,长春新碱1.5mg/m²静脉注射第2天,顺铂60mg/m²静脉注射第3天,依托泊苷160mg/m²静脉注射第4天。3周为一疗程,共用6~10疗程。

D5 COAD方案 环磷酰胺750mg/m²静脉注射第1天,达卡巴嗪200mg/m²静脉注射第1~5天,阿霉素40mg/m²静脉注射第3天,长春新碱1.5mg/m²静脉注射第5天。4周为一疗程,共用10~12疗程。

C2 Ⅲ、Ⅳ期及有残余肿瘤者,化疗至少持续2年以上。小于1岁者术前用诱导化疗CTX-ADM方案,术后维持化疗用DDP-VP16方案。1岁以上者方案如下:

D1 诱导化疗

E1 PECA方案 顺铂90mg/m²静脉注射第1天,依托泊苷100mg/m²静脉注射第3天,环磷酰胺150mg/m²静脉注射第7~13天,阿霉素35mg/m²静脉注射第14天。3~4周重复一次。

E2 PE-COPE方案 ①顺铂60mg/m²静脉注射第1天,每周重复,共3周。依托泊苷 160mg/m² 静脉注射第 3 天,每周重复,共 3 周。6 周为一疗程。②环磷酰胺 650mg/m² 静脉注射第 1 天,长春新碱 1.5mg/m² 静脉注射第 1 天,顺铂 60mg/m² 静脉注射第 2 天,依托泊苷 160mg/m² 静脉注射第 4 天。3 周为一疗程。两组酌情交替使用。

  E3 PE-OCA 方案 ①顺铂 100mg/m² 静脉注射第 1 天,依托泊苷 160mg/m² 静脉注射第 3 天。②长春新碱 1.5mg/m² 静脉注射第 1 天、第 7 天,环磷酰胺 200mg/m² 静脉注射第 1～5 天,阿霉素 35mg/m² 静脉注射第 5 天。两组交替使用。

  D2 维持化疗：下列两组药术后半年内每 3～4 周交替使用,半年后每 4～8 周交替使用。

  E1 CTX-ADM+DDP-VP16 组 环磷酰胺 150mg/m² 静脉注射第 1～7 天,阿霉素 35mg/m² 静脉注射第 8 天,顺铂 90mg/m² 静脉注射第 1 天,依托泊苷 150mg/m² 静脉注射第 3 天。

  E2 CTX-VCR+DDP-VP16 组 环磷酰胺 150mg/m² 静脉注射第 1～7 天,长春新碱 1.5mg/m² 静脉注射第 8 天,顺铂 90mg/m² 静脉注射第 1 天,依托泊苷 150mg/m² 静脉注射第 3 天。

  C3 IVs 期主要为 2 个月以下婴儿。以下两组药物联合使用：①CTX-VCR 组：环磷酰胺 20mg/m² 静脉注射每 3 周 1～2 次,长春新碱 1.0 mg/m² 静脉注射每周 1 次。每 3～4 周为一疗程,休息 2 周。②CTX 组：环磷酰胺 5mg/kg 口服,第 1～5 天。

  B5 生物疗法 ①微生物制剂：如卡介苗、短小棒状杆菌、OK432、MBV（多种菌苗）等。②细胞因子：如干扰素、白细胞介素-2。③免疫制剂：如淋巴因子激活杀伤细胞。目前只作为辅助治疗。

 A7 预后

  虽然目前小儿恶性肿瘤治愈率已有很大提高,但神经母细胞瘤的预后仍然很差。据美国肿瘤中心报告,进展期神经母细胞瘤的 5 年生存率（包括骨髓或干细胞移植后的超剂量化疗）不过 25%～30%。主要不利因素是就诊太晚,就诊时多已转移。因此日本等国正极力研究婴儿筛查。目前预后较好的因素包括年龄小、临床分期低、瘤细胞分化较成熟、治疗积极。一般小于 1 岁、临床 I 期、对化疗敏感者彻底切除肿瘤后均能长期存活。

13.6 肾脏的其他肿瘤

 A1 定义

  肾脏的其他肿瘤包括肾错构瘤（harmartoma of kidney）、肾透明细胞瘤、肾恶性横纹肌瘤、肾癌等。肾错构瘤系先天性中胚叶肾瘤,或称胎儿或婴儿间叶性肾错构瘤。其他肾瘤均为罕见,并且诊断治疗均与肾母细胞瘤相同,区别只能在病理检查之后才能明确,不作一一描述。

肾错构瘤为新生儿肾肿瘤,占小儿肾肿瘤的2.8%～3.9%。

A2 病理

肿瘤切面为实质性或囊实性,质地略韧,如平滑肌瘤或纤维瘤样;或质地稍软,如鱼肉样。按组织结构可分两型,有中间过渡现象,并且都有成纤维细胞特点。

B1 平滑肌瘤型 细胞数中等量,细胞呈长梭形,似成纤维细胞。胞浆丰富,淡嗜酸性。核呈杆状或长梭状,核仁小或不明显,核分裂少。细胞呈束状排列或编织样排列。

B2 细胞型 细胞数多,呈多边形或短梭形。核椭圆形或短梭形,核仁明显,分裂多。细胞密集呈无极向排列。

A3 临床表现

无症状,只在新生儿摸腹时偶然发现腹部肿物。少数偶有血尿。

A4 诊断

IVP、B超可诊断肾肿瘤,确诊只能靠病理组织学检查。

A5 治疗

平滑肌瘤型属于良性瘤,肾切除可以治愈。细胞型则属潜在恶性,手术后应用辅助治疗,可按FH类肾母细胞瘤方案辅以化疗。3个月龄或更大婴儿若切除完整,可不用化疗。

A6 预后

及时行肾切除预后良好,忽略而恶性变者则威胁生命。

(张金哲)

主要参考文献

1 黄澄如. 小儿泌尿外科学. 济南:山东科学技术出版社,1996:330-380
2 张金哲,杨启政. 实用小儿肿瘤学. 郑州:河南医科大学出版社,2000:453-461
3 张金哲. 现代小儿肿瘤外科学. 北京:科学出版社,2003:50 72,245-258

第14章 小儿腔镜（统称腹腔镜）手术

14.1 腹腔镜外科的发展史

自古以来，人们就幻想着不通过腹壁切口，借助神手诊断和去除腹腔内的病痛。随着科学技术的发展，使人们的幻想逐渐成为现实，那就是腹腔镜外科。

腹腔镜外科的发展不是孤立的，它受到上消化道内镜、口腔内镜、结肠镜、阴道镜、尿道镜等领域发展的影响。1901年，德国医生George Kelling首次将膀胱镜用于检查活体狗的腹腔，并且以空气注入腹腔，形成视野空间，之后他将此方法用于2例患者的腹腔探查。腹腔镜（laparoscope）一词出自瑞典人Hans Christian Jacobaeus于1911年对110例胸腔镜和腹腔镜检查结果的报告论文，从此人们很快就认识到腹腔镜在腹腔探查的意义。1918年Otto Geitze发明了气腹针。1924年Richard Zollikofer倡导使用二氧化碳气体造成气腹。1920年B. H. Ordnott介绍了一种锥形的穿刺套管。德国肝病学家Heinz kalk于1927年第一次报告使用第二个穿孔来插入器械，进行手术操作取肝活检。1933年德国医生C. Fervers报告了经腹腔镜行粘连分解术。1934年Frank H. Pouer在美国实施了第一例腹腔镜绝育手术。腹腔镜外科的发展经历了漫长的过程，早期阶段只是观察腹腔病变和取活组织检查。随着腹腔镜各系统和手术器械的改进，允许完成像切开、缝合、结扎等复杂操作；随着应用指征不断扩大，腹腔镜治疗技术开始发展。

工业科技的发展对腹腔镜外科的进步起了关键作用。1952年Harold H. Hopkins将柱状石英纤维技术引进到内镜上应用，使光源传入腹腔；而1966年开始将柱状镜头系统引进腹腔镜，两者显著地改善了图像的亮度和清晰度。20世纪50年代H. Prangeheim在德国研究出第一台气腹机。特别是1986年微型固态摄像头的引进，将腹腔内的术野放大，并清晰地显示在荧光屏上，让所有参加手术的外科医生都能看到同一手术操作过程的图像，给腹腔镜手术带来了突破性进展。

外科腹腔镜首先为妇产科医生所接受。20世纪70年代，Raoul Palmer 和 Semm 等报告了一系列大宗的腹腔镜输卵管绝育术和卵巢附件切除术，它显示出的安全性和住院日缩短较常规开腹手术有明显的优越性。妇产科医生们在腹腔镜技术的探索之路上取得了辉煌的成就，如应用电刀或激光能进行熟练的钝性分离、锐性分离、缝合、结扎、打结、止血等基本的手术操作。这些成绩促进了普通外科腹腔镜技术的发展。1986年法国医生 Philippe Mourret 为1例施行妇科腹腔镜手术的患者同时实施了首例腹腔镜胆囊切除术引起了普外医生的重视。1988年美国医生也开展了腹腔镜胆囊切除术，与此同时世界各地的普通外科医生开始有了腹腔镜胆囊切除术的报告。1987年 HW. Schreiber 报告了首例腹腔镜阑尾切除术。腹腔镜胆囊切除技术在1989～1991年很快就有了飞跃的发展，其优越性赢得了患者和医生的广泛认同。在20世纪90年代初期，外科腹腔镜技术爆发式的传播给传统的外科造成了一种史无前例的冲击波。目前外科腹腔镜治疗范围扩展到普通外科疾病的各个领域，除胆囊切除外，肝部分切除、胰腺切除、脾切除、胃小肠及结肠切除等报告的数目也逐年递增，越来越显示出其特有的优势：①手术创伤小，恢复快，住院时间短。②切口小，对腹腔损伤极小，术后瘢痕不明显，切口美观。③视野放大，清晰，方便了外科医生的准确操作。④观察腹腔全面，可同时处理上腹部和下腹部并存的病变。⑤可显露常规开腹手术难以暴露的部位，如膀胱后区、膈下区。

20世纪90年代中期出现了机器人腹腔镜手术系统，使术者能在稳定的手术术野显露下和舒适的体位下进行复杂精细的操作，同时也让远程手术操作成为可能。目前在发达国家，几乎所有普通外科手术都可以用内镜技术或内镜协助技术完成，并出现了一大批专门从事腹腔镜外科工作的专家。

我国的腹腔镜外科也有了飞跃的发展。自1991年2月荀祖武医生独立完成我国大陆首例腹腔镜胆囊切除术后，目前我国的腹腔镜外科医生已能同国外同行一样完成外科领域几乎所有的腹腔镜手术。腹腔镜手术设备已经普及到许多县级医院，我国的腹腔镜外科技术已在世界上占有重要地位。

腹腔镜外科是现代外科发展的一个标志，现在已经影响到普通外科的许多方面。它不但变革了手术方式，而且改变了外科的治疗观念。经过几代先驱们的不懈努力，越来越多曾经不可能的内镜手术现在可以广泛实施。腹腔镜外科的发展把传统的外科学带进了一个新的时代。

随着腹腔镜技术在妇产科和成人普通外科的成功开展，小儿腹腔镜外科也开始起步，先驱当属美国的《小儿外科杂志》主编 Steven Gans。20世纪70年代，他应用腹腔镜诊断胆道闭锁和性腺发育异常，标志着小儿腹腔镜外科开始起步。但是小儿腹腔镜外科的广泛开展还要归功于腹腔镜光学系统技术的改进。1990年成人外科医生 Gotz 首次报告了经腹腔镜行小儿阑尾切除术的报告，他详细地描述了使用三套管技术行阑尾分离、结扎系膜和切除阑尾的手术步骤。1992年，小儿外科医生 Gilchrist and Lobe 首次报告成功行经腹腔镜阑尾切除术、疝囊高位结扎术和其他手术。1993年 Moir 首次报告了小儿胸腔镜的应用，从此小儿腹腔镜技术在世界各地开始兴起。在很多小儿外科医生的共同探索下,很快就可以经腹腔镜安全地完成大多数小儿的剖腹手术。

我国小儿腹腔镜外科起步较晚。1981年Steven Gans访问我国,使我们第一次了解了小儿腹腔镜技术。他赠送给北京儿童医院一台小儿腹腔镜,包括5mm 0°镜头、金属套管、气腹针和充气球,这是国内第一台小儿腹腔镜。同时Gans指导张金哲教授开展了黄疸探查等手术(图14-1-1)。以后由于受到仪器设备的限制,小儿腹腔镜外科技术在我国一直没有很大的发展。直到1996年随着成人腹腔镜外科技术的发展和成熟,我国小儿外科医生开始采用腹腔镜行阑尾切除手术。从1998年至今,特别是在过去的几年中,我国小儿腹腔镜的技术水平有了飞跃的发展,大大缩短了与世界先进水平的差距。目前已经有采用腹腔镜技术治疗40多种小儿外科疾病的报告,有些医院腹腔镜手术已经占所有手术的70%左右。

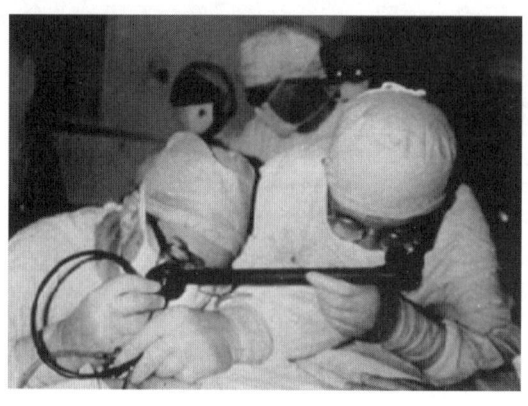

图14-1-1　Gans(左)用整式双人镜向张金哲(右)介绍腹腔镜

14.2　小儿腹腔镜手术的特点

小儿解剖生理特点与成人有许多不同之处,因此小儿腹腔镜也有其特点:①小儿腹腔小,所以操作空间小。为了最大限度地利用有限空间,必须下胃管和尿管,缩小胃和膀胱的体积,甚至术前要洗肠,排空结肠的气体。术前最好不作结肠镜检查,避免肠管积气。②小儿以腹式呼吸为主,血压低,术中二氧化碳压力不要超过1.6kPa(12mmHg),婴幼儿要在1.3kPa(10mmHg)以下。术中必要时使用肌松剂使腹壁充分松弛,增大腹腔空间。③小儿腹壁薄,只要肌肉松弛满意,较低的压力(0.8~1.3kPa)就可以使腹腔隆起。但是腹壁薄,切口处极易漏气,因此在作切口时不可过大,以3~5mm为好。另外,使用金属套管时,由于重力作用,套管极易自动移位或脱落,最好使用轻便的塑料套管。④新生儿的脐静脉尚未完全闭锁,不宜选择脐窝切口。⑤与开腹手术不同,腹腔镜镜头和操作器械至病变的部位之间需要有一定的距离,距离越大,视野范围越大,治疗空间越大。新生儿腹腔小,为了便于操作,常常不选择脐为镜头置入点,而采取下腹部手术,上腹部置入套管;或者上腹部手术,下腹部置入套管的方法。⑥小儿腹腔不大,使用3~5mm的镜头和器械较合适。术中最好使用同样大小的套管,便于镜头从各个套管交替置入,显示术野的各个角度,使术者对病变处器官组织的解剖关系有一个立体的、全面的了解,还能克服腹腔镜二维显像的局限性。3~5mm切口损伤更小,瘢痕不明显,皮肤甚至不用缝合。另外,3~5mm的器械便于精细操作。⑦小儿的腹腔浅,最常使用的是0°镜头,便于掌握。30°斜面镜对初学者来讲,掌握需要一个过程,只适用于一些视野靠近后腹膜的手术。⑧小儿腹腔内的器官体积小,轻而柔软,可以适当地采用经腹壁缝线牵引、提拉等办法,如肝圆韧带、肝门、食管裂孔、膀胱等的提吊可较好地显露术野,以减少一些辅助器械的插入。⑨小儿肝、脾偏低,膀胱偏高,而后腹壁与前腹壁之间的距离又小,插入气腹针和套管时必须加倍小心,一定要在直视下或腹腔镜监视下置入,避免意外损伤。

A1 腹腔镜外科的基本技术

B1 套管的放置原则　一般情况下套管应以病变为中心按菱形法则放置,即镜头正对着病变中心,入镜点与病变点的连线为菱形的长轴(图14-2-1),而另外两个操作孔套管位于其两侧。两侧切口分别置入术者左手和右手的操作器械,其与中间镜头孔的位置不宜太近,以免阻挡视野和互相发生干扰。一般间距选择10cm左右。3个套管最好不放于一条直线上。第四个套管为助手辅助手术控制,选择上要根据具体的手术情况和放置目的而定。小儿腹腔镜外科手术套管的放置除了脐窝为常用的位置外,其他套管的放置没有绝对固定的位置,取决于患儿的大小及术野的状况。

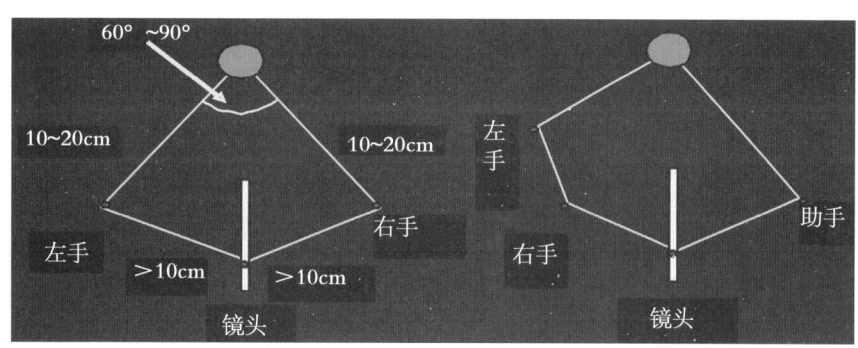

图14-2-1　套管的菱形放置原则

B2 套管的置入方法

C1 开放式　适用于第一只套管的放置,一般选择脐窝处。首先提起脐窝底部皮肤,根据套管的直径纵行切开皮肤及皮下纤维组织,见腹膜外脂肪,分离后即见腹膜,剪开之(图14-2-2)。然后切口两侧经腹膜及皮下各用4-0丝线缝合一针,直视下置入钝头套管,最后把两牵引线固定在套管柄上。

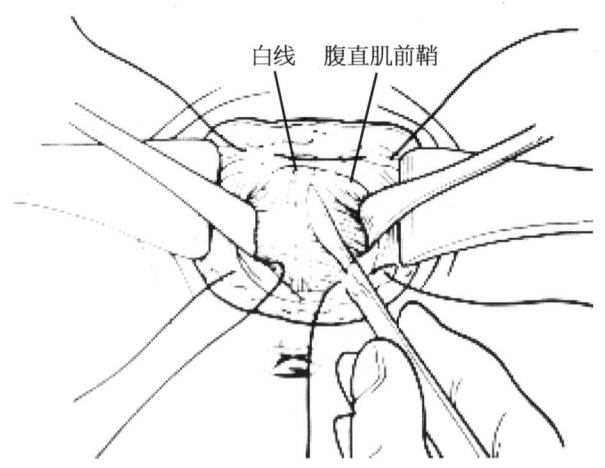

图 14-2-2 开放式套管置入方法

C2 气腹针式 脐窝部皮肤作弧形切口,切口长度与套管直径相符。分离皮下及腹白线处筋膜至腹膜外,然后手持气腹针握柄处,同时术者和助手提起两侧腹壁,针尖刺入腹腔(图 14-2-3),有落空感后向气腹针内滴入两滴生理盐水,提起腹壁形成腹腔负压。如盐水被吸入消失,表明气腹针已在腹腔内,接气腹管形成气腹,否则再调节针尖位置。形成气腹后,拔出气腹针,从原针眼处戳入有保护装置的套管。从我们的经验来看,第二个套管的置入最容易引起意外损伤,每一个动作必须保持尖端在监视器的中心。

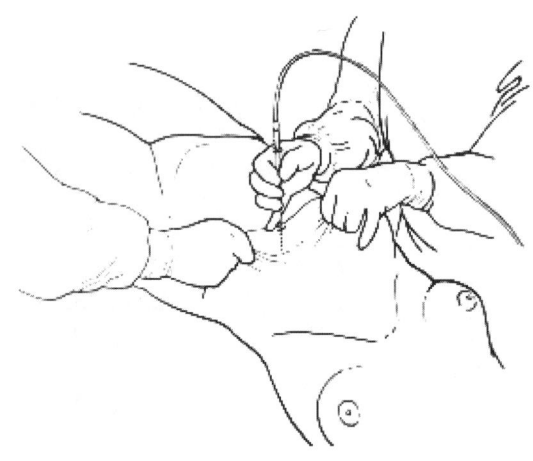

图 14-2-3 气腹针式套管置入方法

B3 套管置入注意事项

C1 小儿腹壁薄,弹性好,张力低,气腹针或套管容易穿透腹壁进入腹腔,但是这也极易误伤腹腔内或者腹膜后器官。最好用开放式置入第一个套管,气腹形成后,直视下置入第二个套管。使用尖端带保护装置的套管会增加手术的安全性。

C2 只有明确气腹或套管位于腹腔内,才能向腹腔内充气。如果误将大网膜囊和腹膜外脂肪间隙充气,则很难再找到游离腹腔间隙,只能改为开腹手术。

C3 切口一定要严格密闭,漏气会导致气体交换过快,造成视野不良和低体温。

C4 小儿腹壁薄,放置套管切口5mm以上其肌层或筋膜层一定要缝合,以防止切口疝的发生。

A2 小儿腹腔镜外科医生的培训

B1 培训的重要性　小儿外科医生在开展腹腔镜外科手术之前必须要经过再学习和培训,要闯过以下几个障碍:①器械操作障碍:腹腔镜外科使用的器械多不同于常规开腹手术所使用的器械,器械长,功能臂开口小,专用性强,操作特殊,医生必须通过学习才能熟练地、随心所欲地驾驭这些器械。②手与显示器图像协调:腹腔镜外科手术时,在屏幕的二维图像下进行操作,适应于开腹三维术野操作的医生如果不进行训练,面对二维术野难以作出深度的判断和灵活的手眼配合。③医生与仪器的配合:开腹手术医生靠的是自己手眼近距离接触组织,而腹腔镜手术靠的是精密仪器如气腹机、光源、摄像监视器、超声刀等,医生对它的使用性能必须要有深入的了解才能掌握。④腹腔镜下所显示的病变的角度和处理方法有其不同于开腹手术的独到之处,只有通过学习才能认识和掌握手术术式。

B2 培训教程　分为4部分,即理论课程、手术观摩、动物实验或模拟器内操作和指导手术。

A3 小儿腹腔镜手术的优越性

腹腔镜作为一种微侵袭外科技术,在小儿腹部急症的诊断和治疗中有重要的应用价值,显示出特有的优越性。由于腹腔镜仅仅通过脐窝部3mm或5mm的切口置入镜头,就可以让医生观察到整个腹腔内的情况,所以对患儿的打击极小。这样在一些疾病的诊断上免除了开刀之苦,同时由于腹腔镜操作技术的提高和手术器械的改良,目前大部分小儿腹部手术可以通过腹腔镜完成,使小儿腹部疾病的诊断和治疗向前飞跃了一步。

随着小儿腹腔镜的广泛应用,其优势变得越来越明显:①手术创伤小,恢复快,住院时间短。对于肛门闭锁等畸形的患儿避免了分期手术之苦。②切口小,对腹壁损伤极小。切口美观,避免了切口瘢痕对患儿身心发育的影响。③由于腹腔镜的视野清晰放大作用,让外科医生好像在放大镜下做手术一样,便于精密准确地进行分离、止血、结扎和缝合操作。④观察腹腔全面,可同时处理上腹部和下腹部并存的病变。⑤可显露常规开腹手术难以暴露的部位,如膀胱后区、膈下区等。⑥利于教学和留取资料。

(李　龙)

14.3　胸腔镜食管闭锁食管吻合术

食管闭锁是一种较常见的食管畸形,临床主要表现为生后有带泡沫的唾液,喂奶后呛咳,吃奶困难,下胃管受阻或胃管前端折回。食管闭锁多数合并食管气管瘘,所以患儿常合并肺炎。根据闭锁段的长度,传统采取经胸或经胸腹联合手术。近年来已开展胸腔镜下行食管-气管瘘结扎及食管吻合术。食管位于后纵隔,脊柱前方,其左前方是气管及左右支气管,后方偏左是胸主动脉,偏右是上、下腔静脉,奇静脉及胸导管。食管下段有发源于胸主动脉的小分支。胸腔镜下见食管闭锁近端因盲端较粗大,易识别;而远端较难识别,可以先找到迷走神经,顺其走行辨认并游离远端食管。此外,食管-气管瘘一般是闭锁远侧直接与气管相通,亦可从气管一端寻找瘘管。

A1 适应证

B1 一般情况较好,无严重心肺功能不全的新生儿。

B2 食管闭锁伴或不伴食管-气管瘘,闭锁远近两端距离不过大的患儿。

B3 食管无闭锁的单纯食管-气管瘘。

A2 手术步骤

B1 左俯卧位,右胸抬高 45°(图 14-3-1)。

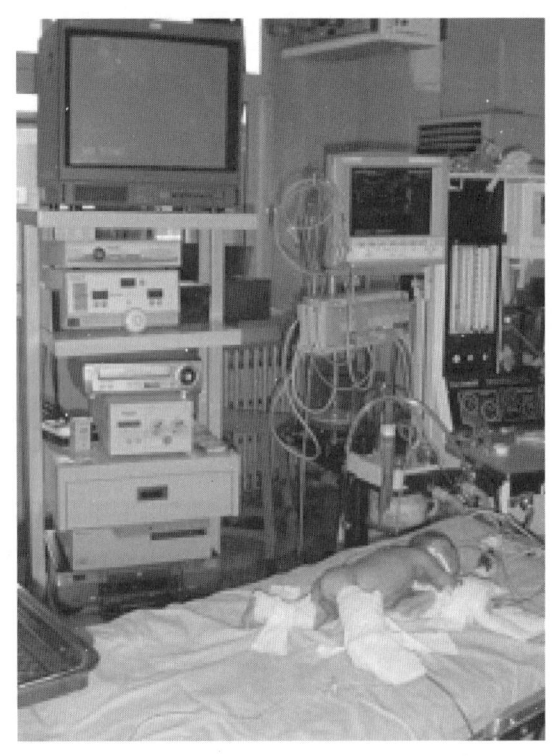

图 14-3-1

B2 食管近端下胃管,气胸压力设定 0.8kPa(6mmHg)。

B3 先于右第 4 肋间腋后线和两侧上下肋间小心刺入三个 3~5mm 套管,二氧化碳充气,待右肺萎陷后,伸入 30°胸腔镜。

B4 在肺门后侧剪开纵隔胸膜,游离结扎切断奇静脉(图 14-3-2)。向上下两侧剪开胸膜,钝性游离后见食管的近端和远端。

B5 用无损伤抓钳,向下向前轻提近侧食管盲端,在气管与脊柱之间游离近端食管达胸廓入口水平,同时剪开食管盲端(图 14-3-3)。

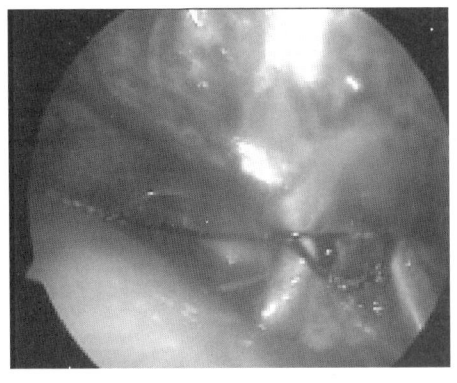
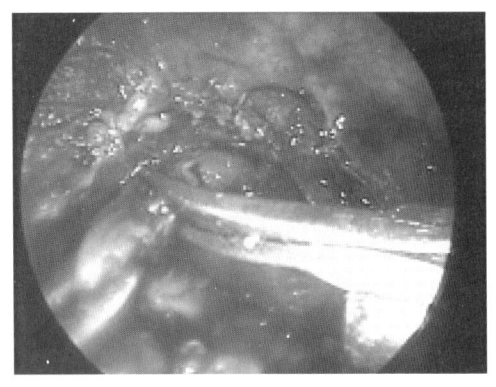

图 14-3-2　　　　　　　　　　　图 14-3-3

B6 用肺钳牵拉肺叶,在脊柱右前方沿迷走神经走向找到远段食管(图 14-3-4),再于远段食管和气管之间探查瘘管。一旦找到瘘管小心游离,不要损伤气管膜部。在结扎剪断瘘管之前向下游离远段食管 2cm 左右。

B7 贴气管壁处用丝线结扎食管气管之间的瘘管或用钛夹闭合瘘管后剪断瘘管。用 5-0 PDS 可吸收缝线首先缝合食管左侧壁,将食管两端拉近,清晰辨认两侧管腔的黏膜层和肌层。

B8 以 5-0PDS 线间断缝合其左侧壁 4 针(图 14-3-5),直视下将胃管插入远段食管直达胃内,间断全层缝合食管前壁 3~4 针。

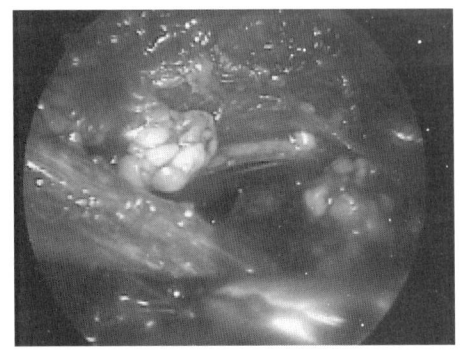
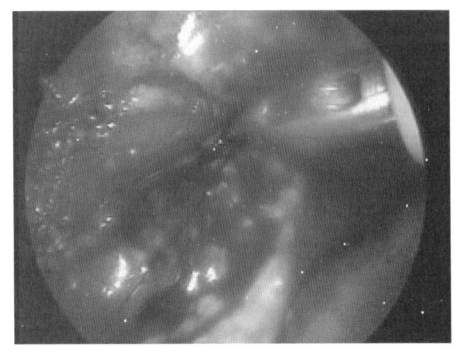

图 14-3-4　　　　　　　　　　　图 14-3-5

B9 仔细检查胸腔内有无活动性出血,尤其是食管下段。于最低位切口放置胸腔闭式引流管,引流管顶端置于吻合口附近。膨胀右肺,缝合肌层,粘贴伤口。

A3 手术关键点

B1 食管右侧为奇静脉,并有多条属支汇入腔静脉。游离食管前要先结扎奇静脉,暴露食管盲端。

B2 食管远端不宜做过多游离,否则易造成吻合口血供障碍,影响愈合。此外,有源自主动脉的几支小动脉达食管下段,游离闭锁远端食管时需要小心。

B3 食管吻合技术是关键,缝合间距要适当,黏膜一定要对合良好,以免吻合口瘘及吻合口狭窄的发生。

A4 并发症

B1 奇静脉破裂出血 多发生于剪开纵隔胸膜或游离食管时。应尽可能避免伤及奇静脉,结扎奇静脉要确切。

B2 乳糜胸 与术中直接损伤胸导管有关。若术中发现,应及时结扎胸导管,避免术后再次手术。

B3 迷走神经损伤 游离远端食管时可发生迷走神经损伤,表现为术后可能有腹胀、呕吐。必须辨认清楚迷走神经,游离食管时避开它。

B4 严重气胸 与瘘管结扎不牢或结扎线脱落等打结技术有关。

B5 吻合口瘘 因吻合口张力过大、吻合技术不过关或远端食管游离过多造成,应开胸修补。所以探查见食管两端距离过大时应改做开胸手术。

B6 吻合口狭窄 表现为吃奶后呕吐,奶量不能增加。钡餐可以明确诊断,治疗方法是在食管镜或胃镜下行球囊扩张术。

14.4 腹腔镜贲门胃底折叠术

胃食管反流(GER)是因食管下端括约肌功能缺陷而引起的胃内容反流入食管。食管黏膜长期受消化液侵蚀可发生反流性食管炎和消化道溃疡,继而引起食管狭窄。在小儿严重的胃食管反流还可导致营养不良、发育延缓以及吸入性肺炎。

胃食管反流的外科治疗最常采用的是腹腔镜 Nissen 胃底折叠术和幽门成形术。自1991年比利时医生 Pallengen 率先开展腹腔镜胃底折叠术以来,该手术得到广泛的应用,成为腹腔镜外科经典手术之一。

A1 适应证

B1 内科治疗6周内症状未改善。

B2 反复出现吸入性肺炎或窒息。

B3 食管出血或慢性出血致贫血者。

B4 合并胃食管解剖异常。

B5 严重食管炎、食管狭窄或梗阻。

A2 手术步骤

B1 套管放置　先于脐窝部置入 5mm 的套管,而后分别于右中腹和右中上腹置入第二、第三个套管(图14-4-1)。

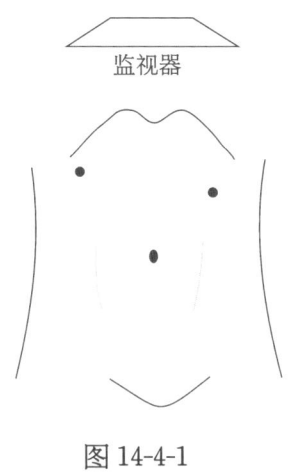

图 14-4-1

B2 术野的显露　在剑突的左侧穿入一带针的缝线,从腹腔内缝于食管裂孔前壁后从右上腹将针穿出,拉紧缝线后,恰好将肝左外侧叶掀起,暴露食管下端(图14-4-2)。

B3 分离胃大弯的中上 1/3 处,断离胃脾韧带。

B4 游离食管下端　向下牵拉胃,切开下段食管表面的腹膜及近食管的肝胃韧带,将食管与周围组织分离。保留附着于食管纵肌表面的迷走神经。分离膈肌脚(图14-4-3)。

B5 食管裂孔紧缩　经口导入直径 1cm 的肛管,通入远端食管,经腹壁穿入 4-0 丝线将两侧的膈肌脚缝合 1~2 针,闭合食管后壁与裂孔之间隙(图14-4-4)。

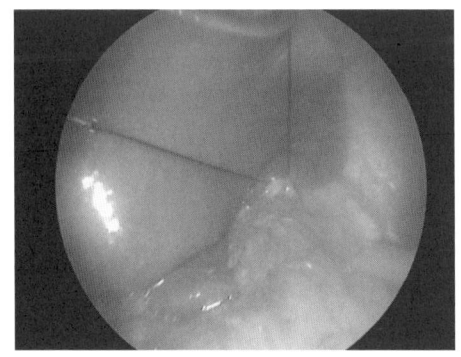

图 14-4-2

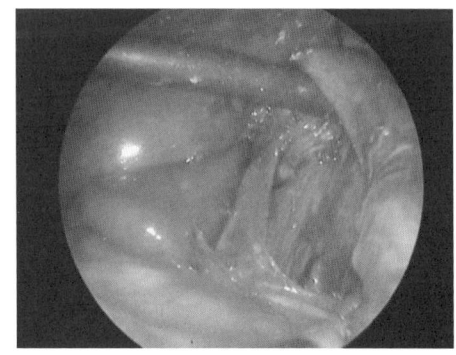

图 14-4-3

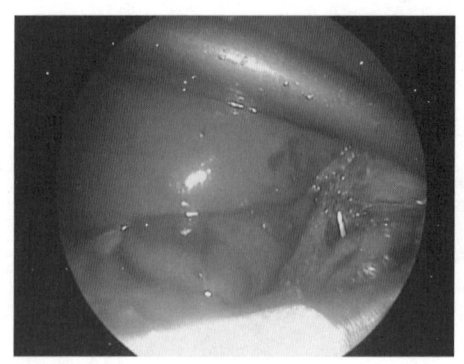

图 14-4-4

B6 胃底折叠 左右贯通食管与胃底贲门间隔,用左手弯钳通过食管后间隙,将胃底的大弯拉至食管的右侧(图 14-4-5)。首先将舌状胃底的后壁与已经闭合的膈肌脚缝合固定 2 针,然后将左侧的胃底与右侧的胃底包绕食管 360°相缝合,缝合进针的顺序是左侧胃底→食管前壁→右侧胃底,缝线打结(图 14-4-6)。用 4-0 普通丝线共缝合 2～3 针,包绕腹段食管的全长,最后将胃底与膈肌固定缝合 2 针。

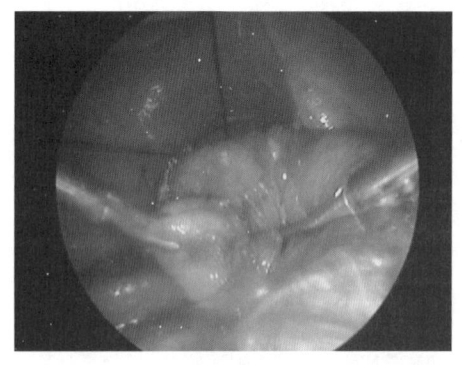

图 14-4-5

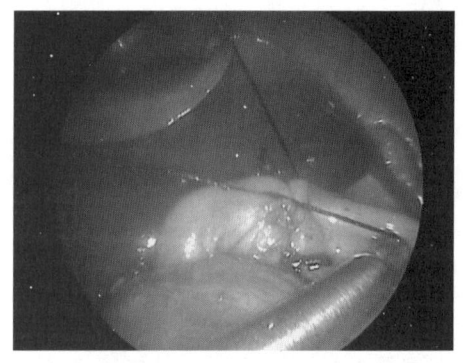

图 14-4-6

B7 检查无出血后,去除悬吊线和套管,改换普通胃管。

A3 手术关键点

B1 处理胃大弯侧血管时结扎要牢靠,一旦出血镜下很难处理。

B2 游离食管时勿伤迷走神经。

B3 大弯侧翻转包绕食管时注意勿损伤胃冠状静脉。

B4 食管裂孔紧缩要松紧适度。

B5 食管下段游离要充分,一般为 3～5cm。

B6 如术前合并胃排空延迟,应加做幽门成形术。

A4 并发症

B1 吞咽困难　常由于食管裂孔紧缩过多引起,一般可自然缓解。

B2 胃排空延迟　游离食管时如损伤迷走神经偶可导致胃排空延迟,可加做幽门成形术。

14.5　腹腔镜食管黏膜外肌层切开术(Heller手术)

贲门失弛缓症是食管神经肌肉功能失常性疾病。临床特点是吞咽时食管体部蠕动收缩无力,贲门括约肌紧张、不能松弛,食物滞留于食管腔内,食管扩大,肌肉肥厚失去张力。1917年,Heller首创的食管黏膜外肌层切开术一直是治疗贲门失弛缓症的经典治疗方法。上世纪70年代开始采用气囊扩张术,一度认为可替代食管黏膜外肌层切开手术,但术后易并发胃食管反流,病情可反复,远期疗效不满意,甚至可能并发食管狭窄及纤维化,使以后手术治疗更困难。

上世纪90年代,Pellegnini首次开展经腹腔镜手术行食管黏膜外肌层切开术,技术日臻完善,具有创伤小、疗效好、痛苦小等优点,术后早期即缓解吞咽困难,复发率低。

A1 适应证

B1 反复发作的吞咽困难或胃胸骨后灼热,经内科治疗症状无明显改善者。

B2 气囊扩张术后复发者。

A2 手术步骤

B1 平卧位,下胸部垫高,电视监视器置于手术台头部。

B2 食管内放置一较粗的胃管,以便协助术中操作,防止黏膜破损。

B3 套管放置部位如图14-5-1所示,套管直径均为5.5mm。

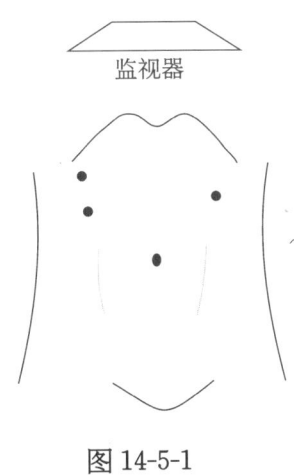

图14-5-1

B4 用剪刀将下段食管表面的膈食管韧带切开,显露食管下段,再用抓钳将食管下段夹住轻轻提起,分离钳在食管后方,向上侧钝性分离食管约 5~7cm。

B5 食管下段与胃的交界处用电钩纵行切开肌层,向深部延伸,抵达环肌层时,用剥离钩多次挑起一束肥厚的环肌纤维切断,直达肌层与黏膜之间隙(图 14-5-2)。在此间隙上下方向以分离钳或剪刀游离并剪开肌层,上至扩张的正常肌层水平,下至食管胃交界处。

B6 实施食管胃交界处肌层切开时,抓钳上提食管,充分显露贲门,胃侧肌层切开 0.5~1.0cm 左右长,以保证贲门环肌切断,必要时食管镜检查显示食管胃交界处管腔已变宽畅。

B7 提起切开的食管肌层,以剪刀或分离钳在肌层与黏膜间作钝性分离,使黏膜层充分膨出,至少达周径的 1/3(图 14-5-3)。

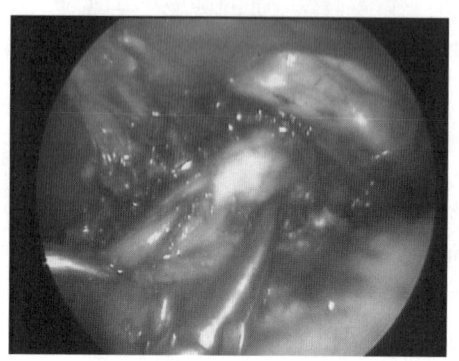

图 14-5-2

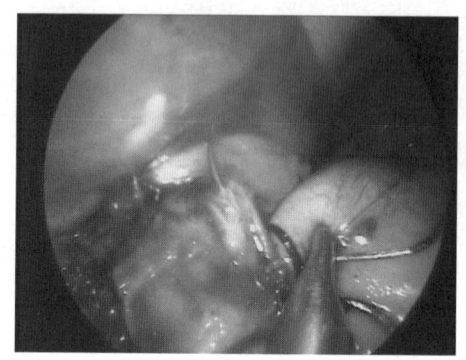

图 14-5-3

B8 腔内注入适量生理盐水浸没膨出的食管黏膜,经鼻胃管注气观察有无漏气气泡。如果黏膜层破裂,以 5-0 可吸收线修补缝合。

B9 最后将胃底前壁折叠缝合至食管前壁,两侧切开的食管肌层边缘分别与胃底浆肌层固定缝合。

A3 手术关键点

B1 食管胃交界处显露视野不佳时,可用一根长纱布条从食管外侧绕过食管,经食管内侧牵出,使食管下端及贲门暴露充分,以便于操作且不易损伤交界处黏膜。

B2 成功的关键是肌层包括贲门环肌彻底切开。食管胃交界处的肌层切开一定要超过贲门 0.5~1.0cm,否则贲门环肌切开有可能不完全、不彻底,术后仍然有吞咽困难。

B3 膨出的食管黏膜宽度须达食管周径的 1/3~1/2,否则可能使肌层切开后再愈合而复发。

A4 并发症

B1 食管黏膜损伤或破裂　最易发生于食管胃黏膜交界处,因此处食管肌层方向发生变化,黏膜菲薄,而且紧贴肌层。

B2 吞咽困难　与肌层切开不全或肌层切开长度、宽度不够有关。

B3 胃食管反流　贲门失迟缓症手术后发生反流病例文献报道不多,大多症状轻,可保守对症治疗。

14.6 腹腔镜食管裂孔疝修补术

食管裂孔疝是一种先天性膈食管裂孔发育异常。病因主要是膈食管裂孔扩大,环绕食管的膈肌脚薄弱,至使腹腔段食管、贲门、胃底,甚至其他消化道随着腹腔压力增加,经宽大的裂孔进入胸腔纵隔。食管裂孔疝分为3型,Ⅰ型为滑疝,Ⅱ型为食管旁疝,Ⅲ型为混合疝。该疾病也是导致婴儿呕吐的重要原因,常需手术治疗。

传统手术有经胸或经腹两种途径。经胸途径术野暴露清楚,易于操作。胃食管反流较严重的患儿需同时行胃底折叠术。经腹腔镜食管裂孔疝修补术自上世纪90年代开展以来,因具有中转开腹率低、术中创伤小、术后患者痛苦少、住院时间短、恢复快、疗效好的优点,目前已被广泛接受和应用。

A1 适应证

B1 有明显临床症状的滑疝,如反流性食管炎或溃疡、出血、瘢痕。

B2 食管旁疝和混合疝。

B3 食管裂孔疝有并发症时,如严重呼吸困难,急性胃扩张,消化道梗阻、穿孔、绞窄等,需急诊手术。

A2 局部解剖

食管裂孔是一个反向泪珠样的开口,位于第10胸椎水平,脊柱稍偏左,环绕食管的膈肌脚在后方与弓状韧带融合,成为裂孔后角。正常情况下,食管前方为肝左叶,右侧为肝尾叶、膈食管韧带和膈肌右脚,左侧是胃底和膈肌左脚,后方是部分膈肌左脚和弓状韧带。腹腔段食管是腹膜外器官,前面和部分侧面覆有腹膜。腹腔镜下要暴露食管裂孔,先要用无损伤拉钩把肝左外叶向上牵引,再用剪刀游离左三角韧带后,将其向右翻转方可显露。

A3 手术步骤

B1 患儿取仰卧位,左侧稍高,头端稍高。电视显示器放置于手术台头侧。

B2 全麻气管插管后,放置鼻胃管。气腹压设定在1.1~1.6kPa(8~12mmHg)。

B3 在脐部刺入气腹针腹腔充气后,脐部放置第一个套管,套管直径依据是否需要切除疝囊选用5.5mm或10.5mm。第二个套管位于左中腹脐上水平。第三个套管位于左上腹锁骨中线外侧。第四个套管位于右上腹锁骨中线肋缘稍下方。

B4 用无损伤钳将胃和网膜等疝内容物从疝囊内轻轻牵出,使之复位。

B5 食管旁疝可由部分小网膜囊进入胸腔,此时打开肝胃韧带进入小网膜囊,并辨认小网膜囊后层腹膜,该腹膜在食管右后方覆盖膈肌脚。

B6 沿膈肌裂孔处切开疝囊,从左侧向右侧用电刀分离疝囊,使其从纵隔游离下来,切除疝囊并从 10mm 套管取出,至此胃底完全复位。

B7 切除游离的疝囊后,食管胃连接部清晰可见,无损抓钳或牵拉带提起腹段食管或贲门向右前方牵拉,容易显露食管裂孔,此时游离食管后部,以延长食管。

B8 继续向前提拉食管,在其后方以 4-0 带针丝线间断缝合两侧膈肌部,以修补紧缩食管裂孔。

B9 最后做贲门胃底 360°折叠术。

B10 停止气腹,使肺膨胀,拔套管并粘贴小切口。

A4 手术关键点

B1 肝脏柔软而脆弱,牵引需格外小心,以免损伤致出血。

B2 当有小网膜囊疝入胸腔时容易被忽略而不能发现,而它正是食管旁疝复位的关键。复位需打开肝胃韧带操作,但切勿损伤胃左动、静脉的分支,以免造成出血。此外也可先将食管裂孔扩大,使左侧胸腔进气呈正压也利于疝复位。

B3 如为短食管,可在食管周围部分游离后,边向下牵拉食管,边向近端的纵隔段食管充分游离,同时还可以将食管肌层与膈肌缝合数针,确保腹腔段食管的长度不少于 1~2cm。

B4 左右膈肌脚由肌束组成,缺乏肌腱,抓持或缝合时易撕裂,术中应注意保护。

B5 术中操作困难或胃胀气时,应经鼻胃管反复抽吸气体及胃内容物,便于暴露腹腔段食管及其裂孔。

A5 并发症

B1 食管和胃损伤 多因术中操作不当造成。术中可直接修补,必要时开腹修补。

B2 出血 常因肝脏撕裂和胃左血管的分支破裂造成。

14.7 腹腔镜膈肌修补与折叠术

小儿先天性膈肌畸形是较常见的畸形,腹压增高可将部分消化器官吸进胸腔,导致肺部被压缩。哭闹增加腹压时出现发绀,甚至有膈肌反常运动、纵隔摆动。常在拍胸片时见一侧膈肌明显抬高,左胸腔有气液平而发现该病。年龄稍大的儿童或幼儿因肺活量及肺容量均减少,易出现反复呼吸道感染。膈肌位于腹腔与胸腔之间,是不成对的阔肌,呈穹隆样突向胸腔。依据其起始部位不同分为 3 部分,即胸骨部分、肋骨部分及腰椎部分。各部分肌肉的肌纤维向中心集中,移行为中心腱。3 部分肌肉相连部位常常由于发育不正常而形成薄弱或缺损,形成薄弱或肌层缺如为膈膨升,形成缺损则形成膈疝。

A1 膈肌修补术

B1 适应证 先天性膈疝。

B2 手术步骤

C1 采用 4 个套管技术(图 14-7-1)。

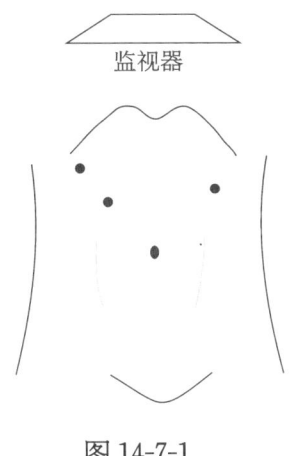

图 14-7-1

C2 用无损伤钳将疝内容(如肠管和脾脏)还纳入腹腔。显示疝囊颈(图 14-7-2)。

C3 在疝囊颈水平用电刀或电钩切开疝囊内层的腹膜(图 14-7-3),将疝囊游离切除(图 14-7-4)。

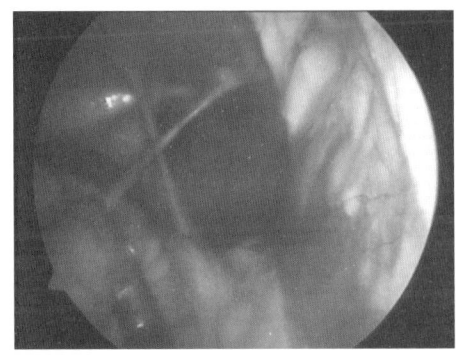

图 14-7-2

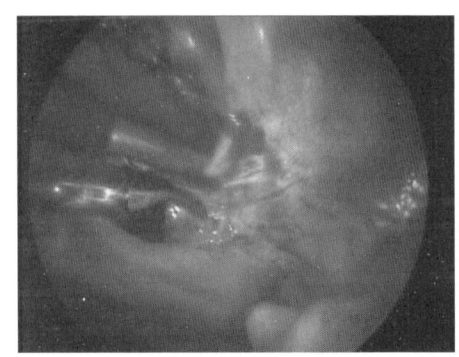

图 14-7-3

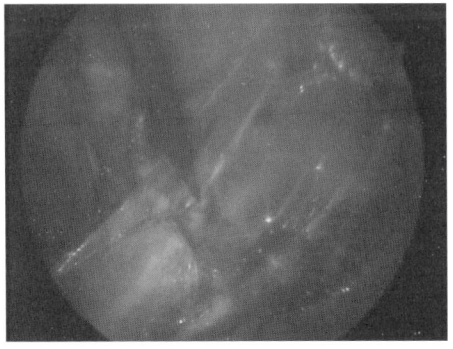

图 14-7-4

C4 以 2-0 带针丝线穿腹壁导入腹腔,线尾留于腹壁外以便于缝合后提拉牵引。由左后向右前方向对合连续全层或间断缝合疝环裂孔,针距 0.5cm(图 14-7-5,14-7-6)。不放胸腔闭式引流。

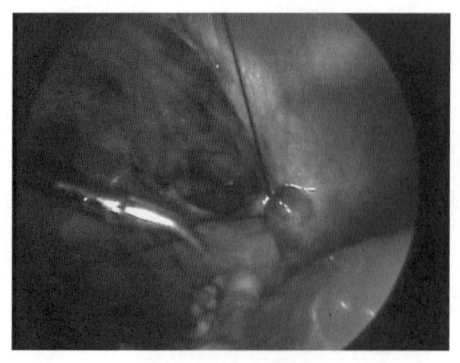

图 14-7-5

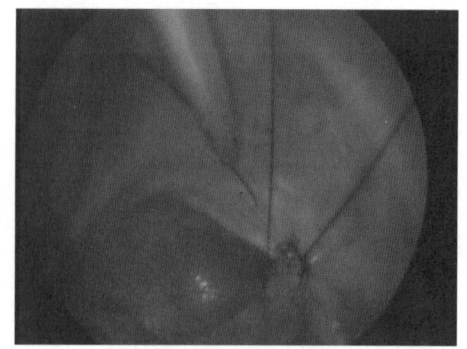

图 14-7-6

A2 膈肌折叠术

    B1 适应证　膈形升畸形。

    B2 手术步骤

        C1 使用 4 个套管技术(图 14-7-1)。

        C2 将肝圆韧带和肝镰状韧带断离(图 14-7-7)，辨别膈肌的膜部及周边的肌性部分。

        C3 穿腹壁导入 2-0 带针丝线，首先从膈肌的外侧边缘由后外至前内方向对合缝合膈肌的肌性部分边缘(图 14-7-8)，缝针像距 0.5cm 左右，针距为 1.5cm，间断或连续缝合。如果膈膨隆的患儿膈肌折叠一层后仍然松弛，术中再次加固折叠缝合一层。

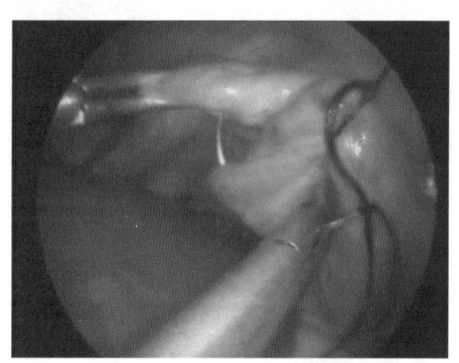

图 14-7-7

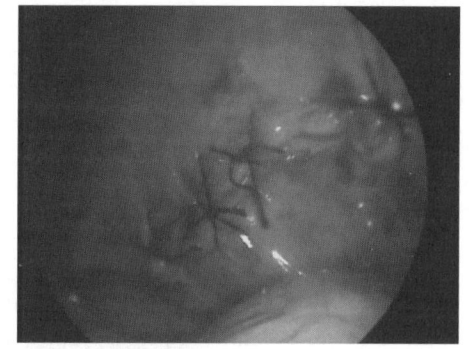

图 14-7-8

A3 手术关键点

    B1 手术中要调节体位保持头高位，使肝、脾及肠管垂下，腹腔低压气腹状态下即可清晰暴露膈下区域。

    B2 因为膈肌向上隆起，选择套管置入部位时要靠近肋缘，不可像其他上腹部手术将套管放于中下腹部，这样会使器械距离病变部位过远，造成操作不便。

（余奇志、李　龙）

14.8 腹腔镜幽门环肌切开术

先天性肥厚性幽门狭窄是小儿外科常见病,幽门环肌切开术是最满意的治疗方法。在1991年,美国的Alain等报告了经腹腔镜进行该手术成功后,国外及国内许多医生相继采用了此术式并取得了良好的疗效。

幽门位于胃窦和十二指肠球部之间,由于幽门肌层明显肥厚,使幽门外观呈橄榄形。在横切面上可见周围是肥厚的幽门环肌,中央是被挤压的幽门管黏膜;在纵切面上可见肥厚的幽门肌层在胃端逐渐变薄,而在十二指肠端突然中断消失。

A1 适应证

明确诊断为先天性肥厚性幽门狭窄的患儿。

A2 手术步骤

先于脐部作切口,置入5mm的套管并充入二氧化碳,压力0.8~1.1kPa(6~8mmHg)即可。在腹腔镜监视器下于双侧肋缘下锁骨中线处各放置一个5mm的套管(图14-8-1)。由术者及助手配合以无创抓钳沿胃大弯向下找到幽门,并显露其表面的少血管区。助手在右侧以无齿抓钳钳夹十二指肠侧的肠管将幽门固定(图14-8-2),术者用电刀在幽门无血管区纵行切开浆肌层,以专用分离钳(或普通钝头弯钳)沿幽门纵轴方向将幽门环肌钝性分开(图14-8-3),直至幽门管黏膜完全膨出(图14-8-4)。此时可由胃管向胃内注气,一方面检查幽门黏膜是否完全膨出,发现不能膨出处说明幽门环肌分离不完全,应再予分离;另一方面要注意是否有气泡或肠液冒出,若有则说明有黏膜破损。确定幽门环肌分离完全、无破损后,创面电凝止血,放出腹腔内气体,缝合伤口,即可结束手术。

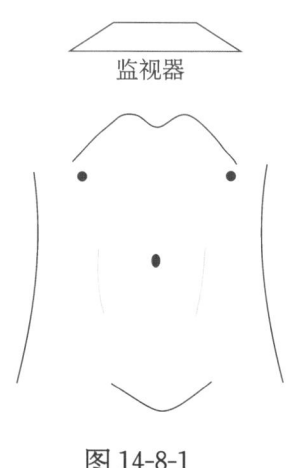

图14-8-1

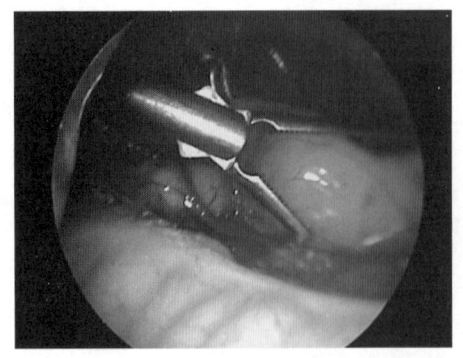
图 14-8-2

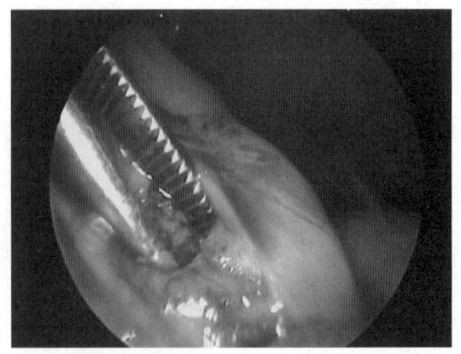
图 14-8-3

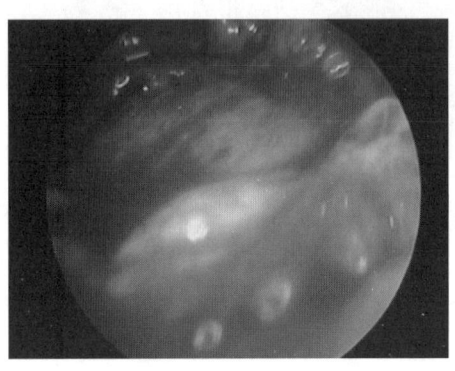
图 14-8-4

A3 手术关键点

B1 在双侧肋缘下锁骨中线处放置套管器械有利手术操作。

B2 进行幽门肌层钝性分离时动作应轻柔、缓慢,以免损伤幽门管黏膜导致穿孔,必要时可从两侧交替向对侧分离。

B3 向胃管内注气检查幽门管黏膜膨出是否完全以及是否有穿孔是手术结束前必须的步骤。

A4 并发症

B1 幽门黏膜穿孔　术中发现后应给予修补,根据术者腹腔镜手术的经验选择经腹腔镜或中转开腹手术缝合。以 5-0 可吸收缝线缝合破损黏膜,表面以大网膜或幽门肌瓣覆盖。

B2 手术后呕吐不缓解　应考虑以下原因:①幽门黏膜水肿。②合并胃食管反流。③手术后胃扩张。④幽门环肌切开不完全。首先应给予保守治疗,必要时做上消化道造影复查,谨慎考虑再次手术。

(刘　钢、李　龙)

14.9 腹腔镜肠旋转不良 Ladd 手术

先天性肠旋转不良多数在新生儿期发病,也有部分病例发生在婴幼儿或儿童期。表现为上消化道梗阻。X 线钡餐和钡灌肠检查对本病具有诊断意义,盲肠位于右上腹即可以确定诊断。超声多普勒检查时,先天性肠旋转不良存在肠系膜上动静脉位置颠倒。腹腔镜检查可以提供另一种创伤较小的检查方法,并可同时进行手术治疗。1995 年 Vander Dee 等首先介绍了腹腔镜 Ladd 手术,此后 Waldhausen(1996)、Bass(1998)、Yamashita(1999)等均有报道。目前此手术已经得到许多小儿外科医生的认可,并得以推广。

A1 适应证

肠旋转不良不合并其他消化道畸形者。

A2 手术步骤

B1 头高位,3 个套管技术(图 14-9-1)。

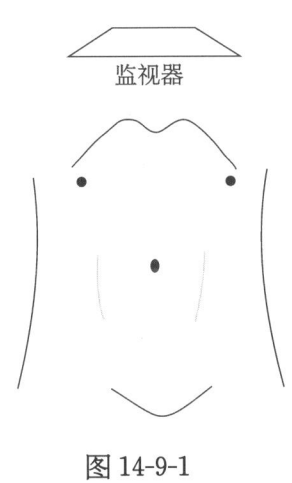

图 14-9-1

B2 镜下探查常常看到中肠扭转(图 14-9-2)。扭转复位后可以显示 Ladd 韧带(图 14-9-3)。找到扩张的十二指肠梗阻近端,排除其他引起梗阻的原因,如环状胰腺、十二指肠膜状闭锁等。

B3 在右上腹找到阑尾,用无损伤抓钳牵拉盲肠根部,松解其与后腹壁的固着组织(即 Ladd 索带)。

B4 继续将盲肠向左游离,直至越过十二指肠前方。此过程中注意勿损伤结肠系膜血管。

B5 将盲肠置于左上腹,也可同时作阑尾切除。

B6 继续松解十二指肠前方索带,直至梗阻处及远端扩张。此时十二指肠伸直,原来的 C 形结构消失。

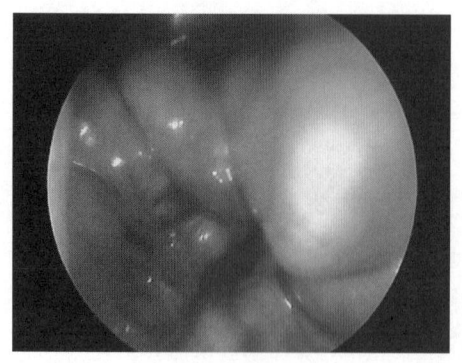

图 14-9-2

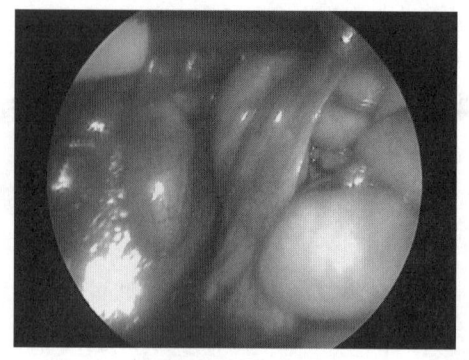

图 14-9-3

B7 将全部小肠置于右腹。

B8 如有系膜裂孔应予以关闭。

A3 手术关键点

B1 新生儿期手术时,第一个套管应采取开放式放置技术,以避免损伤肝脏及肠管。放置位置宜选择在下腹正中,这样镜下视野可以广一些,利于探查。

B2 探查时要注意是否合并中肠扭转,如有明确的扭转可以在腹腔内复位。如果粘连严重或肠壁水肿以及探查不清楚时转开腹手术。

B3 游离盲肠时注意分清系膜和索带,勿伤及系膜血管,尤其是结肠中动脉和肠系膜上血管。

B4 腔镜下牵拉肠管时要轻柔。新生儿肠管极易损伤,如果浆膜损伤应予以修补。

A4 并发症

B1 肠梗阻　松解不完全或肠管粘连严重时可有不全肠梗阻表现。

B2 肠内疝　系膜裂孔关闭不全偶可出现肠内疝。

14.10　腹腔镜粘连性肠梗阻松解术

粘连性肠梗阻是腹部外科的常见疾病,保守治疗效果欠佳;开腹手术虽然能够解除梗阻,但创伤大而且术后再粘连发生率高。腹腔镜技术的开展为粘连性肠梗阻的治疗提供了另一种方法,近年来国内外文献已有相当多的报道。

腹腔镜粘连性肠梗阻松解手术的优点在于腹腔镜检查不受体态肥胖、腹壁肥厚等因素的影响,而且视野广、清晰放大并有良好的照明,能清楚地观察到开腹手术不易观察到的部位,可对腹腔进行全面探查,作出较为准确的术中诊断,可辅助手术方案的选择。腹腔镜手术不需开腹,避免了肠管等腹内脏器暴露于干燥的空气中,并减少对肠管的机械、物理刺激,术中对内脏器官的干扰少,术后患者下床活动早,胃肠功能恢复快,可降低粘连性肠梗阻的复发率。

粘连性肠梗阻的粘连情况各异,常见的有:①网膜与原切口形成束状粘连。②肠管与原切口粘连成角。③肠管间粘连扭转成角。④肠管腹壁网膜间广泛粘连。手术方法常需根据具体情况而定。手术以解除引起梗阻的粘连带为目的,不必过多地松解粘连。

A1 适应证

单纯粘连性肠梗阻保守治疗无效或反复发作者,特别是立位 X 线腹部平片显示固定扩张的肠襻者。

A2 手术步骤及关键点

B1 穿刺孔的选择　原则上第一个套管应距离原切口 6cm 以上,并尽可能选在脐部周围,直视开放式置入套管针。

B2 分离肠管与腹壁的粘连　重点观察和处理瘢痕处的粘连(图 14-10-1),分离时应遵循"宁伤腹壁,勿伤肠管"的原则,尽可能保留肠管的完整性(图 14-10-2,14-10-3)。腹壁创面可以电凝、压迫止血(图 14-10-4),肠管创面止血应以压迫缝合止血为主。

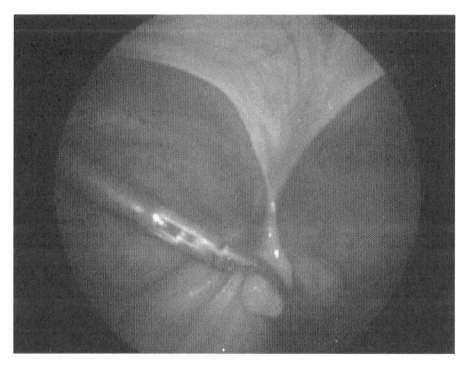

图 14-10-1

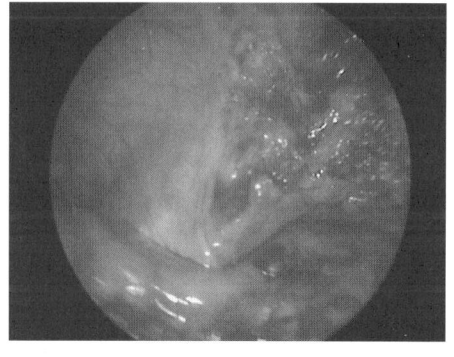

图 14-10-2

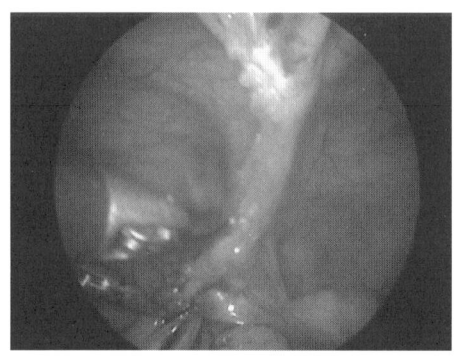

图 14-10-3

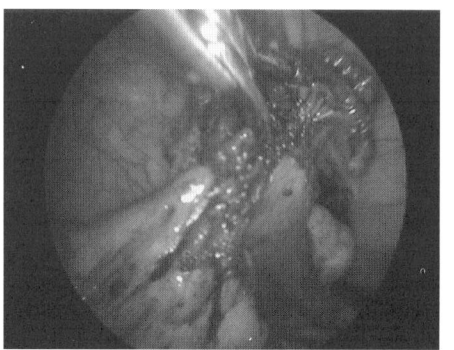

图 14-10-4

B3 粘连松解后要彻底探查腹腔　防止可能造成漏的肠管损伤或粘连索条,并彻底冲洗腹腔。

　　B4 预防再粘连　也可在手术结束前留置防粘连药物如透明质酸酶等以预防再粘连。

　A3　并发症

　　B1 术后肠粘连和梗阻。

　　B2 肠管损伤、破裂、腹膜炎。

　　B3 粘连广泛，腹腔镜手术无法实施时转开腹手术。

（黄柳明、李　龙）

14.11　腹腔镜阑尾切除术

　　Semm 于 1983 年报道首例腹腔镜阑尾切除术，为阑尾切除术提供了一种新的方法。这一操作已越来越多地被临床医生采用。用腹腔镜治疗阑尾炎与普通方法相比具有独特的优越性，该手术安全、可靠、创伤小、痛苦轻、恢复快，减少了腹腔粘连的机会。对于难以确诊、怀疑有阑尾炎的病例，采用腹腔镜检查明确诊断是一种较好的诊断方式，确诊率达 100%，优于 B 超和 CT 等检查。

　A1　适应证

　　B1 慢性阑尾炎。

　　B2 急性单纯性阑尾炎。

　　B3 急性化脓性及坏疽穿孔性阑尾炎。

　　B4 疑有急性阑尾炎可能，又难以确诊的病例。

　A2　手术步骤

　　B1 患者取仰卧位。

　　B2 放置套管。

　　　C1 在脐环正中做纵向切口，长 5～10mm，切开皮肤、腹壁筋膜层，勿切透腹膜。术者和助手向上提起腹壁，垂直缓慢插入气腹针，试验腹腔内负压后，注入二氧化碳气体，制造 1.5kPa 人工气腹，拔出气腹针。原切口插入套管，导入腹腔镜。

　　　C2 在腹腔镜引导下，于左下腹少血管区作 5mm 切口，插入 5mm 套管，在刺入腹腔时穿刺套管的尖端必须一直在视野中。术者和助手提起腹壁，垂直于腹壁小心插入套管，不应斜穿腹壁。自套管内放置操作器械。

　　　C3 腹腔镜引导下，耻骨上穿刺置入 5mm 套管，注意避免损伤膀胱。一般情况下此 3 个套管可完成手术。

　　B3 探查腹腔　在腹腔镜检查腹部时应确定阑尾的位置，并排除其他疾病的可能，小肠、结肠及女性的盆腔器官都应被检查到。如果发现有其他疾病导致的腹腔内炎症,应作相应的处理。急性阑尾炎探查时通常可立即清楚地看到右下腹存在病变,有时在盆腔可见到云雾状的渗液或脓液。如果右下腹显示不佳,可将手术台向左侧旋转,并抬高右侧,使小肠利用重力下移,以便显露盲肠和阑尾。

B4 游离阑尾　阑尾炎症时常与周围组织发生粘连,将阑尾根部及系膜分离显露清楚,才能将其顺利切除。经耻骨上套管插入一把组织固定钳,钳住阑尾体或尖端。经左下腹套管插入另一把组织钳,钝性分离炎性的粘连。某些粘连偶尔需作锐性分离,或用双极电刀仔细凝切。

B5 处理阑尾系膜　阑尾系膜周围粘连被完全松解后,提起阑尾,使阑尾系膜展开,用弯钳在阑尾系膜靠近阑尾根部无血管的部位戳孔(图14-11-1),孔的大小依据处理系膜的方法而定。经腹壁穿入针线结扎阑尾的根部(图14-11-2),然后将阑尾及盲肠悬吊在腹壁,以便显露系膜(图14-11-3)。目前较牢固地处理阑尾系膜的方法包括腹腔内丝线结扎、双极电凝、施夹、结扎线体外打结结扎、预制环状结扎带及内镜钉合器等。我们出于减少手术费用的考虑,大都采用腹腔镜内丝线结扎(图14-11-4)。采用施夹的方法时,应根据系膜的情况选择长度合适的夹子,在离断系膜之前应观察系膜是否完全被夹住。

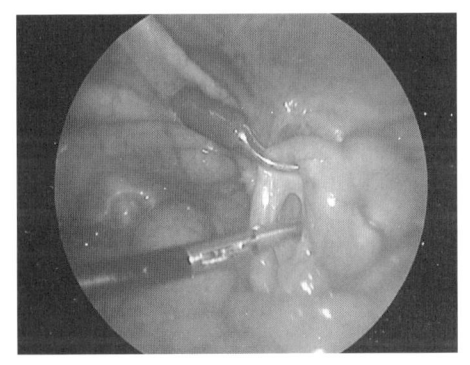

图14-11-1

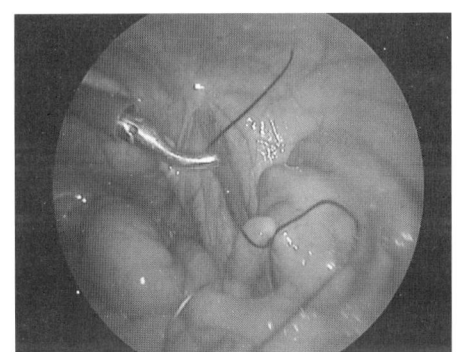

图14-11-2

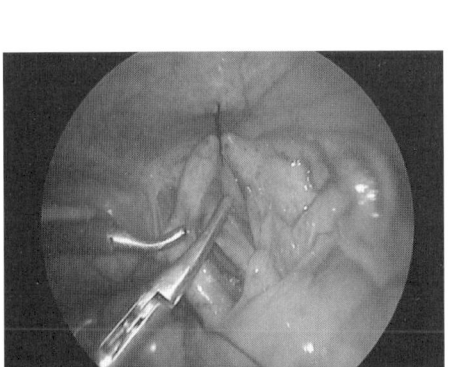

图14-11-3

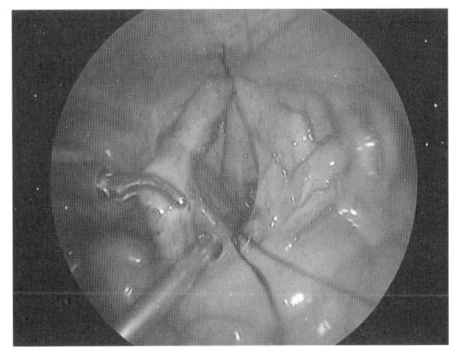

图14-11-4

B6 切除阑尾 用组织钳提起阑尾,清楚地显露阑尾根部。用丝线(1-0 或 4-0)于阑尾根部作两道环扎,用电刀或内镜剪在两环扎间切断阑尾(图 14-11-5);也可用施夹或内镜钉合器的方式处理阑尾根部。内镜钉合器方法简单、可靠,但增加了费用。

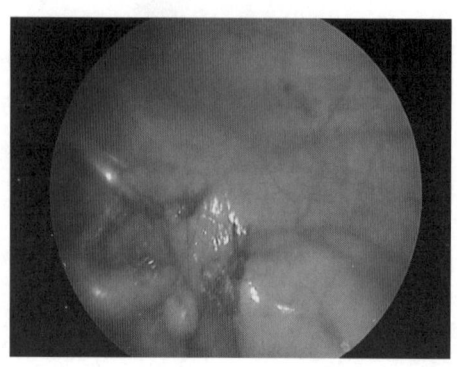

图 14-11-5

B7 取出阑尾 标本应从脐部套管中取出。如果阑尾太粗或已穿孔,不能通过套管,可将一标本袋经套管放入腹腔,把阑尾装入袋内,然后将其拖至脐部套管内到感觉有抵抗感为止。然后拔出套管,使袋的颈部露出腹壁,将其拖出切口。

B8 检查手术区域 取出阑尾后重新建立气腹,仔细检查阑尾以及系膜残端有无出血点。对阑尾坏死或穿孔的病例必须注意检查有无粪石残留。腹腔内遗留的粪石常成为脓肿的核心,需再次手术。右下腹有少量渗液者应彻底吸净,但不必放引流。腹膜炎严重或脓肿形成者应行腹腔冲洗,必要时放置腹腔引流。

B9 拔出套管,缝合切口 耻骨上及左下腹套管的操作器械应该在腹腔镜直视下撤出,以防止损伤腹壁下静脉,然后拔出套管。将腹腔镜从脐部套管拔出,用手轻轻挤压腹部,排净腹腔内气体,拔出套管。所有穿刺处的筋膜均应缝合。因小儿腹壁较薄,穿刺处有发生疝的可能,我们通常采用可吸收线间断缝合筋膜和皮下,伤口用创可贴覆盖。

A3 手术关键点

B1 插入气腹针和套管 正确作好气腹是手术成功的关键。虽然现今使用的气腹针本身有自动复位保护针尖的安全结构,但如插入时方向不对或用力过猛,仍存在刺伤腹腔内器官或大血管的可能性,造成严重的并发症,甚至危及患者的生命。插入气腹针时术者右手紧握针干远端 1/3,左手和助手将腹壁尽可能向上提起,以扩大腹壁与腹腔内脏的空间距离,用手腕力量垂直方向缓缓进针。通常会有落空感觉,表示针已进入腹腔内。因小儿腹壁薄弱且弹性好,容易将仅刺到皮下的针误认为已进入腹腔,此时注入二氧化碳可引起皮下气肿,故穿刺后应常规进行腹腔负压试验,证实气腹针进入腹腔后再注气,否则应调整气腹针的深度及方向。插入下腹部套管时其尖端必须一直在腹腔镜的视野中。尽量提高穿刺点附近的腹壁,垂直于腹壁插入套管,不应仅靠注气使腹壁远离内脏而插入套管。

B2 找阑尾的方法 盲肠前位的阑尾很容易显露,在腹腔镜探查腹腔时就可发现。如果寻找阑尾困难时我们建议首先在外观正常的盲肠上找到升结肠,然后沿盲肠向下找到阑尾根部。如果这样寻找也有困难,可顺着回肠末端直至找到侧腹壁附着带,锐性分离这些附着带,游离至回盲肠结合处,此处通常为阑尾末端所在处。除非阑尾完全位于盲肠后位,一般此两种方法均可找到阑尾。如果阑尾为盲肠后位时,可用抓钳及剪刀沿着侧腹膜游离,要尽可能少用电灼,以免损伤输尿管、结肠、血管等组织,直至分离出阑尾。

B3 分离阑尾 急性单纯性阑尾炎一般无明显粘连,分离很容易。炎症明显的阑尾炎组织较脆,在分离过程中应防止弄破或拉断阑尾。中度炎症的阑尾炎可用无创伤组织钳轻轻地夹住阑尾进行分离。当炎症严重时,可用环状结扎带结扎,但结扎不宜过紧,这样可以使术者较大幅度地提起阑尾进行分离,避免了直接钳夹弄破阑尾的可能。

B4 逆行切除阑尾 对盲肠后位阑尾炎或阑尾尖端炎症明显且位于炎性肿块中,游离阑尾系膜变得困难时需要逆行切除阑尾。先在阑尾系膜根部用弯钳打孔,经此孔插入结扎线,结扎阑尾根部,夹住其切除端,分离切除阑尾及系膜。在牵引阑尾系膜时应特别小心,以防撕破血管引起出血。

B5 冲洗腹腔及放置引流 在腹腔内炎症明显时应冲洗腹腔,选择局部冲洗是不可取的,因为由于气腹或器械的使用可引起化脓物质的传播。应彻底冲洗腹腔,在冲洗之前将患儿体位置于头稍高位,以免冲洗液流入上腹。用生理盐水冲洗盆腔以及下腹部,尽可能吸净冲洗液。如果上腹部有脓液,膈下间隙应仔细冲洗,可通过控制手术台位置以利于尽量吸净液体。对于一些患儿腹腔置管引流是必要的,通常采用闭合负压式引流。将引流管从最大的套管放入腹腔,从右下腹套管孔带出,或另作切口从下腹引出,并缝合固定。

B6 中转开腹时机的选择 对一些阑尾穿孔或形成局限性脓肿的病例,腹腔镜治疗仍有争议,但只要按照外科手术基本原则处理,腹腔镜手术是安全可行的。但在必要时中转开腹手术也是一种及时准确的手术方法。在以下情况下应考虑中转开腹手术:①阑尾穿孔形成局限性脓肿的病例。②阑尾根部坏死并涉及盲肠者。③阑尾炎症较重,邻近组织结构被炎症波及,间隙已模糊不清时。④发生不明原因的不可控制的出血时。⑤手术时间过长或手术技巧不足时。

A4 并发症

B1 切口感染 多发生在炎症较严重的病例和拖出阑尾的套管切口。一旦发现切口红肿、有分泌物时,应拆除缝线以利引流。适当应用抗生素以及换药处理。

B2 腹腔脏器及血管的损伤 多由于气腹针或套管穿刺不当所致。术中严格按照常规操作可避免引起损伤。一旦发生应中转开腹手术。

B3 腹腔脓肿 从大多数病例报告看,开腹手术发生切口感染的概率较腹腔镜手术高。当患者应用抗生素5～7天后,仍有发热、白细胞升高、不全性肠梗阻表现时,应考虑有腹腔脓肿的可能,做B超可明确诊断。一旦有盆腔脓肿,可在B超的引导下行穿刺引流,其治愈率接近100%。

B4 术后疼痛 主要是由于腹腔内残留二氧化碳气体所致。手术后尽可能排净腹腔内的二氧化碳气体可有效地防止术后疼痛，必要时可服用止痛药物。

B5 阑尾残端瘘 多因阑尾根部炎症较重、炎症波及盲肠、水肿明显、阑尾残端处理不满意所致，此种情况以中转开腹为宜。另外，阑尾根部施夹切除阑尾，夹子脱落可造成残端瘘。

14.12 腹腔镜 Meckel 憩室切除术

Meckel 憩室是一种较常见的小肠发育畸形，为胚胎期卵黄管残余所致，发病率为1.5%～3%。Meckel 憩室通常位于距回盲瓣100cm 的回肠壁上，憩室内一般被覆回肠黏膜，约1/4～1/3 的憩室内有迷生组织，以胃黏膜最为多见。

大约4%的 Meckel 憩室出现症状，包括消化性溃疡出血、肠穿孔、肠梗阻、憩室炎症、肠套叠等。Meckel 憩室的外科治疗一般只适用于有症状的患者，根据憩室的情况行憩室切除或肠段切除吻合。

Meckel 憩室的临床表现常与其他疾病混淆，因此术前很难明确诊断。^{99m}Tc 核素扫描可以帮助诊断。腹腔镜技术的开展为消化道出血或疑似 Meckel 憩室的患者提供了一种极好的检查手段，并可进一步施行治疗。自1992年 Attwood 等人首次用腹腔镜切除 Meckel 憩室以来，已有大量报道。应用腹腔镜处理 Meckel 憩室的优点在于能够明确诊断，而且创伤小、恢复快、疼痛轻。

A1 适应证

B1 Meckel 憩室炎者。

B2 Meckel 憩室出血者。

B3 Meckel 憩室引起肠梗阻者。

A2 手术步骤

B1 体位 患儿仰卧位，头略低小于15°，术者站在患儿左侧，助手位于右侧。

B2 放置套管 脐部作切口放置5mm 套管（图14-12-1），置入腹腔镜。右侧腹放置另一5mm 套管，置入操作器械。如果手术在腹腔外操作，扩大脐部穿刺孔，将病变肠管拖出体外。若手术在腹腔镜内进行，需在下腹部中线再放置一个套管。

B3 单纯腹腔内 Meckel 憩室的切除 如 Meckel 憩室基底部狭窄，可选择腹腔内切除憩室，在憩室根部用内镜钉合器钉合切割。

B4 腹腔外切除 Meckel 憩室 经脐部套管用抓持钳夹住憩室（图14-12-2），然后根据肠管的直径扩大脐部切口至1.5～2cm，将肠管拖出腹壁外（图14-12-3），切除憩室吻合肠管后（图14-12-4），将其放回腹腔，缝合肠壁切口（图14-12-5）。

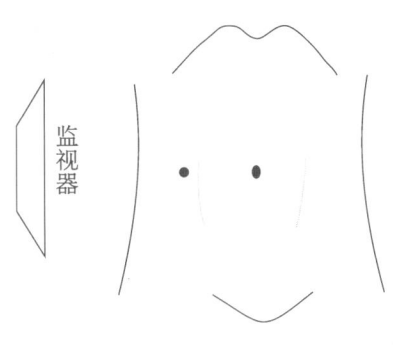

图 14-12-1

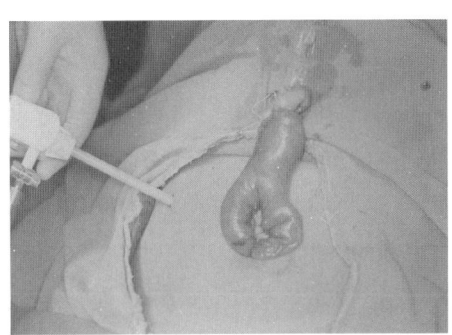

图 14-12-2　　　　　　　　　　　图 14-12-3

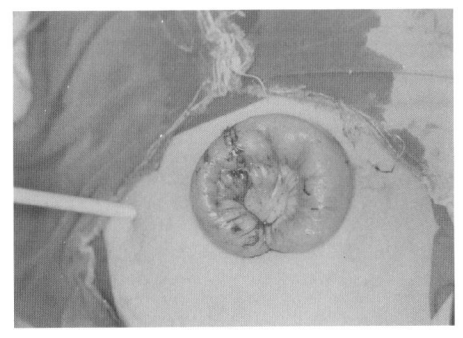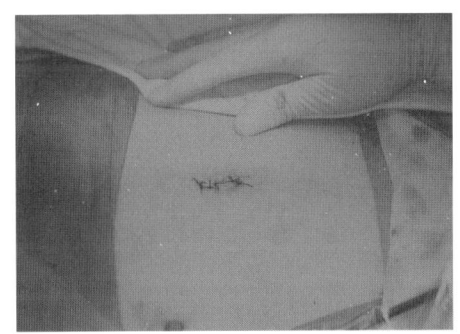

图 14-12-4　　　　　　　　　　　图 14-12-5

A3　手术关键点

B1　分离粘连　如果 Meckel 憩室与周围肠管或网膜有粘连，需用抓持钳牵引使肠管形成一定张力，用分离剪或者超声刀进行分离，如有浆肌层损伤，可用 3-0 线进行横向缝合修补。

B2　肠段切除　如需在 Meckel 憩室处做肠段切除时，必须透过系膜照明检查系膜血管走行情况，然后分离、切断切除段肠管系膜。

B3　腹腔冲洗　如果 Meckel 憩室有明显的腹腔内渗出或合并穿孔时，须用生理盐水冲洗腹腔，必要时放置腹腔引流管。

A4 并发症

B1 肠管损伤 手术过程中若造成的肠管创伤性损伤、穿孔,常在术后 24～48 小时内出现相应的症状和体征,而使用电刀或电凝造成的热损伤性肠穿孔多在术后 3～10 天出现腹膜炎症状。

B2 肠粘连梗阻 像开腹手术一样,术后也可能发生肠粘连梗阻。腹腔镜手术创伤小、恢复快,患者可早期下床活动以减少肠粘连的机会。绝大多数术后粘连性肠梗阻可采用非手术治疗。

14.13 腹腔镜巨结肠根治术

先天性巨结肠是小儿外科常见疾病,其病因是结肠远端神经节细胞缺乏,导致肠管痉挛,形成功能性肠梗阻。根据临床类型,先天性巨结肠分为短段型、常见型、长段型和全结肠型。先天性巨结肠的主要临床表现有排便困难、腹胀,钡灌肠检查可见明显的痉挛段。治疗方法为手术切除病变段肠管。传统的开腹手术方法创伤大,恢复慢。随着微创外科观念的推广和操作技术的提高,腹腔镜治疗先天性巨结肠也得到了研究和发展。美国学者 Curran 从 1994 年开始进行腹腔镜治疗先天性巨结肠的动物实验和临床应用,开创了腹腔镜治疗先天性巨结肠的先河。腹腔镜先天性巨结肠根治术的优点为创伤小,并发症少,术后恢复快,治疗效果满意。

A1 适应证

先天性巨结肠。

A2 手术步骤

B1 体位 患儿仰卧位于缩短的手术台一端,臀部垫高 15°。腹部、臀部、会阴部及双下肢消毒,并用无菌巾包裹双下肢,以利于手术操作和体位改变为截石位。

B2 放置套管 共放置 3 个 5mm 套管(图 14-13-1)。第一个置于左上腹锁骨中线肋缘下,从此管置入腹腔镜。另两个套管置于脐窝和平脐水平左腹直肌外缘处,置入操作器械。

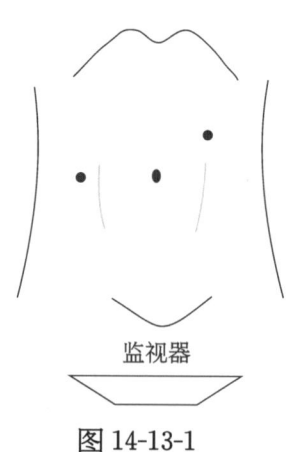

图 14-13-1

B3 探查腹腔确定手术切除范围 检查腹腔后,找到移行段和扩张段,活检确定手术切除的范围(图 14-13-2)。

B4 离断切除肠管的系膜 分离打开结肠系膜,结扎切断或用双极电刀离断结肠系膜的血管(图 14-13-3),松解降结肠侧韧带(图 14-13-4)。根据需要决定系膜血管的离断水平和范围,使切除段肠管游离。切开分离直肠腹膜反折处,紧贴直肠壁处理系膜血管,用钛夹夹闭。直肠后方疏松组织用血管钳分离。检查没有意外损伤和活动性出血后,撤除套管内器械,放出腹腔内气体,手术转向肛门处施行。

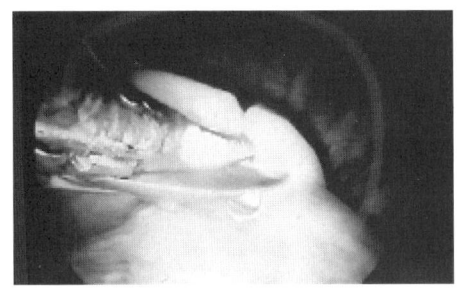

图 14-13-2

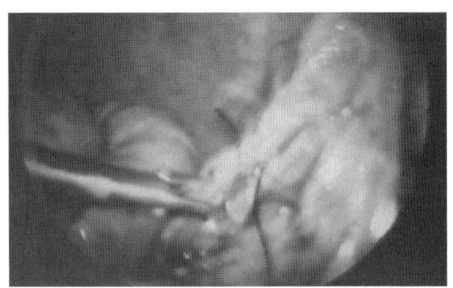

图 14-13-3

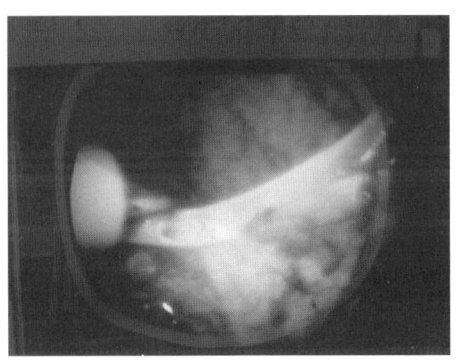

图 14-13-4

B5 拖出切除段肠管 将患儿双腿抬高至腹部水平以上(截石位)。肛门四周用缝线牵引使肛门外翻。于齿状线处环行切开黏膜,将黏膜与其肌套分离,直至盆底腹膜反折处环行切开肌套管,将已游离的切除段肠管拖出(图 14-13-5,14-13-6)。

B6 结肠切除,结肠肛管吻合 首先切除直肠后壁 1/2 圈的肌套,按原定的切除范围切除拖出的结肠管,用 5-0 可吸收缝线将全层结肠与齿状线切缘间断缝合。使肠管系膜缘在后正中线位置,防止结肠扭转。

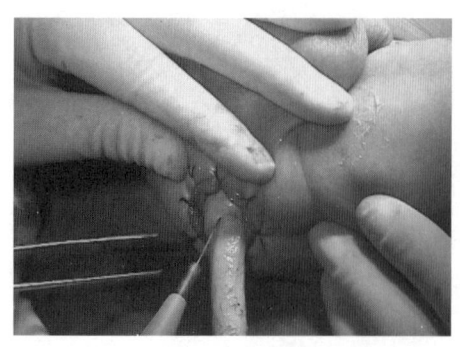

图 14-13-5

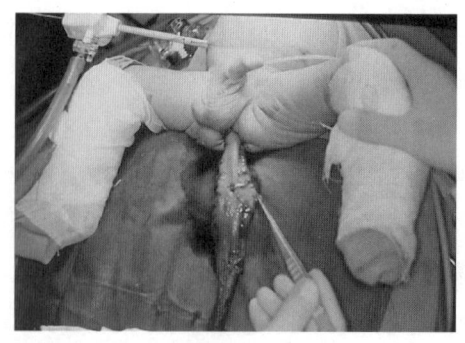

图 14-13-6

A3 手术关键点

B1 系膜血管的分离 在分离系膜血管前,必须先确定切除结肠的范围,根据需要决定系膜血管的离断水平和范围,确保吻合口血供良好无张力。

B2 游离结肠脾曲 如果结肠切除范围需要游离脾曲时,通常从脾曲的后侧面开始游离,可以加快脾曲的完全游离。此时需小心地牵引,以显露侧腹膜和结肠之间的平面。脾曲从其头侧的脾结肠韧带附着游离后,向中线方向将大网膜从横结肠上分离,其游离长度应足以使肛门处无张力缝合。在分离脾曲过程中必须辨清解剖关系,勿损伤脾静脉。牵拉时要轻柔,以免撕裂血管造成出血。

B3 左侧输尿管的保护 在分离乙状结肠系膜时,需确认左侧输尿管的位置,必要时将其牵引开,以免损伤。

A4 并发症

B1 出血 术中牵拉或分离操作一定要轻柔,以免撕裂血管造成出血。须在血管分离清晰后结扎或施夹切断,避免因血管周围组织过多夹闭不牢造成脱落出血。

B2 输尿管损伤 术中应确认左输尿管位置并妥加保护。在施夹前应先检查左输尿管,确保不会被损伤。

(贾 钧、李 龙)

14.14 腹腔镜高位肛门闭锁肛门成形术

高位肛门闭锁是小儿常见的消化道畸形之一,常规分 3 期手术治疗。首先于新生儿期行乙状结肠或横结肠双孔造瘘术,解决排便问题;6 个月后行腹骶会阴或后纵入路肛门成形术;待伤口愈合和扩肛 3 个月后,再行关瘘手术。这样患儿常常要在 1 岁左右才能结束治疗,不但手术打击大,疗程长,遭受多次手术的痛苦,而且要忍受造瘘和直肠尿道瘘长期存在导致的泌尿系感染及高氯血症等并发症的痛苦。

排便控制功能不良是高位肛门闭锁患儿术后最常见的并发症。研究显示,肛门闭锁患儿术后的排便功能主要取决于如下几方面因素:①盆底肌和肛门外括约肌的发育情况。②直肠是否准确地位于横纹肌复合体的中心。③手术操作过程对肌肉的损伤程度。为此人们提出了经骶部切口和后纵入路切口来充分显露这些肌肉,然后准确地将直肠固定于肌肉的中心。然而这些手术同时也因为劈开肌肉对患儿造成了损伤,而且需要结肠造瘘做保驾,避免切口感染。尽管目前广泛采用的后纵入路肛门成形术已经大大地提高了手术效果,但是仍有20%~50%的高位肛门闭锁患儿术后发生污便和大便失禁等并发症。近年来肛门成形术后便秘已逐渐引起重视,许多学者提出其与直肠蠕动力差、肠神经元发育不良和间质细胞发育不良等先天异常有关,主张切除扩张肠管是治疗的有效方法。

腹腔镜辅助肛门成形术由 Georgeson 等于 2000 年首次报告,显示了腹腔镜在肛门成形术中有重要的应用价值:①对患儿损伤小,术后恢复快,让新生儿能够承受整个手术的打击,使一期肛门成形术成为可能。②由于高位肛门闭锁患儿直肠尿道瘘多位于尿道的前列腺部,无论是开腹手术还是经会阴手术均显露困难,不易准确修补,这也是高位肛门闭锁患儿术后尿瘘容易复发的原因之一。而腹腔镜镜头可以轻而易举地深入盆腔,清晰地显示瘘管部的解剖,有利于准确地分离和结扎瘘管,避免尿道损伤。因此到目前为止,尚未见到腹腔镜肛门成形术后尿瘘复发的报道。③有利于从盆底侧准确地辨认横纹肌复合体纵肌漏斗的中心,利用腹腔镜的放大功能可以从盆面观看到两侧耻骨尾骨肌肌腹的中心点,同时再配合电刺激进一步显示肌肉的收缩中心,指导该肌从盆底脱出的隧道准确地位于肌肉中心,减少了对周围骨肉的损伤。这可能是该手术后排便控制功能良好的一个重要原因。④女孩的一穴肛畸形常常合并卵巢、子宫和阴道畸形,其治疗仍然是小儿外科领域的难点。过去因为开腹手术侵袭大,患儿难以承受,人们一直主张分期手术,逐步解决尿道、直肠和阴道畸形。腹腔镜有利于全面地了解腹腔内情况,对阴道和子宫的变异及时采取正确的治疗方案,并且具备微侵袭的特点,让患儿能够承受一次性泌尿生殖和直肠系统成形手术。⑤对新生儿期已经行乙状结肠造瘘后的幼儿,腹腔镜辅助可以减少手术对盆腔的干扰,准确地将肠管从横纹肌复合体纵肌的中心拖出,缩小了腹部切口的长度。

A1 适应证

高位和中位肛门闭锁(包括已行结肠造瘘者)。

A2 手术步骤

B1 体位 患儿取头低平卧位。皮肤消毒范围包括腹部、会阴及下肢。

B2 套管放置 在脐部采用开放式放置第一个套管,然后在两侧腹放置两个 5mm 的套管(图 14-14-1)。

B3 直肠减压 如果导尿管经过直肠尿道瘘入直肠盲端,可以通过尿管用洗肠的方法进行直肠减压(图 14-14-2),否则可以用大号针头经腹壁穿刺直肠盲端抽吸减压。

B4 游离直肠 首先切开直肠和乙状结肠系膜的两叶腹膜层,分离显露直肠上动脉和乙状结肠动脉,靠近系膜根部结扎离断血管,保留三级血管弓的完整。提起直肠,切开反折腹膜(图 14-14-3),贴近直肠壁向远端分离到直肠逐渐变细处(图 14-14-4,14-14-5)。靠近尿道壁处用缝线结扎,切断尿道瘘管。

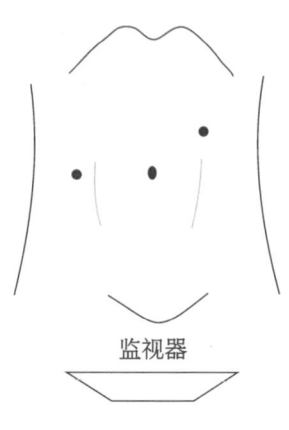

图 14-14-1

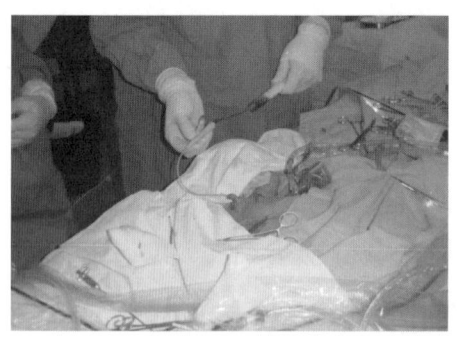

图 14-14-2

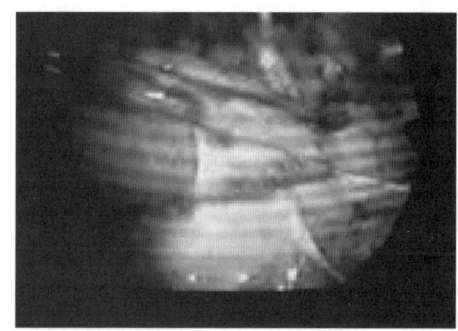

图 14-14-3

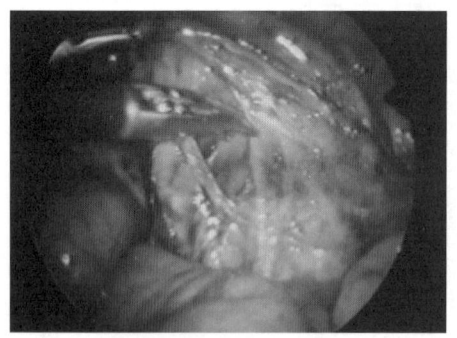

图 14-14-4

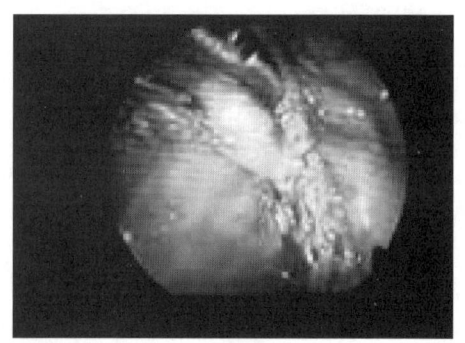

图 14-14-5

B5 盆底隧道形成 将直肠远端拉入腹腔,把镜头从正中套管导入,直视盆底。分离盆底的脂肪组织,显露盆底肌肉。同时会阴部在电刺激仪引导下(图 14-14-6)在肛门外括约肌的中心纵行切开皮肤 1.5cm。刺激肌肉的同时,在腹腔镜下可以清晰地看到盆底肌肉的收缩反应,辨认肌肉收缩的中心。从会阴肌肉的中心向盆底游离,在腹腔镜监视下指导 5mm 套管从肛门外括肌中心进入盆底肌中心形成盆底隧道(图 14-14-7)。逐步扩张隧道直径至 10mm,经隧道导入抓钳,将直肠(结肠)从隧道中拖出(图 14-14-8)。以 5-0 可吸收线将直肠与会阴皮肤相缝合(图 14-14-9)。手术后 11 天(图 14-14-10)和术后 3 个月(图 14-14-11)显示切口瘢痕不明显。

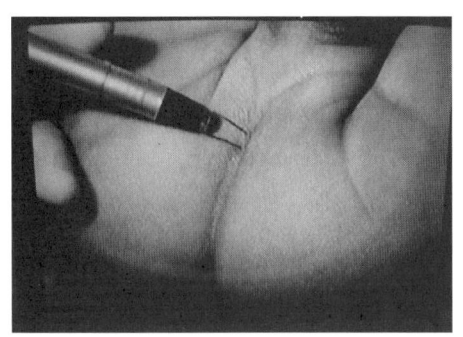

图 14-14-6

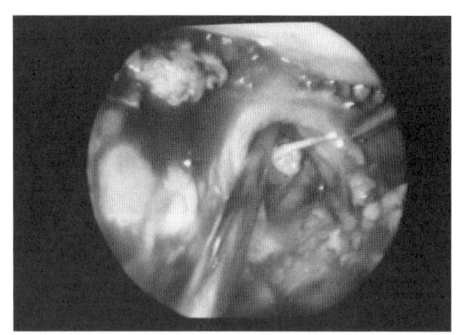

图 14-14-7

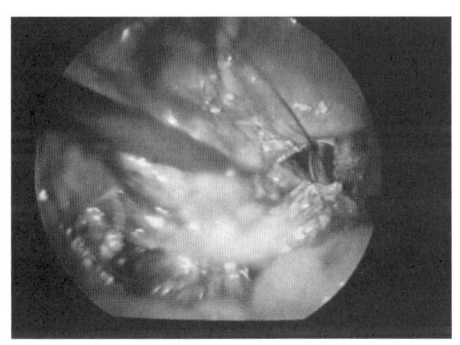

图 14-14-8

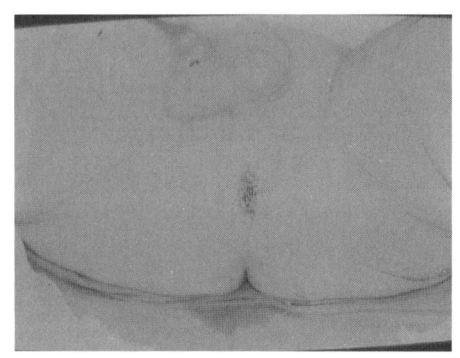

图 14-14-9

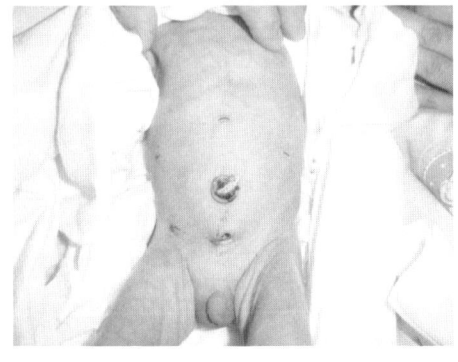

图 14-14-10

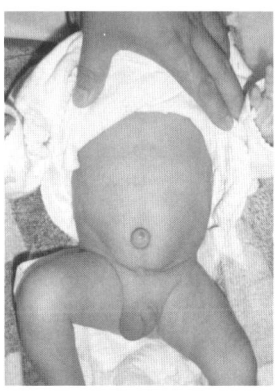

图 14-14-11

B6 新生儿期行乙状结肠造瘘的患儿如果瘘口远端及部分近端肠管扩张蠕动功能不良，或者瘘口远端直肠过短，沿瘘口边缘游离肠管，将其远端直肠切除，然后把近端正常结肠从盆底肌中心拖出。

B7 对一穴肛畸形患儿腹腔内操作后，从共同管的后缘至肛穴后缘正中劈开皮肤及肌肉进入盆腔。首先行膀胱颈和尿道成形，然后在腹腔镜引导下将直肠及乙状结肠从盆腔拖出到会阴。切取保留系膜血管蒂的远端直肠 10cm 肠襻，缝合关闭近端代替阴道，送回盆腔。远端与尿道开口后方的会阴前庭黏膜相缝合，形成阴道外口。对合缝两侧的会阴横肌形成会阴体。最后将乙状结肠缝合于盆底肌和肛门外括约肌中心形成肛门。

A3 手术关键点

新生儿期手术没有进行结肠造瘘，直肠盲端均扩张，占据了盆腔的空间，影响到手术操作，术中必须对直肠进行减压处理，可以通过经腹壁穿刺肠腔方法减压。笔者发现经尿道通过尿道瘘管向直肠内插管洗肠减压也是一个非常有效的方法，本组 1 例患儿术后出现顽固性肛门狭窄，可能与初次手术中盆底肌隧道扩张不充分，残留有纤维组织造成肠管周围狭窄环有关系。

（李　龙）

14.15　腹腔镜胆道造影术

小儿先天性胆道畸形较为常见，如胆道闭锁或发育不良、胆汁淤积、先天性胆总管囊肿、胰胆管合流异常、十二指肠开口异位等。无创检查包括 B 超、放射性核素胆道显像、CT 等对胆道畸形的诊断均存在缺陷，尤其难以对整个胆系有全面的评估。虽然 MRCP（磁共振水成像）作为较新的检查方法对胆道畸形的诊断有很大的帮助，但由于受到肠道气体及呼吸运动的影响，特别是分辨率不足的限制，也存在一定的局限性。ERCP（逆行胰胆管造影）在胆道畸形的诊断中也占重要地位，但由于器械的局限性难以广泛推广，并存在发生胰腺炎等合并症的可能。直接胆道造影是诊断胆道畸形最准确的方法。

自 20 世纪 80 年代腹腔镜技术开展以来，腹腔镜胆道造影技术以其微创、诊断准确、操作简便而越来越为众多外科医生所接受。在小儿胆道疾病的诊断中，用于先天性胆道闭锁的鉴别诊断、胆道扩张及胰胆管合流异常、胆道梗阻等都有文献报道。腹腔镜胆道造影术已成为诊断胆道疾病的重要方法之一。

A1 适应证

B1 黄疸原因的诊断，怀疑胆道闭锁者。

B2 胆总管囊肿，怀疑合并肝内胆管畸形者。

B3 胆总管扩张,怀疑合并胰胆管合流异常或胆总管下段梗阻者。

A2 手术步骤

B1 全麻插管,脐窝上缘切口 0.5cm,刺入气腹针,建立二氧化碳气腹,压力控制在 0.8～1.2kPa(6～9mmHg)。

B2 置套管并插入腹腔镜,了解肝外胆道、胆囊,特别是肝门情况(图 14-15-1)。

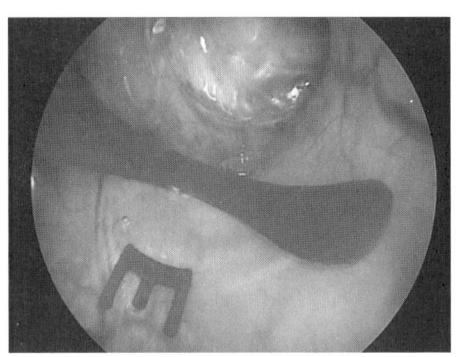

图 14-15-1

B3 对肝外有胆管及胆囊充盈的患儿,在右上腹胆囊体表投影处置另一 5mm 的套管,插入无损伤钳,钳夹胆囊底,提起胆囊,连同套管一起,经右上腹切口拉出腹壁外(图 14-15-2)。切开胆囊,置入导管并缝扎固定。注入造影剂,同时摄片。

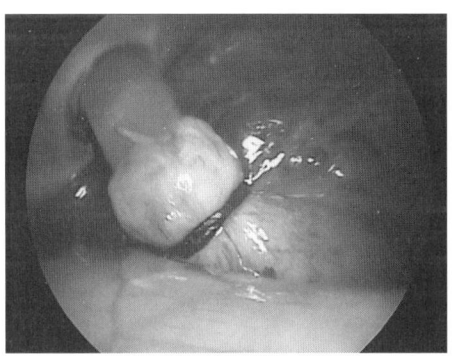

图 14-15-2

B4 需做肝活检者可用弯剪刀在肝脏的边缘剪下长 5～10mm、厚 5mm 的肝组织,从套管内夹出。肝切面用电凝止血。

B5 对诊断胆汁淤积的患儿,可通过导管用生理盐水冲洗胆道,并留置导管,以便术后再行胆道冲洗。

B6 根据造影结果决定进一步治疗方案。

A3 手术关键点

B1 头高位或胸部抬高有利于肝门部的探查。

B2 操作套管时应位于距胆囊体表投影最近处,方便提出胆囊。

B3 钳夹胆囊后放掉气腹,以减小胆囊提出时的张力。

B4 打开胆囊时要看清黏膜,以免导管置入浆膜下。

B5 导管置入后要用荷包扎紧,以免造影剂外溢腹腔。

B6 造影时压力不宜过小,否则胰管不易显影。

B7 如胆囊或胆总管囊肿较大,要酌情增加造影剂用量。

B8 肝活检后止血要确切,否则撤除气腹压力后创面可能有游离出血。

A4 并发症

B1 肝外胆管损伤 因胆囊周围炎症或解剖异常而导致肝外胆管损伤。

B2 胆汁外溢 造影后,胆囊回缩腹腔,如结扎不牢,胆汁会外溢腹腔。

B3 胆囊管撕裂伤 往往由于过度扩张的胆囊管周围解剖不清晰所致,有时需中转开腹。

B4 套管合并症 由于操作套管位于右肋缘下,有肝损伤出血的可能。

14.16 腹腔镜肝门肠吻合术

肝外型胆道闭锁的传统手术方式是肝门肠吻合术(Kasai 手术)。由于此开腹手术创伤大,需广泛游离肝门组织,术后粘连及其他合并症较多,并对以后可能需要的肝移植手术的解剖造成相当困难。2002 年巴西医生 Esteves 等首次报道经腹腔镜 Kasai 手术获得成功。手术平均时间为 190 分钟,没有早期术后合并症发生。腹腔镜 Kasai 手术不仅创伤小,重要的是由于腹腔镜的视野放大作用,对于肝门部血管的游离和细小胆管的辨认较开腹手术更具优越性。但由于患儿年龄小,腹腔操作空间相对狭小,手术操作又较为复杂,对术者的手术技巧尤其是镜下操作技术要求很高,同时对麻醉的技术也有很高的要求。

A1 适应证

年龄在 3 个月以内的胆道闭锁患儿。

A2 手术步骤

B1 头高位,4 个套管技术(同胆总管囊肿根治手术)。

B2 胆道造影明确闭锁部位。

B3 切除发育不良的胆囊,横断相当于肝总管区域的纤维素条,并取肝活检。

B4 经腹壁穿入带针的丝线悬吊肝圆韧带,以利于肝门的显露。

B5 用 3mm 电钩仔细解剖肝门部纤维块,将其与门静脉主干和左右支、肝动脉的左右支分离,结扎肝中动脉,将肝门部纤维块分离至门静脉的三级分支水平。

B6 用剪刀贴肝实质表面切除肝门部纤维块。

B7 经套管放入小块纱条用于肝门部压迫止血。

B8 提起横结肠,找到 Treiz 韧带,距空肠起始部 15cm 用无创伤钳钳夹空肠。

B9 扩大脐部切口,将空肠从此切口提出,在腹壁外做空肠-空肠间 Roux-Y 吻合术并关闭系膜。吻合后将肠管送入腹腔。脐部放入 10mm 的套管。

B10 在横结肠右后方打隧道,将空肠肝支牵引至肝门处。

B11 5-0 可吸收线做空肠肝门连续吻合,吻合口下方置引流管。

A3 手术关键点

B1 胆囊切除后胆囊床应仔细止血。

B2 胆道闭锁常合并血管畸形,血管游离时应充分暴露,不要盲目结扎。

B3 肝方叶与左叶间的桥状连接可电凝劈开,以充分显露肝门结构。

B4 游离肝门部纤维块时电凝强度不宜过大,以免损伤毛细血管。

B5 肝门游离尽量充分,左右到肝动脉入肝处,下方到门静脉后。通向尾叶的门静脉细小分支应逐一结扎或电凝,以减少出血。

B6 肝门部出血不要盲目电凝,可放入纱条压迫。如有大血管出血,应考虑及时转开腹手术。

B7 上提肝支肠襻时注意勿扭转。

A4 并发症

B1 气腹相关并发症 包括气栓、高碳酸血症等。

B2 手术相关并发症 与开腹手术相同。

(黄柳明、李 龙)

14.17 腹腔镜胆囊切除术

近 10 余年来出现的腹腔镜胆囊切除术是普通外科领域最为重要的一项进展,腹腔镜新技术的应用给外科医生提供了一种全新的手术方式,已广泛应用于临床,取得了满意的效果。在美国,腹腔镜手术已占到胆囊切除术的 95%。小儿腹腔镜胆囊切除术绝大多数为胆囊结石和胆囊炎,较少见的有胆囊息肉、胆囊腺瘤等。

A1 腹腔镜胆囊区实用解剖

腹腔镜手术实施过程中出现的问题同其他开腹手术一样,多由于术中粗暴操作、解剖不清所致。因此要求腹腔镜手术医生必须熟悉腹腔镜下腹部的解剖关系,这样才能做到解剖层次清晰,避免发生并发症。

正常情况下(即在腹腔未打开或未注气时)腹部各脏器之间及腹壁间是没有间隙的,当腹腔内注入二氧化碳气体后,在压力作用下将腹壁与腹腔脏器分开,使其形成了一个可视空间。镜下右上腹可见肝脏右叶及包埋于右侧缘的胆囊、部分结肠和右侧膈肌。将镜身转向镰状韧带左侧可见到肝左叶、左侧膈肌、胃底和脾胃韧带等。肝镰状韧带是腹腔镜手术的重要解剖标志,它呈纵行,游离缘为与脐相连的肝圆韧带。胆囊的显露要求术者和助手将胃网膜以及结肠牵引、推开才能得到显露。如果胆囊暴露困难时可将镰状韧带悬吊,即于剑突下方肝镰状韧带的左侧经腹壁穿入无创伤缝线一根,缝挂于近肝处的肝圆韧带,然后把针从肝镰状韧带右侧穿出腹壁,上拉缝线使肝脏上提,可清楚显示胆囊、三角区和胆总管的全貌。此时可观察到胆囊的形态、大小、与周围组织的关系、质地及壁厚薄程度等。要确保腹腔镜胆囊切除操作的顺利完成,必须熟悉胆囊三角区的解剖,其上界是胆囊动脉,下界是胆囊管,内侧为肝总管。

A2 适应证

B1 胆石症　有症状的胆囊结石,特发性胆囊结石,继发于血液病的胆囊结石,无症状的胆囊结石如免疫抑制、少年型糖尿病等。

B2 胆囊炎　慢性胆囊炎胆囊壁增厚、胆囊功能不良或无功能者,急性胆囊炎经过治疗后症状缓解、有手术指征者。

B3 胆囊息肉样病变。

B4 相对适应证　胆囊炎症急性期,胆囊管胆囊充血水肿明显者。曾行胆囊造瘘或保胆取石术后的复发性胆囊结石者。胆囊变异者如双胆囊、胆囊分隔等。

A3 手术步骤

B1 麻醉　采用气管插管全身麻醉。

B2 患儿体位　取仰卧位,双上肢位于身体两侧,固定好四肢。手术床头端抬高20°～30°,以便于胆囊三角的显露与手术操作。

B3 手术人员的位置　术者和扶镜者站在患儿左侧,助手与器械护士站在患儿右侧(有些术者愿意站在患儿两腿之间或手术台足端)。

B4 放置套管以及位置　此手术需放置4个套管。在脐部放置5mm穿刺套管,插入腹腔镜。于右肝缘下腋前线放置第一个操作套管(3mm或5mm),根据胆囊的位置此套管的置入处也相应变动,年幼儿可能需要靠近下方或外侧一些。于脐右锁骨中线处置入第二个操作套管(3mm或5mm)。于左上腹置入最后一个套管,为助手操作的套管。

B5 分离胆囊周围粘连　从侧方套管插入抓钳夹住胆囊底部牵向肝上方,不应太用力,靠近胆囊壁用电钩向下分离胆囊周围的粘连。分离后胆囊充分向上牵起。

B6 分离及结扎胆囊动脉　用分离钳自胆囊颈部上缘轻轻地分离纤维结缔组织,此处常可见一大淋巴结,胆囊动脉通常可与之紧密相邻。仔细分离出组织平面,继而分离出胆囊动脉,用丝线结扎或施以钛夹处理胆囊动脉。

B7 分离结扎胆囊管　在胆囊三角处分离胆囊动脉时常已显露胆囊管,用分离钳将其分出。如胆囊管内发现结石应在结扎前将结石挤回胆囊,用丝线结扎胆囊管或用钛夹夹闭。胆囊管远端准备胆道造影。

B8 胆道造影　胆道造影的方法很多,可任选一种。可从一个套管中插入造影导管,也可用8~12cm长的14号静脉穿刺针直接在肝下缘、腋前线和锁骨中线套管旁穿刺腹壁进入腹腔。用内镜弯剪在胆囊管上作一小切口,将造影管沿穿刺针插入胆囊管内,然后结扎或用钛夹将管壁固定,即可开始造影。造影剂应用生理盐水稀释至50%的浓度,因为造影剂浓度过高可能掩盖小结石。造影完毕后拆除固定线,拔出导管,重新结扎或夹毕胆囊管后将其切断。必须注意的是,胆囊管插管造影操作应远离胆总管与胆囊管的连接处。

B9 剥离胆囊　结扎胆囊动脉和胆囊管后用剪刀离断,开始从肝床上用电刀剥离胆囊。在完全剥离胆囊之前,必须仔细检查肝床有无活动性出血或胆汁漏出,因为最后当腹膜系带断离之后就难以获得良好的显露。将腹压降至1kPa有助于检查肝床的出血。

B10 取出胆囊标本　将腹腔镜移至上腹壁套管,从脐部套管插入抓钳,直接抓住胆囊颈部,从脐部切口取出胆囊标本。遇到大的结石需扩大脐部切口。

B11 冲洗手术区域　用生理盐水充分冲洗肝下间隙,以清除可能存在的胆汁、血凝块和组织碎屑。胆囊切除术一般不放置腹腔引流管,但在污染严重的情况下可在肝下间隙放置引流管。如有结石从胆囊掉出,必须将其取出,否则将引起继发性腹腔脓肿。

B12 拔除套管,缝合切口　取出胆囊后,用可吸收线缝合脐部筋膜及皮肤。去除侧腹部和中间处套管,自上腹部套管排出气腹气体,拔除套管。上腹部筋膜切口不需缝合,因该处的肝及肝圆韧带可防止切口疝的发生。

A4 手术关键点

B1 置入套管　以闭合法置入第一个穿刺套管时(通常是脐部套管)避免脐下肠管或血管损伤的关键是把脐部切口作得比套管直径大些,以免穿刺锥尖已穿破腹膜而套管仍被挡在皮肤切口上,再试图用力穿刺时就会引起穿刺伤。患儿有腹部手术史时最好采用开放式放置套管技术,在脐部作一切口并向下分离腹膜进入腹腔,直视下或用腹腔内指诊的方法确定脐下无粘连之肠管再插入套管,缝合筋膜。

B2 胆囊三角的解剖　在解剖胆囊三角时必须仔细分离,辨认清楚胆囊动脉、胆囊管及胆总管,以免造成胆总管的损伤。胆囊动脉应靠近胆囊壁分离、结扎或施夹,以免伤及肝右动脉。在分离胆囊管时应靠近胆囊侧分离,以免损伤胆总管。在分离过程中切勿将胆囊颈部向上牵拉,因为这会使胆总管呈弓状吊起,结扎或施夹时导致胆总管损伤。

A5 并发症

B1 与开腹手术类似的并发症

C1 出血

D1 出血的原因　①解剖胆囊三角时仅结扎胆囊动脉的一个分支,用电凝可暂时止血,术后血凝块脱落而发生出血。②剥离胆囊时,胆囊床分离过深,损伤了肝实质引起出血。

③套管穿刺时损伤了腹壁血管,手术时因有套管和气腹压迫所以出血不明显,术后造成出血。

D2 出血的处理　手术后应监测各项生命体征,尽早发现腹腔内出血,一旦诊断腹腔内持续大量出血应急诊手术探查。可先用腹腔镜探查,根据不同的出血原因分别采取以下处理措施:①胆囊动脉的出血:如吸尽出血后能看清出血部位可结扎止血,无法看清出血部位者应立即中转开腹,切忌在血泊中盲目结扎或电凝止血造成重要脏器的损伤。②胆囊床及肝实质出血:可在冲洗吸尽出血后看清出血部位,电凝止血或用吸收性明胶海绵压迫止血。③穿刺套管引起的腹壁戳口出血:可以缝扎止血。

D3 出血的预防　①仔细解剖胆囊三角,辨认胆囊动脉及其分支,所有血管应逐一结扎。②剥离胆囊时应从胆囊床与胆囊的解剖面开始分离,不应分离太深,以免损伤肝实质。③拔除腹壁套管时应在腹腔镜直视下完成,以发现可能的出血并处理。

C2 胆管损伤

D1 胆管损伤的原因　①手术者及助手缺乏在腹腔镜下辨认胆囊三角区解剖结构的经验。②在胆囊管、肝总管及胆总管的解剖关系未显露清楚时仓促处理胆囊管,造成肝外胆管损伤。③牵拉胆囊用力过大造成胆总管撕裂伤。④术中出血盲目用电凝止血,造成肝外胆管损伤。

D2 胆管损伤的处理　①缺损不大、对合无张力的损伤可行端端吻合术。②部分缺损或撕裂伤可行修补术,并留置T形管引流。③胆管缺损过大,对合有张力时应行胆管空肠Roux-Y吻合术。

D3 胆管损伤的预防　①手术医生应经过严格的腹腔镜手术训练,能准确地辨认肝门区的解剖结构。②如因粘连严重或解剖变异导致手术困难时因中转开腹,避免造成严重后果。③牵拉胆囊时一定要轻,避免过度牵拉损伤胆管。④在辨认清楚肝总管后,距胆总管一定距离结扎切断胆囊管。⑤术中发生出血时,应在吸净出血后准确辨认出血部位及临近胆管结构再行电凝或结扎止血,切忌血泊中盲目电凝或结扎。

C3 胆漏

D1 胆漏的原因　①肝外胆管损伤未被及时发现而出现术后胆漏是腹腔镜胆囊切除术胆漏的常见原因。②手术中未能发现及结扎右副肝管、迷走肝管,术后易发生胆汁渗漏。③胆囊管夹闭不全或钛夹滑脱。

D2 胆漏的处理　①术中发现胆管损伤应立即修补。②术中发现右副肝管应及时结扎,疑有迷走肝管渗漏可于肝下放置引流管,术后多可自行闭合。③术后发现胆漏,经B超检查腹内积液少,患者无症状或症状不加重者可不处理,多可自行闭合。④术后胆漏经B超检查腹内积液多,患者症状明显,并逐渐加重者应立即开腹,针对不同情况予以修复结扎或引流等处理。

D3 胆漏的预防　①术前检查及时发现各种变异和异常。②术中仔细辨认解剖结构,操作轻柔,避免损伤肝管。③夹闭胆囊管时一定要完全。④胆囊切除后应仔细检查创面,疑有迷走肝管损伤时应放置引流管。

C4 胆管残余结石

D1 胆管残余结石的主要原因 ①术前或术中未能发现已合并存在的胆总管结石。②手术操作过程中小结石经扩张的胆囊管掉入胆总管。

D2 胆管残余结石的处理 ①胆管残余结石多为小结石,大多可以自行排出,不需特殊处理。②如结石不能排出,则考虑行十二指肠镜胆总管切开取石。

D3 胆管残余结石的预防 ①术前检查应全面,必要时行 MRCP 或 ERCP 检查,有胆总管探查指征者需行胆总管探查。②术中行胆道造影检查,了解胆总管内有无结石存在。

B2 腹腔镜手术潜在的并发症

C1 二氧化碳气腹所致的高碳酸血症伴酸中毒、气体栓塞。

C2 穿刺套管所致的腹腔脏器及血管损伤。

(贾　钧、李　龙)

14.18 先天性胆总管囊肿病因与治疗新进展

A1 病因研究的新进展

近年来人们普遍认为先天性胆总管囊肿(CBD)由以下两个因素所致:胆总管壁薄弱和远端胆总管梗阻。Spitz 做了如下实验:结扎新生羊的胆总管远端,该动物模型发生胆总管囊形扩张改变,而结扎成年绵羊的胆总管远端却无胆总管扩张。该实验表明,胆总管发育早期胆道薄弱时如果发生梗阻会至使囊肿形成。另有学者用其他动物进行研究,也得到了类似的结果。对 CBD 患儿进行的影像学及组织学研究证明,胆总管囊形扩张与胆总管远端狭窄关系密切。

Babbit 于 1969 年首次提出了胰胆管合流异常学说,即胆总管与胰管汇合于十二指肠壁外形成过长的胰胆共同管,胰液与胆汁的混合液反流入胆总管和胰管内,胰酶损伤管壁使其薄弱而发生扩张。随着 ERCP、PTC 及术中胆囊造影等技术的应用,胰胆管合流异常的病例报道越来越多。从目前大量病例报告看,几乎所有 CBD 患儿均有胰胆管合流异常,并认为其是胰腺炎、蛋白栓或结石形成的重要因素。

胰胆管合流异常是 CBD 的病因还是其病理改变的一个方面目前还存有争论。Babbit 认为,胰液反流致使胆总管远端水肿并最终纤维化造成狭窄,但该假说并没有得到动物实验的支持。有学者建立了幼犬胰胆管合流异常动物模型,幼犬的胆总管发生了梭形扩张,而并非囊状扩张。这个结果显示,反流胰液在胆管内所发生的化学反应极其轻微,不至于引起胆总管的水肿及纤维化。另外,许多存有胰胆管合流异常的病例并没发生胆总管扩张。再有,CBD 最早可在胎儿 4 个月时得到诊断,但此时的胰腺还不成熟,不能分泌具有分解功能的胰液,胰液反流也就不能损伤胆管。可见,胆道扩张由胰液反流所致的证据并不充分。

关于胰胆管合流异常的形成因素尚无实验证据,现有如下假说:Juda 认为腹胰发芽时远离十二指肠乳头而异位是胰胆管合流异常的成因。Tanaka 则认为,胆总管末端退化和腹胰小管(W1 和 W2 胰管)异常融合沟通,进而形成了过长的胰胆共同管是胰胆管合流异常的成因。Wong 对人类胚胎进行组织学观察提出,胆总管胰管间隔向十二指肠的移行发生停滞是胰胆管合流异常的成因。我们对 118 例 CBD 患儿的胆道造影报告分析发现,67.8%的患儿合并有十二指肠乳头开口向远端异位,并且开口越远,胰胆共同管及胆总管越长,胰管变异的发生率越高,表明十二指肠乳头开口异位是 CBD 的病理改变之一。肝憩室是肝胆及腹胰的发源地,而十二指肠乳头代表着胚胎早期肝憩室的发生部位。此病理特点提示 CBD 患儿在胚胎 2～3 周时,肝憩室向远端发生异位,使腹胰与背胰间距增大,在两者融合过程中,胰胆汇合后形成的共同管和胆总管受到牵拉,导致胰胆共同管过长和胆总管拉长后管壁变薄及狭窄发生。

基于影像学及实验学研究结果,对于 CBD 的病因,目前倾向于胚胎早期胆总管远端狭窄是胆总管扩张的重要成因,而并非胰液反流所致。而胆总管远端狭窄、胰胆管合流异常及胰管畸形均是胚胎早期胰管及胆总管远端发育异常的结果(图 14-18-1)。

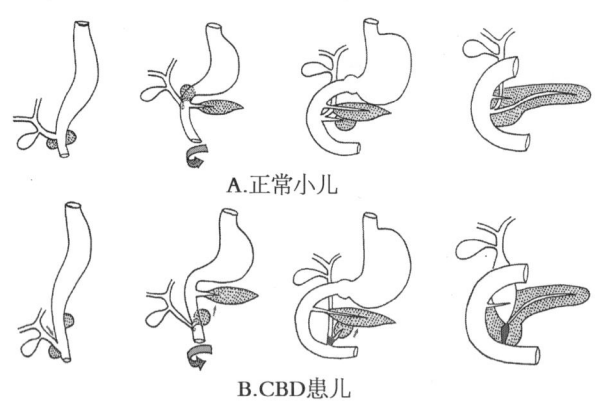

图 14-18-1　正常小儿和 CBD 患儿胚胎早期肝胆胰发育形态

A2　诊断

CBD 在不同的发病年龄有不同的临床表现。新生儿及婴幼儿通常表现为腹部肿块、黄疸和白便。由于梗阻程度的不同,一些病例有类似于胆道闭锁的表现,有些表现为上腹部巨大肿块而不伴有黄疸。年长儿通常表现为典型的三联征,即腹痛、腹部肿块和黄疸,以腹痛为主,而发热和呕吐也有发生。腹痛类似于复发性胰腺炎的症状,同时血清中有高浓度的淀粉酶。

在诊断 CBD 时,探明肝内胆管、肝外胆管、胰管及胰胆管结合处的异常是非常重要的。腹部 B 超是筛除 CBD 的最好手段,但是不能清楚地显示胆管、胰胆共同管及胰管的微细结构。ERCP 能精确地显示胰胆管系统的结构,特别是了解细微的病变,目前尚无其他检查手段能替代。但这是一种损伤性的检查手段,不适于重复使用,如操作不当还易并发急性胰腺炎。

MRCP 能够显示 CBD 患儿的胰胆管系统，还能准确地显示由于畸形而致的狭窄、扩张及充盈缺损的程度(图 14-18-2)。而且 MRCP 是一种非侵入性、无损伤的检查手段，在评价胰胆管系统解剖异常的时候，能够部分代替 ERCP。在显示梗阻近端胆道时，MRCP 也比 ERCP 优越。

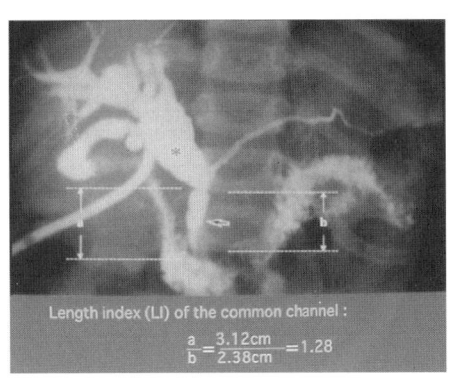

图 14-18-2

如果术前能够清楚地了解整个胰胆管系统，包括肝内胆管及胰管的细微机构，术中不必行胆管造影；如果术前显影不够理想，术中胆管造影就相当重要。如果囊肿过大，经胆囊或胆总管的术中胆管造影常常不能显示胰胆共同管和胰管的结构，必须在切除囊肿后选择性地对肝内胆管或远端胆总管进行术中胆管造影。

A3 治疗新进展

以前对 CBD 患儿进行囊肿肠道间内引流术，但术后复发率及癌变率都非常高。目前主张，无论患儿的年龄多大或者症状多么不同，囊肿彻底切除加肝管空肠吻合术被认为是根治 CBD 的标准术式。术前仔细了解患儿整个胰胆道系统的情况，特别是肝内胆管的扩张或狭窄程度和胆总管或胰管的异常，对选择术式是非常重要的。

B1 手术方法

C1 囊肿全层切除术 幼儿扩张的胆总管管壁通常很薄，门静脉周围组织很少发生粘连，而且囊形扩张多见。可吸出囊肿内容物再进行组织分离以便于手术操作。首先切开囊肿前壁，直视下横断胆总管。然后用电刀或电凝向远端游离囊肿壁，直到胆总管远端变细与胰管的汇合处，残端结扎后横断。游离囊肿壁的近端至囊肿与正常肝总管的交界处，残存的囊肿近端黏膜有恶变的倾向，必须彻底切除。

C2 囊肿内膜切除术 如果病变周围粘连严重，解剖层次不清，囊肿全层切除有困难，可行囊肿内膜切除术。该术式可以避免损伤胰管、肝动脉及门静脉，同时还可防止残留上皮细胞而恶变。但是该术式操作困难，且渗血较多。

C3 外引流术 胆道穿孔引起胆汁性腹膜炎、严重的胆管炎及患儿一般情况较差而致囊肿切除较困难时，为了减少对患儿的打击，可行外引流术。开腹引流、经皮肝穿刺胆管引流或是直接经皮囊肿引流，都可视病情的不同而选择性采用。

C4 肝内胆管扩张的处理 在肝内胆管狭窄引起扩张的病例中,如果不矫治狭窄,术后并发症较多。目前主张狭窄与扩张同时处理,术式有肝段叶切除、肝内囊肿小肠内引流及狭窄处球囊扩张。我们采用肝内胆管扩大成形术及肝管空肠吻合术对肝门处肝内胆管狭窄病例进行了治疗,并进行术中内镜检查,肝总管的切除能够达到理想的要求,既不会损伤肝管,也不会留下多余的肝管。

C5 胰管及胰胆共同管异常的处理 随着对胰胆管系统内镜检查的增多,合并胰胆共同管的蛋白栓或结石、壶腹部乳头狭窄、胰管狭窄及胰胆共同管畸形的报告越来越多。小儿膀胱镜及膀胱镜可代替胆道镜对患儿进行术中检查。11.9%的患儿在胰胆共同管远端存在结石或蛋白栓,这样的患儿常合并有胰胆共同管过长、扩张及急性胰腺炎。胰胆共同管和肝内胆管结石导致腹痛、胰腺炎及黄疸,如果不通过手术取石,以后就会转为胰胆管系统结石,进而导致复发性胆管炎和复发性胰腺炎。如胰腺内胰管狭窄使远端胰管扩张及结石,需要将胰管沿着主胰管切开,建立胰管空肠吻合引流。如胰胆共同管在十二指肠乳头发生狭窄,可采用十二指肠乳头切开成形术进行治疗。以上处置都取得了满意的远期疗效。

C6 胆道重建 多数外科医生采用 Roux-Y 肝管空肠吻合术,也有一些医生在肝门水平建立肝管空肠吻合术,以使胆汁引流通畅而避免术后吻合口狭窄及形成结石。Roux-Y 空肠防反流瓣术式应用也较多,但其优越性尚有待于长期随访结果证实。肝门水平肝管空肠吻合术比传统的肝管空肠吻合术困难,而空肠间置肝管十二指肠吻合术相比其他的术式操作较复杂。

C7 无症状新生儿 CBD 的治疗 很少有报道提到胎儿期或新生儿期无症状 CBD 的治疗。一些医生主张诊断后立即进行囊肿切除术;而另外一些医生认为仓促的囊肿切除不适用于小婴儿,应该对患儿病情进行全面、综合的考虑,再决定手术,并由有丰富经验的小儿外科医生进行手术。

C8 胆总管轻微扩张或无扩张的胰胆管合流异常的治疗 患有复发性胰腺炎的患儿即使胆总管显影正常也应高度怀疑合并胰胆管合流异常。不合并胆管扩张的胰胆管合流异常在临床上也经常见到,但其治疗方式却存在争论。

胰胆管合流异常合并有轻微胆总管扩张或无扩张的患儿有类似于胰腺炎的症状,如腹痛伴有血清胰淀粉酶增高,一些病例还有黄疸或大便色浅。ERCP 显示 62.5% 有胰胆共同管扩张,而这在 30% 的囊肿型 CBD 患儿身上可见。在 37% 的胰胆共同管发现了蛋白栓或结石,而这只在 16% 的囊肿型 CBD 患儿身上可见。对所有病例进行病理检查,发现胆囊有轻微或中度炎症和黏膜增生,而胆总管也有上皮剥落和纤维化等病理改变。

对于胰胆管合流异常导致的胰液反流、慢性炎症及蛋白栓病例,必须进行胰管和胆管的手术分离,只有这样才能防止术后严重并发症的发生。许多学者认为姑息治疗不能根治该病。

胆囊及胆总管切除 Roux-Y 肝管空肠吻合术也是可选择的术式。

C9 CBD 的腹腔镜治疗 随着腹腔镜手术的成熟,目前一些学者开始使用腹腔镜治疗

CBD。该术式具有打击小、恢复快、切口美观,特别是腹腔镜上放大效果有利于囊肿的无血剥离切除和准确吻合等优点。我们使用腹腔镜技术对35例CBD患儿进行了根治术,分别于脐部、右上腹、右中腹及左上腹放入5mm的套管,腹腔镜监视下经胆囊行胆道造影,游离并切除胆囊和囊肿。脐部切口扩大1.5~2.0cm,拉出空肠行空肠空肠Roux-Y吻合并放入腹腔。然后,腹腔镜下行肝管空肠端侧吻合。34例患儿无术中并发症发生,1例肝管狭窄行肝管扩大成形术后出现胆漏,引流26天后自愈。所有病例随访3~22个月,均无肠粘连、肠梗阻和吻合口狭窄等术后并发症,各项肝功能指标也均正常。我们认为腹腔镜先天性胆总管囊肿根治术必将成为治疗该疾病的理想术式。

B2 术中胆道镜检查 目前许多治疗中心常规进行胰胆共同管、胰管及肝内胆管的术中内镜检查,以直接了解胰胆管系统有无结石和狭窄,同时用生理盐水冲洗管道并取石。囊肿切除后,使用小儿膀胱镜进行术中内镜检查以判断肝总管横断的水平。术中胆道镜检查有助于显示管道的狭窄及更加安全地切除囊肿。

B3 术后并发症及其处理 囊肿彻底切除加肝管空肠吻合术(CEHE)是根治CBD的标准术式,术后效果良好。有人对接受了CEHE治疗的儿童患者和成人患者进行了追踪调查,发现9.0%的儿童患者和42.5%的成人患者发生了术后并发症。可见,儿童术后并发症的发生率比成人低许多($p<0.0001$),说明早期手术是必要的。

儿童患者CEHE术后报告有25种并发症,包括胆管炎、肝内胆管结石、胰腺炎、胰腺末端胆总管或胰管结石及肠梗阻等,而成人患者CEHE术后报告有27种并发症。而进行了术中内镜检查的患儿却没有术后并发症发生。5岁后接受CEHE的患儿中只有14.5%发生结石,而17.5%的成人病例却有结石形成。

发生术后并发症的患儿有15例进行了再手术,其中4例进行了肝管空肠吻合口成形术,1例进行了经皮肝穿刺胆道造影切开取石术,2例进行了胰腺内胆总管末端切开取石术,1例进行了壶腹部乳头内镜检查术,1例进行了胰管空肠吻合术,6例进行了开腹肠梗阻解除术。

术后胆管炎和肝内胆管结石的发生与吻合口、胆总管或肝内胆管的狭窄程度关系密切。吻合口狭窄可以导致严重的肝总管黏膜剥脱和(或)肝内胆管炎症迁延并导致胆汁淤积。为避免吻合口狭窄,这些病例应该选择在肝门水平进行肝管空肠吻合术,因为切除了肝总管的狭窄段后,沿肝管的前壁作一大切口而进行吻合,使吻合口较大不易狭窄。

长期、仔细的随访是必须的,特别是对那些有肝内胆管扩张、胰管及胰胆共同管扩张的患儿尤为重要,这些病例可能发生慢性炎症、结石及后期的癌变。

(张 军、李 龙)

14.19 腹腔镜胆总管囊肿根治术

经腹腔镜行先天性胆总管囊肿切除肝管空肠 Roux-Y 吻合术首先由 Farello 于 1995 年报告,以后陆续由 Shimura(1998)、Watanabe(1999)和 Liu(2000)各报告 1 例。而国内首先于 2001 年开展此技术,目前已经成功开展 200 余例。

腹腔镜治疗先天性胆总管囊肿是一项新技术,与传统的开腹手术相比有如下优点:①腹腔镜头可深入到肝门部,手术视野镜下显露清楚,克服了开腹手术由于肝门位置深而暴露困难的缺点。②组织被腹腔镜放大 4～8 倍后,可以清晰地显示囊肿周围组织的微细结构如肝动脉和门静脉分支以及囊肿周围的毛细血管网,便于准确地用电凝断离细小血管,减少出血和避免对肝动脉、门静脉及胰腺的损伤,而且吻合准确。③手术打击小,肠蠕动恢复快,避免手术后肠粘连梗阻的发生。④切口小,术后疼痛轻,瘢痕不明显,美观。

A1 适应证

Ⅰ型、Ⅱ型及Ⅲ型先天性胆总管囊肿。术前均进行胆道和胰腺的影像学检查,包括 B 超、CT 或 MRCP,以了解肝内外胆管和胰管的异常改变。

A2 手术步骤

B1 术前准备 手术前插胃管和尿管,用开塞露灌肠,排空结肠内气体。

B2 体位 患儿取仰卧位,头稍抬高,监视器放于患儿头侧,术者站于右侧,助手站于左侧。

B3 套管放置 首先在脐窝内纵行切开 1cm 腹壁,开放式置入 10mm 套管,形成腹压 1.6kPa(12mmHg),置入 5mm 或 10mm 30°镜头。然后分别于右上腹腋前线的肋缘下、脐旁右腹直肌外缘处和左上腹直肌外缘下置入 3 个 5mm 套管(图 14-19-1)。为了全面立体地了解术野解剖情况,有必要从各个套管置入镜头,从不同的角度观察胆总管周围组织的相互关系。

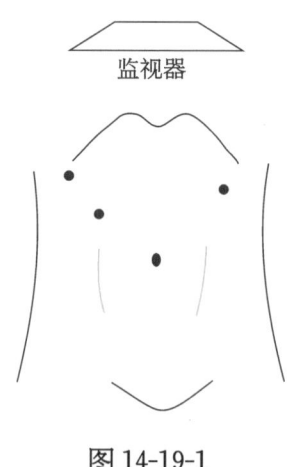

图 14-19-1

B4 胆道造影 在腹腔镜监视下,用套管针从胆囊底的上方经腹壁垂直刺入胆囊内,注入38%泛影葡胺,透视下行胆道造影,以准确了解胆道系统和胰管系统的解剖(图14-19-2)。进一步证实有无肝内胆管、肝总管和胰管畸形。

B5 暴露肝门 腹腔充气后,随着腹前壁的抬高,肝脏下坠。为了充分暴露肝门,在剑突下方肝镰状韧带的左侧经腹壁穿入4-0带针缝线,缝挂近肝实质处的肝圆韧带,然后针从肝镰状韧带的右侧穿出腹壁,上拉缝线后,肝脏上提,肝门显露。

B6 游离切除胆囊 首先松解胆囊与十二指肠和囊肿之间的粘连,然后用电钩游离胆囊至胆囊管和囊肿的交界处,切除胆囊(图14-19-3)。

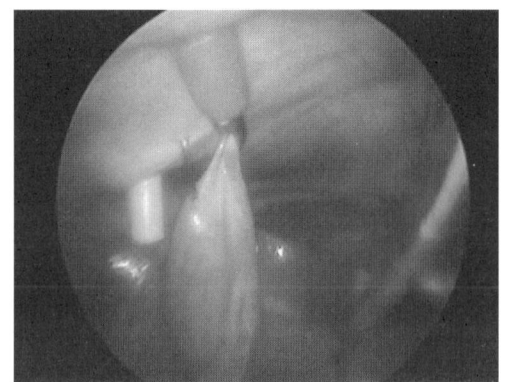
图14-19-2

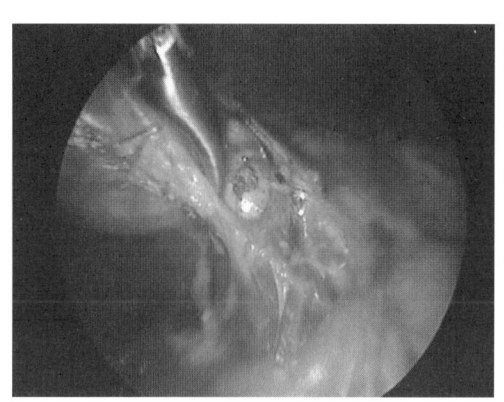
图14-19-3

B7 囊肿游离 切开囊肿表面的腹膜,游离暴露胆总管囊肿的前壁(图14-19-4)。为了避免囊肿周围组织损伤,必要时可切开囊肿前壁,吸出胆汁,敞开囊腔指导游离囊肿后壁。在囊肿的中部,用超声刀或电钩逐渐横断囊肿后壁(图14-19-5)。

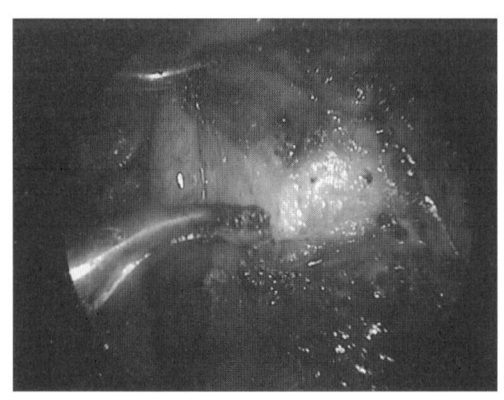
图14-19-4

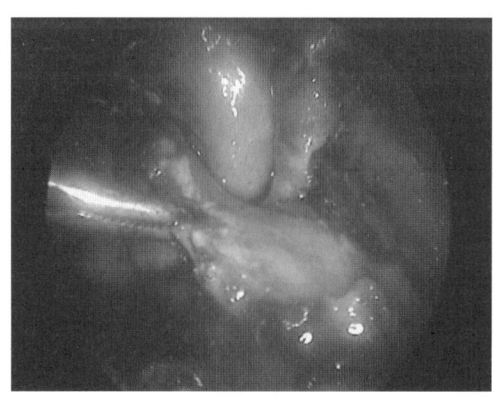
图14-19-5

B8 远端囊肿壁游离切除 助手向下牵拉十二指肠,术者左手持钳提起远侧囊肿壁,右手持电钩贴囊肿壁切断与囊肿附着的纤维毛细血管束,一直游离到囊肿远端变细与胰管的汇合处(图14-19-6),用4-0丝线结扎胆总管远端,切除远侧囊壁。

B9 近端囊肿壁游离切除 以远端囊肿壁切除同样的方法游离近侧囊肿壁,至其与正常肝总管的交界处,切除之(图14-19-7)。

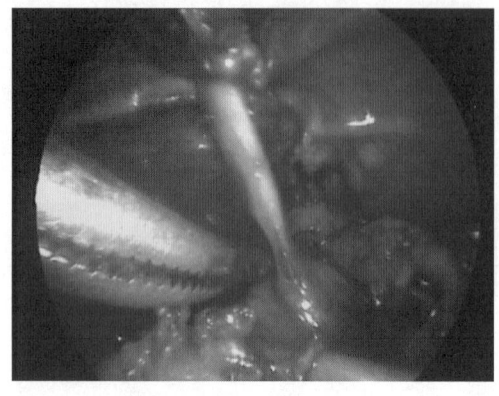
图 14-19-6

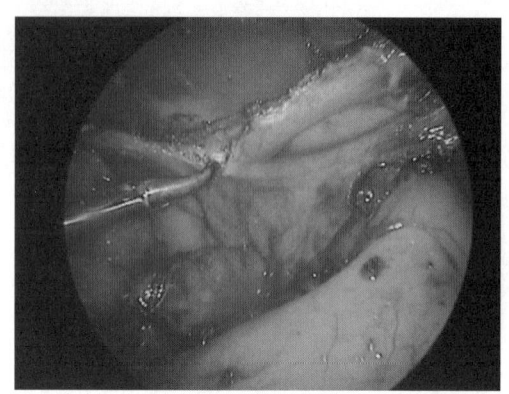
图 14-19-7

B10 空肠空肠 Roux-Y 吻合 助手向头侧牵拉横结肠,术者用抓钳提起距 Treitz 韧带 20cm 处的空肠(图14-19-8),稍扩大脐部切口至 2cm 长,将空肠随套管一并提出腹壁外。逐渐拉出远端 40cm 范围空肠。与常规开腹手术方法相同,距 Treirz 韧带 15cm 处横断空肠,封闭远端肠腔。将近端与远侧约 30cm 处空肠行端侧吻合,把肠管送回腹腔。

B11 结肠后隧道形成 用电刀松解肝结肠韧带,切开结肠中动脉右侧无血管区的腹膜,分离成直径 3cm 的隧道(图14-19-9)。

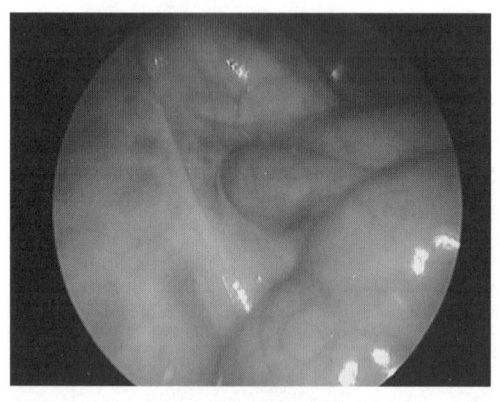
图 14-19-8

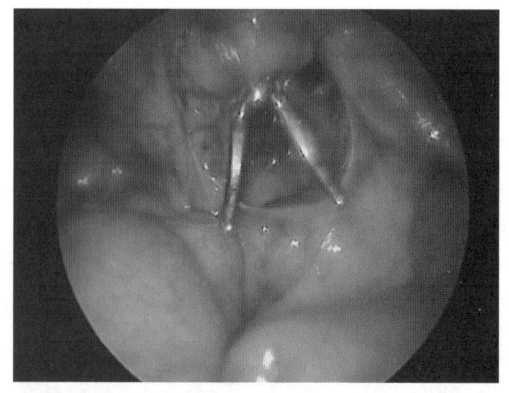
图 14-19-9

B12 肝管空肠端侧吻合 腹腔镜监视下,把肝支空肠襻经结肠后隧道上提至肝下。根据肝总管的直径切开空肠端系膜对侧肠壁。用 5-0 可吸收缝线,首先把 3 点处肝管与肠管切口的内侧角相缝合(图 14-19-10),然后借用此线把肝管的后壁与肠管的后壁相吻合(图 14-19-11),再用另一针线从近 3 点处开始把肝管的前壁与肠管的前壁相吻合,在吻合的外角处与前缝线汇合,打结。吻合针距 0.2mm,缘距 0.2mm。

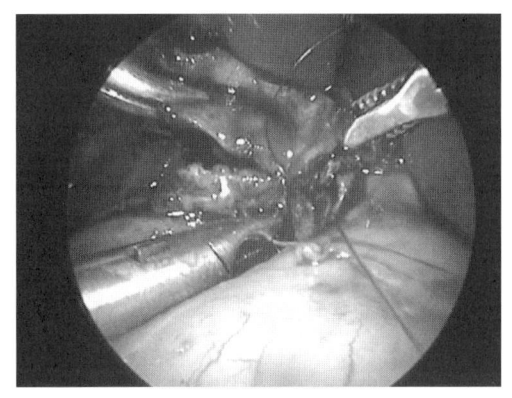

图 14-19-10

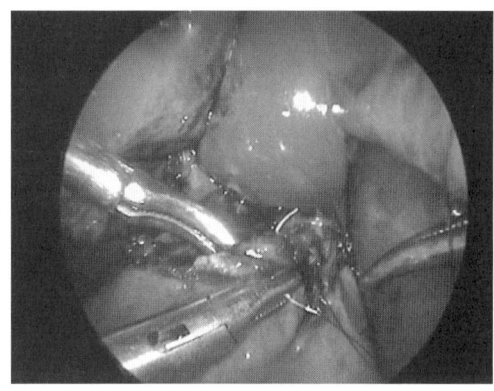

图 14-19-11

B13 放置引流　关闭系膜裂孔,彻底冲洗腹腔,最后从右上腹套管孔导入一支引流管于 Winslow 孔处。

B14 关腹　逐渐减低腹腔的压力,无出血后,放出全部的腹腔气体。然后去除套管,缝合切口。

A3 其他畸形的矫治

B1 狭窄肝管扩大成形术　先天性胆总管囊肿患儿除胆总管扩张外,部分患儿常常合并肝内胆管和胰管畸形,目前主张这些畸形要在囊肿切除的同时处理矫治。手术中在腹腔镜监视下从狭窄部前壁的正中劈开狭窄环的前壁至扩张部,解除梗阻(图 14-19-12,14-19-13)。然后将 5mm 直径的腹腔镜头导入肝内胆管,检查肝内胆管情况(图 14-19-14),明确有无肝内胆管狭窄及异物,狭窄段的近端常有蛋白栓存在(图 14-19-15)。

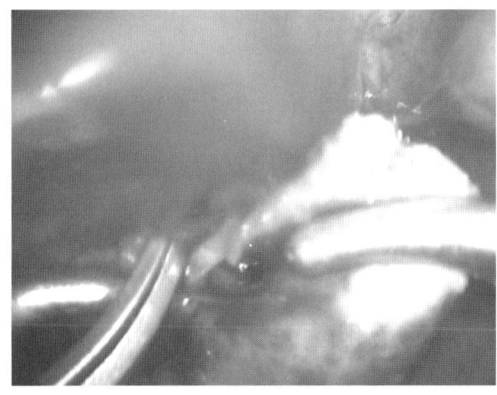

图 14-19-12

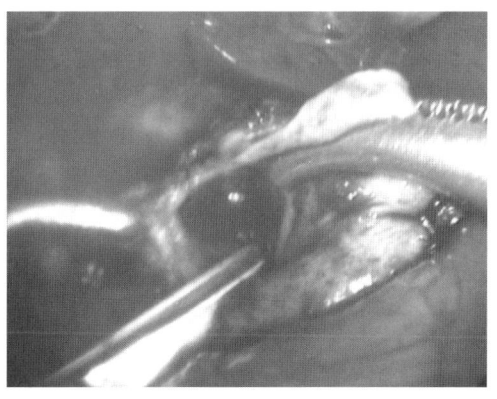

图 14-19-13

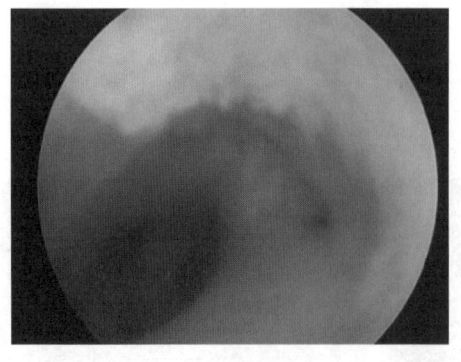
图 14-19-14

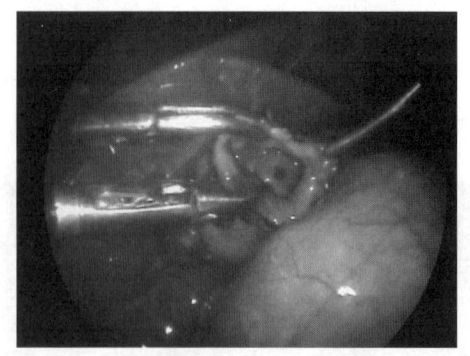
图 14-19-15

B2 巨大囊肿切除术 巨大囊肿壁的游离切除是手术的难题之一。由于囊肿大,占据了腹腔的空间,给腹腔镜下操作造成困难。先行囊肿穿刺,吸出胆汁后囊壁塌陷,肝下区空间扩大,有利腹腔镜下的手术野暴露。因囊肿的后壁有门静脉和肝动脉走行,而前壁和外侧壁相对游离,故先切开前壁和侧壁较安全,不易导致血管损伤。将腹腔镜镜头贴近囊壁,术野放大数倍后可以清晰地显示囊肿壁表面的血管网,电凝可以有效地预防切除囊壁时的渗血。将巨大的囊肿壁分割成 7～8 块逐渐切除,避免了游离的囊壁遮挡镜下视野,使手术就像切除数个小囊肿一样简单易行。巨大的胆总管囊肿均合并其远端胆管狭窄,即使在开腹手术中也常常难以找到囊肿与胰管汇合的纤细管道。笔者 138 个病例中 42 例未结扎远端胆管,手术后并无胰漏发生,表明切除巨大胆总管囊肿时结扎其远端狭窄的胆管并不是必须的。

A4 手术关键点

B1 胆总管囊肿彻底切除是根治手术的关键。一方面囊肿壁的内侧及后侧有门静脉和肝动脉走行,一旦损伤会造成大出血,导致腹腔镜手术失败;另一方面,胆总管远端深入到胰腺内,游离困难。为了防止大血管损伤,先横行切开囊肿前壁,以囊壁内腔和胆道造影为参照,利用腹腔镜放大视野,显示附着在囊壁上的血管纤维束,贴囊壁电刀游离。在分离囊肿时,向下牵拉十二指肠,以胆道造影和囊肿的内腔为参照,指导贴囊肿壁分离。本组采用上述方法,无损伤大血管者。

B2 为了缩短手术时间和便于空肠空肠 Roux-Y 吻合,笔者在腹腔镜引导下,采用经脐部空肠拖出,按照开腹手术方式吻合肠管。这样不但方便可靠,而且切口位于脐窝内,瘢痕不明显。

B3 肝管肠吻合确切与否直接关系到术后的远期效果。为了有利吻合,修剪肝管的形状非常重要,肝管的口径要大,至少要 0.5cm 以上;边缘要整齐,留有足够的长度;剪开肠管的口径要与肝管的口径相符合。利用镜头放大视野,有利准确缝合。5-0 可吸收缝线最适宜,过细线容易断裂,过粗对组织损伤大。分别连续缝合前壁和后壁,不但节省时间,而且有利于缝合。

(李 龙)

14.20 腹腔镜脾切除术

腹腔镜脾切除术是腹腔镜外科中难度较高的手术之一,它不但需要术者有熟练的腹腔镜技术,而且要有丰富的开腹切脾的经验。从解剖位置上看,脾脏位于左侧横膈下方深部的位置,上极与左横膈相连,脾门部分与胰腺、肾相邻,下极与结肠、肾相接,而且容纳于左肋弓内,所以直视下脾切除术暴露比较困难。而腹腔镜脾切除术的手术视野显露更为良好,应用长的手术器械可以进行远隔部位的操作。随着腹腔镜技术的进步和器械的开发,腹腔镜脾切除术将得到迅速发展。

A1 适应证

B1 绝对适应证　①需行脾切除术治疗的血液病患者:如遗传性球形细胞增多症、遗传性椭圆细胞增多症、原发性血小板减少性紫癜、霍奇金病等。②脾脏良性占位病变:如脾错构瘤、脾多发性囊肿等。③脾外伤。④门静脉高压症伴脾中度增大者。

B2 相对适应证　①脾脏恶性肿瘤。②脾动脉瘤。③淋巴瘤伴脾门淋巴结肿大者。

A2 手术步骤

B1 仰卧位手术步骤

C1 体位　患儿仰卧位,头部以及左季肋部垫高。手术者站在患者右侧,助手位于患者两侧。

C2 套管的放置　上腹部放置5个套管。脐部切口放置12mm套管,该套管置入0°或30°腹腔镜。两侧上腹部1/4处放置2个5mm或10mm套管,置入抓钳、剪刀或腹腔镜。双侧肋缘下放置2个5mm套管,置入牵开器或固定钳。

C3 显露脾脏寻找副脾　右侧5mm套管内置入牵开器,牵开肝左叶;左侧5mm套管置入器械,牵拉开胃大弯以显露脾脏。首先寻找副脾,一经发现应先行切除,因为一旦脾切除后,它们就难以定位。

C4 离断脾结肠韧带　用电凝钩或剪刀在近脾下极处行脾结肠韧带切开分离。由于结肠几乎与脾下极相接,所以在使用电刀时切不可损伤结肠壁。另外此处距脾门很近,且有脾动静脉分支存在,所以需施夹夹闭后才可离断。

C5 离断脾胃韧带　靠近脾脏离断部分胃结肠韧带,胃网膜左血管应逐个夹闭。显露脾胃韧带,用钳子夹住脾胃韧带,较粗的血管以钛夹夹闭后电刀切开。脾胃韧带中有胃短血管,必须仔细操作,防止撕裂引起出血。

C6 脾门部脾动静脉的离断　轻轻提起脾下极,显露脾门结构,于胰尾上缘找到搏动的脾动脉主干,用弯钳分离脾动静脉,用4-0丝线分别双重结扎后离断(或脾动静脉一次性双重结扎后离断)。此处胰尾与脾门距离较近,分离时注意勿损伤胰尾及脾包膜。

C7 脾背侧后腹膜的分离　自脾下极开始,边电凝边离断脾背侧的后腹膜,直至脾上极,然后分离切断脾膈韧带及脾肾韧带,切除脾脏。

C8 脾脏标本取出　将标本袋从脐部套管放入腹腔内,展开袋口,把脾脏装入袋中。拔出脐部套管,扩大脐部切口至2cm,用抓钳抓住袋口提出切口外。展开袋口切取一块组织送病理检查,然后用手指或剪刀将脾组织弄碎,吸出血液取出脾组织,最后抽出标本袋。

C9 冲洗腹腔放置引流　取出标本后应检查脾门,以保证所有血管处理妥当。确认止血严密后,冲洗腹腔。脾床放置引流管,从左上腹引出。拔出所有套管,切口筋膜用可吸收线缝合,皮肤用创可贴粘贴。

B2 右侧卧位手术步骤

C1 体位　患儿右侧卧位,腰部垫高以加大肋下缘与髂嵴的距离。

C2 放置套管　放置4个5mm或10mm套管。3个套管位于肋前缘放置,套管之间保持一定的距离,以保证操作器械互不影响。另一套管置于左锁骨中线平脐或脐下水平处。

C3 离断脾周围韧带和血管　用无创钳轻轻拉开胃大弯可见脾胃韧带。显露胃短血管,将其逐一结扎或施夹切断。用器械将脾提起,用分离钳轻柔分离脾门内的脾动静脉,将其所有分支结扎或施夹切断。在处理脾血管时要紧靠脾脏,以免损伤胰尾。主要脾脏血管离断后,用电刀切断其余的脾周韧带,切除脾脏。

C4 取出标本　脾脏完全切除后,放入标本袋中,通过下方切口取出标本。因此切口有肌肉组织,取出标本较为困难,常需扩大切口取出标本。

C5 放置引流管　取出标本后检查脾门,以保证所有血管处理妥当。脾床放置引流管,缝合切口。

A3 手术关键点

B1 插入气腹针和各套管时应严格按照常规操作,以免损伤内脏。

B2 术中操作要轻柔,避免用力提拉周围韧带,防止撕断韧带中的血管或脾脏被膜引起出血。用器械推移脾脏时用力不当可致脾实质破裂出血。

B3 胃短动静脉较短,位置较深,显露困难。在分离时过度牵拉胃体及脾上极时,易造成血管破裂出血。

B4 脾蒂处如为集中型血供,处理起来较容易。如果脾门血管为分散型血供,因其分支在脾门范围较广,应逐支夹闭切断。采用Endo-GIA直接钉合断离脾蒂,会使手术安全快捷。

A4 并发症

B1 术后出血　原因有:①血管处理不当造成出血。②脾周围静脉交通支破裂出血。

B2 内脏损伤　由于穿刺套管以及气腹针操作不当引起。

B3 胃肠穿孔。

B4 胰瘘。

B5 膈下积液。

(贾　钧、李　龙)

14.21 腹腔镜睾丸固定术

隐睾也称睾丸未降或睾丸下降不全,是指睾丸未能按照正常发育过程从腰部腹膜后下降至阴囊。

隐睾的发病率在早产儿约为30%,新生儿为4%,1岁时为0.8%。大约有10%~20%的隐睾患者触不到睾丸。

根据睾丸所处位置分为腹内型、腹股沟型、管外型及不能扪及型。腹内型即睾丸位于腹内或腹膜后。腹股沟型则睾丸位于腹股沟管内。管外型即睾丸滞留于腹股沟管浅环口,但是不能推移到阴囊内。

A1 适应证

除腹股沟管外型的隐睾。

A2 手术步骤

B1 气管内插管,全麻。取头低脚高仰卧位。插尿管,于脐及左右下腹置入三个5mm套管。

B2 首先在脐下缘行横切口长0.3cm。用气腹针穿刺,接通二氧化碳气腹机,注入二氧化碳维持最大气压,儿童1.3kPa(10mmHg),婴幼儿1.1kPa(8mmHg)。拔出气腹针,在针眼处作约1cm皮肤小切口,置入5mm套管进入腹腔,拔出锥芯插入0°腹腔镜。

B3 观察腹腔内有无粘连,了解下腹部情况如髂血管和骨盆侧壁,了解精索血管的走行。精索血管从外斜行向内进入深环方向,并在此与从中间跨过髂外血管延伸来的白色输精管构成Y形或V形,一起通过腹股沟管深环口。如果确定精索血管和输精管通过深环进入了腹股沟管,即可排除腹腔内隐睾。此时可经腹腔镜引导在腹股沟区域寻找睾丸,睾丸为不透光肿块(图14-21-1)。

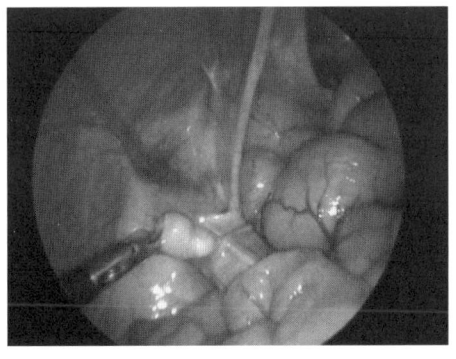

图 14-21-1

当精索血管发育异常或未发育时,腹股沟深环完全闭锁,则必须仔细检查盆腔以及侧腹壁至肾下极的整个睾丸下降途径。先找到精索血管,沿血管向远端走行寻找睾丸。一般腹腔内隐睾多位于髂动脉内、外侧,和输尿管跨越血管进入膀胱前的内侧处。

B4 找到睾丸后,在腹腔镜下仔细观察其大小及发育情况,根据睾丸发育情况决定采取相应的治疗措施。

C1 腹腔内位置较低的隐睾 在腹腔镜定位后,放置抓钳及分离钳,切开深环上缘的引带(图14-21-2,14-21-3),充分游离精索血管(图14-21-4)、输精管(图14-21-5)。在腹腔内游离睾丸到对侧深环的长度与至阴囊底的长度相当(图14-21-6),在患侧阴囊底部作一长0.8~1cm的皮肤切口,并在阴囊皮肤与肉膜之间分离,经腹股沟管和深环导入止血钳于腹腔。用止血钳夹住睾丸,自深环经腹股沟放置于阴囊内,固定于肉膜,缝合肉膜及阴囊皮肤(图14-21-7,14-21-8)。

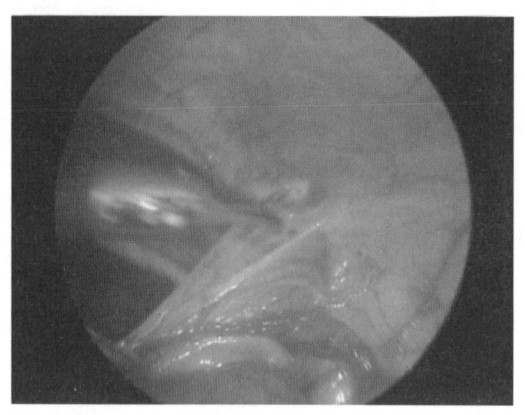

图 14-21-2

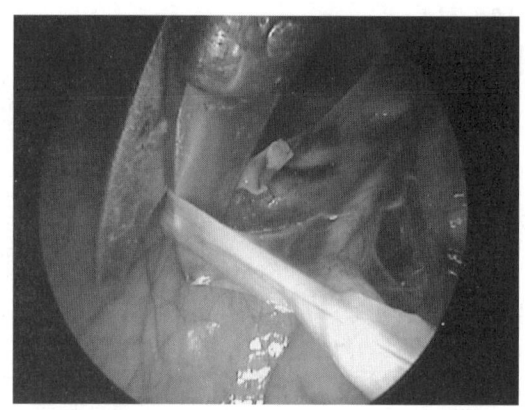

图 14-21-3

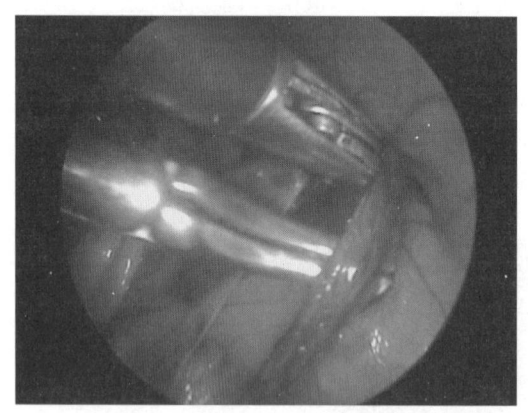

图 14-21-4

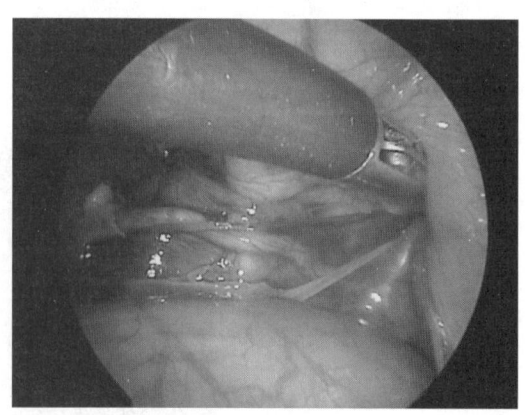

图 14-21-5

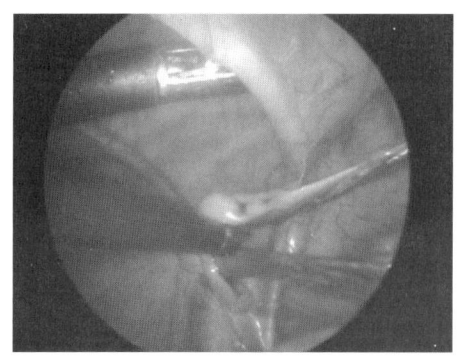

图 14-21-6

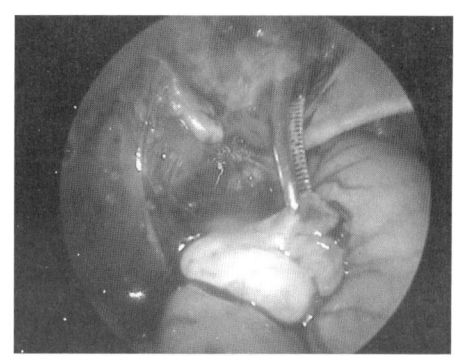

图 14-21-7

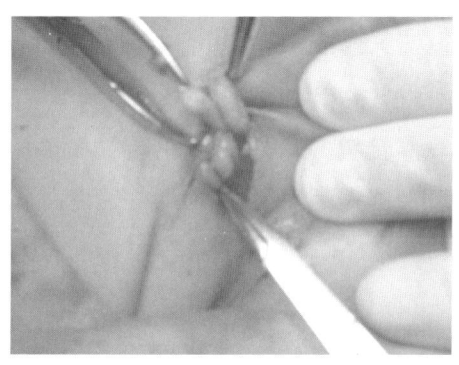

图 14-21-8

C2 腹腔内位置较高的隐睾 对腹腔内位置高的隐睾不能作一期手术,需分二期手术。先行精索血管高位结扎切断、长襻精索血管睾丸固定术,即 Fowler-Stephens 术式。高位隐睾的侧支血管来自精索血管襻、腹壁下血管侧支以及从睾丸引带进入鞘突后壁的分支,提出保留睾丸的输精管与精索血管间系膜样结构,尽可能高位切断精索血管,使高位隐睾能一次手术降入阴囊。在高位切断精索血管前用无损伤血管钳夹住精索血管约 10 分钟,然后在睾丸白膜上作一小切口。如切口内有新鲜血液不断流出,表示睾丸侧支循环丰富,继之切断精索血管。如无新鲜血液流出则说明睾丸侧支循环少,易缺血,不能采用此术式。只能采用部分精索血管结扎,充分游离输精管及睾丸,将睾丸固定于腹腔最低处,待侧支循环建立 6～12 个月后再进行二期睾丸固定术。一般来讲,腹腔内隐睾只要腹腔镜探查能看到的,多不需要采用 Fowler-Stephens 技术。

C3 睾丸缺如症 通过腹腔镜沿睾丸下降途径探查,先检查腹股沟深环有无血管,如有血管,再沿血管寻找睾丸,确定睾丸位置。常见精索血管和输精管呈盲端表现,称为未发育睾丸。取盲端送病理,以证实睾丸未发育。有文献报道,在深环口未见到疝环,10%～38%病例存在腹股沟睾丸。因此,对无疝环患者探查腹股沟管非常重要,特别是肥胖儿童术前腹股沟处未及肿块者,以免遗漏有功能的睾丸。

B5 隐睾常合并腹股沟疝,在处理精索静脉及输精管后,将睾丸自腹股沟管送入阴囊固定,将腹膜连续缝合。关闭深环,以防腹腔内肠管嵌入深环口。

A3 并发症

B1 阴囊血肿 术中缝合深环时注意止血,以防术后阴囊血肿。如发生阴囊血肿,术后应用止血药物,一般3~4天可吸收。

B2 阴囊气肿 术中腹腔注入二氧化碳,气体自深环口进入阴囊,缝合深环口后气体残留阴囊,引起气肿,几天后可吸收。

B3 内脏损伤 气腹针自脐部穿刺进腹腔,用力过猛,进针位置斜向下方,容易损伤膀胱。因此,初用腹腔镜者术前应先自尿道插尿管,将膀胱尿液排空,避免损伤。

B4 睾丸萎缩 一期睾丸固定术中要充分游离精索血管,牵拉睾丸及血管进入阴囊后,经腹股沟管时注意不要发生扭转。二期手术要求一期Fowler-stephens操作不要损伤远端精索血管和输精管,以免破坏其侧支循环,引起睾丸萎缩。

B5 肠系膜血肿 由于气腹针穿刺误伤肠系膜所致。预防措施:待术者助手提起腹壁再行气腹针穿刺。如发生肠系膜血肿,进腹腔镜后,在腹腔镜直视下行血管电灼止血。

B6 皮下气肿 一般不处理,可自行吸收。

(雷 宇)

14.22 腹腔镜肾上腺切除术

儿童的肾上腺肿瘤并不罕见。由于肾上腺肿瘤多数比较小,故适宜用腹腔镜切除。自1992年报道第一例腹腔镜肾上腺切除手术以来,随着腹腔镜技术及设备的不断进步,腹腔镜肾上腺切除技术已有了飞速的发展,正逐渐成为治疗肾上腺疾病的首选手术术式之一。肾上腺是腹膜后器官,位于腹膜后间隙内,附于肾上极的内上方,呈灰黄色。肾上腺与肾脏一起包在肾筋膜内,但它有独立的纤维囊和脂肪囊固定。左肾上腺呈半月形,右肾上腺为三角形或椭圆形。成人肾上腺每个重约5~7g,左侧略大。

肾上腺由皮质和髓质组成。肾上腺皮质来源于中胚层,占整个肾上腺的90%,主要合成和分泌皮质醇、醛固酮和雄激素。肾上腺髓质来源于神经嵴细胞,合成和分泌肾上腺素、去甲肾上腺素、儿茶酚胺等。

左肾上腺前方有胰尾及胃,下方有脾血管,内侧靠近腹主动脉。右肾上腺前方有十二指肠,内侧紧贴下腔静脉。肾上腺的血供丰富,有多支动脉供应,分别来源于膈下动脉(肾上腺上动脉及前动脉)、腹主动脉(肾上腺中动脉)及肾动脉(肾上腺下动脉)。右肾上腺静脉长约0.5cm,自腺体内侧直接由后外侧汇入下腔静脉。左肾上腺静脉长约2~3cm,自腺体内下方穿出,斜行进入左肾静脉或在接近左肾静脉处与膈下静脉,汇合后进入左肾静脉。

A1 适应证

B1 库欣综合征　包括分泌皮质醇的肾上腺瘤、局限于肾上腺内的肾上腺癌、原发性肾上腺增生内科治疗无效者。

B2 原发性醛固酮增多症　有不易控制的高血压及低血钾,CT或MRI检查发现一侧肾上腺包块。

B3 可疑的肾上腺无功能皮质瘤及小的肾上腺转移瘤　肿瘤直径小于6cm。

B4 局限于腺体内的嗜铬细胞瘤。

A2 手术步骤

腹腔镜肾上腺切除术可经腹、经腹膜后间隙等不同入路进行,常用的是经腹入路。经腹亦可有经前腹或经侧腹等多种方法,各种方法各有利弊。下面介绍经前腹入路的手术方法。

B1 患儿取平卧位,摇高腰桥。于脐窝作纵切口,气腹针穿刺建立气腹,于此切口放置10mm套管,置入腹腔镜探查腹腔情况。在腹腔镜直视下再置入3~4个5mm套管,一般可取左右锁骨中线肋缘下、患侧锁骨中线平脐及患侧腋前线肋缘下等处,具体位置可根据患儿年龄及肿瘤大小调整,以利于手术操作。

B2 调整手术床,使患儿向健侧倾斜,头端抬高,使肠管下垂以利显露。于结肠外侧沟、胃结肠韧带处(左肾上腺)或肝脏外下缘(右肾上腺)剪开后腹膜(图14-22-1),游离腹膜后脂肪,找到并辨认腹主动脉(左肾上腺)或下腔静脉(右肾上腺)。左肾上腺切除时要将胰腺辨认清楚,并游离胰尾周围脂肪结缔组织,避免胰腺损伤。

B3 沿腹主动脉左侧(左肾上腺)或下腔静脉右侧(右肾上腺)分离,找到肾上腺并游离显露肾上腺静脉及肾上腺表面,充分游离肾上腺静脉后予以双重结扎或双重钛夹夹闭剪断(图14-22-2,14-22-3,14-22-4)。要注意右肾上腺静脉较短且直接进入下腔静脉的特点,处理时要特别小心,避免用力牵拉,以免损伤下腔静脉。

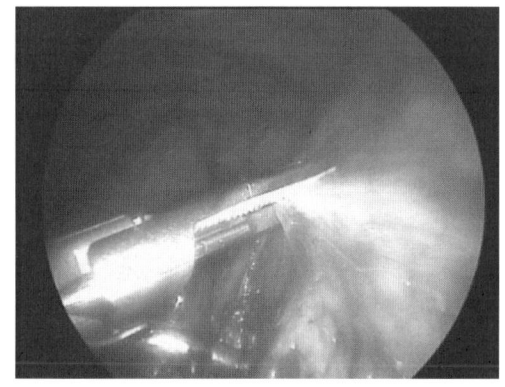
图14-22-1

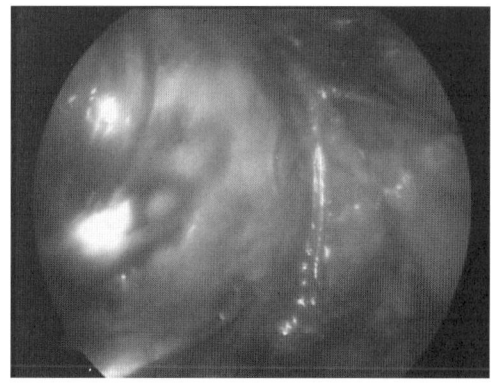
图14-22-2

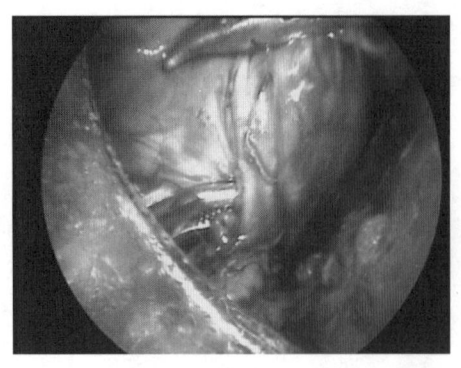
图 14-22-3

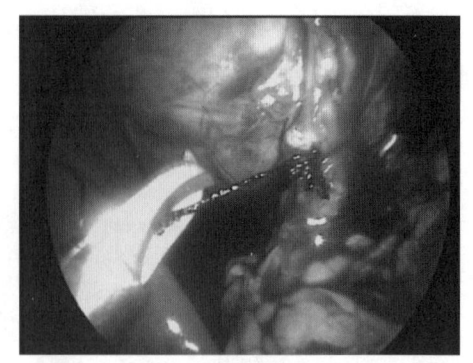
图 14-22-4

B4 继续游离肾上腺下极、背侧及上极,小血管电凝切断,主要动脉分支可予结扎再电凝切断,也可使用钛夹或超声刀处理。在游离肾上腺时应避免直接钳夹或牵拉腺体以免损伤,可抓起腺体周围结缔组织或抬起腺体,贴近腺体被膜分离。肾上腺及肿瘤完全游离切除后,将其放入标本袋内(图 14-22-5),稍扩大脐部切口后完整取出(图 14-22-6)。腹腔镜检查手术创面,彻底止血后将结肠复位,如有需要可放置一条多孔硅胶管作引流。放空气腹,常规缝合戳孔筋膜。

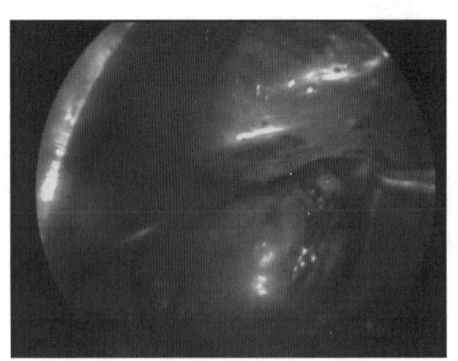
图 14-22-5

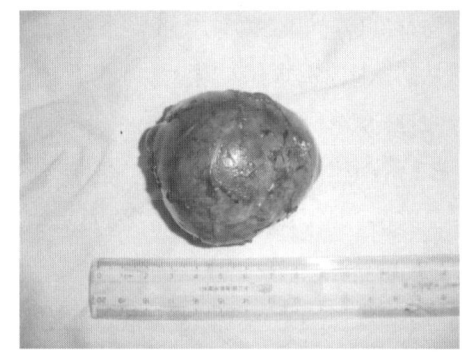
图 14-22-6

A3 手术关键点

B1 不同的手术入路各有优势,应根据病情及手术者的操作习惯进行选择。经腹入路解剖熟悉,可探查腹腔脏器及对侧肾上腺,但游离腹腔内脏器会增加手术难度,且容易损伤腹内器官及血管。经腹膜后入路不易损伤腹腔内脏器,对曾有腹部手术史的患儿尤其适用,但手术操作空间小,解剖相对生疏,较大的肿瘤切除困难。

B2 切除腺体及肿物均应在包膜外进行,以尽量避免出血。应避免使用器械钳抓肾上腺腺体及肿物,在显露肾上腺时可提拉肾上腺周围脂肪及筋膜或用器械推开、抬起腺体以获得满意的显露。

B3 在切除嗜铬细胞瘤时,应尽量先处理结扎肾上腺血管,尤其应先结扎肾上腺静脉,以减少儿茶酚胺入血而导致高血压。

B4 左侧肾上腺切除较右侧困难,主要由于左肾上腺前方有胰尾及胃。在切开后腹膜之前要先辨认清楚胰尾,分离时注意保护胰腺,避免直接牵拉导致损伤。

A4 并发症

B1 大出血 术中大血管的损伤可引起难以处理的大出血,如下腔静脉、肾静脉的损伤等。尤其在右肾上腺切除术中因右肾上腺静脉直接汇入下腔静脉,处理肾上腺静脉时如游离不充分而盲目操作极易造成下腔静脉撕裂。万一术中发生大血管的损伤出血,不应尝试腹腔镜下止血,而要及时中转开腹。但有时肾上腺腺体撕裂、肝脾损伤、肾上腺周围小血管甚至肾上腺动脉破裂造成的出血,往往可在镜下通过压迫、电凝、结扎来止血。

B2 脏器损伤 肾上腺是腹膜后器官,其前方腹腔内有肝、脾、胰、胃、结肠等脏器相邻,手术时常需要对其进行牵拉、分离等操作,应尽量在直视下进行,避免损伤。尤其是左肾上腺切除需要在胰尾端周围游离,要避免直接牵拉胰腺而损伤腺体。手术穿刺置套管时也可能损伤腹腔内脏器,这可通过严格的腹腔镜操作训练及规范熟练的操作技术来避免。

B3 皮下气肿 儿童腹壁较薄,气腹针穿刺时突破感不明显,容易发生皮下气肿。有时可因切口较大从套管周围漏气进入皮下间隙,此种情况在经腹膜后间隙入路时更易发生。一般气肿范围较小时不用特殊处理,严重的大范围皮下气肿可作小切口排气。

B4 切口疝 儿童腹壁薄,有时 5mm 穿刺孔亦有发生切口疝的可能。成人 5mm 穿刺孔可以不缝合,但在儿童不管皮肤切口大小,都要求缝合筋膜层,以防出现切口疝。

14.23 腹腔镜肾切除术与半肾切除术

14.23.1 腹腔镜肾切除术

伴随着 21 世纪的到来,我们正在迎来一个微创外科的新时代,绝大多数体腔内的手术已可通过内镜(尿道镜、膀胱镜、腹腔镜等)来完成。虽然 19 世纪后期的 100 多年腹腔镜在泌尿外科的应用进展缓慢,但自 1990 年美国 Clayman RV 教授等施行腹腔镜肾切除手术成功以来,腹腔镜在泌尿外科的应用已有了飞跃式的发展。如今,腹腔镜肾切除术已经是泌尿外科广泛应用的一个成熟术式。相对于成人来讲,儿童身材小,腹壁脂肪及肾周脂肪薄,对腹腔镜器械要求更加精细,但手术操作则相对容易,因此儿童腹腔镜肾切除术比成人有更大的优越性。

肾脏在胚胎第 5 周发生于间介中胚层,胚胎 3 个月时出现泌尿功能,出生时肾脏位于髂窝上方并随生长逐渐升高。成年人肾脏长 10~12cm,宽 5~7cm,厚 3~4cm,重约 120~150g。肾脏为豆状实质器官,外缘向外弧形凸起,内缘内凹。内缘中部有肾盂凸出肾外并向下延续为输尿管通入膀胱,此处还有供应肾脏的血管、神经出入,称为肾门。上述出入肾门的管状结构合称为肾蒂(右侧较左侧短),由前向后的排列顺序为:肾静脉、肾动脉、肾盂。肾脏外包有肾被膜,肾被膜由内向外分为肾纤维膜(肾固有膜)、肾脂肪囊、肾筋膜3层,起保护及固定肾脏的作用。

肾脏是腹膜后器官,位于脊柱两侧。左肾位置高于右肾。左肾上极位于第11胸椎下缘,下极位于第2~3腰椎之间。右肾上极位于第12胸椎水平,下极平第3~4腰椎之间。肾脏上方为肾上腺,肾与肾上腺均包在肾筋膜内,但肾上腺尚有独立的被膜。肾的内侧为肾蒂,其中肾盂向下延伸为输尿管,其内侧在左肾为腹主动脉,在右肾为下腔静脉。双肾的后面紧贴腰大肌及腰方肌,后上方为膈肌。肾脏的前方隔着腹膜与不同的腹内脏器相邻。左肾前方有胃及脾脏,其下方为结肠脾曲,内侧有胰尾及脾血管。经腹入路切除左肾时,即从结肠脾曲外侧结肠沟切开后腹膜,显露肾脏。此时须注意勿损伤周围器官,尤其是胰尾及脾血管。右肾前方是肝右叶及胆囊,其下为结肠肝曲,内侧为十二指肠降部。

A1 适应证

B1 肾脏良性疾病 绝大多数需要行肾切除的肾脏良性疾病均易于经腹腔镜进行手术,如多囊肾、无功能的肾积水、肾重复畸形、肾动脉狭窄等各种原因引起的严重肾萎缩以及先天性无功能的小肾、异位肾等。而肾脏的慢性炎症所引起的终末性肾功能不全的肾虽可经腹腔镜切除,但手术操作比较困难。

B2 肾肿瘤 局限于肾包膜内的恶性肿瘤,肾盂、输尿管移行细胞肿瘤。

B3 肾破裂 肾外伤后,不能修复的肾破裂。

B4 肾结核 邻近组织器官未被累及者。

B5 肾移植 切取供肾及自体肾移植。

A2 手术步骤

早期腹腔镜肾切除术均经腹腔入路进行手术,比较易于显露肾脏,但容易发生腹腔并发症。近年来许多医生尝试在腹膜后间隙注气后行肾切除术获得成功,避免了经腹入路的不足。

B1 术前准备 除常规的腹腔镜手术准备以及调整患儿一般状况、水及电解质平衡以外,不管经腹入路还是经腹膜外入路,术前均须行适当的肠道准备,可减少术中肠管对手术的影响。如果预测手术难度较大、时间较长,术前应置导尿管及胃管。

B2 手术操作

C1 经腹入路 全麻插管,患儿仰卧位。根据患儿年龄选择使用0.5~1cm的器械及套管。作脐窝纵切口(或脐窝下缘弧形切口)0.5~1cm,气腹针穿刺建立气腹。从脐窝切口小心穿刺置入第一个套管,送入腹腔镜探查腹腔内的情况。根据探查到的情况再决定其他套管的穿刺数量及位置,原则是尽量减少损伤腹腔内脏器的可能性,同时又有利于手术操作。一般可再穿刺置入3个套管,分别位于锁骨中线肋缘下、腋后线腰部及髂前上棘以上2cm处。

套管放置妥当后,调整手术台的位置,使患侧及头端抬高以利于手术操作。首先于结肠外侧沟切开腹膜,松解结肠脾曲(左肾)或肝曲(右肾)并显露腹膜后间隙。松解时助手要将周围器官推开,以免损伤。完全松解后结肠等器官由于重力作用垂向腹腔下方及健侧,使手术野变大。游离腹膜后脂肪,显露肾周筋膜并将其切开,在肾脂肪囊内游离肾脏下极,在肾脏内下方寻找并尽量向下方游离输尿管,用丝线结扎或钛夹夹闭输尿管(远端结扎两道,近端结扎一道)并切断。用抓钳提起输尿管断端作为牵引,继续游离肾脏并向肾门方向小心分离,逐渐显露肾静脉及肾动脉。可采用以下3种方法之一处理肾血管:①粗丝线分别三重结扎后剪断(使血管远端有两道结扎线,近端有一道结扎线)。②使用End-GIA离断肾血管。③可用钛夹多次夹闭肾血管后剪断。处理完肾血管后,再游离肾上极及肾背侧。除非怀疑肿瘤侵及肾上腺,否则应尽量将肾上腺完整保留。将肾牵向外上方,钝性分离直至肾脏完全游离下来,如肾周粘连较重亦可使用电刀或超声刀分离。

从脐或脐下的套管放入一个标本袋,将切下的肾放入袋内,袋口从脐部操作孔拉出(可适当扩大切口),使用粉碎器或环钳等将肾在袋内破坏后分次夹出,注意尽量不要损坏标本袋,最后将袋从操作孔拉出体外。仔细检查动静脉结扎处及粘连分离处以免出血。将结肠复位,肾窝可放置一根引流管。放空气腹,取出套管,缝合穿刺孔筋膜。

C2 腹膜后入路:利用腹膜后间隙组织比较疏松的特点,经扩张后可造成满意的操作空间,经腹膜后到达肾脏。此入路可避免损伤腹腔脏器,对胃肠功能影响较小。

取侧卧位,患侧在上,腰部垫高或调高手术台的腰桥。于腋中线髂嵴上方切开皮肤1cm左右,分离各层组织肌肉至腰背筋膜,切开筋膜进入腹膜后间隙。伸入食指扩大间隙,将球囊扩张器(或用尿管及乳胶手套自制的扩张球囊)放入,根据患儿年龄大小逐渐加压注入生理盐水200~500ml,使腹膜后间隙扩大。取出水囊,置入1cm套管,接气腹机注气(如有漏气则紧密缝合切口筋膜并固定套管),使腹膜后间隙产生操作空间。

在腹腔镜直视下另放置3~4个套管,主操作套管一般取腋后线腰部中上方,其他辅助套管则根据患儿的病情及肾脏的大小选择腋前线或腋中线的适当位置。在穿刺腋前线套管时要特别小心,避免穿入腹腔损伤脏器。

套管安放妥当后,首先清理操作空间,辨明解剖关系。沿腰大肌内下缘分离寻找输尿管,游离适当长度后用前述经腹方法处理并剪断。向内上方牵引输尿管近端,沿输尿管逐渐向上游离至肾下极,从肾下极外侧剪开肾周筋膜,在脂肪囊内游离肾的前面及外侧并逐渐向内显露肾蒂,按经腹方法处理肾蒂。

向上牵引输尿管断端并保持一定张力,继续游离肾脏后面将肾逐渐翻起,最后游离肾上极,注意避免损伤肾上腺。将肾完全游离后,从主操作孔放入标本袋,按经腹方法处理肾并取出。检查肾窝创面,电凝止血后于肾窝处放置一根引流管。按常规取出套管并缝合穿刺孔筋膜。

A3 手术关键点

B1 游离肾脏一般应在肾脂肪囊内进行,这样可使游离肾脏比较容易,并可以避免损伤周围脏器及血管。但如果怀疑是恶性肿瘤则要尽量将肾周筋膜一并切除。

B2 寻找输尿管有困难时,可在腰大肌前内侧与肾内下方寻找。一般输尿管在跨越髂动脉分叉前方处容易被发现。必要时可放置输尿管导管,并向输尿管内注入少量亚甲蓝以帮助寻找。

B3 腹腔镜下很容易找到性腺静脉,左侧性腺静脉向上通向肾静脉,右侧在靠近肾静脉处通向下腔静脉。这一解剖关系有助于寻找肾血管及确定肾门。

B4 在腹腔镜下寻找异位肾及先天性无功能的小肾比较困难,需术前尽可能准确定位。有时先寻找输尿管再向上追踪寻找肾脏更容易找到。

B5 肾血管的处理是防止发生术中大出血的关键。一般来说,小儿的肾血管相对较细,以使用丝线分别双重结扎的方法最为牢固。结扎操作时要小心轻柔,避免牵拉及分离时损伤血管。如使用钛夹要尽可能使血管完全夹闭,并要从不同的方向夹 2~3 个(每断端),以免钛夹滑脱。

B6 肾脏切除后,如需完整取出肾脏,可将主操作孔适当延长后将肾完整取出。此方法适合肾移植切取供肾及因病理检查需要保持肾脏完整的情况。

A4 并发症

肾脏周围毗邻许多重要器官及血管,手术前要熟悉其解剖关系。手术操作要在直视下小心轻柔地进行,切忌盲目粗暴操作,以免造成难以处理的损伤。手术前应常规准备全套开腹手术器械,万一出现腹腔镜下不易处理的并发症应及时中转开腹手术。

B1 大出血 肾蒂血管破裂或副肾血管、肾上腺血管破裂出血是造成难以控制的大出血的主要原因,其他原因还有门静脉、脾静脉、下腔静脉的撕裂出血以及肾周严重粘连造成的分离创面广泛渗血等。因此手术中显露肾蒂时要格外小心,必须在直视下轻柔操作,避免撕拉造成血管破裂,尤其要注意右肾静脉较短,更易出现损伤甚至损伤门静脉。结扎肾血管及副肾血管时要双重结扎以保证牢固。术前估计肾周有严重粘连的病例应选择常规手术。如在术中发现有严重粘连时可使用电凝或超声刀来分离,尽量避免钝性分离以减少出血。万一术中出现大出血,应及时中转开腹手术。

B2 肠管损伤 右肾前内侧与十二指肠邻近,在处理肾蒂及游离肾上极时容易损伤十二指肠。结肠的损伤则易发生于穿刺套管时以及手术中切开侧腹膜显露肾脏时。只要掌握正确的套管穿刺方法,穿刺套管发生的损伤一般可以避免。在切开侧腹膜时要向内下方牵拉结肠,游离肾脏时则应尽量在肾包膜内进行以避免损伤肠管。如发现手术野有异常液体(黄色大便样液体或胆汁样液体)流出,则说明有相应部位肠管的损伤,应仔细寻找破损处并在腹腔镜下缝合修补。如果镜下寻找或修补有困难,应及时中转开腹手术处理。

B3 肝、脾、胰损伤 肝、脾、胰等器官可因电灼造成损伤,在手术中器械牵拉推挡也可造成损伤,尤其在左肾切除时有发生脾脏损伤的可能。但这类损伤多数比较小,只要压迫止血即可。万一出现较大的撕裂损伤则需要在腹腔镜下修补或中转开腹。

B4 皮下气肿 儿童腹壁较薄,气腹针穿刺时突破感不明显,可因气腹针未进入腹腔时注气而发生皮下气肿。有时因切口较大从套管周围漏气进入皮下间隙,尤其经腹膜后间隙入路时更易发生。一般气肿范围较小不需特殊处理,严重的大范围皮下气肿可作小切口排气。

B5 高碳酸血症　儿童对高碳酸血症的耐受差,如手术中气腹压力过高,二氧化碳大量吸收,同时横膈升高影响气体交换,患儿可出现严重的心律不齐、缺氧等症状。预防的方法是根据年龄和病情调整气腹压力,避免压力过高。术中与麻醉师保持良好的协调,必要时可关闭气腹,暂停手术一段时间。

B6 切口疝　儿童腹壁薄,有时 5mm 穿刺孔亦可能发生切口疝。因此不管皮肤切口大小,都要求缝合筋膜层,以防出现切口疝。

14.23.2　腹腔镜半肾切除术

在腹腔镜肾切除术成功以后,1992 年 Winfield 报道了首例因肾结石反复泌尿系感染经腹行肾部分切除术。近年来腹腔镜经腹及经腹膜后间隙行肾部分切除术更是在小儿泌尿外科蓬勃发展起来,甚至有几个月的婴幼儿手术成功的报道。由于腹腔镜手术有创伤小、恢复快、美容效果好的特点,更加适合儿童,因此在小儿泌尿外科有更强大的生命力。

A1 适应证

B1 先天性肾重复畸形伴有重复输尿管、输尿管开口异位、输尿管囊肿以及出现泌尿系感染等症状需行重复肾切除术者。

B2 局限的肾脏良性病变,如孤立的肾脏良性肿瘤、局限于肾上极或下极的肾结石伴有反复出血或泌尿系感染、马蹄肾一侧部分积水等。

A2 手术步骤

肾部分切除术可选择常规开腹手术,也可选择腹腔镜手术。而腹腔镜手术也有经腹腔入路及经腹膜后间隙入路等不同的手术术式,每种术式各有其利弊。应根据患儿的不同情况选择损伤最小、最有利于恢复的术式。

B1 经腹入路　患儿体位、套管置入方法及位置可参见腹腔镜肾切除术。进入腹腔后,首先于结肠外侧沟切开侧腹膜,松解结肠脾曲(左肾)或肝曲(右肾)并显露腹膜后间隙。游离腹膜后脂肪,于肾脏要切除的部位附近将肾筋膜切开(如切除上半肾则从肾上极切开),在肾脂肪囊内游离肾脏前面及肾上极或肾下极(图 14-23-1)。注意保护肾上腺,避免损伤。如患儿是肾重复畸形,则可看到肾脏表面的浅沟。逐渐游离重复肾的供应血管(图 14-23-2),如不能断定血管的供应区,则可将上下肾的肾蒂血管均解剖出来,分辨清楚后再将重复肾的肾蒂结扎切断(图 14-23-3),此时可见重复肾部分逐渐变成深紫色。

在肾内侧及腰大肌前内缘分离寻找输尿管,向上游离并辨明重复肾的输尿管,于肾分界浅沟偏重复肾一侧约 0.5cm 处电凝切开,并一边电凝一边切除重复肾(图 14-23-4),切断面可用粗丝线缝合。尽可能向下游离重复输尿管并在靠近膀胱处结扎切除。切除标本可放入标本袋内粉碎后取出,也可稍扩大脐部切口后完整取出。

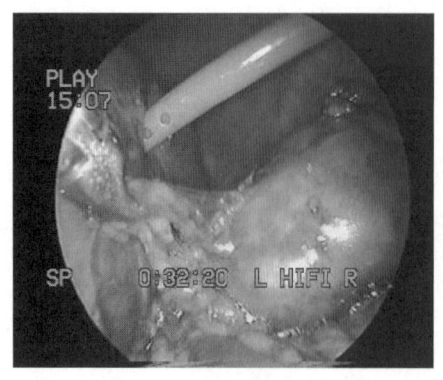

图 14-23-1

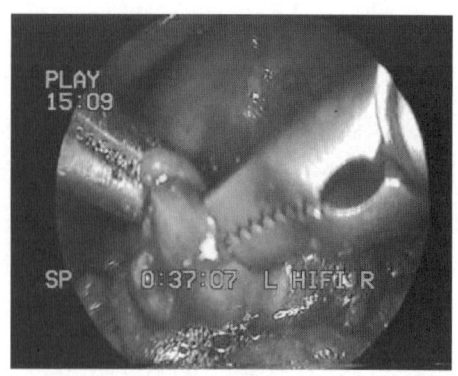

图 14-23-2

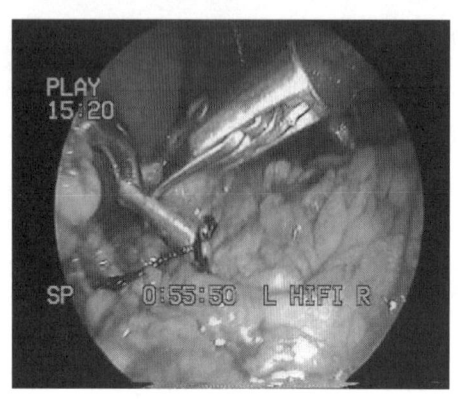

图 14-23-3

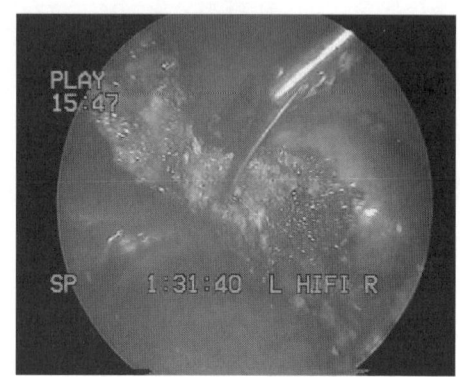

图 14-23-4

如切除的是一个完整肾的一部分,则不需处理肾血管及输尿管(除非有较粗的副肾血管或迷走血管),只需游离需要切除部分的肾脏(肾上极或肾下极)并将其肾蒂解剖出来。助手可用血管阻断带阻断肾蒂以减少出血,术者按上述方法切除肾脏并将标本取出。

B2 腹膜后入路 参见腹腔镜肾切除术的腹膜后入路方法形成腹膜后腔并穿刺套管后,首先辨明解剖关系,沿腰大肌向上分离,剪开肾周筋膜,在脂肪囊内游离肾的前面及外侧并逐渐向内显露肾蒂及重复肾的血管。双重结扎并切断重复肾的血管,如为单肾部分切除则不需处理血管。在肾内侧游离重复肾的输尿管,按上述经腹方法切除重复肾(或单肾部分切除)。尽量向下游离重复输尿管,结扎后切断。标本放标本袋内粉碎后取出或扩大切口后取出。

A3 手术关键点

B1 肾重复畸形切除时,游离显露重复肾的血管及输尿管时要注意切勿损伤正常的肾蒂,必要时可先将肾蒂显露并予以保护。

B2 肾部分切除时应从需切除处偏向被切除侧约 0.5cm 处开始切除,并向要保留的健康肾一侧弧形切下,使肾的切面稍向内凹陷,这样有利于肾脏切断面的缝合止血。

B3 重复输尿管应尽量靠近膀胱切除,避免留下盲端引起感染。

B4 避免术中大出血的关键是处理好肾血管及肾脏断面。肾脏切除时使用电凝,断面尽量缝合可减少出血。血管蒂的处理见腹腔镜肾切除。

A4 并发症

参见腹腔镜肾切除术。

14.24 腹腔镜肾盂输尿管成形术

肾盂输尿管连接部梗阻所致的肾盂积水是小儿常见病。临床上,肾盂输尿管成形术已被广泛接受,特别是离断式肾盂输尿管成形术的成功率已在 90% 以上。近 10 年来,随着腹腔镜技术在泌尿外科的应用,经腹腔镜肾盂输尿管成形术的可能性及成功率已被国外的学者所证实。目前在国外,因内镜手术有术中出血少、术后恢复快、并发症少、伤口美观、手术成功率高等优点,使越来越多的患者放弃开放性手术。腹腔镜肾盂输尿管成形术的成功率是开放性手术的两倍,适用于各钟原因造成的肾盂输尿管连接部梗阻,包括肾盂输尿管连接部狭窄、高位输尿管开口、异位血管压迫等。像开放性手术一样,它可在直视下完成肾盂成形,包括对扩张肾盂的剪裁、切除狭窄段、跨越压迫血管的吻合等。1998 年 Chen R 等报道 57 例腹腔镜肾盂输尿管成形术,成功率达 97%。1999 年 John J 等报道了 42 例腹腔镜肾盂输尿管成形术,成功率在 90% 左右。

A1 适应证

肾盂输尿管连接部梗阻。

A2 手术步骤

B1 患儿采用右侧卧位,置入套管(图 14-24-1)。

B2 在腋中线髂嵴上 5cm 处切开皮肤 1cm,分离皮下及肌肉。将自制水囊(图 14-24-2)放入后腹膜间隙,注水约 200~300ml(图 14-24-3),充分扩张后腹膜间隙(图 14-24-4)。取出水囊,放置套管并充气,压力为在 1.6kPa(12mmHg)。

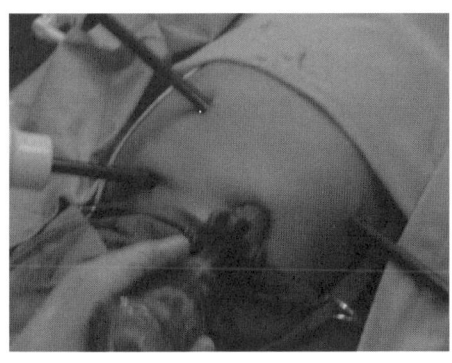

图 14-24-1

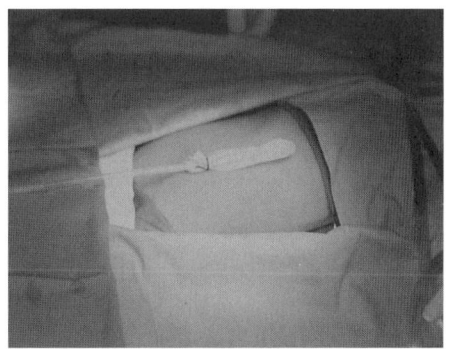

图 14-24-2

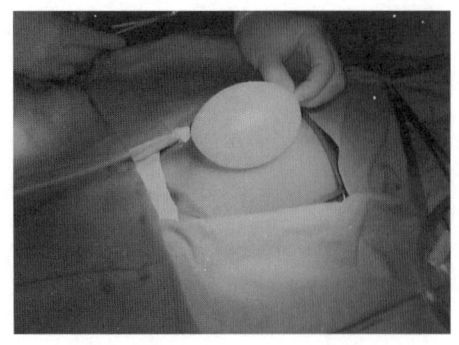 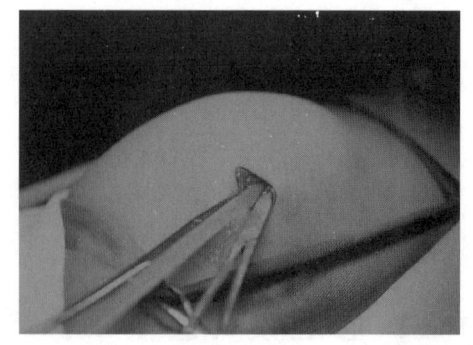

图 14-24-3　　　　　　　　　　　　图 14-24-4

B3 从该套管置入腹腔镜,在腹腔镜监视下,分别在腋前线上、下及腋后线肋缘下各放置一个0.5cm套管,并置手术器械。

B4 用剪刀剪开肾周脂肪囊,并分离肾周组织,沿肾下极剥离,暴露肾盂输尿管连接处。如肾盂输尿管连接部暴露困难,可先将肾盂近输尿管处剪开0.5cm,吸净肾盂内积水(图14-24-5);也可从皮肤上缝线,将肾盂吊在腹壁上。

B5 充分显示肾盂输尿管连接部后(图14-24-6),为防止输尿管发生扭转,在切断狭窄段时留输尿管前壁0.1cm,切除部分漏斗状肾盂。

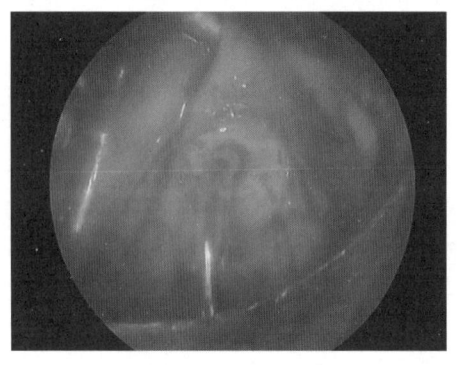 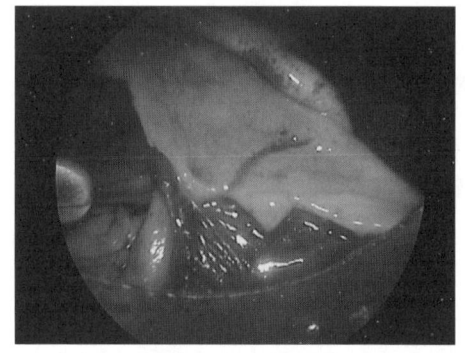

图 14-24-5　　　　　　　　　　　　图 14-24-6

B6 纵行剪开输尿管后壁1.2cm,用6-0PDS线行肾盂输尿管间断吻合(图14-24-7,14-24-8,14-24-9),最后剪断输尿管前壁。

B7 如置吻合口支架管,可与肾盂造瘘管及肾周引流管一起,从肋缘下套管内放置。缝合肾盂切口,固定引流管,放出气体,各创口行皮内缝合。

A3　手术关键点

B1 有效扩张后腹膜间隙,制造手术空间。

B2 分离肾盂输尿管连接部时,应从肾脏底部开始。

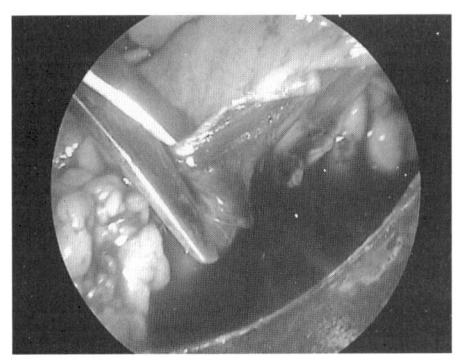
图 14-24-7

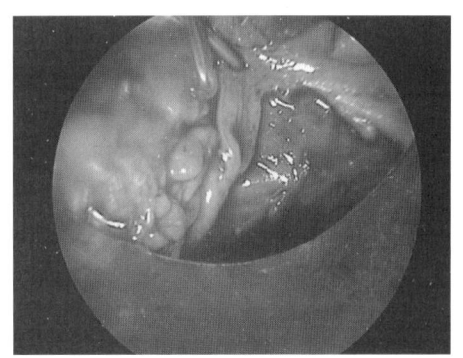
图 14-24-8

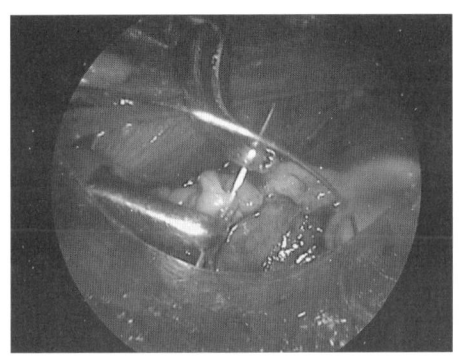
图 14-24-9

B3 从皮肤缝一线,将肾盂吊在腹壁上,以便暴露肾盂输尿管连接部。

B4 在切除狭窄段时应先切除肾盂后壁,使前壁连接,待吻合部分后壁后,确保输尿管未发生扭转时再切除前壁。

B5 是否留置支架管并不是手术成功的关键。

A4 并发症

B1 吻合口狭窄。

B2 肾周积液。

B3 泌尿系感染。

14.25 内镜膀胱输尿管再吻合术

治疗膀胱输尿管反流的术式已经定型,概括起来可分为膀胱内入路(如 Cohen 术式和 Lich-Gregoir 术式等)和膀胱外入路(如输尿管黏膜下层包埋术)两类,手术成功率高,疗效确切。腹腔镜手术的目的是在保持现有成功率的基础上减少损伤,保持切口美观。腹腔镜膀胱手术输尿管黏膜下包埋术在动物实验中获得成功后,许多学者将其应用于临床,并获得了成功经验,而且显示出患者恢复快、住院时间短和切口瘢痕不明显等优点。

14.25.1 膀胱镜膀胱输尿管再吻合术

A1 适应证

输尿管远端狭窄或膀胱输尿管反流的患儿。

A2 手术步骤

B1 套管放置 首先经尿道插入 8F 球囊导尿管并注入生理盐水 200~300ml,使膀胱膨胀。然后在膀胱顶部相当于脐下 2cm 处切开皮肤 5cm,套管向膀胱腔内穿刺,并从中导入 30°镜头于膀胱腔内。开放尿管导出盐水,同时向膀胱内充入二氧化碳,压力为 2.7kPa(20mmHg)。在内镜监视下,在两侧各置入 5mm 套管(图 14-25-1),穿腹壁缝合,将腹壁与膀胱壁固定,避免套管滑脱。手术操作过程中,尿管球囊始终充气阻塞尿道内口,防止气体外溢。

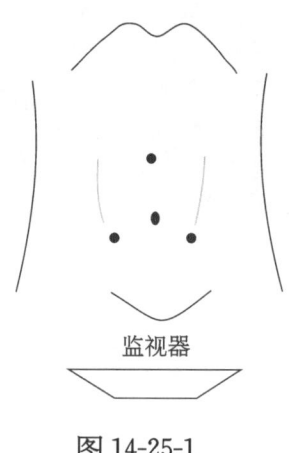

图 14-25-1

B2 游离输尿管 于输尿管外口处(图 14-25-2)缝合一针牵引线,环周剪开输尿管开口周围黏膜,贴输尿管壁剪断其与膀胱基层固定的纤维组织(图 14-25-3),使输尿管外口游离。将

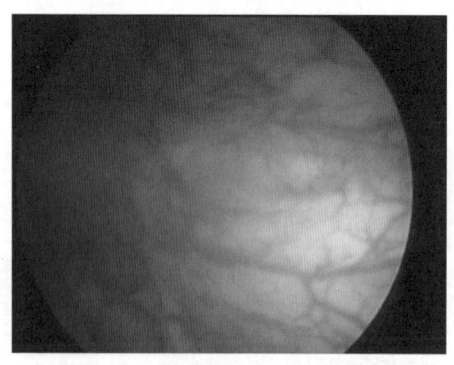

图 14-25-2

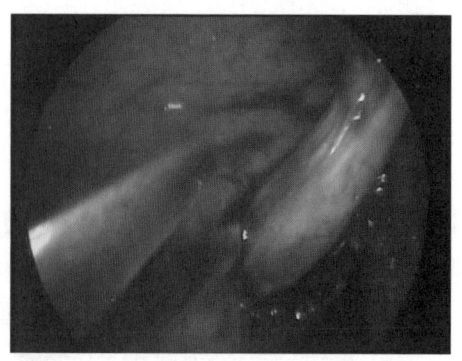

图 14-25-3

膀胱壁外部分的输尿管游离拉入膀胱腔内,用电剪断离输尿管周围的膜状组织,充分松解输尿管约 10cm。将输尿管的肌层与膀胱肌层固定缝合 1~2 针,阻止其回缩。

B3 黏膜下隧道成形 从切开的膀胱黏膜处用弯钳或剪刀经黏膜下层横向分离成 3cm 长的隧道(图 14-25-4)。从隧道的另一开口导入弯钳,牵拉游离输尿管开口处的缝线,将输尿管导入黏膜下隧道(图 14-25-5)。

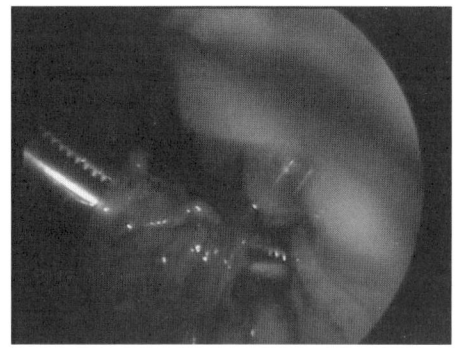

图 14-25-4

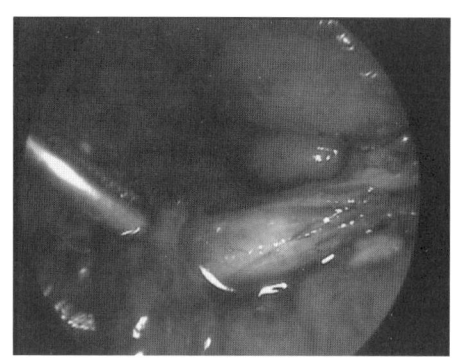

图 14-25-5

B4 输尿管开口成形 首先将输尿管的远端肌层与其周围的膀胱肌层固定缝合 1 针(图 14-25-6),然后切除输尿管开口处的狭窄病变组织,将输尿管全层与膀胱黏膜层相吻合,用 5-0 PDS 线共缝合 4~6 针(图 14-25-7)。经尿道向膀胱内导入 8F 硅胶管,经输尿管开口导入做支架管。最后,从一套管孔中向膀胱内插入 10F 尿管,做膀胱造瘘。

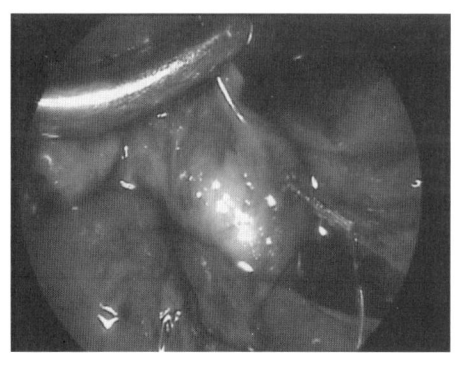

图 14-25-6

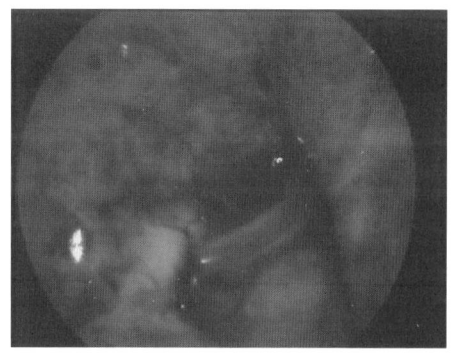

图 14-25-7

A3 手术关键点

B1 膀胱腔小,套管很容易从膀胱壁脱出,因此必须用大针在套管部位将腹壁与膀胱壁缝合固定,防止套管滑脱。

B2 输尿管外口缝合牵引线牵引有利于辨别输尿管与周围组织的界限。

B3 做输尿管膀胱再吻合时,要先将输尿管与膀胱肌层固定后再切断输尿管,否则输尿管回缩至黏膜下隧道,不利于吻合操作。

14.25.2 腹腔镜输尿管远端膀胱黏膜下包埋术

A1 适应证

初次手术失败后的膀胱输尿管反流患儿。

A2 手术步骤

B1 套管放置 于脐、左麦氏点、脐旁左侧腹直肌外缘处和右麦氏点置入4个5mm套管(图14-25-8)。也可以根据需要将1~2个套管切口做于初次手术的切口瘢痕处。

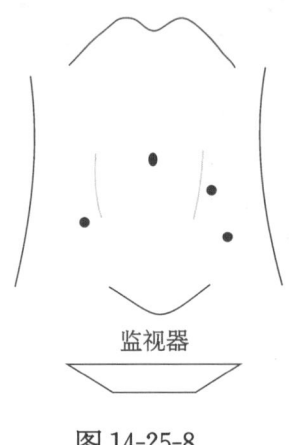

图 14-25-8

B2 游离远端输尿管 电刀切开患侧膀胱后壁与输尿管之间的反折腹膜,见输精管后(图14-25-9)将其游离,其下即可见输尿管,靠近端游离后,向远端游离至其入膀胱壁的交界处(图14-25-10),以3~4cm长为好。

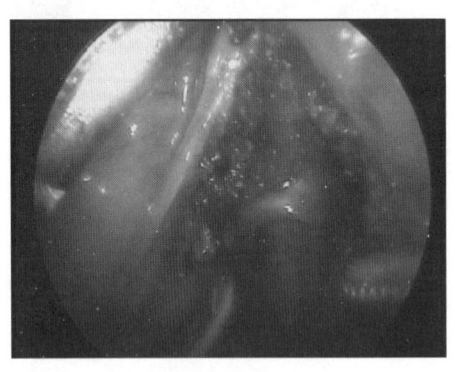
图 14-25-9

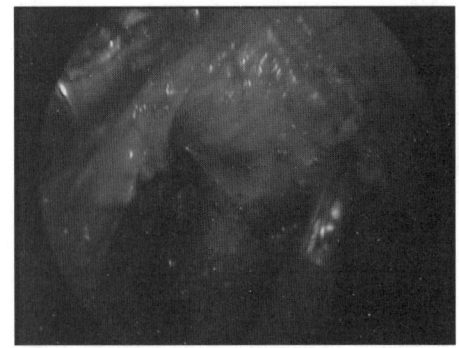
图 14-25-10

B3 膀胱后壁肌层切开 贴输尿管壁切开膀胱后壁的肌层组织(图14-25-11),至输尿管开口处的黏膜下层,沿着肌层的裂孔向上剪开膀胱后壁的肌层3~4cm(图14-25-12)。保证膀胱黏膜层无损伤后,沿切口向两侧游离,使黏膜与肌层分离,游离的宽度与输尿管的直径相符。

B4 包埋输尿管　将两侧肌片在输尿管的后方用4-0丝线间断对合缝合4针,使输尿管远端3cm包埋于膀胱黏膜下层(图14-25-13)。然后经膀胱镜向输尿管内导入支架管。

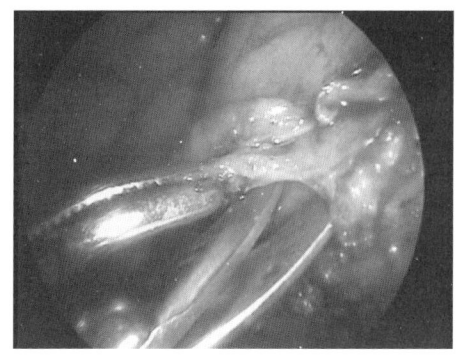

图 14-25-11

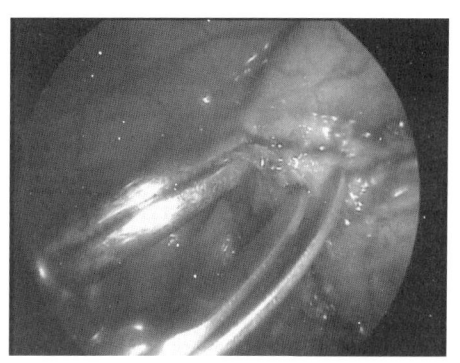

图 14-25-12

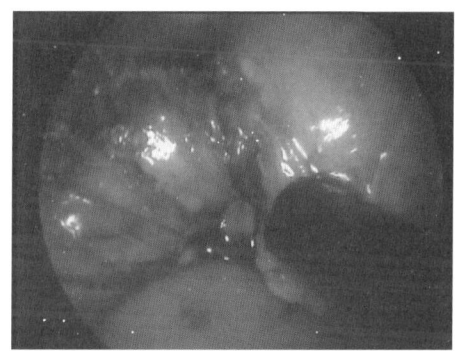

图 14-25-13

A3 手术关键点

B1 输精管位于输尿管表面,两者之间有紧密粘连,用剪刀将其分离时勿损伤输精管血管。

B2 牵引输尿管有利于显示其界限。

B3 一定要将输尿管远端的膀胱壁内段与肌层游离,否则不能做到完全包埋,甚至导致输尿管开口狭窄的可能。

B4 如果黏膜层破损,术终要行膀胱造瘘和腹腔引流。

B5 包埋缝合时采用先缝一侧肌层,将针线从输尿管后绕至对侧,缝合对侧肌层,最后打结的顺序。

A4 并发症

主要有尿性腹水,由于在剥离膀胱肌层时损伤黏膜导致尿液渗入腹腔所致。术中需仔细分离肌层,一旦发现黏膜破损要及时修补。若术后出现腹水,行膀胱造瘘或经尿道引流膀胱可有效阻止尿液外渗,使膀胱黏膜愈合。

14.26 腹腔镜单纯精索静脉曲张结扎术

精索静脉曲张多见于青少年,通常在青春期出现临床症状。精索静脉解剖比较复杂,蔓状静脉丛是由睾丸或附睾静脉汇集而成,至少有 4 组静脉回流:①蔓状静脉丛:它们形成精索内静脉,在腹股沟深环处汇合成 1~2 支,在腹膜后上行常合为 1 支。②精索静脉:右侧精索静脉在右肾静脉下进入下腔静脉,左侧则成直角进入左肾静脉。③提睾肌静脉:回流至髂外静脉。④阴部内静脉及输精管静脉:回流至髂内静脉。在严重精索静脉曲张时,阴囊外侧和大腿内侧亦能见到静脉曲张。两侧睾丸精索静脉之间在蔓状静脉丛或深环口以上的静脉间存在交通支,一侧精索静脉曲张通过这些交通支也能使对侧睾丸发生功能障碍。精索静脉曲张大约90%发生在左侧,原因是左侧精索静脉呈直角进入左肾静脉,血流阻力大。双侧精索静脉曲张的发病率约为 10%。右侧精索静脉曲张少见,多因下腔静脉栓塞或梗阻影响血液回流,亦应考虑肾脏或腹膜后肿物存在的可能性。精索主要由睾丸的血管、淋巴管、神经、输精管包以被膜而成,在通过腹股沟管时,下方有髂腹股沟神经和股神经生殖支,上方有髂腹下神经通过。输精管为精索内主要结构,位于精索的最后部。动脉有睾丸动脉、提睾肌动脉和输精管动脉,位于精索的中央;静脉则系睾丸和附睾汇合形成的蔓状静脉丛,居最前部。蔓状静脉丛在腹股沟深环处并列成 2 支,在后腹膜一般成为一个主干,有时有 2~3 个分支。

A1 适应证

B1 精索静脉曲张症状明显,平卧后症状显著减轻者。

B2 精索静脉曲张伴有睾丸生精功能障碍引起的不育症或同时合并腹股沟疝者。

A2 手术步骤

B1 气管内插管,全麻。患儿取头低脚高仰卧位。

B2 常规消毒皮肤,在脐下缘做一纵向切口,长 0.5cm,深至筋膜。术者与助手提起脐周腹壁,将气腹针从切口内垂直 90°刺入腹腔,当感到气腹针进入腹腔后有落空感时,将气腹机与气腹针连接,开始向腹腔内缓慢注入二氧化碳,气压维持在 1.1~1.6kPa(8~12mmHg)。

B3 拔出气腹针,5mm 套管刺入腹腔,拔出针芯,插入腹腔镜,了解腹腔情况及精索静脉曲张程度。

B4 分别于脐外侧左锁骨中线处和耻骨上切开皮肤 5mm,在腹腔镜直视下分别插入 5mm套管入腹腔。拔出针芯,插入操作器械,同时接通自动气腹机维持腹压。位于腹股沟深环处找到精索静脉、输精管。若精索静脉不易确定时,可由助手牵拉同侧睾丸见精索血管随之移动。

B5 于髂窝处精索血管外侧后腹膜纵行切开 1.5~2.0cm,显露并分离出精索,此时可见曲张精索静脉。将两支扩张的精索静脉与周围组织游离,游离过程中避免损伤精索动脉和淋巴组织(动脉细小有搏动)。注意不要结扎精索动脉,避免影响睾丸发育。

B6 在精索静脉两端分别用 4-0 丝线结扎,并在血管中间剪断。

B7 放出二氧化碳气体,解除气腹。拔出所有的操作器械和套管,皮下缝合伤口,用创可贴封闭。

A3 并发症

B1 精索动脉和淋巴管损伤　患儿表现为睾丸较对侧变小和阴囊水肿可能。

B2 腹腔脏器和血管损伤　多因气腹针或套管穿刺时用力过猛所致。故应在进入气体、腹部膨隆后再置入套管,以防损伤腹腔内脏器及血管。开始使用腹腔镜不熟练时,为避免损伤膀胱,可在术前插尿管,待操作熟练后不必再插尿管。膀胱刺破后,腹腔内可见血尿,需及时修补膀胱,尿道内置入 Foley 导尿管引流。

14.27　腹腔镜卵巢肿物切除术

卵巢肿瘤约占小儿肿瘤的 1%,多发生于幼女或学龄女孩。肿瘤从组织来源看大致可分为上皮样肿瘤、性腺间质肿瘤、生殖细胞肿瘤,其中上皮样肿瘤包括浆液性囊腺瘤、黏液性囊腺瘤、子宫内膜瘤(巧克力囊肿)以及移行细胞瘤等。上皮样肿瘤在小儿少见。性腺间质肿瘤一般单发,由于过量分泌雌激素,临床较易分辨。生殖细胞肿瘤在小儿多为畸胎瘤,在小儿肿瘤中占据的比例最大。

卵巢肿瘤由于很少引起临床症状,故常因体检或肿瘤扭转时突然发现。绝大多数预后良好。

由于卵巢位于下腹盆腔,较为游离,解剖结构易于辨认,大多适合腹腔镜手术,操作亦不复杂。

A1 适应证

卵巢良性肿瘤患儿。

A2 手术步骤

B1 体位　患儿仰卧,头低足高位,于脐和右下腹各置入两个 5mm 套管,左下腹置入两个 5mm 套管。

B2 探查子宫及双侧附件　头低足高位时,多数情况下肠管会自然上滑离开盆腔,偶有粘连者可用无损伤钳拉大网膜及肠管即可暴露盆腔。用输卵管钳或肠钳牵拉患侧卵巢,翻转置于子宫上方,此时即可全面探查盆腔,并将扭转的卵巢复位(图 14-27-1)。如果肿瘤体积大无法牵拉出盆腔,可先行经腹壁穿刺,抽出囊肿内液体,使肿物体积缩小(图 14-27-2)。

B3 囊肿切除　首先切开囊肿表面的卵巢被膜,贴囊肿游离(图 14-27-3)。小儿卵巢肿瘤切除原则上应尽可能保留患侧输卵管的健康组织。切除前尽可能的抽尽囊内液体,此时较易分辨正常卵巢组织的边界。畸胎瘤由于有完整的包膜,有时只需将包膜与卵巢钝性分离撕下即可(图 14-27-4)。对于囊肿较小和囊壁菲薄者,囊肿大部分切除后电凝残留囊壁,但巧克力囊肿力求将囊壁完整切除。

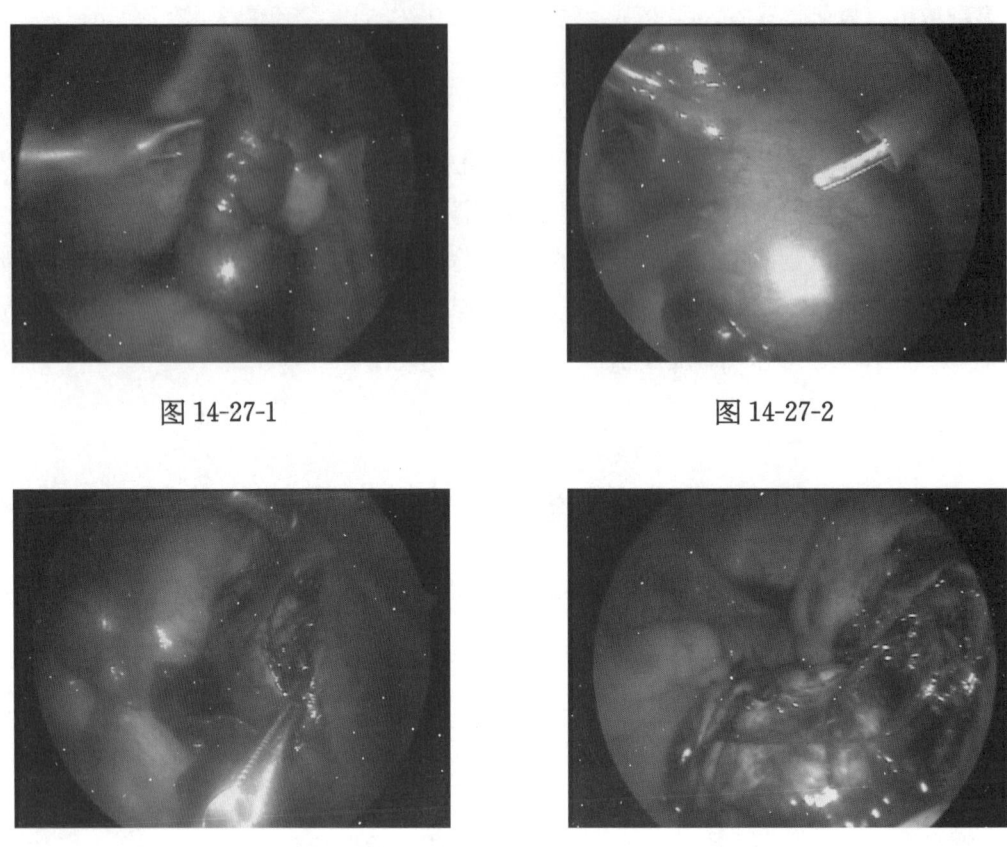

图 14-27-1　　　　　　　　　　　图 14-27-2

图 14-27-3　　　　　　　　　　　图 14-27-4

B4 囊肿的取出　经套管放入塑料标本袋,将肿瘤套入其中。脐部换 10mm 套管,将标本袋提至脐部套管处,用剪刀或组织粉碎器粉碎后取出。

B5 卵巢残端的处理　如有渗血可放入细纱布条压迫残端数分钟,或者用带针可吸收线连续缝合残端。

A3 手术关键点

B1 选择合适的穿刺点经腹壁尽量吸净囊肿液体,有利于手术操作。

B2 找好囊肿与卵巢组织的分界,尽可能保留卵巢组织,同时减少出血。有人习惯向卵巢组织边缘注射盐水,使其分离。

B3 卵巢残端止血要仔细,因手术操作有一定的气腹压力,卵巢残端渗血不明显,撤除气腹后有时卵巢残端会有游离渗血,造成盆腔血肿。

B4 术中应尽量避免囊肿组织脱落在盆腹腔,手术结束前应用大量盐水冲洗盆腔,以减少术后粘连等并发症。

A4 并发症

　B1 术后出血。

　B2 肿瘤复发。

　B3 盆腔粘连。

（雷　宇、王淑琴）

14.28　腹腔镜疝囊高位结扎术

腹股沟斜疝是小儿常见病,疝囊高位结扎术是最常用且有效的治疗手段。1980年Ger等成功地进行了第一例腹腔镜疝修补术后,越来越多的医生采用了经腹腔镜手术,并认为经腹腔镜行疝囊高位结扎术治疗小儿腹股沟斜疝具有明显的优越性。此后,国内外很多医生对此方法进行了大量研究和改进,先后出现了三孔腹腔镜法、两孔腹腔镜法以及单孔腹腔镜法等等。不同的方法均有相当数量的病例报道,效果肯定,并且有各自的特点。近年来,大宗病例总结结果显示,腹腔镜疝囊高位结扎术较传统的开放手术有明显的优越性,本文分别介绍各种术式的要点。

A1 腹腔镜下腹股沟斜疝的解剖

脐部进镜头后,在下腹正中可见膀胱,向外侧为脐韧带(有些患儿不明显),再向外侧可见未闭合的腹膜鞘突,即疝囊颈。透过腹膜,鞘突内侧可见有腹壁下血管走行,在女孩鞘突后方可见圆韧带血管;在男孩鞘突内后方可见有白色的输精管,输精管后方可见精索血管,两者一同进入腹股沟管。另外,在鞘突后壁的深方为髂血管,虽然镜下常不能见到,但若术中进针过深时可导致其损伤。

A2 适应证

　B1 确诊为腹股沟斜疝。

　B2 嵌顿时间短的腹股沟嵌顿疝。

A3 手术方法

最先出现的是三孔腹腔镜技术,即由3个套管分别放入腹腔镜镜头、持针器及弯钳,术者双手配合操作,在腹腔内作荷包缝合疝囊颈。此方法的优点是双手操作符合常规操作习惯,容易掌握;便于显露可能存在的腹膜皱襞,以免造成术后疝复发。缺点为要在腹部作3个缺口,对于术后的外观问题欠满意。

其后出现了两孔腹腔镜技术。其方法是在脐部及侧腹各置一个套管,分别放入腹腔镜镜头及持针器。在患侧疝囊颈上方穿入一带线缝针,将线尾留于体外。由术者单手持针行荷包缝合关闭疝囊(图14-28-1),并由助手牵拉腹壁外之线尾,协助术者在腹腔内打结(图14-28-2,14-28-3)。此方法的优点是仅有2个切口,用常规腹腔镜器械即可进行。缺点是在双侧疝时,总有一侧疝囊距离套管较远,操作困难;另外单手在腹腔内打结也需要一定的技巧;在缝合时如何避免遗漏腹膜皱襞也是一个难点。对此我们总结出以下方法供大家参考:①在缝合前先探查有无皱襞存在。②缝合时第一针远离皱襞进针,并在皱襞的同侧出针。③缝合下一针时由助手牵拉留在腹壁外的线尾,术者用针尾挑起缝线牵拉腹膜,使腹膜皱襞完全展开,再进行缝合。④为避免损伤输精管,在出针前将腹膜展开,确认未带上精索及输精管后再行出针。

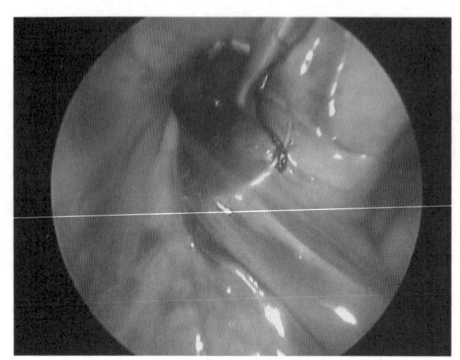

图 14-28-1

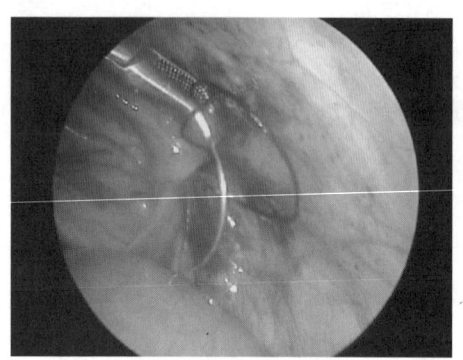

图 14-28-2

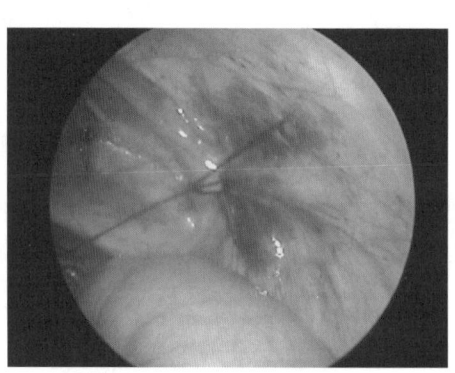

图 14-28-3

后来,又有医生发明了单孔腹腔镜疝囊高位结扎术。此方法仅用一个套管以放入腹腔镜镜头,观察腹腔内病变情况。另外再用1~2个钩针或雪橇针在深环投影处穿入腹壁,在疝囊颈处作一荷包缝合,线尾带出腹壁,在体外打结。

此外还有一些其他方法的报道,比如用雪橇针与腹腔内器械配合操作等,均与以上3种方法相似,就不一一列举了。

总之,经腹腔镜治疗小儿腹股沟斜疝已经被越来越多的小儿外科医生认可。虽然对于其与传统方法相比,在创伤大小、伤口美观等方面的优点仍有争论,但是,很多报道中均有术前诊断为单侧疝,而术中却发现对侧隐匿性疝的病例,因可同时行疝囊高位结扎术,避免了再次手术的可能,这一点可能是医生选择手术方式时更倾向于用腹腔镜手术的理由。

(刘 钢、黄柳明)

14.29 小儿腹腔镜手术的并发症

小儿腹腔镜手术的并发症与术者的熟练程度、腹腔镜手术及开腹手术经验密切相关。Lobe 对 600 例 1 个月~19 岁患儿腹腔镜手术的总结,转开腹手术 15 例(2.6%),其中 10 例为技术性原因,另 5 例为术中出现并发症。手术并发症的发生率为 2%,多发生于开展腹腔镜手术的早期,包括术中出血。其中发生在阑尾切除术中 2 例,胆囊切除术 1 例,脾切除术 1 例,Nissen 手术中食管破裂 1 例,胃造瘘中插管位置不适当导致胃扭转 1 例,还有脐部切口疝 2 例。另外还有非腹腔镜手术特异的并发症,如阑尾切除术后盆腔脓肿 5 例,巨结肠根治术后小肠结肠炎 1 例。还有人作了套管切口大网膜疝的报道。Peters 近来对 5400 例小儿腹腔镜泌尿系手术调查资料显示,腹膜外脂肪充气或皮下气肿发生率为 4.2%,小肠、膀胱和大血管损伤占 0.39%。此外,气腹针直接导致相应并发症占 2.6%,而采用开放式置入套管并发症只占 1.2%,可见使用气腹针是导致并发症的一个危险因素。与开腹手术一样,腹腔镜手术后也会发生肠粘连,但是其发生率和严重程度比开腹手术要低得多,极少有导致肠梗阻者。随着术者经验的积累和技术熟练程度的提高,并发症的发生率明显下降。

目前尽管对小儿腹腔镜手术适应证的范围尚存在争议,如手术时间长、费用高等,但是随着技术的不断提高、改进和完善,这些问题会被一一解决而显示腹腔镜在小儿外科领域应用的强大优势。目前我们已经看到腹腔镜越来越广泛地应用于小儿外科的治疗中,并且部分手术已经达到了艺术化的程度。随着腹腔镜手术器械的不断改进和创新,腹腔镜手术术式将会不断涌现,不久的将来大部分常规手术必将会被腹腔镜手术取代。

(李 龙)

14.30 小儿腹腔镜手术的护理

A1 腹腔镜手术前护理

腹腔镜手术是一项新型的微创手术,有创伤小、恢复快、进食早、肺部并发症少的优点。但腹腔镜手术仍是一种有创治疗方法,存在着一定的风险与问题。另外手术经验对成长中的孩子来说都是件令人害怕的事,会造成很大的恐惧。因此,应给予完善的术前准备并提供良好的术前护理,使患儿在最佳状态下顺利渡过围术期。

B1 护理评估

 C1 询问患儿既往史并了解病情。

 C2 评估患儿生命体征和营养状况。

 C3 评估患儿及家长的心理状况,对麻醉和腹腔镜手术的了解程度。

 C4 评估患儿家庭经济状况能否接受腹腔镜手术。

B2 护理目标 使患儿身心在最佳状态下接受手术。

B3 护理措施

 C1 手术患儿早期的身心准备

  D1 减轻对手术的焦虑

   E1 术前与医生共同向患儿及家长交代手术的目的、方法、适应证、麻醉方式及说明腹腔镜手术具有创伤小、痛苦轻、恢复快等优点。

   E2 应向患儿及家长交代手术前后的注意事项。

   E3 必须讲明腹腔镜手术的特殊性和局限性,术中有可能中转开腹手术,让患儿及家长有充分的思想准备。

   E4 提供精神支持,让患儿父母尽量在术前、术后陪伴患儿,减轻其心理压力。

  D2 补充营养 营养状况与手术及术后恢复有直接关系,营养不良、贫血可减弱患儿对手术及麻醉的耐受力,降低抗感染能力,不利于组织修复和伤口愈合。此类患儿术前应纠正营养不良,补充热量、蛋白质和维生素,尤其是 B 族维生素和维生素 C,两者均是伤口愈合所必需的物质。当患儿不能由口进食或吸收不良时,可由胃肠道外静脉营养法来提供给患儿所需营养,以改善患儿状况。

  D3 皮肤准备 皮肤清洁是防止切口感染的重要环节。

   E1 术前 1 日将手术区域及其周围毛发剃除,避免刮伤皮肤。

   E2 因术中第一戳孔紧靠脐缘,脐部皮肤的准备既要彻底清除脐内污垢,又要保证脐内皮肤完整。

   E3 脐窝深者可用肥皂水将脐窝污垢软化后再用汽油棉签清除,然后用肥皂水反复清洗,切忌擦破,最后用碘附消毒脐窝。

   E4 备皮过程中注意保暖,勿着凉,尤其是新生儿、婴幼儿。冬季室内加用电暖器,减少暴露部位;夏季避免空调直吹患儿。

  D4 手术前患儿指导

   E1 可指导较大患儿做深呼吸运动和有效的咳嗽及咳痰,防止术后发生坠积性肺炎和肺不张。

   E2 指导患儿利用床栏杆翻身和从床上坐起及减轻伤口受牵拉的方法,预防肺和循环系统的合并症及褥疮,并且能刺激肠蠕动和减轻肠胀气。

E3 说明术后使用氧气、胃肠减压、腹腔引流、导尿管的目的和必要性。

E4 说明病室通风换气的重要性,预防呼吸道感染。

E5 术前2日指导患儿禁食易产气的豆类、奶类食品,以减少肠腔积气。

C2 手术前日晚患儿的准备

D1 胃肠道准备

E1 禁食补水 婴幼儿术前4~6小时禁食,儿童术前8小时禁食。婴幼儿或营养不良的患儿可于手术前由静脉补充液体,防止脱水。

E2 清洁肠道 依手术部位及患儿情况而定,必要时于术前晚温盐水洗肠一次。肠道手术者术前2~3日给予缓泻剂,常规洗肠。术前晚、术日晨各清洁洗肠一次。阑尾炎、疝气的患儿则不给予洗肠。

D2 保证充足的休息和睡眠 术前应为患儿创造安静、舒适的睡眠环境,以使患儿获得充足的睡眠,而利于麻醉诱导。

C3 手术当日患儿的准备

D1 测量生命体征,若体温、脉搏、呼吸异常应及时通知医生。

D2 检查手术野备皮情况是否符合要求,尤其脐窝部是否清洁。

D3 除去患儿身上的饰物,并予妥善保管。更换清洁衣裤。

D4 术前30~60分钟放置胃管,抽空胃内容物,减少腹腔镜手术过程中造成胃穿孔的危险,也便于手术野充分显露和手术顺利进行,同时防止术中呕吐而引起窒息或吸入性肺炎。

D5 进入手术室前排空膀胱可避免术中穿刺时损伤膀胱。

D6 按医嘱给予麻醉前用药。

D7 备好病历、X线片,交与手术室。

D8 做好病室准备工作,备好麻醉床、氧气设备、各种引流袋、约束带。腹腔镜手术麻醉方式为全麻插管,为防止术后患儿呼吸道分泌物多引起窒息,应备齐吸痰用物,并检查负压吸引装置。

B4 评价

C1 患儿及家长手术前获得充分的相关信息,消除或减轻焦虑心情。

C2 术前改善患儿营养状况,提高机体抵抗力,无呼吸道感染。

A2 腹腔镜手术后护理

腹腔镜手术有对组织损伤小、患儿痛苦轻、术后恢复快的优点。但由于腹腔镜手术的特殊性,其术后所发生的一些并发症与常规手术又有不同之处,在术后护理中不能等同视之。应根据腹腔镜手术的特点密切观察病情变化,及早发现并发症,及早处理,使患儿平安渡过手术期。

B1 护理评估

C1 评估患儿麻醉恢复情况。

C2 评估患儿呼吸、循环系统是否稳定。

C3 评估患儿术后腹痛、腹胀的程度。

B2 护理目标 术后减轻患儿痛苦,预防和及早发现并发症。

B3 护理措施

C1 麻醉后护理

D1 腹腔镜手术一般都采用全麻,在麻醉清醒前随时有发生窒息的危险。为防止舌后坠和口腔分泌物吸入气管引起吸入性肺炎和窒息,应使患儿去枕平卧,头偏一侧,若发生呕吐可防止误吸。

D2 婴幼儿全麻术后除去枕平卧、头偏一侧外,还应把肩部垫起,保持呼吸道通畅,并密切观察呼吸情况。

D3 备好负压吸引装置,发现患儿痰多时随时给予吸痰。若痰液黏稠,应先作雾化吸入,再给予吸痰。

D4 腹腔镜手术采用二氧化碳气腹,术后常规给予低流量、间断性吸氧,以提高氧分压,促进二氧化碳排出。

D5 麻醉清醒前患儿易出现躁动,应给予适当约束,加床档保护,防止坠床和无意识活动将引流管拔出。同时应注意保暖,防止感冒。新生儿及早产儿应放入暖箱或用热水袋。

D6 密切观察患儿瞳孔、神经反射和呼吸情况,判断麻醉苏醒程度。

C2 术后并发症的观察与护理

D1 术中二氧化碳气腹使血液中二氧化碳增加,易发生高碳酸血症、低氧血症,术后应密切观察患儿有无呼吸困难、血压降低、心率加快等表现。如患儿出现烦躁、呼吸浅慢、肌肉颤抖、二氧化碳分压升高,应考虑有高碳酸血症。

D2 麻醉、手术创伤以及二氧化碳气腹会影响循环系统的稳定,术后应注意静脉补液和氧气的吸入。根据患儿年龄、病情和尿量调节输液速度。尤其是新生儿、小婴儿对麻醉、手术的耐受力差,长时间的麻醉和二氧化碳气腹更易发生高碳酸血症和低氧血症,因此术后更应注意患儿上述并发症的发生。

D3 腹腔镜术后注意观察患儿腹痛的部位、性质,有无腹膜刺激征,腹胀的程度及其伴随症状,肠鸣音恢复情况,并保持腹腔引流通畅。同时密切观察患儿生命体征变化,有无休克早期征象。如发现有内出血倾向时应及时通知医生,遵医嘱采取补液、止血、吸氧等措施。

D4 腹腔镜手术切口小,皮肤表层无需缝合,用创可贴拉合切口一般不发生感染和裂开,但应嘱患儿活动时注意防止用力过猛增加腹内压而使腹壁切口渗血。保持切口敷料清洁、干燥,注意观察切口周围有无红、肿、热、痛等炎症表现。

C3 饮食护理 腹腔镜手术切口小,术中不暴露内脏,术后胃肠功能恢复快,一般12～24小时肠蠕动能恢复正常。根据医嘱、患儿病情、手术情况给予流食、半流食或普食,以易消化、少油腻的食物为宜。若患儿出现恶心、呕吐、腹胀等消化道症状,应立即通知医生,嘱患儿禁食水观察。

C4 术后活动的指导

D1 术后早期活动可预防肠粘连、肠梗阻,并能促进血液循环,改善呼吸功能,加快各系统的功能恢复,同时能促进食欲,尽快恢复体力。

D2 术后早期应根据手术大小和病情指导患儿下床活动。病情稳定的患儿可让其两腿下垂,在床边坐数分钟,适应后协助在床边下地活动。以后逐渐增加活动量,直到恢复正常。

D3 病情较重、不能下地活动的患儿早期也应协助采取半卧位,使膈肌下降,胸腔容积和肺活量增加。同时指导患儿做深呼吸锻炼肺功能,预防肺部并发症。

C5 出院宣教　患儿出院前应对其详细讲述出院后的注意事项。

D1 出院后饮食应少量多餐,避免暴饮暴食。应多食高蛋白、高维生素、低脂饮食。

D2 注意休息,勿剧烈运动。防止感冒。

D3 如有发热、腹痛、腹胀、恶心、呕吐等消化道症状,随时到医院复诊。

D4 告知患儿及家长按时复查。

D5 如有出院带药,向家长说明服药方法。

B4 评价

C1 患儿各器官功能恢复正常,无并发症发生或发现并发症后患儿得到适当的护理措施。

C2 患儿伤口愈合良好,无感染。

C3 患儿及其家长清楚出院后的注意事项。

(钱芳桥)

14.31　小儿腹腔镜手术的训练

腹腔镜手术是现代科技与传统腹部外科结合的产物,与传统腹部外科手术有着巨大的差别。在腹腔镜手术中,术者必须一边观看监视器(电视),一边在腹腔外操作器械完成腹腔内手术,是二维视觉下手眼分离的操作,术中只有器械传导的间接触觉。另外,所用器械以及切割、分离、结扎、止血等基本操作方法两者也有很大的不同。小儿腹腔小,组织细嫩柔软容易损伤,学习小儿腹腔镜手术需要有扎实的传统腹部外科基础,再经过系统的理论学习及一系列的操作训练,方能顺利掌握。理论知识学习包括腹腔镜手术的基本原理、操作要领及有关术式,气腹状态下机体的应激反应,相关并发症的防治,围术期管理等等,可以通过听讲座、阅读等手段获得;操作训练则需要通过多种方式逐步进行。具体的训练常分为3个阶段,即训练箱训练、动物手术及临床实践。另外,腹腔镜手术有单手操作和双手操作之分,本文均以双手操作训练为例。

A1 训练箱训练

专用的训练箱有多种。有一种训练箱内有照明灯,箱内情况经光学反射(类似潜望镜原理)成像于训练箱上方的镜面上,操作者边观看镜像边在箱外操纵器械完成箱内操作如分离、切割、缝合及打结等,还可练习切除离体动物肝脏上的胆囊等手术。由于同是二维视觉下手眼分离的操作,其感觉较接近于腹腔镜手术,而且成本低廉,无需特殊准备,是初学者较好的训练工具。其缺点为:①因镜像无法调节,操作者不能体会因调节腹腔镜的远近、上下等位置对镜像的影响。②不能模拟气腹状态。无此设备的单位也可以制作简单的代用品如有机玻璃箱甚至敞口纸箱,但均属直视下操作,与腹腔镜手术有一定的差别。

B1 训练箱训练的目的　①熟悉腹腔镜专用操作器械的使用方法。②适应二维视觉下手眼分离的操作方法,如使用器械切割、分离、结扎、止血等基本操作方法。③掌握腹腔镜手术中电刀、电凝、超声刀等配套器械的使用方法。

B2 具体训练内容

C1 钳夹　边看镜像边用操作钳夹取箱内的小物品如葡萄、塑料球等,培养二维视觉下的方向感及手对操作钳的控制,体会钳夹力量的大小以及双手的协调。此类基本操作是后续训练的基础,必须牢固地掌握。如能做到用操作钳夹住铅笔芯写字则基本过关。另外,为模拟切除脏器回收,还可进行将上述小物品装入箱内小塑料袋中等练习。

C2 分离　用操作钳将贴在箱内物品表面的胶布逐渐取下,或者用动物练习组织及血管的分离。可一手用钳子将要分离的组织夹住并适度牵引,另一手用分离钳练习分离。一定要注意适度用力,避免用力过大引起周围损伤。

C3 切割　练习用剪刀剪乳胶手套等物品。还可练习用剪刀、电刀、超声刀切割动物组织。

C4 缝合　训练箱内放置动物组织或海绵等物,作切口后练习各种缝合方法,如间断、连续、"8"字等缝合方法。腹腔镜手术中所用缝针为雪橇形(头部弯曲),夹住线将针带入箱内后在左手钳帮助下调节右手持针器夹针部位及方向,缝合时要注意掌握运针方向,防止割裂组织。

C5 打结　结扎及缝合后均需打结。腹腔镜手术中打结方法有腹腔内打结和腹腔外打结两种,前者为双手操作钳在腹腔内打结,后者为在腹腔外打结后用推结器推入腹内。腹腔内打结法初学时很费时间且较难掌握,但一旦学会将终身受益,每个学习腹腔镜手术者均应努力掌握好。

C6 综合训练　将离体带胆囊的猪肝脏置于训练箱内,运用电刀(负极板置于肝脏下)等器械练习胆囊切除及肝破裂修补术。此阶段不但要熟悉电刀、电凝、超声刀等配套器械的使用方法,还要综合运用上述钳夹、分离、切割、缝合、打结等技巧,特别是缝合和打结时要注意用力适中,以防割裂组织。

A2 动物手术

经过训练箱训练一段时间后,受训者熟悉了腹腔镜专用操作器械及配套器械的使用方法并逐渐适应二维视觉下手眼分离的操作,此时可转入动物手术阶段。动物手术是训练箱训练与临床实践之间的桥梁,具有极其重要的意义。进行此项训练前要掌握腹腔镜及配套设备(如气腹机、录像机等)的组成、功能、应用以及检测方法,熟悉放置套管、建立气腹的方法以及一般的气腹条件(气体流速及压力)。动物手术几乎完全模拟了人体手术,如气腹会影响动物的呼吸和循环系统,操作不当会导致周围脏器损伤、出血,甚至术中动物死亡,要求手术中要养成解剖清楚、操作细致轻柔、决不留隐患的习惯。特别是用电凝时,一定要防止操作钳前端非绝缘部分接触非目标区,以防灼伤肠管等周围组织。完成手术后可打开腹腔检查手术完成情况及有无周围脏器损伤。在此阶段除了要求受训者掌握腹腔镜手术的实际操作及有关术式以外,还要注意术者与助手及持镜者、器械护士之间的配合。

B1 实验动物的选择 由于腹腔镜手术需要腹腔有一定的操作空间,多选择猪、狗等形体较大的动物作为实验动物,尤以猪最为理想。鉴于实验用猪价格昂贵,也可采用实验用狗。另外,形体较大的家兔(5kg左右)因体重及腹腔大小接近于新生儿,可供模拟新生儿腹腔镜手术训练之用。

B2 麻醉方法 目前国内多数单位习惯用气腹法而较少采用腹壁悬吊法进行腹腔镜手术,考虑气腹的影响,应采用全身麻醉,气管插管控制呼吸。术前应建立静脉通道。对狗较多采用诱导迅速的静脉全麻(如静脉注射硫喷妥钠15~20mg/kg可维持30~50分钟的有效麻醉),完成气管插管后继之以吸入麻醉(如1%~2%氟烷或1%~2%恩氟烷等)。亦可用硫喷妥钠与γ-羟基丁酸钠复合静脉全麻(配制两者的混合液,使每毫升含γ-羟基丁酸钠50mg、硫喷妥钠25mg,1~1.5ml/kg静脉注射或2~4ml/kg腹腔内注射)。

下面以狗脾切除为例介绍具体手术过程。

C1 手术室配置 如图14-31-1。实验狗麻醉后仰卧位固定(可采用头高脚低位)。

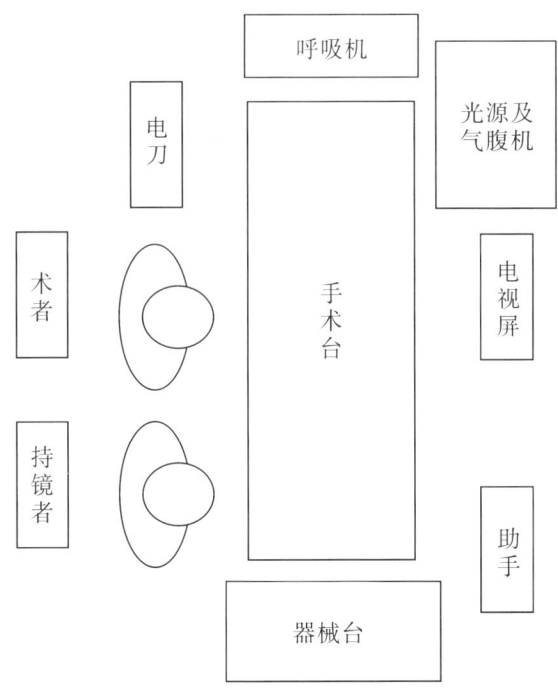

图 14-31-1 狗脾切除手术室配置图

C2 套管插入及气腹的建立 一种为先在脐部作小切口置入第一个套管,建立气腹后插入腹腔镜,并在腹腔镜监视下插入其余套管,称为切开法。另一种为用气腹针刺入腹腔,建立气腹,再穿刺置入第一个套管,插入腹腔镜,然后在腹腔镜监视下插入其余套管。两种方法均应掌握,但对初学者而言以切开法较为安全。在狗脾切除术中我们常采用切开法,即在脐上(或脐下)作小切口后插入内径 10mm 套管,建立气腹(压力在 1.1~1.6kPa)后分别于右上腹、右中腹、左中腹穿刺插入其余 3 个内径 5mm 套管。穿刺点的选择应灵活,以便于手术操作为原则。注意穿刺点不要太靠近目标区,否则操作钳活动空间小且其头部张合不便。任何两个穿刺点之间的距离不应小于 5cm,以防器械相互干扰。自套管插入器械均应在腹腔镜监视下进行。另外要注意腹腔镜的朝向应尽量与术者的视线一致,两者间夹角过大会出现镜像而影响操作。气腹压力以能获得满意术野的最低压力为标准。

C3 显露脾脏 狗的脾脏呈长条状,位于左中上腹,周围缺乏韧带固定,故较游离。血供主要来源于腹腔动脉分支之一的脾动脉,脾上极与胃之间存在结缔组织(即脾胃韧带),内有与人类相似的胃短血管。术中可调整手术床的方向帮助显露,如头高位可使肠管移向下腹部。

C4 血管处理及脾切除 选择脾胃韧带薄而无血管处分别以分离钳分离开窗,有较粗血管处用丝线结扎后切断之(或夹钛夹后切断),无血管处可开窗后直接用电凝灼断。完全切断脾胃韧带后显露脾动、静脉,并分别可靠结扎或上钛夹后切断之(残端双重结扎或钛夹钳夹),也可贴近脾脏用电凝处理脾门组织及脾动、静脉的小分支,较大分支则予以结扎后灼断或剪断。因狗脾脏周围缺乏韧带,完全离断脾门血管后脾切除即告完成。

C5 脾脏的回收 通过 10mm 套管放入塑料袋并将脾脏装入,扩大一处穿刺点后取出或将塑料袋口拉出,剪碎脾脏后取出。

C6 检查术区及周围脏器后解除气腹并拔除套管,脐部切口分层缝合,其余切口仅缝合皮肤。

C7 手术完成后可将腹腔切开,检查手术完成情况及有无出血、腹内脏器损伤等。

A3 临床实践

受训者通过系统的动物手术训练后,可以开始参加临床腹腔镜手术。一般应该先当持镜者、助手,积累一定的临床腹腔镜手术经验后,再在经验丰富的腹腔镜手术医生的指导下进行手术。同时要观摩各种腹腔镜手术操作和手术录像资料。

(王 昆)

主要参考文献

1 陈鸿义,王俊. 现代胸腔镜外科学. 北京:人民卫生出版社,1997
2 裘法祖,邹声泉. 实用腔镜外科学. 北京:人民卫生出版社,2002

3 陈永卫,侯大为,陈幼容. 腹腔镜幽门环肌切开术治疗先天性肥厚性幽门狭窄. 中华小儿外科杂志,1999,20(6)

4 陈永卫,侯大为,张钦明,等. 腹腔镜在新生儿及小婴儿巨结肠根治术中的应用. 中华小儿外科杂志,2001,22:133-135

5 李龙,余奇志,黄柳明,等. 腹腔镜高位肛门闭锁一期成形术4例报告. 中国微创外科杂志,2003,3:199-201

6 陈训如,卫仕臣. 腹腔镜胆囊切除术. 昆明:云南科学技术出版社,1993:78-83

7 李龙,余奇志,黄柳明,等. 经腹腔镜行先天性胆总管囊肿根治术的技术要点. 中华普通外科杂志,2002,17:473-75

8 王淑芹,李龙,黄柳明,等. 腹腔镜诊断和治疗高位隐睾的探讨. 中国微创外科杂志,2003,1:17-19

9 刘厚钰,姚礼庆. 现代内镜学. 上海:复旦大学出版社,2001:313-319

10 吴荣德,陈新国,于启海. 后腹腔镜在小儿肾及半肾切除术中的应用. 中华小儿外科杂志,2001,22:357-359

11 雷宇,王淑芹,李龙. 腹腔镜半肾切除术治疗小儿肾重复畸形(附3例报告). 中国微创外科杂志,2003,3:50

12 贾钧,刘钢,黄柳明,等. 腹腔镜单纯高位精索内静脉结扎治疗小儿精索静脉曲张. 中国微创外科杂志,2003,3:19

13 刘衍民,侯东升,等. 经微型腹腔镜行腹股沟疝高位结扎术. 中国内镜杂志,1997,3:52

14 刘瑞华,刘衍民,曹天生,等. 单孔腹腔镜治疗小儿腹股沟疝术式改进. 中国微创外科杂志,2001,1:274-273

15 Rothenberg S S. Thoracoscopy in infants and children. Seminars in Pediatric Surgery,1998,17:194-201

16 Lobe T E,Rothenberg S S,Waldschmidt J,et al. Thoracoscopic repair of esophageal atresia in an infant:a surgical first. Pediatr Endosurg Innovative Tech,1999,3:141-148

17 Rothenberg S S. Experience with 220 conseccutive laparoscopic nissen fundoliction in infants and children. J Pediatr Surg,1998,33:274-278

18 Pellegrini C,Wetter A,Patti M,et al. Thoracoscopic esophagomyotomy:initial experience with a new approach for the treatment of achalasia. Ann Surg,1992,216:291-299

19 Boulez J,Meeus P,Espalieu P. Heller's esophagocardiomyotomy without anti-reflux procedure by the laparoscopic approach:analysis of a series of 27 cases. Ann Chir,1997,51:232-236

20 Shah A V,Shah A A. Laparoscopic approach to surgical management of congenital diaphragmatic hernia in the newborn. J Pediatr Surg,2002,37:548-550

21 Suzumura Y,Terada Y,Sonobe M,et al. A case of unilateral diaphragmatic eventration treated by plication with thoracoscopic surgery. Chest,1997,112:530-532

22 Waldhausen J H,Sawin R S. Laparoscopic Ladd's procedure and assessment of malrotation. J Laparoendosc Surg,1996,1:103-105

23 Yamashita H,Kato H,Uyama S,et al. Laparoscopic repair of intestinal malrotation complicated by

midgut volvulus. Surg Endosc,1999,13:1160-1162

24 Horwiz J R, Custer M D, May B H, et al. Should laparoscopic appedectomy be avoided for complicated appedicitis in children? J Pediatric Surg,1997,32:1601-1603

25 Attwood S E A, Mcgrath F, Hill A D K, et al. Laparoscopic approach to Meckel's diverticulectomy. Br J Surg,1992,79:211

26 Lee K H, Yeung C K, Tam Y H, et al. Laparoscopy for definitive diagnosis and treatment of gastrointestinal bleeding of obscure origin in children. J Pediatr Surg,2000,35:1291-1293

27 Curran T J, Raffensperger J G. The feasibility of laparoscopic Swenson pull-through. J Pediatr Surg,1994,29:1273-1275

28 Georgeson K E, Fuenfer M M, Hardin W D. Primary laparoscopic pull-through for Hirschsprung's disease in infants and children. J Pediatr Surg,1995,30:1017-1022

29 Esteves E, Neto E C, Neto M O, et al. Laparoscopic Kasai portoenterostomy for biliary atresia. Pediatr Surg Int,2002,18:737-740

30 Holcomb G W, Sharp K W, Neblett W W, et al. Laparoscopic cholecystectomy in infants and children: modifications and cost analysis. J Pediatr Surg,1994,29:900-904

31 Carroll B J. Laparoscopic splenectomy. Surg Endosc,1992,6:183

26 Marescaux J, et al. Laparoscopic right and left adrenalectomies, surgical procedures. Surg Endosc,1996,10:912

32 Jay J J B, Bishoff T, Moore R G. Laparoscopic versus open pyeloplasty: asassment of objective and subjective outcome. J Urol,1999,162:692-695

33 Lakshmanan Y, Fung L C. Laparoscopic extravesicular ureteral reimplantation for vesicoureteral reflux: recent technical advances. J Endourol,2000,14:589-594

34 Hauuy J P, Madelenat P, Bouquet de Ia, Joliniere J, Dubuiss J B. Laparoscopic surgery of ovarian cysts: the indications and the limits as found in a series of 169 cysts. J Gynecol Obstet Biol Reprod,1990,19:209-216

第三部
小儿肛肠与尾端疾病

Diseases of Colorectal and Caudal Organs

15 小儿尾端疾病概述

15.1 小儿尾端器官解剖

尾端外科学重点讨论集中于尾端的诸脏器如直肠、肛门、膀胱、输尿管、尿道、生殖器官、会阴、腹股沟、下部脊柱和脊髓的有关先天性疾病。这些器官既是解剖上相邻近的器官,但又不属于一个系统,传统的教科书往往按不同的系统分别予以描述。但尾端诸器官的胚胎发生又有许多共同点:①这些器官的胚胎发生均在同一时期形成。②畸形病理学上的特点是畸形的发生不是单一系统而是多系统的畸形并存,如直肠肛门畸形多伴有泌尿生殖系统畸形,或伴有脊柱脊髓畸形。③这些畸形的治疗往往需要统一计划,甚至需要同时予以解决。例如一穴肛畸形就要同时解决直肠肛门成形、阴道与尿道分离、阴道成形、尿道延长等手术。这就需要小儿外科医生不仅要了解尾端各器官系统的疾病,还要了解尾端这一特定解剖区域各器官系统之间密切相关的疾病及统一计划原则,以期得到远期较好的疗效。

A1 直肠肛门盆底的解剖

B1 直肠 直肠是大肠的末段,位于盆底的后部,上接乙状结肠,沿骶尾骨前方下行穿过盆底肌转至后下方,在尾骨下方处与肛管连接。新生儿直肠位置较成人为高,起自第4腰椎至第4骶椎间;而成人则起自第3骶椎水平。新生儿直肠长度为5.2~6cm,年长儿和成人约为12~15cm。因小儿的骶骨较平直,故新生儿和3岁以下的婴幼儿直肠前曲不明显。新生儿直肠呈圆柱形,直肠壶腹部不大明显,数月后逐渐明显。

直肠一般分为上段直肠和下段直肠。上段直肠前方及两侧有腹膜覆盖,前面的腹膜反折形成直肠膀胱陷窝(男性)和直肠子宫陷窝(女性);下段直肠位于腹膜外。在男性直肠前方的上部分通过直肠膀胱陷窝与膀胱底上部和精囊相邻,女性直肠前方隔以直肠子宫陷窝与子宫颈及阴道后穹隆相邻。下部直肠在男性借直肠膀胱隔与膀胱底、前列腺、精囊腺、输精管壶腹及输尿管盆段相邻,而在女性则借直肠阴道隔与阴道后壁相邻。直肠后方是骶骨、尾骨和梨状肌(图 15-1-1)。

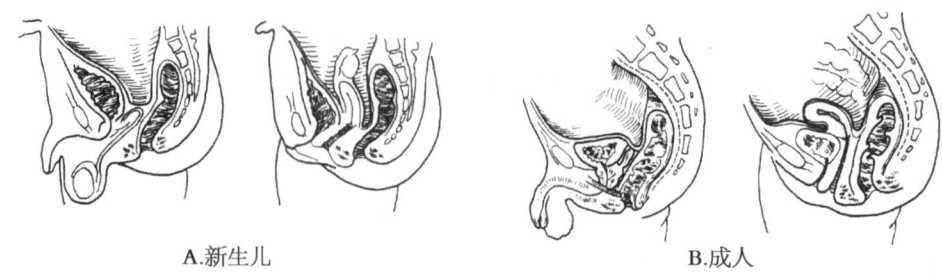

图 15-1-1　骨盆矢状面解剖

直肠的后方有直肠深筋膜鞘包裹。在此鞘的后方有骶前筋膜覆盖于骶骨与骶前静脉丛的前面。直肠深筋膜与骶前筋膜之间为疏松结缔组织。腹膜反折以下直肠前面也有一层筋膜称为直肠生殖隔,上部起源于腹膜反折底部,向下与直肠尿道肌相连,两侧与直肠侧韧带的前面相连。直肠侧方由两侧直肠侧韧带固定于骨盆部,该韧带为肛提肌上方筋膜的一部分,在男性包绕直肠、前列腺和膀胱,在女性包绕直肠前方构成直肠与阴道之间的筋膜。

直肠的肌层与结肠相同,外层为纵肌,内层为环肌。直肠环肌在直肠下端增厚形成肛门内括约肌,直肠纵肌在下端与肛提肌中的耻骨直肠肌和肛门内外括约肌相连。直肠的后方有直肠深筋膜鞘包裹。结肠的部分纵肌外层与胶原纤维束混杂形成窄条的结肠带,延伸到直肠则结肠带增宽覆盖全部肠壁形成直肠外纤维层(图 15-1-2),外观为纵行银白色纤维束与结肠带组织相似。该层组织结构为纵行胶原纤维,无弹性,从而限制了直肠的容积与形态,有利于定形定量的粪便形成,有利于腹部压力沿直肠向肛门传导,促使直肠内粪便排出。然而由于直肠弹性受限,行无肛手术时常需切断直肠外纤维层才能使直肠盲端延长达到肛门皮肤。

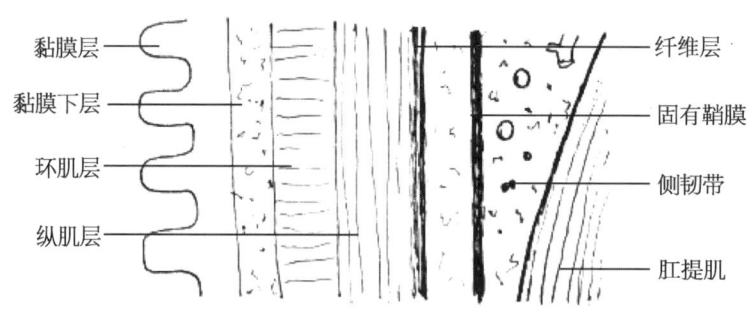

图 15-1-2　直肠外纤维层

直肠黏膜紧贴肠壁为单层柱状上皮,在肛管处移行为复层扁平上皮。直肠下段位于直肠壶腹部有 3 个半月形的直肠横襞,内含环行肌纤维称直肠瓣,该瓣有阻碍粪便重力下降的作用。最低的直肠瓣距肛管约 2cm。但新生儿直肠下段直肠黏膜大多平滑而无皱襞。直肠下端口径逐渐缩窄,并形成8~10个隆起的纵行皱襞,称为肛柱。肛柱之基底部与肛柱之间有半月形黏膜皱襞称肛瓣。肛柱与肛瓣共同形成小的隐窝,称为肛窦,窦口向上,肛门腺开口于此。如肛窦积存粪便或在排便中被坚硬粪便划伤,可继发感染形成肛窦炎。肛柱与肛管相连接部位形成乳头状隆起,称为肛乳头。肛瓣边缘与肛柱下端共同在直肠与肛管交界处形成锯齿状环行线称为齿状线(图15-1-3)。新生儿期间肛柱、肛瓣和肛窦均不明显。

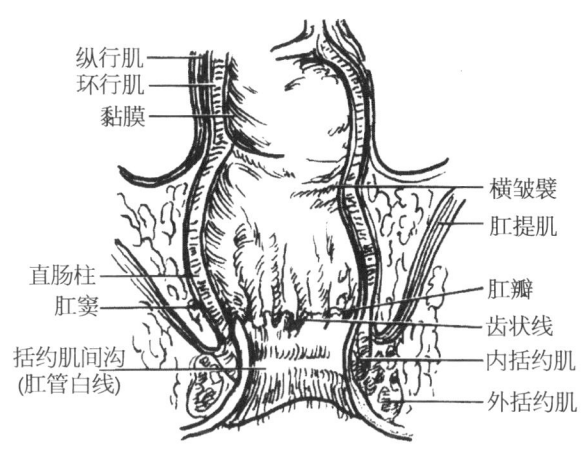

图15-1-3 直肠肛管纵剖面图

B2 肛管 肛管上界为齿状线,下界为肛管外口的肛管白线,是位于齿状线与肛缘之间的一个解剖标志,直肠指检时为一浅沟。此沟在儿童不甚明显,为肛门内括约肌下缘与肛门外括约肌皮下环的交界处,故亦称括约肌间沟。新生儿肛管长0.6cm,幼儿长1.9cm,成人为3~4cm。肛管被粪便扩张时呈管状,不排便时闭为纵行裂隙状。肛管上部皮层为移行上皮,下部为角化的复层扁平上皮。齿状线是直肠与肛管的交界线,在胚胎期是内外胚层的交界处,因此齿状线上下方的神经血管和淋巴来源都不同,在临床上有重要意义:①齿状线以上是直肠黏膜,受自主神经支配,无疼痛感。齿状线以下为皮肤,受阴部内神经支配,痛觉敏感。②齿状线以上由直肠上动脉和直肠下动脉供血。齿状线以下由肛管动脉供血。③齿状线以上是直肠上静脉丛,通过直肠上静脉回流至门静脉。齿状线以下是直肠下静脉,通过肛门静脉回流至下腔静脉。④齿状线以上的淋巴引流入腹主动脉旁或髂内淋巴结。齿状线以下的淋巴主要引流入腹股沟或髂外淋巴结。

B3 直肠肛管的神经支配 以齿状线为界,齿状线以上为交感神经和副交感神经支配。交感神经来源于骶前神经丛,该丛位于骶前,穿过腹主动脉分叉下方,在直肠深筋膜间分成左右两支,向下行至直肠侧韧带两侧,与来自骶交感干的节后纤维和第2~4骶神经的副交感神经形成盆神经丛(图15-1-4)。齿状线以下肛管及其周围结构主要由阴部内神经的分支支配,由直肠下神经、前括约肌神经、会阴神经和肛尾神经组成(图15-1-5)。

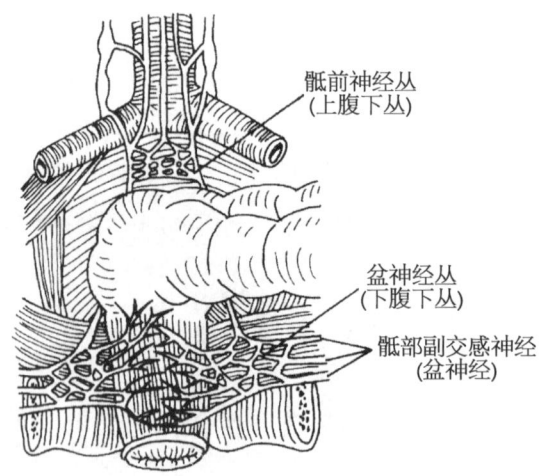

图 15-1-4　直肠的神经支配

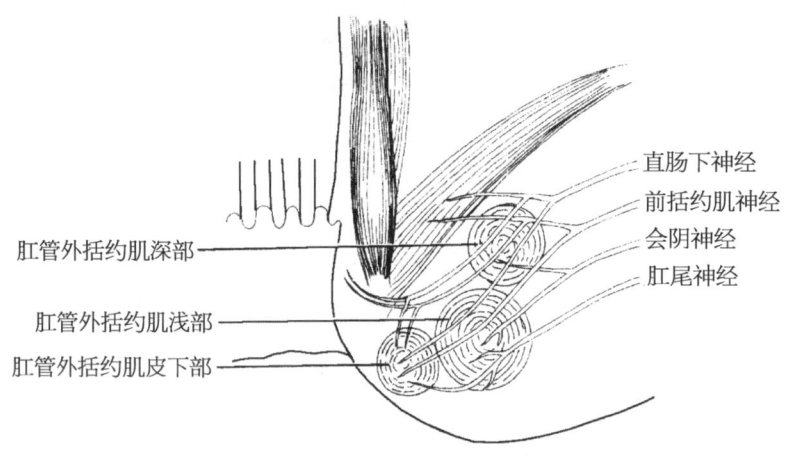

图 15-1-5　肛管的神经支配

B4 直肠肛管周围的肌肉

C1 肛门内括约肌　是直肠环肌的延续和增厚部分,环绕肛管的上 3/4,上界不甚明显而下界相当于肛管白线,齿状线则位居内括约肌的中部。该肌受自主神经支配,肌内神经节细胞生理性数量减少,故静止状态下处于收缩状态,形成肛管静止压的 85%。平素引起肛门张力性关闭并防止溢粪;当直肠腔压力增高时,引起反射性松弛,肛管开放,有利于排便活动。如该肌在直肠压力增高时无松弛反射出现,则可导致排便困难,可借此协助诊断先天性巨结肠。

C2 肛门外括约肌　分为深部、浅部和皮下部,是环绕直肠下端的随意肌。深部为肛门括约肌的顶环亦称上环,上面与耻骨直肠肌合并,肌纤维附着于耻骨联合,纤维环绕直肠下端的两侧和后方,收缩时上举肛管。浅部肌环又称中间环,肌腹围绕直肠前方及两侧止于尾骨,收缩时将直肠前壁拉向后方。顶环与中间线肌环同时收缩通过绞锁机制可以用较小的能量完成关闭直肠下端的作用。皮下部亦称皮下环,肌纤维弱,纤维环绕肛门形成环肌,无骨性附着点,仅与肛前会阴体及皮下组织相连,收缩时向前下牵引肛门口周围皮肤,使肛门口紧缩闭严,黏膜不外露,黏液不外流,因此肛门不像阴道的白带污裤。3个环一起收缩可迅速使肛门紧闭。肛门手术后破坏外括约肌皮下环则很难免后遗污裤。

C3 肛提肌　为盆底坚强的横纹肌结构,位于直肠下端之两侧。盆底肌主要由3部分组成,即耻骨直肠肌、耻骨尾骨肌和髂骨尾骨肌。耻骨直肠肌为括约肌最内侧之肌纤维,与括约肌深部纤维共同形成外括约肌复合体的顶环,收缩时将直肠向前向上托起,形成直肠角。耻骨尾骨肌位于肛提肌中部,起于耻骨内面与盆膈(图15-1-6)的腱弓上,纤维向后内下行,止于骶骨下部及尾骨,由第2～4骶神经或会阴神经支配。

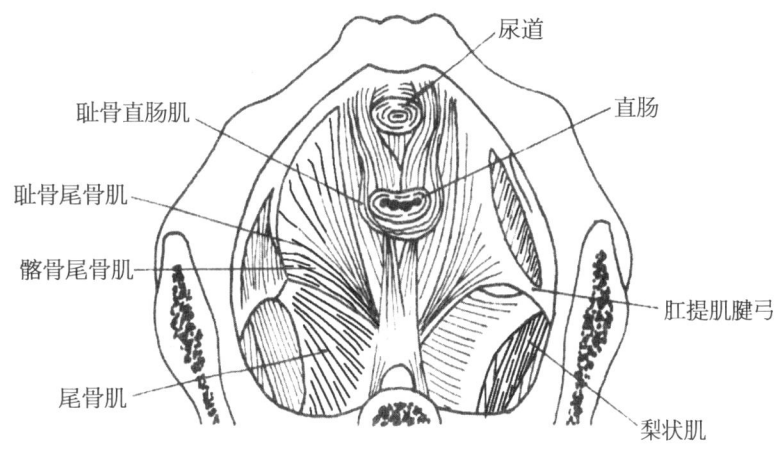

图15-1-6　盆膈(上面观)

近年来 De Vries 和 Pena 经过深入研究认为,肛门外括约肌皮下部、浅部及深部彼此连接在一起并与肛提肌不易区分,统称肛门外括约肌复合体。整个肛提肌和肛门外括约肌复合体在控制排便中起重要作用。Shafik 经对肛门括约肌连续切片研究指出,肛门外括约肌和肛提肌中的耻骨直肠肌为不可分割的统一体,这一统一体可人为区分为三环系统,即由顶环、中间环及底环(皮下环)组成(图15-1-7)。

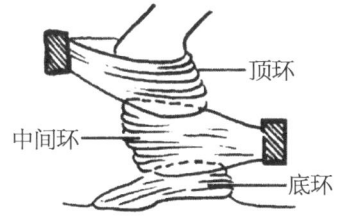

图15-1-7　三环系统

上述三环系统在新生儿已发育成熟,但肌纤维较薄弱,手术中较难辨认;3个月龄以后则发育接近正常。

D1 顶环　包括耻骨直肠肌、外括约肌深部纤维,肌纤维环绕直肠后壁,止于耻骨,作用是使直肠后壁向前上移位。

D2 中间环　由外括约肌中间纤维组成,肌纤维环绕直肠前壁,作用是悬吊直肠前壁向后。

D3 底环　由外括约肌皮下部纤维组成,作用是向前下方牵引肛门后壁。

C4 联合纵肌　直肠纵肌向下围绕肛管上部,在内外括约肌间下行与耻骨直肠肌的纤维和盆膈上下筋膜的纤维互相交错,组成纤维鞘,称联合纵肌。其末端形成许多纤维束,纵行于内外括约肌之间,止于肛门皮下及黏膜组织中。联合纵肌将肛门及周围各组织交织在一起,起到固定肛管、加强内外括约肌、支持肛门控制作用(图15-1-8)。

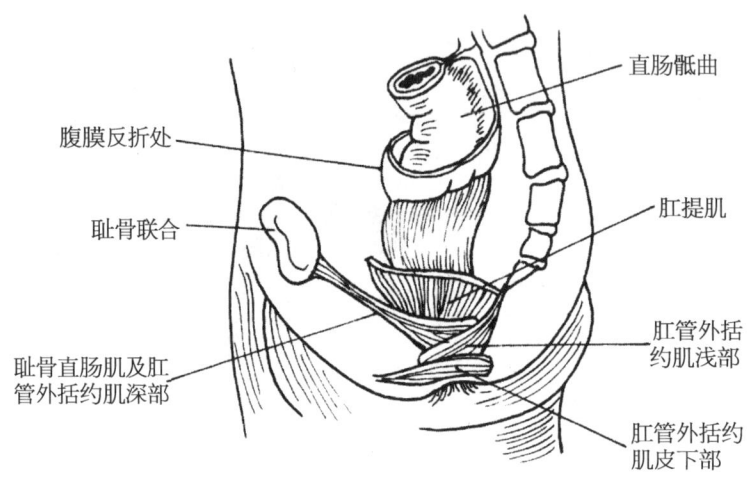

图15-1-8　肛管括约肌环

A2 泌尿系统解剖

B1 肾脏　小儿肾脏体积相对较成人为大,肾周围脂肪囊发育欠佳,幼儿时期肾脏仍保留了胎儿期的分叶状态。

新生儿肾脏位置较成人为低,上端靠近第12胸椎,下端大部分位于髂嵴之下,右侧较左侧为低。新生儿肾脏呈分叶状,3~4岁时分叶状态逐渐消失。左肾较右肾大,单肾平均重12g。生后初期肾皮质发育不良,肾小管较短,发育未成熟,功能也差。乳儿期肾上极相当于第11~12胸椎水平,2岁以后相当于第1腰椎;肾下极相当于第4腰椎水平。新生儿及婴幼儿时期肾脏相对移动性大,上下移动度可达一个椎体。

肾脏被3层被膜包绕,外膜薄由腹膜后筋膜构成。脂肪囊在新生儿极薄,故纤维膜几乎直接贴附在肾实质,易于分离。肾门周围有少许脂肪组织,肾门处有血管、神经、淋巴组织。肾盂经输尿管与膀胱相连接。

肾动脉起自腹主动脉,相当于第1腰椎水平,右肾动脉较左肾动脉长。肾动脉在肾门处分为前后两支,前支供应3/4肾的血供,后支供应其余1/4肾的血供。肾静脉出肾门后,左侧较右侧长,两肾静脉分别在第1、2腰椎水平进入下腔静脉。

肾盂由3~4个肾盏汇集而成,其下端呈漏斗状,和输尿管相连。胎儿期肾盂容量仅为1ml左右,1岁时达2ml,5岁以内每年增长1ml,年长儿为5~7ml,成人为10ml。

肾的神经为肾动脉周围的交感神经分支支配。

在新生儿区域淋巴结分布在肾门部,淋巴回流沿肾动脉和腹主动脉上行。儿童淋巴系统发育较早,在新生儿已有较好发育。

B2 输尿管 输尿管上接肾盂下达膀胱,尿液通过输尿管由肾盂输送达膀胱。输尿管开始时从肾盂下行走行弯曲,在盆腔内进入膀胱之前尤为明显。输尿管有3个狭窄部位:第一个狭窄为肾盂输尿管交界处,第二个狭窄是输尿管与髂部血管分叉处,第三个狭窄是输尿管进入膀胱壁处。新生儿时期输尿管长仅5~7cm,管腔末端较窄仅1~1.5mm,中部较宽为3mm。婴儿期输尿管除形态上有多处弯曲之外,其管壁平滑肌较薄弱,弹力组织发育不全,易于扩张。

B3 膀胱 膀胱是贮存尿液的器官。输尿管在耻骨联合上缘水平进入膀胱,下端开口于尿道。新生儿时期膀胱多呈梨形,膀胱顶部逐渐变细与脐尿管相连。此时期脐尿管尚未闭合,仍有1/3的新生儿膀胱与之相通。膀胱位置较高,顶部位居脐与耻骨联合之间。随着年龄增加膀胱位置逐渐下降至小骨盆腔,脐尿管逐渐闭合成为纤维索带称脐中韧带。膀胱三角位于膀胱后壁、两输尿管口与后尿道之间,为膀胱的知觉与运动最敏感部位。膀胱壁分为3层,即黏膜层、肌层和浆膜层。膀胱黏膜为移行上皮黏膜,有许多皱襞,但在膀胱三角区则平滑。膀胱肌层较厚,为平滑肌;浆膜层覆盖膀胱顶部前方,在后壁则移行至膀胱直肠陷窝处。膀胱的容量在新生儿为50~80ml,以后逐渐增大。

B4 尿道 尿道是泌尿道的最末端部分,上起膀胱后尿道开口,远端至尿道外口。男性尿道分为前列腺部、膜部、球部和海绵体部。前列腺管和射精管开口于尿道前列腺后壁的精阜部。膜部尿道位于前列腺部与球部尿道之间,尿道括约肌分布于该部。在尿道筋膜层与尿生殖膈之间有尿道球部开口。海绵体部是尿道最远端的部分,此部最长。女性尿道则由膀胱延续,直接开口于外阴前庭阴道前方。

新生儿尿道,男性长5~6cm,尿道外口直径0.5cm,尿道海绵体发育较差;女性尿道长2.2~2.3cm,尿道外口直径约0.6cm。

A3 生殖器官解剖

B1 男性生殖器官 胚胎第8周以后,生殖腺分别向男性和女性分化,至出生时,新生儿外部生殖器官已有较好的外形。男性的睾丸大部分(约80%)已降入阴囊,部分新生儿(约4%)及早产儿(约30%)睾丸尚未降入阴囊内。但随着年龄的增长,至3个月后,出生时尚未降至阴囊的睾丸约有70%能自行降至阴囊内。另有一部分新生儿睾丸虽已下降至阴囊内,但位置略高,提睾肌收缩时睾丸又上升至腹股沟部,并较长时间停留在此。这部分睾丸不是隐睾,而是回缩睾丸,大部分随年龄增长睾丸能自动回落,小部分不能回落者需手术予以固定。部分新生儿睾丸停留在腹股沟部,但可用手慢慢地推入阴囊,但松手后睾丸即回至原来的位置,称为滑动睾丸,应属于隐睾。

新生儿睾丸平均长 10.5mm,宽 5mm,厚 5.5mm。组织学表现:睾丸大多为间质细胞,精曲小管类似上皮细胞索。随着儿童的发育,睾丸也逐渐增大,直至青春期以后睾丸迅速发育,接近成人的状态。

新生儿的前列腺血管扩张,结缔组织水肿,故显得体积稍大,随着发育以后逐渐缩小。

新生儿阴茎较短小。大多数新生儿包皮长过尿道外口,而包皮外口较狭小,处于包茎状态;3~4 岁以后包皮口渐扩大,多能上翻露出龟头及冠状沟。阴茎海绵体结构与成人相同,随着第二性征的出现,阴茎海绵体的体积将与尿道一起显著增大。

B2 女性生殖器官　女性出生后大阴唇发育已能遮盖小阴唇,但小阴唇发育欠佳,在阴道外口形成小的皱襞,致使阴裂呈张开状态。处女膜发育良好。阴道为扁平上皮,阴道平均长度为 25~35mm。子宫长约 30mm。卵巢长约 12~13mm,卵巢内可见一些原始卵泡。11~12 岁时已有排卵及月经来潮,青春期卵巢、子宫及阴道均发育成熟。

A4 腹股沟管的局部解剖

B1 腹股沟管　腹股沟管位于腹壁下部的两侧,实际上是精索(男性)或子宫圆韧带(女性)从腹腔通过腹壁的一个潜在性肌肉筋膜裂隙,其走行方向与腹股沟几乎平行,全长约 4~5cm。腹股沟管是腹壁疝、鞘膜积液、睾丸下降不全等疾病的好发部位,因此了解该部解剖具有重要的临床意义。

B2 腹股沟管的组成　腹股沟管分为 4 个壁和 2 个口。管的前壁为腹外斜肌腱膜,在其外 1/3 处有腹内斜肌起始部参与;后壁为腹横筋膜,但内侧 1/3 处为腹内斜肌与腹横肌共同组成的腹股沟镰;上壁为腹内斜肌与腹横肌组成的弓形下缘;下壁为腹股沟韧带。管的上方开口为深环或称内环(腹环),系腹横筋膜的卵圆形孔隙;外口为浅环或称外环(皮下环),为腹外斜肌腱膜在耻骨结节上方的三角形缺损,管内有精索(或子宫圆韧带)及髂腹下神经、髂腹股沟神经通过(图 15-1-9)。

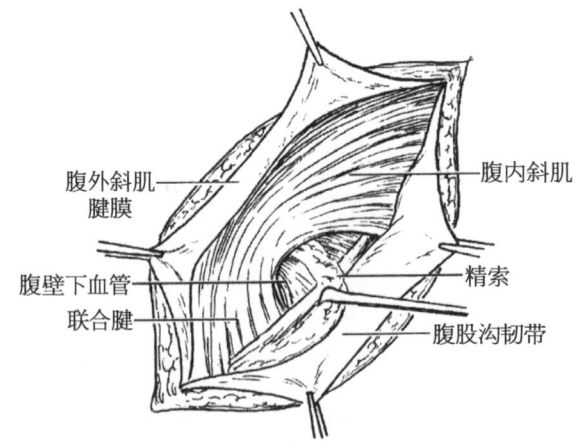

图 15-1-9　腹股沟管的解剖

B3 直疝三角（Hesselbach 三角） 直疝三角的外侧边是腹壁下动脉，内侧壁为腹直肌外缘，底边为腹股沟韧带。此处缺乏腹壁肌肉的保护，而且腹横筋膜在此处又相对薄弱，又是站立时腹壁承受压力最大的部位，因此易发生疝。因此处发生的疝其疝囊未通过腹股沟管而直接疝出腹壁，故该三角命名为直疝三角（图 15-1-10）。

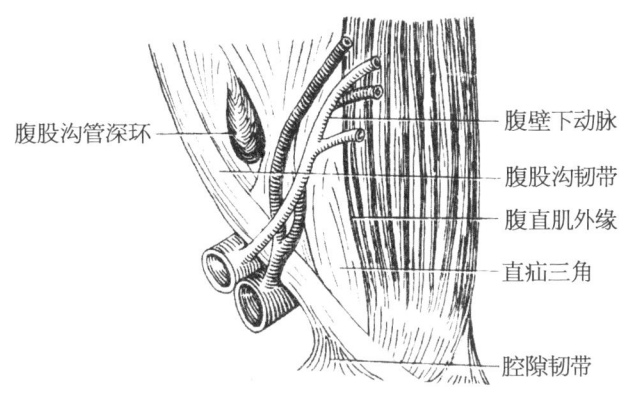

图 15-1-10　直疝三角

B4 腹股沟区的 3 条韧带　腹股沟韧带系由腹外斜肌腱膜在髂前上棘与耻骨结节之间增厚而形成。陷窝韧带内侧一小部分纤维向下、后、外，附着于耻骨梳上形成韧带。该韧带继续向外延伸止于耻骨梳线上的腱膜部分称耻骨梳韧带（图 15-1-11）。

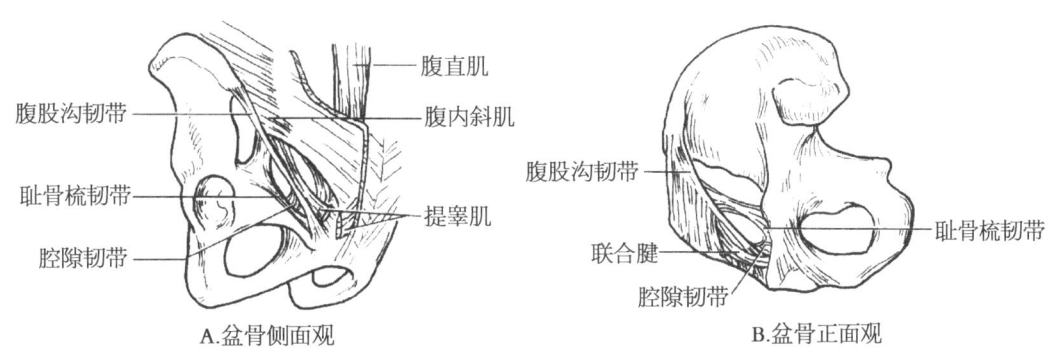

图 15-1-11　腹股沟区的韧带

A5　小儿脊柱解剖

人类椎体共有 33 节，其中颈椎 7 节，胸椎 12 节，腰椎 5 节，骶椎 5 节融合为一体，尾椎 4 节，彼此相连形成脊柱（图 15-1-12）。骶、尾椎各为一个可动单位，因此人类脊柱为 26 个可动单位。

小儿在出生时脊椎发育还很不完全，新生儿的椎体仍处于骨化的过程中，椎体的中央骨化中心在侧位 X 线片上呈卵圆形，测量其垂直高度几乎与椎间盘相等。中央部和神经弓亦未融

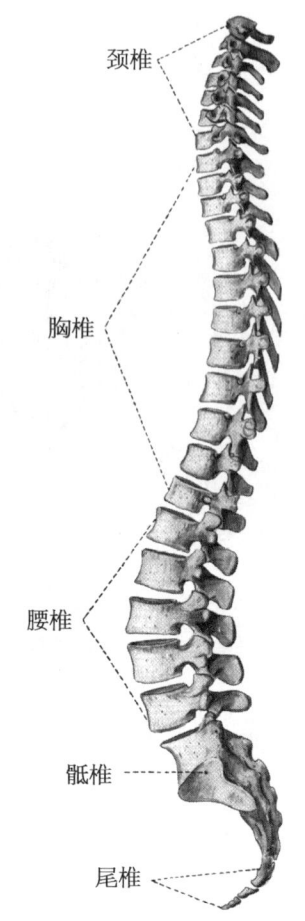

图 15-1-12　脊柱

合,在侧位 X 线片上两者有一层未钙化的软骨相隔,称为中央连接部,3～6 岁以后融合。此时椎体高度则高于椎间盘之高度。

椎体正面观呈卵圆形,随生长发育渐成方形,侧位 X 线片上显示阶梯状。椎体上下两侧为软骨组织,此软骨组织的生长使脊柱纵向伸长。骶尾骨上下两面也具有相似的生长板。据文献报告,每个椎体每年增长 0.07cm。

神经弓四周软骨骨化不完全,棘突最初也无骨化中心,但随着生长发育 1 年后骨化则从神经弓延续而来。脊椎骨化从腰椎开始逐渐向颈椎发展,6 岁时寰椎完全骨化,骶椎骨化则需 6～7 年。青少年(11～14 岁)棘突出现第二次骨化中心,待发育停止时二次骨化中心与棘突融合。脊髓的生长与脊柱发育和延伸相适应。

颈椎连接颅骨与胸椎,可做特殊动作并有独特之血管神经走行。第一节为寰椎,无椎体和棘突,而有两个侧块和前后弓,上接枕骨下接枢椎,有旋转功能。颈椎的屈伸动作主要靠寰椎和枢椎。

胸椎共 12 节,椎体和横突均有关节面与肋骨相连。胸椎椎板短而宽,彼此重叠。下胸椎和腰椎的关节突间关节呈矢状面排列,可加大前屈和后伸活动。肋骨小头借肋弓横突、韧带保持其解剖位置。

腰椎的椎体大而厚,以承担体重。腰椎横突无横突孔,此点与颈椎不同;另一个不同于胸椎之处的是腰椎无肋骨关节面。腰椎椎体上部有椎弓根,上下椎弓之间构成椎间孔,神经根从此而出。

骶椎约为5节,彼此融合,不形成可动关节。上方与腰椎相连,下方与尾椎相交,前方的髂骨通过骶髂关节与骶椎相连,借以支撑脊柱和上半身重量。

尾骨4节彼此相连,只有实心椎体,无椎弓或椎管,尾椎也无可动关节。尾椎有盆底肌和肛门括约肌附着。

15.2 尾端器官的胚胎发生

A1 盆底及直肠肛门的胚胎发生

胚胎第3周末,后肠末端膨胀并与前面的尿囊相交通形成泄殖腔,泄殖腔的尾端被外胚层的一层上皮所覆盖称为泄殖腔膜,该膜使泄殖腔与体外相隔。胚胎第4周,位于泄殖腔与后肠间的中胚层皱襞形成并向尾侧生长,与此同时泄殖腔两侧壁处的间充质增生并向内侧生长而形成尿直肠隔,遂将泄殖腔分成两个部分,前者为尿生殖窦,后者为肛直肠。两腔的生长使其间的交通变得狭窄而逐渐形成泄殖腔管。上述过程在胚胎第6周时已完成。胚胎第7周时泄殖腔管侧完全封闭,尿直肠隔由两个内胚层板(尿生殖板与直肠板)构成,在两板之间充满中胚层组织和生殖胚芽。

尿直肠隔与泄殖腔膜的中央融合,向外突出成为会阴矩状突,即未来会阴的胚芽。泄殖腔膜被分为前后两部分,前者为尿生殖窦膜,后者为肛膜。胚胎第7周时泄殖腔膜破裂,因此产生两个开口,即尿生殖开口及肛管开口。而肛门形成的过程为:自胚胎第5周开始外胚层向肛膜的表面发育,形成肛凹,肛凹逐渐加深而接近肛管及肛膜,肛膜破裂最终导致外胚层的肛凹与内胚层发生的直肠相通。

胎儿4个月时生殖结节快速生长,会阴向前后方向移位,使肛门迁移至正常位置。

胎儿出生时直肠形态似呈纺锤形,上端球状膨大称肛球,相当于直肠壶腹,其下方有一小段膨大部分称尾球,相当于肛管的上方。会阴部肌肉组织起源于会阴部间充质,胚胎第6周时出现原成肌细胞,在胚胎第8周时已有发育,呈皮肌形态称泄殖腔括约肌,第12周时,皮肌分化为肛门外括约肌、肛提肌和尿生殖窦括约肌。当生殖器官形成后(第16~20周)尿生殖窦括约肌又分化成膜部尿道括约肌、坐骨海绵体肌、会阴浅横肌等,此后进一步分化出会阴深横肌。

A2 泌尿生殖系统的胚胎发生

B1 肾脏的胚胎发生 胚胎发育至第3周末,位于脊索两侧的中胚层分化为3部分,由中轴的两侧依次为轴旁中胚层、间介中胚层和侧中胚层,其中间介中胚层是体节与侧中胚层之间的细窄区域。间介中胚层细胞不断增殖并向体腔突出,形成两条纵行的细胞索,形成生肾索并与体节分离。胚胎第 5 周生肾索迅速分化发育,形成尿生殖嵴,产生肾和生殖系统的结构。在胚胎发育过程中泌尿系器官的发生经历了从头侧向尾侧发生的前肾、中肾和后肾 3 个阶段。

C1 前肾 胚胎第 3 周末,生肾节形成并迅速分化,第 7～14 对体节两侧生肾节内发生 7～10 对小管,称前肾小管。小管外侧端向尾侧弯曲,并与相邻的肾小管相通,形成一条纵行的管道,称前肾管。前肾管继续发育向尾端延伸称中肾管,在此过程中前肾小管退化消失。

C2 中肾 胚胎第 4 周末,前肾小管尚未完全消失时,中肾小管已开始在尾侧发生,并迅速发展增大。中肾小管连接在正向尾端伸延的前肾管上,此时的前肾管改称为中肾管,继续向胚胎尾端伸延,直至汇入泌尿生殖窦。

胚胎第 8 周,头端的中肾小管开始退化,尾端继续发生。第 9 周时中肾小管大部退化消失,残留的中肾小管和中肾管以后演化为男性生殖系统。

C3 后肾 人体的肾脏为后肾发育而成。胚胎第 5 周时后肾开始发生,来自两个不同的起源即输尿管芽和后肾始基。

输尿管芽发生在中肾管近泄殖腔处迅速增长。当输尿管芽伸入达间充质时,其周围的间充质分化为生后肾始基。这时输尿管盲端扩大,形成原始肾盂,继续发育终成肾盂和肾大盏。每个大盏形成两个新的分支,在生后肾始基内继续分支达 12 级以上,第 3、4 级小管形成肾小盏,第 5 级以上各级小管形成各级集合小管。

当输尿管芽伸入到尾端间充质内盲端扩大时,间充质在输尿管盲端诱导下分化成生后肾始基,并分化成内外两层。内层在集合小管头端的生后肾始基内形成多个细胞团,进一步发育成肾泡。肾泡继续分化为两条弓形小管,其一端与集合小管相连;另一端膨大,顶端凹陷为肾小囊,伸入小囊内的毛细血管成为毛细血管球,与小囊共同组成肾小体。此后弓形小管逐渐延长,近集合管部分形成远端曲管,远离集合小管的部分形成近端曲管,中间部分伸长形成髓襻,共同构成肾单位。生后肾始基的外层形成肾的被膜及肾内结缔组织。

由于后肾发生于生肾索的尾端,起初位于盆腔,以后随输尿管芽伸展,胚胎弯曲度变小,腰骶间距增大,肾脏逐渐上移至腰,肾门也从初始朝向腹侧而转位 90^0 朝向脊柱。

B2 输尿管的胚胎发生 胚胎第 4 周,输尿管芽从中肾的弯曲部发出,很快生长并穿入后肾胚芽。第 5 周形成肾盂的雏形,以后相继形成肾脏集合系统的各个部分,即输尿管、肾盂、肾盏、肾曲小管等。

在胚胎第 8 周,输尿管芽及中肾管向中前方与泄殖腔汇合后,其远端在所形成的排泄管道之间吸收,形成泄殖腔管的一部分——尿生殖窦,输尿管与中肾管分别与尿生殖窦独立相连。输尿管芽在中肾管的下方靠中线,输尿管口向头外侧迁移,而中肾管则向远端中线延伸及发育,形成含有精阜的后尿道进入膀胱。中肾管进一步退化演变成附睾、输精管、精囊。胚胎第 12 周,输尿管口及中肾管完成了演变,形成了最终的解剖位置(图 15-2-1)。由于输尿管口与中肾管的相对迁移,因此输精管于输尿管的前上方通过。

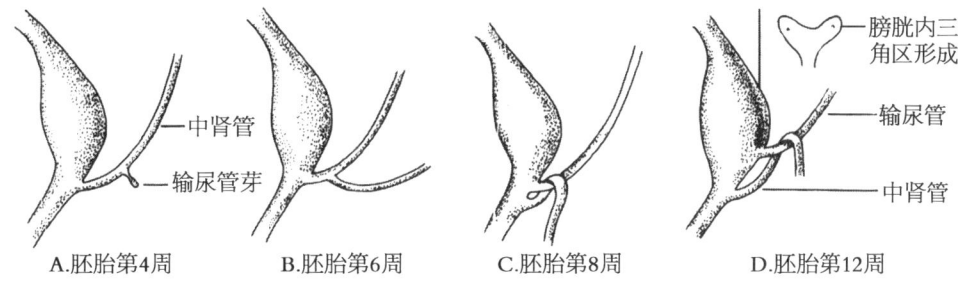

图 15-2-1　正常输尿管芽的胚胎发育(男性)

正常胚胎发育过程中,中肾管与尿生殖窦相连接处为膀胱颈的位置,而共同排泄管于尿生殖窦汇合后形成膀胱三角区,输尿管芽与中肾管迁移完成后,射精管口的位置与膀胱颈的位置基本位于同一水平。

B3　膀胱的胚胎发生　胚胎第 3 周时,后肠末端和尿囊基部的膨大部形成泄殖腔。胚胎第 4～6 周时泄殖腔被尿囊直肠隔分成两部分,腹侧部发育成膀胱及近端尿道,即尿生殖窦;背侧则为后肠。泄殖腔膜破裂后,泄殖腔与羊膜腔相通,尿囊管闭锁,尿囊管形成部分近端脐尿管,其余大部脐尿管源于膀胱始基。随着胚胎发育膀胱逐渐下行进入骨盆,同时仍保留与脐部相连之脐尿管。尿生殖窦则分化成膀胱和部分尿道并与尿囊相连。膀胱进一步增大,中肾管尾侧部分并入膀胱,形成膀胱背侧壁之一并构成膀胱三角及膀胱基底部。与此同时,左右输尿管口分别开口于膀胱。由于肾脏位置向上方迁移所产生的牵引作用,使输尿管开口从原中肾管开口下方转至外上方,随着中肾管继续下移,在男性开口于前列腺部,女性中肾管进入尿道部分最终退化。

B4　尿道的胚胎发生　胚胎第 6 周时,尿生殖窦的旁侧出现一个突起,称为生殖结节。此后在生殖结节两侧各有一个生殖突,生殖结节尾侧正中线出现一条浅沟称尿道沟。胚胎继续发育至第 7～8 周后开始分化成男性或女性,胚胎第 10 周时即可辨别外生殖器的性别。此时生殖结节不断增长形成阴茎,尿生殖窦的下段伸入阴茎并开口于尿道沟,尿道沟两侧的尿生殖襞不断向远端融合形成尿道,尿道口移至阴茎冠状沟部位。位于阴茎头顶部外胚层向内凹入长出一个细胞索,继之细胞索与尿道沟相通,故尿道外口向前移至阴茎头之顶端。第 12 周时,阴茎头的根部形成皮肤反折称为包皮,生殖结节内的间质分化为阴茎海绵体及尿道海绵体。

B5　睾丸的胚胎发生　胚胎发育至第 5 周时,尿生殖嵴内侧的体腔上皮增生变厚,称为生殖上皮。不久,尿生殖嵴内外之间出现一条纵沟,将尿生殖嵴分成内外两部分,内部称生殖嵴是生殖腺的起源。胚胎第 6 周时,生殖上皮向生殖嵴增生,形成上皮细胞索称为生殖细胞索,此时统称为原始生殖腺。第 6～7 周时,如受精卵为异配型,即 XY 型,因有 Y 染色体的存在,则有 H-Y 表达诱导原始生殖腺向睾丸方向发育。此时生殖细胞索与其间的间充质分界比较明显,继之生殖细胞索继续增殖形成以生殖系膜为中心、呈放射状排列的曲细精管,另一部分靠近生殖系膜分化成精直小管和睾丸网。

睾丸形成时,其位置相当于第 12 胸椎,后通过经腹移行期而降至腹股沟环处。胚胎 7 个月时,睾丸发育已基本完成,此时引带增粗,精索血管也延长增粗呈曲张状,随后不久肿胀之引带开始退变收缩,睾丸即沿着腹股沟管经深环出浅环降至阴囊底部。

B6 女性生殖系胚胎发生　女性生殖系统包括生殖腺——卵巢,生殖管道——输卵管、子宫、阴道以及外生殖器等部分。

C1 卵巢的胚胎发生　胚胎第 5 周时,在尿生殖嵴内侧出现体腔上皮的增厚区称为生殖上皮,其深面的间充质聚集形成的纵嵴称为生殖嵴,这是生殖腺发生的开始。第 6 周时形成生殖细胞索并分为皮质和髓质两部分。第 6~7 周时开始分为男性和女性,性染色体为 XX 的胚胎生殖细胞索皮质分化成为卵巢,髓质则退化。胚胎第 7 周时,生殖腺表面上皮继续增厚,产生第二代生殖细胞索,伸入间充质内。第二代生殖细胞索不断增大,原始生殖细胞加入其内。第 16 周时第二代生殖细胞索开始断裂,分成许多孤立的细胞团,每个细胞团包绕一个或多个原始生殖细胞,称原始卵泡。卵泡内原始生殖细胞分化成卵原细胞,周围则分化成卵泡细胞,起初形成的生殖细胞索则退化消失。

C2 生殖道的胚胎发生　生殖道的发生取决于生殖腺的分化。胚胎第 7 周分化为女性的胚胎生殖腺逐渐分化成卵巢,中肾管退化,副中肾管发育为输卵管和子宫。

左右副中肾管起源于左右中肾外侧的体腔上皮凹陷部,其边缘相互靠拢合并成副中肾管。两侧的副中肾管向胚胎尾端延伸,当抵达至盆腔部位时,横过中肾管之腹侧,在中线处互相靠拢合成为 Y 形的子宫阴道始基,继续发育形成子宫的上皮和腺体。子宫内膜的基质和子宫肌膜则来源于邻近的间充质。胎儿时期子宫颈大于子宫体,儿童时期前者仍为后者的两倍,直至青春期子宫体才明显增大。

输卵管发生于左右副中肾管没有相互合并的头侧部分。阴道上皮来源于尿生殖窦的内胚层,阴道的结缔组织来自子宫阴道始基。胚胎第 9 周时尿生殖窦背侧壁长出一对阴道球,伸入子宫阴道始基的尾端,随着胚胎的发育,阴道球的内胚层细胞形成一个实心的上皮板称为阴道板。至第 11 周左右,板的尾端中心部上皮空腔化并继续延长和加宽。第 20 周时阴道变成管状,其周围上皮即为阴道上皮。直至胎儿后期,阴道腔与尿生殖窦腔之间仍被一薄薄的组织膜隔开;在围生期薄膜出现裂孔即形成胎儿的处女膜。

C3 外生殖器的胚胎发生　胚胎第 4 周初,泄殖腔膜的头侧形成生殖结节,伸长后称为初阴。第 6 周时,泄殖腔膜被尿囊直肠隔分成尿生殖窦膜及肛膜,尿生殖窦膜两侧中胚层增厚的部分称为尿生殖褶,此后两褶之间的尿生殖窦膜破裂形成生殖孔。在形成尿生殖褶之后,褶的两侧各生成一个膨大部称阴唇阴囊隆起。至胚胎第 7~8 周后生殖腺分化,生殖器始基向男性及女性方向演变。当胚胎无雄性激素存在时,未分化的外生殖器发生女性化,生殖结节稍延长成阴蒂,左右尿生殖褶不合并的部分形成小阴唇,左右阴唇阴囊隆起后方合并形成阴唇后联合,而前方合并形成阴阜,左右阴唇阴囊隆起大部分不合并,形成大阴唇,从而完成女性外阴的发生。

A3 脊柱的胚胎发生

胚胎第 3 周出现体节和脊索,后者为骨骼最早出现的中轴。妊娠第 16 天出现原始中央条柱和结节样细胞团,并向头侧伸延,由此形成脊索突并与内胚层融合。第 18 天后原始的结节部形成一个小凹陷向脊索突长入形成脊索管。脊索基底部与外胚层靠近并形成原始小凹陷与卵黄囊呈管状通连,称神经原肠管。

胚胎第 20 天时脊索发育成脊索板,镶入外胚层,此时神经原肠管闭合,然后脊索板形成腹侧的部分肠管。胚胎第 3 周脊索从腺垂体向下发育并形成身体的全长。

在胚胎发育第 3 周出现体节,3~5 周后数目渐增多,可达 42~44 个。体节的发育可形成横纹肌(包括背部的肌群)、皮肤结缔组织及椎板。体节向背侧发育时细胞增殖包绕脊索,体节彼此融合形成椎体的原始胚基。原始胚基的致密区形成椎间盘,并参与骨及神经弓的形成。

胎儿期椎体骨化在胚胎第 9 周,整个胚胎长 38~51mm 时即开始,顺序为尾椎→颈椎→上胸椎→下胸椎→腰椎,骶椎在胚胎长 163mm 时开始骨化。在脊椎骨化的过程中,胚胎 12 周时两侧神经突开始融合而完全围绕脊髓。出生前已形成正常脊柱的弧度。

脊柱和神经管在初起虽是同步生长,但在胎儿期脊髓末端止于骶椎或腰椎水平,出生时达第 3 腰椎水平,而成人期则达第 1~2 腰椎的高度。生后 2 个月时小儿的脊髓末端达到成人期水平,此后椎体和脊髓的生长与儿童生长是同步的。

15.3 尾端器官畸形病因学

A1 概述

先天性畸形是指胎儿在出生后身体某个部分或多个部位的外形异常以及内脏具有解剖形态结构、功能、代谢和行为等诸多方面的异常。

受精卵经历胚胎发育及胎儿形成过程中母体受到内、外环境多种因素的影响是畸形发生的主要原因。多数畸形发生在胚胎发育的早期。妊娠 2 个月左右是从胚胎时期转入胎儿时期发育的重要阶段,在此阶段胚胎如受到影响易发生器官性的畸形,而中后期发育异常则常致形态、结构方面的畸形。

在人类的各种先天性畸形中,约有 20%~25%由遗传因素(基因突变、染色体畸变)所致,环境因素(放射、感染、代谢异常、化学物质等)约占 10%,约 65%~70%原因尚不清楚,推测可能是遗传因素及环境因素相互作用的结果。

尾端器官的畸形性疾患较为多见,且往往累及这一部分的多个器官。在 1975 年 WHO 公布的占前 12 位的先天性畸形中,直肠肛门闭锁、尿道下裂、先天性髋关节脱位等几种最常见的畸形都分布于尾端。

A2 尾端器官常见畸形的病因学

B1 基因突变与先天性畸形　基因突变是 DNA 分子排列和组合的改变,主要表现在组成氨基酸的三联体密码发生异常,使制造蛋白质的模板(mRNA)发生误差,从而不能合成具正常功能的蛋白质或酶,造成机体蛋白质或酶的异常。部分尾端器官的畸形已知为基因突变所致,基因突变常常飞跃式地在一个基因内部出现,其结果可导致遗传结构上的改变,称为点突变。

点突变是一种狭义上的突变形式,基因突变的结果既可能是轻微的,对胚胎个体不产生明显的有害后果,称为中性突变;也可能给个体发育和适应力带来一定的好处;但更常见的后果则是对胚胎产生不利于生存的遗传性疾患或肿瘤。如果胚胎基因突变中只有一个突变基因就可以表现出效应,称为显性突变;若有一对等位基因为突变基因,在纯合子状态下才表现出效应,称为隐性突变;在同一位点上有两个不同等位基因突变而表现效应则称复等位突变。

近年来对先天性巨结肠,特别是长段巨结肠有家族性遗传性病例不断增加的报告,经研究表明 RET 基因突变是导致先天性巨结肠的主要异常基因。据统计,50％的家族性先天性巨结肠及 7.3％~20％的散发性先天性巨结肠病例与 RET 基因突变有关。在直肠肛门畸形的发病因素中,基因异常可能为致病因素。1992 年有人对家族性直肠肛门畸形的发病基因进行研究发现,该畸形与位于第 6 号染色体短臂的 HLA 有关,该畸形的致病基因位于 HLA 附近。另有研究证实,Hox 基因中 Hox-a13、Hox-c8、Hox-d13 等第二外显子保守区电泳带型异常,而 Hox-d13 第二外显子 PCR-PstI 限制性内切酶完全未被酶切或酶切不完全,提示 Hox-a13、Hox-d13 基因异常可能是肛门直肠畸形的致病基因之一。

B2 环境因素与先天性畸形　环境因素影响胚胎发育造成畸形也是已知畸形病因中的重要因素。这里所指的环境主要包括以下 3 个方面:①母体所处的周围外环境。②母体自身体内的内环境,其中包括母体的营养、代谢,有无某种重要疾病等。③胎儿在子宫腔内所处的微环境。以上 3 种环境异常导致胎儿产生畸形可能是通过直接作用,也可能是间接作用,或内外环境互为因果。环境致畸因素往往影响胚胎发生的某一时段并选择性地作用于某些器官,导致一定的畸形发生。如雄激素的致畸时间为胚胎发育 90 天前后,乙烯硫脲作用于鼠胚胎 11 天左右。

C1 物理因素　环境致畸因素中物理致畸因素也是最常见的因素,其中包括电离辐射及机械性压迫和损伤,前者见于 X 线和 γ 射线照射孕妇导致胎儿发育缺陷或死胎,作用机理是对胚胎细胞的直接损伤、抑制有丝分裂、改变细胞正常的迁移和彼此联系以及导致基因突变和染色体畸变等。

机械因素常导致肢体及胚胎局部为主的先天性畸形。这方面原因造成的畸形在临床上很常见,如纤维带、羊膜带环绕头部发生的面裂,环绕肢体发生的肢体缺如(又称为宫内切断)等。在胚胎第 10 周后胎儿生长迅速,如此时羊水减少,母体腹部肌肉或子宫的压迫可造成四肢关节挛缩,如足外翻、髋关节脱位、脊柱侧弯等。

此外微波、温度和噪声也有致畸作用。

C2 化学因素 化学因素导致的胚胎畸形近年来越来越受到重视。许多化学物质(其中包括工业性化学致畸剂)均有很强的致畸作用,常见的有工业废水、废气及废渣,化工产品,化学溶剂,农药,食物添加剂等,其中铅中毒造成智力低下和行为异常已为人们所熟知。

在小儿先天性畸形中,致畸药物引起者占5%~6%,许多药物系母亲摄入后通过胎盘影响胎儿发育造成的。常见引起畸形的药物包括镇静药、抗生素、激素、抗精神病药物及抗肿瘤药物等。

此外汞、苯、二硫化碳、氯等化学物质,以及微量元素缺少或过多均可致畸。

上世纪70年代国外已有学者利用雌性大白鼠妊娠期间吸入氯仿导致胎鼠发生直肠肛门畸形和短尾、肋骨缺如等畸形进行研究。90年代国内外学者应用乙烯硫脲喂养妊娠鼠,致使鼠仔发生直肠肛门畸形,其发生率高达30%~90%,证实乙烯硫脲是导致胚胎期动物发生畸形的化学致畸剂之一。目前已成功应用化学致畸剂制成动物畸形的模型应用于临床研究。在临床方面正在研究防止有害化学物质对孕妇的毒害以减少先天性畸形。

B3 遗传因素与先天性畸形 遗传因素是形成先天性畸形的重要原因。已知许多先天性畸形有阳性家族史,尾端器官中畸形更为多见。Kleihaus(1979)报告先天性巨结肠家族发生率为7%。先天性直肠肛门畸形也有家族性发病的报告,矢野博道等收集29篇文献34个家族发病,与遗传有关的19组,其中16组为常染色体显性遗传或隐性遗传,3组伴隐性遗传。有人认为肛门直肠畸形患儿的同胞中发生该畸形的可能性为25%。

基因突变或染色体畸变可以由父亲或母亲遗传给子代,引起子代发生各种畸形,这些畸形不仅包括表型畸形,也包括诸多内脏、组织、细胞分子水平的缺陷,有时波及多个器官和系统。随着分子遗传学的发展,许多代谢性疾病已构成先天性畸形的重要类型。

B4 感染因素与先天性畸形 在妊娠过程中,某些微生物特别是一些致畸病毒可以通过感染母体并穿过胎盘屏障直接作用于胚胎;也可以感染母体后使母体发生一系列病理变化,最后间接引起胎盘屏障的改变或胎盘运转障碍间接引起胚胎发育障碍而产生畸形或死胎。目前公认风疹病毒、巨细胞病毒、单纯疱疹病毒、梅毒螺旋体以及人类微小病毒B19等是致畸危害最大的几种病原微生物。

已知单纯疱疹病毒感染妊娠妇女后除可引起早产、流产或死胎外,尚可引起髋关节脱位、脊椎裂等尾端器官的畸形。而巨细胞病毒感染可导致胎儿发生先天性巨结肠、脊椎裂。弓形虫感染也可导致胎儿发生肛门闭锁、直肠阴道瘘、短阴茎、联体畸形。微小病毒B19感染除可引起早产、流产或死胎外,还可发生脊椎裂、脊膜膨出、双下肢短小、马蹄内翻足等尾端器官系统的畸形。

15.4 尾端外科的生理与病理生理问题

尾端外科的生理和病理生理问题主要是排便控制问题,此外还有泌尿、生殖器官的功能问题。

A1 排便控制的生理

近年来有关排便的生理研究进展很快,高科技的引用使各方面问题都了解得更深入更复杂,特别是有关神经支配及肠动力学方面有很多新学说,远远超出了传统的交感神经副交感神经活动理论之外。但是从临床实用出发,此处只讲一些有益于指导治疗的比较成熟的理论观点,澄清一下目前比较混乱的认识可能更为实际。

B1 排便控制反射 排便活动是消化系统生理功能的一部分,是受自主神经系统制约的一组神经反射(图15-4-1)。在新生儿时期,随着吃奶、消化、吸收,自然地把粪便排出。由于年龄的增长,渐渐懂得人生必须适应社会的情况,不能随意排便,于是渐渐学会从自由排便转为控制排便,也就是从反射性排便控制转为意识性排便控制。

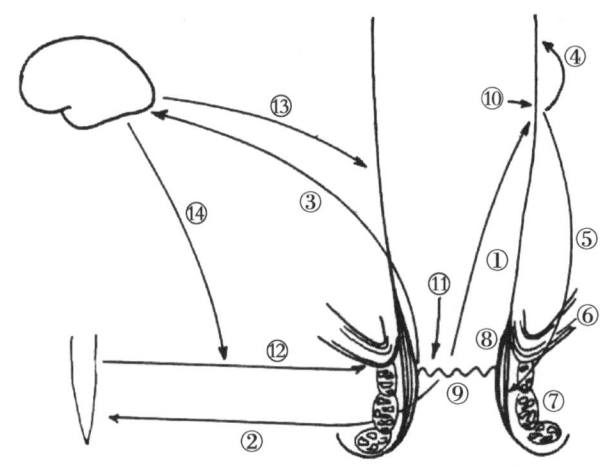

图 15-4-1 排便反射

①传向直肠 ②传向脊髓 ③传向大脑 ④直肠收缩 ⑤内括约肌松弛 ⑥肛提肌 ⑦外括约肌 ⑧内括约肌 ⑨齿状线 ⑩直肠内压 ⑪粪便下移 ⑫外括约肌收缩 ⑬用力排便 ⑭外括约肌松弛

通过对不同年龄小儿的直肠测压、肌电生理检查、钡灌肠排便观察、临床排便行为观察以及与对其母亲的问讯调查,初步对小儿排便生理反射有以下认识。

讨论排便之前,先了解平时不排便时粪便形成的情况。肠内容物到达结肠,基本上的生理活动是吸收水分、形成粪便。乙状结肠是完成粪便的器官,直肠是贮存粪便并塑形(呈圆条形)同时规定一次排出量的器官。直肠与乙状结肠有一个90°折角,排便时腹压增高,折角处被压闭,直肠排空时,乙状结肠内粪便不再能进入直肠,而完成一次排便,俗称"一抛屎"。直肠末端与肛管连续,而肛管为内外括约肌围绕,平时永远处于完全关闭状态。同时直肠与肛管相连处受耻骨直肠肌环的牵拉形成另一个折向耻骨的前倾角,称为肛管直肠角。这一折角阻挡了直肠内粪便偶然受到冲动性压力挤入肛管而失控排出,保证了小儿平时哭闹用力不致失控排便。

C1 反射性排便控制 新生儿生后立刻或不久即有胎便排出。吃奶后逐渐有黄色稀便排出,每日二三次,排便间隙时间肛门无粪便,表现为完全控制。这种控制属于反射性控制,系由两个反射弧完成。

D1 诱发反射 是启动排便动作的反射弧。肠蠕动推动直肠内粪便下行,加压于直肠壁,达到一定的启动压力阈。直肠黏膜及直肠肌肉为接受器官,将信号传导到肠壁间神经节,直接引起反射,即肠壁间神经丛使直肠收缩同时内括约肌放松。这个反射中心在肠壁神经节,形成一个下神经元反射弧,使粪便向直肠远端移动。由于内括约肌放松,粪便被压入肛管,刺激肛窦(为排便的特殊感受器官),引起第二个反射弧即便意反射(图 15-4-2)。

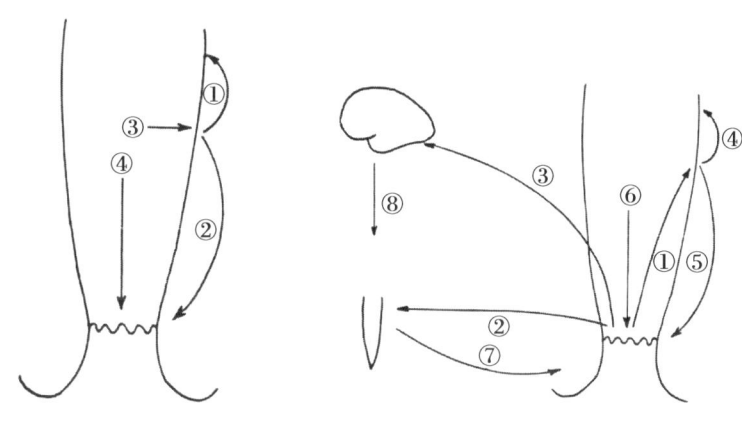

图 15-4-2 反射性排便控制

A. 诱发反射　　　　　　　　B. 便意反射

①直肠收缩　②内括约肌松弛　③直肠内压　④粪便下移

①传向直肠　②传向脊髓　③传向大脑　④直肠收缩　⑤内括约肌松弛　⑥粪便下移　⑦外括约肌收缩　⑧外括约肌松弛

D2 便意反射 肛窦对粪便刺激非常敏感,可产生强烈的便意。便意反射有 3 个传递途径:①传向直肠神经节:重复下神经元反射,加强直肠收缩,拉直肛管直肠角,保持内括约肌放松。②传向脊髓:肛窦信号经下腹丛(交感神经 T10～12)传入脊髓,再由脊髓神经 S2～4 传出,S2～4 主要为盆神经(副交感神经)及阴神经(运动神经),使肛提肌及外括约肌收缩,加强肛管直肠角,关闭肛门,阻止排便。③传向大脑:为高级反射,由大脑皮质参加。信号通过脊髓传入大脑,再通过脊髓返回,抑制阴神经,缓解肛提肌及外括约肌的收缩;同时通过脊神经指挥腹肌(T6～9)及膈肌(C2～4)收缩,增加腹压协助排便。

在新生儿时期,上述两个反射、三个传递途径几乎同时进行。但是,细心的母亲仍能观察到婴儿开始排便后立刻暂停一瞬间,然后才又继续顺利将便排完。排便似有定时,但无自主。随着年龄增长,中枢(大脑)神经发育渐成熟,诱发反射逐渐增加了条件反射因素,如喂奶、换尿布、冷热刺激等,逐渐形成诱发排便的规律性习惯。在便意反射中,大脑皮质的作用也越来越占主导地位,从必须通过蹲位(或母亲"把"着)、坐盆、定时排便等直接感觉来启动反射,所谓的第一信号系统条件反射逐渐学习过渡到通过语言、知识等间接感觉,再过渡到所谓的第二信号系统条件反射启动,进一步学会完全由主观意识控制排便。

C2 意识性排便控制　一般需由两次排便反射组成。第一次是准备反射期,提供排便要求后必须停止排便活动。条件成熟后,另外再启动第二次反射即排出反射期,进行实际排便活动。

D1 准备反射　正常情况下,也是由直肠内压达到一定的压力阈,开始仍然是启动一个诱发反射,迅速过渡到便意反射。但是,此时之诱发因素已从不自主的肠蠕动过渡为习惯性条件反射为主(如每天早晨洗漱后或早饭后就习惯性地想排便)。引起便意反射后,又突出了大脑皮质(第三个传递途径)的反射作用。并且此时大脑皮质下达的信号不是抑制肛提肌收缩而是加强收缩,将接触到肛管的粪便挤回到肛管直肠角以上(即内括约肌以上),解除对肛窦的刺激,达到完全消除便意。这就是第一次排便反射或准备反射。准备反射的作用就是提醒你直肠已充满粪便,应该排便。待排便条件准备完毕再进行实际的排便活动,也就是另外启动第二次排便反射。所谓排便条件包括选择合适的排便时间、拿手纸、去厕所、解裤带、脱裤、蹲下或坐盆等一系列动作。两次排便反射之间时间长短无限,甚至似无联系(图 15-4-3)。

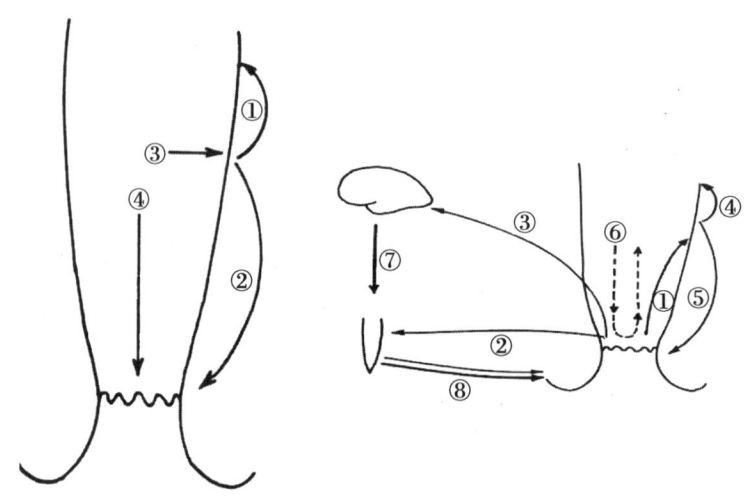

图 15-4-3　意识性排便准备期

A. 诱发反射　　　　　　　　　　　　B. 便意反射

①直肠收缩　②内括约肌松弛　③直肠内压　　①传向直肠　②传向脊髓　③传向大脑　④直肠收缩
④粪便下移　　　　　　　　　　　　　　　　⑤内括约肌松弛　⑥粪便被挤回　⑦憋住粪便　⑧加强外括约肌收缩

D2 排出反射 是实际的排便活动。这次反射的启动一般由下蹲、坐盆及腹压增高为诱发因素。此时粪便已在直肠内括约肌处等候,并且基本上已达到诱发排便的压力阈,主观地增加一些腹压,传导到直肠即可启动排出反射。排出反射也同样由诱发反射与便意反射两个反射弧组成。粪便信号传至肠壁内神经节,反射到直肠使肌层收缩及内括约肌放松,粪便下移,刺激肛窦引起便意反射的三个传递途径。下神经元反射继续下推直肠内粪便,脊髓原发停止排便反射非常短暂即被大脑反射所抑制,代之以加强腹内压力,协助直肠排空,完整地完成诱发反射与便意反射的系列活动(图 15-4-4)。由此可见,排便固然是一项生理活动,但必须通过学习与训练使之成为一项社会活动。尽管人们并未察觉曾受过某种训练,但在生活过程中自然强迫你适应社会的规范。只有能完成意识性排便控制,才能参加相应的社会活动,如进幼儿园、上小学、参加集体活动、旅行等,才能保证生活质量。

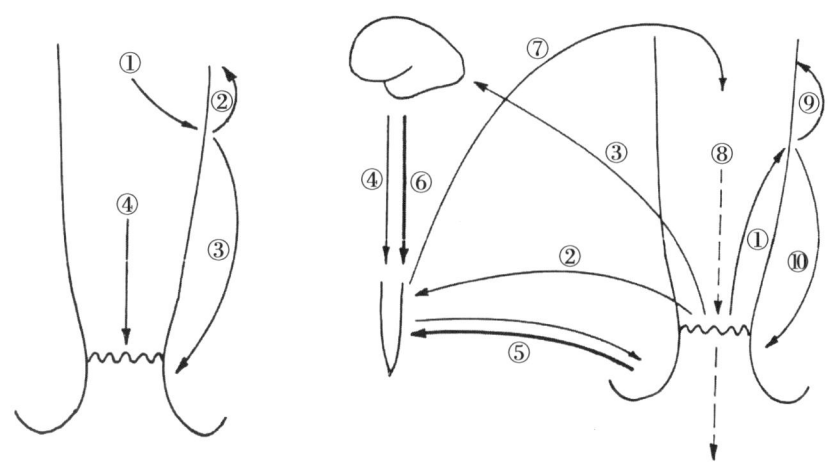

图 15-4-4　意识性排便排出期

A. 诱发反射
①直肠内压　②直肠收缩　③内括约肌松弛
④粪便下移

B. 便意反射
①传向直肠　②传向脊髓　③传向大脑　④外括约肌松弛　⑤加强松弛　⑥加强排出力　⑦腹肌用力　⑧粪便排出　⑨直肠收缩　⑩内括约肌松弛

D3 关于生物钟的假说 排便行为养成了习惯,每天到一定时间就想排便,并且按一定的规律很快排空直肠。尽管原来婴儿期养成习惯时曾有过很多条件反射(如母亲吹哨等),现在一切都不需要,只要到时候自然就想排便,并且还不需看表。这就是在人的意识中形成的所谓生物钟。当然,在社会意识排便反射中生物钟只是作为反射的第一步准备即反射的启动信号,真正的排出反射启动还要靠个人意识决定,另作诱发启动。这仅仅是个假说,但是确与很多其他生理活动社会化一致,如按时吃饭、按时睡眠、按时起床等等,都是生物钟控制的生理活动,但也都必须经过一定的培养与训练。

D4 高级排便活动的要求 人的文明社会生活对排便控制要求很高,学龄以上儿童就要求对排便信号感觉灵敏,并且熟练掌握暂时消除便意的技术。不同的排便情况有不同的信号,需要不同的控制方法。肛窦的知觉很灵敏,能辨别粪便性质为固体、液体、气体或是混合间杂。灵敏的外括约肌能够分别允许气体、液体、或固体排出。三四年级的小学生患腹泻,能在课堂上偷偷地无声放屁,不使稀便漏出,而缓解直肠胀痛。文明人群中肛门排气(放屁)是不道德行为,应该训练能使气体自然吸收,或到厕所随粪便一起排放。

B2 参与排便反射的器官

C1 感觉器官(反射弧的输入支)

D1 直肠壁黏膜、肌层与纤维膜　接受诱发刺激,主要是压力。压力受粪便体积,直肠容积、弹性、收缩力与传导而来的外力三方面所制约,达到启动阈才能引起反射。除压力之外,寒冷刺激、酸碱、高张电解质等也可被直肠黏膜所接受而引起反射。

D2 肛窦黏膜　对接触性刺激最敏感,对压力、冷热、化学刺激都有量感,能辨别干便、稀便、气体(屁)等产生的不同压力。

D3 肛门括约肌及周围皮肤与肌肉　能接受粪便活动产生的间接压力刺激信号,并将此传达到脊髓与大脑。

C2 反射器官(反射弧的反射中心)

D1 直肠壁内神经节细胞　是诱发反射的中心,能独立完成反射,又能把信号传入脊髓,进而传入大脑。肠壁节细胞是排便反射的第一神经中心,缺损则不能启动排便反射。

D2 脊髓　是抑制排便反射的中心,又是意识排便反射的主要通道。诱发反射启动以后,需要立刻暂停排便活动,这是个脊髓自主反射,以便等待大脑的排便决定。然后再由大脑传达指挥各个脊神经的活动,以完成全部排便反射。

C3 大脑皮质　大脑皮质外层为意识排便反射的中心,根据个人生活知识与社会知识判断并指挥排便活动,完成社会性意识排便反射。皮质下层只能保持抑制排便反射。小儿睡眠时尿床遗便也是大脑皮质外层半醒时的动作。

C4 运动器官(反射弧的输出支)

D1 直肠　平时直肠是个贮存器官,基本上无活动,只随时接受乙状结肠蠕动推下之粪便。直肠外纤维膜限制了直肠的弹性与直管状形态,使粪便积存到一定量时必然产生一定的压力而引发排便反射。一旦引发排便反射则直肠发生强烈收缩,环肌收缩使直肠容积缩小,迫使粪便排出;直肌收缩使直肠变直、变硬,肛管直肠角消失,保持直肠内压力及传导方向稳定,便于粪便排出。

D2 内括约肌　平时为收缩状态,与肛管直肠角共同保护肛窦不受粪便刺激,虽然直肠内存满粪便也保证人们无所感觉。排便反射第一个活动就是内括约肌放松,允许粪便进入肛管,使肛窦接受刺激引发便意以及三个便意传递途径的反射弧。但内括约肌不受意识控制。

D3 外括约肌　受阴神经支配,由脊髓及大脑控制。平时为不自主的收缩状态,使肛门关闭,无肠黏膜分泌物溢出,保持肛门永远干燥。排便时为意识性放松,允许粪便自由将肛门撑开(但不能主动使肛门张开)。排便活动中,外括约肌的强力收缩作用主要表现在中止排便或禁止排便,特别是意识性地临时中止排便。

D4 肛提肌群　包括全部盆底肌,特别是所谓的耻骨直肠肌环。平时保持肛管直肠角,保持肛门及会阴位置稳定;排便时收缩起固定肛门的作用。作为承受腹压传导的反抗力,使直肠内压力集中,便于彻底排空。强力收缩主要是为了禁止排便或中止排便(憋住),特别是消除便意。肛提肌群可代替内括约肌(内括约肌不能意识控制)加强外括约肌收缩,维持一个时间的持续挤压肛管,使粪便彻底清除;消除肛窦刺激,达到完全停止排便的效果。

D5 参与排便的其他肌肉　包括腹肌、臀肌、股肌与膈肌等,对增加腹压都有协同作用。腹腔周围肌肉包括盆底肌同时收缩,使腹腔容积缩小,压力增高。间接压迫直肠上段增加直肠内压,达到启动阈,诱发排便反射。已呈收缩状态的直肠形成一个直而硬的圆桶,可以将腹压向肛门传导,协助粪便排出。从腹压的形成到引起一系列的作用和效果需要一定的持续时间,也就是憋一个较长时间,如果腹肌无力(腹、膈肌缺损)或心肺功能不全(如先天性心脏病)则难以完成此任务。有的孩子排便时连面部及上肢肌肉都有活动,主要也是为了增加腹压。随着年龄的增长,一些不必要的活动逐渐消除。

B3 排便行为的年龄特点

C1 新生儿　为反射性排便控制,基本上属于自然生理活动。但细心的母亲可以掌握自己婴儿的大小便规律,按时换尿布,保证不脏、不烂。并且能利用唱歌、吹口哨、抚摸等方法尽快使婴儿建立条件反射,从而控制排便。

C2 2岁以内的婴幼儿　为个人意识性排便控制。能反映排便要求,有限度地进行排便控制并接受必要的协助排便行为。有人帮助,2岁以上可以保证清洁文明排便。如果缺乏教育与训练,一般要4岁才能达到清洁排便。

C3 学龄儿童　当为社会意识性排便控制,如不能控制则为病态或呆傻。正确的排便应该是每天一次,定时、迅速、排空,才能符合社会的健康要求。否则将留下排便紊乱的隐患,特别是便秘,可能影响将来的生活质量。

C4 器质性排便缺陷患儿　一般多为代偿性排便控制。代偿的水平与年龄及接受训练的能力关系极大。尽管客观治疗条件很不满意,中学年龄以后很少不能自理,凭智力与锻炼能利用各种条件代偿控制排便功能。

A2 排便失控的病理生理

不能按社会条件要求(包括年龄因素)做到规律性定时排空直肠者都应称为排便失控或失常。失控与失常两者只是严重程度上的差异。根据病理生理变化可以分为两类,即原发性失控(如习惯性便秘)与继发性失控(如肛门畸形术后失禁)。

B1 原发性失控的病理生理

C1 便秘恶性循环(constipation vicious cycle)　近年来小儿食品过于精细,食物全部消化吸收,无残渣形成粪便。直肠内粪便量太少,达不到压力阈而启动排便反射,从而也无便意。粪便停留时间长则水分吸收,粪便变干,干便形态固定,不受压力影响,对直肠刺激性较小,更不易压入肛窦,于是小儿也不感便意。上部肠内容物虽然按时下移,但储存在直肠内而不被排出,几天以后直肠内积粪太多,水分吸收,则形成粗、硬、棒形干便,直到上部肠管感到膨胀而必须排便,则因大便过于粗硬而发生排便困难,甚至撑破肛门皮肤而发生出血、剧痛。孩子对排便产生恐惧,常常是努力排出最粗硬的先端后,则不愿继续排空而中止排便,剩余的粪便将越来越干粗,排出越困难,从而形成恶性循环。直肠内长期充满粪便,逐渐使直肠失去空或满的感觉,再也不能正常排便而成为便秘病。日久可能使直肠扩张成为继发性巨结肠(megacolon),或使乙状结肠延长成为长结肠(dolichocolon)。

C2 便频恶性循环(bowel frequency vicious cycle) 可能因为曾患腹泻而留下排便次数较多的习惯。便频时粪便在直肠内停留时间太短,水分不能吸收,稀便极易进入肛窦,引起便意,急于排便。于是越稀越想频排,越频排越不得干而形成恶性循环。

B2 继发性失控的病理生理

C1 肛门缺陷

D1 肛门口皮肤缺陷 包括先天或后天术后狭窄或皮肤瘢痕形成。瘢痕硬化影响肛门的弹性与可塑性,括约肌无力使其关闭,则造成失禁。如果口径过大不能闭严,不但失禁,且引起黏膜外翻、黏液污裤、会阴糜烂。口径太小排便不畅,大量积粪随时可被挤出,称为假性失禁。长期积粪可在乙状结肠内形成巨大粪石,由于乙状结肠弹性较强,粪便仍可绕过粪石而排出,不发生肠梗阻。此外瘢痕感觉不灵敏,影响便意信号的接受。

D2 肛门位置不正 先天或后天肛门口位置前移,偏离了腹压及直肠内压向下传导的轴线,粪便不得压向肛门口,不能排出;同时因括约肌及盆底肌群都在肛门后方,收缩时将肛门推向更前方,甚至将肛门口压闭。尽管肛门弹性正常毫无狭窄,但粪便压向肛门后方,能将肛门后皮肤顶起而不能到达肛门口排出。排便仍很困难,造成积粪及巨结肠或假性失禁。

C2 直肠缺陷

D1 直肠狭窄 与肛门狭窄的病理生理相似。由于直肠狭窄常发生于狭窄段,因而更易发生巨大粪石及继发性巨结肠。

D2 直肠纤维外膜缺如 直肠是粪便贮存器官也是排出器官,特点就在于它有基本上固定的容积与形态,而且有一层纤维外膜限制了它的弹性(扩张)。容积固定才能保证稳定的启动压力;圆桶形的形态才能塑造圆滑的粪便,排出时减少摩擦阻力。固定的容积与形态才能保证腹压的定向传导。更换任何肠管都不能保全上述完整的功能,结果常常表现为便秘,排便不净,粪便不成形。

D3 肛管直肠角异常 肛管直肠角折断了腹压向肛门传导的轴线,避免了平时突然腹压猛增使粪便挤出而污裤。该角由耻骨直肠肌环维持,无论是神经损害或是肌肉损害破坏了此角,都可能发生用力时粪便污裤现象,甚至平时生活中常有便意干扰。

C3 肌肉缺陷

D1 内括约肌失灵　正常内括约肌平时永远关闭,如果失灵则粪便(特别是稀便)经常达肛门口而不自知。如果肛窦正常,可能感到便意,但也来不及控制而污裤。如果肛管直肠角及外括约肌正常,干便可无症状。

D2 肛提肌失控　肛提肌主要功能为稳定盆底,作为排便时腹压的抗力,协助排出保证排净;此外能使肛门上缩,形成耻骨直肠环,形成双臀间凹沟。损害后导致大小便滞留,不能避免因突然的压力而溢出,或出现滞留性失禁。

D3 外括约肌损害　外括约肌是完全意识控制的肛门紧缩关闭器官。虽然肛门关闭要靠很多肌肉同时协作,但外括约肌起到应急启动及执意加强的作用。特别是外括约肌的浅层为皮肤肌,平时自然紧闭肛门皮肤环,避免黏膜外露,黏液污裤。一旦损坏,目前尚无法代替或修复类似的皮肤肌,很难保证不污裤,一般能做到不比正常阴道污裤更严重则当认为满意。

C4 神经缺陷

D1 肠壁内神经节细胞及神经丛异常　肠壁内神经节细胞及神经丛是诱发反射的中心,此处异常则不能启动排便反射。如先天性巨结肠患者直肠内压力阈不能引起内括约肌放松,下一步反射不能进行,临床上表现为顽固性便秘。

D2 脊髓传导障碍　高位截瘫时脊髓失去大脑的控制。如果脊髓本身无损,则发生类似婴儿型反射性排便,但因粪便干燥而以便秘为主。交感神经将信号传到脊髓,又通过副交感神经传到排便运动器官而形成反射性排便。T10以下截瘫则使交感神经与副交感神经在脊髓内失去连续,传入T10的知觉信号不能在脊髓内传到S2以下支配运动器官,表现为无正常排便活动而导致积粪过多,随时有粪便溢出。只要有腰骶段脊髓损害(如脊椎裂),阴神经麻痹则出现松弛性便失禁,大小便随时流出。

D3 大脑皮质损害　大脑皮质为意识排便反射的中心。不同损害表现略异:植物人保持反射性排便,脑瘫一般合并便秘,昏迷者不排便(正常人睡眠时也不排便),只有深昏迷皮质下层全部无功能才发生随时遗便或遗尿。

D4 运动神经损害　运动神经主要指脊神经的阴神经与副交感神经的盆神经而言。阴神经损害出现外括约肌与盆底肌瘫痪,外括约肌瘫痪引起失禁;盆底肌瘫痪失去腹压的抗力,使得排便困难。盆神经损害使直肠不能收缩,内括约肌不能放松而发生顽固性便秘及粪便滞留。

D5 知觉神经及接受器官损害　直肠壁各层特别是肛窦的支配神经(包括交感神经系的腹下神经丛纤维及脊髓神经骶丛的阴神经的感觉纤维)受损,则失去粪便刺激(主要是压力感)信号的输入,从而不能形成反射弧,导致不知排便的粪便滞留。肛窦及外括约肌失去知觉,不知及时控制而发生失禁。

C5 粪便性质异常

D1 粪便干燥　正常小儿粪便应该是黄、软、圆条状,有黏性,能弯曲,随年龄不同直径约1.5~2.5cm。过稀或过干则可能引起便频或顽固性便秘等恶性循环。但是,对排便器官有缺陷的患儿,粪便软硬则影响控便的效果,粪便硬化有利于代偿性控制。粪便在结肠特别是乙状结肠内的停留时间与粪便软硬有关,停留一两天以内多为黄色软条便,3天以上则成棕色硬棒便,5~7天可排出黑色小粪球。

  D2 粪便不能成形 如果肠道蠕动及吸收不正常可出现腹泻。首先要排除肠道感染及慢性消化不良,保证营养与健康。便稀对代偿性控制排便比较困难,并且非常容易导致便频恶性循环,小婴儿还容易排出酸性便(多大奶瓣)或碱性便(深绿色),使会阴发生糜烂。

  C6 排便习惯不良 正常小儿意识性排便控制要靠训练,养成规律性排便习惯。一般情况下,人们无须有意识的训练即可达到控制排便的要求;但是有排便器官缺陷的患儿本来没有正常排便的基础,任凭其自由发展,则可能形成不良的排便习惯。可能发展为便频,导致肛门糜烂;或发展为顽固便秘,继发巨结肠。

A3 排尿的生理

排尿也和排便一样,既是生理作用也是社会行为,也有个从生理反射性到意识控制性的转变过程。与排便运动的不同之处只在于运动器官的不同,即由膀胱代替了直肠,逼尿肌代替了括约肌。其他如中枢神经、周围神经、盆底肌、辅助腹压的肌肉等都与排便运动相同。

  B1 膀胱的结构特点 膀胱是一个平滑肌囊,基底部有三个孔,一个在最下端通入尿道,两个稍高连通输尿管。此三孔之间黏膜平滑称为膀胱三角区,其下为逼尿肌及膀胱颈;其上方大部分膀胱壁弹性很大,黏膜多皱襞,可以扩张得很大,作为贮尿之用。平时受来自 T10~12 的交感神经支配,膀胱颈处于关闭状态,膀胱体松弛,使上尿路尿液自由注入,并保持膀胱内压在 0.5~1.0kPa 之间,最高不超过 2.0kPa。这与直肠及内括约肌的生理作用一致,只是膀胱不像直肠,没有吸收水分的作用。

  B2 排尿反射运动 因尿量增加,膀胱肌肉收缩或腹肌收缩,膀胱内压超过 2.0kPa,膀胱三角区接受刺激,引起逼尿肌收缩、膀胱颈放松,尿液进入尿道。自主神经(阴神经)接受刺激,指挥尿道括约肌(无完整之括约肌环)及盆底肌排尿或憋住。男女之间虽然尿道长短区别很大,但排尿及控制的生理功能基本一致。

截瘫或先天性脊柱畸形使排尿失去意识控制,通过人工训练可以建立压力阈,形成定压自动排尿系统。过去曾利用潮式引流装置,现在特别是对小儿,多用清洁导尿定时排空。

A4 生殖器官的生理与性功能

儿童在青春期以前十几年身体发育很快,但生殖器官发育非常缓慢。直到青春前期,体高猛长,之后生殖器官及第二性器官开始发育。至青春期(14~16岁)性器官迅速发育,一年内达到成人水平,而身高增长立刻减速,至成人最高不过再增加7cm。生殖器官发育速度男女各有不同。

  B1 女性生殖器官的发育

    C1 外生殖器官的变化 大致分为3个时期。

      D1 新生儿期 受母亲雌激素影响,外阴呈球形,大阴唇肿,小阴唇突出,阴蒂大;处女膜外突呈紫红色；阴道内有白色黏稠分泌物，称为新生儿白带。以上表现约持续2周逐渐消退。

D2 小儿期　大阴唇扁平，小阴唇光滑，阴蒂缩小。处女膜半透明，开口处可见阴道内粉红色黏膜。阴道内有中性或弱碱性分泌物，含有混合菌群。

到儿童后期，外生殖器官受到发育中的卵巢分泌激素的影响，再次发生变化。阴阜增厚，阴道前庭湿润，阴蒂增大，大阴唇突出，小阴唇变圆着色。处女膜变厚，处女膜孔的直径、形状随年龄增长而不断变化。阴道长约8cm，黏膜变厚，仍无皱襞，阴道分泌物量少。

D3 青春前期　青春前期阴唇近似成人的外观，阴毛在11岁后开始发育，以后逐渐增多。前庭大腺开始分泌黏液，出现生理性白带。阴道开始增宽，形成阴道穹隆。阴道长度为10~12cm，黏膜变厚且形成皱襞，呈淡红色，弹性好。局部湿润，分泌物内有乳酸杆菌出现。

阴毛发育也可分为5期：第Ⅰ期：儿童期无阴毛。第Ⅱ期：平均年龄为10.5岁。阴唇部长出稀疏细长的浅黑色毛，直或稍弯曲。第Ⅲ期：平均年龄为11.4岁。阴毛变粗而卷曲，毛色加深，扩展至阴阜。第Ⅳ期：平均年龄为12.0岁。阴毛分布呈倒三角形，分布范围较成人小。第Ⅴ期：平均年龄为13.7岁。阴毛分布呈以耻骨上为底的倒三角形，向下扩展到大腿内侧，达成人量。

C2 卵巢、输卵管的变化

D1 新生儿期　卵巢位于髂窝下缘，有逐渐下降倾向，平均长约1.5cm，表面有光泽，呈纺锤形。输卵管长度约为3.2cm。受母体雌激素影响，卵巢内的原始卵泡及大量初级卵泡中可有部分发育，但此期的卵巢无生理功能。

D2 小儿期　卵巢及输卵管随年龄增大，色白，位置下降，原始卵泡的数量逐渐减少，大卵泡的数目增加，卵巢可表现为囊状。此时的卵巢不分泌激素。到了儿童后期，卵巢开始发育变大，重量比新生儿期增加1~2g。卵巢开始有分泌激素的功能，其他性器官受其分泌的雌激素影响也开始生长发育。

D3 青春前期　卵巢变大，重量为6~7g。当月经初潮来临时，卵巢进一步降入骨盆，大卵泡的数目增加，但不会发育到排卵。10岁小儿的输卵管长约7.9cm，15岁时约14cm，输卵管黏膜可见皱襞和纤毛。

C3 子宫的变化

D1 新生儿期　出生后1周内，由于受到母体雌激素的影响，子宫增大（长4cm），子宫颈与子宫体的比例为3∶1；1周后随着母体雌激素的消失，子宫缩小。新生儿期子宫的平均长度为3.2cm，重量约为1.8g，形状呈倒置梨形。母体雌激素中断，子宫内膜脱落，可能发生的少量阴道出血称为新生儿月经，一般生后7~10天自然停止。

D2 小儿期　婴儿期子宫反较新生儿期缩小，子宫颈与子宫体之比为2∶1，称为幼稚子宫。6岁以前，子宫一直保持幼稚子宫的大小。到儿童后期，子宫体开始增大为3cm长，子宫颈与子宫体的比例接近1∶1。子宫肌肉增生使子宫形态发生变化，内膜有一定程度的增生,厚约 3.8mm,肌层厚约 2mm,体部直径约为 16mm,被覆单层立方上皮。子宫腺体发育良好,腺体膨大,呈圆形。直到临近月经初潮,子宫内膜明显增厚,内膜的深度和复杂性轻度增加。

  D3 青春前期 子宫迅速增大,长 4～5cm,子宫体和子宫颈的分化成长更为明显,子宫体的长度接近子宫颈的 2 倍(子宫颈与子宫体的比例为 1∶2),已接近成人。子宫内膜开始增厚,腺体增多,内膜开始脱落,出现月经初潮。

  C4 月经初潮

    D1 初潮年龄 与地区、种族、气候、营养及心情有关。我国女孩初潮年龄平均为 12±2 岁,近年来初潮年龄有提前趋向,早至 10 岁就有月经来潮。

    D2 月经周期 月经周期一般为 28～30 天,提前或错后 3 天属于正常范围。月经持续时间为月经期,一般为 3～7 天。每次月经量为 30～50ml。

    D3 月经特点 有 50%～90% 的少女不排卵,称无排卵月经。一般出血量较多,出血时间较长。月经期间无特殊症状,有时可伴有下腹部沉重下坠感,并容易出现精神抑郁或激动等轻度神经系统不稳定症状。有些少女还会出现皮肤痤疮。

    D4 月经血的特征 月经血为暗红色,量多时为鲜红色。月经血主要是动脉血,只有 25% 来自静脉。经血内含红细胞较少,有大量白细胞。另外,经血中还含有前列腺素和纤维蛋白溶酶,后者能分解血块,故月经血性黏稠,无凝血块。

  B2 男性生殖器官的发育

    C1 睾丸 新生儿睾丸为大豆形,长径约 1cm,附属物相对较大。睾丸在阴囊内能上下活动且幅度很大。以后增长几乎不显,10 岁以内均为小儿型睾丸。12～15 岁睾丸迅速增大长径约为 2cm,阴囊松弛下垂。20 岁睾丸成熟,长径约为 3cm,硬度与形状无大变化。

    C2 精囊 新生儿时仅有未分化性细胞,12～15 岁有成熟精子。

    C3 阴茎 新生儿时长约 2～3cm,小而细,包皮包住龟头,包皮口狭窄,包皮系带粘连,很难上翻。8～10 岁阴茎长 3～6cm,包皮可以上翻。性成熟期 1 年内突然增大至 9～14cm,龟头自然露出。

    C4 前列腺 小儿时很小而软,直肠内检查摸不到。青春早期可摸到。20～25 岁时成熟。

    C5 勃起功能 小儿时膀胱充盈时可勃起。婴儿性器官抚摸也可引起性勃起,10 岁左右可有意识性的性勃起。青春期性勃起非常敏感。

15.5 小儿尾端免疫反应的特点

A1 免疫反应的形成

B1 形成免疫反应的模式 免疫反应的形成有多种模式,表现在小儿年龄段特别是尾端局部免疫反应多符合破伤风抗毒血清(TAT)反应模式。所谓 TAT 反应即:第一次注射 TAT 无不良反应;1~2 周后再重复注射则发生严重的过敏反应,甚至死亡;经过小量多次注射后则达到脱敏(再注射无反应),可以安全注射 TAT 进行破伤风的治疗。新生儿皮肤皮下组织原无成熟的免疫功能,经过多次小量(能承受量)感染原的刺激,逐渐形成有效的免疫而不发生感染病变。这种免疫形成的模式需要一定的条件与时间。在免疫形成的全过程中可以划分为 5 种表现形式:

C1 有成熟免疫的局部组织对待入侵的抗原(细菌或其他病原体)立即产生相应的抗体及白细胞,将抗原中和或消灭而无炎症表现。

C2 如果抗原剂量太大,则引起局部充血、渗出、细胞浸润,临床表现为局部红肿热痛,继而出现局限性化脓等常见炎性反应。全身也常有发热、白细胞增多等表现。

C3 如果局部免疫能力很差,特别是新生儿,虽有充血、渗出,但细胞浸润不足特别是缺乏纤维沉积不能使感染病变局限,则炎症性反应弱而病变范围迅速扩展。

C4 如果恰好是注射 TAT 的第二阶段(过敏阶段),多见于 1 岁左右的婴儿,则可出现过强的炎症性反应,红肿热痛范围异乎寻常地迅速扩大,但很少化脓,发热也很高。

C5 如果新生儿无免疫力(从母体可能获得部分免疫),特别是严重营养不良者,对侵入的抗原(细菌或其他病原体)基本上无免疫反应。如果抗原侵入量很小,符合小量多次的要求,则可诱发免疫形成,不表现炎症反应。如果细菌量大并且迅速繁殖,大量毒素可直接引起组织坏死而无任何炎症性反应。

从炎症的临床表现来分析,第一种形式为正常免疫,无炎症反应;第二种为最常见的炎症反应或称正应性反应;其他 3 种形式都是小儿常见的特殊炎症反应,称为变应性反应。第三种为弱应性反应,第四种为强应性反应,第五种为无能性反应。

从总体上看,局部免疫的形成与年龄关系密切,但除年龄以外,细菌的毒性与患儿的体质、营养、部位及局部情况都有关系。所以任何年龄患儿都可能出现各种变应性反应。无论如何变应性反应预后总是不很稳定。

B2 尾端感染的特点 小儿特别是新生儿会阴与尾端皮肤、皮下组织是感染与摩擦损伤的最常见部位。肛门、尿道、阴道都是外界病菌的入口,内部分泌物及排泄物也都有细菌,尿布摩擦与粪、尿,特别是稀便的化学湿浸,排便后擦屁股的损伤,长期仰卧对骶部的压迫,都可能成为感染的入口与发源地。上述原因一方面容易导致感染并且感染发生比别处早,另一方面局部免疫功能的建立与完善也早。因此新生儿时期可以发生一些特殊疾病,如新生儿皮下坏疽、尿布疹、肛旁感染与肛瘘等,多属于弱应性反应,以的糜烂溃破为主,肉芽形成与瘢痕形成较慢。1岁以后尾端很少再发生类似的糜烂反应,但身体其他部位则可发生类似反应。如结肠造瘘周围皮肤在任何年龄患儿总有一个时期重复表现一次完整的 TAT 模式反应,包括术后前两天虽有浸湿也无糜烂,以后糜烂突然发生并严重扩大,2周后又突然好转,糜烂很快缩小,除近瘘口处外基本上愈合,全身情况也明显好转。

A2 尾端免疫反应的特点

B1 尾端感染与外科治疗的指征　切开引流是治疗局部化脓性感染的基本方法,其目的是减压,解决脓液在高压下的胀痛,避免高压促使毒素吸收与高压脓肿皮下破裂扩散。主要适用于正应性反应的局限性脓肿。新生儿弱应性反应没有局限能力,不可能形成高压,因此也没有切开的指征。然而在新生儿骶尾端皮下坏疽时与临床经验恰恰相反,由于缺乏局限能力,低压同样引起迅速扩散;何况长期仰卧压迫骶部,尿布与婴儿包裹都增加外部压力,所以只要有皮下漂浮感即应切开,及时排出任何渗出,避免扩散。小婴儿腹股沟淋巴结蜂窝织炎虽较少见,也与颈淋巴结蜂窝织炎一样属于强应性反应,表现为局部广泛红肿热硬,无中心软化,当然也无切开引流指征。至于局部刺激疗法如热敷、高波电热疗、局部敷药等常常弊多于利,因为局部充血、渗出、细胞浸润已经过分。比较合理的处理分法是采用全身抗菌、支持疗法,局部保护、休息,等待免疫反应稳定。皮质激素有控制炎症反应过强的作用,在强应性反应的感染中如何应用尚有待大量临床病例的经验。

B2 伤口的愈合　伤口的愈合也是炎症性反应过程,当然也受免疫反应的制约。不论是感染伤口或是手术无菌切口,只要处于变应性反应制约下,愈合过程中必有其特点,违反自然规律常致不良后果。新生儿肛周感染因属于弱应性反应,多数未发现脓肿形成,可以很快穿破黏膜或皮肤形成肛瘘。特别是女婴,开始时在阴道前庭与直肠末端内括约肌上穿通,表现为外阴红肿糜烂,粪便全部从外阴排出。此时任何急切措施如缝合、扩创、敷药或粗肛管引流肛门都无益而有害,很可能使会阴皮肤及内外括约肌断开,造成直肠前庭裂。因为感染处已经穿破,保证了引流,因此只能等待免疫反应逐渐稳定,周围组织及皮肤黏膜愈合而形成瘘管。无菌切口裂开及时缝合尚无污染,可能愈合;一旦失败再即时缝合必然再失败,任何伤口在急性炎症期行二期缝合均难成功。2～3周后免疫反应稳定,红肿糜烂已消,即使仍有分泌物,扩创缝合仍能愈合。半年内局部免疫最强,二期缝合效果最好,不怕感染。1年后免疫渐渐淡化,所以大女孩修补直肠外阴瘘反而更可能失败。总之,会阴部经常接触污染与摩擦损伤,局部免疫力比身体其他部位相对较强。此现象年龄越小越明显。

A3 局部护理与用药

局部用药主要是希望改善局部免疫条件。常用药主要有两种,一种是局部灭菌药,抑制创面及周围细菌繁殖;另一种是刺激收敛药,促进肉芽及上皮生长。此外尚有局部止痛药、除臭药、去腐药、保干或防干药等,都是外科医生常规使用的药物,这些药物对小儿特别是新生儿多无必要,并常有害。任何药物只能协助人的免疫,对小儿首要是保护免疫的完善,过分刺激和损害小儿正常细胞组织的药物都应避免。对伤口及其周围的处理主要要求清洁与干燥,尾端各部位伤口最好是坐浴或下身淋浴,小婴儿索性全身淋浴。用低刺激的婴儿肥皂,浴后用无菌布蘸干或暖风吹干,每天保持全身清洁。会阴部很难保持干燥清洁,特别是失禁患儿,最好是保持蛙式卧位,暴露会阴,保持通风或烤灯使会阴干燥,排泄物及分泌物及时用吸引器吸除再用棉球蘸水清洁。幼儿须固定体位(用蛙式架或约束带),婴儿也可用外展悬吊架或蛙式俯卧,更有利于骶部护理。虽然只是会阴问题,但全身的清洁卫生不可因局部有伤口而忽视。至于用药,应选刺激最小的灭菌剂如硼酸水为宜,事实上在医院内只用生理盐水。局部使用的抗菌药最好有针对性,长期盲目使用容易发生抗药性,并且妨碍局部免疫的生成。其他协助护理的药品如止痛、除臭药等也应选用刺激性小、使用方便并且易于洗净的制剂。

A4 免疫疗法

既然小儿各年龄段的免疫发展不同,可否针对年龄特点改变或补充免疫之不足,在分子生物学及基因工程时代必能得到解决,然而目前还不能正规用于临床。现实比较实用的方法仍是保持身体健康正常营养的基础上,在局部创造小量多次的免疫条件,等待患儿自己增强并调整全身及局部的免疫能力。为了控制感染的程度,抗菌药应适当使用。为了抗体的需要,球蛋白也应保证足量。代替性免疫疗法如特异性抗毒血清及白细胞只在特殊情况下使用,如幼儿外阴无能性坏死。现在此症也和过去的走马疳一样已非常罕见。

15.6 小儿尾端疾病的康复工作

小儿尾端器官疾病的康复过程主要围绕着大小便问题,首先是排泄物的浸湿与感染性,更重要的是大小便失控,不但加重感染,并且造成生活不便,降低生活质量。因此排便护理,特别是排便失控的护理和排便训练就是主要的康复工作,扩肛、洗肠与清洁导尿便成为主要的特色性康复技术。

A1 洗肠

　B1 洗肠目的

　　C1 保证肛肠清洁　直肠内检查或肛门部位手术都应避免肠内有粪便或术中随时排便干扰手术。一般应要求术前自动排便,使直肠排空,但有时小儿不能自排,因此需要诱发排便。一般可以使用开塞露、甘油栓或插入肥皂条等诱发排便,使直肠粪便排空,但是便秘患儿或手术要求结肠空瘪则需洗肠或清洁洗肠(反复洗肠至回水无粪色)。最好于手术前夜洗肠,术前再诱发排便1~2次(不洗肠),以免术中有残存洗肠水随时流出。

　　C2 维持结肠低压空瘪　肛门狭窄或巨结肠的近端结肠因高压而高度扩张,术前应有一定时间(1~2周)的每日洗肠使其空瘪,保证肠管充分休息而使其尽量恢复原状,以便术中决定是否需切除或修剪。术后遗留的残余扩张肠管更需要进行长期(6个月以上)的每日洗肠,以保证肠内低压空瘪,达到充分休息,使扩张肥厚的肠管逐渐缩小复原的目的。

C3 帮助训练排便习惯 需每日定时洗肠(或类似洗肠的刺激)使直肠产生启动性压力反射,直肠壁受压引起直肠收缩及肛门内括约肌放松而诱发排便。而排便生物钟的建立更需长期(6~12个月)的定时训练,才能培养条件反射性排便习惯。

B2 洗肠方法的选择

C1 按不同目的选择

D1 一般术前清洁 以诱发或自动排便为主,辅以术前夜洗肠或术前口服导泻剂(如硫酸镁)。除非特殊要求,一般避免手术当日洗肠。

D2 清除积粪 肛门狭窄或巨结肠患儿肠腔常有多日积粪,必须清洁洗肠。如需结肠内灭菌准备,只有积粪排净后开始服药(1~3天)才能使直肠内致病菌得到控制。清洁洗肠指反复洗肠直至排出液为清水为止。但有时因积粪太多,反复灌洗几次仍不能洗净,则应终止洗肠,待次日再洗,甚至需连续几天洗肠,直至排出液为清水。

D3 去除粪石 有时乙状结肠内有大块粪石,需洗肠后同时用手法按压或用乙状结肠镜使之碎成小块后再洗肠,有时还需经肛门以手法取出,特硬而大的粪石有时需在麻醉下掰碎或手术切除。

C2 按肛门解剖条件选择

D1 正常肛门 可选用自排、诱排及插管灌注洗肠(一次洗肠或称灌注洗肠)拔管自排。巨大硬便块堵在肛门口可临时用手指捏碎清除。

D2 肛门狭窄 需插管洗肠,经管排出。插管困难者可先行肛门扩张,再插管洗肠。如果积粪太多,清洗困难,常需内镜或手术处理。

D3 巨结肠 一般需插管洗肠(管口必须插过痉挛段),经管排出,必要时同时按摩腹部协助排出。有时粪便堵管影响排空,可以通过直肠镜排空,或用双管洗肠排空。长段型巨结肠痉挛段很高,必须用双管洗肠,两管交替注入或排出,以免因堵管使洗肠失败。

B3 洗肠技术

C1 体位与固定 小儿不能合作者需要固定。一般是两人操作,分别站在治疗台两边,一人握住患儿两腿成截石位,一人插管注水并按摩腹部。婴儿、新生儿也可一人操作,左手握双足并按腹部,右手插管、注水、放水、扩肛。个别不合作者需用约束带固定(儿童可用截石架固定),必要时使用镇静剂。

C2 诱发排便 一般用开塞露、甘油栓或肥皂条。开塞露或肥皂条应插入肛门深处,使之超过肛窦(隐窝)线,注入后按摩肛门1~2分钟,然后使患儿排便。

C3 插管洗肠 ①橡皮注射器:可直接插入肛门及直肠,注入肥皂水,一般容量为50~100ml。②插肛管吊瓶灌肠:灌洗液容量为500~1000ml。插管前应先作直肠指检,了解肛门情况。必须插过狭窄或痉挛段。长段痉挛可以边捻转肛管边插入,以免肛管在直肠内原地盘旋卷曲。

C4 灌洗液量　一次洗肠用2%肥皂水按估计结肠容积考虑用量,以不超过30ml/kg为宜。反复清洁洗肠宜用低张盐水,总量不超过120ml/kg。每次注入及排出时间要求在10分钟左右完成。每天反复洗肠不超过3~4次,不够清洁时第二天再洗,1周内仍不清洁者应采取其他措施。

C5 协助排出　一次洗肠灌注后多能自排;不能排出者首先使患儿安静,排除一切精神干扰,等待自排。巨结肠或清洁洗肠应经保留肛管排出,粪块多时第一次可拔管自排,然后再插管。粪便堵管时可各方向扭动肛管同时按摩腹部,加压帮助排出;或插双管同时频繁扭旋,使粪液自管内及管外随便排出。巨结肠洗肠常需腹部加压,但同时必须监测结肠的张力变化。

C6 洗肠中的观察　患儿合作时应不断谈话,哭闹时要注意缺氧性躁动与突然衰竭。使用镇静剂时应识别患儿的反应变化,如面色、体温、脉搏、呼吸是重要的观察指标。家庭中只限一次洗肠及诱发排便,不宜行清洁洗肠,但手指清除直肠下部硬便可在家庭内施行。

B4 洗肠合并症

C1 结肠穿孔　指自由腹腔内的结肠穿孔,腹膜受到广泛而突然的刺激。洗肠过程中或洗肠后不久患儿突然表现衰竭、休克、腹胀,透视有气腹。应立刻开腹探查。

C2 直肠穿孔　指直肠在腹膜外或浆腹下穿孔,肠壁穿孔但未与自由腹腔相交通。患儿无休克、气腹或腹膜炎征,但仍有腹胀、下腹压痛、精神不佳及呕吐。应保持肛管引流减压,如短时间(1~2小时)观察仍继续恶化,应开腹探查。

C3 电解质紊乱　大量液体注入不能及时排出,或大量非等张液(肠内液张力比血浆张力低,约为2/3张)反复透析,可引起水中毒或脑水肿。患儿有抽搐、昏迷,甚至呼吸停止。只能注意预防,抢救困难。

C4 结肠麻痹危象　指结肠长时间过度膨胀而麻痹。患儿表现为休克、昏迷、腹高度膨胀。病死率很高,因此应避免洗肠时间太长,注意结肠不能太胀。

B5 洗肠的禁忌　①如有发热、腹泻、便血、腹痛以及全身疾病诊断不明,不宜用大量液体洗肠,特别是不能清洁洗肠。②如腹部或肛门有压痛,有情况不明的肛瘘、肛门梗阻或失控以及肛门直肠术后近期(1~2周内)均须慎重或避免洗肠。

B6 中止洗肠　出现下列情况时应立刻中止洗肠:①全身反应:突然躁动或安静,面色苍白,体温、脉搏、呼吸突然变化。②局部反应:突然腹胀,有压痛,大量注入液不能排出或便血。已注入的液体尽量放出,并注意避免压腹排水。出现问题时应立刻停止灌注,但要保留肛管以协助排出。密切观察,给氧,开放静脉通道,1小时内不好转或恶化应立刻开腹(一般多应作近端造瘘准备)。

A2 特殊技术

B1 新生儿高位插管　可用Foley气囊管(囊容积2~5ml)逐渐插入,如遇阻力,则注水使该肠段膨胀后再向前插一小段;遇阻后再注水使下一段膨胀,再插入一小段。如此边洗边插,逐渐使管端通过长痉挛段。用手在腹壁上可摸到 Foley 管球,床边 X 线透视或 B 超均可监视管的位置。因为每次插管不易,最好在用 Foley 管的同时带入两条细肛管一起插过痉挛段,轻轻拔出 Foley 管后将两条肛管留置,以便每日洗肠用。

B2 结肠近端双孔造瘘　造瘘后从远端瘘口及肛门两路顺、逆洗肠。

B3 巨大粪石切除　方法是先开腹将有粪石的肥厚扩张肠壁缝于切口上,再用油纱填塞,同时从远端瘘口及肛门注入针对性抗生素,3 天后切开肠壁取出粪石。伤口可以缝合或待自然愈合。

B4 阑尾造瘘洗肠(Malone 手术)　将阑尾切去一半,提出腹壁(或脐环)造瘘。每天定时经阑尾造口处插管灌洗,可从肛门自然排出。大孩子可以坐在便桶上,用高吊桶连接肛管,自己插入瘘口洗肠。

A3　扩肛

B1 治疗性扩肛　主要治疗肛门狭窄或术后预防狭窄。应用不锈钢高光洁度的探子(每毫米直径相当于 3f 或 1H),新生儿以 f 系列探子为宜。扩张时多涂润滑剂,以甘油淀粉胶冻为好,因液状石蜡易挥发,肥皂冻有刺激性。从没有阻力的最小号开始,逐号增加,不跳号,增号至开始见微量出血为止。第二天仍从最小号开始,见血为止。应每天扩肛,直至达到要求大小(直径 22mm)、不出血、无阻力时为止。以后行维持性扩肛。

B2 维持性扩肛　主要为了监测。用直径 20mm 的探子。由医护人员先教家长当面试行,再指定大小及深度,由家长施行。每天扩肛,发现出血或阻力随时复查。探子选用钢质、塑料或牙模膏制作者均可。戴手套手指扩肛虽较安全,但效果不可靠。一般至少扩肛 0.5~1 年,待瘢痕软化为止。

B3 训练性扩肛　以扩肛作为诱发排便刺激或训练短段型巨结肠内括约肌反射的方法。一般用较粗的探子,直径在 20mm 以上。每天定时扩肛,诱发排便,半年以后逐渐改为三段排便训练。

A4　三段排便训练

三段排便训练的目标为每天定时排便一次,10 分钟内排完、排空。

B1 第一段——自排　每天定时(一般是晚上)令患儿坐盆排便 10 分钟,排与不排,净与不净均按时终止。

B2 第二段——诱排　注入开塞露、甘油栓或肥皂条诱发排便,10 分钟排完后擦净肛门,休息 5 分钟。

B3 第三段——验排　再坐盆并插肥皂条 5 分钟,如无粪便只排出肥皂条,则说明已排空;如仍排大便则为未排空。但也不再诱排,次日按时继续训练。

北京儿童医院采用三段排便训练可供参考。每天定时(一般是晚上睡前)先自然排便,要求 10~15 分钟排完,为第一段排便——检查。然后用肥皂水灌肠,再排便 10 分钟,站起休息数分钟再排便 5 分钟,为第二段排便——治疗。再注入小量肥皂水或插入小皂条诱发排便 10

分钟,为第三段排便——验收,系检查直肠内是否已排空。如需扩肛,可在第二段排便时进行。如果第三段排便已证明完全排空时,可以逐渐减少灌肠量以至取消灌肠,代之以扩肛或插肥皂条。一般要求坚持每日定时定量训练至少 6 个月,一旦发现最后插肥皂条排便(验收)仍不能保证排空时,则必须再重复坚持训练。达到巩固效果约需 1 年。

A5 调整粪便质量

每日产生的粪便量多少与干稀软硬程度对排便控制有很大影响,特别是术后患儿粪便少而干则便秘,粪便稀而多则易失禁。并且形成恶性循环,很难纠正,成为康复工作中的困难问题。这是非常重要的问题,但是目前医学界对此研究很少,连正常儿吃多少能有多少粪便的参考数据都无处可查。因此只能靠每个孩子的母亲自己细心观察,精心调理,从个人经验中总结出一套规律,使患儿每天排便的量与软硬合适,并且稳定而持久。

B1 饮食调节 人的排便感觉(便意)基本上是靠直肠内压力达到一定的程度,一般粪便的量充满直肠则会产生便意而排便;如果粪的量太少,直肠感受不到压力,没有便意就不想排便。食物太精细,消化后不留废渣,粪便的量自然就少。吃一些纤维多的食物,如粗粮、白薯、带皮多渣的水果蔬菜等都能增加粪便量。但是植物纤维太多,特别是学龄前儿童食用含大量果酸果胶的食物(如黑枣、生柿子、山楂)有时会造成消化不良,还可能发生植物纤维团或柿石而致肠梗阻。增加纤维素只能增加粪便量,如果便秘日久直肠积粪已经很多,再增加只能使粪便增多,更难排出,甚至形成巨大粪石。

便失禁患儿最困难的问题是粪便太稀,不能成形,此时则宜少渣饮食,但又不能无渣。临床经验,芝麻酱一类含细渣食物为低张性,不刺激肠蠕动,可能在肠内停留时间较长,使粪便逐渐变干,从而改变稀便的恶性循环。

B2 药物调节 泻药可使干便变稀,如高张硫酸镁一类可使肠蠕动加快,而酚酞一类可缩短食物在肠内的停留时间,避免粪便过干。如果天天靠泻药,长期使用会干扰正常生理功能,并且可能发生抗药,因此泻药只能暂时应急或短期使用。液状石蜡不吸收,只能增加粪便的润滑性;开塞露、甘油栓等肛门局部通便药的目的只在刺激肛窦引发便意,所以都不能调节粪便性质。

对改善失禁使稀便成形尚无满意的药物。西药次碳酸铋、药用炭,中药灶心土、石榴皮等有收敛作用,但效果不显著。阿片类肠蠕动抑制剂能延长粪便停留时间,但有成瘾的危险。众所周知,影响正常生理的药长期服用都可能干扰小儿的生长发育,因此,药物调节只能短期使用。

B3 手术调节 从理论上来说,社会要求的排便控制是人生的习惯问题,本不应该用药或手术,但是确有个别患儿用各种方法都不能改变稀便或硬便的恶性循环,严重影响生活质量,痛苦太大,营养下降,不能维持学习,不得不考虑外科手术。如果发现继发巨结肠或长结肠,容积过大,压力阈很难达到,则应考虑结肠部分切除或修剪以缩小容积。结肠太短,粪便排出太快,可考虑扩大"直肠"容积即小段肠管倒转间置手术,创造条件延长粪便停留的时间。阑尾造瘘(Malone 手术)也可有效地调节粪便的干稀。

A6 清洁导尿

每天定时自己(小儿由成人协助)插导尿管排尿以解决尿滞留导致的膀胱高压问题。准备两个无菌盒,内置 1～2 条导尿管,每天交替消毒使用。导尿时只需清水冲洗尿管及尿道口,用洗净的手持管(蘸水或润滑剂)插入尿道排尿,排净后拔除尿管冲净放回盒内,下次再用。每天导尿 3～5 次,用具每天消毒一次即可。

A7 反馈仪器训练

利用脉冲电刺激或气囊刺激引发生物电训练括约肌活动,通过屏幕及扬声器观察增加收缩力量的方法称为生物反馈治疗。此法可明显提高括约肌收缩力,降低直肠感觉阈,结合电刺激治疗,可作为综合治疗方案中的一部分。特别是便携式生物训练仪,可由患儿回家自己训练。近来,国际上类似的仪器与方法层出不穷、日新月异,各有不同功能和目的,但尚未形成通用疗法,也无常规可循,只能按各器械厂家使用说明进行训练。目前尚无公认的效果稳定的康复仪器,并且有些仪器价格昂贵,使用仍嫌复杂,与效果不相称,亟待改进。

A8 排便失控的预后与生活质量的评估

B1 大小便控制水平的评定 可以定级评分,目前尚不统一。可选择参考,亦可自定。

C1 解剖水平 评定肛门位置、形态大小,有无瘢痕,外括约肌、内括约肌、肛窦、直肠的完整性,肛提肌与耻骨直肠肌环有无异常。

C2 生理水平 评定知觉敏感度(皮肤、括约肌、肛窦)、运动力量与灵敏度(括约肌、肛提肌、腹肌)、肺活量、直肠测压反应、肌电图、钡灌肠、核素检查等。

C3 心理水平 对排便控制的理解与要求高低评分,参考患儿的理解能力(年龄因素、智力因素、训练因素)。

C4 社会生活水平 按社会生活影响满意程度评分,要根据患儿的社会条件(经济条件、文明条件、照顾条件、教育条件)评定。

排便功能的综合评估应该包括以上各项全面评估,才能反映排便控制和生活质量效果,单项评价只能评估某项手术或治疗的成功与否。目前国内外关于排便功能的评分标准多以便意、污裤、失禁的程度作为综合评估标准(分为 4～6 分),常常不考虑年龄因素,也不包括手术后训练时间,显然不够全面。更有人用这种综合评分评定某单项技术改革的优劣,则不一定都能适用。遗憾的是目前尚没有一组简单实用的全面及分项评估标准。

B2 性生活能力要求 小儿对性生活无要求,但如不注意保护,则青春期以后必然严重影响生活质量。对此,小儿外科工作者绝不可掉以轻心。

C1 恋爱 身体条件需要第二性征的发育。睾丸、卵巢切除或严重损害,则须有所代偿或预防(器官移植、药物、心理)。

C2 结婚 性器官的解剖生理功能必须达到一定条件。幼年时很难评估,特别是神经损害、盆腔及尾端手术,必须注意保护。性器官在青春前期突然发育增大,幼年的成形手术必须考虑到青春期的再造手术,尽量保护再造时可利用的组织,中途尽量避免多次损伤增加瘢痕。

C3 生育 理想的生育是在正常性功能与性行为的条件下完成的。然而,条件不足仍要求生育者,只要子宫、卵巢正常也可进行生育。因此幼年尾端手术时必须妥为考虑,并且征求家长同意。

B3 社会偏见的影响

C1 无肛门的迷信 我国民间过去对先天性肛门闭锁有一种迷信的传说:"谁家生孩子无肛,必是祖辈缺德。"因此家长怕人知道,拒绝治疗,更怕造瘘,无法保密。这种迷信传说目前已无人相信,但不光彩的影响很难彻底清除,对孩子一生的生活质量都有影响,因此保密是非常重要的。患者来院复诊,医生的家访随诊,甚至信函询问,都使患者家属难堪而不受欢迎。

C2 畸形的遗传 人们对尾端畸形如无肛、外生殖器畸形、脊膜膨出、畸胎瘤等有特殊的反感,担心有遗传因素,因此影响恋爱与结婚,也就严重影响了生活质量。事实上遗传的机会很小,而且现在产前检查也能预知,作出防备对策。盲目疑惧,则属偏见。

C3 生活能力的缺陷 尾端疾病或多或少要影响劳动能力,治愈后一般都能恢复正常的劳动力。但是所谓正常劳动力也无明确的标准,因此人们总是认为不如正常人。

C4 自卑感 随着社会经济与科学文化的进步,上述社会偏见已经日渐改变。然而受旧观念的影响,患者可能形成深刻的自卑感而不能自拔。因此儿时就应注意教育正确理解和正确对待畸形(首先是医生与家里人),从而创造一个无负担的思想境界,使患者肯定自己的生活能力与劳动能力。自己无偏见才能克服和抵制社会偏见。

C5 康复俱乐部 很多疗效不确切或有后遗症的患者组织了康复俱乐部,如肿瘤、风湿、糖尿病等康复俱乐部,对康复有利,可提高生活质量。但是畸形,特别是尾端畸形,目前主要是保密,不可能组织俱乐部。从长远看,很可能有人勇敢地组织俱乐部,把这个秘密公开化,病友们畅谈改进生活的经验,提高疗效和生活质量。有了组织,更有利于改变社会偏见。

(张金哲、刘贵麟)

主要参考文献

1 李正,王慧贞,吉士俊. 实用小儿外科学. 北京:人民卫生出版社,2001:90-136

2 杜传书,刘祖洞. 医学遗传学. 2版. 北京:人民卫生出版社,1992:246-258

3 刘斌,高英茂. 人体胚胎学. 北京:人民卫生出版社,1996:202-226

4 冯畹兰,王思礼,周晓岩. 乙烯硫脲对鼠的致畸作用——肛门闭锁动物模型建立. 中华小儿外科杂志,1994,15:174

5 刘颖,王练英,李正. 先天性肛门直肠畸形动物模型制作. 中国医科大学学报,1997,26:66

6 矢野博道,野口哲彦,桥本武夫. 先天性外科的疾患的家族同胞发生的经验:特汇锁肛上Hirschsprung病ちっらと. 小儿外科,1981,1:61

7 张志波,王练英,李正,等. 先天性无肛直肠畸形与 Hox A13 基因的改变. 中华小儿外科杂志,2001,22:269

8 张志波,王练英,李正. 应用 TDT 检验确定先天性肛门直肠畸形与 Hox A13 基因的关系. 中华小儿外科杂志,2001,22:240

9 张金哲,陈晋杰. 小儿门诊外科学. 2版. 北京:人民卫生出版社,1990:27-31

10 张金哲,黄澄如,潘少川. 实用小儿外科学. 杭州:浙江科学技术出版社,2003:1-17

11 Kimmel S G,Mo R,Hni C C. New mouse models of Conenifal anorect al malformations. J Pediatr Surg,2000,35:495

12 Markenson G R,Yancey M K. Parvovirus B19 infections in Pregransg. Sevnin Perinatol,1998,22:309

13 Zhang J Z. Anorectal diseases among children. Beijing:International Academic Publishers,1993:16 24

14 Rowe M I,et al. Essentials of pediatric surgert. Boston:Mosby,1995:3-113

第16章 赫什朋病

16.1 概述

赫什朋病（Hirschsprung's disease, HD）又称肠管无神经节细胞症（aganglionosis）。此病国内学者多习惯称为"先天性巨结肠（congenital megacolon）"。目前认识巨大结肠乃继发病变，而原发病变则为巨结肠远端的狭窄段肠管缺乏神经节细胞而丧失蠕动功能，使肠内容无法排出，久而久之继发肠壁肥厚扩大。国际上称为赫什朋病或无神经节细胞症，为了国内外名称统一，故本文选称赫什朋病（HD）。

通过先天性巨结肠病名的变更，反映了医学科学进步的换代。赫什朋病反映了以临床经验认识疾病的时代，巨结肠症反映了以病理解剖为根据认识疾病的时代，无神经节细胞症反映了以细胞病理学为根据认识疾病的时代。现在是分子生物学时代，尚未形成合适的名称，只好暂时再起用古老的赫什朋病名称。

A1 历史

1691年Frederick Ruys在1例5岁女孩尸解中发现直肠及近端结肠明显扩张。1886年Hirschsprung通过对2例患者的临床及尸解观察后，将此病作了典型的描述："直肠不扩张，而确切地说是狭窄，"认为此病是一种先天性疾病。直至18世纪末人们才作出接近事实的结论：①HD是神经起源的异常。②低位直肠和结肠是发病部位，近端结肠扩张是结果。1893年Osler提出此病系缺乏神经分布及肠管收缩功能异常所致。1898年Sir Fraderick首先试用肠切除治疗狭窄及扩张，术后再无症状复发，但遗留有大便失禁。

1923年Ishikawa在1例4岁女孩HD患儿中发现盆腔结肠缺乏副交感神经，之后他又在动物身上切除副交感神经，导致巨结肠的发生。1903年Rankin等在麻醉下刺激切断骶前神经末梢，手指伸入直肠发现括约肌强烈收缩，继而结肠收缩。1968年Shepara等首先用肌电图检查发现人类及灵长类动物刺激骶前神经时可使肛门括约肌松弛。药理学家们在研究中发现此病患儿的胆碱能神经、肾上腺素能神经异常,因而有人采用切除神经治疗此病。1927年Royle用交感神经切除术使肠管紧张性收缩得以缓解。后来人们采用电刺激、扩肛、直肠结肠肌层切开术、应用抗胆碱能药物等方法,但均未见到明显效果。其中以椎管麻醉效果最好,维持时间较长。1928年Judd等报告26例直肠乙状结肠切除术,Mikulicz报告全结肠肛管部分切除,有61.5%的患儿治愈好转。

1946年Ehrenpresis对HD患儿的临床症状、体征、X线检查均作了详尽的叙述。Tittel最早用组织化学方法检查报告HD缺乏神经节细胞,壁内神经丛沿结肠发育稀少,回肠正常。1948年White和Zueler应用组织化学方法证实病变肠段无神经节细胞存在。

1948年Swenson和Bill用X线检查确定狭窄肠段缺乏蠕动,采用直肠切除、结肠拖出与肛管吻合术治疗HD,从而使这一病因极其复杂、诊断困难和疗效不良的疾病终于找到了有效的根治方法。

有关HD的研究在国内也引起普遍兴趣。1956年佘亚雄提出对巨结肠的重点研讨。1964年赖炳耀将Duhamel手术加以改良,消除了原术式的盲袋与闸门,减少了Swenson术式的巨大损伤。1965年,张金哲介绍另一改良方法(环钳法),这一方法不但使结肠直肠形成一直贯通道,而且使用吻合钳夹更加方便,且不易滑脱。

1972年北京儿童医院开始用中西医结合非手术疗法治疗婴幼儿HD,总结90例,有效率达75%以上。在经过30年的临床实践观察和对比研究之后,笔者发现各种术式均有其本身固有的缺点,如Duhamel手术的盲袋、闸门,Soave手术的肌套夹层感染,Rehbein手术的保留病变肠管过长致便秘复发等。而所有术式远期并发症多与内括约肌有关,切除过多引起污粪失禁;切除不足导致便秘复发和小肠结肠炎,并需再次手术。Ehrenpreis亦有同样结论。在总结这些经验教训的基础上,王果于1986年设计出一种心形吻合术,此术式既保持了全部括约肌的功能,又解除了内括约肌痉挛及便秘症状复发,同时基本上避免了早期各种并发症的发生。这一术式已在全国推广应用,国外同道亦感兴趣。

在HD的研究和诊断方面,国内同道进行了大量工作。1973年艾民康等首先用黏膜胆碱酯酶阳性神经诊断HD;1980年刘贵麟开展测压诊断,刘明用肌电图诊断HD,艾民康进行HD超微结构的观察。笔者亦对HD的遗传学、免疫学、流行病学、肽能神经及氧化亚氮阳性神经等进行了研究。国内对肽能神经、非肾上腺素能非胆碱能神经酶组织化学、免疫组化等均有多篇报道。

尽管如此,但是至今仍有一些问题尚未解决,例如病因不清、基因和环境因素相互作用的条件和方式还知之甚少,这些问题如能解决则可能给预防及早期治疗提供新的途径。在解决以上病因及病理的基础上可以考虑长期缓释药物治疗、神经细胞移植以及基因治疗等问题。倘若如此,在HD的治疗和研究方面将出现一个新纪元。

A2 发病率

HD在消化道先天性畸形中,其发生率仅次于直肠肛门畸形,位居第二。而在人群中的发生率报告不一,约为1/5000。此病的发生率不但与地区有关,而且与人种也有关,白种人发生率明显高于黑人,尤其是长段型及全结肠型巨结肠,白种人发生率占 HD 的 25%,而黑人为 16%。1982 年同济医院对某县进行了一次普查,调查结果显示 HD 发病率为 1/4237,其中一个乡为 1/2844,明显高于一般报道。HD 患者男多于女,男女之比约为 3∶1～5∶1,其原因尚未明了。矢野博道报道一对夫妻生子女 5 人,3 男均患 HD,2 女未染此病。如上所述 HD 有明显的遗传性,属于多基因遗传。家族性发病约占 HD 总数的 3.6%～7.8%,在 HD 家族内遗传率可高达 50%。

A3 胚胎病理学

Bodian 认为,HD 的肠壁内神经节细胞缺如是一种壁内神经生长停顿,致使外胚层神经纤维无法参与正常的壁内神经丛发育。1954 年 Yntema 和 Hamman 在胚胎研究中发现,消化道的内在神经丛是由中枢神经嵴衍生而来,其神经母细胞沿已发育的迷走神经干迁移至整个消化道壁内,由头端之食管向尾端之直肠迁移,此即单相发育学说。亦有人提出神经节细胞系由口和肛门向中心发育。

1967 年 Okamoto 等对 18 例胚胎和胎儿进行了研究,发现肌间神经丛系由神经嵴的神经母细胞形成。这些神经母细胞于胚胎第 5 周开始沿迷走神经干由头侧向尾侧迁移,于第 12 周达到消化道远端。第 5 周时已在食管壁发现神经母细胞,第 6 周至胃,第 7 周达中肠远端,第 8 周到横结肠中段,最后于第 12 周布满全部消化道管壁至直肠,但是直肠的末端即内括约肌神经母细胞尚未进入。在胚胎发育后期,这些神经母细胞作为神经元逐渐发育成为神经节细胞。不难设想,如果由于某种原因导致神经母细胞移行时中途停顿,即可造成远端肠壁无神经节细胞。由于直肠、乙状结肠是在消化道的最远端,所以受累的机会最多(约 85%)。神经母细胞由肌层向黏膜下发展,在纵行肌与环行肌间形成肌间神经丛,即 Auerbach 神经丛。黏膜下的神经节细胞乃由肌间神经母细胞移行而来,在穿过环行肌后,在黏膜下层形成黏膜深神经丛,即 Henley 神经丛。神经母细胞再向内发展形成黏膜浅神经丛,即 Meissner 神经丛。临床上全层活检主要检查肌间神经丛,而吸引活检主要检查黏膜下浅神经丛,即 Meissner 神经丛。

近来 Okamoto 用嗜银染色法检查,发现先天性巨结肠患儿神经节细胞缺如仅限于肠壁,而同属盆丛神经支配的膀胱、前列腺等神经节细胞均为正常。这一结果说明,HD 的病理改变源于肠壁的内源性神经,并非因盆丛的外缘性病变所引起。研究资料还证实,盆丛神经(副交感神经)始基在胚胎第 6 周时已经形成,其神经母细胞迁回于直肠周围到膀胱周围的基底部,约于第 8 周时形成膀胱、前列腺(子宫)神经丛,这时尚未见到有明显的分支及神经母细胞进入直肠。直肠壁内神经丛约在第 10 周以后形成,然后由盆丛的副交感神经纤维进入结肠直肠壁内与沿消化道迁移来的神经节会合,形成肠壁肌间神经丛。如果无肠壁内神经节细胞,则盆丛的副交感神经纤维必定在肌间大量增生,此即病变肠段重要的病理改变之一。如果盆丛发生病变,则肌间神经丛也不可能正常发育,两者互相影响。

现代分子病理学时代的研究,人们对神经发育又有更深入的认识,有很多报道。

B1 神经脊细胞移行 肠神经系统（enteral nervous system, ENS）是周围神经系统中最多和最复杂的部分。ENS含有比脊髓更多的神经元，对正常肠管的运动和分泌活动起协调作用。一般认为，肠的神经节细胞最初来源于迷走神经的神经脊细胞。在正常的发育过程中来源于迷走神经神经脊的神经母细胞从颅至尾方向的向肠壁移行，即从食管至肛门。胚胎的神经脊出现在神经管，和中枢神经系统一起发生，但神经脊细胞通过细胞-细胞和细胞-基质粘连的还原与中枢神经系统分离。上皮-间质的转变使脊细胞沿着一定的途径移行。途径选择最可能是通过促进和减少粘连的分子结合的平衡来完成。

人体胚胎来源于神经脊的神经母细胞，该细胞在妊娠5周时在发育中的食管中出现，在第5~12周由颅向尾方向移行至肛管。神经节细胞首先形成环肌层外的肠肌层神经丛，然后间质获得性纵肌层形成，在胚胎第12周形成三明治样肠肌层神经丛。另外，在颅尾方向的移行完成后，神经母细胞形成黏膜下神经丛，其是从肠肌层神经丛穿过环肌层移行到黏膜下的，这个过程是在12~16周颅尾方向进行的。巨结肠神经节细胞的缺如是神经节细胞的移行障碍造成的，移行障碍发生得越早，无神经节细胞段就越长。一些研究者提出肠神经元沿着双梯度从肠道的每一端向中间发育，迷走神经的神经节细胞提供肠神经元的主要资源，骶骨-神经脊细胞分布于后肠。近来的研究指出后肠少于20%的神经元来自骶骨的神经脊，剩余的来自迷走神经脊。然而，一些对鸡胚胎及人胚胎的研究质疑肠神经元的双来源。

B2 细胞外基质的改变 神经脊细胞必须能够移行，分化和存活，正常肠道的神经支配才能发生。所有这些过程不仅取决于细胞的活性，而且还依赖于其周围的微环境。已发现细胞外基质蛋白是胚胎早期阶段神经移行途径中重要的微环境因子，并且是细胞粘连和运动的重要基质。细胞外基质提供神经脊细胞分化非常关键的信号。Fujimoto等用抗细胞外基质蛋白抗体如纤维结合素、层黏蛋白、胶原蛋白Ⅳ和透明质酸研究了人体胚胎早期神经节细胞在肠道移行途径中细胞外基质交互作用的分布。观察到肠的神经发生依靠细胞外基质，纤维结合素和透明质酸提供正在发育的肠道中神经脊获得细胞的移行途径，层黏蛋白和胶原蛋白Ⅳ促进来源于定居的神经脊获得细胞的神经元的过度生长和成熟。在胚胎早期阶段，细胞外基质的改变可以引起神经脊获得细胞移行到最后目标障碍，因而导致巨结肠或造成肠神经节的异常发育，产生巨结肠类缘病（肠神经发育不良）。对巨结肠的肠管的研究证明，细胞外基质成分——层黏蛋白和胶原蛋白Ⅳ的分布异常，因而支持异常的微环境在巨结肠的发病机制中起作用的假说。

神经营养因子是外周和中枢神经系统神经元的正常发育和存活所必需的。神经生长因子F(NGF)和神经营养因子-3(NT-3)是特殊的神经营养因子，对肠神经元的生长和存活至关重要。已证明NGF作为正在发育的神经的营养和趋化原，能促进轴突的生长和突触的建立。有报告NT-3在体外对肠神经元和神经胶质是基本的，使神经脊细胞进行有丝分裂。Ohshiro和Puri测定了有神经节细胞和无神经节细胞的结肠环肌层中的NGF和NT-3水平，发现无神经节细胞的结肠段环肌层中NGF和NT-3蛋白水平显著下降，因而提出巨结肠的肠肌肉不利于肠神经的正常发育。胶质细胞系源性神经营养因子(GDNF)是一个 RET 的配位体,RET 是导致巨结肠的主要基因。在无神经节细胞肠段黏膜中的 GDNF 免疫反应上皮细胞的数量,即 GDNF 的蛋白水平与正常有神经节细胞肠段比较显著下降。

B3 细胞粘连分子 细胞粘连分子在细胞-细胞的相互作用中起重要作用,调节多细胞的机体的发育和稳定。神经系统中有独特的细胞粘连分子,其对精细的神经网的形成是必需的。神经细胞粘连分子(NCAM)是一个细胞表面糖蛋白,参与在一些类型的神经细胞之间的粘连和他们的进程及形成神经与肌肉细胞间的最初接触中。有报告在体外和体内、骨骼和心肌发育中肌肉纤维都有短暂的 NCAM 的表达,在成熟的组织中这种表达显著下降并且 NCAM 只限制在神经肌肉接点。Romanska 等证明在无神经节细胞肠段的平滑肌细胞中,特别是肌肉黏膜中,NCAM 的表达明显增加,提出这一发现反映了平滑肌细胞不成熟的程度。另外,Kobayashi 等发现巨结肠患儿肌肉中神经纤维的 NCAM 表达缺乏,提出无神经节细胞肠段神经支配的发育异常。Ikawa 等进一步报告在无神经节细胞段肥厚的神经干中尽管其他的神经细胞粘连分子表达阳性但 L1CAM 的表达缺乏,提示这些分子扰乱神经脊的移行和轴突充足的生长,导致了巨结肠中无神经节细胞段和外源性纤维的神经干的异常肥厚。

B4 主要的组织相容性复合抗原 Ⅱ 和细胞内粘连分子-1 异常 Kuroda 等和 Hirobe 等证实了无神经节细胞结肠肠壁主要组织相容性复合抗原 Ⅱ(MHC Ⅱ抗原)显著升高,并且在黏膜和固有层分布异常。MHC Ⅱ抗原是一个细胞表面糖蛋白,参与异体组织的免疫识别和免疫反应的调节。非巨结肠患者的任何肠段中看不到 MHC Ⅱ抗原的异位表达。这些作者提出 MHC Ⅱ抗原的异位表达可能说明巨结肠有潜在的免疫机制起作用。细胞内粘连分子-1(ICAM-1)在很多炎症和免疫旁分泌的相互作用中极其重要,在白细胞粘连、白细胞溢出和浸润到炎症组织的调节中起重要作用。Kobayashi 等报告在没有明显炎症的无神经节细胞的结肠段和有小神经节的移行段中的黏膜下和肠肌层神经丛中肥厚的神经干的 ICAM-1 和 MHC Ⅱ抗原表达强烈,在肥厚的神经干这两种抗原的表达表明巨结肠的发病机制中存在免疫反应。

A4 家族性及遗传关系

在巨结肠的病因学中存在遗传因素。巨结肠有家族发生倾向,据不同文献报告家族性病例的发生率为 3.6~7.8%,全结肠无神经节细胞症的家族发生率为 15%~21%,少见的全肠无神经节细胞症则为 50%。Schiller 等报告了 22 例巨结肠或临床高度怀疑巨结肠的患儿来自 Gaza 的 4 个家庭,这些患儿中 13 例进行了剖腹探查术和多处肠活检,10 例为全肠无神经节细胞症,1 例为全结肠无神经节细胞症,1 例为次全结肠无神经节细胞症,只有 1 例为常见型巨结肠(直肠乙状结肠交界部无神经节细胞)。Engum 等报告了 12 个家族中 20 例患儿,8 例无神经节细胞段位于直肠或直肠乙状结肠交界部,左结肠 2 例,横结肠或右结肠 2 例,8 例为全结肠型并包括了不同长度的小肠。

巨结肠与 21-三体综合征的关系也趋向于遗传因素在巨结肠的病因学中的作用。21-三体综合征是最常见的合并无神经节细胞症的染色体异常,占所有巨结肠患者中的 4.5%~16%,

其他的合并有巨结肠的染色体异常包括间质远段 13q 的缺失，2p 的部分缺失和交互移位，18-三体嵌合体。一些巨结肠患儿可合并少见的遗传综合征，如 Waardenburg 综合征、Von Recklinghausen 综合征、D 型短指畸形和 Smith-Lemli-Opitz 综合征。

有关 HD 的家族发生研究逐渐增多，尤其在日本报道频繁，但报道很不一致。文献报道在全部巨结肠病例中有家族史者从 1.5%～7%。Passarge 报告 775 例患儿中有家族史者 29 例，占 3.75%。在家族病例中，其同胞男性发生率为 2.6%，女性发生率为 7.2%，分别为正常群体发生率的 130 倍和 360 倍。武汉同济医院曾遇到 5 组家族患者，共 11 例，其中一组 3 兄弟均患 HD。有人报告家族病例中的另一特点是长段型明显增多，一般要高 5 倍，且后患者多数比先患者病情严重。在双生子女中多为单卵双生同患此病，而异卵双生则不同时得病。家族性发病多数其父母正常，父母患病其子女发生率不高。到目前为止尚未见到三代同患此病之报道。

1924 年 Valle 首先提出 HD 的家族遗传问题，至 1951 年 Bodian 报告 HD 的发病与遗传有关之后，遗传因素始被重视。1964 年 Madian 认为此病是多基因遗传，遗传度为 80%。石原通臣报告 1 组，父为先天性巨结肠症 2 岁时行根治术，现已 34 岁，母健康，第一胎女患巨结肠病，第二胎女患直肠闭锁。也有报告一母亲结婚 3 次，生 6 子均患巨结肠症。然而单纯的遗传因子尚不能发病，而必须有环境因素的共同作用。Passarge 报告在家族病例中约有 2% 可见到染色体畸变。Moore 报道 1 例单卵双胎中，一个发生巨结肠，而另一个未发生。

巨结肠患儿同胞兄弟姐妹的再发生危险性依赖于患者的性别和无神经节细胞段的长度。Badner 等计算了巨结肠传递给亲属的危险，发现无神经节细胞段长度越长，同胞再发生的危险越高。常见型患儿的兄弟(4%)比姐妹(1%)的发生危险性高，长段型病例则危险性更高。女性患者的兄弟或儿子的发生危险性分别为 24% 和 29%(表 16-1-1)。

表 16-1-1　亲属再发巨结肠的危险性

亲属	再发危险性(%)
常见型患者的兄弟	4
常见型患者的姐妹	1
长段型女患者的兄弟	24
长段型女患者的儿子	29

最近已确认了一些控制肠神经系统(ENS)形态学发生和分化的受体，其中有酪氨酸激酶活性的网织细胞(RET)参与由迷走神经-神经脊细胞源性的肠神经节的发育。通过制造 RET 缺失的老鼠进一步证明了 RET 在哺乳动物器官发生中的重要性，这些老鼠表现为全肠无神经节细胞症和肾发育不全。已证明 RET 原癌基因是一个引起巨结肠的主要基因，RET 的突变占家族性巨结肠病例中的 50%，占散发病例中的 15%～20%。在家族性和散发性巨结肠患者中这个基因突变的筛查结果发现了其他的突变，包括错义、无意义、缺失或插入突变。这些突变分散于整个基因，没有其他特殊的热点。另外，在家族性和散发性患者中长段型巨结肠比

短段型巨结肠突变发生率高。RET 缺失的老鼠中发生全消化道无神经节细胞症反映了 RET 突变与人类长段型巨结肠有密切关系。

肠神经系统的发育依赖于胶质细胞嵴源性神经因子(GDNF)的作用,在胚胎肠道的 GDNF 刺激神经脊源性前体细胞的增生和存活。有报告认为 GDNF 是 RET 的配位体。现已造成带有纯合子 GDNF 无效突变的老鼠,这些老鼠显示缺乏肾脏和肠神经系统,证明 GDNF 在肠神经系统的发育中至关重要。虽然一些巨结肠患者显示 GDNF 突变,但这样的病例并不常见,更可能的是 GDNF 突变通过其与其他的易患点如 RET 的相互作用参与巨结肠显型的调变中。

内皮素-3(EDN-3)和内皮素-B 受体(EDNRB)在 ENS 的移行和发育中也起一定作用。在实验中已证实,EDN-3 和 EDNRB 基因断裂的老鼠出现肠道无神经节细胞症,进一步在自然的突变中表现为无神经节细胞的结肠,完全 EDNRB 基因缺失和点状 EDN-3 基因突变分别被确认。人类的散发性和家族性巨结肠病例中都发现了 EDN-3 或 EDNRB 基因突变,而这些基因突变只在有限的病例中发现。

HOX11L1 是一个 Homebox 基因,参与外周神经系统的发育,据报告在神经脊细胞的增生和分化中起作用。已造成两种 HOX11L1 缺失的老鼠模型,这两种纯合子突变的老鼠可存活,但在出生 3～5 周出现巨结肠。其组织学和免疫组化分析显示肠神经节过度增生,显型与人类见到的称为肠神经元发育不良(IND)的先天性肠功能障碍相似。

性别决定区域 Y-box(SOX10)基因通过神经脊源表达,在胚胎发育过程中神经脊源促成周围神经系统的形成。现在认为 SOX10 突变是老鼠巨结肠和人类 Waardenberg-Shah 一个主要原因,这两种疾病包括了肠神经系统病变和色素沉着的缺乏。

为了成熟和有活性的内皮素的生成,前体细胞肽的分裂需要通过称为内皮素转换酶-1(ECE-1)的特殊的金属蛋白水解酶。Yanagisawa 等最近报告造成 ECE-1 基因无效突变的老鼠出现结肠无神经节细胞,颅面和心脏缺陷。

目前已发现了 30%～50% 的家族性和散发性巨结肠病例有各种各样的 RET 原癌基因突变,而其他的如 EDN-3、EDNRB、GDNF、SOX10 和 ECE-1 的突变占病例的 5%～10%。参与肠神经系统的形态形成和分化的基因见表 16-1-2。

表 16-1-2　参与肠神经系统的形态形成和分化的基因

基因	染色体分布
RET	10q11.2
GDNF	5p12-13.1
EDNRB	13q22
EDN-3	20q13.2-p13.3
HOX11L1	2p12-p13
SOX10	22q13.1
ECE-1	1p36

如上所述,HD 有明显的遗传性,属于多基因遗传。其家族性发生率约占 HD 总数的 3.6%~7.8%,在 HD 家族内遗传率可高达 50%,其中女性发病危险性为正常群体的 360 倍,男性为 130 倍。

A5 遗传基因的突变

近几年来 HD 基因研究已有显著的进步。1992 年 Martucciello 等发现 HD 患者 10 号染色体长臂上有缺陷,并进一步证实位于 10q11.2 和 q21.2 之间。之后有学者相继发现 RET 基因及 ENDRB 基因等 10 个以上基因突变,目前已证实主要分布在以下两个受体配体系统:

B1 RET-GDNF/NTN 基因系统(酪氨酸激酶受体-胶质细胞源性神经营养因子/neurturin 基因系统)

C1 RET 原癌基因(recptor tyrosine kinase proto-oncogene) 该基因位于染色体 10q11.2,包括 20 个外显子,其编码产物 RET 是一种具有酪氨酸激酶活性的跨膜受体,它可调控正常细胞的生长和分化,尤其在肠神经系统的发育过程中起主要作用。突变导致受体功能障碍,使细胞发育调控信号不能正常传递,以致肠道神经发育不良。动物实验证实,RET 基因剔除后可导致鼠全部消化管壁内神经节细胞缺如。RET 原癌基因的突变包括 RET 编码序列的删除、插入、框架移位、同义和错义。家族性 HD 患者中有 RET 基因突变者约为 50%,散发性病例中约占 15%~20%。北京儿童医院在 8 例家族性 HD 中发现 4 例,散发病例中发现 1 例;3 例为同义突变,2 例为错义突变。有家族史的 HD 病例中表现型的表达也为多样,最常见的是不完全外显性,故有些家族成员虽有 RET 基因突变可以完全无症状。Bolk 通过对 12 个多态性 HD 家族检测,发现了一个独有的与 RET 相连的新易感位点(9q31),认为此基因修饰 HD 的外显率。

C2 GDNF 基因(glail cell line-derived neurotrophic factor) 当证明 RET 基因突变可以发生 HD 之后,学者们注意 RET 基因的配体 GDNF 基因等,它是转移生长因子-β 家族的远亲,具有维持黑质和中枢胆碱能神经的多巴胺能神经细胞活性的作用,也是胶质细胞源性神经和肠道神经的营养和生存因子,位于染色体 5p12~p13.1。1996 年证实 GDNF 是跨膜受体的配体之一,同时在与 RET 原癌基因突变有关的 HD 患者中发现有 GDNF 突变。GDNF 基因突变或基因表达缺陷都可使传递给 RET 的信号中断,影响肠神经系统的移行和发育。

C3 NTN 基因(nurturin) 是 RET 的另一个配体,位于染色体 19p13.3。Doray 等在一个大家族的 4 个 HD 患儿中发现 1 例杂合 NTN 基因错义突变,家族成员中同时还有 RET 基因的突变,表明单独 NTN 突变尚不足以引起 HD,但可影响它的发展。此外 GDNF 和 NTN 也是 GFRα₁ 的配体,能与它结合和传递信号,因此 GFRα₁ 基因也被列为候选基因,但目前尚无发现其突变的报告,它对人的肠道神经系统的作用仍在研究中。

B2 内皮素 β 受体和内皮素 3(EDNRB/EDN3)基因系统 Puffenberger 发现高发家系中 EDNRB 基因突变,在动物实验中靶向性破坏 EDNRB 可导致无神经节细胞的肠管出现。

C1 EDNRB(endothelin-B receptor) 其基因位于染色体 13q22,长约 24kb,含 7 个外

显子和6个内含子。表达产物为442个氨基酸的蛋白质。有3个紧密相关的配体即 EDN 1～3。初期只发现在心、脑、肺、肾中有 EDNRB，后来证实它还存在于人结肠的肌间神经丛、黏膜层以及神经节细胞内。EDNRB 的表达伴随在胚胎发育的整个过程中，它的功能是使神经嵴细胞发育至成熟的神经节细胞。

C2 EDN3(endothelin-3) 为 EDNRB 的配体，位于 20q13.2～3，其基因突变也已被证实。Svensson 等报告了 66 例散发和 9 例家族性 HD 患者 EDN3 基因的检测结果，在外显子 2 发现了一种新的杂合性突变，这种框架移动突变过早地导致两个编码子停止，其结果导致产生无功能的基因产物。

EDNRB 和 EDN3 两种分子之间的信号传递对神经节细胞的正常发育是必需的，它们任一方的突变都可能引起肠神经系统的发育障碍。

B3 其他易感和候选基因 SOX10 也是已证实的易感基因，它与决定睾丸 SRY 基因的高变组(HMG)的 box 区同源，位于 22q12～q13。人类表达为 SOX10 mRNA，鼠表达 SOX10 mRNA。人的 SOX10 已被克隆，它在胚胎期表达于神经嵴细胞，参与外周神经系统的形成。已明确 SOX10 突变是 Waardenburg-Shah 综合征的原因，Pinault 报告其中有 4 例 SOX10 基因突变，3 例合并 HD。许多 21-三体综合征(Down 综合征)患者同时有 HD 这种遗传异常性，与 HD 发展的确切遗传性关联也被证实。此外，在动物模型中也发现一些与 HD 相关的候选基因。

虽然目前已证实和提出 10 余种 HD 的易患和(或)候选基因，但对这些基因在 HD 的病因中(尤其是散发病例)到底起多大作用仍有争议。Sakai 等对散发性 HD 患者的外周血 DNA 作 RET、EDNRB、EDN3、GDNF 和 NTN 基因的突变分析，发现 RET 和 EDNRB 活动致病率和突变率分别为 14.3% 和 10.7%，没有发现 EDN3 和 NTN 基因的突变；此外，在正常人中也可发现 HD 的易感突变基因。所有这些研究结果提示，HD 是一种复杂的多基因遗传病，单一基因突变并不足以说明所有的病因，散发 HD 病例易感基因的低突变率提示 HD 的发生可能由于遗传和环境两方面的因素所造成。因此对 HD 的基因突变还需进一步深入研究，目前距基因诊断治疗还有相当远的距离。

B4 胚胎期肠道神经发育环境缺陷 对 HD 的发病有两个基本理论，即"移行终止"和"不佳环境"理论。胚胎期肠道神经发育环境缺陷是 HD 遗传病因研究的另一个方向。

C1 细胞外质 细胞外质中的纤维连接蛋白和层黏蛋白是有助于神经移行和神经细胞生长的两种重要糖蛋白。在无神经节细胞的肠壁中纤维连接蛋白和层黏蛋白分布异常，如果这些蛋白大量积累在细胞外空间则可阻止神经节细胞移行。遗传性基因突变可能影响细胞外基质的产生，如 EDNRB 的缺乏导致层黏蛋白表达增加，引起神经嵴原细胞的过早分化及在消化道的不完全定居。

C2 细胞黏附分子(NCAM) NCAM 在胚胎发育中对神经细胞移行和神经细胞定居在特定部位都具有重要作用。对 HD 检测发现其 NCAM 减少并使细胞的黏附性丧失，但目前尚无研究编码 NCAM 的基因突变的报道。最近证实,无神经节肠段也缺少另一种神经细胞黏附分子 LICAM。

C3 其他因素　一些研究者们已发现在 HD 患者的许多无神经节段肠管中氧化亚氮合成酶缺少。在内皮素信号传递到内皮素受体的过程中氧化亚氮起着重要的作用,胚胎中这种信号的缺乏可能为氧化亚氮合成障碍引起。Kuroda 等提出免疫学机制,他们证实 HD 患者结肠黏膜下 II 类抗原的异常表达可能引起胚胎发生一种抗神经母细胞的免疫反应,但这种免疫反应还未被证实。

A6　病因学

关于胎儿神经节细胞缺如及发育障碍的原因,虽有不少有关基因突变的研究,暂时仍不能作出肯定的解释,但普遍认为与以下因素有关:

B1 缺血、缺氧因素　临床与动物实验均已证实,神经系统对缺氧最为敏感,而且一经破坏就不能再生。脑细胞缺氧约 3~6 分钟将发生不可逆性改变,肠壁神经缺氧约 1~4 小时将被损坏。

笔者曾对 90 例 HD 患儿与 90 例正常儿在严格的条件下进行多方面配对调查分析,发现患儿母亲在妊娠期腹痛、外伤、精神创伤、用药等 4 项因素,与对照组母亲相比均有显著差异。这些因素多可引起肠管痉挛发生血供不良。

B2　毒素、炎症因素

C1 1979 年 Towne 报告 1 例男婴胎便排出延迟至 48 小时,腹胀,钡灌肠见乙状结肠有移行段。行直肠活检见有神经节细胞,其神经节细胞周围发现异常的嗜酸性细胞浸润。4 个月时腹胀明显,诊断为巨结肠后手术。乙状结肠及直肠活检镜下见神经纤维增粗,无神经节细胞存在。笔者认为嗜酸性细胞尚无法解释,加之病理演变,故认为此例系后天性炎症所致。

C2 南美洲有一种 Chagas 病,患者结肠扩大,严重者小肠、结肠甚至食管也扩张增粗。此病主要由枯西锥体鞭毛虫引起,它产生毒素引起消化道神经节细胞萎缩变性。以上事实说明毒素与炎症能在生后甚至成人引起消化道神经节细胞的退化变性,当然在胎儿时期亦可能使神经节细胞产生病理变化。Lasserre 亦提出肠壁感染、炎症、水肿、肠管扩张、血管供血不良、血流缓慢等均可引起神经节细胞变性。

A7　病理生理学

巨结肠的病理生理学尚不完全清楚,对于无神经节肠段发生的痉挛或强直性收缩没有清楚的解释。在无神经节的结肠段最重要的发现是缺乏神经节细胞,正常情况下神经节细胞通过平衡胆碱能节前纤维的运动效果和胆碱能节后纤维的抑制影响来协调肌肉的运动性。

B1 肾上腺素神经分布异常　Ehrenpreis 用荧光显微镜证实了无神经节肠段缺乏肾上腺素神经纤维,提出去神经支配的高度敏感性的状态,符合 Canon's 法则,造成了无神经节肠段的平滑肌永久性收缩。然而其他研究者则显示相对于正常肠段无神经节肠段的肾上腺素神经分布增加。去甲肾上腺素(肾上腺素神经的神经传递介质)的组织积聚在无神经节肠段比正常结肠高 2~3 倍,酪氨酸羟化酶(调节去甲肾上腺素生物合成的酶)也相应增加。巨结肠有神经节肠段肾上腺素高活性造成了肌肉张力增加和异常蠕动。因为肾上腺素神经正常的作用是松弛肠管,肾上腺素高活性不大可能造成无神经节的结肠张力增加。

B2 胆碱能神经过度分布　有人提出胆碱能神经过度增生是无神经节段痉挛的原因。神经节细胞缺乏,乙酰胆碱过度丰富,结果刺激乙酰胆碱酯酶过度生成。由于乙酰胆碱从壁外的副交感神经节的轴突不断释放,造成无神经节段出现乙酰胆碱酯酶的过多聚集。对巨结肠结肠的药理学研究证明,静息和刺激后无神经节段比近端有神经节的肠管,乙酰胆碱释放增多。乙酰胆碱释放的增加,增加了平滑肌细胞对乙酰胆碱的敏感性和 α2 肾上腺素受体从胆碱能中间神经元的释放缺乏,其结果可能造成无神经节段的痉挛。组织化学染色技术证实了无神经节肠段的乙酰胆碱酯酶活性比有神经节的结肠中明显增高。

B3 肽能神经分布异常　有充分的证据支持含有不同肽的非肾上腺素、非胆碱能自主神经的存在。这些肽作为神经传递介质和(或)神经调变剂,这些神经被称为肽能神经。一些作者报告无神经节段的收缩状态可能是由于异常的肽能神经分布造成,他们注意到无神经节肠段含血管活性肠肽(VIP)的纤维减少。其他研究者报告在巨结肠的无神经节段中含有 P 物质、甲硫啡肽、胃蛋白酶释放肽及 histidine ioleucine 肽的神经纤维缺乏或减少。与有神经节段比较,无神经节段含有促生长激素神经肽或降钙素基因相关肽(CGRP)的神经纤维密度无明显改变,然而含有神经肽-Y(NPY)的纤维数量增加。肽能神经在肠管功能的神经调节中起重要作用,但是巨结肠中确切的肽能神经分布缺乏的功能意义尚未确定。

B4 神经支持细胞异常　ENS 由外源性和内源性两种不同的神经成分组成。内源性神经支配主要有两部分:①肠神经丛:主要与运动性有关。②黏膜下神经丛:接受肠腔的感觉传入并控制分泌运动功能。内源性 ENS 的神经支持细胞通常被称为肠神经胶质。这些神经胶质可表达星形胶质细胞和施万细胞不同的生物标记物,如:①神经胶质原纤维酸蛋白:中枢神经系统内星形胶质细胞的特异性标记物。②S-100:星形胶质细胞和施万细胞的标记物。③D7:施万细胞和少突胶质细胞的标记物。

神经支持细胞使神经元细胞体和神经元的突起排列有序并维持一个恰当而特殊的排列,是维持神经元基本生理功能所必需的。很多研究者报告在无神经节的结肠中神经支持细胞异常。

B5 硝基能神经分布　一些研究者用氧化氮合成酶(NOS)免疫组化或尼古丁腺嘌呤磷酸二核苷酸(NADPH)黄递酶组织化学方法研究了 NOS 在巨结肠患者有神经节和无神经节肠段的分布。在正常的结肠和巨结肠患者有神经节肠段黏膜下和肠神经丛 NADPH 黄递酶强染并且在环肌层和纵肌层中有大量的 NADPH 黄递酶阳性纤维,而巨结肠患者无神经节肠段的环肌层和纵肌层中 NADPH 黄递酶阳性纤维缺失或显著减少,在无神经节段肥厚的神经干 NADPH 黄递酶染色微弱。Kusafuka 和 Puri 对 7 例巨结肠患者的肠标本用反转录聚合酶链反应(RT-PCR)技术检查神经元 NOS 基因在 mRNA 水平的表达,在无神经节肠段神经元

NOS mRNA 的表达水平比有神经节肠段减少至少 1%～2%。这些发现说明在无神经节肠段 NOS 损害,其极有可能是巨结肠病变肠肠段平滑肌不能松弛,蠕动减少的原因。

B6 Cajal 的间质细胞 Cajal 的间质细胞(ICCs)是起搏细胞,其产生慢波并且易于在肠壁产生电运动传播和神经传递。ICCs 可通过其在电镜下特殊的超微结构或用免疫组化方法证明其表面的酪氨酸激酶受体(C-KIT)来辨认。近来的研究证明 C-KIT 受体对于 ICCs 的发育是基本的。带有 C-KIT 受体的间质 ICC 前体细胞需要 KIT 配位体(KL),其与正常对照组相似。这些 ICCs 不形成网络并且与肥厚的神经干没有明确的关系。Yamataka 等发现巨结肠肌层中有少量的 C-KIT 阳性细胞和中等量的存在于无神经节肠段两肌层之间增厚的神经束周围。Horisawa 等报告 C-KIT 免疫阳性细胞在无神经节段与有神经节肠段相应区域比较没有区别。

A8 病理解剖学

巨结肠大体病理特征是结肠末段持续痉挛,痉挛段近端结肠扩张和肥厚,中间有一段突然或逐渐由窄到宽的过渡成为移行段(图 16-1-1)。这种解剖变化是后天形成的,随年龄增加有明显的变化,但应注意辨认在原发病灶部位从稍扩张的近端到狭窄的远端肠管间的圆锥形的移行段通常在新生儿期就已存在。

下列不同年龄的描述可供参考:①新生儿:结肠远段梗阻,表现为小肠扩张。②婴儿:回盲瓣功能发育障碍,表现为全结肠可逆性扩张。③幼儿:表现为全结肠可逆性扩张,靠近移行段结肠扩张不可逆。④儿童:靠近移行段结肠局限性不可逆性扩张。

HD 的受累肠段可以见到典型的改变,即明显的狭窄段和扩张段。狭窄段位于扩张段远端,一般限于直肠乙状结肠交界处以下至肛门。狭窄肠管细小,与扩大肠管直径相差悬殊,其表面结构无甚差异,在与扩大结肠连接部形成漏斗状的移行区。扩张段多位于乙状结肠,严重者可波及降结肠、横结肠。该肠管异常扩大,其直径较正常增大 2～3 倍,最大者可达 15cm 以上。肠壁肥厚,质地坚韧如皮革状。肠管表面失去红润光泽,略呈苍白。结肠带变宽而肌纹呈纵形条状被分裂。结肠袋消失,肠蠕动极少。肠腔内含有大量积粪,偶能触及粪石。切开肠壁见原有的环行肌、纵行肌失去正常比例(2.2∶1),甚至出现比例倒置。肠壁厚度为狭窄段的 2 倍,肠黏膜水肿、光亮、充血而粗糙,触之易出血,有时可见有浅表性溃疡。

HD 的主要病理改变位于狭窄肠管,其组织学检查结果如下:

B1 神经节细胞缺如 狭窄段肌间神经丛(Auerbach 丛)和黏膜下神经丛(Meissner 丛)内神经节细胞缺如,其远端很难找到神经丛。神经纤维增粗,数目增多,排列整齐呈波浪形。狭窄段近端结肠壁内逐渐发现正常神经丛,神经节细胞也渐渐增多。黏膜腺体呈不同程度的病损,结肠固有膜增宽,并伴有淋巴细胞、嗜酸细胞、浆细胞和巨噬细胞浸润,有时可见浅表性溃疡。

B2 胆碱能神经系统异常 国内外及我们的研究发现,病变肠壁副交感神经节前纤维大量增生增粗,其原因主要由于壁内缺乏神经节细胞。肠壁内乙酰胆碱异常升高,约为正常的 2

倍以上,乙酰胆碱酯酶活性也相应增强。胆碱能神经轴突增殖进入肠壁后,直接作用于平滑肌细胞的胆碱能神经受体,引起病变肠管持续性强烈收缩,这是造成无神经节细胞病变肠管痉挛狭窄的主要原因。

B3 肾上腺素能神经(交感神经)异常　　Garrett及我们的研究均发现,在病变肠段与"正常"肠段有明显差别。交感神经纤维(节后纤维)减少、增粗、蜿蜒屈曲呈波浪状,失去原有的网状结构。由于神经节细胞缺如,增生的交感神经中断原有的抑制通路,不能由β抑制受体去影响胆碱能神经,从而产生肠壁松弛,而是直接到达平滑肌的α兴奋受体产生痉挛。

B4 非肾上腺能非胆碱能神经(NANC)异常　　20世纪60年代人们发现肠壁内除胆碱能神经、肾上腺素能神经外还存在第三种神经,它对肠肌有非常强烈的抑制和舒张作用,对于NANC神经原的刺激可引起近端环肌收缩以及远端肌肉松弛,Bwinstock将其称为"嘌呤能神经"。70年代Bloom进行了大量的研究,发现这类神经末梢释放肽类物质,故将其称为"肽能神经"。新近研究发现胃肠道各段反应性抑制均系由氧化亚氮(NO)介导,1990年Butt等提供了肠道神经兴奋后释放NO的证据,故目前仍将其称为"非肾上腺能非胆碱能神经"。国内外及我们在人、鼠的大量研究中发现病变肠段血管活性肽(VIP)、P物质(SP)、脑啡肽(ENK)、生长抑素(SOM)、胃泌素释放肽(GRP)、降钙素基因相关肽(CGRP)等均发生紊乱,都有不同程度的缺乏甚至消失。我们也发现正常儿对照组肠肌间丛神经元、黏膜下丛和深肌丛神经元均出现强酶活性,肠壁各层亦有富含NO神经纤维和末梢。巨结肠有神经节细胞段与正常组基本相同,而无神经节细胞段则无NO阳性神经丛,在肌间隙或肌束之间代之以粗纤维或小神经干,黏膜层内阳性纤维增多。现已证实NO是NANC的主要递质,胃肠道的松弛性反应均由NO介导。肌层内散在的神经纤维可能为外来传入神经末梢。Rattan等研究提出肠道肽类递质发挥作用需通过NO中介,或者至少部分通过NO作为信使而发挥调节肠道功能的作用。因此可认为狭窄段肠管痉挛与无神经节细胞肠段缺乏产生NO神经有关。在发生肠蠕动受阻的过程中,无神经节细胞肠管处不但缺乏神经节细胞,肌间神经纤维的数目,特别是交感能神经的数目也为之减少,这种几乎完全处于无神经支配的状态(Cannon定律)导致肠管强直性挛缩。久之,近端正常肠段疲惫不堪,发生代偿性、继发性扩大肥厚,神经节细胞亦产生退化变性直至萎缩,以致减少或消失。

这种长期慢性梗阻的结果必然导致患儿食欲不佳、营养吸收障碍、生长发育差、贫血、低蛋白血症、反复呼吸道感染等。肠内大量细菌繁殖造成菌群失调后,毒素吸收又将引起心、肝、肾功能受损,最后因抵抗力低下感染衰竭或肠炎穿孔而死亡。

A9　巨结肠危象与肠炎

巨结肠主要死亡原因是巨结肠危象,患儿突然发生腹胀、休克,很快死亡。巨结肠危象的素因是巨结肠排便不畅,菌群失调;诱因为一组产气菌突然繁殖,快速产生大量气体,使肠管膨胀失控。广泛的肠壁过度撑薄导致缺血及再灌注中毒反应,引起休克及多器官衰竭,来不及抢救而死亡。一般非产气菌繁殖则随时引起巨结肠肠炎,可以反复发作,最后也导致死亡。防治关键在于粪便的充分引流与按时排空。

小肠结肠炎是巨结肠引起死亡最多见的原因,有的文献统计约 20%～58% 的患儿并发小肠结肠炎,其死亡率约为 30%。肠炎可以发生在各种年龄,但以 3 个月以内婴儿发病率最高。90% 的肠炎病例发生于 2 岁以内,以后逐渐减少。即使在根治术后或结肠造瘘术后亦可出现结肠炎。Shono 报告术后发生肠炎者占 61.%,Soaue 报告 Swenson 术后肠炎占 11.6%。Ikeda 报告术后肠炎占 33.7%,Soalce 术后为 19.5%,Boley 术后为 12.1%,因此术后预防治疗肠炎成为重要课题。引起肠炎的原因和机制至今尚不十分明了,许多学者提出小肠结肠炎可能有以下几个原因:

B1 肠梗阻 Swenson 最早提出肠炎是由于梗阻所致。无神经节细胞肠管痉挛狭窄,缺乏蠕动功能,因而促使肠炎发生。

B2 细菌毒素 巨结肠患者大便潴留,细菌大量繁殖,菌群失调。1986 年 Thoms 等用梭状芽孢杆菌抗血清法检查 13 例合并肠炎患儿,其中 54% 有细菌毒素存在;而非巨结肠排稀便者 12 例仅 1 例毒素阳性。而且此 13 例患儿粪便中分离出梭状芽孢杆菌 10 例,占 77%,说明梭状芽孢杆菌与肠炎产生有密切关系。由于细菌毒素侵袭肠壁血管,使血管通透性增加,大量液体渗出流入肠腔,造成水泻、腹胀,毒素吸收后出现高热(39～40℃),患儿进而产生败血症、休克衰竭、DIC 等症状而死亡。

B3 过敏反应 HD 小肠结肠炎无论手术与否均可发生,常常病情凶猛,发展迅速。有的患儿即使一直住在医院进行细心的洗肠补液,甚至术后亦可突然发病而死亡。所以有学者指出,这些患儿是由于肠黏膜对某些细菌抗原有超敏反应,加之细菌侵入发生败血症而死亡。

B4 局部免疫功能低下 肠黏膜屏障由 3 层保护层组成:①细胞前保护层:主要由杯状细胞分泌的黏液所形成的一道物理屏障及正常菌丛形成的微生物屏障和分泌型 IgA 共同组成。②肠细胞保护层:由肠黏膜细胞及多糖蛋白复合物构成。③细胞后保护层:由细胞下结缔组织、毛细血管和淋巴管构成。近年来有人提出小肠结肠炎系局部免疫损害所致。研究证实巨结肠严重肠炎时,结肠局部产生 IgA 细胞数目和分泌量均呈明显减少和降低,肠壁之 IgA 系统也有下降趋势。免疫球蛋白 IgA 在肠道中起着一种天然的保护膜作用,双体 IgA 才能结合补体,固着于革兰阴性杆菌后,被 IgA 所活化的补体系统使溶菌酶能消化细菌细胞壁上的黏多糖。单体 IgA 亦能通过淋巴管从固有层进入血流,在肠道感染时可以使血清中的 IgA 增高。巨结肠发生肠炎时破坏了正常的免疫反应,因而导致肠炎反复发作。这些患儿抵抗力低下也容易发生上呼吸道感染。有人在研究花斑鼠肠炎时发现患鼠局部免疫球蛋白产生细胞明显低于对照组,同时发现中性黏蛋白及磷黏蛋白耗尽,而且杯状细胞有丝分裂活动很低。患鼠缺乏磷酸盐可能导致对细菌的敏感性。Teitelbaum 亦报告患鼠在发病时局部免疫球蛋白 Ig 和白蛋白均明显下降,上述研究结果提示肠炎的发生与局部免疫有关,然而这些局部免疫的缺陷是原发而导致肠炎的发生,抑或继发于肠炎尚有待进一步证明。

肠炎发生时进行结肠镜检查可以见到黏膜水肿、充血以及局限性黏膜破坏和小型溃疡,轻擦也容易出血。病变加重时向肌层发展,出现肠壁全层水肿、充血、增厚,在巨大病灶的浆膜层可见有黄色纤维膜覆盖。如病变进一步发展即可发生肠穿孔,并导致弥漫性腹膜炎。其病理检查可见隐窝脓肿、变性,绒毛炎性细胞浸润以及淋巴滤泡增生。1994 年 Kobayashi 用单克隆抗体检测细胞内黏分子(ICAM-1)以了解其在 HD 合并肠炎中的作用,结果发现肠炎时黏膜下血管上皮均可见到明显着色,而对照组则很少见到。ICAM-1 能诱导炎症时许多组织的白细胞浸润,且诱导各种细胞出现炎性激素,如干扰素、白细胞介素-1 及肿瘤坏死因子,它在白细胞的黏着及调节血管外白细胞方面起着重要作用,因此即使在肠炎发作间隙或未出现前,如果 ICAM-1 显色,表明有肠炎发生的危险。

A10　合并畸形

先天性巨结肠合并其他畸形者约为 5%～19%,国内王氏报告为 18.9%,亦有报告高达 30% 左右。其主要畸形有脑积水、先天愚型、甲状腺功能低下、肠旋转不良、腹内疝、直肠肛门闭锁、隐睾、唇裂、肺动脉狭窄、马蹄足、肾盂积水等等。在诸多畸形中,中枢神经畸形发生率最高,其次是心血管系统、泌尿系统和胃肠道。尤其是先天愚型,约占 2%～3.4%。中枢神经系统畸形多见的原因可能是由于神经细胞对有害环境耐受力低,并同时被相同因素损害所致。

16.2　婴幼儿巨结肠

A1　年龄范围意义

不同年龄巨结肠病理解剖明显不同,反映的病理生理也必然各有特点。新生儿直肠远段排便不畅的阻力影响到全部胃肠道,引起腹胀呕吐,而结肠病变不明显。学龄以后,曾经因远段阻力被迫扩张的正常结肠部分解剖与活动均已恢复正常,只遗留靠近痉挛段一小段不可逆转的局限性肥厚扩张的"球形巨结肠"。此时除仍有顽固性便秘外(有时影响营养发育),常无任何症状,但不排除随时发生肠炎与危象而死亡。因此有必要分别讨论。婴幼儿巨结肠一般认为是临床的典型代表,包括 1～7 岁。此时痉挛段、移行段、扩张段均已明显,尽管有时全结肠扩张,但灌肠后可以缩回。同型病理反映同类症状,要求同类治疗,当然具体年龄只是参考范围。

A2　临床症状

B1　排便异常　多数患儿生后 48 小时内不排胎便或延迟。正常新生儿生后 24 小时内排便者占 97.7%,过期产儿为 100%,而 24～48 小时以后排便者可能有器质性病变。由于胎粪不能排出,发生不同程度的梗阻症状,往往需要经过洗肠或其他处理后方可排便。数日后症状复发,帮助排便的方法效果愈来愈差,以致不得不改用其他方法。久之又渐失效,便秘呈进行性加重,腹部逐渐膨隆。常伴有肠鸣音亢进,不用听诊器亦可闻及肠鸣,尤以夜晚清晰。患儿也可能出现腹泻,或腹泻便秘交替。便秘严重者可以数天、1～2 周或更长时间不排便。患儿常伴有低位肠梗阻症状,严重时有呕吐,但呕吐次数不多,其内容为奶汁、食物。最后由于肠梗阻和脱水而急诊治疗,经洗肠、输液及补充电解质后病情缓解。经过一段时间后上述症状又复出现。幼儿病例因为粪便积贮过久,干结如石,虽结肠灌洗也不能洗出粪便,腹胀更加严重,以致不得不做结肠造瘘以解除肠梗阻。

B2 腹胀 患儿都有程度不同的腹胀,腹胀程度根据病情的发展及家庭护理是否有效而定。患儿腹部呈蛙形,早期突向两侧,继而全腹胀大。腹围明显大于胸围,腹部长度亦大于胸部。腹胀如便秘一样呈进行性加重,大量肠内容、气体滞留于结肠。腹胀严重时膈肌上升,影响呼吸,患儿呈端坐式呼吸,夜晚不能平卧。

B3 慢性肠梗阻 无神经节细胞肠段持续性痉挛狭窄,使患儿长期处于不完全性低位梗阻状态,随着便秘的加重和排便措施的失效,可转化为完全性肠梗阻,必须立即行肠造瘘术以缓解病情。个别患儿虽平时能排出少量稀便或气体,但肠腔内已有巨大粪石梗阻。

B4 直肠指检 直肠指检对于诊断婴幼儿巨结肠至关重要,它不但可以查出有无直肠肛门畸形,而且可了解内括约肌紧张度,壶腹部空虚以及狭窄的部位和长度。由于手指的扩张及刺激,拔出手指后,常有大量粪便、气体呈爆炸样排出,腹胀立即好转。如有上述情况应首先考虑巨结肠的可能。

B5 一般情况 婴幼儿全身情况不良,呈贫血状,胃纳差。由于长期营养不良,患儿消瘦,发育延迟,年龄愈大愈明显。患儿抵抗力低下,经常发生上呼吸道及肠道感染,加之肠内大量细菌繁殖毒素吸收,心、肝、肾功能均可出现损害。由于家长和医生的精心保护,现在一般就诊的巨结肠患儿多能保证正常的营养和生长发育。赫什朋描写的"四肢细弱腹膨隆"已属罕见。

A3 体征

严重者特别是急症就诊时患儿腹部高度膨大,腹壁变薄,缺乏皮下脂肪,并显示静脉曲张。稍有刺激即可出现粗大的肠型及肠蠕动波。腹部触诊有时可以扪及粪石。听诊时肠鸣音亢进。直肠指检可查出内括约肌紧缩,壶腹部有空虚感,如狭窄段较短,有时可以触及粪块。

A4 并发症

主要是小肠结肠炎。90%的肠炎病例发生于2岁以内,以后逐渐减少。即使在根治术后或结肠造瘘术后亦有可能出现结肠炎。有严重肠炎时,患儿有频繁呕吐、水样腹泻、高热和病情突然恶化。腹部异常膨胀并呈现脱水症状,进而发生呼吸困难、衰竭、全身反应极差。少数患儿虽未出现腹泻,当进行肛门指检或插入肛管时迅即见有大量奇臭粪水及气体溢出,腹胀可随之消减,但不久又行加重。小肠结肠炎往往病情凶险,治疗若不及时或不适当可导致死亡。

A5 诊断

凡新生儿时期出现胎便排出异常,以后反复便秘,直肠指检壶腹部空虚,随之有大量气便排出且症状缓解者,均应怀疑有HD之可能。较大儿童诊断多无困难,除顽固性便秘进行性加重外,腹胀、肠型、肠蠕动波都可帮助诊断。但是为了确诊仍需进一步检查。

B1 X线检查 为正确诊断,X线检查能提供非常有价值的资料。

C1 直立前后位平片 平片上可以看到低位性肠梗阻,膨胀扩大的结肠及液平。新生儿时期结肠扩张不如儿童明显,单靠平片诊断比较困难,必须结合病史及其他检查。

C2 钡剂灌肠 诊断HD方法甚多,但钡剂灌肠仍是很有价值的初诊方法。病变肠段肠壁无正常蠕动,肠黏膜光滑,肠管如筒状,僵直,无张力。如果显示典型的狭窄段、扩张段和移行段,即可疑诊为HD,但仅靠钡剂灌肠不能确诊。对于新生儿及幼小婴儿,因结肠被动性扩张尚不明显,与狭窄段对比差异不大,或因操作不当均可造成诊断错误。新生儿应注意以下事项:①钡剂灌肠前不应洗肠,以免由于结肠灌洗后肠内容物排出,扩大的肠段萎瘪,致使扩张肠段消失而影响诊断。②注钡肛管宜用细导尿管,粗大肛管可将狭窄部扩大,影响狭窄肠管直径对比。导管也不可插入过深,以免钡剂注入乙状结肠以上而病变部分未能显影。③钡剂压力切勿过高,更不可注入大量气体,以致肠管扩张,失去病变真实图像。④拍片以侧位为好,因正位时直肠上端向后倾斜,影像重叠,对了解狭窄长度和与肛门距离不够准确。⑤24小时后重复透视拍片,以观察钡剂的滞留情况,如果钡剂潴留则有确诊价值。⑥偶尔有个别病例钡灌肠及24小时排钡情况仍不能诊断时可以口服钡剂,追踪观察钡剂在肠道的运行及排出情况,多可作出正确诊断。

B2 直肠肛管测压 正常儿当直肠注气刺激时可出现内括约肌松弛反射(图16-2-1),HD患儿则无此反射(图16-2-2)。由于各种原因(如早产儿等),新生儿可在生后数天内不出现内括约肌松弛反射,如首次检查阴性者,应在7~14天再次检查以肯定诊断。直肠肛管测压是一种非损伤性检查,可反复施行。笔者医院共施行近1600余人次,其准确率达到90%。在疑诊为超短段HD、HD同源性疾病时也有价值。

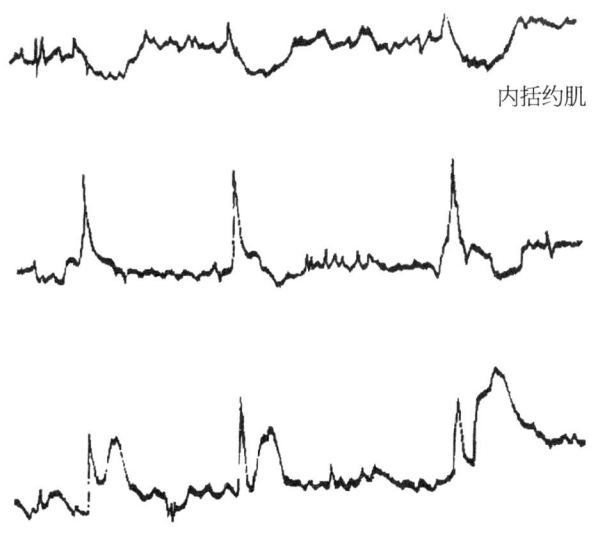

图16-2-1 正常儿直肠充气后,内括约肌出现松弛反射

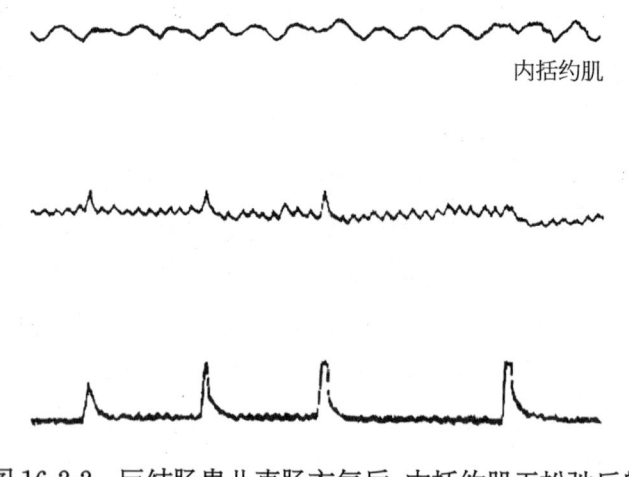

图 16-2-2　巨结肠患儿直肠充气后,内括约肌无松弛反射

B3 乙酰胆碱酯酶定性检查　正常肠黏膜内乙酰胆碱酯酶反应阴性,即看不到副交感神经纤维。HD 可以看到狭窄部(无神经细胞段)出现乙酰胆碱酯酶阳性的副交感神经纤维,通常于靠近黏膜肌处分支最为丰富,可见直径增粗、数目众多的阳性纤维。根据其数目多少、粗细可判为十～十十十。笔者所在医院自 1973 年以来共检查 1630 余例,正确率达到 96% 以上,未见假阳性结果。

B4 直肠黏膜吸引活检　用特制吸引器在齿状线上 2cm 吸取黏膜及黏膜下组织(直径 4mm,厚 1mm),切片做 HE 染色,可见深棕黄色染色的纤维。新生儿切片 16 张以上,1 岁以后切片不少于 43 张,准确率达到 90% 以上。Roes 报告 1340 例吸引活检发生 3 例穿孔,其中 1 例死亡;3 例出血需输血。穿孔者 1 例发生盆腔蜂窝织炎,2 例气腹。另外有 3 例在外院穿孔而死亡。所有并发症均出现于新生儿,因此笔者提醒新生儿做吸引活检应慎重行事。

B5 肌电图检查　Martin(1976)通过对 38 例 HD 的肌电图检查,发现肠管组织学异常与肠管肌电图波形之间有一定关系,从而可以对无神经节细胞肠管提供客观的诊断依据。北京儿童医院曾对 70 例小儿进行了肌电图检查,其中 41 例为 HD,29 例为正常对照组。正常婴儿和儿童直肠和乙状结肠远端的肌电图可见有慢波和峰波(肠壁峰电位);HD 患儿波形与正常不同,其波低矮、光滑,出现次数少而不规则,缺乏峰电位。本组以峰波消失作为诊断 HD 的主要依据,其诊断率为 79.2%。肌电图不仅可作为诊断 HD 的辅助方法之一,亦可作为筛选和诊断的参考资料(图 16-2-3,16-2-4)。

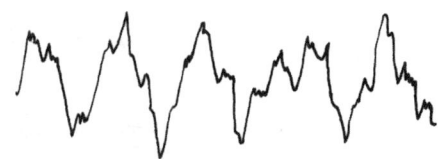

图 16-2-3　正常儿肌电图所见:直肠出现多数慢波及峰波

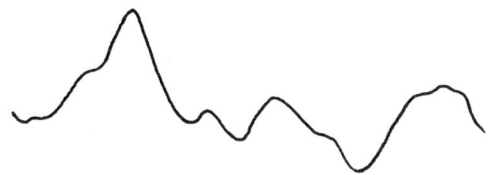

图 16-2-4　巨结肠患儿肌电图所见：波形少而平坦，无峰波

A6 鉴别诊断

B1 HD 同源病（HDAD）　HD 与 HDAD 的鉴别最困难而多见。HD 狭窄段无神经节细胞存在；而 HDAD 则有神经节细胞，可分为肠神经元发育不良症、神经节细胞减少症、神经节细胞未成熟症、神经节细胞发育不全症等。由于 HDAD 酷似 HD，过去国内外均以 HD 而行根治性手术。现回顾性研究发现 HD 仅占 1/3～1/2，而 HDAD 占 1/2 左右。HD 术后便秘症状复发者绝大多数为 HDAD 所致。总之，目前诊断 HDAD 比较困难，分类更为不易，不同类型的 HDAD 又可相互混合出现。根据北京儿童医院近 10 年的经验，对于出生后数月甚至数年才出现严重便秘症状的患儿应怀疑 HDAD 的可能，其便秘症状顽固，或有短期缓解，营养状况尚好，腹胀不严重。钡灌肠狭窄段不明显，24 小时拍片复查多数有钡剂潴留。直肠吸引浅层黏膜组化检查乙酰胆碱酯酶常为阴性。直肠肛管测压虽可出现松弛反射，但需充气量大（50～100ml）和反复测试，如表现为肠蠕动少，反射延迟，波形异常，此时应疑诊为 HDAD。半岁左右患儿多采用保守治疗，如饮食调节、排便训练或内括约肌肌条切除等，疗效良好；幼儿如保守治疗无效则需行根治手术，术时除冰冻快速切片外，应尽量切除扩张肠段，否则术后易复发。术后肠壁大量切片 HE 染色多可确定诊断，如仍有疑问则进行免疫组化 S-100 蛋白、神经特异性烯醇化酶（NSE）检查即可明确诊断。有条件时也可以施行乳酸脱氢酶（LDH）、琥珀酸脱氢酶（SDH）组化检查，以判断神经节细胞发育成熟的程度。

B2 获得性巨结肠　毒素中毒可导致神经节细胞变性，发生获得性巨结肠。例如锥体鞭毛虫病（Chagas 病），由于毒素的影响，不但结肠扩大，而且可出现巨小肠、巨食管。组织学检查贲门肌呈慢性改变。钡餐检查从食管到结肠全部扩张。此外还有人报告维生素 B_1 缺乏和结核性肠炎可引起神经节细胞变性发生巨结肠。Crohn 病引起中毒性巨结肠者约占 6.4%。

B3 继发性巨结肠　先天性直肠肛管畸形，如直肠舟状窝瘘、肛门狭窄和先天性无肛术后引起的排便不畅均可继发巨结肠。这些患儿神经节细胞存在，病史中有肛门直肠畸形及手术史，结合其他检查诊断并不困难。而 HD 合并直肠肛门畸形者亦偶有发生。

B4 神经系统疾病引起的便秘　患有先天愚型、大脑发育不全、小脑畸形和腰骶部脊髓病变者常可合并排便障碍、便秘或失禁。患儿都有典型的症状和体征，必要时可作黏膜组化检查、直肠肛管测压和脊椎拍片，确诊后对症治疗。

B5 内分泌紊乱引起的便秘　甲状腺功能不全（克汀病）或甲状腺功能亢进均可引起便秘，患儿除便秘外尚有全身症状，如食欲缺乏和生长发育不良等。经内分泌及其他检查可明确诊断。

B6 退化性平滑肌病 1992年Rode等报告18例儿童,年龄6个月～9.5岁,其症状为便秘、慢性进行性腹胀和肠梗阻,其中11例有间断性腹泻。18例中除结肠扩张外亦有小肠扩张甚至胃、食管扩张。直肠肛门测压可见有正常反射。病理检查见肠管变薄,肌细胞退化坏死和肌纤维再生,并可见炎性病灶,神经节细胞和神经丛移位。此病的原因尚待研究,笔者认为很可能为毒素引起,发现有炎症存在者占5%,另有5%患结核病。可用增强肠蠕动的药物、无渣饮食等保守治疗,必要时手术治疗,但效果不佳。

16.3 新生儿巨结肠症

A1 发病率

新生儿巨结肠症不但诊断困难而且死亡率高。新生儿肠梗阻中先天性巨结肠占第二位,第一位为坏死性肠炎。北京儿童医院1956～1970年收治HD372例统计,1岁以下占62%,新生儿占27%,其死亡原因主要是小肠结肠炎。先天性巨结肠是造成新生儿肠梗阻的一个常见原因。多见于男性,男女之比为4:1,但长段型男女发生率接近,比率为1.5:1或2:1。北京儿童医院1994年1月～2003年12月收治年龄小于6个月的新生儿及小婴儿先天性巨结肠365例,其中男316例,女53例,男女之比为5.97:1。

A2 分型

临床上将新生儿HD分为5型:

B1 Ⅰ型 出生后完全性肠梗阻,表现为呕吐、腹胀,用灌肠、塞肛等治疗后症状无明显缓解,需造瘘或行根治术。

B2 Ⅱ型 反复出现肠梗阻,需早期手术治疗。

B3 Ⅲ型 症状较轻,保守治疗可维持排便。

B4 Ⅳ型 小肠结肠炎。

B5 Ⅴ型 肠穿孔腹膜炎。

A3 临床表现

巨结肠中80%～90%的患儿在新生儿期出现症状并被诊断。胎便排出延迟是新生儿患儿最主要的症状,超过90%的患儿生后24小时无胎粪排出或仅排少量,持续2～3天尚未排净,同时伴有腹胀、呕吐,表现为急性低位肠梗阻症状。很多患儿通过直肠指检或灌肠后排出胎便,肠梗阻症状解除,以后数日或数周排便可正常,但以后肠梗阻症状又重复出现。

大约1/3的患儿表现为腹泻。腹泻通常是小肠结肠炎的症状,其是本病最常见的死亡原因。小肠结肠炎可以通过适当的治疗解除,也可以发展恶化,出现巨结肠危象,威胁生命。其特点是突发性高度腹胀,胆汁样呕吐,发热,全身情况急剧恶化,出现脱水、电解质紊乱和休克。

直肠指检或直肠插管爆破样排出大量气体和恶臭水样便。

另外,由于结肠内压力高,尤其是并发小肠结肠炎时,黏膜发生溃疡,肠腔扩张,肠壁菲薄,血供差,致使某些薄弱点逐渐发生坏死,最后穿孔,发生腹膜炎。少数患儿以消化道穿孔急诊入院。

北京儿童医院369例患儿中98例(53.7%)新生儿期以急性低位肠梗阻入院;85%以上新生儿期有典型的急性低位肠梗阻症状,经肛管排气、洗肠或直肠指检后症状缓解;3例巨结肠危象死亡;5例发生肠穿孔腹膜炎,以消化道穿孔入院;有的患儿以阑尾穿孔、气腹入院。

A4 诊断

巨结肠的诊断通常根据临床病史、放射学检查、肛门直肠测压及直肠壁活检的组织学检查确定。

B1 腹部检查 多数患儿腹部明显膨胀,多可见肠型。

B2 直肠指检 直肠有裹手感,拔指后有大量气便排出,气便排出后腹胀缓解。

B3 X线检查

C1 腹部平片 新生儿应先摄腹部立卧位平片,典型病例显示为低位肠梗阻的征象,即出现扩张的肠襻和液平面。偶尔可在非扩张的直肠和其上扩张的结肠见到少量气体,这就要高度怀疑巨结肠。俯卧侧位臀部提高并用水平射束有助于证明非扩张的直肠内的气体。这一方法的优越性是患儿舒适并可保持这一体位10分钟或更长,使气体可从结肠升至直肠。

合并小肠结肠炎的患儿腹平片显示肠壁增厚、黏膜不规则或非常扩张的结肠襻,提示巨结肠危象。出现肠穿孔的患儿可见到气腹。约3%的患儿可发生肠管自发性穿孔。长段型巨结肠易发生自发性肠穿孔。

C2 钡灌肠检查 可显示痉挛肠管及扩张肠管直径的明显差别,并可按痉挛段长度进行临床分型。注意在钡灌肠之前不要洗肠,甚至直肠指检,因为这些干扰可使移行区变形,造成假阴性结果。将柔软的肛管插入直肠远段,保持在这一位置,气囊不要打气,以免造成肠穿孔或因扩张而造成移行区的变形。患儿保持侧卧位,在荧光屏监视下缓慢注入钡剂。典型的病例将显示钡剂从非扩张的直肠通过圆锥形的移行区进入扩张的结肠。一些患儿可以显示近端扩张的结肠与远端无神经节段之间的移行区非常短。

B4 肛管直肠测压 正常神经支配的肠管可因直肠的扩张导致内括约肌松弛。1964年Callaghan和Nixon报告了巨结肠患者直肠扩张引起的内括约肌松弛反射消失。肛管直肠测压内括约肌松弛反射消失是巨结肠区别于其他原因所致便秘的所在。不同研究者采用不同的物质(水或空气)记录肛门直肠的运动活动性和直肠感觉,不管用水还是空气充盈直肠内的气囊,肛门直肠测压的结果无明显区别。虽然对于大孩子此法是诊断巨结肠可靠的方法,但在新生儿其诊断的准确性存在争议。Holschneider等报告新生儿出生后14天正常的直肠括约肌反射才发育完善,因而在2周后的新生儿松弛反射消失才有诊断意义。Ito等报告正常的反射在早产儿或年龄(孕周+产后年龄)未达到39周及体重小于2.7kg的新生儿不出现。直肠括约肌反射不典型或消失与神经节细胞不成熟有关，至于神经元变为有效时的解剖成熟状况知之甚少，Puri 等在实验研究中发现神经节细胞功能成熟可以先于解剖成熟。

其他研究者证明肛门直肠测压检查诊断新生儿巨结肠是准确的。Tamate 等报告了 60 例正常新生儿和 17 例新生儿肠梗阻的测压发现，所有 60 例健康新生儿不管生后年龄和出生体重都有正常的直肠括约肌反射；17 例肠梗阻中，5 例不管年龄和出生体重，根据直肠括约肌反射消失诊断为巨结肠，没有假阳性或假阴性结果。他们认为在早产儿和足月儿不能发现直肠括约肌反射可能是由于技术困难而非神经节细胞不成熟造成。肛门直肠测压是除外巨结肠的良好筛检方法。

B5 直肠活检 在距肛门约 3~4cm 直肠后壁吸引摘取小块黏膜及黏膜下层组织送病理检查有无神经节细胞，通过直肠活检可以确定诊断。直肠针吸活检以前采用的是包括肌层和黏膜下层的直肠全层活检，其可提供足够的组织使诊断相对容易。而直肠针吸活检对患儿的创伤小，但病理学诊断较困难。由于针吸组织少，通过常规的 H-E 染色作出诊断较困难。利用针吸组织进行组织化学和免疫组化染色可以诊断本病，这一技术对新生儿尤其重要。

直肠黏膜组织化学检查提示无神经节细胞段乙酰胆碱酯酶活性增强，主要表现为直肠黏膜固有层出现异常增生的胆碱能神经纤维，可作为诊断依据。直肠黏膜针吸组织作此项检查诊断巨结肠方法可靠简单，但新生儿期和全结肠无神经节细胞症患儿偶有假阴性结果的报告。

NADPH 黄递酶组织化学染色是诊断巨结肠的另一有价值的方法，正常标本在黏膜下神经节显示 NADPH 黄递酶活性强阳性，在肌膜层有大量的 NADPH 黄递酶阳性纤维。巨结肠患儿肌膜层没有 NADPH 黄递酶阳性纤维，没有黏膜下神经节，并出现弱染色的肥厚的神经干。

A5 鉴别诊断

新生儿巨结肠首先应与胎粪性便秘、肠闭锁、腹膜炎、肠旋转不良等鉴别。而鉴别最为困难的是 HD 同源性疾病。

A6 治疗特点

B1 结肠灌洗法 适用于诊断未肯定的病例或已确诊作为术前准备的手段。将肛管插至扩张段结肠内，用温生理盐水洗肠，注意保持出入量相等或出量稍多，同时轻柔按摩腹部，帮助粪便排出。忌用清水洗肠。作为术前准备时，可根据扩张段肠管的扩张程度选择洗肠时间，新生儿一般每日 1 次，洗肠 1 周。

B2 小肠结肠炎的治疗 禁食，减压，温盐水洗肠，口服肠道抗生素如甲硝唑、多黏菌素 E 等。同时输液纠正脱水及电解质紊乱，补充血容量。

B3 短段型巨结肠的治疗 每日扩肛，辅以洗肠，并定期随访。近年发现短段型病例的保守治疗多难以奏效，越来越多的病例仍需接受根治术。

B4 结肠造瘘术 适用于：①已确诊病例，但患儿一般情况差，营养不良不能耐受根治术。②灌肠法不能缓解腹胀者。③合并严重小肠结肠炎的巨结肠危象者。④并发肠穿孔腹膜炎者及长段型洗肠困难者均应行肠造瘘术。此外,全结肠型应采用回肠末端造瘘术。

B5 根治术 诊断明确、全身状况良好者应尽早行根治术。可根据年龄、病情及手术者经验选用不同术式。北京儿童医院外科新生儿专业自1999年5月开始完成腹腔镜巨结肠根治术91例;2000年后开始行经肛门直肠内结肠拖出术,完成手术110例。目前经肛门直肠内结肠拖出术适用于短段型、常见型和部分长段型,对于长段型经肛门拖出困难者,加用腹腔镜进行腹腔内结肠游离,辅助完成手术。此两种手术的手术打击明显减小,术后恢复快,次日开始喂养,住院时间短。因不需开腹,因而没有手术瘢痕或只有微小瘢痕,手术效果良好。

B6 随访 术后定期随访,了解排便情况,有无便秘、腹泻、污粪、大便失禁等,进行直肠指检,必要时指导扩肛、洗肠及排便训练。

绝大多数巨结肠患儿手术后长期随访效果良好,可以完全自行控制排便。

16.4 特殊类型巨结肠

A1 全结肠型无神经节细胞症(TCA)和小肠型无神经节细胞症(EIA)

B1 发病率 Swenson报告TCA占全部HD的2%。日本统计TCA及EIA共占6%～8.5%。美国统计为8%。Martin报告为7%左右。一般认为占6.2%～11.8%。男女发病率之比美国统计为2∶1,日本统计为1.5∶1,西欧国家为0.8∶1～4∶1。总之TCA女性发病率高于一般HD的4∶1比率。TCA有明显的家族性,HD的家族发生率为1.5%～3%,而全结肠以上的家族发生率为12.3%～13.8%。有家族史的TCA、EIA发生率比一般群体的发生率约高5倍。

B2 临床症状与诊断 TCA患儿病情严重,治疗困难,死亡率也高。此型无神经节细胞症术前诊断不易。生后多表现为小肠梗阻症状,回肠扩张,大量呕吐,但腹胀不如一般巨结肠剧烈。患儿不排胎便,偶可在洗肠后排出少量粪便,症状稍有缓解。临床上往往误诊为胎粪性肠梗阻、小肠闭锁、中肠扭转或其他胎粪排出不良的疾患,常需等待剖腹探查及病理活检后方可得出正确诊断。TCA也可并发小肠结肠炎。少数病例可表现为延缓型,婴儿期用塞肛或缓泻剂维持,甚至可以勉强自排。北京儿童医院曾有1例1岁后才确诊。Martin报告3例6～9个月龄才出现症状。亦有文献报告6～10岁后就诊者。这些病例均应详细检查以排除HD同源性疾病。

术前钡剂灌肠检查对于诊断可能有所帮助。TCA主要应与肠闭锁加以鉴别。肠闭锁往往胀气明显,结肠细小,直肠直径大于结肠,并可以看见结肠袋存在,脾曲多呈锐角。而TCA胀气不明显,除EIA外一般无细小结肠,直肠直径等于结肠。此外,结肠袋消失,肠壁呈锯齿状边缘,并出现不规则收缩,脾曲多呈钝角。肛门测压及组化检查意义不大,不能决定病变的范围,而且假阳性假阴性率均高。由于术前诊断不易,往往疑为肠梗阻而剖腹探查。术中可能见到结肠细小或正常,但小肠扩大。如果不能找到肠闭锁或狭窄的病变,且结肠萎瘪,肠腔内粪便如小颗粒状分布并延至直肠,应即想到 TCA。Martin 提倡用多处活检,即在直肠乙状结肠交界处、横结肠、升结肠均切取肠壁全层作快速切片检查以明确诊断。但应指出组织学的异常改变也相当多见,有时虽然经过剖腹探查亦可发生漏诊,甚至快速切片也难肯定诊断。

B3 治疗 全结肠型和小肠型无神经节细胞症的治疗目前仍存在很多困难,文献报道死亡率高达 73%。统计文献资料,病变距回盲瓣 70cm 以内者死亡率为 50%。Walker 报告 35 例,仅 7 例成活,其中 6 例病变位于回肠末端 25cm 以内,1 例达 45cm。随着手术方法的改进和 TPN 的临床应用,近年来其治疗效果有所提高。1994 年一组报告,早期 17 例中仅 1 例生存,近期 39 例中有 16 例生存。Martin 最近报告 32 例无一死亡。关于 TCA 的治疗,一般主张确诊后立即作回肠正常神经节细胞处双筒造瘘,并给予肠道外静脉全营养,1 岁后做第二次手术。术后并发小肠结肠炎可高达 85%。为了解决这一难题,Martin 主张附加切除部分内括约肌手术,使该并发症降至 25%。

A2 超短段型无神经节细胞症

20 年前人们开始注意到超短段型无神经节细胞症,病变局限于内括约肌部。此型约占全部巨结肠的 2.6%,也有报告为 9%～14%。患儿出现症状稍晚,可能在生后数周或 2～3 个月后才出现便秘,症状轻微,腹胀不明显,少数患儿呈进行性加重。钡剂灌肠可以见到狭窄区以上直肠突然扩大。超短段型无神经节细胞症很难与内括约肌失弛缓症、HD 同源性疾病加以鉴别,甚有人认为超短段型与内括约肌失弛缓症实属同一疾病,因为两者在直肠指检时均有内括约肌高度紧张。Lake 认为它是内括约肌发育不良而非 HD。最近 Fujmoto 等对照检查内括约肌失弛缓症、HD 和正常儿三者的肽能神经分布,发现内括约肌失弛缓症者胆碱酯酶(AchE)、血管活性肠肽(VIP)、P 物质(SP)、神经肽 Y(NPY)、脑啡肽(Med-ENK)等均与 HD 不同,并多数有增强现象。因而对此病的命名尚有争议。鉴别诊断主要应与特发性巨结肠相区别。特发性巨结肠多为儿童患者,生后排便正常,直肠增粗,饮食尚好,腹胀不明显。施行直肠肛管测压,超短段型无神经节细胞症内括约肌反射缺失,而特发性巨结肠则存在。组织学检查价值不大,正常小儿直肠远段处存在一神经节细胞减少带,因而活检未找到神经节细胞不能肯定或否定诊断。进行组织化学检查时其取材部位应在直肠末端 1cm 处,如果太高也可能越过病变部位。

超短段型无神经节细胞症的治疗采用中西医结合治疗方法,大多疗效良好。施行直肠肛管侧前壁内括约肌切除术效果满意。

A3 跳跃型(节段型)无神经节细胞症

这是一种罕见的类型,收集国外文献共见报告 29 例,其中 Martin 报告 1 例超短段型无神经节细胞症合并阑尾无神经节细胞。国内仅见 1 例。此型之特点是在结肠之某一短段(呈带状)肠壁内无神经节细胞存在,但其上下两端均可找到正常神经节细胞,病变结肠有时可出现两处。对于此型是否存在目前尚有争论。Swenson 不承认此型的存在,因为它不符合胚胎期神经节细胞生长的原理。但近年来文献不断有所报告,有人则认为它是 HD 的变异。Earlam 认为血液供应受损既然可以造成肠闭锁或狭窄,那么宫内的暂时性肠套叠、肠疝、肠扭曲及旋转均可形成暂时性缺血而引起一段肠壁神经节细胞损害,最终造成节段性神经节细胞缺如。但这一理论也被另一些学者所否定。

跳跃型无神经节细胞症仅有部分患儿生后立即出现典型的巨结肠症状。手术前诊断较困难,术中见肠管外观正常,仔细检查可发现一处或多处狭窄环。最多见于乙状结肠,大多数直肠壁内神经节细胞正常。肉眼观察很难肯定,借助大量的组织活检方可诊断。此类患者极少,但术前术中均应提高警惕,以免漏诊。此病的治疗方法是切除病变肠段,作肠端端吻合术,手术效果良好。

16.5 巨结肠的一般治疗

A1 治疗原则

B1 新生儿、婴儿一般情况差,梗阻症状严重,合并小肠结肠炎或合并严重先天性畸形,尤其是 TCA 者,宜暂行肠造瘘,然后控制感染,加强支持治疗并给予 TPN,待一般情况改善,于 6~12 个月后再行根治手术。

B2 婴儿一般情况好,诊断为短段型巨结肠或神经元发育不良(IND)B 型者可行经肛门内括约肌部分切除,或经肛门直肠切除手术,或腹腔镜辅助下巨结肠手术。

B3 若新生儿一般情况良好,诊断明确,医院设备完善,麻醉及外科医生技术熟练,亦可行一期根治术。但新生儿手术并发症多,死亡率高,术中应细致操作,加强术后管理,预防各种并发症的发生。

B4 患儿一般情况尚好,保守治疗有效,用扩肛、缓泻剂、开塞露可保持每天排便。患儿无明显腹胀,饮食、生长发育和营养均在正常范围,可延至 6 个月后行根治术。但必须告诉家长,如若出现肠梗阻、小肠结肠炎,应随时入院治疗。

B5 患儿年龄已超过 6 个月,近端结肠扩张明显或狭窄段达乙状结肠、降结肠者应行开腹根治手术。

A2 保守治疗

保守治疗的目的是用各种方法达到每天或隔天排便一次,解除低位肠梗阻症状。但是,由于 HD 患儿症状顽固,使用单一方法不久就会失效,往往需要多种方法交替或联合使用。即使如此,有时也难以维持排便。

B1 口服润滑剂或缓泻剂 如蜂蜜、麻油、液状石蜡、酚酞、番泻叶、大黄等,保持每日排便。用药量可以根据粪便性状及次数酌情加减。

B2 塞肛 用开塞露或甘油栓塞肛,每日或隔日 1 次。

B3 灌肠 0.9%盐水灌肠是较有效的方法。具体操作如下：盐水配制可将食盐分为 4.5g 一包，使用时每 500ml 温开水中放入一包即可。用台金冲洗器或 50ml 注射器在肛门内注入已配好的消毒温盐水，反复灌洗，注意流出量应与注入量基本相等。每天灌洗 1 次，每次用量 100ml/kg 左右。

A3 结肠造瘘

保守治疗无效，患儿病情不能耐受根治术者宜先行结肠造瘘术。其造瘘部位有人主张在乙状结肠神经节细胞正常的肠段，有人主张于横结肠。一般主张在乙状结肠较好，因该处造瘘可以保留最大的结肠吸收面积，而且行第二次根治手术时关瘘与根治术可一次完成。如果长段型巨结肠不能行乙状结肠造瘘，在行横结肠造瘘时，其部位应在靠近肝曲，这样可以避免分离脾曲，也不至影响下次根治手术时下拖结肠的长度。无论在何处造瘘，其瘘口必须有正常的神经节细胞，否则术后仍不能排便，症状不能解除。

16.6 巨结肠根治手术

A1 直肠肛管背侧纵切，心形斜吻合术（王果手术）

根据国内外大量文献报告，HD 根治术后早期伤口感染约占 10%，吻合口漏 7.2%，吻合口狭窄 10%～23%，肠梗阻 9.6%，便秘约占 9.07%，内括约肌痉挛占 21.6%。Rehein 手术后发生继发性巨结肠者占 11.5%。尚有 13.6%需再行直肠肛管切除术。肛门控制不良及污粪者占 8.3%～19.5%，发生肠炎者 8%～20.7%。笔者统计国内 19 位作者随访的 1017 例，污粪及失禁率达 31.66%。上述资料不难看出，这些根治手术的远期效果尚难令人满意。经过长期的临床实践与研究，我们发现这些并发症的原因均与内括约肌处理不当有关。如果该肌切除过多则可产生污粪甚至失禁；相反，内括约肌保留过多，又可导致便秘复发及内括约肌痉挛综合征。鉴于此，笔者吸取各种术式的优点，避免其缺点，设计出一种新的术式——直肠肛管背侧纵切，心形斜吻合术。其目的在于防止感染，切除内括约肌适当。这一术式不但避免了伤口感染、吻合口漏、吻合口狭窄，而且防止术后引起污粪、失禁或便秘，以及内括约肌失弛缓症和减少小肠结肠炎等。国内众多医院相继采用这一术式已近千例，均取得良好效果。

B1 术前准备

C1 术前纠正营养不良、贫血及一般情况。

C2 用 0.9%盐水回流洗肠 10～14 日，务使结肠内积粪、粪块逐渐洗净，达到肠道通畅，梗阻解除，腹胀消失。

C3 如有水、电解质紊乱，肝肾功能不良，应给予纠正。必要时可少量多次输新鲜血。术前两日口服庆大霉素 2000～4000 单位/(kg·d) 和甲硝唑 15～30mg/(kg·d)。手术日晨清洁洗肠，保留肛管至手术室拔出，使肠腔液体排出干净。

B2 麻醉、体位 连续硬脊膜外阻滞麻醉静脉＋复合麻醉。患儿仰卧位,消毒后腿部用无菌巾包裹放于消毒单上。会阴部手术时,助手将患儿双下肢屈曲固定。

B3 手术步骤

C1 左下腹经腹直肌切口,上端超过脐部3cm,以求能顺利分离横结肠脾曲;下端达耻骨上缘。

C2 探查腹腔,了解狭窄肠管的部位、长度以及扩大肠管的范围。在近端移行部及预计保留结肠处缝一丝线作为拖出时的标记。必要时快速切片,以决定正常神经节细胞部位及切除长度。手术台置于头稍低、稍向右侧倾斜位,以使小肠集中在右上腹,便于显露盆腔。找到输尿管,在腹膜反折处紧靠直肠剪开腹膜。

C3 牵开输尿管,以免损伤,在直肠后间隙进行分离,向尾端分离至尾骨尖(约为齿状线水平)。结扎切断上1/3直肠侧韧带,盆腔内用干纱布填塞止血。向上剪开结肠系膜的腹膜层和脾结肠韧带,逐一钳夹、切断乙状结肠、降结肠动静脉。注意血管近心端均应结扎,缝扎两道,避免结扎线滑脱造成致命性大出血。游离降结肠、脾曲、横结肠左部,使正常结肠在无张力情况下顺利拖出肛门吻合。术者此时应耐心核查原标记处肠壁微细血管的跳动,如无搏动,则标记线应向上移至血供良好处。必须强调指出扩张段应尽量多切除,否则术后常易复发;一旦复发便秘,治疗方法极少,多需再次剖腹手术。尤其是神经细胞发育异常者务必切至近脾曲处,绝不可留下病变及退化变性肠管以作吻合之用。

C4 术者转至会阴部操作,扩张肛管,放入橄榄头扩张器,于直肠上端扩张器颈部丝线结扎结肠。如无此种橄榄头可用环钳替代,针线穿过环孔结扎两道。

C5 直肠、结肠套叠式拖出肛门外(图16-6-1),在结扎线处切断直肠,继而将粗大结肠徐徐拖出,直至可见到已缝有标记的正常肠段为止。拖出过程中,慎勿使肠管扭转。切除巨大结肠。

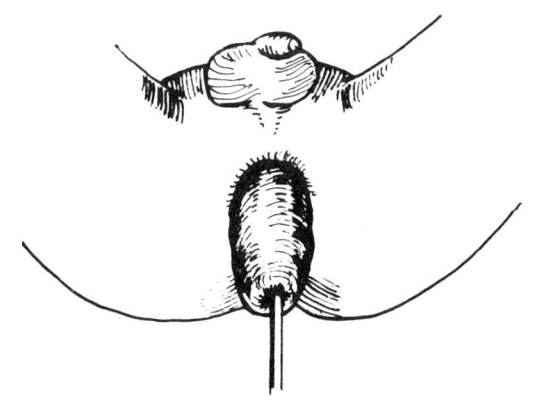

图16-6-1 结肠套叠式拖出肛门外

C6 直肠背侧纵行劈开至齿状线处,切口两翼分开呈 V 形。细心分离清除直肠周围的疏松结缔组织,使直肠肌层吻合时可与结肠浆肌层贴紧。切勿在两肠壁间夹入脂肪垂或结缔组织,以免愈合不良,造成术后吻合口漏。

C7 首先在 V 形尖端缝两针,3、9、12 点处各缝一针作为定标牵引线。应特别注意 V 形尖端引线必须靠近齿状线,不可过远;12 点处引线距肛门缘约 2cm。切不可在未看准齿状线时盲目缝合,否则不但不能作成心形斜吻合,而且术后将发生环形狭窄和内括约肌痉挛。结肠前壁的缝合点应较后壁缩短 2~3cm,否则直肠结肠均保留过长会形成瓣膜状狭窄。然后牵开两根牵引线,在两根线间顺序缝合浆肌层一周(图 16-6-2)。缝线应距切口缘约 0.3cm,为全层吻合留有余地。

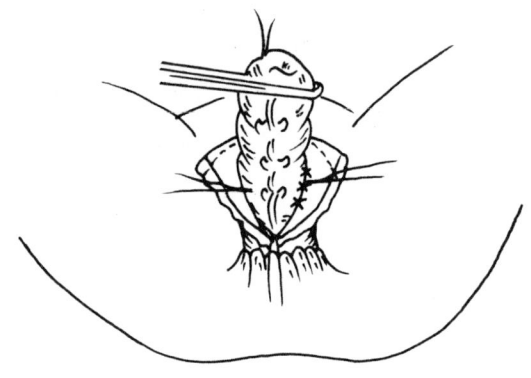

图 16-6-2　牵开缝线,浆肌层缝合一周

C8 切除多余的直肠、结肠,吸尽肠腔粪液,消毒后塞干纱布,手术完毕时拉出。同样在四周等分缝合牵引线 4 根,在两线之间依次全层缝合一周(图 16-6-3)。吻合完成后,前壁长,后壁短,形如马蹄,突出于肛门外,检查有无漏缝或出血,然后将其送还盆腔。术者更换无菌衣服、手套,转至腹部手术,封闭盆底,修复腹膜,逐层关闭腹腔。吻合口前壁距肛门 3~4cm 左右,后壁距肛门 2cm 左右(图 16-6-4)。术毕放软橡皮肛管一根,4~6 天拔出,对预防肠炎颇为有益。

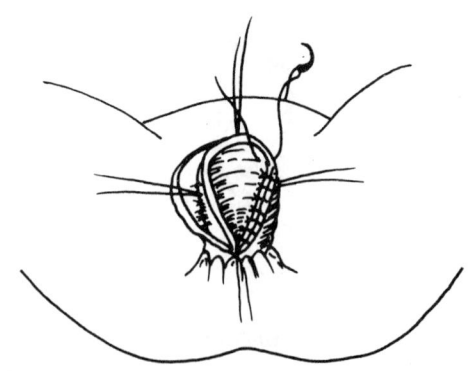

图 16-6-3　结肠直肠肛管全层缝合一周

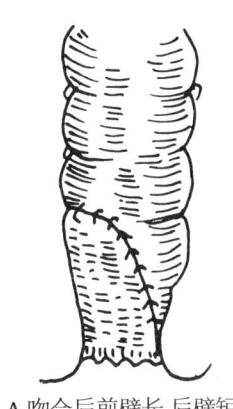 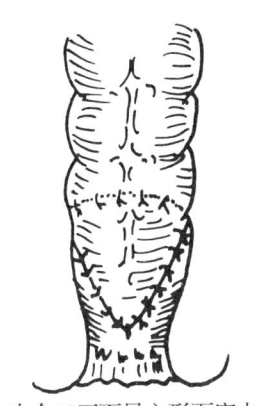

A.吻合后前壁长,后壁短　　B.吻合口正面呈心形而宽大

图 16-6-4　吻合完成后

如果扩大肥厚肠段波及横结肠时,则需切除所有扩大肠段,将升结肠游离拖出吻合。此时应特别注意,升结肠不可沿矢状面直接翻下,而应作逆时针方向旋转后拖出,否则可造成回盲部系膜肠管扭曲而影响血供。并应注意结肠拖出时应逐渐逆时针旋转 360°,以免升结肠扭转,影响术后蠕动功能及造成肠梗阻。

B4 术后处理

C1 鼻胃管减压,肠功能恢复后拔除。

C2 静脉输液,给予广谱抗生素、甲硝唑 5～7 天。

C3 注意发生小肠结肠炎,必要时温盐水洗肠、排气,抗生素、甲硝唑、泼尼松保留灌肠。

C4 出院前作直肠指检,以了解吻合口是否宽大、平滑及前后壁高度,如因吻合不当出现环形狭窄时,可行短期扩张。初学者易使直肠肛管后壁吻合未达齿状线,以致发生环形狭窄,或前壁结肠直肠同时保留过长形成瓣膜。

B5 此术式的优点

C1 由于盆腔分离少,我们常规不放导尿管,仅在开腹和关腹时各挤压膀胱一次,从而避免了膀胱感染和疼痛性尿潴留。

C2 肛门外切除结肠行端端斜吻合减少了盆腔及腹腔污染机会,也节约了腹腔内操作时间,同时消灭了盲袋、闸门,避免了吻合口感染和裂开等并发症。

C3 吻合口宽大,不需扩肛,减轻了家属的经济及精神负担和患儿的痛苦。

C4 不需任何夹具,减少了护理工作,消除了家长的恐惧心理,避免了夹具引起的各种并发症。

C5 此术式与其他任何方法的区别在于最大限度地保留了内括约肌,同时也解决了内括约肌痉挛,从而基本上解决了术后污粪、失禁和便秘复发,避免了腹腔感染及吻合口漏的发生,并减少了肠炎的发生率。但和其他根治术一样,尚未能解决术后小肠结肠炎的发生。

A2 结肠切除,直肠后结肠拖出术(Duhamel 手术)

术前准备、麻醉、体位如前术式。

B1 手术步骤

C1 开腹后探查腹腔,在耻骨平面切断直肠,直肠内翻缝合两层。分离结肠至脾曲,切除巨大结肠,近端结肠断端封闭。然后在直肠后间隙向下分离直至皮下。

C2 在齿状线平面将肛管后半环切开,分离至盆腔原已分开的通道。

C3 由切开口放入一长弯血管钳至盆腔,夹住结肠缝线,由此通道将结肠拖出肛门,行结肠、肛管后半环吻合。用两把血管钳将拖下的结肠前壁、直肠后壁∧形钳夹(图 16-6-5)。

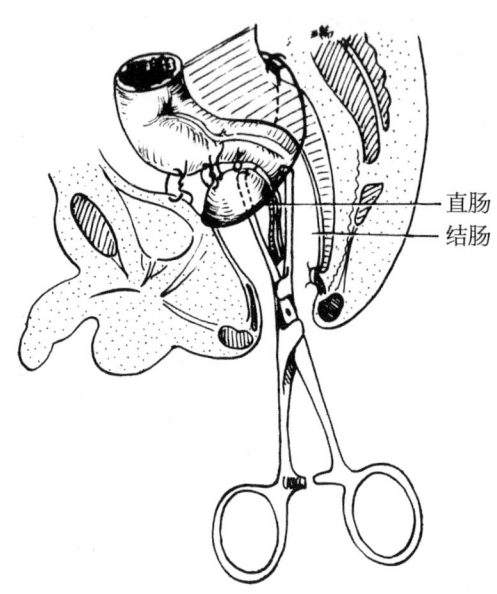

图 16-6-5 用两把血管钳呈∧形夹住结肠前壁和直肠后壁

(图中只画了一把钳,第二把钳插入时,与第一把钳尖端并拢,钳柄部尽量分开)

C4 两钳间肠壁坏死,肠管相连贯通形成一新肠腔(图 16-6-6),前壁为原来无神经节细胞的直肠,后壁为拖下的结肠,有正常的蠕动功能。

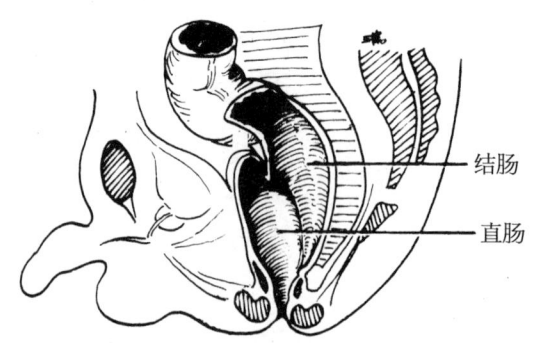

图 16-6-6 结肠直肠贯通,形成新的肠腔

B2 术后处理

C1 手术后应经常注意钳夹肠管的坏死脱落,一般在7天左右。脱落过早,肠壁未粘连牢固,可出现盆腔感染或漏粪。7天后仍不脱落者应压紧钳齿,剪除两钳间的肠组织。小儿翻身护理应细心,勿牵拉钳子或将肠管下拖,以免影响愈合。保持肛门清洁,清洗粪污。

C2 两肠管为钳夹肠坏死粘连愈合而成,局部反应严重,可产生宽大而肥厚的瘢痕组织,造成吻合口狭窄,因此应行较长时间的扩肛。

C3 嘱咐家长长期注意排便情况,并定期复查有无盲袋及闸门形成。

C4 其他处理同前术式。

此术式的优点是避免了盆腔分离过于广泛,保留了直肠前壁的压力感觉功能。最大缺点是直肠、结肠不在一直通道上,可出现盲袋、闸门综合征。因而许多人将其加以改良,消除盲袋与闸门,方法各有异,但仍需切除肛管后1/2环或大部分,将结肠与肛管后半环吻合,前半部用钳夹或缝合。

A3 结肠套出,肛管后壁缝合前壁钳夹术(赖炳耀手术)

B1 手术步骤

C1 腹部分离如Duhamel手术,结肠套叠式拖出,将结肠、直肠均分,前后切开两半。

C2 在齿状线平面将肛管后半部切除,并与结肠后1/2吻合(图16-6-7)。

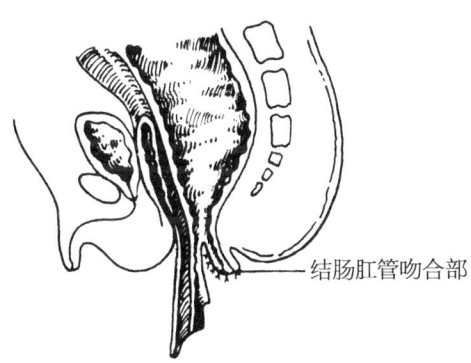

图16-6-7 在齿状线平面切除后半部肛管,行结肠肛管吻合

C3 前壁用弯血管钳钳夹(图16-6-8),切除多余肠壁。赖氏后来将前壁亦改用吻合。

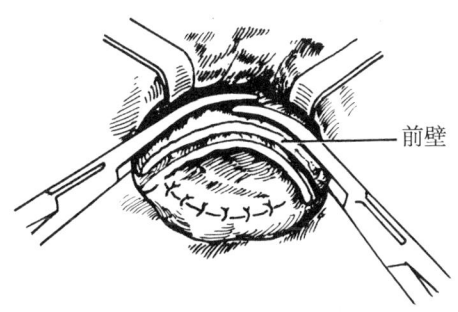

图16-6-8 前壁用弯血管钳钳夹

B2 此术式的优点 它比原 Duhamel 术式已有很大改进,消除了盲袋和闸门,保留直肠前壁排便感受区。

A4 直肠后结肠拖出,直肠结肠前壁环钳术(张金哲手术Ⅰ式)

B1 手术步骤

C1 乙状结肠下端切断,切除巨大结肠后,直肠残端暂闭合,将已装套筒之结肠由直肠后间隙送入。

C2 用结肠套筒尖端将直肠后壁顶出,在齿状线作一横切口,结肠由此切口拖出(图16-6-9)。

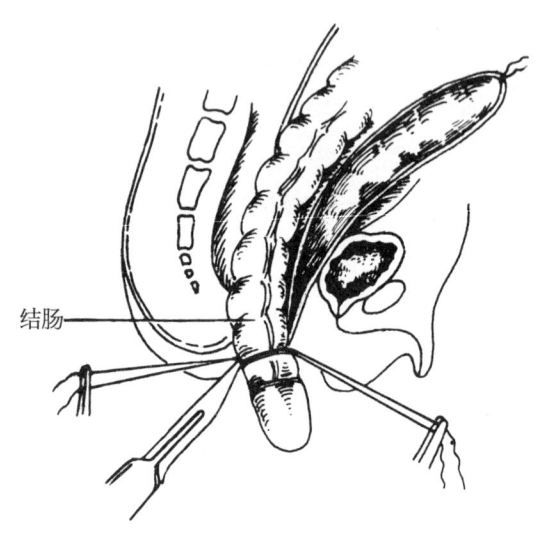

图 16-6-9　在齿状线处切开肛管,结肠由此拖出

C3 肛管与结肠后壁(后1/2肠管)吻合,用海绵钳夹住直肠残端拖出肛门外(图16-6-10)。

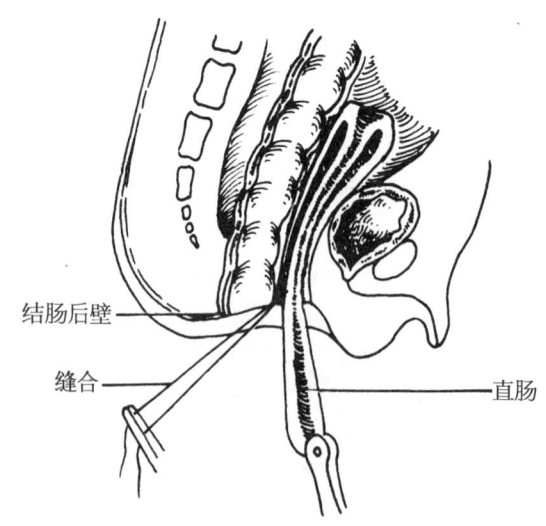

图 16-6-10　肛管与结肠后壁吻合,直肠外翻拖出

C4 放入环钳夹器,其底叶由结肠腔进入,上叶由直肠腔进入,直肠残端由上叶之环内拉出。两叶适当夹紧,使直肠、结肠前壁夹在一起(图16-6-11),切除环内多余的直肠。

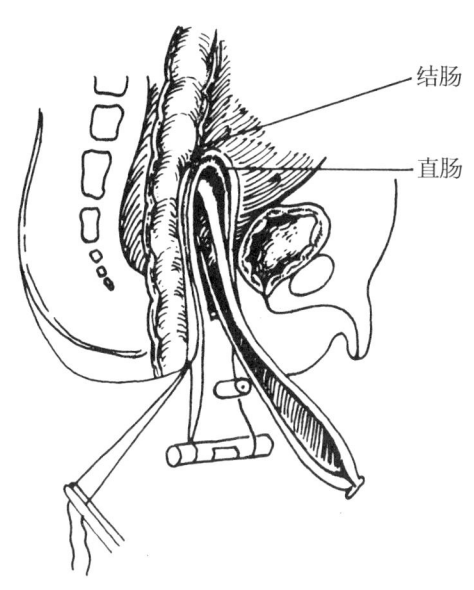

图16-6-11 环钳夹住直肠、结肠前壁,使两者直接愈合

B2 此术式的优点 ①环钳能拆开易放入。②环钳肛门口部分小,对括约肌压力小,直肠内容较大能翻出肠管,吻合口大。③环钳前部钳吻后有三牙避免下滑,同时能避免钳牙引起穿孔感染。④能夹直肠后壁与拖出结肠前壁,避免盲袋与闸门形成。

A5 肠腔深环钳吻合法(张金哲手术Ⅱ式)

张金哲手术Ⅰ式简单、省时、损伤小,但术后肛门外保留钳夹器,增加护理麻烦及患儿痛苦,因此张氏已改用直肠腔深环钳法(图16-6-12)。其手术步骤为:

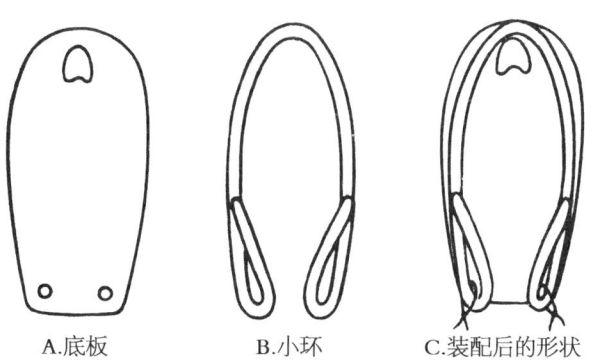

A.底板　　B.小环　　C.装配后的形状

图16-6-12 直肠腔深环钳法

B1 结肠切除拖出,后壁在齿状线处吻合。

B2 长钳夹住环钳底板,将翻出之直肠套入环内,沿直肠后壁送至反折顶端(图16-6-13)。

B3 助手在腹内将环钳前后叶捏紧对齐,用弯针带细钢丝自肠壁外穿入肠腔,通过环钳前环顶部与底板前孔绑牢拧紧(图16-6-14),直肠反折与结肠缝合3~4针关腹。

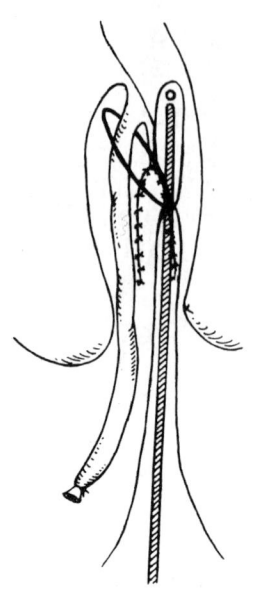

图16-6-13 长钳夹住环钳底板,底板位于结肠内,环位于直肠内

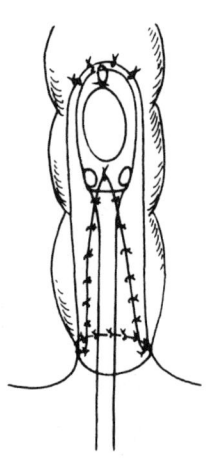

图16-6-14 环钳顶部缝扎

B4 剪除多余直肠,保留环夹牵引线,插入细管,术后每4小时注抗生素1次共1周。环钳1周内脱落。

A6 直肠后结肠拖出,直肠结肠Z形吻合术(Ikeda手术)

B1 手术适应证 主要用于结肠造瘘术后直肠失用性萎缩,结肠无法套入直肠者。

B2 手术步骤

C1 开腹后分离直肠后间隙,游离乙状结肠、降结肠至脾曲均如前手术。

C2 在直肠上端用直角钳夹住直肠,切除巨大结肠。结肠残端用丝线暂时闭合。

C3 扩肛后在齿状线上横行切开直肠后壁,结肠经直肠后间隙由此切口拖出。结肠、肛门后壁在齿状线处吻合。平行直肠上端处横行切开结肠前壁(图16-6-15)。

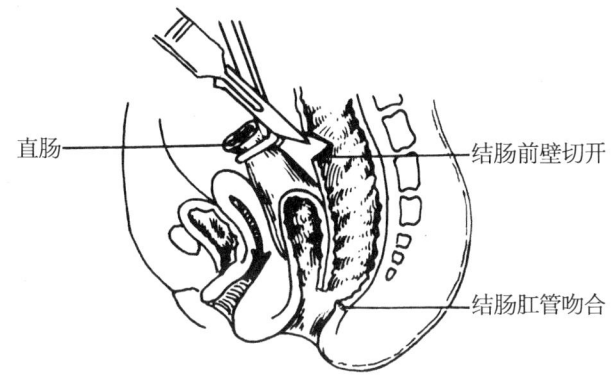

图 16-6-15　平行直肠上端处横行切开结肠前壁

C4 直肠上端后壁与结肠前壁切口下缘用丝线作间断缝合,并用钳夹器钳夹整个直肠后壁和切口下方的结肠前壁(图16-6-16)。

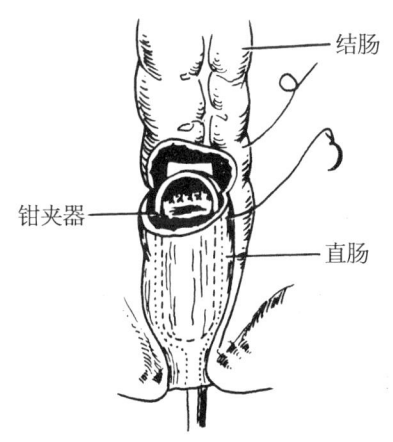

图 16-6-16　钳夹直肠后壁和结肠前壁

C5 直肠上端前壁与结肠前壁切口的上缘间断缝合两层。约1周后钳夹器脱落,形成新的直肠腔,吻合口如Z形(图16-6-17)。

此术式的优点是直肠前、后壁吻合线距离较远,吻合口平整,管腔宽大,无狭窄形成,同时亦具有保留直肠前壁排便反射区、无盲袋等优点,术后效果良好。其缺点是切除了1/2内括约肌,并需要在腹腔内切断直肠进行吻合,有污染腹腔之可能。如能细心操作仍可避免术后感染。

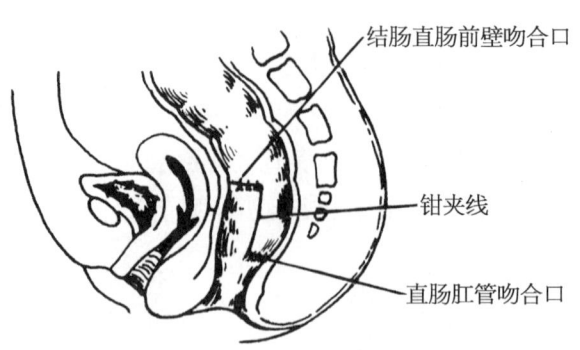

图 16-6-17　钳夹器脱落,吻合口呈 Z 形

A7　直肠黏膜剥除,鞘内结肠拖出术(Soave 手术)

　B1　手术步骤

　　C1　开腹探查后,在直肠近段用 0.5%普鲁卡因肾上腺素液纵行注入浆肌层与黏膜间。

　　C2　切开浆肌层,用小纱球分离黏膜,至四周完全游离(图 16-6-18)。

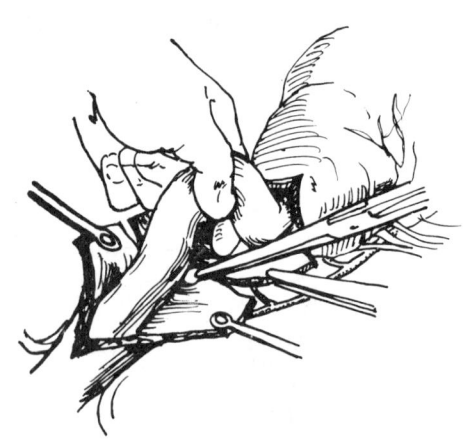

图 16-6-18　切开浆肌层,分离黏膜

　　C3　切断浆肌层,继续向深部肛门处分离。

　　C4　提起黏膜管,分离至齿状线处。有时黏膜因炎症改变而非常脆弱,极易破损,使粪便溢出污染肌鞘、盆腔,此时可切断直肠,用干纱布拭净肠内容 并消毒肠管,然后分离黏膜,较简单易行。

　　C5　分离至齿状线处时,由助手自肛门放入手指,以了解分离是否充分。直肠肌鞘作后侧纵切防止术后狭窄、痉挛。

　　C6　在齿状线处环行切断黏膜层,将黏膜套及与上方连接的巨大结肠徐徐拖出肛门外,切除粗大肠管,行结肠肛管吻合。亦可将肠管外置 6~10cm,待肠壁粘连不再回缩时(10~14 天)再切除多余肠管。经腹将直肠肌鞘固定于结肠上,封闭盆腔,关腹(图 16-6-19)。

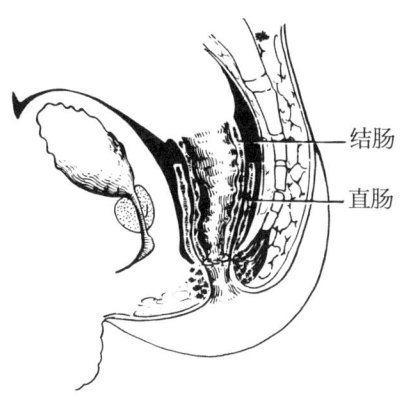

图 16-6-19　术后直肠段有两层肌鞘

B2 术后处理

C1 术后半月开始扩肛,每天1次,扩张半年。

C2 如行肠外置,由于括约肌收缩、血液回流不畅、肠管肿胀、分泌物增加和感染,常引起体温升高。须注意局部清洁消毒,必要时及早切除外置肠管。

C3 其他处理同前术式。

此术式之优点是不需要游离盆腔,结肠经直肠鞘内拖出,不易发生吻合口漏,对盆腔神经损伤少。但是它保留了无神经节细胞的肠管,直肠段为双层肠壁,常导致内括约肌痉挛便秘。直肠黏膜如剥离不完整,黏膜遗留于夹层内生长分泌黏液,可引起感染及脓肿。

此术式除用于 HD 根治术外,也常用于结肠息肉症及其他再手术者。

A8 经腹结肠切除,结肠直肠吻合术(Rehbein 手术)

B1 手术步骤

C1 沿直肠剪开腹膜,向远端分离直肠,婴儿距肛门 3~5cm,儿童距肛门 5~7cm。在此高度切断直肠,切除巨大结肠。

C2 直肠结肠先缝 4 针,向前后左右牵开,然后缝合后壁(图 16-6-20),再缝两侧。

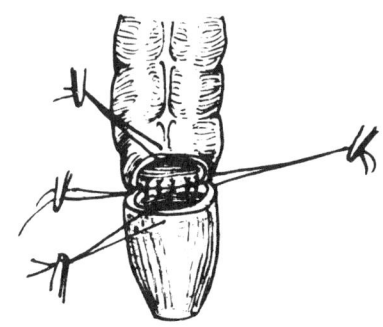

图 16-6-20　吻合直肠结肠后壁

C3 直视下放入一肛管(图 16-6-21),上端超过吻合口 5～8cm,保证术后肠道排气通畅,使吻合口能顺利愈合。

C4 吻合完毕后见图 16-6-22。

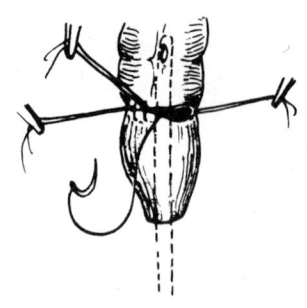

图 16-6-21　放入肛管后吻合前壁

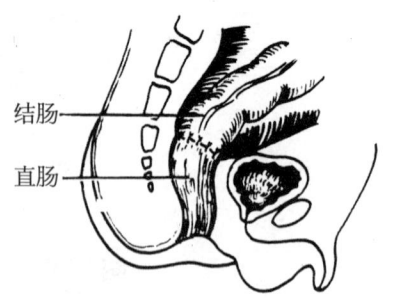

图 16-6-22　吻合手术完成后

B2 术后处理　2 周后开始扩肛,持续半年。定期复查,如便秘复发,应及时行内括约肌切除术,避免发生继发性巨结肠。其他处理同前术式。

此术式的优点是腹腔内操作,盆腔基本未分离,内括约肌未切除,无肛门失禁、污粪等并发症。但是这一术式保留了 5cm 左右的无神经节细胞肠段,相当于短段型 HD,常有内括约肌痉挛及便秘复发。

A9　拖出型直肠结肠切除术(Swenson 手术)

B1 手术步骤

C1 开腹后,在盆腔直肠周围切开腹膜,沿直肠分离结扎血管及韧带,分离直至皮下。切除巨大结肠,封闭两断端。

C2 经肛门放入长弯血管钳,夹住直肠将其外翻拖出(图 16-6-23)。

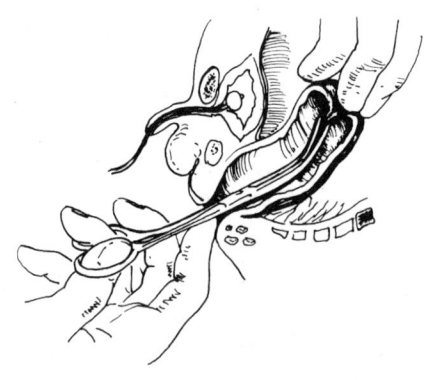

图 16-6-23　夹住直肠拖出肛门

C3 在齿状线处作一横切口,插入长血管钳经盆腔夹住结肠缝线,将结肠拖出肛门外(图 16-6-24)。

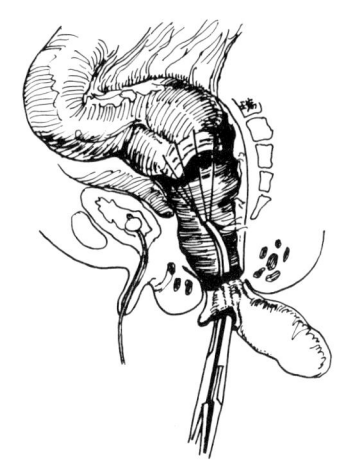

图 16-6-24　结肠由直肠切口拖出

C4 直肠结肠浆肌层间断缝合一周。

C5 切除多余直肠和结肠，边切边缝，以防回缩。直肠结肠全层缝合一周(图 16-6-25)。

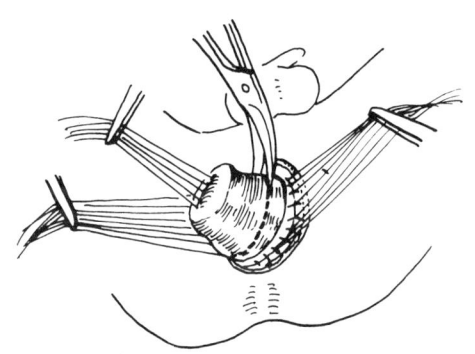

图 16-6-25　切除多余肠段，直肠结肠全层缝合一周

C6 吻合完毕，将结肠送回盆腔。

B2 并发症的预防及处理

C1 此术式因盆腔分离广泛，常有不同程度的神经损害，术后尿潴留发生率约占50%。因此必须留置导尿管4～5天，拔管后如仍不能自行排尿，须再放导尿管并配合其他治疗。

C2 术后3天如发生体温升高、腹胀、排气排便不畅，应警惕盆腔感染及吻合口漏，其发生率约占14%。必要时作横结肠或回肠造口，使吻合部休息愈合。半年后复查，如吻合口愈合良好，再次手术关瘘。

C3 该术式基本上为环形吻合，常有狭窄，应及时进行扩肛。

C4 手术切除了齿状线以上几乎全部内括约肌，术后易发生污粪。如保留过长又易导致便秘复发，故应恰当掌握内括约肌的切除长度。

B3 术后处理 同前术式。

此手术的特点是经腹腔游离直肠至皮下,在腹腔内切断直肠上端和切除扩大结肠。封闭两端断端,然后将直肠内翻,结肠由直肠腔内拖出肛门外进行环状吻合。由于分离面广泛,出血多,术后并发症多,如吻合口漏、吻合口狭窄、尿潴留、盆腔感染、便秘、失禁等。虽然国内目前已少有人使用此法,但此术式为 HD 根治术的首创手术,许多手术均在此基础上加以改进,故仍予以介绍。

A10 腹腔镜辅助下心形斜吻合术

1994 年 Smith B. M 在腹腔镜辅助下成功地为 1 例 2 岁巨结肠患儿施行 Duhamel 式拖出术,之后国内外相继开展,多用 Soave 术式,国内有人改为施行心形斜吻合术效果更为满意。

B1 手术适应证

C1 短段型、常见型巨结肠。

C2 近端正常肠段应在降结肠以下。切除扩张的乙状结肠后降结肠可以无张力地拖出肛门外进行吻合。

B2 术前准备 同心形斜吻合术。

B3 麻醉与体位 气管内插管麻醉。仰卧位,双下肢一并消毒,两小腿及足包裹置于消毒单上。待进行会阴部手术时,两足用布巾钳固定于护架上。

B4 手术步骤

C1 用气腹针在脐环上部穿入腹腔,注入二氧化碳建立气腹(压力 1.3~1.6kPa,流量 2.8L/min)

C2 右上腹置 4mm 套管放入腹腔镜,左上腹及右下腹置 5mm 套管,放分离钳、超声刀、吸引器等器械。

C3 腹腔检查确定狭窄的长度、扩张段近段的位置以及需切除结肠的长度并作缝线标记。超声刀游离结肠系膜,保留肠侧血管弓,用钛夹钳闭乙状结肠动静脉,使移行段近端正常结肠可无张力地拖至肛门吻合。紧靠肠壁向盆腔游离,避免损伤输尿管。游离直肠侧韧带及后间隙直至齿状线上 0.5~1cm。

C4 会阴部扩肛,将结肠用腹腔镜辅助经直肠肛管推出至肛门外。切开直肠鞘,将近段扩大结肠管拖出至正常肠管标记处,切除巨大结肠。

C5 直肠肛管背侧纵切至齿状线上 0.5cm 处,结肠直肠浆肌层缝 4 针,12、3、6、9 点处作为标准线,然后呈心形缝合一周,切除多余肠管作全层吻合(详见心形吻合术)。放橡皮管于肛门内,4 天后拔出。

B5 术中注意事项

C1 术中应做快速冰冻切片,以确定神经节细胞之存在,否则如拖出吻合之结肠为病变肠管,则术后症状复发需再次手术。

C2 如扩大肠管至脾曲以上,则应改为剖腹手术。

C3 术后 2 周应检查有无吻合口狭窄,狭窄时应扩肛,以后应定期门诊复查。

此术式为微创伤手术,术后肠蠕动恢复快,进食早,很少发生肠粘连。抗生素应用时间短,住院日缩短,但腹腔镜费用较高。此手术仅适用于降结肠可拖出吻合者,如需脾曲拖出或横结肠已扩张者,或疑为 HD 同源性疾病者则应行剖腹手术,否则病变段切除不完全。有报告术后症状复发,仍需再次剖腹手术者。

A11 经肛门巨结肠手术

1998 年 Torre D. L 报告经肛门巨结肠手术成功,近年来国内各医院已相继采用。

B1 手术适应证

C1 新生儿、小婴儿短段型及常见型巨结肠,狭窄段局限于乙状结肠远端以下者。无神经节细胞肠段及扩大肠管切除后,近段结肠可无张力地拖出肛门吻合。

C2 小婴儿巨结肠轻度扩张,估计病变肠管切除后近段可恢复正常功能者。

B2 术前准备
同心形斜吻合术。手术前夜及清晨洗肠后用 0.1% 碘溶液 100~200ml 保留灌肠,放肛管以排净粪液及气体。

B3 麻醉
骶管+基础麻醉或骶管+气管插管麻醉。

B4 手术步骤

C1 截石位,置放导尿管,双下肢一并消毒包裹吊起。

C2 扩肛,直肠内消毒,肛管松弛直肠呈脱垂状。放射状缝合齿状线及周围皮肤共 8 针,结扎后直肠呈外翻状。

C3 在齿状线处向肛管黏膜下一周注射肾上腺素生理盐水(每 100ml 盐水放 8 滴肾上腺素),齿状线上 1cm 处用针状电极环行切开。分离直肠黏膜,边分边缝线,待全周分离后将缝线集中牵引,以防单线牵引撕裂黏膜。用刀柄继续向近端钝性分离,如有出血可电灼止血,必要时结扎止血。

C4 当黏膜管分离至 5~6cm 时,可见直肠肌鞘呈折叠袖套状环形脱出于黏膜管周围(图 16-6-26),此时已进入腹腔的腹膜反折处,术者再向上稍加分离。

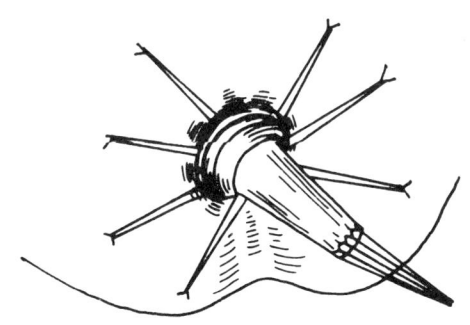

图 16-6-26 直肠肌鞘呈环状脱出于黏膜管周围

C5 小心切开前壁肌鞘及腹膜,证明已进入腹腔后紧贴肠管将肌鞘全部切开,慎勿损伤膀胱及两侧的输尿管和精囊。

C6 牵拉直肠,分离结扎右后侧的直肠上动静脉,近端均应缝扎两道。继续向上分离肠系膜,注意保留靠肠壁的血管弓,直至正常肠段可以无张力地拖出肛门吻合,并保证血供良好。切除扩大的结肠。

C7 在正常段取肠壁快速切片,以确定吻合部位。在齿状线上 1cm 处纵行劈开直肠肌鞘后壁,以防止肌鞘收缩狭窄。将正常结肠与直肠肌层缝合一周,切除多余结肠,用可吸收线将结肠全层与直肠黏膜肌层缝合一周(图 16-6-27)。留置粗橡皮管 4 天,以防肠管曲折,给术后扩肛造成困难。

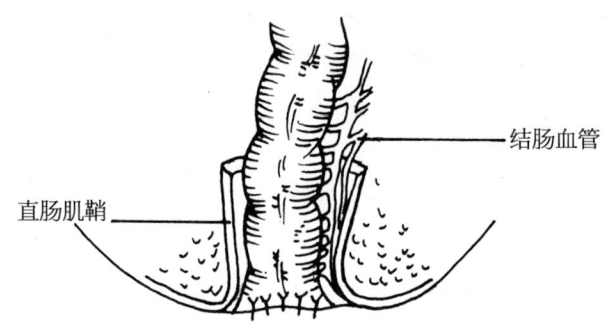

图 16-6-27 术后直肠段为两层肌鞘

B5 手术后处理

C1 术后次日进水及流质和奶。

C2 排便后注意清洁肛门。

C3 静脉应用抗生素 3 天。

C4 术后 2 周开始扩肛。

经肛门巨结肠手术损伤更小,进食早,肠蠕动及全身情况恢复快,腹部无瘢痕符合美观,其费用低于腹腔镜手术及开腹手术。但此手术切除病变范围仅至乙状结肠或与降结肠以远处,故应严格掌握适应证。如估计切除病变肠管不够,应及时中转开腹手术。

A12 经肛门直肠壁内括约肌切除术

自 1989 年开始,北京儿童医院对新生儿及小婴儿短段型巨结肠采用经肛门右前侧内括约肌切除术,手术指征为新生儿及小婴儿的短段型、超短段型巨结肠,HD 同源病,扩张段肠管病理改变较轻,术后可逆转恢复正常者。

B1 手术步骤

C1 截石位,扩张肛门。肛周上方及左右侧各缝一线拉紧,将肛门扩大暴露肛管。由齿状线处向肛管黏膜下注入肾上腺素生理盐水,浸润肛管右侧,向近端约 3~4cm,使整个右侧黏膜呈乳白色并与肌层分离,以达到黏膜易于剥离和止血的目的。

C2 用针形电刀切开8～12点黏膜,用剪刀及刀柄分离黏膜,此时黏膜因注入液体很易分开,向上分离4～5cm。肌层出血可用电灼止血。注意切勿分破黏膜,如有破裂应立即修补。直肠环肌有时与黏膜粘连被一并分开,应将其分离切除,否则术后可出现肛管痉挛,影响治疗效果。

C3 当黏膜分离充分后,用肾上腺素盐水注入肌肉下方,同上方法分离肌层,用电刀切断肌肉。

C4 切除内括约肌1cm宽,4～5cm长。如肛门过小,上方难以暴露切除,可作纵行剪开,其顶端必须超过狭窄段。电灼止血。检查肛管黏膜有无破损,黏膜对齐缝合(图16-6-28)。伤口内放橡皮片引流。肛门内放碘仿凡士林纱条压迫止血,术后次日拔出。

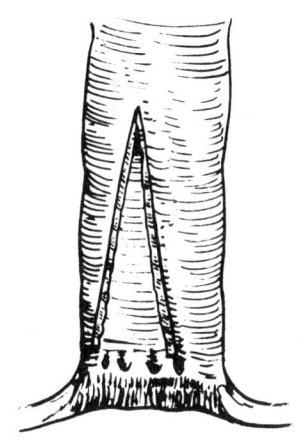

图16-6-28　切除肌层,保留黏膜

B2 术后处理

C1 患儿醒后即可进食流质或奶。

C2 次日拔除橡皮片及肛门纱条。保持肛门清洁,每次便后坐浴。两侧臀部用胶布拉开,用红外线灯烘烤,保持干燥。

C3 2周后开始扩肛,持续半年。

C4 较大儿童注意排便训练,坚持每日定时排便一次。

B3 此术式的优点

C1 部分HD患儿可避免行根治术。

C2 手术损伤比经肛门手术更小,次日即可进食和活动。

C3 少数患儿手术失败亦不影响剖腹根治术时直肠后间隙的分离及结肠拖出。

16.7 全结肠无神经节细胞症手术

A1 回肠降结肠侧侧吻合术（Martin 手术）

手术步骤为：剖腹探查，切除升结肠、横结肠。回肠游离，由直肠骶前间隙拖出至肛门口。回肠、降结肠均在系膜及血供对侧纵行剖开，将两肠管前后壁对齐缝合两层，形成一新的肠腔。肠腔一侧为结肠，有吸收水分的功能；另一侧为回肠，有蠕动排便的功能。近年来有人提出，升结肠吸收水分、维持电解质功能更佳，故行切除横结肠、降结肠，保留升结肠吻合的改良术式。回肠后壁与肛管吻合，其前壁与直肠后壁钳夹。钳夹应有足够的长度，宜超过两肠管已吻合的下缘，否则肠腔内遗留隔膜，影响通畅，需再次手术切除或钳夹。结肠直肠吻合后，成形之肠腔一侧肠壁为回肠，另一侧为结肠（图 16-7-1）。

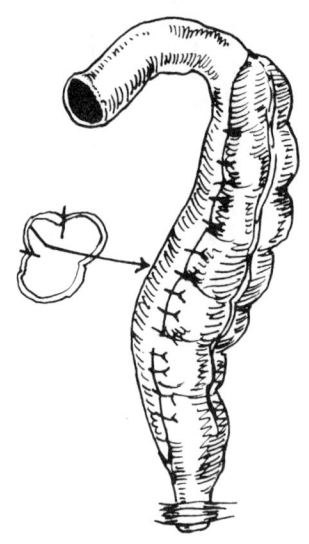

图 16-7-1　Martin 手术：吻合后肠腔一侧肠壁为回肠，另一侧为结肠

A2 升结肠回肠侧侧吻合术（Boley 手术）

Martin 手术切除整个升结肠、横结肠，其结肠功能受到巨大损失。根据研究，右半结肠吸收 80％ 液体和水分、90％ 的钠和氯化物及部分碳酸氢钠，所以切除右半结肠后易发生水和电解质紊乱、污粪、腹泻及肛周糜烂等。Boley 将其改为切除降结肠和乙状结肠，以升结肠及部分横结肠（长约 15～20cm）与正常回肠行侧侧吻合。回肠末端留 5～10cm，将直肠黏膜剥除，回肠由直肠鞘内拖出（图 16-7-2）。Martin 本人经过 32 例总结并不赞成这一改进。

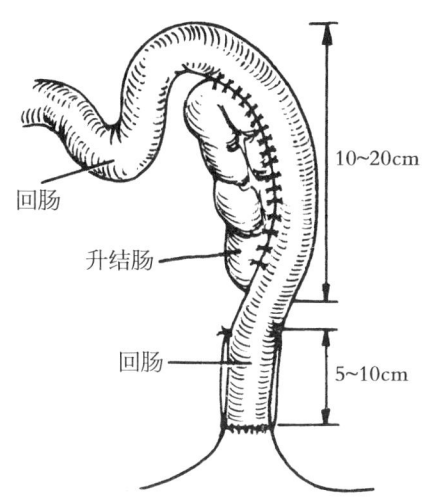

图 16-7-2　Boley 手术：升结肠及部分横结肠与正常回肠行侧侧吻合

A3 保留回盲瓣手术（Sauer 手术）

首先注意到水分吸收主要在右半结肠，而左半结肠吸收很少，直肠则无吸水功能。再者切除回盲瓣后，维生素 B_{12}、维生素 E、脂肪酸、胆酸等均吸收不良，而且有发生胆石和尿路结石之虞，造成生理和营养的严重紊乱。Goto 用鼠做实验发现，切除全部结肠，回肠拖出组体重明显下降，4 周后不能恢复，而且呈现明显低钠症状；再者丧失了回盲瓣之阻挡功能，结肠内细菌逆行进入小肠，造成菌群移位失调。因此 Sauer 等提出，在距回盲瓣 2～3cm 处斜形切断回肠，游离正常回肠 20cm，近端与升结肠侧侧吻合，远端与直肠端端吻合或直肠黏膜剥脱拖出（Soave 手术），回盲部残端与回肠斜吻合（图 16-7-3）。此手术可根据病情分 1～3 期完成，作者报告 2 例已 3 年，效果良好。

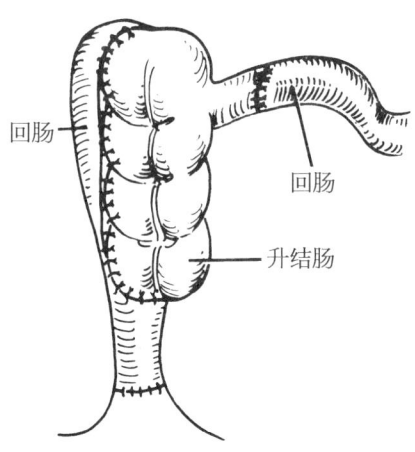

图 16-7-3　Sauer 手术：保留回盲瓣，行升结肠与回肠侧侧吻合

A4 Schennach Sauer 手术

此术式之目的及原则基本与 Sauer 手术相同,手术第一期切除部分右半结肠并造瘘,以预防肠炎发生。第二期切除左半结肠及乙状结肠,游离一段回肠约 10~15cm,间置于盲肠与直肠之间(图 16-7-4),实际是回肠 Rehbein 手术。作者报告 5 例,无一死亡。

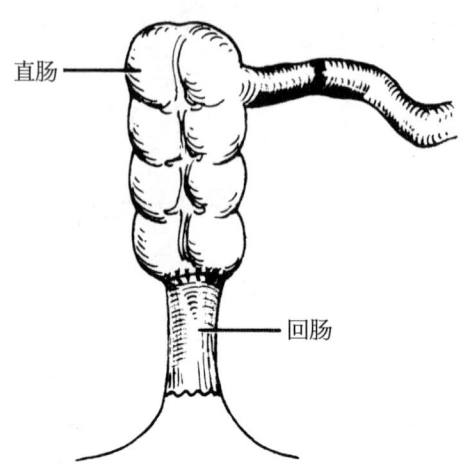

图 16-7-4　Schennach Sauer 手术:保留回盲瓣,回肠间置

A5　结肠切除,回肠直肠吻合术(Rehbein 手术)

切除全部结肠,行回肠直肠吻合。此手术的优点是简单,但完全丧失结肠吸收水分及电解质功能,术后腹泻稀便持续时间较长。1989 年 Hein 等报告 9 例,3 例早期死亡,6 例随访 1~7 年。术后均用 TPN,口服低渗饮食,其内不含氨基酸和短链肽类。静脉补充中链脂肪酸及维生素、电解质等。术后腹泻常有污粪和失禁,1 年后改善,多数生长满意。

A6　预后

新生儿 HD 诊断治疗均十分困难,文献报道采用常规洗肠等保守疗法,半年内死亡率为 50%~70%,1 年达 70%~90%;肠炎发生率为 20%~30%左右,肠穿孔约 3.4%~6.4%。国内佘氏亦报告新生儿 HD 保守治疗及肠造瘘术后总死亡率仍高达 40%。新生儿根治手术死亡率为 3.1%~12%,近年来也有少数病例报告根治术未发生死亡者。因此对新生儿 HD 诊治应特别慎重,根据患儿一般情况、病变肠管的长度、医院设备及条件,可分别选择中西医结合非手术疗法,经肛门路手术及根治手术。

根据国外大宗病例报告,根治术后并发症仍然较多。术后伤口感染约占 10%,吻合口漏约 7.2%,肠梗阻 11.2%。远期随访,肛门失禁仍有 13.6%,便秘复发 9.4%,肠炎 7%,死亡 2.2%,需再次手术者占 8.1%~12.9%。国内随访 1017 例,并发症大致和上述相同。近年来 Shonc 报告术后早期并发症占 25%以上,晚期并发症近 40%。Skaba 报告 94 例 Kasai 手术后,伤口感染 12.7%,吻合口裂开 11.7%,吻合口狭窄 10.6%。其收集文献共 4431 例,术后死亡 0~3.4%,吻合口狭窄 3%~21%,吻合口漏 3.4%~13.3%,术后便秘复发约 10%左右,肠炎约5%～10%。从上述资料已不难看出,HD根治手术后并发症仍然多而严重,尤其是远期随访时仍有10%～15%需再手术,晚期死亡率约2.2%～3.4%。

上述资料足可说明HD诊治的复杂性,小儿外科工作者除了继续深入研究病因、病理诊断、手术方法外,还应特别重视手术并发症的防治,尤应研究术后远期患儿的生活质量、病理生理、病情恶化和引起死亡的原因,以求达到保证患儿健康成长的目的。

全结肠无神经细胞症(TCA)存在的问题更为严峻,Sweatt报告手术死亡率占67%,佐伯宗洋报告27例成活率为44.4%,Walkos报告死亡率为65%,稻本报告死亡率为70%。土屋博之收集HD尸解患儿183例,其中24%为全结肠型。TCA的死亡原因主要为营养不良、液体和电解质丢失、败血症、肠穿孔腹膜炎等。Boix在长期随访的病例中发现,虽然身高、体重、饮食均在正常范围,然而血清转铁蛋白、转铁蛋白饱和度、维生素B_{12}、叶酸均低于正常。近年来TCA在使用TPN保证患儿营养后,死亡率已有明显下降,Martin报告32例,手术前后均采用TPN治疗,无一死亡。但另有报告肠造瘘＋TPN死亡率仍然很高,故有人采用一期Duhamel术式,以帮助水分吸收,保证患儿成长,4例中成活2例。在使用TPN后,待患儿体重增至10kg(约到2岁),再次处理降结肠。然而TPN在长期应用过程中可产生败血症、肝功能损害、胆汁淤积等并发症,因此应在医护人员严密观察监测之下施行。

(王　果)

主要参考文献

1　高亚,李恭才,张宪生,等. Ⅰ期经肛门巨结肠根治术15例报告. 中华小儿外科杂志,2001,22:21

2　陈永卫,候大为,张钦明,等. 腹腔镜在新生儿及小婴儿巨结肠根治术中的应用. 中华小儿外科杂志,2001,22:133

3　王国斌,汤绍涛,卢晓明,等. 腹腔镜辅助下改良Swenson巨结肠根治术的初步观察. 中华小儿外科杂志,2001,22:136

4　郑珊,肖现民. 经肛门SoaveⅠ期拖出根治术治疗小婴儿先天性巨结肠. 中华小儿外科杂志,2001,22:267

5　张金哲. 肛门后直肠结肠斜吻合术. 武汉医学杂志小儿外科附刊,1965,2:221

6　王果,等. 中西医结合治疗婴儿先天性巨结肠症. 武汉新医药,1976,1:45

7　艾民康,王果,等. 先天性巨结肠黏膜内胆碱酯酶阳性神经——黏膜活检材料的组织化学诊断. 武汉新医药,1976,1:49

8　张金哲,等. 巨结肠根治术合并症的处理. 武汉新医药,1977,1:21

9　王果,等. 结肠次全切除治疗先天性巨结肠症的探讨. 武汉新医药,1977,1:26

10　王果,等. 先天性巨结肠根治术后晚期并发症的探讨. 武汉新医药,1978,3:31

11　何善述,王果,等. 测定直肠黏膜胆碱酯酶活性诊断先天性巨结肠症的初步探讨. 中华小儿外科杂

志,1984,5:71

12 李国光,王果,等. 先天性巨结肠症病因和流行病因素的初步调查. 中华小儿外科杂志,1985,6:12

13 樊翌明,王果. 先天性巨结肠症壁内去甲肾上腺素能神经支配的荧光组织化学. 中华小儿外科杂志,1989,10:324

14 齐宝权,等. 先天性巨结肠症肠道活动的测压观察. 中华小儿外科杂志,1990,11:23

15 林传友,等. 先天性巨结肠结肠内肽能神经支配紊乱——免疫组化15例. 中华小儿外科杂志,1991,12:341

16 王果,等. 直肠肛管纵切,心形吻合术——巨结肠根治术的改进. 中华小儿外科杂志,1991,12:344

17 施诚仁,等. 巨结肠根治术后小肠结肠炎有关高危因素分析. 中华小儿外科杂志,1994,15:340

18 曹福元,等. 先天性巨结肠症结肠壁内P物质能神经的超微免疫细胞化学观察. 中华小儿外科杂志,1994,15:366

19 王果,等. 花斑鼠肠道无神经节细胞者的肽能神经改变. 中华小儿外科杂志,1991,12:205

20 刘明,王果,等. 新生儿直肠肛管测压. 中华小儿外科杂志,1989,10:87

21 岡本英三,豊坂照弘. ヒルシュプルニグ病类缘疾患—定义・名称・分类—先天性巨结肠类缘病. 小兒外科(日文),1996,28(9):1017-1022

22 日外学术委员会. 巨结肠同源性疾病的调查. 日本小儿外科学会志,1998,24:1174

23 田口智章,水田祥代,中尾真,等. 先天性巨结肠病类缘疾患の病理像,の经时的变化. 小兒外科,1996,28(9):1029-1037

24 Ashcraft K W. Pediatric surgery,34. 3rd ed. Toronto:W B Sallnders Company,2000:453-472

25 Kobagashi H,Hirakawa H,Surana R,et al. Intestinal neuronal dysplasia a possible cause of persistent bowel symptoms after pull-through operation for Hirschsprung's disease. J Pediatr Surg,1995,30:253-259

26 Banani S A,Forootan H R,Kumar P V,et al. Intestinal neuronal dysplasia as a cause of surgical failure in Hirschsprung's disease:a new modality for surgical management. J Pediatr Surg,1996,31:572-574

27 Scharli F,et al. Neuronal intestinal dysplasia. Pediatr Surg Int,1992,7:2-7

28 Meier-Ruge W,Gambazzi F,Kufeler R E,et al. The neuro pathological diagnosis of neuronal intestinal dysplasia. Eur J Pediatr Surg,1994,4:267

29 Fadda B, et al. Symptoms, diagnosis and therapy of neuronal intestinal dysplasia masked by Hirschspung's disease:report of 24 cases. Pediatr Surg Int,1987,2:76

30 Soave F. Endorectal pull-through:20 years experience. J Pediatr Surg,1985,20:568

31 Carmeiro P M R,et al. Enterocolitis in Hirschsprung's disease. Pediatr Surg Int,1992,7:356

32 Puri P. Enterocolitis complication of Hirschsprung's disease. Pediatr Surg Int,1994,9:233

33 Surana R, et al. Evaluation of risk factors in the development of enterocolitis complicating Hirschsprung's disease. Pediatr Surg Int,1994,9:234

34 Kabayash H,et al. Intercellular adhesion molecule-1(ICAM-1)in the pathogenesis of enterocolitis complicating Hirschsprung's disease. Pediatr Surg Int,1994,9:242

35 Badner J A,et al. A genetic study of Hirschsprung's disease. Am J Genet,1990,46:568

36 Lyonnet S, et al. A gene for Hirschsprung's disease maps to the proximal long of chromosome 10. Nature Genet, 1993, 4:346

37 Angrist M, et al. A gene for Hirschsprung's disease in the pericentromeric region of human chromosome 10. Nature Genet, 1994, 4:351

38 Edery P, et al. Mutation of the RET proto-oncogene in Hirschsprung's disease. Nature, 1994, 367:378

39 Martin L W. Total colonic aganglionosis. J Jpn Soc Pediatr Surg, 1988, 24:1009

40 Kobayashi H, et al. Nerve growth factor recepto slaining of suction biopsies in the diagnosis of Hirschsprung's disease. J Pediatr Surg, 1994, 29:1224

41 Azmy A A F, et al. Pseudomembraneous enterocolitis: a potentially lethal disease. J Pediatr Surg, 1990, 25:453

42 Karen W, et al. Acquired agangliosis: a rare occrence following pull-through procedure for Hirschsprung's disease. J Pediatr Surg, 1990, 25:104

43 Bergmeijier J H, et al. Total colectomy and ileorectal anastomosis in the treatment of total colonic aganglionosis: a long-term follow up study of six patients. J Pediatr Surg, 1989, 24:282

44 Skaba R, et al. Kasai's rectoplasty in the treatment of Hirschsprung's disease and other types of colorectal dysganglionosis in children. Pediatr Surg Int, 1994, 9:503

45 Caniano D A, et al. Mnagement of Hischsprung's disease in children with Trisomy 21. Am J Surg, 1990, 159:402

46 Okamoto E, Ueda T. Embryogenesis of intraneural gamglia of the gut and its relation to Hirschsprung's disease. J Pediatr Surg, 1967, 2:437

47 Webster W. Embryogenesis of the enteric ganglia in normal mice and mice that develop congenital aganglionic megacolon. J Embryol Exp Morphol, 1973, 30:573

48 Okamoto E, et al. Selective destruction of the myenteric plexus: its relation to Hirschsprung's disease, achasia of the esophagus and hypertrophic pyloric stenosis. J Pediatr Surg, 1967, 2:444

49 Kasai M, et al. Rectal myotomy with colectomy: a new radical operation for Hirschsprung's disease. J pediatr Surg, 1971, 6:36

50 Heij H A, et al. Long-term anorectal function after Duhamel operation for Hirschsprung's disease. J Pediatr Surg, 1995, 30:430

第17章 肠神经元性发育异常疾病

先天性巨结肠(Hirschsprung disease, HD)是小儿外科常见病,其神经节细胞缺如、神经纤维增生的病理改变已为人们所熟悉。然而有部分患儿的临床症状酷似HD,但病理上神经组织改变与HD不一样,这类病变称之为HD同源病(HDAD)。如同胆道闭锁患儿作Kasai手术、无肛患儿作Peña手术一样,开始均出现了争议,自1971年Meier-Ruge提出结肠神经元性发育异常后对此类异常有了进一步的认识。

1995年Peña统计了有关肠神经元性异常公开发表的文章已有25篇,病例数为322例,主要在欧美国家。我国小儿外科专家佘亚雄教授于1991年也注意到此问题,统计自1978~1991年339例HD患儿中有33例为HDAD即肠神经元异常。

近几年来对肠神经元性发育异常的研究有进一步发展,认识深入,病例数亦大大增加。国内也相继发表了一些有关临床与研究的报告。本章主要对除无神经节细胞症以外的肠神经元性异常疾病,即先天性巨结肠同源病加以描述。

17.1 小儿肠神经丛组织学

1948年Swenson首先提出先天性巨结肠的基本病变是肠管壁神经丛中缺乏神经节细胞,故又称无神经节细胞症。以后相继对HD的病理生理进行了相当广泛的研究,包括对正常的直肠、肛门括约肌的研究等。先天性巨结肠同源病最基本的病变也涉及神经丛及神经元的质量和数量的改变。为此,首先要了解正常儿童不同年龄组的发育情况,上海第二医科大学附属新华医院曾对此作了专门的研究统计(表17-1-1)。

表 17-1-1　正常小儿直肠黏膜下层厚度及神经节细胞的发育

年龄	测量例数	神经节细胞数量(个/cm²)		神经节细胞直径(μm)		神经节细胞核直径(μm)		黏膜下层厚度(mm)
		黏膜下层	肌间	黏膜下层	肌间	黏膜下层	肌间	
胎儿	5	79	10	88.1	11.2	5	6.1	0.21
新生儿	5	73	98	8.3	13.6	5.3	7.9	0.24
6个月	5	46	93	9.1	16.4	5.9	8.8	0.28
1岁	5	36	92	9.3	18.7	6	9.1	0.3
1岁半	5	32	78	9.4	19.2	6.2	9.4	0.37
2岁	5	26	63	9.9	21.8	6.5	9.6	0.44

注:摘自上海第二医科大学附属新华医院病理科资料。

肠壁神经节细胞可分为两类:①成熟的神经节细胞:细胞体积较大,直径10～37μm。细胞质丰富,HE染色呈嗜碱性。细胞核也大,直径6～13μm,圆形或椭圆形,核染色质淡,核仁清楚。②未成熟的神经节细胞:细胞体积较小,直径7～19μm。细胞质少,胞浆呈轻度紫蓝色。细胞核也小,直径5～10μm,呈圆形或椭圆形,核染色深,核仁往往看不清楚。

小儿肠神经节细胞平均大小随着年龄增长而增大,一方面是由于各个细胞的体积增大;另一方面是由于成熟神经节细胞数量增加,未成熟神经节细胞数量减少之故。

小儿黏膜下层神经节细胞密度出生时最高,1岁内降低比较明显,1岁以后不明显。

有关肛门内括约肌、直肠和HD无神经节肠段的最重要解剖、生理和药理资料的概要如下:

A1 肛门内括约肌

　B1 绝大部分肌肉较上部分仅有少数神经节细胞(Aldridge,1968)

　B2 致密交感神经纤维(Baumgarten,1967)

　B3 无NANC抑制神经元(Kobayashi 1997, Rattan 1992, Hirakawa 1995)

　B4 肽能抑制神经元贮存NPY、VIP、SP、Met Enk和其他多肽

　B5 抑制β-受体(Parks 1969, PenninKX 1973)

　B6 高非肾上腺素能成分(0.46mg/g. fr. wt.)(Baumgartey 1973)

　B7 许多α_1和α_2兴奋受体(Furness 1994, Yamato 1990)

　B8 胆碱能神经元(Gattett 1974, PenninKX 1973)

　B9 在BER无峰电位(Holschneider 1974)

A2 直肠

　B1 正常神经节细胞分布(18.000/cm²)(Irwin 1932)

　B2 正常神经纤维分布(Aldridge 1968)

　B3 低非肾上腺素能成分(0.23mg/g. fr. wt.)(Baumgartey 1973)

B4 抑制氧化亚氮贮存 NANC 神经元(Hanani 1995, Shuttleworth 1991, Tomita 1995, Okelly 1994)

B5 肽能神经元贮存 VIP、SP、Met Enk、GRP、Histidine、Isoleucine、Neurokinin A (Nurko 1990, Lynn 1995, Chakder 1993, Fujimoto 1992)

B6 少数 α-兴奋受体(Gagnon 1970)

A3 先天性巨结肠

B1 神经节细胞缺如(Dalle Valle A. 1920)

B2 无 NANC 抑制神经元(Rattan 1992, Hirakawa 1995, Robayashi 1994)

B3 无肽能神经元贮存 Enk、GRP(Larsson 1983)

B4 较少量 VIP 和 SP 含量的神经纤维(Tsuto 1985, Larsson 1988)

B5 肥厚的交感神经纤维(Bennett 1968)

B6 肥厚的副交感神经纤维

B7 高非肾上腺素能成分(0.4mg/g. fr. wt.)(Touloukian 1973)

B8 缺乏 GFA(Kawana 1989)

B9 异常 NCAM 表达(Romanska 1993)

NANC=nonadrenergic-non cholinergic Neurons(非肾上腺能非胆碱能神经元)

Npy=neuropeptide Y(神经肽 Y)

VIP=vasoactive peptide(血管活性肽)

SP=substance P(P 物质)

MetEnk=metenkephalin(蛋氨酸、脑啡肽)

GRP=gastrin releasing peptide(胃素放肽)

BER=basal electrical rhythm(基本电节律)

GFA=glial fibrillary acid protein(胶质原纤维酸蛋白)

NCAM=neuronal cell adhesion molekule(神经元细胞黏附)

NO=nitric oxyde(氧化亚氮)

黏膜下神经丛可分为浅丛和深丛,浅丛大多分布于黏膜肌层下 0.15mm 厚的黏膜下层内。因此,理想的直肠黏膜吸引活检标本黏膜下层的厚度不应小于 0.15mm。

黏膜下丛和肌丛中肠神经节细胞随着小儿年龄的增加每单位肠段的数量逐渐减少;黏膜下丛中神经节细胞数明显少于肌丛内神经节细胞数,前者约为后者的 1/3~1/2。

不同年龄组神经节细胞的大小(平均数)有非常显著的差异,年龄大者细胞及细胞核的直径也较大;肌间神经丛内节细胞直径大于黏膜下丛的节细胞,后者约为前者的 1/3~1/2。

在同一名儿童中,直肠、乙状结肠、降结肠、横结肠和升结肠显示成熟神经节的比例,由直肠至升结肠逐渐增加。

17.2 肠神经元性发育异常的基本病理与标准术语

A1 基本病理

1970年继Nezelof首先发现肠神经元性发育异常的病理改变后,瑞士巴塞尔大学当代著名病理学家Meier-Ruge于1971年提出肠神经元性发育异常(neuronal colonic dysplasia, NCD)病理诊断的4项标准,即:①黏膜下和肌间神经丛增生,形成巨大神经节。②肌间神经节丛交感神经发育不全或无发育。③黏膜固有层和环肌副交感神经纤维AchE活力增高。④黏膜固有层和黏膜肌层分散的平滑肌纤维之间有孤立的神经节细胞。经Scharli(1981)、Fadda(1983)、Briner(1986)及Meier-Ruge(1992)等长期研究,认为肠神经元性异常发育多见结肠部位,但也可累及于小肠,故将NCD易名为NID(neuronal intestinal dysplasia),又进一步把NID分为2型:①NID A型:主要在新生儿期,临床症状有早期发作、急性病理、结肠痉挛、严重便秘与血便。②NID B型:相对症状发作较晚(6个月龄~6岁),有一慢性便秘过程,逐步形成巨结肠。当然,肠神经元性发育异常的病理变化不仅仅是NID的表现,另外还有神经节细胞减少症、神经节细胞未成熟等特殊病理表现类型。

A2 标准术语

目前对此疾病的名称不甚统一,如巨结肠同源病、赫什朋相关疾病(HD related disease)、假性HD(pseud-HD)、赫什朋类似病(HD like-disease)、巨结肠特殊类型(special forms of HD)等。1978年Munakata将此病列为3个型,1991年佘亚雄提议列为4型。正因如此,1995年Scharli与Meier-Ruge拟定了肠神经元性发育异常的标准术语,统一了认识。

肠神经元性发育异常的标准术语如下:

B1 无发育型 ①典型HD(直肠和乙状结肠)。②长段型无神经节细胞症(包括降结肠)。③全结肠无神经节细胞症。④全肠无神经节细胞症。⑤超短型疾病。

B2 发育低下型 ①神经节细胞减少症。②神经元过少性疾病。③肌间与黏膜下神经丛神经节细胞发育低下。

B3 发育异常型 ①NID A型。②NID B型。

B4 获得性情况 Chagas病。

B5 各种发育不良的结合型 ①HD+NID B型。②神经节细胞减少症+NID B型。③黏膜下神经丛神经细胞发育低下+NID B型。

17.3 肠神经元性发育异常的类型、临床表现与病理

1995年据Peña统计所报告的237例NID的主要临床症状为便秘(147例),其他有梗阻(57例)、结肠炎(34例)、血便(16例)、腹泻(15例)与呕吐(10例),64例伴有其他畸形(如肛门直肠畸形)。上海新华医院自1978年2月~1998年12月共收治了450例HD及以便秘为主的肠神经元性异常疾病29例,后者加上HD合并肠神经元异常者22例共51例。其中男性43例,女性8例。年龄3天~12岁,平均6.52±3.84岁。均以病理学诊断病变肠管壁神经丛中神经节细胞缺如和(或)数量、质量异常为依据。51例中临床表现大多以便秘为主(100%),合并其他消化系症状,其中1例以肠梗阻为主要症状(表17-3-1)。

表17-3-1　51例肠神经元性发育异常患儿的临床表现情况(上海新华医院)

症状	例数	比例(%)
便秘	51	100
肠梗阻	8	15.7
结肠炎	10	19.6
血便	2	3.9
腹泻	5	9.8
呕吐	12	23.5

1993年Holschneider与Meier-Ruge提议对肠神经元性发育异常的病理诊断除最主要的常规HE染色外,还应该配合其他一些组织化学方法进行观察,如乙酰胆碱酯酶染色观察副交感神经纤维变化、乳酸脱氢酶染色了解成熟神经节细胞和施万细胞、琥珀酸脱氢酶染色进行未成熟或发育低下细胞的鉴别等等。下面对除无神经节细胞症外的较常见类型作一简单介绍。

A1 神经节细胞减少症(hypoganglionosis)

占肠神经元性发育异常的5%,部分可表现在HD的近端扩张区,亦可合并于一部分无肛患儿,临床表现为严重便秘与假性肠梗阻,诊断应以全层活检为准。病理学表现为肌间神经丛中神经节细胞明显减少,同时黏膜下神经丛中也有如此表现。与正常肠管相比,每厘米纵行样本中神经节细胞数较正常至少减少30%,神经丛面积也缩减为正常人的1/5。组织化学法提示黏膜乙酰胆碱酯酶活力总体水平下降。黏膜下肌层与环行肌层肥厚。

A2 肠神经元发育异常(NID B型)

约占肠神经元性发育异常的20%~40%,主要发生在年幼儿童,合并有严重便秘,或有顽固性或发作性的吸收异常,且常持续到6岁以上。此类患儿常有内括约肌功能异常。病理观察黏膜下神经丛增生伴巨大神经节,比正常同部位神经节大3倍左右,且每个神经节的神经细

胞数量多出3倍(正常为4±2,NID为10±4),部分病例在黏膜肌层,特别在环、纵肌层中存在异位神经节细胞。组织化学表现黏膜固有层和(或)黏膜肌层乙酰胆碱酯酶活力增高。有关NID将在以下专门篇幅中描述。

A3 神经节细胞未成熟

出生后第一年不作明确诊断,因出生后24个月内未成熟神经细胞可呈中度成熟,形态与功能上达到正常约需3～4年。出生第二年以后"未成熟"指神经节细胞50%小于正常对照组,又称为"发育低下"。病理上表现为节细胞发育小、胞浆小、单个触突,而神经节无明显变化。乳酸脱氢酶染色证实细胞未成熟,酶反应低下,胞浆与核之间核结构增多,甚至有细胞复合体。

A4 神经元发育不良(neuronal hypogenesis)

组织学特征既有神经节减少,又有神经节细胞发育未成熟。这组病例的神经节减少十分严重,有时在切片中几乎找不到一个神经节,偶尔找到的神经节也很小,其中神经节细胞数量大大减少,节细胞的体积也很小,呈未成熟状态。神经元发育不良,病变往往累及整个肠道。

17.4 肠神经元性发育异常的诊断

本病的主要临床表现是便秘,诊断的必备依据是病理学检查。各种类型的病理改变是有区别的,对先天性巨结肠(即无神经节细胞症)与NID、神经节细胞减少症、神经元性发育不良及神经节细胞未成熟症的组织学表现的概括见表17-4-1。

表17-4-1 HD及类缘病的组织学表现

类型	神经丛		节细胞	
	数量	体积	数量	体积
HD	↑	↑	—	—
NID	↑	↑	↑	↓
神经节细胞减少症	↓	↓	↓	→
神经节细胞未成熟症	→	→	→	↓
神经元性发育不良	↓↓	↓	↓↓	↓

上述这些病理学改变主要是根据Meier-Ruge的病理学检查提出的,只有在十分熟悉不同年龄正常儿童肠神经节细胞形态和数量后才能得出正确诊断。HE染色是基本和可靠的方法,结合AchE、NSE、银染色、LDH、SDH等组织化学法可提高病理诊断的正确性。

先天性巨结肠合并其他神经节细胞异常,又称之为"结合型",据文献报告其发生率占HD的20%左右。我们曾报告一组450例HD中结合型22例(4.8%),其中合并NID17例、神经节细胞减少症5例。此百分比虽低于国外资料,但也提出这种结合型在HD中确实存在,故在诊治HD中应予以足够重视。我们曾随访过1例HD合并NID患儿,虽在巨结肠根治术后扩肛了3个月,且无吻合口狭窄,但仍有便秘现象发生,每周排便少于2次,需用开塞露和(或)泻药辅之方能解便,于根治术后7个月再作拖出肠管后壁病理学检查,结果仍为NID,与原病理相似。

多篇文献报告提出过先天性巨结肠在外科根治术后出现排便功能障碍的可能原因之一即是近段肠管仍有肠神经系统发育异常。对结合型先天性巨结肠行根治术是唯一相当有效的治疗手段,不但要切除无神经节细胞肠段,而且要尽可能切除与其邻近的肠神经分布异常肠段。

肠神经元发育异常(NID)约占全部肠神经元性发育异常疾病的20%～40%。1973年Lassmann把其分为两型:单纯性NID和NID合并HD。1992年Meier-Ruge等人把NID按临床病理分为两型,即NID A型与NID B型。前者主要发生在新生儿期,临床症状发作早,病变急骤,表现为结肠痉挛、严重便秘及血便;而NID B症状发作相对较晚(6个月～6岁),呈现一个慢性便秘过程。我们报告的一组中均为NID B型,且有17例合并HD,占笔者所在医院统计的结合型中的77.27%。

我们在病理分析中观察到一组NID黏膜下神经丛增生伴巨大神经节形成比正常同部位的神经节大4倍,且每个神经节的神经细胞数量多出6倍,部分病例在黏膜肌层,特别在环、纵肌层中存在异位神经节细胞。乙酰胆碱酯酶组织化学显示黏膜固有层和(或)黏膜肌层乙酰胆碱酯酶活力增高。

NID的发病率各家报道不同,Morger在19例HD中发现1例,Gulotta和Straaten在80例组织化学检查中发现1例;某一医院25年的资料提示100例HD患儿中仅发现1例;而绝大多数文献提出约占肠神经元性发育异常疾病的20%～40%,且以NID B型为主。我们资料也显示NID占整个肠神经元性发育异常疾病(不包括无神经节细胞症)中一半以上。

众所周知,肛门直肠测压法已常规应用在小儿先天性巨结肠的诊断中,其诊断准确率在90%以上,其优点是方法安全简便、无损伤,但在肠神经元性异常疾病诊断中的作用,文献报告很少。据我们对51例肛门直肠测压的体会,在合并HD的结合型中内括约肌松弛反射均缺如,这主要是NID病变肠管在无神经节细胞肠段的近端,不能构成引发此反射的基本反射弧。而在非结合型中此反射出现率较高,23/29(79.31%)提示有神经节细胞存在,反射弧尚可维持;6/29(20.69%)的病例中有4例NID和2例神经节细胞减少症,不出现内括约肌松弛反射,其机制尚需作进一步研探,是否如同Peña(1995)报告中所提到的此类患儿往往有内括约肌功能的严重影响有关。肛管压力的80%主要由内括约肌维持,从本组肛管测压结果中显示结合型比非结合型肛管压力高($P=0.0185$),提示前者内括约肌功能影响比后者明显。

这些工作也有助于在今后肛门直肠测压诊断肠神经元性异常中参考。但我们粗浅体会肛门直肠测压法在这类患儿中诊断价值低,而正确的诊断仍然依赖于病理组织学检查。

肠神经元性异常疾病最主要的临床表现是便秘,极酷似最常见的先天性巨结肠(即无神经节细胞症),在合并其他消化道症状方面也近似。我们曾专门对患儿出生时有关资料进行回顾,如出生体重、羊水量、妊娠周期、Appgar 评分、胎粪排出等,也未发现有特别意义的资料,在临床上难以区别。故必须辅之病理检查方以明确。1991 年佘亚雄曾总结 5 点,以助在临床上考虑非 HD 的肠神经元性异常疾病的可能,即:①症状时轻时重,交替出现。②肛管测压有反射,而便秘虽经扩肛无减轻。③X 线检查发现狭窄段短而临床症状严重。④术中发现扩张段异常增长,肠壁异常增厚。⑤按常规手术后症状复发。

17.5 肠神经元发育异常的临床病理与外科处理

A1 概述

1971 年 Meier-Ruge 首先描述肠神经元发育异常(neuronal intestinal dyxplasia, NID)作为一种未知的病理状况,其常合并较低位的肠梗阻。其原因可能是像 HD 一样因自身免疫机制缺陷或者缺乏一种营养因子所致。

1981 年 Schärli 和 Meier-Ruge 把 NID 分成为局限性与播散型两种。1991 年 Kunde 描述了 10 例侵犯到小肠的病例,其中 2 例合并腹裂。1990 年 Gittes 证实 1 例肌间神经丛弥散性神经节细胞增多症。1993 年 Stoss 认为这种情况类似于 18 例成年人原发性慢性便秘所反映出的黏膜下神经丛神经节细胞发育不全的改变。1996 年 Kobayashi 发现不仅在 HD,而且在 5 例孤立性 NID 儿童中有肛门内括约肌的异常神经分布和神经细胞减少。

NID 病变能够侵犯到整个肠神经系统包括两个神经丛和内括约肌,也能在整个年龄组中观察到。

1981 年 Schärli 和 Meier-Ruge 把交感与副交感神经起源的分布紊乱称之为肌间神经增生(myenteric hyperplasia)。1983 年 Fadda 把 NID 分为两种亚型:①A 型:发生率低于 5%,特点是肾上腺素能神经先天性发育低下和不全,特别是在血管。在新生儿期存在有肠梗阻、腹泻和血便。②B 型:特点是副交感黏膜下神经丛异常,约占孤立型 NID 的 95% 以上。临床表现为慢性便秘,严重病例类似 HD。Holschneider 和 Scharli(1995)对肠神经元性异常疾病包括 HD 作了分类。Moore 等(1994)介绍了对 HD 合并 NID 的评估作了组织学分级标准。

1992 年 Meier-Ruge 评估了 3699 个结肠黏膜标本(>5 年,733 例患儿)。神经元缺陷占 46.3%,其中为 52.2% 为无神经节细胞症,40.6% 为 NID B 型,5% 为神经节细胞减少症,2.2% 为 NID A 型。这个特异组包括轻度发育不良、黏膜下神经丛未成熟或发育不全及不同程度的神经细胞异位。1991 年 Münteferring 报告了 631 例样本中 64% 是无神经节细胞症,24% 为 NID,3% 为超短段型 HD,0.3% 为神经节细胞减少症,HD 合并 NID 占 8%,NID 合并结肠炎占 0.3%。一般说来,在不同中心报告直肠吸吮活检中孤立性 NID 占 3%~40%。HD 患儿中发生 HD 合并 NID 约占 25%~35%,然而 HD 发生率在 NID 儿童中仅为 17.9%。

A2 有关 NID 的临床病理问题

B1 活检技术 1995 年 Meier-Ruge 着重介绍了直肠吸吮活检,需要在齿状线以上呈对数距 1、2、4、8 和 16 获取样本,并且详细观察样本组织学改变。原则上,自 1991 年以后提出至少应得到 3 位儿科病理学家和少数儿外科医生的一致认可,然而这种标准在应用时有困难。1995 年 Kobayashi 与其同事发现所有病例作全厚层直肠活检研究均有巨大细胞,而在吸吮活检中仅有 60% 的病例有巨大细胞。1994 年 Krammer、1993 年 Smith 推荐全载片准备技术作为绝大多数组织病理学评估的一个可靠的技术要点,他们均强调肠神经学系统含有的三维神经丛,位于肠壁的不同层次内。

B2 年龄 NID 最重要的诊断标准之一不仅是组织形态学表现,而且某些病例有年龄差别。1993 年 Smith 报告 2 例(4 岁、10 岁)非肠道有关疾病患儿肠神经系统中神经元发现和 8 例成年人(16~83 岁)的肠神经元异常改变。神经元密度最低在空肠,结肠最高,随年龄增加神经元密度没有明显改变。然而在肌间神经丛内神经元密度采用不同方法评估其有一个很宽的正常值范围。1994 年 Meier-Ruge 比较了 15 岁以下 NID 患儿和正常对照组发现,神经节大小与神经细胞数量在 NID 患者和正常对照组与年龄无关,然而两组随年龄增加神经节细胞体积也增加,黏膜下神经丛中神经密度降低。1998 年 Wester 研究得出同样结果。Meier-Ruge 和其他作者总结结论中提到在新生儿和未成熟婴儿诊断 NID 是不能确立的,他们从正常所见即发展到明显的 NID 可能需要 2~4 年(Meier-Ruge1999,Simpser1991)。相反,1985 年 Munakata 等实验证实 NID 特征性发现在反复直肠活检中存在,随时间延长可以有稍微改变。根据 Hinkel(1989)和 Goto Ikea(1985)报告,AchE 活力程度取决于患儿年龄和受累肠段长度,即直肠活检 AchE 活力越高,患儿手术时年龄越大,近端活力增加的趋势越明显。正常神经节细胞和 AchE 活力增高对超短段型 HD 是一个特点,而正常 AchE 活力和拟神经节细胞则是长段型 HD 的特点。

B3 诊断标准 1971 年 Meier-Ruge 注意到 NID 最特征性的组织学发现是黏膜下神经丛和肌间神经丛增生,同时固有层副交感神经纤维 AchE 活力增高。1981 年 Schärli 和 Meier-Ruge 考虑黏膜固有层和环肌层 AchE 活力增高是最有显著意义的标准,然而黏膜下和肌间神经丛增生及神经元细胞异位到固有层仅描述为一种特点,而很少作为可靠的特征。1993 年 Fadda 描述了在固有层和黏膜肌层 AchE 活力仅是中度增高,而在环肌层有一强力 AchE 反应,这可作为一个重要的参数。这些作者提出的另一个重要的标准是升结肠和横结肠副交感神经纤维增多、黏膜下神经丛增生和伴有神经节细胞数增加的巨大神经节。1992 年 Schofield 和 Yunis 从文献中收集 13 位作者的诊断要点则明显不同,他们特别强调在固有层、环肌层、黏膜肌层的 AchE 活力,在回顾中并没有注意到巨大神经节。

自 1991 年起文献中已提到有关直肠黏膜活检明确 NID 的文章,但有价值的诊断标准是黏膜下神经丛增生、巨大神经节伴多个小神经节细胞、沿神经纤维分布的芽状神经细胞组团、在黏膜下动脉外膜 AchE 活力增高,如果作全厚层活检在黏膜肌层也有 AchE 活力增高。另外还有两个附加的推荐标准,一个是随着年龄增加黏膜 AchE 增高的情况减少,直至到成年人完全缺失;另一个是黏膜和黏膜肌层出现神经节细胞异位。

1995 年 Meier-Ruge 描述黏膜下神经丛的巨大神经节合并 7 个以上 LDH 阳性神经细胞(n=9+3)作为最有意义且与年龄无关的 NID 的参数。近期他发表的文章中用特殊方法(即三维)了解神经丛网络,推荐了 40 张系列切片的 LDH 染色反应作为一种最重要的、必备的诊断标准之一。由于 30%~55%黏膜下层切片不含有神经节,故全部神经节中仅 20%~26%是巨大神经节。作为 NID 诊断必须观察到 30 张切片中至少有 4 个巨大神经节。然而在早期发表的文章中他陈述在 NID 仅 3%~5%的神经节是巨大神经节。这些文章描述了神经节细胞增多和黏膜肌层或固有层 AchE 活力增高是作为与年龄相关的发现,而沿神经纤维分布的芽状神经细胞组团和黏膜肌层或固有层神经细胞异位是与年龄无关的发现。

1995 年 Kobayashi 等则有不同结论,其 19 例 NID 中仅 8 例有围绕黏膜下小血管的 AchE 阳性神经纤维增加,11 例显示黏膜固有层、黏膜肌层 AchE 活力中度增加。在 NID 巨大神经节和神经元异位无论在全厚层还是吸吮活检中均是有关的。在全厚层中活检,神经节细胞异位是最常见到的。甚至在 21 例正常个体活检中发现有 4 例黏膜固有层、黏膜肌层中 AchE 活力增高,2 例巨大神经节,3 例神经节细胞增多症,2 例发现异位神经节细胞。

B4 新的染色技术 由于采用经典的 LDH、HE、SDH 和 AchE 等染色技术未得到明确的一致性,故不断研究较新的神经元结构的标志物。1996 年 Kobayashi 提出生长相关蛋白(GAP-43)、Synaptephysin 和神经元细胞黏附分子(NCAM)作为神经肌肉接头的标志物。全部 NID 患儿黏膜下和肌肉神经丛显示对这些标志物有强力的免疫反应,证实 NID 患者在病变肠管神经肌肉接头处缺乏神经分布。然而在个别患者并非 3 种标志物均缺如。

1993 年 Krammer 采用全载片技术用于 NID 患者,即蛋白基因产物 9.5(PGP 9.5)和多克隆抗体,后者是一种对于神经系统新的细胞质特异生物标记物。他们发现患儿的黏膜下有典型的巨大神经节和神经节细胞增多,在神经干内围绕神经细胞和黏膜下被膜的粗大的神经纤维束,即大的纵轴束处可观察到芽状神经细胞组团,而且在固有层观察到异位的神经细胞,正常情况无此现象。

1996 年 Klück 推荐单克隆抗神经细丝抗体显示 6 条完全不同的分离图像,还有扩增和染色增强的轴突束。1994 年 Dudorkinova 着重强调 NADH 还原酶反应对于证实 NID 的神经节细胞是一种快速染色试验。Kobayashi 等发现黏膜肌层和固有层中 NCAM 和神经生长因子受体(NGFR)阳性神经纤维在 NID 中明显减少,如全厚层活检的 NID 病例环肌及纵肌层中 NAPDH、NCAM 和 NGFR 的表达也有明显减少。这些发现特别有助于新生儿病例 NID 的诊断,尤其在新生儿中神经节细胞增多症可以作为一种正常所见。进一步染色方法还有 NAPDH、P 物质和其他。一般说来,S-100 蛋白和 GFAP 也可作为神经胶质蛋白的标记物被推荐,而 PGP9.5、NSE、NFP 200 和 MAPs 等常作为神经元性标志物。PGP9.5 在肠道和其他神经元的胞浆中表达,作为一种 NCDP 细胞标志物用来评价发育中的肠神经系统,同时它又是发育后的 NSE 标志物。MAPs 是神经元的主要成分,其亚型之一的 MAP5 特异性地存在于肠神经元和神经纤维而不在肠神经胶质细胞和其他非神经成分中出现。Tam 等研究认为,MAP5 比 NSE 更能揭示 IGCs 和神经纤维的微小细节,且不用阴性对照。Peripherin 是一种中间丝,是包括 IGCs 的外周神经元的特异性标志物。Szabolic 等用之与 NSE、S-100、SY 及 NF 比较研究 IGCs,结果 Peripherin 标记的 IGCs 数目最高,且认为它对黏膜内神经节细胞的特异性最好。

Cathepsin D 是一种溶酶体天冬氨酸蛋白酶,广泛分布于几乎所有的神经元和神经胶质细胞中,但不存在于神经纤维中。它已在包括神经节细胞的多种细胞中得到免疫定位。Abu-Alfa 等用 Cathepsin D 的多克隆抗体行 ABC-HRP 方法染色,研究其在 IGCs 中的分布,得出 IGCs 成熟与不成熟的两种染色模式(未成熟的分布在核周胞浆,成熟的则分布于全部胞浆中),并发现 Cathepsin D 染色限于 IGCs,不显示任何神经纤维,不在内皮细胞、淋巴细胞及支持细胞等与未成熟的 IGCs 相似的细胞中反应,从而认为它是一种有希望的未成熟 IGCs 标志物。但缺乏术中冰冻组织切片的染色特征,使术中快速诊断受限。Tatekawa 等也用 IGCs 中 Cathepsin D 的免疫组织化学染色来客观评价胎粪性肠梗阻患儿的 IGCs 成熟度,结果相似。

B5 组织学所见和临床症状之间的关系　1992 年 Schärli 从 NID B 患者中分析出 4 种不同的组织学特征,且对每组分析了组织病理学改变与患者临床症状之间有关的实质。1992 年 Smith 复习了 85 例儿童直肠吸吮活检,发现根据 Schärli 及一致的文献制定的标准有 60 例有 NID 的某些特征,而按其他标准发现的病例数明显减少。从临床观点来分析有关 NID 存在作为一个明确的临床实体也有许多疑点。

1993 年 Berry 指出 NID 术语不过是一种组织病理学表现的描述,比单一临床病理实体好。1997 年 Card、Udy 等作出结论:文献公认的标准对判断临床转归没有帮助,也不影响临床治疗。然而黏膜下神经丛的增生在新生儿期明显是最常见的。

1993 年 Koletzko 报告 3 位儿科病理学家分别评估 108 名儿童 377 个活检标本,收纳 NID 有 23 个特征,他们之间有很高差别率。但 3 位病理学家对发生在 HD 儿童的最后诊断则全部一致,这仅占留下患者的 14%。在临床症状和组织学所见之间并没有关系,我们经验也是如此。在 203 例肠神经元性异常疾病的前瞻性研究中,我们发现临床症状、X 线检查和电测压与 NID 标准之间无相关性,但与 HD 和神经节细胞减少症的组织学表现则紧密相关,甚至对转运时间也不是 NID 的绝对临床参数。1999 年 Ure 等在近期研究中发现,所有 HD 患儿有转运时间延长,神经节细胞减少症占 90%,而 NID 病例仅占 50%。这些病例中均没有作切除,17 例高速转运时间示肛门直肠静止压外形(ARPP)和可疑内括约肌松弛的病例中仅 2 例作了括约肌切开术。

A3　NID 的处理

由于组化所见与临床症状之间明确的关系尚未得到证实,由组化图像单独检测来作为外科手术指征因而亦未能定论。1992 年 Schärli 在其 NID B 的病例组中 59% 做了手术,神经节细胞未成熟病例的 57%及神经节细胞发育不良的 92%做了手术治疗。虽然 NID 被认为是导致慢性便秘,明显减少肠推进活动的原因,不作切除但作括约肌切开术是他在 2/3 神经元性发育异常病例中治疗的选择。1983 年 Fadda 等推荐直至 3 岁前需进一步观察,因为结肠运动在这一阶段逐渐趋向于正常化,假如仍未成熟化推荐作广泛性肠切除术。1997 年 Ure 在一组神经元性发育异常 67 例中 70.1%作了保守治疗,仅 12 例作了切除,其中 7 例是神经节细胞减少症,1 例 NID,2 例副交感神经张力减少,2 例肌间神经丛异位。3 例 NID 病例进一步作结肠造瘘术,随后又作了关瘘而没有进一步切除。因而,我们推荐对神经元性发育异常病例严格作保守治疗至少 2 年,仅仅在非手术治疗失败、ARRP 增高、未观察到内括约肌松弛以及转运时间高度延迟的较晚期患者才作切除术。

A4 关于 NID 的讨论

NID 是一个特殊组织病理学实体,同时也是一种临床表现可变性很大的综合征。直至目前为止,我们还不知道观察组织病理学标准中哪一些是原发的,即可能是遗传所得;哪一些是继发的。以下几点现象展示了对 NID 的讨论:①许多作者报告在胎儿肠梗阻后,如胎粪性腹膜炎、胶稠性黏液病、直肠狭窄、小肠闭锁、小肠套叠、无肛、结肠闭锁、肠扭转、小左半结肠综合征、腹裂、幽门肥厚、膈疝、NEC 等病作为一种继发性现象亦有类似的发现。②几个少数病例中亦有报告 NID 改变,如先天性甲状腺功能减退、双侧腹股沟斜疝、胃食管反流、牛奶蛋白过敏性肠病、MEN 综合征。③NID 也能在原发性梗阻性无神经节细胞症中观察到。似乎也可以观察到胎儿梗阻的组织形态学改变类似于 NID。④1981 年 Dickard 证实在胎羊实验性肠闭锁中组织病理学所见类似 NID。⑤1993 年 Moore 在其兔模型中重建这些改变并不成功,可能这些动物实验是在断奶以后而不是在胎儿期。

近期一系列新技术(组化、免疫)提示 NID 有特征性组织学特点,如黏膜下甚至肌间神经丛神经节细胞增多、围绕黏膜下血管及固有层的 AchE 阳性神经纤维增高、巨大神经节、肌神经接头缺乏神经分布和异常内括约肌神经分布。其临床症状与组织学之间似乎有关,甚至在 HD 临床症状也可以有略微改变。直肠结肠无神经节细胞段同一长度能导致不同的临床表现,在新生儿期表现为肠梗阻,较大年龄儿则表现为便秘。NID 症状变化很大,故不能按组织学改变作明确治疗。

A5 NID 的特殊类型

B1 肠神经节瘤样病 真性神经节瘤(ganglioneuromas,GN)作为单个或多发性肿瘤样病损可以发生在自胃到结肠的任何地方,并不常合并神经分泌性病变。胃神经节瘤样病与肠神经节瘤样病有所不同,后者是自主神经系统弥漫性肿瘤样增生。肠神经节瘤样病(intestinal ganglioneuromutosis)是一种极罕见的病损,其典型的表现为多发性内分泌新生物(NEN2b 型)。绝大多数报告胃肠道病损在 Von Recklinghausen 病可以是神经纤维瘤样变或者神经纤维瘤样病,不是节神经瘤样病。然而,少数 Von Recklinghausen 病的病理报告伴有肠弥漫性节神经神经瘤样病变。

C1 临床症状与体征 大肠神经节瘤样病或神经丛样神经纤维瘤病在临床上和放射学上常常表现为疑似 HD。然而某些病例可以无症状。

神经节瘤样病可以散在发生,如合并 Cowden 病、幼年型息肉病、腺瘤、结肠腺癌;或作为一种孤立性病变存在,这些病例常无症状或显示便血、腹泻、腹痛或不明显的症状。

C2 组织学诊断 神经节瘤样病的形态学改变在 S-100 和 NSE 直接抗体中特别增强。神经节瘤样变类似于神经母细胞瘤,是一种神起源于经嵴肿瘤(Rubin,1988),其起始于交感神经节。

神经节瘤样变是一种有包膜的、显示一种黏液样物的、闪烁的肠表面物质,显微镜下显示有分化好、成熟的节细胞、神经纤维和施万鞘束成分,节细胞胞浆含有神经分泌小颗粒。节神经节瘤样病有两种类型,即 Transmural(经黏膜)型和 Mucosal(黏膜)型。其伴有多发性 MEN26 过渡显示肠神经系统变形、增生,特别是在肌间神经丛内有明显的弥漫性改变和在黏膜与黏膜下层中呈局灶样改变。然而,偶尔报道仅见在肌间神经丛、黏膜下神经丛有浸润。

播散型节神经节瘤样病不伴有神经分泌病变,也包括肌间神经丛固有受侵累的过渡形式。神经纤维瘤是一种常见的周围神经良性肿瘤,其组成为杂乱无章、排列不规则的成纤维细胞,神经周围细胞和施万细胞。

C3 治疗 首先选择保守治疗。对肠梗阻病例行剖腹探查术包括肠切除和结肠造瘘术。如果异常肠管病变并不限于结肠,外科手术略有治疗益处。

B2 MEN 综合征 MEN 综合征(multiple endocrine neoplasia syndrome)是一种罕见的家族性疾病,特点是在单一患者体内发生 2 个以上内分泌腺体受累的肿瘤。属常染色体显性遗传性疾病。

C1 分类 MEN 有 3 种类型:MEN1 型(Wermer 综合征)、MEN2a 型(MEN2,Sipple 综合征)和 MEN2b 型(MEN3,Froboese 综合征)(表 17-5-1)。MEN2b 型虽罕见但往往伴有慢性顽固性便秘和出生后早期巨结肠。

表 17-5-1 MEN 综合征

类型	MEN1 型 (Wermer 综合征)	MEN2a 型 (Sipple 综合征)	MEN2b 型 (Froboese 综合征)
受累器官	甲状旁腺、胰腺和腺垂体	甲状腺、甲状旁腺和肾上腺	甲状腺、肾上腺黏膜、消化道和肌肉骨骼系统
肿瘤	胰岛细胞增生、腺瘤或恶性变	嗜铬细胞瘤、甲状腺 C 细胞增生、甲状腺髓样癌、甲状旁腺增生	消化道节神经节瘤样病变、甲状腺髓样癌、嗜铬细胞瘤

续表

类型	MEN1型（Wermer综合征）	MEN2a型（Sipple综合征）	MEN2b型（Froboese综合征）
合并症	受累器官功能亢进 胃泌素分泌过多→消化性溃疡（Zollinger-Ellison综合征）胰岛素瘤→低血糖症，甲状旁腺功能亢进→高钙血症 胰岛细胞肿瘤→腹泻 皮肤脂肪瘤	甲状腺髓样癌→降钙素、血清素和前列腺素增高→腹泻 嗜铬细胞瘤→儿茶酚胺分泌过多	肠神经节瘤样病变→慢性便秘和巨结肠 甲状腺腺髓样癌→降钙素、血清素和前列腺素增高→腹泻 多发性神经黏膜瘤→唇变粗厚、角膜神经肥厚 骨骼肌畸形→漏斗胸、脊柱侧弯、股骨骨骺分裂、关节松弛、肌发育差
年龄	儿童→成年人	儿童→成年人	新生儿→成年人
遗传类型	常染色体显性	常染色体显性	常染色体显性
基因位点	染色体11（11q13）	染色体10（10q11.2）	染色体10（10q11.2）
分子生物学缺陷	两个等位基因缺失	一个等位基因缺失及其他遗传学畸变	一个等位基因缺失及其他遗传学畸变

D1 MEN1型 其特点是甲状旁腺、胰岛细胞和腺垂体增生或腺瘤发生，胰腺肿瘤常常是恶性的。除外这些肿瘤，肾上腺皮质肿瘤、类癌、脂肪样肿瘤在MEN1型患者中也有描述。在绝大多数病例中，症状是与新生物分泌的激素作用有关。诊断主要依据以下几点：①消化性溃疡病史、低血糖、肾钙增高、脂肪瘤或垂体激素减少。②血浆钙、磷、催乳素、胃泌素和胰岛素水平增高。

D2 MEN2a型 其特点有甲状腺髓样癌（MTC），嗜铬细胞瘤（常是双侧，偶见异位肾上腺）约占50%，甲状腺C细胞增生经数年后可发展成恶性。MTC也可以作为一个甲状腺肿物存在，亦可以作为核医学、体检、手术方面的检测手段。

MTC有时可以分泌降钙素、促肾上腺素、催乳素、血清素、VIP、组胺和前列腺素。这些分泌物可产生症状，如腹泻等。诊断须靠血浆降钙素免疫测定或细胞针吸活检免疫染色来显示降钙素的存在。

D3 MEN2b型 其特点是由甲状腺C细胞或滤泡旁细胞衍生的甲状腺C细胞增生。MTC原则上在出生后短期内即形成。嗜铬细胞瘤可发生在较幼年期，约占该型患者的50%。在MEN2b型患者罕见甲状旁腺增生。在MEN2b型病例甲状腺和肾上腺髓质畸变与MEN2a型患者是不易区别的。最引人注意的MEN2b型特征性表现是存在多发性神经黏膜瘤，后者可以见于舌、颊、唇、眼裂等处，甚至达胃肠道。几乎100%的病例有肠神经节瘤样病变，作为这种病变的结果，MEN2b型往往合并慢性顽固性便秘和早期巨结肠样改变。

C2 病因学 MEN2b型合并肠神经节瘤样变者受累肠管壁显示肌间神经丛与黏膜下

神经丛神经节细胞肥大,神经干类似于 NID 样所见(Mahaffey,1994)。生物检测显示患者血浆中神经生长刺激活力增加,即在神经丛增殖支持细胞显示有神经生长因子免疫反应。

在增生的神经组织中,肠神经胶质细胞数增加,且与同龄组比较胶质纤维酸性蛋白(GFAP)染色阳性。GFAP 可产生神经生长因子,增加刺激邻近的神经单元,导致引人注目的肥厚与增生。然而,最初这些因子检测较困难。

神经节失功能使运动减少,导致巨结肠(Demos,1983)。另一位学者提出,无论儿茶酚胺还是血清素化神经元作用于交感神经终端,均可导致肠平滑肌松弛(Deschryverkecskememti,1983)。另外,在肠神经节瘤样病的结肠 VIP 浓度比对照组高。VIP 是非肾上腺素能非胆碱能(NANC)抑制神经的神经递质,因此,肾上腺素能神经与 NANC 抑制神经之间的神经分布失平衡,导致肠管运动降低和蠕动减少。

MEN2 型基因已明确,作为 RET 原位癌基因(在转染期间重新排列)在染色体 10(10q11.2)。在 MEN2a 型,exon10 或 11 内半胱胺酸带 5 个中有 1 个测到 RET 空变;在 MEN2b 型中,在 exon16 内 918 带测到 RET 空变。引起 HD 最主要的基因近来图测在染色体 10q11.2 或 13q22。因而,HD 的基因异位与 MEN2a 型和 MEN2b 型是相似的。除了这些基因事实外,肠神经元异常在 MEN2a 型仍然不发生这一点还未明确。

C3 MEN2b 型的诊断　由于 MEN2b 型病例具有特征性表型,故初步诊断是可能的。患者又高又细的身材如 Marfan 综合征样,频频发生漏斗胸,杵状足,脊柱后凸、侧弯,股骨骨骺分裂,关节松弛和肌肉发育差。在出生时即可存在舌与颊肌黏膜神经瘤。裂隙灯检查发现几乎均存在角膜神经肥厚。

绝大多数患者出现胃肠道症状,如腹泻、腹胀、慢性便秘,提示可疑 HD。腹泻是由于 MTC 分泌产物包括前列腺素、降钙素和血清素增高所致。Carney(1976)等报告 16 例中 10 例在出生后早期即有胃肠道症状。

最引人注目的放射学特征为结肠往往有痉挛及扩张段。报告中肛门直肠测压显示内括约肌松弛反射受到侵累,肛门内括约肌不能正常松弛而外括约肌松弛正常。MEN2b 型患者直肠黏膜活检 AchE 染色显示粗大的神经纤维和神经节增生。MEN2b 患者有一正常甲状腺和基础降钙素水平,但降钙素水平能通过 Provocative 试验,在甲状腺 C 细胞异常的患者血浆降钙素浓度可高达正常人的 5 倍。另外,癌胚抗原等肿瘤标志物也常用于 MTC 患者的长期随访。降钙素刺激试验推荐每 6 个月~1 年复查一次。MEN2b 型患者的复查尽可能从发现开始一直持续到整个生命。

C4 MEN2b 型的治疗　MEN2b 型病例中伴有 MTC 者易早期频发各种症状,更易恶变,如果降钙素分泌异常增高应立即作甲状腺全切除术。在 MEN2b 型早期转移癌发生率高,也需外科处理。胃肠道症状可用非手术治疗包括药物和灌肠,有肠梗阻可剖腹手术。

B3 节段型无神经节细胞症　是 HD 的一种罕见的病理改变,为区域性无神经节细胞症,存在无神经节细胞症和神经节细胞减少症一系列类型。有报告 22 例中 13 例在新生儿期即有症状,3 例出现在哺乳期,5 例在儿童期,另一例年龄在 43 岁。出生后不久出现肠梗阻症状,如腹胀、便秘和呕吐占 50% 以上。

C1 诊断 在上述报告中 22 例患者的直肠均有正常神经分布,肛门直肠测压和直肠黏膜活检对获得正确诊断无用,仅用外科多处活检可以得出正确的诊断。在直肠无神经节症、区域性正常神经节段或神经节细胞减少症也曾误作为全结肠性无神经节细胞症,只有在外科手术期间详细的组织学资料检查正常后才能获得正确诊断。

C2 病因学 一般都接受 1967 年 Okamdto 提出的近端肠神经丛的形成是由神经嵴细胞自头向尾方向迁移且是迷走神经起源,如果神经母细胞自每个小肠终端到中部双向迁移,肠神经元的微环境缺陷可以引起区域性无神经节症。然而,1989 年 Carel Meijers 等从实验鸟胚得出肠神经元衍化仅仅是由迷走神经衍化的结论。作为区域性无神经节细胞症的原因,一些作者报道因循环系损伤所致,如缺氧、损伤、关节炎和动脉纤维肌肉发育不良。相反,1989 年 Carel Meijers 等实验研究鸡胚肠神经元缺血的作用,他们发现肠缺血导致肠神经元核浓缩,而不存在肠神经元选择性消失。

也有报告肠无神经节症或神经节细胞减少症也能由炎症引起。其他研究者强调宫内注射病毒(在 HD 病原学实验中)证明神经节可消失或神经节可出现嗜酸性小体和圆形细胞浸润(Chow,1977)。

C3 治疗 对单一或双向区域性无神经节段,远端有正常神经分泌,宁可做较简单的肠管切除而不作直肠内拖出术。1979 年 Martin 等比较了 Duhamel 术式和正常神经节段回肠与区域性正常神经节端端吻合,术后患者获得正常肠运动。

B4 复发性先天性巨结肠 可以由以下几个情况所引起:①在根治术后仍然存在神经节细胞减少、无神经节段或残留直肠无神经节细胞段。②在根治术后无神经结肠段近端仍存在 NID 节段。③在根治术后获得性无神经节细胞症。

所有这些情况均导致在外科手术和(或)不适当外科技术中组织学诊断失败。

17.6 肠神经元性发育异常疾病的临床体会与治疗

A1 简介

近几年来诊断肠神经元性发育异常疾病已成为大家所关心的问题,特别是 Meier-Ruge 对 NID、神经节细胞减少和一些其他发育不良分类后仍有一些争议,如临床症状和特殊组织所见之间的相互关系,在胎儿肠梗阻和正常对照组病例近端结肠描述的病理神经分布。

1995 年 Meier-Ruge 改良了 NID 分类定义标准,他在每个 NID 患者活检 30 张切片的基础上研究发现,正常神经节细胞可在同一个体或同一标本上出现增生、正常或缺如。1996 年 Munakatu 等采用单克隆抗体检测突触小囊和其他特异技术明确神经元变性。Csury 和 Peña

复习了25篇报道NID322例,有7种不同的组织化学方法。1990年Borchard建立了确立NID的特殊形态学标准(表17-6-1),使AchE、LDH、SDH成为最受欢迎的3种酶组织化学方法。接着讨论临床价值与参数拟定。但对比不同系列组报告的肠神经元畸形治疗和转归仍然有很大问题。

表17-6-1　NID的形态学标准(根据Frankfurt,1999)

强制性非选择性标准	任意选择性标准
黏膜下神经丛增生 巨大神经节 神经细胞至Ps神经纤维组瓶底样连结 黏膜肌层AchE活力增高 黏膜下小动脉外膜的AchE活力增高	固有层黏膜肌层AchE活力增高(2岁以前) 神经节细胞异位

文献中对特殊症状的概念定义尚未阐明,绝大多数作者报告便秘与粪便潴留至少5天(Holschneide Ure,1994)。Elhalaby(1995)对任何有严重腹泻的患者均诊断为小肠结肠炎。其他一些机构认为,出现腹泻和轻度腹胀时既要考虑小肠结肠炎的存在,也要考虑某些附加标准即腹膜炎、败血症是否存在。儿童污粪也是一个常见的现象。

A2　近期国外研究的资料和方法

自1989年11月～1995年7月连续研究了141例肠神经元性发育异常病例的回顾性复习。除了以前Ure(1994)发表的81例原始资料,目前研究均在组织化学上重新分析。平均诊断年龄4.5岁,男性98例(69.5%),女性43例(30.5%)。有12例(8.5%)伴有泌尿、心血管和骨畸形,9例(6.4%)有21-三体综合征。Noblett(1969)作了吸引活检,组织化学方法采用Meier-Ruge(1992,1995)发表的神经分布类型定义,肠畸形分类按Borchert(1991)分为无神经节细胞症、NID A型、NID B型及神经节细胞减少症。另外还有一组异型组未分类的神经节发育不良,如未成熟神经节或发育差神经细胞,一种副交感神经过敏(parasympathicotonus),肌间神经丛或黏膜下神经丛的异位神经细胞和轻度神经节细胞发育不良等。

患者按1994年Ure制定的表格进行检测评估。儿童和(或)家长要面述,并记录下特殊的症状,如便秘、小肠结肠炎、污粪和偶尔肠梗阻等。便秘是指在内科治疗中断期间大便潴留至少5天。小肠结肠炎有腹泻、腹胀,且需要住院治疗。非手术治疗和手术方式如Renbein切除术、小肠造瘘术和括约肌切开术均有报告。所有病例均随访2.4年(平均SD1.4),随访的症状内容与治疗前检测相同。

B1　组织化学所见的发生率　1992年Meier-Ruge分析过肠神经元性发育异常疾病的流行病学,从一些临床单位不同组中587例有神经分布缺陷,54例为正常所见。而Ure组同Meier组作了比较(表17-6-2),无神经节细胞症发生率略高,为52%(Meier组为32%),而NID B型较低,为14%,(Meier组为25%),无正常所见病例。这也提示对吸引活检的结论标准还未统一。

虽然文献中报告无神经节细胞症合并 NID B 型为 20%～75%不等,但目前资料分析是 46%。然而,NID 合并 HD 的发生率取决于采用的组化方法,1994 年 Ure 和一些病理学家共同研究发现 119 例中仅 9%有合并症。经标准组化方法研究一组 81 例中结果提示 NID 伴 HD 约 30%。我们组 74 例 HD 中 40 例(54%)在无神经节细胞近端见到有神经节细胞减少,15 例(20%)有肌间神经丛异位神经细胞,7 例(9%)为神经节细胞未成熟症。

作为一种问题,几乎所有 HD 患儿近端结肠预期可以有某些异常神经分布类型。

表 17-6-2 肠神经元性发育异常的组织化学所见比较

类型	Ure eral(1997)		Meier-Ruge(1992)	
	例数	(%)	例数	(%)
无神经节细胞症				
单独 HD 或 HD+近端神经节细胞减少症	40	28.4	109	18.6
HD+NID B 型	34	24.1	64	10.9
内括约肌神经性弛缓症	—	—	14	2.4
NID A 型	—	—	8	1.4
NID B 型	20	14.2	145	24.7
神经节细胞减少症	9	6.4	18	3.7
其他畸形				
肌间神经丛异位	2	1.4	5	0.8
黏膜下神经丛异位	16	11.3	91	15.5
黏膜下神经丛减少	12	8.5	—	—
黏膜下神经丛未成熟	4	2.8	67	11.4
轻度神经节细胞发育不良	4	2.8	66	11.2
总计	141		587	

Schärli(1992)采用类似的染色方法,但发现 NID B 型 62%,而资料分析仅 14%,这也提示不同组比较仍有问题。

这样引发出一个学说,即引起肠神经元性发育异常的原因是胚胎期肠管间充质发育的平衡失调。Kobayashi 等人发现一组中 NID B 型共 9 例,全部有神经节的增生,但其中 4 例对巨大神经节尚不明确;2 例有正常 AchE 活力,4 例有异位的神经节细胞。有些作者按 Meier-Ruge 标准采用传统的 HE 和 AchE 染色方法,还有用 CDH、SDH 活检 30 张切片等。对 HD 及 HAD 的病因及发病机制的研究已有 100 多年的历史,揭示出形态学的异常表现主要有神经节细胞缺乏或发育异常、神经纤维异常增生和起搏细胞的异常。近来人们用 ENS 的整封标本制作,从三维形态上更好地描绘和揭示了 HD 的病理机制,尤其是对起搏细胞 ICC(Cajal 间质细胞)的研究进展较大。

ICC 表达 c-kit 分子,负责胃肠道平滑肌的自发性、节律性的电兴奋活动,在神经和平滑肌之间的信息联系上发挥重要作用。Nemeth 等作了 ICC 的三维形态研究,发现 ICC 成筛孔状围绕着肌间神经丛,两者又与平滑肌细胞形成突触联系。用 NADPH-d 组织化学和 c-kit 免疫组织化学研究肠道中含氮能神经网与 c-kit 阳性细胞网的解剖关系,结果发现在全肠道无神经节细胞症患者的全小肠和结肠肠壁中缺乏肌间神经丛。Vanderwiden 等对正常人和 HD 患者结肠中的 ICC 细胞也进行了研究,结果在黏膜下层的外缘肌层和肠肌间神经丛周围发现 c-kit 免疫反应标记的 ICC。在 AG(aganglionosis)肠段,此间质细胞稀少,其网络结构看起来是断裂的。这些异常提供了研究肠动力紊乱性疾病的形态学基础。

B2 组织化学所见和症状　在 Schärli 一组 75 例 HD 和(或)其他肠神经元畸形中,存在新生儿肠梗阻或大粪潴留和严重的慢性便秘。在同样一组这些症状按目前分析 8 例是以便秘为主要症状;43 例患肠梗阻,其中 34 例是 HD+NIDB 型;单纯 HD 40 例中仅 13 例。NID+HD 组中急性肠梗阻发作提示有两个病损的累加反应,这与 Briner(1991)、Fadda(1992)的报告是相一致的。相反,Hanimann 等(1992)报告 11 例 HD+NID 和 36 例 HD 症状的类型并无显示差别,两组中腹胀是最频繁出现的主诉。近期有人比较了 HD 病例的切除样本上缘组织学所见和其临床预后发现,未切除近端神经节细胞减少症和 NID 累及段残留原位对肠运动没有负面影响。

Elhalaby(1995)提到 168 例 HD 其中 12% 合并小肠结肠炎,这比其他作者报告的高达 29% 的发生率明显来得低。但当 HD 合并 NID 或其他肠神经元性异常时比例没有明显增加。

1995 年 Csury 和 Peňa 分析报告中复习 279 例 NID 合并症状,其中便秘 53%,肠梗阻 20%,结肠炎 12%,血便、腹泻或呕吐等每组均超过 10%。1993 年 Koletzko 报告 48 例 NID 儿童,仅 3 例有慢性假性肠梗阻,有 7 例污粪和 10 例脑瘫或其他运动问题。这些差别可以因对作吸引活检儿童的标准不同所致,特别是在儿科中心和小儿外科中心之间。然而 Ure 和 Hclschneider 的 203 例患者病理症状不同于任何特殊的肠神经元疾病。Koletzko 研究了 6 例 NIDB 型、18 例伴有异位神经节细胞而无神经节细胞增多症的"失败"NID、22 例正常对照组,在这些病例中平均结肠转运时间和症状期没有明显区别,但可预期 NID B 型小肠症状有一个大的可变性,而慢性便秘是主诉。单独 NID 很罕见有严重症状。1991 年 Schärli 报告了 6 例 NID 患儿和胎粪性腹膜炎、肠扭转、肠套叠的结论,症状主要与不同程度的肠运动功能性缺失有关。

据目前分析肠梗阻发现有 2 例 NID B 型,其中 1 例神经节细胞减少症,1 例神经丛异位症。

A3 治疗

B1 HD 合并其他肠神经元畸形　据统计 HD 患者术后造瘘口关闭后约 9% 的病例因顽固性便秘还需作第二次手术,这些患者主要是 NID B 型(结合型)。Moore 等(1994)的资料报告了 16 例 HD 术后肠梗阻、便秘，其中仍有 4 例残留、9 例 NID。Cobayshi(1995)报告 31 例 HD 切除病例，其中 10 例合并 NID，有小肠炎、污粪、便秘；而另 21 例单纯 HD 患者中只有 4 例有合并症。作者主要作了 Swenson 手术或 Duhamel 手术。

随访 2.4 年(平均 SD1.4)，69% 的 HD 患者症状消失，具有正常肠运动，与结合型比较无明显差别。这与 Hanimann 等(1992)报告 36 例 HD 和 11 例 HD+NID B 型 Duhamel 术后 5 年随访结果和晚期合并症无明显差异的结果相同，但其中无单纯神经元性发育异常作切除的病例。

报告 HD 合并其他的肠异常是罕见的。Yamataka(1994)发现有 2 例术后排便障碍的标本中有神经终端的异常分布，表现为纵、环肌层有稀少神经肌连接或稀少接触。然而，另一些有这种表现的患者具有正常肠运动。在我们一组 HD+神经节细胞减少(40 例)或肌间神经丛异位(15 例)的病例应该说有严重分布异常，但并没有明显增加术后症状的频率(与典型 HD 病例比较)。

B2　孤立性 NID A 型　NID A 型是相当罕见的，血便和肠梗阻是其特点。手术是作直肠和乙状结肠切除，甚至切除更多结肠。在笔者所在医院未遇到 NID A 型。

B3　孤立性 NID B 型　已有很多中心提出有关对 NID B 型的各种治疗方法，包括泻药、TPN、灌肠、各种范围部分或全切、括约肌切开和结肠造瘘术。由于症状严重度、组化受累范围不一，结果也不一。

1995 年 Peña 曾统计了 117 例 NID 的治疗结果。内科治疗 44 例，其中 16 例到成年期仍合并便秘，组织学证实是 NID，靠泻剂治疗；另 28 例中 10 例无效，11 例为无症状，5 例仍有症状，死亡 2 例。外科手术 73 例，手术类型为括约肌切开直至全肠切除术，术后无症状 38 例(占 52%)。

现介绍 Ure(1993)推荐对肠神经元性异常的治疗方案：①黏膜下神经丛中度发育不良：保守治疗。②黏膜下神经丛严重发育不良：保守治疗，个别症状顽固的病例作切除术。③黏膜下神经丛未成熟：保守治疗，个别症状顽固的病例作切除术。④黏膜下神经丛发育低下：保守治疗，个别症状顽固病的例作切除术。⑤肌间神经丛发育低下：切除。⑥HD、HD+NID、HD+肌间神经丛神经节细胞发育低下：切除，范围包括绝大部分神经节细胞减少节段与 1/3 神经元性发育低下节段。⑦NID A 型：切除。

(施成仁)

主要参考文献

1　张忠德，丁毅，施诚仁．神经元特异性烯醇化酶和银染色在先天性巨结肠类缘病诊断中的应用．大肠肛门病外科杂志，1999，5(2)：14

2 施诚仁,陈其民,吴燕,等. 先天性巨结肠伴肠神经分布异常 4 例. 中华小儿外科杂志,1999,20(1):39

3 Meier-Ruge W. Epidemiology of congenital innervation defects of the distal colon. Virchows Archiv A Pathol Anat,1992,420:171-177

4 Meier-Ruge W,Schärli A F,Stoss F. How to improve histopathological results in the biopsy diagnosis of gut dysganglionosis. Pediatr Surg Int,1995,10:454-458

5 Briner J,Oswald H W,Hirsig J,Lehner M. Neuronal intestinal dysplasia-clinical and histochemical findings and its association with Hirschsprung's disease. Z Kinderchir,1986,41:282-286

6 Fadda B,Pistor G,Meier-Ruge W,Hofmannvon Kap-herr S,M ntefering H,Espinoza R. Symptoms, diagnosis,and therapy of neuronal intestinal dysplasia masked by Hirschsprung's disease. Pediatr Surg Int, 1987,2:76-80

7 Hanimann B,Inderbitzin D,Briner J,Sacher P. Clinical relevance of Hirschsprung-associated neuronal intestinal dysplasia(HANID). Eur J Pediatr Surg,1992,2:147-149

8 Kobayashi H,Hirakawa H,Surana R,O'Brian D S,Puri P. Intestinal neuronal dysplasia is a possible cause of persistent bowel symptoms after pull-through operation for Hirschsprung's disease. J Pediatr Surg, 1995,30:253-259

9 Fadda B, Maier W A, Meier-Ruge W, Schärli A, Daum R. Neuronale intestinal Dysplasie. Eine kritische 10-Jahres-Analyse klinischer und bioptischer Diagnostik. Z Kinderchir,1983,38:305-311

10 Holschneider A M,Ure B M,Pfrommer W,Meier-Ruge W. Innervation patterns of the rectal pouch. Eur J Pediatr Surg,1996,31:357-362

11 Kobayashi H,Hirakawa H,Puri P. What are the diagnostic criteria for intestinal neuronal dysplasia? Pediatr Surg Int,1995,10:459-464

12 Csury L,Pena A. Intestinal neuronal dysplasia. Pediatr Surg Int,1995,10:441-446

13 Schärli A F. Neuronal intestinal dysplasia. Pediatr Surg Int,1992,7:2-7

14 Schärli A F. Standardization of terminology of intestinal innervation disorders. Pediatr Surg Int, 1995,10:440

15 Holschneider A M,Meier-Ruge W,Ure B M. Hirschsprung's disease and allied disorders a review. Eur J Pediatr Surg,1994,4:260-266

16 Ure B M, Holschneider A M, Meier-Ruge W. Neuronal intestinal malformations: a retro-and prospective study on 203 patients. Eur J Pediatr Surg,1994,4:279-286

17 Munakata K, Morita K, Okabe I, Sueoka H. Clinical and histologic studies of neuronal intestinal dysplasia. J Pediatr Surg,1985,20:231-235

18 Rintala R,Rapola J,Louhimo I. Neuronal intestinal dysplasia. Progr Pediatr Surg,1989,24:186-192

19 A O'neill Jr. Pediatric Surgery. 5th ed. Mosby-Year Book,1998:1381-1388

20 Young H M,Newgreen D. Enteric neural crest-derived cells:origin,identification,and differentiation. Anat Rec,2001,262:1-15

21 Kapur R P, Yost C, Palmiter R D. A transgenic model for studying development of the enteric nervous system in normal and aganglionic mice. Development,1992,116:167-175

22　Young H M, Hearn C J, Newgreen D F. Embryology and development of enteric nervous system. Gut,2000,47:12-14

23　Sidebotham E L, Woodward M N, Kenny S E, et al. Assessment of protein gene product 9.5 as a marker of neural crest-derived precursor cells in the developing enteric nervous system. Pediatr Surg Int,2001,17:304-307

24　Krammer H J, Karahan S T, Sigge W, et al. Immunohistochenistry of markers of the enteric nervous system in whole-mount preparations of the human colon. Eur J Pediatr Surg,1994,4:274-278

25　Nemeth L, Yoneda A, Kader M, et al. Three-dimensional morphology of gut innervation in total intestinal aganglionosis using whole-mount preparations. J Pediatr Surg,2001,36(2):291-295

26　Vanderwinden J M, Rumessen J J, Liu H, et al. Interstitial cells of Cajal in human colon and in Hirschsprung's disease. Gastroenterology,1996,111:901-910

27　Abu Alfa A K, Kuan S F, West A B, et al. Cathepsin D in intestinal ganglion cells:a potential aid to diagnosis in suspected Hirschsprung's disease. Am J Surg Pathol,1997,21(2):201-205

28　Tam P K, Owen G. An immunohistochemical study of neuronal microtube-associate protein in Hirschsprung's disease. Hum Pathol,1993,24(4):424-431

29　Szabolic M J, Visser J, Shelanski M L, et al. Peripherin:a novel marker for the immunohistochemical study of malformations of the enteric nervous system. Pediatr Pathol Lab Med,1996,16(1):57-70

30　Maia D M. The reliability of frozen-section diagnosis in the pathologic evaluation of Hirschsprung's disease. Am J Surg,2000,24(12):1675-1677

第18章 肛门直肠畸形

18.1 概述

肛门直肠畸形是小儿较常见的消化道畸形。肛门直肠畸形的种类繁多，病理改变复杂，不仅肛门直肠本身发育缺陷，而且肛门周围肌肉——耻骨直肠肌、肛门外括约肌和内括约肌均有不同程度的改变，神经系统改变也是该畸形的重要病理改变之一。另外，该畸形伴发其他器官畸形的发生率很高，有些病例为多发性畸形或伴有严重的、危及生命的畸形。

早在古代人们对肛门直肠畸形就有了认识，但直至7世纪才有人用细长的小刀切开会阴部及肠腔，并用探条扩张治疗该畸形。在16世纪，我国明代医学家孙志宏在他的著作《简明医彀》中对肛门闭锁的手术治疗作了详细记载："罕有儿初生无谷道大便不能者，旬日后必不救，须用细刀割穿，要对孔亲切，开道之后，用绢帛卷如小指，以香油浸透插入，使不再合，傍用生肌散敷之自愈。"

18世纪后半叶，有人主张在会阴部手术不成功时行结肠造瘘。1835年Amussat用会阴部切开法治疗肛门直肠畸形，强调充分游离直肠，无张力地将直肠黏膜与皮肤缝合的重要性。以后有人为达到充分显露高位直肠盲端及尿道瘘而切除尾骨或部分骶骨。1880年Neil Mcleod提出腹会阴联合手术，切开会阴不能暴露直肠时从腹部切口游离直肠。直至1948年，Rhoads、Piper、Randall成功地实施了一期腹会阴手术。

近30年来，随着人们对维持排便功能的神经肌肉的解剖生理以及肛门直肠畸形者肛周肌肉的病理改变的深入研究，使治疗肛门直肠畸形的手术方法日趋完善合理，术后肛门排便功能恢复得较好。20世纪60年代Stephens强调耻骨直肠肌在维持肛门直肠畸形术后排便功能上的重要性，提出对高位畸形行骶会阴或腹骶会阴肛门成形术，即从骶部切口游离已向前上方移位的耻骨直肠肌，使直肠盲端经耻骨直肠肌环拖出，以获得良好的术后排便控制。基于肛门直肠畸形时，外括约肌发育也不正常，肌纤维走向改变，1980年De Vires和Pena提出由骶尾端正中作后矢状切口,将横纹肌复合体(包括耻骨直肠肌和肛门外括约肌)肌纤维从正中分开,然后将直肠置于横纹肌复合体之中形成肛门,这样不但能利用耻骨直肠肌,而且也充分利用了肛门外括约肌。近年来不少学者发现肛门直肠畸形患儿,特别是高、中间位畸形患儿在直肠远端及瘘管处的肠壁环肌有局限性增厚,即有内括约肌功能或已具有内括约肌雏形,因此强调在行肛门成形术时也应尽量保留和利用这些肛周肌肉。

因此,治疗肛门直肠畸形,特别是高、中间位畸形的手术原则应是利用电刺激及显微外科技术,尽量保护和利用那些位置异常和发育不全的肛周肌肉——耻骨直肠肌、肛门外括约肌及肛门内括约肌,使其尽量恢复与直肠之间的正常解剖关系,即一方面应使直肠通过或位于耻骨直肠肌环及外括约肌中心,另一方面也应尽量保存和利用肛门内括约肌及其功能。

肛门直肠畸形的首次手术很重要,如处理不当或出现严重并发症,不但会给再次手术造成困难,更重要的是将明显影响治疗效果。

对肛门直肠畸形的治疗不仅要挽救患儿的生命,提高存活率,而且要提高其生活质量,即要使患儿具有正常的排便功能,能像正常人一样生活、学习、工作以及参加社会活动。为达到此目的,除手术治疗外,正确的术后处理、坚持扩肛以及采用包括微机图像生物反馈疗法的排便训练等措施也非常重要。

据文献报告,肛门直肠畸形的发病率约为1500~5000名新生儿中有1例,占消化道畸形的第一位。但各国的发病率有差异。1987~1992年,美国、芬兰、澳大利亚及美国的亚特兰大以人群为基础监测,其肛门直肠畸形发病率分别是0.368‰、0.239‰、0.306‰、0.360‰。意大利、以色列和日本以医院为基础监测,他们同时期的肛门直肠畸形发病率分别是0.307‰、0.416‰和0.503‰。中国出生缺陷监测网从1987~1992年采用以全国各地3553所医院为基础抽样监测,监测对象为孕28周至产后7天住院分娩的围生儿(包括活产、死胎、死产及7天内死亡患儿)。共监测围生儿4489692例,发生肛门直肠畸形1262例。全国平均发病率为0.281‰。地域分布也不一样,华东、华北最高,东北、西北最低(表18-1-1)。

表18-1-1　1987~1992年中国人肛门直肠畸形地域分布

地域	围生儿数	病例数	畸形率(‰)
华 北	769777	240	0.312
东 北	478092	113	0.236
华 东	1301291	408	0.314
中 南	813552	232	0.285
西 南	647961	156	0.241
西 北	479019	113	0.236
合 计	4489692	1262	0.281

从1987~1992年,每年中国人肛门直肠畸形的发病率用X^2线性检验($X^2=5.48$,$P<0.05$),发现其有降低趋势(表18-1-2)。

表 18-1-2　1987～1992年中国人肛门直肠畸形年发病率

年　份	围生儿数	病例数	发病率(‰)
1987	1246284	381	0.306
1988	803762	219	0.272
1989	742505	220	0.296
1990	626531	181	0.289
1991	577790	133	0.230
1992	495820	128	0.258

上海一个医院妇产科统计30525名新生儿中发现11例肛门直肠畸形,平均为1/2775,即0.36‰。

肛门直肠畸形男女发病率大致相等,但以男性稍多。北京儿童医院1955～1970年共收治肛门直肠畸形939例,其中男性558例,女性381例,男女之比为1∶0.68。Endo M等报告日本1976～1995年1992例肛门直肠畸形中,男1183例,女809例。

18.2　胚胎发生

在胚胎第3周末,后肠末端膨胀与前面的尿囊相交通,形成泄殖腔,中肾管(原肾管)开口于泄殖腔中。泄殖腔的尾端被外胚层的一层上皮细胞膜所封闭,称为泄殖腔膜,使之与体外相隔。胚胎第4周,位于泄殖腔与后肠间的中胚层皱襞形成并向尾侧生长;同时,间充质于泄殖腔两侧壁的内方增生形成皱襞,向腔内生长。它们构成尿直肠隔,将泄殖腔分为前后两部分,前者为尿生殖窦,后者为直肠,随着两个系统的交通越来越小,逐渐形成一个小管道,称为泄殖腔管,于胚胎第7周时完全封闭。尿直肠隔由两个内胚层板(尿生殖层和直肠层)构成,在两层之间充满中胚层组织和生殖胚芽。

尿直肠隔与泄殖腔膜的中央处融合,并向外突出成为会阴矩状突——未来会阴的胚芽。同时泄殖腔膜也被分为前后两部分,前者为尿生殖窦膜,后者为肛膜。胚胎第7～8周时,两个膜先后破裂。肛门的出现不仅由于肛膜破裂,在此以前,从胚胎第5周开始,外胚层向肛膜的外表面发展,形成肛凹,肛凹逐渐加深接近肠管。肛膜破裂使起源于外胚层的肛凹与内胚层发生的直肠相通。

胚胎第4个月,会阴向前后方向迅速增长,因此使肛门后移至正常位置。生殖器官和会阴的形成与上述过程同时进行。在女胎,内生殖器官由副中肾管形成。该管开始与中肾管一起发展,向下延伸至中胚层尿直肠隔的深部。副中肾管的中段和下段靠近并融合在一起,形成子宫和阴道;其上部没有融合则形成输卵管,中肾管退化。

在女胎泄殖腔分隔以后,生殖皱襞的后半部与尿直肠隔的会阴矩状突愈合在一起,形成会阴和叉状的阴道前庭始基；生殖隆突没有愈合，变成大阴唇；生殖皱襞的前半部也没有愈合，形成小阴唇。

在女胎泄殖腔形成和分隔期受某种因素或致畸物质的影响出现发育障碍，可构成下列畸形（图18-2-1）：①直肠泄殖腔畸形。②直肠膀胱瘘（副中肾管中部未愈合时，这种畸形伴有双角子宫；下部未愈合时，伴有双阴道）。③直肠阴道瘘。④直肠前庭瘘。⑤肛门正常，直肠前庭瘘。⑥肛门直肠发育不全，无瘘。⑦肛门发育不全，无瘘。

后期发育停止导致出生后患儿肛膜未破。

会阴矩状突发育不全时，生殖皱襞是形成会阴的基本来源。生殖皱襞肥大，在通过肛管的正常肛穴部位愈合所致的畸形，称为隐蔽肛门。

前会阴肛门是会阴发育不良，肛门没有后移至正常位置的结果。

在没有分化性别期，泄殖腔的分隔过程在男胎和女胎都一样，其基本差别是在内、外生殖器官和会阴形成时期出现的（图18-2-2）。在中肾管发育成睾丸和中肾管变为输精管的同时，副中肾管退化。

在男胎形成会阴时，生殖结节增长形成阴茎。生殖皱襞左右愈合，覆盖于尿生殖窦的表面，形成前部尿道和尿道球部。在生殖皱襞外侧的生殖隆突则形成阴囊，沿矢状线愈合处为阴囊正中缝。和女胎一样，男胎在第4个月以后的发育中会阴迅速向前后方向发展，将肛门推移至正常位置。

男胎和女胎肛门直肠畸形的发生，在原则上是相同的，只有解剖特点的区别。

泄殖腔分隔障碍的结果是使尿生殖窦和直肠之间相通，在男孩可出现泄殖腔畸形，而较多见的是直肠泌尿系瘘，瘘管可位于膀胱三角部（直肠膀胱瘘）或尿道前列腺部（直肠尿道瘘）。当瘘管闭塞时出现肛门直肠发育不全，无瘘。

胚胎发育后期出现发育障碍，结果可形成肛门发育不全，无瘘；肛膜未破；肛膜狭窄。会阴发育不全可构成前会阴肛门、肛门皮肤瘘、不完全性隐蔽肛门。

胎儿直至出生时直肠仍呈纺锤状，上端球状膨胀部称肛球，相当于成人的直肠壶腹部。纺锤状管以下另有一短而不明显的膨大部，称尾球，相当于成人的直肠肛门部的下部。尾球存在的时间较短，第8周时已基本消失。正常的直肠闭锁往往发生在肛球上端，相当于肛门上3～4cm处，可能与胚胎性狭窄有关。

会阴部肌肉是就地发育的，它起源于会阴部间质，在胚胎第2个月时已存在皮肌的形态，称泄殖腔括约肌。第3个月时皮肌分化为肛门外括约肌、肛提肌和尿生殖窦括约肌。当生殖器官形成后（第4～5个月），尿生殖窦括约肌又分出膜部尿道括约肌、坐骨海绵体肌、会阴浅横肌等，以后再分出会阴深横肌。肛门直肠畸形患儿上述各肌虽然存在，但在高中位畸形时，外括约肌和肛提肌有不同程度的改变。

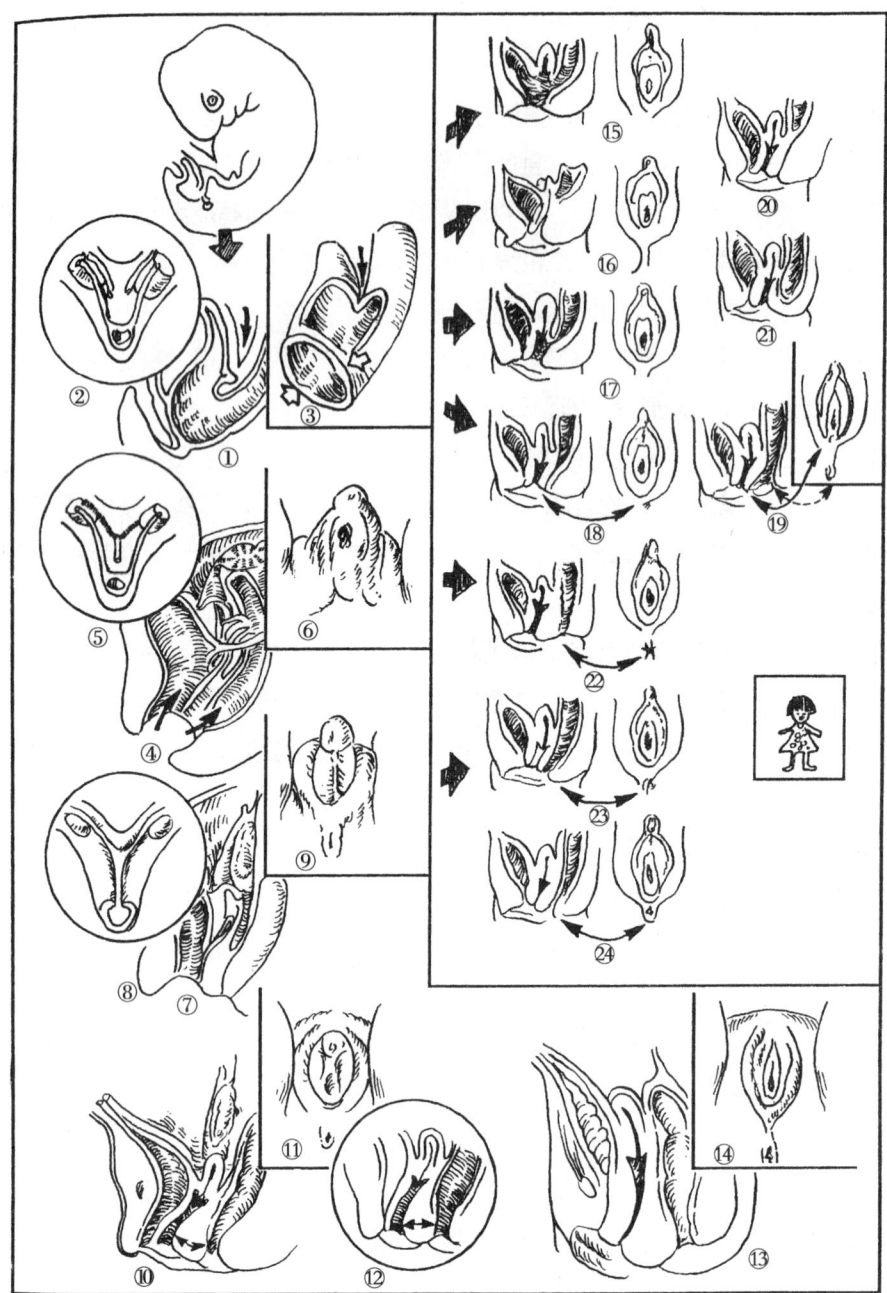

图 18-2-1 女孩肛门直肠畸形发生的胚胎过程

①泄殖腔膜 ②副中肾管向下延伸 ③间充质向腔内生长 ④尿生殖窦膜、肛膜破裂 ⑤副中肾管融合 ⑥大阴唇形成 ⑦⑧副中肾管退化 ⑨⑪会阴和阴道前庭形成 ⑩⑫会阴向前后方增长 ⑬⑭肛门移至正常位置 ⑮直肠泄殖腔畸形 ⑯直肠膀胱瘘 ⑰直肠阴道瘘 ⑱⑲直肠前庭瘘 ⑳肛门直肠发育不全,无瘘 ㉑肛门发育不全,无瘘 ㉒肛膜未破 ㉓隐蔽肛门 ㉔前会阴肛门

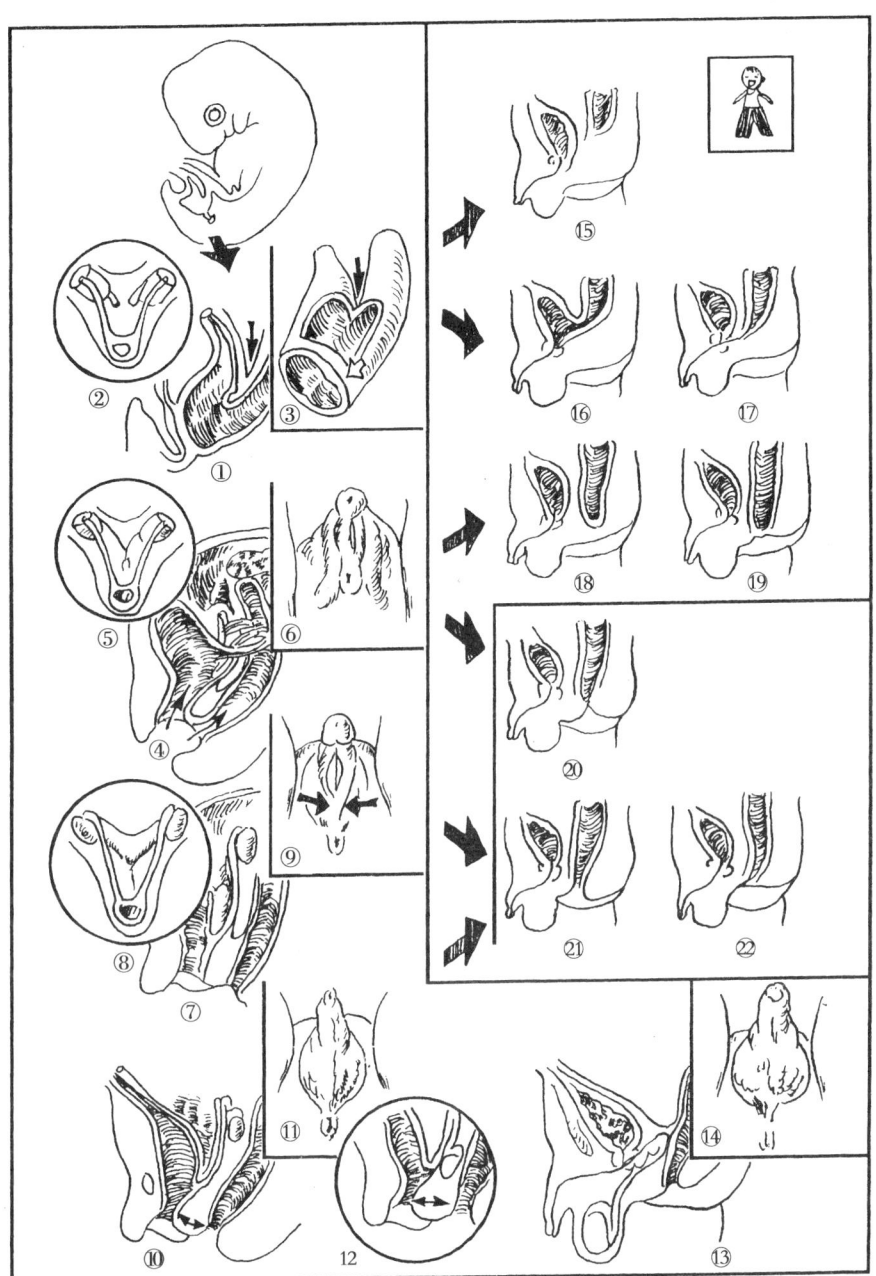

图 18-2-2　男孩肛门直肠畸形发生的胚胎过程

①泄殖腔膜　②副中肾管向下延伸　③间充质向腔内生长　④尿生殖窦膜、肛膜破裂　⑤⑦⑧副中肾管退化　⑥⑨前部尿道和尿道球部形成　⑩⑫会阴向前后方增长　⑪阴囊形成　⑬⑭肛门移至正常位置　⑮肛门直肠发育不全,无瘘　⑯直肠膀胱瘘　⑰直肠尿道瘘　⑱肛门发育不全,无瘘　⑲肛膜未破　⑳肛膜狭窄　㉑前会阴肛门　㉒肛门皮肤瘘　㉓不完全性隐蔽肛门

18.3 病因

肛门直肠畸形的发生是胚胎发育发生障碍的结果。引起肛门直肠发育障碍的原因尚不清楚，近年来许多学者认为与遗传因素有关。根据文献报道，肛门直肠畸形有家族发病史者在1%以下。佐伯守洋报告的 350 例肛门直肠畸形中，有 3 例家族同胞兄弟患同一疾病。Van Gelder 报告在一个家族中，兄弟姐妹 4 人均患此病，第一子为肛门狭窄，第二子为直肠尿道瘘，两女均为直肠阴道瘘。杨启政等报告一家族中 5 人患肛门直肠畸形，即：例 1，女，患肛门直肠狭窄；例 2，为例 1 之妹，患高位无肛；例 3，男，例 1 之侄，患低位无肛；例 4，男，例 1 之外甥，患高位无肛；例 5，男，例 1 之外甥，患高位无肛。在我们对 105 例肛门直肠畸形的调查随访中，发现两个有家族发病倾向的肛门直肠畸形家系，其中一个家系母亲为低位肛门畸形，所生 2 个男孩均为高位肛门直肠畸形；另一个家系父母均正常，所生 2 个女孩均为一穴肛畸形。矢野博道等收集 29 篇文献中有 34 个家族发病，与遗传有关者 19 组，其中 16 组为常染色体隐性或显性遗传，3 组为伴性隐性遗传；34 个家族中双胎和三胎者 13 组，占 1/3。也有人认为肛门直肠畸形患儿的同胞中发生该畸形的可能性为 25%。

古川敏记对猪的先天性肛门直肠畸形病因调查结果也证明其与遗传有关。在 122 头猪肛门直肠畸形中，因公猪发病的 28 头(23%)，因母猪发病的 6 头(4.9%)，因公猪、母猪双方发病者为 28 头(32%)，原因不明的为 60 头(49.2%)。故因公猪、母猪及双亲而发病的共 62 头，占 50.8%。该学者认为可能在肛门直肠畸形患猪体内有隐性的遗传因素。

1992 年有人对家族发病者的发病基因进行研究，发现肛门直肠畸形与位于第 6 号染色体短臂的 HLA 有关，认为该畸形的致病基因位于 HLA 基因附近。

有人应用整装原位杂交等技术，发现 Hox 基因在动物消化道发育中遵循严格的时空性，$HoxA^{13}$、$HoxD^{13}$ 基因在消化道末端发育中起重要作用。应用基因剔除、干扰序列插入与动物模型相结合的方法证明，$HoxA^{13}$、$HoxD^{13}$ 缺失及表达异常可引起转基因动物肛门开口异位、肛门括约肌发育不良，人类泄殖腔畸形样改变等疾病。

传递连锁不平衡检验(TDT 检验)较适用于肛门直肠畸形这种复杂多因子疾病的基因定位研究，它观察双亲将某标记位点等位基因传递给患儿的频率是否明显增高，即是否存在基因传递的连锁不平衡，消除了群体相关分析的分层误差。

张志波等采用 TDT 检验法对 30 个只有一个发病子女的核心家系进行研究，采用的两个微卫星标记 D7S1808、D7S673 选自 $HoxA^{13}$ 基因所在染色体区 $7p^{14\sim15}$，引物序列、扩增条件、等位基因长度及个数等均从网上查询。结果证明 D7S1808 位点等位基因传递给患儿的频率明显高于其他等位基因，即存在连锁不平衡。对 D7S673 位点等位基因进行 TDT 检验结果也证明，双亲将标记位点等位基因传递给患儿的频率明显增加，即存在连锁不平衡。并应用聚合酶链反应-单链构象多态(PCR-SSCP)初步分析 90 例先天性肛门直肠畸形患儿 HoxA[13]基因第二外显子高度保守的同源盒区的单链构象的变化,发现病例组有 4 例泳动带型异常,其中 2 例出现泳动变异的带型,另 2 例只出现 2 条电泳带(正常为 3 条电泳带)。应用 PCR 与 PstI 限制性内切酶酶切电泳相结合的方法检测无肛儿 HoxD[13]基因有无改变,结果病例组(30 例)中有 4 例显示酶切不完全,另 2 例则完全未被酶切。因此初步认为 Hox 基因 A 组可能是先天性无肛畸形的易感基因之一,HoxA[13]基因可能是引起无肛的致病基因之一;另外,HoxD[13]基因异常与无肛畸形有关。

另外,张志波等(2001)采用 RT-PCR 方法检测 16 例不同类型肛门直肠畸形后壁末端 Gli2 的表达水平,结果肛门直肠畸形直肠后壁末端 Gli2 的表达水平明显低于正常直肠($P=0.01$),各不同类型畸形之间 Gli2 表达水平无明显差异,提示 Gli2 表达水平减低与肛门直肠畸形的发生有关。

有人发现肛门直肠畸形出现在正常家鼠的 SD 基因突变型鼠,称此鼠为 SD 鼠。SD 基因以半显性方式遗传,影响直肠、泌尿生殖系统、中轴骨骼系统的发育。后来有人用杂合子 SD 鼠繁殖出肛门直肠畸形的鼠仔,说明 SD 基因与肛门直肠畸形有密切关系。

先天性肛门直肠畸形是一种发病原因复杂的疾病,文献报道在一些染色体疾病中发生率较高,而常见的为 21-三体综合征,其发生率在 2%～8%,远远高于该病在人群中的发生率(1.15%),而肛门直肠畸形在 21-三体综合征中的发病率为 0.36%～2.7%,也远远高于人群发病率(1/1500～1/5000)。在我们观察的 105 例肛门直肠畸形中有 4 例经染色体检查证实为 21-三体综合征,其发病率为 3.8%。而在 1998 年收治的 30 例无肛患儿中,有 3 例证实为 21-三体综合征,占 10%。

和其他畸形一样,肛门直肠畸形的发生可能与妊娠期,特别是妊娠早期(第 4～12 周)受病毒感染、化学物质、环境及营养等因素的作用有关。胚胎期发生发育障碍的时间越早,所致畸形的位置越高,病情越复杂。

1974 年 Schwetz 等人利用 Spraque-Dawleg 雌性大白鼠于妊娠期间(孕 6～15 天)吸入不同剂量的氯仿,观察鼠仔的致畸情况。结果吸入体积分数为 100×10^{-6} 的氯仿 7 小时,鼠仔除发生缺尾或短尾、皮下水肿、肋骨缺如及胸骨钙化延迟外,部分鼠仔产生肛门直肠畸形。

1990 年 Hirai 等用乙烯硫脲使妊娠 11 天的 Wistar 大白鼠产生肛门直肠畸形胎仔,且畸形类型与人类极相似。我国冯畹兰、刘颖等也先后用该方法制成肛门直肠畸形的动物模型。

刘颖等为了观察不同妊娠期间给药对大白鼠的致畸作用,在雌鼠妊娠第 7、9、11、13 天,在乙醚吸入麻醉下,将 125mg/kg 的 1%乙烯硫脲(ETU)用胃管注入鼠胃内,对照组灌入等量蒸馏水,均继续保持妊娠,满 22 天处死母鼠,剖宫取出胎仔。然后用生理盐水处死胎仔,将躯干笔直固定,用 10%甲醛溶液浸泡固定,石蜡包埋后行正中矢状连续切片,HE 染色,然后在光镜下进一步观察肛门直肠畸形类型。

实验结果显示每窝母鼠平均产胎仔 9.2～11.8 只,用药组均有吸收胎、死胎,而对照组无上述改变,产仔数无明显差异。第 7、第 9 天用药组及对照组未见肛门直肠畸形胎仔,第 11 天及第 13 天用 ETU 时,肛门直肠畸形发生率为 50.62%和 36.73%(表 18-3-1)。

表 18-3-1　不同时间用药组孕鼠、胎仔及肛门直肠畸形发生情况

实验鼠	第7天用药	第9天用药	第11天用药	第13天用药	正常对照组
孕鼠(只)	7	5	8	6	5
胎仔总数(只)	69	59	86	56	46
活胎仔数(只)	68	57	81	49	46
死胎仔数(只)	0	0	1	0	0
吸收胎数(只)	1	2	4	7*	0
平均产仔数(只/窝)	9.86	11.80	10.75	9.33	9.20
无肛胎仔数(只)	0	0	41	18	0
无肛畸形发生率(%)	0	0	50.62**	36.73*	0

注：* 与对照组及第7天用药组相比 $P<0.05$。
　　** $P<0.01$。

肛门直肠畸形发生有性别差异，雄性胎仔发生率为57.14%和61.70%，明显高于雌性的21.43%和35.29%，雌雄比率为1∶1.75和1∶2.67(表18-3-2)。第11天及第13天用药组胎仔均可见各种类型的肛门直肠畸形，同时伴有无瘘或有瘘畸形、泄殖腔畸形等(表18-3-3)。

表 18-3-2　肛门直肠畸形的性别差异

实验鼠	第11天用药		第13天用药	
	雌性	雄性	雌性	雄性
正常胎仔数(只)	22	18	22	9
无肛畸形胎仔数(只)	12	29	6	12
胎仔总数(只)	34	47	28	21
无肛畸形发生率(%)	35.29	61.70*	21.43	57.14**
无肛畸形雌雄比例	1∶1.75		1∶2.67	

注：* 与雌性胎仔比较：$P<0.05$。
　　** $P<0.01$。

表 18-3-3　用药大白鼠胎仔肛门直肠畸形类型

畸形类型		第11天用药			第13天用药		
		雌性	雄性	合计	雌性	雄性	合计
高位肛门直肠畸形	有瘘	0	4	4	0	3	3
	无瘘	3	3	6	1	2	3
中位肛门直肠畸形	有瘘	1	8	9	1	3	4
	无瘘	2	4	6	1	2	3
低位肛门直肠畸形	有瘘	0	1	1	0	2	2
	无瘘	2	9	11	0	2	2
泄殖腔畸形		4	0	4	3	0	3
合计		12	29	41	6	12	18

目前研究表明 ETU 不仅是致癌剂、诱变剂，而且是潜伏性致畸剂。它的致畸作用有种属特性，对大白鼠致畸作用最强，而对小白鼠、仓鼠、荷兰猪、兔、猫等无或很少致畸作用。ETU对大白鼠致畸时，由于用药时间、用药方式及剂量的不同，产生畸形的种类也不同。在母鼠妊娠胎仔器官发生期，以口服或胃管灌注方式可使胎仔产生不同类型的畸形，其中主要是中枢神经系统畸形及其他外表可见的畸形。有的学者采用羊膜腔内注射 ETU，发现胎仔无任何畸形。还有学者将 1.0g ETU 溶于 50ml 二甲基亚砜中配成溶液经皮肤吸收诱导大白鼠和家兔，结果发现在妊娠第 12～13 天用药组所有鼠仔均有畸形，主要为中枢神经系统畸形及脊椎、肋骨畸形，但无死胎。而比上述剂量小的 ETU 或在妊娠第 10～11 天给药组仅见部分鼠仔产生畸形，畸形类型明显减少。口服 ETU 后大白鼠产生畸形的类型与投药日期有关，最佳致畸时间为妊娠第 11～13 天。肛门直肠畸形发生率在第 11 天最高，同时此期也是中枢神经系统畸形的高发期，而在其他妊娠时间投药畸形发生率极低。ETU 对大白鼠致畸剂量范围较大，用 40mg/kg 即可见到脑积水、脑膜膨出、脊椎后突及趾异常等畸形。还有人报道在妊娠第 15 天用 30mg/kg 的 ETU 仅口服 1 次便可使胎仔产生脑积水，一般在产后 6～9 天才能见到，而制作肛门直肠畸形模型的最佳剂量为 125mg/kg。

目前认为 ETU 致畸机制有如下学说：ETU 是一种潜在的神经性致畸剂，既往对大白鼠体内、体外胚胎培养皆表明体内的神经母细胞及体外的神经细胞是 ETU 的靶细胞，两者密切相关。利用体外培养方法可以消除母体因素的干扰，可以判定 ETU 为直接致畸物质，大白鼠胚胎的中脑细胞较肢芽细胞更敏感。ETU 还是一种甲状腺拮抗剂，化学结构与硫氧嘧啶相似，可以阻止甲状腺素前体的碘化，从而降低甲状腺素的合成，而甲状腺素失调与胚胎畸形密切相关。亦有学者利用体外胚胎培养的方法消除母体甲状腺素的影响，证实 ETU 致畸是其本身对胚胎的直接作用。Daston 等学者认为 ETU 致畸与渗透后失衡及胚胎局限性水肿有关。还有人认为 ETU 致畸与其本身代谢及 ETU 的分布有关。

目前对 ETU 致肛门直肠畸形原理的研究甚少，但大白鼠胚胎第 8～15 天是重要器官形成期，此时用致畸药物致畸率高。越接近妊娠中期用药，胎仔致畸率越高。而第 11 天及第 13 天用药产生肛门直肠畸形胎仔最多，故大白鼠胚胎第 11～13 天是肛门直肠发育的关键时期，易受外界因素干扰而致发育异常。此期间母鼠口服 ETU 后，可能因上述几种作用而致肛门直肠畸形。肛门直肠畸形以雄性胎仔多见，可能因口服 ETU 后雄鼠甲状腺对 ETU 亲和性较强，从而干扰其甲状腺素合成，影响其生长发育所致。

桥本良造给妊娠鼠腹腔内注射视黄酸也使鼠仔产生肛门直肠畸形，以高位畸形最多。

2000 年 Kubota 给妊娠第 9 天的母鼠阿维 A 酯 60mg/kg，所产雄、雌鼠仔全部出现直肠前列腺尿道瘘和直肠泄殖腔瘘。

上述实验结果提示，大白鼠应用致畸物质不但可产生肛门直肠畸形鼠仔，而且畸形发生率高达 30%～90%，说明致畸物质氯仿、乙烯硫脲、视黄酸、阿维 A 酯等是某些胚胎期动物发生肛门直肠畸形的直接原因。

18.4 病理类型

先天性肛门直肠畸形的分类方法很多,名词术语也不统一,文献中对这些畸形的记载混乱,很难对比不同分类的治疗效果。

过去,在我国多采用 Ladd 和 Gross 于 1934 年提出的 4 型分类法,即:第 1 型肛门或直肠下端狭窄;第 2 型肛门膜状闭锁;第 3 型肛门闭锁,直肠盲端距皮肤有相当距离;第 4 型直肠闭锁。以后又将第 3 型分为高位和低位 2 型。这种分类方法是单纯从解剖形态上制订的,对手术方法和途径的选择以及预后的估计均无重要意义。

1970 年在澳大利亚召开的国际小儿外科医生会议上,制定了高位、中间位和低位的分类方法。它以该畸形的胚胎发生和病理改变为基础,对指导临床实践和估计预后均有帮助,是目前较合理的分类方法。该分类法是对许多分类方法的折中和修订,已被各国小儿外科医生广泛采用。

国际分类法的主要特点是以直肠盲端与肛提肌,特别是耻骨直肠肌的关系作为区分高、中、低位的标准,即直肠盲端终止于肛提肌之上者为高位畸形;直肠盲端位于耻骨直肠肌之中,并被该肌所包绕为中间位畸形;穿过该肌者为低位畸形。Stephens 发现在肛门直肠畸形患儿的耻骨直肠肌位置有改变,强调在作肛门成形术时注意保护该肌,并使直肠通过该肌环,对决定术后肛门排便功能有重要意义。其次,国际分类法提出了介于高低位之间的移行型,即中间位畸形,而这种畸形大部分应行骶会阴肛门成形术,对合理选择术式有指导作用。

该分类的不足之处是种类繁多(共 27 种),过于复杂。因此,于 1984 年将该分类法加以简化,便于应用。修改后的分类法又称为 Wingspread 分类法(表 18-4-1;图 18-4-1,18-4-2):

表 18-4-1 肛门直肠畸形 Wingspread 分类法(1984)

女性	男性
(一)高位畸形	(一)高位畸形
1. 肛门直肠发育不全	1. 肛门直肠发育不全
(1) 直肠阴道瘘	(1) 直肠前列腺尿道瘘
(2) 无瘘	(2) 无瘘
2. 直肠闭锁	2. 直肠闭锁
(二)中间位畸形	(二)中间位畸形
1. 直肠前庭瘘	1. 直肠尿道球部瘘
2. 直肠阴道瘘	2. 肛门发育不全,无瘘
3. 肛门发育不全,无瘘	
(三)低位畸形	(三)低位畸形
1. 肛门前庭瘘	1. 肛门皮肤瘘
2. 肛门皮肤瘘	2. 肛门狭窄
3. 肛门狭窄	
(四)泄殖腔畸形	(四)罕见畸形
(五)罕见畸形	

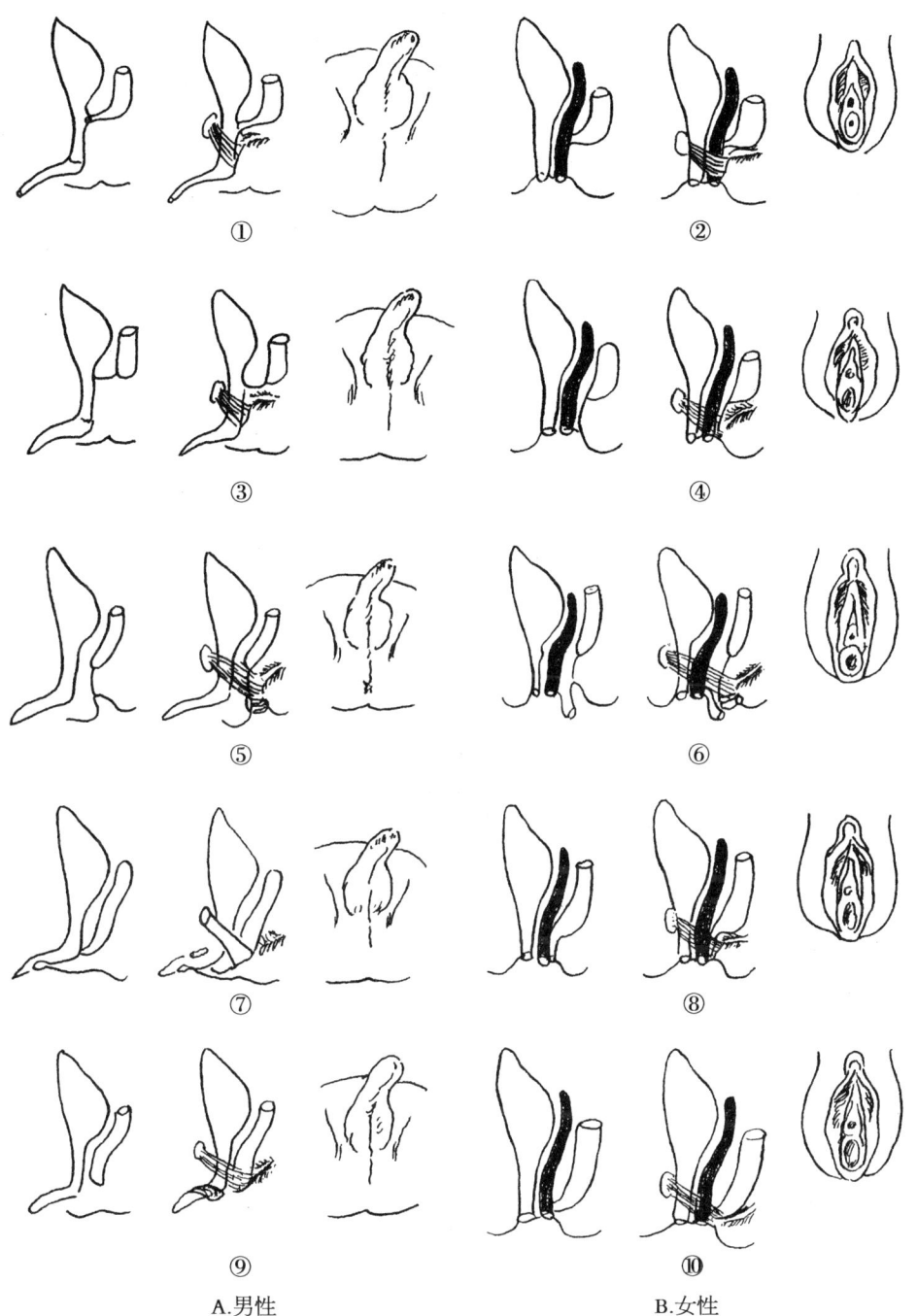

图 18-4-1 肛门直肠畸形 Wingspead 分类(一)

①直肠前列腺尿道瘘 ②直肠阴道瘘 ③肛门直肠发育不全,无瘘
④肛门直肠发育不全,无瘘 ⑤直肠闭锁 ⑥直肠闭锁 ⑦直肠尿道球部瘘
⑧直肠前庭瘘 ⑨肛门发育不全,无瘘 ⑩直肠阴道瘘

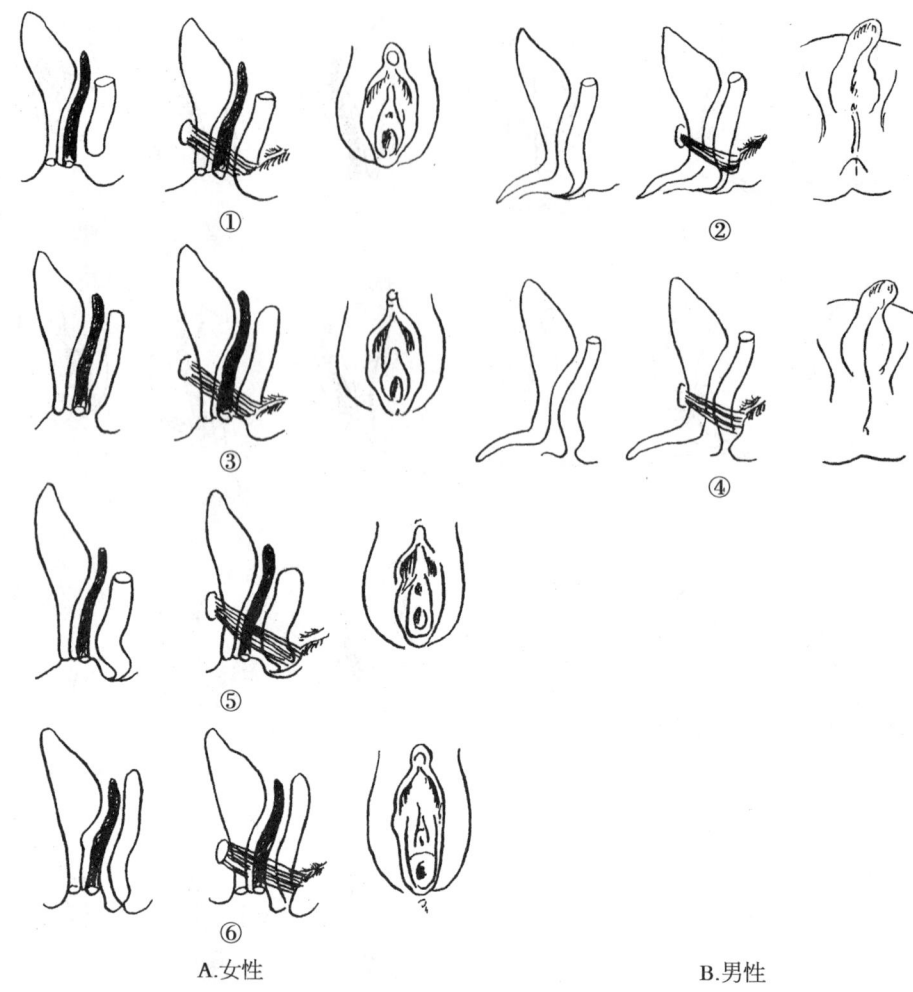

图 18-4-2　肛门直肠畸形 Wingspead 分类(二)

①肛门发育不全,无瘘　②肛门皮肤瘘　③肛门前庭瘘
④肛门狭窄　⑤肛门皮肤瘘　⑥肛门狭窄

A1　男性

B1　高位畸形

C1　肛门直肠发育不全

D1　直肠前列腺尿道瘘　瘘管开口于后尿道。无肛门内括约肌,外括约肌不明显。直肠盲端位于耻尾线(PC 线)上。

D2　无瘘　直肠盲端与尿道间可有纤维索带连接。无肛门内括约肌,仅有外括约肌痕迹。直肠盲端平或高于 PC 线。

C2　直肠闭锁　直肠盲端止于不同高度。肛门及肛管正常。有肛门内、外括约肌及肛提肌,且与肛管保持正常关系。

B2　中间位畸形

C1 直肠尿道球部瘘 直肠盲端位于尿道球部海绵体肌之上,耻骨直肠肌包绕直肠盲端瘘口。肛门内括约肌缺如。直肠盲端位于 PC 线与 I 线(坐骨嵴与耻尾线之间的平行线)之间。

C2 肛门发育不全,无瘘 直肠盲端终于尿道球部海绵体肌之上,耻骨直肠肌环绕直肠盲端。肛门内括约肌缺如,外括约肌仅见痕迹。直肠盲端位于 PC 线与 I 线之间。

B3 低位畸形

C1 肛门皮肤瘘 瘘管开口于会阴部至阴囊缝线或阴茎腹侧的任何部位,以阴囊部居多。肛管呈瓣状,瘘管被菲薄的皮肤掩盖。耻骨直肠肌正常。

C2 肛门狭窄 肛门及内、外括约肌正常。

B4 罕见畸形。

A2 女性

B1 高位畸形

C1 肛门直肠发育不全

D1 直肠阴道瘘 直肠盲端开口于阴道后壁中部。

D2 无瘘。

C2 直肠闭锁。

B2 中间位畸形

C1 直肠前庭瘘 直肠盲端位于 PC 线上或稍下。瘘管长 1～2cm,通过耻骨直肠肌,沿阴道后壁开口于阴道前庭部。

C2 直肠阴道瘘 瘘管开口于处女膜上方,耻骨直肠肌环绕直肠盲端与瘘管。

C3 肛门发育不全,无瘘 直肠盲端终于阴道下端平面。尿道及阴道正常。直肠盲端位于 I 线或其下。

B3 低位畸形

C1 肛门前庭瘘 直肠与阴道紧密相邻。耻骨直肠肌正常,有肛门内括约肌痕迹,肛门外括约肌有时存在。瘘管甚短,瘘口位于阴道前庭部,瘘口周围为黏膜。

C2 肛门皮肤瘘。

C3 肛门狭窄。

B4 泄殖腔畸形 这是一种较少见的肛门直肠畸形,即直肠、阴道、尿道共同开口在一个腔。一般按 Raffenspergers 分型法分型(图 18-4-3),由于该分型法过于复杂,为便于应用,有人按病理解剖特点将其分为 3 种类型(图 18-4-4):①常见型:共同管长 2～3cm。阴道大小正常,肌肉复合体及肛门外括约肌位置正常。②高位型:共同管长 3～7cm。骶骨发育短小,肌肉发育薄弱,阴道狭小,骨盆前后径小。一般术后效果不理想。③低位型:又称低位直肠阴道瘘合并女性尿道下裂。共同管长 0.5～1.5cm。盆部发育正常,预后佳良。本病常合并双阴道、双子宫,约占 60%;巨大阴道积液,约占 40%。

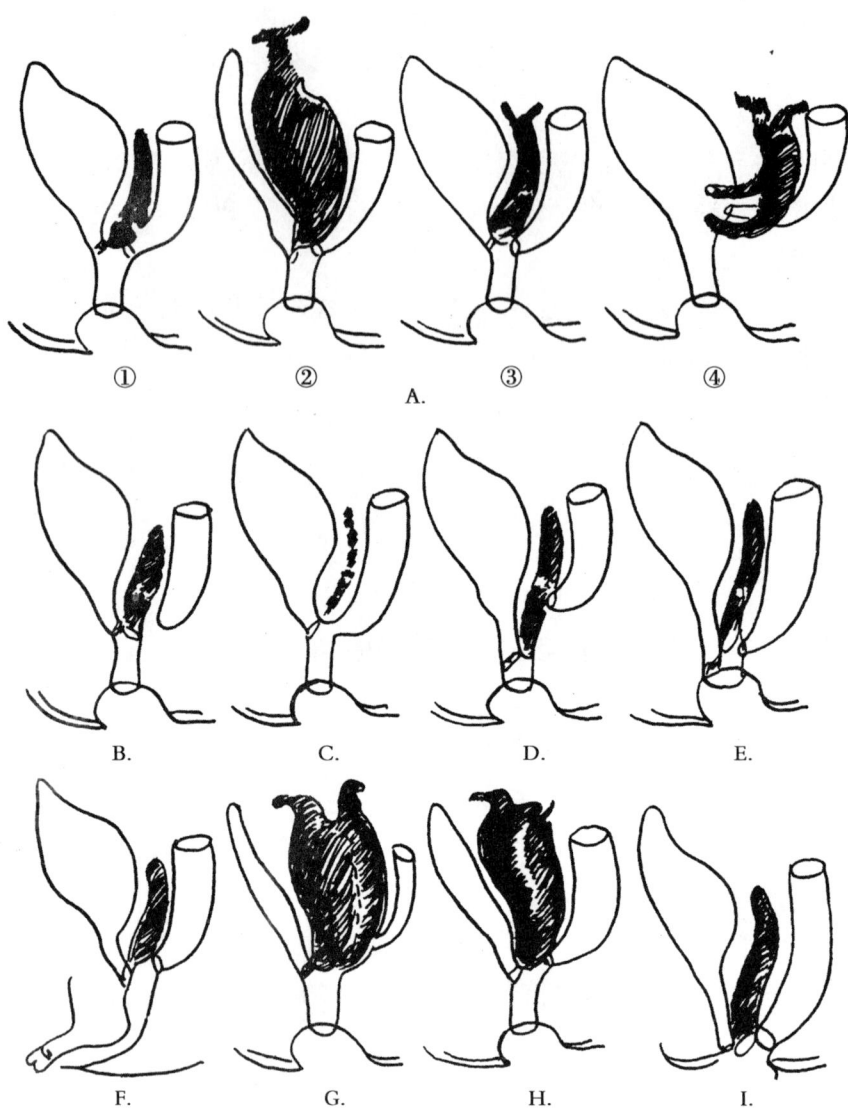

图 18-4-3 泄殖腔畸形 Raffenspergers 分类

①无阴道积水 ②有阴道积水 ③阴道隔膜 ④阴道分隔伴直肠膀胱瘘

A. "长"泄殖腔伴尿道、阴道和直肠在顶部联合
B. 泄殖腔伴肛门、直肠发育不全和尿生殖窦
C. 泄殖腔伴阴道闭锁和直肠尿道瘘
D. 直肠阴道连接(共同管),阴道与尿道构成泄殖腔
E. "短"泄殖腔
F. 泄殖腔伴阴茎尿道
G. 泄殖腔伴双阴道积水,直肠与一个阴道连接
H. 泄殖腔伴双阴道,一阴道有梗阻,一阴道无梗阻
I. 超短泄殖腔段

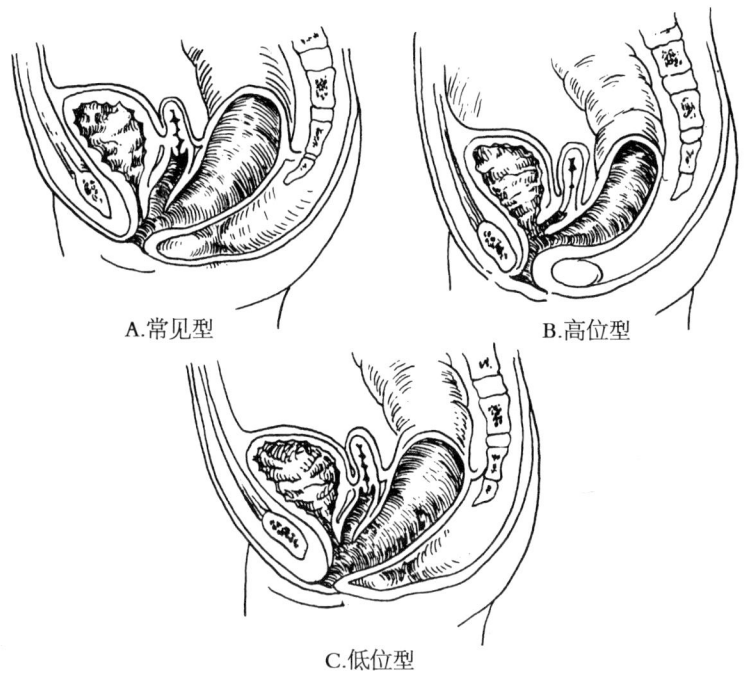

图 18-4-4　泄殖腔畸形的 3 种类型

B5 罕见畸形。

1999 年在 Endo 等报告的 1992 例肛门直肠畸形中,高位畸形占 26.0%,中间位为 10.7%,低位为 57.2%,混合型为 4.5%,未分类为 1.6%。男孩最常见者为肛门皮肤瘘(364 例),其次为直肠尿道瘘(333 例),12 例男孩为直肠膀胱瘘。女孩最常者见为肛门前庭瘘(241 例),93 例为直肠泄殖腔畸形;完全隐蔽肛门(10.1% 为低位畸形)较肛门狭窄常见。

18.5　病理改变

近 30 年来,不少学者对肛门直肠畸形患儿的盆腔结构进行了解剖组织学研究,证明该畸形不仅有肛门直肠本身的闭锁和发育不全,同时盆底肌肉、骶骨、神经、盆腔结构及肛周皮肤等均有不同程度的病理改变。肛门直肠畸形的位置越高,这种改变越明显、越严重。

A1　肌肉改变

B1　耻骨直肠肌　Stephens 对 29 例肛门直肠畸形患儿尸体进行解剖,发现 2 例高位肛门直肠畸形男婴的耻骨直肠肌依附于尿道后壁,1 例直肠阴道瘘者该肌附着于阴道后壁并向前移位,而在前庭瘘和肛门闭锁的病例中该肌处于正常位置。Stephens 指出耻骨直肠肌的发育与骶椎缺如有关,如第 2 骶椎以下缺如,该肌不发育;第 3 骶椎以下缺如,该肌发育薄弱;第 4 骶椎以下缺如,该肌可正常发育。Kiesewetter 曾做 9 例解剖,强调该肌有上移,即高位畸形时,耻骨直肠肌处于耻尾线(PC线)水平;而低位畸形该肌远离PC线。王常林观察和测量该类畸形患儿耻骨直肠肌的位置和长度(图18-5-1,表18-5-1),发现高位畸形时耻骨直肠肌上、下缘延长线与PC线的交角明显小于正常儿,其后上、下缘与肛穴的距离明显大于正常儿,说明该肌上移;另外耻骨直肠肌的长度较正常儿短,耻骨直肠肌与外括约肌分离,骶椎间隙增大,由脂肪占据。中间位畸形时耻骨直肠肌虽有上移和缩短,但不如高位者明显,与正常儿比较无显著差异。该肌纤维包绕直肠盲端,且直肠盲端位置越低,被肌纤维包绕的越多。该肌在直肠盲端的后外方与外括约肌深浅部肌纤维相接。直肠前庭瘘者和低位畸形一样,耻骨直肠肌环绕于直肠或瘘管的后方,处于正常解剖位置。

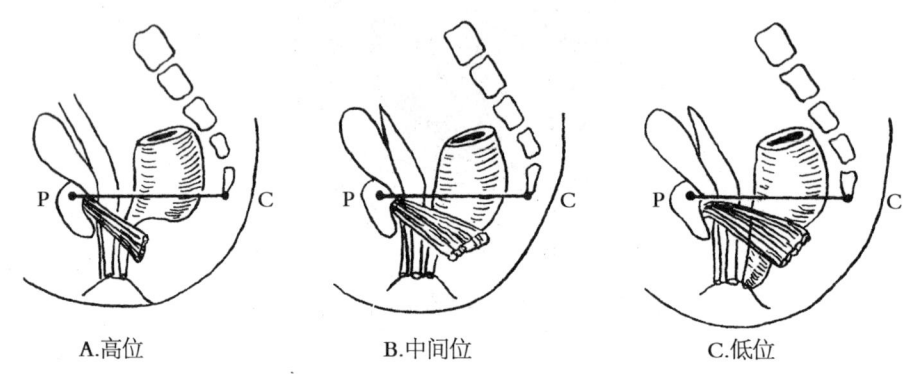

A.高位　　　　　　B.中间位　　　　　　C.低位

图18-5-1　肛门直肠畸形时耻骨直肠肌的位置

表18-5-1　耻骨直肠肌的位置和长度

类型	与PC线夹角		与肛穴距离(cm)		耻骨直肠肌长度(cm)	
	上缘线	下缘线	后上缘	后下缘	上缘	下缘
正常(50例)	37°	44°	1.80	1.02	2.29	2.44
高位畸形(5例)	18°	28°	2.66	2.08	1.43	1.60
中间位畸形(4例)	25°	43°	2.12	1.23	2.07	2.25

总之,肛门直肠畸形患儿的肛提肌,包括耻骨直肠肌的发育良好,仅个别病例该肌缺如或发育不良。由于畸形类型不同,耻骨直肠肌的位置可发生改变。高位畸形该肌明显向上向前移位,并短缩,呈闭锁状,依附于前列腺、尿道或阴道后方,并与直肠盲端和外括约肌有一定距离。因此高位畸形行肛门成形术时,应设法使直肠准确地通过耻骨直肠肌环。中位畸形时直肠盲端位于耻骨直肠肌之中,被该肌所包绕,其肌纤维与外括约肌纤维相连。直肠前庭瘘和低位畸形耻骨直肠肌环绕于直肠后壁,基本处于正常位置。

B2　外括约肌　胚胎研究证明,外括约肌是单独发育的,与肛门直肠畸形的发生无关。Kiesewetter报告,肛门直肠畸形患儿存在外括约肌,在临床上有人用电刺激或肌电图研究观察也证明了这一点。Smith 对 16 例患儿进行组织切片观察发现 1 例外括约肌缺如,另 1 例外括约肌前部缺如。Stephens 也看到 2 例直肠尿道瘘的患儿无外括约肌。也有人认为高位畸形时外括约肌发育不良,或仅为痕迹器官。

王常林对 16 例肛门直肠畸形患儿的盆腔正中矢状断面标本进行解剖和组织学研究,证明外括约肌均存在。由于畸形类型不同,该肌的分布、形态、大小和肌纤维走行方向变化较大。用方格图表法对 13 例盆腔完整标本的外括约肌分布面积进行对比观察,并与 6 例正常新生儿标本对照,发现肛门直肠畸形患儿低位畸形时外括约肌面积与正常儿基本一致;中间位畸形时为正常儿的 1.4 倍;高位畸形时仅 1 例外括约肌明显缩小,约为正常的 1/2,并移位至尾骨尖部,其余均较正常儿的面积大,平均为正常儿的 2.5 倍,在外括约肌内部有不同程度的脂肪充填(图 18-5-2)。

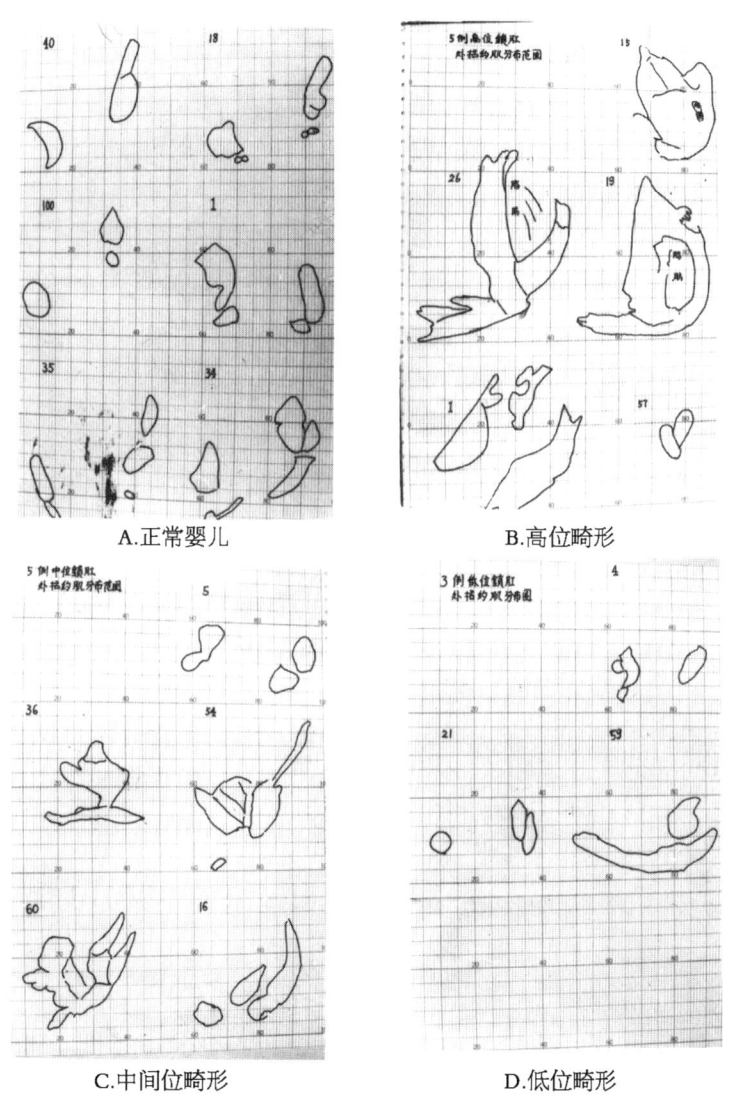

图 18-5-2 外括约肌分布面积

在正常儿盆腔正中矢状断面上,肉眼观察外括约肌呈前后两团,位于肛管的前后方。肛门直肠畸形病例直肠盲端的位置越高,两团结构越不明显,越不易分开,甚至失去正常形态。在镜下观察外括约肌纤维走行方向,正常儿外括约肌深浅部肌纤维呈横断面;低位畸形其肌纤维也为横断面;而中间位畸形肌纤维多为斜行,仅少部分为横断面;高位畸形时,深浅部肌纤维多为斜行及纵行,呈横断面者甚少,有的病例几乎以纵行肌纤维为主,呈高柱状,总之外括约肌肌纤维走行方向异常紊乱(图18-5-3)。

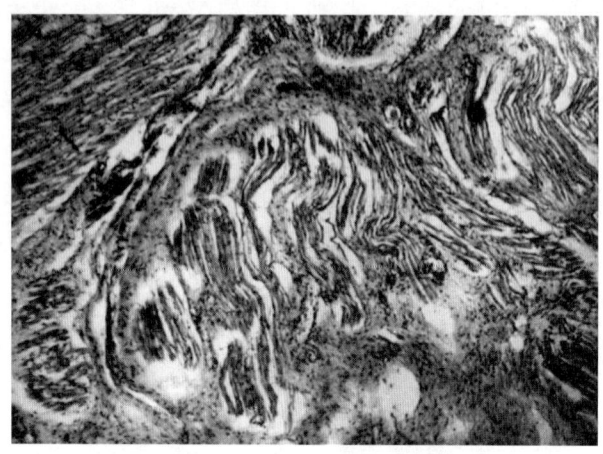

图18-5-3 高位肛门直肠畸形镜下观
光镜观察:外括约肌纤维走行紊乱

刘颖等对肛门直肠畸形胎鼠的盆腔正中矢状断面标本进行肛门外括约肌面积测量,结果高位畸形其面积明显大于正常对照组(表18-5-2)。

表18-5-2 第11天及第13天用药组肛门直肠畸形胎仔肛门外括约肌形态学测量

实验鼠	例数		肛门外括约肌面积(μm^2)	
	第11天用药	第13天用药	第11天用药	第13天用药
正常胎鼠	16	14	5.33±1.78	3.70***±2.04
低位畸形	6	2	3.30▲**±1.95	2.84**±1.79
中间位畸形	12	7	4.72±6.90	1.86***±3.27
高位畸形	7	4	10.26▲±10.12	17.41▲▲**±17.71
泄殖腔畸形	3	3	6.40±6.01	10.68▲±13.00

注:1. 与正常对照组比较:* P<0.05,** P<0.01,*** P<0.001。
2. 与组内正常胎仔比较:▲P<0.05,▲▲P<0.01,▲▲▲P<0.001。

1997年张志波等对肛门直肠畸形动物模型的肛门外括约肌进行组织化学观察发现,高、中间位畸形在单位面积中无论是肌纤维数,还是收缩慢、耐疲劳的Ⅰ型肌纤维所占比例均明显减少,而低位畸形则基本正常。我们对肛门直肠畸形肛门外括约肌的超微结构进行观察发现,部分肌原纤维排列紊乱,结构不清,有的呈溶解状态;Z带有不规则改变,如扭曲、断裂;线粒体大小不等;嵴有缺失、断裂、空泡变;有早期髓鞘样变,这些改变可能与该畸形的骶髓和肛周组织中神经发育不良有关(图18-5-4)。

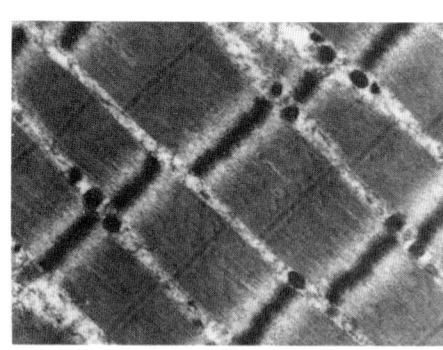 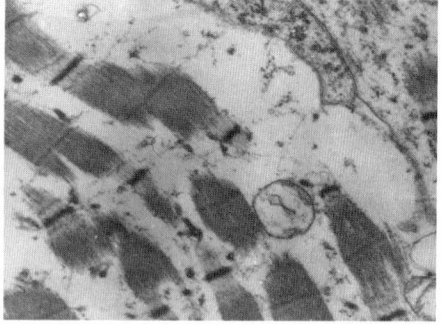

A.正常标本　　　　　　B.肛门直肠畸形标本

图18-5-4　肛门外括约肌的超微结构

于明等采用体表电极肌电图技术,对32例肛门直肠畸形(高位7例,中间位12例,低位13例)患儿的肛门外括约肌肌电活动进行检测,观察肛穴处静止时波幅与频率及刺激时波幅与频率4项肌电活动指标,结果高位畸形有2项明显低于正常,中间位畸形有1项低于正常,而低位畸形肌电活动基本正常。从功能上证实肛门直肠畸形患儿无论高、中、低位畸形均存在肛门外括约肌,但直肠盲端位置越高,外括约肌发育越差。在肛穴的不同部位检测肌电活动结果表明,肛门直肠畸形患儿肛门外括约肌肌电活动最强处不一定在正常肛穴位置,有11例(31%)位置偏前、偏后或偏侧,以高位畸形偏位者最多,中间位其次,低位又次之;各型又以向前偏位者多见。因此,对肛门直肠畸形患儿术前可利用肌电图检查确定肛门外括约肌的发育程度、位置及范围;术中尽量辨认和保存括约肌,不仅使直肠盲端通过耻骨直肠肌环,而且要穿过外括约肌中心是十分重要的。

B3　内括约肌　关于肛门直肠畸形患儿有无内括约肌文献中说法不一。Stephens和Kiesewetter等认为肛门直肠畸形患儿无肛管,也无内括约肌。1959年Scott在直肠前庭瘘患儿发现内括约肌存在。秋山洋(1973)和Nixon(1976)等证明,在低位肛门畸形时内括约肌存在。在1984年修订的肛门直肠畸形国际分类中也表明高位和中间位畸形内括约肌缺如,低位畸形内括约肌存在。但早在1958年Bill就发现,伴泌尿生殖系瘘的高、中位肛门直肠畸形有内括约肌,并认为畸形的发生是直肠移行过程中受抑制而停滞于膀胱、尿道或阴道,未达到正常位置的结果。1961年Gans对肛门直肠畸形进行病理研究,其结果与Bill的观察一致。

1983年王常林等报告了对10例肛门直肠畸形完整病理标本的组织学研究,在5例高位畸形标本中,3例于直肠远端肠壁环肌层有局限性增厚,范围较小;4例中间位畸形中,有3例局限性环肌增厚,范围稍大,多为前后两处,另1例前庭瘘,其内括约肌发育良好;1例低位畸形内括约肌基本正常。故此他们认为肛门直肠畸形患儿的内括约肌发育程度与畸形类型有关,即位置越高,发育越差,甚至完全缺如。

1987年Lambrcht报告对33只新生猪仔肛门直肠畸形的形态学观察结果,其中公猪24只,母猪9只;高位畸形18只,低位畸形15只。所有猪仔均见有内括约肌环绕于瘘的近端,局限于瘘进入直肠盲端的开口部位。内括约肌的形态差异很大,有的像正常的内括约肌一样呈漏斗状;但大部分内括约肌分布较宽,呈圆盘状或平碟状。在肛门畸形瘘的近端有肛管的很多特征:①被内括约肌环绕。②在内括约肌部肠壁内神经节细胞减少或缺如。③瘘的近端覆有移行上皮。④内有肛门腺。1990年Rintala对10例高、中位肛门直肠畸形患儿的直肠盲端、尿道瘘、会阴瘘进行组织学检查,发现9例有正常肛管移行上皮,在该区域内为低神经节细胞区,且胆碱酯酶呈强阳性反应。

1996年刘颖等对28只肛门直肠畸形鼠的肛门内括约肌观察发现,有瘘型肛门直肠畸形其瘘管内覆有未角化的复层上皮,在该处直肠末端环肌层明显增厚,肌细胞发育正常。即有瘘型肛门直肠畸形具有明显的内括约肌;无瘘型肛门直肠畸形直肠盲端内无复层上皮,环肌也未增厚,即无内括约肌。而无瘘型低位畸形直肠盲端覆有角化鳞状上皮,范围较广,且在有鳞状上皮的范围深环肌层限局性增厚明显,肌细胞发育正常,即存在内括约肌(表18-5-3,图18-5-5)。

另外,也有人研究证明,在肛门直肠畸形患儿的瘘管处具有内括约肌功能。1990年Ohama在术前由结肠造瘘口插入导管测量高、中间位畸形瘘管处的压力,当扩张直肠时,该处压力下降,即有正常肛管直肠反射。该反射反映肛门排便控制系统的完整性和神经肌肉的协调性,而内括约肌的完整性是该反射存在的关键条件。

表18-5-3　第11天用药组肛门直肠畸形胎仔内括约肌形态学测量

实验鼠		例数	面积(μm^2)		宽度 c(μm)		长度(μm)	
			前壁	后壁	前壁	后壁	前壁	后壁
正常对照组		12	1.57±0.24	1.72±0.37	7.86±1.29	8.39±1.57	3.01±0.81	3.06±0.85
用药组		16	1.31*±0.43	1.25**±0.44	6.33**±1.51	6.37***±1.11	2.48*±0.76	2.21*±1.00
低位畸形	无瘘	5	1.26*±0.28	1.34±0.49	6.69*±1.04	6.54*±1.15	2.39±0.86	2.68±1.08
	有瘘	1	0.98	1.84	5.69	8.06	3.38	3.22
中间位畸形	无瘘	5	0*** ▲▲▲	0*** ▲▲▲	0*** ▲▲▲	0*** ▲▲▲	0*** ▲▲▲	0*** ▲▲▲
	有瘘	7	0.89▲*±0.47	1.04***±0.34	4.92▲***±1.55	6.57**±1.13	2.53±0.66	2.26*±0.53

续表

实验鼠		例数	面积(μm^2)		宽度 c(μm)		长度(μm)	
			前壁	后壁	前壁	后壁	前壁	后壁
高位畸形	无瘘	4	0▲▲▲	0▲▲▲	0▲▲▲	0▲▲▲	0▲▲▲	0▲▲▲
	有瘘	3	0.81▲*** ±0.03	1.15* ±0.40	5.22** ±0.96	6.86 ±1.88	2.43 ±0.49	2.60 ±0.54
泄殖腔畸形		3	0.74▲*** ±0.12	1.08** ±0.15	4.30▲*** ±1.02	6.00* ±2.46	2.01* ±0.64	1.85* ±0.72

注:1. 与正常对照组比较: * $P<0.05$,** $P<0.01$,*** $P<0.001$。

2. 与本组内正常胎仔比较:▲$P<0.05$,▲▲$P<0.01$,▲▲▲$P<0.001$。

3. 前后壁比较:①面积:泄殖腔畸形 $P<0.01$。②宽度:中间位有瘘 $P<0.05$。③长度:高位有瘘 $P<0.05$。

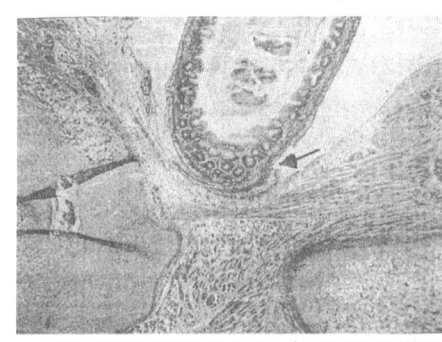
A.高位直肠闭锁鼠仔,无瘘(↑示无环肌增厚)

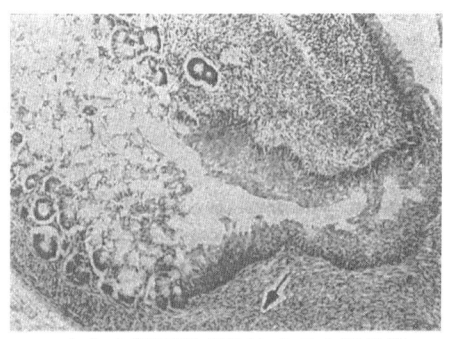
B.高位直肠尿道瘘鼠仔(↑示内括约肌)

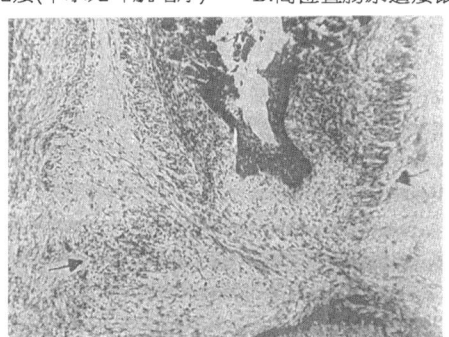
C.低位肛门闭锁鼠仔(↑示内、外括约肌)

图 18-5-5　各型肛门直肠畸形鼠仔内括约肌改变

正常情况下肛门内括约肌通常处于持续收缩状态,维持肛管高压,并构成肛管与直肠间的压力屏障,为控制排便的重要因素之一。有人认为如果内括约肌全部切除,肛管静止压力将下降50%左右。

上述资料说明,多数肛门直肠畸形(包括高、中间位畸形在内)患儿都有内括约肌。因此,应行保留内括约肌的肛门成形术,即手术时保留直肠盲端及瘘管。这样可以最大限度地保存尽管是发育不全的内括约肌,以便获得较好的排便功能。自 1982 年以来我们采用保留内括约肌的肛门成形术,对 19 例高位肛门直肠畸形患者术后随访 6.5 年,肛门功能临床评定和综合评定为优者分别由 1982 年前的 23% 和 26.9% 提高到 63.2% 和 57.9%。1992 年 Husberg 报告对 48 例高、中位肛门直肠畸形采用保留内括约肌的肛门成形术后的随访结果,对 4 岁以上的 22 例进行直肠肛管测压,15 例直肠肛管反射正常,其中 11 例排便功能正常;而 7 例该反射消失者均有污粪。

B4 肠壁纵肌 在部分高、中位肛门直肠畸形病例中,可见直肠盲端肠壁纵肌向下延伸,可延伸至外括约肌的肌纤维内,其长短不同。

A2 神经改变

B1 骶髓改变 肛门直肠畸形伴脊髓发育异常者也较常见。从胚胎发育看,神经系统和肛门上皮均属外胚层。在胚胎第 3~5 周,神经管尾端的原始细胞团块分化,逐渐形成神经系统、消化系统及泌尿生殖系统的一部分。如果原始细胞团块分化异常,将导致肛门直肠、腰骶部骨骼肌肉及神经管发育畸形,临床上表现为肛门畸形、骶尾骨发育异常及神经管闭合不全,如脊髓脊膜膨出、脊髓纵裂、硬脊膜内及终丝脂肪瘤等。

目前,国外有很多肛门直肠畸形伴脊髓拴系的报道。Rivosecehi 报道 50% 的肛门直肠畸形伴有脊髓拴系。Long 报道 86 例肛门直肠畸形中,36% 伴脊髓拴系,且畸形越严重,伴脊髓拴系的发生率越高,即高位畸形脊髓拴系发生率为 44%,中间位为 33%,低位为 27%。Marc 统计 934 例肛门直肠畸形,伴发脊髓拴系者 24%,其中复杂肛门畸形的伴发率为 43%,单纯畸形直肠前庭瘘者伴发率仅为 10%。1996 年 Capitanucci 等报道,对 37 例肛门直肠畸形行 MRI 检查,发现 14 例(占 37.8%)有脊髓发育异常,其病变为硬膜下脂肪瘤 11 例(终丝增粗 6 例),硬膜囊扩大 3 例(脊髓拴系 2 例),脊髓空洞 2 例,寰椎末端形态异常 1 例,硬膜囊狭窄 1 例。1996 年 Heij 等对 43 例肛门直肠畸形患儿进行 MRI 检查,结果 20 例有脊索和脊髓畸形(46.5%),即尾端退化综合征 10 例,脊髓拴系 2 例,上述两者同时存在者 3 例,其他脊髓畸形 5 例。1997 年 Li 等对 25 例肛门直肠畸形术后患儿行 MRI 检查,也检出 7 例伴脊髓畸形,5 例脊髓拴系。

1993 年李龙等报告了对 10 例肛门直肠畸形儿的骶髓标本进行观察,其中高位畸形 4 例,中间位 1 例,低位 5 例。患儿末段骶髓均存在异常改变,其中 6 例标本的中央管呈菱形扩大,实质变薄;1 例从第 4 骶髓节段以远,中央管和前正中裂未发育,左右前角内侧群的运动神经元在中线处融合;1 例低位畸形末段中央管内有一矢状走行的隔膜;另外 2 例末段骶髓的中央管横向扩大,似脊髓裂样改变(图 18-5-6)。畸形标本中,2 例有第 4 和第 5 及其以远的骶骨缺如,但是其相应的神经根却存在,并分别穿出硬脊膜。

除上述形态改变外,先天性肛门直肠畸形儿骶髓前角内侧群运动神经元的数目较正常儿减少,高、中间位畸形和低位畸形分别为正常儿的 34.4% 和 70.5%(表 18-5-4;图 18-5-7,图 18-5-8)。

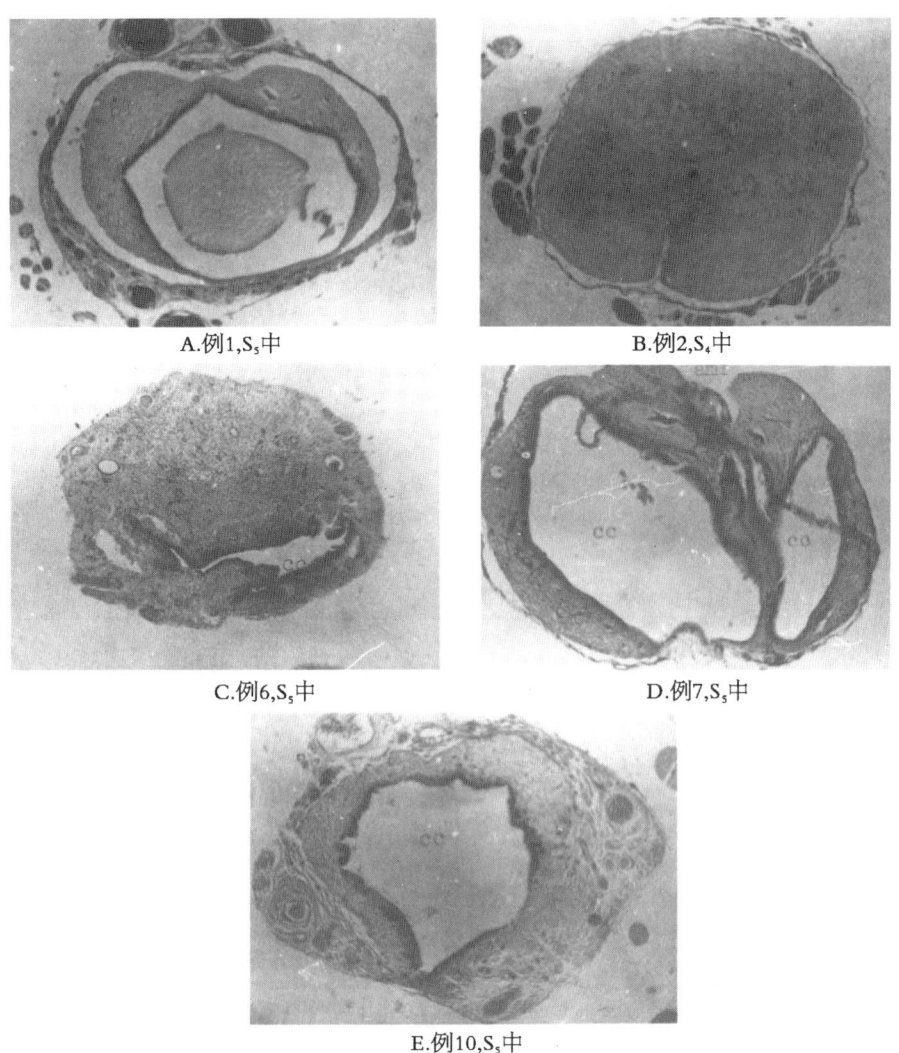

图 18-5-6 肛门直肠畸形患儿的骶髓改变

表 18-5-4 先天性肛门直肠畸形儿骶髓的病理特点

标本号	性别	无肛类型	骶骨数目	末段中央管形态	前角内侧群神经元数	
					后内侧群	前内侧群
畸形儿						
1	男	高位	4	菱形扩大	633	115
2	男	高位	5	未发育	389	7
3	男	高位	3	菱形扩大	378	7
4	男	高位	5	菱形扩大	265	62
5	男	中位	5	横向扩大	478	133

续表

标本号	性别	无肛类型	骶骨数目	末段中央管形态	前角内侧群神经元数	
					后内侧群	前内侧群
X=428.6	64.8					
6	女	低位	5	菱形扩大	382	148
7	男	低位	5	隔膜,扩大	962	322
8	男	低位	5	横向扩大	356	317
9	男	低位	5	菱形扩大	748	643
10	男	低位	5	菱形扩大	711	469
X=631.8	379.8					
正常儿						
1~5	女1,男4		5	纵扁圆形	538~1093	377~776
X=813.2	621.6					

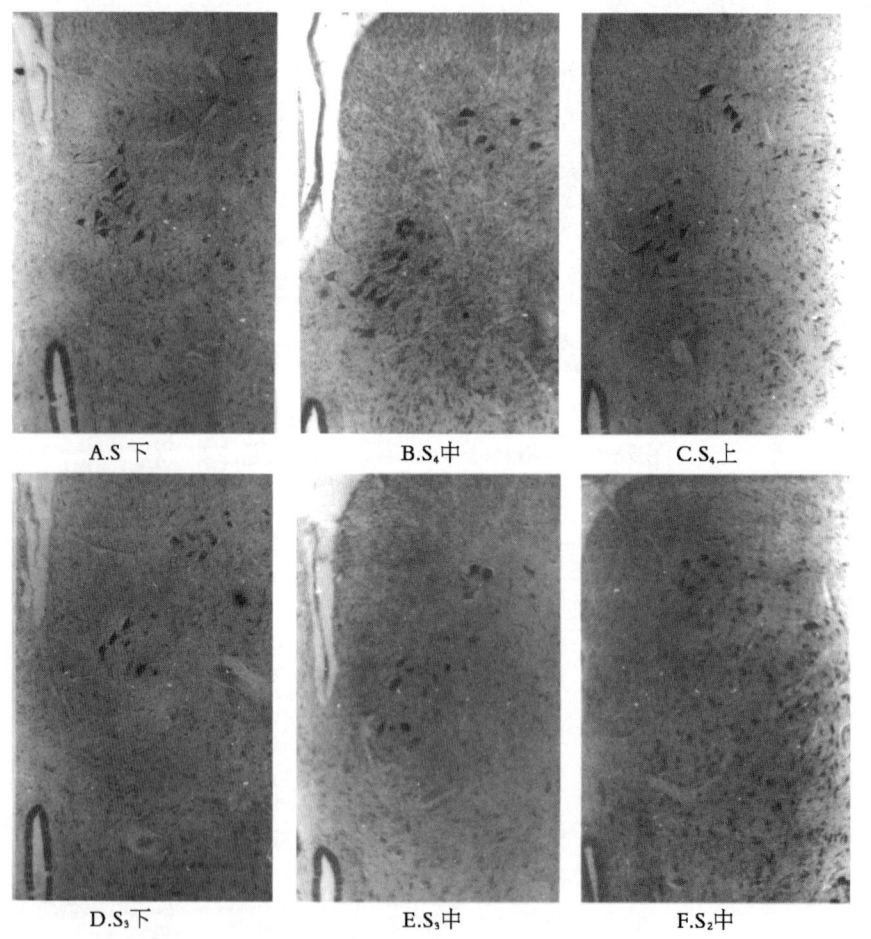

A.S下　　B.S_4中　　C.S_4上

D.S_3下　　E.S_3中　　F.S_2中

图 18-5-7　正常婴儿骶前角内侧群运动神经元

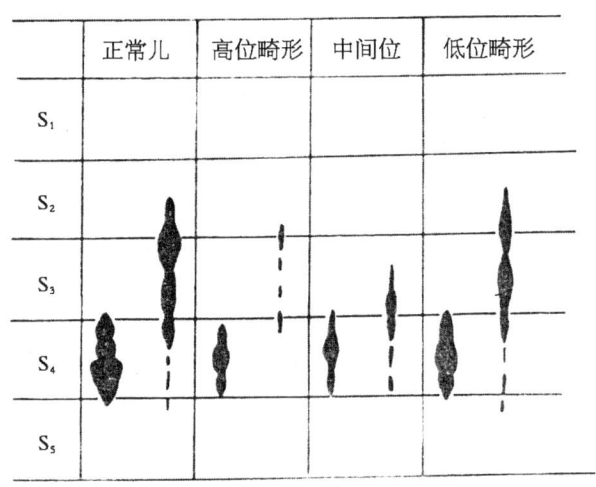

图 18-5-8　骶髓前角内侧群神经元分布图

目前已明确,神经管为胚胎早期发育的中轴器官,它诱导附近各胚层结构的分化和发育。肛门直肠畸形儿末段骶髓的异常改变,可能意味着此畸形在胚胎早期因尾端神经管发育异常,致盆底和会阴部组织发育畸形。

骶髓前角内侧群的运动神经元是盆底肌肉和肛门外括约肌的运动神经中枢,肛门直肠畸形患儿此群运动神经元数目减少,与其周围神经的改变一致。

B2 骶神经改变　肛门直肠畸形患儿常伴有骶椎畸形。当骶椎椎体缺如时可伴有骶神经的改变,缺如的节段越多,骶神经改变越明显。Smith 解剖了 6 例肛门直肠畸形儿尸体,其中 2 例第 2 骶椎以下缺如,未见骶神经及会阴神经;2 例第 3 骶椎以下缺如,骶神经仅有 3 对。这 4 例骶神经缺如数目与骶骨缺如节段相一致,称为预料型。另 2 例第 2 骶椎以下缺如者,1 例左侧没有骶神经,而右侧有 7 支骶神经发出,两侧会阴神经都来自于右侧骶神经;1 例骶神经分别从第 4 和第 5 腰椎之椎间孔、第 5 腰椎和第 1 骶椎之椎间孔发出,两侧会阴神经都存在。这种骶神经改变与骶骨缺如节段不一致,称为非预料型。

1992 年王常林等报告 16 具肛门直肠畸形儿尸体(高位畸形 10 例,中间位畸形 6 例)解剖发现:其中 14 例患儿解剖显示第 2~4 骶神经存在,该神经从相应椎孔发出后,沿椎体两侧下行,有分支到达盆底肌肉;在仅有 3 个骶椎的病例,硬脊膜终止于第 3 骶椎下方 1.5cm 处,在其最低处有一束马尾神经穿出,形成第 4 对骶神经;在第 2~4 骶椎体融合的病例,相当于第 3 椎间孔处发出一对骶神经。

骶神经与直肠盲端的关系表现为:在 10 例高位畸形中,有 5 例直肠盲端位于第 2 骶椎水平以上,第 2~4 骶神经与直肠盲端无联系;其余 5 例直肠盲端在第 2 骶椎水平以下者,1 例第 2 骶神经进入直肠壁,3 例第 3~4 骶神经和 1 例第 2~4 骶神经与直肠壁相连。中间位畸形 6 例,直肠盲端均与骶神经有联系,其中 4 例与第 3~4 骶神经相连,2 例与第 2~4 骶神经相连。

肛门直肠畸形患儿骶椎有明显改变者可伴有骶神经的发育异常,直接影响本病的治疗和预后。

据 Ленюшкин 报道,在肛门直肠畸形术后排便功能障碍的病例中,约有 10% 的病例是骶椎畸形,神经发育障碍所致。因而临床上观察畸形儿骶椎改变具有重要意义。

B3 肛周组织中神经末梢改变 在正常儿盆底及肛周组织中共有 4 种感觉神经末梢存在:①肌梭:位于耻骨直肠肌的前 2/3 段内和肛门外括约肌的中段内。②环层小体:位于内括约肌与外括约肌之间的组织中和骶前间隙内。③球样末梢:位于骶前间隙内。④游离神经末梢:分布于肛管的黏膜上皮和肛周皮肤中(图 18-5-9)。

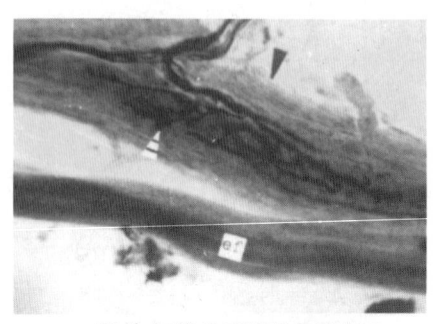

A.肌梭(黑箭头示被囊,黑白箭头示初级末梢,ef为梭外肌纤维)

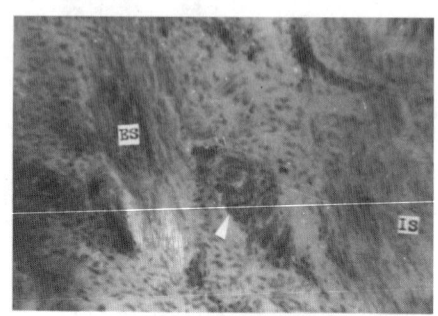

B.环层小体(箭头所示,ES为外括约肌,IS为内括约肌)

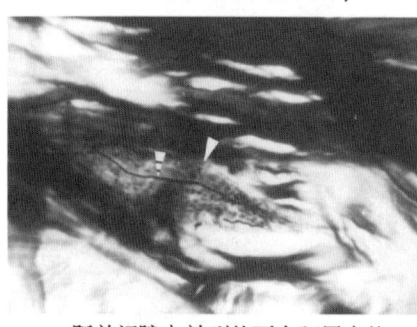

C.骶前间隙内并列的两个环层小体

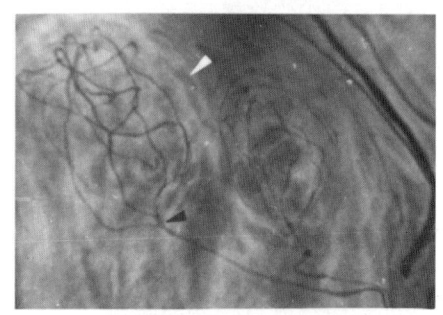

D.球样末梢(白箭头示被囊,黑箭头示末梢神经)

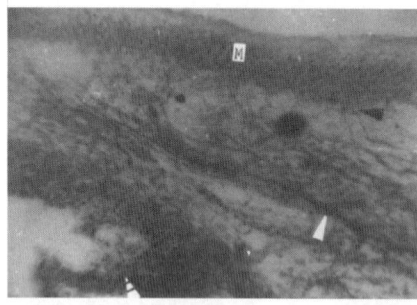

E.肛管黏膜游离神经末梢(白箭头示黏膜下神经束,黑箭头示游离神经末梢)

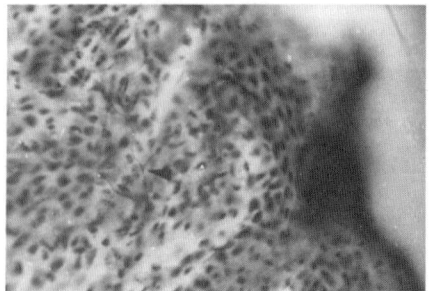

F.肛周皮肤中的游离神经末梢

图 18-5-9 正常婴儿肛周组织中的感觉神经末梢

李龙等报告 11 例死于新生儿期的先天性肛门直肠畸形儿(高位 5 例,中间位 5 例,低位 1 例)盆底及肛周组织中的感觉神经末梢形态学观察结果,发现肌梭仅见于耻骨直肠肌中,分布在中 1/3 段内,在肛门外括约肌中未见肌梭(表 18-5-5;图 18-5-10,18-5-11);在高、中间位畸形中,环层小体和球样末梢见于骶前间隙内,其密度较正常儿低,且发育不良(表 18-5-6)。

表 18-5-5　耻骨直肠肌和肛门外括约肌中肌梭的密度*和直径

类型	密度		直径(μm)
	耻骨直肠肌	肛门外括约肌	
高位畸形	0.65±0.45	0	100～150
中间位畸形	0.75±0.39	0	70～100
正常儿	1.96±0.60	0.91±0.35	35～70

* 平均每张切片中肌梭的数目

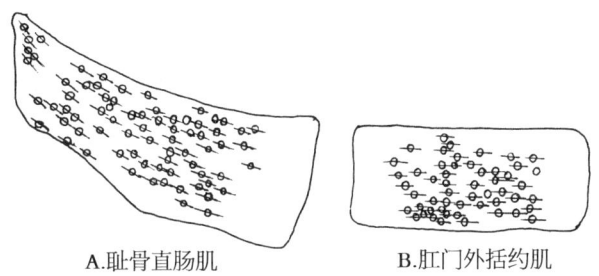

A.耻骨直肠肌　　B.肛门外括约肌

图 18-5-10　正常婴儿肌梭在耻骨直肠肌及肛门外括约肌中的分布

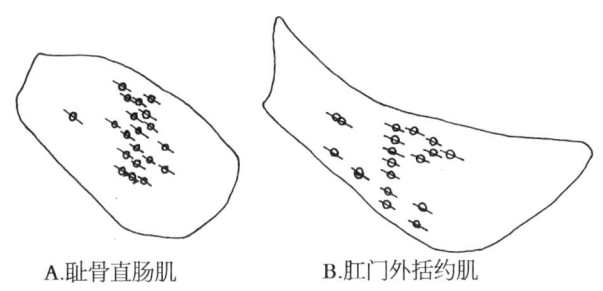

A.耻骨直肠肌　　B.肛门外括约肌

图 18-5-11　肛门直肠畸形患儿肌梭在耻骨直肠肌及肛门外括约肌中的分布

表 18-5-6　骶前间隙内感觉神经末梢的密度*及发育

类型	神经末梢	密度	发育(%)		
			Ⅰ	Ⅱ	Ⅲ
高、中间位畸形	环层小体	0.03	67	33	0
正常儿		0.80	0	54	46
高、中间位畸形	球样末梢	0.04	75	25	0
正常儿		1.40	0	36	64

* 平均每张切片中感觉神经末梢数

我们发现,高位和中间位肛门直肠畸形儿耻骨直肠肌、肛门外括约肌和骶前间隙内的感觉神经末梢呈发育不良改变(图18-5-12)。患儿感觉神经末梢的密度降低,以肛门外括约肌和骶前间隙为甚,且骶前间隙内感觉神经末梢发育不良。尽管耻骨直肠肌中的肌梭数较正常儿少,但是确实存在有一定数量的肌梭。

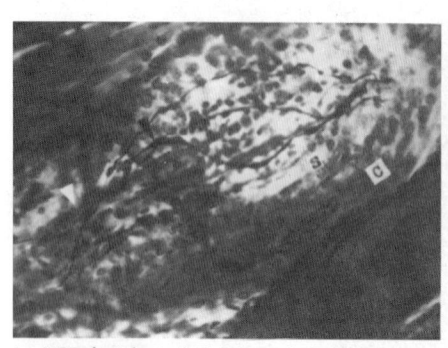
A.肛门直肠畸形患儿耻骨直肠肌中的肌梭(C为被囊S为囊下腔,白箭头示梭内肌纤维,黑箭头示神经)

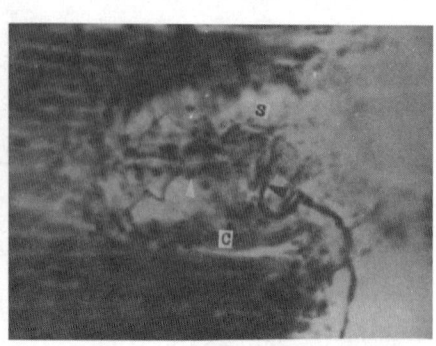
B.中间位肛门直肠畸形患儿耻骨直肠肌中的肌梭

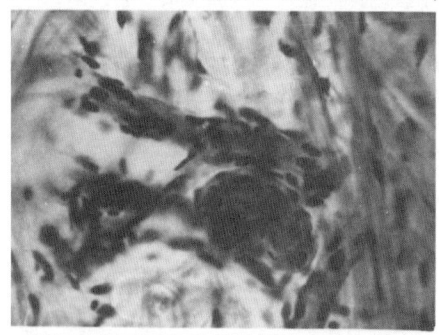
C.肛门直肠畸形患儿骶前间隙内的环层小体

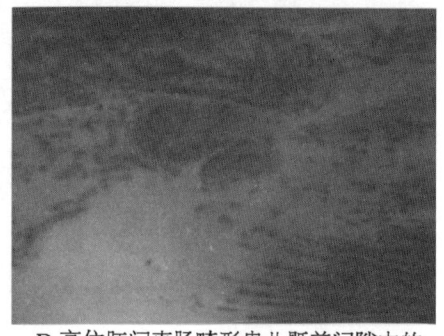
D.高位肛门直肠畸形患儿骶前间隙内的球样末梢(上)和环层小体(下)

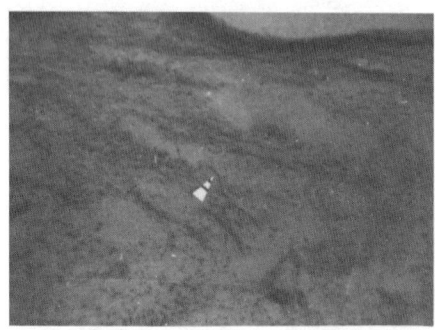
E.直肠前庭瘘瘘管黏膜中的神经末梢

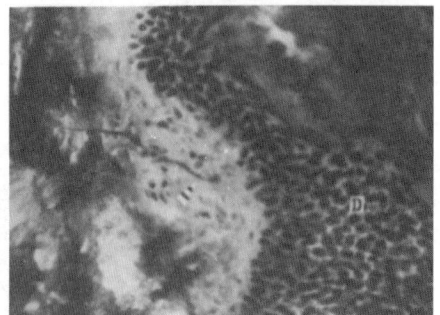
F.肛门直肠畸形患儿肛周皮肤中的游离神经末梢

图18-5-12 肛门直肠畸形患儿肛周组织中的感觉神经末梢

目前已经明确,肌梭、环层小体和球样末梢分别为牵张反射、压力感觉和温热感觉的感受器。许多学者认为,正常人耻骨直肠肌和肛门外括约肌中的肌梭是构成该肌肉在一般状态下持续收缩反射和扩张直肠时肛门外括约肌收缩反射的感受器,同时它与肛周组织中的环层小体、球样末梢、触觉小体等共同参与便意产生的过程。

Kiesewetter 在对高、中间位肛门直肠畸形儿术后复查时发现,刺激排便控制功能较好患儿的耻骨直肠肌区可产生排便感,这可能是刺激兴奋了此肌肉中肌梭的结果。耻骨直肠肌中的肌梭是高、中间位畸形儿重要的排便感受器。

C1 正常新生儿耻骨直肠肌和肛门外括约肌中运动神经末梢的分布 运动终板分布于耻骨直肠肌的中段内和肛门外括约肌的两侧段内(图 18-5-13)。耻骨直肠肌和肛门外括约肌平均每张切片运动终板的数目分别为 133.58±76.84 和 37.74±13.53,平均每张切片神经束的数目分别为 94.06±45.43 和 66.16±32.82。

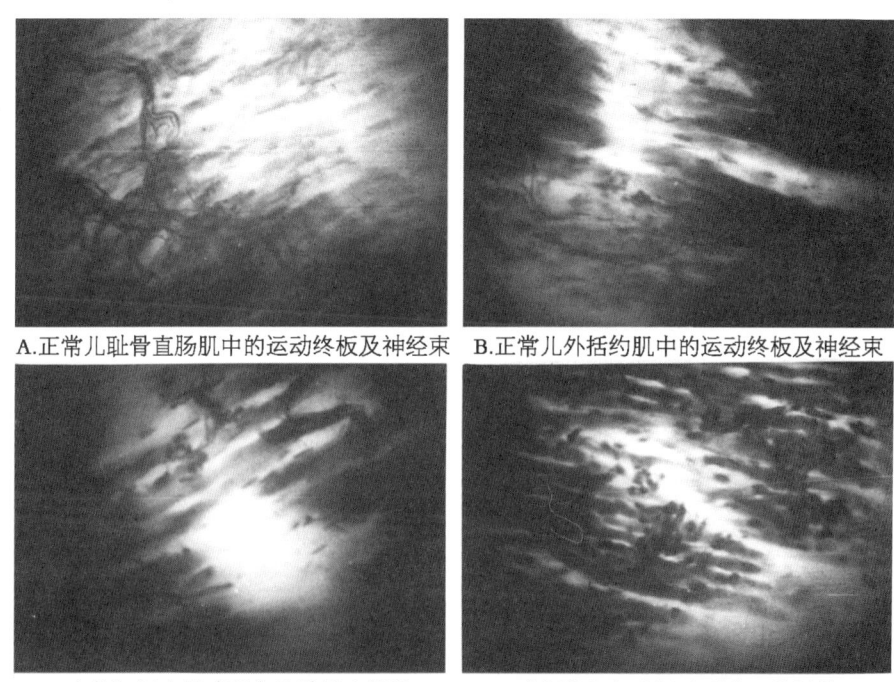

A. 正常儿耻骨直肠肌中的运动终板及神经束　　B. 正常儿外括约肌中的运动终板及神经束

C. 高位肛门直肠畸形患儿耻骨直肠肌中的运动终板及神经束　　D. 中间位肛门直肠畸形患儿外括约肌中的运动终板及神经束

图 18-5-13　正常儿和肛门直肠畸形患儿耻骨直肠肌及外括约肌中的运动神经末梢

C2 肛门直肠畸形儿耻骨直肠肌和肛门外括约肌中运动神经末梢的分布 运动终板的分布与正常儿相似,但是其面积较正常儿小,且着色淡。高位和中间位肛门直肠畸形儿耻骨直肠肌中,平均每张切片运动终板的数目分别为 14.00±11.30 和 18.31±8.38;肛门外括约肌中,运动终板数目分别为 9.57±4.92 和 10.70±4.57。高、中间位畸形儿两肌肉中运动终板的密度较正常儿明显降低。

高位和中间位肛门直肠畸形儿的耻骨直肠肌中,平均每张切片中神经束的数目分别为 14.29±12.90 和 21.92±11.06;肛门外括约肌中,神经束的数目分别为 9.29±7.13 和 14.67±7.93。高、中间位肛门直肠畸形儿两肌肉中神经束的密度较正常儿明显降低。

运动神经末梢是控制肌肉活动的重要环节,高、中间位肛门直肠畸形儿耻骨直肠肌和肛门外括约肌中的运动神经末梢呈发育不良改变,其程度与两肌肉中感觉神经末梢的改变一致。

B4 直肠远端肠壁内神经改变 1994 年 Holschmeider 等对 40 例肛门直肠畸形患儿的瘘管和直肠盲端的神经进行研究发现,正常者仅占 5%;66% 有神经畸形,包括无神经节细胞症、肠神经发育不良和神经节细胞减少。肛门直肠畸形儿直肠远端肠壁内胆碱能、肽能和肾上腺能神经也有不同程度的改变。1993 年王伟等对 8 例肛门直肠畸形儿(高位 3 例,中间位 3 例,低位 2 例)直肠远端肠壁内胆碱能、肽能和肾上腺能神经分布进行观察发现,在黏膜下层 AchE 阳性神经丛、神经节细胞数及肌间神经丛数较正常儿略有减少,酶活性减弱;而肌间 AchE 阳性神经节细胞数则明显减少,并且以不成熟型为多,每个视野面积内仅为 1.3 个(图 18-5-14),而在正常儿则为 2.7 个;在黏膜下层和肌间,SP 能阳性神经丛和神经节细胞数量也明显减少。正常新生儿位于黏膜下及肌间的神经节细胞数分别为 12.42 个和 13.28 个,而肛门直肠畸形儿则仅为 2.50 个和 7.83 个。其免疫反应正常新生儿呈弱阳性者分别为 15.9% 和 7.5%,而肛门直肠畸形儿则高达 53.3% 和 100%。另外,在肌间肾上腺能阳性神经纤维较正常儿减少,荧光强度减弱(图 18-5-15)。

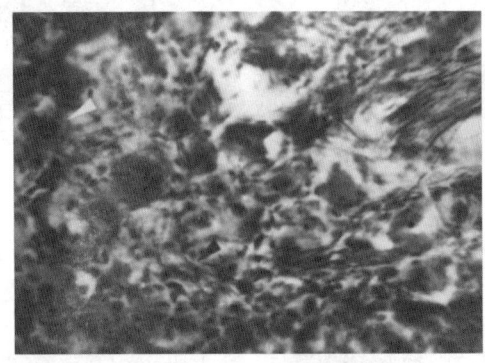

图 18-5-14 肛门直肠畸形患儿直肠盲端肠壁中的神经节细胞

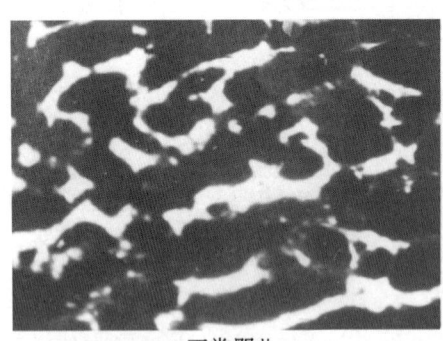 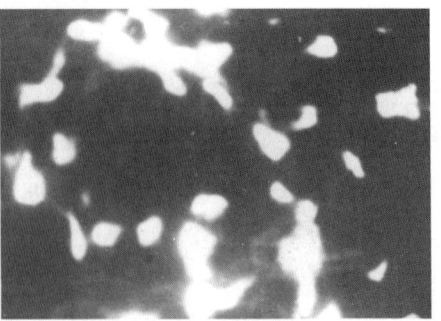

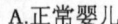

图 18-5-15 直肠远端肠壁肌间肾上腺能阳性神经纤维改变

B5 肛门部皮肤神经改变 正常儿肛门部皮肤有丰富的感觉神经末梢，能辨别直肠内容物的性质是固体、液体和气体。因此，许多学者强调行肛门成形术时应充分利用肛穴部的皮肤形成肛管，以保留感觉功能。

Kiesewetter 研究肛门成形术后肛门直肠的感觉功能发现，低位畸形行会阴肛门成形术的病例肛门直肠感觉功能良好；而高位畸形行拖出型腹会阴肛门成形术的病例仅在齿状线上1～2cm 的直肠黏膜有感觉，其他部位无感觉，认为这种感觉的产生是皮肤感觉神经末梢进入直肠远端黏膜的结果。

Ленюшкин 对肛门直肠畸形病例肛穴部皮肤进行组织学研究，发现该处皮肤菲薄，乳头变平，全部表皮被 2～3 层细胞和角化层覆盖，特别是没有神经纤维和神经末梢，像神经切除术后的皮肤组织学改变一样。肛穴部皮肤发育不良的面积为(0.3～0.5)cm×(1.0～1.5)cm，其大小与肛门直肠畸形的位置高低无关。

我们对 11 例肛门直肠畸形儿肛门部皮肤进行组织学检查，结果与 Ленюшкин 的观察不一样，在该处皮肤与皮下组织中均有神经纤维存在，但是高位和中间位畸形儿神经纤维的密度明显低于正常儿，且高位低于中间位（表 18-5-7）。

表 18-5-7 高、中间位肛门直肠畸形患儿和正常儿会阴皮肤神经密度

	高位畸形 $\bar{X}\pm s$	中间位畸形 $\bar{X}\pm s$	正常儿 $\bar{X}\pm s$
表皮中神经纤维*	0.63±0.29	1.35±1.67	4.05±5.88
真皮中神经纤维*	10.38±9.66	24.52±21.99	62.29±36.90
皮下神经束**	3.04±1.76	6.44±4.36	13.67±6.40

注：* 每张切片肛穴周围连续 3 个高倍视野(10×40)内神经纤维数。

** 每张切片会阴部皮下组织中神经束数。

总之，从骶髓到盆腔和肛周组织中各种神经末梢的病理改变也是肛门直肠畸形的重要病理改变，其改变程度与畸形类型有关，畸形位置越高，神经病理改变也越明显。

18.6 伴发畸形

先天性肛门直肠畸形经常伴发其他畸形，一般报告其发生率为 28%～72%。Stephens 和 Smith 在 246 例肛门直肠畸形中发现 149 例(60.6%)伴发一种或多种畸形。有人收集 3223 例肛门直肠畸形，伴发畸形的发生率为 43.4%。但实际上比上述的数目要多，因为有一些内脏畸形尚未被发现。有人报告尸解发现伴发畸形为 92%。有些病例为多发性畸形，约 1/5 病

例伴发严重的危及生命的畸形。1996年Hassink报告264例肛门直肠畸形,伴发一个或多个畸形者占67%,按发生多少的顺序为:泌尿生殖系统(43%)、骨骼(38%)、胃肠道(24%)、循环系统(21%)、肢体(16%)、脸(16%)、中枢神经系统(15%)、呼吸系统(5%)、其他畸形(5%)。在中国出生缺陷监测网监测的1262例肛门直肠畸形中,频率高、排列前10位的伴发畸形主要发生在泌尿生殖系统和骨骼系统(表18-6-1)。在303例尸解病例中,外阴性别不明排列第一,且常合并内外生殖器的缺如。肾脏畸形居第二,其中有14例为单侧或双侧肾缺如,还有23例多囊肾和32例肾发育不全。未尸解的病例合并体表畸形的频率较高,如外阴性别不明、马蹄内翻足、腹裂等;内脏畸形检出率很低,如肾脏畸形等。

表18-6-1 1262例肛门直肠畸形伴发畸形的分布

伴发畸形	尸解(303例)		未尸解(959例)	
	例数	比率(%)	例数	比率(%)
外阴性别不明	78	25.74	167	17.41
肾脏畸形	69	22.78	12	1.25
腹裂	45	14.85	42	4.35
马蹄内翻足	42	13.86	43	4.48
脊柱异常	37	12.21	40	4.17
肺不发育	29	9.57	5	0.52
阴道闭锁	28	9.24	21	2.19
脑积水	24	7.92	14	1.46
多囊肾	23	7.59	7	0.73
足月睾丸未降	20	6.60	47	4.90
下肢短小	19	6.27	14	1.46

多数学者认为,高位肛门直肠畸形伴发畸形的发生率多于低位畸形,而且更严重。Cook报告在利物浦医院219例高、中间位畸形中,159例(72.6%)伴发其他畸形;而在165例低位畸形中,58例(35.2%)伴发其他畸形。在高位畸形中伴发畸形的发生率男女基本一致,而在低位畸形中伴发畸形的发生率女多于男,分别为50%和25%。高位畸形中76例(34.7%)死亡,而低位畸形仅20例(12.1%)死亡,两组中死亡病例多数死于其他系统畸形。伴发畸形最多的为泌尿生殖系畸形,其次为脊柱(特别是骶椎)、消化道、心脏以及其他各种畸形。有人将肛门直肠畸形及其伴发畸形归纳为VATER综合征(V:脊柱、心血管,A:肛门,T:气管,E:食管,R:肾脏及四肢),并指出某些畸形合并发生的非随机倾向,用图表示彼此间相对发生的概率(图18-6-1)。在一组303例尸解的肛门直肠畸形病例中,VATER综合征13例(4.3%)。

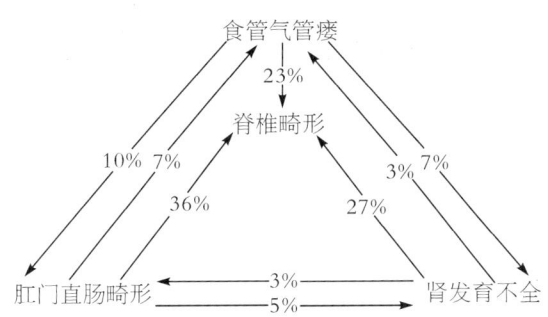

图 18-6-1　VATER 综合征

A1　伴发泌尿生殖系畸形

肛门直肠畸形多伴发泌尿生殖系畸形,且多为上尿路复合性严重畸形,近年来文献报告较多。目前不少医生在发现肛门直肠畸形之后,没有检查有无伴发泌尿系畸形,以致使大部分并发畸形被漏诊,或只到晚期已发生严重的结构和功能障碍,发展到慢性肾功能不全的程度才确诊。

1952年曾有学者报告120例肛门直肠畸形中有41例(34%)合并泌尿系异常,以后文献中各学者报告伴发畸形的发生率差别较大,从19%～77%。1974年宫野等对100例肛门直肠畸形儿中60例进行了IVP检查,58例进行了排尿时膀胱尿道造影检查,发现上尿路异常32例(53%),下尿路异常16例(26%)。在平本等报告的273例肛门直肠畸形中,上尿路异常53例(19.4%),下尿路异常23例(8.8%)。一般上尿路畸形包括单侧肾缺如、肾发育不良、孤立游走肾、融合异位肾、马蹄肾、单或双侧肾积水、巨输尿管、膀胱输尿管反流等,以单侧肾缺如、肾发育不良和膀胱输尿管反流较常见。下尿路畸形包括神经膀胱、膀胱外翻、尿道狭窄、尿道下裂等。

1983年Атакулов在186例肛门直肠畸形中发现有81例(44%)伴发泌尿生殖系畸形,其中上尿路畸形48例,包括肾发育不全、肾盂输尿管积水、双肾双输尿管畸形、输尿管开口异位、输尿管囊肿等;下尿路畸形53例,包括神经膀胱、直肠尿道瘘、尿道狭窄、尿道憩室和重复畸形等;还有16例伴发生殖系统畸形,如尿道下裂、泄殖腔畸形、隐睾等。Атакулов最初只对有泌尿系症状的肛门直肠畸形病例进行泌尿系检查,结果在124例中发现34例(27%)泌尿系畸形,以后对肛门直肠畸形病例常规作泌尿系检查,在62例中发现47例(占76%)泌尿系畸形,较前期增加2倍。因此,他强调对每个患者都应常规进行泌尿系检查。同时还发现男孩伴泌尿系畸形者为女孩的2倍;高位畸形伴泌尿系畸形者占60%,而低位畸形仅占20%。

合并泌尿系异常的发生率与肛门直肠畸形类型有关,肛门直肠畸形的位置越高,合并泌尿系异常的可能性越大,且畸形越严重。寺岛报告在102例肛门直肠畸形中约2/3高位、1/2中间位和1/3低位合并泌尿系异常。在陈新美报告的病例中,伴泌尿生殖系异常者以高位畸形最多见,占72%,中间位占40%,低位仅占23%。

在合并泌尿系异常中,以膀胱输尿管反流、肾积水和肾缺如多见。在宫野的病例中24例(19%)为膀胱输尿管反流,在高、中位肛门直肠畸形中占30%～40%,其中一半为重度反流;

低位仅占 8%。

Stephens 报道两组病例,在 30 例直肠畸形中有 13 例伴发泌尿系畸形,28 例肛门畸形中 9 例有泌尿系畸形,而两组中约有半数未做泌尿系检查,可见伴发泌尿系畸形者很多。

生殖系畸形也是肛门直肠畸形常见的伴发畸形,因为它们有共同的胚胎发生学基础,即均为中肾管发育异常所致。在男婴常见尿道下裂、隐睾等。Cook 报告在 253 例男婴肛门直肠畸形中有 14 例伴尿道下裂。在收集的 1272 例患儿中有 39 例合并尿道下裂。另外也有伴发少见的阴茎前阴囊畸形者。

有人分析女性肛门闭锁并发生殖系畸形的情况。在 162 例中有 27% 合并下段生殖系畸形,如阴道间隔、阴道不发育、处女膜闭锁、阴道下 1/3 缺如等;35% 合并上段生殖系畸形,如双角子宫、双子宫、子宫发育不全等。在高位肛门直肠畸形的女婴中内生殖器畸形也较常见,包括阴道缺如、双阴道、阴道闭锁、子宫阴道积液、子宫缺如、双角子宫等。据 Hasse 统计,在 1272 例肛门直肠畸形中有 10 例阴道缺如。

近年来笔者所在医院无选择地对 28 例肛门直肠畸形患儿进行了静脉肾盂造影(IVP)等泌尿系检查,其中高位肛门直肠畸形 15 例,中间位 10 例,低位 3 例。伴有各种瘘管者 20 例,占 71.4%,其中膀胱瘘 1 例、尿道瘘 11 例、泄殖腔瘘 3 例、阴道瘘 2 例、舟状窝瘘 1 例、会阴瘘 2 例;无瘘 8 例。发现伴有上尿路异常者 10 例(35.7%),其中右肾及输尿管缺如 2 例、左肾及输尿管缺如 4 例、右重肾及重输尿管 1 例、右肾发育不良 1 例、双侧肾异位 1 例、膀胱输尿管反流 1 例、输尿管开口异位 1 例,共 7 种异常 11 个病变(其中 1 例同时患有双侧病变)。本组病例中以肾及输尿管缺如最多,占 6 例,发生在高位肛门直肠畸形者 5 例,发生在中间位肛门直肠畸形者 1 例。

这 28 例患儿中,伴有泌尿系瘘以外的下尿路异常 3 例(10.7%),膀胱外翻、尿道上裂、膀胱憩室及尿道憩室各 1 例,共 4 种异常(其中 1 例同时伴有膀胱外翻和尿道上裂)。伴发其他各种畸形者 17 例(60.7%),其中有两种以上其他畸形者 7 例(25%),多见骨骼和生殖系异常、先天性心脏病、神经系统及消化道异常。在骨骼异常中以腰骶椎异常多见,有 9 例(32.1%),其中半椎体、腰椎融合 3 例,脊椎裂 4 例,骶骨发育不良及骶骨平直各 1 例;其次为多指、肋骨和骨盆多发畸形。生殖系异常可见隐睾、双阴道及隐匿阴茎等。先天性心脏病 2 例均为室间隔缺损。还可见直肠重复畸形、大脑发育不全、会阴部脂肪瘤和腰骶部脊膜膨出等畸形。

肛门直肠畸形合并泌尿系异常早期多无泌尿系症状,往往易被忽视。因不能及时诊断和处理,使很多泌尿系畸形不能得到早期矫治。一些重要的泌尿系异常如肾积水、膀胱输尿管反流等,由于未能及时诊断和治疗,易造成尿路感染,甚至导致肾功能障碍。因此,对肛门直肠畸形,特别是高、中间位畸形患儿常规进行泌尿系检查十分必要,一旦确诊合并重症肾积水或膀胱输尿管反流应及早矫治。

A2 伴发脊椎畸形

脊椎,特别是腰骶椎畸形也是肛门直肠畸形经常伴发的畸形,自 Hohl 于 1852 年首次报道肛门直肠畸形患儿伴发骶椎畸形以来,有关报道逐渐增多。但伴发腰骶椎畸形的发生率各作者报道不一，为2.5%～66%，其发生率与肛门直肠畸形类型有关。

Stephens报道30例高位肛门直肠畸形，其中17例合并骶椎异常；而28例低位畸形中仅有2例合并骶椎异常。里村报道26例高位畸形中11例(41%)合并腰骶椎畸形，在25例低位畸形中7例(28%)合并腰骶椎畸形。有人报道，有2/3的高位畸形儿(男、女均同)和1/3的男性低位畸形儿可伴发骶骨畸形，而女性低位畸形儿则很少有骶椎异常。

我们对113例肛门直肠畸形患儿(其中高位32例，中间位40例，低位41例)的腰骶椎正、侧位X线片进行研究，结果发现腰骶椎完整的97例中有异常者52例(53.6%)，其发生率明显高于对照组(9.5%)。高、中间、低位畸形骶椎异常的发生率分别为66.6%、58.3%和40.5%，其中多发性异常则各为50%、25%和0。97例腰椎X线片上，11例(11.3%)有腰椎异常，其中腰椎骶化5例，半椎体4例，腰椎融合、发育不全和旋转畸形各1例，共12例次。

在113例骶椎X线片上，57例(50.4%)有各种异常，共94例次。骶椎异常的发生率与畸形类型有关，高位畸形最多，为62.5%；中间位次之，为55%；低位为36.6%。其中23例(20.4%)有2个以上多发性异常，最多有3～4个异常。在高、中、低位畸形中多发性骶椎异常的发生率依次为40.6%、22.5%和2.4%。在骶椎异常中，骶椎缺如和发育不全最多，共41例次(36.2%)。在X线片上有各种不同的表现，可以是全骶椎缺如，也可以是部分缺如，即有1个或2个以上椎体缺如；有的表现为椎体侧块缺如，多为一侧，也有两侧者；有的椎体发育较小，或同时有2～3个椎体融合在一起。其次骶骨平直或反曲，即骶骨正常弯曲消失，甚至远位骶骨向后方反曲，本组共30例次(26.5%)。隐性骶椎裂也较常见，共28(24.8%)例次，多发生在第1～2骶椎，个别的为全骶椎裂。有9例(8.0%)为骶椎腰化(图18-6-2)。

有些腰骶椎异常无临床症状，对患儿无任何影响，如一部分隐性腰骶椎裂、腰椎骶化和骶椎腰化等。正常人有隐性脊椎裂者为5%～6%。本组有28例肛门直肠畸形患儿有此改变，占24.8%，明显高于正常人。腰椎半椎体和旋转畸形可造成脊柱侧弯，随年龄增长而加重。骶椎缺如或发育不全与肛提肌和骶神经的发育有密切关系。有人报道，第4～5骶椎缺如者，肛提肌发育正常；第3骶椎以下缺如，该肌发育薄弱；而第1～2骶椎以下缺如，该肌不发育。一般骶椎缺如与骶神经缺如是一致的，第3骶椎以上缺如或发育不全可严重累及肛提肌及其支配神经，导致术后肛门功能障碍，引起完全或部分大小便失禁。但也有少数病例骶骨虽缺如，骶神经尚存在，其功能良好。有人报道246例中，51例有骶骨畸形，其中12例有严重的功能障碍。在Ленюшкин报道的无肛畸形术后大小便失禁的106例患儿中，约10%(12例)的患儿伴有骶椎全部缺如或骶椎裂，可见严重的骶椎异常可影响预后。我们未见全骶椎缺如者，第3骶椎以下缺如或发育不全者18例，其中8例(44.4%)术后排便功能有明显障碍，无论是临床评分和(或)直肠肛管测压、肛门外括约肌肌电图和钡灌肠X线检查评分均较差，可能与骶骨异常有关。

我们观察到伴骶骨平直或反曲者共30例(26.5%)，其发生率与肛门直肠畸形类型有关。骶骨平直或反曲与排便功能的关系尚不清楚。但其中16例单纯骶骨平直或反曲无其他改变的患儿中，有5例(31.3%)经临床和客观检查有排便功能障碍，值得进一步研究。

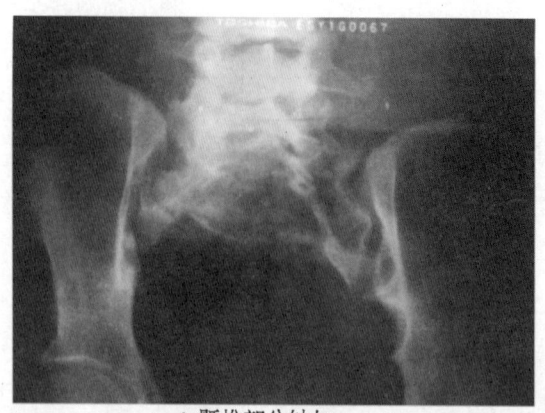
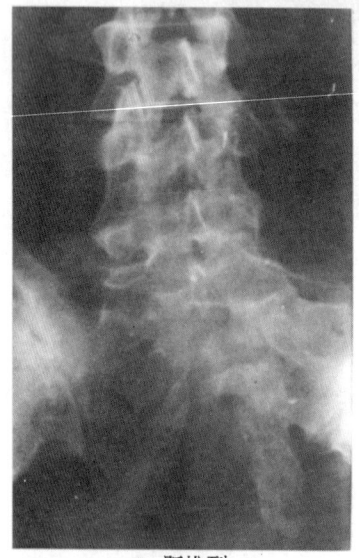
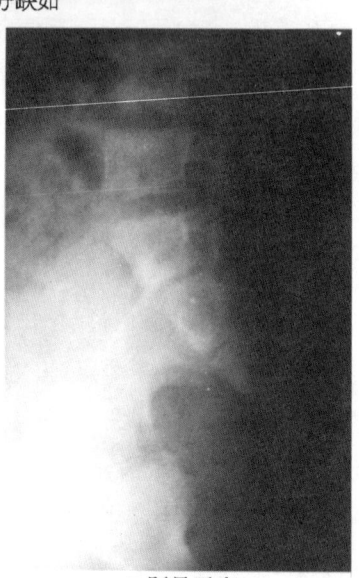

A. 骶椎部分缺如　　B. 骶椎裂　　C. 骶骨干直

图 18-6-2　常见的伴发骶椎畸形

Boemers(1996)对 90 例肛门直肠畸形的患儿进行尿流动力学检查,发现有骶椎畸形者 38 例,有下尿路功能障碍者 22 例,认为伴骶椎发育不良的肛门畸形患儿可能都有神经性膀胱括约肌功能不全。

鉴于肛门直肠畸形伴发脊椎畸形的发生率很高,因此,对每个肛门直肠畸形患儿,特别是高、中间位畸形者应做脊椎 X 线片检查,以便及早了解伴发畸形,对估计预后和及时采取治疗措施有益。

A3　伴发其他畸形

除脊柱畸形外,肛门直肠畸形伴发四肢骨骼畸形者也常有报道。有人报道肛门直肠畸形患儿中有 2% 伴桡骨发育不全,在有下肢畸形的患儿中更为常见。

肛门直肠畸形伴发心脏及大血管畸形者也较常见。在一组 384 例肛门直肠畸形中,有心脏和大血管畸形者 39 例,占 10.2%。其中 219 例高、中间位畸形中有 30 例心脏大血管畸形,

165例低位畸形中有9例。法络四联症和巨大室间隔缺损是最常遇到的心血管畸形,其死亡率高,一般须急诊做心外科手术。近来有人指出,凡肛门直肠畸形手术经过顺利,而术后吸奶无力、气急及皮肤苍白者,经检查多伴有室间隔或房间隔缺损。

肛门直肠畸形还可伴发各种各样的其他消化道畸形,据Acgill报告约占10%,如伴食管闭锁的报道越来越多。在利物浦医院384例肛门直肠畸形患儿中31例合并食管闭锁,占8.1%。伴发巨结肠的发生率说法不一,有人报告88例肛门直肠畸形中2例合并先天性巨结肠,占2.3%;而Kiesewetter等人收集35个医疗中心的病例,发现其发生率为3.4%;李桂生报告20年来治疗肛门直肠畸形326例、先天性巨结肠320例,其中两种病同时并存者3例。曼谷儿童医院1977~1986年治疗9例肛门直肠畸形伴先天性巨结肠,其中4例为低位肛门畸形,4例为中间位畸形,1例高位畸形;无神经节细胞肠段仅位于直肠者4例,达直肠、乙状结肠者3例,达乙状结肠者1例,另1例无神经节细胞肠段位于全结肠及末段回肠15cm。同期在医院出生的225436个婴儿中,有肛门直肠畸形者88例(0.039%),其中2例伴发先天性巨结肠,其发生率为1/11万。Santulli等人调查结果,在1166例肛门直肠畸形中仅1例伴无神经节细胞症。我们近30年来治疗肛门直肠畸形1000余例,也只见到1例伴发巨结肠。肛门直肠畸形有时伴有短结肠,在李振东(1981)收治的273例肛门直肠畸形病例中,8例(2.9%)有先天性短结肠;Chadha等报告458例肛门直肠畸形患儿中,41例为先天性短结肠,占各类肛门直肠畸形的9%,占高位畸形的15.2%。这种畸形在印度北方较常见,Wakhlu在23年中治疗108例短结肠畸形伴肛门直肠畸形。肛门直肠畸形也可伴发肠闭锁、环状胰腺、肠重复、肠旋转不良等畸形。因此,肛门直肠畸形患儿腹部X线检查提示腹腔无气体者,应警惕消化道其他部位也有梗阻。

另外,肛门直肠畸形也可合并有罕见的多种畸形组合在一起的复杂畸形,如内脏外翻、膀胱小肠裂等。近年来对肛门畸形、骶骨畸形、骶前肿物三联征时有报道。Lee(1997)报告11例先天性肛门直肠狭窄或其他低位肛门直肠畸形、骶骨缺损和骶前肿物,其中低位肛门畸形3例,肛门直肠狭窄8例。骶前肿物7例为畸胎瘤,2例脊膜膨出,1例皮样囊肿和1例肠囊肿伴皮样囊肿,全部有骶骨畸形。在我们进行尸解的16例肛门直肠畸形病例中,也有3例同时有骶骨畸形和骶前肿物——皮样囊肿或畸胎瘤。

总之,肛门直肠畸形患儿同时可伴发其他脏器畸形,而且可以有几种畸形同时存在。有的伴发畸形可直接影响预后,甚至危及患儿生命。因此,对肛门直肠畸形患儿应进行全面检查,特别是对泌尿系和骶椎检查不容忽视,以免遗漏伴发畸形。

18.7 临床表现

先天性肛门直肠畸形的种类很多,其临床症状不一,出现症状的时间也不同。有的患儿生后即出现急性肠梗阻症状,有的生后很久才出现排便困难,少数患儿甚至长期没有症状或症状轻微。绝大多数肛门直肠畸形患儿在正常肛门位置没有肛门,婴儿出生后只要仔细观察会阴部即可发现。特别是在婴儿出生后24小时不排便,就应想到肛门直肠畸形,而及时进行检查。如未能早期发现,约有3/4的病例,包括全部无瘘的肛门直肠闭锁和一部分虽有瘘,但瘘口狭小不能排出胎粪或仅能排出少量胎粪者(如直肠膀胱瘘、尿道瘘等)喂奶后就出现呕吐,吐出物为奶并含有胆汁,以后可吐粪样物,腹部逐渐膨胀,病情日趋严重,如未确诊和治疗,6～7天即可死亡。另一部分病例,包括肛门直肠狭窄和有阴道瘘、前庭瘘及会阴瘘而瘘管较粗者,在生后一段时间内不出现肠梗阻症状,而在几周、几月甚至几年后出现排便困难,便条变细,腹部膨胀,有时在下腹部可触到巨大粪块,已有继发性巨结肠改变。

A1 高位或肛提肌上畸形

约占肛门直肠畸形的40%。男孩较女孩多见。不论是男孩或女孩往往有瘘管存在,但因瘘管较细,几乎都有肠梗阻症状。直肠末端位置较高,在肛提肌以上,骨盆肌肉的神经支配常有缺陷,并常伴有脊柱和上部尿路的畸形。

此种患儿在正常肛门位置皮肤稍凹陷,色泽较深,但无肛门。患儿哭闹或用劲时,凹陷处不向外膨出,用手指触摸该处也没有冲击感。X线检查示直肠末端的气泡在耻尾线以上。

女孩往往伴有阴道瘘,多开口于阴道后壁穹隆部。此类患儿的外生殖器发育不良,呈幼稚型。因无括约肌控制,粪便经常从瘘口流出,故容易引起生殖道感染。以后便秘越来越重,逐渐形成继发性巨结肠,腹部膨隆,常常可以触到巨大粪块。患儿全身情况不佳,有慢性中毒状。

泌尿系瘘几乎都见于男孩,女孩罕见。从外尿道口排气和胎粪是直肠泌尿系瘘的主要症状。单从尿道外口有胎粪或尿中混有胎粪,不能区别膀胱瘘或尿道瘘,但如仔细观察患儿排尿的情况,有时可发现明显的区别。膀胱瘘时因胎粪进入膀胱与尿混合,患儿在排尿的全过程中尿呈绿色,尿的最后部分色更深。同时可排出潴留在膀胱内的气体,如压迫膀胱区则胎粪和气体排出更多;在不排尿时,因受膀胱括约肌控制,无气体排出。直肠尿道瘘时,仅在排尿开始时排出少量胎粪,不与尿相混,而以后的尿液则是透明的。因为没有括约肌控制,从外尿道口排气与排尿动作无关。

上述症状对诊断泌尿系瘘有重要意义,但由于瘘管的粗细不同,或往往被黏稠的胎粪所堵塞,出现的程度不一样,甚至完全不出现。因此常规检查患儿尿中有无胎粪成分是很必要的,而且一次尿检查阴性不能除外泌尿系瘘的存在,必须多次检查。

有些病例可根据X线片显示膀胱内有气体或液平面而确诊。有人指出,肠腔内有钙化影也是诊断直肠泌尿系瘘的根据。尿道膀胱造影时,造影剂往往仅能充满瘘口部,出现憩室样阴影,而进入直肠内的造影剂很少。位于尿道膜部的瘘管较粗时,金属尿管沿尿道后壁插入可通过瘘管进入直肠。

伴有泌尿系瘘的病例在新生儿期如未得到矫治,可反复发生尿道炎、阴茎头炎和上尿路感染,甚至出现外瘘。另外这些患儿合并脊柱畸形者较为常见,骶神经的发育也受累,因其分支支配膀胱和肛门括约肌,即使在行畸形矫治手术之后也可能有尿、便失禁现象。

A2 中间位畸形

约占肛门直肠畸形的15%。这类畸形过去被一些人归入高位畸形,而另一些人则将其归纳入低位畸形。无瘘者直肠盲端在尿道球海绵肌边缘或阴道下端附近,耻骨直肠肌包绕直肠远端;有瘘者其瘘管开口于尿道球部、阴道下段或前庭部,其肛门部位的外观与高位畸形相似,也可自尿道或阴道排便。探针可通过瘘管进入直肠,用手指触摸肛门部可触到探针的顶端。在X线片上可见直肠末端的气泡影位于耻尾线的下方。

女孩直肠前庭瘘较阴道瘘多见。瘘孔开口于阴道前庭舟状窝部,也称舟状窝瘘。瘘孔较大,婴儿早期通过瘘孔基本能维持正常排便,甚至较大儿童也能正常排便,仅在稀便时有失禁现象。婴儿能正常发育。如直肠前庭瘘的瘘口很窄,其临床表现与开口于外阴部的各种低位畸形相似,然而通过瘘口插入探针,则探针向头侧走行而非向背侧。婴儿期因经常有粪便流出,如护理不周,在阴道前庭部经常有便,可引起阴道炎或上行性感染。

肛门直肠狭窄为罕见畸形,狭窄累及肛门及直肠下段时可能与肛门狭窄混淆,瘘管造影可确定诊断。

A3 低位或经肛提肌畸形

约占肛门直肠畸形的40%。为胚胎晚期发育停止所致。直肠、肛管及括约肌发育正常,直肠末端位置较低,在Ⅰ线以下。此种畸形多合并有瘘管,但较少并发其他畸形。

有的患儿在正常肛门位置有凹陷,肛管被一层隔膜完全闭塞,隔膜有时很薄,透过它可看到存留在肛管内的胎粪,呈深蓝色。患儿哭闹时隔膜明显向外膨出,用手指触摸时有明显冲击感,对刺激有明显收缩。有的肛膜虽破,但不完全,其口径仅有2～3mm,排便困难,便条变细,像挤牙膏一样。

有的肛门正常,但位置靠前,在正常肛门与阴囊根部(或阴唇后联合)之间,称会阴前肛门。高春光等为确定会阴前肛门的客观标准,对160例新生儿和60例婴儿会阴部进行测量,测量阴囊根部(或阴唇后联合)至肛门中心点或尾骨尖的距离,其比值作为肛门位置指数,男孩小于0.41,女孩小于0.32即可诊断为会阴前肛门。肛门位置轻度前移可无任何症状,不必治疗。肛门前移明显时在新生儿期即可出现症状,如便秘及排便困难,排便时肛门后部隆起鼓包,粪便堵塞在肛门口。临床检查可见肛门后有明显凹陷,皮肤有色素沉着。直肠肛门指诊直肠后壁薄弱,形成盲袋。

很多低位畸形的患儿在肛门闭锁的同时伴有肛门皮肤瘘管,其中充满胎粪而呈深蓝色,瘘管开口于会阴部或更前一些至阴囊缝线或阴茎腹侧的任何部位。在女孩隐匿的胎粪不易看到,但如自瘘口插入探针,则紧挨皮下直接向后走行。

在女孩中,许多低位畸形在靠近阴唇后联合处的外阴部有一开口,有的其外观与正常肛门相似,称前庭肛门或外阴部肛门。肛门外阴瘘是肛门隔膜的变异。在肛门前庭瘘,肠管已通过耻骨直肠肌,肛管末端通过一小瘘管与前庭相通。在临床上此种瘘管与直肠前庭瘘所不同者为插入瘘管口的探针稍向背侧走而非头侧,用手指触摸正常肛穴处易触到探针头。

另外尚有一些罕见畸形,如女孩的会阴裂隙(在肛门与阴道前庭之间有一湿润的具有上皮的裂隙)以及伴有正常肛门的直肠前庭瘘等。女婴还有少见的泄殖腔畸形,其外阴发育呈幼稚型,大阴唇瘦小,仅见一个开口,尿便自此口排出。

18.8 诊断

先天性肛门直肠畸形的诊断在临床上一般并不困难,但更重要的是准确地测定直肠闭锁的高度,判断直肠末端与耻骨直肠肌的关系和有无泌尿系瘘以及脊柱畸形的存在,以便更合理地采取治疗措施。为此,应进行一些必要的检查。

A1 X 线检查

1930 年 Wangensteen 和 Rice 设计了倒置摄片法诊断肛门直肠畸形,至今仍被广泛采用。其操作步骤是:在患儿出生 12 小时后先将其卧于头低位 5～10 分钟,用手轻柔按摩腹部,使气体充分进入直肠。在会阴部相当于正常肛穴位置的皮肤上固定一金属标记,或涂少量钡剂作标志,再提起患儿双腿倒置 1～2 分钟。X 线中心与胶片垂直,X 线管球与患儿间距 2m,双髋并拢屈曲位(70°～90°),射入点为耻骨联合,在患儿吸气时曝光,作侧位和前后位摄片。盆腔气体阴影与金属标记间的距离即代表直肠末端的高度。在侧位片上,从耻骨中点向骶尾骨交界处连一线,为耻尾线(PC 线),再于坐骨嵴与耻尾线划平行线为 I 线(图 18-8-1)。盆腔气体影高于 PC 线者为高位畸形,恰位于 PC 线与 I 线之间者为中间位畸形,低于 I 线者为低位畸形。这对决定治疗措施、选择术式有重要意义。

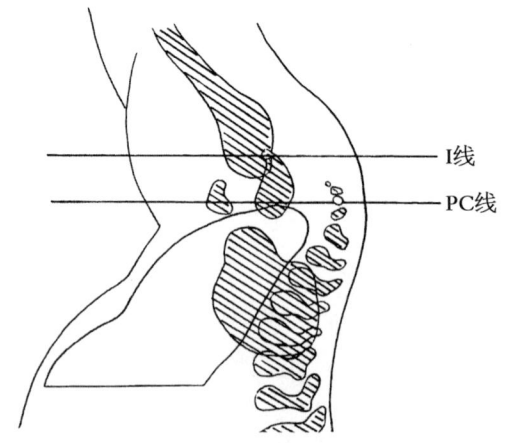

图 18-8-1　肛门直肠畸形倒立侧位摄片的标记线

王常林通过对50具新生儿尸体盆腔经10%甲醛液固定后,解剖观察耻骨直肠肌上、下缘最低点作与PC线的平行线(图18-8-2),分别为SS′和LL′,提出在X线照片上,以耻骨直肠肌上、下缘最低点作为高、中、低位畸形的分界线较为合适。观察结果,SS′线及LL′线分别距肛门1.75±0.3cm和1.04±0.27cm。为了便于临床使用,提出直肠盲端气体阴影距肛穴1.8cm和1.1cm两个距离标准,即盲端距肛穴1.8cm以上者为高位畸形,距肛穴1.1cm以下者为低位,畸形在1.1~1.8cm之间者为中间位畸形。此标准与PC线、M线、I线的位置关系基本一致。同时应用该法判定肛门直肠畸形患儿45例,41例判定正确,直肠盲端所处位置和耻骨直肠肌的解剖与本法术前判定相符合;4例判定失误,主要原因是投照条件不当,其中1例为早产儿合并肺炎、硬肿症,24小时摄片时结肠气体很少,导致判断失误。

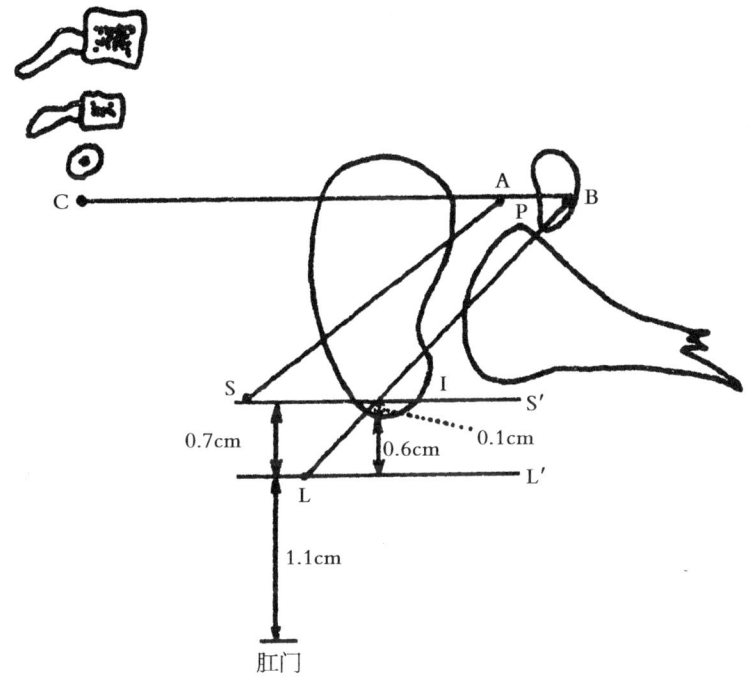

图18-8-2 耻骨直肠肌X线定位标志

值得注意的是,倒立侧位X线片有时遇到下列情况可造成误差:①检查过早(生后12小时以内者),肠道气体尚未充盈达到直肠末端。②检查时患儿倒置时间少于1分钟。③X线射入角度不合适及在患儿呼气时曝光。

在观察X线倒立位平片时,应同时观察骶尾骨有无畸形、反曲、融合、半椎体及缺如等改变。还应观察膀胱内有无气体或液平面,或在肠腔内有无钙化的胎便影,或直肠盲端有无呈鸟嘴状改变等,是诊断泌尿系瘘的可靠方法,发现此种改变可行逆行性尿道膀胱造影,此时可见造影剂充满瘘管或进入直肠,对确定诊断有重要价值。对有结肠造瘘的患儿采用经肠腔或瘘管造影,可以了解瘘管长度、瘘管走行方向及直肠末端的水平等(图18-8-3)。

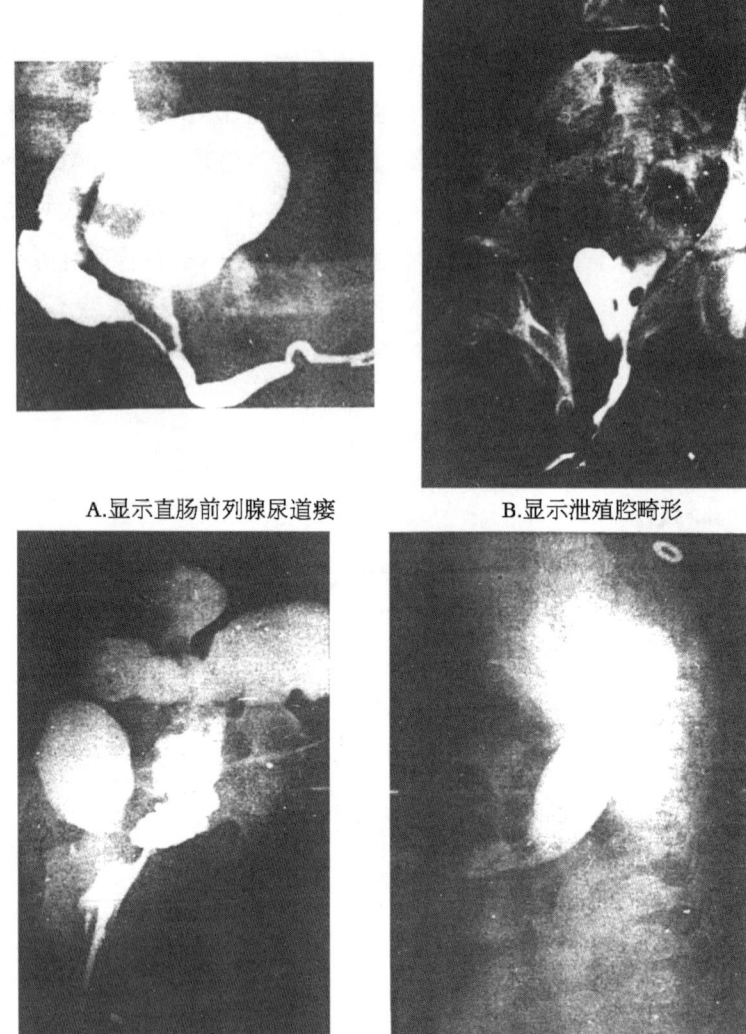

A. 显示直肠前列腺尿道瘘　　B. 显示泄殖腔畸形

C. 经瘘道结肠造影　　D. 经结肠造瘘口造影

图 18-8-3　结肠造瘘患儿经尿道膀胱造影或瘘管造影

A2　B 型超声检查

应用超声波断层扫描仪,机械扇形扫描探头频率为 3～5MHz。患儿检查无需特殊准备,取平卧截石位,探头接触患儿肛穴处会阴皮肤,作矢状切面扫查可获得肛门直肠区声像图。会阴部皮肤呈细线状强回声,骶骨椎体常显示串珠状排列强回声伴有后方声影,第 1 骶椎较宽,并向前下方倾斜,构成骶曲起始部,易辨认;骶椎前方一般可见直径约 1cm 的管状结构回声;管腔内多为无回声区,其中间可有气泡的强回声;直肠前上方可见充盈的膀胱,膀胱壁呈细线状强回声,内部则为无回声区,而膀胱后方可见回声增强。

检查时如发现会阴皮肤的回声显示不清,可在皮肤表面加水囊,以增加水囊与皮肤界面的清晰度。如果有会阴瘘、前庭瘘者可经瘘管外口插入导管注入生理盐水 20～40ml,最好取头高足低 30°位,使直肠盲端充分充盈,防止水外溢。按上述方法扫描,不但可以显示直肠盲端与肛门皮肤间距,而且可以观察瘘管走向和长度。直肠膀胱瘘者,膀胱内均见游动的强回声或较强回声光点,按压下腹部时光点明显增多。

正常直肠在骶前穿过盆膈肛提肌与外括约肌至肛门通往体外。直肠闭锁形成的直肠盲端与会阴皮肤之间常有软组织相隔。盆腔底的软组织在超声检查中常显示非均质强回声,直肠盲端多充满胎粪,在超声检查中则显示盲管形低回声。但要注意盲腔内胎粪稀稠可导致回声有差异,稀薄胎粪呈低回声或近似无回声;如盲腔内含有气体则有强回声区,体位改变时,强回声位置常随之移动。患儿哭闹腹内压有改变时,管腔盲端即随呼吸上下摆动,此时应待直肠盲端图像移至与皮肤最近位置时停帧,或改变探头方向使呈冠状切面扫查时停帧,测量与肛区皮肤最短距离。

全学模应用 B 超检查肛门直肠畸形 15 例,除 1 例手术发现与 B 超测值相差 1.0cm 外,其余 14 例误差均在 0.3cm 以内。汪楚文也报道应用 B 超检测肛门闭锁合并直肠瘘 16 例,其中合并前庭瘘 8 例、会阴瘘 5 例、膀胱瘘及尿道瘘 3 例,直肠盲端与肛周皮肤间距测量与外科检测结果符合者 15 例,仅 1 例误差超过 5mm。对直肠膀胱瘘者还可看到膀胱内有细小强回声和较强光点游动,压迫下腹部,膀胱内回声光点明显增多,即可确诊。

A3 CT 检查

肛门括约肌群包括内、外括约肌及耻骨直肠肌,其形成及发育程度是决定肛门直肠畸形患儿预后最重要的因素。应用 CT 直接了解直肠盲端与耻骨直肠肌环的关系,对提高婴幼儿肛门直肠畸形的治疗效果是极重要的。

应用 CT 进行盆腔扫描,检查前患儿禁食 4～6 小时,用硫喷妥钠 10～15mg/kg 或氯胺酮 3～6mg/kg 肌肉注射。仰卧位,双下肢伸直固定于检查台上。以耻骨联合下缘为零点,每 5mm 为一平面,从－5mm 位开始倍精扫描,依次向头端进行断层检查,共获取 8 个断面图像。也有人自会阴部皮肤表面向头侧端与体轴成直角,每隔 5mm 作一次扫描。在扫描限幅内,用电子计算机算出骨盆出口肌肉分布的面积。骨盆出口三角是以两坐骨结节下缘为底边,耻骨联合为顶点,用计算机求出三角形面积。用骨盆出口肌肉分布的面积与骨盆出口三角的面积之比乘以 100%,即算出两者之比。正常儿随年龄增长面积比值基本相同,为 37.2%±5.7%。不同类型肛门直肠畸形患儿比值有明显差异,低位与中间位畸形患儿肛周肌肉分布及面积比值基本接近正常;而高位畸形肌肉分布范围小,比值低。因此,应用 CT 提供可靠的形态学资料有助于手术方案的设计。郎诗民等报道 2 例无肛患儿的 CT 检测情况。1 例 2 天男婴高位肛门直肠闭锁,CT 检查在闭孔肌平面,清楚显示肠管通过肌环;在－5mm 平面,中线肛门处可见括约肌软组织团块影。另 1 例为 6 个月男婴,因高位肛门直肠闭锁行结肠造瘘术后 CT 检查,提示在闭孔内肌平面无肠腔影,仅在耻骨后方有一包括后尿道和肌环的软组织团块影;在肛门区平面仅显示一线状形,无括约肌团块影。术后 10 天复查,在肠腔内插入 14 号导尿管,可见肠管外有较厚肌层环绕。术后 3 个月复查,患儿控制排便能力良好。

1999 年王大勇等为了解肛门直肠畸形患儿的耻骨直肠肌、括约肌的形态变化,对 29 例患儿进行 CT 扫描检查,其中高位 8 例,中间位 10 例,低位 8 例,泄殖腔畸形 3 例。扫描层面与 PC 线平行,重点观察两个层面:①耻尾层面:观察耻骨直肠肌。正常儿在耻尾层面可见耻骨直肠肌呈边缘整齐、厚度均匀的条带,从耻骨后分成两束,向后行环绕于直肠两侧及后方。直肠居中,腔内有气体。②坐骨支层面:主要观察括约肌群。括约肌发育指数等于括约肌最宽处的宽度或左右坐骨支中点间距离。正常儿坐骨支层面可见坐骨支呈"八"字形,括约肌呈椭圆形,质地均匀厚实,边缘整齐,中央管可闭合,内外括约肌无明显分界。患儿的 CT 影像与正常儿不同,依其发育程度分为:①发育好:耻骨直肠肌呈规则的条带样,括约肌呈实性椭圆形软组织,共 16 例。②发育较好:耻骨直肠肌呈线状,稍薄弱,括约肌呈扁圆形软组织团块,共 8 例。③发育差:耻骨直肠肌呈不完整细线样,括约肌呈线样低密度轻组织影,共 5 例。并得出括约肌发育指数小于 0.13 时可作为诊断发育差的标准。29 例均行手术治疗,术中所见肌肉发育与 CT 影像相吻合。认为 CT 可以直接从形态上了解括约肌为代表的盆底肌的发育,并能定性定量地分析括约肌形态的变化与排便功能的关系。

A4 磁共振(MRI)检查

在 MRI 检查前半小时口服 5% 水合氯醛溶液 1.5ml/kg,患儿仰卧位,在正常肛穴位置和瘘孔处用鱼肝油丸作标志。可对盆腔作矢状、冠状和横断面扫描,每 5mm 为一个断面,矢状、冠状断面从直肠中央向外和向后扫描,横断面从肛门标志处向上扫描。

正常新生儿肛周肌群在 MRI 各断面上表现为:耻骨直肠肌在矢状面上位于 PC 线部位骶尾骨前方,冠状面位于直肠远端两侧,横断面位于直肠远端前后方。肛门外括约肌在横断面位于直肠远端,呈圆形肌束围绕于肛门周围;在矢状、冠状面位于肛管前后或左右。

我们对 9 例肛门直肠畸形患儿行 MRI 检查,年龄 1~3 天 6 例,5~6 个月 3 例;高位畸形 4 例,中间位畸形 2 例,低位畸形 3 例。结果显示:中间位畸形 1 例、高位畸形 3 例伴有骶骨平直和(或)反曲,第 3~5 骶椎融合和第 5 骶椎缺如各 1 例。5 例低、中位畸形耻骨直肠肌发育良好;而 4 例高位畸形中,仅 1 例该肌发育较好,2 例发育薄弱(均经手术证实),另 1 例不清。肛门外括约肌发育正常者 5 例,其中 1 例高位畸形在直肠盲端下方,尿道后方有丰富的肌组织影像,说明外括约肌发育良好。1 例中间位和 3 例高位畸形中外括约肌发育较差,并在直肠盲端与肛穴间充满大量脂肪组织,其中 3 例已手术者均被证实。

无瘘的肛门直肠畸形患儿直肠盲端扩张,充满胎粪,可清晰地看到它与 PC 线的关系和距肛穴的距离。有瘘或结肠造瘘后的患儿直肠内空虚,在 MRI 片上可看到骶尾骨发育情况。在 MRI 片上不能显示内括约肌改变,因为无瘘者直肠盲端内充满胎粪,肠壁菲薄;而有瘘者直肠盲端空虚,肠壁影像不清。

对肛门直肠畸形患儿行 MRI 检查可以观察肛门周围肌群的改变,同时可以判断畸形类型和骶尾椎脊髓有无畸形(图 18-8-4)。对术后有排便功能障碍者行此项检查可了解括约肌发育情况及其与直肠的关系,如括约肌发育良好而直肠位于其外侧,可再次手术。MRI 对患儿无损害,可从 3 个方面观察肛周肌群的改变,较 CT 只作横断面更全面。为了获得清晰影像,检查前给予一定量镇静剂,肛穴处作好标志,必要时经瘘口注入气体充盈直肠盲端,使影像更清晰。

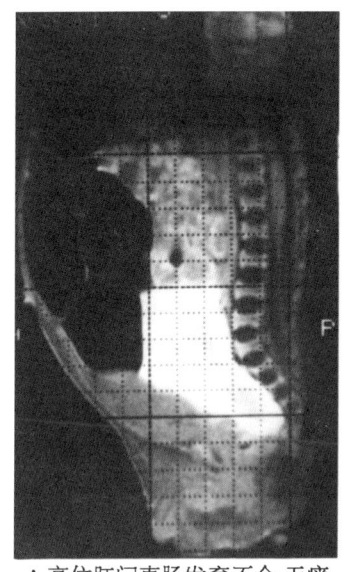
A.高位肛门直肠发育不全,无瘘

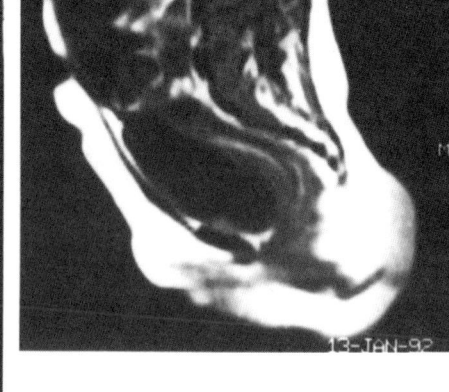
B.肛门周围大量脂肪组织影

图 18-8-4　肛门直肠畸形 MRI 影像

A5　其他检查

有人应用穿刺的方法确定直肠末端的高度,即用消毒的注射器接粗针头,从相当于正常肛门位置的中心向后上刺入,边向上推进边抽吸,当针尖进入直肠末端时即有胎便或气体排出,针刺入的长度即代表直肠末端与皮肤的距离。吸出胎便后,也可注入造影剂进行摄片以明确畸形的类型和肠道的位置。此法对非常高的直肠闭锁可能无效,且有危险,故应慎重。

用探针检查瘘管,也是明确瘘管的走行、长度和宽度的简便方法。如同时用指尖在正常肛门位置触摸探针的顶端,可以粗略估计盲端与皮肤的距离。

对有直肠阴道瘘的女孩,可用鼻镜直接观察瘘口的位置。

18.9　治疗

先天性肛门直肠畸形的治疗方法根据其类型及末端的高度不同而不同。

A1　术前准备

B1　判定畸形类型及肛周肌肉发育情况　①倒立位骨盆侧位 X 线摄片确定其为高、中间、低位畸形。摄片应在出生后 12～24 小时进行。②B 型超声检查以判断直肠盲端至肛穴皮肤的距离。③CT 或 MRI 检查不但有助于确定畸形类型,而且能确定骶骨及骶髓有无异常,以及肛周肌肉发育情况,以便选择适当的术式及估计术后排便功能。

B2 进行全面检查,了解是否有其他伴发畸形,特别是有无危及生命的严重畸形。

B3 如患儿就诊早,全身情况良好,无肠梗阻症状者可不必输液。如患儿就诊较晚,已出现肠梗阻症状,有脱水及电解质紊乱,应补液,待全身情况好转后再行手术治疗。

B4 术前放置导尿管,排空膀胱。导尿管可作为术中游离直肠时的标志,以免损伤尿道。

B5 放置胃肠减压管。

B6 为预防感染,给予广谱抗生素及 0.5% 甲硝唑 3～6ml/kg,并给予维生素 K_1 10mg,每日 2 次肌注。

B7 对合并瘘管或已作结肠造瘘者术前应清洁洗肠,清除粪便。洗肠后注入庆大霉素 4 万单位及 0.5% 甲硝唑 30ml。

A2 术式

B1 肛门直肠狭窄扩张术　会阴前肛门无狭窄、排便功能无障碍者不需治疗。肛门或直肠下端轻度狭窄,一般采用扩张术多能恢复正常功能。扩张方法是用特制的金属探子自肛门插入直肠内,最初每日 1 次,留置 15～20 分钟;逐渐改为隔日 1 次或每周 1～2 次,一般持续 6 个月左右,直到排便正常,且能保持狭窄不再复发为止。探子应由小到大,直到能通过食指为止,并应教会家长用扩张器进行扩肛。如肛门显著狭窄,须行手术治疗。李龙等利用张力—应力原理,采用球囊持续扩张方法对 4 例先天性肛门直肠狭窄患儿进行治疗,取得良好疗效。该 4 例狭窄段长度分别为 1.5cm、0.6cm、1.5cm 及 5.0cm,持续球囊扩张每日 20 小时,扩张压力在狭窄部静息压力曲线的迅速上升期范围,扩张时间 5～15 天,均获得成功。患儿排便通畅,肛检及造影示狭窄段消失,狭窄段组织柔软而有弹性。出院后仍坚持扩张 4 个月,经随访 6～18 个月,无复发者。

B2 会阴肛门成形术　低位肛门直肠畸形包括有瘘和无瘘者,以及肛门闭锁伴前庭瘘者,应行会阴肛门成形术。对无瘘或有瘘但不能维持排便者,一般须在生后 1～2 天内完成手术。对伴有较大瘘孔,如前庭瘘、肛门狭窄等,出生后在一段时间内尚能维持正常排便者,可于 3～6 个月施行手术。

C1 手术方法　会阴肛门成形术时男孩放置导尿管,女孩阴道内放置硅胶管。于正常肛门位置作 X 形切口,各长 1.5cm,切开皮肤及皮下组织。此切口中心点应在电刺激(或用针麻仪)时位于括约肌收缩最强处。在外括约肌中心部用止血钳向深部钝性分离,找到直肠盲端。此时透过肠壁可见深色胎粪。用组织钳钳住直肠盲端,或用 0 号丝线于直肠盲端缝合两针支持线,缝线仅穿过浆肌层,不要穿透肠壁全层,以免胎粪自针孔外溢。用止血钳钳夹小纱布球,紧贴肠壁进行钝性分离,先游离直肠后壁及两侧壁,最后游离直肠前壁。前壁距尿道(或阴道)很近,为了防止损伤尿道(或阴道),于该处注入 0.25% 利多卡因溶液 2～3ml,使肠壁与尿道(或阴道)壁分开,即可较易分离。游离直肠要充分,一般以使直肠盲端自然突出于皮肤切口之外 0.5~1.0cm 为宜。

用 4-0 丝线于直肠壁前、后、左、右行浆肌层缝合 4 针,固定于括约肌。按"十"字形切开直肠盲端,排出胎粪,将皮肤切口的 4 个皮瓣尖插入直肠盲端"十"字形切口的间隙中,用 1-0 丝线将直肠准确地与皮肤缝合,先在 4 角皮瓣的 8 个尖端缝合,然后在两缝线间再缝合 1~2 针,保留一条缝线以固定肛管。选适当粗的肛管,包以凡士林纱布,插入直肠内 4~5cm。直肠与肛门皮肤嵌插呈瓣状缝合,使吻合口有足够的长度,以免术后肛门狭窄(图 18-9-1)。同时会阴部皮肤插入肛管内,有助于形成排便感觉。

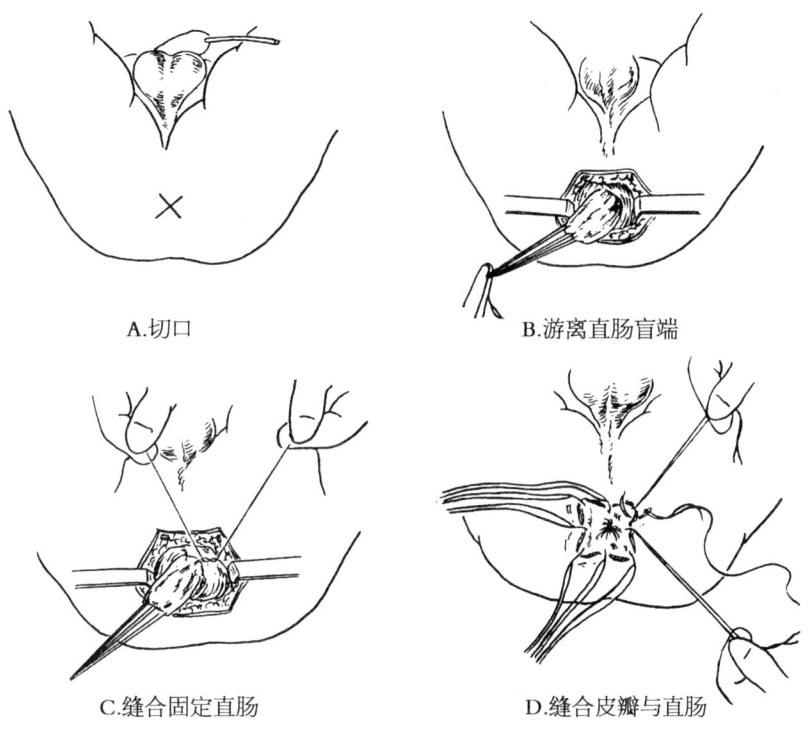

图 18-9-1　会阴肛门成形术

肛门会阴瘘者,其直肠盲端与肛门皮肤的距离较近,多在 1cm 以内。于手术开始前,自瘘孔填入凡士林纱布条,以防术中粪便外流。沿瘘孔两侧及后缘呈半环形切开皮肤,并于其中点向后方延长 1.5cm。游离直肠后壁及两侧壁,前壁不需游离。待肠壁充分游离后,剪去已游离的部分瘘孔边缘,并沿瘘管纵行切开直肠后壁 1~1.5cm,将直肠壁与括约肌缝合固定 3 针,直接缝合直肠与皮肤(图 18-9-2)。

对较少见的阴囊或阴茎皮肤瘘,手术时不必游离和切除瘘管,仅于其基底部,即进入直肠的部位切断、结扎即可。此瘘管以后多发生机化而闭锁,如瘘管不能闭锁,于 2~3 岁时将其切除。

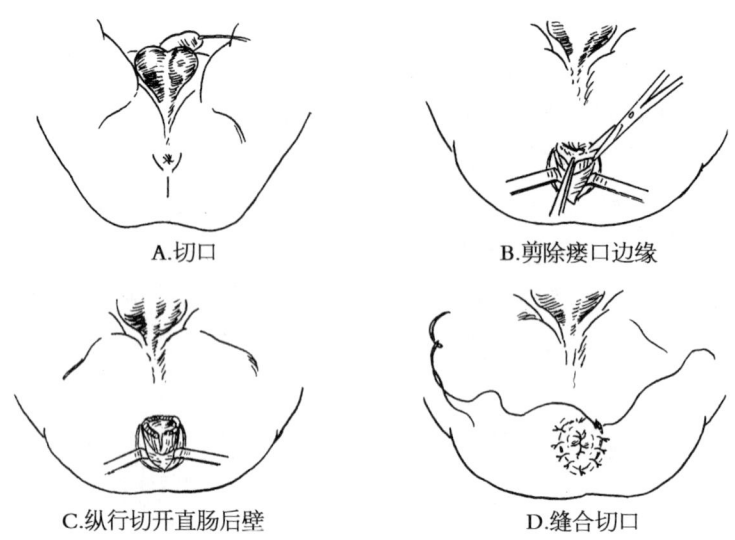

图 18-9-2　肛门皮肤瘘的会阴肛门成形术

肛门前庭瘘者，在肛门正常位置作 X 形切口，以保存阴唇后联合的完整性。切开皮肤、皮下组织，向深部作钝性分离，以显露直肠盲端及瘘管（图 18-9-3）。游离直肠后壁及两侧壁，于近前庭处先横断瘘管，再自下而上地将直肠前壁与阴道后壁分开。相反，如先游离瘘管，再将其切断，因接近瘘管处直肠与阴道后壁紧密粘连，如勉强进行分离，则易造成阴道或直肠损伤。然后将远端瘘管由前庭处的瘘孔向外翻出，并于靠近瘘管口处将其贯穿缝合结扎。缝合直肠与皮肤。

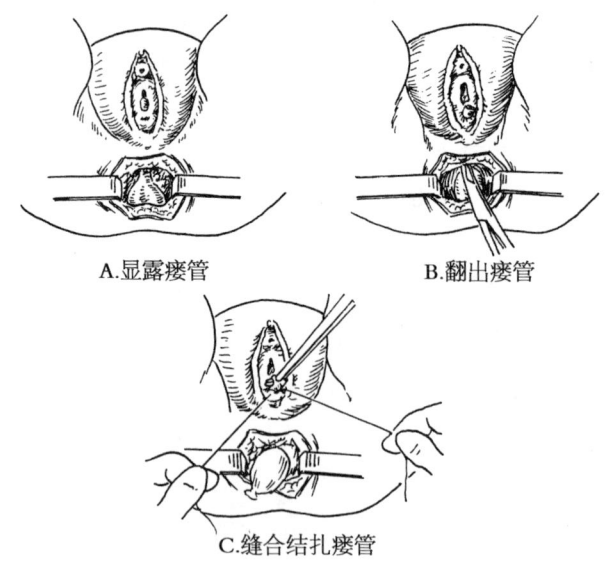

图 18-9-3　肛门前庭瘘的会阴肛门成形术

C2 术中注意事项

D1 用止血钳向深部分离一定要通过外括约肌中心。一般外括约肌在正常肛门位置皮下,部分肛门直肠畸形患儿外括约肌可能移位至偏前、偏后或偏侧。因此,手术时用肌电图或电刺激器找到外括约肌的中心很重要。此外,牵拉外括约肌时勿用力,以免断裂影响术后功能。

D2 游离直肠时应用钳夹小纱布球紧贴肠壁行钝性分离,操作细致、轻柔,以免损伤尿道、盆底腹膜或神经丛。应充分游离直肠,以使直肠黏膜与皮肤缝合后无张力。如张力过大,易致缝线早期脱落,直肠回缩,形成肛门狭窄。

D3 新形成的肛门要比正常肛门大一半左右,一般以能顺利通过成人食指为宜。相反,如手术时形成的肛门与正常一样大小时,由于术后瘢痕形成,必将导致肛门狭窄。但肛门也不能过大,以免直肠黏膜外翻。

D4 肛门前庭瘘者若直肠远端较细,可将瘘管作"十"字切开,与肛门皮肤切口嵌插缝合。切忌为了扩大肛门吻合口而切除直肠远端。

C3 术后处理

D1 将患儿双腿分开,暴露切口,以保持干燥,必要时可用红外线将切口烘干。经常保持肛门周围清洁,每次便后用汞溴红棉球消毒局部,以免切口被尿、粪浸泡,发生感染。必要时用蛙形石膏托。

D2 术后即可进食,全麻者须经6小时后进食。

D3 为了防止感染,应给予抗生素。

D4 一般手术后1~2天拔除肛管,如发现自肛管周围流出粪便时,可提早拔除。切口缝线多自行脱落,否则7天拆线。

D5 术后2周开始用扩张器扩张肛门,最初每日1次,留置10~15分钟;1个月后改为每周1~2次。应持续6个月。出院时应教会患儿的家长按时用带橡皮手套的手指涂油后扩张肛门,这是极其重要的。

B3 骶会阴肛门成形术 中间位肛门直肠畸形常伴直肠尿道球部瘘或低位直肠阴道瘘等,因瘘管位置特殊,从盆腔或会阴均不易暴露,应行骶会阴肛门成形术。经骶部切口游离直肠,显露瘘管清楚,在直视下游离、切断、缝合瘘管,避免副损伤;并能准确地使直肠盲端穿过耻骨直肠肌环及外括约肌中心,以保证术后有良好的排便功能。此手术宜在患儿6个月左右施行,故对无瘘和伴直肠尿道瘘的中间位畸形患儿应先作横结肠造瘘,以解除梗阻症状,同时希望通过长时间的休息,可使过度扩张的直肠盲端得以恢复正常;伴低位直肠阴道瘘者其瘘孔较大,在一段时间内尚能维持正常排便,则不必作结肠造瘘,但也必须注意继发性直肠扩张与肥厚。

C1 手术方法 于尾骨尖下方作半弧形切口,长约5cm,沿正中线切开肛尾肌膜,靠近中线向深部分离,以免损伤支配肛提肌的神经。中间位畸形耻骨直肠肌包绕于瘘管及直肠盲端的后下方,用直角钳紧贴直肠作钝性分离,边向前推进,边张开两钳叶,直至钳尖插入肌环,动作要轻柔,以免撕断肌纤维。

在肛门处作 X 形切口,长 1.5cm。切开皮肤,显露外括约肌。于外括约肌中间插入止血钳,并轻柔地向上分离,使之与自骶部切口插入的直角钳相遇,然后将一条胶带穿过外括约肌中心及耻骨直肠肌环从两切口引出作牵引用,用宫颈扩张器逐渐将两肌环扩大至能通过直肠。

从骶尾端切口显露直肠,并紧贴肠壁作钝性分离,先游离直肠后壁及两侧壁,最后游离直肠前壁。对伴有尿道或阴道瘘者应在直视下游离瘘管,并将其切断,缝扎或缝合残端。游离直肠的范围应使直肠无张力地能自然下降到肛门切口为止。

向后牵拉胶皮带,从肛门切口插入组织钳夹住直肠盲端,将其缓慢地牵至肛门,抽出胶皮带,直肠壁与皮下组织缝合固定4针。"＋"字形切开直肠盲端,将直肠瓣与皮瓣嵌插,用丝线缝合(图 18-9-4)。切口内不放引流。

伴尿道瘘者应作耻骨上膀胱造瘘,并取出导尿管。

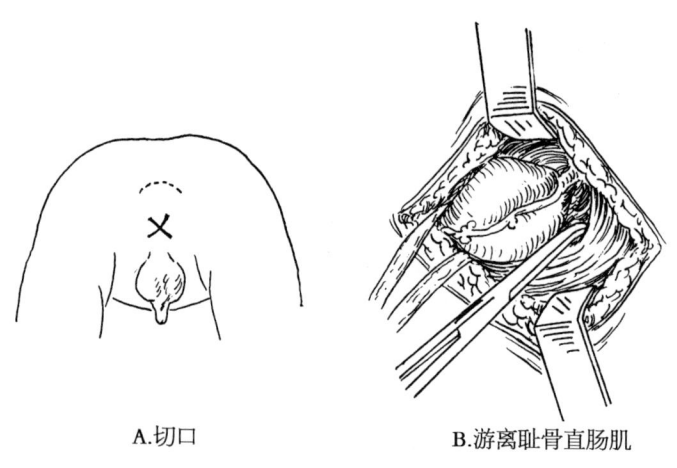

A.切口　　　　　　B.游离耻骨直肠肌

图 18-9-4　骶会阴肛门成形术

C2 术中注意事项

D1 新生儿、婴儿肛提肌及外括约肌薄弱、纤细,新生儿耻骨直肠肌宽度仅为5～7mm,厚仅 1.5mm,分离时应轻柔,并用宫颈扩张器逐渐将隧道扩大。切勿用暴力快速扩张,以免损伤或撕断肌纤维。

D2 男孩尿道往往与直肠前壁紧密粘连,被球海绵体肌、会阴浅横肌的肌纤维包绕,因此在游离直肠前壁时应特别注意,边分离边触摸已放入导尿管的尿道,在没有认清附着在直肠壁上的组织不是尿道之前(借助尿道内的导管可以判定),不能轻易将组织切断,以免损伤尿道。直肠与尿道距离仅为 0.8cm,为防止损伤尿道,可于该处注入 0.25% 利多卡因 2～3ml,使肠壁与尿道壁易于分开。分离应紧靠肠壁,宁肯损伤肠壁肌层,也不要损伤尿道。一旦损伤尿道,应用肠线缝合修补。

D3 有时术前下导尿管困难,导尿管不能进入膀胱而进入直肠,应于术中切开直肠盲端,在直视下将导尿管插入膀胱。有时直肠盲端与尿道粘连紧密,无法了解瘘管走向。如果分离困难,可切开直肠盲端,在肠腔内找到瘘口,沿瘘口剪开肠壁一圈,再向上游离直肠(图18-9-5)。

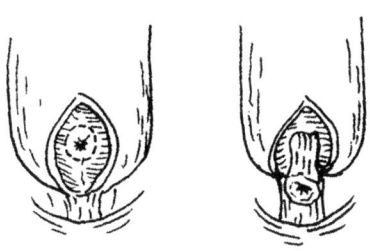

图18-9-5 游离尿道瘘

D4 结扎或缝扎瘘管时,应注意距尿道不可过近或过远。结扎线距尿道太近,可造成尿道狭窄;结扎线距尿道过远,残留瘘管较长,以后可形成憩室,致继发感染,须再次手术切除。

D5 女孩直肠阴道瘘的瘘管较短,该处粘连紧密,分离瘘管时易误伤阴道后壁,应注意预防。阴道后壁损伤轻微者不必缝合多能自行愈合,破裂明显者应及时修补。

D6 直肠尿道瘘或阴道瘘其瘘口较小时,可将其作"十"字切开,扩大开口后与肛门部皮肤缝合。切忌将直肠远端(包括瘘部分)切除,以免将内括约肌切除后影响排便功能。

D7 在骶前游离直肠后壁及侧壁时,注意勿损伤骶中动脉,如有损伤出血不止,应用热盐水纱布压迫,并切除尾骨,显露出血处缝合止血。

D8 当直肠充分游离后仍不能到达肛门切口时,是因为直肠有一层纤维外层,限制了肠壁的弹性,不像小肠一样可被拉长。可以拉紧直肠盲端,使直肠外纤维层绷紧,并在感到最紧处横行切断,他处又显出最紧处再切断,多处松解后可使直肠延长一倍以上(图18-9-6)。

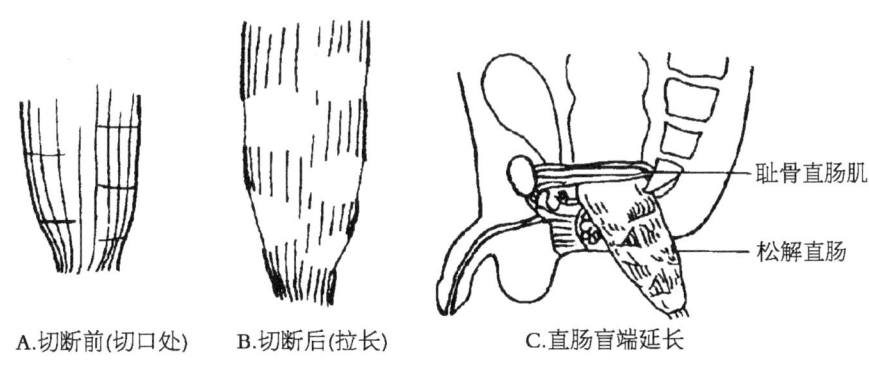

A.切断前(切口处)　B.切断后(拉长)　C.直肠盲端延长

图18-9-6 多处横行切断直肠壁外纤维层

D9 肛门直肠畸形有时伴骶骨畸形和骶前肿物,因此对有骶骨畸形的患儿在游离直肠时应探查骶前有无肿物,以免遗漏。

B4　骶腹会阴肛门成形术　高位肛门直肠畸形包括无瘘和有瘘,以及直肠闭锁的病例。确定诊断后,为了挽救患儿生命,应作横结肠或乙状结肠造瘘术,以解除梗阻症状。待 6 个月后再行骶腹会阴肛门成形术。

C1　手术方法　骶尾端切口是在尾骨尖下方横行切开皮肤 2～3cm,沿中线切开肛尾肌膜,并向深部分离。高位畸形时耻骨直肠肌向前上方移位,位于尿道壁后方。显露该肌后,用直角钳紧贴尿道或阴道后壁,边张开两钳叶进行分离,边向前推进,直至钳尖插入肌环,然后将直角钳尖端向后至会阴部新肛门处。会阴切口与骶会阴肛门成形术相同。腹部切口为左下腹经腹直肌切口,自脐上 2cm 至耻骨联合上缘。切开皮肤、皮下组织及腹直肌前鞘,将腹直肌从中央分开,剪开腹直肌后鞘与腹膜,切勿损伤膀胱。

将膨胀的乙状结肠提出于腹部切口外,切开乙状结肠两侧的腹膜,并向下延长,在膀胱或子宫后方会合。应找到两侧输尿管,注意保护,切勿损伤。然后沿直肠周围向下作钝性分离,显露直肠盲端。如有瘘管,应将其充分显露并钳夹、切断,断端用碘酊、乙醇处理,并分别用4-0丝线作贯穿缝合、结扎。同时应剥除残端遗留的黏膜,以免分泌的黏液积聚。充分游离直肠、乙状结肠,使其能无张力地达到会阴切口之外。为此,有时需切断直肠上动脉或肠系膜下动脉。如切断上述动脉时,可在其中段切断,以保存充分的侧支循环;切忌在其起点或终末支处切断。然后,靠近骶骨前窝用手指向会阴部作钝性分离,以免损伤控制排便、排尿的神经丛,一直分离到近肛门处为止。然后牵出直肠,即用组织钳通过会阴部切口进入腹腔,钳住直肠侧瘘管断端的缝线,并向下牵引直肠盲端至会阴部切口之外(图 18-9-7)。在牵引时,助手于腹腔内一面将直肠的位置放正,防止发生扭转,一面轻轻将其向下推送。向下牵引直肠应适度,如牵

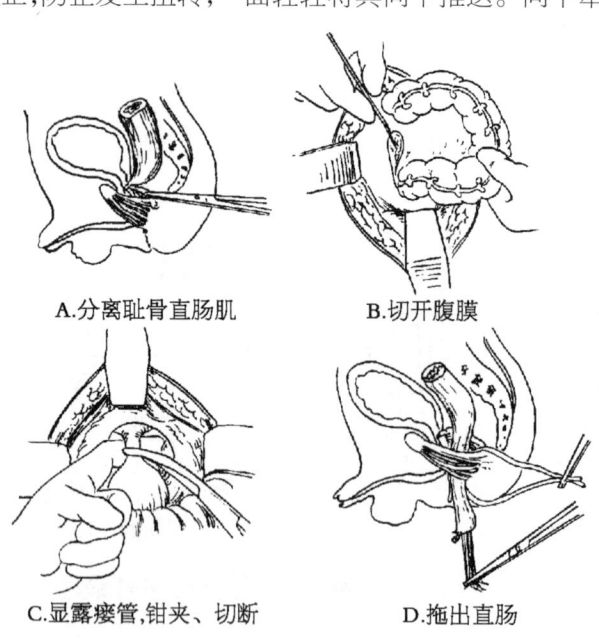

A.分离耻骨直肠肌　　B.切开腹膜

C.显露瘘管,钳夹、切断　　D.拖出直肠

图 18-9-7　骶腹会阴肛门成形术

引过度使肠系膜过于紧张,有引起血液循环障碍的危险。缝合固定直肠壁与皮下组织。切开直肠盲端,缝合直肠与皮肤及骶尾端切口,留置肛管。

C2 术中注意事项

D1 在作左下腹经腹直肌切口时,应注意勿损伤膀胱。小儿膀胱呈纺锤形,位置较高,3/4 位于耻骨联合以上,顶部位于耻骨与脐之间,甚至在空虚状态膀胱仍处于高位。如术前未放置导尿管或导尿管引流不畅而膀胱充盈时,则其位置更高,因而有可能误伤膀胱。一旦发现膀胱损伤,应及时修补,并作耻骨上膀胱造瘘。

D2 游离直肠、乙状结肠时,应认清输尿管,以免损伤。左侧输尿管在乙状结肠系膜根部距肠系膜下动、静脉很近,故在剪开两侧乙状结肠系膜,结扎、切断肠系膜下动脉时应靠近肠管,在显露输尿管时勿损伤输尿管血供。一旦输尿管被切开或切断,应及时缝合修补或吻合。

D3 拖出直肠末端时防止扭转,并应穿过耻骨直肠肌环及外括约肌中心。牵拉时要轻柔、缓慢,避免损伤肛提肌及外括约肌。

D4 拖出直肠后,应注意其血供必须良好,否则缝合后直肠末端坏死,肠管回缩,轻则造成肛门狭窄及便失禁;重则使手术失败,甚至危及患儿生命。

D5 直肠膀胱瘘的患儿其瘘口多位于膀胱三角的基底部,易于暴露和修补。切断瘘管时不要离膀胱过近,必须留有足够的组织,以便结扎。残端不必埋入,因其靠近输尿管入口处,如将其埋入膀胱壁中,有损伤输尿管的危险。直肠膀胱瘘瘘管较宽时不宜行单纯结扎,应在瘘管两侧缝 2 针支持线,切断瘘管,用细肠线间断缝合膀胱黏膜,再用无损伤针间断缝合膀胱肌层。

D6 高位直肠尿道瘘或阴道瘘瘘口位置较深者,分离直肠时应靠近肠壁,以免损伤盆神经。盆部的副交感神经来自于第 3~4 骶神经的盆神经,与腹下神经在直肠前壁相连构成盆神经丛(图 18-9-8),并发出许多分支分布在膀胱后外侧、前列腺部、尿道末端、精囊(或子宫、阴道)及直肠末端,如该神经损伤,术后可致排便、排尿及性功能障碍。为了避免广泛游离盆腔,过多地损伤盆神经丛,可作直肠黏膜剥除术。将 0.25% 利多卡因溶液或生理盐水注入直肠上段的黏膜下层,使黏膜与肌层分离。切开浆肌层,保持黏膜完整,钝性或锐性分离黏膜至直肠盲端后切断,旷置瘘管。手指放入直肠肌鞘,将直肠盲端自骶尾端切口顶出,剪开盲端。然后将结肠通过直肠盲端、耻骨直肠肌环及外括约肌拖出会阴部切口(图 18-9-9),形成肛门。此手

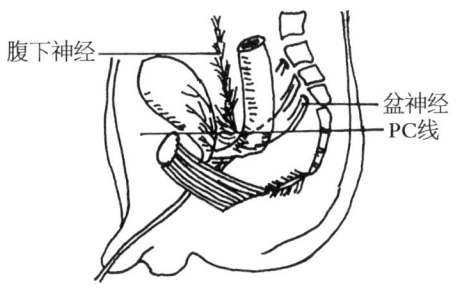

图 18-9-8　盆神经丛

术避免了盆腔剥离面广、损伤大的缺点,但有形成直肠肌鞘内积液、积脓及尿道憩室的可能。

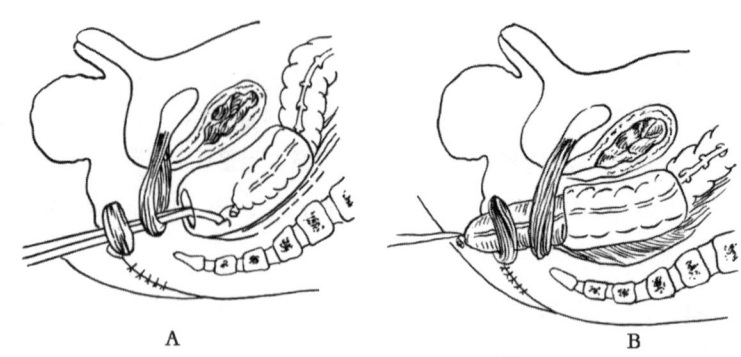

图 18-9-9　保留直肠肌鞘的骶腹会阴肛门成形术

D7　高位畸形无瘘的患儿肛门内括约肌缺如,手术时可将结肠拖出会阴部切口外 5cm,切除该段肠管的黏膜,将肌鞘向上翻转 180°与肠壁缝合固定,使结肠远端形成一个增厚的肌袖,然后再与肛周皮肤缝合,形成新的肛门。该肌袖可起到内括约肌的作用,有利于控制排便。

D8　肛门直肠畸形伴其他消化道畸形者约占 10%。高位畸形行开腹术者应检查腹腔,如有其他畸形,应作相应处理。对肛门直肠畸形伴短结肠者,根据患儿全身情况选择造瘘术或根治手术。如患儿全身状态好,结肠接近正常,只是直肠乙状结肠呈袋状,则行结肠袋切除结肠拖出肛门成形术。对其他型的短结肠则行袋状结肠部分切除整形结肠拖出肛门成形术(图 18-9-10),即纵行次全切除系膜对侧结肠壁,将系膜侧剩余结肠壁纵行缝合呈管状,管径 1.5cm。患儿全身状态差时,仅行结肠远侧造瘘,待全身情况好转后再行根治性手术。

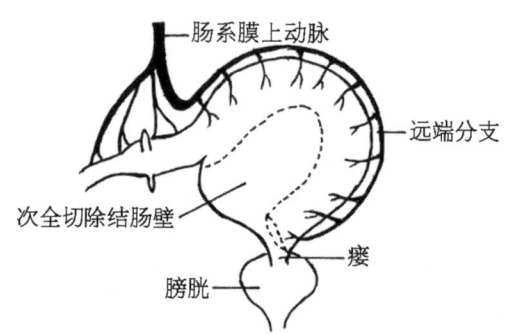

图 18-9-10　短结肠部分切除整形术

C3　术后处理

D1　术后应持续胃肠减压,禁食,补液。术后 2～3 天,待肠道功能恢复后进食。

D2　留置导尿管于术后 4～5 天拔掉。直肠尿道瘘修补的患儿于 2 周后去掉膀胱造瘘管。对会阴切口的护理和扩张肛门同会阴肛门成形术。术后如出现尿潴留,针刺命门、肾俞效果较好,同时可作膀胱区热敷或按摩。结肠造瘘于术后 2～3 周关瘘。

D3 手术后初期患儿不能控制排便,随着肛门括约肌收缩能力的渐渐恢复,一般经过 1~2 个月后,多能控制排便。如术后长期大便失禁,则应根据造成便失禁的不同原因采取不同措施进行治疗。

B5 后矢状入路肛门直肠成形术　该术式是 1980 年 De Vires 和 Pena 提出的,适用于高、中间位肛门直肠畸形。

C1 手术方法　自骶尾关节上方至肛穴前方正中线上用针形电刀以小放电量依次切开皮肤、皮下组织。纵行切开尾骨,在电刺激下观察两侧肌肉的发育情况,并从正中将横纹肌复合体分为左、右两部分,显露直肠盲端。如有尿道(阴道)瘘,于直肠盲端缝支持线,切开肠腔,直肠前壁中央凹陷处即为瘘口,在直视下距瘘口 3mm 处切开肠壁一圈,6-0 尼龙无损伤针线缝合闭锁瘘口,并自下而上游离直肠前壁,直到直肠在无张力的情况下达到肛穴处为止。如果直肠达不到肛穴处或有张力,可将直肠周围纤维膜牵拉到紧张处,作多个不同水平的小横切口使之松解,可延长直肠约 3~5cm;或开腹游离直肠。直肠盲端极度扩张,难以通过肌肉复合体时,应将直肠后壁作倒 V 形剪裁,使其直径为 1.2~1.5cm。直肠置于左右两部分横纹肌复合体之间,将肌肉复合体与肠壁缝合固定数针,缝合修复肌肉复合体及外括约肌。直肠与肛周皮肤缝合形成肛门(图 18-9-11)。

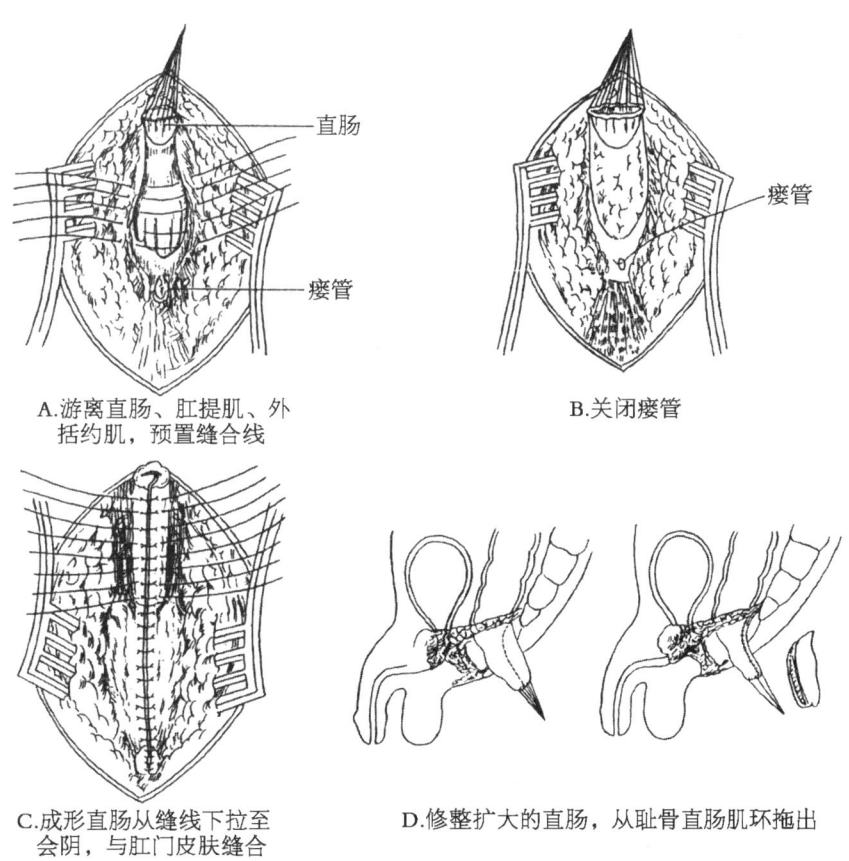

图 18-9-11　后矢状入路肛门直肠成形术

C2 术中注意事项

D1 全部手术过程均应在正中线上进行，注意保持该处矢状薄筋膜层的完整性，否则脂肪组织由破裂处突出，影响手术操作。

D2 术中必须以电刺激器仔细辨认肌肉的层次，切开各层肌肉后做好标记，以便在成形术中准确地按层次缝合。

D3 游离直肠时应紧贴肠壁进行，防止损伤骶前神经丛，导致排便、排尿功能障碍。

D4 正确处理好尿道瘘或阴道瘘很重要。直肠前壁和尿道或阴道在瘘管上方有长1～2cm的共同肌层，紧密相连，分离时注意不要损伤尿道、前列腺、精囊或阴道，在近共壁处注射0.25%利多卡因2～3ml，有助于在直肠与阴道或尿道间的共壁层上找出分离平面。同时在距瘘管口3mm处以6-0丝线作一牵引线，以便游离直肠前壁。将瘘管口从肠壁上剔除时，应将部分直肠壁留给瘘口，防止缝合瘘口时因组织太少造成尿道狭窄。但也不能留得过多而形成尿道憩室。

D5 修补肌肉复合体时应按层次缝合。如肛提肌群或外括约肌前方完全分成两半时应重新修补重建。双侧肛提肌边缘、耻骨直肠肌及外括约肌均应围绕直肠，并与直肠缝合固定，以保证术后控制排便，防止术后直肠脱垂。

本手术的特点是术前须行结肠造瘘，术中使用电刺激器及对直肠盲端进行剪裁。其优点是手术所有操作都在直视下进行，术野清晰，避免了盲目的切开、分离，将手术损伤减少到最低程度。尽量保留直肠及肛周组织，恢复直肠与其周围组织的正常解剖关系，以便术后获得较好的肛门控制功能。

B6 腹腔镜辅助下肛门成形术　近年来一些小儿外科中心开始应用腹腔镜技术治疗高位肛门直肠畸形和复杂的泄殖腔畸形。李龙等对1例高位肛门直肠畸形合并直肠膀胱颈瘘的3个月龄婴儿行腹腔镜辅助下肛门成形术。方法是分别在右上腹、脐上正中3cm和左上腹置入3个5mm套管，气腹压力1.6kPa(12mmHg)。首先在5mm腹腔镜下电刀锐性分离直肠盲端，游离直肠膀胱瘘管，贴近膀胱壁双重缝扎、切断瘘管，松解直肠和乙状结肠系膜，游离直肠。最后在盆腔侧利用腹腔镜直视指引，在会阴侧利用电刺激仪引导，在横纹肌复合体中心导入气腹针和扩张性外鞘套管，将横纹肌复合体中心扩张成直径1.0cm隧道。在腹腔镜直视下，将直肠远端从隧道中拖出与会阴皮肤缝合形成肛门。术后肛门外观正常，肛门控制功能良好，可控制排气和排便，无污粪现象。该手术除创伤小、外形美观外，还有游离直肠和瘘管视野清楚、结扎切断瘘管确切和将直肠穿过横纹肌复合体中心准确等优点。

B7 直肠闭锁的手术　直肠闭锁为高位畸形，直肠盲端止于不同高度，肛门及肛管正常，有肛门内、外括约肌及肛提肌，均与肛管保持正常关系。确诊后应先行乙状结肠造瘘，6个月后行后矢状入路直肠肛管吻合术。即于骶尾正中纵行切开皮肤、骶尾筋膜及肛提肌，向深部分离找到直肠盲端。分别自肛门及乙状结肠造瘘口远端放入导管，以了解直肠盲端距肛管盲端的距离。先游离肛管盲端，然后游离直肠盲端，直至达到两端吻合时无张力为止。最后切开两盲端，作端端吻合，并逐层缝合肌肉及皮肤。

B8 泄殖腔畸形修复术 对泄殖腔畸形应于出生后立即作结肠造瘘,使粪流改道,保持泄殖腔出口清洁,防止发生尿路感染。根治手术的时间应根据患儿的情况、畸形复杂程度及术者的经验而定,一般以6个月以后为宜。也有人主张阴道成形术应在青春前期完成。

术前应从泄殖腔开口作逆行造影,以了解畸形类型是常见型、高位型或低位型。不但要了解泄殖腔的大小、尿道瘘和直肠瘘的高度,还要了解子宫的发育情况和有无畸形,以便选择术式。

C1 手术方法 手术取后正中矢状切口,从骶骨中段到泄殖腔外口处,在电刺激引导下在中线上分开外括约肌和肛提肌,充分游离泄殖腔管,显露直肠进入泄殖腔的入口。在该处直肠黏膜缝数根牵引线,于直肠和阴道共壁之间作黏膜下分离,一般分离到距阴道开口以上2cm,直肠与阴道壁开始独立分开,分离直肠的长度直至能无张力地达到肛门皮肤为止。直肠分开后可显露阴道后壁,用同样的方法将阴道从尿道与阴道的共壁间作黏膜下分离。此处分离比较困难,因为阴道从后面包绕尿道一半以上,而且组织弹性差。阴道分离后往往出现阴道前壁缺血,阴道分离得越长,缺血越严重,越易出现尿道阴道瘘。阴道游离充分后修复尿道,围绕着事先置入膀胱的尿管修复尿道,缝合两层,特别是共同管两侧横纹肌对控制排尿有重要作用。然后将阴道在尿道后方缝合于皮肤上。对分离时严重损伤阴道前壁的病例,为防止出现尿道阴道瘘,应将阴道扭转90°,即使有血供的阴道侧壁接触尿道缝线(图18-9-12)。如阴道不能达到会阴皮肤,要选用下列方法作阴道成形。

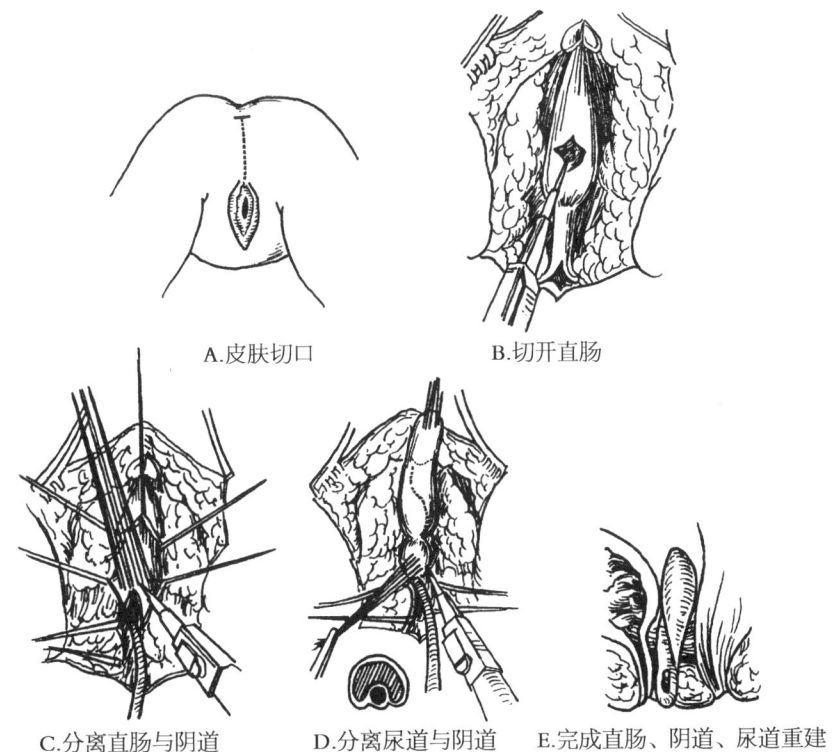

图18-9-12 泄殖腔畸形修复术

D1 皮肤阴道成形术 适用于阴道缺损较短的病例。皮瓣从未来阴道部位的两侧皮肤或阴唇皮肤形成,应为保留皮下组织具有良好血供的全厚皮瓣,两侧皮肤缺损缝合闭合。

D2 肠管阴道成形术 阴道缺损较多或无阴道的病例采用带肠系膜的回肠或乙状结肠修复阴道。在尿道修复和直肠游离之后,开腹并切取一段带肠系膜的肠管,自会阴拖出。肠管近端缝合于子宫或阴道下缘,肠管远端缝合在会阴部皮肤上。最后作直肠修复形成肛门,即将直肠置于肛提肌与外括约肌中心,并将肌肉与肠壁缝合固定数针,同时重建会阴体。

近年来有人应用张力-应力原理于泄殖腔内置入气囊导管,每日用气囊扩张共同管,待扩张至一定程度后进行手术。手术原则是将直肠在进入泄殖腔处切断,将已扩大的泄殖腔一分为二,其前部形成尿道,后半缝合形成阴道。然后充分游离直肠,至能无张力地到达肛门为止,并行肛门成形术。

泄殖腔畸形修复术均需作耻骨上膀胱造瘘。术后 2 周伤口愈合后应扩张肛门及阴道。由于新阴道不随身体发育成比例的扩大,因此,阴道扩张要持续到青春期。

C2 术后处理

D1 将双腿分开,暴露切口,以保持干燥,必要时可用红外线将切口烘干。经常保持肛门周围清洁,每次便后用盐水棉球清洁局部,以免切口被尿、粪浸泡发生感染。

D2 全麻者须经 6 小时后进食。开腹手术者术后应持续胃肠减压、禁食、补液。术后 2~3 天,待肠道功能恢复后进食。

D3 为防止感染,应给予抗生素和甲硝唑。

D4 一般手术后 1~2 天拔除肛管,如发现自肛管周围流出粪便,可提早拆除。

D5 留置导尿管于术后 3~5 天拔掉。直肠尿道瘘修补的患儿手术后 2 周去掉膀胱造瘘管。

D6 肛门部缝线多自行脱落,否则 7~8 天拆线,同时拆除腹部及骶部切口缝线。

D7 术后 2 周开始用扩张器扩张肛门,最初每日 1 次,留置 10~15 分钟;1 个月后改为每周 1~2 次,应持续 6 个月。扩肛器从最小号(一般为 5 号扩肛器,直径 5mm)开始,并逐渐增加号数,1~2 周加 1 号,直到 18 号为止。患儿出院前应教会家长进行扩肛的技术,讲清扩肛要领及扩肛时间。扩肛时手法要轻柔,防止粗暴,以免损伤直肠及尿道。

D8 对结肠造瘘者于根治术后 2~3 周关瘘。

D9 手术后初期患儿不能控制排便,但会随肛门括约肌收缩能力的渐渐恢复而好转。肛门成形手术不是治疗的终结,术后每隔 3~6 个月还应定期随诊,以便指导排便训练、生物反馈训练及心理咨询。

C3 排便训练

D1 排便习惯训练 在患儿 2 岁左右仍不能形成意识自主排便时,应行排便训练,即自己进行收缩肛门和排便习惯训练。排便习惯训练是每日 3 次进餐后半小时内立即到厕所训练排便。胃结肠反应是指胃进食几分钟之后,结肠出现短时间的收缩活动增强,并产生便意。

由于这种反应可持续30~60分钟,因此充分利用胃结肠反应是排便训练能否成功的关键,对于直肠功能较差的便秘患儿尤为重要。

D2 生物反馈训练 对5岁以上虽经排便功能训练仍有排便功能障碍者,则应进行生物反馈训练。首先应进行直肠肛管测压(包括向量测压)、肌电图、肛门括约肌电生理、钡灌肠排便造影及核素排便造影等检查。根据客观检测结果,选择下列5种训练方法的一种或几种进行综合训练,对各种控制机制异常分别进行矫正,同时继续进行排便习惯训练。

E1 加强括约肌力量的生物反馈训练 适合于收缩状态肌电振幅和向量容积低于正常者。将肛探电极插入肛管,肌电波形即可在监视器屏幕显示。首先让患儿观看正常儿肌电波形,然后指导患儿边观察监视器,边摸索调整用力方式,尽最大努力提高肌电振幅,并延长括约肌收缩时间。每天训练两次,每次30分钟。待患儿学会使用肛周肌肉进行收缩训练3~4天后,可使用便携式生物反馈训练仪在家中训练,待肌电振幅和最大收缩时间达到正常标准后,停止强化训练。

E2 降低直肠感觉阈值的生物反馈训练 适合于直肠感觉阈高于正常者。将带有气囊的测压导管插入直肠,导管固定位置与直肠肛管测压相同。首先膨胀气囊达到患儿感觉阈值,然后减少5~10ml注气量,在患儿观察监视器压力波形的情况下,反复注气,让患儿仔细体会并牢记气囊膨胀的感觉,然后关闭监视器,随机地注气或不注气,如果回答次数至少75%正确,说明感觉阈已达到这一水平。然后再次减少气体量5~10ml,重复上述过程,直至感觉阈降到正常水平。

E3 缩短括约肌反应时间的生物反馈训练 适合于感觉收缩时间延长者。首先膨胀直肠内气囊达到患儿感觉阈,让患儿感觉到直肠膨胀后立即收缩肛门外括约肌。患儿可通过监视器观察从气囊膨胀至括约肌收缩所需时间,通过不断训练逐渐缩短感觉收缩时间,直至达到正常。

E4 建立括约肌收缩反射的生物反馈训练 适合于直肠肛管收缩反射阴性者。在患儿直肠感觉阈和感觉收缩时间均达到正常后,要继续进行膨胀气囊训练,通过不断巩固,使患儿能够建立一种条件反射,只要直肠出现轻微膨胀感觉,肛门括约肌就会立即出现反射性收缩。

E5 改善排便动力的生物反馈训练 适合于排便动力异常,特别是术后便秘的患儿。首先让患儿观看正常排便时肛门括约肌肌电波形变化,然后让患儿在观察监视器肌电波形情况下做排便动作,并通过一定方式(如想象、意念等)尽量缩小肌电振幅,并不断训练,进行巩固。然后关闭监视器,做排便动作,如果5次排便动作至少有4次肌电振幅降低,则认为排便动力已训练正常,再进行巩固训练3~4天就可结束训练。

良好的医患关系、患儿及家属对治疗的强烈要求和信心、患儿没有心理障碍等也是保证生物反馈训练成功的关键因素。

对肛门直肠畸形的治疗,除选择适宜的术式和术后处理外,还应在一定时期内定期随访,指导其坚持扩张肛门及积极进行排便训练。对有排便功能障碍者,有计划地进行生物反馈训练治疗是十分必要的。

排便控制是一个复杂的生理反射和调控过程,许多机制参与维持排便控制。肛门直肠畸形的病理改变复杂,参与排便控制的多种机制均可能出现异常。因此,利用各种客观检测手段,如肛管直肠测压、肌电图、钡灌肠、核素排便造影,以及肛门括约肌神经电生理检查等,对肛门直肠畸形术后患儿的不同排便机制进行全面细致的检测,并根据检测结果有针对性地选择一种或几种不同的生物反馈方法,如加强括约肌力量训练、缩短括约肌反应时间训练、建立括约肌收缩反射训练、降低直肠感觉阈值训练以及改善排便动力训练等。

袁正伟等对肛门直肠畸形术后 5 年以上的患儿进行有针对性的生物反馈训练,结果使 10 例低中位肛门直肠畸形的肛门功能临床评分由训练前的 3.7±0.95 升至 5.7±0.5,11 例高位畸形也由训练前的 2.3±1.0 升至 4.6±0.5。特别是反映肛门外括约肌和臀大肌等肛周肌肉力量的客观指标,训练治疗后较训练前均有非常明显的改善,收缩向量容积、收缩肌电振幅和最大收缩时间分别提高至训练前的 3.9、2.2 和 1.9 倍。这可能是通过训练,肛周肌肉的 Ⅱ 型肌纤维向 Ⅰ 型肌纤维转化,使 Ⅰ 型肌纤维增多所致。Ⅰ 型肌纤维可维持持久的张力活动,并产生静息电位。经过训练后直肠感觉阈值平均降低 60%,膨胀收缩时间减少 50%,而反映耻骨直肠肌和内括约肌功能的指标则改善不明显。反映肛门括约肌神经传导功能的指标,如会阴-肛门反射潜伏期和脊髓-肛门反射潜伏期也有明显恢复,但恢复非常缓慢。对术后便秘患儿除上述指标外,反映排便能力、排便动力和直肠功能的指标均有明显恢复。

18.10 术后并发症

肛门直肠畸形术后,约 1/3 的患儿有这样或那样并发症,常见的有如下几种:

A1 直肠坏死

造成术后直肠坏死的原因为:①在结扎乙状结肠动脉及直肠上动脉时损伤了边缘动脉,导致直肠远端血供障碍。②肠管游离长度不够,勉强拖出后,肠管张力过大,系膜血管受牵拉致供血不足。③在行内括约肌形成术时,去黏膜的肠壁缺血,或翻转肠壁过多(超过 360°),或缝合过密、过紧,致使血供障碍,造成肠坏死。高、中位肛门直肠畸形手术时注意防止发生上述情况就可避免直肠坏死。

直肠坏死表现为肛门部直肠黏膜发黑、坏死,吻合口裂开,肠管回缩,继发感染,有时感染向上扩散引起盆腔腹膜炎。直肠发生坏死时,对术前未行结肠造瘘者应立即行结肠造瘘,使粪流改道,并应用抗生素、甲硝唑等控制感染,防止进一步扩散。

A2 肛门狭窄

肛门狭窄是肛门直肠畸形术后较常见的并发症,多见于中间、低位畸形行会阴肛门成形术后。中国医科大学于1962～1979年治疗及随访的一组肛门直肠畸形病例,在225例中23例发生肛门狭窄,发生率为10.2%。引起术后肛门狭窄的原因很多,如手术时肛门切口太小;术中游离直肠不充分,特别是直肠前壁游离不充分,缝合肛门直肠张力过大,缝线早期脱落,直肠回缩形成厚而硬的瘢痕;术后护理不当,切口长期被尿、粪污染,切口感染较重,缝线早期脱落;以及术后未能坚持正确扩肛等。

预防方法是肛门部皮肤切口大小应适当;游离直肠应充分,使直肠盲端能无张力地自然突出于切口外0.5cm;直肠与皮肤缝合不要过密,结扎避免过紧,防止局部血供障碍及缝线早期脱落;术后保持切口清洁、干燥,防止尿、粪污染切口;特别应使家长了解坚持扩肛的重要性,并教会家长正确的扩肛方法及注意事项。在20世纪60～70年代我们不止一次地看到,由于医生未交代清楚,或家长未理解扩肛的重要性,因为扩肛时患儿哭闹,或扩肛后偶尔有少量出血,致使家长未能坚持扩肛,直至患儿排便困难再就诊时才发现肛门已明显狭窄。

对肛门轻度狭窄,肛周瘢痕浅表、柔软,对排便功能无影响或影响很小,仅便条较细者,应再次坚持扩肛,多可治愈。对肛门直肠狭窄较重、症状明显者除采用一般扩肛器进行扩张外,还可利用张力-应力原理,采用球囊持续扩张法进行治疗。如肛门狭窄严重、瘢痕硬韧、用扩肛疗法无效者,应行瘢痕切除整形手术扩大肛门周径(图18-10-1)。值得提出的是,手术次数越多,对肛门功能的影响越大,对此应十分重视。

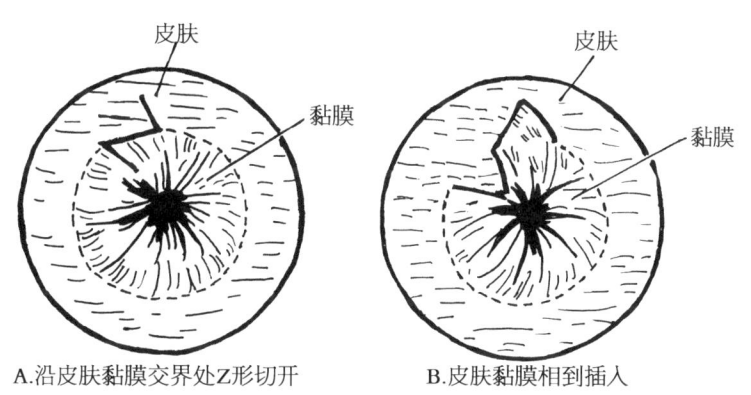

A.沿皮肤黏膜交界处Z形切开　　B.皮肤黏膜相到插入

图18-10-1　肛门狭窄Z形整形术

A3　直肠黏膜外翻

直肠黏膜外翻也是肛门直肠畸形术后较常见的并发症,多见于高、中位肛门直肠畸形行腹会阴肛门成形术后。在我们随访的225例肛门直肠畸形术后病例中有35例,占15.6%,其中高位畸形术后黏膜外翻的发生率为45.5%(10/22),低位畸形为11.7%(16/137)。其发生原因为肛门切口过大;行腹会阴肛门成形术时拖出肛门外的肠管过长;肛门松弛收缩无力,或肛门瘢痕厚而硬,不能完全闭合,当患儿哭闹时黏膜向外突出较多。

有黏膜外翻的病例,在一般情况下排便功能尚正常,偶有肛周污粪,但稀便时往往有失禁现象。术后早期黏膜外翻较轻者,每日温盐水坐浴,促进瘢痕软化,多可随肛门括约肌功能的恢复而自愈。如黏膜外翻过多,经治疗不见好转,应再次手术将多余的黏膜切除。

A4 瘘管复发

瘘管复发是有瘘型肛门直肠畸形(不包括肛门会阴瘘)较常见的并发症,在我们的病例中其发生率占有瘘管病例的7.6%。瘘管复发的原因主要是术中直肠,特别是直肠前壁游离不充分,缝合直肠与皮肤时有张力,造成局部血供不良、缺血坏死;缝线切割造成创口裂开,直肠回缩,粪便污染使原瘘孔处创口感染致瘘管开放而复发。另外,修补直肠尿道瘘时未同时作膀胱造瘘使尿流暂时改道也是促使尿道瘘再发的因素。因此,术中充分游离直肠,特别是直肠前壁,在无张力地情况下缝合直肠与肛门皮肤是避免术后直肠回缩,瘘管复发的重要措施。当然防止切口感染也很重要。

直肠前庭瘘复发后不必急于二次手术处理,只要坚持坐浴,经常保持会阴部清洁,控制创口感染,同时坚持扩肛,防止肛门狭窄,保持排便通畅,经过一段时间,由于肉芽组织增生,填满瘘管腔则可治愈。如瘘孔长期不能愈合,则需手术矫治。

对肛门闭锁直肠尿道瘘复发的处理比较困难,可根据患儿具体情况选用相应术式。尿道直肠瘘口较小,距肛缘在1.5cm以内者,可行直肠内瘘修补术或经会阴瘘修补术;对高位尿道瘘复发者,可选用直肠黏膜剥离直肠结肠鞘内拖出术。

A5 肛门失禁

北京儿童医院30余年来治疗肛门直肠畸形1500余例,其中126例有肛门失禁,失禁率为8.4%。术后肛门失禁的原因可能为盆腔神经丛或括约肌受损伤引起,多为暂时性,可逐渐好转。另外,由于肛门周围瘢痕较厚而硬,不但造成肛门狭窄,而且不能完全关闭;或由于肛门口径过大、松弛,不能完全闭锁而造成失禁;或为高位畸形,手术时直肠未从耻骨直肠肌环及外括约肌中心穿过,而从其后方通过,失去了控制排便的括约肌功能;少数病例术后肛门失禁是由于先天性脊椎畸形伴随的神经发育不全引起的。故应分析失禁的原因,根据不同情况采取相应的措施。对肛门括约肌收缩无力造成的失禁可行臀大肌、掌长肌、股薄肌移植术,重建括约肌。

A6 泌尿系并发症

肛门直肠畸形特别是伴直肠尿道瘘者术后可发生一系列泌尿系并发症,如尿道狭窄、憩室、闭塞、尿瘘以及膀胱功能障碍等(图18-10-2)。最主要的原因是选择术式和处理瘘管不当,在游离、切断、缝合尿道瘘时,过于靠近尿道,或将尿道壁切除,或缝合闭锁瘘口时过紧,致使尿道狭窄;也可由于过度牵拉瘘管致使尿道屈曲成角,导致尿道狭窄。相反,如切断瘘管时残留过多,其内面留有直肠黏膜,则可形成尿道憩室。如第一次手术未处理尿道瘘,二次行腹会阴直肠黏膜剥脱直肠肌鞘内拖出肛门成形术,由于尿道瘘口周围黏膜剥除不完全,肠壁堵塞瘘孔不全而形成憩室。取骶尾端切口,在直视下处理尿道瘘,同时在尿道内留置硬质或金属导尿管,以便术中正确判定瘘管与尿道的关系,可以防止误伤尿道或瘘管残留。术后如有尿道狭窄,定期扩张尿道多能治愈。对无症状的尿道小憩室可暂不治疗,定期观察。对巨大憩室或有症状的憩室,如尿后滴尿,经常尿路感染及并发结石者,应行憩室切除术。

肛门直肠畸形行腹会阴和骶会阴肛门成形术可引起术后膀胱功能障碍,其原因可能为膀胱神经的直接损伤、膀胱失去正常的周围组织支持、损伤性无菌性膀胱周围炎。手术显露直肠时避免盲目地在骶骨前面广泛分离,而应紧贴直肠壁分离,尽量少损伤直肠周围组织;如直肠太短太紧,可切断直肠壁纤维层。1993年文建国等观察肛门成形术对膀胱尿道功能的影响,结果发现,会阴肛门成形术对膀胱尿道功能无明显影响;腹会阴和骶会阴肛门成形术可引起膀胱残余尿增多,有效容量减少,顺应性降低,逼尿肌无反射或反射亢进等。在15例行腹会阴或骶会阴肛门成形术者中,13例膀胱测压异常,其中尿潴留3例、尿失禁3例、尿频1例。对尿潴留者采用针刺命门、肾俞,同时可做膀胱区热敷或按摩;或间歇导尿,手法压迫下腹协助排尿;应用逼尿肌收缩药物,如加兰他敏等,均在1~2个月内恢复正常排尿。

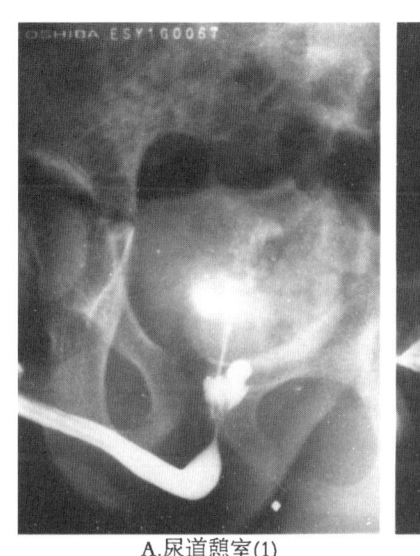 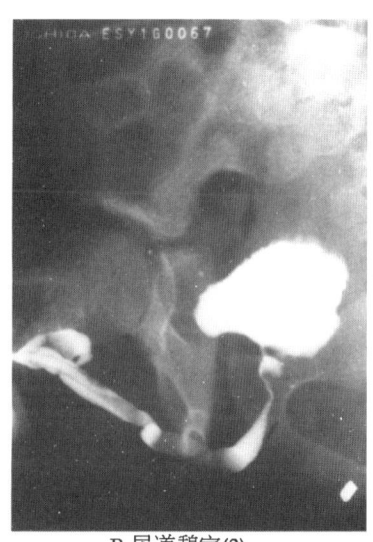

A.尿道憩室(1)　　B.尿道憩室(2)

图18-10-2　肛门成形术后泌尿系并发症

A7　顽固性便秘

自采用后矢状入路肛门成形术以来,术后便秘者时有发现,并日益受到人们的重视。其趋势是直肠位置越低,便秘的发生率越高,且女孩较男孩高。其原因尚不十分清楚,但多倾向于远端直肠的神经和肌肉系统发育异常,也有人认为可能与术中直肠剪裁整形后直肠下段包裹在肌肉内的范围过宽有关。因此,在修复肌肉复合体时不要缝合固定得太多。

A8　粪便潴留综合征

为肛门直肠畸形术后较少见的并发症。病因尚不清,多见于中、低位肛门直肠畸形术后,主要表现为肛门口的位置、大小正常,无瘢痕狭窄,但持续便秘、腹胀等不全肠梗阻症状不缓解,致直肠乙状结肠扩张、收缩无力或不收缩。治疗首先采用保守治疗,扩肛、洗肠、调节饮食和训练排便,包括生物反馈训练,症状轻者能逐渐好转。症状重者或长期保守治疗不见好转,应考虑再次手术,切除扩张的直肠乙状结肠。

18.11 预后

肛门直肠畸形是严重危及患儿生命的畸形,不单是肛门直肠畸形本身,更严重的是其往往伴发其他畸形,甚至是多发性畸形,因而死亡率很高。中国出生缺陷监测网监测在1987～1992年间的1262例肛门直肠畸形,共死亡605例,占47.94%。其中死胎151例(11.97%),死产120例(9.5%),出生7天内死亡334例(26.47%),占出生活婴的33.7%。死亡原因除与肛门直肠畸形本身有关外,主要是死于伴发畸形,如重要脏器肾脏等发育缺陷及多发性畸形。肛门直肠畸形伴发其他畸形者的产前死亡率较单纯肛门直肠畸形者高8倍(表18-11-1),出生7天内死亡者较单纯肛门直肠畸形活婴高3倍(表18-11-2)。

表18-11-1 单纯及伴其他畸形的肛门直肠畸形儿死胎及死产的发生率

	单纯肛门直肠畸形		伴其他畸形的肛门直肠畸形		合 计	
	例数	发生率(%)	例数	发生率(%)	例数	发生率(%)
死胎	12	2.26	139	19.02	151	11.96
死产	2	0.38	118	16.14	120	9.50
活产	517	97.36	474	64.84	991	78.54
合计	531	100.00	731	100.00	1262	100.00

表18-11-2 单纯及伴其他畸形的肛门直肠畸形儿出生7天内死亡率

例数	例数	出生7天内死亡数	死亡率(%)
单纯肛门直肠畸形	517	86	16.63
伴其他畸形的肛门直肠畸形	474	248	52.32
合 计	991	334	33.70

肛门直肠畸形的治疗效果近年来已有明显改善,总病死率由过去的25%～30%降至10%左右,手术死亡率已降到2%左右。

目前对肛门直肠畸形治疗的要求是不但要挽救患儿的生命,能顺利排便,而且要获得正常的排便功能。由于肛门直肠畸形的病理改变很复杂,近年来虽在手术方法、手术技术及术后管理上采取了很多措施,仍有约1/3的病例术后有不同程度的肛门功能障碍。有些患者功能障碍严重,给患者及其家属造成长期的,甚至是终身的痛苦和烦恼。中国医科大学小儿外科对225例肛门直肠畸形术后患儿进行了随访,其结果是,除伴有先天愚型(4例)和脑瘫(2例)外,生长发育和智力发育与同年龄的正常儿一样。146例(64.9%)无任何症状,肛门功能良好,排便正常。80例(35.6%)有不同程度的各种并发症,共164例次,其中肛门狭窄23例次,黏膜外翻35例次,瘘再发5例次,经常或偶尔大便失禁者26例次,经常或偶尔污便75例次。肛门直肠畸形的位置越高,术后排便功能障碍的发生率越高,程度越严重。如高位畸形有功能障碍者为86.4%,中间位为47.9%,低位为27%。

较客观准确地判定肛门排便功能对评定治疗效果和进一步采取治疗措施有重要意义。文献中有关肛门功能评定标准较多,其内容差异也较大。有人以粪便性状、排便次数等为指标,有的以肛门能否闭合、有无狭窄及黏膜外翻为依据,有的则以便意、污便和失禁作指标。上述各项指标虽可以反映肛门功能情况,但缺乏客观指标,易受主观因素影响。1968年Gryboski等将直肠肛管测压用于肛门直肠畸形术后患儿,并指出污便患儿肛管静止压和收缩压均低于正常儿。鉴于排便控制是一个十分复杂的过程,单一客观检查难以全面反映排便功能,20世纪70年代开始,对排便功能评定逐渐向系统化、综合化发展,多种客观检查手段同时并用。1969年Kelly提出了临床和放射线结合的评分法,相继有报道临床与测压、放射线与测压、肌电图与测压等多种综合评定方法。

我们综合国内外有关资料及自己的经验,并考虑到设备条件,提出肛门成形术后肛门功能综合评定标准,即以便意、失禁的有无及其程度判定的临床评分标准(表18-11-3)与以直肠肛管测压、肌电图和钡灌肠X线检查等指标作为客观评分的依据。在众多客观检查指标中,选出以代表肛门内括约肌功能为主的肛管高压区长度,代表肛门外括约肌功能的肌电图静止时波幅,代表耻骨直肠肌位置和功能的肛管直肠角,以及代表盆底横纹肌收缩功能的直肠肛管收缩压差为指标(表18-11-4)。

表18-11-3 临床评分标准(6分法)

项目	临床表现	评分
便意	有	2
	偶有	1
大便	无	0
	无	4
失禁	偶有污便(1次/1~2周)	3
	经常污便+稀便失禁	1
	完全失禁	0

表18-11-4 客观评分标准(6分法)

检查方法	项目	正常值	评分标准	评分
直肠肛管测压	肛管高压区长度	24.58±4.61mm	>15mm	2
			8~14mm	1
			<7mm	0
	直肠肛管收缩压差	2.47±1.36kPa	>0.98kPa	1
			<0.98kPa	0

续表

检查方法	项目	正常值	评分标准	评分
肌电图	静止波幅	35.4±8.8μv	>30μv	2
			10~29μv	1
			<9μv 以下	0
钡灌肠	直肠肛管角	79.0°±11.6°	<115°	1
			>116°	0

综合评分是临床和客观评分的平均值,5~6分为优,3~4分为良,2分以下为差。我们对102例肛门直肠畸形术后5年以上的患儿进行排便功能综合评定,结果优者62例,良者33例,差者7例(表18-11-5)。该方法较其他方法能全面准确地反映排便功能,对排便功能差,经系统的肛门功能生物反馈训练仍无改善者,应行括约肌成形术进行矫治。

表18-11-5 肛门直肠畸形术后远期肛门功能综合评定结果

	优			良			差			合计
	临床	客观	综合	临床	客观	综合	临床	客观	综合	
高位畸形	6	6	7	14	9	13	6	11	6	26
中间位畸形	21	18	20	14	17	16	2	2	1	37
低位畸形	33	31	35	5	7	4	1	1	0	39
合计	60	55	62	33	33	33	9	14	7	102

随着人们健康意识的不断深化,目前认为,肛门直肠畸形患儿肛门重建后并不是外科治疗的结束,更重要的是如何改善术后排便功能,以达到肛门的解剖重建与功能重建的统一,从而提高患儿术后远期的生活质量。

小儿肛门直肠畸形术后远期生活质量从临床角度主要是指排便功能障碍对患儿术后远期身体状况(生长发育)、社会能力、精神心理诸方面所造成影响的综合测量指标,包括日常生活、学习工作、社会交往、性生活、休闲运动、情绪行为、精神障碍等内容与正常人群的差异。

已有的研究则认为排便功能障碍对儿童身体生长发育和智力发育没有影响。由于排便功能障碍而产生的一系列令人难堪的问题如持续的污便、难闻的气味、弄脏的衣裤,使这些患儿不能正常上学和胜任日常工作,他们的受教育程度、社会交往、文体娱乐、性格趋向等都因此而受到严重干扰。

1992~1994年Rintala等调查了33例高、中位和83例低位肛门直肠畸形术后患者(平均年龄35岁),发现85%的高、中位肛门直肠畸形患者和30%的低位畸形患者因排便功能障碍而使他们社会交往出现问题。

值得注意的是,排便功能障碍对肛门直肠畸形患儿的心理行为也有一定影响,主要表现为不合群、社交退缩、抑郁等。白玉作等随访发现,排便功能差的患儿行为异常率为57.1%,明显高于全国正常儿行为问题异常率的12.97%±2.91%,明显影响患儿的生活质量。因此,对因排便功能障碍出现的社会和心理问题,应取得学校老师和家长的配合,及时采取防治措施,进行心理咨询和心理治疗,这是需要医生、家长和社会共同完成的一项长期的系统工程。

  肛门直肠畸形本身及手术对患者的生育能力无影响,但有便失禁者可能影响其性生活。白玉作等对8例肛门直肠畸形术后33～41年(平均34.9年)的患者进行随访,结果8例(男6例,女2例)均已结婚并生育子女,其中3例因排便功能障碍影响性生活。Rintala等对116例肛门直肠畸形患者(平均年龄35岁)随访发现,11例(9.5%)低位畸形,10例(8.6%)高、中间位畸形因便失禁使性生活受影响。

(李 正)

主要参考文献

1　李振东,牟弦琴,张道荣,等. 先天性肛门闭锁伴短结肠畸形. 中华小儿外科杂志,1981,2(1):30

2　王常林,李正,陈炽贤. 耻骨直肠肌的X线定位标志及其临床意义. 中华小儿外科杂志,1982,3(2):84

3　王常林,李正,霍宏慎,等. 肛门直肠畸形的盆腔结构观察. 中华小儿外科杂志,1983,4(2):65

4　李正,王练英,刘卫东. 先天性肛门直肠畸形手术后随访观察. 中华小儿外科杂志,1983,4(2):89

5　张金哲. 尾路肛门成形术手术步骤. 中华小儿外科杂志,1985,6(1):45

6　王常林,李正,陈炽贤,等. 用耻骨直肠肌标志判定肛门直肠畸形类型临床观察. 中国医科大学学报,1987,16(4):307

7　于明,李正,王慧贞,等. 肛门畸形术后远期排便功能评定——肌电图研究. 中华小儿外科杂志,1987,8(4):193

8　于明,李正,王慧贞,等. 正常儿童肛门外括约肌肌电图研究. 中华小儿外科杂志,1988,9(1):31

9　王燕霞,张金哲. 先天性肛门直肠畸形术后末端粪便潴留综合征. 中华小儿外科杂志,1988,9(5):282

10　王维林,李正,王慧贞,等. 先天性无肛术后远期排便功能评定——直肠肛管测压研究. 中华小儿外科杂志,1988,9(5):284

11　王维林,李正,王慧贞,等. 先天性无肛术后远期排便功能评定——钡灌肠研究. 中华小儿外科杂志,1988,9(6):324

12　于明,李正,王慧贞,等. 肛门直肠畸形儿肛门外括约肌肌电图的应用. 中华小儿外科杂志,1989,10(3):129

13　李正,王练英. 先天性无肛与腰骶椎异常. 中华小儿外科杂志,1990,11(1):19

14　李龙,李正,霍宏慎,等. 先天性无肛畸形儿盆底及肛周组织中感觉神经末梢的形态学研究. 中华小

儿外科杂志,1990,11(2):71

    15　李正,王练英,王维林,等. 先天性无肛术后远期排便功能综合评定. 中华小儿外科杂志,1990,11(5):283

    16　张金哲. 尾路肛门手术后尿潴留. 中华小儿外科杂志,1990,11(6):374

    17　李龙,李正,霍宏慎,等. 先天性无肛畸形儿耻骨直肠肌和肛门外括约肌中运动神经末梢的形态学研究. 中华小儿外科杂志,1991,12(2):89

    18　付明,张金哲. 直肠壁外纤维层的研究与临床应用. 中华小儿外科杂志,1991,12(6):323

    19　王慧贞,李正,王伟,等. 后矢状入路肛门成形术后随访观察. 中华小儿外科杂志,1991,12(6):326

    20　肖现民,葛琳娟,阮双岁. 后矢状入路肛门直肠成形术治疗肛门直肠术后并发症. 中华小儿外科杂志,1992,13(1):1

    21　王伟,李正. 先天性肛门直肠畸形与泌尿系异常. 中华小儿外科杂志,1992,13(1):21

    22　王常林,李正. 肛门直肠畸形儿骶椎及骶神经的解剖. 中国医科大学学报,1992,21(2):152

    23　文建国,袁继炎,郭先娥,等. 肛门成形术对膀胱尿道功能的影响. 中华小儿外科杂志,1993,14(4):223

    24　高春光,杨传民,黄婉芬. 确定会阴前肛门的客观标准. 中华小儿外科杂志,1993,14(4):243

    25　王伟,李正,王练英,等. 新生儿及无肛畸形儿直肠远端肠壁内胆碱能神经的观察. 中华小儿外科杂志,1993,14(6):345

    26　王伟,李正,王之章,等. 新生儿及无肛畸形儿直肠远端肠壁内肽能神经的观察. 中华小儿外科杂志,1993,14(6):363

    27　李正,王练英,陈丽英. 磁共振在肛门直肠畸形患儿的应用. 中华小儿外科杂志,1993,14(6):378

    28　冯豌兰,王恩礼,周晓岩. 乙烯硫脲对鼠的致畸作用——肛门闭锁动物模型建立. 中华小儿外科杂志,1994,15(3):174

    29　李龙,李正,王练英. 先天性无肛畸形儿骶髓的异常改变. 中华小儿外科杂志,1994,15(5):274

    30　王伟,李正,王练英. 无肛畸形儿直肠盲端肠壁内神经分布的改变. 中国医科大学学报,1994,23(6):594

    31　李正,王练英,王伟,等. 无肛畸形直肠尿道瘘根治术后泌尿系并发症. 中华小儿外科杂志,1995,16(3):156

    32　李正. 先天性肛门直肠畸形基础及临床研究进展. 中华小儿外科杂志,1996,17(1):1

    33　王恒冰,刘润玑,王延宙,等. 先天性肛门闭锁伴短结肠畸形5例报告. 中华小儿外科杂志,1996,17(1):5

    34　李龙,张金哲,王燕霞,等. 张力-应力定律在肛门直肠狭窄治疗中的应用——一种非手术治疗的新方法. 中华小儿外科杂志,1996,17(1):20

    35　刘颖,王练英,李正. 先天性肛门直肠畸形鼠仔的病理特点. 中华小儿外科杂志,1996,17(1):37

    36　陈新英,李振东,王焕民,等. 先天性肛门直肠畸形合并泌尿生殖系统异常. 大肠肛门病外科杂志,1996,2(1):5

    37　刘颖,王练英,李正. 先天性肛门直肠畸形动物模型制作. 中国医科大学学报,1997,26(1):66

    38　李正,王练英,王伟. 带蒂臀大肌瓣移植括约肌重建术治疗小儿大便失禁. 中华小儿外科杂志,

1997,18(2):88

39 李正. 小儿排便功能障碍的超声、CT 及 MRI 诊断. 中国实用儿科杂志,1997,12(3):169

40 王练英,李正,王伟. 高、中位无肛畸形保留内括约肌的肛门成形术后随访观察. 中华小儿外科杂志,1998,19(6):350

41 王大勇,邱晓虹,李龙,等. 先天性肛门直肠畸形耻骨直肠肌、括约肌形态发育的探讨. 中华小儿外科杂志,1999,20(1):15

42 王练英,李正. 肛门畸形直肠壁和外括约肌超微结构观察. 中国医科大学学报,1999,28(1):31

43 王练英,张志波,刘颖,等. 泄殖腔畸形动物模型制作及其病理特征. 中华小儿外科杂志,1999,20(1):29

44 李桂生,刘钧澄. 肛门直肠畸形合并先天性巨结肠. 大肠肛门病外科杂志,1999,5(1):26

45 白玉作,王维林,王慧贞,等. 小儿肛门直肠畸形术后远期生活质量的初步研究. 中华小儿外科杂志,1999,20(5):263

46 袁正伟,吉士俊,王维林,等. 先天性肛门闭锁术后大便失禁的生物反馈治疗. 中华小儿外科杂志,1999,20(5):267

47 李龙,张金哲,王燕霞,等. Pena 手术及盆底肌肉折叠术在肛门闭锁术后大便失禁中的应用. 中华小儿外科杂志,1999,20(5):277

48 崔龙,邰浩清,姜文方. 肛管直肠角形成和维持的解剖机制及其临床应用. 中华小儿外科杂志,2000,21(5):298

49 白玉作,陈辉,王维林,等. 肛门直肠畸形患儿术后 30 年以上生活质量观察. 中华小儿外科杂志,2001,22(1):24

50 张志波,王练英,李正,等. 应用 TDT 检验确定先天性肛门直肠畸形与 Hox A 基因的关系. 中华小儿外科杂志,2001,22(4):240

51 张志波,王练英,李正,等. 先天性无肛畸形 Hox A 13 基因改变. 中华小儿外科杂志,2001,22(5):269

52 张志波,高红,王练英. 先天性无肛畸形 Gli2 基因表达的研究. 中华小儿外科杂志,2001,22(6):325

53 Boemers T M,de-Jong T P,van-Gool J D,et al. Urologic problems in anorectal malformations. Part 2:functional urologic sequelae. J Pediatr Surg,1996,31(5):634

54 Boemers T M,Beek F J,van-Gool J D,et al. Urologic problems in anorectal malformation. Part I: urodynamic finding and significance of sacral anomalies. J Pediatr Surg,1996,31(3):407

55 Budhiraja S,Pandit S K,Rattan K N. A report of 27 cases of congenital short colon with an imperforate anus:so celled pouch colon syndrome. Trop-Doct,1997,27(4):217

56 Endo M,Hayashi A,Jshihara M,et al. Analysis of 1992 petients with anorectal malformations over the past two decades in Japan. Steering committee of Japanese study group of anorectal anomalies. J Pediatr Surg,1999,34(3):435

57 Haffensperger J G. Swenson's pediatric surgery. 4th ed. New York:Appleton-Gentury-Crofts,1983, 549-551

58 Hassink E A,Rieu P N,Hamel B C,et al. Additional congenital defects in anorectal malformations.

Eur J Pediatr Surg,1996,(6):177

59　Heij H A,Nievelstein R A,de-Zwart I,et al. Abnormal anatomy of the lumbosacral region imaged by magnetic resonance in children with anorectal malformations. Arch Dis Child,1996,74(5):441

60　Holschmeider A M,Pfrommer W,Gerresheim B. Results in the treatmant of anorectal malformations with special regard to the histology of the rectal pouch. Eur J Pediatr Sarg,1994,4(5):303

61　Hirai Y,Kuwabata N. Transplacentally in ducedanorectal malformations in rats. J Pediatr Surg,1990,25:812

62　Kluth D, Lambrecht W, Reich P, et al. SD-mice: ananimal model for complex-anorectal malformations. Eur J Pediatr Surg,1991,1:183

63　Kubota Y,Shimotake T,Iwai N. Congenital anomalies in mice induced by etretinate. Eur J Pediatr Surg,2000,10(4):248

64　Lambrecht W, Lierse W. The internal sphincter in anorectal malformations: morphologic investigations in neonatal pigs. J Pediatr Surg,1987,22:1160

65　Lee S C,Chun T S,Jung S E,et al. Currarino triad:anorectal malformation,sacral bony abnormatity,and presaeral mass:a review of 11 cases. J Pediatr Surg,1997,32(1):56

66　Li Y W,Hung W T,Chen C C,et al. Postoperetive MRI of anorectal malformation. J Formas Med Assuc,1997,96(3):199

67　Long Li,Zheng Li,Hong-shen Huo,et al. Sensory nerve endings in puborectalis and anal region: normal findings in the newborn and changes in anorectal anomalis. J Pediatr Surg,1990,25(6):658

68　Long Li,Zheng Li,Hong-shen Huo,et al. Sensory nerve endings in puborectalis and anal region of the fetus and newborn. Dis Colon Rectum,1992,6:552

69　Long Li,Zheng Li,Lian-ying Wang,et al. Anorectal anomaly:neuropathological changes in the sacral spinal cord. J Pediatr Surg,1993,28(7):880

70　Mustard W T,Ravitch M M,Snyder W H. Pediatric surgery. 2nd ed. Chicago:Year Book Medical Publishers,1972:991-992

71　Nixon H H,Purip. The internal anal sphincter in translevator (low) anal anomalies. J Pediatr Surg,1976,11:553

72　Ohama K, Asano S, Nanbu K, et al. The internal anal sphincter in anorectal malformation. Kinderchirt,1990,45:167

73　Raffensperger J G,Ramenofsky M. The management of a cloaca. J Pediatr Surg,1973,8:647

74　Rantala R,Lindah L H,Sariola H,et al. The rectourogenital connection in anorectal malformations is an ectopic anal canal. J Pediatr Surg,1990,25(6):665

75　Rickham P P,Lister J,Irving I M. Neonatal surgery. 2nd ed. London-Boston:Butterworths,1978: 466-471

76　Rintala R,Mildh L,Lindahl H. Fecal continence and quality of life in adult patients with an operated low anorectal malformation. J Pediatr Surg,1992,27(7):902

77　Rintala R,Mildh L,Lindahl H. Fecal continence and quality of life in adult patients with an operated high or intermediate anorectal malformation. J Pediatr Surg,1994,29(6):777

78 Rintala R,Lidahi H,Rasanen M. Do children with repaired low anorectal malformations have normal bowelfunction? J Pediatr Surg,1997,32(6):823

79 Santulli T V,Kiesewetter W B,Bill A H. Anorectal anomalies: asuggested international classification. J Pediatr Surg,1970,5:281

80 Schwetz B A,Leong B K,Gehring P J. Embryo-and fetotoxicity of inhaled chloroform in rats. Toxicol Applpharmacol,1974,28:442

81 Stephens F D,Smith E D. Classification identification and assessment of surgical treatment of anorectal anomalies. Pediatr Surg Int,1986,1:200

82 Watanatittam S,Suwatanaviroj A,Limprutithum T,et al. Association of Hirschsprug's disease and anorectal malformation. J Pediatric Surg,1991,26(2):192

83 Wakhlu A K,Wakhlu A,Pandey A,et al. Congenital short colon. Word J Surg,1996,20(1):107

84 Yuan Zhengwei,Bai Yuzuo,Zhang Zhibo,et al. Neural electrophsiological studies on the external anal sphincter in children with anorectal malformation. J Pediatr Surg,2000,35(7):1052

19 肛周感染与杂病

19.1 新生儿皮下坏疽

新生儿皮下坏疽是指新生儿出生后三四天骶部皮肤的化脓性感染。新生儿骶部皮肤受压,易受损伤,血液循环不好,易受感染。表现为弱应性反应,以皮下组织坏死为主要病变,有渗出而无局限能力,所以扩大很快。新中国成立前本病为产房主要传染病,传染很快,同产房婴儿很难幸免,1周内几乎全部死亡。新中国成立后生活稳定,卫生条件改善,采取了发生一例关闭产房消毒2周的措施,控制了交叉感染。同时研究了病因、病理,打破了化脓非局限不许切割的戒律,创造了早期切开引流的疗法,使90%以上患儿获得痊愈。随着生活水平的提高,科学的进步,目前本症基本上已经绝迹,偶见散发患儿也不致死亡。

A1 定义

皮下坏疽顾名思义就是皮下组织坏死性感染。20世纪50年代查阅西方文献,未见类似描述,只有当时的苏联文献曾见过相近的名词,称为phlegmona neonatorum,应该译为新生儿蜂窝织炎。但从病理上看皮下坏疽是弱应性反应,而蜂窝织炎应属强应性反应,容易误导。1954年潘少川在《中华医学》杂志上正式使用皮下坏疽一词,英文应该译为subcutaneous gangrene。

A2 病因

病原菌为金黄色葡萄球菌,当年对仅有的青霉素与金霉素都抗药。素因方面包括新生儿的弱应性免疫特点,骶部受压、摩擦易感染,医院存在抗药的金葡菌。

A3 病理

细菌在皮下繁殖很快,引起皮下组织坏死、液化。局部炎症反应轻微,只有充血及少量白细胞浸润,纤维蛋白沉积及成纤维细胞生成不足,局限了感染的扩延。特别是细菌毒素使大量组织液化,迅速使大面积皮肤与皮下分离,影响了皮肤的血液循环,进一步加剧了感染的扩散。

1天内常使全部骶部、臀部、腰部皮下组织坏死积液,发生败血症而死亡。如果经有效的治疗,3天后则细胞浸润增多,纤维蛋白沉积增加出现化脓与局限,如果未经引流则可出现高出皮面的巨大皮下脓肿(图19-1-1)。如果皮肤分离面积过大,则发生皮肤中心部坏死溃烂脱落(图19-1-2),以后形成广大肉芽面,愈合很慢。最后形成大范围瘢痕,发生臀骶挛缩影响走路。

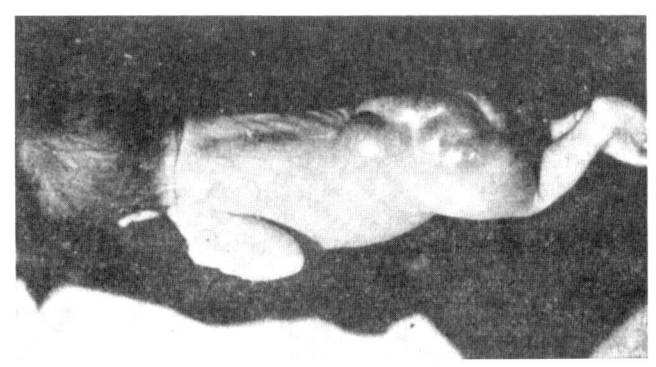

图19-1-1　皮下坏疽脓肿

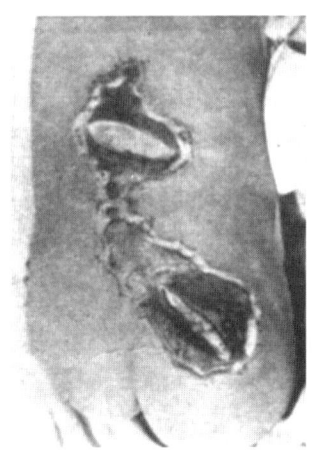

图19-1-2　皮下坏疽溃烂

A4 症状

一般是患儿换尿布、洗澡时发现骶部发红,同时伴有精神食欲不佳。下次换尿布则见发红处迅速扩大,仔细观察可见中心发暗,轻轻触诊有漂浮感,则诊断可以确定。患儿可有发热、白细胞增高。一般无哭闹,严重时也无休克前期的兴奋躁动表现,从而忽略其严重性。再换尿布时常可见全骶皮肤漂起,中心变黑。

少数患儿免疫能力较强,可以表现为脓肿型,骶部出现巨大高出皮面的软疱,皮肤正常而稍红。也有少数表现为蜂窝织炎型,以大面积红肿硬为主。

近年来,散发的轻型皮下坏疽与上述典型症状完全不同。因抗菌药物及时控制细菌,迅速扩散的特点已不存在。骶部表现为局部红肿软疱,范围不大。一般就诊时直径不超过 5～6cm。精神和食欲基本正常。

A5 治疗

早期切开引流是治疗本病的基本原则,流行年代曾经过考验立过大功。随着病种的变化药物的进步,小儿脓肿切开应尽量避免,仅限于必要的减压。然而新生儿弱应性脓肿本身局限能力很不可靠,病变扩大很快,因此早期切开还是必要。另外,从局部来看,坏死影响血供,大面积皮肤坏死愈合困难。过去早期切开为了救命,现在早期切开为了停止扩大。20世纪50年代初期急求引流,曾做贯通性大切口,引流畅通但愈合困难。不久改为多数小切口,既满足引流又便于愈合,但这种引流只适于弱应性反应脓液稀而无粘连的病变。今天抗菌药物能控制感染,为了不使病变扩大,仍应作小切口早切开。切开当时为了止血,暂时填塞纱布(只需在切口边缘处填入纱布小角)后包扎。术后3～6小时温盐水泡洗伤口(称为洗澡换药),并将填塞纱条取掉,盖以无菌纱布,外包尿布。以后每次换尿布同时洗澡(温盐水或硼酸水),切口内既不填塞也不敷药,约1周愈合。全身治疗包括抗菌药物、支持疗法,根据病情而定。虽然现在常见皮下坏疽较轻,但相对新生儿来说仍为大面积感染,不可轻视,以免造成不应有的不良后果。

19.2 婴儿臀红

A1 定义

婴儿臀红或称尿布疹,是指兜尿布的婴儿肛门周围的皮肤过敏反应,不是化脓性感染也不属于外科病。这里指严重的臀红继发皮下感染、脓肿形成。

A2 病因

臀红的素因是婴儿先天性渗出性过敏体质,诱因是肛门排出物及尿布的刺激引起的肛周皮肤过敏反应。腹泻是常见诱发或加重的原因,继发感染则是由于清洁卫生不够、护理不当引起皮肤溃破或皮下化脓,多为金葡菌与大肠杆菌之类的混合感染。

A3 病理

按新生儿免疫形成规律,生后一两个月在肛门附近对化脓性感染应为正应性反应。臀红在破坏了皮肤完整性的基础上,细菌可以进入皮下引起化脓性反应形成皮下脓肿,破溃后形成脓窦,也可能在皮肤破损处感染形成溃疡。常为多发,也有时为单发较大脓肿。出脓后愈合很快,但愈而复发、此愈彼起直至臀红痊愈。根据皮肤破坏情况,多数留下瘢痕。

A4 症状

臀红多于生后一两个月内发生,表现为肛门周围皮肤发红,换尿布时哭闹。几天后红肿糜烂,可有渗出或偶有渗血,时轻时重,范围也随大随小,严重者波及骶部与腹股沟,反复半年逐渐痊愈。红肿糜烂时可有皮肤溃烂及皮下脓肿发生,出现脓性分泌物及出血。皮肤表面失去平整,但脓肿不很高,溃疡也不深,因此诊断常有忽视。患儿一般情况良好,若有发热或食欲缺乏,则当警惕败血症。

A5 预后

臀红本是婴儿湿疹的一部分,但常在湿疹发生以前首先出现臀红。无论如何诊治也要半年以后才能逐渐痊愈。迟早一定自愈,不留痕迹。治疗目的只是为了减轻症状,避免继发感染。即使发生感染也罕见死亡。

A6 治疗

基本原则是清洁卫生,保持会阴部的清洁干燥。能不用尿布最好,经常暴露通风。无论感染与否,都应以此为根本治疗。为了止痒与减少渗出,收敛药物为常用疗法,可以用煤馏油、氧化锌、磺胺粉混合外敷,可止痒、防渗、灭菌。剂型以冷霜或乳剂为好,因为有渗出时仍能涂敷,并且便于冲洗。不少继发感染是因每天涂药不能洗净,病菌在旧药层下繁殖引起。每天彻底洗净后可以发现溃疡及脓肿(必须注意与皮下坏疽及肛周感染鉴别),随时发现及时引流。热盐水纱布按压止血后,敷以药粉(滑石粉、氧化锌、磺胺粉)既能止血灭菌,又能洗净。伤口不塞不包,随时坐浴吹干。全身用药根据其他症状如腹泻、发热等对症处理。

19.3 肛周化脓性感染

A1 定义

严格说来本症应该称为直肠周围感染。肛周感染只是直肠周围感染向外扩延的结果。主要病灶应在括约肌以上。与臀红继发感染是两种病理。

A2 病因

新生儿肛门松弛、黏膜菲薄、免疫力低是为素因。尤其是肛窦经常受到粪便的摩擦与擦屁股的损伤,很容易发生感染。特别是腹泻或严重便秘是为诱因。大孩子也可因蛲虫症引起,但较罕见。

A3 病理

多见于1个月龄左右的新生儿,肛门周围已为正应性免疫反应。细菌自肛窦侵入直肠周围组织,引起充血、渗出、浸润、局限、化脓形成脓肿(图19-3-1),随着张力的增高,沿括约肌群外缘向外扩延,直至肛门括约肌环外的皮肤穿破出脓,引流后愈合。有时直肠周围脓肿向直肠内穿破,感染暂时消退。因为括约肌经常关闭,常引起直肠内高压(每次排便排气),从而将粪便压入直肠内瘘,引起感染复发。反复感染之后总会使皮肤及直肠内均有破口而形成肛瘘。新生儿局限能力较低,多为脓肿直接从两端穿破而形成简单肛瘘,脓肿暂时愈合反复发作形成复杂多支肛瘘者罕见,脓肿穿破自愈者更为罕见。

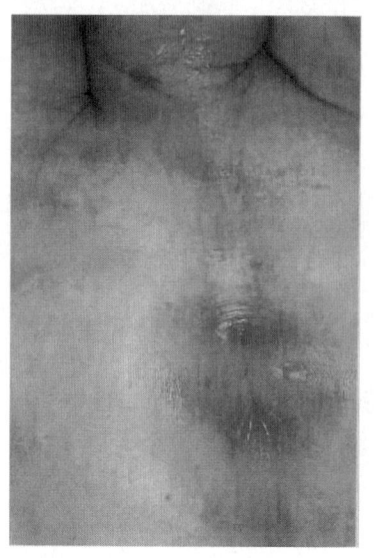

图 19-3-1　肛周脓肿

A4　症状

一般有轻度发热，精神不佳和食欲缺乏，换尿布时哭闹。很快发现肛门一侧红肿，两三天内破溃出脓。患儿情况立刻好转，伤口很快愈合。但多数愈合不牢，表现为一豆状小瘢痕。瘢痕高出皮面，中心软，极易擦破，破后不出血也不出脓，实已成瘘。很少有漏粪史（女婴前庭瘘则以漏粪为主），平时多表现为愈合状态。

A5　诊断

新生儿肛门一侧红肿应想到直肠周围脓肿，用小指作直肠指检可能摸到肿块，但最好不查，企图查到内孔更不可能。其他复杂诊断方法多有害而无助。合并臀红时诊断困难。换尿布及洗会阴时随时观察肛门两侧高低疼痛对比。明显高出皮面的软疱又常为臀红继发皮下脓肿而非直肠周围脓肿。确诊常待引流或破溃之后是否成瘘而定。

A6　治疗

早期发现红肿时应靠全身用广谱抗生素，或针对金葡菌、大肠杆菌的抗菌药物。局部只需温水坐浴，腹泻时臀红更需勤洗，避免擦挤。为了便于观察，停用一切敷药。如已发现软化，则宜切开，以免脓肿扩大。切开后暂时松松填塞止血后，伤口不需用药，每换尿布冲洗即可。多于1周内愈合或后遗肛瘘。炎症基本消退后再考虑治疗肛瘘。

有人主张凡是直肠周围脓肿切开后必然成瘘，索性切开同时挂线，一次彻底解决，很受家长欢迎。这要看条件，全身情况好，局部红肿范围小，切开后用圆头探针轻轻探入脓腔，肛门内手指摸到探针头几乎已进入直肠（很薄）时，则可穿破黏膜，进行挂线；探针头摸不到很清楚的圆头，则停止挂线，只作引流。女婴前庭瘘比较复杂，不同于男孩肛瘘，须按女婴肛瘘处理，切忌直接挂线。

A7 预后

直肠周围感染本为深部易扩散的感染,但新生儿反比成人或大孩子容易穿破引流而自愈,后遗肛瘘也比成人或大孩子简单。然而对新生儿感染绝不允许掉以轻心,应警惕败血症的可能。

19.4 肛裂与前哨痔

A1 定义

肛门口皮肤与黏膜交界处(肛门白线)的慢性纵行撕裂,裂口包括黏膜及皮肤,称为肛裂。如因粗硬粪便将肛门撑破出血,出现一个裂口,只能叫裂伤,不是肛裂。

A2 病因

肛裂直接原因是排便困难,粪便粗硬,将肛门皮肤撕裂;不待愈合,反复撕裂而形成慢性溃疡。至于肛门瘙痒症引起的肛门皮肤发炎,使局部皮肤弹性降低,也是肛裂的另一因素。腹泻及肛门不干净可能是加重肛裂复发与不愈的因素。

A3 病理

皮肤及黏膜撕裂本应很快愈合,但由于肛门细菌多,又反复撕开损伤,致使小裂口成为慢性肉芽面,基底为瘢痕纤维层。反复损伤与感染,纤维层越来越厚,使创面难以愈合。肉芽面周围有些水肿,使裂口边缘高起而将裂口肉芽面掩盖。临床上看不到裂口,只见肛门口有一突出皮赘,形同外痔,称为前哨痔(图19-4-1),似为守护肛裂的哨兵。痔内并无静脉曲张。

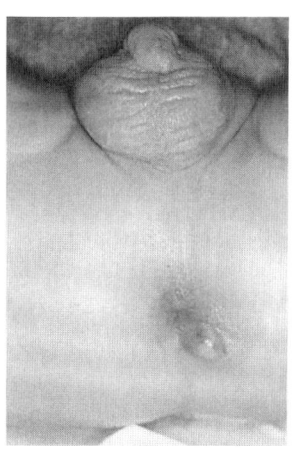

图 19-4-1　肛裂前哨痔

A4 症状

排便时疼痛,擦屁股时见血,多与便秘同时存在。粪便粗硬,排出困难而剧痛,使患儿不敢排便或排出一节后拒绝继续排出，从而形成便秘恶性循环。局部检查多可见前哨痔（多在肛门前方），扒开肛门口，可见红色肉芽裂缝。由于直肠指检痛苦，故不宜进行。平时大便不干不粗时可无症状，腹泻时因粪液刺激及频擦屁股疼痛，反而加重。

A5 治疗

首先要治疗便秘。一般小儿病史不长，瘢痕不厚，一两个月内都能自愈。粗硬粪便问题不解决，肛裂不可能痊愈。培养每天排便习惯，每次排空。用热水洗肛门，然后用手指涂一些20%鞣酸软膏，同时轻轻按摩肛门口数分钟，可促进瘢痕软化创面愈合。个别患儿治疗一两个月仍不愈合则可考虑切除肛裂及前哨痔，止血后伤口如果很小可以不缝，以后保持每日排便、坐浴。

19.5 髂窝脓肿

A1 定义

髂窝脓肿指髂外淋巴结化脓性感染而在髂腰肌前形成脓肿。

A2 病因

髂外淋巴结组接受肛门直肠的引流。病菌多自肛门黏膜下进入，以金葡菌为主。患儿常有大腿挫伤或拉伤病史，可能使髂腰肌强烈收缩促使淋巴结炎或脓肿加剧。

A3 病理

淋巴结增大，中心液化化脓。可以单发，也可多个淋巴结同时化脓。有的穿破，于是形成淋巴结周围脓肿，并使脓肿变大，张力增加。由于其位于髂腰肌前肌膜上，髂腰肌收缩则压迫脓肿。也有少数病例始终表现为淋巴结炎或蜂窝织炎而不化脓，最后吸收。

A4 症状

学龄前儿童突然感觉某侧髋前部疼痛，大腿向腹部屈曲，伸直则痛。回忆可能是在某次跳跃或跌倒之后，逐渐严重。常以髋关节痛而就诊。检查该侧髋关节周围无肿胀，无压痛，除伸直外各方向活动均无疼痛。平卧时健侧腿屈向腹部则患侧腿不能伸直（托马斯征阳性），检查腹股沟上则患侧有压痛及肿物诊断多可明确。患儿多有不同程度的发热、食欲不佳、精神不振，喜一侧侧卧不动。

A5 诊断

注意本症特殊症状，凭托马斯征阳性及髂窝压痛肿物即可确诊。髋关节 X 片阴性。直肠指检可摸到患侧髂窝压痛及肿物，肿物大而有张力或有波动则为脓肿，只有压痛及浸润块则为淋巴结炎或蜂窝织炎。B 超可以显示脓肿及与髂腰肌的关系。鉴别诊断应考虑到腹膜后阑尾炎及阑尾脓肿。后者一般应有消化道症状，如食欲缺乏、呕吐。B 超可显示阑尾肿胀及与肿物的关系。

A6 治疗

治疗原则应根据病理的需要，有张力的脓肿应切开，无脓肿的蜂窝织炎只宜应用抗菌药物与局部休息。患儿表现为发热，疼痛，腿屈曲不敢动，腹股沟上方有张力性肿物，应即刻引流。切开应在全麻或硬膜外麻醉下进行。在腹股沟韧带上方先穿刺，有脓并有张力。再沿穿刺处逐层切开腹肌，然后用弯钳沿穿刺孔穿入脓腔，撑大为能容手指的小口。注意勿伤及下腹动脉。切开后以手指探查脓腔，根据脓腔大小及深浅放置引流管。如果需扩大切口，必先摸准下腹动脉。如果脓肿较深，则宜在 B 超下穿刺。如果脓腔不大，张力不高，尽量抽脓后观察，症状消退则不需手术。

蜂窝织炎型髂窝淋巴结炎不需手术。可疑病例经 B 超或穿刺可以鉴别。治疗包括全身用抗生素，以青霉素或庆大霉素较常用，根据穿刺培养再另选敏感药物。局部休息，一般采取自由卧位，有人主张牵引以保证固定并预防髋关节挛缩，对学龄前儿童毫无必要。对 3 岁以下小儿为了便于护理，用双腿向上 90°垂直悬吊牵引尚有可取之处。任何牵引引起或增加患儿的疼痛都是有害的，如拉直腹股沟、拉紧髂腰肌、压迫脓肿等，会增加疼痛及扩散机会。任何年龄儿童如果髋关节本身无破坏，屈曲一两个月也不会发生挛缩。

19.6 幼儿阴道炎

A1 定义

幼儿阴道炎指 2～5 岁幼儿的急性化脓性阴道炎。成人的各种阴道炎小儿均可发生。除阴道分泌物增多外症状多不明显，或统称慢性阴道炎。诊疗方法与成人也无大区别。

A2 病因

素因系小儿雌激素缺乏，阴道内酸度低（基本是中性），对化脓菌抵抗力不足。病原菌多为金葡菌与大肠杆菌。少数患儿蛲虫也是诱因。化脓后又因处女膜阻挡引流不畅而向外扩散，甚至经输卵管进入腹腔，引起腹膜炎。后者因为非腹内器官引起，故也称为原发性腹膜炎。此年龄段还有个特殊病因，即阴道内异物滞留而被忽略，引起反复化脓感染。家长可能一无所知。

A3 病理

幼儿阴道黏膜薄弱，感染后除充血水肿之外很容易溃破，使阴道内积脓出脓。因为阴道向内向外均可引流，因此一般不形成脓肿，不需外科引流。大体病理与肠炎病变类似。很少引起子宫炎或输卵管炎，但可引起腹膜炎。然而，有人对此有不同看法，认为原发性腹膜炎并非阴道炎引起，而阴道培养与腹膜炎相同的菌种可能来自腹膜炎，因为罕见严重明显阴道化脓同时有腹膜炎的报道。

A4 症状

幼儿称尿道痛、排尿痛,外阴及周围红肿,处女膜红肿突出,中心有脓液流出。大肠杆菌引起则有臭味。尿常规少见脓球和红细胞。常有低热,白细胞增高。处女膜口内插导尿管冲洗可见脓液流出。一般说发病前3天加重,1周后自然痊愈。若不能减轻或愈而复发,应注意异物的可能。用小儿阴道镜(或细长鼻镜)冲洗检查可发现异物。麻醉下直肠指检有时可摸到异物。金属异物可在X线下显示。

A5 治疗

一般注意会阴卫生,勤洗会阴阴道即可。全身用青霉素或庆大霉素;局部水洗,涂以硼酸、呋喃西林、氯己定(洗必泰)、乳酸、醋酸均可,1周即可痊愈。阴道分泌物多时可插导尿管冲洗。发现异物必须取出。如果有压迫坏死,则有阴道狭窄的可能,一般也只能待年龄稍大后再考虑成形手术。

19.7 小儿肛瘘

19.7.1 小儿后天性肛瘘

小儿后天性肛瘘指肛周感染后遗的肛瘘。后天性肛瘘虽可见于任何年龄,但多始发于新生儿时期,所以也称为新生儿后天性肛瘘,借以与新生儿先天性肛瘘相区别。此类后天性肛瘘在门诊就诊率比先天性肛瘘、小儿肛裂、直肠脱垂等肛门病的总和还高,仅比直肠息肉发病率略低。

A1 病因

新生儿肛门括约肌较松,以尿布用力擦大便时能将肛门黏膜翻出。特别是肠炎、腹泻或严重的尿布疹时,肛门黏膜甚至肛窦(隐窝)也可以自然翻出。肛门隐窝附近受尿布损伤而感染,引起肛旁脓肿,破溃后形成肛瘘。

A2 病理与发病机制

感染后遗肛瘘为一肉芽瘘管,内口在某个肛门隐窝内,外口在括约肌外缘皮肤上。管道在肛周结缔组织中由炎性纤维组织形成管壁,管内由肉芽组织填充,并有微量分泌物。因为感染入口在隐窝,在括约肌以上,直肠内高压受括约肌阻挡而使粪便压入隐窝破口引起感染。不断的高压与急性感染致使分泌物沿括约肌外寻找引流出路,形成隐窝至皮肤瘘。由于括约肌的持续作用,瘘管形成直肠高压时的缓冲道,因而反复发作,永不愈合。如果长时间无直肠高压,则瘘管外口瘢痕牢固愈合。只要内口愈合不牢,感染复发,可能分泌物另寻出路而形成多支型复杂肛瘘。男婴肛门前后都有较强的韧带固定,因此肛瘘多发生于肛旁两侧(图19-7-1)。女婴肛门前方与外阴黏膜紧密相连,中间多为疏松组织,因此女婴常自肛门前方穿破外阴黏膜寻找出路，形成与男婴截然不同的直肠前庭瘘(图19-7-2)。

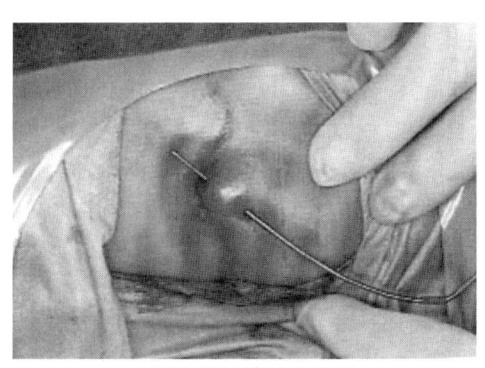
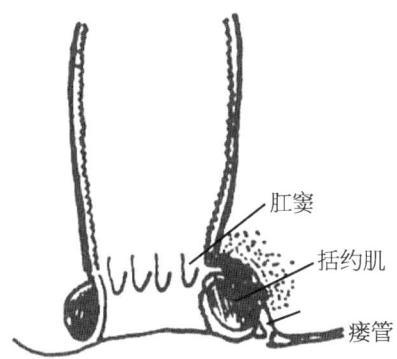

A.外形(探针跨过括约肌)　　B.图解(瘘内口在肛窦，外口在括约肌外)

图19-7-1　男孩肛瘘形成

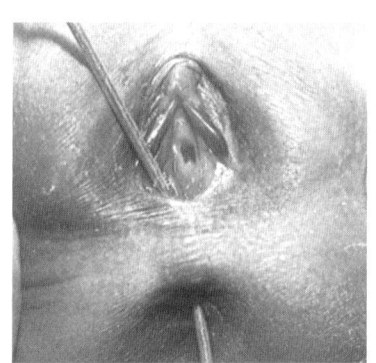
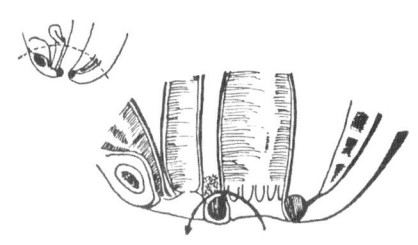

A.外形(探针跨过括约肌)　　B.图解(瘘内口在肛窦，外口在前庭)

图19-7-2　女孩肛瘘形成

A3　症状

一般肛瘘主要是指男婴肛瘘。好发于生后1～2个月之内。初起时，患儿排便时哭闹，检查肛门可见肛旁有花生米大小之红肿，中心软。如果三两天内不消退，多于1周内溃破出脓而消肿。出脓后，肛门恢复正常，但地毫无例外地后遗一慢性瘘孔即肛瘘。平时无急性发炎时检查，可见肛门口旁皮肤有一小圆瘢痕样突起(偶尔有极少量分泌物)，误认为肛瘘已结痂愈合。但经过长短不等的静止期之后，原瘢痕处又红肿溃破，如此可多次反复。但小儿时期逐渐形成多发肛瘘者尚少见。个别大龄患儿有2～3处瘘，瘘的好发部位多在肛旁3点或9点处，极少在肛门正后方。500余例男孩肛瘘引起尿道瘘者仅遇到1例，当称罕见。

A4　诊断与治疗

见过婴儿肛瘘的只凭外观即可诊断。肛门口邻近两旁发现绿豆大小突出之瘢痕，如果再有感染的历史，即可确诊。直肠指检及探针探查瘘管为损伤性检查，只能在治疗时麻醉下进行。一般指检及钡灌肠甚至肛门镜检都不可能明确诊断，只能增加患儿痛苦。

男婴肛瘘的治疗原则应该为切断括约肌,解除直肠内高压的产生,以利瘘管的自然愈合。同时切开瘘管,将瘘管敞开成为开放创面,更有利彻底消灭瘘管。但是手术切开可能渗血,小婴儿肛门部术后渗血在无麻醉下很难处理,因此我们常规用挂线疗法代替瘘管及括约肌切开。方法是自肛瘘外口通向内口穿过一条弹性线,两端在肛门外拉紧结扎牢固。弹性线的压力逐渐将瘘管及括约肌于四五天内渐渐豁开,随开随长,弹性线连同瘘管逐步从括约肌外移入括约肌内,最后豁开肛门黏膜,弹性线环自然脱落,肛瘘痊愈。

挂线时必须注意避免损伤导致感染扩散。护士用手固定患儿成截石位,肛门周围消毒,外口周围用0.5%普鲁卡因浸润麻醉,左小指蘸油插入肛门,右手持圆头探针(带双线)插入瘘管外口,轻轻沿自然薄弱处推进,直抵肛门黏膜,触及肛门内之小指时(该处多为肛门隐窝)即可顶破该处之黏膜。穿探针时要轻轻循弱处而进,以隐窝为目标,避免不必要地各方向探查。不需试图寻找原瘘管内孔,因为只要切断括约肌即可避免直肠高压,消除瘘管不愈合的基础。这是我们的重要经验。这样挂线法可以保证瘘管愈合,避免感染扩散。探针进入直肠后,直肠内之手指将探针头勾弯,勾出肛门口外。此时,肛瘘内口及肛门黏膜同时翻在肛门外。直视下将探针拔出,将双线带入瘘管内。其中一条线拉紧结扎,使瘘管变短;另一条线带一条橡皮圈进入瘘管,拉紧橡皮圈结扎牢固(图19-7-3)。剪除多余线头及橡皮圈,兜无菌尿布回家。以后则每次排便后用水或1:2000呋喃西林液冲洗会阴(包括伤口)保持清洁干燥。一般1周内挂线脱落,再过1周完全愈合。如果挂线手术时外口已闭合,只遗一小圆瘢痕,只要内部仍有瘘管,圆头探针极易扎破瘢痕进入瘘管直至黏膜。北京儿童医院40年来常规使用此法治疗,虽无精确统计,但从未遇到瘘管复发,也从未发生术后排便障碍,无狭窄,无失禁,也无出血危险。两处瘘管宜一处完全愈合后再行另一处挂线。

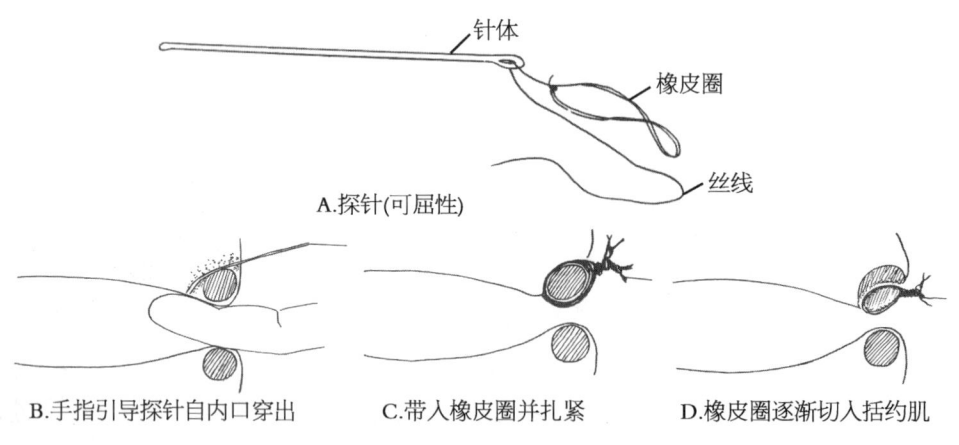

图19-7-3　挂线疗法图解

挂线疗法原系来自中医。中医用的挂线是挂药线,使用纸捻将药粉(含馨香止痛、化腐生肌药)捻在其中,插入瘘管外口。每天随着引流及腐蚀,药捻逐渐插深直至穿入直肠,进一步腐蚀使括约肌及瘘管完全敞开。也是边切边愈，不出血，不失禁。只是需每天换药，对小儿不便。

19.7.2 女婴后天性直肠外阴瘘

女婴后天性直肠外阴瘘是指生后肛门正常，以后（多数在新生儿时期）发现舟状窝、前庭、阴道下部或大阴唇有瘘口漏粪。检查见瘘口有完整的黏膜层。

A1 病因

女婴直肠外阴瘘口的上皮覆盖完整，很像先天生就，并且新生儿时无明确的感染史，因此就有先天后天之争。先天论者认为肛门正常同时有瘘为先天性双尾肠畸形，后天论者认为正常肛门之外阴瘘系新生儿肛周感染后遗症。经过 20 余年观察，两种瘘都存在，先天性瘘确实罕见，而后天性瘘与生活卫生条件有关，所以有的地区特定年代发病率很高。我们的观察，不少孩子患本病与家长擦屁股的习惯有关。特别是新生儿换尿布，顺手向前擦一下屁股，为了保证清洁特别用力擦，可以将肛门前方隐窝黏膜翻出并且擦破而不觉，于是造成感染入路。破口在括约肌以上，直肠内压升高导致肛周脓肿及肛瘘形成。西方国家换尿布时即刻冲洗会阴，一般不用力擦屁股，因此肛瘘发病率很低。我国南方也以洗为主，发病率也比北方低。女婴正常肛门前庭瘘病因之争是在印度 Chartterjee 报告了罕见的几例双尾肠畸形之后，他报告的很可能是真的先天性畸形，因为印度新生儿便后没有擦屁股习惯，从来是用水冲洗。我们现在发病也明显减少，也与尿布现代化和用热水方便有关。因此大力提倡不用尿布向前擦屁股，选用软手纸或便后冲洗，对预防新生儿肛瘘特别是女婴外阴瘘十分必要。特别是腹泻臀红时期，更不能擦屁股，只应随时冲洗，软纸吸干或暖风吹干。

A2 病理与转归

女婴肛周感染主要在前方，因肛门前方比较薄弱，易成脓肿而破裂。女婴肛门前方与外阴毗邻，脓肿可自阴道、舟状窝、前庭、大阴唇穿通。此处组织松软薄弱，有利于引流畅通彻底，愈合很快。直接由出入口周黏膜互相愈合，形成黏膜覆盖完整之瘘孔，使直肠与外阴自由交通。周围也无明显发炎，很像先天生就。然而，组织学上总有炎性细胞浸润，瘘管壁不应有肠壁肌肉纤维，足以在理论上与先天性畸形鉴别。但是，事实上瘘管太短，只是一个圆孔，并且即使是先天孔，由于不断损伤及污染也必有炎性反应。因此无论先天后天，只要就诊时病理相同，治疗与预后都是一样的。

女婴肛周感染的病理可以分为 3 个阶段或称 3 期：

B1 感染阶段或急性期 患儿会阴部红肿，如果同时有臀红腹泻，则很难鉴别。约一两天后发现外阴溃破，漏稀便，形成肛瘘。早期因括约肌痉挛，几乎全部粪便从瘘管排出。1 周内几乎一天比一天严重。

B2 消肿阶段或慢性期 1 周以后，红肿消退，漏粪好转。平时只漏稀粪，排便时肛门排出渐多。瘘孔可以看清，渗血停止，破缘逐渐愈合。

B3 愈合阶段或瘘管期 1 个月后，瘘孔完全上皮化。随瘢痕组织的收缩，瘘孔直径缩小,排成形粪便时,瘘孔可不再漏粪。因瘘孔壁有完整黏膜覆盖,粪便排出畅通,故不易复发感染,也很少形成肛门狭窄。但一般说来,与先天性瘘一样,此瘘管终身难以愈合。

A3 预后

瘘管靠近肛门口,平时括约肌收缩能进一步使开口缩小。学龄后基本上粪便成形,除稀便或气体有时漏出外,一般对控制排便无困难,污裤程度不比正常阴道白带更多。成年后结婚、生育完全正常,因生活不便而要求治疗者非常罕见。然而家长和患儿的心理负担,特别是婚前体检作为生殖器缺陷提出,常常是手术的主要指征。

少数患儿因开始时原发感染严重,会阴部皮肤坏死完全裂开,肛门括约肌亦断开,因而不能形成瘘管,使直肠黏膜与阴道前庭黏膜连成一片。肛门被后部残存括约肌的收缩向前推移,直肠开口进入外阴区,形成一个肛门阴道共同黏膜面,引起严重变形及排便失控。

女婴前方肛瘘不可施行男孩的挂线疗法。误行挂线必然引起括约肌及后联合断开,肛门与外阴黏膜互相愈合而连成一片,和上述溃烂裂开一样形成直肠外翻,排便失控。

A4 治疗

本症对一生生活影响不大,所以治疗必须强调以安全简单为原则。

B1 急性期治疗　蛙式卧位,保持局部清洁干燥,随时吸引、冲洗、吹干。局部最好不用任何药物或机械处理。除原有腹泻外,一般也不需全身用药。小儿烦躁可用些止痛镇静药。3天后必然好转,继续加强局部护理。红肿消退后可以兜尿布,但需勤换。

B2 慢性期治疗　基本上只是加强护理,勤换尿布,勤洗会阴。此时会阴皮肤基本正常,无糜烂,可以涂一些油或粉(不一定用药)保护皮肤。调理喂养或用药控制大便,直至粪便逐渐成形,排便次数有规律。以后即可完全恢复正常婴儿护理。尽管排便仍可自瘘孔漏出,只要避免腹泻或稀便,即可不增加护理困难。任何机械或药物治疗只能有害。

B3 瘘管期治疗　瘘管上皮完整,周围无发炎反应,颜色正常,质地柔软,可以进行修补手术。

C1 经前庭直接缝合　上皮愈合后 3～12 个月局部免疫力最强,直接缝合多可痊愈。术前无渣饮食,口服肠灭菌药 1 天(大孩子局部免疫可能有衰减,酌情服药两三天)。术前夜清洁洗肠,术晨开塞露排便。一般在基础加局麻下,仰卧截石位,手足分别固定在床边两侧,使会阴向上,肛门外阴部充分显露。绷带蘸液状石蜡,从一头顺序填入直肠,大约半卷绷带将直肠上部填满,防止手术中肠内容物排出。多余绷带剪除,断端结扎一条粗线,以便术后将填塞的绷带拉出。会阴、阴道及直肠内全部消毒,罩无菌单。肛周及直肠阴道隔内用 0.5% 普鲁卡因浸润,使直肠壁与阴道壁完全分离,注射时左手食指插入直肠作为引导。切开瘘孔边缘,分离直肠阴道(多数为前庭),修整后分别各自缝合(7-0 吸收线密缝)。禁食 3 天,随时吸净直肠阴道分泌物。1 周后复查伤口。以后每天勤洗会阴保持卫生习惯。

C2 经肛门直接缝合　与上法同,只是需俯卧为蛙式位。因此麻醉以全麻插管为宜。

C3 H 手术　主要用于处理直肠阴道共同黏膜面。其步骤为:①先沿前庭肛门黏膜面两侧与皮肤交界边缘各作一条纵切口,切口应延至肛门口后部,以利于暴露括约肌断端。②于阴道与直肠连接处黏膜做横切口,3条切口形如"H"。③横切口处系原瘘管之后壁,有瘢痕粘连,不易分离。所以须先经两侧纵切口、阴道直肠交界处向深部钝分离约5cm,然后由该处分离阴道与直肠间隔,由深而浅逆行分离至阴道肛门连接黏膜面,最后横断黏膜。分离时为了防止损伤直肠,应以左手食指置入直肠作分离钳的引导;另以一鼻镜撑开阴道,直接观察分离钳动向,避免损伤阴道。④将直肠与阴道充分分离5cm,使各自前后分开相距3cm。用可吸收细肠线自深而浅缝合直肠阴道间隙两侧软组织,消灭无效腔,使阴道与直肠完全用软组织隔离。⑤缝合括约肌、皮肤及阴道、肛门黏膜。会阴成形后缝合口长度在3cm左右。最后经肛门前部皮肤穿过括约肌以大针粗线行一贯穿减张缝合,预防感染后括约肌断离回缩太远,同时保护会阴伤口不致裂开延入外阴(图19-7-4)。

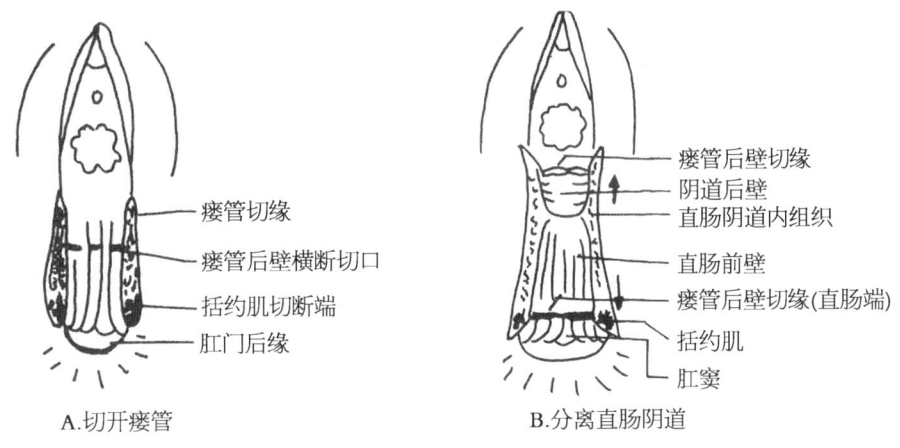

图 19-7-4　H 手术

对于情况复杂、条件不好的慢性瘘管,或直接缝合失败的瘘管,最好也用H手术。需首先完全劈开瘘管及括约肌,使瘘管内黏膜面完全敞开,形成直肠阴道共同黏膜面。横断此黏膜面的切口,与劈开瘘管的两侧皮缘自然形成H手术的两条纵切口。以下步骤同上述。

术前行肠道准备1天,包括口服新霉素、清洁洗汤术前以抗生素保留灌肠。术后1～2天可全身应用抗生素,局部暴露,随时蘸擦伤口分泌物及粪便,保持清洁干燥。7天拆线,如无感染可同时拆除张力线,如有感染可2周后拆除张力线。

C4　肌皮瓣插入手术　主要用于严重感染处理不当、反复修瘘失败、会阴肌肉破坏严重,甚至子宫颈脱垂的患儿。首先切开直肠阴道共同联合片,分开直肠阴道间隔5cm深,寻找残余括约肌。在一侧大阴唇外缘以肛门处为基底向耻骨支做一条3cm宽、9cm长的肌皮瓣,深达肌层及耻骨骨膜。将此瓣横转插入直肠与阴道之间,作为会阴桥。肌肉、皮肤、黏膜各自相应缝合。一侧供区松解后缝合,必要时植皮(图19-7-5)。

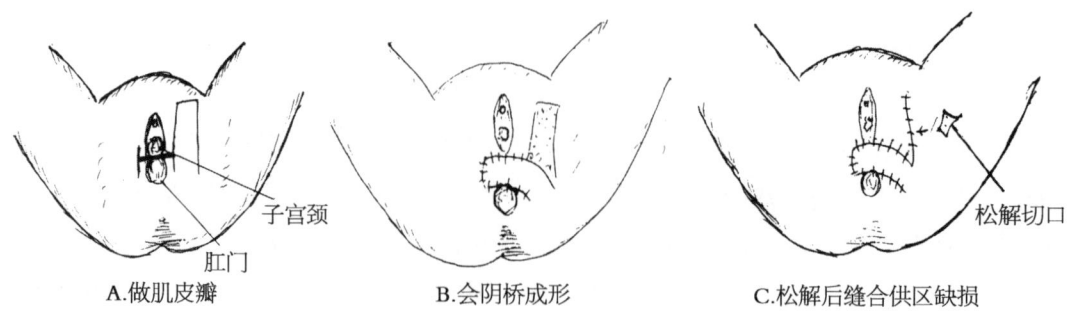

图 19-7-5　肌皮瓣插入手术

19.8　肛门与会阴瘙痒

肛门瘙痒多见于学龄前儿童,女孩常有外阴部瘙痒。最常见原因为蛲虫症或蛲虫性肛门炎(图 19-8-1)。也是一种贫困和不卫生的疾病。现在蛲虫感染已少见,真菌感染及慢性湿疹上升为主要原因。总的发病率已大大降低。

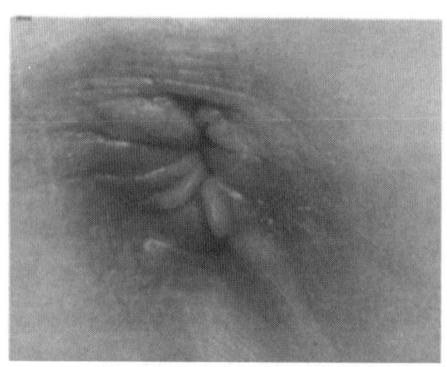

图 19-8-1　肛门炎

19.8.1　蛲虫性肛门炎

A1　定义

蛲虫在肛门口皱襞中产卵,刺激皮肤发炎,表现为肛门瘙痒,称为蛲虫性肛门炎。虫卵刺激引起瘙痒而无皮肤发炎只能称为蛲虫性肛门瘙痒症。

A2　病因

蛲虫属于肠道圆虫类寄生虫,体小如白色线头,长 1cm 以内,俗称线头虫。成虫寄居于结肠末段,对人体影响不大。成虫午夜从肛门爬出排卵后仍退回直肠,卵被患儿手指带入口中,在胃肠道中孵化发育为新一代蛲虫。如此循环不已,日趋严重,可能影响患儿的精神和食欲,以致贫血、营养不良。成虫不可能在肠内产卵直接孵化,其自然寿命约为1个月,如无新卵自口进入,蛲虫症将自愈。患儿肛周虫卵可污染内裤、床单长期生存,集体幼儿之间常可互相传染。

A3 病理

虫卵附着于皮肤对皮肤并不造成损害,但可引起皮肤过敏,表现为肛门皱纹粗厚,稍红,并有小丘疹性反应,引起瘙痒,是为蛲虫性皮肤炎。因为瘙痒而被搔抓可以发生糜烂、渗血、化脓等继发病变。临床上多数轻症患儿只有少数散在丘疹而无皮肤红肿,甚至看不出任何病变。有时各种病变均可延及外阴。

A4 症状与诊断

能说话的患儿会自述肛门痒(或只会说痛),并常自己用手搔抓,除此之外别无其他症状。检查肛门一般无明显所见,用放大镜观察,可见丘疹及粗厚皱纹,纹内可见微小白色粉粒,为虫卵周围反应。用透明胶纸粘贴肛门取样,显微镜下可见蛲虫卵。午夜耐心观察患儿的肛门,可见白色线头样蛲虫从肛门口钻出钻进,即可确诊。事实上凭症状及肛门散在的丘疹即可按蛲虫治疗,治疗性观察也是下一步的鉴别诊断。

A5 治疗

本病治疗原则在于预防再感染等待自愈,同时解除症状。全部治疗计划包括:每晚睡觉前排便、洗会阴、肛周涂蛲虫膏。一般蛲虫膏主要为甲紫适量加30%～40%氧化氨基汞,另加止痒消炎剂如激素、苯甲酸等。药膏涂在肛门口,用手指涂匀,覆盖于肛门皱纹;部分涂入肛门口内,使药层稍厚,以便使蛲虫排卵排在药膏中。次晨用纸将药膏擦掉,再用肥皂洗会阴,然后换内裤。每天要换洗内裤、床单,最好每天煮沸暴晒。患儿每天剪指甲,吃东西前必须洗手。以上计划必须全家严格执行,坚持1个月,保证成虫死光,不再有新虫感染。至于口服杀虫剂如阿苯达唑虽能杀灭蛲虫,但是任何口服药也没有持续的100%杀虫效果。并且如果不杜绝再感染,只需2周又是一代新虫成长。蛲虫膏涂敷可以消炎止痒,每天全部擦洗掉。严格讲卫生,即使不是蛲虫瘙痒,一般也有利无害。蛲虫感染危害不大,但企图单靠吃两服药打虫,很难奏效。

19.8.2 真菌性肛门瘙痒

A1 定义

肛门周围皮肤真菌性皮炎(股癣)是主要形式。也有一些患儿无典型圆片状皮肤病变,但阴道分泌物涂片见到念珠菌芽孢和菌丝,也属真菌性瘙痒。

A2 病因病理

系真菌感染,与脚癣、股癣为同类真菌。皮肤轻微水肿,细胞角化脱屑,搔抓后充血渗出。有传染性,但因局部免疫特点,多局限于小面积皮肤表面如小圆币状。多在肛门一侧,严重者可与股癣相连，侵及阴囊、外阴阴唇（女）及腹股沟。为慢性病变，经年不愈，但随时可因局部免疫生成而突然自愈。

A3 症状与诊断

肛门一侧皮肤有境界清楚的、单块或多块的小圆形皮损，皮肤粗糙变色。平时无症状，一般夜间或其他时间定时发痒，约十几分钟或几十分钟，搔抓至疼痛甚至渗血而渐止痒。每天发作1~2次，湿暖常为发作的诱因。为慢性长期病态，但时轻时重，甚至几个月不痒而检查皮肤病变仍在，偶然瘙痒仍可复发。诊断靠固定的皮肤病变以及皮肤刮片看到芽孢菌丝，以鉴别其他类似皮肤病。

A4 治疗

确诊的真菌病可用苯甲酸、水杨酸等软膏涂敷，同时按摩皮肤解痒。小儿使用浓度稍低（不超过5%）的软膏，一般用成人药膏加等量凡士林稀释。如果小儿不能耐受刺激或皮肤已有抓破渗出，不为同时止痒可用十一烯酸软膏，为了止痒则可另涂激素制剂。剂型以冷霜较缓和并易洗掉，乳剂、水剂刺激较大。如果确为真菌感染，涂药一两天后立刻不再发痒。然而，必须持续每日或隔日涂药，直至皮肤病变彻底消失，皮肤纹理恢复正常。同时内裤应常常更换煮沸，以防复发。

19.8.3 慢性湿疹

A1 定义

会阴部通风不良，皮肤常处于湿润状态，并且受到酸、碱、糖（尿、粪内）刺激，使皮肤产生过敏反应。如果患儿为渗出性过敏体质，则可表现为慢性湿疹。因为过敏的基本病理也是神经血管反应，也有人将本病划归神经性皮炎一类。定义尚不统一。

A2 病因

病因不明。会阴卫生不良、尿布内裤不洁、会阴清洗通风不勤、尿粪含刺激性成分等可能为诱因。特殊性过敏体质当为素因。

A3 病理

主要限于皮肤内慢性炎性反应，表现为局限性皮肤粗厚，失去弹性，多发性丘疹。平时皮肤表面无渗出。组织学变化包括皮肤内水肿、渗出、淋巴细胞浸润、纤维增生。搔抓处有出血、结痂及化脓感染反应。

A4 症状与诊断

肛门会阴及附近皮肤有固定位置的病变，经常有阵发性瘙痒及渗出结痂。病变皮肤粗厚，多数丘疹间杂抓痕。反复发作，经久不愈。既无蛲虫史或虫卵，又无真菌芽孢及菌丝，大致可以诊断慢性湿疹。

A5 治疗

目前病因不明，尚无肯定有效的疗法。素因是体质问题，只能等待免疫系统完善后自愈。

现时治疗一般用各种激素油膏,可以暂时减轻症状。但长期使用激素可使皮肤抵抗力降低,更易发生感染,使情况复杂。过去常用的煤熘油膏,内含煤馏油之外尚有氧化锌、磺胺粉,可与之交替使用。渗出严重合并感染出血急性发作者,宜用硼酸水湿敷,同时服用抗过敏药,如阿司咪唑(息斯敏)、氯苯那敏(扑尔敏)等。

19.9 肛门血管瘤与类似病

19.9.1 肛门血管瘤

肛门血管瘤的特点在于血管瘤体经常受到感染与损伤(便秘与擦屁股)。血管瘤的范围可以很大,并且可能延入直肠周围而外表无所表现。

A1 定义

血管瘤的定义目前仍很不统一,这里指毛细血管良性增生,汇集成片或成团。肛门血管瘤包括肛门管黏膜下血管瘤上延至直肠、下延至皮肤。

A2 病理

一般血管瘤从组织病理学上分为细胞增生性血管瘤与管腔增生性血管畸形两类,两者都属于毛细血管血管瘤。无论瘤体以细胞为主或管腔为主,临床表现均取决于血液的充盈程度。血液充盈多则血管瘤大、厚而红;瘤内无血液充盈,则临床上看不出血管瘤。

B1 毛细血管瘤的组织切片 可有3种形式:①毛细血管壁细胞及结构正常,只是管腔汇集,如草莓状血管瘤。②管壁正常但管腔汇集,有的融合成窦,如海绵状血管瘤。③管壁细胞增生,管腔汇集,如增生性血管瘤。一般认为只有管壁细胞增生者为真性血管瘤,而不以细胞增生为主者为胚胎性血管畸形。

B2 血管瘤的病理解剖分型 ①非交通性血管瘤:瘤体为毛细血管结构,输入输出微动静脉无直接连通,保持毛细血管循环。②交通性血管瘤:瘤体内形成较大腔道,与输入输出微动静脉相通。③动静脉瘘性血管瘤:较大的动静脉与瘤体管腔相通,瘤体有搏动。这些病变在肛门血管瘤中都不少见,治疗与预后却大不相同。

B3 血管瘤按解剖层次位置分 ①皮肤及黏膜层:表现为鲜红色凸出高矮不平的柔软肿物。②皮下或黏膜下深层:表现为青蓝色凸出平滑柔软肿物。③深肌膜下直肠壁外:外表毫无迹象。临床上3种情况常常同时间杂存在,而致有出血难以控制的危险。

此外,真性血管内皮瘤或内皮癌在小儿几乎不见。先天性小动静脉瘘即所谓蔓状或蚯蚓状血管瘤在直肠周围部位也非常罕见。肛门会阴以及阴囊(大阴唇)皮肤内血管瘤系皮肤内毛细血管汇集成片,使皮肤呈深红色,变粗变厚,称为葡萄酒瘢,属于皮肤畸形。

A3 病程转归

上述毛细血管瘤各型病理的病程与转归基本上是在先天性毛细血管畸形基础上血液充盈、血流淤滞、血栓形成、血管闭塞的过程，从而使大多数毛细血管瘤在一两年内自然消退、愈合而不留痕迹。婴儿出生后可能看不出血管瘤的存在，随着排便用力，使肛门局部静脉压力增高而将先天畸形的毛细血管网充盈，临床上出现血管瘤，并且日见增大。一两个月后，先天存在的毛细血管网全部充盈，血管瘤不再增大。由于瘤内血流仍然淤滞，逐渐发生血栓形成，使畸形的毛细血管逐个闭塞，小区域无血而纤维化。日久天长，输入输出血管也完全栓塞，血管瘤全部消失。因为原病变全部在皮下（或黏膜下），皮肤及附属器均正常，所以血管瘤消退后不留痕迹。

然而如果瘤体内已有动静脉交通，保持了一定的血流速度，则血栓不能形成，血管瘤很难自然消退。波动性血管瘤只能逐渐增大。葡萄酒瘢在皮内无血流变化，不可能自然消退。

偶然局部损伤或感染，外界因素促成血管瘤栓塞纤维化也可促成愈合，然而损伤也可能造成大出血或感染败血症。一般说来，无动静脉交通的血管瘤很少发生难以控制的出血；交通性血管瘤特别是波动性血管瘤有致命性大出血的危险，直肠周围血管瘤术中大出血常属此类情况。

A4 症状

典型的肛门血管瘤多见肛门皮肤有高出皮面的鲜红软块延伸进入肛门黏膜内。生后不久即可发现，开始日见增大，很快就停止增长。一般在肛门某一侧，约 2～4cm 直径范围，如草莓状，也称草莓状血管瘤。不痛不痒，不出血，无分泌物。对排便无影响，也不影响擦屁股。但发生臀红、腹泻、便秘时，则易发生出血。肛周感染时血管瘤也易感染而出血，出血有时量大，且不易止血。

A5 诊断

肿瘤在皮肤范围外表可见。肛门内部分指检很难有所发现，肛门镜（或鼻镜）可见黏膜血管瘤。用手压迫肿瘤缩小者为交通性血管瘤，不缩小者为非交通性血管瘤。特别是直肠外部分血管瘤，很难明确。液显性 MRI 三维造影可有帮助。髂动脉插管血管造影最好在手术或注药治疗的同时在同一麻醉下进行。

A6 治疗

非交通性草莓状血管瘤多可自愈，如果护理良好，患儿毫无症状，则应等待自愈。即使稍有感染损伤也不发生令人担心的出血，反而促进栓塞自愈。如果出血量使人担心，或长期贫血，则应手术。如果交通性血管瘤位于易频繁损伤感染的部位，随时有出血的可能，并且止血困难，应尽可能早期手术切除。

血管瘤的疗法很多，但对肛门血管瘤疗效都不满意并且都有严重危险。常用的硬化疗法局部注射可引起出血。一旦发生出血，由于括约肌不断强烈收缩，又有频繁排便，出血得不到安静止血，给患儿造成威胁。各种硬化治疗都可能形成溃疡或瘢痕狭窄，但同时又有残余血管瘤的可能,扩张时或便秘时都可能引发出血。问题是小儿肛门出血不能自停时,处理非常困难。其他如电凝、冷冻、激光、外敷药物等都有同样的危险性。所以最好的办法是保护局部,避免潮湿、摩擦、感染,等待自愈。如果2年仍然不愈,或有过出血史及出血的威胁,为了根本解决问题,最好用手术疗法。

B1 手术方法　手术本身就有可能发生大出血的危险,即使是很小的血管瘤也必须有充分准备,即:①定位诊断要明确,特别是直肠外血管瘤。②全麻下,开通静脉。手术开始前插导尿管,填塞直肠严紧,以防大出血时直肠内积血,干扰手术。手术原则是先切黏膜部分,充分可靠止血后再切除皮肤部分。手术方案视具体情况而定。

C1 非交通性、肛门口牵开可以看全的黏膜病变　仰卧截石位,多条牵引线牵开肛门,充分显露血管瘤。在血管瘤上方正常黏膜处作3～4条牵引线,将瘤提起。在瘤上极处用针状电刀低电压切割,随时用双极电刀止血,避免伤及深层组织。缓慢将肿瘤及部分黏膜切除至皮肤交界处,用可吸收性细线密缝黏膜缺口。仍用针状电刀如上法切除皮肤部分的血管瘤,如果皮肤缺损太大,则行皮瓣转移。不可使肛门口附近缝合有张力,以防术后出血处理困难。如果肛门牵开不够充分,或术中发现黏膜切口需上延,可以切断括约肌以扩大切口视野。术后可缝可不缝,不缝对感染或出血反而有利。

C2 交通性或较高位病变　必须先显露直肠以保安全。俯卧尾路切口或仰卧截石会阴切口均可。充分显露直肠后,同时注意直肠外血管瘤。在血管瘤上方,环直肠外置一纱线止血带,随时准备扎紧直肠止血。因直肠壁内侧支循环非常丰富,常与血管瘤有交通。如有直肠外血管瘤,则先分离切除止血,然后在正常直肠壁作切口,探查直肠内,如前法切除血管瘤,缝合黏膜及直肠壁。缝合尾端或会阴部切口,留橡皮引流。最后切除皮肤血管瘤,也如上法。必要时行皮瓣转移。

B2 肛门血管瘤出血的治疗　由于括约肌的存在,局部活动不能控制,并且小儿又不能合作,除黏膜表浅出血外,都难处理,也常反复出血不停。尽管出血量可能不大,但也常致贫血。如果是术后出血,则更引起家长及医生的焦虑,处理不当可造成严重后遗症。所以,一般小量出血,只要无痛苦,不影响排便护理,无贫血,可先观察,保持会阴清洁干燥,等待自愈。如有大出血(一次鲜红血10ml以上)则应尽快手术处理。企图保守疗法,多属浪费时间,增加痛苦。小儿肛门手术必须全麻以保证安静。止血手术的基本原则是彻底切断括约肌,可以充分牵开肛门,直视下用各种合适的方法止血。黏膜创面可以用吸收线松松缝合。括约肌不能缝合,待其自愈。当时可用细纱布暂时填塞肛门,协助压迫止血。同时可插肛管及尿管引流,避免患儿排便排尿用力,24～48小时后拔除。

B3 特殊血管瘤的治疗　一般远离肛门的各种血管瘤治疗原则与体表任何部位血管瘤无区别。女婴外阴草莓样血管瘤可用适宜之硬化疗法,但阴道血管瘤最好等待自愈,以防治疗后阴道狭窄。男婴阴茎龟头血管瘤也应积极用硬化疗法尽早消灭,阴囊、会阴皮肤葡萄酒癍可用光敏疗法激光治疗。

最严重的情况是肛门内外及四周全部为血管瘤,特别是间杂有交通性血管瘤,随时有出血及致命的危险。手术也可能有致命性大出血的风险。无论现时有无出血迹象,明确病理解剖诊断后不可拖延。液显性 MRI 及髂外动脉造影盆腔血管成像常为必要。如果确有随时大出血的可能性,治疗方案不外 3 种:①准备手术,先调理排便,长期等待自愈或部分自愈。②乙状结肠造瘘,保证肛门休息,等待自愈,或逐步硬化疗法。③临时发生大出血,根据事先诊断,经直肠镜填入大量纱布绷带(可浸盐水、抗菌药、止血药)压紧止血。行乙状结肠造瘘,如条件许可,暴露直肠(不能从腹腔暴露),必要时可考虑切除部分直肠,将直肠封闭。以后择期逐步硬化及切除肛门皮肤血管瘤。肛门周围必须为有弹性的正常皮肤,以便与肛门肠管吻合。

总之,肛门血管瘤一般长期毫无症状,对现实生活无影响,似乎是小病,并且多可自愈,因此常被家长及医生所轻视。从外表看来,一个皮外小瘤,手到病除,万一发生问题很难使人接受。肛门血管瘤不同于一般血管瘤,治与不治,医生都有责任使家长了解患儿的具体病理解剖诊断,为必要时治疗作准备。

19.9.2 肛门会阴淋巴管瘤

从胚胎病理学看淋巴管瘤与血管瘤是同一来源,都是毛细管发育紊乱,形成管腔汇集。与血管连通就是血管瘤,与淋巴管连通就是淋巴管瘤。但是淋巴管内无血栓形成所以很难自愈,当然也无出血的危险。淋巴管瘤对孩子除外形不美观外只有感染问题,一般问题也不严重。因此肛门会阴淋巴管瘤在处理上无特殊性。

19.9.3 肛周血管扩张

A1 定义

小婴儿排便时肛门口一周出现几个豆大的青色软疱,无任何感觉,便后自然消失。是小儿年龄时局部静脉暂时扩张现象。不同于血管瘤,有固定的先天病理变化;也不同于痔,有不可恢复性静脉曲张。严格来讲,肛周血管扩张不是病,只是暂时现象。

A2 原因

排便用力憋气使痔静脉受阻而膨胀。少数婴儿因肛周纤维弱并且排列不匀,膨胀而软弱的静脉受到肛周纤维结构的影响,使部分血管自纤维间隙中突出如痔核。不用力时压力降低,血管恢复原状。年龄增大后纤维结构严密,部分血管突出现象消失。一般很少超过 3 岁,以后至少到青春期前,从无此现象,也无痔的发生。成人痔患者也罕能问出婴儿时肛门周围有类似情况的病史。

A3 临床表现

小儿排便时偶然发现肛门口周围皱纹中有豆样肿包,直径约 0.5cm,青色,柔软。有时只有 1~2 个,有时 3~5 个同时出现。如果患儿患有便秘,则只有便秘症状。此外患儿无任何感觉,从无出血或擦屁股痛。排便结束时肿包立刻自然缩回,排便姿势下用力时又可显出。

A4 治疗

患儿毫无感觉,长期也无变化,绝对不需任何治疗。

19.10 直肠脱垂

在我国,原发性直肠脱垂(rectal prolapse)在 20 世纪 50 年代以前多因为营养不良,长期腹泻,逐渐形成习惯性脱垂。多见于学龄前年龄段的儿童。随着人民生活水平的提高,卫生条件的改善,此症目前无论在城市或乡村都已少见。

A1 定义

直肠自肛门口翻出,可长可短,除外形变化外无其他症状,称为原发性直肠脱垂。

A2 分类

B1 临床分类

C1 按发生的情况可分 3 种 ①偶发性直肠脱垂:偶尔用力排便使直肠脱出,便后多自然回复。②习惯性直肠脱垂:每排便必脱出。③持续性直肠脱垂:永远有部分直肠黏膜外翻,送回马上又脱出。

C2 按脱出部的还纳复位情况又分 2 种 ①可复性直肠脱垂。②嵌顿性直肠脱垂。

C3 按病理解剖也可分为 3 型 ①直肠黏膜脱垂。②直肠全层脱垂(滑行型直肠脱垂)。③直肠反折脱垂(套叠型直肠脱垂)。

B2 病理类型

C1 直肠黏膜脱垂 直肠末段水肿的黏膜受到排出力的压迫有向下移动的趋势,逐渐使该部黏膜拉长并与黏膜下疏松组织分离,从而使冗长的黏膜排出肛门以外,并且形成恶性循环。平时受括约肌的保护,冗长肥厚的黏膜隐蔽在括约肌以内,排便时必然脱出,成为习惯性直肠脱垂。如果肛门或括约肌作用受到破坏,黏膜长期暴露于肛门以外,则脱出部可有水肿、出血、慢性炎变及息肉增生。

C2 直肠全层脱垂(滑行型直肠脱垂) 水肿肥厚的黏膜受力下垂时,带动直肠壁肌层一起下移,逐渐与直肠壁外疏松组织分离,破坏了直肠的悬吊固定结构,下滑而脱出。直至直肠壁全部翻出,使肛管齿状线与其上的直肠黏膜完全暴露。如果每次脱出长度基本一致,远端肠壁反折处形成水肿肥厚硬环,成为套叠的起点,每次排便都在该处反折脱出而成为习惯性直肠脱垂。

C3 直肠反折脱垂(套叠型直肠脱垂) 套叠型直肠脱垂与滑行型直肠脱垂的病理区别主要在直肠周围的悬吊固定结构是否损坏。滑行型直肠脱垂是以悬吊固定破坏为主;而套叠型直肠脱垂则以直肠水肿肥厚环的形成为主,直肠周围悬吊固定结构基本正常。因此直肠下部不能翻出,肛窦与齿状线以上黏膜保持原位,脱出之直肠与肛门环之间形成一圈深沟,与滑行型直肠脱垂截然不同。另外套叠型直肠脱垂也有肠套叠的特性，一旦起点诱发套叠以后，近端肠管可以不受起点的限制，继续套入翻出，以至乙状结肠也被翻出很多，甚至发生绞窄坏死。

A3 病因与发病机制

B1 诱因 小儿直肠脱垂常见原因为长期腹泻、便秘或寄生虫(蛔虫、蛲虫)刺激；或见于营养不良、久病之后；卫生条件太差，便溺未清洁；长时间蹲位排便或坐盆太低使盆底肌疲劳麻木而失张力。

B2 素因 主要是小儿时期的解剖特点。肛门直肠前倾角及骶骨窝较直，使腹压沿直肠轴直线压入肛门口。盆底肌及括约肌较弱，不能牢固保护直肠肛门的位置与肛门关闭能力。直肠黏膜水肿肥厚环本是反复直肠脱垂的后果，继而成为习惯性脱垂的素因。偶见直肠息肉作为素因引起继发性直肠脱垂。直肠周围纤维组织薄弱也可视为悬吊固定不良的素因。

B3 神经因素 直肠脱垂与肌肉活动有关，也属于神经反射过程。特别是对盆底肌、外括约肌的慢肌收缩与张力的控制，主要受直肠周围神经纤维与阴神经的互相调节，也和排便生理一样受脊髓、大脑等各级神经元的控制。任何原因引起阴神经功能减弱或盆神经功能亢进，则慢肌舒缩失调，都可成为直肠脱垂发病机制的重要环节。

A4 临床表现

小儿原发性直肠脱垂除局部表现外并无其他症状。局部表现除不同程度的直肠外翻脱出肛门口外，一般也很少见有出血或疼痛。小儿直肠脱垂时偶有哭闹，多系因惊怕所致。局部表现依各种类型而有不同形式。

B1 偶发性直肠黏膜脱垂 最为常见。只有直肠黏膜自肛门口翻出，约2~4cm长，可于粪便排出前、排出中或排出后翻出。一般于便秘排便困难时脱出，平时排便并不脱出。脱出的黏膜有水肿充血，偶有轻微渗血。摸之很软，无压痛。便后多可自然缩回，或立位时缩回。少数需用手纸轻轻压回。

B2 习惯性直肠黏膜脱垂 常见于慢性腹泻或便秘患儿。每次排便必然脱出，脱出物也只是黏膜，与偶发性直肠脱垂一样。但因习惯性脱垂属于慢性长期病变，脱出之黏膜远端反折部常可见多发性小息肉，系因慢性刺激的炎性变化。全身或局部也均无痛苦症状。习惯性直肠脱垂一般是蹲位即脱出，立位自然缩回，或擦屁股时轻轻压回。

B3 持续性直肠黏膜脱垂 长期排便不正常使括约肌失灵或神经损害、先天或后天肛门皮肤及肌肉损害等，使直肠黏膜平时即保持外翻，或压回后马上又翻出。括约肌失灵或神经麻痹者有时立位时可保持不脱出，但稍一用力则立即脱出。一般常合并有微量出血及小息肉，当然还有原发病的固有症状。

B4 直肠全层脱垂 脱出较长，约5~10cm。多为习惯性，每次排便必然脱出。便秘者便前先脱出，腹泻者便后立即脱出。一般也无明显出血或疼痛，但便后多需用手纸按压送回。脱出之肠管摸之有肠壁弹性感，翻出之黏膜包括肛窦齿状线全部连续翻出，有整齐的横纹皱襞，黏膜面上可见较大的玉米粒状淋巴滤泡等直肠黏膜结构。

B5 直肠反折脱垂   系指直肠在盆腔内自身套叠而后脱出,所以脱出部可长可短。脱出的黏膜为直肠黏膜,与肛门黏膜间有一反折沟,肛窦不可能翻出。即使脱出外露部分很短,摸之也有直肠壁弹力感,与直肠黏膜脱垂不同。盆腔内直肠反折处可高可低,脱出之肠管可以是乙状结肠,但套叠的鞘部必须在直肠下部,才不至于发生绞窄性肠梗阻(真性肠套叠)。除直肠脱垂的外形外,无其他症状。一般直肠反折脱垂排便后能自然复位。但是,不排除部分复位而遗留慢性部分性肠套叠,随时反复脱出。

B6 嵌顿性直肠脱垂   一般讲,直肠脱垂都能自由还纳复位。偶尔因脱出太多或脱出时间太长,长时间压迫水肿而致不能还纳,成为嵌顿性直肠脱垂。脱出部肿大变紫变黑,有渗血。此时患儿可有腹痛、肛痛及低热,精神不佳。直肠壁全层脱垂嵌顿比较多见,黏膜脱垂同样可以发生嵌顿。晚期忽略的病例可以发生脱出部坏死脱落,发生严重感染。即使侥幸愈合,以后发生瘢痕狭窄甚至直肠梗阻。

A5 诊断与鉴别诊断

B1 诊断   主要靠患儿感觉的描述及肛门外观与检查。然而不同类型的治疗要求不同,因此必须做到分型诊断与鉴别诊断。必须了解脱出的过程,包括何时脱出、何种姿势、如何还纳,以及发病时间长短与轻重趋势。具体诊断只能根据局部检查。首先靠观察,脱出之黏膜纹理杂乱多为黏膜脱垂,平整则常为直肠壁脱出。色黯黑有渗血为嵌顿。戴手套轻摸脱出直肠之厚度与弹性,再查肛门口环是否有深沟,以区别套叠型直肠脱垂。必须要求患儿合作,对幼小不能合作的患儿应取仰卧截石位,由母亲或助手护住头部同时双手紧握两腿,尽量弯向腹部固定,使会阴及肛门向上充分显露,便于检查。如果检查时脱出部分已缩回,则必须做直肠指检,以探查残余套叠或水肿肥厚之黏膜环及小息肉。检查不能定论者,则应考虑直肠镜检或钡灌肠造影检查。B超及MRI为无创性检查,价较贵而效不高,很少推荐。

B2 鉴别诊断   首先要排除肠套叠自肛门脱出,特别是婴儿首次发病。婴儿急性肠套叠以全身病态为主,多以疼痛、哭闹、便血突出。只要想到肠套叠,进行腹部及直肠指检不难诊断。然而大孩子慢性肠套叠自肛门脱出,特别是恶性肿瘤继发肠套叠,无肠梗阻症状而有排便不正常史,更易误诊为直肠脱垂。仔细进行直肠指检,特别是盆腔双合诊多能确诊,直肠镜检及病理活检常为必要。青少年内痔脱出也有可能误诊为直肠脱垂。小婴儿肛周血管扩张等,多因家长误解而以直肠脱垂就诊,医生很少误诊。

A6 预后

本症无症状,无痛苦,影响生活不明显,并且基本上是自限性疾病,愈后也不留后遗症。近年来生活条件、卫生条件提高,发病率大幅度降低,严重病例罕见,自愈率更高。治疗方法也有进步,而且疗程也明显缩短。然而也不排除仍有个别患儿发生嵌顿坏死等一系列合并症,包括直肠周围感染、盆腔感染、腹膜炎,甚至因败血症而死亡。局部坏死脱落也可能发生出血。黏膜大量脱落以后瘢痕挛缩,发生严重(长段)直肠狭窄。如果是套叠型脱垂嵌顿坏死,则可能使直肠断裂回缩发生严重狭窄,严重者影响生命,治疗亦很困难。但目前小儿外科水平都能得到满意的疗效。

A7 治疗

本症历史上曾是小儿多发病,危害多年,世界各地经验很多,因此疗法也很多。

B1 等待自愈 一般说来,小儿直肠脱垂多是暂时性的,多数在几个月或一两年内自愈。然而事实上每个家庭也都在自己设法治疗,虽不规范,但基本精神是减少脱出次数,缩短脱出时间,控制脱出长度。每天监督孩子排便,随时指挥,甚至有的妈妈不惜用手捏拢孩子的肛门,以控制排便力度。偶尔脱出的病例多可自然痊愈。

B2 体位疗法 医院的等待疗法多建议体位疗法。高盆排便,把便盆垫高,坐下后使肛门位置比膝盖稍高。或立位弯腰劈腿排便,甚至仰卧劈腿排便。小婴儿母亲"把"孩子时尽量使腹股角度加大几乎180°,两腿尽量外展劈开。同时保持粪便不干燥,顺利排出。如遇便秘,则使用开塞露,避免排便用力。一般习惯性脱垂2个月不脱出,多可不再脱出。但须注意避免用力排便(必要时用开塞露)至少半年,以防复发。

B3 药物疗法 内服润肠药如液状石蜡等。中药缓泻润肠加补中益气,调理排便控制能力。用香馨药外敷肛门,刺激肛门收缩力。用药得当能缩短疗程,并能改进消化功能。

B4 针灸疗法 与药物疗法原理一样,用针刺调理肠活动功能,刺激训练括约肌收缩,同时配合其他疗法。对孩子还能起到心理治疗作用,提高患儿自控能力与意志。

B5 注射疗法 一般用于严重病例或上述方法一个疗程后无进步的病例。按脱垂的病理一般有两种方法:一种是注射硬化剂,如50%液葡萄糖、30%盐水、2%鱼肝油酸钠等黏膜下注射或直肠周围注射,防止黏膜或直肠滑脱;另一种是封闭直肠周围神经,改善控便肌肉的保护能力,常用药物为1%普鲁卡因、98%乙醇或10%明矾等,注射于直肠两侧结缔组织各1～2ml。必须强调体位疗法配合,争取2个月不脱出。

B6 手术疗法 只用于持续性脱垂或较长的直肠滑行与套叠病例。

C1 紧缩肛门手术 在肛门外括约肌环外皮下穿一条金属丝或粗尼龙丝扎紧,使肛门口只容食指通过,可以避免直肠黏膜脱出。2个月后拆除。排便困难借助于开塞露。

C2 直肠悬吊手术 严重套叠型脱垂用各种非手术疗法后仍复发时常需悬吊手术。可以开腹将直肠两侧紧密缝合固定于骶前筋膜。也可从尾路暴露直肠,缝合固定于骶前。亦可以向直肠后间隙填塞碘仿纱布条,3天后拉出后自愈。

B7 应急治疗 直肠脱垂不能复位或发生嵌顿则需紧急治疗。

C1 复位法 首先使患儿安静,头低位卧床休息,保暖。5～10分钟后用温湿纱垫轻轻加压将脱出物渐渐送回。以后保持直立位将两臀用宽胶布拉拢2小时,或绝对卧床2小时。

C2 坏死处理 首先用针穿刺几个部位,观察有无红血渗出,以判断坏死部位。如果患儿情况好,可在原地切除坏死至正常出红血肠壁,边切边缝,在肛门外行肠吻合术。如果情况不好,则先纵切嵌顿之狭窄环,插入粗肛管引流直肠,情况好转再行切除吻合。如不见好转,则需紧急乙状结肠造瘘。

C3 脱垂创伤 指直肠脱出后受到机械性损伤,使直肠在肛门外穿孔,如患儿直肠脱垂时间较长,同时坐跌在锐利硬物上。过去农村偶有幼儿在田野排便,猪狗觅食误将脱出之直肠连同粪便一起咬去。发现后,首先保持患儿安静,如仍为排便姿势则继续保持排便姿势或蛙式卧位。全麻下辨清穿孔的反折双层肠壁,用巾钳或鼠牙钳固定脱出直肠不使缩回肛门。然后冲洗会阴及直肠内,用湿绷带填塞直肠。彻底消毒直肠内外,清创切除全部不健康组织,将正常出血活跃的肠缘互相吻合。如果污染严重,时间较长,为了避免术后感染吻合口裂开,应切断括约肌以利引流。如果穿孔部位太高,进入盆腔,直肠吻合后则应作乙状结肠造瘘。

19.11 小量无痛性便血

小儿小量无痛性便血最常见的原因是小儿直肠息肉(juvenile rectal polyps),其次是结肠直肠淋巴滤泡增生(lymphatic folliculosis)。都属于自限性疾病,1～2年内自愈,不留后遗症。然而,凡是慢性无痛出血,都必须引起重视,查清诊断。因为也可有恶性肿瘤的可能,拖延时间常失去挽救生命的机会。

19.11.1 小儿直肠息肉

小儿便血非常多见,绝大多数系直肠息肉所致。北京儿童医院门诊1964～1965年统计,经简单手法摘除小儿直肠息肉239例。近年来发病率大减,2000～2001年外科门诊就诊小量便血病例登记数为97例,而手法摘除不足50例。而外科门诊总数却比20世纪60年代增加了一倍。固然可能有不少患儿在基层治愈,只是查不到息肉的患儿才转到北京儿童医院,但也不排除社会经济水平提高,小儿饮食内容的改变对本症发病的影响。

A1 病因

直肠息肉可发生于任何年龄,北京儿童医院1964～1965年统计病例中最小年龄为10个月龄,发病最多的年龄段为3～6岁。因此我们对本症发病的病因形成一个粪便残渣刺激直肠引起慢性发炎的炎性息肉假说。婴幼儿时期因局部免疫的发展,结肠包括直肠的黏膜下淋巴滤胞增生。此时正是小儿食谱变换阶段,逐渐使用成人难以消化的粗糙食品如整粒玉米、芝麻,甚至包括一些果核、糠皮。这些坚硬残渣出现在小儿粪便中,难免损伤黏膜,特别是增生的淋巴滤胞。轻微的损伤引起慢性发炎;个别较大的创面肉芽增生而形成肉芽肿,就成了息肉的基础。

A2 病理

简单之肠息肉(单发或两三个散在性)与肠息肉症(多发或绒毛型)在病理解剖上有其相似之处,但临床上则此二症显然不同。肠息肉症多继发于慢性感染,息肉数目常多至数百,且有恶性变之趋势。本文所述则均系简单之肠息肉。

小儿直肠息肉(原称青年息肉)以肉芽组织、瘢痕组织及肠黏膜增生之之瘤样组织组成,其表面多有感染、糜烂等慢性炎症改变。息肉多生长在直肠、乙状结肠交界附近,并多见于后壁(因此处受力较多)。多为单发,少数为两三个大小不等者散在于直肠、乙状结肠附近。上述病例统计中曾有 18 例有两个以上息肉者。同一时期我们选择了 100 个完整的息肉标本,包括 10 例镜检切除的带蒂息肉,每个息肉作 5 个矢状面切片,共 500 个切片。从不同切片所见,我们认为息肉之初起均为广基的(无蒂的),因肠蠕动之作用渐将息肉下推,而将其附着之肠黏膜拉长成为不同粗细长短之长蒂,息肉与蒂之间仍然保持原来的黏膜创面与肉芽组织间的界线。可以在带蒂标本切片中见到此界线,蒂中可见小血管而界限外息肉中无血管结构。因此当摘除(或自然脱落)后很少出血,而切断长蒂处理不当则常致大出血。摘除息肉保留蒂不作处理,自其蒂部复发之机会很少。上述病例中曾有 10 例在息肉摘除后仍有便血或在短期内出血复发,按其复发时间及再发现息肉之位置,均不能证明系自原处复发。恶性变趋势可不必考虑,500 个切片及几十年观察,无论在临床上或病理检查上均未发现可疑。

A3 转归与预后

小儿直肠息肉对小儿健康影响不大。无痛苦,不影响生活;无贫血,不影响营养、生长、发育。无论治与不治,一两年内多可自愈。小儿直肠息肉发生率很高,过去在小儿外科门诊每天皆可看到,而成人门诊则很难遇到一例。事实上直肠息肉患儿不可能在早年间均得到外科治疗。同时也有过几个患儿在已定妥手术日期后,未待手术息肉即已自然脱落而症状消失。因此我们推测,此症虽不经治疗,亦有自然痊愈之可能。可能因为息肉日渐增大,蒂日渐细长,终有一天被排便力量拉脱排出,或血管栓塞致息肉坏死而消失。年长后直肠黏膜强度增加,此种类型之直肠息肉不再发生。成人直肠癌患者中很少有小儿时期便血的病史。

A4 诊断

凡外貌健康之小儿有慢性无痛性大便带血,而无发热、腹泻或其他血液病症状者,均应考虑直肠息肉。直肠指检为最简单可靠的诊断方法,如能摸到圆滑柔韧且稍能活动之小瘤(一般为豌豆至杨梅大小),便可肯定为直肠息肉。高位息肉特别是长蒂大息肉有时也可因肠蠕动之推动或黏膜下垂而拖下至直肠,偶可在直肠指检时摸到。指检时需注意与粪球区别,粪球活动范围较广,在肠腔内游离而无与肠壁附着之处,用手指压之可使其变形。如能在灌肠或排便后再查,粪球应消失,息肉则更易查到。有时直肠壁后之淋巴结增大常被误诊为息肉,但用手指轻摸时(不加压力)则无边界完整清楚之球形感觉。在女孩有时可触到子宫颈或卵巢等,不可误为息肉。如果指检阴性,应检查大便、血常规以除外慢性痢疾、肠炎或其他出血性疾患,并可安排纤维结肠镜检查及钡剂灌肠造影(空气对比法),对高位息肉有一定的意义。在不少指检阴性患儿中,镜检、X 线造影等诊断方法均不能得到肯定诊断,仍不能排除直肠息肉的可能,但能排除很多更严重的肛肠疾病。

A5 治疗

治疗之目的主要在于早期停止便血,以保证小儿之健康,解决家长的担心,更主要的是肯定或排除其他恶性病变的可能。因此,治疗方法务必要求简单而安全,最好不比其自然脱落之危险性更大。

B1 手法摘除 术前不需洗肠,由护士及家人扶住患儿两腿呈截石位。戴橡皮手套(不是指套)并沾满润滑油,食指插入直肠,沿肠壁周围之各方向按顺序探查。摸得息肉后以手指末节将息肉对着肠壁按住,将其蒂部压断。手指保持稍弯,顺势将压下之息肉勾向肛门带出(图19-11-1)。凡能以手指触到者一般均能用此法摘除。一般可在3分钟之内完成手术,并不需要麻醉,不会引起痛苦。我们经常给小儿一两个小药瓶等礼物,同时有家人不断和他谈话以分散注意力,则可使患儿安静合作。常规手术后令患儿在候诊室再等待30～60分钟,然后令患儿排便。如果便血不多,则可回家,不需带药。如出血量大(20ml以上),则应将直肠镜(1cm直径为宜)插入直肠,使外口稍低,使积血流出。如仍有持续出血(动脉血),则可经直肠镜送入碘仿纱条、盐水纱条或棉球十数枚,轻轻填塞,回家等待自然排出,出血自止。大量出血者须在手术室内结肠镜直视下用大块纱布填塞。在上述20世纪60年代统计中,仅在前一阶段中发生过两次较大量之出血(各为100ml左右)。1例术后发现大量出血来本院急诊,仍用纱布填塞,并收容入院予以输血,观察一日而痊愈。另1例术后在家出血未经治疗而自愈。此2例均系息肉很大(直径1.5cm以上)而蒂细长者,拉出肛门后,将蒂用丝线结扎后剪断,估计残蒂缩回后结扎线脱落而出血。息肉较大而蒂很细者其中必有较大之动脉,因此术后至少观察半小时方可回家。回家后,如发现患儿有颜面苍白、出冷汗或自肛门有多量鲜血流出等情况,或患儿自诉腹痛时,均应即刻来院检查。

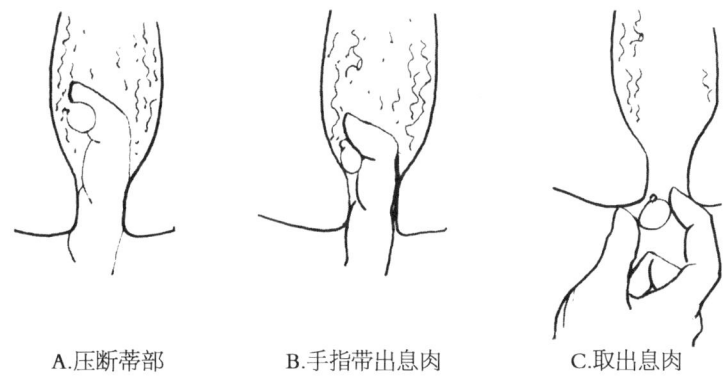

A.压断蒂部　　B.手指带出息肉　　C.取出息肉

图19-11-1　直肠息肉手法摘除

B2 结肠镜下切除 手法达不到的息肉在结肠镜直视下用双极电刀在蒂部烧掉。尽量避开正常黏膜,以免烧穿肠壁。短蒂或无蒂者可用套丝齐息肉基部拉掉。出血处可放几个棉球,或双极电凝止血。小儿用结肠镜必须在全麻下进行。

B3 手术切除 高位息肉引起肠套叠,高位巨大(直径2cm以上)息肉两三年无脱落趋势,或常有腹痛、贫血,都须考虑开腹手术。开腹前必须有确切的定位诊断,开腹后要系统顺序检查全部小肠和结肠。腹腔镜与纤维结肠镜联合手术对难以直视摘除之息肉可以减少手术探查的打击。但是,如果只是为了小量无痛性便血,这些措施都是得不偿失。

19.11.2 结肠息肉症

结肠息肉症又称家族性息肉症,也是以小量无痛性便血为主诉,但是严重性情况大不相同。本症属于常染色体显性遗传病,恶变率很高,几乎是100%。一般发病年龄较大,多在学龄时期,恶变年龄常在成人以后。

A1 病理

为多发性腺瘤,好发部位以结肠直肠为主,但从胃、十二指肠到肛门黏膜都可发生。数目很多,可从几百到数千。如同地毯花纹式排列,看不到正常黏膜。瘤体为分化不同的良性腺体组织,表面多有炎性变化,常伴有出血或血性分泌物。形态不规则,多为小球形。大小不一,直径从0.2~2cm以上不等,超过1cm的息肉常可见到癌细胞。恶性息肉以结肠为主,可集中连续分布在一段或全部结肠如地毯状,也可能集中、分散、间断分布于小肠、结肠各处。胃与十二指肠息肉不如结肠密集,很少见恶性。

有人认为胃肠道以外也可能同时存在有关联的病变,如同时发现骨疣的称为Gardner综合征,同时发现脑瘤的称为Turcot综合征。

A2 病因

近年来,从基因学研究发现第5对常染色体长臂上的5q有变异,系显性基因。患者与正常人结婚第二代可能有50%的发病机会。对无家族史患儿发病的解释则认为是基因突变,已在鼠类模型上得到证实。

A3 临床表现

学龄以前可能因为息肉很小,基本上无症状。病变发展到一定程度则出现小量无痛性便血或血性黏液。仔细注意与小儿直肠息肉的便血不同。直肠息肉只是粪便外沾有鲜红血液或便后一两滴血,很少合并贫血。结肠息肉症便血常与粪便混合,并且多有贫血;直肠肉息肉太多时可引发直肠脱垂;排便时可出现菜花样继发性脱垂。晚期患儿常有腹痛、腹胀及营养不良。

A4 诊断

凡有便血,无论多少,都应该进行检查,至少查大便及直肠指检。如能摸到多发性息肉,则诊断基本上可以肯定。直肠镜活检见到腺瘤样组织,则得到病理证实,发现恶性细胞更能诊断癌变。钡灌肠双重造影可以了解病变范围及分布情况。胃肠造影为了检查上消化道是否受侵犯。胃十二指肠镜检可以同时作部分较大息肉摘除。此外B超、CT、MRI等可更全面了解大体病理解剖情况,作为手术前准备,但一般多不必要。

Peutz-Jeghers综合征虽然也是家族性多发性息肉,但临床上与上述结肠为主的息肉症完全不同。无小量无痛性便血症状,息肉数量很少,一般不超过二三十个(100个以下不能诊断结肠息肉症),多分散在小肠,直肠内非常罕见。主要症状为口周黏膜多个小点状黑斑(图19-11-2)及偶尔腹痛,学龄小儿更多见以肠套叠急诊入院。多能发现同样疾病的亲属,但罕见恶变。

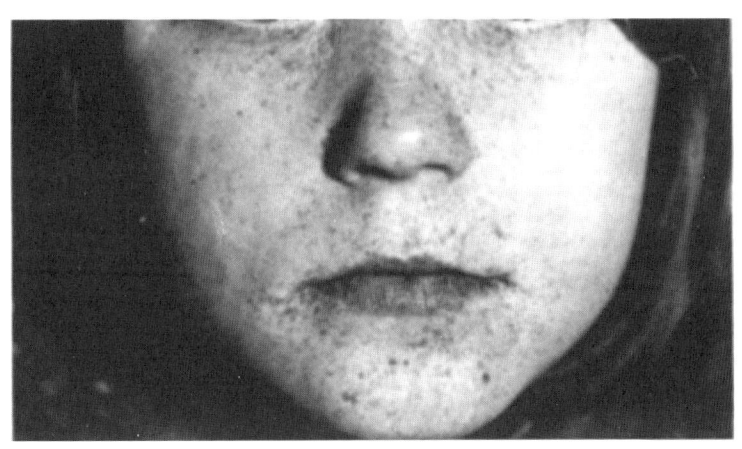

图 19-11-2　Peutz-Jeghers 综合征病口周黑斑

A5　预后

结肠息肉症的自然转归几乎全部变为恶性,只是时间早晚之别。极少数在学龄时期恶变,多数在二三十岁,甚至六七十岁仍可恶变死亡。恶变前症状不严重,对生活影响不大。恶变后身体情况急剧下降,腹痛腹胀,恶病质而死亡。目前手术效果尚不满意。基因疗法类的药物疗法有鼓励性报告,有待继续研究。

A6　治疗

传统疗法为手术切除,以后终身镜检随诊,每 3~6 月个检查一次,随时摘除复发息肉。由于本症范围很广,多主张全结肠切除,其余部位息肉只行局部切除。全结肠切除后可先行永久性回肠造瘘。如果身体条件好则多行 Soave 拖出手术,保留直肠原位不动,切除全部黏膜及息肉(包括肛门黏膜),将回肠自直肠肌鞘内拖出肛门作回肠肛门吻合。经过训练及药物调理排便功能,可以做到每日排便四五次无污裤。

有人主张回肠末端重叠后切通,做一贮囊,即所谓 J 手术(重叠 1 次)、S 手术(重叠 2 次)与 W 手术(重叠 3 次),重叠次数越多储存效果越好。但由于粪便滞留引起肠炎、梗阻、腹痛等合并症,同样降低生活质量,应该慎重评价。笔者个人宁愿做简单的 Soave 手术。

19.11.3　淋巴滤泡增生

不少小儿都有过偶尔一次的小量无痛便血历史。因为只是偶尔一次,常常不被家长注意,患儿本人也难追忆。但是也有小儿在一个时期内出血频繁或偶尔出血量较大,多次去医院检查,查不到出血病变。临床上无不适症状,也无明显贫血。过几个月渐渐自然痊愈。因为未能肯定病理,凭推论,认为是淋巴滤泡增生出血。

A1　病因

小儿免疫系统形成及成熟的过程中,婴幼儿时期出现结肠黏膜下淋巴滤泡增生,黏膜表面呈现为排列有序的玉米粒状的凹凸不平,成为易受损伤而出血的基础。随着小儿食谱变化,刺激性残渣机会增多,成为出血的直接因素。小儿免疫反应特别是过敏反应大致有4种表现,可因小儿不同体质(或称素质)而使某种表现突出,超出正常小儿表现的程度(正常反应应该不很明显)。常见的过敏体质有4种:①渗出性体质:表现为湿疹。②痉挛性体质:表现为肠痉挛腹痛或气管痉挛喘息。③出血性体质:如过敏性紫癜或偶尔小量便血及显微镜下血尿。④淋巴性体质:全身淋巴结增大或淋巴滤泡增生。因此患儿的体质可能是此类便血的素因。不同体质与具体基因的关系尚在探索中。

A2 病理

淋巴滤泡增大可能也有感染的关系,引起局部黏膜充血肿胀。粪便的刺激或是强烈的蠕动都可使黏膜渗血。尽管组织学上并无血管破裂,但也不排除偶尔一次真有血管破裂的可能。无论如何这种轻微损伤均能很快愈合不留痕迹。个别严重损害则可发展为慢性炎症,甚至发生息肉。一般来说,学龄以后肠黏膜变厚变强,滤胞问题也渐不突出,出血自然停止。淋巴滤胞增生本是正常生理发育过程,所以并不遗留任何病理改变。

A3 诊断与治疗

淋巴滤泡出血既然不是病理现象,又无症状,出血轻微(如单纯显微镜下血尿)不影响健康,所以谈不上诊断和治疗。但是必须排除某些可能危害健康的类似疾病,特别是排除恶性瘤的可能。直肠指检,血、尿、便常规,B超,钡灌肠双重造影显示除淋巴滤泡增生外全部阴性,则可明确诊断。不需任何治疗。纤维结肠镜检为创伤性检查,不作为常规诊断。为了心理治疗,短期可用一些止血药、补血药及调理粪便的药物。

19.12 会阴创伤

A1 早期处理原则

B1 处理休克 不查会阴。活动性出血也只盲目填塞,翻动会阴常使休克恶化。

B2 初步分类 ①会阴撕裂。②骨盆骨折。③骑跨挫伤。查髂骨翼有震动痛可诊断骨折。

B3 检查 情况稳定后按顺序查全身,最后再看会阴。必须脱掉鞋袜衣裤,小儿截石位,儿童蛙位。

C1 会阴 截石位。必须全麻,无菌操作。按阴囊(阴道)、肛门、直肠、尿道顺序检查。

C2 阴囊阴道 发现血肿或出血,应做床边X线及B超检查,注意骨盆骨折、耻骨骨折。

C3 肛门直肠 观察撕裂出血。直肠指检可摸到直肠穿孔、膀胱空满、周围血肿、括约肌收缩。

C4 尿道 压挤尿道注意出血。插8F尿管,注意阻力。几次旋转不能插入,则原位固定留置。如能顺利插入膀胱,注意尿量与血尿,原位固定尿管留置。女婴不能插入不勉强。

A2 应急手术

休克抢救无效或血压升而复降,同时发现明显骨盆骨折错位,应考虑骨盆大出血。即刻开腹探查,填塞止血。当然同时行有计划的全腹探查,必须深思熟虑,速战速决。

发现直肠或尿道损伤,当时不宜一期吻合(因糜烂、感染、血供不良),应及时行乙状结肠造瘘或膀胱造瘘。

骨盆骨折时应及时做悬吊牵引固定,避免疼痛、出血以及休克再发生。

A3 会阴撕裂伤早期处理

会阴撕裂伤包括直肠破裂,肛门裂伤,阴道、处女膜、尿道、阴囊等处的挫裂伤(图19-12-1)。其分级见表19-12-1。

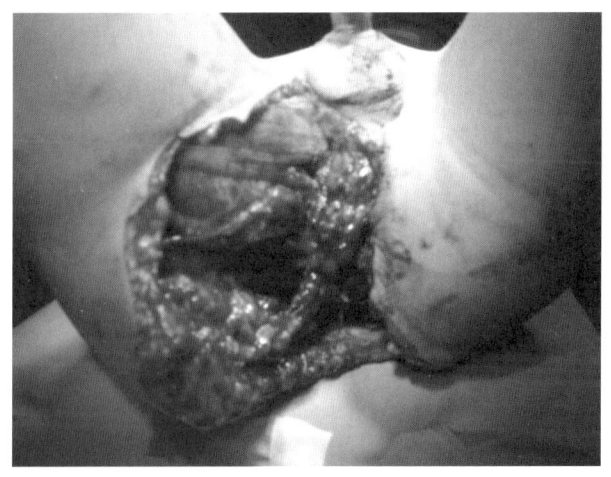

图 19-12-1　严重会阴撕裂

表 19-12-1　会阴撕裂伤分级

分级	临床分级	功能分级	解剖分级	包括器官
Ⅰ级	皮肤皮下	皮肤损伤	皮下撕脱	会阴、阴囊、阴茎、睾丸、阴唇
Ⅱ级	肛门括约肌	肌肉损伤	深筋膜撕脱	肛门、前庭、会阴体、括约肌
Ⅲ级	直肠尿道阴道	器官损伤	盆底肌撕脱	直肠、阴道、尿道、子宫、膀胱

目前分级很乱,罗列如上以供参考。

B1 皮肤皮下撕裂　因会阴部容易感染,如果创口复杂较深,则不易愈合。瘢痕较重使日后成形手术困难,所以初期扩创必须彻底,要切除所有不健康组织,特别注意失活力的皮下组织,必须切除至出血活跃处。宁可缺损不能缝合,遗留创面或肉芽面植皮。但是邻近肛门处及外阴必须保持完整,彻底扩创后,当时行皮瓣转移将肛门口及外阴修补完整。为了保证血供,剩余创面缝合不可勉强。

B2 括约肌盆底肌损伤　扩创后健康盆底肌膜尽量缝合,但括约肌原则上不缝,以利局部休息愈合。如果同时有肛门内穿孔缝合,完整的括约肌也需切断。黏膜下单纯一处横断括约肌,很快自然愈合。广泛盆底肌缺损特别是会阴体缺损,多应待3个月后择期修补。

B3 直肠肛门破裂　最好一期缝合。明确诊断后,填塞直肠、消毒、扩创。较高位直肠穿孔可经大口径直肠镜缝合,直肠周围置引流管,不缝括约肌。如果单纯直肠穿孔,无会阴撕伤,也须直肠外置引流管,皮下切断括约肌。对直肠破裂已有感染的晚期患儿,行直肠扩创缝合后切除尾骨,直肠后填塞开放引流。更严重者合并全身中毒症状,应同时行乙状结肠造瘘。表浅肛门裂伤,简单缝合即可。

B4 外阴阴道损伤　小儿阴道很小,扩创缝合都很困难,一般只在阴道内留置引流,不作处理。成年随诊发现都有不同程度的狭窄,并且处理困难。因此小儿时期仍应尽量争取一期缝合,可以劈开阴道一侧使阴道口扩大,用多个牵引线将阴道拉出,进行直视下扩创缝合(用可吸收细线)。处女膜损伤本无必要缝合,但是家长普遍有要求,即使没有正面提出,也留下终身遗憾。医生只是举手之劳,缝一针功德无量。外阴其他损伤都应该完整缝合,一般也无困难。阴蒂缝合时要注意防止尿道口狭窄。

B5 直肠外阴撕裂　如果只是会阴皮肤及黏膜撕裂,扩创缝合即可。如果括约肌会阴体断裂,则须及时缝合。但是缝合后必有张力,一旦感染必然裂开,因此充分扩创后须细线(6-0或7-0)密缝。皮肤外会阴体处加一张力缝线,万一感染,不致全部裂开。同时在肛门后黏膜下切断括约肌,使肛门完全松弛,以防会阴体裂开。如果仍然不幸裂开,则待创口愈合后1个月再行成形手术修补。不可企图及时二期缝合,很难不裂。会阴组织不多,反复破坏将更难修复。

B6 尿道断裂　骑跨伤所致尿道断裂一般会阴无伤口,只是尿道口有血排出,尿管不能插入。如条件许可,应争取一期扩创吻合。首先作耻骨上膀胱造口。截石位,会阴横(弧)切口。经尿道口及耻骨上造口各插一金属探子,引导寻找分离尿道远近断端,切除不健康组织。从尿道口插入细尿管为支架,可吸收细线(6-0或7-0)密缝吻合(最好在显微镜下)。小儿尿道很纤细,一针不整,则增加排尿阻力而致漏尿。缝合平滑满意,可以拔除支架管,只留耻骨上造瘘引流。如条件不足,不能完成上述标准的吻合,最好不动尿道,只做耻骨上造瘘及会阴部简单切开引流,等待准备好条件再行二期吻合。

如果同时有会阴撕裂,则看局部破坏情况。扩创后解剖清楚完整,应及时吻合。组织缺损吻合困难,暂时引流,择期吻合。缺损严重,则将远近断端各自就近行会阴及阴茎皮肤尿道造瘘,3个月后按尿道下裂方法重建部分尿道。

女婴尿道断裂回缩,必须及时吻合,同时作耻骨上造瘘。保留细支架管(粗管对愈合不利),愈合后及时扩张。

B7 撕裂广泛不整,器官损坏复杂　原则上先作乙状结肠造瘘及耻骨上膀胱造瘘,然后行一般扩创与引流。1个月后择期作逐个器官修复。初步扩创时,如条件许可,也可选择某处彻底扩创后一期修复。必须意识到严重创伤小儿即使一般条件好,也难耐受3个小时以上的手术,术后愈合能力与抗感染能力肯定下降,莫求侥幸。

B8 阴茎阴囊损伤 阴囊皮肤撕脱,暴露睾丸,只要未伤及睾丸,只把皮肤松解尽量缝合即可;如果伤及睾丸,应尽量保留并缝合皮肤。如果睾丸鞘内有血肿,使睾丸增大有张力,必须切开白膜放出积血减压。用三棱针刺几个孔,如有红血(动脉血)流出表示睾丸有生命力,缝合皮肤保护睾丸。如无红血,可以从睾丸蒂对侧矢状中线剖开,观察两剖面出血情况,同时取矢状面大切片送冰冻病检。只要有生机即应保留,不幸坏死感染伤口不愈再行二期切除。保留部分睾丸,即使不能生育对第二性征发育也有利。

阴茎损伤也必须尽量原位缝合。合并前尿道断裂尽量一起吻合,尿道内置尿管,阴茎加压包扎。如果睾丸或阴茎为离断伤,尽可能在显微镜下吻合动静脉,行同体原位再植。

A4 会阴撕裂伤晚期处理

B1 慢性窦道与肉芽面 会阴面积不大但器官很复杂,易损伤摩擦,多污染,又难护理。处理后一般愈合很快,但非常容易遗留慢性窦道,反复溃破经久不愈。慢性窦道定义尚不统一,临床上可以把伤口全面愈合后个别某点1周后不愈或愈而复发按慢性窦道处理。一般用圆头探针或丝状探子可以确诊,并可探知深度及方向。治疗以前须先考虑形成窦道的原因。常见原因大致有4种:①深部脓肿:皮下感染已愈合,遗留深筋膜下脓腔引流不畅。临床上称哑铃式脓肿。诊断可凭观察到每天脓液引流量与窦道容量不符,特别是换药时压迫周围有脓流出,超出窦道容量。插管造影或B超可能显示深层脓腔,但不易成功。治疗一般仍靠探针引导,边切边探逐步深入,直至敞开深部脓腔。②异物存留:创伤时有砂石、竹木屑、玻璃碴、棉纱、粪块等遗留在伤口深处角落,清创时未发现。必须敞开窦道清除异物。坏死筋膜、死骨和异物作用一样,同是无生命物质,必须去除。但是应该等待坏死组织与生存组织自然分离,自然脱出或手术去除。有时大片筋膜或大块死骨很难分离,则需扩大切口广泛切除至正常组织,二期缝合或开放引流。③特异性感染:如结核、真菌感染、梅毒以及其他引起淋巴肉芽肿的疾病,则要靠刮出标本病理检查或有关特殊培养确诊,然后给予针对性治疗。④瘘管:指窦道与有分泌功能的管腔相通。会阴损伤可以伤及直肠、阴道、尿道或者与先天或后天性囊肿相连通。可以于受伤时遗漏,也可能在治疗过程中发生。必须彻底关闭瘘管内口,切除瘘管。

由于窦道性质确诊有时较难,最后只能靠探针引导,边切边探。如果切开1~2cm深仍不到窦道尽头,也未发现深层脓肿或异物,暂时停止探查,填塞伤口。第二天从出脓点再插探针继续边探边切,直到窦道尽头。为了识别窦道尽头,探查前加压向窦道内注射亚甲蓝或碳素墨汁,切除全部染色组织。如果新鲜创面某处永远有着色小点存在,即为残余窦道。继续探查,直至发现病因,给予治疗。

慢性小片肉芽面经久不愈,绝大多数因为有窦道存在。轻轻刮除肉芽面,暴露平坦的纤维层(一般无痛也不出血),可以看到某点仍有残余肉芽,以圆头探针探查,多能发现窦道。如未发现,待肉芽生长后再刮再找。处理窦道后肉芽面自愈,否则植皮也不能生长。

B2 前庭直肠黏膜融合　女婴肛门与舟状窝相邻很近,会阴撕裂,阴道直肠黏膜容易愈合融为一片。愈合完整,不可能再恢复会阴皮肤原状。虽然对排便控制问题不大,但为了美观与清洁卫生,必须切除共同黏膜面,缝合会阴皮肤。为了避免术后感染裂开,会阴皮肤缝合前后两端各加张力线,2周后拆除。

B3 直肠阴道裂　会阴撕裂包括了括约肌、会阴体及直肠阴道下部。外表与黏膜融合相似,但直肠阴道间无括约肌及会阴体,则肛门不能关闭。由于肛门后方肌肉收缩,使直肠肛门外口推向前庭,融入阴道,阴道后壁缩短,使子宫颈下垂外露。直肠指检周围肌肉收缩能力活跃完好,则可行 H 手术,修复会阴体及会阴皮肤。如果周围无可利用的肌肉,则行肌皮瓣转移插入手术。

A5 骨盆骨折的处理

骨盆骨折常合并血肿、休克及后遗畸形。根据伤后情况进行必要的应急处理后,要考虑后遗畸形,女孩应注意骨盆狭窄与变形,男孩注意双下肢不等长问题。尽量避免错位愈合,重点治疗在伤后第 1 周内,用牵引方法使错位尽快达到要求。最好在 3~7 天完成,太早容易出血,太晚则难复位满意。复杂骨盆骨折必须尽早请骨科专家会诊。

(张金哲)

主要参考文献

1　张金哲,陈晋杰. 小儿门诊外科学. 2 版. 北京:人民卫生出版社,1999:158-169
2　张金哲. 现代小儿肿瘤外科学. 北京:科学出版社,2003,152-163

20 尿道下裂与阴茎下弯

尿道下裂(hypospadias)是泌尿生殖系常见的先天性畸形。由于前尿道发育不全而致尿道口位于正常尿道口近端至会阴部的途径上,多并发阴茎下弯。国外报道尿道下裂的发病率可高达125～250出生男婴中有1例。我国黄婉芬等在新生儿筛查中发现2257个男婴中有7例尿道下裂(3‰)。北京儿童医院自1972年8月成立小儿泌尿外科组迄今30年来共收治首诊尿道下裂患儿约2000例,占小儿泌尿外科收治患者的30%。

A1 病因

在胚胎期因内分泌异常或其他原因导致尿道沟融合不全时形成尿道下裂。由于尿道沟是从近端向远端闭合,所以尿道口位于远端的前型尿道下裂(尿道口位于阴茎头、冠状沟或阴茎体前段者又称前型尿道下裂)所占比例大。外生殖器发育依赖双氢睾酮的调节,双氢睾酮是睾酮经5α还原酶的作用转化而成。任何睾酮产生不足或转化成双氢睾酮的过程出现异常均可导致尿道下裂等外生殖器畸形。母亲在孕期应用雌激素亦有致尿道下裂的危险。有作者报道尿道下裂患儿的性激素水平低于正常人,认为尿道下裂是全身内分泌异常在外生殖器的表现。尿道下裂的发生有明显的家族倾向,有报道8%的患者父亲及14%的患者兄弟中也有尿道下裂,可能与遗传基因有关。

A2 临床表现

B1 体征 典型的尿道下裂有以下3个特点:

C1 异位尿道口 尿道口可出现在正常尿道口近端至会阴部尿道的任何部位,其远端为未融合的尿道板。部分患儿有尿道口狭窄。

C2 阴茎下弯 即阴茎向腹侧弯曲。尿道下裂伴有明显阴茎下弯只占35%,而且多是轻度下弯。按阴茎头与阴茎体纵轴的夹角将阴茎下弯分为:①轻度:夹角小于15°。②中度:夹角为15°～30°。③重度:夹角大于35°。后两者在成年后有性交困难。导致阴茎下弯的原因有尿道板纤维组织增生,阴茎体尿道腹侧皮下组织各层缺乏及阴茎海绵体背腹两侧不对称。

C3 包皮的异常分布 阴茎头腹侧包皮因未能在中线融合,呈 V 形缺损,包皮系带缺如,而阴茎头背侧包皮呈帽状堆积。

B2 分型 尿道下裂依尿道口位置可分为 4 型(图 20-1):①阴茎头、冠状沟型:约占 50%。②阴茎体型:占 20%。③阴茎阴囊型。④会阴型。后两型共占 30%。

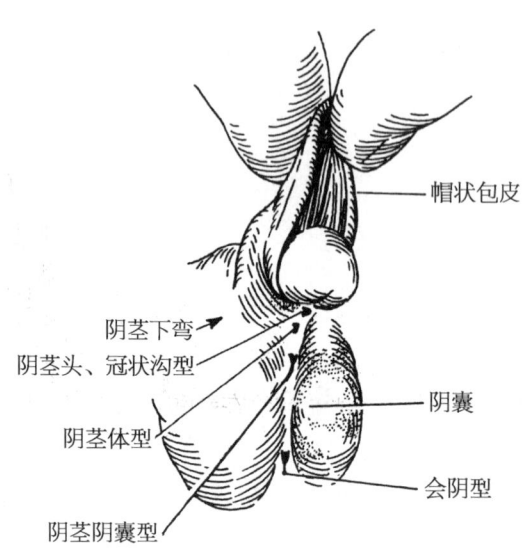

图 20-1 尿道下裂的类型

由于阴茎下弯的程度与尿道口位置不成比例,有些前型尿道下裂却合并严重的阴茎下弯。为了便于估计手术效果,Barcat 根据阴茎下弯矫正术后尿道口退缩的位置来分型的方法(图 20-2)被很多医生接受。

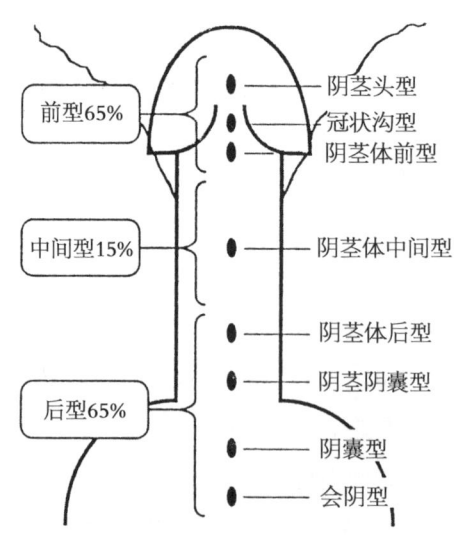

图 20-2 Barcat 根据阴茎下弯矫正术后尿道口退缩的位置所做的尿道下裂分型

A3 伴发畸形

尿道下裂越重,即尿道口位置越接近会阴部,伴发畸形的概率越高。

B1 腹股沟斜疝和睾丸下降不全 各占9%。而阴茎阴囊型和会阴型尿道下裂中有30%并发睾丸未降。

B2 前列腺囊 可能是副中肾管退化不全的遗迹。在重度尿道下裂中,发生率可达10%~15%。它开口于前列腺尿道后方,可并发结石、感染(如附睾炎),也影响插导尿管。B超作为初步检查方法可见膀胱后有囊性阴影,并可经排尿性膀胱尿道造影清楚检出。小的前列腺囊如无症状可不处理。大的前列腺囊特别是并发感染出现附睾炎时应手术切除,手术入路有经耻骨及膀胱三角区、会阴、直肠后矢状位,以前一种方法暴露最清楚,损伤小。有些病例的输精管开口于前列腺囊或与其粘连紧密,就不可避免地会损伤输精管,故无症状时不必作预防性切除。

B3 上尿路畸形 肾脏的胚胎发育早于外生殖器,故尿道下裂伴发上尿路畸形机会不多,约有1%~3%的发生率,如伴发肾积水、肾母细胞瘤等。

B4 其他畸形 少数患者合并肛门直肠畸形。也有患者合并阴茎阴囊转位、阴茎扭转、小阴茎及重复尿道等。

A4 诊断及鉴别诊断

尿道下裂合并双侧隐睾时要注意有无性别异常。检查包括:①查体:观察患者的体形、身体发育、有无第二性征。外生殖器检查有无阴道,触摸双侧睾丸质地、体积。②检查染色体。③尿17酮类固醇测定。④根据上述检查仍不能确定性别时,应探查腹腔或腹腔镜检查性腺的大体形态及病理组织学活体检查以确定性别。常见的性别异常有:

B1 肾上腺性征异常(女性假两性畸形) 因肾上腺皮质增生引起。外生殖器检查可见阴蒂增大如尿道下裂的阴茎,但摸不到睾丸。多伴有尿生殖窦残留,其开口前方与尿道相通,后方为阴道。性染色体为46XX。尿17酮类固醇排泄量增加。

B2 混合性腺发育不全 一侧为睾丸,另一侧为发育差的原始混合性腺。阴茎外观为尿道下裂。染色体为45X/46XY嵌合体。腹腔内有输卵管、子宫。

B3 真两性畸形 外观为尿道下裂合并隐睾。50%以上性染色体为46XX,少数为46XX/46XY嵌合体。性腺多在腹腔内,兼有睾丸、卵巢两种成分。

B4 男性假两性畸形 性染色体为46XY,性染色质阴性。但内外生殖器发育不正常,外生殖器可表现为全似男性或全似女性。

A5 手术治疗

尿道下裂各型差异很大,迄今已发表的尿道下裂手术修复方法多达300余种,目前仍不断有改进或新术式问世,故至今尚无一种能完全统一或应用于各型尿道下裂的术式。无论应用何种术式均应达到目前公认的治愈标准:①阴茎下弯完全矫正。②尿道口位于阴茎头正位。③阴茎外观接近正常,能站立排尿,成年后能进行正常的性生活。手术以1岁后为宜,至少应于入幼儿园或入学前完成,以解除家长及小儿的精神压力。如小儿阴茎发育差,术前须用绒毛膜促性腺激素(HCG)。尿道成形术后1年内最好不用HCG,以免因阴茎勃起促使尿瘘发生。

B1 手术方法的选择　一般依据手术医生的经验及尿道下裂有无合并阴茎下弯来选择。

C1 无阴茎下弯或经阴茎背侧白膜紧缩能矫正阴茎下弯的尿道下裂

D1 阴茎头、冠状沟型尿道下裂　尿道口前移,阴茎头成形术(MAGPI)。

D2 冠状沟、冠状沟下及尿道口位于阴茎体前1/3的尿道下裂　尿道口基底翻斗式皮瓣术(Mathieu术式)。

D3 阴茎体、阴茎阴囊型尿道下裂　加盖岛状包皮瓣尿道成形术。

D4 尿道板切开,卷管尿道成形术(Snodgrass术式)。

C2 有阴茎下弯的尿道下裂

D1 横裁岛状包皮瓣尿道成形术(Duckett术式)　熟练掌握手术技巧后,手术成功率可达70%～80%以上。即使术后并发尿瘘也易修复。

D2 阴茎背侧白膜紧缩　经基础研究及临床观察,有相当一部分尿道下裂的阴茎下弯并不是因尿道板的纤维组织所引起,经过阴茎背侧白膜紧缩,不需切断尿道板能矫正阴茎下弯。如不能充分矫正阴茎下弯时,仍以切断尿道板,作横裁岛状包皮瓣尿道成形术为宜。

D3 分期尿道成形术(Denis Browne术式)　目前被一期手术取代,但仍有使用价值,适用于阴茎下弯已矫正或长段尿瘘病例。

D4 阴囊中线皮肤岛状皮瓣法　适用于包皮、阴茎皮肤少,阴囊纵隔发育好的病例。其缺点是阴囊皮肤长毛发,远期有发生结石的可能。此外如翻转的皮瓣有张力,如退缩则形成胡萝卜样上细下粗、形态臃肿的阴茎。

D5 游离移植物(如膀胱黏膜、颊黏膜)代尿道　由于尿道无固定血供供应,容易并发尿道狭窄。适用于多次手术后阴茎局部无足够修复材料者。

尿道下裂手术方法很多,各医生应结合患者特点及自己对术式的理解和经验来选择手术方法。虽然目前多用一期手术,但遇阴茎发育差并伴阴茎阴囊转位或及双侧隐睾的会阴型尿道下裂仍可考虑二期手术。

B2 几种常用的尿道成形术术式

C1 尿道口前移,阴茎头成形术　尿道口前移,阴茎头成形术(MAGPI,图20-3)是由Duckett于1981年介绍的。

D1 适应证　无阴茎下弯的阴茎头型、冠状沟型尿道下裂。阴茎头舟状窝发育好、尿道口小的病例术后外观更加满意。远端尿道无尿道海绵体包裹的膜状尿道病例不适于该术式。

D2 术前准备　如有包皮与阴茎头粘连或包皮垢形成,应先分离包皮。术前用苯扎溴铵或硼酸水清洗阴茎3～7天。手术前一天用2%肥皂水灌肠通大便。

D3 手术步骤　阴茎头吊牵引线。阴茎头舟状窝处、尿道口远端作0.3cm纵切口,

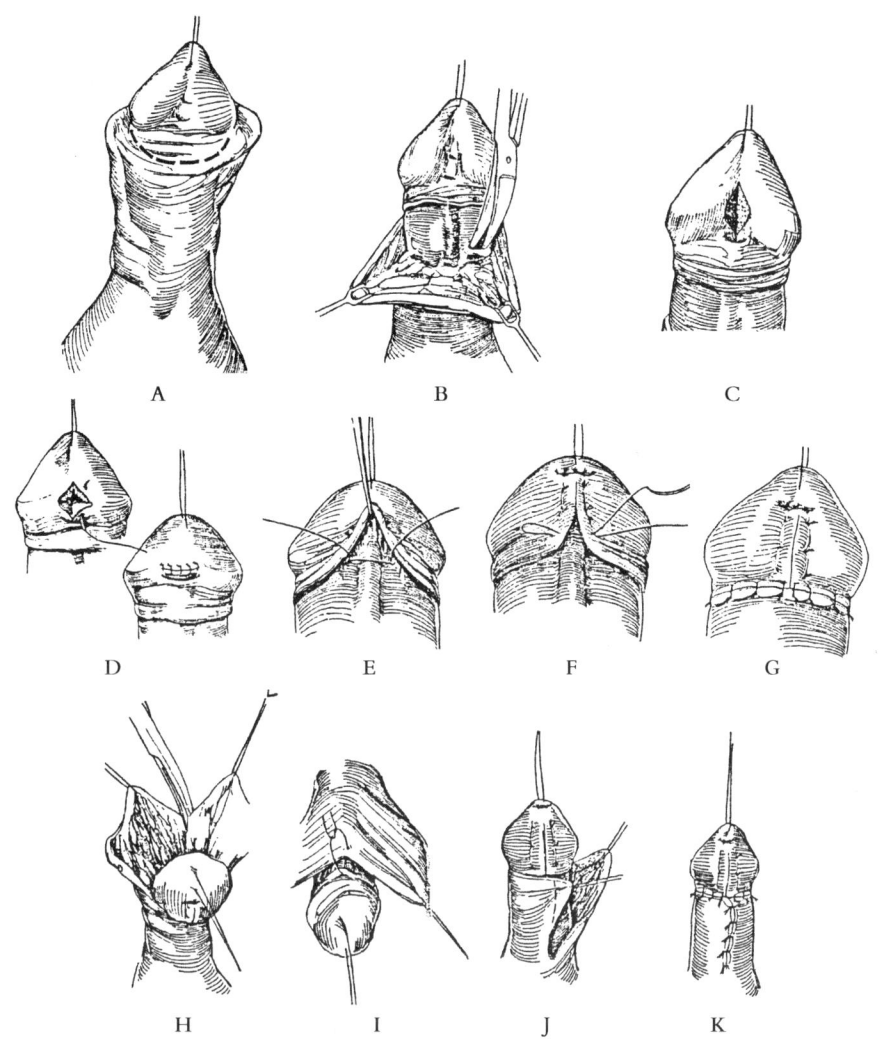

图 20-3 尿道口前移,阴茎头成形术(MAGPI)

切开阴茎头海绵体达阴茎海绵体白膜表面。向切口两侧少量分离,横向缝合伤口 3~5 针,使尿道口后壁前移。距冠状沟 1.0cm 环行切开包皮至 Buck 筋膜,将阴茎皮肤呈脱套状退至阴茎根部。操作时应插导尿管以免损伤尿道。用神经拉钩或缝线提起尿道口腹侧的冠状沟皮肤,纵向褥式缝合伤口,加固前移的尿道口,且伤口类似于包皮系带,使阴茎外观更加满意。纵向切开阴茎背侧包皮,使之呈围巾状从两侧包绕阴茎,裁剪缝合阴茎皮肤,尿道内留置导尿管引流。

D4 术后处理　①应用抗生素。②口服酚酞等缓泻药,防便秘引起伤口渗血。③口服解痉药(如颠茄类)解除尿道刺激症状。④术后 5 天左右拆除伤口敷料,暴露切口,并涂金霉素眼膏保护。⑤术后 7~10 天拔除导尿管,观察排尿,如无特殊情况,可停用抗生素。

D5 术后合并症　如术中损伤尿道或尿道口近端膜状尿道过长,阴茎皮肤脱套后易影响尿道血供,术后可并发尿瘘。如尿道口过于靠近近端,尿道口前移困难,术后易发生尿道口回缩。

C2 尿道口基底翻斗式皮瓣术（Mathieu 术式） Mathieu 于 1932 年报道本术式（图 20-4）。适用于无阴茎下弯的前型尿道下裂。

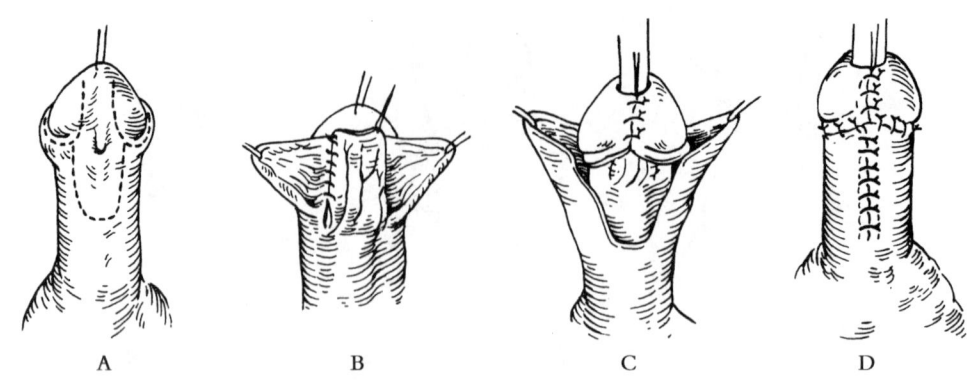

图 20-4　尿道口基底翻斗式皮瓣术（Mathieu 术式）

手术步骤：于尿道口两侧作平行切口，切口宽度不少于 0.5cm，远端至舟状窝顶，近端至与尿道缺损相等水平。除保留以尿道口为中心的皮瓣外，距冠状沟 0.5～1.0cm 处环行切开包皮至 Buck 筋膜，将阴茎皮肤呈脱套状退至阴茎根部。分离出两侧阴茎头翼及尿道口基底皮瓣。翻转皮瓣与尿道板处切口吻合。缝合阴茎头翼，尿道口位于舟状窝处。裁剪缝合阴茎皮肤。

C3 加盖岛状包皮瓣尿道成形术　适用于无阴茎下弯，尿道板发育好，尿道口位于阴茎体、阴茎根的病例。本术式是 Duckett 于 1986 年提出的，其特点是保留尿道板，用带蒂岛状皮瓣与尿道板处切口吻合（图 20-5）。这样就避免了近端尿道口的环行吻合，从而消除了吻合口狭窄的机会。

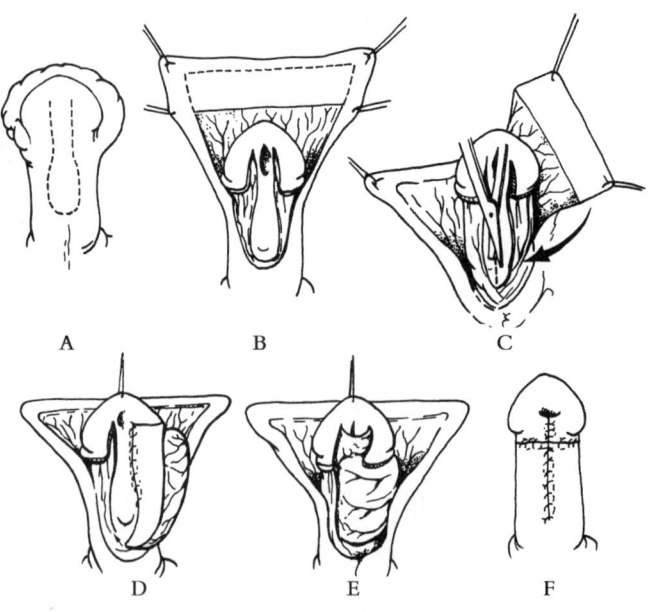

图 20-5　加盖岛状皮瓣尿道成形术

手术步骤:在尿道板上作从尿道口至舟状窝的平行切口,切口宽度不少于 0.5cm,成为新尿道的背侧壁。除保留的尿道板外,距冠状沟 0.5～1.0cm 处环行切开包皮至 Buck 筋膜,将阴茎皮肤呈脱套状退至阴茎根部。于包皮内外板交界处作宽约 0.5cm 长与尿道缺损相当的带蒂皮瓣。分离出两侧阴茎头翼,翻转岛状皮瓣至腹侧,与尿道板处切口作 U 形吻合。缝合阴茎头翼,裁剪缝合阴茎皮肤。

尿瘘发生率为 10% 左右。另外个别病例可有尿道狭窄及尿道憩室状扩张。

C4 尿道板切开,卷管尿道成形术(Snodgrass 术式) 本术式(图 20-6)由 Snodgrass 于 1994 年报道,适用于型尿道下裂。

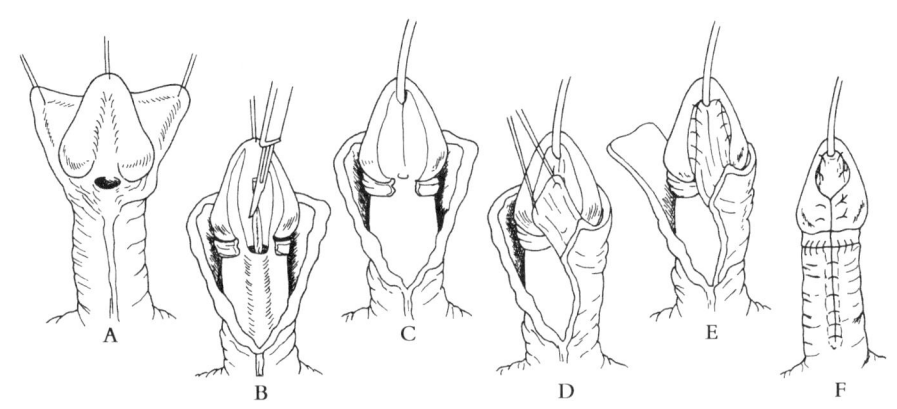

图 20-6 尿道板切开,卷管尿道成形术(Snodgrass 术式)

手术步骤:阴茎皮肤脱套矫正阴茎下弯。作直切口从阴茎头分离尿道板,并于尿道板正中从阴茎头至尿道口切开。将尿道板围绕导尿管逢合成管。缝合阴茎头翼前,转移背侧皮下组织,覆盖已缝合的尿道。

C5 横裁岛状包皮瓣尿道成形术(Duckett 术式) 本法是 1980 年 Duckett 改良 Asopa 及 Hodgson 术式的方法(图 20-7),即横裁包皮内板,分离出供应其血供的血管蒂,将皮瓣缝合成皮管,转至阴茎腹侧代尿道。用于需切断尿道板矫正阴茎下弯的病例。

D1 手术步骤 于包皮内板注射含有 0.001%～0.002% 肾上腺素的 0.5% 普鲁卡因,便于切开及止血。距冠状沟 1.0cm 环行切开包皮内板,阴茎背侧达 Buck 筋膜,腹侧切开纤维索带达白膜。将阴茎皮肤脱套状退至阴茎根。松解纤维索带,矫正阴茎下弯。做海绵体勃起试验,了解阴茎下弯矫正情况。测量尿道口至阴茎头舟状窝的距离,即为尿道缺损的长度。取阴茎背侧包皮内板及包皮内外板交界处皮肤做岛状皮瓣,皮瓣宽度一般为 1.3～1.5cm。用剪刀分离出皮下组织血管蒂。用 6-0 或 7-0 可吸收人工合成线围绕 8～10F 硅胶管缝合皮瓣成皮管。将皮管转至腹侧,近端与原尿道口作斜面吻合,远端经阴茎头下隧道穿出与舟状窝吻合。成形尿道内放硅胶管作支架。裁剪缝合阴茎皮肤。如硅胶管质量好,不易堵塞,尿液引流通畅,就不必作耻骨上膀胱穿刺造瘘。

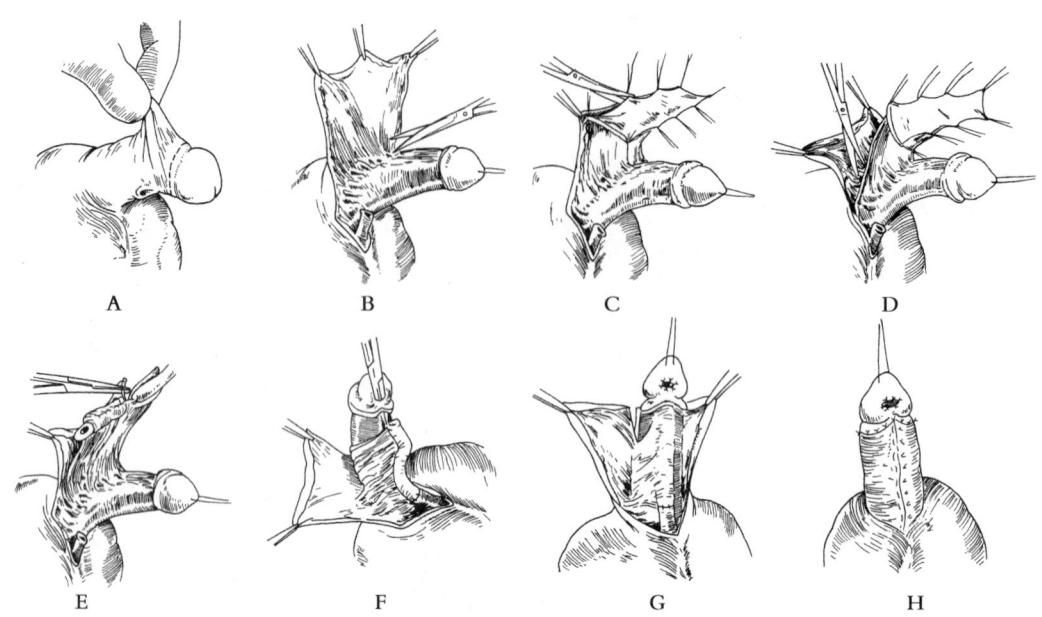

图 20-7 横裁岛状包皮瓣尿道成形术(Duckett 术式)

此外也可在岛状包皮瓣的血管蒂作纽扣孔,将包皮瓣经纽扣孔翻至阴茎腹侧与原尿道口吻合(图 20-8)。

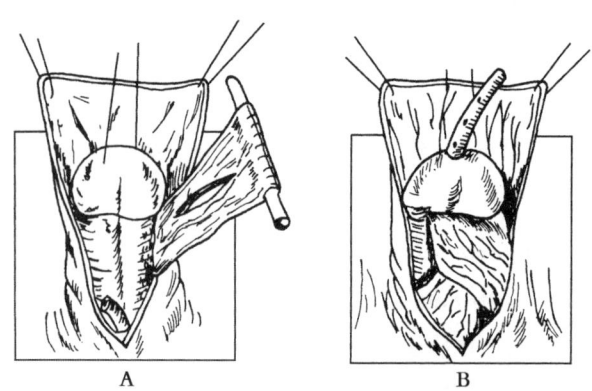

图 20-8 Duckett 手术中纽扣孔法翻转岛状皮瓣

D2 术后合并症 一般在 30% 左右,有经验的手术医生的并发症可控制在 10%~15%。其中尿瘘发生率较高,其次是尿道狭窄及尿道憩室状扩张。

C6 尿道口远端皮肤卷管+横裁岛状包皮瓣尿道成形术(Duplay+Duckett 术式) 本术式(图 20-9)适用于阴茎阴囊及会阴型尿道下裂。

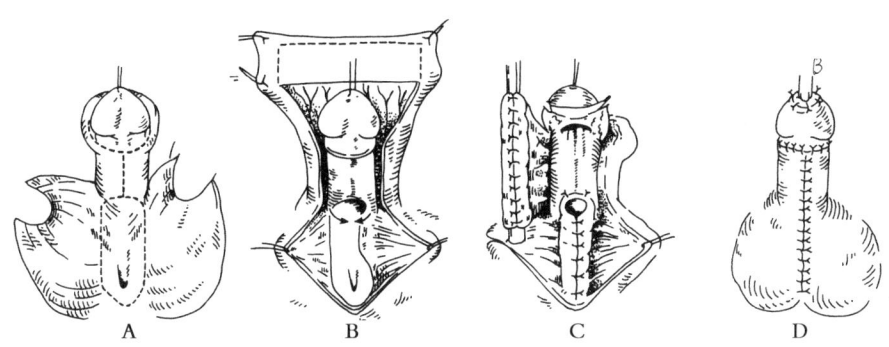

图 20-9　Duplay＋Duckett 术式

C7 游离移植物(颊黏膜、膀胱黏膜、包皮等)代尿道术(图 20-10)。

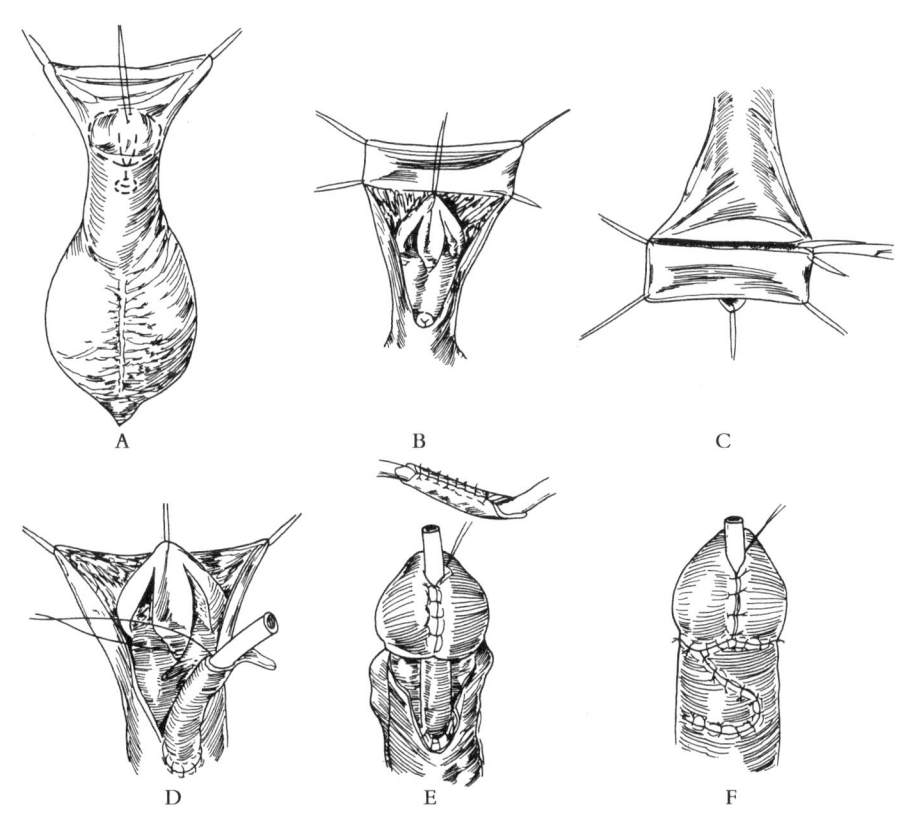

图 20-10　游离包皮代尿道术

B3 尿道下裂术后并发症　尿道下裂术后最常见的并发症有尿瘘、尿道狭窄和狭窄端近侧尿道的憩室样扩张。

C1 尿瘘　发生率约为 15～30％。即使是技术熟练的术者,其发生率也在 5～10％。

D1 尿瘘的形成　可能与局部组织缺血、坏死、感染有关。如尿液引流不畅,增加切口张力,也易形成尿瘘。尿瘘多位于冠状沟或近端吻合口处。如尿瘘小,排尿通畅,有可能自愈。如未自愈,至少应于手术 6 个月以后,待瘢痕软化再做手术处理。在修补尿瘘前须了解其远端有无尿道狭窄,如有尿道狭窄须先期或同期处理。对小尿瘘难以辨认时,可用缝针的针尾探查瘘口的位置(图 20-11),或用手压住近端尿道,从尿道口注水,观察漏水部位。

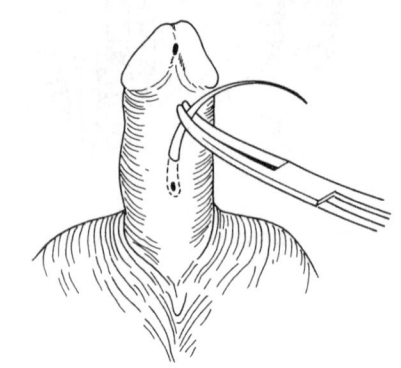

图 20-11 用缝针的针尾探查小瘘口的位置

D2 尿瘘的修复　依照尿瘘的大小选择不同术式。

E1 小尿瘘的修复　①结扎法:环行切开尿瘘周围皮肤,游离尿瘘,用合成吸收线作贯穿结扎。②切开缝合法:环行切开尿瘘周围皮肤,分层游离及逐层缝合。③皮瓣覆盖瘘口法:常用的术式有 Y-V 形皮瓣法和 Thiersch 术式(图 20-12,20-13)。

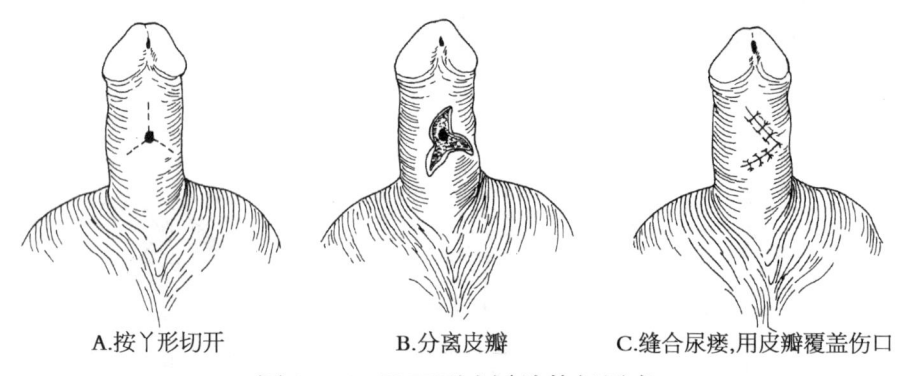

A.按丫形切开　　　B.分离皮瓣　　　C.缝合尿瘘,用皮瓣覆盖伤口

图 20-12 Y-V 形皮瓣法修复尿瘘

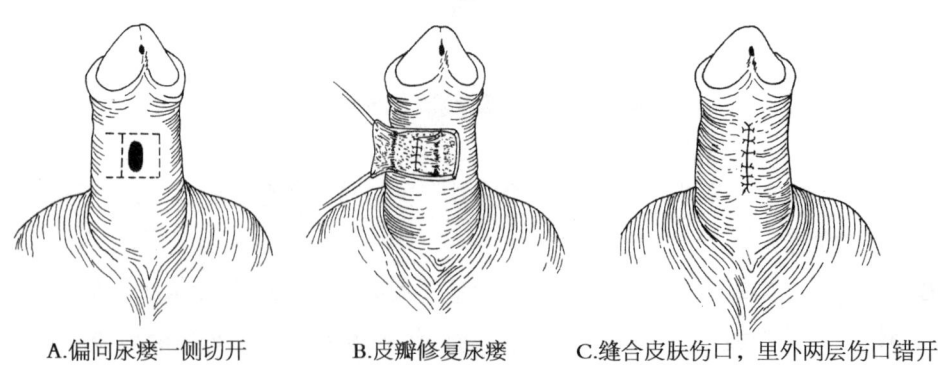

A.偏向尿瘘一侧切开　　B.皮瓣修复尿瘘　　C.缝合皮肤伤口,里外两层伤口错开

图 20-13 Thiersch 术式修复尿瘘

E2 大尿瘘的修复 按尿瘘的部位、局部组织情况选择不同术式,如 Denis-Browne 术式、flip-flap 术式、Duplay 术式、Thiersch 术式、Duckett 术式等来修复大尿瘘。

C2 尿道狭窄 狭窄多发生在阴茎头段尿道及吻合口处。术后 3 个月内的早期狭窄可试用尿道扩张和(或)留置镍钛记忆合金支架管,如不奏效,须手术解决。各部位尿道狭窄的成因及处理简述于下:

D1 阴茎头段尿道狭窄 可因阴茎头下隧道做得太小,或切开阴茎头后缝合阴茎头翼方法不当,或成形的新尿道血供不足导致尿道缺血、挛缩。这类狭窄通过尿道扩张和(或)留置镍钛记忆合金支架管多可奏效。如不能解除,须切开狭窄段尿道,6 个月后再修复。

D2 近段吻合口部尿道狭窄 成形的新尿道与原尿道口应作斜面吻合,吻合前应切除无海绵体包绕的膜状尿道,吻合口应固定于海绵体白膜以防扭转。如未注意以上各点,就易发生吻合口部尿道狭窄。通过尿道扩张和(或)留置镍钛记忆合金支架管不能解除时须切开狭窄段尿道,形成尿瘘,6 个月后再修复。

C3 憩室样尿道扩张 多见于 Duckett 横裁岛状包皮瓣尿道成形术。形成原因有:①相对或暂时性尿道狭窄,继发其近段尿道呈憩室样扩张。②成形尿道扭曲,造成局部节段性狭窄,致其近段尿道呈憩室样扩张。③成形尿道口径过大或周围支持组织少,致局部尿道扩张。

对继发于尿道狭窄的小憩室样尿道扩张,在解除尿道狭窄后多可好转。尿道的大憩室样扩张应先消除病因,然后裁减扩张的尿道壁,成形尿道。

B4 无尿道下裂的先天性阴茎下弯手术 无尿道下裂的阴茎下弯很少见,有下述类型:

C1 尿道发育不良、尿道海绵体缺乏、尿道壁薄如纸而导致阴茎下弯。根据患者情况及术者经验可选用以下方法:①切开尿道,按有阴茎下弯的尿道下裂处理。②于阴茎下弯中部切断尿道,矫治阴茎下弯。作阴茎背侧的 Duckett 术式皮管,分别与尿道两断端吻合(图 20-12)。

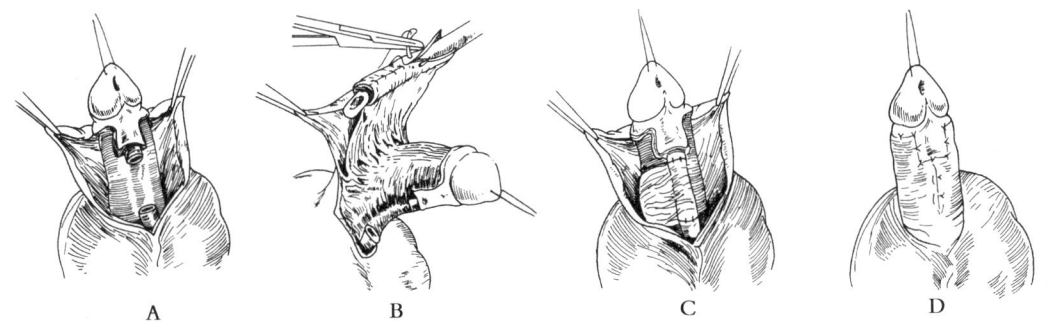

图 20-14 无尿道下裂的先天性阴茎下弯手术修复

C2 尿道有海绵体,由于 Buck 筋膜、皮下肉膜或皮肤异常引起阴茎下弯。经阴茎皮肤脱套后多能矫治此类阴茎下弯。

(黄澄如)

主要参考文献

1 黄澄如,吴文斌. 泌尿生殖系先天性畸形. 小儿泌尿外科学. 济南:山东科学技术出版社,1993:254-255

2 张潍平,黄澄如. 尿道下裂. 小儿泌尿外科学. 济南:山东科学技术出版社,1996:180-202

3 黄婉芬,李思聪,王伟,等. 4200例婴儿外科体检结果分析. 中华小儿外科杂志,1987,4:236

4 张潍平,黄澄如,白继武,等. 尿道下裂合并前列腺囊的治疗. 中华小儿外科杂志,1999,20:148-149

5 Duckett J W Jr. Transverse preputial island flap technique for repair of severe hypospadias. Urol Clin North Am,1980,7:423-430

6 Duckett J W. MAGPI(meatoplasty and glanuloplasty). Urol Clin North Am,1981,8:513-519

7 Elder J S,Duckett J W,Snyder H M. Onlay island flap in the repair of mid and distal penile hypospadias without chordee. J Urol,1987,138:376-379

8 Snodgrass W. Tubularized, incised plate urethroplasty for distal hypospadias. J Urol,1994,151:464-465

9 Roth D R. Hypospadias. // Bauer S B,Gonzales E T. Pediatric urology practice. Philadelphia:Lippincott Williams & Wilkins,1999:487-497

10 Baskin L S. Hypospadias. // Baskin L S,Kogan B A,Duckett J W. Handbook of pediatric urology. Philadelphia:Lippincott-Raven Publishers,1997:23-31

第21章 性别畸形

性别的确定及分化是一连续过程,卵子受精时就已确定染色体性别。性腺嵴生长以前即7周以前的胚胎有共同的原始性腺,从表型也无法分辨是男性还是女性。其后性染色体的核型确定性腺性别,性腺产生激素,诱导内生殖管道及外生殖器的发育,构成男性或女性表型(图21-1)。

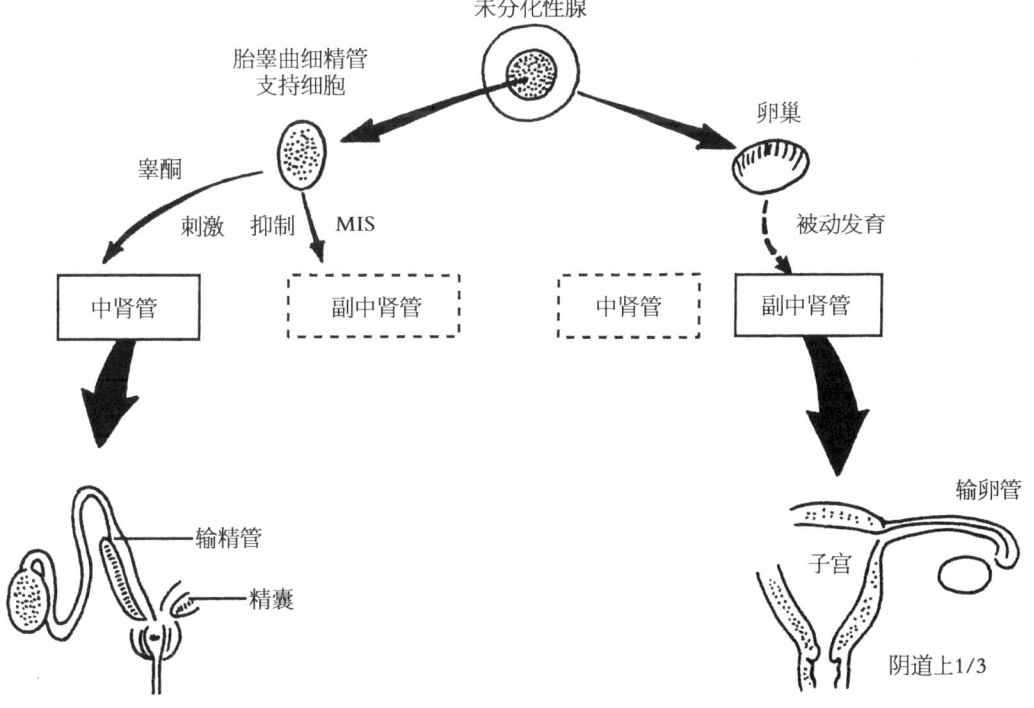

图 21-1 男女性腺与生殖管道的分化

A1 正常性别分化过程

B1 性别发育的基础因素 决定性别发育及日后性别区分的重点有：①染色体。②睾丸确定因子。③性腺。④内分泌激素。⑤中肾管(即中肾管)和副中肾管(即副中肾管)。⑥泌尿生殖窦和外生殖器。⑦第二性征。这7个因素是分析和了解正常和异常性别发育及临床治疗的基础。

B2 染色体性别的确定 卵子受精时就已确定染色体性别,即精子提供X染色体时,就形成46XX受精卵(女性基因型);如为Y染色体,则形成46XY受精卵(男性基因型)。发育成男性表型的基因位于Y染色体的短臂上,即睾丸决定因子(TDF),也称为SRY基因。TDF含80种氨基酸,属于DNA结合高活动蛋白族。TDF是作用于发育期睾丸的间充质细胞,而不是作用于从卵黄囊迁移来的生殖细胞,因为XY生殖细胞可以卵化,而XO生殖细胞也可达到精子发生的早期。这说明生殖细胞与确定性别无关,而生殖细胞对环境信号有反应。在胎儿性腺内,最初的性别特殊细胞是支持细胞。TDF控制其他基因的表达,使性腺发育成睾丸。对发育为男性来说,除性腺的分化以外,遗传信息也位于X染色体及常染色体。影响人类性别确定的基因最少有19个。发育为女性表型遗传信息位于X染色体及常染色体。

B3 性腺的形成 胚胎第4周,沿中肾的体腔上皮增殖及其下的间质积聚,从生殖嵴发育形成性腺,位于卵黄囊内层的生殖细胞则迁移至生殖嵴。在此,细胞分为几个部分。

C1 男性 胚胎第6～7周时,TDF诱导睾丸发育,一些原始生殖细胞分化为支持细胞。首先生殖细胞及支持细胞被包绕形成精子生成索,在索外部分又分化出产生类固醇的间质细胞。疏松间质组织积聚压缩成一厚层(白膜)包绕睾丸,隔开与体腔上皮的连续,并防止中肾细胞进入睾丸。

C2 女性 胚胎第15周时,如没有TDF也就没有睾丸发育,此时卵巢发育。在卵巢内生殖细胞分化并停止于分裂相的最后期形成卵母细胞。生殖嵴的细胞发育成颗粒细胞并围绕卵母细胞形成卵巢。

B4 内分泌的作用 胚胎第3.5周时,中肾系统形成一长管道,头端与中肾相连,尾端引流至泌尿生殖窦。至胚胎第6周时,在中肾管外侧、体腔上皮内发生呈外翻管形的副中肾管。

C1 男性 胚胎第8～9周时,胎睾的支持细胞分泌一种糖蛋白,即副中肾抑制物质(MIS)或抗副中肾内分泌(AMH)。这种蛋白质通过溶解副中肾管的基底膜并加厚副中肾管周围的间质细胞使副中肾管退化。因为AMH只作用于局部,故副中肾管退化仅发生于胎睾的同侧。AMH也引导曲细精管的形成及睾丸的进一步分化。胚胎第9～10周时,睾丸内出现间质细胞,开始合成睾酮。这种激素把中肾管转变为男性生殖管道并完成于妊娠第11周。胚胎第9周开始,睾酮也将生殖结节、泌尿生殖窦及生殖膨大引导发育成外生殖器(图21-2)。

在这些组织内的5-α还原酶将睾酮转化为双氢睾酮(DHT)。DHT与受体核心结合形成复合物来控制这些组织转变为阴茎头、阴茎、尿道海绵体、Cowper腺体、前列腺及阴囊。胚胎第28～37周时,睾丸开始下降入阴囊。下降的机制还不完全清楚,可能依赖于雄激素。

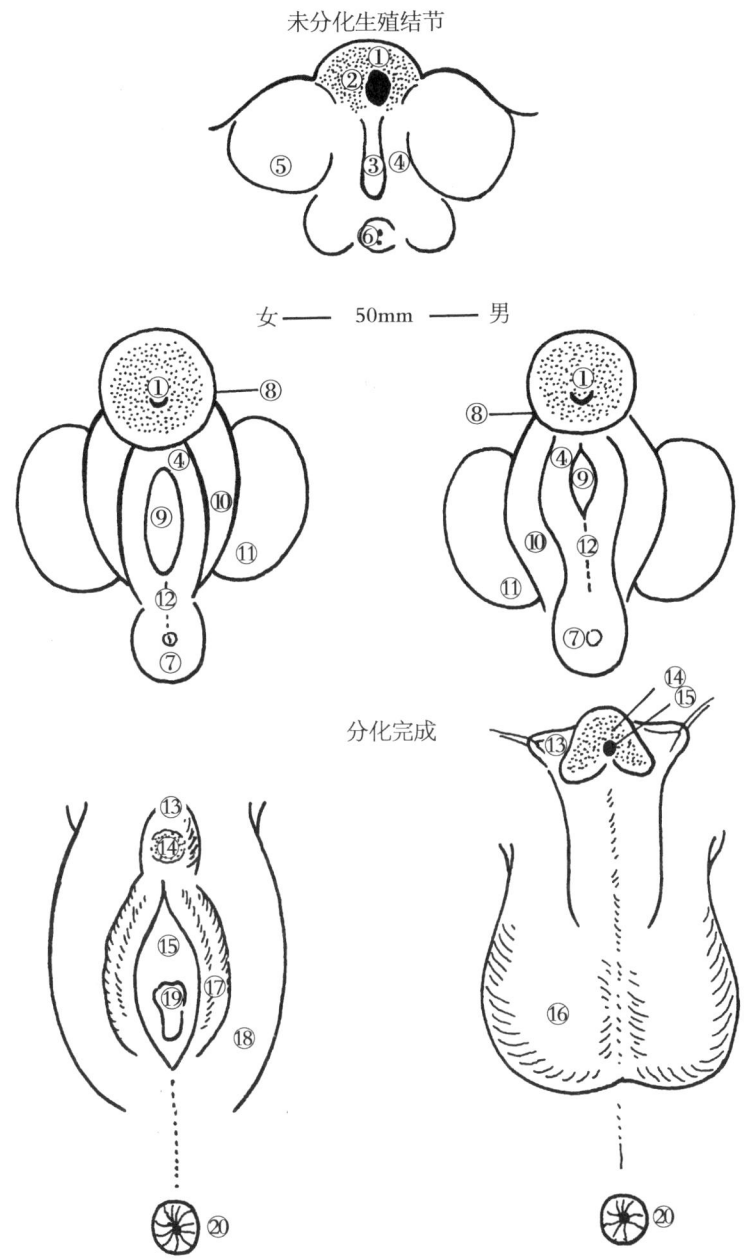

图 21-2　外生殖器的分化

①阴茎头　②上皮下垂物　③尿道沟　④尿生殖褶　⑤侧凸出物　⑥肛门凹　⑦肛门结节　⑧包皮原始部　⑨尿生殖沟　⑩尿生殖体　⑪阴唇阴囊膨大　⑫会阴缝　⑬包皮　⑭阴茎(蒂)头　⑮尿道口　⑯阴囊　⑰小阴唇　⑱大阴唇　⑲阴道　⑳肛门

C2 女性　胚胎第 9 周时,没有睾丸产生的激素,中肾管退化。同时副中肾管开始分化,其头侧形成输卵管,尾侧融合形成子宫、宫颈及阴道上 1/3 部。同期泌尿生殖窦及生殖结节发育成外生殖器(阴道下 2/3 部、前庭、前庭大腺、Skene 腺、阴蒂及大小阴唇)。像睾丸一样,卵巢在腹腔内也下降至骨盆边缘以下。雌激素在女性表型所起的作用不清楚。

A2 性别分化异常

性别分化异常可有 3 种情况:①染色体性别异常。②性腺性别异常。③表型性别异常。

B1 染色体性别异常 指染色体上的基因物质未分离、缺失、破损、重新组合以及易位造成性染色体的数目或结构异常。本组有以下数种疾病:

C1 先天性睾丸发育不全症 本症又称曲细精管发育不全或 Klinefelter 综合征。它在性别异常中占重要地位,约 500 个男性中有 1 例。1942 年由 Klinefelter、Reifenstein 及 Albright 描述,其根本缺陷是男性多一个 X 染色体,常见的核型是 47XXY、46XY/47XXY。

D1 病因 配子在减数分裂过程中,性染色体未分离。约 40% 是在精子减数分裂过程中未分离,即含有 XY 的精子与一个 X 卵子结合,形成 XXY 受精卵。60% 是卵子性染色体未分离,即含 XX 的卵子与一个 Y 精子结合。

本症有多种变型,如 48XXXY 至 49XXXXY。一般来说,X 染色体越多,智能低下的发生率越高,其程度也越严重,男性化障碍程度亦更明显。但无论 X 染色体的数目增加到多少,只要有 Y 染色体就决定其表型为男性。

D2 临床表现 出生时有双侧对称下降的睾丸,睾丸的组织学检查也正常,但至婴儿早期生殖细胞就急剧减少,继之至青少年期曲细精管呈进行性玻璃样变性。

青春期前患者除睾丸小、精原细胞少外,其他表现正常。青春期后患者不能生育,呈女性乳房或偶有男性化不足。体格瘦,身体高,主要是下半身增长。胡子及腋毛减少。阴茎较短。虽然乳腺癌的发病率只占女性的 1/5,但发生乳腺癌的危险性较一般男性多 20 倍。

47XXY 的一般特点是曲细精管的损害及精子缺乏,小而硬的睾丸长度仅为 2~3.5cm(相当于 2~12ml)。睾丸的典型组织学改变除曲细精管玻璃样变外,还有精子发生完全停止或严重减少,间质细胞明显增多。

内分泌在脑垂体-睾丸轴中发生特异性改变,尿内促性腺激素水平升高。血浆尿促卵泡素(FSH)及黄体生成素(LH)常增高。血浆睾酮平均值为正常的 50%,雌二醇平均值增高,其原因尚不完全清楚。乳房女性化可能由于血浆中低睾酮、高雌二醇的缘故。

D3 治疗 自 11~12 岁开始应进行雄激素疗法。一般用睾酮环戊丙酸酯,开始每 3 周注射 1 次,每次肌注 50mg。每隔 6~9 月增加剂量 50mg,直达成人量(每 3 周 250mg)。对男性化有帮助,但不能解决生育问题,尚可加重乳房女性化(补充的雄激素在外周组织中可转化为雌激素)。为了外观及心理因素,有时需作乳房成形术。

C2 XX 男性综合征 表型为男性,没有 Y 染色体,TDF 常呈阳性。约 20000~24000 出生男婴中有 1 例。出生时表型虽为正常男性,但至青春期曲细精管也呈玻璃样变性。

由于核型是 46XX,故染色质阳性,也可有 H-Y 抗原阳性。这组病例可分离出形成睾丸的基因。用 DNA 探针及 X 染色体碎片限制酶,在绝大多数 XX 男性的 X 染色体短臂远段内可显示 Y 染色体 DNA 片段。这些患者只有睾丸,中肾管发育而副中肾管退化。

临床上很像 Klinefelter 综合征,但更常并发尿道下裂。身高正常或较矮。双侧睾丸下降,但小而硬,阴茎长度正常或较短,没有精子形成而不育。智力正常。可有家族性。也可有乳房女性化。

治疗同 Klinefelter 综合征。

C3 先天性卵巢发育不全症 本症又称 Turner 综合征,特点是缺少 X 染色体。最常见的染色体组型是 45X,在受精卵中占 0.8%,但不及 3% 的 45X 胚胎能存活到出生,故在活产婴儿中约每 2700 人中有 1 例。表型女性、体矮小、颈蹼、原发性无月经、性幼稚、肘外翻等为其临床特点。其性腺呈纤维索条状。

D1 病因 本症 45X 核型占半数,这是因减数分裂时卵子或精子的性染色体分离,使一个无性染色体的卵子与一个带有 X 染色体的精子结合,或由一个带有 X 染色体的卵子与一个无性染色体的精子结合而成。约 1/4 是无结构异常的嵌合体(46XX/45X),其余是有结构异常的 X 染色体合并或不合并有嵌合体。如 XO、XXp(p 示染色体短臂缺失)、XXq(q 示染色体长臂缺失)、XXr(r 示环状染色体)。各种组合的嵌合体有 XO/XX、XO/XY、XO/XXY、XXX/XX/XO 等,其中以 XO/XX 出现率为最高,偶见嵌合体仅限于索条状性腺,而外周血及皮肤是 46XX 核型。染色体属于嵌合体者少见流产,较易成活,症状亦较轻。北京儿童医院经验,在 XO/XX 型中,XO 细胞比率越高,性染色质比率越低,畸形相对越多;反之,XX 细胞比率较高时,性染色质比率亦高,畸形也相对较少。

D2 临床表现 患者可因并发畸形于出生时被诊断,但更多的是于青春期不来月经,第二性征不发育及并发畸形而被诊断。表型女性,但不成熟,除非给雌激素。患者乳房常不发育。双侧索条状性腺位于阔韧带中,输卵管及子宫细小。青春期后,这些索条含纤维组织,不能与正常卵巢基质区分。常缺乏滤泡及卵子。

合并畸形主要限于中胚层即骨骼及结缔组织。婴儿期表现有出生体重低、手足淋巴水肿、颈蹼、发际低、颈后皮肤过度折叠、胸部呈盾状、两乳头间距宽等。此外,面部的特点有小颌、内眦赘皮、畸形耳位置低而下垂。半数患者第 4 掌骨短。10%~20% 的患者有先天性心脏畸形,以主动脉狭窄为最常见(尤以 45X 核型者为甚),其次为主动脉瓣二叶型,但无狭窄,无室间隔缺损、房间隔缺损、右位心及左心发育不全。45X 中偶见肺动脉狭窄。不常见血管畸形,但肠毛细血管扩张,血管瘤及淋巴管扩张是胃肠道出血的潜在因素。成年后,身高罕有超过 150cm 者,主要是下半身短。合并情况尚有肾畸形、色素痣、指甲发育不良,有形成瘢痕的倾向,还有高血压及一定的自身免疫紊乱。正常人中 10% 有肾畸形,而本症中 60% 有肾结构异常。蹄铁形肾合并或不合并重复畸形及旋转不良是最常见的。自身免疫紊乱包括原发性甲状腺功能减退、炎症性肠病及糖尿病。

本症从新生儿期至 4 周岁间促性腺激素增高,此后至 10 岁逐渐下降至正常,10 岁后又复增高。

约 3% 的 45X 患者及 12% 的嵌合体型患者因有些细胞有正常的 46XX 而有滤泡及一些月经,因此偶有妊娠的,但闭经早,育龄期短。妊娠中 50% 的胎儿不发育,33% 的新生儿有染色体异常。

本症须与3种相似情况鉴别：①混合性腺发育不全：一侧是睾丸，对侧是索条状性腺。②单纯性腺发育不全：双侧都是索条状性腺，并有正常46XX或46XY核型，身高正常，原发无月经。③Noonan综合征：为常染色体显性遗传，有颈蹼、矮身材、先天性心脏病、肘外翻及其他先天性畸形，在男或女性有正常核型及正常性腺。

D3 治疗 ①用雌激素进行替代治疗。一般从13～15岁开始口服，持续6个月或直至来月经，然后进行周期性的雌激素-孕激素序贯疗法。②切除索条状性腺。

C4 混合性腺发育不全 除先天性肾上腺增生外，本症是新生儿期外生殖器非男非女的常见原因。60%按女性抚养。一侧是睾丸（常是未降的），另一侧是索条状性腺，多数是45X/46XY嵌合体。

D1 临床表现 患者有男性化不全及副中肾系退化不全，故无论表型是男是女，总有一个子宫、阴道及至少一根输卵管。

组织学检查在青春期前的睾丸相对正常，青春期后的睾丸含很多成熟间质细胞，曲细精管无生殖成分，故有男性化及阴茎长大。睾丸常未下降，即使睾丸已降也可并发疝，疝囊内有子宫及输卵管。索条状性腺呈薄而苍白的长条形组织，位于阔韧带内或盆壁，其中有排列成涡形的纤维结缔组织故像卵巢基质。

约1/3患者表现为45X性腺发育不全，即身高低于150cm、后发际低、桶状胸、多发色素痣、肘外翻及颈蹼。实际上染色质均阴性。70%染色体是45X/46XY核型。

D2 治疗 主要是性腺发生肿瘤问题，发病率约为混合性腺发育不全患者的25%，生殖细胞癌较睾母细胞瘤多见。肿瘤可发生于小儿，如表型为女性的腹内睾丸应作性腺切除，用雌激素维持女性特征。

如表型为男性，在大孩子及成人就更为复杂，因既不能生育，又多发生肿瘤。有以下情况：①肿瘤发生于索条状性腺而非阴囊内睾丸。②肿瘤如发生于腹内睾丸，则均伴同侧副中肾管结构。③肿瘤如发生于索条状性腺均伴对侧腹内睾丸肿瘤。基于上述理由，应采取下述措施：①切除索条状性腺。②保存阴囊内睾丸。③除非腹内睾丸能够移位于阴囊并不伴同侧副中肾管结构，否则应予切除。根据具体情况做重建手术。

C5 真两性畸形 本症是在一人体内同时存有卵巢及睾丸组织。为了明确诊断，必须经组织学检查有两种性腺上皮，只有卵巢基质而无卵母细胞是不够的。真两性畸形可有3种情况：①双侧均为卵睾（卵巢及睾丸组织在同一性腺内），占20%。②一侧是卵睾，另一侧是卵巢或睾丸，占40%。③一侧是卵巢，另一侧是睾丸，占40%。卵巢多位于左侧，睾丸组织以睾丸或卵睾状态存在者多位于右侧。

70%的病例是46XX核型，10%是46XY核型，其他则是嵌合体。常见的嵌合体型有46XX/46XY、45X/46XY。在46XX时，睾丸组织产生的原因尚不清楚，仅少数病例证实Y染色体上的男性决定基因易位于X染色体或常染色体上。46XX/46XY嵌合体多数是由于两种合子存在所致。

D1 临床表现　本症的外生殖器可有从男到女的各种表现。3/4 患者有足够的男性化表现,可按男性抚养,但仅有不足 10% 的患者表现为正常男性外生殖器。多数患者有尿道下裂,半数以上患者有不完全性阴唇阴囊融合。女性表型中 2/3 有长大阴蒂,多有泌尿生殖窦。通常内生殖管道的分化与邻近性腺有关,如邻近的睾丸常发育为附睾,但仅 1/3 患者有完全的输精管;邻近卵睾的 2/3 发育成输卵管,1/3 发育为输精管。卵睾中睾丸组织越多,则发育为输精管的机会也越多。常有发育不良的子宫。卵巢通常在正常位置,但睾丸或附睾可位于睾丸下降途径中的任何部位,常并发腹股沟疝。睾丸位于腹内、腹股沟管及阴囊内者各占 1/3。

青春期有不同的男性化或女性化表现,3/4 患者有女性乳房,半数有月经来潮。表型为男性者,月经表现为周期性血尿。排卵较精子发生多见,表型男性者排卵表现为睾丸痛。文献上曾报告有 3 例真两性畸形妊娠者,3 例中至少有 2 例是 46XX 核型。也有报告 1 例睾丸内有精子发生。这些报告说明真两性畸形患者有潜在的生育能力,但须进一步观察及研究。

D2 治疗　应根据外生殖器的条件保留适当的性腺组织,建立性别,以期能形成有功能的性发育。不受细胞染色体核型的限制,如有阴道无阴茎时应切除睾丸,保留卵巢组织,建成女性;有阴茎时需考虑其他解剖情况,可建成男性,亦可建成女性。当性腺分化不良时有恶变的危险,则应将性腺切除,至青春期补充性激素,以促进第二性征发育。

B2 性腺性别异常　性染色体正常如 46XX 或 46XY,但由于某些原因,性腺分化异常,以至性染色体与性腺及表型性别不相关。

C1 纯性腺发育不全(pure gonadal dysgenesis)　本症表型是女性,核型是 46XX 或 46XY,约 8000 个女婴中有 1 例。两侧均为未降索条状性腺,中肾系统退化而副中肾系统分化不良,至青春期表现有性幼稚。

D1 临床表现　如 Turner 综合征合并很少体表畸形时,则与本症不易区分。身高正常或可达 170cm。雌激素缺乏的差别范围很大,从典型 45X 性腺发育不全到有些乳房发育,有月经来潮及早闭经。

如核型为 46XY,有同样表现,但索条状性腺恶性肿瘤发生率更高,常是无性细胞瘤或性腺母细胞瘤,表现为盆腔肿物或男性化体征。

D2 治疗　与 Turner 综合征相同,接近青春期开始用雌激素替代治疗。如核型为 46XY 或男性化体格,应切除索条状性腺。

C2 无睾症(anorchia)　患者除男性化不全外,表型为男性,核型为 46XY。这说明在胚胎期曾有胎睾,并合成睾酮,故内生殖道为中肾管的派生物及不同程度的副中肾管退化。类似情况可发生于 46XX 表型女性,无性腺及副中肾管派生物。

本症与核型 46XY 纯性腺发育不全不同,即无索条状性腺,无副中肾管派生物。可能有阴茎小。青春期后乳房女性化。

治疗可根据表型进行手术整形,并于青春期开始用性激素替代治疗。

B3 表型性别异常　可能是由于性激素产生障碍或作用有缺陷所致。原因包括合成性腺激素不足、肾上腺产生异常内分泌、有外源性激素或受体的接受作用有问题。

C1 女性假两性畸形 在新生儿期的性别畸形中60%～70%是女性假两性畸形。核型是46XX,染色质阳性,H-Y抗原及TDF基因阴性,只有卵巢组织。副中肾管发育成输卵管、子宫及阴道上部而中肾系统退化。临床上外生殖器的男性化程度差别很大,从阴蒂轻度增大到完全男性化。出生时常有阴蒂肥大和严重下曲,有不同程度的阴唇阴囊融合。更男性化时尿道口位阴茎头,阴茎阴囊皱襞呈茎状褶皱似男性尿道下裂并有双侧隐睾。由于促肾上腺素(ACTH)的刺激,患者外阴部及乳头色素增加。女性假两性畸形可以分为两种情况,即因不适当的雄激素造成不恰当的男性化和那些不是由类固醇机制所造成的情况。

非类固醇机制的女性男性化几乎都并发泄殖腔或泌尿生殖窦畸形,即患者有46XX核型,有两个卵巢并发泌尿生殖窦或泄殖腔残留者可诊断为本症。

由于过量的雄激素造成绝大多数的女性假两性畸形。如妊娠12周以后接受雄激素刺激,则男性化仅限于外生殖器即阴蒂肥大。假如接受雄激素刺激更早些,则除有阴蒂肥大外,更有泌尿生殖窦残留及阴唇阴囊融合。这些患者必须得到正确的诊断及治疗,因为按女性抚养至青春期可有正常的女性特征、性生活及生育能力。

异常的雄激素绝大多数来源于胎儿的异常生物合成或母体的内源或外源性物质。

先天性肾上腺增生(congenital adrenal hyperplasia,CAH)包含了绝大多数女性假两性畸形。肾上腺性征异常症有6个类型,均以形成可的松不足,继发ACTH分泌增多,导致肾上腺增生。只有Ⅰ～Ⅳ型有男性化引起女性假两性畸形(图21-3,21-4)

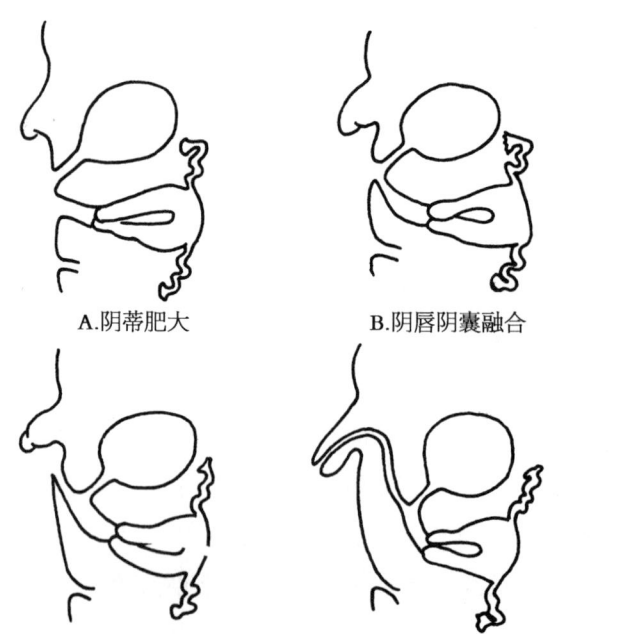

A.阴蒂肥大　　　　B.阴唇阴囊融合

C.阴唇阴囊进一步融合　D.外生殖器完全男性化,形成阴茎尿道

图21-3　先天性肾上腺增生,外生殖器男性化

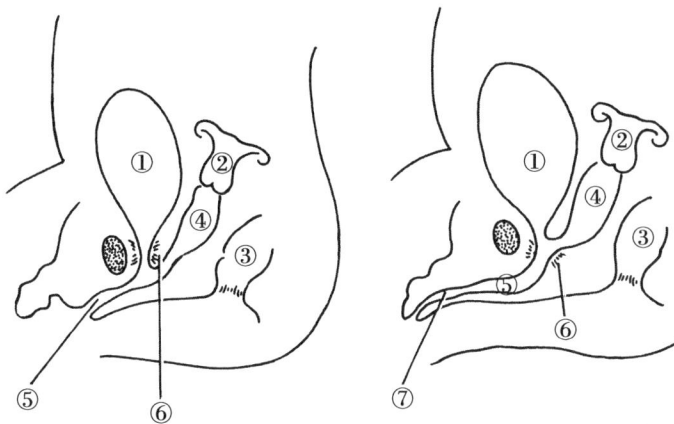

A.最常见类型，阴道在尿道括约肌的远端进入尿生殖窦　　B.阴道在精阜水平进入尿道，形成完全性阴茎尿道，本型罕见，见于21-羟化酶完全缺失（有失盐）的病例

图 21-4　肾上腺性征异常，女孩的尿生殖窦解剖类型
①膀胱　②子宫　③直肠　④阴道　⑤尿生殖窦　⑥外括约肌　⑦尿道

肾上腺皮质从组织学上可分为3个带，外层为颗粒带，中层为束状带，内层为网状带。颗粒带合成盐皮质激素（主要是醛固酮），束状带合成糖皮质激素（主要是可的松），而网状带合成性激素。肾上腺皮质激素的分泌是受下丘脑及腺垂体分泌的ACTH控制，而血浆可的松的浓度可反馈性控制下丘脑及腺垂体释放ACTH。因此任何酶缺乏阻碍可的松合成将导致ACTH释放及刺激肾上腺皮质激素合成。

D1　CAH Ⅰ型　在束状带而不是颗粒带的C-21羟化作用不足，导致17羟黄体酮增多及阻碍可的松的产生。17羟黄体酮浓度的测定对临床诊断很重要。因阻碍可的松的产生，使过多的雄激素出现导致泌尿生殖窦及外生殖器男性化。ACTH的持续刺激导致继发的色素增多以及因C-21羟化作用不足所引起的变化。

D2　CAH Ⅱ型　21羟化酶缺乏也影响颗粒带，导致17羟黄体酮增加、雄激素增高、ACTH增多及可的松减少是相似的，但也有盐皮质激素生物活性缺乏，后者致电解质失调有盐及水的丢失，常需治疗。

D3　CAH Ⅲ型　酶阻碍在11羟化水平，故两种中间代谢物即17羟黄体酮、睾酮积聚。可的松缺乏及ACTH过量是特色，但也有强有力的具生物活性的盐皮质激素——去氧皮质酮（DOC）积聚。患者有电解质失调，表现为高容量、低钾酸中毒及继发性高血压，如不经治疗可威胁生命。

D4　CAH Ⅳ型　本型最罕见，也是唯一的酶缺乏。由于3β-羟-脱氢酶缺乏，阻碍更高水平的代谢，可致男性及女性的先天性肾上腺增生及性别异常。由于有严重的盐类缺乏，罕有存活者。主要雄激素的积聚是在阻碍前的脱氢表雄酮（DHEA），其为一弱雄激素，故女性患者的男性化没有其他类型CAH严重。多数患者有分开的尿道及阴道口，缺乏可的松及盐皮质激素，ACTH增高及严重低钠。

CAH Ⅰ～Ⅳ型均须补充可的松。初次给氢化可的松 $50mg/m^2$，其后 24 小时内静脉滴入 $50\sim100mg/m^2$。女性假两性畸形并有电解质缺乏或过剩的患者应定期监测血清电解质及血压，以免发生低钾酸中毒、高血压或潜在性休克的威胁。如有低血压及高血钾在 12～14 小时可肌肉注射去氧皮质酮(DOCA)1～2mg。如患者有休克，可于第一小时内给生理盐水 20ml/kg。

此外根据情况作相应的外阴整形。

C2 男性假两性畸形 男性假两性畸形是在性别畸形中最混乱的一组，这组在新生儿期就有性别含糊。核型为 46XY，染色质阴性及 H-Y 抗原阳性。他们只有睾丸组织，中肾系统发育而副中肾系统退化。这组的原因是多方面的，所以有很多特点在以后才显现。病理机制包括睾丸合成睾酮障碍或末梢组织的靶细胞对循环的睾酮缺乏反应。

男性的性发育依赖于睾丸产生睾酮。胚胎睾丸间质细胞最初依靠绒毛膜促性腺激素(HCG)的刺激，其后则依靠胎儿垂体黄体生成素(LH)的刺激。睾丸对 HCG 及 LH 不反应，睾丸间质细胞不发育以致不能产生睾酮，影响外生殖器的分化。

D1 睾酮合成障碍 胎儿睾丸合成睾酮所需酶可因基因的缺陷而缺乏。如 20,22-裂链酶、3β-羟-脱氢酶及 17,20-裂链酶缺损，影响睾酮合成导致男性假两性畸形及新生儿期性别含糊。绝大多数缺乏 20,22-裂链酶及 3β-羟-脱氢酶的男性因缺乏可的松及醛固酮，严重丢盐而死亡。这些患者外生殖器男性化不全的程度差别很大，从轻度尿道下裂及阴囊融合到完全女性化表现并有阴道。中肾管正常发育。少数有 3β-羟-脱氢酶缺陷的患者可存活到成年，表现有混合的部分男性化及青春期女性乳房，但从未见报道有生育者。男性化的表现是由于酶阻碍后有弱雄激素 DHEA 积聚。

17,20-裂链酶缺陷时，没有前驱皮质激素增高，不影响可的松合成，ACTH 不增高也就没有先天性肾上腺增生。青春期虽有些男性化，但在文献上仅有少数病例报告，未形容对生育的影响。

17β-羟-类固醇脱氢酶缺乏也可引起睾酮合成障碍，核型是 46XY 较常见，性腺是睾丸。内生殖道是中肾系统，外生殖器含糊。青春期有男性化，尿中可查出雄甾酮(ASD)。

可根据表型按男性或女性抚养。

17α 羟化酶缺乏致睾酮合成障碍，核型虽是 46XY，内生殖道是中肾管，但外生殖器含糊。可有低钾碱中毒、高血压、可的松和醛固酮缺乏及女性乳房。尿中可查到 11 去氧皮质酮。

治疗为补充相应的激素。

D2 睾酮代谢缺陷 胎儿睾丸能合成睾酮，但因 5α 还原酶缺乏，不能使睾酮转变为双氢睾酮而失去作用，导致性别异常或青春期第二性征发育不全。

D3 靶细胞对睾酮不反应

E1 睾丸女性化综合征(testicular feminization syndrome) 本症为 46XY 核型，双侧有睾丸，睾酮及双氢睾酮分泌正常，但靶器官对循环的睾酮没有反应。是因为对雄激素不敏感，可能是完全性或部分性。完全性雄激素不敏感综合征(complete androgen insensitivity syndrome,CAIS)罕见,约 20000～64000 个男性新生儿中有 1 例。不完全性者更罕见,约为完全性的 10%。外生殖器呈女性。因为性腺有发生肿瘤的危险,完全性者应于青春期后作性腺切除,用雄激素替代治疗;不完全性者应于青春期前切除性腺。

E2 Reinstein 综合征　核型是 46XY,性腺是不能生育的睾丸,生殖道是中肾系统。表型有尿道下裂,可有女性乳房。睾酮及雄激素增高。

根据情况做整形手术。

E3 不育男性综合征(infertile male syndrome)　核型是 46XY,性腺是睾丸,内生殖道是中肾系统。表型男性,睾酮及雄激素可正常或增高。尿中查不到类固醇,性腺没有发生肿瘤的危险因素。

E4 靶细胞不接受(receptor resistance)　靶细胞对雄激素接受有缺陷。核型是 46XY,有不育的睾丸,内生殖道是中肾系统,外生殖器含糊。睾酮及雄激素可正常或增高。尿内无类固醇,性腺没有发生肿瘤的危险因素。

E5 持续副中肾管残留(persistent Mullerian duct)　核型 46XY,不但有睾丸及中肾系统,还有子宫及输卵管。表型男性,常伴隐睾,宜作睾丸固定,不必处子宫、输卵管。

A3 性别畸形的诊断

对于外阴表现有性别异常的婴儿应及早作出病因的诊断,目的有二:①正确性别的确立。②检出有无内分泌疾病,尤其是有盐丢失类型,因对小儿有一定危险。

B1 病史　详细询问病史是很重要的,因为有很多异常如 XX 男性综合征、真两性畸形是有遗传的。家族史中不但要注意有无类似患者,并且要了解有无不明原因的婴儿死亡、不育、没有月经以及多毛患者。也应询问母亲妊娠时是否用过药物(如孕激素)以及有无男性化现象。

B2 体格检查　一般体态,有无脱水、发育生长迟滞(如先天性肾上腺增生有盐耗损)及其他并发畸形(如 Turner 综合征或 Klinefelter 综合征)。性腺是否对称或不对称下降,一般来说只有睾丸组织能充分下降,但也有报告卵睾下降至阴唇阴囊褶皱底部的。假如能在腹股沟部触及性腺,就可以除外性腺女性化、Turner 综合征及纯性腺发育不全的诊断。就算是充分男性化的婴儿,如摸不到性腺也需警惕先天性肾上腺增生的女性假两性畸形的严重男性化征象。如阴囊或阴唇皱褶色素增多,应注意有无肾上腺性征异常症的 ACTH 增多。测量阴茎长度,观察尿道口位置,如尿道下裂伴单侧特别是双侧隐睾者,须疑及性别畸形。腹部触诊及直肠指检也很重要,如有无副中肾系统派生物(如子宫等)的存在。

B3 染色体检查

C1 Y 小体　作颊黏膜涂片,用 Quinacrine 染色,在荧光显微镜下鉴定有无 Y 染色体长臂的远端。

C2 染色体的分析　准确而费时(培养末梢血的白细胞以确定核型一般需 6～7 天。用激活 T 淋巴细胞培养通常需 72 小时,最短也要 48 小时来确定染色体核型)。如有嵌合体,有时需做其他不同组织的染色体检查。

B4 生化检查 如因内分泌异常导致性别畸形,生化检查就很重要。

C1 尿类固醇测定 在先天性肾上腺增生患者中,根据尿中排出类固醇类型来判断特殊酶的缺乏。如血浆 17 羟黄体酮增高可诊断为先天性肾上腺增生,但这需在出生 48 小时后再测定,否则会受母体孕激素增高的影响。

C2 绒毛膜促性腺激素(HCG)刺激试验 先测血浆睾酮量,然后每天肌注 HCG 2000 国际单位,共 4 天。再测血浆睾酮量,如上升水平超过 2ng/ml,很可能是由于对睾酮不敏感,而不是睾酮合成不足。本试验也可用于 5α 还原酶缺乏的检测,HCG 刺激后睾酮与双氢睾酮的比值如大于 30,则可诊断为 5α 还原酶缺乏。

B5 其他检查

C1 超声检查 腹部超声检查可协助辨认有无副中肾系统派生物如子宫、输卵管等。也可检查肾上腺是否增大,虽然不能作为诊断先天性肾上腺增生的标准,但可引导下一步检查。

C2 生殖道造影 如超声检查不够清晰,可将造影剂注入泌尿生殖窦的开口,观察泌尿生殖窦及内生殖管道的结构,可协助确定是中肾管还是副中肾管。

C3 手术探查 真两性畸形、混合性腺发育不全以及多数男性假两性畸形难以确定性别时,均须手术探查。手术包括性腺活体组织检查,肯定内生殖管道情况;对睾酮不敏感病例取生殖器皮肤活体作成纤维细胞培养。腹腔镜可用以了解内生殖管道的情况,确定摸不到的性腺位置及做活体组织检查。女性假两性畸形根据其他检查可以确定诊断,不必作性腺活体组织检查。

上述检查应根据具体情况选用。

B6 诊断

C1 如新生儿期就不能分辨性别,可有下述 3 种情况:

D1 双侧性腺均可触及,核型为 46XY,为男性假两性畸形。再进一步作 HCG 刺激试验以及测血浆及尿类固醇,以便判断属于哪一类型。

D2 双侧性腺均不能触及,核型为 46XX,则测尿类固醇,如增高可诊断为女性假两性畸形,如正常须手术探查。

D3 一侧性腺可触及,核型是 46XY、45X/46XY,盆腔内有子宫,可诊断为混合性腺发育不全。如核型是 46XX,而手术探查有卵巢及睾丸组织,则诊断为真两性畸形。

C2 如青春期发育不相配,也应查尿类固醇,类固醇增高可能是女性假两性畸形;如正常则可能是真两性畸形,须经性腺活体组织检查证实。

C3 如青春期发育滞后,核型为 45X、46XX/45X,可诊断为 Turner 综合征。核型为 47XXY、46XY/47XXY,可诊断为先天性睾丸发育不全综合征。核型为 46XX,外生殖器为男性,则为 XX 男性综合征。外生殖器为不成熟女性,如手术探查无卵巢可诊断为单纯性腺发育不全,如有卵巢则诊断为女性 17β 氢化酶缺乏。核型为 46XY,经手术探查如为索条状性腺可诊为单纯性腺发育不全,如无性腺则诊断为无睾丸综合征。

C4 如不育,核型是 47XXY、46XY/47XXY,则诊断为先天性睾丸发育不全综合征。核型是46XX,诊断为XX男性综合征。核型是46XY,诊断为男性不育综合征。

A4 性别畸形的治疗

B1 治疗要点

C1 新生儿如不能确定性别,并有脱水,很可能有严重盐缺乏的先天性肾上腺增生,需即刻矫治水和电解质平衡失调。

C2 完成检查及诊断后,应与家长商讨,尽早建立小儿性别。有些观点是明确的,如小儿阴茎发育极差,则应按女性抚养,行外生殖器功能性整形,减少心理伤害;如小儿阴茎发育好,则应在确定性别前收集足够资料以协助判断。原则是首先考虑小儿日后外生殖器的发育,其次才是生育问题。

C3 有些性别分化异常伴有恶性肿瘤的高危因素,应对这些患者作出正确诊断。如上述有索条性腺,核型是46XY患者中有15%~25%发生恶性肿瘤,常是睾母细胞瘤或无性细胞瘤,故应尽早切除该性腺。有一大组睾母细胞瘤的报告,患者中40%小于15岁,15%小于10岁。

B2 手术治疗
手术治疗主要适用于女性假两性畸形。先天性肾上腺增生的典型男性化的手术治疗包括功能及整形两方面。修复合适的阴道以备日后的性生活,因为她们可以妊娠及生育。缩小阴蒂可有适当的女性外观。

C1 手术年龄　手术宜于15~18个月龄进行,至少应于3~4岁前完成,以减少父母的焦虑并易于按女性抚养。

C2 手术方法

D1 阴道成形术　本术式包括切开尿生殖窦,暴露外阴,插入会阴部皮瓣以扩大阴道外口。轻度尿生殖窦融合者只需在中线向后切开外阴即可。但常发现阴道狭窄及发育不良,此时可插入带血供的会阴皮瓣。婴幼儿皮瓣的长度不宜超过3cm(图21-5)。

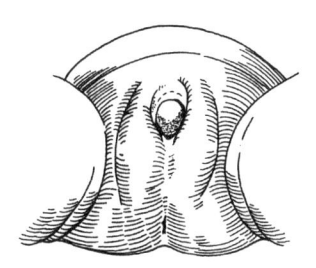
A.术前外生殖器情况

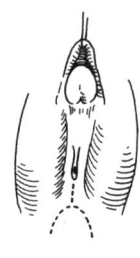
B.切口

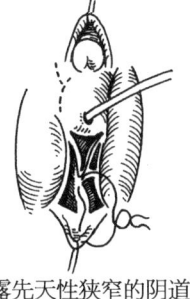
C.暴露先天性狭窄的阴道下段,于正中切开狭窄的阴道,剥离暴露阴道后壁,术中可见会阴皱襞切口,以便向下游离,重建小阴唇

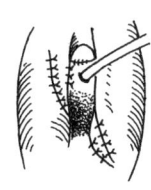
D.重建阴唇及阴道,多余的阴唇阴囊皮肤可修剪

图21-5　用会阴皮瓣做阴道成形

阴道远端狭窄瘘管在尿道外括约肌近端进入尿生殖窦的阴道成形手术方法见图21-6。

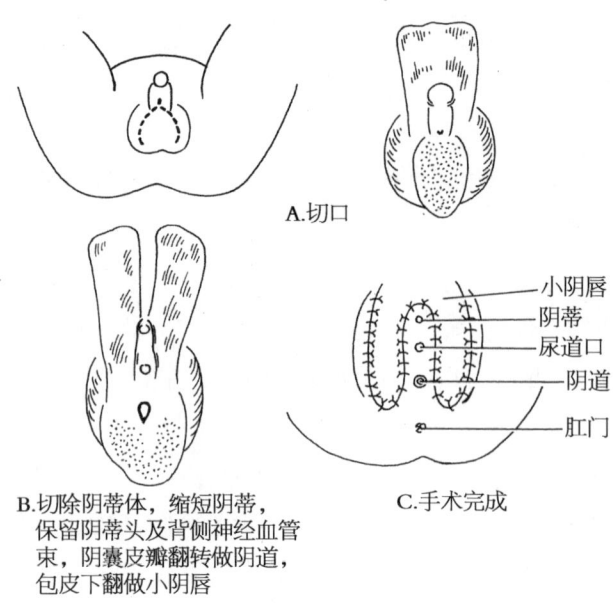

图 21-6 尿生殖窦畸形的阴道成形术

对于外生殖器完全像男性的患儿,用内镜将双腔导尿管置入阴道,经会阴切口将阴道从尿生殖窦分离。保留会阴横肌,使其位于尿道与将形成的新阴道口之间;而不使该肌位于阴道与直肠之间,须有广泛的后外侧皮瓣修复剥离的阴道,使之外置(图 21-7)。

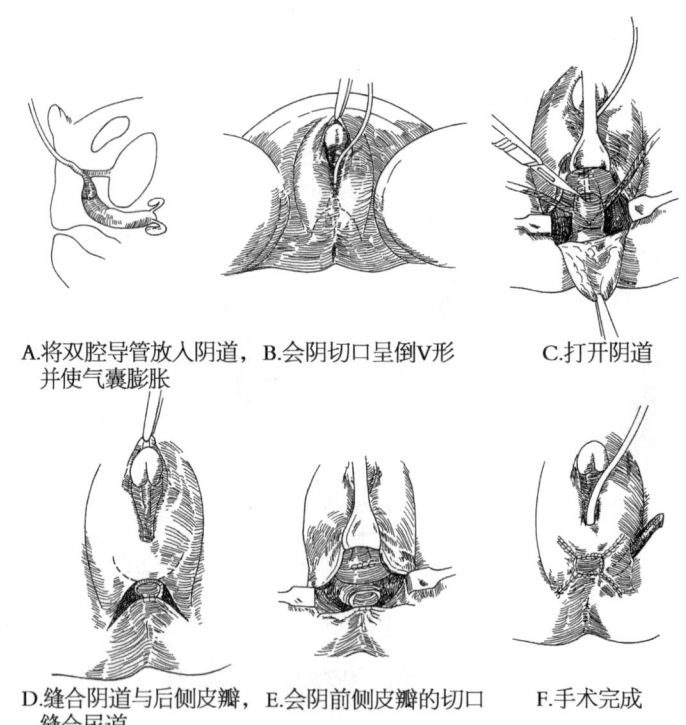

图 21-7 完全性男性化患儿的阴道成形术

D2 阴蒂缩短术 手术要点是保留阴蒂头及阴蒂背侧神经血管束,切除阴蒂体及阴蒂背侧过多的皮肤,使腹侧黏膜与阴蒂头相连,最后把阴蒂头固定于耻骨骨膜上(图21-8)。

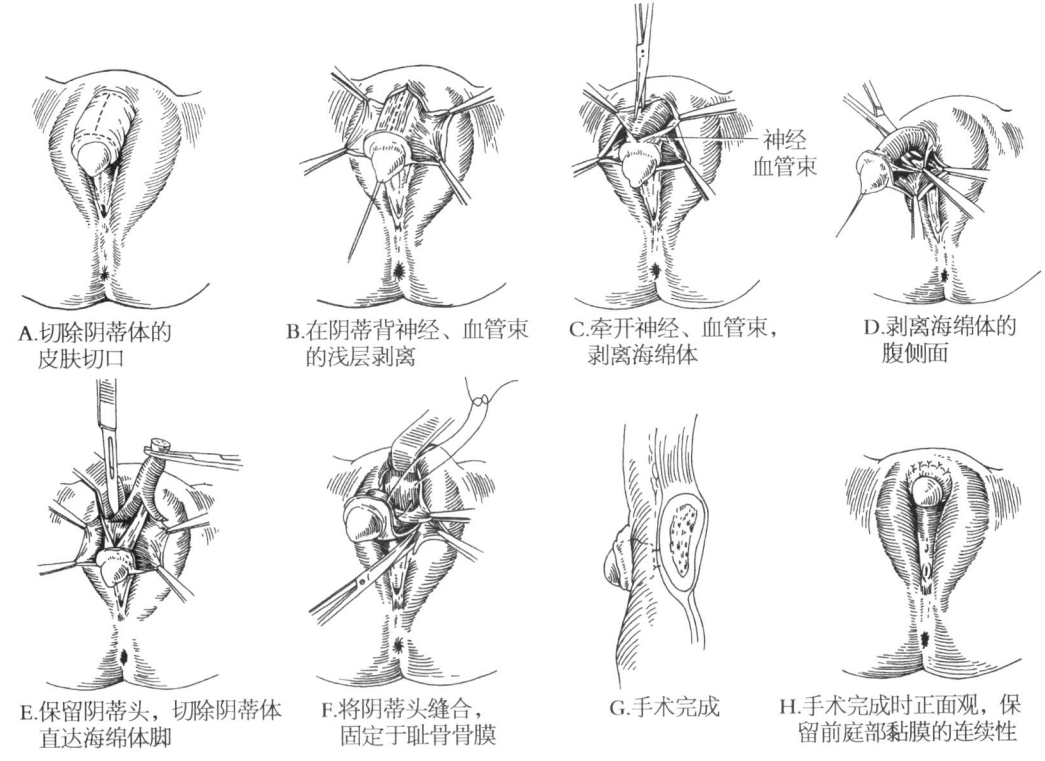

图 21-8 阴蒂缩短术

处理阴蒂背侧皮肤有多种术式,最终要能重新构成小阴唇。1983年Kogan等改良阴蒂体切除方法,即在阴蒂体包膜下切除(图21-9)。切开腹侧黏膜游离阴蒂体,重建时可按需要缩短。本术式简单、安全,因切除阴蒂体时未损伤背侧神经血管束,故阴蒂头坏死的危险性小,也不易发生阴蒂体表皮坏死。

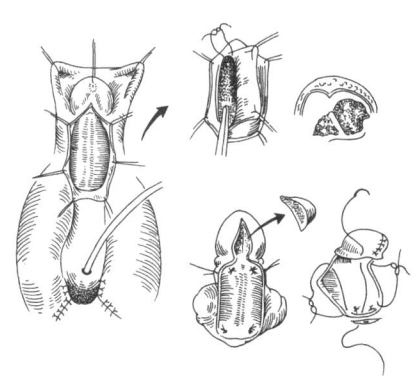

图 21-9 阴蒂体包膜下切除术

(黄澄如)

主要参考文献

1 黄澄如. 性别畸形. 小儿泌尿外科学. 济南:山东科学技术出版社,1996:245-262

2 Blyth B,Churchill B M. Intersex. //Gillenwater J Y,Gray-hack J T,Howards S S,Duckett J W. Adult and pediatric urology. St Louis:MO Mosby,1996:2591-2621

3 Nguyen H T. Disorders of sexual differentiation. //Baskin L S,Kogan B A,Dukett J W. Handbook of pediatric urology. Philadelphia:Lippincott-Raven Publishers,1997:33-49

4 Barthold J S,González R. Intersex states. //Bauer S B,Gonzales E T. Pediatric urology practice. Philadelphia:Lippincott Williams & Wilkins,1999:547-578

5 Sheldon Ca,Gilbert A,Lewis A G. Vaginal reconstruction:critical technical principles. J Urol,1994,152:190-195

22 先天性下尿路梗阻性疾病

尿路梗阻的原因很多，由于病变部位不同，因此其临床表现及造成的后果也就迥然相异。泌尿系统任何部位的梗阻最终都会导致肾积水及肾功能损害。上尿路梗阻除非是双侧，一般只影响患侧肾脏；而下尿路梗阻是指膀胱以下部位的梗阻，也就无例外地影响双侧肾脏。在尿路梗阻的基础上易并发泌尿系感染，感染又加速疾病的发展，出现合并症并加重肾脏的破坏。小儿下尿路梗阻的原因有：①先天性：如最常见的后尿道瓣膜、输尿管膨出等。②肿瘤性：可因管腔内外的肿瘤如膀胱肿瘤、尿道横纹肌肉瘤、前列腺、阴道横纹肌肉瘤以及骶前肿瘤如畸胎瘤、卵黄囊瘤的压迫。③炎症性：如泌尿系结核。④其他：包括神经性膀胱，膀胱、尿道结石，以及外伤性尿道狭窄等。由于病种繁多，限于篇幅，本章仅叙述先天性结构异常所致的下尿路梗阻。

发生下尿路梗阻后，梗阻尿道的近端可出现不同程度的扩张，排尿时膀胱压力增高。待压力超过 19.6kPa(200cmH$_2$O)时，上尿路也逐渐扩张，50％可并发膀胱输尿管反流，加重肾脏损害。

下尿路梗阻时，膀胱肌肉增殖，并有胶原纤维沉积，膀胱黏膜表面有小梁形成，细胞间隙有弹性纤维沉积。如果梗阻没有解除，代偿功能失调，膀胱逐渐扩张，肌肉收缩无力，膀胱不能完全排空。膀胱代偿失调后，影响上尿路的机制有二：①膀胱内压升高，包括发生反流、反压力的作用。②膀胱壁、膀胱三角区肥厚增生，形成输尿管膀胱段的机械性梗阻。由于膀胱代偿失调，膀胱内压增加，输尿管排空不全，开始时，输尿管增加收缩频率，但仍排空不全，内压也增加，最终出现肾积水及肾功能受损。

先天性下尿路梗阻性疾病包括以下各种畸形。

22.1 后尿道瓣膜

后尿道瓣膜(posterior urethral valve)是男性小儿先天性下尿路梗阻中最常见的疾病。

Young 于 1919 年首先详细描述了本病,并作了合理的分型。国内施锡恩与谢元甫于 1937 年曾报道 5 例后尿道瓣膜。黄澄如等于 1987 年报道了国内例数最多的后尿道瓣膜。

A1 病理及胚胎学

瓣膜的组织结构为单一的膜性组织。病因不太清楚,可能是尿生殖窦发育不正常或中肾管迁移的异常遗迹。后尿道瓣膜可分为 3 型(图 22-1-1)。

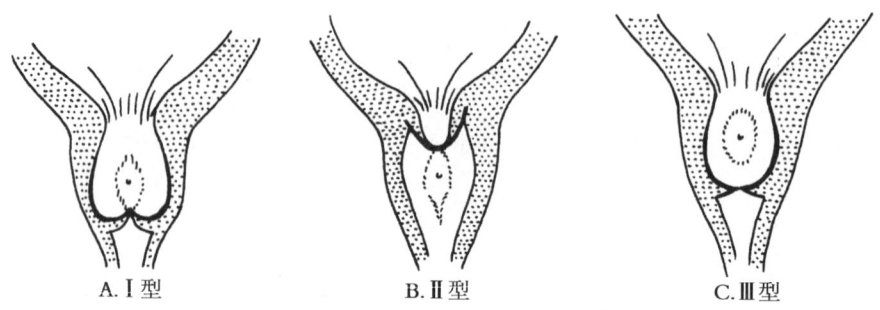

图 22-1-1　后尿道瓣膜的 3 种类型

B1 Ⅰ型　最常见,占引起梗阻瓣膜的 95%。其形态似一对大三角帆发自精阜的远端,走向前外侧膜部尿道,两侧瓣膜会合于后尿道的背侧中线,中央仅留一孔隙。可逆行插入导尿管,但排尿时瓣膜向远端膨大突入膜部尿道,甚至可达球部尿道,造成梗阻致后尿道扩张,膀胱壁增厚,双肾、输尿管积水。

B2 Ⅱ型　瓣膜从精阜走向后外侧膀胱颈,一般认为该型不造成梗阻。

B3 Ⅲ型　占梗阻性后尿道瓣膜的 5%,该类瓣膜位于精阜远端呈环状隔膜样,中央有一孔隙。同Ⅰ型瓣膜一样不影响插管,但造成排尿困难。

Ⅰ型、Ⅲ型瓣膜的病理构成不同,但临床表现、治疗方法及预后均无明显差别,甚至尿道镜检查也难区分。

A2 病理生理

后尿道瓣膜于胚胎形成的早期就已出现,可引起泌尿系统及其他系统的发育异常及功能障碍。

B1 肺发育不良　患后尿道瓣膜的胎儿因肾功能差,排尿少,导致羊水减少,从而妨碍胎儿胸廓的正常活动及肺的扩张,造成肺发育不良。生后患儿常有呼吸困难、呼吸窘迫综合征、气胸及纵隔气肿,多死于呼吸衰竭。有肺发育不良的患儿死亡率达 50%。

B2 肾小球肾小管异常　因尿路梗阻、反流使肾曲小管内压力增高造成肾发育异常,破坏肾的集合系统,造成肾小管浓缩功能障碍。另外反复泌尿系感染也使肾小球滤过率降低。

B3 膀胱输尿管反流及肾积水　后尿道瓣膜合并膀胱输尿管反流者占 40%~60%。其原因是膀胱压力增高,使输尿管口抗反流机制失调;输尿管口周围有憩室形成也是反流的另一原因。膀胱输尿管反流易引起泌尿系反复感染,导致肾瘢痕、远期高血压、肾衰竭等并发症。后尿道瓣膜多合并不同程度的肾积水、输尿管扩张,其原因除膀胱输尿管反流外,还有膀胱压力增高,上尿路引流不畅。

B4 膀胱功能异常 后尿道瓣膜患者中25%以上有不同程度的膀胱功能异常,主要表现为尿失禁。可能因膀胱肌肉收缩不良、膀胱顺应性差、膀胱颈肥厚等造成排尿困难,也可能是膀胱容积小、膀胱括约肌收缩功能差。即使切除了后尿道瓣膜后,相当一部分患者的膀胱功能并无好转。青春期后很多患者的尿失禁会减轻。

A3 临床表现

由于年龄和后尿道瓣膜梗阻的程度不同,临床表现各异。

新生儿期可有排尿费力、尿滴沥,甚至出现急性尿潴留。有时可触及胀大的膀胱,积水的肾、输尿管,即使膀胱排空也能触及增厚的膀胱壁。如合并肺发育不良可有呼吸困难、气胸。腹部肿块或尿性腹水压迫横膈也可引起呼吸困难。因尿路梗阻引起的尿性腹水占新生儿腹水的40%。尿性腹水多来自肾实质或肾窦部位的尿液渗出。婴儿期可有生长发育迟缓、营养不良、尿路感染引起的败血症。学龄儿童多因排尿异常就诊,表现为排尿困难、尿失禁、遗尿等。

A4 诊断

产前超声检查可于胎儿期检出后尿道瓣膜,其特点为:①常为双侧肾、输尿管积水。②膀胱壁增厚。③前列腺尿道长而扩张。④羊水量少。如能于产前诊断后尿道瓣膜可尝试宫内手术,作膀胱尿液引流,防止肾功能进一步恶化,减轻肺发育不良。

产后诊断除临床表现外,以排尿性膀胱尿道造影(VCUG)、尿道镜检查最直接可靠。VCUG见前列腺尿道长而扩张,梗阻远端尿道极细,膀胱边缘不光滑,有小梁及憩室形成(图22-1-2)。

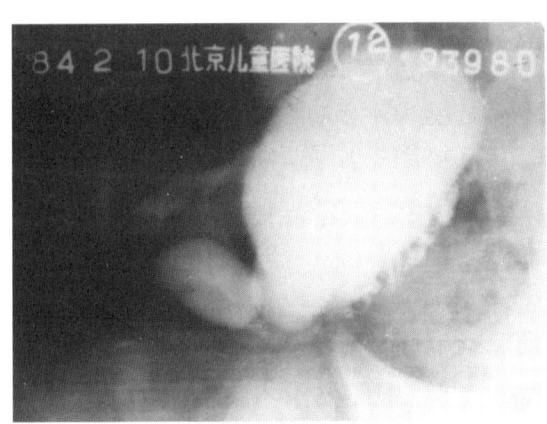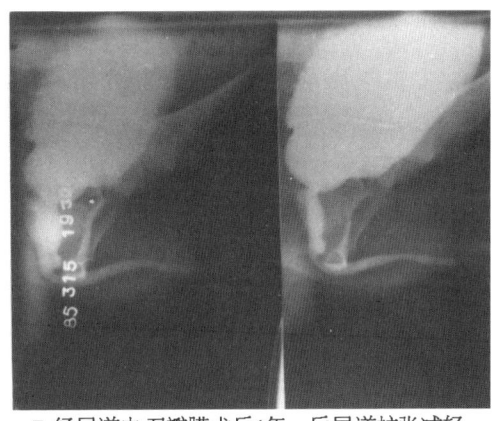

A.膀胱壁不整,有成小梁现象,后尿道扩张,前尿道显影不清晰　　B.经尿道电刀瓣膜术后1年,后尿道扩张减轻,前尿道清晰可见

图22-1-2 后尿道瓣膜排尿性膀胱尿道造影(患儿男,5岁,生后有排尿困难)

由于40%～60%的患儿合并膀胱输尿管反流,故尿道镜检查常与手术同期进行。于后尿道清晰可见瓣膜从精阜两侧发出走向远端,于膜部尿道呈声门样关闭。另外静脉尿路造影、肾核素扫描可了解上尿路形态及肾功能(图22-1-3)。

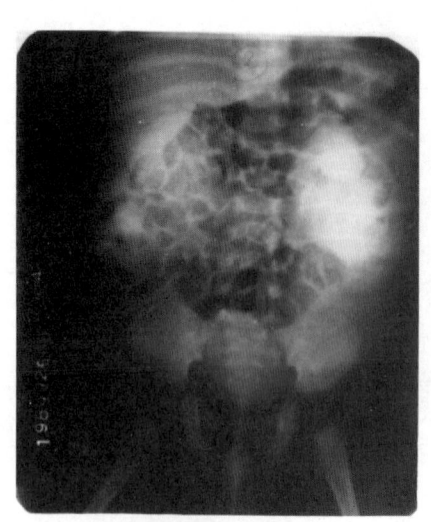
A.静脉尿路造影示双肾积水

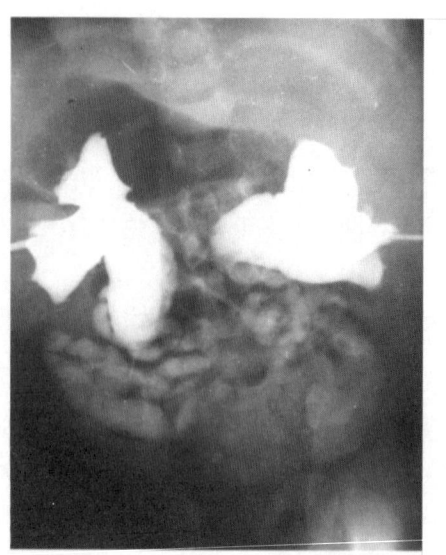
B.肾穿刺造影示双肾积水，输尿管极度迂曲扩张

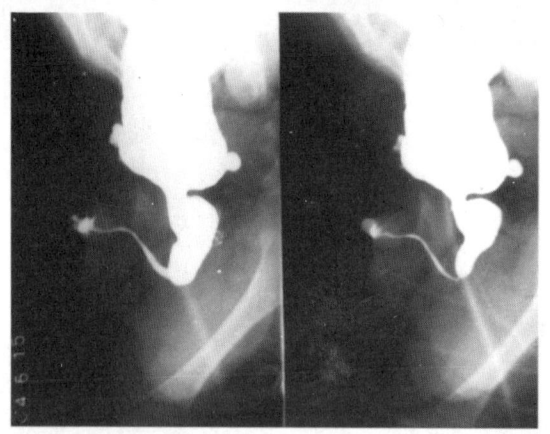
C.排尿性膀胱尿道造影示膀胱壁不整，有小憩室，后尿道扩张

图 22-1-3　后尿道瓣膜(患儿男，6月龄，因发热、排尿困难入院)

对合作的患儿可做尿流动力学检查，以了解有无膀胱功能异常。术前术后测定尿流率可明确尿路梗阻解除的情况。

A5　治疗

后尿道瓣膜患者的治疗原则是纠正水、电解质失衡，控制感染，引流及解除下尿路梗阻。若患者营养情况差，感染不易控制，需作膀胱造口或膀胱造瘘引流尿液。极少数患者用以上方法无效时，需考虑输尿管皮肤造口或肾造瘘。大部分患儿均可用尿道镜电刀切除瓣膜，切除瓣膜后应定期随访，观察排尿情况、肾功能恢复情况及有无泌尿系感染。小儿一般情况改善较快，但膀胱形态及功能恢复要慢得多，而扩张输尿管的恢复更慢。后尿道瓣膜的并发症如膀胱输尿管反流、膀胱输尿管连接部梗阻，在术后观察无明显好转，仍有严重泌尿系感染时可经手术治疗。对膀胱功能异常也应定期复查，如尿流率、残余尿量测定以及做尿动力检查。

A6 预后

早期诊断、早期正确治疗是关键。后尿道瓣膜合并肾发育异常时肾功能很难恢复。一般认为合并尿性腹水、巨大膀胱憩室、一侧重度输尿管反流的患者往往因尿液有了相对的缓冲地而保护了肾脏（或其中一侧肾脏），所以预后较好。1岁以内患儿血肌酐在88μmol/L以下或血肌酐在术后2年内恢复正常者预后好。病情恶化表现为蛋白尿、高血压及持续性血肌酐升高，这些患者的最终治疗是血液透析或肾移植。

22.2 前尿道瓣膜与憩室

前尿道瓣膜（anterior urethral valve）是男性小儿中另一较常见的引起先天性下尿路梗阻的疾病，可伴发尿道憩室。Firlit认为后尿道瓣膜的发生率7倍于前尿道瓣膜，而北京儿童医院近10年收治前尿道瓣膜63例，后尿道瓣膜97例，说明前尿道瓣膜并不少见。

A1 病因与病理

前尿道瓣膜及憩室的胚胎学病因尚不明确，有可能是尿道板在胚胎期某个阶段融合不全，也可能是尿道海绵体发育不全使局部尿道缺乏支持组织，尿道黏膜因而向外突出。前尿道瓣膜一般位于阴茎阴囊交界处的前尿道，两侧瓣膜从尿道背侧向前延伸于尿道腹侧中线会合。同后尿道瓣膜一样不妨碍导尿管插入，但阻碍尿液排出，造成近端尿道扩张，有的伴发尿道憩室。尿道憩室一般位于阴茎阴囊交界处的阴茎体部，分为两种（图22-2-1）：①广口憩室：远侧唇构成瓣膜，引起梗阻。②有颈的小口憩室：多不造成梗阻，但可并发结石而出现症状。

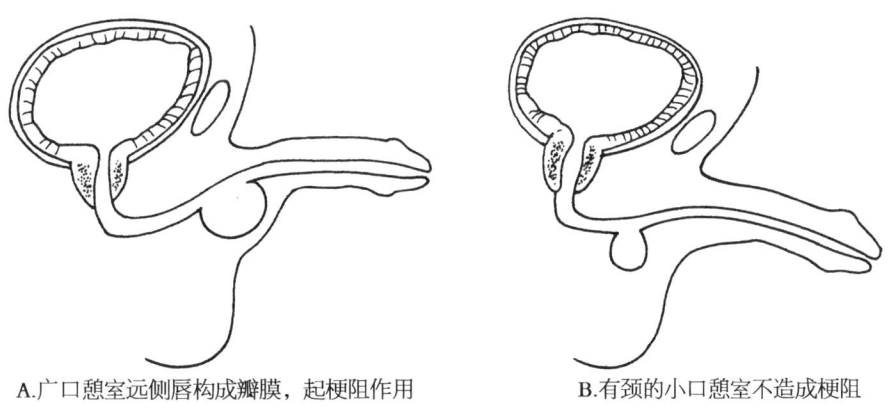

A.广口憩室远侧唇构成瓣膜，起梗阻作用　　B.有颈的小口憩室不造成梗阻

图 22-2-1　前尿道憩室

前尿道瓣膜造成的泌尿系统梗阻及全身其他系统的病理生理改变与后尿道瓣膜相同，但多数病例不像后尿道瓣膜那么严重。

A2 临床表现

患儿有排尿困难,导致膀胱内大量残余尿。憩室被尿液充盈时可于阴茎阴囊交界处出现囊性肿物,排尿后用手挤压肿物有尿排出。若伴发结石可被触及。其他表现与后尿道瓣膜相同。

A3 诊断

除病史、体检外,泌尿系X线平片观察有无结石,静脉尿路造影了解上尿路情况,排尿性膀胱尿道造影(VCUG)显示膀胱尿道情况(图22-2-2,22-2-3),尿流动力学检查了解尿道梗阻情况及有无膀胱功能异常。尿道镜检查能清晰观察到瓣膜的位置、形态。

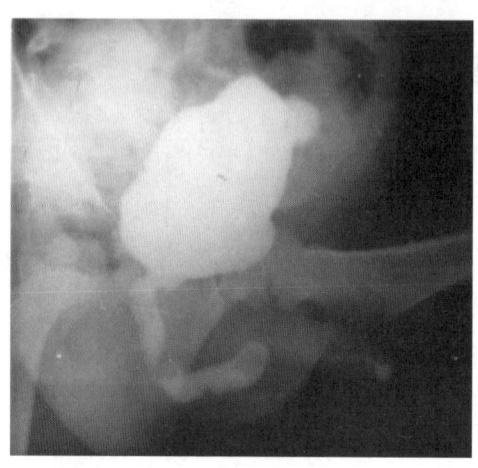

图 22-2-2 前尿道瓣膜排尿性膀胱尿道造影示阴茎根部以上尿道扩张,膀胱边缘整(患儿男,5岁,因排尿困难就诊)

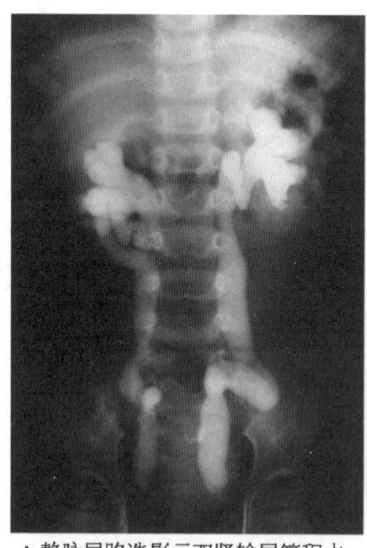 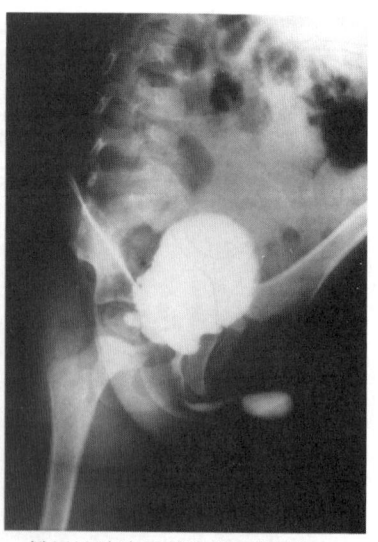

A.静脉尿路造影示双肾输尿管积水　B.排尿性膀胱尿道造影示阴茎根部可充药的憩室,其远端尿道未显示

图 22-2-3 前尿道憩室(患儿男,3岁)

A4 治疗

治疗原则同后尿道瓣膜。对单纯前尿道瓣膜可用尿道镜电刀切除,而并发憩室的病例应做手术切除。

22.3 输尿管膨出

输尿管膨出(prolapse of ureter)对尿路产生不同影响,如梗阻、反流、失禁以及肾功能损害,故其处理常需个别化。

输尿管膨出是指膀胱内黏膜下输尿管的囊性扩张,大小差别很大,直径从 1~2cm 到几乎占据全膀胱。膨出的外层是膀胱黏膜,内层为输尿管黏膜,两者之间为菲薄的输尿管肌层。其形成原因尚不清楚,有人说是源于输尿管芽管腔延迟开放。按其位置可分为单纯型输尿管膨出和异位型输尿管膨出(图 22-3-1),前者膨出部分完全位于膀胱腔内,输尿管口较正常略有偏移;后者膨出部分位于膀胱颈或尿道。

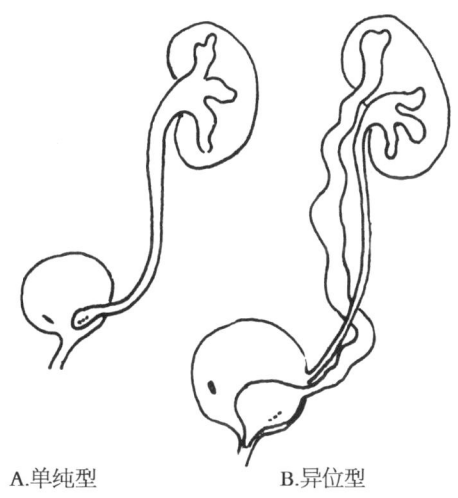

A.单纯型　　　　B.异位型

图 22-3-1　输尿管膨出分型

单纯性输尿管膨出多并发于单一输尿管,膨出较小,多见于成人,又称成人型,对上尿路影响较小。异位输尿管膨出多较大,常合并重复肾、双输尿管畸形,下肾部的输尿管穿越膀胱肌层,开口于膀胱三角区。膨出的上输尿管经黏膜下层开口于膀胱颈或后尿道,引起尿路梗阻。故上肾部多有发育不全、发育不良、积水性萎缩及肾盂肾炎等改变。1951 年 Campbell 在尸体解剖时发现每 4000 具小儿尸体中有 1 例输尿管膨出,另一组报告则高达每 500 具小儿尸体中有 1 例。输尿管膨出多见于女性,男女之比为 1∶4。女性中 95% 并发重复畸形,而男性中 66% 来自单一系统。以左侧居多,双侧者占 10%~15%。输尿管膨出的开口可能狭窄、正常或偶然是大的。异位输尿管膨出占60%～80%，而80%的输尿管膨出并发于重复肾的上肾部。很罕见的是输尿管膨出并发于盲端输尿管，或并发于融合肾及异位肾。

A1 临床表现

异位输尿管膨出是初生女婴下尿路梗阻中最多见的原因，在男婴则仅次于后尿道瓣膜。患儿多于生后数月内就有尿路感染，女孩的输尿管膨出可间歇地从尿道脱出。不常见尿潴留，但当异位输尿管膨出经膀胱颈脱出时，可有尿潴留。女孩因大的异位于尿道的输尿管膨出使外括约肌松弛及降低收缩率，故可有尿失禁。

A2 诊断

异位输尿管膨出常并发相应肾的发育不良、无功能或功能很差，X线所见是其同侧或对侧肾、输尿管影像的情况。大的异位输尿管膨出不但引起下肾部输尿管梗阻，也同样影响对侧。更常见输尿管膨出扭曲了同侧下输尿管口，使下肾部黏膜下的输尿管段变短而发生反流。

静脉尿路造影所见同输尿管口异位，但上肾部更扩张、积水或不显影。膀胱颈部有圆形光滑的充盈缺损（图22-3-2），有时局部膨出壁过薄凹入似呈分叶状，但与膀胱横纹肌肉瘤的多发不规则充盈缺损不同。

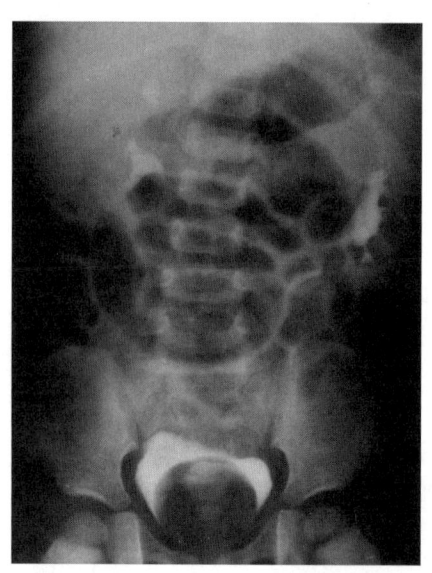

图22-3-2 重肾、双输尿管（双侧），输尿管膨出（左上侧）

（患儿女，2岁，反复发热、脓尿9个月，尿道口曾有肿物脱出。**静脉尿路造影显示：右重肾清晰可见，左肾外下移位；膀胱底有光滑的充盈缺损**）

用稀释的造影剂作排尿性膀胱尿道造影可观察有无反流、排尿时输尿管膨出是否被压缩，以及其后有无逼尿肌支持，呈膀胱憩室样。

单纯性输尿管膨出可因膨出内并发结石而有血尿。静脉尿路造影因肾功能良好，可见膀胱内有圆形的输尿管膨出及菲薄的膨出壁（图22-3-3）。

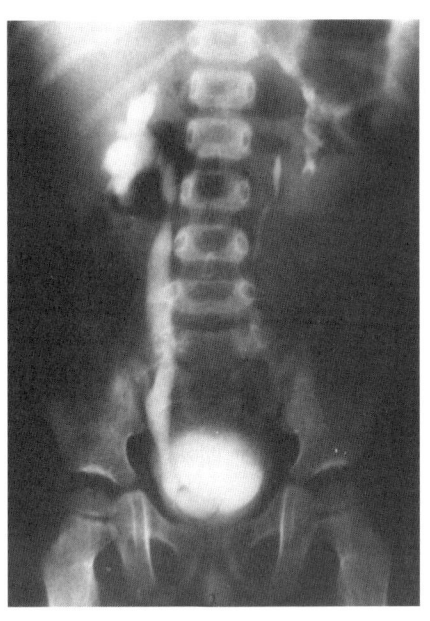

图 22-3-3 单一系统,单纯性输尿管膨出(右侧)
(患儿男,3 岁,静脉尿路造影显示:右肾、输尿管积水,
其远端膨大即输尿管膨出,周围有薄的膨出壁)

A3 治疗

输尿管膨出的治疗常需个别化。小的单纯性输尿管膨出如无症状,也不引起尿路梗阻,就不需要治疗。绝大多数输尿管膨出其上半肾因受压积水、感染、功能不良,则须作患侧上半肾切除。如术后仍有症状再处理输尿管膨出。如与输尿管膨出相对应的肾功能良好则经膀胱镜在膨出中间基底部作相当于 3F 导管电灼引流,术后须复查有无膀胱输尿管反流及上尿路情况。必要时作膨出输尿管切除,输尿管膀胱再吻合术。伴有双输尿管的可作输尿管肾盂吻合术或上输尿管与下输尿管的端侧吻合术。

22.4 膀胱憩室

膀胱憩室(bladder diverticula)是由于先天性膀胱壁限局性薄弱,加以下尿路梗阻,膀胱内压上升,使膀胱壁自分离的逼尿肌束之间突出而形成憩室。但也有先天性巨大憩室并不发生尿路梗阻者。

先天性膀胱憩室多见于男性,多为单发性,以位于输尿管口附近者最常见。憩室增大时,输尿管口就被包括在憩室内而发生反流。作排尿性膀胱尿道造影时发现平日小的膀胱憩室于排尿时显著增大;当排尿终了时,其内容又回入膀胱,呈假性剩余尿。另一些膀胱憩室位于顶部,大概与脐尿管消失不全有关。

膀胱憩室的治疗主要是解除下尿路梗阻,控制感染。如憩室巨大,压迫膀胱颈及尿道须切除。而输尿管口邻近憩室或在憩室内造成严重反流者须作防反流的输尿管膀胱再吻合术,并修复输尿管口膀胱部的肌肉缺损。

22.5 尿道息肉

尿道息肉(polyp of urethra)指男性后尿道息肉,是极少见的畸形。病因不明,推测系中肾管演变而成。息肉多位于精阜附近,可脱入前列腺尿道。其组织成分为良性的纤维血管组织。可导致排尿困难、尿潴留、血尿、尿路感染等症状。作排尿性膀胱尿道造影可见尿道内有充盈缺损影像,结合膀胱尿道镜检查可明确诊断。

通过耻骨上切开膀胱手术切除息肉,或经膀胱尿道镜切除。手术时应注意保护射精管。如息肉基底切除不彻底有复发的可能。

22.6 尿道缺如与尿道闭锁

先天性尿道缺如与尿道闭锁(urethral agenesis and atresia)常合并其他严重畸形。由于尿道缺如及闭锁使产前胎儿在宫内排出的尿液潴留于膀胱内,致膀胱膨胀,进而压迫脐动脉,引起胎儿循环障碍,故多为死胎。有的病例因合并膀胱外翻、脐尿管瘘或直肠膀胱瘘,尿液可排出而成活。

尿道闭锁的预后决定于闭锁部位。如为后尿道闭锁,与尿道缺如相同,多于产前或生后不久死亡。前尿道闭锁尤其靠近尿道外口者上尿路受压的影响较轻,可行尿道造瘘术,日后再考虑尿道成形术。

(黄澄如)

主要参考文献

1　张潍平,黄澄如. 尿道异常. 小儿泌尿外科学. 济南:山东科学技术出版社,1996:168-177

2　黄澄如,梁若馨,白继武,等. 小儿输尿管膨出症的治疗. 中华小儿外科杂志,2002,23:496-498

3　Borirakchanyavat S. Posterior urethral valves. //Baskin L S,Kogan B A,and Duckett J W. Handbook of pediatric urology. Philadelphia:Lippincott-Raven Publishers,1997:131-138

4 Chertin B, Caluwé D D, Puri P. Is primary endoscopic puncture of ureterocele a long-term effective procedure? J Pediatr Surg, 2003, 38:116-119

5 Husmann D A, Strand W R, Ewalt D H, et al. Is endoscopic decompression of the neonatal extravesical upper pole ureterocele necessary for prevention of urinary tract infections or bladder neck obstruction? J Urol, 2002, 167:1440-1442

第23章 会阴器官疾病

23.1 膀胱外翻与尿道上裂

膀胱外翻和尿道上裂(bladder exstrophy and epispadias)多见于男性,较女性多3~4倍。它包括腹壁、脐、耻骨及生殖器畸形,畸形程度差别很大,从轻度单纯尿道上裂到完全性泄殖腔外翻。约3万~4万个出生儿中有1例膀胱外翻。完全性膀胱外翻如不治疗2/3病例于20岁前死于肾积水及尿路感染。膀胱外翻多伴发其他畸形如肛门直肠畸形、脊椎裂、蹄铁形肾、腹股沟斜疝等。

23.1.1 膀胱外翻

典型的膀胱外翻由于下腹壁、膀胱前壁及尿道背壁缺如,故从腹壁上可见外翻的膀胱黏膜及喷尿的输尿管口。脐位置低,常于外翻膀胱黏膜上缘形成瘢痕。下腹壁、会阴和大腿内侧皮肤受尿浸渍而潮红。因骨盆发育异常,耻骨联合分离,两侧股骨外旋,患儿有摇摆步态。

患儿不论男女,多伴尿道上裂和外生殖器畸形。在男性,阴茎短而扁阔向上翘,尿道背壁缺如,形成一浅沟,阴囊小,有时对裂,约40%病例合并隐睾。女性除尿道上裂外尚有阴蒂对裂,小阴唇远离,露出阴道,多有阴道口狭窄。

新生儿期上尿路是正常的,以后由于膀胱黏膜长期暴露而化生,可引起梗阻。Maloney等报告50例膀胱外翻初诊患者中,17例有双肾、输尿管积水,源于膀胱黏膜化生及纤维化,导致输尿管远端梗阻。

诊断须注意伴发畸形,作静脉尿路造影了解上尿路情况。

由于膀胱壁纤维化和膀胱壁长期暴露有水肿及慢性炎症,故应于生后72小时内作单纯膀胱内翻缝合,生后第二年作膀胱修复术。手术可分期或一期完成,包括髂骨截骨术、输尿管口上移的防反流性输尿管膀胱吻合术、Leadbetter膀胱颈缩紧术、尿道延长、膀胱内翻缝合及尿道上裂成形术。

如能于生后72小时以内将膀胱内翻缝合,修复腹壁最好,以后易于有合适的膀胱容量及控制排尿。如耻骨联合分离过宽,再加髂骨截骨术,则第一期手术宜推迟7~10天。1983年Lapor及Jeffs报告22例经功能性修复后19例(88%)能控制排尿。

术后须随诊上尿路情况,包括有无反流、梗阻及尿排空情况。

如膀胱小或手术时小儿年龄大,术后仍不能控制排尿者,须考虑膀胱扩大术(图23-1-1)或可控性尿路改流术如Mitrofanoff术。

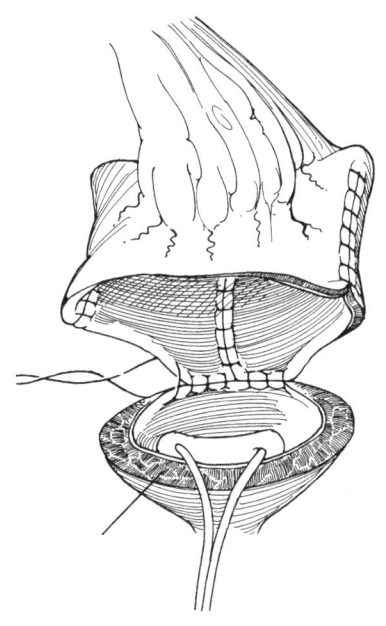

图23-1-1　膀胱扩大术示意图

膀胱外翻的其他类型尚有:①假性膀胱外翻(pseudoexstrophy):有膀胱外翻的骨、肌肉缺陷,但尿路是正常的。②膀胱上裂(superior vesical fissure):有典型膀胱外翻的骨、肌肉缺陷,但仅在脐下有少量的膀胱壁外翻,外生殖器正常,无尿失禁。③重复外翻:即有一外翻的膀胱由一小管道与其内正常膀胱相连。

23.1.2　尿道上裂

尿道上裂指尿道背壁部分或全部缺如,完全性者常伴有膀胱外翻。单独尿道上裂畸形约每9.5万个出生儿中有1例,男比女多4倍。

男性尿道上裂分为阴茎头型、阴茎体型及完全性3种,表现为阴茎体短、宽、上翘,阴茎头扁平(图23-1-2)。自尿道口至阴茎头有一浅沟,被覆黏膜,包皮悬垂于阴茎的腹侧。完全性尿道上裂者尿道口位于膀胱颈,呈漏斗状,有尿失禁,并伴不同程度的膀胱外翻和耻骨联合分离。

女性尿道上裂表现为阴蒂对裂、阴唇广阔分开、耻骨联合分离和尿失禁(图23-1-3)。

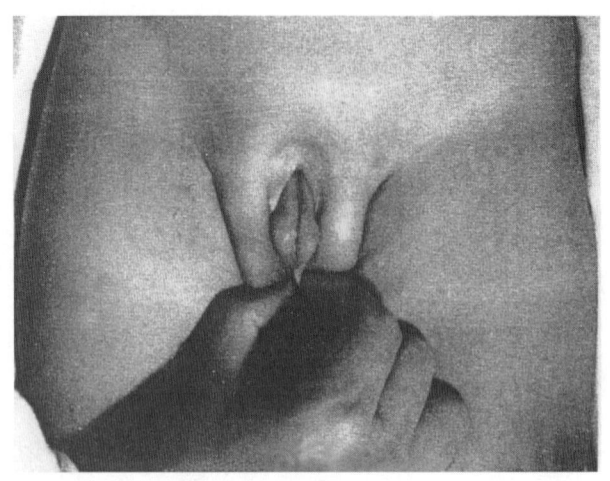

图 23-1-2　男性完全性尿道上裂

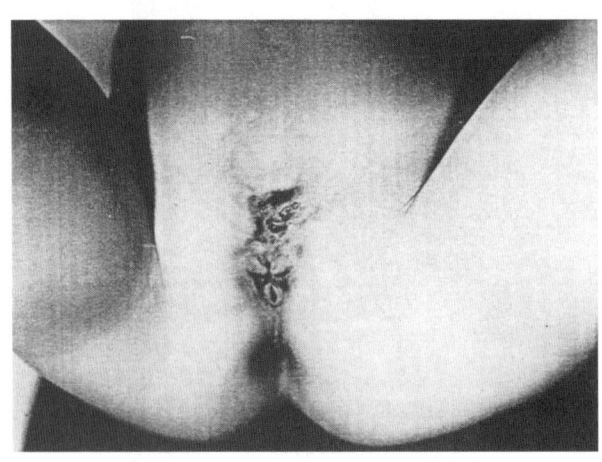

图 23-1-3　女性完全性尿道上裂

对没有尿失禁的男性尿道上裂应从耻骨支上松解上翘的阴茎脚,以矫正阴茎上翘及延长阴茎体(图 23-1-4),一期或分期完成尿道成形。对有尿失禁的女性尿道上裂应重建尿道,以控制排尿。

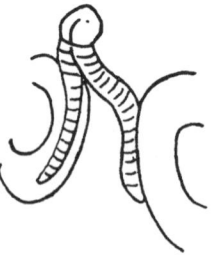 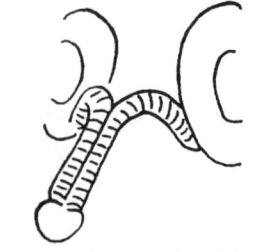

A.耻骨分离致阴茎短缩　　B.从坐骨耻骨支上将部分阴茎海绵体脚剥离,以延长阴茎体

图 23-1-4　男性尿道上裂的矫正

23.1.3 泄殖腔外翻

泄殖腔外翻(eversion of cloaca)约 20 万个出生儿中有 1 例。患儿常早产。在外翻组织中，中间是肠黏膜，两侧是膀胱黏膜，其上缘相连如马蹄形，并有各自的输尿管。外翻的肠管似盲肠。本病最常合并脊椎裂及双腔静脉。

23.2 睾丸与精索疾病

23.2.1 隐睾

隐睾是指阴囊内摸不到睾丸，它有两种情况：①睾丸虽不在阴囊内但能摸到：包括睾丸上缩、睾丸下降不全(睾丸位于腹股沟管浅环或腹股沟内)以及睾丸异位(位于会阴、股部或阴茎根部)。②睾丸不在阴囊内也摸不到：包括睾丸位于腹内，偶可位于腹外筋膜下或萎缩以及睾丸缺如。胚胎期，睾丸在两侧腰部腹膜后间隙，随着胎儿发育，腹膜鞘状突在睾丸之前首先进入腹股沟，睾丸亦随着鞘状突逐渐下降。至胎儿 4～6 个月时，睾丸接近腹股沟管浅环处，至 7～9 个月时降入阴囊，腹膜鞘状突在睾丸之前亦被带入阴囊。出生时腹膜鞘状突的近端闭锁，但远端仍开放形成睾丸鞘膜，因此睾丸下降不全者几乎均并发腹股沟斜疝。

1964 年北京市两个医院统计 5779 例新生儿中有隐睾者 104 例(1.8%)，其中早产儿占 39.4%。79.4%的隐睾能自然下降，绝大多数于 1 岁内下降，1 岁以后下降机会很少。Scorer 及 Farrington 发表一组 1642 例新生儿体重与睾丸未降的关系，早产儿的睾丸未降率为 30.3%，足月新生儿为 3.4%，其平均发生率为 5.7%。约半数以上在生后 1 个月内下降，以后下降者逐渐减少，至 1 岁时隐睾发生率已降至 0.8%。而在青年中隐睾的发病率是 0.3%，故有可能因青春期激素增加时才下降。Scorer 及 Farrington 统计 224 例隐睾的最终位置是腹股沟部 103 例(46%)，阴囊上部 99 例(44%)，腹腔或睾丸缺如 21 例(9.4%)，会阴部 1 例(0.4%)。

单侧隐睾约为双侧隐睾的 3 倍，右侧较左侧多见。由于睾丸间质细胞的功能不受影响，故不影响第二性征。

隐睾症所带来的问题：①腹股沟后壁比阴囊坚硬而无弹性，故位于腹股沟内的睾丸因接近表面而易受创伤。②66%～93%的隐睾症患者合并腹股沟斜疝，则可有腹痛或嵌顿。③可合并其他泌尿生殖系畸形，如尿道下裂、膀胱外翻。④易发生精索扭转。⑤双侧隐睾由于所在地的温度较阴囊内高，以致睾丸上皮萎缩，阻碍精子形成，可致不育。⑥隐睾发生肿瘤的机会较正常下降者高，既往虽在 5～6 岁后做睾丸固定术，并不能防止恶变。⑦患者因睾丸位置的反常常有自卑感。⑧单侧隐睾也可影响对侧睾丸。

A1 病理变化

隐睾不但位置反常,其结构亦反常,且停留位置愈高,反常愈严重,如睾丸小,输精管、附睾闭锁。1971年后多数学者提出,自生后第二年开始隐睾与正常睾丸间可见形态差别,如精曲小管生长迟缓,其周围富于胶原纤维以及精原细胞数量减少等。目前对于隐睾发生的原因未能肯定,只能说不是单一因素。纤维带阻止睾丸下降和内分泌缺乏可能是有些病例的原因。

A2 诊断

真性睾丸未降是指睾丸停留于正常的下降通道中,而睾丸异位是睾丸循异位的睾丸引带附着而位于大腿内上侧、阴茎根部、会阴或横过异位引带入对侧阴囊。睾丸未降侧的阴囊小,触诊时不能触及睾丸。轻巧地用手指将睾丸推向阴囊,可以测知睾丸的活动性。如能将睾丸推入阴囊,抬手后迅速回缩,称为滑动睾丸,治疗与隐睾症相同。约20%的隐睾症患者睾丸不能触及。Redman一组208例不能触及睾丸的隐睾症中约50%位腹股沟部,20%~25%位于腹腔内,15%位于腹股沟管浅环下,10%睾丸缺如。如阴囊发育良好,用手沿腹股沟管向下推送时,可将睾丸推入阴囊,抬手后不迅速回缩,是提睾肌把睾丸提到阴囊上部或腹股沟管内,这种病例是睾丸上缩而不是隐睾,不必治疗。

虽然超声、CT可用于不能触及睾丸的诊断,但单侧者不如用腹腔镜。双侧不能触及睾丸时可行激素试验。试验前应测血浆睾酮基础值,然后肌注绒毛膜促性腺激素(HCG)1000~1500单位,隔日1次,共3次,再复测血浆睾酮浓度,如睾酮浓度上升,提示有睾丸。

无论是那种检查都有一定的局限性,手术探查仍然不失为最后的确诊手段。

A3 治疗

隐睾的治疗可分为内分泌治疗及手术治疗。

B1 内分泌治疗 是未降睾丸唯一的保守疗法。目前有两种内分泌治疗,即绒毛膜促性腺激素(HCG)与促性腺素释放激素(戈那瑞林,GnRH)。HCG刺激Leydig细胞,使血浆睾酮增高以促进睾丸下降。用GnRH可矫正这些患者的基础黄体生成素(LH)低下。

HCG用法:国际健康基金组建议每周肌注2次,小婴儿每次用250单位,小于6岁用500单位,6岁以上用1000单位,共5周。

Baskin LS的用法是小儿体重低于10kg,每周肌注1000单位;体重为10~20kg,每周肌注1500单位;体重超过20kg,每周肌注2500单位。连续4周为一疗程。

应用HCG的睾丸下降率为14%~50%,Job等于1982年提出HCG的最低用量是10000单位,如超出15000单位则将有副作用,如骨骺提前闭合,促进第二性征发育如出现阴毛、阴茎增大、阴囊色素增重等,一般停药后消退。HCG用量低于15000单位不会影响骨龄。

应用GnRH的睾丸下降率为13%~70%,综合1975~1985年17个作者报道1006例隐睾的睾丸下降率平均为52%。用法是GnRH喷鼻,每次400μg,每日3次,4周为一疗程,无副作用。

如先用GnRH 4周,每日喷鼻1.2mg,继用HCG 3周,每周1500单位,成功率可达73%,

6个月后的复发率为10%。美国近年未证实用GnRH对引降睾丸有效。

综上所述,对隐睾患者的治疗方案如下:①凡男性新生儿都须检查有无隐睾,屈腿坐位检查最准确。②如隐睾小儿智力迟钝,须除外其他有关综合征。③患儿10个月龄时开始用HCG,每周1500单位,共3周。④如内分泌治疗失败,须于1周岁后手术。⑤如并发疝或睾丸异位,均须手术。

B2 手术治疗 适用于有显而易见的腹股沟斜疝及睾丸异位的患儿,因为他们有梗阻因素致睾丸不能降入阴囊。手术方法为游离松解精索,修复并存的疝囊,将睾丸固定于阴囊内。

A4 隐睾与睾丸恶性瘤的关系

腹腔内睾丸恶变的危险性较其他部位者大6倍。睾丸固定时的患儿年龄越大,发生恶变的危险性也越大,故应早期作睾丸固定,也便于检查。

23.2.2 睾丸扭转与睾丸附件扭转

A1 睾丸扭转

由于精索扭转(torsion of spermatic cord),睾丸、附睾发生急剧的血供障碍以致梗塞或坏死,常误诊为急性睾丸炎、附睾炎。有些不明原因的睾丸萎缩亦系本症之后果。多见于青年,但近年在幼儿尤其是新生儿的发病数增多。

精索扭转可发生于3个部位:①扭转发生于固有鞘膜之外:新生儿多数属此型,睾丸及鞘膜均发生梗塞。②鞘膜内扭转:多见于青年,睾丸系膜过长可能是诱因。③扭转位于睾丸与附睾之间:与两者间结合不完全有关。

任何一侧睾丸均可扭转,偶有双侧者。根据Watson的经验,新生儿左侧睾丸扭转常是顺时针方向,右侧则是逆时针方向。

还有一种特发性睾丸梗塞(idiopathic infarct of testicle)不伴精索扭转,常伴发于小婴儿时期绞窄性或嵌顿性腹股沟疝,也见于臀产产伤后。有些病例出生后就有睾丸梗塞,可能是宫内扭转后自然复位。

B1 临床表现 睾丸扭转后突发局部剧痛,常向腹、腰部放射,并有恶心、呕吐及发热,可误为睾丸或附睾炎症、嵌顿疝,甚至腹腔内疾患。阴囊皮肤充血、水肿、发热。由于提睾肌痉挛及精索的短缩,睾丸被提到阴囊上部。

阴囊肿大,皮肤水肿,压痛显著。轻度扭转仅引起轻度不适,伴有间歇性鞘膜积液。

新生儿及小婴儿的睾丸扭转常无痛苦,扭转的睾丸增大、变硬,但无压痛。阴囊内容常与其壁粘连,并透过皮肤可呈蓝色。

B2 诊断及鉴别诊断 近年来,有人报告用超声血流图、超声听诊器和核素^{99m}Tc扫描等方法诊断睾丸扭转。间歇性鞘膜积液伴有轻度压痛者可能发生过不完全扭转。睾丸梗塞与睾丸肿瘤之鉴别在于有疼痛、皮肤红肿者多系睾丸梗塞;而与睾丸及附睾炎之鉴别在于后者发病缓慢,当托起阴囊时疼痛减轻,反之,在睾丸扭转时移动或提起阴囊时疼痛加重。

B3 治疗 确诊后立即进行手术治疗，扭转后 4 小时内睾丸尚有保留的希望。手术时将扭转的睾丸复位并固定于阴囊壁。若睾丸及附睾已坏死则切除。

A2 睾丸附件扭转

睾丸附件是副中肾管的残留体，含有结缔组织或胶样物，有蒂，呈小卵形结构，附着于白膜上。睾丸附件扭转多发生于 10~14 岁儿童。

症状与睾丸扭转相似，但程度较轻。有些病例在睾丸上端可发现压痛点，或隔着皮肤可见该处有变色的如豆大的压痛肿物。

如不能除外睾丸扭转，应即刻手术探查，否则可保守观察。

23.2.3 附睾畸形

附睾有各类畸形，如附睾缺如、节断性闭锁以及结构异常。隐睾患儿中约 1/2~1/3 有附睾畸形，尤多见于腹股沟管内及腹腔内睾丸。有时伸长了的襻状附睾尾可经腹股沟管进入阴囊，这样的附睾可被误认为是精索的盲端或萎缩的睾丸而被误伤或切除，遗留腹内睾丸未能被诊断。隐睾患者也常见各种附睾与睾丸分离的现象。这样可能有镜下的导管梗阻或可影响精子的生长。

附睾囊肿在小儿不常见。根据报告，正常男性中约 5％可发生附睾囊肿，而曾于胎儿期母亲用过己烯雌酚的附睾囊肿发生率可达 21％。附睾囊肿多位于附睾头，罕有破溃、出血引起急性阴囊病变者。经触诊、透光试验及超声检查可以确诊，不必手术探查，除非囊肿增大。附睾囊肿是否影响生育未能肯定。

23.2.4 急性附睾炎

急性附睾炎罕见于学龄前小儿，随着年龄增长，发病率逐渐增多。

A1 病因

B1 非特异性感染 小儿附睾炎多为非特异性感染，致病菌主要是大肠杆菌。与下列因素有关：①全身性感染经血行播散，或盆腔脏器感染逆行经淋巴系统扩散。②外伤直接带入病原菌。③导尿管留置时间过久或不洁导尿，由外界带入细菌。④尿道输精管反流如继发于尿道狭窄、前列腺囊。

B2 结核性感染 多为肺结核播散的局部表现，须注意有无伴发肾结核。

A2 临床表现

阴囊红肿、疼痛，以患侧为著，可波及对侧。可有发热及尿道刺激症状如尿频、尿急，甚至排尿困难。

A3 诊断及鉴别诊断

早期病例当阴囊尚未明显红肿时可摸到肿大的附睾，并有压痛，抬高阴囊时疼痛稍可缓解。核素阴囊扫描可显示患侧附睾血流量增加。

需与睾丸扭转鉴别。

A4 治疗

卧床休息，抬高阴囊，用抗感染药物。如在发病24小时以内不能与睾丸扭转鉴别时，须考虑手术探查。

23.2.5 精索静脉曲张

精索静脉曲张罕见于10岁以下男孩。随着青春期发育，到14~15岁时发病率达15%~20%，与成人相似。Guarino等报道一组76例青年精索静脉曲张，其中71例位于左侧(93%)，5例为双侧，无单独右侧者。在成年男性中，精索静脉曲张有时可致精液不正常及不育，并且是易于矫治的不育症原因。85%的成人精索静脉曲张有生育能力，并且绝大多数患者没有临床症状。

A1 临床表现

患者于阴囊上部发现有一团虫样软块与睾丸相连，当站立时更明显，平卧后则缩小，少数病例有疼痛感。按照Dubin及Amelar(1970)所述将精索静脉曲张分为3级：①Ⅰ级：当患者憋气让腹压增加才能摸到扩张的精索静脉。②Ⅱ级：不用任何办法就可摸到扩张的精索静脉。③Ⅲ级：检查者可以看到扩张的静脉如虫样软块。精索静脉曲张一旦出现，终身不会自行消失。

A2 治疗

Ⅰ~Ⅲ级精索静脉曲张如无睾丸萎缩(经测量患侧睾丸较健侧小3ml以上)，可每年随诊观察。如为Ⅲ级并伴睾丸萎缩则须手术矫治，即经腹股沟切口或腹腔镜作精索静脉结扎。Guarino等提出检测LH、FSH以及用GnRH刺激试验来选择有不育危险的患儿做手术治疗。

23.3 阴茎异常

23.3.1 包茎与嵌顿包茎

A1 包茎

包茎(phimosis)指包皮口狭小，使包皮不能上翻显露阴茎头。分先天性及后天性或生理性及病理性两种。

B1 病因病理 先天性包茎见于正常新生儿及婴幼儿。小儿出生后包皮与阴茎头间有生理性粘连，日后粘连逐渐吸收，包皮与阴茎头分离。3~4岁后随着阴茎及阴茎头生长，阴茎勃起，包皮向上退缩，此时上翻包皮可显露阴茎头。小儿3岁后有90%的包茎可自愈，17岁以后仅不足1%有包茎。包皮遮盖阴茎头，能自行上翻显露阴茎头，属正常现象。

后天性包茎多继发于阴茎头包皮炎及包皮和阴茎头损伤。包皮口有瘢痕挛缩，无弹性和扩张能力，包皮不能向上退缩，并常伴有尿道口狭窄。这类包茎不会自愈。

有包茎的小儿由于包皮囊内分泌物堆积，刺激阴茎头和包皮内板，可造成阴茎头包皮炎。包皮口严重狭窄的病例可发生排尿困难，甚至影响阴茎发育。

B2 临床症状 包皮口狭小者可有排尿困难，表现为尿线细，排尿时包皮囊鼓起。包皮囊内常有大量的包皮垢堆积于冠状沟，隔着包皮可见白色的小肿块，常被家长误认为是肿瘤。包皮垢可诱发阴茎头包皮炎，急性炎症时阴茎头及包皮的黏膜潮湿红肿，可产生脓性分泌物，小儿疼痛不安。阴茎头包皮炎反复发作，由于阴茎痛痒，小儿易养成用手挤压阴茎的习惯，长期可造成手淫。

B3 治疗 婴幼儿期的先天性包茎如无症状可不必处理；如有症状可将包皮试行上翻，以便扩大包皮口，显露阴茎头，清除包皮垢。对于阴茎头包皮炎患儿，在急性期用硼酸水或温热水浸泡及服用抗生素治疗，待炎症消退后试行手法分离包皮，无效时考虑作包皮环切术。绝大部分先天性包茎不必手术。后天性包茎因有纤维狭窄环，需作包皮环切术（图 23-3-1）。

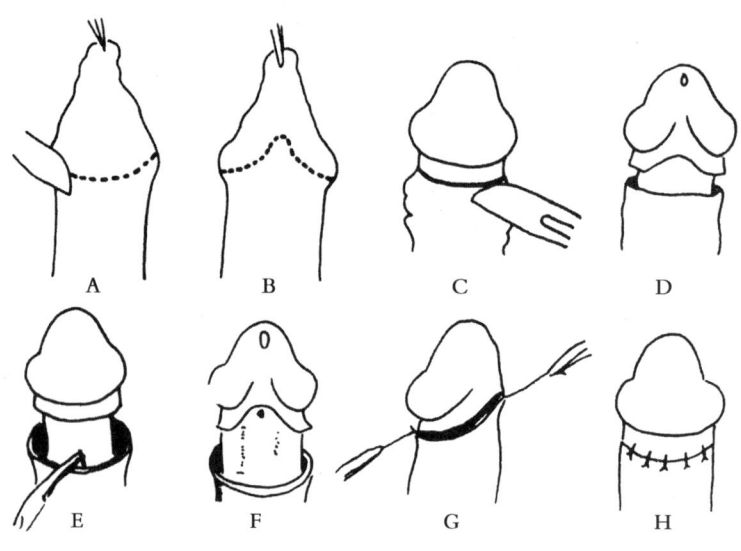

图 23-3-1 包皮环切术

有的观点认为包茎与阴茎癌有关，但许多包皮环切术并不普及的地区如北欧的阴茎癌发生率很低。所以只要注意及时正确治疗包茎，养成良好的卫生习惯，可以预防阴茎癌。目前包皮环切术并没有一个公认的指征，以下适应证可供参考：①包皮口有纤维狭窄环。②反复发作的阴茎头包皮炎。③5岁以后包皮口仍严重狭窄，包皮不能上翻显露阴茎头。

A2 嵌顿包茎

嵌顿包茎（paraphimosis）是包茎或包皮过长的并发症。当包皮上翻至阴茎头后方，如未及时复位，包皮环将阻塞静脉及淋巴循环引起水肿，致使包皮不能复位，造成嵌顿包茎（图 23-3-2）。包皮发生水肿后，包皮狭窄环越来越紧，以至循环阻塞和水肿加重，形成恶性循环。

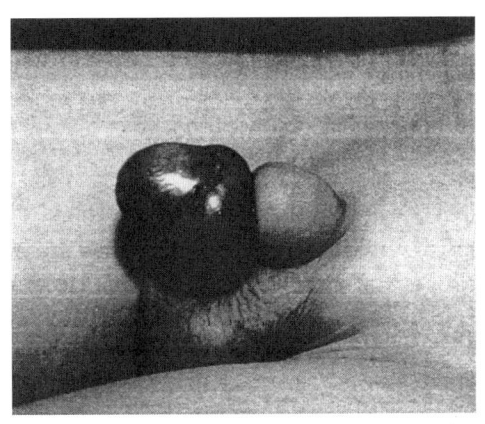

图 23-3-2　嵌顿包茎外观

B1 临床表现　水肿的包皮翻在阴茎头的冠状沟上,在水肿的包皮上方可见狭窄环。阴茎头呈暗紫色肿大,患儿因疼痛剧烈哭闹不止,可有排尿困难。时间过长,严重的嵌顿包茎可发生包皮和阴茎头坏死脱落。

B2 治疗　嵌顿包茎患儿如及时治疗,大部分均可经手法复位(图 23-3-3)。

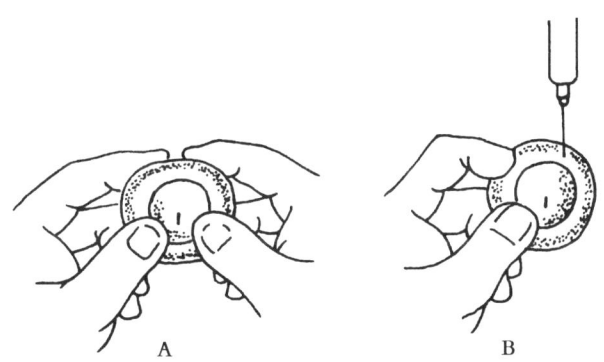

图 23-3-3　嵌顿包茎的手法复位

如手法复位失败或嵌顿时间长,应作包皮背侧切开术。若嵌顿包皮已经破溃或情况允许,可急诊作包皮环切术。

23.3.2　阴茎阴囊转位

阴茎阴囊转位(penis and scrotum transposition)又称为阴囊分裂、阴茎前阴囊,指阴囊异位于阴茎上方。可分为部分性和完全性。常并发会阴型或阴茎阴囊型尿道下裂。也有报道并发性染色体及骶尾端发育异常。

阴茎阴囊转位并不影响性生活,治疗只是解决外观异常。对于不太严重的部分性阴茎阴囊转位可不必治疗。比较常见的而且效果非常满意的阴囊成形术是沿两侧阴囊翼上缘、阴茎阴囊交界处作 M 形切口,将阴囊转至阴茎下方(图 23-3-4)。对于合并重度尿道下裂的病例在完成尿道成形术后可使用上述方法,为了保护包皮瓣血供,多主张在术后6个月修复阴茎阴囊转位(图23-3-5)。

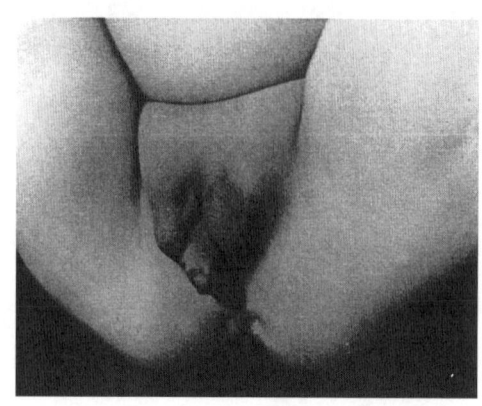

图 23-3-4　阴茎阴囊转位外观

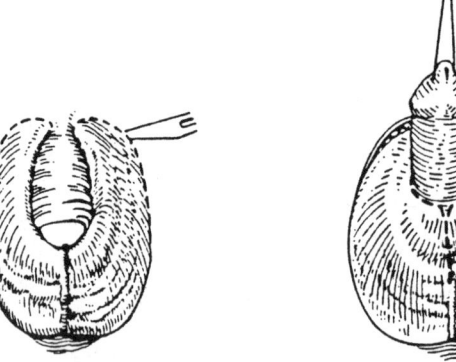

A,B.阴茎阴囊转位M形切口：沿两侧阴囊翼上缘、阴茎阴囊交界处做两个弧形切口,两切口于阴茎腹侧会合,切口深度达肉膜层。阴茎背侧的皮条宽度应在1cm以上,以保证阴茎皮肤的血供；阴茎腹侧皮肤切口不宜过深,避免尿道损伤

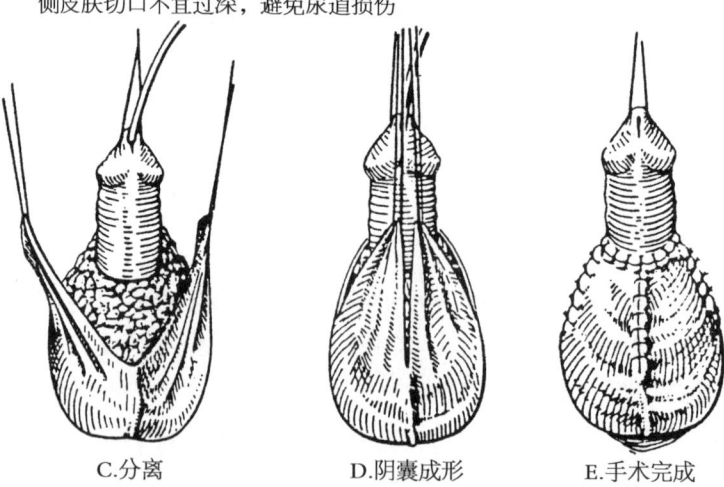

C.分离　　D.阴囊成形　　E.手术完成

图 23-3-5　阴茎阴囊转位的手术方法

23.3.3 阴茎阴囊融合

阴茎阴囊融合又称蹼状阴茎(webbed penis),指阴囊中线皮肤与阴茎腹侧皮肤相融合,使阴茎阴囊未完全分离(图23-3-6)。绝大部分是先天性,也有继发于包皮环切术后或因其他手术切除阴茎腹侧皮肤过多所致。

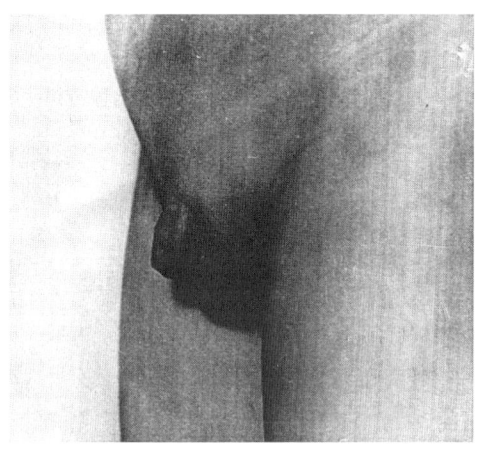

图 23-3-6 阴茎阴囊融合外观

在阴茎阴囊之间的蹼状皮肤上作纵切横缝,或加做 V-Y、W 等成形术(图 23-3-7)。

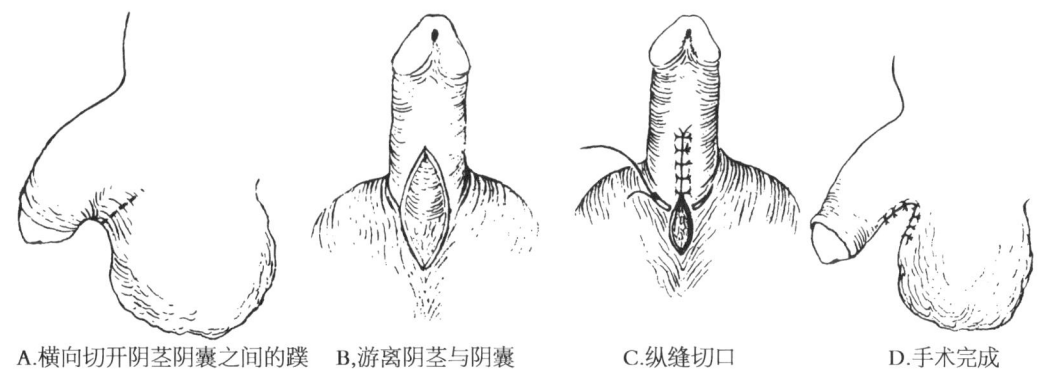

A.横向切开阴茎阴囊之间的蹼　B.游离阴茎与阴囊　C.纵缝切口　D.手术完成

图 23-3-7 阴茎阴囊融合的手术方法

23.3.4 隐匿阴茎

隐匿阴茎(concealed penis)指阴茎隐匿于皮下,致阴茎外观短小,包皮口与阴茎根距离短。包皮背侧短,腹侧长,内板多,外板少。包皮如鸟嘴般包住阴茎,与阴茎体不附着,如果用手将阴茎周围皮肤后推可显示正常的阴茎体(图23-3-8)。查体时于阴茎头背侧可触及一浅沟。应注意可能并发尿道上裂。很多隐匿阴茎继发于肥胖儿下腹部尤其是耻骨前脂肪堆积。隐匿阴茎的包皮口如有狭窄，临床表现与包茎一样。

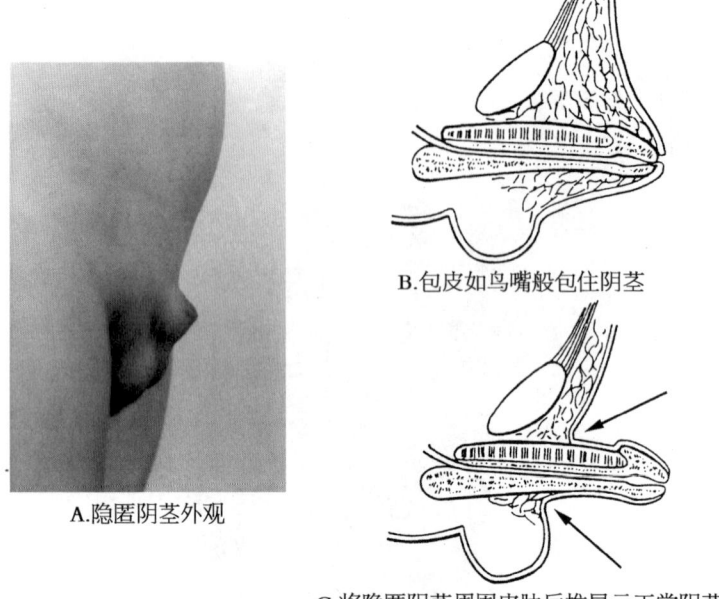

A.隐匿阴茎外观
B.包皮如鸟嘴般包住阴茎
C.将隐匿阴茎周围皮肤后推显示正常阴茎体

图 23-3-8　隐匿阴茎

隐匿阴茎的治疗及手术年龄有很大争论。肥胖儿隐匿阴茎经减肥可明显改善，而其他绝大部分隐匿阴茎患儿随年龄增长多能自愈。在成年人中罕见隐匿阴茎，所以如能上翻包皮显露阴茎头，可不必手术。如有包皮口狭窄应作扩大包皮口的手术(图 23-3-9)，而不是包皮环切术。

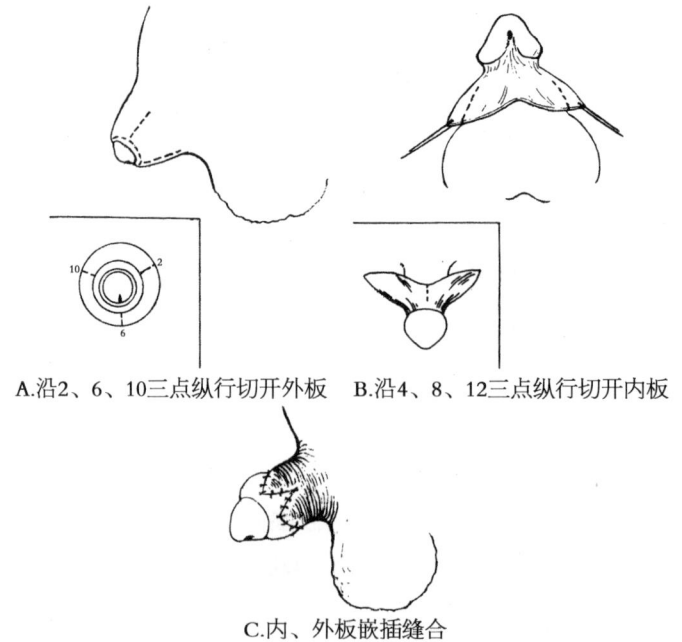

A.沿2、6、10三点纵行切开外板　　B.沿4、8、12三点纵行切开内板

C.内、外板嵌插缝合

图 23-3-9　隐匿阴茎的手术方法

23.3.5 阴茎扭转

阴茎扭转(distortion of penis)指阴茎头向一侧扭转,偏离中线,多呈逆时针方向,即向左扭转。该类患者的阴茎一般发育正常,部分患者合并尿道下裂或包皮分布异常。阴茎腹侧中线偏向一侧。很多病例是在作包皮环切或外翻包皮时发现的。

阴茎扭转按阴茎头偏离中线的角度分为3类:①小于60°。②60°~90°。③大于90°。个别患者的阴茎体方向正常而阴茎头扭转却大于90°。

第一类患者如果不影响阴茎的外观及功能可不必治疗,大多数第二、三类患者需手术治疗。对于因阴茎皮肤导致的阴茎扭转使用阴茎皮肤脱套后均可矫治;而对于因阴茎海绵体扭转的患者多需要松解阴茎根部海绵体,手术大而且效果不满意。

23.3.6 双阴茎畸形

双阴茎畸形(diphallia)极少见,发生率约为1/500万。重复阴茎的大小可从一个很小的附属体到正常大小的阴茎。一般两个阴茎的位置是并列的。大部分有重复尿道和独立的海绵体组织。多合并其他泌尿生殖系畸形及肛门直肠畸形、心血管畸形等。

治疗主要是切除发育不良的阴茎及尿道,对发育好的阴茎行成形手术。

23.3.7 小阴茎

小阴茎(micropenis)指外观正常的阴茎体长度小于正常阴茎体长度平均值的2.5个标准差以上。小阴茎的长度与直径比例正常。有的病例可有阴茎海绵体发育异常、睾丸发育差或下降不全。

阴茎长度的测量应严格规范,方法是用手提阴茎头尽量拉直,使其长度相当于阴茎充分勃起的长度,用测量尺测量从耻骨联合前至阴茎头顶端的距离。正常阴茎长度参考值见表23-3-1。

表23-3-1 正常阴茎长度参考值(cm)

年龄	平均值±标准差	低于2.5个标准差界值
0~5个月	3.9±0.8	1.9
6~12个月	4.3±0.8	2.3
1~2岁	4.7±0.8	2.6
3~4岁	5.5±0.9	3.3
5~6岁	6.0±0.9	3.8
7~8岁	6.2±1.0	3.7
9~10岁	6.3±1.0	3.8
成人	13.3±1.6	9.3

A1 病因

正常男性外生殖器于胚胎的前12周完成。阴茎发育受激素的控制。妊娠的前3个月,胎盘产生绒毛膜促性腺激素（HCG）。妊娠 4 个月后胎儿下丘脑分泌促性腺激素释放激素（GnRH）或称黄体生成素释放激素（LHRH），刺激腺垂体分泌黄体生成激素（LH）及尿促卵泡素（FSH）。HCG、LH、FSH 刺激睾丸间质细胞产生睾酮（T），T 在 5α 还原酶的作用下转化为双氢睾酮（DHT），DHT 刺激阴茎发育。以上任何一个环节出现障碍均可影响阴茎发育，而小阴茎多因胚胎 14 周后激素缺乏所致。

小阴茎常见病因有：①促性腺激素分泌不足引起的性腺功能减退：主要指下丘脑分泌异常，包括因脑组织结构异常如无脑儿畸形等无下丘脑或下丘脑发育差，有的虽然下丘脑结构正常但分泌功能差。②促性腺激素分泌过多引起的性腺功能减退：这类患者的下丘脑及腺垂体分泌功能均正常，只是睾丸分泌睾酮减少，包括睾丸缺如、睾丸下降不全等。睾酮减少通过负反馈使促性腺激素分泌过多。③原发性小阴茎：有些患者下丘脑-腺垂体-性腺轴激素分泌正常，但表现为小阴茎畸形，部分患者到了青春期阴茎又多能增长。病因不清楚，可能是一过性睾酮分泌下降所致。④其他：也有少部分患者可能为雄激素受体异常。另外小阴茎患者可有性染色体异常，如 Klinefelter 综合征（47XXY）、多 X 综合征（48、XXXY、49XXXXY）、多染色体畸形（69XXY）等。

A2 诊断

B1 询问患儿有无家族遗传病史，注意母亲孕期情况。

B2 检查有无与染色体、脑发育异常有关的畸形。检查外生殖器，测量阴茎长度，注意阴囊发育，睾丸的大小、质地及位置。

B3 染色体核型检查。

B4 影像学检查主要提示有无下丘脑和垂体畸形。

B5 对小阴茎患者应常规作性腺激素检查。先测定血中 FSH、LH、T 含量。正常 6 个月~14 岁儿童以上 3 个值均偏低。如 FSH、LH 高而 T 低，则应做 HCG 刺激试验除外原发性睾丸功能低下。如 T、FSH、LH 均低，则先做 HCG 刺激试验鉴定睾丸功能，然后做促性腺激素释放激素刺激试验鉴定腺垂体功能。如以上试验均正常则考虑小阴茎的原因在下丘脑。对于腺垂体发育不良的患者应做腺垂体筛查实验。

如果通过检查发现激素分泌均正常，应考虑是否为阴茎的受体对雄激素不敏感。

B6 腹腔镜　主要用于对未触及睾丸患者的探查。

A3 治疗

小阴茎的治疗很困难。

B1 内分泌治疗　对于腺垂体功能异常的患者，用与 FSH、LH 功能类似的 HCG 刺激治疗。方法为 5 天肌注一次 500 单位的 HCG，共 3 个月。对于下丘脑功能异常者应用 LHRH 等促性腺激素释放激素直接替代。如单纯睾丸功能异常用睾酮替代，方法为外用睾酮霜或肌注睾酮，每 3 周注射 1 次，每次 25mg，共 4 次。

B2 手术治疗　对于合并睾丸下降不全的患者行睾丸固定术。对于激素治疗无效者应考虑手术整形。应用最多的是变性手术。

23.3.8 阴茎与尿道外口囊肿

囊肿多位于阴茎头尿道外口边缘及包皮系带处,也有的位于冠状沟和阴囊中线。肿物呈小囊泡样,小如粟粒,大如豌豆。囊壁很薄,内含胶冻样或水样液体。多无症状,大的囊肿可影响排尿,如继发感染则表面充血红肿,严重者可形成脓肿或瘘孔。小的囊肿不必处理,较大的囊肿行囊肿去顶或手术切除。

23.4 女性小儿外阴畸形

23.4.1 小阴唇粘连

小阴唇粘连(adhesion of labia minora)在门诊经常见到,家长多以外阴畸形就诊。多见于2岁以下婴儿。可以是先天性的,也可因炎症刺激而致粘连。检查外阴时,可见两侧小阴唇在中线处粘连成膜状,膜薄,灰色透明。在膜的前端近阴蒂处留有一孔,尿即由此排出。

治疗方法很简单,可将探针或小弯钳从前端小孔插入,逐渐向后移动,将粘连分开,分离后的小阴唇粗糙面可涂少量液状石蜡或油质软膏。

23.4.2 尿道黏膜脱垂

女性尿道黏膜及黏膜下组织从尿道外口脱出称为尿道黏膜脱垂(prolapse of urethra)。多见于5~10岁儿童。1970年宫里收集日本文献151例,其中小于10岁者93例。

柔软的红色肿物位于外阴部,其中心即为尿道口(图23-4-1)。有时因静脉血流障碍,则脱垂的尿道黏膜呈暗红色甚至青紫色,触之易于出血。也可发生绞窄坏死或感染。

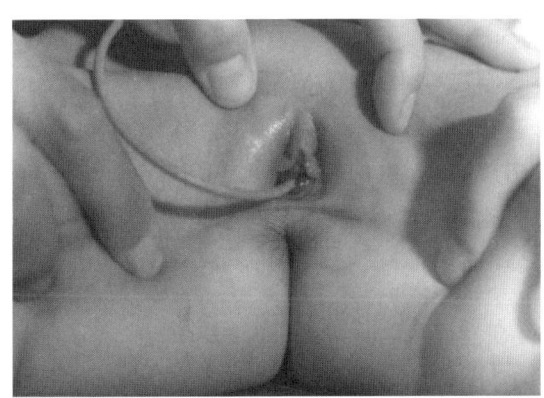

图 23-4-1　尿道黏膜脱垂

自觉症状有局部灼痛或压痛,重者可有排尿困难,甚至尿潴留,有时可发生尿路感染。

如考虑到本症,将导尿管自肿物中心插入膀胱,即可显示尿道黏膜呈环形脱垂。

尿道黏膜脱垂单纯复位易于再发,可于脱垂黏膜的基部用电刀切除或行切除缝合,术后留置导尿管数日。

23.4.3 处女膜闭锁

处女膜闭锁(atresia of hymen)一般在青春期前多无症状而不被发现。至青春期,闭锁的处女膜阻塞了经血排出,而致全腹性绞痛,但无恶心、呕吐。因尿道受积血的阴道压迫常伴有排尿不适或排尿困难。腹部检查可发现下腹部耻骨上正中肿物,甚至可达脐水平。导尿后肿物不消失。会阴部检查可见无孔的处女膜向外膨出。经用针穿刺证实诊断后,将处女膜作"十"字切开,排出积血,即可治愈。

23.4.4 尿道旁囊肿

白色小囊肿将尿道口从中线推向一侧,一般体检不易见到。如从阴道向前压迫尿道时,可见有些分泌物从尿道排出。多无症状,可自行破溃而引流自愈。

(黄澄如)

主要参考文献

1　张潍平,黄澄如. 阴茎异常. 小儿泌尿外科学. 济南:山东科学技术出版社,1996:203-215

2　Whitaker R H. Congenital anomalies of the urinary tract. Churchill Livingstone,1990

3　Fonkalsrud E W. Testicular undescent and torsion. Pediatr Clin North Am,1987,34:1305

4　Jeffs R D. Exstrophy, epispadias, and cloacal and urogenital sinus abnormalities. Pediatr Clin North Am,1987,34:1233

5　Gearhart J P. Bladder and cloacal exstrophy. //Ganzales E T, Bauer S B. Pediatric urology practice. Philadelphia:Lippincott Williams & Wilkins,1999:339-363

6　Gill B, Kogan S. Cryptorchidism (Current Concepts). Pediatr Clin North Am,1997,44:1211-1227

7　Bukowski T P, Sedberry S, Richardson. Is human chorionic gonadotropin useful for identifying and treating nonpalpable testis. J Urol,2001,165:221-223

8　Guarino N, Tadini B, and Bianchi M. The adolescent varicocele:the crucial role of hormonal tests in selecting patients with testicular dysfunction. J Pediatr Surg,2003,38:120-123

24 尾端器官肿瘤

24.1 横纹肌肉瘤

24.1.1 概述

小儿软组织恶性肿瘤中最多见的是横纹肌肉瘤(rhabdomyosarcoma,RMS),最初于1834年由Weber描述,约占小儿恶性肿瘤的4%~8%,占小儿软组织恶性肿瘤的45%~70%。北京儿童医院于1955~1995年共收治2492例恶性实体瘤,其中有横纹肌肉瘤182例(7%)。横纹肌肉瘤起源于能分化为横纹肌的原始胚胎间充质细胞,最好发于头颈部,依次为泌尿生殖系、四肢、躯干、腹膜后、胃肠道、肌肉、胸腔、中耳等。男女之比为1.4∶1。好发于两个年龄组,即2~6岁及15~19岁年龄组,约70%病例发生于10岁以前。可发生于人体各部位,也可发生在无横纹肌的部位。在20世纪60年代前RMS 2年存活率低于20%,目前由于对RMS的生物学、病理学的了解以及治疗的显著进步,经手术、化疗、放疗的综合治疗措施,5年存活率已达50%~70%。

A1 病因及遗传学

小儿RMS的病因仍不明确。近年对分子遗传及生物学的研究,检出有些恶性软组织瘤有染色体异常。1989年Scrable等发现在腺泡型RMS总有染色体(2,13,q35,q14)易位。1993年Shiparo等克隆出相互易位的基因,包括染色体2上的PAX3基因和染色体13上的FKHR基因是基因调节的管理者。在更多见的胚胎型RMS中未见核型异常,但在它的染色体11p15位点上有杂合子丢失。这种基因改变似可分辨腺泡型RMS和胚胎型RMS,提示染色体11p上的基因和基因组对恶性转变起作用。

A2 病理分型

横纹肌肉瘤的大体形态、生长速度和组织结构差异很大,1958年由Horn和Enterline报告在组织学上可分为4个亚型：①胚胎型：最常见，约占60%。②葡萄状型。③腺泡型。④多形型。有些肿瘤分型很困难或不能分型。1995年Newton等提出小儿罕见的多形性RMS，故结合预后作如下分类：

B1 良好型

C1 葡萄状RMS 见于空腔器官，瘤表面为所在器官的正常黏膜，黏膜下即有几层平行于黏膜的密集瘤细胞，富有水肿性基质和扩张的血管。常发生于阴道、子宫、膀胱、鼻咽部及中耳。几乎均见于小儿，约半数发生于2岁以下。

C2 梭形细胞RMS 瘤组织几乎都由嗜酸性梭形细胞组成。

B2 中等型 即胚胎型RMS，由疏松黏液样间质和未分化成肌细胞的星形间叶细胞组成。

B3 不良型 即腺泡型RMS和其他实体型，由单层小细胞被覆的腺泡腔构成，核深染，胞浆嗜酸性，常见多核巨细胞。

A3 临床分期

由于肿瘤生长迅速，故其体积大小差异很大。在软组织内早期可有边界清楚的结节，在器官腔内可呈息肉样结构。

RMS易有局部浸润和经血流、淋巴道转移，除区域淋巴结转移外，经血流可侵犯骨、骨髓和肺，较罕见的有肝、脑及乳腺转移。死亡病例中约1/3患儿的心肌受肿瘤侵犯。局部切除后易复发，1991年Carli及Perilongo复习了RMS患者复发的情况，局部复发率有50%~60%，远距离转移为30%，而兼有局部复发及远距离转移者占10%~20%。

按肿瘤扩散情况，横纹肌肉瘤联合研究组织（intergroup rhabdomyosarcoma study，IRS）将其分期如下：

B1 Ⅰ期 局限性病变，未侵及区域性淋巴结，可完整切除。即：①肿瘤局限于原发肌肉或器官。②肿瘤超出原发肌肉或器官，但无区域淋巴结转移。

B2 Ⅱ期 区域性病变，即肿瘤已有局部浸润或局部淋巴结受侵。即：①完整切除肉眼能认出的瘤，有显微镜下肿瘤残留。②区域淋巴结或邻近器官已被侵犯，局部病变完整切除，无显微镜下肿瘤残留。③肉眼能认出的瘤及区域淋巴结已切除，但有显微镜下肿瘤残留。

B3 Ⅲ期 肿瘤未能完整切除或仅做活体组织检查，有肉眼肿瘤残存。

B4 Ⅳ期 肿瘤已有远处转移。

A4 诊断

应判断肿瘤的病理亚型、原发部位、临床分期即侵犯范围，以决定治疗方案。除血、尿常规，胸部X线检查外，泌尿生殖系特别是睾旁病变，须做CT，以了解有无腹膜后淋巴结转移。对腹壁薄的小儿除做CT外也可做腹部超声检查，以观察腹部肿块和有无淋巴结受累。

A5 治疗

在1972~1978年，对IRSⅠ期是先做根治性手术后再做化疗和（或）放疗，至1985~1991

年,IRSⅢ期在保持小儿存活率的同时,为了保存器官如膀胱、阴道、子宫及其功能,可先用化疗或加放疗,使肿瘤缩小,再进行手术。如第一次手术仅做肿瘤部分切除,可经化疗和(或)放疗3~6个月后再次手术。

B1 放疗 除腺泡型外,Ⅰ期横纹肌肉瘤不做放疗,Ⅱ~Ⅳ期则须放疗。腺泡型横纹肌肉瘤易有局部复发,故Ⅰ期也做放疗。为避免短期大剂量如5040cGy或更大量(6000cGy于6周内完成),故拟用多次较长期小剂量治疗,以减少早期及晚期放射线损伤。Wolden等报道用三维放疗可达到最大限度的局部病变不复发,并减少放疗的并发症。近年来更提出局部调强放疗(IMRT),它优于三维放疗,使肿瘤周围组织所受伤害更小。

B2 化疗 全部患儿均用化疗,可提高存活率,消灭镜下残留灶或使肿瘤缩小,便于手术。但得到完全效应所需的化疗时间仍不肯定。IRSⅢ期采用积极化疗,连用2~7种药物(VCR、ACTD、CTX、ADR、CDDP、VP-16及DTIC)。目前趋势是大剂量化疗以缩短治疗时间至6~12个月。选择病例作大剂量化疗辅以自体骨髓移植是诱人的战略。最早化疗是用VAC(长春新碱、放线菌素D和环磷酰胺)方案2年,近期用异环磷酰胺代替环磷酰胺,并加顺铂及VP-16。其他尚有联用长春新碱、美法仑、异环磷酰胺和阿霉素。ISPO(international study of pediatric oncology)在Ⅳ期患者开始联用卡铂、表柔比黑、异环磷酰胺和放线菌素D。

A6 预后

预后决定于肿瘤的原发部位、病理组织类型、肿瘤体积及临床分期。目前经化疗、手术、放疗的综合治疗措施,治愈率已从1970年的25%上升到上世纪末的70%以上。Ⅰ~Ⅲ期5年存活率约为76%,而Ⅳ期则降为24%。

较大儿童由于诊断时病变多已扩散,故预后差。

24.1.2 泌尿生殖系及会阴部的横纹肌肉瘤

泌尿生殖系RMS可发生于任何部位,但最多见于膀胱及阴道。在男孩可发生于睾丸、前列腺及精索,女孩可发生于子宫、宫颈及卵巢。肿瘤如位于膀胱及阴道,即为葡萄状肉瘤;但转移至其他部位则为胚胎型横纹肌肉瘤,即呈局部肿块。

A1 膀胱横纹肌肉瘤

膀胱横纹肌肉瘤就诊时多小于5岁,常源于膀胱基底部尤其是三角区黏膜下或浅肌层。多在淋巴道或血行转移前就扩散到尿道、前列腺、阴唇和阴道。本瘤倾向呈葡萄状,故又称葡萄状肉瘤。大体形态为多发、有蒂或无蒂、灰白色、息肉样肿块,位于膀胱三角区、膀胱颈部及尿道内口,可广泛扩展占满膀胱腔。肿瘤起源于黏膜下层及表浅肌层,向下可侵及尿道,向上可侵犯输尿管。显微镜下见细胞丰富,呈梭形或多形性,有大量水肿及黏液性组织。细胞分化高者在胞浆中见横纹结构;分化低者呈现胚胎型肉瘤状,瘤表面仍覆盖正常膀胱黏膜。

患儿可有血尿、下尿路梗阻、反复尿路感染、尿失禁,或于下腹部和直肠指检触及肿块。在女孩膀胱内肿瘤可部分自尿道口脱出。

静脉肾盂造影50%以上见上尿路扩张,膀胱底部有多发、光滑的充盈缺损。膀胱镜检查可见息肉样物,取活体组织做病理检查可肯定诊断。

局限性病变应完整切除,尽量保存膀胱。做活体组织检查证实诊断后,先用化疗8周,如肿瘤缩小50%以上再继续化疗8周,然后手术探查,切除肿瘤。如无肿瘤残存,术后再化疗2年。如术后有肉眼或镜下肿瘤残存,则加用放疗,以达到膀胱部分切除或前列腺切除。

多种化疗药物的配合以VAC方案为最早,如疗效不著,可换用顺铂、阿霉素等,已如前述。

虽然目前趋向保存器官及其功能,但不能摈弃膀胱全切除术。应尽量保存盆腔器官如膀胱,根据肿瘤侵犯范围可作膀胱部分切除,镜下残留肿瘤可用化疗、放疗控制。如有复发,加强化疗,可二次或三次手术。

IRS Ⅲ期用强化综合治疗措施,使疗程缩短为年余,4年存活率达85%以上,其中60%保存功能性膀胱。

A2 前列腺横纹肌肉瘤

前列腺横纹肌肉瘤的平均发病年龄是3.5岁。肿瘤多呈实质性,易向膀胱内扩散,常难以区分肿瘤始自膀胱抑或起源于前列腺。由于浸润膀胱颈及前列腺尿道可导致膀胱出口梗阻,如浸润直肠可致便秘。由于症状进展不明显,常导致延误诊治。

直肠指检易于在低位直肠腔前壁触及肿瘤,于耻骨上方可触及胀大的膀胱。静脉尿路造影可见膀胱底抬高。排尿性膀胱尿道造影见前列腺尿道变形。可经尿道或会阴部取活体组织检查确诊。

治疗可参阅膀胱横纹肌肉瘤部分。

前列腺RMS的预后较膀胱RMS差,局部复发率可高达40%。

A3 睾旁横纹肌肉瘤

在原发泌尿生殖系肿瘤中,睾旁部肿瘤占7%~10%。发病高峰为1~5岁。睾旁RMS起源于精索的远端,可侵犯睾丸及精索周围组织。睾旁RMS较其他泌尿生殖系横纹肌肉瘤易被早期检出。

临床上常表现为单侧无痛性阴囊肿物,或肿物位于睾丸之上。超声可检出为实质性肿物。诊断时60%睾旁RMS属Ⅰ期病变。90%以上的睾旁RMS为梭形细胞RMS,预后好。

需经腹股沟切口作瘤睾切除。如经阴囊切口作瘤睾切除,则增加肿瘤局部复发及淋巴道转移机会。如已经阴囊切口作瘤睾切除,需再经腹股沟切口作精索切除并切除患侧阴囊包括原阴囊切口。

在使用有效化疗前,单独手术的2年无瘤存活率可达50%。目前应用综合治疗,存活率可望达90%。

约30%患儿有腹膜后淋巴结转移。CT是最常用于评估有无腹膜后淋巴结转移的手段,但即使是IRSⅢ期,用CT检查,仍有14%呈现假阴性。

对是否常规做腹膜后淋巴结清扫是有争论的,因为镜下肿瘤残留,化疗是很有效的,故如CT检查阴性,只做化疗。10岁以上小儿预后较差,如疑有区域淋巴结转移,可作腹膜后探查,或进行淋巴结清扫。

A4 阴道或女阴横纹肌肉瘤

阴道或女阴横纹肌肉瘤多发生于出生后最初数年。阴道RMS一般是胚胎型或葡萄状型,预后好。女阴RMS可有腺泡型,因多是限局性病变,故预后也好。肿瘤位于阴道前后壁及处女膜,呈粉色润湿、水肿息肉样,可有浅表溃疡及出血。最初可有或无臭味的阴道黏液、血性分泌物;当肿瘤生长充满阴道并脱出至阴道口外时,由于感染、溃烂,常并发出血及坏死。肿瘤多为局部扩展,并侵及盆底,充满盆腔,累及膀胱或直肠,可致排尿、排便困难。发生于子宫的肿瘤也有类似表现。

阴道或女阴RMS可经阴道镜做活体组织检查证实。盆腔及胸部CT检查协助判断临床分期,检出有无转移灶。

先用化疗,根据疗效做活体组织复查。如持续有病变,则作延期阴道部分切除或全阴道子宫切除。

A5 子宫横纹肌肉瘤

子宫横纹肌肉瘤起源于子宫颈或子宫体,发病年龄与阴道或女阴RMS相似。

90%以上子宫RMS为胚胎型,表现为阴道出血或腹部肿物。

诊断可经阴道作宫颈扩张及刮宫或经阴道镜做活体组织检查证实。须作胸、腹及盆腔CT检查,以便临床分期。

IRSⅣ期先用化疗,然后手术,以便保留子宫及阴道。

A6 会阴部横纹肌肉瘤

会阴部横纹肌肉瘤多为腺泡型,虽然初步治疗效果好,但复发率高,包括局部、区域性及远距离转移,故3年无瘤存活率约为48%。

24.2 膀胱的其他肿瘤

膀胱恶性肿瘤中除横纹肌肉瘤外,其他肿瘤极罕见。1983年Benson等曾报道14例10岁以下儿童移行上皮癌的报道,临床上以肉眼血尿为主,低度恶性,治疗后罕有复发。约有12例膀胱平滑肌肉瘤的报道,多见于男性。与横纹肌肉瘤相反,平滑肌肉瘤多位于膀胱壁,罕见侵及三角区,临床表现无特异性,主要有尿急、尿频及血尿。多为局部复发。治疗为膀胱部分切除,不能切除时,放疗、化疗可能有效。

膀胱的原发性恶性淋巴瘤和白血病浸润也极罕见,治疗方法多为经尿道切除或电灼加放疗、化疗。

膀胱良性瘤也罕见,如血管瘤、神经纤维瘤、纤维瘤、平滑肌瘤、纤维瘤样息肉、肾源性腺瘤、内翻性乳头状瘤、黏液瘤和皮样囊肿。

24.3 前列腺与尿道肿瘤

小儿前列腺肿瘤中最多见的是横纹肌肉瘤,已如上述。

先天性前列腺尿道部息肉是该部最常见的瘤样病变。息肉单发,有蒂,与精阜附近相连,由移行上皮与纤维组织构成,可经尿道或经膀胱切除。

24.4 睾丸肿瘤

睾丸肿瘤(tumor of the testis)在儿童期发病率不高,在全部睾丸肿瘤中,小儿病例仅占2%～5%,而在小儿实体瘤中占1%～2%。发病高峰为出生后最初2年。北京儿童医院于1956～1980年收治经病理证实的4 524例各类肿瘤中,睾丸肿瘤仅有72例,占1.6%。72例的年龄分布是1岁以下20例,1～2岁24例,即2岁以下乳幼儿44例(61%),2～3岁15例,其他13例为3～10岁。

隐睾发生恶性肿瘤的机会较正常睾丸高20～48倍,这可能与睾丸本身发育不良有关,但幼儿隐睾发生肿瘤的报告极罕见。德国小儿肿瘤协作组报道,在小儿睾丸肿瘤中5%有隐睾病史。小儿生殖细胞瘤的细胞遗传学分析显示双倍体核型占优势。染色体异常如1p缺失、3p重复、6q缺失曾于小儿卵黄囊瘤中出现。

睾丸原发性肿瘤可从睾丸组织或睾丸的鞘膜发生(如纤维瘤、神经纤维瘤或血管瘤等)。小儿睾丸肿瘤中,很大部分为良性病变。生殖细胞瘤占小儿睾丸肿瘤的60%～75%。

A1 青春期前睾丸肿瘤的分类

青春期前睾丸肿瘤的类型及发生率见表24-4-1。

B1 生殖细胞瘤　卵黄囊瘤(表24-4-2)、畸胎瘤、混合性生殖细胞瘤、精原细胞瘤。

B2 睾丸间质肿瘤　间质细胞瘤、支持细胞瘤、混合型颗粒细胞瘤、幼年型颗粒细胞瘤。

B3 性腺母细胞瘤。

B4 结缔组织的肿瘤　纤维瘤、平滑肌瘤、血管瘤。

B5 淋巴瘤和白血病。

B6 瘤样病变　表皮样囊肿、先天性肾上腺皮质增生继发的增殖性小结。

B7 继发性肿瘤。

B8 附件的肿瘤。

表 24-4-1　青春期前睾丸肿瘤登记处的流行病学记录*

诊断	病例数	发生率(%)
卵黄囊瘤	252	62.7
畸胎瘤	65	16.2
间质细胞瘤	6	1.2
支持细胞瘤	5	1.5
幼年型颗粒细胞瘤	6	4.2
性腺母细胞瘤	3	0.7
表皮样囊肿	7	1.7
性腺间质瘤	17	3.2
其他	41	15.7

*摘自 Kay R: Prepubertal Testicular Tumor Registry. J Urol 1993,150:671~674。

表 24-4-2　青春期前卵黄囊瘤与成人卵黄囊瘤的比较

青春期前	成人
组织学常为单纯型	组织学构成常为混合生殖细胞瘤
没有等色 12p	可有等色 12p
没有睾丸小管内肿瘤	有睾丸小管内肿瘤
常是整倍体或四倍体	常是异倍体
经淋巴和经血行转移的概率相同	主要经淋巴转移
就诊时常是Ⅰ期病变(85%)	就诊时常是Ⅰ期以上病变

A2　临床表现与诊断

小儿多以阴囊内无痛性肿块就诊,有自发痛及压痛者少见。一般生殖细胞瘤从发病到就诊平均 6 个月,而非生殖细胞瘤可达 18~24 个月。体检见阴囊内有不透光、无压痛的肿块,约 15%~20%并发鞘膜积液。如有腹膜后肿块或锁骨上淋巴结肿大应疑有肿瘤转移。内分泌功能性肿瘤则有性早熟现象。

超声对检出阴囊内肿瘤非常有用,可检出不易摸到的小病变,并可分辨畸胎瘤或表皮样囊肿的囊性病变。彩色多普勒超声更易检出小儿睾丸内肿瘤。超声和 CT 均可检出腹膜后转移瘤。超声、CT 和静脉尿路造影可了解上尿路情况及输尿管是否因腹膜后淋巴结转移而向外移位。

甲胎蛋白(AFP)是一种糖蛋白,作为瘤标对恶性睾丸肿瘤分期及随访监测都很有用。AFP 在胎儿早期由卵黄囊细胞、近端小肠和肝产生,在胚胎 15~16 周时达最高峰。新生儿 AFP 是增高的,可达 50000 ng/ml,直到 6~8 个月龄时,才下降到正常成人值(20ng/ml)。AFP 的半衰期约 5 天,故在睾丸瘤切除后,血清增高的 AFP 应于 25 天内恢复到正常。绒毛膜促性腺激素(HCG)也是一种糖蛋白,正常值是小于 5 单位/L。HCG 的半衰期约 24 小时,故当肿瘤完全切除后 5 天内,血清内增高的 HCG 值应降至正常。约 2/3 的胚胎癌及混合性畸胎瘤分泌 HCG 的 β 亚单位。

A3 几种常见的睾丸肿瘤

B1 卵黄囊瘤(yolk sac tumor) 又称婴儿胚胎癌、内胚窦瘤、睾母细胞瘤、Teilum 瘤及透明细胞腺癌。是小儿最常见的恶性睾丸瘤,约占小儿睾丸肿瘤的 60%。多发生于 2 岁前。

C1 病理及分期 睾丸实质被硬而均匀的黄灰色黏液样瘤组织所替代,直径为 1~8cm。在光镜下表现差异很大,可为网状结构、假乳头形、囊性或实质性,并有丰富、淡染的胞浆。最特殊的病变是在血管周围有 Schiller-Duval 小体,其结构似乎要形成卵黄囊。远处转移最常见的部位是肺,腹膜后淋巴结转移仅占 4%~6%。小儿卵黄囊瘤就诊时约 85% 属 I 期病变,故其存活率可达 70%。约 90% 卵黄囊瘤患儿血清 AFP 阳性,故可作为肿瘤残存或复发的监测。

睾丸生殖细胞瘤的分期:

D1 I 期 肿瘤局限于睾丸内,可经腹股沟作高位精索切断及睾丸完整切除。没有在临床上、X 线检查或组织学上的睾丸以外病变。半衰期后瘤标(AFP、β-HCG)下降到正常。如瘤标正常,则必须有患侧腹膜后淋巴结活检阴性才证实为 I 期病变。

D2 II 期 可经阴囊作睾丸切除。阴囊或精索内有镜下肿瘤残存(距精索近端≤5cm)、腹膜后淋巴结受侵(≤2cm)或瘤标持续增高。

D3 III 期 腹膜后淋巴结受侵(≥2cm),但无内脏或腹腔外侵犯。

D4 IV 期 远距离播散至肺、骨、肝等。

C2 治疗 对 I 期病变仅作高位精索切断及睾丸切除,术后 3 年内每 3 个月复查胸部 X 线片、腹部 B 超、CT 或 MRI,6 次后改为每 6 个月复查一次。其间勤做体检和测血清 AFP。II、III 期病变患儿有腹部大肿块,则先用联合化疗,使肿瘤缩小。至 18 周后再经腹探查,如有肿瘤残存则做放疗。不管手术发现如何,术后连续用化疗 2 年,有效化疗药有顺铂、VP-16 和博来霉素,可显著提高存活率。也许将来会联合应用异环磷酰胺及 VM-26。

小儿卵黄囊瘤不必作腹膜后淋巴结清扫,其原因有:①绝大多数患儿用 CT 可检出有无腹膜后淋巴结转移,但约有 15%~20% 假阴性。②AFP 可用以检出有无肿瘤残留或转移灶。③如有肿瘤复发,可用有效的联合化疗。

B2 畸胎瘤(teratoma) 绝大多数肿瘤包括 3 个胚层,而以外胚层为主,如皮肤及其附件结构和成熟的神经胶质成分;中胚层包括软骨、平滑肌和骨;内胚层包括胃肠系和呼吸系结构。畸胎瘤的发病率较成人低。是第二位常见的小儿睾丸瘤,多见于 4 岁以前小儿。

C1 病理 约 15% 的小儿畸胎瘤分化不好或含恶性成分,但这种瘤与成人畸胎瘤不同,多呈良性过程。肿瘤有完整包膜,因含囊腔,故体检时透光试验可呈阳性。超声检查可检出囊腔,须与其他睾丸囊性病变鉴别,如白膜的单纯性囊肿或表皮样囊肿。

C2 治疗 经腹股沟切口作高位精索切断,睾丸切除。术前如诊为良性病变(畸胎瘤或表皮样囊肿)可考虑作保留睾丸组织的肿物挖除术。青春期后男性的Ⅱ、Ⅲ期病变则应加保存神经的腹膜后淋巴结清除和化疗,可能也需用放疗。化疗用顺铂、VP-16 及博来霉素,对已播散肿瘤的完全有效率可达 50%。

B3 间质细胞瘤(leydig cell tumor) 约占小儿睾丸肿瘤的 6%,多见于 3~6 岁年龄组。因肿瘤产生多种内分泌激素,包括雄激素、雌激素、黄体生成素和皮质激素,故表现有性早熟、男性乳房增殖、骨龄超过同龄儿。本瘤须与先天性肾上腺皮质增生并发间质细胞增生鉴别,故检查须包括血清雄激素代谢及尿 17 酮类固醇的测定。HCG 刺激试验也可区分间质细胞瘤与间质细胞增生。

肿瘤直径为数毫米至 3~4cm,虽然病变呈限局性,但无真包膜。间质细胞瘤绝大多数为单侧良性病变,手术切除患侧睾丸预后良好。

B4 支持细胞瘤(sertoli cell tumor) 肿瘤可分泌雌激素和雄激素,故 20% 的患者有男性乳房增殖。这种肿瘤在婴儿期小而无症状,常呈良性过程。95% 的病例可经腹股沟切口切除睾丸治愈,如有播散则须化疗或加放疗。

B5 睾旁横纹肌肉瘤(paratesticular rhabdomyosarcoma) 本瘤是小儿精索最常见的肿瘤,占阴囊内恶性瘤的 17%。可起源于精索、睾丸被膜及附睾。

B6 表皮样囊肿 约占小儿睾丸肿瘤的 3%。来自外胚层,常为单发,被覆鳞状上皮,含有角化碎屑。临床表现为无内分泌功能、无症状、有边界的睾丸内硬肿物。血清 AFP 正常。超声可协助诊断。可作囊肿切除而保留睾丸。

B7 性腺母细胞瘤 又称性腺发育不全性肿瘤。是生殖细胞与生殖间质的混合瘤,含有生殖细胞、支持细胞与间质组织,以生殖细胞占优势。无内分泌功能。

肿瘤均发生于性别畸形患儿的青春期。虽然不常见转移,但应在肿瘤发生前将发育不全的性腺切除。

24.5 女性小儿生殖器官肿瘤

女性小儿生殖器官肿瘤较少见,多发生于卵巢、外阴、阴道,而少见于子宫颈及子宫体。

24.5.1 卵巢肿瘤

卵巢肿瘤约占小儿恶性肿瘤的 1%。罕见于 5 岁前,约 20% 发生于月经初潮前。2/3 来源于生殖细胞,最多见的是成熟畸胎瘤。

A1 分类

B1 生殖细胞瘤 包括无性细胞瘤、内胚窦瘤、畸胎瘤、胚胎癌(embryonal carcinoma)、恶性混合性生殖细胞瘤、多胚胎瘤(polyembryoma)、绒癌、性腺母细胞瘤。

B2 非生殖细胞瘤 包括上皮性(浆液性、黏液性)肿瘤、性索基质性(颗粒、支持间质、混合)肿瘤。

A2 临床表现

较小的肿块一般不产生症状,偶有患侧下腹沉坠或牵痛的感觉。可清楚触及腹部肿块,表面光滑,无压痛,有囊性感。多数良性肿瘤与输卵管形成一较长的柄蒂,因肿瘤与周围组织多无粘连,故移动性较大,常可将肿块自下腹一侧推移至上腹部。恶性肿瘤生长迅速,肿块多不规则,无移动性,可伴腹水,短期内出现全身症状如衰弱、发热、食欲缺乏等。

功能性卵巢肿瘤(如颗粒细胞瘤)因产生大量雌激素可引起性早熟的症状,女性特征如体格、乳腺、外生殖器均发育迅速,并出现月经,但不排卵。骨骼发育可超越正常范围。尿中雌激素增高,同时尿中促性腺激素亦升高,超出一般规律而达成人水平。

中等大小、蒂部较长的卵巢肿块(包括潴留性卵巢囊肿)可发生瘤体和蒂部扭转。一旦扭转,可发生出血、坏死,临床上表现为急腹症。患儿可有腹痛、恶心或呕吐,体温和白细胞升高。检查时肿瘤部位腹肌紧张,压痛明显。肿瘤较大时,压迫邻近器官,可致排尿及排便困难。

A3 诊断

根据病史、肿块生长部位及移动性较大等特点,一般可诊断为卵巢肿瘤。但少数固定于盆腔中的肿块也不能除外卵巢肿瘤。卵巢畸胎瘤在腹部平片上可显示钙化、骨骼和牙齿影。肿块较大并向腹腔内生长时,可行钡餐造影,并应与腹腔内或腹膜后其他肿块鉴别。临床上曾有将异位肾误诊为卵巢肿瘤而行手术探查者,应引起注意。

卵巢肿瘤发生扭转时,须与其他急腹症如阑尾炎、Meckel憩室炎相鉴别。检查下腹部肿块时,强调先嘱患儿排尿或导尿,使膀胱排空,腹部检查配合直肠指检做双合诊检查,以排除充盈的膀胱。同时推动肿块,注意对子宫有无牵拉以确定与子宫的关系。

超声和CT检查可协助定位、定性。胸部X线检查可提示有无肺野及胸腔淋巴结转移。AFP、HCG和LDH的测定也很重要,可用以决定治疗计划和监测肿瘤行为。

继临床分期后作剖腹探查,切除肿瘤,并判断其组织类型。

北京儿童医院1956~1980年经病理证实的4524例实体瘤中有卵巢肿瘤144例(3.2%),其中7岁以上91例(63.2%)。

A4 小儿常见的卵巢肿瘤

B1 无性细胞瘤(dysgerminoma) 来源于尚未分化的原始生殖细胞,无内分泌功能。是儿童及青春期最常见的恶性生殖细胞瘤。在形态学及生物学上相当于睾丸生殖细胞癌及松果体区、前纵隔、腹膜后的性腺外生殖细胞癌。

国际妇产科联盟(international federation of gynecology and obstetrics,IFGO)的卵巢肿瘤分期为:①Ⅰ期:肿瘤局限于卵巢。②Ⅱ期:肿瘤侵犯单侧或双侧卵巢,有盆腔扩散。③Ⅲ期:肿瘤侵犯单侧或双侧卵巢,并有腹腔内转移,扩散到盆腔外和(或)腹膜后淋巴结。④Ⅳ期:

肿瘤有远距离转移。

腹部肿块的症状及体征发展相对迅速，除肿瘤扭转外，不常有腹痛。75%的病例诊断时属Ⅰ期，部分病例就诊时可有局部扩散、区域淋巴结转移及远距离转移到肺、肝或膈上淋巴结。

无性细胞瘤是一大结节状瘤，直径可达20cm。多发生于右侧，双侧同时发生者占5%～10%。约14%～25%为混合型无性细胞瘤，即含其他生殖细胞瘤成分，如性腺母细胞瘤、不成熟畸胎瘤、内胚窦瘤、成熟畸胎瘤和绒癌。

如肿瘤局限于卵巢，仅作患侧卵巢及输卵管切除，加或不加放疗存活率相似，可达80%以上。如为Ⅱ～Ⅳ期则须用综合治疗。

B2 内胚窦瘤(endodermal sinus tumor) 几乎代表了所有高度恶性的胚胎型上皮瘤，其特点是胚胎性细胞呈疏松网状结构，类似于鼠胎盘内胚窦的特殊血管周围结构，细胞内外都存在有PAS反应阳性的玻璃样小体。这种肿瘤也曾称为卵黄囊瘤，而且含有许多类似卵黄囊空泡的小囊。该瘤恶性度高，可迅速向淋巴道和腹腔组织扩散，故病程短。较常伴腹痛，诊断时多属Ⅲ期，诊断时平均年龄为18～19岁。可查出血清AFP增高(需注意6个月龄以下的婴儿在正常情况下也可能有AFP增高)。

手术加多种药物联合治疗，如VAC方案(长春新碱、放线菌素D、环磷酰胺)或PVB(顺铂、长春碱、博来霉素)可提高存活率达45%～72%。

B3 胚胎癌(embryonal carcinoma) 约占卵巢恶性瘤的4%，诊断时平均年龄为14岁。除腹部肿块外，半数患者有腹痛。肿瘤表面平滑，最大径可达10～20cm。虽然镜下像内胚窦瘤，但细胞不分化而有核分裂相，出血和坏死更显著，无Schiller-Duval小体。临床上内分泌表现的发生率更高，包括妊娠反应阳性、HCG增高。诊断时60%属Ⅰ期病变，偶为双侧病变。Ⅰ期病变仅作患侧卵巢和输卵管切除，存活率可达50%。放疗效果不明显，化疗可参照内胚窦瘤。

B4 畸胎瘤(teratoma) 是生殖细胞瘤中最常见的，可分为成熟型(99%)与不成熟型(1%)。成熟型包括典型囊性及实性畸胎瘤，常包括3个胚层。单胚层病变包含甲状腺组织、类癌、神经外胚层瘤或甲状腺类癌。除神经外胚层病变外，小儿及青春期的这些肿瘤均属良性，但有报告恶性变者。未成熟型占小儿恶性卵巢瘤的7.4%，诊断时平均年龄是11～14岁，半数发生于月经来潮前。除腹部肿块外，常有腹痛。由于肿瘤迅速生长及浸润被膜，故手术时50%的患者肿瘤已超出卵巢。肿瘤可扩展到腹膜、区域淋巴结、肺和肝。如肿瘤破溃则预后恶劣。典型肿瘤有包膜，最大径可达15～20cm，切面有囊性及实性部分。根据卵巢肿瘤神经上皮的含量又分为不同等级：①0级：全部为成熟组织。②1级：主要是成熟组织，有些不成熟成分。每一切片内仅于1个低倍视野(40倍)见到神经上皮。③2级：有中等量不成熟成分，每一切片内可见1～3个低倍视野有神经上皮。④3级：有多量不成熟成分，每一切片内可见4个或更多低倍视野有神经上皮。综上所述，根据神经上皮量来判断不成熟的等级，0级以上判为恶性。如病变在Ⅱ期2级以下可仅作患侧卵巢及输卵管切除，否则须加化疗，用VAC及顺铂以控制局部复发和转移。

B5 恶性混合性生殖细胞瘤(malignant mixed germ cell tumor) 占小儿及青春期卵巢生殖细胞瘤的20%及恶性卵巢生殖细胞瘤总数的8%。诊断时平均年龄为16岁，40%是月经初潮前女孩。术前须测AFP和HCG，因肿瘤可含内胚窦瘤及胚胎癌成分。双侧病变多达20%，故手术时须检查对侧卵巢。

预后决定于组织结构，存活率约为50%。用化疗如长春新碱、放线菌素D、环磷酰胺和顺铂、长春碱、博来霉素可改善预后。

B6 颗粒细胞瘤(granulosa cell tumor) 占小儿卵巢瘤的3%，多为单侧病变。诊断时平均年龄是8岁。60%患儿有性早熟。恶性趋向低，作患侧卵巢及输卵管切除，放疗、化疗只用于晚期和复发病例。

B7 上皮性肿瘤(epithelia tumor) 罕见于青春期前女孩。病理上又可分为浆液性、黏液性、子宫内膜异位或透明细胞瘤，表现有不同程度的细胞形态（良性、恶性边缘直至恶性）。

A5 治疗

小儿卵巢肿瘤应早期手术切除，术时须探查双侧卵巢，如系双侧病变，则应切除肿瘤，尽量保存一侧卵巢组织。即使是恶性肿瘤，一般也不宜做盆腔清扫术。

A6 预后

小儿卵巢的恶性肿瘤，如恶性畸胎瘤、无性细胞瘤，若能早期发现，在没有局部及远处扩散前切除，并配合放疗、化疗，预后较好。胚胎性癌预后最劣。

24.5.2 外阴与阴道肿瘤

A1 处女膜囊肿

在胚胎发育过程中，因中肾管吸收不全，残留部分形成囊肿。新生儿的阴蒂、小阴唇或尿道口周围有半透明小囊肿，多于生后数周内自行消退。如囊肿增大，尤其是伴有疼痛时，可作囊肿穿刺吸出液体，确诊后做手术切除。

A2 前庭大腺囊肿

当前庭大腺导管阻塞，导致腺体内分泌物潴留，则形成囊性扩张。临床表现为大阴唇部皮下的无痛性囊性肿物。如肿物不大可随诊观察，如肿物增大时手术切除，继发感染形成脓肿时则切开引流。

A3 阴道囊肿

囊肿可因中肾管、副中肾管及尿生殖窦胚胎组织残留所形成；也可由阴道黏膜损伤，上皮卷入伤口内继续增生、液化而形成。女孩以副中肾管囊肿多见。在阴道前壁或侧壁有单发或多发、直径2~3cm、边界清楚的囊肿。如肿物不大可随诊观察，如肿物增大时手术切除。

A4 阴道或女阴横纹肌肉瘤

见相关部分。

A5 阴道内胚窦瘤

阴道内胚窦瘤多见于婴幼儿,表现为阴道血性分泌物及阴道壁息肉样肿物,治疗见前述卵黄囊瘤部分。笔者曾遇 1 例 1.5 岁小儿,诊为阴道肿瘤,经耻骨部分切除,切开阴道,切除肿瘤,经病理证实为内胚窦瘤。术后用长春新碱、顺铂及 VP-16 联合化疗 1 年,获长期存活。

A6 血管瘤

血管瘤是小儿常见的良性病变。偶然见于阴蒂略突出于皮肤表面,呈鲜红色或紫红色斑块样肿物,压迫后褪色。可随诊观察,也可用冷冻治疗。

A7 淋巴管瘤

淋巴管瘤是由异常增生的淋巴管组成,为淋巴管的畸形或发育障碍。根据情况可一期或分期手术,但手术效果常不满意。

24.6 骶尾部畸胎瘤

首先描述畸胎瘤的是一位 17 世纪的法国产科医生,他在接生时发现新生儿骶尾端有一个大的肿物。1869 年 Virchow 描述骶尾端肿瘤含有起源于身体远处的许多不同类型的组织,他使用了术语 teratoma,起源于希腊语 tereton,意思是怪物。骶尾端畸胎瘤(sacrococcygeal teratoma)是儿童最常见的生殖细胞肿瘤,发生率约为出生人口的 1/40 000。畸胎瘤可发生于任何年龄,但以小儿,特别是新生儿和婴儿期多见。女性较男性明显多见,为男性的 2 倍。其好发部位为身体中线及其两旁,如骶尾端、纵隔、腹膜后、卵巢、睾丸等。北京儿童医院 270 例小儿畸胎瘤中,发生于骶尾端者最多,有 105 例(39%);其次为卵巢 57 例(21%)、腹膜后 41 例(15%)、睾丸 18 例(7%)及前纵隔等;其他部位如颅底、口底、眼部、颈部、肾、胃等处的畸胎瘤罕见。梁献惠等收集国内文献报告的骶尾端畸胎瘤 277 例,其中男 91 例(32.9%),女 186 例(67.1%),男女之比为 1:2.6;良性肿瘤 230 例(83%),恶性肿瘤 47 例(17%)。流行病学研究显示儿童恶性畸胎瘤与早熟,双亲接触某些化学溶剂、塑料和树脂烟雾,母亲产前的尿道感染和高出生体重有关。

A1 病因

由于畸胎瘤的组织多样性,使学术界产生了许多不同的理论。有关畸胎瘤细胞起源的理论包括:①原始的胚细胞理论。②非胚胎细胞或胚胎细胞理论。③胚胎外细胞或胎膜细胞理论。④干细胞理论。⑤联体胎或发育不良的双胞胎理论。⑥多分化细胞理论。其中最广泛接受的是胚细胞理论。原始的胚细胞首先是在卵黄囊内胚层,在妊娠第 19 周移行到胚胎并和后肠结合,这些细胞沿着后肠系膜继续移行到性腺脊,最终变成性腺。原始胚细胞具有为未来发育成为任何类型细胞的所有 DNA,这些细胞保留了形成许多不同类型组织的能力,所以它们被称为多能细胞。在人体胚胎发育过程中,多能细胞在组织源和诱导体的引导和控制下,发展和分化成各胚层的成熟细胞。如某些多能细胞在胚胎早期逃逸组织源和诱导体的引导和控制，从整体上分离或脱离下来，经过发育成长可形成畸胎；如这种逃逸和分化异常发生于胚胎后期，则能形成具有3种分化的胚胎组织，即形成了畸胎瘤。骶尾端 Honson 结被认为是人体胚胎期多能细胞集中的部位，从而成为畸胎瘤的好发部位。胚细胞理论的原始胚细胞移行方式也解释了畸胎瘤常发生在性腺、中线或偏中线区域。在胎儿时期，骶尾端的生殖腺始基卵巢的形成期较睾丸为长，故骶尾端畸胎瘤以女孩为多见。但畸胎瘤起源的许多问题仍不清楚，需要积累更多的分子和遗传学证据。

有人认为骶尾端畸胎瘤的发生与遗传有关。某些遗传因素（如12号的等臂染色体 MYC 基因异常）作用下，原始生殖细胞肿瘤发生畸变而致恶性畸胎瘤。Keith 报告，父母患畸胎瘤可传给下一代，男女均可发病，在6个家族中有17人患骶前畸胎瘤。一种与肛门狭窄有关的罕见遗传性骶尾端畸胎瘤也有报道。

A2 病理和分类

畸胎瘤是由3种原始胚层组织演变而来，结构复杂，几乎包含身体的每一种组织成分，各组成分与器官之间缺乏联系，无脊椎轴结构。肿瘤内结构与肿瘤发生部位的解剖关系无关，有持续生长能力，常含有成熟和未成熟的皮肤、牙齿、骨、软骨、神经、肌肉、脂肪、上皮等组织，少数含有胃黏膜、胰、肝、肾、肺、甲状腺及胸腺等组织成分。

由于各种不同的组织混在一起，成分很复杂，所以肿瘤的结构、形态和大小差别也很大。有的肿瘤以囊性结构为主，呈圆形或椭圆形；有的则主要为实质性结构，呈不规则的结节形，但这两种结构大都是互相混杂而存在的。在囊性肿瘤的囊壁上可有部分增厚，各种组织成分在该处生长；而在实质性肿瘤中也有多少不等的小囊，囊内多为黄色皮质样物，也可有浆液和黏液。小的肿瘤其直径仅数厘米，大的则比新生儿头还大。多数肿瘤有完整包膜，肿瘤与周围组织的界限清楚。骶尾端的畸胎瘤多与尾骨紧密相连，或将尾骨包裹在瘤中。

按病理组织学可分为：①成熟型畸胎瘤：即良性肿瘤，由已分化成熟的组织构成。②未成熟型畸胎瘤：在分化成熟的组织结构中常混有未成熟的胚胎组织，多为神经胶质和神经管样结构。③恶性畸胎瘤：由胚胎发生期的未成熟组织结构构成，有未分化、有丝分裂增多等恶性病理表现，并可根据肿瘤组织中的主要成分分为胚胎癌、恶性畸胎瘤、内胚窦瘤、精原细胞瘤和无形细胞瘤等。

骶尾端畸胎瘤的病理分类分级对判断预后和临床疗效具有重要意义，0级或1级畸胎瘤恶变机会少，不易发生转移，治疗预后好；3级骶尾端畸胎瘤恶变可能性大，容易远处转移和术后复发。

A3 伴发畸形

骶尾端畸胎瘤往往伴发其他先天性畸形，其中泌尿生殖、后肠和低位脊椎畸形最多见。在张顺利报告的113例小儿骶尾端畸胎瘤中，18例（16%）伴有先天性畸形，其中腰骶椎发育畸形伴脊膜膨出、马蹄内翻足14例，脐疝、心脏畸形、肛门狭窄和面部血管瘤各1例。伴有畸形的 18 例中无恶性畸胎瘤，无畸形的 95 例中恶性率为 23%。Altman 报道 405 例骶尾端畸胎瘤中伴有其他先天性畸形者 74 例（18%），其中骨骼肌肉系统最多，为 24 例；其次为泌尿系统 20 例，神经系统 16 例，心血管及消化道各 7 例。骶前畸胎瘤常合并骶骨或肛门直肠畸形。Keith 报告 17 例骶前畸胎瘤，均有骶骨缺损。

A4 临床表现

按肿瘤主要所在部位可分为显型、隐型和混合型 3 种类型，其临床表现、并发症、预后各有所不同。

B1 显型 肿瘤位于尾骨尖端，主要向臀部生长而不向骨盆腔生长。肿瘤呈球形突出于尾端，常偏向一侧，使尾骨向对侧移位。肿块常能牵拉肛管，使肛门及生殖器官向前下方移位。肿块质地软硬不均或呈囊性，表面皮肤大多正常。良性畸胎瘤顶部皮肤可菲薄，并可发生局部缺血坏死溃烂。

B2 隐型 肿瘤位于骶前直肠后，向盆腔内发展而不向臀部生长，尾端可无明显痕迹。新生儿期由于肿瘤体积较小常未被发现。当肿瘤压迫盆腔内脏器和骶神经时可出现相应的临床症状，如压迫直肠或膀胱可导致便秘、尿频，压迫尿道可导致尿潴留、继发泌尿系感染，压迫输尿管膀胱交界处可出现无尿、少尿、尿路感染、肾积水或肾衰竭，压迫骶神经可有骶尾端不适、疼痛及排尿困难等。

B3 混合型 肿瘤同时向臀部及骨盆腔生长。骶部可见肿块，并常兼有显型和隐型的临床表现。

骶尾端畸胎瘤初期绝大多数为良性，肿瘤随小儿机体的发育而增长，有时肿瘤增长异常迅速，可能是囊内分泌液异常增多的结果，也可能为肿瘤恶变的表现。肿瘤恶变时常表现为肿瘤生长迅速，失去原有弹性，浅表静脉怒张或充血，皮肤常被浸润，皮肤温度增高，并常可经淋巴或血行转移到腹膜后淋巴结或发生肺和骨骼转移，同时出现消瘦、体重减轻、易感染、免疫力低下等蛋白、能量营养不良的表现，甚至在短期内衰竭死亡。

患儿通常因为便秘就诊，常用饮食改变和直肠栓剂治疗造成误诊，所以需要仔细的直肠指检。

A5 诊断

骶尾端畸胎瘤绝大多数为显型和混合型，多于出生后即可发现骶尾端有肿块存在，根据临床表现常能早期明确诊断。直肠指检非常必要，可明确临床类型，了解肿块范围和骶尾骨的关系。在隐型和混合型病例直肠指检可触及骶前肿块，并常有直肠易位、受压甚至狭窄。

X 线平片可发现肿瘤内有骨、牙齿等异常钙化影而明确畸胎瘤，并多为成熟畸胎瘤；还可了解有无脊椎裂而与脊膜膨出进行鉴别。钡剂灌肠可了解直肠受压和移位的情况。胸片应作为常规，明确有无恶性畸胎瘤肺转移。对生长迅速和浸润范围较广的恶性畸胎瘤病例应进行 CT 或 MRI 检查，以明确肿瘤浸润范围及脊髓神经和盆腔脏器有无累及。在同一畸胎瘤内，成熟组织和恶性组织可同时存在，因此为排除恶性肿瘤，应对肿瘤进行多处取材检查。

胎儿超声诊断可发现畸胎瘤,孕妇可伴有羊水过多和子宫大于预期妊娠月份,死产危险性增加,在妊娠37~40周可出现胎儿水肿。大的肿瘤可引起难产以及血管分流造成高排性心力衰竭,分娩时肿瘤内出血、破裂可导致孕妇快速死亡。这些表明产前检查发现胎儿骶尾端畸胎瘤的妊娠妇女应连续进行产前超声检查,以观察胎儿情况。妊娠32周后发现胎儿骶尾端畸胎瘤大于5cm时应行剖宫产,孕妇应该被送到高危产科中心请小儿外科专家和训练有素的小儿麻醉专家会诊,出生后应立即进行新生儿特护。最近国外有子宫内成功切除胎儿骶尾端畸胎瘤的报道,但这种方法需要熟悉胎儿外科的技术人员和先进的医疗设备。

A6 鉴别诊断

B1 胚胎瘤 常规X线平片了解盆腔及肿瘤浸润范围。CT、IVP了解肿瘤对周围邻近器官侵犯和远处转移情况。AFP常有异常升高,具有诊断价值。但与骶尾端畸胎瘤鉴别需做病理检查。

B2 卵黄囊瘤 卵黄囊瘤是一种恶性程度较高的来源于生殖细胞的恶性肿瘤。肿瘤生长迅速,转移早,常以血行转移为主,多为肺转移,而区域淋巴结解剖均为阴性。当原始生殖细胞恶变形成卵黄囊瘤后仍保留合成AFP的能力,使AFP呈持续升高,可作为一个诊断和预后监测的主要肿瘤生物标记物。骶尾端常无明显肿块,但仔细观察可见骶尾及会阴部有饱满感,局部灼热,皮肤有充血、水肿。直肠指检常可触及骶部肿块质硬、固定。B超、CT可明确肿瘤范围,常示实质性边界不清肿块。X线可了解有无肺部转移。但与骶尾端畸胎瘤鉴别需做病理检查。

B3 脂肪肉瘤 脂肪肉瘤常合并脊椎裂或脊膜膨出,是在胚胎脊索发展为椎管的过程中,中胚层的部分脊索组织外膨时某些脂肪母细胞分化异常而发生的骶尾端脂肪肿瘤。体检时可触及一似脂肪瘤样软组织肿块,但较脂肪组织更硬韧。结合病史中生长迅速、局部充血、皮温增高等恶性肿瘤临床表现,应考虑脂肪肉瘤的可能。由于脂肪组织透明度和脂肪密度与四周软组织有较大差异,X线平片及CT、B超有辅助诊断价值。但与骶尾端畸胎瘤鉴别需做病理检查。

B4 恶性脊索瘤 脊索瘤起源于胚胎脊索残余组织,属先天性肿瘤,骶尾端是其好发部位。男性多于女性,常于青春期发病,约30%为恶性脊索瘤。常在出生时即发现骶尾端有一肿块,但生长缓慢,6~13岁时突然增大,并出现局部胀痛和不适感。根据先天性骶尾端肿块及突然增大的现象,应考虑此病。触诊和直肠指检可感到肿瘤较硬,常无囊性和弹性,与恶性畸胎瘤有所不同。X线平片显示肿瘤内有钙化,并常有骶尾骨骨质破坏。明确诊断需做病理检查。

B5 骶尾端脓肿、囊肿或瘘管 有时易与骶尾端畸胎瘤混淆。如切除后做病理检查即可明确诊断。

B6 骶尾端脊膜膨出 脊膜膨出多在腰骶部中线上,而畸胎瘤多偏向一侧。用手压迫肿物时如为脊膜膨出,肿物可缩小,同时有前囟突出;在小儿哭闹时,可感到肿物胀大。另外,脊膜膨出常伴有下肢瘫痪和大小便失禁等症状,而畸胎瘤则无此症状。应该提出的是,偶尔畸胎瘤与脊膜膨出同时存在则不易鉴别,只有在术中才能发现。

A7 恶变发生率

新生儿期良性畸胎瘤占 90% 以上,随年龄增长恶性畸胎瘤比例逐渐上升。上海医科大学附属儿童医院 30 年间收治 98 例骶尾端畸胎瘤,占畸胎瘤总数的 40.5%;其中新生儿期良性畸胎瘤占 95.7%,以后各年龄组的恶性肿瘤发生率逐渐上升。有学者报告,男孩骶尾端畸胎瘤 2 个月龄内恶变率为 10%,2 个月龄以上高达 67%;女孩 2 个月龄以内恶变率为 7%,2 个月以上为 48%;少数在初发时就是恶性。近来有不少新生儿恶性畸胎瘤的报告。囊性者不易恶变,实质性者恶变率较高。儿童骶尾端畸胎瘤中临床分型为隐型者恶变率为 71.4%,混合型者为 46.7%,而显型者仅为 9.4%,说明隐型和混合型畸胎瘤恶变率较显型为高。肿瘤一旦发生恶变,可沿淋巴和血行转移到腹膜后淋巴结,并向肺和骨骼转移,全身情况迅速恶化,出现恶病质,不久死亡。同时发生各种并发症的机会也会增多,可严重影响患儿健康。因为肿瘤与周围组织和器官紧密相连,手术操作困难,出血较多,不易彻底切除肿瘤,所以发生恶变后再行手术治疗的病例,不论肿瘤是否已被彻底切除,长期存活者均罕见。

畸胎瘤具有产生甲胎蛋白(AFP)和绒毛膜促性腺激素(HCG)的生物学特性,故 AFP 和 HCG 升高可作为恶性畸胎瘤的生物学标记,对于诊断、疗效观察和预后判断有一定价值。但并非所有畸胎瘤都有产生 AFP 和 HCG 的生物学特性,仅在恶性畸胎瘤中含有卵黄囊瘤、胚胎癌、绒毛膜癌、无性细胞瘤等成分时才有异常分泌。波士顿儿童医院对 61 例骶尾端畸胎瘤患儿 AFP 测定显示,良性畸胎瘤 96% 正常,恶性畸胎瘤 92% 增高;而良性畸胎瘤 AFP 增高者术后复发率明显增高。

A8 治疗

B1 手术治疗 骶尾端畸胎瘤一旦确诊,必须早期手术。新生儿在出生后即发现肿瘤者,更应早期手术以预防感染破裂等并发症。

C1 术前准备 术前直肠指检或钡剂灌肠确定肿瘤范围和直肠相邻关系,以决定手术入路。术前估计骶前分离易出血较多者应充分备血。术前晚常规清洁灌肠,必要时使用减少肠蠕动、收敛止泻药物,以防粪便污染。术前留置导尿管和建立输液通道。

C2 手术要点 ①骶尾端切口多采用倒 V 形切口,尽量远离肛门,以免术后粪便污染。位置较高的隐型或混合形畸胎瘤可经腹或腹骶尾端联合切口。②切除骶尾端畸胎瘤时务必连尾骨一起作完全切除,以免残留 Honson 结的多能细胞而致肿瘤复发。③分离肿瘤时要尽量避免骶前神经的损伤,以免造成排便排尿功能障碍和远期性功能障碍。④隐型和混合型肿瘤同直肠紧密相邻者应防止直肠后壁损伤。可让助手将手指伸入直肠置肛管作指引,以避免直肠损伤。

C3 术中注意事项及异常情况的处理

D1 骶尾端畸胎瘤的复发往往由于未切除与肿瘤紧密粘连的尾骨以及术中包膜破

裂,遗留瘤组织所致。故在剥离肿瘤时,须找到肿瘤包膜,沿包膜分离,并防止对肿瘤过度挤压,避免肿瘤破裂。同时必须将尾骨,甚至第4~5骶椎与肿瘤一并切除,以免瘤组织残留。

D2 自直肠壁分离肿瘤是手术的关键步骤,必须在直肠内手指的引导下,耐心、细致地分离,才能避免损伤直肠。当肿瘤与直肠壁紧密粘连不易分开时,宁可残留部分肿瘤包膜,也不要勉强分离造成直肠破裂。因直肠破裂后污染创面,将给患儿造成很大的痛苦,甚至危及生命。一旦发生直肠破裂,应立即缝合修补。

D3 骶中动、静脉是肿瘤血供的唯一来源。当畸胎瘤恶变时,为了避免因术中挤压发生血行转移;或当肿瘤与周围组织粘连较重时,为了减少术中出血,可在切开皮肤后,先暴露骶椎,切断第4~5骶椎,找到骶中动、静脉,予以结扎,使瘤体发生坏死。

D4 畸胎瘤术后再伴发有瘘孔者,手术时沿瘘孔作一横梭形切口,切除所有瘢痕组织,并沿瘘管向深部剥离,直达残留的瘤体,然后将瘤体及未切除的尾骨和一部分骶骨切除。

D5 隐型畸胎瘤或混合型畸胎瘤在盆腔内位置较高者,一般经直肠指检不能触到肿瘤上极时,则应经腹部及骶尾端切除肿瘤。先使患儿仰卧,于左(右)下腹经腹直肌切口达耻骨联合上缘进入腹腔,切开盆底腹膜,暴露骶中动、静脉,结扎、切断后,游离肿瘤上极。如肿瘤过大呈哑铃形,影响进一步向盆腔分离时,可先切除突出于盆腔的部分,再继续向下分离。然后再作骶尾端切口,按上法切除肿瘤。

D6 骶尾端畸胎瘤伴有脊膜膨出时,可同时将其切除,并进行修补。如畸胎瘤已有溃疡或感染时,术后有感染扩散的危险,则应分期进行手术。

C4 术后处理 伤口覆盖敷料后周围用胶布封闭。术后让患儿取俯卧位,常规保留导尿管3~5天,禁食2~3天。可辅以收敛药,以减少粪便污染;同时给予预防性抗生素3~5天。对于恶性骶尾端畸胎瘤,术后可系统地应用化疗。

术后连续测定AFP的水平对于估计预后、早期发现肿瘤复发及转移有重要价值。如迅速下降至正常水平,表明手术切除彻底,可望长期生存;如下降后又升高,提示肿瘤复发与转移。

中国医科大学小儿外科报道经手术治疗骶尾端畸胎瘤140例,2例新生儿术后死于颅内出血及重度营养不良合并肺炎,死亡率为1.4%。103例获得术后随访,平均随访时间为6年9个月。良性畸胎瘤86例,无1例死亡,术后有合并症者13例(15.1%),包括肿瘤局部复发者6例,均经再次手术治愈;慢性瘘管者3例,其中2例再手术后治愈,1例未治;直肠脱垂者2例;尿淋沥及一侧臀部发育不良各1例。恶性畸胎瘤17例,存活2例(11.8%),分别为术后8.5年及1年以上,患儿生长发育良好,无肿瘤复发及转移;死亡15例,除1例出院后死于肺炎外,其余14例均在出院后1年内死于肿瘤复发及转移。

B2 化疗 化疗仅使用于恶性畸胎瘤。过去常用VAC方案(长春新碱、放线菌素D、环磷酰胺),近年多用PVB方案(顺铂$20mg/m^2/d$,静注,连续5天;长春新碱$0.2mg/(kg·d)$,静注,连续2天;博来霉素$12mg/m^2$,静注,第2、9、16天),有效率达100%,完全缓解率达70%。但应警惕博来霉素潜在的肺纤维化的致命毒性作用。近年亦有顺铂、阿霉素、异环磷酰胺及新的化疗药物用于临床的报道。

恶性骶尾端畸胎瘤,尤其是隐型肿瘤广泛浸润、临床判断不能切除者,应采用术前化疗或术前放疗,促使肿瘤缩小后再予以延期根治手术,对提高手术切除率、保留盆腔脏器、预防肿瘤转移和控制肿瘤转移灶均有积极意义。

杨道贵等报告 23 小儿恶性骶尾端畸胎瘤的治疗结果。1984 年以前 12 例单纯手术治疗 11 例死亡,平均生存期为 7.8 个月;1 例无瘤生存 16 年。1985 年后 11 例采用手术加联合化疗方案:即顺铂 $20mg/m^2$,第 1~5 天;博来霉素 $20mg/m^2$,第 1、8、15 天;长春新碱 $1.4mg/m^2$,第 1 天。3 周为一疗程。1 岁以内患儿上述剂量减半。9 例已无瘤生存 15 个月~7 年,平均 37 个月;1 例术前化疗并发肺炎死亡;1 例术后 19 个月肺转移死亡。说明化疗的应用提高了小儿恶性畸胎瘤治疗效果,能减少术后肿瘤的复发及转移。

B3 放射治疗 目前仅用于明确有镜下或肉眼残留的恶性畸胎瘤病例;对切除完整者慎用,以避免放疗对生殖器官、骨盆生长发育的延迟损害。放疗剂量镜下残留者以 2 500cGy 为宜,肉眼残留者应用到 3500cGy。

A9 预后

骶尾端畸胎瘤的预后与初诊年龄、临床分型、恶变发生率和治疗结果等因素密切相关。良性骶尾端畸胎瘤手术切除完整者极少复发,但不切除尾骨者复发率高达 37%;而恶性畸胎瘤单纯手术切除的生存率极低,应用化疗和放疗等综合治疗后能提高生存率。

(黄澄如)

主要参考文献

1 黄澄如. 小儿泌尿生殖系及盘腔横纹肌肉瘤. 小儿泌尿外科学. 济南:山东科学技术出版社,1996:362-368

2 何乐健. 软组织肿瘤. 小儿肿瘤病理学. 北京:北京出版社,2001:132-141

3 孙宁,黄澄如. 睾丸肿瘤、卵巢肿瘤. 小儿泌尿外科学. 济南:山东科学技术出版社,1996:369-379

4 郑伟. 女性小儿生殖器官肿瘤. 现代小儿妇科学. 福州:福建科学技术出版社,2002:165-174

5 Grosfeld J L. Rhabdomyosarcoma. // Holder, Ashcraft. Pediatric surgery. Philadelphia: WB Saunders,1980:985

6 Naurer H M, Ragab A H. Rhabdomyosarcoma. // Fernbach D J, Vietti T J. Clinical pediatric oncology. 4th ed. Chicago:Mosby-Year Book Inc,1991:491-515

7 Carli M,Guglielmi M,Sotti G,et al. Soft tissue sarcomas. //Pinketon C R,Plowman P N. Paediatric oncology(Clinical practice and controversies). 2nd ed. London:Chapman & Hall Medical,1997:380-401

8 Sappo A S,Shapiro D N,Crist W M. Rhabdomyosarcoma, biology and treatment. Pediatr Clin Nor Am,1999,44:953-972

9　Wolden S L, La T H, LaQuaglia M P, et al. Long-term results of three-dimensional conformal radiation therapy for patients with rhabdomyosarcoma. Cancer, 2003, 97:179-185

10　Ritchey M L. Pediatric oncology. // Gonzales E T, Bauer M L. Pediatric urology practice. Philadelphia: Lippincott Williams & Wilkins, 1999:632-638

11　Grady R W. Current management of prepubertal yolk sac tumors of the testis. Urol Clin Nor Am, 2000, 27:503-508

12　Walsh C, Rushton H G. Diagnosis and management of teratomas and epidermoid cysts. Urol Clin Nor Am, 2000, 27:509-517

13　Grady R W, Ross J H, Kay R. Patterns of metastatic spread in prepubertal yolk sac tumor of the testis. J Urol, 1995, 153:1259-1261

14　Hawkins E P. Germ cell tumors. Am J Pathol, 1998, 109(1):82-88

25 腹股沟疝与鞘膜积液

小儿腹股沟疝(inguinal hernia)是最常见的腹壁先天性发育异常,一般于出生后数天或数月内出现,可分为腹股沟斜疝和直疝,大多数为斜疝。由于腹膜鞘状突闭合不全,常合并精索和睾丸鞘膜积液,可认为两者系同源性疾患。

25.1 腹股沟斜疝

A1 腹股沟管的局部解剖

腹股沟管位于腹壁的下部两侧,腹股沟韧带内 1/3 的稍上方,实际上是精索(女性为子宫圆韧带)从腹腔通过腹壁的一个潜在性肌肉筋膜裂隙。其走行方向与腹股沟几乎平行,全长约 4~5cm。一般将腹股沟管分成 4 个壁及 2 个口。管的前壁为腹外斜肌腱膜,在外侧 1/3 处有腹内斜肌起始部;后壁为腹横筋膜,仅在内 1/3 处为腹内斜肌与腹横肌共同组成的腹股沟镰(联合腱);上壁为腹内斜肌及腹横肌组成的弓形下缘,部分腹内斜肌纤维围绕精索向下延伸形成提睾肌;下壁则为腹股沟韧带。管的上方开口为腹股沟深环(腹环),系腹横筋膜的一个卵圆形孔隙;外口为腹股沟浅环(皮下环),实为腹外斜肌腱膜在耻骨结节上方的三角形缺损,管内有精索(女性为子宫圆韧带)、髂腹下神经及髂腹股沟神经通过(图 25-1-1)。

腹股沟区有以下 3 条韧带,对腹股沟疝的修补有一定意义:①腹股沟韧带:实际上是腹外斜肌腱膜在髂前上棘与耻骨结节之间的翻转增厚部分。②陷窝韧带:为腹股沟韧带内侧向后方及下方延伸并附着于耻骨梳上的筋膜组织。③耻骨梳韧带:为形成陷窝韧带的筋膜组织继续向耻骨梳上方移行的部分。

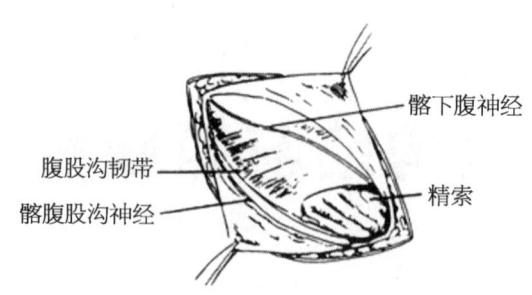

图 25-1-1 腹股沟管的解剖

A2 发病率

小儿腹股沟斜疝发病率较高,据文献报告为活产儿的 0.8%～4.4%;未成熟儿发病率较足月儿高,约 4.8%。男女比例为 15∶1。发病部位以右侧为多,双侧发病约占疝统计中的 25%。未成熟儿双侧发病约占 17.7%～19%,女孩双侧发病约占女孩疝的 40%～57%。疝患儿有阳性家族史者约为 11.5%。

A3 病因

在胚胎发育过程中,睾丸在引带导引下通过腹股沟管向阴囊下降,在此下降过程中腹膜向外形成一个突起称腹膜鞘状突,睾丸伴随着鞘状突逐渐降至阴囊内(图 25-1-2)。在正常发育情况下,出生前鞘状突逐渐封闭,惟附着在睾丸上的那部分鞘状突未闭则形成睾丸固有鞘膜,该鞘膜腔与腹膜不相连。右侧睾丸下降较晚,故鞘状突闭合推迟进行。如因故鞘状突未闭合,在腹压增高的情况下,腹腔内脏进入其中则形成腹股沟斜疝。据报道生后鞘状突未闭合者占活产儿的 80%～90%,1 岁时仍有约 57%未闭或部分闭合。

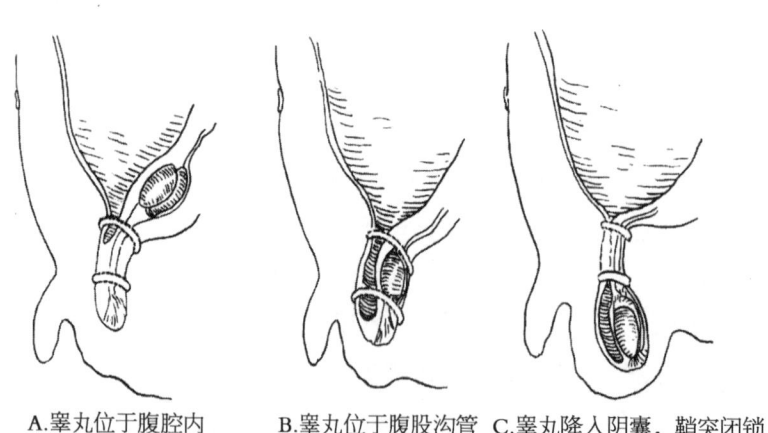

A.睾丸位于腹腔内　B.睾丸位于腹股沟管　C.睾丸降入阴囊,鞘突闭锁

图 25-1-2 睾丸下降过程示意图

女性的子宫圆韧带与男性的睾丸引带同源于胚胎期中肾的腹股沟韧带,子宫圆韧带与腹膜鞘状突(Nuck 管)一同穿过腹股沟管进入大阴唇,生后鞘状突已闭合。如闭合受阻则腹腔

内容物可通过此管下降至 Nuck 管而形成女孩腹股沟斜疝。

在腹膜鞘状突未闭时如腹腔液体经过此管降至睾丸鞘膜腔或精索鞘膜内则形成各种鞘膜积液。

鞘状突问题是腹股沟疝形成的素因,而腹压增高则为其诱因。腹压增高的原因包括:①生理性原因:婴儿哭闹、排便、用力、站立、跳动等。②病理性原因:便秘、巨结肠、下尿路梗阻、咳嗽、喘憋、腹水、腹内肿物、腹壁缺损畸形或神经性肌肉萎缩疾病。

A4 病理

由于鞘状突未闭合程度不同,疝囊的形成也不同,疝内容物下降的高度当然也有不同。如果鞘状突在腹股沟中段或上段闭塞,随着腹压增高,疝内容物进入残余鞘状突,迫使残余鞘状突沿精索前内方下降,形成一个盲囊,不与睾丸鞘膜囊相连通。多数的疝早期尚未进入阴囊,常称为精索疝;即使降入阴囊,睾丸也仍保持在疝囊以外。此种疝占婴幼儿疝的95%左右。另一种疝的形成是由于鞘状突与睾丸鞘膜囊全部保留连通,疝内容物直接降至阴囊内,即与睾丸同在一个鞘膜囊内。此类疝称睾丸疝,在儿童占5%左右。此种疝的疝囊是先天存在的也称先天性疝,前者由残余鞘突延伸而形成的疝则称为后天性疝(图25-1-3)。在病理结构上,后天性疝囊与精索睾丸囊无关,容易分离;而先天性疝囊是睾丸固有鞘膜的延续,很难分离切除。

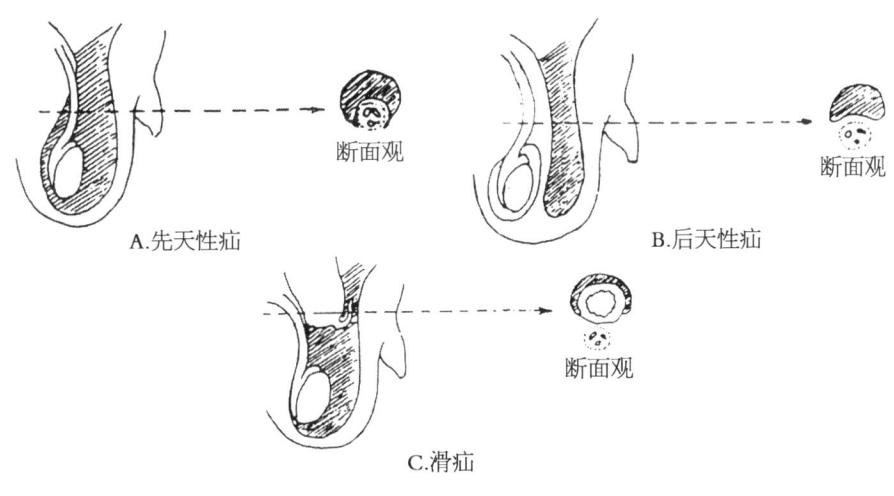

图 25-1-3　3 种疝

腹股沟疝的基本病理包括疝囊、囊颈、腹壁缺损,这三点也就是治疗(特别是手术)的目标与对象。疝内容物主要是小肠,有时右侧的疝囊内可见到阑尾和盲肠。女婴疝囊内可有卵巢、输卵管。少数疝囊较大时腹腔的一些腹膜外脏器如膀胱、盲肠、部分升结肠等可构成疝囊壁的一部分,同时降入腹股沟以下形成滑疝,手术时应特别注意,防止高位结扎疝囊时误伤器官。较大疝疝囊内可能有大网膜疝入并与之粘连,不能还纳。

小儿腹股沟管短,腹壁发育较薄弱,深浅环均较易被撑大,甚至互相重叠为一个大缺损,犹如直接性疝。但下腹内动脉仍在疝囊颈内侧，与直疝有别。一般右侧稍多于左侧，双侧疝在临床手术统计上约占 20%～30%。但是，双侧残余鞘状突可能相当普遍。

A5 临床表现

典型的临床症状为腹股沟部有光滑、稍高起的局限性柔软包块，有的可以延至阴囊造成肿大。哭闹、大便时用力，则包块出现或增大；安静或睡眠时可不出现或易于还纳入腹腔。少数在新生儿期间即出现体征，大部分在 2～3 个月龄或更晚时出现包块。即使是先天性疝，新生儿时期也不一定出现。如果疝内容为肠管时，用手推压还纳过程中可有咕咕的气过水声，因而俗称疝气或小肠气。包块复位后压迫深环口（在腹股沟韧带中段包块出没处），让患儿直立，包块不复出现；但松开压迫深环的手指，包块又复出现。当疝囊内口较小时，包块可能较隐匿，只有腹压高时偶尔出现。这类疝常常有还纳困难，并且易发生嵌顿。除非发生嵌顿，一般腹股沟疝无论包块大小、高低、出没频繁与否均无症状，患儿无任何不适。学龄儿童巨大疝可能有行动不便感。

A6 诊断与鉴别诊断

根据腹股沟或阴囊部位出现可复性软包块即可作出诊断。腹股沟疝频繁出现后常导致患侧精索增粗或阴囊肥厚增大，浅环口松大。检查时食指末端可连阴囊根部皮肤疝插入松大之浅环而摸到较对侧粗大之精索；如果在术前麻醉下则可摸到深环扩大并且手指可自由插入腹腔，以预知深环缺损之大小。巨大疝指平时疝囊内永远充满内脏，手法还纳后立刻复出者，必须与滑疝、直疝、股疝（图 25-1-4）鉴别。滑疝有两次突出病史，即立位时内脏（盲肠）疝出，用力时又有内脏小肠疝出重叠一起。巨大直疝立位时立刻疝出，用手压回后立即复出。小儿巨大股疝也罕见疝入阴囊。

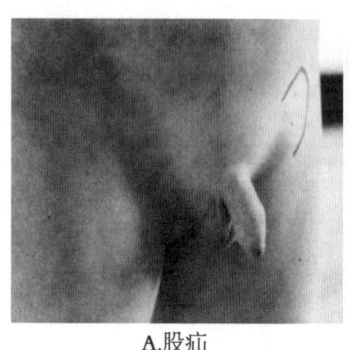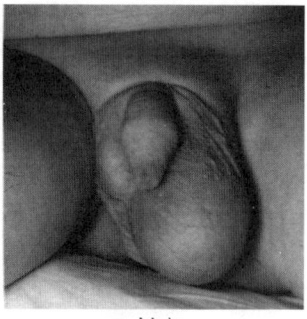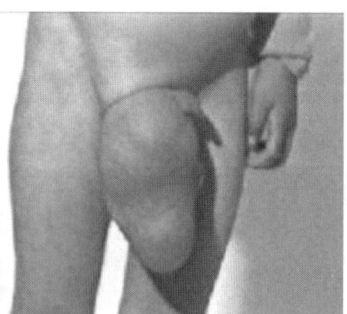

A. 股疝　　　　　B. 斜疝　　　　　C. 滑疝

图 25-1-4　3 种疝的外观

腹股沟疝需与下列疾病相鉴别：

B1 鞘膜积液（水囊肿）　疝与鞘膜积液为同源病。鞘膜积液表现为腹股沟或阴囊部有软的包块，形态与腹股沟疝极为相似，但包块内为液体，有囊性感，透光试验阳性。包块的一般形状及大小不变，但是交通性鞘膜积液残余鞘状突仍与腹腔连通，挤压时可缩小甚至可还纳；但由于鞘状突孔较小,还纳时间较长,此点与疝内容物易于还纳略有不同。有时两者同时存在,必须注意。平时表现为鞘膜积液,有时鞘膜积液上方随时有肠管出入。实为鞘状突中间闭合后分成两段。

B2 睾丸下降不全 睾丸在下降过程中受阻,停留在腹股沟管或阴囊的根部,临床表现为腹股沟部或阴囊根部有小的包块。因半数以上睾丸下降不全者合并腹膜鞘状突闭合不全,故多合并腹股沟疝。下降不全之睾丸可还纳入腹腔,两者同时存在时,当然会有疝的体征,但阴囊空虚,阴囊内无睾丸,可以鉴别。

B3 睾丸肿瘤 阴囊肿大、阴囊内肿物与疝相似。但肿瘤多为实质性,有沉重感,不能还纳腹腔,易与疝相鉴别。

A7 治疗

小儿腹股沟疝有极少数可能自愈,只见于深环口较小,临床上非常偶尔出现疝块的病例。因此大多数疝的患儿均需外力协助消灭鞘状突残余。除非有明确的禁忌证,最好考虑手术治疗。部分患儿有慢性便秘、长期慢性咳嗽、排尿困难时,以及少数患儿合并严重心脏病或其他危及生命的疾病时,对腹股沟疝可先采用非手术疗法。

B1 非手术疗法

C1 疝带疗法 具体方法是先将疝内容物还纳入腹腔,然后用特制的软纱布带对折后横扎腰部,跨对折两侧髂骨翼上方。将对折环端放置于患侧腹股沟深环的部位,将双头尾端从环端穿过拉紧,使深环处产生适当的压力。然后将双尾端向后绕过患侧阴囊外侧,在患侧后腰部打结,使其压迫深环口(图25-1-5)。为防止皮肤擦伤可在深环处皮肤表面放置海绵或绒布。但是,必须注意深环口处压力合适,既能阻止内脏疝出,又不会压红皮肤。随着患儿不断活动,必须随时检查调整。因为大小便污染,还需随时清洁更换。6个月龄以内婴儿至少需连续2个月从未疝出,才有可能愈合。此法一般只是暂时使用或配合其他疗法使用。

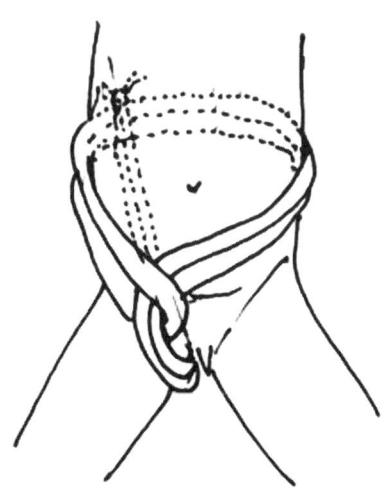

图 25-1-5 疝带疗法

C2 注射疗法 上个世纪以来不断有人应用此疗法并且多次受到批判,近年来又有少数人提倡应用。方法是将硬化剂如苯酚甘油、复方奎宁等注射于疝囊颈周围,使组织发生无菌性炎症,形成粘连而使疝囊封闭。注射后常需配合短期疝带治疗。然而注射是盲目的,易造成精索血管或输精管损伤。有时药物注射入疝囊,经深环扩散至腹腔,发生化学性腹膜炎。此外,注射疗法疗效并不肯定,残余鞘突仍易使疝复发。

B2 手术疗法 疝的手术目的是消灭疝囊,修补腹壁缺损。婴幼儿疝主要为先天性腹膜鞘状突形成疝囊,腹壁缺损一般均不重要,并且随生长而恢复。故手术仅作疝囊高位结扎术,而不需要腹壁修补即可达到治愈目的。此点与成人腹股沟斜疝治疗要求不同。

C1 手术指征与时机 小儿年龄越小嵌顿率越高,危险性越大。虽然小儿腹壁肌肉不发达,嵌顿疝较易缓解,但是小儿肠管血管都很薄弱细小,易受损伤,特别是新生儿常引起睾丸坏死。尽管6个月龄以内的婴儿疝有自愈的可能,而6个月龄内的嵌顿率占各年龄段嵌顿率总和之半,何况母亲自发现疝起就一直担心。然而目前多数单位对小婴儿手术仍有顾虑,特别是新生儿、未成熟儿,对全麻抑制敏感,术后常需辅助呼吸,所以多希望在年龄大于6个月再做。一旦技术有了把握,就应该即时发现即时手术,可采用浅中枢抑制加局麻。目前至少也应该避免患儿自觉不同于常人,需多方特殊照顾的心理,而影响身心发育与教育。所以至迟也不宜晚于6岁。

C2 手术术式 目前常用的手术术式有以下4种:

D1 浅环外疝囊高位结扎术(改良Klasnobaev术式) 国内流传最广。在患侧腹横纹处作横切口,年长患儿也可在腹横纹下方1cm处作平行于腹横纹的切口,以便更接近腹股沟浅环(皮下环)。切开皮肤皮下组织后,显露腹外斜肌肌膜,向耻骨结节分离,暴露浅环两脚,中间即为精索。在精索前内侧分开提睾肌膜,寻找疝囊。暴露疝囊并切开一小口,探查疝囊内,近端可探入腹腔,远端可探入疝囊底。如见睾丸在疝囊内则为先天性疝,无睾丸则为后天性疝。横断疝囊,提起疝囊近断端向深环处分离至疝囊颈处(局部有腹膜外脂肪显露后即标志抵达深环)贯穿结扎。为了便于横断疝囊,可以向囊膜下注射盐水,使囊膜与周围组织分离,并在预计切线上放置几把蚊式钳为横断方向标志,以避免因牵拉疝囊使切口斜入腹内。特别注意先天性疝囊膜薄而难剥,小心剥破。一般婴幼儿腹股沟斜疝将疝囊颈高位结扎切断即可完成手术,缝皮下台。浅环太大可紧缩一针,以容纳食指尖为准(图25-1-6)。

D2 经腹股沟深环紧缩术(改良Bassini术式) 在患侧腹横纹处作横切口,显露腹外斜肌肌膜及腹股沟韧带。平行腹股沟韧带上方1~2cm处切开腹外斜肌肌膜,从内面更明确腹股沟韧带,暴露腹外斜肌肌膜下的髂腹下神经及髂腹股沟神经,以防损伤。手指沿腹股沟韧带内侧向耻骨结节探查自浅环穿出,切断浅环,敞开腹股沟管。提起精索向深环处分离,在精索前内侧寻找疝囊,靠近颈部切断结扎。在提起的精索下紧缩深环,以能容指尖为准。缝合腹外斜肌肌膜及浅环,缝合皮下及皮肤。此法为典型初级手术,常作为教学手术,更适用于疝囊处理不良时的疝修复,如先天性疝囊撕破、滑疝疝囊切除不全,以及深环缺损太大等。精索下深环紧缩不仅使深环缩小,而且能把腹压着力点提高,从而有利于腹壁下部加固(图 25-1-7)。

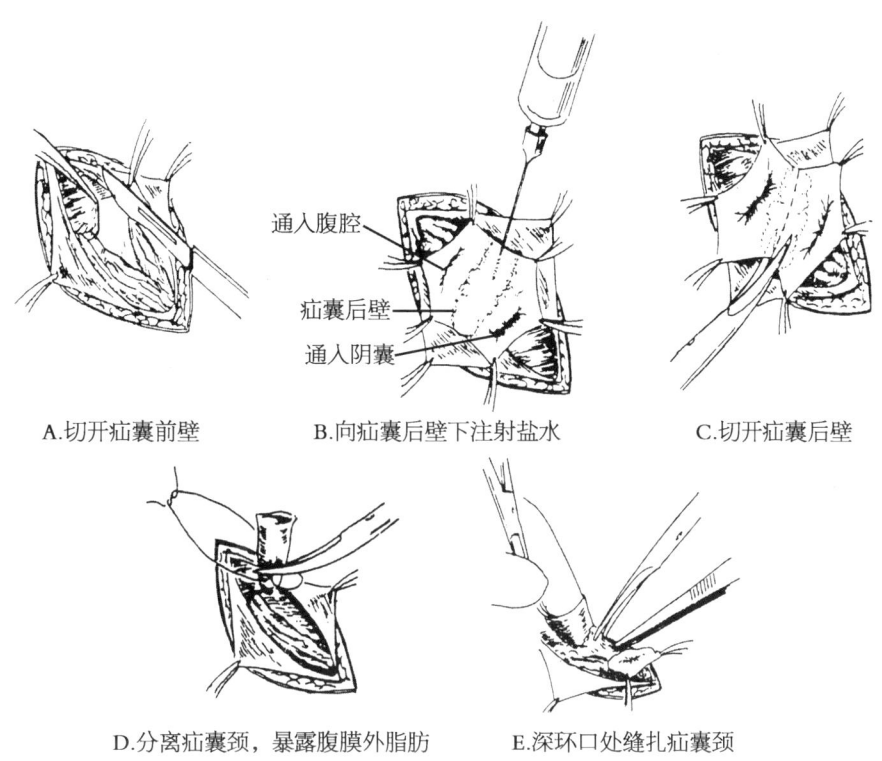

图 25-1-6　改良 Klasnobaev 术式

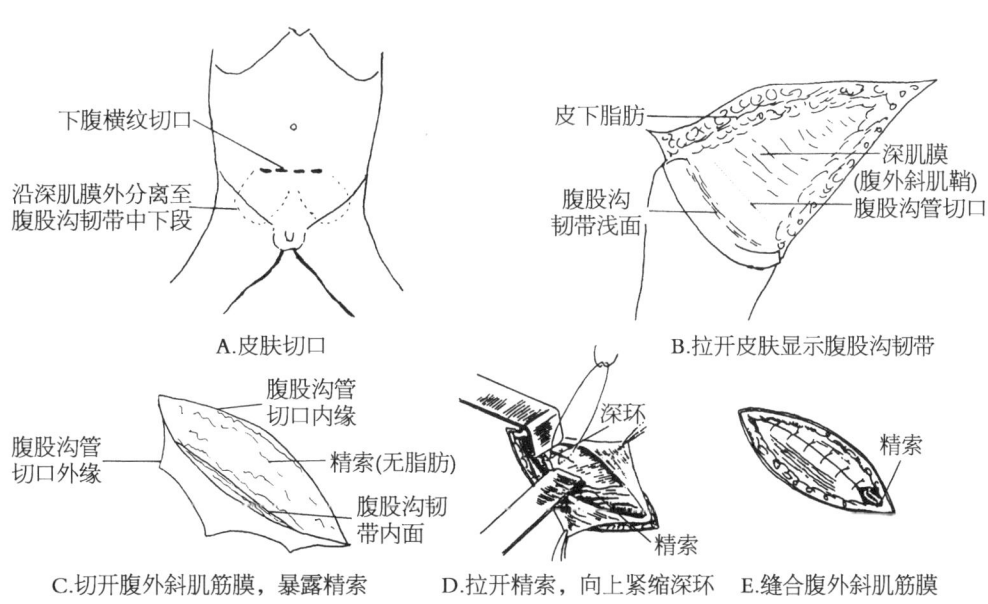

图 25-1-7　改良 Bassini 术式

D3 保留精索血管输精管高位结扎切断精索术 20世纪80年代国外盛行双侧盲目切断及结扎精索以治疗及预防小儿腹股沟疝。作腹横纹小切口,暴露腹外斜肌肌膜,切开后提起精索,分离精索动静脉及输精管,分至深环。高位贯穿结扎剩余的精索(如有疝囊必然包括在内)并切断(25-1-8)。此法寻找输精管及精索动脉很容易(可以摸出),分离快,损伤小,结扎疝囊完全(如果确有疝囊)牢靠,基本上无合并症。然而此法需有经验之外科医生操作。疝手术作为低年资医生任务,则此法危险性很大,因为手术野太小,全靠手模的感觉进行。

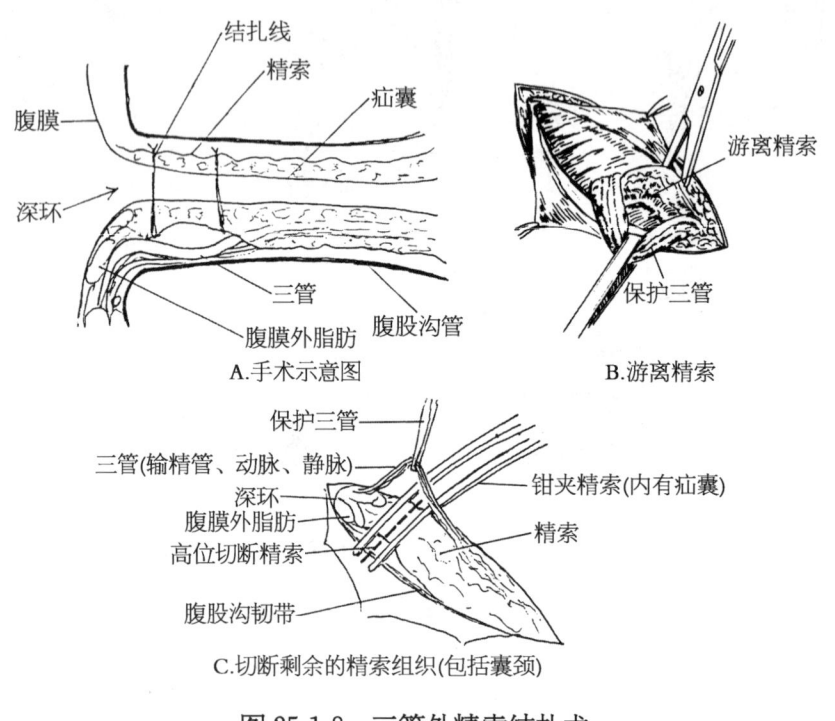

图 25-1-8　三管外精索结扎术

D4 腹腔内鞘状突荷包缝合术 腹腔内荷包缝合疝囊内口的方法源于20世纪40年代的La Roque术式改良。原方法是经腹股沟腹横纹横切口分离腹壁肌肉,在深环口上方切开腹膜即可见下方漏斗状腹膜鞘状突开口,直视下予以荷包缝合。缝合时在男性注意保护腹膜外的输精管。因为从内部荷包缝合往往因腹膜皱褶而发生漏针,加以疝囊未断,疝自漏针处复发。尽管高复发率不见于文献,然而50年代以后此法已不见报道,交流间也无人乐道此术。

D5 经腹腔镜疝囊高位结扎术 应用小儿腹腔镜行疝囊高位结扎手术的报告已超过5000例。该手术的优点是:①利用微型腹腔镜直径0.35~0.5mm,以带线的缝针直接缝合疝内口之腹膜,无需解剖腹股沟管。②腹腔镜下放大的精索血管及输精管清晰可见,缝合时可以有效避开防止损伤。③手术操作简便,有人报告5分钟即可完成。④可以同时探查对侧,一次完成双侧疝囊高位结扎。⑤切口小,不需缝合,术后无明显瘢痕。所以经腹腔镜行鞘状突高位结扎手术可以实现理想的鞘状突高位结扎。

A8 术后合并症与疝复发

B1 合并症 小儿疝手术不应该发生合并症,即使是新生儿手术也必须有把握满意痊愈。下列常见的合并症都是可以避免的,也是必须避免的。

C1 阴囊血肿或水肿 术后阴囊血肿或水肿可使阴囊肿得很大、很硬、发亮,有时有胀痛。一般3~7天停止发展,1~10周逐渐消退,极少剧痛患儿需切开减压,晚期睾丸萎缩坏死、消失者也极少见。大血肿多因误伤大血管(动脉)处理不牢靠所致,一般血肿多因疝囊远端切缘渗血所致。误伤动脉必须确实结扎,疝囊切缘必须妥善止血、电灼或结扎。一般水肿不需治疗,血肿早期可用冰袋冷敷。急性大血肿则须即刻在麻醉下拆线探查,清除血肿,结扎出血血管或纱布填塞2~3天后二期缝合。

C2 误缝内脏 贯穿结扎囊颈不慎将肠壁缝住,术后立刻发生腹痛甚至肠梗阻;以后则见腹膜炎或伤口感染现象,甚至伤口漏粪汁。随时发现立即拆线修补。贯穿缝合时必须先摸清囊颈部无内脏,然后扭转数周,在扭转中部缝合结扎。女孩缝住输卵管也有类似症状,但较轻,并多于数日后症状消失。以后有可能发生不孕或宫外孕。

C3 睾丸悬吊 缝合浅环时不慎将睾丸固定于腹股沟原地。术中缝合前注意把睾丸拉入阴囊底部即可避免。术后及时发现应立刻拆开,否则待青春期后不能自然下降再作处理。

C4 睾丸萎缩 为晚期合并症,多因术中损伤精索血管所致。一般在腹股沟管内损伤精索动静脉不至影响睾丸血供,但周围分离广泛伤及邻近睾丸周围血管则易发生睾丸萎缩,甚至坏死而吸收。因此手术时尽量减少分离,并且分离不超过浅环以下。因系晚期合并症,发现时已无法挽救。术中发现误切精索动脉,应用三棱针穿刺睾丸,如出红血,不必处理;如不出血或出黑血,则应吻合血管。

C5 切口下麻木或触痛 术后腹股沟及阴囊皮肤麻木或触痛敏感,可达数月或数年。一般多不严重,不要求治疗。也属于晚期合并症。系因缝合时误将下腹神经或腹股沟神经缝在缝线内所致。缝合前再查看一次腹股沟管内两条神经,小心保护当可避免。

B2 疝复发 有史以来似乎疝的复发不可避免,然而理论上复发毕竟是技术失误。

C1 即刻复发 手术结束麻醉苏醒,患儿用力挣扎,疝立刻复出。常见情况有以下几种:

  D1 疝囊未结扎 术中未找到疝囊,而把其他器官误为疝囊切断结扎。曾经发生过的有膀胱、尿道、腹膜、鞘膜、输卵管以及其他类似膜状的组织,无奇不有。原因是未能认真按层次解剖分离,未见到浅环两脚的标志,未辨明腹股沟管内每个器官,盲目钝性撕撑寻找囊性组织,见到类似膜状组织并切开后,又未向远近段探查是否通向腹腔与阴囊,主观认为是疝囊而切断结扎。原疝囊仍保留原状,当然即刻复发。凡是立刻复发病例,绝对不可企图侥幸,必须立刻探查,以免发生严重后果。

  D2 疝囊分破无法结扎 特别是小婴儿先天性疝,疝囊原为睾丸及精索的外膜。组织薄弱非常难分。对先天性疝无认识,常将疝囊分碎而不知。未见到疝囊,当然也不知囊颈的范围，盲目缝合软组织，难免留下空隙，空隙够大则术后即刻复发。弥补的办法是将精索提起，在精索下将腹股沟管深环紧缩一针，使深环上移，能容指尖大小之空隙即可。

D3 囊颈结扎线脱落或不严　过分强调高位结扎疝囊，忽视囊颈的标志与重要性。过分牵拉把过多的腹膜拉出疝环，误认为囊颈，贯穿结扎，切断后立刻缩回腹腔。因腹膜被切后缺损太大，结扎后张力太高，切缘很快从结扎线中脱出。即使是贯穿结扎，最后也只能留下松松的一针缝合。如果疝环也未加处理，则立即复发。也有人强调处理疝囊颈部用荷包缝合，以防切缘脱出。但由于疝环把过多拉出的腹膜形成严重折叠，使荷包缝合可能漏针太大，缩回腹腔后仍可使肠管自由疝出。补救方法也是将深环上移紧缩一针。

D4 滑疝误诊　如果未能术前诊断，麻醉后卧位下很难发现。按一般疝高位结扎，只是切除部分疝囊，术后当然立即复发。凡是疝环较大都应该想到滑疝的可能，可试图牵拉疝囊后壁，是否能将盲肠或其他组织拉出。如果证明滑疝，则必须修补并提高深环。其他罕见的疝如股疝、直疝等也都需相应的修补，单纯高位结扎必然复发，但不一定立即复发。

D5 误行对侧手术　手术时因记错左右，误在对侧施行手术。找到残余鞘状突，高位结扎，完成手术，术后原版仍在。虽然对侧手术也有价值，但家长要求作的疝并未治愈。千万不可强词夺理掩饰错误。

C2 早期复发　术后 2 周内疝复发是为早期复发，多因疝的形成因素纠正不彻底所致。

D1 残余囊颈　疝囊颈以下残留太多，可以再形成新囊。

D2 腹壁缺损　一般小儿疝多无腹壁缺损或薄弱，但巨大疝则多有缺损。

D3 腹压未减　腹部肿瘤、腹水等腹压较明显，但慢性咳嗽、便秘、下尿路梗阻则常被忽略。如果不能彻底改变腹压，手术时可进一步提高深环，改变受力处的薄弱点，也可防止复发。

C3 晚期复发　术后 1 年以上的复发为晚期复发，多与前次疝手术无直接关系。应按新发生的疝分析考虑，按一般成人疝的处理原则诊治。

复发疝的手术要点是了解复发原因，了解精索解剖，根据可能复发的原因进行具体修复。手术发现局部解剖不清时，及时改经腹内探查，腹内外联合操作。同时尽量解决前次疝手术的合并症与后遗症。

A9 当前讨论的几个问题

B1 关于病理机制的论点

C1 腹壁受力点　也称冲击点，指腹压最大的集中点。如果该处腹壁有薄弱处，则可能形成疝。受力点因年龄及用力行为而变化。新生儿最高受力点在脐，脐疝随时可突出，很难自然缩回。1 岁后受力点下移至骨盆腹股沟，脐疝多可自愈。大便时受力点偏后在盆底，容易出现直肠脱垂、肛门血管扩张或腹股沟疝。小便时则受力点偏前集中在腹股沟下部，特别是浅环处。因此，提高深环远离受力点可以减少疝出的机会。长期无内脏疝出，深环处的腹膜也会自然粘连愈合封闭，这就是小儿疝囊处理失败时提高深环位置的理论根据。

C2　疝囊颈　有疝囊,有腹壁弱点,内脏突出到皮下,随时可以缩回,有人不认为是疝。上述条件再加上疝囊颈作为腹腔内外的界限才能叫疝。因为前者既无症状又无危险,不能算病。有了囊颈部就有随时嵌顿的危险,有了囊颈才有手术的目标与标志。手术时如果把囊颈部保留在腹内,仍有发生内疝的可能。因此识别及处理囊颈不可忽视。

C3　腹膜外脂肪疝的讨论　少数小儿特别是肥胖小儿腹股沟常有无痛肿物突出,可以回纳,仰卧亦可自然缩回。手术时发现主要是腹膜外脂肪疝出,很少随带小部分腹膜,更无疝出之内脏,也难辨别囊颈。算不算疝,是否滑疝,可能不可能发展为疝,怎样保证脂肪不再下滑,目前诊断困难,至少算一次预防性疝手术。

C4　双侧疝与预防性疝修复　不少人强调小儿腹股沟双侧都有鞘状突残余的机会很高,凡是行疝手术都要探查对侧。也有人倡议作新生儿腹部手术特别是腹腔镜手术顺便看看下面是否有残余鞘状突的内孔,如果发现,则可从内部缝合一针。这种倡议是进步的,但要根据医生的技术水平,如有把握何惜举手之劳。但是小儿时期有残余鞘状突大约有多少发生疝,是否随年龄而闭合,这些问题都有待于讨论。

B2　先天性疝和后天性疝的讨论　小儿疝手术强调区别先天性疝,是因为先天性疝囊分离困难,常需不同的手术方法。例如深环外高位结扎法就常常失败,而需紧缩深环。这是按胚胎病理、疝囊来源而分类的。先天性疝的疝囊是随睾丸下降的腹膜,是睾丸与精索外膜的一部分;而后天性疝是残余鞘状突被内脏受腹压压迫渐渐沿腹股沟管进入阴囊。临床检查先天性疝睾丸与疝出的肠管同在疝囊内;而后天性疝则睾丸在疝囊外,界限清楚。手术切开疝囊后,先天性疝可以在囊内看到睾丸,而后天性疝则囊内看不到睾丸,据此可以决定下一步手术。有人按临床所见而分类,认为生后即已存在的为先天性,生后逐渐发生的为后天性,在名词含义上造成混淆。

B3　腹腔镜手术的讨论　疝的种类很多,手术方法也很多。由于小儿疝比较简单,基本上都是腹股沟斜疝。但是越是罕见越易误诊,不得不略加介绍。

C1　小儿各种罕见疝　①直疝:切开疝囊后手指伸入腹腔,摸到下腹动脉在疝环外侧跳动。②股疝:疝囊颈在腹股沟韧带以下。③滑疝:牵拉疝囊时腹膜外器官(盲肠、膀胱、子宫附件)随疝囊拉到疝环以外。④水囊肿疝:切开囊后不能探入腹腔,再另外分离可见真正疝囊。凡是巨大疝与特小疝(隐型疝)都要想到罕见的疝种,必要时均需经腹探查。

C2　传统的典型手术方法特点

D1　疝缝合术　①Ferguson 法:精索前缝合联合肌腱与腹股沟韧带紧缩浅环。②Bassini 法:精索后缝合腹股沟镰与腹股沟韧带紧缩深环。③Halsted 法:与 Basini 法同,并在精索后作腹外斜肌膜折叠加固。④Klasnobaev 法:原位折叠腹外斜肌膜紧缩浅环(图 25-1-9)。

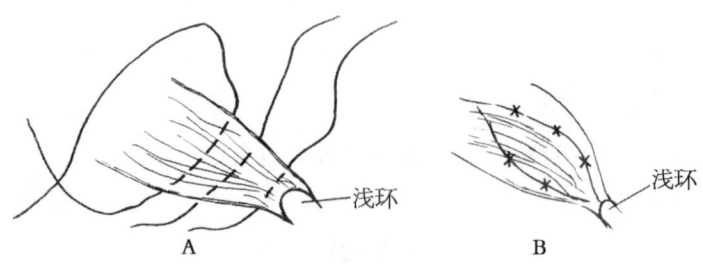

图 25-1-9　两种腹壁加固法

D2　疝成形术　为利用肌膜移植修补腹肌缺损的手术,如:①MacMurrey 法:用阔肌膜条编织修补腹壁。②MacArthur 法:用腹直肌膜条修补腹直肌与腹股沟韧带间缺损(图 25-1-10)。③MacFay 法:用肌膜条编织缝合腹直肌、腹股沟韧带及耻骨梳韧带(Cooper 韧带)。多用于巨大直疝,后者更适用于股疝。

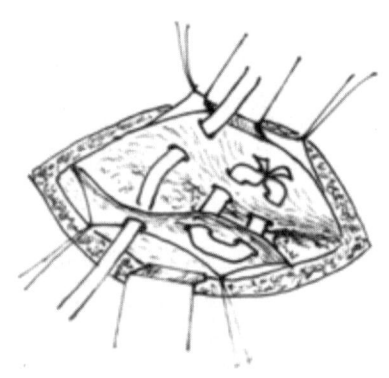

图 25-1-10　肌膜条加固法

D3　腹腔内缝合术　以上介绍的各种手术都是在腹腔外寻找疝囊,结扎切断。20世纪 40 年代盛行过一时的腹腔内手术(La Roque 法)是在下腹部比阑尾切口稍低位置进入腹腔,沿腹股沟看到疝囊的腹膜内口,就地荷包缝合。此法优点是避免找疝囊困难与损伤,保证高位结扎疝囊,从腹内探查确定腹壁缺损按需修补,同时能发现对侧疝,还能顺便切除阑尾。盛行不过 10 年,以后销声匿迹。主要缺点是复发率明显过高。其缺点主要在荷包缝合技术难掌握;从腹腔内缝合可能伤及周围器官如输精管、血管等;疝口处腹膜不固定,缝合时容易折叠;针距大小难保证,过大的针距在折叠内不易发现,因为疝囊未断开,术后针距间孔逐渐扩大,疝很快复发。现在腹腔内缝合术多用于找不到疝囊、治疗困难的复发疝,或不能排除腹内合并症时;而且使用时也多只限于探查腹腔,寻找疝囊,很少在腹内缝合修补。

最近,腹腔镜疝手术的兴起又把腹内缝合法推广。过去的经验不容忽视,关键问题是掌握与提高腹内荷包缝合的技术。保证缝合严密,不损伤周围器官肯定是上好的手术,进一步简化后应该是疝手术发展的方向。如能利用腹腔镜机器人手术程序化,则更能避免人为的失误。

目前处于开始发展阶段,为了不致损害腹腔镜手术的形象与信誉,避免初期阶段过多失误,有3种比较安全方法可以选用和过渡:①只经腹腔镜寻找疝内口,插入标志物(探条或镜管),然后在腹股沟显示标志物处作小切口,分离并结扎疝囊颈。②找到疝内口后在输精管与精索血管之间切开腹膜小孔,用动脉瘤针穿出腹膜外,在输精管及血管前环绕疝囊颈外穿线结扎。③到疝内口后,环内口切开腹膜,将腹膜切缘缝合,置疝孔于腹膜外(图25-1-11)。

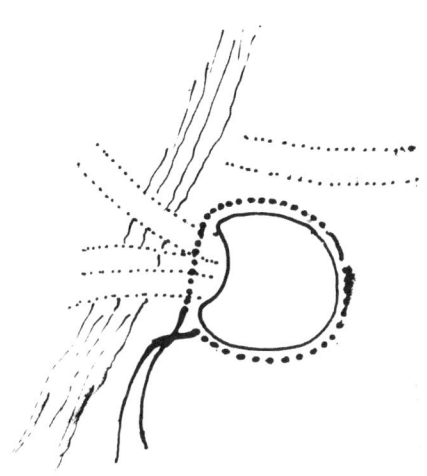

图 25-1-11　腹腔内疝囊颈结扎法

A10　教学典型手术

疝手术一向是最好的外科教学手术,因为该手术安全简单,并且包括了手术的基本技术。通过疝手术可以学会识别组织与器官及其层次标志,练习切开、止血、探查、分离、缝合、结扎等技术,懂得备皮、麻醉、包扎等完成手术的全面知识。对小儿外科医生而言,改良 Bassini 手术最为典型,遗憾的是疝为小手术,高年资医生不屑于做;低年资医生则热衷于新的手术改进,不肯钻研典型教学手术,致使外科教学受到很大损失。疝手术是要求比较严格的手术,不允许失误的,如果不能在疝一类手术中培养严格的作风,就难以保证外科手术的安全性。在未发展新的教学手术前,解剖腹股沟管,一丝不苟地处理每个器官、每个步骤,对学生来说绝对不能放任。

A11　门诊典型手术

门诊手术的最高要求是缩短母子分离时间,创造安全舒适形象。安全、有效、经济,这都是必需的低标准。疝手术可以说是门诊的品牌手术。有一个实例可以参考,患儿在母亲怀中,由护士协助脱衣服做清洁,用毯子包起;麻醉师为在母亲怀中的患儿注射氯胺酮,患儿睡稳后由麻醉师抱入手术室;术者已经带好手套等在手术台前,立刻备皮,铺单子;从切皮、找疝囊、缝合切口、清拭血迹,到包好毯子,送到母亲面前,母子离开不过十几分钟。患儿安详地睡到小床上。在场的各位母亲都为之庆幸与称赞。疝手术的成功创出了门诊手术的声誉。

A12 术中失误

学生做手术难免失误,指导医生常常也是低年资大夫,有时不能阻止发生失误。手术时间已经很长,局部解剖已经很乱,找来上级医生,又当如何补救?

B1 找疝囊解剖不清 从 17 世纪奠定了现代外科的 3 个基础(麻醉、无菌、解剖)以来,解剖清楚就是外科手术操作的基本条件。不同年龄组织解剖又有不同特点,这也就是小儿外科所以成为一个专业的根据。6~12 个月龄的婴儿疝手术要切开皮肤寻找疝囊,首先皮肤就很薄而软,与皮下层紧密粘连并且张力很高,切开后皮下脂肪立刻翻出,呈白色透明颗粒状,甚至有颗粒状脂肪块从切口脱落。浅筋膜薄而透明,很难辨认,切开或撕破则暴露深层脂肪,色稍黄,平滑呈片状。皮下静脉附着于浅筋膜,分离时常有出血。推开深层脂肪后则见白色平滑纤维膜,是为深肌膜(腹外斜肌膜)。深肌膜下无脂肪层,只有肌肉或精索组织(提睾肌很薄难认)。虽然婴儿深肌膜也很薄而呈粉红色(不像成人的银白色),但其表面平滑容易分离,可借以辨认,切开后里面多可见银白色纤维结构(图 25-1-12)。

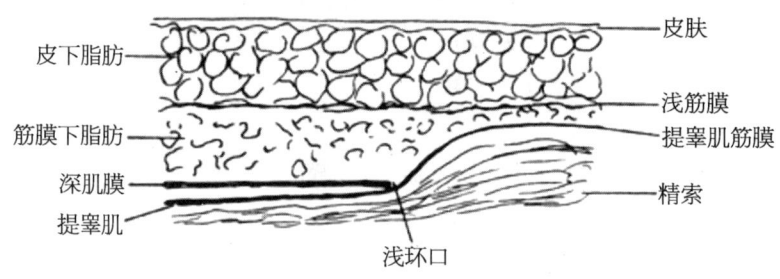

图 25-1-12 婴儿腹股沟管皮下分层

向外侧分离则见腹股沟韧带(银白色纤维带),沿韧带向下探查,手指可自浅环探出,从而分离出浅环的内外脚。切开浅环,敞开腹股沟管,暴露精索。切开提睾肌膜,直视下在精索前内侧作浅层分离寻找疝囊。每层组织都辨认清楚,不能盲目分离,更不可盲目分离过深。以上是教学医生指导下的改良 Bassini 手术。国内不少年轻医生喜欢作简化的 Klasnobaev 手术。切开皮肤就拉向耻骨结节,暴露浅环。在平滑硬锐的半月形纤维边缘,浅环以外的组织从此处凸起。在浅环两脚之间分开皮下脂肪,暴露精索,就地寻找疝囊。但是有人不够认真,把切口拉向耻骨结节,不找浅环脚,盲目向深处分离脂肪寻找浅环。多数是顺利成功,快速完成手术。由于未找肌膜,层次不清,标志不清,如果经验不足或解剖不熟,则可能搞乱组织解剖找不到疝囊,无法下台,也难免伤及其他器官。常有如下问题:

C1 分破大血管 不知脂肪厚度,盲目向深处分离,偏向腹股沟韧带以下,可能伤及下腹动脉、股静脉,甚至股动脉,突然发生大出血。处理不当则非常危险,应立刻压住,找上级医生协助处理。

C2 切断输精管 在脂肪层中找不到疝囊,分离过程中损伤输精管、精索动静脉而不察觉,偶然间发现输精管的断端。应立即寻找另端吻合。

C3 误将膀胱为疝囊　盲目分离误入耻骨结节以上,将膀胱黏膜拉出切开,甚至误将小部分黏膜从膀胱壁切口拉出成憩室盲囊而误认为疝囊,结扎切除。尽管有可能无大问题,但术后立即复发。

C4 误将尿道作为疝囊　沿耻骨结节下分离过深,切开尿道误认为疝囊,切断后高位结扎。尿路不通必须即刻处理。

C5 进入腹腔　分入腹股沟韧带以上进入腹腔,将部分腹膜拉出,形成盲囊憩室,误认为小疝囊而切除结扎。术后原疝立即复发。

B2 撕破疝囊颈　多数因为先天性疝疝囊难分,多处撕破,无法缝合或结扎疝囊颈。也有复发疝或多次嵌顿发炎后疝囊粘连,分离困难。也有因解剖不清,不觉中将疝囊撕烂。

B3 结扎缝合失误　最危险的是缝扎囊颈时缝住或扎住肠管,忽略后可能致命。此外还有缝浅环时将输精管扎住而不觉,缝破精索动脉发生迟发性出血或血肿,缝住精索或睾丸造成高位睾丸,关闭腹股沟管时缝住神经后遗皮肤麻木、疼痛。

A13 临时补救

术中发生问题后,上级医生临时上台不要自认为技术高而重复原术者的错误。他已将局部解剖搞乱,你又不了解情况,不可立刻动手,先耐心观察由原术者详细展示问题的过程,有了把握再动手。最好从另一条路解决关键问题,尽量避免由你再增加原来的损伤破坏。

B1 找疝囊,解剖迷失　找不到疝囊主要因为解剖不清,迷失方向。少数因为疝囊太小、太高(腹股沟管内),而分离的位置太低(浅环外)。也有时根本不是腹股沟疝。原术者展示情况后,如果疑点太多,最好经腹探查,寻找疝囊,简单而有把握。处理疝囊后再作善后处理。

B2 大血管的止血　腹股沟大出血止血的原则是扩大手术野,直视下处理血管。首先要压住出血处,停止继续出血。吸引清理积血及血块,试图缩小压迫范围。辨清组织结构,逐层扩大切口,暴露出血血管或出血面。动脉出血多可找到血管,分离清楚后进行切断结扎。股动脉特别是下腹动脉分支处撕裂常需切断分支,缝合裂口。静脉出血(包括股静脉)均以切断结扎为可靠,找不到具体出血点之静脉出血或渗血则可填塞止血棉后缝合软组织。经一定时间的观察确无出血方可缝合伤口,不可企图侥幸。

B3 疝囊颈残破　疝囊颈残破不必试图缝合结扎,只应在精索下紧缩并提高内环,残余腹膜及疝囊颈膜自然粘连闭合。如能尽量切除残余囊颈,使与腹膜完全离断,则更有利于预防复发。

B4 输精管切断　输精管切断必须及时吻合。找到断端后剪除损伤部分,用一条细头发丝从一个断端的侧壁用细针穿入管腔,从断端口引出,再插入另一断端口内,作为支架,将两断端对齐,在管壁外固定两三针。最后将管外剩余的头发留置于缝合伤口以外,3~4天后拔除(图25-1-13)。

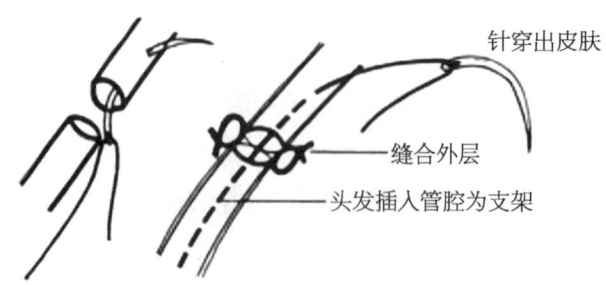

图 25-1-13 输精管吻合法

B5 精索血管切断 一般局部分离破坏不严重,可以结扎止血。如果切断处靠近睾丸,并且周围分离广泛,则应用三角针刺破睾丸,看是否血色鲜红。通过一定时间的观察,血色保持鲜红则不需处理,否则应尽量争取残余血管吻合,或只好放弃。

B6 损伤尿路 膀胱损伤只要缝合即可,为安全起见术后可放导尿管3天。尿道切断必须立即吻合,同时引流膀胱。但是,如果当时未发现伤及尿道,则要根据情况按泌尿科原则处理。无论如何疝手术总是要另做。

B7 损伤腹膜 腹膜损伤本身无关紧要,最好不作任何处理,不必缝合。但腹壁缺损必须缝合或修复,关键是必须探查有无内脏损伤。如果用手指探查无法确定,不妨用腹腔镜或其他内镜探查,以确定诊断,进行必要的处理。作为上级医生必须作出决定。

25.2 嵌顿疝

A1 发病率

嵌顿疝(incarcerated hernia)是腹股沟疝常见的并发症,具有较大的危险性。国内统计发病率约占腹股沟疝的17%,国外大宗病例统计约占12%～17%,其中男性占12%,女性占17%。嵌顿疝约82%在右侧。67%发生于1岁以内,其中28%发生于2个月龄以内,31%发生于3个月龄之内。早产儿患腹股沟疝时易于发生嵌顿,体重低于1kg的早产儿腹股沟疝18%发生嵌顿。而年龄越小发生嵌顿疝时生命危险性越大。

A2 病因与病理

当腹腔压力减轻或腹壁肌肉放松时,进入腹股沟疝囊中的脏器即可还纳腹腔;但当腹压持续较高时,疝出的内脏很难还纳,或还纳后立即复出。如果不影响肠管的畅通,无肠梗阻,称为不可复性疝(irreducible hernia)。由于疝环较狭窄,偶然腹压增高就会引起大量肠管挤入疝囊,受到疝环的压迫,不易还纳,造成肠梗阻,则称为嵌顿疝。久之脏器静脉及淋巴回流受阻而发生肿胀、淤血,或因膨胀而自行扭转,最后可致出血、坏死。同时有肠梗阻及血管梗阻者称为绞窄疝（strangulated hernia）。一般小儿疝环弹性较成人松弛，不致在短期内发生坏死，但脏器受压水肿，进而压迫精索，特别是新生儿可并发睾丸梗死。

A3 临床表现

腹股沟疝平时表现为腹股沟或阴囊内有可复性柔软包块，当嵌顿时肿物突然变大、变硬，并有剧烈疼痛。患儿表现为哭闹不止，不久即发生呕吐、停止肛门排气排便等肠梗阻症状。检查时发现腹股沟有肿物隆起，质硬，明显触痛，肿物不能还纳腹腔。晚期局部皮肤发红，腹部膨胀，甚至有腹膜刺激征。患儿便血多表示肠管已坏死，如不能及时诊断和正确处理，可发生死亡。

A4 诊断与鉴别诊断

典型的嵌顿疝诊断并不困难。对于哭闹不止，特别是表现为肠梗阻的患儿应常规检查腹股沟及阴囊部位。如已发现腹股沟部肿物且不能还纳腹腔则易于确诊。

对外科医生决定手术，首要的是必须鉴别不可复性疝、嵌顿疝或绞窄疝，可根据肠梗阻及中毒症状的有无作一般的区分。直肠指检与阴囊双合诊，深浅环、内外肠管压力大小与是否自由交通，以及阴囊局部是否红肿热痛可以作进一步的鉴别。特别是非机械性严重腹胀引起不可复性疝手术常为禁忌，必须严格区分。

但在一般诊断过程中也应与以下疾病相鉴别。直肠指检，沿腹股沟韧带摸到深环处有无嵌顿的高张力肠管为基本的诊断根据。

B1 腹股沟淋巴结炎　早期肿块坚硬，皮肤红肿，境界不太清楚，有触痛，全身有急性化脓性炎症表现（如发热或中毒症状），但无肠梗阻表现。急性淋巴结炎时肿物一般不能移动，后期出现波动。

B2 睾丸扭转　部分患儿腹股沟或阴囊出现疼痛，肿物无明显触痛，但活动度大，不伴肠梗阻，阴囊内无正常睾丸，不难与嵌顿疝相鉴别。

B3 睾丸或精索鞘膜积液（水囊肿）　病史中原有阴囊或腹股沟部肿物，无痛，透光试验阳性。但有时发生继发感染或出血，则肿物突然增大、疼痛、变硬，透光试验阴性。特别是新生儿腹股沟型鞘膜积液很像嵌顿疝，但无肠梗阻症状，直肠指检深环处无嵌顿之肠管。

在诊断嵌顿疝时，有时继发症状重而局部嵌顿的疝内容物少，有可能被误诊。如临床主要表现腹痛或肠梗阻时容易忽略腹股沟的小肿物，有时女孩疝内容物为卵巢或输卵管时也容易忽略。

A5 治疗

B1 手法复位　因患儿疝环具一定弹性，小儿嵌顿疝发生肠绞窄时间较晚。一般认为嵌顿12小时以内，无明显肠坏死征象的患儿可考虑手法复位。但在手法复位时一定要轻柔，因为小儿组织脆弱，疝囊及脏器均因嵌顿而水肿，粗暴的挤压复位可导致疝囊撕裂或肠管浆肌层破裂。

给予一定镇静剂使患儿安静入睡（疝内容物巨大估计复位较为困难时可给予全身或基础

麻醉),头低位仰卧。术者以左手轻轻固定浅环处,轻轻按摩以减轻浅环及疝囊颈部水肿,然后以右手轻轻持续压迫疝内容物。若此时患儿哭闹亦不要减轻压力,待患儿吸气时再行加压,常可感到有少量气液体通过疝囊颈进入腹腔,继之疝块逐渐缩小。常常在听到"咕咕"声后迅速还纳腹腔,此时疝块消失,患儿疼痛及肠梗阻症状缓解,能安静入睡。如果肛门有排气、排便,则更说明肠梗阻已解除。据文献报道约70%～84%患儿可用手法复位成功。整复后应观察患儿有无腹痛或腹膜刺激征出现,以排除疝内容物还纳后出现严重损伤(肠穿孔或坏死),必要时进行紧急剖腹探查手术。嵌顿症状缓解后2～3天可择期作疝囊高位结扎术。

B2 手术治疗　嵌顿疝有如下情况之一者应停止手法复位转为紧急手术治疗:①嵌顿时间超过12小时。②全身中毒情况严重或已有便血者。③新生儿嵌顿疝不能明确发病准确时间。因为新生儿嵌顿疝肠坏死率高,应多考虑紧急手术。④女性嵌顿疝卵巢及输卵管嵌顿不易复位。⑤手法复位不成功或几经手法复位后患儿出现腹膜刺激征不能除外肠损伤或穿孔者。

手术方法基本同腹股沟疝的选择性手术,以改良Bassini手术为首选。麻醉以全麻为宜。切开腹外斜肌肌膜后,沿腹股沟韧带探向浅环口,逐渐向浅环口切开。特别注意近浅环口处嵌顿之肠管张力很高,甚至反折向浅环口以上,使浅环口纤维组织被卡入高张力肠管壁内;也有可能因长时间压迫使肠壁发生坏死,此时稍加外力立刻穿孔。因此,必须小心切开浅环,保护好受压肠管。如肠内张力太高妨碍暴露时,浅环边缘不能直视下切开,则应先用细针穿刺张力肠管减压后再切开浅环,然后再探向腹腔,必要时同法小心切开深环,使嵌顿完全松解(常常深浅环已重叠在一起,一次完全切开)。小心打开疝囊,观察疝囊内的液体是否血性、混浊,有无臭味,肠管颜色、张力,有无穿孔,有无肠蠕动,肠系膜血管搏动情况,缓解压迫前后血供是否有改善。嵌顿脏器如无坏死穿孔予以复位;肠管明显损害者行切除吻合;不能确定者暂时外置,24小时后再处理。大网膜已坏死时应予以切除,睾丸坏死也应一并予以切除。然后行常规疝囊高位结扎术,如在术中切开深环者,应当将深环修复并紧缩。污染严重者应在疝囊内置橡皮片引流。

近年来有报告采用小儿腹腔镜协助治疗嵌顿疝,复位成功后还可检查腹腔肠管的血供。

B3 术后处理　疝囊高位结扎后伤口应予以封闭,防止尿液污染。如阴囊松弛,为预防血肿可以沙袋压迫。作肠切除吻合病例应按肠切除予以禁食、输液,待肠功能恢复后再进食。

A6 并发症的防治

B1 术中并发症的防治

C1　嵌顿疝术中最常见的是损伤肠管,尤其是嵌顿时间较长肠管高度膨胀时,一旦切开浅环后,肠管会进一步膨胀。由于局部水肿,解剖层次不清,在切开疝囊时极易损伤肠管。故术中进行此步骤时助手用纱布保护肠管以防随时破裂污染手术野,并提前实行穿刺减压。如有浆肌层撕裂时更应防止肠管破裂,故肠管膨胀时不可缝合破裂的浆肌层。

C2　探查时应仔细辨认肠管的血供,切勿将可疑失活的肠管放入腹腔,造成术后肠坏死穿孔。在术中如有两个肠管嵌顿于疝囊内时应高度怀疑此两肠襻之间尚遗留在腹腔内的肠襻已有血供障碍。故在打开深环后,应将遗留在腹腔内的肠襻拖出疝环口外,进行仔细检查,如发现该部肠管已坏死时则应当予以切除吻合,如无坏死时再将疝囊内嵌顿肠管按顺序置入腹腔。

C3 严重患儿继续抢救,局部严重肿胀甚至坏死,难免伤及输精管、精索血管甚至膨胀之膀胱。处理肠管后必须全面检查,按情况逐项处理。

B2 术后并发症的防治

C1 阴囊血肿　据报告发生率约为 10%。主要原因为嵌顿疝时疝囊广泛出血水肿,局部组织不易辨认,切开疝囊内外口的主要目的是检查及还纳肠管等疝内容物,故有些小的出血点易于隐藏在水肿的疝囊中造成术后渗血不止而出现血肿。预防的方法是术中应在还纳疝内容物后仔细检查出血点,术后用沙袋压迫。

C2 睾丸移位　在疝囊高位结扎后将睾丸复位再进行腹壁各层的缝合,缝合中应避开精索。

C3 睾丸萎缩　多数因嵌顿疝时间较长,压迫精索血管造成。文献报告约占 2.3%～15%。

C4 鞘膜积液　多为残留在疝囊中的渗液或渗血造成,因与腹腔不相通,故可穿刺抽吸。

C5 疝复发　急诊手术时,切开的组织较多,疝内容物还纳后又没有很好地修补深环口。另外疝囊水肿高位结扎时结扎的位置高度不够,疝囊水肿口径较大时单纯采用荷包缝合易造成组织消肿后缝线松弛,导致肠管通过缝隙再次降入疝囊。只要重视深环口紧缩常能避免复发。

A7 预后

婴幼儿腹股沟嵌顿疝手法复位成功率在 95% 以上,手术治愈率达 97.5% 以上,术后腹股沟发育不受影响。约 2.3%～15% 出现患侧睾丸不同程度萎缩,约 1.2%～2.2% 出现疝复发。

25.3　鞘膜积液

A1 发病率

鞘膜积液(hydrocele)又称鞘膜水囊肿,与腹股沟疝是同源病,发病率与疝相似。由于鞘膜积液比较容易自然愈合,所以不同年龄发病率差异很大。约 60% 在 2 岁内自愈,85% 在 6 岁内自愈,而疝则 6 个月龄以后很少自愈。

A2 病因与病理

随着睾丸的下降,其带覆盖的腹膜同时下降至阴囊后,腹膜形成的鞘状突闭合不全,但又与腹腔交通不畅,肠管不能疝出,只能存一些腹水,则形成鞘膜积液(图 25-3-1)。由于鞘状突闭合的位置不同而形成不同部位的积液(图 25-3-2)。其中交通性鞘膜积液通向腹腔,压迫时可以缩小甚至完全还纳,与疝相同;事实上早晚会发展为疝。所以临床上诊断治疗的原则均与疝相同。

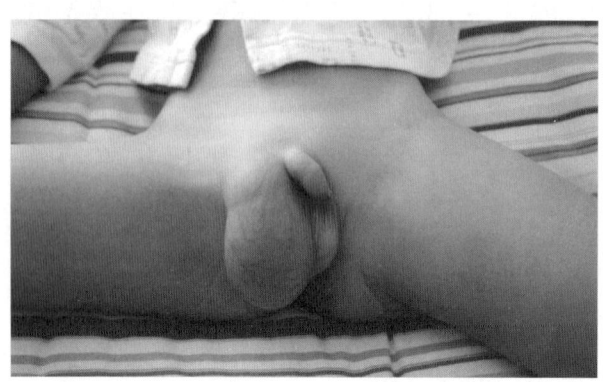

图 25-3-1　鞘膜积液

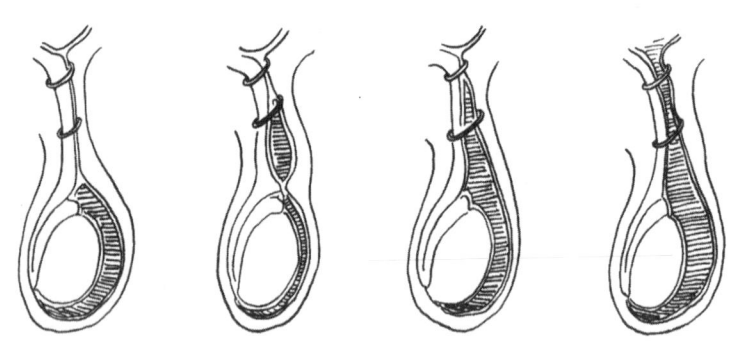

A.睾丸鞘膜积液　B.精索鞘膜积液　C.睾丸精索鞘膜积液　D.交通性鞘膜积液

图 25-3-2　鞘膜积液的各种类型

A3　临床表现

一般表现为一侧阴囊肿大或腹股沟有软性肿物(女孩只表现为腹股沟肿物),不痛不痒,无任何症状。不能缩小,不能还纳,但是可能随提睾肌上下活动,甚至部分进入腹股沟,表现为肿物缩小。时间较长(几个月或几年)也可能增大或缩小以至完全吸收。学龄儿童若鞘膜积液太大则可妨碍体育活动或影响心理发育。

A4　诊断

一般一侧阴囊或腹股沟皮下囊性肿物,柔软有弹性,无压痛,可移动,但不能压回腹腔,多可诊断为鞘膜积液。女孩肿物在大阴唇上方,也称为 Nuck 囊肿。透光试验为传统的诊断方法,即用手电筒(最好是笔形的小头电筒)贴紧肿物的一方,可见全部肿物红亮(图 25-3-3)。阳性标准是照在肿物的任何部位也必须看到肿物全部均匀红亮,境界清楚。这与皮下脂肪或肠管内气液的透光不同,后者不能显示各方均匀的红亮。B超、CT也能确诊,但多不必要。如果发现肿物大小有变化,须明确是否为交通性积液,可作压迫试验,试图挤压向腹腔还纳。必须注意肿物上部隐藏在腹股沟管内的假象。偶然可见鞘膜积液发生继发感染或出血,表现为肿物突然增大、疼痛、变硬,透光试验阴性。注意以往病史多可诊断,必要时B超与穿刺可以帮助确诊。

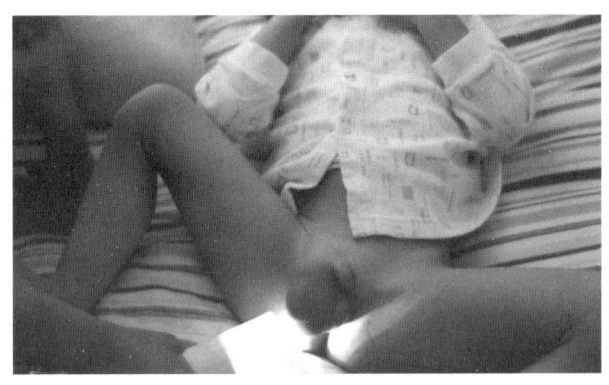

图 25-3-3　透光试验

A5　鉴别诊断

B1 腹膜后淋巴管瘤腹股沟滑疝　腹膜后淋巴管瘤可以疝入腹股沟甚至阴囊,基本上不能还纳。透光试验阳性。直肠指检可摸到深环处厚软的淋巴管瘤。手术时发现囊肿上界不清,向腹膜后延续,则应想到淋巴管瘤。一般是局部截断切除,缝合紧缩深环,暂时解决阴囊肿物问题,腹膜后肿瘤待进一步研究处理。多数患儿终身无症状,不需治疗;个别有症状者可根据具体情况施行部分切除或去盖手术。最好不要在鞘膜积液手术的当时盲目扩大手术范围。

B2 各种腹水的交通性鞘膜积液　交通性鞘膜积液的处理原则与疝相同,必须注意到腹压问题,特别是腹水、乳糜腹与血性腹水。诊断交通性鞘膜积液时应排除腹腔内脏器病变。可疑时应利用B超或CT。

B3 睾丸肿瘤渗液与出血　有时被忽略的睾丸肿瘤突然出血或发生渗液,往往误诊为忽略性鞘膜积液继发病变。误诊常常贻误恶性瘤治疗时间,此时B超与CT则非常重要。

B4 新生儿不可复性疝　新生儿正常情况下常有不同程度的阴囊皮肤皮下水肿,但一般不形成肿物,阴囊瘪而软。如果同时合并疝则出现肿物,特别是深环口较松者。新生儿多处于腹胀状态,平时疝很难还纳(并非嵌顿),在阴囊组织高度水肿的混淆下,常误诊为鞘膜积液。这种误诊虽然不至于误导当时的治疗,但日后肿消,发现为疝时也说明曾经诊断错误。如果不幸发生嵌顿而误诊,则可能发生危险。

A6　治疗

新生儿鞘膜积液无须治疗,也不需特殊护理,洗澡、换尿布,甚至处理臀红都与正常儿无异。等待一两年,根据肿物对患儿的影响而考虑治疗。一般说来,学龄前不能自然消退,多考虑手术。事实上鞘膜积液的治疗多是根据患儿家长精神负担的要求。

B1 非手术疗法　用针穿刺囊肿,抽出积液,注入硬化剂。此法效果不肯定,发炎轻重也难控制,不宜提倡。

B2 手术疗法　手术方法与腹股沟疝缝合术相同。多用浅环外分离法寻找残余鞘状突或称囊肿导管(相当于疝囊颈)行高位结扎(图 25-3-4)。不需切除或翻转鞘膜囊,术中将积液放空即可。

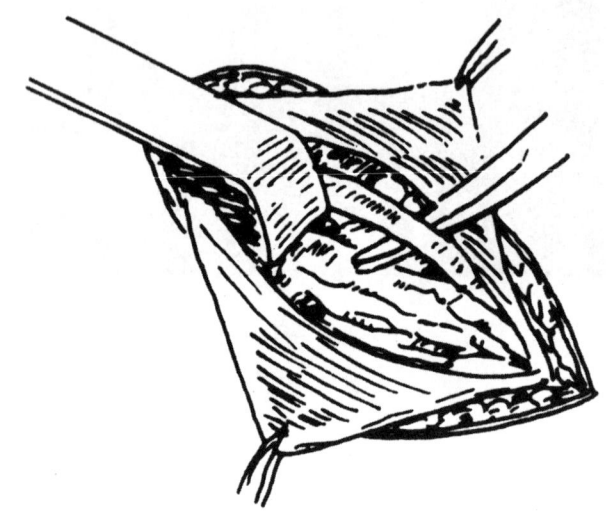

图 25-3-4　结扎切断导管

A7　预后

本症对患儿健康生活本无影响,因此治疗效果不容不佳,否则不如不做。注意解剖清楚标志分明,不应发生意外损伤。高位结扎导管一般均无复发。有人提出晚期可能压迫睾丸影响发育,但小儿少有高张力巨大鞘膜积液,事实上缺乏临床证实。

(刘贵麟)

主要参考文献

1　李正,王慧贞,吉士俊. 小儿外科学. 北京:人民卫生出版社,2001:526-538

2　李宇洲,梁继开,姚干. 腹腔镜与传统手术在治疗小儿斜疝中的临床对比. 小儿外科和小儿骨科新进展学术研讨会汇编,2003:79

3　张金哲,陈晋杰. 小儿门诊外科学. 2版. 北京:人民卫生出版社,1999:418-429

4　张金哲. 实用小儿外科新型手术图解. 南宁:广西科学技术出版社,1996:133-136

5 Zhang J Z, Li X Z. Inguinal hernia in infants and children in China. J Pediatr Surg,1993,8:458

6 Wright J E. Inguinal hernia in girls:desirability and dangers of bilateral exploration. Aust Paediotr J, 1982,18:55

7 Given J P, Rubin S Z. Occurrence of contra-lateral inguinal hernia following unilateral repair in a Pediatric hospital. J Pediatric Surg,1989,24:963

8 Krieger N R, Shochat S J, McGowan V, et al. Early hernia repair in the premature infant:long-term follow-up. J Pediatr Surg,1994,29:978

第26章 先天性脊椎裂

A1 病因

先天性脊椎裂(spina bifida)的病因尚不清楚,多认为与遗传、营养缺乏、感染和环境等多种因素有关。

B1 遗传因素 先天性脊椎裂表现为多基因遗传特点,其易患性与遗传因素有关,遗传度为60%。群体发病率为0.3%。一级亲属发病率为0.4%。有人报道20.4%的隐性脊椎裂患儿父母也有隐性脊椎裂,因此,本病有隐性遗传的可能。

B2 营养缺乏 叶酸缺乏是先天性脊椎裂发病的重要原因,发生率为0.06%~0.4%。孕妇叶酸缺乏将导致胚胎叶酸缺乏,引起DNA合成障碍。DNA是细胞分裂增殖的基本条件,叶酸缺乏时,首先受累的是细胞增殖速度快的组织,这也是引起胎儿神经系统畸形的原因。

B3 感染 妊娠期病毒感染也是引起先天性脊椎裂的重要原因之一。

B4 药物 妊娠期特别是妊娠早期服用某些药物可致脊椎发生畸形。若孕妇服用抗癫痫药物丙戊酸钠、卡马西平等则婴儿的脊椎裂发生率为1%,是普通人群的17倍。

B5 辐射 妊娠4个月内若接受放射治疗亦可能发生脊椎畸形。

B6 环境因素 某些化学、物理性有害因素,如硝酸铅、水杨酸、乙烯硫脲以及缺氧、压迫子宫等可导致基因突变和染色体畸变,造成多种神经系统畸形。

A2 胚胎学发病机制

胚胎第3周初,在脊索突和脊索的诱导下,背侧外胚层细胞长带中部分细胞开始增生,形成神经板。神经板的两侧缘沿整个躯干逐渐隆起形成神经嵴,两嵴之间为凹入的神经沟。神经沟逐渐加深,神经嵴从两侧互相合拢而形成神经管。在相当于枕部体节的平面上,神经沟首先愈合成管,愈合过程向头、尾两端进展,最后在头尾两端各开一口,分别称前神经孔和后神经孔。胚胎第25天左右,前神经孔闭合;第27天左右,后神经孔闭合,完整的神经管形成(图26-1)。神经管的前段膨大,演化为脑;后段较细,演化为脊髓。

神经嵴分化为周围神经系统的神经节和神经胶质细胞、肾上腺髓质的嗜铬细胞、黑色素细胞、甲状腺的滤泡旁细胞、颈动脉体Ⅰ型细胞等。另外,神经嵴头段的部分细胞还可变为间充

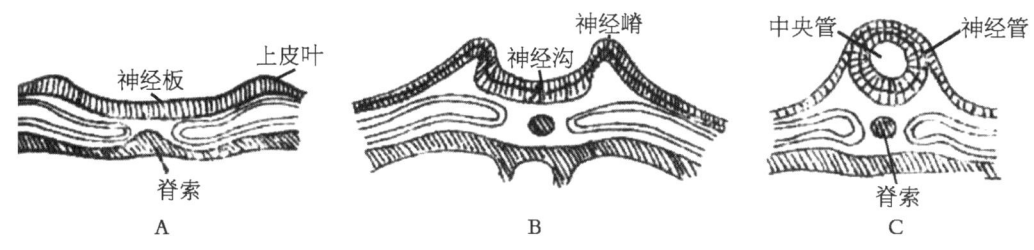

图 26-1　脊索胚胎发育神经管形成

质细胞,并由此分化为头颈部的部分骨、软骨、肌肉及结缔组织,因此,这部分神经嵴组织又称为中外胚层。中胚层形成的脊索生出两个成对的脊柱始基,前突起发展为脊柱横突及肋骨,后突起以后发展为椎弓、椎板及围绕着神经管的棘突椎管。脊膜也是中胚层形成的。

胚胎 3 个月之前,脊髓与脊柱等长,其下端可达脊柱的尾骨平面。3 个月后,由于脊柱增长比脊髓快,脊柱逐渐超越脊髓向尾端延伸,脊髓的位置相对上移。至出生前,脊髓下端与第 3 腰椎平齐,仅以终丝与尾骨相连。由于节段性分布的脊神经均在胚胎早期形成,并从相应节段的椎间孔穿出,当脊髓位置相对上移后,脊髓颈段以下的脊神经根便越来越斜向尾侧,至腰、骶和尾段的脊神经根则在椎管内垂直下行,与终丝共同组成马尾。

脊椎裂是中胚层的发育缺陷,发生椎体裂以后,椎管从椎板缺如处膨出,脊膜、神经和脊髓也可向外膨出。脊椎裂的发生在中枢神经系统发育以后。腰部和腰骶部的脊椎裂多见,胸部的脊椎裂比较少见。

椎弓有缺损后,脑脊液的压力作用使脊膜膨出超越皮肤平面。椎体的发育障碍与神经管的形成无直接联系,而是在脊索发育中有调节障碍。其病理过程既往归咎于单纯神经管闭合缺损,目前更多的实验证据支持"双打击"假说,即除原始胚胎发育错误外,还有贯穿整个妊娠过程对暴露神经组织的继发性损害,包括脑脊液动力学改变,脊椎的组织形态、结构改变以及对脊髓、神经和大脑等整个中枢神经系统的一系列继发性损害。

A3　病理

根据脊椎发育不全的程度、脊椎内容物以及解剖上的特点,脊椎裂可分为 4 型(图 26-2)。

B1　**隐性脊椎裂**　多在第 5 腰椎至第 1 骶椎平面,神经管及其周围组织已全部闭合,主要是椎弓闭合不全,椎弓局部有不正常裂隙,脊柱呈现骨化障碍,骨质有缺损,但无脊膜或神经组织膨出,缺损部的软组织正常。此型约占总人口的 10%,通常无明显临床症状。若神经根与裂孔处有纤维带粘连或压迫,可发生神经牵拉症状,患儿出现下肢乏力,感觉迟钝;或出生后无症状,随着年龄增长和脊柱发育,神经的牵拉加重,也有一部分合并椎管内脂肪瘤或椎管内脊膜膨出,随肿物的生长而产生压迫症状。隐性脊椎裂的皮肤表面时有毛发增生、色素沉着、血管瘤、皮肤凹陷,有时合并表皮样囊肿或脂肪瘤,椎弓裂隙处硬膜有胼胝状表现。

隐性脊椎裂常有以下并存的病损:

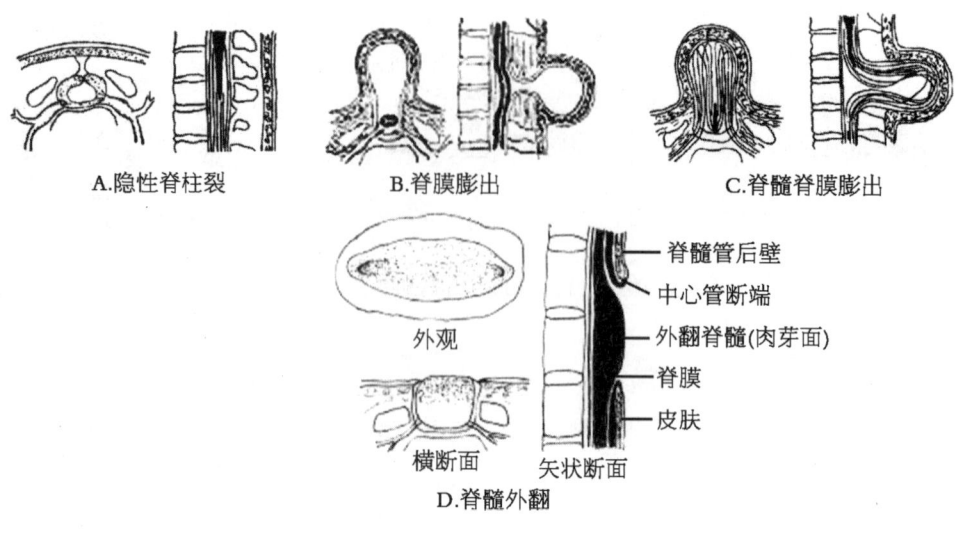

图 26-2 脊椎裂分型

C1 脊椎纵裂(diastematom yelia) 是指受累脊椎段在矢状面被一分为二,在裂开部分的中间夹有一隔障,其多为骨性,亦可为软骨或纤维性,外面完整地覆盖硬膜。这种脊椎裂可为完全性;亦可为部分性,仅裂至中央导水管。纵裂可在正中矢状,但常略偏一侧。正常的神经根自裂开的脊椎内分出,亦常见到异常的神经根和隔障的脊膜袖套粘连。此处的神经纤维和其他纤维一样穿过硬膜,但是与周围的骨和肌肉组织粘连。同时由于隔障的固定使脊髓在椎管内的活动受影响,头向移位无法完成,圆锥部仍在低位。因椎体生长速度快于脊髓生长速度,随小儿生长出现脊髓栓系综合征。同时隔障亦反复对脊髓直接摩擦引起外伤。

发生脊椎纵裂的男女比例为 1∶4。后背正中皮肤体征发生率高达75%以上,胸段病变常有脊柱侧弯,合并脊膜膨出和椎管内皮样囊肿等先天性疾病亦很常见。脊椎纵裂常在小儿生长过程中出现神经损害引起家长注意而求医。

C2 脂肪瘤 25%的椎管闭合不全患儿可见有脂肪瘤,常发生在腰骶部,出生时就可发现,并常和脊膜膨出同时存在,称为脂肪脊膜膨出(lipomenin gocele)。早期常无症状,骨科和神经科检查亦正常。在脊椎裂患者中,外表异常的脂肪积聚不仅局限于皮下,常深入硬膜至马尾和圆锥,随年龄增长出现进行性神经损害者并非少见。

C3 脊髓拴系综合征(tethered spinal cord syndrom) 其病理特点是圆锥被牵拉在第 1~2 腰椎间隙以下并伴有终丝增粗,直径通常超过 2mm。后背正中皮肤体征仅占45%。和上述病变一样出现进行性神经损害症状,如脊椎、下肢和足畸形,下肢肌无力,神经性膀胱与疼痛等。

C4 反复发作的脊膜炎(recurrent myelitis) 可为细菌性亦可为无菌化学性。通常由于蛛网膜下腔和外界有通道,多出现在骶尾端的表皮样窦道。但是这种窦道通常很难被发现,需在检查时在可疑的皮肤凹陷处用手指加压上下活动皮肤,以确定不能被推移活动的窦口部位。明确诊断后应尽快切除,以免由于脊膜炎导致神经根的进一步损害。

C5 神经肠囊肿(neuro-enteric cyst) 尽管神经肠囊肿常和脊椎发育异常如脊髓膨出、脊椎纵裂等同时存在,但并不多见。其是由于胚胎的内胚叶和神经外胚叶之间异常,持续存在的通道所致。囊肿内衬肠道或呼吸道上皮,其临床症状各异,主要是脊髓压迫症状。

B2 脊膜膨出(meningocele) 神经管已完全闭合,脊髓位置正常,周围组织闭合不全,有椎弓分裂,脊膜从裂隙处膨出如囊肿。囊内有脑脊液,囊壁上有时有脊髓马尾分出的神经纤维呈网状穿过囊状物。囊壁由蛛网膜构成,囊外有皮肤覆盖,硬脊膜附着于棘突缺损边缘。脊膜膨出多位于腰骶部,也可在胸椎或颈椎。基底宽广或呈蒂状,有时形成囊性肿块。表面皮肤正常或变薄,触诊有紧张感(图26-3)。

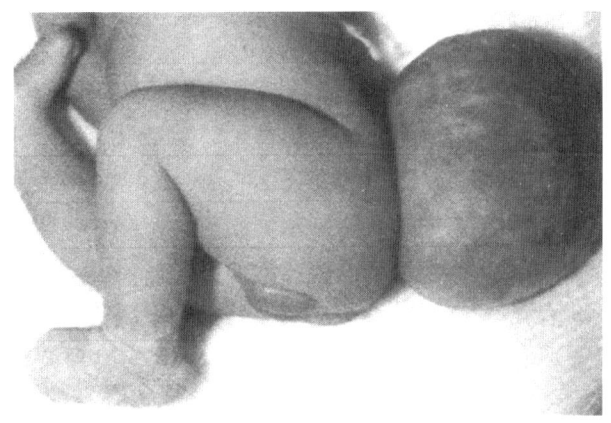

图26-3 脊膜膨出

B3 脊髓脊膜膨出(myelomeningocele) 神经管已闭合,有椎弓分裂,脊膜及脊髓组织或神经根膨出(图26-4)。囊内也有脑脊液,表面有皮肤遮盖,有时中央很薄,膨出的囊腔内有脊

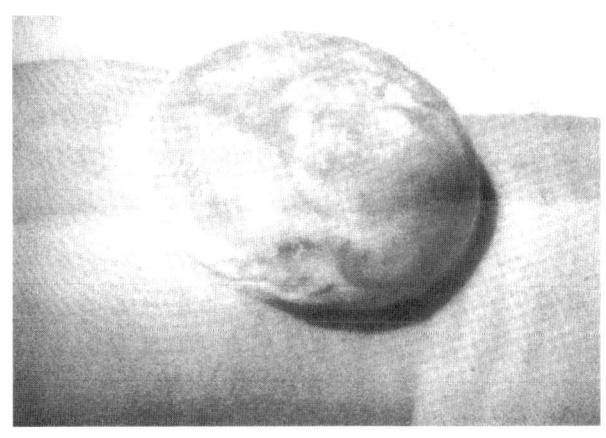

图26-4 脊髓脊膜膨出

髓或神经根存在。患儿多有神经功能障碍或横断性截瘫。骶部的脊髓脊膜膨出者有松弛性大小便失禁,足内翻、下垂或有高弓足畸形。腰部脊髓脊膜膨出者可显示双下肢瘫痪、神经性膀胱、便秘,故腹部可触及肠腔内粪块堵塞或胀大的膀胱。

B4 开放性脊髓脊膜膨出(rachischisis) 也称脊髓外翻,是一种严重的畸形。神经管闭合不全,常发生于腰骶部(图26-5)。脊柱和脊髓完全分裂,椎弓、脊膜、皮肤、肌肉等均呈现缺损,脊髓的中央管亦裂开暴露于皮肤裂隙之外,呈现红色片状肉芽面,即裸露的脊髓。有时有溃疡,溃疡呈圆形或卵圆形。肉芽面周围有3～5mm宽的膜状组织,是为脊膜,其外围为正常皮肤,在皮肤的边缘深部可触及棘突的裂隙。脊髓顶部刚出生时平坦,以后略高出皮肤。周围有脊膜及瘢痕围绕,经常渗脑脊液,合并下身瘫痪、大小便失禁及脑积水。患儿多无生活能力,在生后数天内死亡。

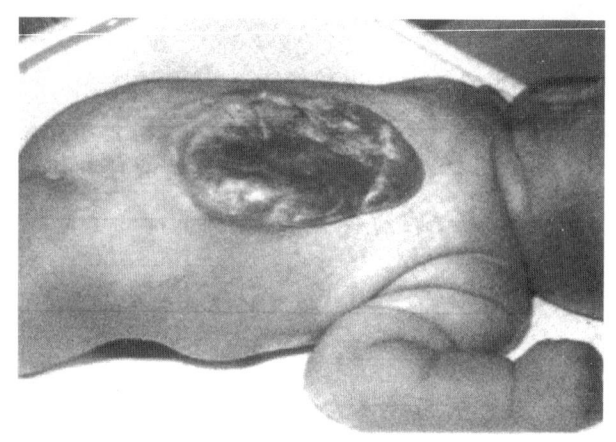

图26-5 脊膜外翻

B5 脊索后遗畸形(notochord anomalies) 胚胎早期(1周以内)胚囊形成时内外胚层之间有一孔将卵黄囊内的养分引流到囊外滋养外胚层,该孔位于胚囊背侧正中,称为中央孔(central pore,图26-6)。胚胎1个月时,胚囊外胚层发展为神经管,内胚层发展为原肠,中央孔也发展成为神经原肠管(neuro-enteral canal),内外胚层之间发生中胚层的脊索(notochord)即后来的脊椎。随着脊索体节的发展与增加,将神经原肠管向尾端推移,最后推到骶尾部而闭合消失。若推移过程受到干扰,则可能发生很多后遗畸形(图26-7)。临床上可见到下列9种畸形(从外向内):纤毛窦(pilonidal sinus)、皮样囊肿、脊膜膨出、脊椎裂、脊髓纵裂、半椎体(前裂)、椎前脊膜膨出、肠囊肿、肠憩室,统称为脊索后遗畸形。这些畸形大部分分布在腰骶部,个别如后纵隔食管囊肿合并半椎体畸形可被误认为食管重复畸形,但病理组织学检查可见十二指肠黏膜而非食管结构;也有一些长管状憩室型十二指肠重复畸形延伸至后纵隔上部同时合并上胸椎半椎体畸形的病例。虽然各部位畸形的诊疗方法与胚胎来源关系不大,但是考虑到来源特点,对治疗计划与预后估计可有更为全面。

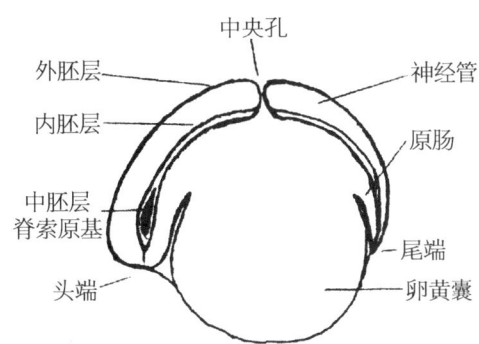

图 26-6　早期胚囊中央管矢状面

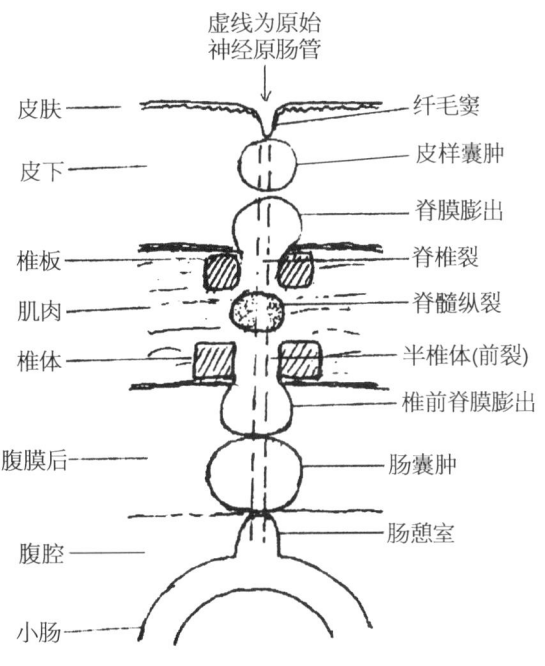

图 26-7　脊索后遗各种畸形示意图

A4　临床表现

隐性脊椎裂常发生于腰骶部，绝大多数无临床症状，生活完全正常，仅在体格检查中、X线片上发现脊椎椎板不融合。裂隙在第1骶椎者约1.62%，第2骶椎约0.65%，第3骶椎约0.51%，第5腰椎约0.37%。少数患者有神经损害发展的表现，这是由于脊髓圆锥或马尾受压所致。这些患儿可能有脊髓纵裂、脊髓栓系综合征、脂肪脊膜膨出、神经肠囊肿、椎管内皮样囊肿等。有些患儿通常在不能自己控制大小便功能和行走异常后被家长发现。应注意的是，小儿单纯的独立行走或小便控制延缓建立还不能提示脊髓结构异常；但若功能障碍确实有加重趋势，或正常建立起的技能复又丧失则常提示神经损害。隐性脊椎裂虽然不如显性脊椎裂易被发现,但75%的患者可见有沿背部正中线分布的皮肤体征,如局部多毛、毛细血管瘤、色素沉着、表皮样窦道、皮肤凹陷和局部脂肪异常积聚等。但皮肤多毛区常在后背正中胸段或腰段,多呈菱形分布,毛发粗而长亦可呈细软的绒毛,有时家长仅以毛发不雅观求医。毛细血管瘤在小儿多见,但若局限于脊柱表面皮肤并有脂肪瘤等其他皮肤病损时,即使没有症状亦应进一步检查。脊柱表面的先天性皮下脂肪瘤多位于骶部,出生时可很小,待变大时方来求医,但此时仍无症状。皮肤窦道可发生脑脊髓纵轴上任何一点,但最多见于腰椎表面。窦道在皮肤的开口很小且隐蔽不易发现,窦道头向行走通入椎管,其内容物可积聚膨大而压迫神经组织。内容物含皮脂腺、毛发和角质素者称皮样囊肿,仅含角质素者称表皮样囊肿。在同一窦道上可含有两个或数个囊肿,其间的连接似线状。靠近头侧的皮肤窦道合并神经损害的可能性大,而骶尾端的纤毛窦则发生神经损害的可能性小。

脊膜膨出患儿出生后即发现背部正中有囊性肿物,偶可偏离中线发生在腰部或腰骶部,往往合并脂肪瘤或血管瘤;有时也位于颈胸椎。一般多数向背侧隆起,极少数向腹侧膨出。囊性肿物周边大部分或全部(脂肪瘤型)有正常皮肤覆盖,中央有菲薄的膜性组织或肉芽面。触之肿物有紧张感或囊性感,囊内液体(脑脊液)部分可以还纳入椎管内。绝大部分婴儿哭闹时肿物有冲动感,触之有痛觉,透光试验多数为阳性。挤压膨出之肿物时,前囟门可触到冲击感。肿物基底部可触到骨缺损,绝大多数在正中,也有少数偏左。脊膜膨出大多数为单个,多个者极少见。中国医科大学曾报道2例同时有两处脊膜膨出(颈-腰部、胸-腰骶部)。膨出肿物呈圆形或椭圆形,有时形状不规则。大小不等,小者直径约1~2cm,成人指头或鸡蛋黄大小;大者达新生儿头大小。肿块所在部位可有毛发增多、色素沉着,局部皮肤有红色斑痣样血管瘤或畸形。皮肤大多正常,有正常的皮下组织。脊膜膨出合并脂肪瘤后皮下组织增厚,呈分叶状,质软,局部深筋膜及肌肉缺如。向脊膜膨出的边缘推移,在脊膜膨出的基底部边缘可触得骨质缺损。囊肿质软,波动感不明显。囊肿一旦破裂后因脑脊液泄漏而萎陷。

脊髓脊膜膨出常有不同程度的下半身神经症状,如下肢瘫痪及大小便失禁。约80%~85%系在腰骶部位膨出,此时常有马尾神经症状,如肛门括约肌松弛,因膀胱饱满压迫耻骨上部而出现滴尿的尿潴留,便秘者常有粪块或粪石。两下肢感觉及运动有障碍,出现发冷、青紫和水肿,容易发生溃疡,有时常有下垂内翻足及高弓足等畸形。颈部高位的脊髓脊膜膨出患儿出生后多不易成活,神经症状很难看到。胸部截瘫可引起髋部屈曲、外翻和外展,有时呈内收性痉挛。

较少见的神经肠囊肿(不到1%)多无临床症状,长大后才出现症状。少数在胸内、腹内及盆腔内形成巨大囊肿而产生压迫症状。骶部脊椎前裂较少见,患儿多为女婴,极少数合并有神经症状。

开放性脊髓脊膜膨出为严重的畸形。患儿出生后即见骶部后中线上呈现肉芽创面,中央下陷部为敞开的脊髓中央管,脑脊液不断外渗,局部潮湿,伴有下肢瘫痪、大小便失禁及脑积水。到目前为止,本病尚无治疗方法,绝大部分在出生1周后死亡。

以上各类脊椎裂常伴有下垂内翻足、脑积水、髋关节脱位、肋骨缺如、膀胱外翻或胃肠道先天性畸形,此外还有子宫脱出、先天性心脏病、脐疝等其他畸形。

A5 诊断

根据临床症状、体征及辅助检查,一般诊断并不困难。同时应注意检查患儿有无合并症。

A6 辅助检查

对脊椎裂和脊髓发育不良的患儿的评价包括病变局部及背部皮肤的检查、骨科学检查和神经病学检查。

B1 X线脊柱正侧位片　X线脊柱平片可显示脊椎异常的部位、范围、椎板裂隙的间距。脊椎裂患儿两侧椎弓根距离增大,椎体矢状前后径缩短,椎板棘突缺如,骨质缺损部位与软组织物相连接。在脊椎纵裂的患者可见骨棘影和椎体间隙变窄。

B2 磁共振(MRI)检查　是目前对神经系统最直观的检查,可发现脊髓、脊神经及脊膜膨出的情况。可发现脊神经本身病变(如脊髓空洞),椎管内有无肿物(囊肿)、脂肪及粘连,脊髓低位或终丝粘连等。可见脊膜膨出内有无脊神经、神经纤维等。横断面可见脊椎裂大小及范围,明确脊椎膜膨出的类型,有无合并脊髓拴系综合征。

B3 神经电生理检测　有运动和感觉障碍的患儿可作神经电生理检测,以判定脊髓损伤的程度,胫后神经诱发电位可判断脊髓拴系综合征患儿神经功能损害程度和病变部位。胫后神经、腓总神经传导速度检测可评价外周神经功能,对判断病情、估计预后具有重要意义。

B4 直肠肛管测压及膀胱尿道测压　对判定患儿大小便失禁的程度和术后恢复情况提供客观指标。

B5 椎管内造影　对椎管内有明显的占位性病变可明确诊断,并对其定位和确定病变的范围很有价值。约50%的脊椎纵裂行椎管内造影或CT后即可作出诊断。

A7 治疗

显性脊椎裂应予以外科治疗。合并有神经损害的隐性脊椎裂为防止神经病变进一步恶化亦应手术治疗。脂肪脊膜膨出者手术适应证尚有争论,由于脂肪组织对神经组织的广泛包绕,手术分离困难,而且进行性神经损害症状加重的可能性比脊椎纵裂小,通常应保护原状,避免手术。

对于出现的神经损害,如神经性膀胱常和神经性肛肠合并存在,需特殊检查和处理。出现运动障碍和畸形等矫形学问题亦应与矫形外科医生一起定出方案予以处理。

目前对脊膜膨出的治疗原则是早期手术,只要患儿出生后无危及生命的严重畸形及儿科疾病均可以在新生儿期手术。若脊膜已经有破溃而无明显感染者应施行急诊手术;对局部有感染者可应用抗生素控制,待炎症消退后予以手术治疗。治疗方法是行脊膜(脊髓)膨出切除修补术,同时作椎管减压、神经松解和终丝切断,以促进神经功能的恢复。

手术方法:患儿俯卧头低位,一般采用横梭形切口,尽量保留足够的基底部正常皮肤。对皮肤有病变,如皮肤菲薄、溃疡或瘢痕部分均应全部切除。沿囊颈部进行分离,达深筋膜及骨缺损边缘为止。选择较薄、靠近囊壁顶部、无神经纤维与囊壁粘连的部位切开,对粘连在囊壁上的神经纤维谨慎剥离。用直流脉冲电刺激检查囊内所有索状物是否为脊髓、神经根及神经纤维。在作椎管内神经松解之前,应先作椎管内减压,以解除来自硬脊膜内外的骨性和纤维性压迫。首先切除椎管开放部外侧残存的椎板、棘突,其次切除硬脊膜内外多余的脂肪和结缔组织。在松解神经时,严格沿蛛网膜表面操作。操作时要避免用力牵扯,尽可能不用电灼或用低功率双极电钩以减少组织损伤。最后解剖囊颈,注意保护后根神经、根动脉或血管网,均应在显微镜下辨认操作。松解椎管内粘连的神经,尤其是向背侧翻转粘连的终丝有明显增粗者,直径大于 2~3mm 应予以切断,解除拴系,有利神经功能的恢复。在神经松解、终丝切断后,清除椎管内多余的脂肪及结缔组织,将神经组织还纳入椎管内,剪去多余的硬膜,用 5-0 或 6-0 无损伤可吸收线缝合,修补脊膜。对囊颈细小、囊内仅有脑脊液的脊膜膨出,无脊髓拴系综合征者仅作贯穿结扎或单纯结扎;对囊颈较宽大者修剪后作连续紧密缝合。囊颈残端不宜保留过多,防止压迫椎管引起梗阻。要确切止血,然后压迫两侧颈静脉,局部无脑脊液漏时,作两侧椎旁筋膜瓣翻转重叠盖在骨缺损处,用丝线间断缝合固定。在缝合皮肤时如有张力,应扩大游离周围组织或加作减张切口。

(林 芃、陈雨历)

27 肛门失禁

肛门失禁(anal incontinence)也称大便失禁(fecal incontinence),是指患儿失去对直肠内容排出的自主控制能力,在不合适的时间、不合适的地点不自主地排出。这在社会生活中是个很严重的问题,大大降低了患儿的生活质量,可严重影响患儿的身心健康。从总体来说,临床所见的小儿肛门失禁大部分是属于充溢性失禁(overflow incontinence),常继发于便秘,由于大量粪团在直肠内积聚所致;真正因括约肌功能不全引起的大便失禁并不多见。

A1 病理生理

正常肛门直肠的排便和控制力是一个十分复杂的生理过程。多年来,不同的学者根据各自的临床观察,对在大便控制中起关键作用的因素提出了不同看法。但总的来说维持大便控制能力应包括下列因素:①结肠与直肠的贮存功能。②感觉功能:包括来自肛管壁内的感受器(特别是肛窦)和肛管壁外的感受器。③括约肌机制:包括内括约肌、外括约肌、结构性括约机制、肛提肌功能、神经与反射等。④粪便的干稀与刺激性。作为外科治疗肛门失禁以及重建排便和控制功能的外科手术常涉及括约肌和肛提肌。

A2 括约肌损害与失禁

括约肌发育不良或肛门括约肌损伤都可引起肛门失禁。内括约肌的全部横断可使肛管闭合压的控制能力降低50%~70%,但如果有一个完整、正常的外括约肌,则很少出现失禁;由于肛管静息压下降,可能经常会有气体和液体不自主地自肛门排出。外括约肌皮下部损伤引起大便失禁可能性很小;但若为深部括约肌损伤,如过分地牵拉、扯开或切断外括约肌的中间襻、上襻和有关肌群,则不可避免地要出现完全性大便失禁。保留外括约肌上部的耻骨直肠肌襻对大部分患者来说,都可达到社会可接受的大便控制。

A3 骶神经损害、盆底肌瘫痪与失禁

耻骨尾骨肌和髂骨尾骨肌的神经支配都来自第3~4骶神经,而来自第2~4骶神经的阴

部神经行经肛提肌隔之下、盆腔侧壁闭孔筋膜表面,通过 Alcock 管出盆腔。该神经的运动纤维支配耻骨直肠肌和肛门外括约肌收缩;其感觉纤维接受肛管皮肤和皮肤黏膜移行区的丰富感觉,包括高分辨的疼痛、冷热、扩张和轻触等感觉。因此阴部神经损害,不管是先天性还是后天性损伤所致,都将引起盆底肌运动感觉的严重障碍。当肛提肌的解剖和功能受到破坏时,失去了提肛和固定肛管的作用,亦无法在排便时使肛管变宽变短,这时则出现充溢性大便失禁。典型的临床表现是粪便团块填塞在肛管,当患者试图排便,作出排便动作包括屏气、膈肌下降、腹肌收缩等以增加腹内压力,此时虽见盆底向下突出,但排便效果差;一旦患者停止用劲,腹压下降,盆底立即回升。这种与腹压上升—下降相一致的盆底下降-上升动作,使已经到达肛管的粪团随肛管上下活动,但不能排出。于是,粪便大量地积聚在直肠下端和肛管内,随着运动和重力作用,患者经常污粪、失禁而全无感觉。

A4 临床评价

B1 病史 仔细收集小儿大小便失禁的病史对诊断评价和制订治疗方案十分重要。由于小儿大便失禁与协调性因素常有密切关系,许多患儿曾行手术,因此应该了解原始档案记录的有关部分,如肛门闭锁类型、术前评价、手术方法、术中所见、术后是否一期愈合、有无感染等并发症、术后康复治疗与功能恢复状况、有无其他系统的合并症(如骶骨发育不全)、术后有无尿失禁等。为了判断失禁程度,应了解失禁或污粪的次数和量,以及泄漏肠内容物的性质。询问患者肠内容物的性状是气体、液体还是固体,有没有便意和便急,有没有直肠充盈量的概念。

B2 局部检查 包括肛门位置是否在坐骨结节连线之后正中,肛门的形态如何,会阴体是否萎缩,会阴、肛门周围有无粪便污渍、溃疡、糜烂或瘢痕,用劲时会阴体下降程度,直肠黏膜有无脱垂。直肠指检了解肛门口的大小、柔软性和扩张性,有无瘢痕及软硬度、累及范围;判断直肠是否有大便存留,其量和性质;再测试括约肌的张力和主动缩肛时的收缩力;手指还可以粗测和判断耻骨直肠肌所维持的肛直角大小,最后手指拔出肛门时是否有闭合反应,这个反应对排出最后一点粪块是有帮助的。

耻、肛、尾三角(P、A、C 三角)的测量可以反映盆底肌的状态。通过耻骨结节、肛门开口和尾骨尖三点距离的测量,绘出三角形,用 A 角和低高比数值来评价盆底肌的位置。正常发育良好的新生儿肛提肌向下弧突小,呈扁平状,横纹肌复合体呈漏斗状形态宽而短;而在肛门直肠畸形的患儿,肛提肌向下弧突明显,横纹肌复合体的漏斗状变尖变长。这种变化实际反映出盆底肌的发育程度和功能好坏程度,肛门直肠畸形位置愈高,盆底肌瘫痪愈严重,漏斗状结构就变得愈尖愈长。

A5 特殊检查

B1 X 线造影 排便 X 线连续摄影是一种动态排便造影检查。患者钡灌肠后坐在透 X 线的便盆上,进行缩肛、忍便、诱导排便和完全排便等全部动作,经过 X 线显示侧方拍摄或录像,盆底肌下降状况、肛直角的改变、肛管长度等都可从检查资料中获得。

B2 肛管直肠测压 通过肛管直肠测压可了解肛管静息压、收缩压、高压区长度,直肠感觉以及直肠肛门抑制反射等信息,对大便失禁评价的临床意义很大。尤其是肛管向量容积,可以更直观地用三维图像反映肛管压力分布及对称状况。

B3 内镜检查 对大便失禁患儿,在怀疑有肛门直肠合并症存在时,可行内镜检查,可了解肛管内瘢痕或黏膜病变,但通常不作为常规检查。乙状结肠镜可证实粪石、黏膜炎症或其他病变。

B4 肛门超声波检查 肛门超声波可直接观察和记录肛门括约肌损伤的部位、范围、不对称状况和内括约肌厚度。

B5 肌电图 肛门括约肌和肛提肌的收缩活动都可通过肌电图检测出来。肛门表面电极对儿童比较容易接受,其可综合显示肛门括约肌的整体肌电活动状况,甚至还可能显示周围的盆底肌、臀肌、内收肌等的肌电传导。针电极可以精确记录各组肌群或肌束的肌电活动。

B6 结肠传输时间测定 服用不透光颗粒可以测定全肠传输时间、结肠传输时间,以便了解肠运转功能。

B7 盐水灌注失禁试验 患儿坐在便盆上,用恒定的速度将盐水注入直肠,并令其忍便,阻止盐水从肛管流出,测出流出前最大灌注量。现在这项检查被直肠肛管测压代替。

A6 外科治疗

由于引起肛门失禁的病因往往不是单一的,且每个患者的重点亦有所不同,因此如果对失禁的原因判断不准确,或手术的针对性不强,手术效果必然会受到影响,所以手术前的评价应该充分,以选择最适合于患者的手术方案。如对肛门瘢痕性狭窄或瘢痕形成者应行瘢痕切除、肛门皮肤成形术(图 27-1);对先天性肛门直肠畸形首次手术直肠位置放置不正确所致的失禁,可行后矢状切口,把肛管直肠重新放置在盆底肌的横纹肌复合体之间;对肛门括约肌外伤的患者可行肛门括约肌修补术。当然各种方法的括约肌重建仍然是大便失禁外科治疗的重要途径,以下介绍几种常用的方法:

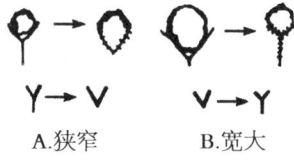

图 27-1 肛门皮肤成形术

B1 股薄肌转移肛门外括约肌成形术(Pickrell 手术) 1952 年 Pickrell 首先提出用股薄肌,保留其供应血管神经束,远端切断,游离肌肉,围绕肛门缝合固定,以建立新的肛门外括约肌。但由于股薄肌远段主要依靠周围的血供,在游离过程中必然被破坏,使该部分肌肉萎缩,最终成为没有功能的纤维环。又由于小儿下肢相对较短,股薄肌亦较短,环绕肛管并保持不过紧的张力常有困难。1972 年 Hartle 采用双侧股薄肌,切断远段血供不良的肌性部分和腱性部分,两侧肌肉经直肠前方环绕对侧直肠侧方,在直肠后方相互缝合。此手术尤其适合 5 岁以下儿童。

C1 手术方法 股薄肌是大腿内侧的绳索样肌肉,起自耻骨结节和耻骨联合,终止于胫骨内上方。股薄肌远端肌腱在缝匠肌和半腱肌之间,自膝上向下。将下肢外展,可在大腿内侧摸及一表浅的紧张的肌肉,上方起始于耻骨结节即为该肌。其神经供应是来自第 2~4 胸神经节段分出的闭孔神经,它的分支自肌肉的上中部进入肌肉。其血供来自股深动脉,该动脉靠近其起始点进入肌肉。在肌肉的中下 1/3 处作与肌肉走向一致的切口,长 3~4cm,向深部切开分离可见股薄肌和肌腱。自前向后钝性分离,并穿过牵拉绳吊牵拉其肌腱,可在胫骨髁内侧摸到紧张的肌腱,在此做第二个切口以显露并切断该肌腱的最远端并自第二切口提出。在此处操作时应注意保护隐神经,以免损伤导致小腿和脚内侧皮肤麻木。顺肌肉向上游离,必要时可在大腿中段再作一切口,再在该肌起点下方作切口并游离肌肉。对来自股深动脉的血管分支和闭孔神经的神经分支应予以小心保护,并以湿纱布垫覆盖、保护肌肉。以锐钝结合经此切口至肛周作一隧道以容股薄肌无约束地通过。在肛周 12、3、6、9 点处各作一小切口(或肛门两旁各作一小切口)并与皮下隧道连接形成环行隧道,将股薄肌经隧道环绕在肛管周围并把肌腱缝合在坐骨结节内侧的骨膜周围(图 27-2)。亦有人主张把肌腱远端扇形展开,并分为两部分,一部分缝合在坐骨结节,另一部分固定在肛提肌肌腹部。如若利用双侧股薄肌,则可将双侧股薄肌环绕肛管后在肛门后方正中缝合在一起(图 27-3)。拉紧肌腱缝合时应使静息状态下肌肉可完全关闭肛管,直肠指检时肛管亦能容纳小指,且注意股薄肌的供应血管不可牵拉过紧,以免引起缺血。切口皮下以 4-0 可吸收线缝合,皮肤以 4-0 丝线缝合。

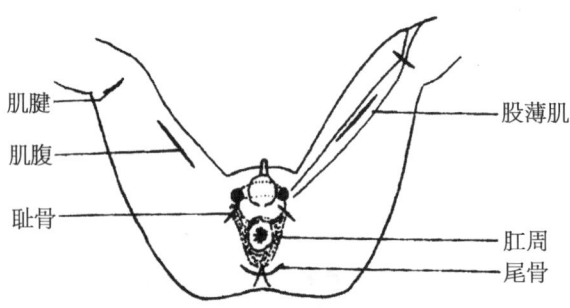

图 27-2 股薄肌移植切口

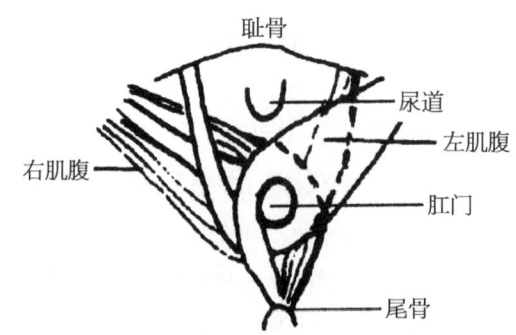

图 27-3 双侧股薄肌交互缝合

C2 手术前后处理　手术前应有 3 天的少渣饮食,并应清除结肠的积存粪便。术前清洁灌肠十分必要,因为一旦感染,可能导致手术失败,所以清洁灌肠后用庆大霉素保留灌入。同时预防性抗生素应用也是必要的。术后 5～7 天服用洛哌丁胺(易蒙停)或复方樟脑酊以减少排便。最好给患儿肠道外营养,这比要素饮食更好些。绝对卧床休息,防止下肢外展。如此亦更便于肛门护理。第一次排便应坐在马桶上,屈曲大腿,松弛肛门括约肌,家长可协助按压或揉搓左下腹部以刺激左结肠内容向下传送。以后每天同一时间让患儿排便,最好在餐后。

C3 Pickrell 手术的改良

D1 去神经和神经压榨保留血供股薄肌转移肛门外括约肌成形术　1976 年 Holl、1991 年刘贵麟用去神经保留血供股薄肌转移肛门外括约成形术,其理论依据在于认识到股薄肌和肛门外括约肌虽都是横纹肌,但股薄肌没有持续耐疲劳的收缩能力,而这种能力正是肛门外括约肌维持肛门恒久张力、保证肛门仅在排便时开放的重要因素。实验证明,横纹肌能保持这种特性取决于酶和代谢,而神经供应可使酶和代谢发生改变。因此手术中应尽量解剖出残留的外括约肌组织(刘贵麟)或把覆盖盆底肌表面的肌膜仔细切除,并和移植的股薄肌密切接触(Holl),以期去神经的股薄肌可自周围的肌肉获得神经再生,从而把股薄肌改造成为具有耐疲劳的肛门外括约肌特性的肌肉。

考虑到神经再生的局限性和对大块肌肉神经再生的不完全性,根据双重神经支配的理论,陈雨历在动物实验的基础上采用了神经压榨股薄肌转移肛门外括约肌成形术。按 Pickrell 或 Hartle 手术游离股薄肌,剥除其肌膜,并用蚊式止血钳钳夹压榨支配股薄肌的神经分支而不损伤供应血管,再围绕肛门隧道通行,并固定在坐骨或耻骨结节。注意将移植肌纤维和肛管平滑肌纤维、肛周残留外括约肌组织直接接触,以达到神经再生进暂时失神经的转移股薄肌。

D2 神经肌肉刺激股薄肌移植　实验证明,对一横纹肌持续低频的刺激能使快肌特性的横纹肌改变为具有慢肌持续活动能力的红肌。根据这一原理,Beaten(1988,1991)设计的以低频电刺激改造后的股薄肌移植获得临床成功。

B2 臀大肌瓣转移肛门外括约肌重建术　由于臀大肌是肛门附近的一组巨大而强有力的横纹肌,其支配神经臀下神经源自第 5 腰神经至第 2 骶神经节段;而支配肛门外括约肌和肛提肌的神经都是阴部神经,源自第 1～4 骶脊神经节段,可见臀大肌和肛门外括约肌具有同源的神经供应,建立新的反射要比远隔神经来源的肌肉要快得多,容易得多。在日常生活中直立位时肛门括约肌和臀大肌都处于收缩状态,而蹲位或坐位排便时肛门括约肌松弛,臀大肌亦处于松弛状态,因此采用臀大肌来重建肛门括约肌有其他肌肉不可比拟的优点。缺点是该肌与周围组织隔开的肌膜不很清楚,给分离带来较多困难,手术创伤亦较大。

本世纪初 Chesfwood、Shoemaker 及近代的 Prochianty、Henty 等都报告了臀大肌瓣转移肛门外括约肌重建手术。较多采用的方法是自臀部下方顺臀大肌纤维行走方向作斜切口,在该肌肉下缘游离一条约 2cm 宽的肌瓣,注意不要损伤供应该肌的臀下神经和血管。远端腱性部分在大粗隆处切断,形成一条近侧仍固定于骶骨并保留神经血管束的肌束。此肌束又顺其肌纤维方向分为两瓣,通过肛门周围皮下隧道把肌瓣从肛前和肛后环绕至同侧相互缝合,亦可分别固定缝合在耻骨结节和坐骨结节上(图27-4),对侧以同样方法处理。如此形成两个相反方向牵拉的肌肉环形结构,按 Sharfik 的三襻学说原理的肌襻交锁原则,可有效地起括约控制作用。应注意合适的松紧度,还要防止键性部分影响肌肉收缩。若肌瓣较短,为避免肌束向近侧分离过多而损伤血管和神经,可把臀大肌瓣的前后束经肛管前后交叉,并缝合在对侧的坐骨结节内侧。

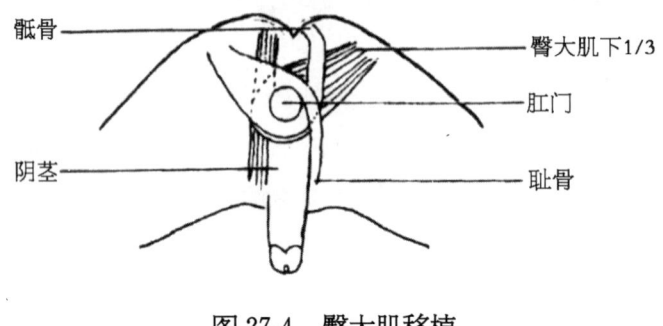

图 27-4　臀大肌移植

自行设计的臀大肌近侧部分转移是在骶骨下部至双侧坐骨结节处作弧形切口,把附着于骶尾端的肌肉起始部分自骶骨上分离,并包括一些骶后筋腱。肌瓣宽约 2cm,向远侧分离,不超过坐骨结节的矢状线,以保证不损伤臀下神经和血管。两侧肌瓣分别经肛管前后绕过,并与对侧束呈"互"字相互缝合;亦可将两侧肌瓣都分为前后两束在肛管前后与对侧的前后两束相互缝合。缝合时以手指在肛管内测松紧度,防止松紧不当影响效果或造成并发症。

B3　肛门内括约肌重建术　在肛门排便和控制功能中,维持肛管持续高压是很重要的,而肛管静息压 80%~85% 来自内括约肌。形态学观察示肛门内括约肌在肛管齿状线下呈环形平滑肌层增厚,组织学证明正常小儿在直肠远端存在一神经节减少和无神经节带,这可能是保持肛管静息压的组织学基础。高位肛门闭锁的患儿无内括约肌,腹会阴拖下手术时如果不施行内括约肌成形术,外括约肌等横纹肌结构亦发育不佳,很容易出现术后大便失禁。

Schmidt(1978)采用一游离的肠管平滑肌,在一定张力下围绕肛门缝合,但容易造成移植肌缺血坏死。Holschneider(1980)报道和陈雨历 1978 年设计与应用于临床的方法十分类似,即在腹会阴拖下手术的同时,把末端结肠去黏膜,肠肌层向上翻转 180°~360°度缝合,使新肛管末端的肠壁肌层加厚,希望起到内括约肌的作用。我们的动物实验和临床证明,翻转的肠壁肌层增厚可使局部腔内压力明显增高,组织学观察可见部分肌间神经节出现变性和坏死,但肌纤维保持正常。这可能是由于神经细胞对缺氧耐受性最差,而翻转的机械作用引起部分性缺血所致。这种组织学变化使重建的内括约肌更接近正常内括约肌,术后的肛管测压亦证实这个新的括约肌对直肠膨胀刺激出现松弛反应。

手术方法是将经会阴或腹会阴拖下的末端肠管拖出肛门外口 3~5cm,剥除该段肠管的黏膜及黏膜下层。若此段为结肠,应在血供不受影响的基础上尽量去除该段肠系膜和结肠壁上的肠脂垂组织,并剥除浆膜,仔细止血,观察血供良好,上翻180°～360°,用4-0 Dexon线松散缝合固定,以免下滑。把这一肠段推回隧道,此隧道已清理,去除瘢痕组织、脂肪组织,裸露横纹肌的括约肌和耻骨直肠肌,并使肠管平滑肌和周围的横纹肌直接接触缝合(图27-5)。

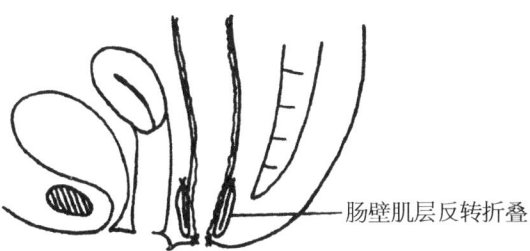

图27-5 肛门内括约肌重建

根据使新肛管末端肠管平滑肌增厚这一构想,Hoffmenn等的另外一些设计都可以在临床上不同情况下被采用。如在直肠末端后壁切开黏膜下潜行分离成一楔形,把该楔形黏膜切除缝合,或纵行剪开肌层重叠缝合,如此在剪裁缩窄直肠末端的同时加厚该段平滑肌组织。还可以在末端肠管去黏膜2～3cm,两侧纵行剪开,成为前后两个平滑肌瓣,肌瓣分别上翻,前瓣向后缝合一周,后瓣重叠于前瓣之外向前缝合一周,如此较短的肠管可以获得两层肠管平滑肌增厚。

在外括约肌薄弱的情况下,重建一个强大的内括约肌尤为重要。在神经性肛肠的病例,盆底肌和外括约肌都瘫痪,这时切除一段过长无张力的乙状结肠同时行内括约肌成形可加强原来的内括约肌。我们随访11例腰骶部脊膜膨出引起神经性膀胱和神经性肛肠的患者,经此处理,大便控制力都得到不同程度的改善。

B4 髂腰肌盆底肌悬吊术 近年来许多学者都已注意到盆底肌对排便控制的重要性。盆底肌损伤时,不管是肌源性或神经性,都可引起难治性便秘、失禁及盆腔脏器脱垂,如直肠脱垂或子宫脱垂。在成年人主要是经产妇盆底肌和阴部神经损伤,在儿童最常见的为腰骶部脊膜膨出合并神经性膀胱和神经性肛肠。

在排便功能中,盆底肌的括约肌部分一直得到临床医生的重视。耻骨直肠肌的功能自从Stephens强调之后亦受到了高度重视,但肛提肌部分尚重视不够。随着对排便和控制的生理病理认识的加深,盆底肌各部分的作用亦愈来愈清楚,这又进一步指导了临床工作。

肛提肌在功能上具有二重性,既是排便的控制肌又是排便肌。肛提肌是由髂骨尾骨肌、耻骨尾骨肌和坐骨尾骨肌组成,其中部纤维还和在其内下方的耻骨直肠肌一起参与形成肛门纵肌。Shafik认为,排便时耻骨直肠肌和括约肌松弛,肛提肌保持张力,通过肛门纵行肌使肛管固定,并使肛管变短变粗,加上腹压增高即可把肠内容物排出肛门。另一方面,非排便时的任何腹压增高,如咳嗽、用劲等,肛门括约肌和肛提肌反射性地同时收缩,盆底肌抬高,耻骨直肠肌前拉,肛直角变锐;又由于盆底的固定,腹压增高作用与肛提肌上的直肠段形成高压区(如同食管腹腔段的高压区一样的机制),它们共同形成关闭直肠出口的强大闭合力量,从而阻止了粪便的排出。此外,在主动收缩肛提肌时,括约肌和肛提肌同时强力收缩,使直肠下段和肛管压力剧增,迫使粪团逆向上移,从而阻止大便,抑制了便意。一旦肛提肌功能丧失,则出现欲排便时不能保持一定张力的肛提肌收缩,大便不能排出;不排便时每当腹压增高,盆底肌整个向下弧突,于是肠内容外溢,形成充溢性大便失禁。

在治疗上如前所述,恢复肛直角,采用Parks和Nixon等的设计,把肛提肌后方紧缩缝合(图27-6),在减小肛直角的同时亦减少了肛提肌向下弧突的程度,紧张了肛提肌,从而也能不同程度地改善神经性肛肠的功能。

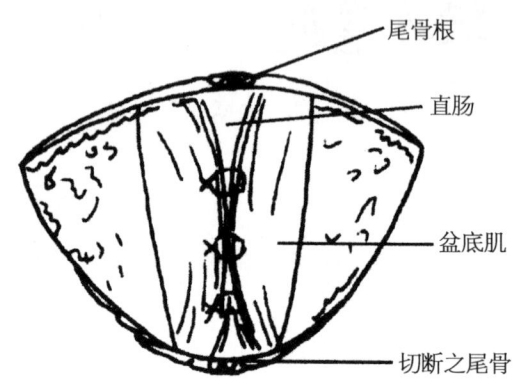

图27-6 尾路紧缩盆底

髂腰肌盆底肌悬吊术的目的在于改变患儿肛提肌之下塌、深漏斗状态,并使之在排便时能固定肛管。此时括约肌松弛,腹压增高,粪团即可排出。

手术方法是在双侧卵圆窝外侧各作一小切口,将髂腰肌腱于股骨小转子止点处切断,然后沿下腹部横纹作切口,在两侧髂窝处游离髂腰肌,并将其远端经腹部提出。把转移的髂腰肌经直肠前壁与膀胱后壁或子宫阴道后壁(即膀胱直肠窝或子宫直肠窝底部)与会阴中心腱缝合在一起,再把直肠前壁与髂腰肌及膀胱后壁或子宫阴道后壁缝合在一起(图27-7)。由于消除了直肠膨出,有助于顽固性便秘的改善及排便控制能力的增强。

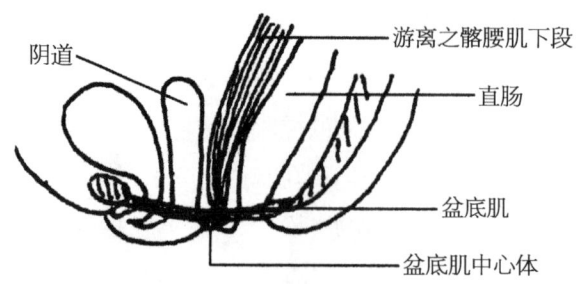

图27-7 双髂腰肌固定于中心体

(陈维秀、陈雨历)

28 尾端联体双胎

美国儿外科杂志2003年从文献中收集了34例尾端联体双胎,认为发病率占各种联体双胎的17%。活产中女性占86%,死产中男性占80%。半数有共同直肠,共同直肠患儿中46%为高位融合,54%为低位融合。成活的男性患儿全部为非共同直肠,非共同直肠患儿中20%有一个直肠阴道瘘。后矢状路肛门成形术原则上适用于各种尾端联体畸形。

2001年报告1例典型骶部联体女婴,两儿骶骨及臀部融合,各有一尿道及阴道,但共有一个肛门。CT及MRI证明融合部只限于肛管及共同括约肌。两婴均先作结肠造瘘,会阴放入皮肤扩张胶囊使会阴皮肤扩展,同时每日扩张肛门。4个月后行联体分离手术,平分共同肛门及括约肌,各自行肛门及括约肌成形手术,以扩展之皮肤修补联体分离之缺损。10个月后关瘘。1岁时排便控制良好。

单卵双胎的身体一部分或大部分连接在一起,称为联体双胎(conjoined twins)。

联体双胎因为出生时有很多怪状的形态,过去人们称之为怪胎。由于他们相连结部分不同,所以有许多复杂病症出现。对于联体双胎的诊断、治疗、分割,由于例子不多,有机会参与的医生也少之又少,所以医生们对其有极大的兴趣。治疗当中,有时要牺牲其中的一个,同时会遗留许多畸形存在,因此,手术中的种种决定取决于医生的计划。

过去,对联体双胎诊断分割困难重重,由于科技的进步,现在可以用仪器提早诊断出来,手术的成功率也比以往大为提高。

A1 联体双胎的历史

最早分割联体双胎是在公元945年。

第一个分割成功的是在德国,由G. Konig医生主治,为女性剑状臀结合体的联体双胎。

胸部联体双胎之分割成功是由Chapot-prevost在1900年完成的。

最有名的联体双胎是Chang and Eng。他们1811年出生在泰国,父亲是中国人,母亲是中泰混血。他们18岁时被带到美国和欧洲,经过很多医生诊断过,但大家都说分割是很危险的。Chang and Eng 和一对姐妹结过婚,还生了21个小孩。62岁的时候 Chang 因肺炎死亡,而2小时后 Eng 也死亡。死后解剖证明这是最简单的联体双胎,如果当时早点分割的话,成功率应该是极高的。

A2 伦理与宗教问题

如胸部联体双胎只能将心脏给一个小孩,而必须牺牲另外一个小孩,要牺牲哪一个是很难下决定的。分割可能会留下很多的畸形,部分病症可用先进的医学技术来治疗,但仍有部分无法突破,只能寻求后天的改善。

有关联体双胎分割手术的伦理问题,事实上有许多不同看法,也衍生许多争议。主要的原因是分割手术时需要牺牲其中一位来挽救另一位时,可能会有法律的责任和道德的责任。

前不久伊朗的两位部分头部联体双胎姐妹花,已经发育为成人,因为分割而在新加坡双双死亡,就引起外界的许多抨击。到底联体双胎是为了医生与医院自己的名利还是基于为他们的生存而作分割,这些道德上的冒险如何有一个清楚的分界和理清,这都是联体双胎分割所要面对的实际问题。

A3 胚胎学和发生率

联体双胎的发生率是很难评估的,一般说是5万～10万对双胎中有一对,女性是男性2～3倍。左右对称的联体双胎是很少的,最多的是剑突开始到上腹部连接的,差不多占全部联体双胎的75%,头部连接的发生率则相当少。

A4 分类

联体双胎有很多分类的方法,最常使用的是 Potter 分类。

B1 胸部联胎(thoracopagus) 在联体双胎当中发生率最高,约占75%。主要是从脐部开始连接到上面,有的连接到胸腔的入口,胸骨也相连。肝脏一般在正中线相连。90%的病例有共同的心包,而70%有心脏相连。存在严重的畸形,分割后可能会死亡。要检查心脏是否相连,要利用心导管与心血管造影术。22%以上病例有胆道相连,通常有脐膨出畸形,其他的器官也常有畸形。50%的病例消化系统有异常,例如只有一个胃、一个十二指肠或一个空肠,有时候神经系统、泌尿系统也有异常。

B2 脐部联胎(omphalopagus) 脐部连接,肝也有相连,其他的器官没有相连。时常合并脐膨出。

B3 坐骨联体双胎(ischiopagus) 在骨盆连接,约占6%。有三只脚的最多,两只脚的最少,四只脚的也不少见。共享骨盆、回肠末端以下之消化器官、下部尿路、外生殖器,上下消化器和下部尿路相连病例很多,需要做X线平片摄影、钡餐、血管造影、尿路造影及阴道造影才能诊断。肝脏相连的病例很多,所以也需要做肝脏检查。

B4 头部联胎(cephalopagus) 约占联体双胎的2%。没有脑实质共享的不完全型分割后存活率较高,脑实质共享的完全型分割后则存活率较低。需要气脑造影、CT、EEC 和动脉造影等诊断。

B5 剑突联胎(xiphopagus)　包括在胸部联体双胎里面。

B6 臀部联胎(pygopagus)　臀部相连,约占联体双胎的18%。共有内脏、尾骨、脊柱、直肠、肛门,分割后预后良好。对生命没有直接危险,但直肠、外生殖器、下部尿路有重建的必要。

A5　诊断

胎儿超声波检查普及化以后,出生前能诊断出的病例增加。

以分离手术为目的做的出生后之诊断。

羊水过多时,高出10%为正常双胎,高出50%为联体双胎。

如联体双胎的总重量在5000g以下,57%可正常分娩,出生前后死亡率也高。

A6　分割的时机

除了发生紧急状况以外,分割要等全部的检查结束,以及患者的状态稳定才能开始进行。如果发生紧急状况的时候,就应该马上分割;特别是如果其中的一个小孩死亡,则应该马上开始分割手术。

A7　症例报告

1974年在台湾省立台中医院的第一对联体双胎分割以后,迄今台湾省至少有10对以上联体双胎进行了分割,而忠仁、忠义是其中难度最大的一对。所以本文以忠仁、忠义的例子作为报告。

1979年忠仁、忠义联体双胎的分割开启了台湾医学历史的新纪元,让台湾的医学从此登上世界舞台,并与先进的欧美国家并驾齐驱。

纵观整个联体双胎发展的历史,虽然在医学上代表进步的表证,然而,因为联体双胎的分割,也衍生了许多医学伦理的争辩。

到1979年为止,世界上有文献报告分割的坐骨联体双胎只有12对,其中9对是四只脚,3对是三只脚。第一对三只脚的坐骨联体双胎1967年在美国分割成功,两名女婴都获得存活。第二对在欧洲分割后保留了一名婴儿的生命。第三对也在欧洲分割,但这次完全失败。忠仁、忠义的分割应该是世界上第四次的三只脚坐骨联体双胎的分割。至于手术的成功率,因为过去世界上只有3对接受分割手术,其中一半死亡,一半生存,故认为死亡率为50%。

1976年12月23日,一名孕妇在高雄市产下了一对三只脚的坐骨联体双胎,取名忠仁、忠义(图28-1,28-2)。

忠仁、忠义的头部、胸部、两只手都很正常,但从剑突下2cm起开始连接。有三只脚,左右两只脚是正常的,一个人控制一只脚,中间的第三只脚由两个人共同控制。脊椎骨有两条,骨盆只有一个,没有肛门。

他们各有一个食管、胃、小肠,但在小肠后端则密合成一条,大肠亦是(图28-3,28-4,28-5)

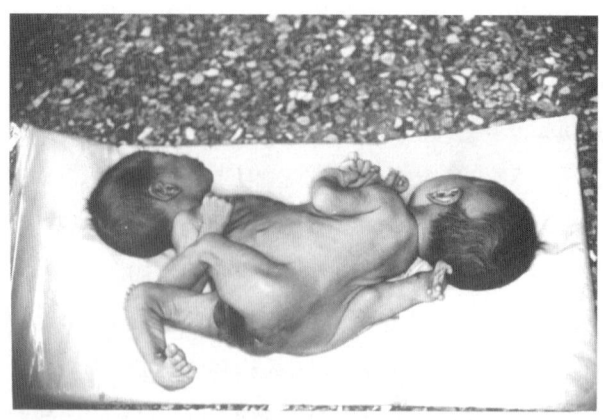

图 28-1　出生时

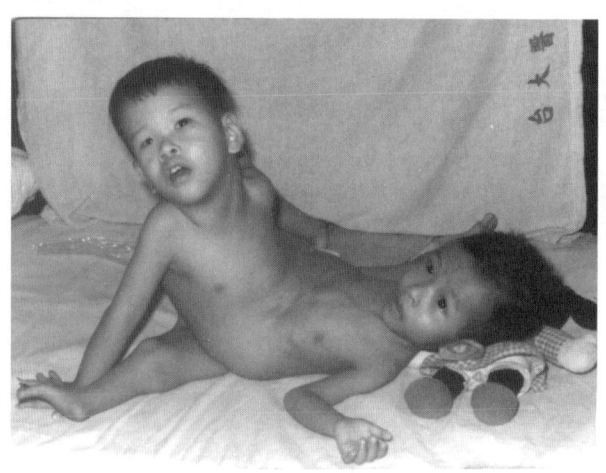

图 28-2　2 岁时

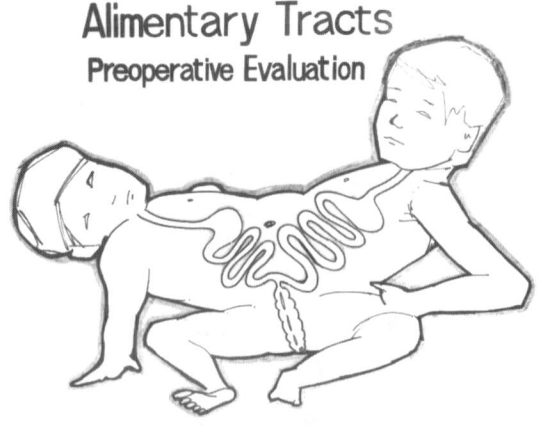

图 28-3　内脏图解

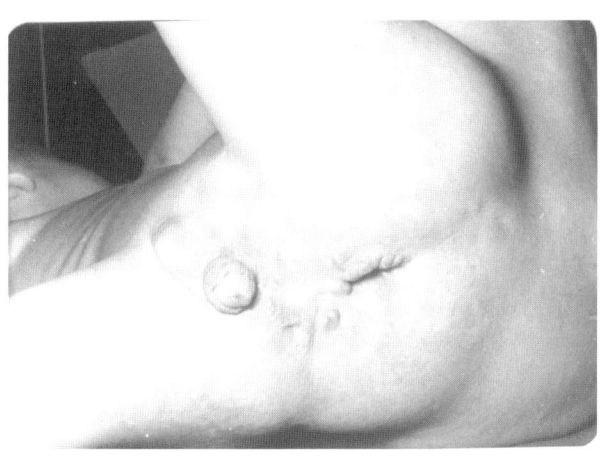

图 28-4　没有肛门，此图为肛门成形术后照

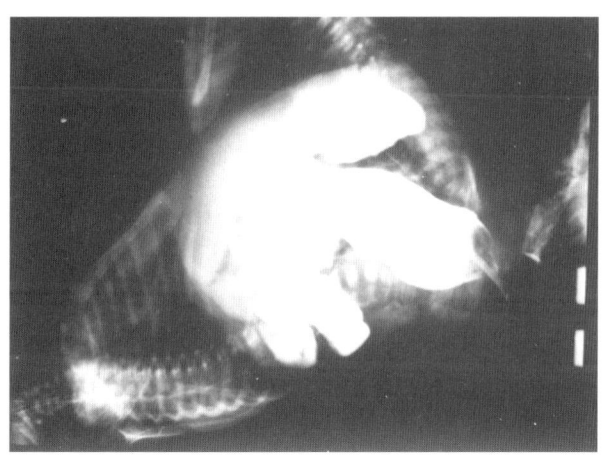

图 28-5　钡灌肠示：大肠只有一条

他们各有两个肾脏，一个较大，有正常的功能；而另一个较小，功能较差。有四条输尿管，两个膀胱，膀胱互通，有尿反流的现象。男性生殖器只有一个。

最主要的关键问题是在分割后要覆盖腹部的皮肤是否足够。若皮肤不够，就会因严重感染而危及两兄弟的性命。要克服皮肤不够有3种方法：①使用共用脚的皮肤。②用气腹打空气，使腹部膨胀，腹壁伸张。

接着遇到的难题是忠仁、忠义皮肤覆盖不足的程度，该如何来测量呢？为了这个问题，请教过许多物理学及数学的专家，但是大家都说这是很困难的。后来才想出是否做出忠仁、忠义相似的模型，利用这模型先仿真分割再缝合，看其皮肤是否足够。于是请了艺术家来制作模型（图28-2-6）。在模型的腹部植入组织扩张器，再逐日灌入生理盐水，把他们相连的部分拉开（忠仁、忠义没有使用此方法）。

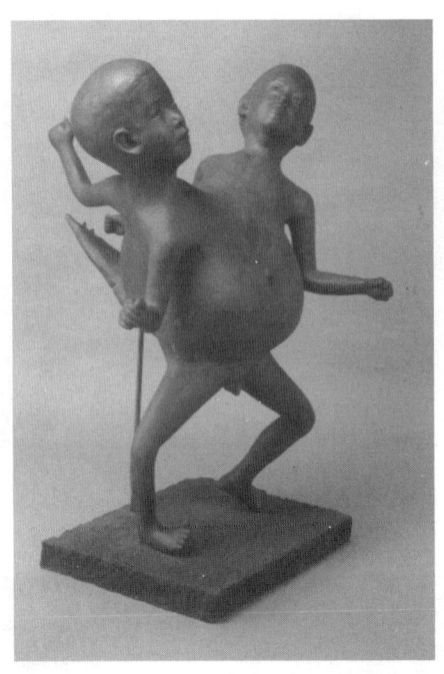

图 28-2-6　分割前制作的联体模型

手术前准备：①打气腹：每周施行 2 次气腹术，共打 15 次，每次打 500～1500ml，结果相当令人满意，腹围由 38cm 扩大至 57cm，增加了 19cm，且没有并发症。②预演：手术前两天，在手术室利用模型进行分割手术的预演，分割后仍要按照原定计划做骨架，并且用模型覆盖其上。

忠仁、忠义于 2 岁 9 个月时施行分割手术。手术时两人躺在手术台上，一个人由两个麻醉医生照顾，此时共同的体重是 16kg。麻醉插管后，装食管体温计以及呼吸速率、心跳速率、血压、中心静脉压、心电图、氧分压、二氧化碳分压、pH 之连续监检器，最后插导尿管。

手术前的准备工作完成后，在两个小孩的腹壁上划下第一刀，长约 50cm。看到肝脏有 10cm×7cm 连接，胃、十二指肠、胰、脾均正常。小肠自盲肠口端 12cm 处结合为一条，且有 Meckel 憩室。

大肠长 60cm，膨胀且肥厚，而有两张肠系膜（图 28-7，28-8）

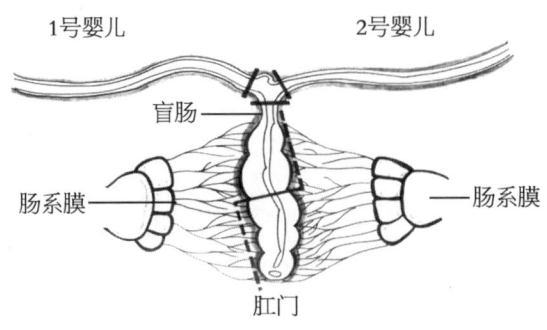

图 28-7　术前大肠图解

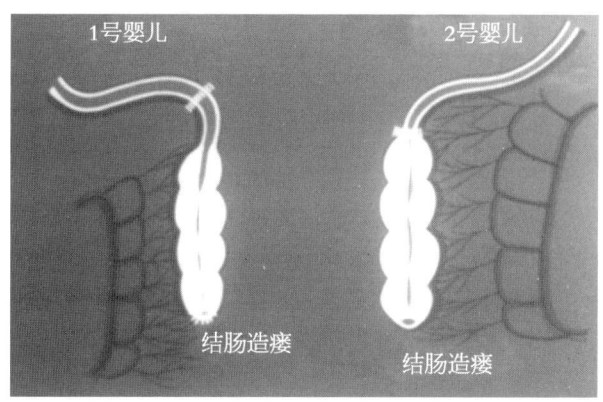

图 28-8　大肠分开后图解

首先,切断连接的肝脏,分割时有出血。大肠分割为两部分,进口端的一半给忠仁,肛门端的一半给忠义。

膀胱有两个,但互相连接。先将膀胱分离,一个给忠仁,一个给忠义。每个人均有一个正常的肾脏和一个较小的肾脏(图 28-9,28-10)。

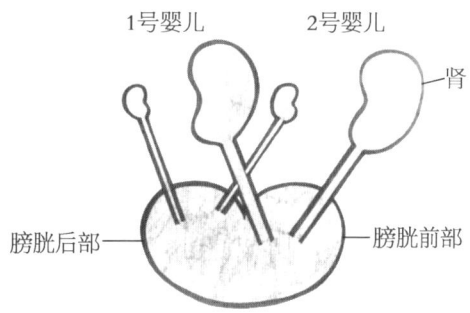

图 28-9　术前泌尿系图解

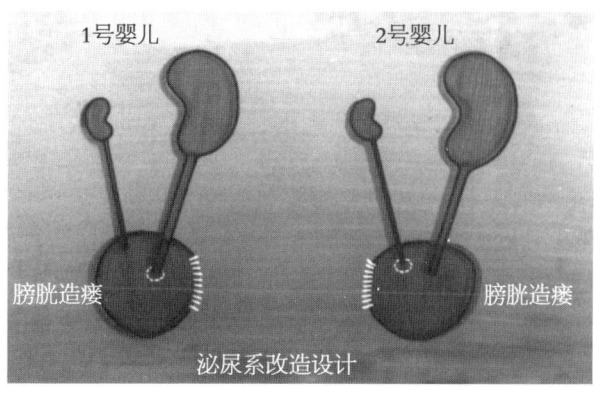

图 28-10　泌尿系分开后图解

大肠生下来时就有巨结肠的情况,且日益严重。

由肝核素检查得知,肝可能不连接,但从文献分析判定肝有部分连接。大肠虽然只有一条,但从血管摄影来看,这个大肠似乎有两片肠系膜,通过肠系膜,可能受到两人血液的供给。

在忠仁、忠义分割后(图28-11),全世界陆续有8对三只脚的坐骨联体双胎分割之报道,如果包括了忠仁、忠义,则共有9对18人三只脚坐骨联体双胎,其中1人死亡,1人则丧失了他原有的一只脚。

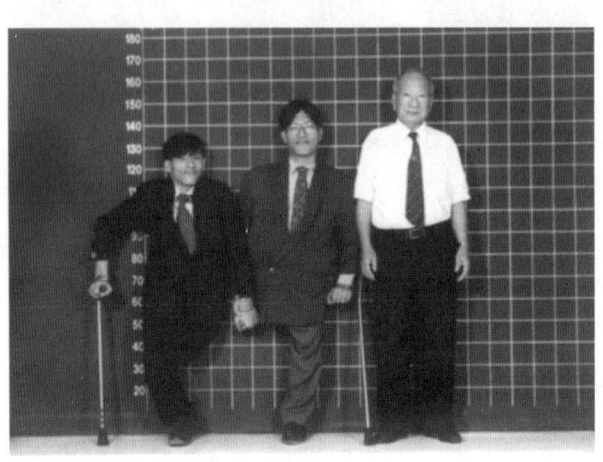

图28-11　长大成人的忠仁、忠义与洪文宗

近年来台湾分离联体双胎的情况见表28-1。

表28-1　台湾分离联体双胎情况

分割日期	分割医院	姓名	性别	联体情形	分割年龄	结果
1974年	省立台中医院	廖性兄弟	男	腹部连体	不祥	一死一活
1979年	台大医院	张忠仁、张忠义(困难度最大)	男	三只脚坐骨联体双胎。肝脏、回肠、大肠、坐骨、肛门相连,四个肾脏、两个相连的膀胱	2岁	均存活。但有脊柱侧弯、结肠炎、膀胱炎、尿路结石等。忠仁摘除了小的肾脏,忠义慢性便秘。忠仁乙型肝炎,忠义乙型、丙型肝炎
1980年	台大医院		女	胸腹联体双胎。肝脏相连	5个月	均存活
1986年	台大医院	廖世玉、廖世铨	女	四只脚坐骨联体双胎。肝脏、大肠、坐骨、肛门相连,四个肾脏、两个膀胱	14天	紧急开刀,一死一活
1986年	台大中山医学院附设医院	王裕渊、王裕玄	男	脐部相连	不祥	均存活

续表

分割日期	分割医院	姓名	性别	联体情形	分割年龄	结果
1991年	台大医院	吴性兄弟	男	胸腹联体双胎	32天	联体双胎弟弟因有先天性心脏病,1个月后死亡。哥哥存活
1992年	台大医院	陈奕德、陈奕伟（菲律宾籍）	男	三只脚坐骨联体双胎。肝脏、大肠、坐骨、肛门相连,四个肾脏、两个膀胱。	2岁2个月	均存活。但奕德两脚无
1992年	台大医院	杨孝仁、杨孝义	男	胸腹联体双胎。心脏、肝脏相连	5.5个月	孝义1天后死于先天性心脏病,孝仁6个月后死亡
1994年	台大医院	李欣、李昀	女	胸腹联体双胎。心脏、肝脏相连	7天	紧急手术,均存活
1997年	林口长庚医院	罗性兄弟	男	腹部及血管相连	9天	一死一活
2003年	花莲慈济医院	大爱、感恩（菲律宾籍）	女	胸腹相连,肝脏相连	11个月	均存活

(洪文宗)

主要参考文献

1　Kato T. 联体双胎3例之治疗经验. 日本小儿外科,1989,21:531-538

2　Aird L. The conjoined twins of Kano. Br Med,1954,1:831-837

3　Aird I. Further observations. Br Med,1959,1:1313-1315

4　Edmonds L D,Layde P M. Conjoined twins in the United States 1970-1977. Teratology,1982,25:301-308

5　Bergsma D. Conjoined twins. Birth Defects,1967,3(1):29

6　Potter E L,Craig J M. Pathology of the fetus and the infant. 3rd ed. Chicago:Year Book Medical Publishers,1975:220-237

7　Simpson J S. Conjoined twins,pediatric surgery. WB Saunders Company,1980:1104-1113

8　Hung W T , et Successful separation of ischiopagus tripus conjoined twins. Joumal of Pediatric Surgery,1986,21:920-923

9　Luckhardt A B. Report of the autopsy of the siamse twins. Surg Gynecol,1941,72:116-125

10　Mestel A L. et Ishiopagus tripus conjoined twins:case report of a successful separation. Surgery,1971,69:75-83

第四部
腹部外科第三态问题

Third Status in Abdominal Surgery

29 第三态与第四医学

29.1 第三态概述

现代医学把健康称为生命的第一态,疾病称为第二态,身体不适而查不出病称为第三态;把传统临床医学称为第一医学,预防医学称为第二医学,康复医学称为第三医学,最新提出的自我保健医学称为第四医学。

人的生命状态除了健康与疾病两种状态以外,还有一种状态现在称为生命的第三状态,也称第三生态或第三态,指的是本人自觉有些不适,但用现代的医学检查方法从客观上又查不出病来。这种情况在20世纪后半期,医学诊断技术飞速发展之后有了明显的增加趋势。很多人都已感到这种情况的存在,而对医生和医院的诊断和治疗感到不满。在中老年人群中,特别是在经济情况与文化水平较好的人群中,第三态问题越来越多。由于医务界对此类问题的长期忽视与束手无策,致使情况恶性转化,于是出现英年早衰、英年早逝的群体危机。世界卫生组织曾为此制定了健康标准及生活质量等相关文件,我国也注意了英年早逝的悲剧。1997年5月12日,清华大学生命科学研究院第一次召开了第三(生)态研讨会,明确了第三态的双向转化性质。

第三态本来没有身体上的疾病,没有器质性病理变化,由于精神因素的影响,可以导致身体上发生病变,转化成真的疾病,甚至导致死亡。如果处理恰当,摆脱精神压力,调整生活规律,则可转化为健康。针对第三态的特性需要,于是发展了自我保健医学,即第四医学。

小儿腹部外科中以复发性急性腹痛为最多见,病情很急,各种先进诊断设备也查不出病变。由于惧怕孩子患病耽误治疗的心理,因此更使得家长担心焦虑。事实上,此类患儿近期不影响吃、玩、快乐,长期不影响生活、营养,远期不影响生长、发育。以上3条基本上保证了小儿的健康生长的条件,当然不能视为疾病。如果客观上也查不出疾病的征象,就可以诊断为第三态。这也就是目前第三态的诊断标准。幸喜小儿第三态因精神负担较小,所以基本上都能随着年龄的增长自然良性转化而自愈。但是也有因处理不当,以后发展为疾病的情况,这就是第三态的恶性转化。医院不能作出明确诊断,家长忧虑孩子患疑难大症,于是从小就以患者相待,使孩子也自以患者自居,要求特殊照顾,发展了自卑心理;盲目的营养与休息,造成不合理的挑食,不参加体育锻炼,使身体发育落后;纵容娇惯,无知无能,难以合群;学龄时期用很多时间病假休息或去各地遍访名医,多次住医院,当然要跟不上班。以上种种,即使没有恶性转化为身体上的疾病,将来也会影响在社会中的生存竞争与生活质量。

29.2 小儿腹部常见的第三态

查不出原因的腹痛、便秘、大便带血、尿床等都是小儿外科第三态的突出问题。本来这些问题都不属于外科情况,但是它们与急腹症、巨结肠、肠道肿瘤、泌尿系畸形等很相似,患儿常到外科就诊,或转入外科会诊。从北京儿童医院外科特级专家门诊及特需专家门诊登记本中可以划归第三态的就诊人次约占这两个门诊就诊总数的50%以上,大致可归纳为下列5类。

A1 环境适应反应类

肠痉挛症就是此类的代表,以慢性腹痛就诊,约占腹部第三态的半数。初次发作多以急症就诊,占急腹症门诊的半数以上。人生在世必须对环境适应。成人的英年早衰主要是对社会生活环境的适应问题,如饮食不当、空气污染、精神紧张、劳累无度,以及某些慢性病灶的内部刺激,都需要人体的自然调节与适应。小儿出生后则更需对环境的适应。众所周知,新生儿只能吃奶,达到成人的饮食需要逐渐锻炼与适应。任何新的适应一般都有一定的反应而不自觉,但是也常有少数有暂时不能适应而有所表现,常常被称为过敏。所谓环境包括外环境与内环境,除饮食、冷热、可吸入颗粒物、花粉等外界刺激外,也包括身体免疫的建立与内分泌的发育变化等内部刺激。同样的环境适应可有不同的反应,这与每个人的天生体质不同有关,小儿过敏的表现大致有4种形式,即渗出性反应、痉挛性反应、出血性反应与胸腺淋巴反应。如婴儿湿疹、各种风疹、过敏性水肿、皮肤瘙痒等属于渗出性反应,气管痉挛引起的过敏性喘息、肠痉挛引起的腹痛都属于痉挛性反应,过敏性紫癜、偶尔少量无痛性血便及显微镜下血尿等属于出血性反应,全身(特别是颈部)淋巴结均稍增大属于淋巴体质反应。常见的复发性急性腹痛就是最常见的一种过敏性肠痉挛情况。

A2 忽视性不良习惯

如小儿便秘可给孩子带来痛苦,使家长担心,特别是怕巨结肠需做手术。从小婴儿开始任何年龄均可发生便秘,近年来已成为小儿外科门诊常见病之一。本来,吃喝拉撒睡都是生理行为现象,然而每日定时三餐、夜间定时睡觉、每天定时大便则都是按社会规律训练而成的习惯,一般都是随着年龄与智力的发育自然完成的。但是万一小儿的习惯偏离正常社会规律,而家长也未及时帮助纠正,则发展为不正常行为。便秘就是常见情况之一。如果小儿几天不大便,但食欲正常,腹软不胀,虽然间隔几天才排便一次,但排便也不困难,检查肛门、腹部也无器质性病变,可以诊断为习惯性的便秘。只需设法训练每天定时排便的习惯即可纠正,不需泻药,更不需外科治疗。但是如果任其发展,粪便越存越多、越干,越干则越难排出,于是患儿不敢排便,时间更长则粪便更干,发展为恶性循环,真的成为便秘疾病。又如小儿白天尿频,夜间不尿;或是白天正常,夜间尿床,也多是习惯问题,当然都必须排除类似的外科器质性病变。此外婴儿夜啼,幼儿挑食、拒食等,查无病理,只要不影响精神、食欲、营养、发育,均属第三态。

A3 对生理现象的误解

淋巴结增大,最长径不超过1cm,保持长圆形、略扁、有韧性、可活动、不痛等性质,是为淋巴体质小儿的正常免疫反应。各年龄阶段可略有不同,青春期后基本上不易摸到。淋巴体质小儿可能全身各处淋巴结都稍大,但也都在上述正常范围之内,精神、食欲、生活活动一切正常。平时淋巴结稍有增大,可能与细菌、病毒随时侵入后淋巴结的自然免疫反应有关,即使活检为慢性炎性改变,也说明人体已经自然解决,属于不需治疗之类。又如青春期男女生理变化也有人可能误为疾病,特别是在我国目前性教育神秘化影响下,女孩月经、男孩遗精,以及性要求与手淫,都可成为不敢告人的疾病。不少学龄女童(偶尔也见于男孩)发现一侧乳头后有一个围棋子大小的皮下无痛硬结,其实系青春前期的所谓"乳芽",也有被误诊为乳腺纤维瘤而行切除活检者。

A4 隐性畸形

这是指真的器质性畸形,但是既无外形表现也无功能影响,只是现代化检查的偶然发现。如单纯性隐性脊椎裂(MRI检查无脊髓拴系或脂肪瘤)、肝内小囊肿、内脏转位等,这些情况对人生多无妨害,但给家人极大的思想负担,到处求医。

A5 腹部手术后不适感觉

手术后瘢痕变化是伤口愈合的自然程序,是个漫长的过程。一般规律为:一个腹部切口,术后形成很细的线状瘢痕,2个月后逐渐增宽,6个月后形成宽、红、高出皮肤的厚硬瘢痕。有时有间断刺痛及触痛,洗澡时怕洗怕擦。1年以后渐渐疼痛消失,瘢痕变平、变软,颜色变浅。增生时期,往往误认为瘢痕疙瘩而要求切除整形或放射治疗。这种皮肤愈合的过程在腹内也有类似变化,腹内任何感染与损伤(包括手术损伤)都会引起愈合反应,表现为腹膜粘连。开始是淋巴渗出,继而纤维蛋白沉积(脓苔),肠管间发生粘连,此时为纤维蛋白性粘连,可以轻轻分开。1周后,成纤维细胞产生纤维性粘连,广泛而牢固,分离时引起渗血。粘连形成的同时也进行粘连的吸收。随着肠蠕动的不断牵拉,使肠管间的粘连被拉开、拉薄,部分拉破,渐渐全部吸收,粘连消失。1个月后基本吸收,严重损伤1年后才可望全部吸收。这是术后正常变化,本不应出现症状。有时肠蠕动有些变化,再加上心理影响,也常感不适。肛肠术后排便不正常多是因为忽视训练,患者感到不适,而医院查不出病。都属于第三态问题,也都可以转化为器质性疾病。

以上种种,看来大多数无症状或症状不影响健康生活,不需治疗而能自愈。但家长则思想负担沉重,影响到孩子的健康生长。

29.3 小儿外科第四医学

第三态的根本治疗,大前提是保证孩子健康,提高生活质量。健康的内容包括生命、功能、美观(心理)都不受损害与威胁。所谓生活质量要做到孩子理解,母亲满意,社会认可,这样才可能生活得愉快。传统的临床医学(第一医学)只能用于疾病的治疗,预防医学(第二医学)和康复医学(第三医学)也只用于已发生功能不良的处理。大多数第三态情况需要自我保健医学(第四医学)处理。在小儿则主要应为保健育儿。医生要教母亲掌握小儿健康的标准,了解食欲、精神、活动正常与否,懂得生长、发育正常的条件,能正确评价身高、体重、活动、智力,以及有关儿童的生理、心理发展的知识。只要孩子能吃、能玩、能笑、能跳,就是健康、正常。首先应该千方百计为孩子创造正常的生活条件,尽量维持孩子正常的社会生活规律。不要把孩子视为患者而限制吃与玩(孩子的两件大事),使孩子不高兴。更不要使孩子脱离群体,脱离社会。至于对每种第三态的具体症状,必须依照有关专科知识,暂时用药物或其他治疗,尽量解除现实的痛苦。当然,如果已经发展为真正的器质性疾病,则应及时进行必要的治疗。总之,根本上还要通过不断的宣传与讲解,使家长逐渐全面了解第三态,才能正确掌握保健育儿的要点。必须牢记小儿第四医学的具体施行者是母亲,而医生只是个顾问和教员。医生的责任是教会母亲,母亲不会,是医生失职。这里不能强调分科与专业,或者互相推诿。在形成三态专科之前,接诊医生有责任给予肯定的诊断。

现代医学治疗方法可分为顺势疗法与对抗疗法。自我保健医学基本上属于顺势疗法,包括保证合理的营养、正常的活动,靠自身免疫能力适应环境的变化,循序渐进地锻炼自己身体的应变能力与免疫能力。小儿自我保健的具体内容主要为接受人间的爱,特别是母爱,可口的饮食,保证营养平衡,游戏锻炼,养成规律生活,随着年龄增长适应本年龄段的社会规律。所谓对抗医学是指直接消除病因与症状,如退热、止痛、切除肿瘤、矫正畸形等。第三态的治疗基本上靠顺势疗法,但解除症状仍需适当的对抗疗法。第四医学就是医生指导下的家庭顺势疗法辅以对抗症状的治疗。

既然家里已经发现并提出孩子"有病",必然有一定的症状和不适。不论轻重,也不论是否影响健康生长,总应该得到解决。何况有时确有严重症状,如腹痛、喘息、瘙痒、肿胀、出血等,越是症状严重越容易恶性转化。

目前所谓第三态的理论尚不完善,定义与标准尚未十分明确,不少情况与严重实质疾病界限不清,特别是某些恶性瘤的早期鉴别还有一定的困难。因此作出第三态的诊断常需多次就诊,作很多复杂检查,甚至很多名医会诊,转来转去,长时间难下最后结论。这种情况家长当然很不满意,仍要到处求医,甚至寻求偏方、巫术。特别是"腹痛待诊"一类的诊断,更使家长认为是疑难大症,亟待名医诊治。

治疗第三态的一般原则是:①认真复习家长带来的大量检查数据和各方面的意见。②尽量证明,使他相信本症对健康生长无影响。③给他讲解第三态(不一定提此名词)的发展规律和对待的态度。④解决当前的症状。⑤尽量给一个肯定的诊断(三态的某种病态),同时排除家长所最担心的几种情况。医生必须表现诚恳同情,认真展示证据,尽量采用透明行医的方法,一切诊断与治疗根据都能使家长摸到看到。态度坚定,使家长相信。

(张金哲)

主要参考文献

1 潘爱华,唐植春. 走出第三态. 北京:北京大学出版社,1999:12
2 张金哲. 第三生态的小儿外科问题与第四医学. 中华小儿外科杂志,2002,23(2):181-183

第30章 学龄儿童腹痛与透明行医

30.1 透明行医概述

透明行医(open-medical practice and evidenced-base medicine,OPEM),意思是行医要步步有根据,并且要向患者家属公开,即循证医学加透明医学等于透明行医。

现代社会是信息时代,信息传播很快,人们要求知情,事实上不应保密,也很难保密。国家提出要透明政府,要透明执政,要求信息立法。20世纪80年代末韩国首先建立信息法,日本紧跟建立,90年代初欧美各国相继立法,我国也正在筹备建立信息法。在医学方面,不一定形成法律,但早有公开医疗的要求与实施。20世纪40年代著名的Christopher外科学教科书第一版扉页就印着"先交朋友,再做手术。"就是要使患者充分了解病情与手术,成为患者的知心朋友。现在已进入高度发达的信息时代,最近几年医学杂志、学术会议出现了不少有关医学伦理、社会医学等文章,都涉及透明行医。2002年美国小儿外科杂志Seminars就出过一期专题讨论。笔者曾参加印度第28届小儿外科年会,会上就有社会医学、医学伦理等专题报告,并提出OPEM一词。可以看出,透明行医正在国际上急速发展。我国现行的《医疗事故处理条例》明文规定了患者有知情权,即患者有权要求充分了解病情与一切医疗措施。遗憾的是目前大多数医生尚不理解,未予重视。这也是现时医疗纠纷发生的重要原因之一。目前我国医院基本上是"保密医学"(所谓保密医学,事实上多年来实行的是"神秘医学",受传统古老巫医的影响,把科学的医学神秘化。目的有两方面:一方面,借神的威信使患者相信与跟从,有利于治疗;另一方面也为欺骗作掩饰)的做法,即门诊大夫根据检查与个人判断向患者交代一个结论,必须照办,否则另请高明。病房大夫经过各级讨论甚至多人会诊,最后由主治医生一人向患者交代一个结论。有的医院还规定不许别人向患者谈病情,以防发生矛盾或纠纷。手术签字书更是罗列一切不幸,家长必须认可,而院方不必表示任何承诺。人们相信医院认真负责,一心想把患者治好,并且有各级监督制度。既然都是为患者好,何苦保密。保密医学的解释是:避免谈到疾病可能的最大危险性,怕患者家属难以承受;医生间讨论有分歧怕增加疑虑;讨论用语怕患者家属难懂,又浪费时间。现时代这些理由已站不住了,《医疗事故条例》规定知情权也规定保密权,必须研究在必要的保密下可行的透明医学,不要再研究任何借口企图抵制透明。

目前国际上对 OPEM 的文献很少,尚未见系统的讲述。国内也有讨论,媒体也有过新闻式的报道。初步看到的评价很高,如:①可以减少医疗纠纷,增进友谊,互相信赖,互相配合,提高疗效。②提高医生行医水平,每一步诊疗措施必须有讲得出的理由与根据,提高并保证循证医学。③提高全民卫生知识,使患者家属了解疾病诊疗知识,互相宣传,比医生作科普讲座更有效。

现代医学基本方法主要为经验医学与循证医学。从古代开始是经验医学,治病主要凭医生多年的经验,无法使患者了解、学会。随着科学的进步,科学仪器把经验形体化,使疾病的诊疗依据都能公开看得见。逐渐要求在医疗工作中每一步都有客观可供人查看和重复的证据,称为循证医学。今天医院治病主要凭客观证据,可供一组医生和患者同意和监督。然而人的生命毕竟是太复杂,目前科技水平还不可能了解人的健康与疾病所有的问题,仍有很多问题靠经验解决。即使是同样的依据,经验丰富的医生处理更完善更全面。笔者认为循证医学与经验医学永远相辅相成,只是循证医学必将日趋占有主导地位。

A1 循证内容

B1 诊断要有根据　包括症状、体征、化验、影像等证据,都要求客观、直觉、可重复性(谁查都一样)。

B2 治疗要有目的　包括救命、恢复功能和改进美观(心理)3 个等级。选用的方法要有理论根据、可行性和成功率的统计数据。

B3 预后要有统计或数据印象　包括一般统计,本院统计,对具体患者的估计,近期、远期效果的推测。

B4 疗效要有评价　必须符合医学科学性,使患者满意、社会认可、费用低廉。

A2 透明内容

主要是一些患者家属希望了解的内容,如:

B1 了解疾病的性质　包括现实疾病的病名、病理、病因、转归、治疗和预后。

B2 了解如何诊断　核对医生对自己提供患儿症状的共识,介绍体检所见(可能时让家长参加检查),解释化验、影像及病检结果的意义与本病的关系。

B3 了解治疗计划　商讨治疗的具体目的、预期效果、可能的失败与意外危险,和医患双方共同正确对待的态度与措施。

除此之外,患者家属还希望知道哪家医院好、哪个医生治此病最好、本院有多大把握、要花多少钱等等。目前形势,也许患者家属还不肯正面提出。这也正是我们长期医疗不公开的后果。

30.2 学龄儿童腹痛

A1 病例介绍

一个小学二年级男孩,某日第一堂课时突然发生剧烈腹痛,哭闹、出汗,在一堂课的时间中腹痛都不能缓解。老师把患儿背到医院看急诊,等到医生检查时,孩子已无腹痛,坐在候诊椅上谈笑自如。医生查不出病症,按肠痉挛处理,给了几片颠茄回家休息,孩子的生活活动一切正常。第二天上学又发生腹痛,背到医院后又不痛了。回家休息,第三天腹痛又发。遵医嘱在家休息几天,每天腹痛一两次,有时腹痛可以很重,但时间不长,多为十几分钟,很少超过两个小时,痛过后食欲、精神、活动一切正常。不能确诊不敢上学,于是遍游大城市,遍访名医,多次住院进行系统检查,包括胃肠、胆道、泌尿、神经、内分泌等各种检验,各种造影,各部位的B超、CT,脊髓MRI,脑电图等等,并且组织过内外各科专家会诊,提出多种疾病可能性,最后诊断仍是腹痛待查。给家长的印象是"疑难大症",思想负担更为沉重,也给孩子一个"有病"的帽子。遵医嘱"注意"饮食、休息、对症治疗。事实上患儿经常休息,又不断去外地就医,多次住院。现在小学生功课非常紧张,不能按时上课,必然跟不上班,索性正式休学,治好病以后再补课。辗转介绍到笔者的门诊时,患儿已经休学三年。外表看来身体高大健壮,精神饱满,已开始青春发育。自称只是偶尔一次腹痛,什么也不妨害。家长似乎已不对腹痛担忧,此来只是带着厚厚一大本记录及各种片子,向我请教能否复学。笔者逐页地查看了他的材料,肯定地答复:"立即复学,停止一切治疗。"但是孩子坚决不肯回到小学三年级。这是一个典型的第三态患儿,医疗的后果是失败的、可悲的。

A2 学龄儿童腹痛的现时认识

B1 定义 学龄儿童反复突然腹痛,时间很短,发作后吃玩正常,随年龄增长自然痊愈。

B2 发病情况 几乎每个孩子都有过偶尔轻度发作,多不注意而自然痊愈。发作严重达到急腹症程度而就医者约占急腹症门诊的80%~90%。发病年龄多为一二年级小学生,很少到中学年龄。男女区别不明显。

B3 病因与发病机制 原因不明,目前以过敏学说比较符合一般发病规律。小儿生在世上,必须适应生存环境。适应过程必有一定的生理反应。正常情况下反应不明显,少数孩子反应过于明显就称为过敏体质。小儿过敏体质反映的形式常见有4类:①渗出性体质:表现为皮肤水肿、丘疹、瘙痒。②痉挛性体质:气管痉挛表现为喘息病,肠管痉挛表现为肠痉挛腹痛。③出血性体质:表现为紫癜、大便带血、显微镜血尿。④淋巴性体质:表现为皮下淋巴结普遍增大,结肠黏膜下淋巴滤泡增生(大便带血)。

学龄儿童腹痛就是痉挛性体质小儿适应环境的过敏反应,而常见所需适应的环境因素以饮食及冷热为主。婴儿加副食就是饮食环境的大变化,常有突然哭闹,严重者可以发生肠套叠。学龄儿童虽然食谱未变,但户外生活与室内生活的可吸入性颗粒物大不相同,如花粉草籽引起过敏人所共知,冷热不当也可引起腹痛。过敏的发病机制和过程一般按照破伤风血清反应模式,即第一次注射无反应,第二次注射严重过敏,小量多次注射逐渐脱敏。所以一年级学生肠痉挛少而二年级学生肠痉挛反而较多,三四年级渐渐自然痊愈,也就是已能适应外界环境。

B4 病理 肠痉挛虽不是器质性疾病,但有关器官功能也有一系列变化。一般过敏主要是神经血管反应,引起局部肠管缺血,肠壁缺血引起肌肉痉挛,产生剧痛。缺血一定时间后肌肉已无力收缩,痉挛缓解,疼痛消失。血管壁肌肉同样缓解痉挛,终止本次发作。因缺血时间不长,不至引起坏死,所以发作后不留病变。

B5 症状 学龄儿童健康状态良好,毫无原因地突然腹痛,常常非常剧烈,大声哭闹、弯腰、出汗、辗转不安,有时伴有恶心呕吐、面色苍白;无头痛,不发热,发病前饮食及大小便正常。急到医院,候诊时间内常常腹痛已减轻甚至完全不痛,患儿爬上跳下诊台灵活自如。询问过去几个月来也偶有类似腹痛,疼痛时间不过十几分钟,并不严重,痛过后一切如常,未引起注意。

B6 体征 医生检查,从全身到腹部均无病理所见。腹软,不胀,无压痛、紧张、肿物或肠型。腹部听诊肠鸣音活跃或正常。提睾肌反射活跃。直肠指检阴性。

B7 实验室检查 血尿常规无异常。白细胞不高。

B8 影像学检查 腹部B超未见可疑病变阴影。X线腹部平片无异常所见。CT、MRI一般只为鉴别诊断或除外继发肠痉挛,若为原发性痉挛也应为正常影像。

B9 诊断 原发性肠痉挛症。

B10 鉴别诊断 首先是急腹症。腹部检查阴性,爬上跳下诊台自如,即可排除急腹症。B超阴性更可进一步排除腹内肿块、肿胀器官、积液、囊肿,如阑尾炎、肠套叠、异物堵塞、卵巢肿瘤以及合并脓肿、穿孔、扭转等病变。

继发性肠痉挛的鉴别比较困难。其引起肠痉挛的原发病涉及全身各个系统,一时很难查清。幸亏急性发作时的处理与原发性肠痉挛无大区别,急性发作后可以按系统逐项检查,研究诊疗方案。常见的原发病可归纳为:①消化道器质性病:慢性肠炎、消化性溃疡、肿瘤、息肉、肠重复畸形等。②肝胆病:胰胆管合流异常、胆总管扩张、胆结石等。③上消化道特异性感染:幽门螺杆菌、贾第虫胆道感染等。④神经性痉挛:腹型癫痫、腹型破伤风、脊髓瘤等。⑤血液及血管病:腹型紫癜、白血病、肠系膜脉管炎等。⑥代谢病:克汀病、糖尿病等。⑦慢性免疫病:风湿病、川崎病等。⑧中毒:农药中毒、食物中毒、重金属中毒等。

以上种种可按各系统的特点分别检查,一般用CT、MRI大都可以帮助诊断。因为多是慢性病,可以每次门诊检查一两项,逐渐查全,最后可以肯定诊断,按需要进行根治性处理。最后诊断之前先按原发性肠痉挛处理,向家长解释清楚这种边治疗边诊断的道理,并保证治疗的安全性与逻辑性。

B11 治疗 原发性肠痉挛症的主要问题既然是过敏与痉挛,针对性的治疗应该是脱敏与解痉挛。小儿因适应环境的过敏,根本脱敏是靠逐渐适应而自然脱敏,也即是破伤风血清模式的小量多次接触的脱敏,这也正是第四医学的顺势疗法。然而自然脱敏要很长时日,现时的腹痛亟待解决,因此及时解痉挛成为急诊措施。即使是现实疾病为继发性肠痉挛,痉挛发作时也是以解痉挛为主,借助于对抗疗法使用解痉药物当为首选治疗。根据患儿过去用药的历史可以选择多种解痉挛药物交替使用,但这类药物均不宜长期使用,三四天后停药或换另一种药。事实上如果腹痛不重,时间很短,休息片刻,用个热水袋,俯卧压住腹部,痛即自消,尽量避免用药。这种办法既可避免长期用药的副作用,又可避免不能离药的心理负担。疼痛严重时当然要用药,必要时可以同时使用脱敏药。脱敏药多有镇定安眠作用,也能起到加强止痛的效果。但是必须注意,如果患儿尚能坚持上学,脱敏药可引起课堂上瞌睡。所以一般偶尔腹痛应该强调能忍一会过去最好,只有连续频繁发作才连续用药两三天。以上指腹痛时间不长、不重的发作,如果时间过长,腹痛难忍,或有其他中毒症状,必须急速重复检查,给予相应的治疗。

治疗的另一个重要问题是摆脱慢性病患者的心理负担,必须完全恢复正常生活。这是第四医学的基本原则。做到这点只有充分运用透明医学,使家长对此病充分理解,自觉配合治疗。这也是实施第四医学的基本方法。

B12 预后　原发性肠痉挛症本是人生成长的过程变化,并无器质性病变,应该自然痊愈,不留任何后遗症。然而第三态的恶性转化也绝对不容忽视,处理不当,轻则增加痛苦,耽误学习,失于管教和锻炼,重则误诊误治难免发生医源性损害。

30.3　透明行医的实施与矛盾

A1　透明行医的实施

首先医生根据循证医学作出诊断、治疗的决定,然后将循证内容告知患者家属,使患者家属充分理解,争取同意与配合。一般顺序如下:

B1　剖析病理　诊断确定后讲解该病的病理,是器质性或是功能性,患病器官的解剖变化与病理生理变化。

B2　推测预后　本病近期、远期对生活、学习、工作以及以后生育的影响。

B3　分析症状　本病与患者现实症状的关系。用本病现时病理解释每个症状的来源、发展和对健康的影响。

B4　所作的检查　包括影像与化验的正常值、患儿值,对诊断与治疗的意义。

B5　诊断根据　哪项症状、哪项检查可以从正面肯定诊断,或从反面排除某些类似的其他诊断。

B6　制订治疗计划　确定治疗目的、预期效果、方法和根据。效果总评价和共同承担的风险等都与患者家属共同讨论。

B7 书面凭据　门诊手册上要记录主诉、检查、诊疗的落实结论,由医生当面向患者家属宣读并由医生当面签字盖章。

A2 透明行医实施的举例说明

例如,学龄儿童常突然腹痛,有时恶心甚至呕吐,到医院后检查腹部无阳性征,肯定排除外科急腹症。类似的腹痛曾有多次,痛时多在1小时以内,痛后恢复正常,能吃、能玩。第一次发病以来已有数月,营养发育正常。血尿常规正常,B超、钡餐未见异常。诊断为腹痛待查。处理为无外科情况转内科,内科检查认为是局部疾病转回外科。

处理过程:事实上此患儿应该诊断原发性肠痉挛症。首先从主诉病史开始。

B1 耐心听取家长详细述说,然后总结为腹痛时间不长,痛后吃、玩正常;多日闹病,营养生长未见妨害。请家长认定是否符合事实。

B2 全面全身检查后,请家长参加腹部检查,教家长慢慢按压脐部,摸到腹主动脉跳动,同时也问孩子是否感到跳动。然后向家长解释,这是从前腹壁已经摸到后腹壁,因为腹主动脉位于脊柱旁。你能摸清跳动,说明腹内既无瘤块也无肿胀,因为有任何阻挡时就摸不清跳动。即使有些压痛,孩子腹壁自然收缩抵抗,你也摸不到跳动。同样要家长把手按压两侧肋缘下,医生手指从脊肋角后向前顶动,使顶动力碰到家长的手,也说明该部腹内空瘪无异常。以上足以说明腹内无肿痛器质病变。如果偶尔摸到痉挛肠管,呈细硬索条,务必请家长等一会再摸到索条的消失,以证明这是痉挛,是暂时性的变化。

B3 根据家长顾虑的其他疾病,考虑做化验、造影等,至少也要做一个B超,查一个血尿常规。最后给他一个肯定的诊断——肠痉挛症,诊断根据就是病史、腹检、B超、查血。一次门诊检查不全,不能肯定诊断可以先写个初步印象,约下次作结论。

B4 看完病必须有文字记录,向家长宣读并签字,向家长承诺郑重负责。

B5 最后更重要的是要设法为患儿止痛。颠茄一类解痉药,家长可能早已用过而无效。因此必须解释用药方法,不是待痛发作时靠它止痛,因为痛时很短,什么药也赶不上。而是要孩子每天3~4次定时服用,这样至少可以减轻疼痛,减少发作次数。并且向家长郑重预言几天后自然痊愈,即使仍有些痛,既不影响生活与学习,也不影响营养,故不必过分担忧。但是,必须强调腹痛超过2小时或夹杂其他症状如发热、呕吐、便血等,必须去看急诊。因为肠痉挛的患儿仍然可以同时患任何急腹症。主要治疗方法与预后最好也写在门诊记录上,做到完整的透明循证。

为了争取家长的理解和信任,并且要节省时间,必须证据扎实,使家长易于接受。像肠痉挛一类常见病,笔者都事先印好非常扼要的说明小条,只有两三句话,交给家长,叫他到别处看病时也请其他医生参考。笔者主编了一本《少儿健康快车》科普小册子,里面就有肠痉挛的讲述。有的人给他一页复印材料,也可以介绍他买一本看看。除了上述的体检、化验、造影外,对家长来说,这都是有力的可循之证。

儿童肠痉挛症诊断要点:①腹痛时间不长,痛后吃玩照旧。②腹痛发作可累月经年,但营养发育正常。③腹检、B超、钡餐均无异常。④腹痛为适应环境的自然反应,一两年后自愈。⑤痛时休息保暖,超过2小时看急诊。

A3 透明行医实施中的矛盾

B1 确诊 有时确实不能肯定诊断,特别是不能排除继发性肠痉挛,可以先写个印象。你看完病连个印象都没有,显然是无诚意。如果真是连印象也没有,也要向家长许诺,查查资料或请教专家,下次给你结论。明确时间和联系方式。

B2 时间 一般门诊时间很短,如何能解释清楚。这就要求医生锻炼"3分钟口才"。要钻研和锻炼如何在3分钟内把肠痉挛的知识扼要地讲明白,包括病因、病理、诊断根据、治疗方法以及远近期预后。这是医生的职业基本功,必须做到,而且肯定可以做到。也确有家长求知若渴,问题回答不完。这时你尽量先把要交代的说完写全之后,向他解释照顾一下后面的患者,你先去取药,等我看完这几个患者之后再继续谈。对家长态度诚恳,会得到家长的谅解和信任。

B3 保密 《医疗事故处理条例》明文规定知情权,同时也规定保密权。有的人健康状况就要保密,如个人隐私、私部、畸形要保密;意外残废与死亡不能承受;参加医生讨论,不同意见造成误会等,凡此种种似乎均以保密为宜。特别是抢救、手术等风险大、抢时间的高技术集体合作工作,闲人碍手碍眼,家长更增加顾忌与紧张。前不久电视报道某院手术室电视系统可以使守候的家长看到手术进行的全过程,可谓透明手术了。但是在电视台的问询调查中,约有35%的人赞成,35%反对,25%无所谓;而医生几乎都不赞成,认为医院手术室、电视系统原是为了学生学习。看来透明行医的发展是肯定的,具体问题还需不断解决,也需要用透明方法解决。就是和患者家属商议,他们想知道什么,对他们有利或有害。

B4 分歧意见 第三态问题目前本无定论,各位医生可能意见不同。自己的观点必须明确肯定,但要声明这仅是个人判断,有根有据,可供别的医生参考。各人有各人的经验,有各人的哲学观点,有各人的特长强项,熟练的技术也各有不同,所以结论必然会有出入,只能尽量请家长理解。然而为了争取家长信任,自己对自己的观点要负责,要肯定,要理直气壮,毫不含糊。

(张金哲)

主要参考文献

1 刘婷婷. 小儿外科论理学综述. 临床小儿外科杂志,2003,4:130 132;207-208

2 Moss R L, Kosloske A M. Evidence-based pediatric surgery. Clinical trials in pediatric surgery: evidence-based research. Seminars in Pediatric Surger,2002,143-144

图书在版编目(CIP)数据

张金哲小儿腹部外科学/张金哲主编. —杭州:浙江科学技术出版社,2008.12
(中国工程院医药院士专著)
ISBN 978-7-5341-3222-3

Ⅰ.张… Ⅱ.张… Ⅲ.小儿疾病:腹腔疾病-外科学
Ⅳ.R726.56

中国版本图书馆CIP数据核字(2007)第187400号

策　　划　P＋W
责任编辑　卞际平
封面设计　孙　菁
责任校对　马　融
责任出版　李　静

中国工程院医药院士专著

张金哲小儿腹部外科学

张金哲　主编

浙江科学技术出版社出版
浙江印刷集团有限公司印刷
浙江省新华书店发行

开本 880×1230　1/16　印张 65.25　字数 1 380 000
2008年12月第1版　2008年12月第1次印刷

ISBN 978-7-5341-3222-3

定价:240.00元